TRAITÉ

DE

CHIRURGIE

TRAITÉ

DE

CHIRURGIE

Publié sous la direction

DE MM.

Simon DUPLAY
Professeur de clinique chirurgicale à la Faculté de médecine de Paris
Membre de l'Académie de médecine
Chirurgien de l'hôpital de la Charité

Paul RECLUS
Professeur agrégé à la Faculté de médecine de Paris
Chirurgien des hôpitaux
Membre de la Société de chirurgie

PAR MM.

BERGER. — BROCA. — DELBET. — DELENS. — GÉRARD-MARCHANT
HARTMANN. — HEYDENREICH. — JALAGUIER. — KIRMISSON. — LAGRANGE
LEJARS. — MICHAUX. — NÉLATON. — PEYROT. — PONCET. — QUÉNU
RICARD. — SEGOND. — TUFFIER. — WALTHER

TOME IV

PAR MM.

DELENS, DUPLAY, GÉRARD-MARCHANT

AVEC TROIS CENT TRENTE-SIX GRAVURES DANS LE TEXTE

PARIS

G. MASSON, ÉDITEUR

LIBRAIRE DE L'ACADÉMIE DE MÉDECINE

120, BOULEVARD SAINT-GERMAIN

M. D. CCCXCI

TRAITÉ
DE CHIRURGIE

TOME IV

MALADIES DES RÉGIONS
(SUITE)

L'ŒIL ET SES ANNEXES

Par le Dr E. DELENS

CHIRURGIEN DE L'HÔPITAL LARIBOISIÈRE — AGRÉGÉ A LA FACULTÉ DE PARIS

MALADIES DE L'ŒIL

NOTIONS PRÉLIMINAIRES

a. — DE L'ŒIL CONSIDÉRÉ COMME APPAREIL D'OPTIQUE

L'œil est muni d'un appareil réfringent que traversent les rayons lumineux pour former les images sur la rétine. Ces rayons subissent dans cet appareil des déviations conformes aux lois de la physique; ils y sont soumis à la réfraction.

Les milieux que franchit successivement un rayon lumineux pour arriver à la rétine sont la cornée, l'humeur aqueuse, le cristallin et le corps vitré.

La *cornée*, d'après les travaux les plus récents a pour indice de réfraction 1,3365. L'indice de réfraction de l'humeur aqueuse est un peu plus élevé et évalué à 1,337.

Le *cristallin* a la forme d'une lentille biconvexe dont la face postérieure présente une courbure plus forte que la face antérieure. Le rayon de courbure de la face postérieure est de 6 millimètres. L'indice moyen de réfraction du cristallin a été trouvé par Helmoltz de 1,4371, mais toutes les parties de la lentille ne sont pas également réfringentes et le noyau, en particulier, a un indice de réfraction plus élevé que les parties périphériques. La distance focale du cristallin est de 50mm,61. Mais, dans les conditions où il se trouve placé, entre l'humeur aqueuse et le corps vitré, il équivaut seulement à une lentille de 13 dioptries, c'est-à-dire ayant 76mm,9 de distance focale.

L'indice de réfraction du *corps vitré* est le même que celui de la cornée, soit 1,3365.

Les mesures qui viennent d'être données sont celles que fournit l'œil normal. Mais il peut exister dans l'appareil réfringent de l'œil des défectuosités résultant de courbures anormales des milieux (cornée ou cristallin) soit par excès, soit par défaut. L'œil jouit, en outre, de la propriété de modifier la puissance de son appareil réfringent et de l'accommoder aux distances des objets qui doivent former leur image sur la rétine.

Il faut donc distinguer le pouvoir réfringent à l'état de repos ou *réfraction statique* de l'œil et le pouvoir réfringent à l'état *dynamique* (accommodation).

Pour que la perception des images soit parfaitement nette, les rayons lumineux doivent se réunir dans les couches postérieures de la rétine. C'est là que les vibrations lumineuses se transforment pour donner aux centres nerveux la notion des images des objets extérieurs. Cette transformation, inconnue dans son essence, a pour intermédiaire un phénomène chimique, la décomposition du rouge ou *pourpre rétinien* découvert par Boll en 1876.

Follin, Leçons sur l'application de l'ophthalmoscope. Paris, 1859. — M. Perrin, Traité pratique d'ophthalmoscopie et d'optométrie. Paris, 1870. — J. Chauvel, Précis théorique et pratique de l'examen de l'œil et de la vision. Paris, 1883. — F. Lagrange, Leçons sur les anomalies de la réfraction et de l'accomodation. Paris, 1890.

b. — DE LA RÉFRACTION ET DE SA MESURE

UNITÉ DE RÉFRACTION OU DIOPTRIE

La réfraction est la déviation que subit un rayon lumineux en passant d'un milieu moins dense dans un milieu plus dense ou inversement. Ses deux lois fondamentales qu'on démontre dans les traités de physique se résument ainsi : 1° en passant d'un milieu moins dense dans un milieu plus dense, le rayon réfracté se rapproche de la normale au point d'incidence; 2° en passant d'un milieu plus dense dans un milieu moins dense, le rayon réfracté s'éloigne de la normale au point d'incidence.

Ces lois sont applicables aux rayons lumineux qui traversent les milieux réfringents de l'œil pour arriver à la rétine.

Pour comprendre la marche de ces rayons et la formation des images, il importe de connaître les propriétés des lentilles convergentes ou divergentes que nous rappellerons brièvement.

Lentilles convexes ou convergentes. — Si l'on envisage une lentille biconvexe de verre dont les foyers principaux coïncident avec les centres de courbure, on voit que les rayons parallèles à l'axe principal vont se réunir au foyer principal F (fig. 1). Inversement, les rayons partis du foyer principal sortent parallèles à l'axe principal après avoir traversé la lentille.

Les rayons divergents partis d'un point situé sur l'axe principal vont former leur foyer sur ce même axe, au delà du foyer principal (*foyers conjugués*).

Les rayons convergents qui traversent la lentille forment leur foyer entre le foyer principal et la lentille.

Si, au lieu d'envisager un point isolé, on applique ces lois à la formation des

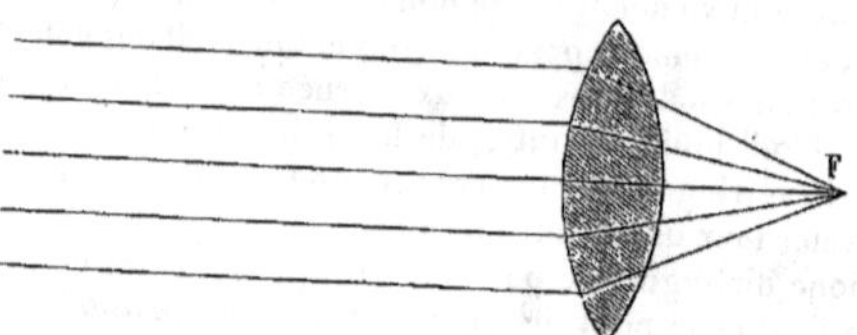

Fig. 1. — Lentille biconvexe. — F. foyer principal de la lentille

images, on voit que l'image d'un objet situé à l'infini sur l'axe principal se forme au foyer principal de la lentille et qu'elle est réelle et renversée.

Lentilles concaves ou divergentes. — Les rayons parallèles à l'axe principal qui traversent une lentille biconcave sortent en divergence et ne forment nulle part de foyer réel. Mais prolongés en deçà de la lentille, ils ont un foyer virtuel qui répond au foyer principal ou centre de courbure F (fig. 2).

Les rayons qui arrivent en divergence sur une des faces de la lentille en sortent plus divergents qu'à leur point d'incidence et leur foyer également virtuel est situé entre le foyer principal et la lentille.

Les lentilles biconcaves ne donnent pas d'images réelles. Pour un objet situé à l'infini, elles donnent une image droite, virtuelle, infiniment petite, située dans le plan focal principal. Lorsque l'objet est à une distance moindre que celle de 5 mètres, l'image est droite, virtuelle, plus petite que l'objet et située entre le foyer principal et la lentille. En pratique, la distance de 5 mètres est celle en deçà de laquelle les rayons émis par un objet ne peuvent plus être considérés comme arrivant en parallélisme lorsqu'il s'agit de lentilles de petites dimensions.

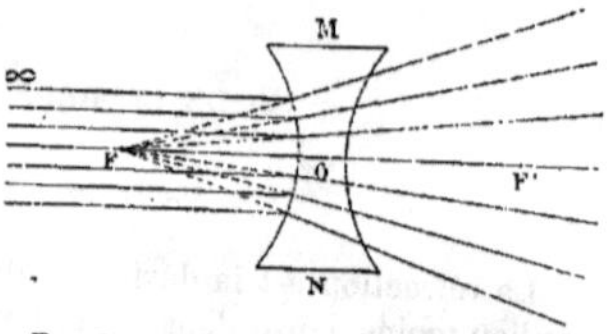

Fig. 2. — Lentille biconcave. — Rayons parallèles. — Foyer principal virtuel.

Unité de réfraction. — L'unité qui sert aujourd'hui à mesurer la force réfringente des lentilles a reçu le nom de *dioptrie*. Elle a été adoptée au Congrès médical international de Bruxelles en 1875.

Dans l'ancien système de numérotage des verres de lunettes, la longueur focale était exprimée en pouces. La lentille numéro 1 avait une longueur focale ou plus exactement un rayon de courbure, égal à 1 pouce; la lentille n° 2 une longueur focale de 2 pouces et ainsi de suite. Les lentilles les plus faibles portaient ainsi les numéros les plus élevés.

La dioptrie ou unité de mesure dans le nouveau système, qui a l'avantage de se rattacher au système métrique, est la lentille convergente ayant 1 mètre de distance focale. La lentille de 2 dioptries a $0^{m},50$ de distance focale; la lentille de 4 dioptries à $0^{m},25$ de distance focale et ainsi de suite. Pour trouver la longueur focale d'une lentille dont on connaît le numéro, il suffit de diviser 1 mètre, par ce numéro. Ainsi une lentille de 5 dioptries a une longueur focale de $0^{m},20$ centimètres. De même, pour trouver le numéro d'une lentille dont on connaît la longueur focale, il suffit de diviser 1 mètre par cette longueur. Une lentille de $0^{m},25$ de foyer est une lentille de 4 dioptries.

Pour transformer un numéro de l'ancien système (n') en un numéro du nouveau (n), il faut diviser 36 par ce numéro, ce qu'exprime la formule :

$$n' = \frac{36}{n} \quad \text{d'où} \quad = n\frac{36}{n'}.$$

Une lentille numéro 2 de l'ancien système vaut 18 dioptries, et la lentille de 4 dioptries répond au numéro 9 de l'ancien système.

La valeur réfringente des verres convexes s'exprime en faisant précéder du signe + le chiffre qui indique le nombre de dioptries et la valeur des verres concaves en plaçant le signe — devant ce chiffre.

Une lentille de — 8 dioptries est une lentille *concave* de 8 dioptries.

Le nouveau système a sur l'ancien de nombreux avantages pour les calculs et il est aujourd'hui universellement adopté.

c. — DE LA RÉFRACTION DE L'ŒIL A L'ÉTAT STATIQUE

EMMÉTROPIE. — AMÉTROPIE

L'œil normalement conformé est dit *emmétrope*. L'œil emmétrope au repos, est adapté pour la vision à l'infini, c'est-à-dire qu'en dehors de toute accommodation, les rayons qui arrivent en parallélisme vont former image au niveau de la fosse centrale de la rétine à $22^{mm},8$ du sommet de la cornée. Inversement les rayons émanés de la rétine sortent de l'œil en parallélisme.

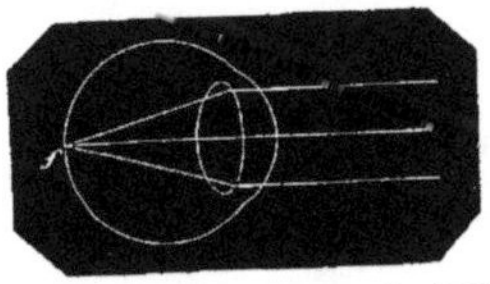

Fig. 3. — Réunion des rayons lumineux parallèles sur la rétine de l'œil normal (emmétrope).

Les yeux qui ne remplissent pas ces conditions sont dits *amétropes*. Un grand nombre d'yeux, en effet, ne sont adaptés, au repos, que pour la vision des objets rapprochés. Ce vice fonctionnel constitue la *myopie*. D'autres ne sont adaptés ni pour la vision à l'infini, ni pour la vision à courte distance; ils sont atteints d'*hypermétropie*. Certains yeux, enfin, présentent des irrégularités de courbure qui constituent l'*astigmatisme*.

1° Myopie. — Dans l'œil myope les rayons réfractés ont leur foyer principal en avant de la rétine, de telle sorte qu'au point où, prolongés, ils arrivent sur cette membrane, ils donnent des cercles de diffusion et non une image nette. Le plus souvent la myopie est due à une trop grande longueur du globe de l'œil, c'est la *myopie axile*. Quelquefois la myopie résulte d'une exagération

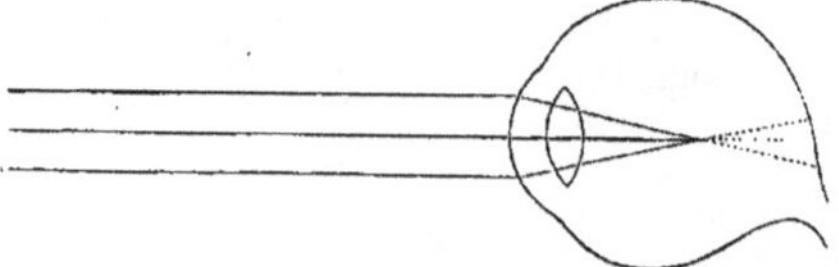
Fig. 4. — Œil myope. Le foyer se fait en avant de la rétine.

de la courbure de la cornée ou du cristallin; c'est la *myopie de courbure*. Enfin, mais très exceptionnellement, les milieux réfringents ont un indice de réfraction trop élevé (*myopie par altération des indices de réfraction*).

D'une manière générale l'œil myope est un œil qui a un excès de réfringence, ou encore un œil dont l'axe antéro-postérieur est trop long.

Dans la myopie, quelle qu'en soit la cause, le point le plus éloigné auquel puisse se faire la vision distincte ou *punctum remotum*, au lieu de se trouver à l'infini comme pour l'œil emmétrope, est à une très courte distance, à 1 mètre par exemple. La myopie est alors dite de 1 dioptrie. Si le *punctum remotum* est situé à $0^m,25$ seulement, la myopie est de 4 dioptries. En plaçant devant l'œil myope de 1 dioptrie, un verre concave de 1 dioptrie, on le met dans les conditions de l'œil emmétrope et son *punctum remotum* se trouve reporté à l'infini. De même, avec un verre de 4 dioptries, le *punctum remotum* est reporté de $0^m,25$ à l'infini. Remarquons, cependant, que le verre concave étant situé en réalité à 15 millimètres en avant de la cornée, pour produire l'effet indiqué par la théorie, il doit avoir une valeur un peu plus forte.

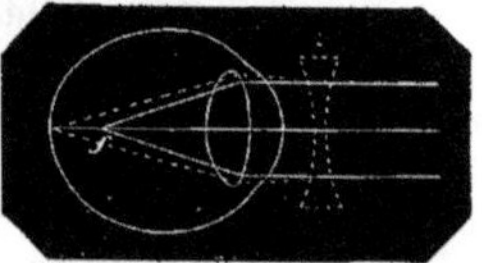

Fig. 5. — Foyer *f* d'un œil myope ramené sur la rétine, par un verre concave.

2° Hypermétropie. — A l'inverse de l'œil myope qui possède un excès de

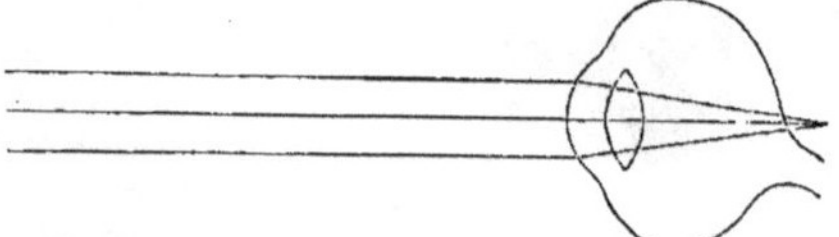
Fig. 6. — Œil hypermétrope. Le foyer se fait derrière la rétine.

réfringence, l'œil hypermétrope n'en a pas assez. Ce défaut tient le plus souvent à la brièveté de l'axe antéro-postérieur du globe. L'œil hypermétrope est un œil trop court (*hypermétropie axile*). Les rayons réfractés vont former leur foyer en arrière de la rétine. La trop faible réfringence des milieux peut produire le même effet que la brièveté anormale de l'axe.

Pour l'œil hypermétrope, au repos, c'est-à-dire lorsque l'accommodation n'intervient pas, le *punctum remotum* est, suivant l'expression usitée, au delà de l'infini.

Des rayons convergents seuls pourraient, après réfraction, se réunir sur la rétine. Les rayons parallèles, venant de l'infini, se réunissent en arrière d'elle. Le *punctum remotum* n'a donc qu'une existence virtuelle. C'est ainsi qu'on dit que, dans l'hypermétropie de 4 dioptries, le *remotum* est situé à $0^m,25$ en arrière de la rétine.

L'œil hypermétrope, pour voir nettement à l'infini, doit faire intervenir son accommodation et pour la vision des objets rapprochés, celle-ci devient insuffisante. Le point le plus rapproché, ou *punctum proximum*, auquel a lieu la vision distincte de l'œil hypermétrope est toujours à une distance plus considérable que pour l'œil emmétrope. On peut donc dire que l'œil hypermétrope n'est adapté ni pour la vision à l'infini, ni pour la vision à petite distance.

3° Astigmatisme. — L'astigmatisme est un état anormal de l'œil dans lequel les surfaces réfringentes ne sont pas des surfaces de révolution.

Le plus souvent l'astigmatisme résulte d'une conformation anormale de la cornée (*astigmatisme cornéen*). Dans certains cas, l'astigmatisme est cristallinien et souvent alors il compense l'astigmatisme de la cornée.

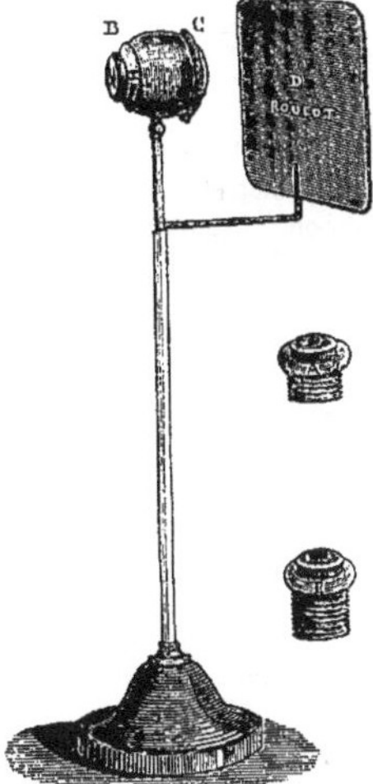

Fig. 7. — Œil artificiel de Maurice Perrin.

L'astigmatisme est dit *régulier*, lorsque, pour un même méridien, la force réfringente est partout la même. Pour la cornée, c'est ordinairement le méridien vertical qui est le plus convexe, ce qu'on attribue à la pression des paupières. Dans ce cas, le méridien horizontal est le moins convexe. On appelle astigmatisme contraire à la règle celui dans lequel l'inclinaison des deux méridiens extrêmes et perpendiculaires l'un à l'autre est différente.

Dans l'astigmatisme *irrégulier* qu'il ne faut pas confondre avec l'astigmatisme contraire à la règle, la force réfringente varie dans les différents points d'un même méridien. Tandis que l'astigmatisme régulier peut être corrigé par l'usage des verres cylindriques, l'astigmatisme irrégulier ne peut être corrigé par ces verres.

L'emmétropie et les diverses amétropies (myopie, hypermétropie, astigmatisme) peuvent être réalisées, pour la démonstration, par des appareils qui sont désignés sous le nom d'yeux artificiels. Les plus connus sont ceux de Perrin, de Parent, de Landolt et de Badal. Avec ces appareils, dans la description desquels nous ne pouvons entrer, il est facile de se rendre compte du mode de formation des images dans l'œil emmétrope et dans l'œil amétrope, et l'on peut ainsi vérifier expérimentalement l'effet des verres correcteurs.

d. — DE LA RÉFRACTION DYNAMIQUE DE L'ŒIL

Accommodation. — Nous avons envisagé jusqu'ici la réfraction de l'œil à l'état de repos, mais nous savons que l'œil est susceptible de faire varier la réfringence de ses milieux pour percevoir des images nettes d'objets situés à des distances différentes.

L'œil emmétrope à l'état de repos ou statique, est accommodé pour l'infini Pour voir nettement les objets rapprochés, il doit augmenter sa réfraction. Cette augmentation est obtenue par un changement de courbure du cristallin dont la face antérieure devient plus convexe sous l'influence de la contraction du muscle ciliaire. On admet aujourd'hui que la contraction du muscle a pour effet d'attirer en avant l'insertion périphérique de la zone de Zinn, de relâcher par conséquent cette zone et de permettre au cristallin de prendre par son élasticité propre une convexité plus prononcée.

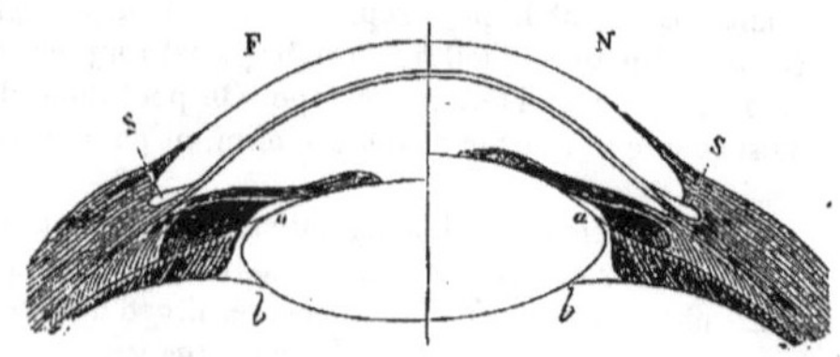

Fig. 8. — F, adaptation de l'œil pour la vision à distance — N, pour vision de près. — a, cristalloïde antérieure. b, cristalloïde postérieure.

La démonstration de l'augmentation de courbure du cristallin pendant la vision des objets rapprochés a été donnée en 1849, par Langenbeck, qui utilisa le déplacement des trois images de Purkinje. Helmoltz a plus tard vérifié et mesuré le déplacement de la face antérieure du cristallin.

L'augmentation de réfringence produite par l'accommodation, porte le nom d'*amplitude d'accommodation;* elle s'évalue en dioptries et s'obtient en retranchant la valeur en dioptries de la puissance de l'œil à l'état statique, de la valeur en dioptries à l'état d'accommodation.

Il ne faut pas confondre l'amplitude d'accommodation qui est une valeur réfringente avec le *parcours de l'accommodation.* Le parcours de l'accommodation est la distance du *punctum remotum* au *punctum proximum* de l'œil. Pour l'emmétrope, cette distance va de l'infini à 20 centimètres, s'il dispose de 5 dioptries d'accommodation. Chez l'hypermétrope jouissant de la même amplitude d'accommodation, le parcours est moindre, car le *punctum proximum* est plus éloigné de l'œil. Chez le myope, la distance entre le *remotum* et le *proximum* est encore plus réduite, puisque le *remotum*, pour lui, n'est pas à l'infini.

L'amplitude d'accommodation varie beaucoup avec l'âge. Très élevée dans la jeunesse, elle s'affaiblit rapidement et devient nulle vers 70 ans. Donders a dressé un schéma qui montre d'une façon très nette cette marche décroissante. Il résulte de l'inspection de ce tableau que la réfraction statique de l'œil emmétrope subit elle-même une diminution à partir de 55 ans. A 80 ans, cette diminution est d'environ 2 dioptries 1/2. La réfraction dynamique varie dans des proportions beaucoup plus fortes Tandis qu'à 10 ans, elle est de près de 14 dioptries, à 30 ans elle n'est plus que de 7 dioptries, et à 50 ans elle n'est guère supérieure à 2 dioptries.

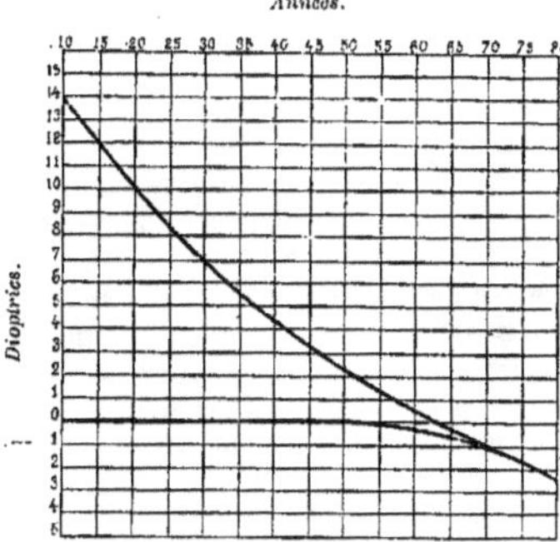

Fig. 9. — Schéma de Donders pour l'amplitude de l'accommodation aux différents âges.

L'œil emmétrope à 45 ans ne disposant plus que de 3 dioptries 1/2 environ, ne peut ramener son proximum qu'à 30 centimètres, et à 55 ans avec une seule dioptrie d'accommodation son *proximum* se trouve reporté à 1 mètre.

Cet état constitue la *presbytie* bien distincte de l'hypermétropie. Tandis que l'hypermétropie résulte d'un vice de conformation de l'œil et coexiste avec un pouvoir accommodateur souvent considérable, la presbytie est produite par la diminution du pouvoir accommodateur. Le seul point commun entre la presbytie et l'hypermétropie est que l'une et l'autre se traduisent par la vision confuse des objets rapprochés. Mais le presbyte voit encore nettement les objets éloignés, tandis que l'hypermétrope ne les distingue qu'imparfaitement s'il n'accommode pas.

Donders admet que la distance de 22 centimètres est celle de la vision nette des objets rapprochés. Il en résulte que l'œil emmétrope est déjà presbyte à 40 ans. En réalité, ce n'est guère qu'à 45 ans que les inconvénients de la presbytie commencent à se faire sentir pour l'œil emmétrope.

Pour l'hypermétrope, la presbytie se montre d'autant plus tôt que le degré de l'hypermétropie est plus élevé. Pour le myope, les inconvénients de la presbytie se montrent d'autant plus tardivement que la myopie est plus considérable. Pour un myope de 7 dioptries, la presbytie ne se fait pas encore sentir à 75 ans.

DE L'EXAMEN DE L'ŒIL

L'examen complet de l'appareil oculaire et de ses fonctions comprend une série d'explorations méthodiques que nous allons passer en revue.

Nous nous occuperons d'abord de l'examen *objectif* ou *physique* de l'œil et de ses annexes, et en second lieu de l'examen *subjectif* ou *fonctionnel*.

I. — EXAMEN OBJECTIF DE L'ŒIL ET DE SES ANNEXES

L'examen objectif de l'œil se fait : 1° à la *lumière naturelle;* 2° à l'*éclairage latéral;* 3° à l'aide d'instruments spéciaux ou *ophthalmoscopes.*

Les deux premiers modes d'examen nous renseignent sur l'état des annexes et de l'hémisphère antérieur de l'œil. Par le dernier seulement, nous pouvons explorer les membranes profondes.

1° Examen a la lumière naturelle. — C'est par ce mode d'examen qu'il faut débuter dans tous les cas, si l'on veut ne laisser échapper aucune des altérations dont la connaissance est nécessaire pour arriver au diagnostic.

La première condition pour cet examen est de le pratiquer avec un bon éclairage. Le sujet est assis en face d'une fenêtre. Le chirurgien se place devant lui, tournant le dos à la fenêtre, debout ou assis sur un siège un peu élevé. D'un premier coup d'œil il se rend compte de l'apparence générale du sujet et reconnaît s'il existe des signes de scrofule, des éruptions suspectes, des altérations nasales ou dentaires. Il apprécie aussi les déformations du crâne et l'asymétrie de la face.

Il passe ensuite en revue dans un ordre méthodique, toujours le même, autant que possible, l'état des annexes de l'œil en commençant par la région des sourcils, qui est parfois le siège d'éruptions, d'altérations pileuses ou de tumeurs. Il perçoit les irrégularités de l'arcade orbitaire, la déformation produite par des tumeurs de la base de l'orbite. L'enfoncement ou la saillie de l'œil le renseignent, dans une certaine mesure, sur l'état de la cavité orbitaire. La laxité plus ou moins grande des paupières, leur coloration, leur vascularisation, la manière dont elles s'écartent et dont la supérieure recouvre le globe, fournissent autant de notions utiles pour le diagnostic. Les altérations du bord libre, des cils en particulier, sont soigneusement notées.

L'apparence que présente la région du sac lacrymal est importante à constater : une saillie soulevant le tendon de l'orbiculaire dénonce la tumeur lacrymale. La constatation de croûtes desséchées, en ce point, permet souvent de reconnaître l'existence d'une fistule. L'écoulement des larmes au niveau du grand angle de l'œil ou seulement un certain degré anormal d'humidité de cette région indique l'obstruction des voies lacrymales.

Avec l'habitude, cette série d'explorations se fait très rapidement et permet quelquefois de poser immédiatement un diagnostic. Il est essentiel de faire cette première partie de l'examen, à distance, et sans porter la main sur les parties passées en revue, pour ne pas effrayer le malade. Malgré cette précaution, lorsqu'on a affaire à des enfants, il n'est pas rare de les voir déjà s'agiter, pousser des cris et chercher à se soustraire à l'examen.

Le chirurgien, après s'être rendu compte de l'aspect des annexes de l'œil, explore l'organe lui-même. En invitant le sujet à porter le regard dans différentes directions, il constate l'état d'intégrité ou d'injection de la conjonctive et du même coup apprécie le fonctionnement des muscles de l'œil et la direction normale ou vicieuse des axes visuels.

L'examen complet de la conjonctive nécessite l'écartement des paupières. C'est à ce moment que commence la partie délicate de l'exploration. Chez l'adulte, pour peu qu'il existe un certain degré d'inflammation et de sensibilité, cet écartement offre déjà, dans bien des cas, des difficultés. Des mouvements réflexes sont provoqués par le moindre attouchement. Aussi faut-il procéder avec beaucoup de douceur et en prenant les précautions que nous indiquerons plus loin.

Pour les enfants, il ne faut pas, dès qu'ils manifestent quelque résistance, hésiter à employer la force. Un aide à défaut de la personne qui les accompagne, couche l'enfant obliquement sur ses genoux et lui maintient solidement les pieds et les mains. Le chirurgien assis en face saisit la tête renversée, la place entre ses genoux écartés et la maintient ainsi, la face restant tournée en haut. Quelque brutale que paraisse au premier abord cette manière d'agir, c'est la seule qui permette de triompher de la résistance et des cris de l'enfant et de procéder à l'écartement indispensable des paupières.

En raison de la contraction violente des orbiculaires, cet écartement peut même rarement être effectué avec les doigts seuls. Presque toujours il faut employer les écarteurs. Introduits sous chacune des paupières, ils permettent de découvrir l'hémisphère antérieur de l'œil et d'en noter les altérations. Bien souvent encore la sécrétion abondante des larmes unie aux contractions énergiques de l'orbiculaire gêne considérablement l'exploration. Néanmoins ce n'est que dans des cas exceptionnels que l'on doit avoir recours à la chloroformisation, malgré son innocuité chez les enfants. L'instillation de quelques gouttes d'une solution de cocaïne suffit pour faciliter sensiblement l'examen.

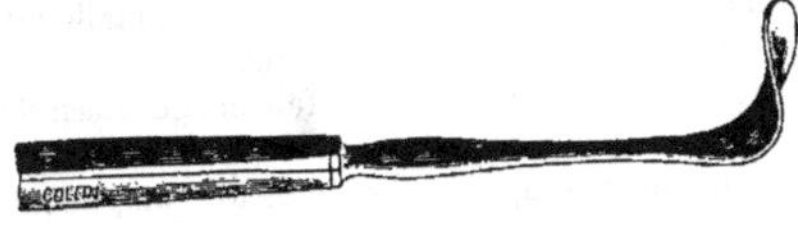

Fig. 10. — Écarteur à mains des paupières.

Chez l'adulte, sauf de rares exceptions, en procédant avec ménagement, on ne rencontre guère de véritable résistance. En écartant doucement en sens inverse les deux paupières avec les pouces de chaque main, en invitant le sujet à porter le regard successivement en haut et en bas, on arrive à explorer la plus grande partie de la conjonctive bulbaire. Mais il faut encore mettre en évidence la conjonctive palpébrale et les culs-de-sac.

Pour la paupière inférieure il n'y a pas de difficultés. La pulpe de l'index appliquée sur la partie moyenne de la peau de cette paupière, l'attire en bas et la fait glisser sur la saillie du pourtour de l'orbite. Cette simple traction suffit pour produire l'éversion de la paupière, pour mettre en évidence la conjonctive tarsienne et le cul-de-sac lui-même, dont on apprécie l'état d'injection ou d'hypertrophie, en même temps qu'on reconnaît les sécrétions souvent accumulées en ce point.

La manœuvre pour renverser la paupière supérieure est plus délicate. Avec l'habitude, on arrive en saisissant entre la pulpe de l'index et du pouce la partie moyenne de la paupière supérieure et l'attirant en bas, pendant qu'on invite le malade à diriger le regard dans cette direction, à pouvoir la retourner et à faire basculer le cartilage tarse autour de son bord supérieur. Mais cette manœuvre ne réussit pas toujours, exécutée avec les seuls doigts d'une des mains. On la facilite beaucoup en déprimant avec l'extrémité d'un fort stylet la partie moyenne de la face cutanée de la paupière pendant que l'on exécute le mouvement de bascule du cartilage tarse. Les contractions de l'orbiculaire maintiennent habituellement la portion tarsienne de la paupière dans cet état de luxation. On peut alors examiner à loisir la conjonctive, constater son état d'injection, la présence de granulations, les infarctus des glandes de Meibomius, etc. Mais le cul-de-sac conjonctival supérieur échappe encore à l'examen direct, même lorsque l'œil se porte fortement en bas pendant le renversement de la paupière. Pour explorer ce cul-de-sac, le meilleur moyen consiste, pendant que l'on maintient la paupière renversée et que le malade dirige le regard en bas, à soulever avec l'extrémité d'une spatule la partie moyenne de la paupière. Cette manœuvre que l'instillation de quelques gouttes d'une solution de cocaïne facilite beaucoup est quelquefois nécessaire lorsqu'on recherche la présence d'un corps étranger dans le cul-de-sac supérieur.

L'examen à la lumière naturelle permet de se rendre compte des principaux troubles de transparence de la cornée, des opacités, des corps étrangers dont elle est le siège, des ulcérations et des vaisseaux qui s'y sont développés. Ces altérations toutefois ne peuvent être appréciées dans tous leurs détails qu'en employant des instruments grossissants ou l'éclairage oblique.

Une simple loupe est le plus souvent suffisante; on fait usage aussi de la loupe de Brücke qui donne un grossissement plus fort et De Wecker a fait construire par Nachet un véritable microscope pour obtenir une amplification encore plus considérable.

Les modifications survenues dans les dimensions de la chambre antérieure, les troubles de l'humeur aqueuse, la présence d'épanchements de pus ou de sang sont encore révélés par l'examen à la lumière naturelle. Il en est de même pour les modifications que subit la face antérieure de l'iris.

Par le même procédé d'exploration, on apprécie l'aspect, la forme et les dimensions de la pupille. A l'état normal, chez les jeunes sujets, la pupille est parfaitement noire. Chez les sujets âgés, elle prend une teinte grisâtre qui peut quelquefois faire croire à un commencement d'opacité du cristallin.

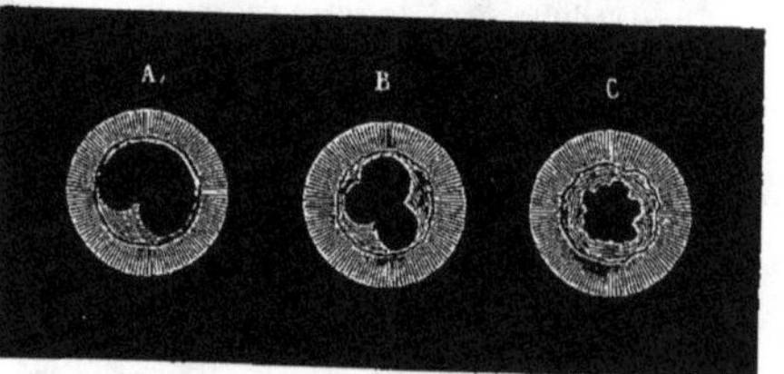

Fig. 11. — Déformations de la pupille par suite de synéchies postérieures.

La forme de la pupille est susceptible de variations considérables lorsque la petite circonférence de l'iris a contracté des adhérences avec la cristalloïde antérieure, et ses déformations sont surtout évidentes après l'instillation d'une solution d'atropine. En dehors de ces changements de forme, l'attention du chirurgien doit se porter sur les variations dans les dimensions de la pupille, qui peuvent aller du resserrement presque complet au relâchement absolu. Dans le premier cas, l'orifice pupillaire n'est plus représenté que par un point; dans le second, l'iris refoulé à la périphérie est à peine visible. Entre ces deux extrêmes on observe tous les intermédiaires. Pour évaluer les dimensions de l'orifice pupillaire, on a imaginé des instruments spéciaux. Robert-Houdin, Maurice Perrin ont fait construire des *pupillomètres;* mais dans la pratique, ces appareils sont peu employés. On se contente d'indiquer approximativement le degré de dilatation de la pupille, et l'on peut se servir pour cela d'une échelle telle que celle qui est représentée ci-contre. Les diamètres de chaque cercle noir y vont en augmentant de 1 millimètre.

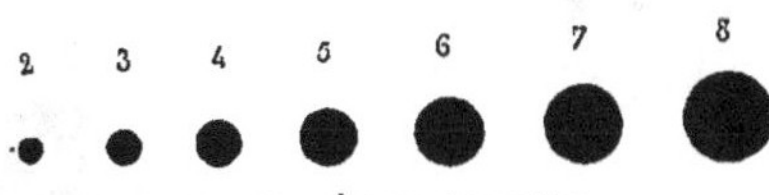

Fig. 12. — Échelle des pupilles.

La comparaison des dimensions des deux pupilles est indispensable. Elle se fait avec la précaution de placer le sujet dans des conditions telles que les deux yeux reçoivent la même quantité de lumière. Pendant cet examen, on doit aussi s'assurer que l'iris réagit normalement sous l'influence de la lumière. En écartant brusquement les paupières, après les avoir rapprochées, on doit observer le resserrement de la pupille. Il faut avoir soin seulement, pendant cette épreuve, de couvrir l'autre œil avec la main ou avec un bandeau.

Il est possible aussi d'apprécier les variations que subit la pupille suivant l'état d'accommodation de l'œil, en faisant fixer alternativement un objet rapproché et un objet situé à grande distance. Dans le premier cas, la pupille se resserre; elle se dilate dans le second, les conditions d'éclairage restant les mêmes. Argyll-Robertson a montré que, dans certaines affections du système nerveux central, la pupille, qui ne réagit plus sous l'action de la lumière, subit cependant les variations de dimension correspondant aux efforts d'accommodation (signe d'Argyll-Robertson).

L'examen à la lumière naturelle permet encore de reconnaître les opacités qui siègent sur la capsule du cristallin et celles qui ont envahi la lentille elle-même. Néanmoins, pour les bien apprécier et en saisir tous les détails, il faut avoir recours au mode d'examen dont il nous reste à parler, c'est-à-dire à l'éclairage latéral. Le rôle utile de l'examen à la lumière naturelle se borne à la région antérieure et superficielle de l'œil.

2° Examen a l'éclairage latéral. — Ce mode d'examen qu'il ne faut jamais négliger d'employer, à moins que l'œil soit le siège d'une inflammation vive, se pratique de la façon suivante :

Le malade est placé de manière que son œil reçoive par sa partie externe la lumière d'une bonne lampe tenue à une distance de 30 centimètres environ; puis, à l'aide d'une lentille de 15 à 20 dioptries, on concentre la lumière sur la cornée, les paupières étant maintenues écartées. En faisant varier légèrement la situation et l'inclinaison de la lentille, le sommet du cône lumineux dirigé latéralement sur le segment antérieur de l'œil permet d'apercevoir dans leurs plus fins détails tous les changements de transparence de la cornée, de la chambre antérieure et du cristallin. Au besoin, on peut observer et grossir ces détails à l'aide d'une seconde lentille faisant office de loupe. La figure ci-jointe (fig. 13) fait voir la situation réciproque de la lampe, de la lentille et de l'œil à examiner. Avec un peu d'exercice, on arrive à éclairer dans leurs moindres détails les différentes couches de la cornée et les opacités les plus légères de l'appareil cristallinien. Pour ce dernier examen, il est presque toujours nécessaire de dilater préalablement la pupille par l'atropine.

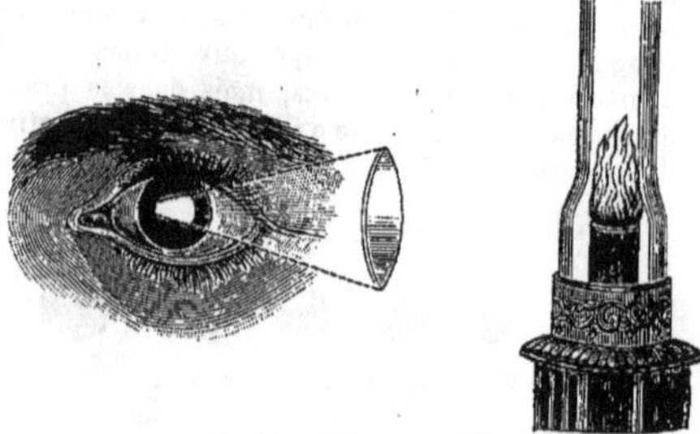

FIG. 13. — Éclairage latéral.

Examen des images catoptriques de Purkinje. — Dans quelques cas assez rares, on a encore recours à l'étude des images de Purkinje, lorsqu'il s'agit de déterminer si le cristallin est ou non à sa place. Le chirurgien, tenant à la main une bougie allumée et se plaçant tout près de l'œil à examiner, donne à la bougie une position telle que les trois images formées par la réflexion de la flamme sur la face antérieure de la cornée, la face antérieure de la capsule du cristallin et la face postérieure de cette même capsule soient suffisamment distinctes. On sait que, de ces trois images, les deux premières sont droites et la troisième renversée. Si la première de ces deux images apparaît seule, on est en droit de conclure que le cristallin et sa capsule font défaut. L'absence du cristallin ou *aphakie* résulte de l'extraction de la lentille par l'opération de la cataracte ou de sa luxation à la suite d'un choc. Elle s'accompagne d'un degré élevé d'hypermétropie, excepté dans les cas où il existait antérieurement une très forte myopie.

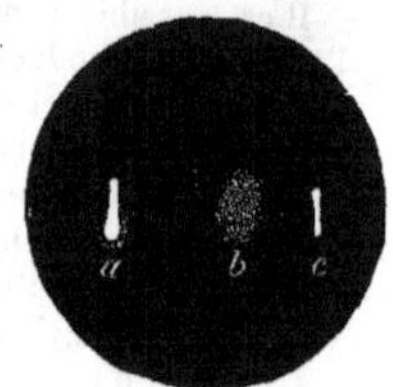

FIG. 14. — Images de Purkinje.

3° EXAMEN OPHTHALMOSCOPIQUE. — Sauf chez l'albinos, dans les conditions ordinaires d'éclairage naturel ou artificiel, la pupille paraît d'un noir intense. Pendant longtemps, on s'est contenté de la constatation de ce fait sans chercher à l'expliquer. En réalité, si la pupille nous apparaît noire, c'est d'abord parce que le pigment choroïdien absorbe une certaine portion de la lumière qui parvient jusqu'à la rétine et que les rayons extériorés ne donnent qu'une image peu intense et peu nette du fond de l'œil, dont l'éclat est encore affaibli par le contraste de la lumière diffuse qui environne l'observateur. Mais c'est surtout parce que l'œil de ce dernier ne se trouve pas, pour percevoir cette image, dans une direction favorable par rapport à la source lumineuse, lorsque l'observation se fait à la lumière artificielle.

Brücke est le premier à avoir indiqué la possibilité de percevoir la coloration rouge du fond de l'œil, dans certaines conditions. Mais il ne tira pas parti de son expérience, et c'est seulement en 1851 qu'Helmoltz découvrit et fit connaître l'ophthalmoscope. De cette époque, datent les véritables progrès de l'ophthalmologie et la connaissance des altérations subies par les membranes profondes de l'œil.

Helmoltz s'est servi, dans ses expériences, d'un ophthalmoscope un peu compliqué, qui n'est pas resté dans la pratique. Il était formé de plaques de verre convenablement inclinées, qui réfléchissaient la lumière dans l'œil en examen et permettaient en même temps à l'œil de l'observateur de recevoir par transparence les rayons réfléchis par la rétine. La condition essentielle de l'examen ophthalmoscopique est, en effet, de placer l'œil de l'observateur dans la direction même des rayons projetés sur la rétine, qui est aussi la direction des rayons extériorés par celle-ci.

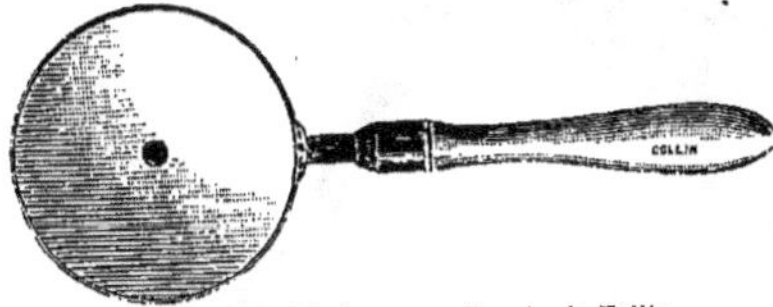

FIG. 15. — Ophthalmoscope à main de Follin.

On se sert aujourd'hui le plus habituellement d'un simple miroir concave d'environ 5 centimètres de diamètre, dont la distance focale varie de 20 à 25 centimètres. Ce miroir, encadré dans une monture métallique, est en verre étamé et percé à son centre d'un trou au travers duquel se fait l'observation. Le miroir est tenu par un manche. Tel est, dans ses parties essentielles, le type de l'ophthalmoscope dit de Follin, qui l'un des premiers a contribué à répandre en France la découverte d'Helmoltz.

Le nombre des modèles d'ophthalmoscopes à main est devenu considérable. Beaucoup ne diffèrent de l'ophthalmoscope de Follin que par des modifications peu importantes. On a dit, avec raison, que le meilleur modèle, dans la pratique, est celui dont on a le plus l'habitude.

Nous ne pouvons même énumérer les modifications qu'on a fait subir à ces instruments. Nous nous contenterons d'indiquer seulement les principaux types.

Dans certains cas, il y a avantage à se servir d'un *miroir plan* au lieu d'un miroir concave. L'éclairage du fond de l'œil est alors moins intense et certains détails sont ainsi mieux perçus. Panas a réuni dans une même monture le miroir concave et le miroir plan adossés l'un à l'autre.

De Wecker, dans ces dernières années, a préconisé l'emploi d'un ophthalmoscope formé de trois plaques de verre réfléchissantes rappelant la disposition de l'ophthalmoscope d'Helmoltz et donnant également un éclairage peu intense dont il vante les avantages.

L'*ophthalmoscope binoculaire* de Giraud-Teulon permet de se servir des deux yeux et d'obtenir l'impression du relief des parties éclairées. Dans certains cas, son emploi est fort utile. Giraud-Teulon a même annexé au miroir réflecteur une petite lampe électrique, de telle sorte que la lumière se trouve projetée directement dans l'œil examiné.

Galezowski a ajouté au miroir concave une monture cylindrique formant chambre noire et s'appuyant par son extrémité sur le pourtour de l'arcade orbitaire du sujet examiné. Avec cet instrument, l'éclairage du fond de l'œil peut se faire au lit du malade et sans installation spéciale. L'observateur n'a pas non plus à se préoccuper de la position à donner à la loupe.

Dès l'origine de l'ophthalmoscope, on s'est ingénié à construire des instruments *fixes* permettant de montrer le fond de l'œil aux débutants et d'en

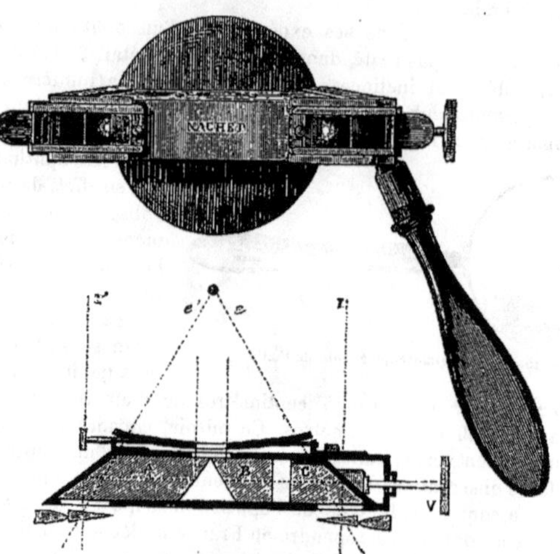

Fig. 16 — Ophthalmoscope binoculaire de Giraud-Teulon.

dessiner les détails avec plus de facilité qu'avec les miroirs à main. L'un des premiers ophthalmoscopes fixes a été celui de Liebreich. Follin et Cusco l'ont modifié ou simplifié.

On a construit des ophthalmoscopes permettant à plusieurs observateurs de

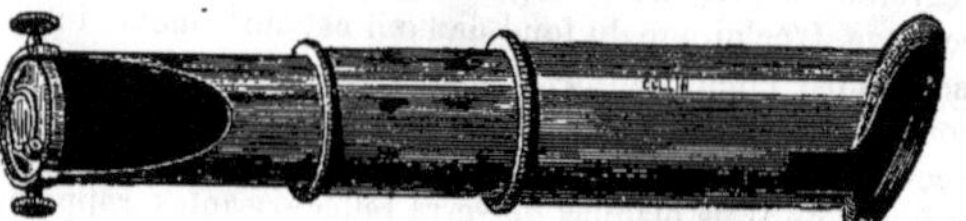

Fig. 17. — Ophthalmoscope de Galezowski

voir simultanément l'image du fond de l'œil, et même des instruments (*auto-ophthalmoscopes*) avec lesquels on peut examiner sa propre rétine. Il nous suffit de les mentionner.

Enfin, depuis un certain nombre d'années, les *ophthalmoscopes à réfraction* sont entrés dans la pratique. Ces instruments sont pourvus d'une série de verres concaves et convexes qui, par un mécanisme spécial, viennent successivement se placer derrière le trou central du miroir et permettent de faire varier la réfringence de l'œil de l'observateur. Ces appareils sont employés pour déterminer *objectivement* l'état de la réfraction de l'œil examiné et seront décrits plus loin.

Dans l'examen ophthalmoscopique, on se propose, soit de constater l'état des milieux transparents de l'œil y compris le corps vitré, soit de percevoir l'image des membranes profondes.

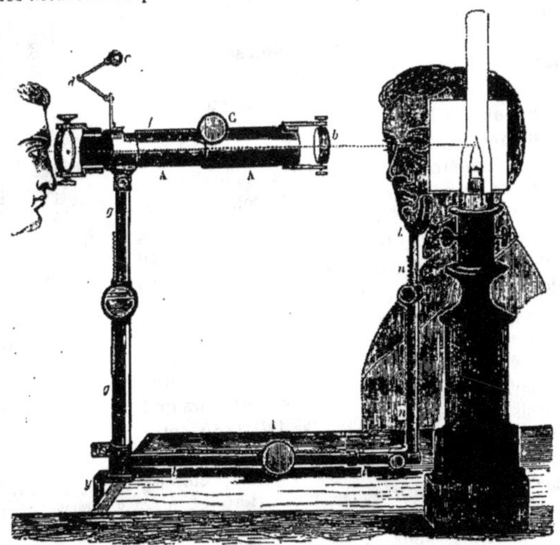

FIG. 18. — Ophthalmoscope fixe de Follin et Nachet.

Pour l'exploration des milieux transparents, on dirige simplement un faisceau de lumière avec le miroir dans le champ pupillaire de l'œil à observer, en suivant les indications qui vont être données dans le paragraphe suivant, pour l'examen à l'image renversée. On ne cherche pas dans ce cas à obtenir une image du fond de l'œil. Sur le fond rougeâtre du champ pupillaire, les moindres opacités du cristallin ou du corps vitré apparaissent alors avec une netteté parfaite et se détachent en noir. C'est ainsi qu'on découvre les stries opaques et rayonnées de la cataracte commençante, les corps flottants du corps vitré, les paillettes du synchisis étincelant. Il y a souvent avantage à n'employer qu'un éclairage peu intense. On se sert alors, non du miroir concave ordinaire, mais du miroir plan qui permet de mettre en évidence les plus faibles opacités. Ce mode d'examen est relativement facile, et les débutants parviennent dès les premières séances à le pratiquer.

L'examen ophthalmoscopique proprement dit, qui a pour but d'obtenir une image nette du fond de l'œil, présente des difficultés qu'une longue pratique permet seule de surmonter. Il comprend deux procédés : l'examen à l'*image renversée* et l'examen à l'*image droite*, que nous allons étudier avec quelques détails.

a. *Examen à l'image renversée.* — Ce mode d'exploration du fond de l'œil est celui auquel on a le plus communément recours. Tout en permettant d'apprécier dans leur ensemble les principaux détails des membranes profondes de l'œil, de reconnaître la forme, l'aspect de la papille, la disposition des vaisseaux et les principales lésions, il donne un grossissement suffisant. Lorsqu'il s'agit cependant d'obtenir un grossissement considérable, c'est à l'examen à l'image droite qu'il faut s'adresser.

L'examen à l'image renversée doit se faire dans une chambre complètement obscure. On peut se servir du gaz comme source lumineuse; une bonne lampe à huile a cependant l'avantage de fournir une lumière plus fixe. On a quelquefois utilisé la lumière solaire dirigée à l'aide d'un héliostat; on apprécie mieux ainsi la coloration des membranes de l'œil; mais la lumière solaire a l'inconvénient d'être trop vive, de fatiguer l'œil en observation, et d'ailleurs, pour des raisons faciles à comprendre, ce procédé ne peut servir dans la pratique courante.

La source lumineuse, lampe ou bec de gaz, est placée sur une table à la gauche du sujet examiné et à la hauteur de ses yeux lorsqu'il est assis. Un écran mobile est interposé entre la lumière et la face du sujet qui doit rester dans l'ombre. Quelques oculistes préfèrent placer la source lumineuse en arrière et au-dessus de la tête. De cette manière, on n'a pas besoin d'écran. Mais la première disposition est le plus habituellement adoptée.

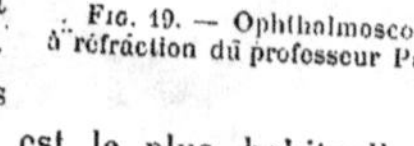

Fig. 19. — Ophthalmoscope à réfraction du professeur Panas

L'observateur se place assis en face du malade, et a par conséquent la lumière à sa droite. Le siège sur lequel il est assis doit être plus élevé que celui de l'observé, et susceptible de varier de hauteur.

L'ophthalmoscope dont on se sert est le miroir à main concave de 20 à 25 centimètres de distance focale, en verre étamé ou argenté. On a renoncé aux miroirs en acier poli qui se ternissent facilement. La plupart de ces ophthalmoscopes portent sur la face contre laquelle s'applique l'œil de l'observateur, un petit disque tournant muni de verres convexes ou concaves qui peuvent prendre place derrière le trou central et permettent à l'observateur de corriger sa réfraction s'il n'est pas emmétrope.

Le sujet en examen doit tenir la tête droite, bien en face de l'observateur. On l'invite à diriger son regard horizontalement, de manière que l'œil examiné soit porté un peu en dedans. Pour cela, le mieux est de faire diriger cet œil vers l'oreille correspondante de l'observateur, vers l'oreille droite s'il s'agit de l'œil droit, vers la gauche lorsqu'on examine l'œil gauche. On peut aussi faire diriger le regard vers un point déterminé de la muraille, à droite ou à gauche de la tête de l'observateur, mais, dans tous les cas, en recommandant au malade de ne pas fixer, de regarder dans le vague, de manière à relâcher son accommodation.

Le chirurgien prend alors l'ophthalmoscope de la main droite, tourne la surface réfléchissante vers la lumière et, tenant le manche vertical, applique au devant de son œil droit le trou central dont le miroir est percé. En imprimant au manche de petits mouvements de rotation autour de l'axe, il cherche à diriger le cône de lumière réfléchie par le miroir exactement sur l'œil qu'il

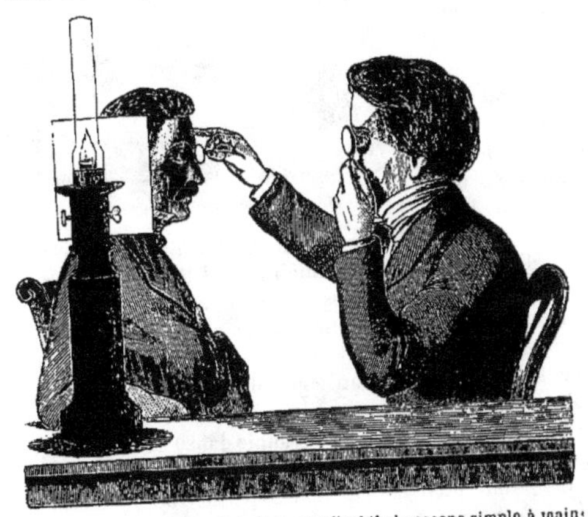

Fig. 20. — Examen du fond de l'œil avec l'ophthalmoscope simple à main.

veut examiner. Avec de l'habitude, on arrive à éclairer immédiatement et presque instinctivement le point voulu, mais au début, le résultat n'est souvent obtenu qu'après d'assez longs tâtonnements.

La distance à laquelle l'œil de l'observateur se trouve de l'œil observé étant d'environ 50 centimètres, si le faisceau lumineux est bien dirigé vers la pupille du malade, le fond de l'œil apparaît immédiatement d'un rouge uniforme plus ou moins intense, mais sans qu'aucun détail soit perceptible. Chez les sujets blonds et jeunes, la coloration rouge est claire, brillante; chez les sujets bruns, elle est plus sombre. Il arrive souvent, surtout chez les vieillards, que l'étroitesse de la pupille est très marquée et que les rayons lumineux arrivent en trop faible quantité au fond de l'œil pour permettre de distinguer nettement la lueur oculaire. Il faut, dans ce cas, dilater préalablement la pupille à l'aide d'une goutte d'un collyre faible à l'atropine. Cette dilatation n'est pas nécessaire ordinairement chez l'adulte et chez l'enfant lorsque l'observateur a l'habitude de l'examen ophthalmoscopique, mais elle facilite beaucoup cet examen pour les commençants.

Lorsque l'apparition de la coloration rouge uniforme dans tout le champ pupillaire, lui a permis de reconnaître que les rayons lumineux parviennent bien jusqu'à la rétine et qu'aucune opacité n'existe dans les milieux de l'œil, l'observateur prend de la main gauche une lentille convexe de 16 à 20 dioptries.

Cette lentille est ordinairement enchassée dans un cercle de buffle pourvu d'un petit anneau qu'on tient entre le pouce et l'index, la main en dessus. La lentille est placée à 4 ou 5 centimètres au devant de l'œil en examen et, pour assurer sa position, la main gauche de l'observateur appuie légèrement par l'extrémité du petit doigt sur l'arcade orbitaire du sujet.

Le miroir éclairant toujours le fond de l'œil, les rayons lumineux qui en émergent viennent former, après avoir traversé la lentille et en avant d'elle, une image *réelle* et *renversée* de la rétine. C'est cette image aérienne et agrandie que voit l'observateur, mais il faut, pour qu'il en ait une perception nette, qu'il éloigne ou rapproche plus ou moins son œil, de manière que l'image soit à la distance de sa vision distincte, c'est-à-dire à 25 ou 30 centimètres, s'il est emmétrope.

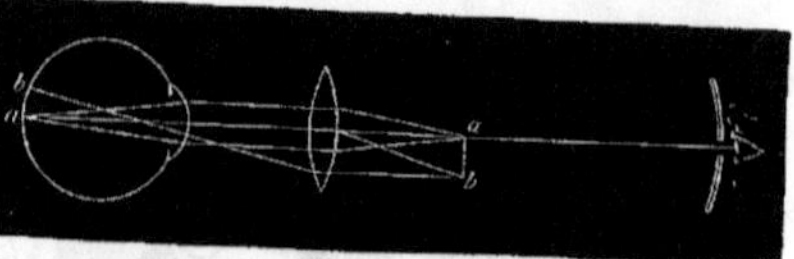

FIG. 21. — Formation de l'image ophthalmoscopique renversée.

Si la direction donnée à l'œil observé est bonne, la papille est vue distinctement avec les vaisseaux qui en émanent. Dans le cas où la papille ne se présente pas immédiatement, on voit du moins apparaître quelques-uns des vaisseaux rétiniens, et il suffit d'un léger déplacement de la lentille ou de la direction du regard pour que la papille se présente dans le champ d'éclairage.

L'image de la papille est toujours agrandie dans l'examen à l'image renversée, mais le grossissement varie avec l'état de la réfraction de l'œil. Il est plus considérable lorsque l'œil examiné est hypermétrope, plus faible lorsqu'il est myope. Le numéro de la lentille tenue au-devant de l'œil influe aussi sur le grossissement, qui est en raison *inverse* de la force réfringente de cette lentille.

L'image du fond de l'œil étant réelle et située entre la lentille tenue au-devant de l'œil observé et le miroir ophthalmoscopique, est susceptible d'être recueillie sur un écran placé dans le plan où elle se forme. Snellen, Landolt, Loiseau, Warlomont ont imaginé des instruments pour mettre en évidence cette image aérienne, mais ces instruments ne peuvent être utilisés dans la pratique.

Lorsque l'œil examiné présente une myopie d'au moins 5 dioptries, la simple projection du faisceau lumineux par le miroir permet d'apercevoir, sans interposition de la loupe, les détails du fond de l'œil. Il se forme alors une image renversée et réelle à la distance qui répond au *punctum remotum* de l'œil examiné. Si, par exemple, la myopie est de 4 dioptries, l'image est située à 25 centimètres et l'observateur, supposé emmétrope, étant placé à 50 centimètres du sujet, peut apercevoir les détails de la papille et des vaisseaux sans employer la loupe. L'image ainsi formée présente cette particularité caractéristique de se déplacer en sens inverse des mouvements de l'observateur. Suivant la distance à laquelle celui-ci est obligé de se placer pour la voir nettement, il peut, connaissant la situation de son proximum, en conclure celle de l'image aérienne et par suite, avec une certaine approximation, le degré de myopie.

Il importe de bien connaître les diverses apparences de la papille du nerf optique à l'état normal pour juger des altérations qu'elle peut présenter. La papille normale se détache sur le fond rouge de l'œil sous la forme d'un disque circulaire ou légèrement ovale à grand axe vertical. Sa coloration est d'un jaune un peu rosé et un examen attentif y distingue trois zones : la plus externe est blanc grisâtre, la zone moyenne ou intermédiaire est rosée; la zone centrale est blanche avec un reflet brillant, et quelquefois on y distingue un pointillé gris qui répond à la lame criblée *c*, (fig. 22).

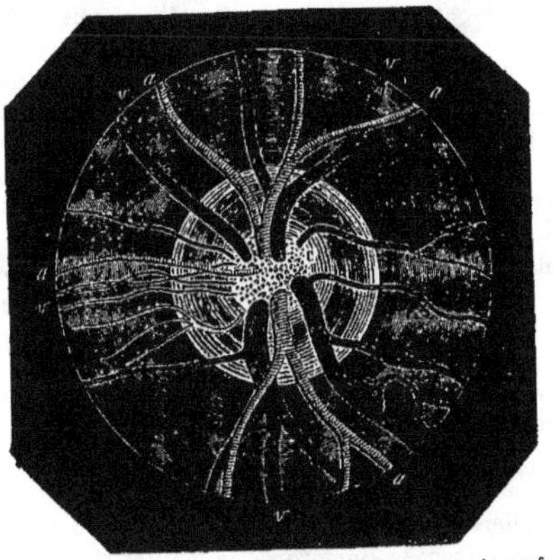

Fig. 22. — Image ophthalmoscopique de la papille du nerf optique.

La *zone externe* ne forme qu'un anneau étroit autour de la papille; elle répond à l'ouverture de la sclérotique donnant passage au nerf optique; aussi est-elle désignée souvent sous le nom d'anneau ou limbe scléro-tical.

La *zone moyenne* plus large que la précédente est constituée par les fibres du nerf optique; elle s'étend surtout du côté nasal. C'est sur elle que portent principalement les altérations pathologiques.

La *zone interne* répond à l'écartement des fibres du nerf optique qui laisse voir une partie de la lame criblée. Elle se rapproche plus du bord externe que du bord interne de la papille. Elle est souvent en partie cachée par l'émergence des vaisseaux rétiniens. Lorsqu'elle n'est pas occupée par eux, il est facile de constater qu'elle présente une légère dépression et que cette dépression s'étend surtout vers le bord externe. C'est elle qui constitue ce qu'on a appelé l'*excavation physiologique* de la papille, qu'il ne faut pas confondre avec les excavations pathologiques.

La périphérie de la papille est parfois limitée par un mince liséré de pigment qui l'entoure plus ou moins complètement.

La papille n'est pas située au pôle postérieur de l'œil, mais en dedans et un peu au-dessous de lui. La macula répond, au contraire, exactement à ce pôle.

Les *vaisseaux rétiniens* émergent du centre de la papille. Habituellement, il y a deux branches artérielles, une supérieure et une inférieure, qui se ramifient au delà des limites de la papille sur toute la surface de la rétine. Les veines se divisent de la même manière que les artères sans les accompagner exactement dans leur trajet. Elles se distinguent des artères par un volume plus considérable, une coloration plus foncée et des sinuosités plus marquées.

La disposition des vaisseaux présente d'ailleurs de très grandes variétés à la surface même de la papille, suivant que la division de l'artère centrale de la rétine se fait plus ou moins prématurément dans l'épaisseur du nerf optique. Lorsque l'émergence des vaisseaux ne se fait pas au centre de la papille elle tend à se rapprocher plus du bord interne que du bord externe.

Les vaisseaux rétiniens peuvent être le siège de battements appréciables à l'ophthalmoscope. Les battements des veines constituent le *pouls veineux*, phénomène physiologique. Le *pouls artériel* est un phénomène pathologique.

Le pouls veineux s'observe lorsque la circulation s'accélère sous l'influence d'un effort, d'une marche précipitée, ou simplement par la compression du globe de l'œil à l'aide du doigt. Au moment de la systole cardiaque, on constate un rétrécissement du calibre de la veine qui va du centre à la périphérie, bientôt suivi de dilatation et de turgescence du tronc veineux, marchant en sens inverse. Une inspiration profonde produit aussi le rétrécissement du calibre du tronc veineux, tandis que l'expiration forcée en amène la distension.

Le pouls artériel ne peut être provoqué comme le pouls veineux. Il consiste en une dilatation saccadée de l'artère au moment de la systole cardiaque, suivie d'un rétrécissement lent, après un léger temps de repos.

Les dimensions, la forme, la coloration de la papille varient beaucoup, et il importe de bien connaître les changements qu'elle peut présenter en dehors des cas où il existe une altération pathologique du nerf optique.

Vue à l'ophthalmoscope par le procédé de l'image renversée, la papille est toujours fortement grossie, car ses dimensions réelles mesurées sur le cadavre ne dépassent pas deux millimètres. Mais le grossissement varie suivant la réfraction de l'œil examiné et suivant le numéro de la lentille employée pour l'examen.

La forme de la papille habituellement circulaire devient ovale dans certains cas, et parfois même tout à fait irrégulière. L'astigmatisme cornéen régulier ou irrégulier donne le plus souvent l'explication de ces déformations.

La coloration de la papille présente de grandes variétés. La papille paraît d'autant plus rosée que le fond de l'œil est moins pigmenté. Chez les individus très bruns, dont la choroïde est riche en pigment, la papille a, au contraire, par un effet de contraste une teinte blanche, qui pourrait quelquefois faire croire à l'existence d'une atrophie.

La tache jaune ou *macula*, occupe le pôle postérieur de l'œil; elle est située en dehors de la papille et un peu au-dessus d'elle (en dedans et au-dessous à l'image renversée). Elle est difficile à voir dans les conditions ordinaires d'examen. Une des principales difficultés résulte de ce qu'il faut diriger le faisceau lumineux sur le point le plus sensible de la rétine, ce qui cause un éblouissement et une fatigue à laquelle l'œil observé cherche rapidement à se soustraire.

En employant le miroir plan moins éclairant, on peut, chez certains sujets et surtout chez les enfants, apercevoir la macula, dont l'aspect est d'ailleurs très variable. L'œil observé doit fixer le trou central du miroir. L'observateur constate alors généralement que la partie de la rétine éclairée est plus sombre que dans les autres régions et dépourvue de vaisseaux. Ceux-ci l'entourent, mais ne s'y ramifient pas. Au milieu de cet espace on distingue une tache rouge circulaire, avec un point blanc au centre; ce point blanc répond à la *fovea centralis*. Chez les sujets jeunes, au pourtour de la tache rouge de la macula existe souvent un anneau brillant (spectre de la macula) sur la nature duquel les ophthalmologistes ne sont pas d'accord.

Pour apprécier tous les détails de la macula, il est bon de recourir à l'examen à l'image droite. Le procédé à l'image renversée ne montre le plus souvent qu'une tache sombre dans cette région.

La papille est le point de repère habituel dans l'examen ophthalmoscopique; mais l'exploration doit porter aussi sur les parties périphériques de la rétine et de la choroïde. Toutefois, celles-ci, dans les conditions ordinaires, ne peuvent être bien étudiées qu'après dilatation préalable de la pupille par l'atropine.

La rétine, en raison de sa transparence parfaite à l'état normal ne se révèle pas à l'éclairage ophthalmoscopique. On signale cependant la teinte légèrement grisâtre qu'elle présente sur les yeux des sujets très bruns. Ce qu'on voit, en réalité, à l'examen ophthalmoscopique, c'est la choroïde et son réseau vasculaire. Le réseau est plus ou moins visible suivant l'abondance et la répartition du pigment. Lorsque le pigment est uniformément réparti, les vaisseaux ne se distinguent pas et le fond de l'œil est d'un rouge uniforme ou d'un brun sombre. Sur les yeux blonds, peu pigmentés, le réseau des *vasa vorticosa* est, au contraire, très visible. Enfin sur certains yeux, le pigment est accumulé entre les mailles des vaisseaux et ceux-ci ressortent sur un fond presque noir formant un dessin très régulier. Ces différentes variétés de l'état normal ne doivent pas être confondues avec les altérations pathologiques.

b. *Examen à l'image droite.* — Ce mode d'examen donne un grossissement beaucoup plus considérable que le précédent. Par l'image renversée, on prend une idée de l'ensemble du fond de l'œil. Avec l'image droite, on peut étudier les plus fins détails; c'est en quelque sorte l'examen à la loupe des membranes profondes.

Pour le pratiquer, on fait usage d'un miroir concave à court foyer incliné de 55 à 40 degrés sur son axe : on utilise habituellement l'ophthalmoscope dit *à réfraction* dont les nombreux modèles sont pourvus de la série complète des verres concaves et convexes.

L'observateur, supposé emmétrope, tenant à la main le miroir au-devant de son œil droit, s'il examine l'œil droit, se rapproche aussi près que possible du sujet, de manière à réduire *à quelques centimètres* la distance qui sépare les deux yeux, et projette le faisceau de lumière comme dans le procédé de l'image renversée.

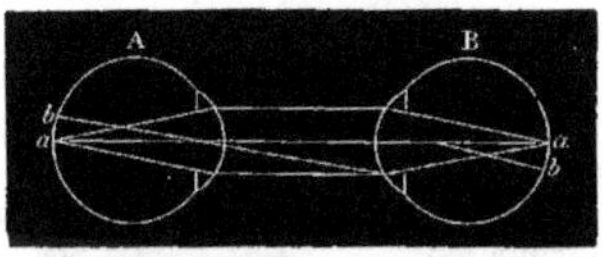

Fig. 25. — Formation de l'image ophthalmoscopique pour les yeux emmétropes dans l'examen à l'image droite.

L'obligation de s'approcher presque jusqu'au contact du visage du sujet qu'on examine, est fort désagréable. La nécessité d'examiner l'œil gauche en se servant de l'œil gauche constitue aussi une difficulté pour le plus grand nombre des observateurs. Enfin, malgré l'inclinaison du miroir sur son axe, il n'est pas toujours facile de projeter convenablement au fond de l'œil le faisceau lumineux. Aussi faut-il un apprentissage assez long pour bien pratiquer l'examen à l'image droite. Mais lorsqu'on en a acquis l'habitude, il donne des résultats très satisfaisants.

Si l'œil de l'observateur est emmétrope et qu'il examine un œil également emmétrope, il perçoit avec un grossissement de 15 à 20 diamètres une image droite et virtuelle de la choroïde, de la papille et des vaisseaux rétiniens. Les plus fins détails sont facilement reconnus avec ce grossissement.

Pour que l'examen à l'image droite donne une image nette, il est indispensable que l'observateur relâche complètement son accommodation. S'il est myope ou hypermétrope, il doit corriger son amétropie par le verre approprié placé derrière le trou du miroir.

Nous avons supposé, en outre, emmétrope l'œil en observation. Si cette condition n'est pas réalisée, l'image perçue ne saurait être nette, à moins d'interposer un verre qui rende parallèles les rayons émanés de la rétine. Le numéro de ce verre est déterminé par tâtonnement. Or, il représente précisément le nombre de dioptries mesurant l'amétropie de l'œil observé. C'est ce qui permet d'utiliser le procédé à l'image droite pour déterminer objectivement la réfraction, comme nous le verrons plus loin.

Avant de passer à l'examen fonctionnel de l'œil, nous devons dire quelques mots de la recherche de la tension oculaire qui, sans nécessiter l'intervention de l'éclairage naturel, fait partie de l'examen physique de l'œil.

Recherche de la tension oculaire. — L'exagération ou la diminution de la tension intra-oculaire a une signification souvent capitale en ophthalmologie. Le chirurgien doit s'habituer à apprécier par le toucher la tension normale du globe pour être en état de reconnaître les variations pathologiques. La pression de la pulpe du pouce ou de l'index exercée sur le globe de l'œil sain à travers la paupière supérieure abaissée, donne une sensation de résistance élastique qui varie peu. Cette sensation est encore mieux appréciée avec l'extrémité de l'index et du médius juxtaposés; mais c'est surtout en exerçant avec les deux index placés à quelque distance des pressions alternatives comme pour déterminer la fluctuation qu'on prend une idée exacte de la tension intra-oculaire. Il faut aussi avoir toujours soin de comparer la sensation de résistance fournie par les deux yeux.

De Graefe, Donders, Dor ont imaginé des instruments fort ingénieux pour apprécier la tension intra-oculaire. Ces appareils sont connus sous le nom d'*ophthalmotonomètres*, mais n'ont pas passé dans la pratique courante. Bowmann a proposé de noter par des chiffres l'augmentation ou la diminution de tension, et la plupart des ophthalmologistes ont adopté sa notation. La tension normale y est désignée par T*n*. L'augmentation de tension est figurée par T + 1; T + 2; T + 3 suivant qu'elle est faible, forte ou extrême. La diminution de tension correspondante se chiffre ainsi T — 1; T — 2; T — 3. Dans les cas douteux, on ajoute un point d'interrogation.

On arrive à coup sûr avec l'habitude, à apprécier assez exactement l'augmentation et la diminution de la tension intra-oculaire. Nous croyons toutefois que les notations chiffrées de différents observateurs doivent être rarement comparables entre elles.

II. — EXAMEN FONCTIONNEL DE L'ŒIL

L'examen subjectif ou fonctionnel de l'œil ne doit être, en général, pratiqué qu'après l'examen objectif qui vient d'être décrit.

Il a pour but de rechercher l'état de la sensibilité rétinienne et de la réfraction des milieux.

La rétine possède plusieurs sortes de sensibilité. Elle perçoit la lumière blanche (sens lumineux) et la lumière colorée (sens chromatique). Sa sensibilité varie en outre suivant qu'on la considère dans ses parties périphériques ou au niveau de la *macula*. Sur la plus grande partie de son étendue cette sensibilité est relativement obtuse et va s'affaiblissant à mesure qu'on s'éloigne de la macula. C'est seulement au niveau de cette dernière région que la sensibilité rétinienne acquiert cette finesse exquise qui lui permet de percevoir les plus fins détails des objets qui nous environnent.

La réfringence des milieux a une influence considérable sur la mise en jeu de la sensibilité de la rétine, et les anomalies fréquentes qu'elle présente à l'état statique et à l'état dynamique méritent toute l'attention de l'ophthalmologiste.

L'examen de la sensibilité rétinienne et de la réfraction comprend une série d'opérations que nous allons exposer dans l'ordre suivant : 1° détermination de l'*acuité visuelle;* 2° détermination du *champ visuel;* 3° détermination du *sens chromatique;* 4° détermination de la *réfraction* statique et dynamique.

Ces diverses constatations doivent être faites pour chaque œil isolément. Mais la vision étant binoculaire, dans les circonstances habituelles, nous aurons à dire, dans un dernier paragraphe, quelques mots des conditions nécessaires à son exercice, c'est-à-dire à nous occuper de la *convergence* et de sa mesure.

1° Détermination de l'acuité visuelle. — Cette recherche a pour but de constater l'état de la sensibilité de la rétine dans la région de la macula.

L'acuité visuelle peut être définie, la faculté que possède l'œil de distinguer un objet. Giraud-Teulon l'appelait la faculté *isolatrice* de la rétine. L'acuité visuelle dépend de conditions multiples : elle suppose une sensibilité normale de la rétine et un éclairage suffisamment intense. Elle est distincte du sens lumineux et du sens chromatique.

La limite de l'acuité visuelle a été fixée par l'expérience ; on a reconnu que l'œil normal distingue à une distance de 33 centimètres un objet de 1/10 de millimètre. A cette distance, cet objet sous-tend sur la rétine un arc de 1 minute, et l'image qu'il y forme a à peu près les dimensions d'un cône ou d'un bâtonnet.

Pour que l'œil puisse distinguer les détails d'un objet à 33 centimètres, il faut donc que les différentes parties de cet objet aient au moins 1/10 de millimètre et que cette même distance les sépare les unes des autres.

Si l'œil perçoit à 33 centimètres tous les détails d'un objet de cette dimension, pour qu'il les distingue encore à une distance double, il faut que les dimensions de l'objet deviennent doubles. Elles doivent être quadruples pour une distance quatre fois plus grande. Inversement, si à cette distance de 33 centimètres l'œil ne perçoit que l'objet dont les dimensions sont doubles, quadruples, c'est que son acuité est diminuée ; elle est seulement 1/2 ... 1/4 de l'acuité normale.

C'est sur ce principe que repose la mesure de l'acuité visuelle. Les objets choisis pour la mesurer sont les caractères typographiques dont les différentes parties ont des proportions et des dimensions déterminées. Snellen a le premier publié des tableaux destinés à l'évaluation de l'acuité visuelle, et les tableaux de Perrin, Monoyer, Wecker, Parinaud, Parent n'ont fait que les reproduire avec des variantes.

La forme adoptée pour les lettres-types est la forme des lettres dites *antiques* (E), ou des lettres *égyptiennes* (**E**) un peu modifiée. Elles ont pour hauteur cinq fois les dimensions de l'épaisseur du trait, et celui-ci, à la distance où elles sont vues, sous-tend un arc de 1 minute sur la rétine. La lettre entière sous-tend donc un arc de 5 minutes en hauteur.

Les lettres sont disposées, dans ces tableaux, sur un certain nombre de lignes, les plus grandes généralement à la partie supérieure.

Le tableau est placé contre le mur et éclairé vivement. Si l'on fait usage de la lumière du jour, il faut éviter que le sujet examiné la reçoive lui-même en face. L'éclairage artificiel au gaz, avec un réflecteur dirigeant la lumière sur le tableau, est préférable, dans la plupart des cas, et moins sujet à varier.

La distance à laquelle on place le sujet à examiner est de 5 mètres. Avec une acuité normale et un œil emmétrope, il doit lire sans hésiter les plus petits caractères, ceux de la dernière ligne. S'il ne les lit pas ou s'il se trompe, son acuité est inférieure à l'unité. S'il lit bien l'avant-dernière ligne du tableau de Wecker son acuité est de 3/4. Lorsqu'il ne déchiffre que la première ligne dont les lettres ont dix fois les dimensions de la dernière et qu'un œil normal doit lire à 50 mètres, son acuité n'est que 1/10.

Dans la plupart des tableaux, à droite de chaque ligne est inscrit le chiffre qui exprime en fractions simples la mesure de l'acuité, pour la distance constante de 5 mètres. Dans les tableaux de Monoyer, l'évaluation de l'acuité est exprimée en décimales. La lecture du nombre ou de la fraction inscrits à l'extrémité de la ligne dispense pour l'évaluation de l'acuité, du calcul fort simple qui permet de la déduire. Ce calcul est indiqué par la formule $V = \frac{d}{n}$. Dans cette formule, V (*Visus*) désigne l'acuité visuelle que pendant longtemps on a représentée par la lettre S (de l'allemand *sehen*) ; d désigne la distance constante de 5 mètres ; n représente le nombre de mètres auquel les lettres de la ligne déchiffrée doivent être lues par un œil pourvu d'une acuité normale. Ce nombre est inscrit au-dessus ou à gauche de la ligne.

Si, par exemple, le sujet examiné, placé à 5 mètres, ne lit que les lettres destinées à être lues à 10 mètres, pour avoir son acuité on divisera 5 par 10, ce qui donne 0,50 ou 1/2. Son acuité visuelle n'est donc que de 1/2 ; $V = 1/2$. S'il ne lit que la première ligne qui doit être lue à 50 mètres, son acuité n'est que de 5/50, c'est-à-dire de 1/10 ; $V = 1/10$.

L'évaluation de l'acuité visuelle se fait très facilement dans la pratique, mais elle ne donne que des résultats approximatifs. Il faut remarquer d'abord que l'acuité dite normale, V = 1, est généralement un peu faible, et que beaucoup de sujets ont une acuité supérieure à cette normale. Chez les enfants elle est plus élevée et elle ne diminue ordinairement qu'après trente ans. On n'oubliera pas non plus, que les vices de réfraction masquent l'acuité réelle et qu'ils doivent être préalablement corrigés. Le myope, qui, de près, a une acuité souvent excellente, est incapable de reconnaître sans verres, à 5 mètres, les lettres que lit un œil emmétrope. Avec les verres concaves appropriés, il les lit également bien, et comme ces verres, dans les degrés un peu élevés de myopie diminuent la grandeur des images, il faut que l'acuité du myope soit supérieure à la normale.

L'acuité visuelle est mesurée à la distance de 5 mètres, qui, dans la pratique, correspond à la vision pour l'infini. Il faut aussi la déterminer pour les petites distances, et l'on a construit des échelles typographiques qui rendent cette détermination facile. Nous en parlerons à propos du choix des verres pour les vices de réfraction et d'accommodation.

2° Détermination du champ visuel. — Le champ visuel d'un œil est l'espace que la vision de cet œil embrasse lorsqu'il reste en fixation sur un même

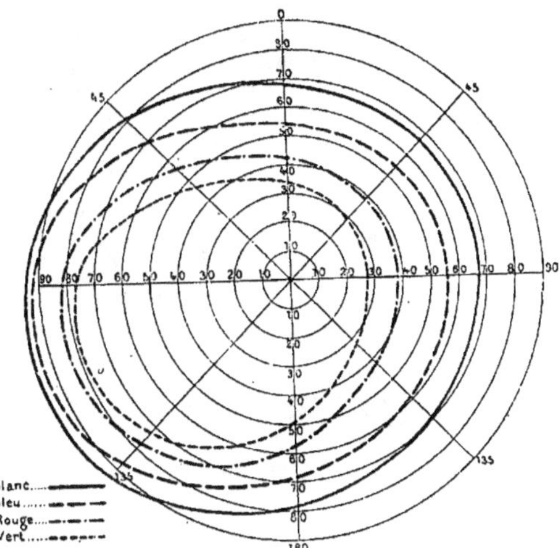

Fig. 21. — Champ visuel de l'œil gauche pour la lumière blanche et pour les couleurs.

point. Le champ visuel binoculaire résulte de la fusion des champs visuels de chacun des yeux et a, par suite, plus d'étendue que le champ visuel monoculaire.

Limité surtout en dedans par la saillie du nez et en haut, par celle de l'arcade orbitaire, le champ visuel s'étend principalement en dehors et en bas.

Tandis qu'il est borné, en moyenne à 70 degrés en haut et 68 degrés en dedans, il atteint 88 degrés en bas et dépasse 90 degrés en dehors (Landolt). Ces limites toutefois ne s'appliquent qu'au champ visuel pour la lumière blanche. Les autres couleurs présentent des champs moins étendus, c'est-à-dire qu'elles cessent d'être perçues en un point moins éloigné du point de fixation et au delà duquel la lumière blanche impressionne encore les parties les plus antérieures de la rétine. Le champ visuel du bleu est notablement moins étendu que celui du blanc, celui du rouge vient ensuite; le champ visuel pour le vert est le plus restreint : en dedans il ne dépasse pas 28 degrés comme le montre la figure ci-jointe (fig. 24); en dehors et en bas, il arrive presque à 80 degrés.

Dans la pratique, on se contente souvent d'apprécier approximativement l'étendue du champ visuel pour la lumière blanche, à l'aide du procédé suivant : Le malade est assis devant l'observateur et ferme l'œil qui n'est pas en cause. De l'autre, il fixe un point déterminé tel qu'un bouton de la redingote du chirurgien, pendant que ce dernier étend le bras successivement en dehors, en dedans, en bas et en haut et rapproche la main du point de fixation en agitant les doigts. Le moment précis où le sujet examiné, tout en continuant à fixer le bouton, annonce qu'il commence à distinguer les doigts du chirurgien, indique la limite du champ visuel dans cette direction.

On peut apprécier ainsi d'une façon rapide et approximative, si le champ visuel est, ou non rétréci; on peut aussi reconnaître s'il présente des lacunes considérables comme dans les cas de décollement de la rétine.

Pour mesurer exactement les limites et la forme du champ visuel, il faut employer des instruments spéciaux, à l'aide desquels on dessine le champ

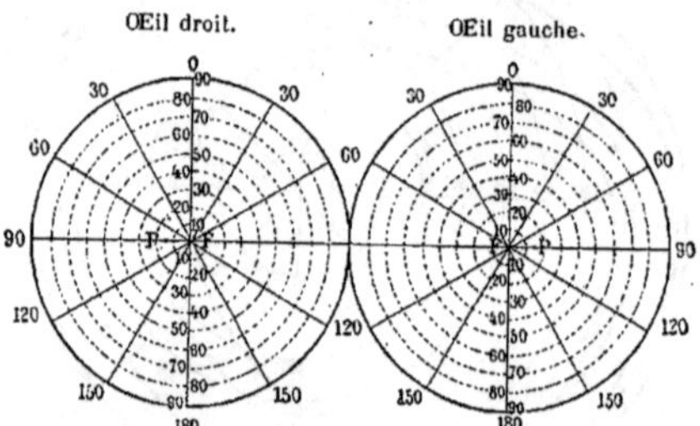

FIG. 25. — Tracé préparé pour le schéma du champ visuel.

visuel de chaque œil. Le tracé est ensuite reporté sur une feuille préparée à cet effet. Il devient ainsi possible de comparer très exactement entre eux les résultats d'examens faits à des dates différentes.

Le *campimètre* de Wecker est le plus habituellement employé. C'est un tableau noir, supporté par un pied de fonte bien stable et présentant un appui pour le menton du sujet examiné. Sur le tableau, le point de fixation que ne quitte pas l'œil du malade est marqué par une croix blanche. La distance de l'œil au point de fixation, ne doit pas dépasser 15 centimètres. Sur le tableau des cercles concentriques et des rayons peints en blanc servent de points de repères pour le tracé.

Le chirurgien tenant à la main un morceau de craie le dirige suivant un des rayons de la périphérie vers le centre, jusqu'au moment où le sujet, sans quitter de l'œil le point de fixation, annonce qu'il aperçoit le bâton de craie. Ce point est marqué à la craie sur le tableau, et la même manœuvre pratiquée sur un certain nombre de rayons donne une série de points qui, réunis par une courbe, représentent les limites du champ visuel. La courbe ainsi obtenue est reportée sur une feuille d'observation disposée pour cet usage (fig. 25).

Le campimètre de Wecker est suffisant dans la pratique courante. Il permet d'obtenir rapidement la courbe qui limite le champ visuel, mais il ne fournit pas des résultats rigoureusement exacts, parce que la distance du bâton de craie à l'œil ne reste pas constante. Pour qu'elle ne subît pas de variations, au lieu d'une surface plane il faudrait que le tableau présentât la concavité d'une demi-sphère.

Le champ visuel ne peut être rigoureusement déterminé qu'avec les *périmètres*. Ces instruments consistent essentiellement en un arc métallique mobile autour d'un axe horizontal. Cet arc peut prendre successivement toutes les positions. Un curseur, portant un carré de papier blanc ou de papier coloré, glisse sur la concavité de l'arc, conservant toujours la même distance par rapport à l'œil examiné. Celui-ci occupe le centre de la sphère à laquelle appartient l'arc mobile et pendant toute la durée de l'observation fixe un point brillant répondant à l'axe autour duquel se meut l'arc. Pour conserver la même situation le sujet appuie le menton sur un support spécial.

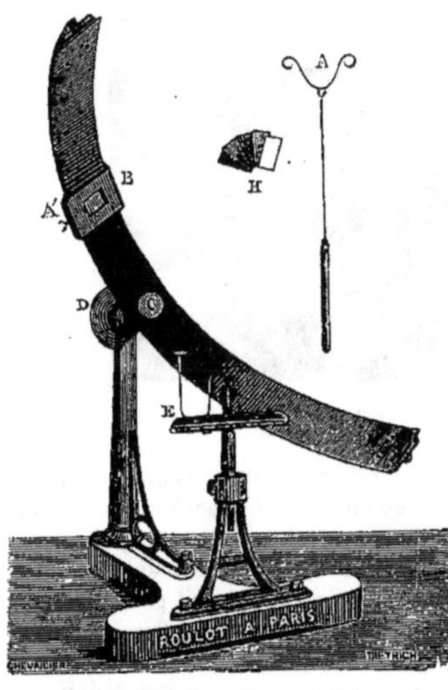

Fig. 26. — Périmètre de Landolt.

Il ne suffit pas d'obtenir par l'emploi du campimètre ou du périmètre les limites périphériques du champ visuel. Il faut encore rechercher s'il n'existe pas de lacunes ou *scotomes* dans ce champ, et pour cela, après avoir marqué le point où l'objet commence à être signalé à la périphérie, il faut le conduire jusqu'au point de fixation. S'il existe une lacune du champ visuel sur ce trajet, l'objet cesse à un moment donné d'être perçu. On peut ainsi, en opérant suivant des méridiens suffisamment rapprochés, arriver à déterminer les limites du scotome.

Dans les cas où les milieux de l'œil, le cristallin notamment, ont perdu leur transparence, il devient impossible de mesurer l'étendue du champ visuel. Il importe cependant d'être renseigné sur l'état de la sensibilité rétinienne. On arrive à constater cette sensibilité par deux moyens différents : 1° par la *recherche des phosphènes;* 2° par l'*épreuve de la lampe.*

Recherche des phosphènes. — On donne le nom de *phosphènes* aux sensations lumineuses subjectives que produit la pression exercée sur le globe oculaire.

La recherche des phosphènes a perdu beaucoup de son importance depuis que les autres méthodes d'investigation se sont multipliées, et l'on y a assez rarement recours aujourd'hui. Elle exige, en effet, de la part du sujet examiné une somme d'attention et d'intelligence qu'on ne rencontre pas toujours, et la manifestation de la sensibilité rétinienne à la pression, ne suppose pas nécessairement une sensibilité correspondante sous l'action de la lumière. Or, c'est en dernière analyse, la sensibilité de la rétine à la lumière qui intéresse le chirurgien, et c'est sur elle qu'il veut être renseigné.

Nous renvoyons donc au travail considérable que Serres (d'Uzès) a consacré à l'étude de ce phénomène (*Essai sur les phosphènes.* Paris, 1861), nous contentant d'indiquer sommairement les principaux résultats auxquels il est arrivé.

Si, dans une demi-obscurité à travers les paupières rapprochées, on comprime avec l'extrémité du doigt ou un corps mousse d'un faible volume, un

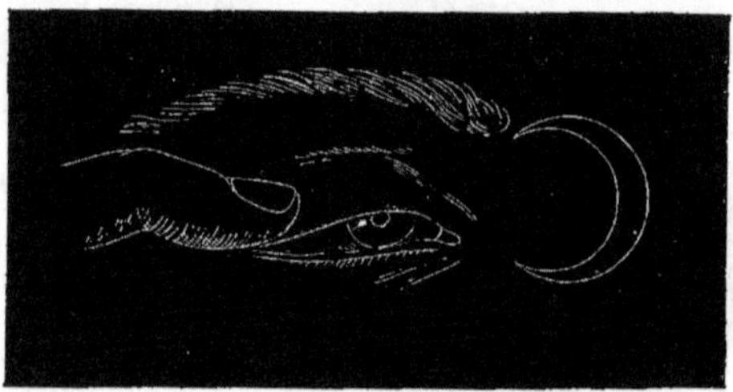

Fig. 27. — Phosphène temporal.

point quelconque du globe oculaire en se rapprochant de l'équateur, le sujet en expérience voit apparaître au point diamétralement opposé une image lumineuse ayant la forme d'un cercle ou d'un croissant. Cette image lumineuse présente une teinte bleuâtre ou verdâtre, variant d'ailleurs suivant les sujets et suivant leur âge. C'est là le *grand phosphène.* Serres a décrit particulièrement les phosphènes frontal, jugal, nasal et temporal, d'après la région sur laquelle porte la compression. Il a reconnu, en outre, l'existence d'un petit phosphène qui apparaît au point comprimé. En réalité, il est dû à la compression transmise par le corps vitré au point diamétralement opposé de la rétine.

Dans les cas d'atrésie complète de la pupille, l'existence des phosphènes témoigne de la persistance de la sensibilité de la rétine et indique que les membranes profondes de l'œil ne sont pas désorganisées. C'est un renseignement important lorsqu'on se propose de pratiquer une pupille artificielle.

Épreuve de la lampe. — Dans les cas de cataracte, la recherche de la sensibilité rétinienne et la détermination approximative de l'étendue du champ visuel se fait de la manière suivante :

Le sujet est placé à 4 ou 5 mètres d'une lampe allumée dans une pièce obscure. Il couvre avec la main l'œil qui n'est pas en expérience ; avec l'autre œil, il doit indiquer exactement la situation de la flamme de la lampe. L'observateur baisse alors progressivement celle-ci jusqu'à ce qu'elle soit près de disparaître. Si le patient continue à percevoir la flamme jusqu'à ce moment, il possède une sensibilité rétinienne satisfaisante.

Pour constater approximativement les limites du champ visuel, on doit présenter à une petite distance de l'œil une bougie allumée et promener successivement celle-ci dans différentes directions. La situation de la bougie doit être indiquée d'une manière exacte si le champ visuel ne présente pas de lacunes considérables. Dans le cas où il existe une lacune telle que celle résultant d'un décollement rétinien, la flamme cesse d'être perçue dans la direction opposée au siège du décollement.

3° Détermination du sens chromatique. — La rétine humaine est apte à percevoir, à l'état normal, les différentes couleurs, dans leurs nuances les plus délicates. Cette perception exige toutefois un éclairage suffisamment intense car, dans une demi-obscurité, on constate que les couleurs cessent rapidement d'être distinguées entre elles.

Certains sujets ne possèdent que très imparfaitement la faculté de distinguer les couleurs (*dyschromatopsie*), d'autres confondent certaines couleurs entre elles (*daltonisme*), quelques-uns enfin ne perçoivent aucune couleur (*achromatopsie*). Ces différents troubles fonctionnels sont congénitaux ou pathologiques, et doivent être recherchés dans l'examen complet de la fonction visuelle. Cette détermination prend une importance véritable dans la marine et pour le recrutement des employés de chemins de fer, en raison de l'usage de signaux colorés qui doivent être reconnus sans hésitation.

Dans la perception des couleurs, comme dans celle de la lumière, il faut distinguer la sensibilité centrale et la sensibilité périphérique.

La vision centrale pour les couleurs est déterminée à l'aide d'instruments très ingénieux dans la description desquels nous ne pouvons entrer. Nous mentionnerons seulement les *chromoptomètres* de Parinaud, de Parent, et celui du docteur Chibret. Elle peut aussi être appréciée en se servant de tableaux colorés. De Wecker a réuni sur un même tableau une série de carrés diversement colorés, dont les dimensions vont en décroissant comme celles des caractères des échelles optométriques. Les couleurs doivent être désignées sans hésitation, à une distance de 5 mètres par un œil jouissant d'une sensibilité normale. Parinaud a joint à son échelle pour la vision de près, une série de bandes colorées et dégradées, d'une belle exécution et d'un emploi commode.

La méthode la plus usitée pour reconnaître si un sujet jouit intégralement de la perception des couleurs consiste à lui faire assembler des échantillons d'écheveaux de laines diversement colorées (*méthode d'Holmgren*). On lui remet un échantillon d'un vert clair et on l'invite à rassembler tous les écheveaux de nuance semblable. S'il se trompe, on peut conclure qu'il est atteint de daltonisme. Dans le cas de cécité pour le rouge seul, il confondra les écheveaux bleus et violets avec l'échantillon pourpre qui lui aura été remis.

Le *champ visuel pour les couleurs* a, d'une manière générale, la même forme que le champ visuel pour la lumière blanche; il est seulement moins étendu. En outre, le champ visuel de chaque couleur a des limites propres. C'est ainsi que le champ visuel pour le bleu est le plus étendu après celui de la lumière blanche; le champ visuel pour le jaune vient ensuite, puis celui pour le rouge et enfin le champ visuel pour le vert qui a le moins d'étendue.

Les limites du champ visuel pour les couleurs se déterminent facilement à l'aide du périmètre, en substituant sur le curseur un index coloré à l'index ordinaire.

Tous les examens relatifs à la détermination de la perception des couleurs doivent être faits à la lumière naturelle. L'éclairage artificiel en modifie très notablement les conditions.

Dans un certain nombre d'affections du fond de l'œil, et particulièrement dans les atrophies du nerf optique, on voit survenir des troubles dans la perception des couleurs. Le vert est la couleur dont le champ se rétrécit d'abord et qui cesse la première d'être perçue. Le rouge disparaît ensuite. La vision du bleu est conservée plus longtemps. La faculté de distinguer les couleurs disparaît donc dans un ordre inverse de l'étendue du champ visuel propre à chaque couleur.

4° Détermination de la réfraction statique et dynamique. — Nous laissons pour le moment de côté la détermination de l'astigmatisme. Pour la myopie et l'hypermétropie, la recherche du vice de réfraction peut se faire par voie *subjective* ou par voie *objective*.

L'examen subjectif se fait : 1° à l'aide des verres d'essai (*méthode de Donders*); 2° à l'aide des *optomètres*.

L'examen objectif emploie, pour déterminer la réfraction, deux méthodes : 1° la recherche de l'*image droite* donnée par l'ophthalmoscope; 2° l'étude des ombres ou *kératoscopie*.

a. Recherche de la réfraction statique. — 1° *Méthode de Donders*. — Avant tout essai, on peut se faire, par l'aspect extérieur, une idée du vice de réfraction dont un sujet est atteint. Le myope, d'ordinaire, a les yeux saillants et en divergence légère; il cligne d'habitude les paupières pour diminuer les cercles de diffusion. La dolichocéphalie est fréquente chez le myope.

Inversement, l'hypermétrope a l'œil plutôt petit, mobile, enfoncé dans l'orbite; il est habituellement brachycéphale.

Les renseignements fournis par le patient mettent aussi sur la voie du diagnostic. Le myope voit bien de près et se plaint de ne pas voir à longue distance; l'hypermétrope voit mal surtout à courte distance.

Cependant, l'aspect extérieur et les commémoratifs induisent souvent en erreur. L'essai des verres fait méthodiquement est seul capable de renseigner d'une manière exacte sur le vice de réfraction.

On procède à cet essai de la façon suivante : Le sujet examiné est placé à 5 mètres, devant l'échelle des caractères bien éclairée. On met dans la monture des lunettes un verre dépoli correspondant à l'œil dont on ne veut pas déterminer la réfraction, et devant l'autre œil, on place un verre convexe de 1 dioptrie. Si la vision de cet œil n'est pas troublée, on peut affirmer que le sujet est hypermétrope. On essaie alors successivement la série des verres convexes jusqu'à ce que l'œil arrive à lire la dernière ligne du tableau.

Toutefois, la détermination de l'hypermétropie comporte une cause d'erreur assez fréquente, et l'essai ne peut être tout à fait concluant que si l'on a, au préalable, paralysé l'accommodation. En effet, un sujet hypermétrope et jeune peut, en mettant en jeu son accommodation pour la vision à distance, corriger son hypermétropie. Il arrive même que le muscle ciliaire de l'hypermétrope est atteint de spasme et met l'œil dans les conditions d'une myopie apparente. Dans ce cas, qui s'accompagne généralement de rétrécissement de la pupille et de névralgies péri-orbitaires, il faut paralyser l'accommodation par l'instillation de quelques gouttes d'une solution d'atropine. Le relâchement de l'accommodation est beaucoup moins rapide que la dilatation de la pupille ; il ne devient complet qu'au bout de deux heures. Les inconvénients de l'atropinisation, qui trouble pendant plusieurs jours la vision, empêchent d'y avoir recours dans tous les cas, pour la détermination de l'hypermétropie. C'est cependant le seul moyen de mettre en évidence l'hypermétropie *totale*. Par le simple essai des verres, sans atropinisation, on ne corrige que l'hypermétropie dite *manifeste*, et il reste une partie de l'hypermétropie *latente*.

Lorsqu'un verre convexe faible, placé devant l'œil, trouble la vision à distance et démontre l'absence de l'hypermétropie, on essaie un verre concave de 1 dioptrie. Si le sujet est myope, il constate immédiatement une amélioration dans l'état de sa vue. On augmente alors la force réfringente des verres essayés jusqu'à ce que la vision ne s'améliore plus. Le dernier verre donne la mesure de la myopie.

Il faut remarquer que, si l'interposition d'un verre convexe, quelque faible qu'il soit, trouble toujours la vision à distance de l'œil emmétrope, celle d'un verre concave ne la trouble pas nécessairement, l'œil suppléant par son accommodation à la diminution de réfraction produite par la lentille concave. Si le sujet est jeune, il peut neutraliser ainsi un nombre de dioptries négatives assez élevé. Mais, dans ce cas, l'œil emmétrope se distingue de l'œil myope parce que, sans verre, il lit à 5 mètres la dernière ligne du tableau, ce que ne fait pas le myope.

2° *Emploi des optomètres*. — La méthode de Donders pour la détermination des vices de réfraction, a l'avantage de faire connaître, en même temps que le vice de réfraction, le verre correcteur approprié dont le sujet doit faire usage. En somme, c'est toujours à cette méthode de tâtonnement qu'on a recours pour la prescription des verres de lunettes.

Les appareils fort ingénieux, qui permettent d'évaluer exactement les vices de réfraction de l'œil, ont reçu le nom d'*optomètres*. D'un maniement facile, ils donnent des indications précises sur le degré de l'amétropie ; on ne peut cependant se dispenser de contrôler les résultats qu'ils fournissent, par la méthode de Donders, lorsqu'il s'agit de déterminer le verre correcteur.

Quelques-uns de ces appareils sont basés sur l'expérience de Scheiner. On sait que cette expérience consiste à regarder un objet à travers deux trous d'épingle percés dans une carte, à une distance inférieure au diamètre de la pupille. L'objet est vu simple, par l'œil emmétrope, depuis l'infini jusqu'à une distance précisément égale à celle du proximum. Pour l'œil myope, l'objet est vu simple entre le *proximum* et le *remotum*; au delà et en deçà de ces points, il est vu double.

On reconnaît en outre, que, pour le myope, les doubles images sont homonymes, et que pour l'hypermétrope, elles sont croisées.

Parent a utilisé ces résultats pour construire un instrument qui, muni d'un verre rouge et d'un verre vert au niveau de chacun des trous, permet, suivant la position des images colorées indiquée par le sujet examiné, de déterminer rapidement s'il est atteint de myopie ou d'hypermétropie.

Les *optomètres* proprement dits sont nombreux. Nous citerons ceux de Perrin et Mascart, de Loiseau, de Parent, de Badal.

L'optomètre de Badal est un des plus simples et nous en donnerons une description succincte. Il est formé par deux tubes de laiton glissant l'un dans l'autre et supportés par un pied vertical. Ces deux tubes peuvent être inclinés plus ou moins par rapport à l'horizon. A l'intérieur du tube fixe est une lentille biconvexe dont le foyer répond au centre de réfraction de l'œil, c'est-à-dire au point nodal lorsque l'œil se place au-devant de l'œilleton de l'instrument. La situation de cette lentille ne varie pas et les recherches de Bravais ont montré que tout objet vu à travers cette lentille se présentait sous un angle visuel invariable, quelle que soit la distance à laquelle il est placé.

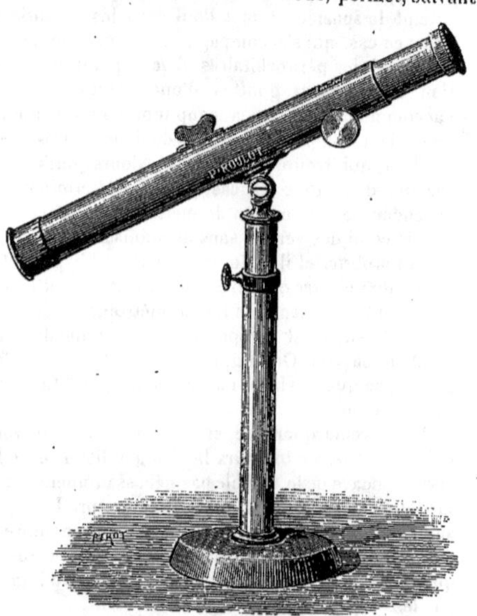

FIG. 28. — Optomètre de Badal.

L'objet visé par l'œil est une plaque de verre portant une réduction photographique de l'échelle de Snellen. Cette plaque, vue par transparence, est fixée à l'extrémité du tube mobile opposée à celle qui porte la lentille. Par un système de crémaillère on peut, au moyen d'un bouton faire varier lentement la position de la plaque photographique par rapport à la lentille. Dans ces différentes positions, l'image rétinienne a une grandeur constante.

Cet instrument permet d'évaluer les vices de réfraction compris entre

+15 et —20 dioptries, ce qui est plus que suffisant pour les besoins de la pratique.

Pour s'en servir, on le dispose sur une table en face d'une fenêtre bien éclairée. L'extrémité qui porte l'œilleton doit être à hauteur convenable. Le sujet à examiner applique un de ses yeux contre l'œilleton, gardant, autant que possible, l'autre ouvert pour relâcher son accommodation. En manœuvrant le bouton on cherche d'abord la position la plus éloignée où l'image puisse être vue distinctement. Si le sujet examiné a une acuité normale, il doit lire la dernière ligne sans erreur. Le numéro auquel correspond l'index sur la graduation du tube donne en dioptries le vice de réfraction et si l'accommadation est relâchée, l'objet visé est au *remotum*. On rapproche ensuite très lentement l'échelle en invitant le sujet à faire des efforts d'accommodation et l'on s'arrête au moment où la dernière ligne cesse d'être distincte. On a ainsi déterminé le *proximum* et l'on peut en déduire l'amplitude de l'accommodation.

Cet optomètre permet aussi de déterminer l'astigmatisme, en substituant à l'échelle de Snellen la réduction photographique d'un cadran horaire.

3° *Détermination de la réfraction par l'examen à l'image droite.* — Cette détermination toute objective exige l'emploi de l'ophthalmoscope à réfraction. Celui-ci diffère du miroir à main ordinaire en ce qu'il est pourvu d'un miroir à foyer beaucoup plus court et incliné latéralement. Il porte, en outre, une série de verres concaves et convexes qu'un mécanisme spécial peut faire passer successivement derrière le trou central dont il est percé.

Le nombre des modèles d'ophthalmoscopes à réfraction est considérable. Il n'est guère d'oculiste qui n'ait fait subir quelque modification au type primitif.

Nous avons vu, à propos de l'examen du fond de l'œil à l'image droite, que l'observateur doit approcher son œil muni du miroir aussi près que possible de l'œil homonyme du sujet examiné et y projeter la lumière, qui, en raison du peu de distance et de l'inclinaison du miroir, est placée plus près que dans l'examen à l'image renversée.

Le sujet en observation dirige son regard en haut et un peu en dedans. L'observateur relâche son accommodation, s'approche aussi près que possible et cherche à percevoir une image nette du fond de l'œil, soit un vaisseau, soit plus simplement l'aspect granulé du stroma choroïdien. Si l'œil observé est emmétrope ainsi que l'œil de l'observateur, l'image nette est obtenue sans interposition d'aucun verre. Dans le cas d'amétropie de l'œil observé, l'image nette ne s'obtient qu'en interposant le verre concave ou convexe qui corrige exactement le défaut de réfraction.

Il suffit donc de lire le numéro de la lentille qu'il a fallu amener derrière le trou central du miroir pour connaître le degré de myopie ou d'hypermétropie.

Il faut bien entendu que l'observateur, s'il n'est pas emmétrope, tienne compte du degré de son amétropie ou qu'il la corrige au préalable.

La détermination de la réfraction par l'image droite repose sur ce principe que l'œil emmétrope, ou rendu tel de l'observateur, ne peut réunir sur sa rétine, pour y former une image nette, que les rayons sortant en parallélisme de l'œil observé. Si l'œil observé n'est pas emmétrope, il faut par l'interposition d'un verre concave ou convexe rendre parallèles les rayons qui en sortent. Or il est évident que le numéro du verre qui rend les rayons parallèles indique précisément en dioptries le degré de myopie ou d'hypermétropie que l'on veut déterminer.

Nous avons déjà indiqué plus haut quels sont les inconvénients de l'examen à l'image droite : le désagrément de se rapprocher presque jusqu'au contact du visage du sujet observé et la difficulté de bien diriger le faisceau lumineux Il faut y ajouter l'obligation de relâcher complètement son accommodation. On arrive toutefois à ce dernier résultat avec un peu d'exercice.

Ces inconvénients mis à part, cette méthode de détermination de la réfraction a le grand avantage de ne pas exiger le concours intelligent du sujet examiné. Elle est purement objective et par cela même précieuse lorsqu'il s'agit d'apprécier la réfraction chez les enfants, chez les individus tout à fait illettrés et chez ceux qui peuvent avoir intérêt à tromper le chirurgien.

4° *Détermination de la réfraction par la kératoscopie.* — Cuignet a le premier signalé le parti qu'on peut tirer, pour l'appréciation de la réfraction statique de l'œil, du jeu des ombres qu'on observe quand on éclaire le fond de l'œil avec le miroir ophthalmoscopique. Nous ne pouvons entrer dans les considérations théoriques auxquelles a donné lieu ce mode d'examen désigné sous les noms de *kératoscopie*, *pupilloscopie*, *rétinoscopie* et *skiascopie*. Nous nous contenterons de résumer pour la pratique les indications qu'a données Chibret (*Arch. d'ophthalmologie*, 1886, p. 146).

L'observateur se sert d'un miroir ophthalmoscopique *plan*, à main. Placé à 80 centimètres environ de l'œil observé il projette la lumière de la lampe sur la cornée. Le sujet examiné doit regarder au loin, en dirigeant son regard au delà de l'oreille opposée du chirurgien. Celui-ci imprime au miroir des mouvements lents de rotation, autour de son axe vertical. Il observe alors le jeu des ombres fournies par la cornée. Lorsque l'ombre marche sur le fond éclairé de l'œil *en sens inverse* du mouvement du miroir, l'œil examiné est *myope*. Si la marche de l'ombre est *directe*, l'œil examiné est *hypermétrope* ou *emmétrope*.

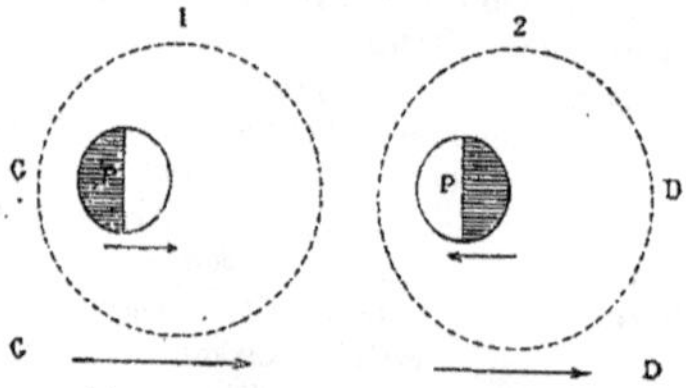

Fig. 29. — Kératoscopie. — Miroir plan.
Le faisceau lumineux marche de G vers D. — 1, *ombre directe*. Emmétropie ou hypermétropie. — 2, *ombre inverse*. Myopie au-delà du remotum.

Il ne faut pas oublier qu'avec le miroir concave, la marche des ombres est inverse et a par conséquent une signification précisément contraire. Aussi doit-on se servir toujours du miroir plan afin d'éviter toute confusion.

Pour déterminer, dans le cas où l'on a reconnu la marche inverse de l'ombre, le degré de la myopie, il faut se rapprocher lentement de l'œil examiné, en continuant à imprimer des mouvements de rotation au miroir plan, jusqu'au moment où l'ombre devient incertaine et mesurer quelle est alors la distance Cette distance représente la situation du *punctum remotum* de l'œil en examen et elle permet de conclure au degré de myopie. Si on l'a trouvée de 33 centimètres, la myopie est de 3 dioptries.

Lorsqu'on a reconnu que l'ombre se déplace en sens direct, il peut y avoir emmétropie ou hypermétropie. L'observateur se rapproche encore avec le miroir jusqu'au point où l'ombre devient incertaine et met alors au-devant de l'œil examiné un verre convexe de 2 dioptries. Si l'ombre change de sens c'est que l'œil est emmétrope. Si l'œil est hypermétrope l'ombre continue à marcher en sens direct. On place alors au-devant de l'œil un verre de + 3 dioptries. Si l'ombre change de sens et marche en sens inverse, on en conclut que l'hypermétropie est de 2 dioptries. Si, en superposant les deux verres de 2 et 3 dioptries au-devant de l'œil, ce qui donne 5 dioptries, l'ombre marche en sens inverse, l'hypermétropie est comprise entre 3 et 4 dioptries. Si elle continue à marcher en sens direct, l'hypermétropie est de 5 dioptries ou au-dessus.

L'astigmatisme régulier ou irrégulier peut aussi être reconnu par le jeu des ombres, mais nous ne pouvons entrer dans le détail que cet examen comporte.

b. Détermination de la réfraction dynamique. — L'essai fait avec les verres concaves ou convexes, tel que nous venons de l'indiquer, renseigne seulement sur la réfraction statique de l'œil; il ne permet pas d'apprécier la réfraction dynamique, c'est-à-dire le pouvoir accommodateur.

Chez l'emmétrope, l'amplitude d'accommodation est représentée en dioptries par la lentille convexe dont le foyer est égal à la distance du *punctum proximum* de l'œil. Si cette distance est de 25 centimètres, l'amplitude d'accommodation de l'œil est de 4 dioptries. Il suffit donc, dans la pratique, de mesurer la plus petite distance à laquelle l'œil peut percevoir l'image nette d'un objet de petites dimensions, pour évaluer l'amplitude d'accommodation qu'il possède. Pour cette mesure, la lecture des caractères typographiques les plus fins donne une approximation suffisante. On peut aussi se servir d'un instrument imaginé par Landolt, et qui pourvu d'un ruban métrique rend très facile l'évaluation du *punctum proximum*.

Il faut préalablement avoir déterminé la myopie ou l'hypermétropie de l'œil pour déduire l'amplitude d'accommodation de la distance du *punctum proximum*. Pour le myope, il faut retrancher et pour l'hypermétrope ajouter le nombre de dioptries exprimant le vice de réfraction. Un emmétrope, dont le *punctum proximum* est à 10 centimètres, a 10 dioptries d'accommodation; un myope de 4 dioptries dont le *proximum* est à la même distance, n'a que 6 dioptries (10 — 4) et l'hypermétrope de 4 dioptries aurait besoin d'avoir 14 dioptries d'accommodation pour que son *proximum* fût à 10 centimètres.

Le cristallin, par les progrès de l'âge, va toujours perdant de son élasticité et, par suite, le pouvoir accommodateur de l'œil va aussi diminuant. A dix ans, Donders a reconnu que le pouvoir accommodateur équivaut à 14 dioptries. A trente ans, il n'est plus que de 7 dioptries et à soixante-quinze ans le cristallin ayant perdu toute son élasticité, le pouvoir accommodateur est réduit à zéro.

Toutes les modifications de courbure subies par le cristallin pendant la période où il jouit de son élasticité, sont sous la dépendance des contractions du muscle ciliaire. Nous étudierons plus loin les spasmes et les paralysies de l'accommodation. Nous voulons seulement indiquer ici le résultat de l'absence du cristallin ou *aphakie*.

On admet que le cristallin représente une valeur réfringente de 13 dioptries en moyenne. L'ablation du cristallin dans l'opération de la cataracte, son absence par suite de luxation, enlèvent donc à l'œil 13 dioptries de son pouvoir réfringent et suppriment du même coup l'accommodation. La perte du cristallin ne peut être compensée que par l'usage de lentilles convexes, et, pour suppléer à l'accommodation absente, il est indispensable de prescrire au sujet un numéro différent pour la vision à distance et pour la vision rapprochée.

L'état antérieur de la réfraction de l'œil doit être évidemment pris en considération. Un œil myope de 6 dioptries, qui perd son cristallin représentant 13 dioptries, se trouve dans les conditions d'un œil hypermétrope de 7 dioptries (13 dioptries — 6 dioptries). L'œil myope de 13 dioptries, qui serait privé de son cristallin, se trouverait dans les conditions d'un œil emmétrope, mais dépourvu d'accommodation.

Par contre, l'œil hypermétrope de 4 dioptries a, après l'ablation du cristallin, un déficit de 17 dioptries.

Dans le choix des verres après l'opération de la cataracte, il faut tenir compte de ces conditions antérieures. Pour un œil emmétrope avant l'opération, le verre nécessaire pour corriger l'hypermétropie acquise n'est pas, d'ailleurs, de 13 dioptries. Par suite de la position du verre à environ 25 millimètres en avant du centre de réfraction de l'œil, la valeur réfringente de la lentille doit être diminuée; elle n'est plus que de 10 dioptries.

Pour la vision de près, cette valeur doit être en général augmentée de 4 dioptries, si l'on veut que la vision soit possible à 25 centimètres. Par conséquent, après l'opération de la cataracte, à un sujet antérieurement emmétrope, on devra prescrire pour la vision à distance des verres de + 10 dioptries et pour la vision rapprochée de + 14 dioptries. Mais le choix des verres doit toujours être vérifié par tâtonnement.

De la convergence et de sa mesure. — La vision étant binoculaire, dans les conditions habituelles, il faut que la direction des lignes du regard soit telle que la fusion des images rétiniennes puisse se produire. Pour la vision rapprochée, ces deux lignes s'entrecroisent au point fixé et l'on dit qu'il y a convergence. Dans la vision à l'infini, il y a encore convergence, mais l'angle est nul et les deux lignes sont parallèles.

La notation adoptée pour exprimer l'angle de convergence ou *angle métrique* (A. *m.*) correspondant à des distances données fournit les mêmes chiffres que la notation en dioptries. L'unité est l'angle de convergence pour la distance de 1 mètre. Pour une distance de 50 centimètres, la convergence est de 2 angles métriques (2 A. *m.*), de même que l'accommodation est de 2 dioptries (2 D.). A une distance de 20 centimètres, correspondent 5 D. et 5 A. *m.*

La convergence et l'accommodation sont donc étroitement associées. Cependant, la convergence peut varier dans des limites plus étendues que l'accommodation dans l'œil emmétrope.

L'*amplitude de la convergence* est représentée par la valeur de l'angle de convergence pour le point le plus rapproché (*proximum*) diminué de l'angle de convergence pour le point le plus éloigné (*remotum*).

L'angle de convergence maximum est de 11 à 12 A. *m.* Pour l'œil amétrope la concordance de l'accommodation et de la convergence cesse d'exister. Pour la vision des objets rapprochés, le myope a besoin de converger beaucoup et n'accommode pas ou accommode fort peu. Un myope de 10 dioptries a son *remotum* à 10 centimètres et voit à cette distance sans dépenser d'accommodation, alors qu'il converge de 10 angles métriques.

L'hypermétrope, au contraire, accommode plus qu'il ne converge. Il doit d'abord par son accommodation corriger son hypermétropie. Pour voir à 50 centimètres, un hypermétrope de 3 dioptries a besoin d'employer 2 + 3 c'est-à-dire 5 dioptries, tandis que sa convergence n'est représentée que par 2 angles métriques.

CHAPITRE PREMIER

MALADIES DU GLOBE OCULAIRE

I

VICES DE CONFORMATION ET ANOMALIES CONGÉNITALES DU GLOBE OCULAIRE

La connaissance du mode de développement du globe oculaire est indispensable pour comprendre la pathogénie des vices de conformation. On trouvera un bon exposé de ce développement dans la thèse d'agrégation de Picqué (*Anomalies de développement et maladies congénitales du globe de l'œil.* Paris, 1886). Nous en résumerons seulement les points essentiels.

L'œil se forme aux dépens d'une *vésicule primitive* prolongement de la vésicule cérébrale antérieure et d'un bourgeonnement du feuillet externe du blastoderme qui s'invagine dans cette vésicule. La vésicule oculaire primitive est reliée à la vésicule cérébrale antérieure par un pédicule creux destiné à former le nerf optique. Ce pédicule présente à sa face inférieure une rigole par laquelle pénètrent les vaisseaux destinés à la rétine et au corps vitré. Ces vaisseaux sont entourés par du tissu mésoblastique qui les supporte et forme une sorte de cordon.

Lorsque la vésicule oculaire primitive a reçu par invagination le bourgeon du feuillet externe du blastoderme, qui s'y loge comme le gland dans sa cupule, on voit ce bourgeon s'isoler bientôt des parties qui lui ont donné naissance. Il ne tarde pas à devenir complètement libre. La *vésicule oculaire secondaire* se trouve alors constituée. La portion invaginée de la paroi de la vésicule primitive donne naissance à la rétine et la portion invaginante aux cellules épithéliales pigmentées de la face interne de la choroïde. Le bourgeon invaginé provenant du feuillet externe du blastoderme constituera le cristallin.

L'artère centrale du nerf optique qui pénètre entourée de tissu mésoblastique dans la rigole ouverte en bas et creusée dans le nerf optique donne une branche qui a reçu le nom d'artère hyaloïdienne. Celle-ci traverse le corps vitré d'arrière en avant et parvenue au pôle postérieur du cristallin se divise en nombreux rameaux qui recouvrent la face postérieure du cristallin, gagnent la région équatoriale de cet organe et se répandent sur sa face antérieure. Parvenus sur cette face antérieure, ces vaisseaux s'anastomosent avec d'autres vaisseaux pour former au niveau de l'orifice pupillaire une membrane vasculaire. Cette membrane a été décrite pour la première fois par Wachendorff, au siècle dernier. Jules Cloquet a bien figuré, en 1818, la capsule vasculaire du cristallin et le trajet de l'artère hyaloïdienne.

Ces notions succinctes sur le développement du globe de l'œil permettent de comprendre quelques-uns des vices de conformation que nous aurons à étudier, notamment la persistance de l'artère hyaloïdienne, la persistance de la membrane pupillaire et le coloboma des différentes parties constituantes de l'œil.

Nous étudierons sommairement ici les principaux vices de conformation et les anomalies congénitales qui affectent l'œil tout entier. Les vices de conformation de chacune de ses parties seront décrits aux chapitres qui traitent de leurs maladies particulières.

Les vices de conformations et anomalies congénitales portant sur tout le globe oculaire sont :

1° L'anophthalmie et la cryptophthalmie;
2° La microphthalmie;
3° L'hydrophthalmie congénitale;
4° L'albinisme;
5° La mélanose.

1° ANOPHTHALMIE ET CRYPTOPHTHALMIE.

L'anophthalmie ou absence du globe oculaire est simple ou compliquée de la présence d'un kyste séreux congénital. Dans les deux cas, elle coexiste presque toujours avec d'autres difformités du côté de la face, du crâne ou des membres.

Anophthalmie simple. — L'absence complète de toute trace du globe oculaire est extrêmement rare. Elle a même été niée par Zehender. Presque toujours sur les fœtus monstrueux qui présentent une absence apparente des globes oculaires, la dissection arrive à en faire retrouver quelques vestiges. Aussi le nom de cryptophthalmie serait-il plus exact pour désigner dans la majorité des cas cette difformité.

Hocquart (*Archives d'ophthalmologie*, 1880) a réuni 60 observations publiées comme des exemples d'anophthalmie et Durlach (Thèse de Bonn, 1882) a repris l'étude de cette difformité. Le plus souvent l'anomalie est double et le seul vestige de l'œil que l'on retrouve consiste en un petit sac tapissé par une sorte de muqueuse recouverte elle-même d'une membrane fibreuse sur laquelle viennent s'insérer les muscles. L'orbite est rétrécie dans tous ses diamètres.

Anophthalmie compliquée. — Van Duyse, Berlin, de Wecker et Talko, ont rapporté des cas dans lesquels l'existence d'un kyste séreux congénital de l'orbite paraissait coïncider avec l'absence du globe oculaire. En réalité, le plus souvent, il y avait un œil rudimentaire. L'observation de Talko est la seule dans laquelle l'anophthalmie puisse être acceptée (Picqué).

2° MICROPHTHALMIE

L'anomalie désignée par ce nom consiste en une diminution des différents diamètres de l'œil dont le volume varie de celui d'un petit pois à celui de l'œil hypermétrope qui peut être considéré comme le degré le plus léger de la microphthalmie.

Ordinairement un seul œil est atteint; mais il est fréquent de voir coïncider d'autres vices de conformation du côté des paupières, du crâne et de l'orbite.

L'hérédité paraît jouer un certain rôle dans la production de la microphthalmie (Mayerhausen).

La cornée, de dimensions souvent très réduites, présente des opacités à sa périphérie et quelquefois une opacification complète. L'iris est parfois de couleur blanchâtre ou atteint de coloboma. Le cristallin, la choroïde, la rétine sont fréquemment le siège d'altérations ou d'arrêts de développement.

La vision, nulle dans les cas extrêmes, a, dans les degrés peu élevés, souvent été trouvée passable et même assez bonne.

Les auteurs qui se sont occupés de la question discutent encore pour savoir si la microphthalmie est le résultat d'un arrêt de développement, ou d'une inflammation survenue pendant la vie intra-utérine.

3° MÉGALOPHTHALMIE. — HYDROPHTHALMIE CONGÉNITALE

On constate, dans certains cas, au moment de la naissance, un volume excessif du globe oculaire qui a néanmoins conservé une forme régulière. C'est cette anomalie qui a reçu le nom d'*hydrophthalmie*.

La cornée a un diamètre exagéré parfois double de l'état normal et sa transparence est fréquemment altérée. La chambre antérieure est plus profonde. La pupille plus ou moins dilatée est peu mobile. Les milieux de l'œil restent souvent assez transparents pour permettre de reconnaître que les membranes profondes ne sont pas atteintes. Ultérieurement la sclérotique s'amincit et devient bleuâtre, laissant voir par transparence la choroïde. Au bout d'un certain temps, l'œil subit une série de lésions qui offrent une grande analogie avec celles du glaucome et la vision finit par se perdre complètement.

Lorsque le volume de l'œil arrive à un degré excessif, les paupières ne peuvent plus le recouvrir complètement. Le volume apparent semble encore plus considérable qu'il n'est réellement et l'on s'explique le nom de *buphthalmie* (œil de bœuf) employé pour désigner ces degrés extrêmes. La cornée non protégée ne tarde pas à s'opacifier et à s'ulcérer; le cristallin se cataracte et se luxe; la rétine se décolle, si un traitement analogue à celui que l'on emploie contre le glaucome n'intervient pas.

L'hydrophthalmie ne doit pas être confondue avec l'affection qui a été décrite sous le nom de *kératoglobe* ou cornée globuleuse. Dans cette dernière maladie, la cornée seule est atteinte; elle est augmentée de volume, mais le globe oculaire conserve ses dimensions normales et la difformité ne tend pas à s'accroître avec l'âge. L'hydrophthalmie est encore plus distincte d'une autre difformité de la cornée dans laquelle cette membrane a une forme conique tout en conservant sa transparence (*staphylome conique, pellucide*). Le staphylome hémisphérique ou kérato-globe et le staphylome conique de la cornée seront étudiés avec les maladies de cette membrane.

4° ALBINISME

L'absence de pigment constitue l'albinisme. Le plus souvent l'albinisme est général; mais il est quelquefois partiel et limité au globe oculaire dont le tractus uvéal est dépourvu du pigment normal.

La pupille a une teinte rosée et les membranes profondes de l'œil peuvent être examinées à la lumière directe, sans le secours de l'ophthalmoscope. L'iris a une coloration blanc-jaunâtre avec un reflet rose. Il existe presque toujours du nystagmus. L'œil dépourvu de pigment est plus ou moins photophobe et la vision toujours très imparfaite. La myopie admise par Maurice Raynaud (*Dictionnaire de médecine et de chirurgie pratiques*, article ALBINISME) ne paraît pas être la règle. Il y a en réalité une amblyopie marquée que les verres concaves n'améliorent pas (Desmarres). Mais on soulage beaucoup les individus atteints de cette anomalie en leur faisant porter des conserves bleues garnies de taffetas noir.

5° MÉLANOSE

L'excès de pigment dans les membranes de l'œil constitue une anomalie inverse de la précédente, et heureusement beaucoup moins gênante. Le plus souvent le pigment est accumulé en quantité anormale à la face externe de la rétine et constitue l'affection connue sous le nom de rétinite pigmentaire. L'iris est aussi le siège de taches pigmentaires qui affectent sur sa face antérieure des dispositions bizarres et quelquefois symétriques. On les désigne communément sous le nom de taches de rouille. Enfin, on observe aussi, mais plus rarement, des taches analogues et également congénitales sur la conjonctive et la sclérotique.

La mélanose dont il est ici question n'a rien de commun avec le développement pathologique des tumeurs pigmentées du globe oculaire et du sarcome mélanique en particulier.

II

LÉSIONS TRAUMATIQUES DU GLOBE OCULAIRE

Pour l'étude des lésions complexes que le traumatisme détermine dans l'appareil oculaire, il y a lieu d'envisager isolément : 1° les lésions traumatiques du globe oculaire entier; 2° celles qui intéressent isolément chacune de ses parties.

Cooper (White), Wounds and injuries of the eye. London, in-8°, 1850. — Arlt, Des blessures de l'œil, traduction française, 1877. — Yvert, Traité pratique et clinique des blessures du globe de l'œil, 1880. — Nuel, art. Œil. *Dict. encycl. des sc. méd.*, 2e sér., t. XIV, p. 587. — Gomez, Des blessures de l'œil. Thèse de Paris, 1872. — Mouchotte, Des blessures de l'œil par des corps étrangers. Thèse de Paris, 1873. — Fleury, Essai sur les corps étrangers de la surface de l'œil. Thèse de Paris, 1874. — Mouilleron, Contribution à l'étude des corps étrangers de la cavité oculaire. Thèse de Paris, 1878.

A. — LÉSIONS TRAUMATIQUES AFFECTANT LE GLOBE OCULAIRE ENTIER

Ces lésions comprennent : 1° les *luxations* et *avulsions;* 2° la *commotion*, la *compression*, la *contusion* et la *rupture;* 3° les *plaies;* 4° les *brûlures* et les *cautérisations*.

1° LUXATION ET AVULSION

Dans quelques circonstances, rares d'ailleurs, le globe oculaire, sous l'action d'une violence considérable est projeté en avant hors de l'orbite et franchit la fente palpébrale qui se resserre derrière lui. Ce déplacement constitue la *luxation* proprement dite, dans laquelle le nerf optique très distendu n'est pas rompu. Il existe en outre quelques observations de propulsion du globe de l'œil dans le sinus maxillaire à travers la paroi inférieure de l'orbite fracturée.

Lorsque le nerf optique s'est rompu sous l'effort de la distension ou a été sectionné, il y a alors *avulsion* du globe de l'œil.

Étiologie. — Le peu de profondeur de la cavité orbitaire et la saillie naturelle du globe de l'œil chez certains individus constitue une prédisposition évidente à la luxation traumatique de l'organe. L'agent vulnérant doit toutefois être animé d'une force considérable pour la produire et dans presque tous les cas agir de dehors en dedans et un peu de bas en haut, car c'est en bas et en dehors que l'œil offre le plus de prise au traumatisme.

La luxation est parfois produite dans une lutte par l'introduction du pouce entre la paroi externe de l'orbite et le globe oculaire. Cette pratique sauvage signalée par Mackenzie, d'après Wild, comme fréquente en Virginie, est aussi usitée dans la haute Bavière (De Rothmund), dans le Tyrol (Geissler) et ne serait pas, dit-on, inconnue dans certains faubourgs de Paris.

Plus souvent c'est l'extrémité d'une tige mousse qui agit comme levier pour luxer l'œil. Follin a vu la luxation résulter de l'action d'une balle sur la région externe de l'œil. Enfin, Verhaeghe (*Annales d'oculistique*, t. XXVI, p. 99) et Bodkin (*Dublin med. Press*, 1852) ont rapporté chacun un cas de luxation ou d'avulsion traumatique produite par une chute sur l'anneau d'une clef fixée dans la serrure. Dans ces cas, l'anneau de la clef déchirant la paupière a agi sur le globe oculaire à la manière d'une gouge ou d'une curette.

Le mécanisme des soi-disant luxations de cause indirecte ou par contre-coup invoqué par Pierre Borel et par Gallait (mémoire de Quesnay sur le *trépan*, t. I, p. 149. *Académie de chirurgie*, édit. in 8°) peut être, à bon droit révoqué en doute.

Les faits de luxation traumatique que nous étudions doivent être nettement séparés de ceux dans lesquels le déplacement se produit lentement, par suite du développement d'une tumeur orbitaire en arrière de l'œil. Ils ne doivent pas, non plus être confondus avec les quelques exemples de luxation volontaire du globe de l'œil qui ont été publiés.

Symptomatologie. — Dans la luxation proprement dite, le globe de l'œil retenu par le nerf optique distendu a franchi la fente palpébrale, repose sur le rebord inférieur de l'orbite, et quelquefois pend sur la joue. Très rarement on l'a vu porté en haut et en dedans.

Les paupières, en se rapprochant derrière lui, le maintiennent dans cette position anormale et s'il n'est pas rapidement réduit, la conjonctive devient bientôt chémosique.

Les muscles, les vaisseaux, généralement déchirés restent adhérents en partie au globe de l'œil. Des ecchymoses soulèvent la conjonctive bulbaire, et les enveloppes de l'œil sont parfois rompues, mais il y a rarement une hémorrhagie abondante.

Au contact de l'air, la cornée ne tarde pas à perdre son brillant et subit même un commencement d'opacification qui disparaît lorsque l'œil est replacé dans l'orbite.

La vision est plus ou moins altérée dans l'œil luxé; elle est souvent abolie temporairement, mais susceptible de se rétablir lorsque l'œil est remis en place. Dans un cas où l'un des yeux avait été enlevé complètement et l'autre seulement luxé, la vision de ce dernier s'accompagnait d'un phénomène singulier consistant en mouvements ondulatoires des objets placés dans le champ visuel (Henri Van Heer, cité par Stalpart Van der Wiel).

Si les lésions du nerf optique sont considérables, l'abolition de la vision persiste. Après s'être rétablie momentanément, elle peut aussi se perdre plus tard par suite d'une névrite rétro-bulbaire.

Les complications les plus diverses et les plus graves accompagnent la luxation traumatique de l'œil. Telles sont les déchirures et les plaies contuses des paupières, les fractures des parois orbitaires, les corps étrangers de cette cavité et les lésions du cerveau.

Nous avons signalé la rareté des hémorrhagies, phénomène commun dans les plaies par arrachement.

Le *diagnostic* de la luxation est facile dans les cas ordinaires. Il ne pourrait y avoir de doute que si le globe luxé était, comme on l'a observé quelquefois, refoulé dans la cavité du sinus maxillaire. Si le nerf optique a été complètement sectionné et l'œil expulsé de l'orbite, il arrive parfois que son absence passe, au premier moment, inaperçue au milieu du gonflement et de l'infiltration sanguine dont les parties sont le siège. Pour éviter des surprises désagréables et pour couvrir sa responsabilité le chirurgien, fera bien, dans tous les cas, d'écarter les paupières pour s'assurer qu'un caillot sanguin volumineux ne simule pas l'œil absent, en arrière de celles-ci.

Le *pronostic* de la luxation est extrêmement variable. Après la réduction, si les désordres ne sont pas considérables, la vision et les mouvements peuvent quelquefois revenir complètement. Plus souvent, la vue ne se rétablit qu'imparfaitement et les mouvements restent gênés. Dans les cas mêmes où la vision n'a pas été abolie au premier moment il faut savoir qu'une névrite rétro-bulbaire peut en entraîner ultérieurement la perte. Enfin il arrive que le développement d'accidents inflammatoires entraîne la fonte purulente du globe. Le pronostic doit donc être toujours très réservé.

Traitement. — Le premier soin du chirurgien après avoir reconnu la luxation et les désordres qui l'accompagnent doit être de laver l'organe avec une solution antiseptique et d'en effectuer la réduction le plus promptement possible.

Il faut rechercher les corps étrangers qui pourraient être restés dans la plaie pour en opérer l'extraction, enlever soigneusement tous les caillots; mais il y a rarement lieu de réséquer les fragments de muscles entraînés avec le globe. Alors même que le nerf optique aurait été complètement sectionné, on pourrait encore tenter de replacer l'œil dans sa loge. Les tentatives faites, dans ces dernières années, à l'exemple de Chibret, pour greffer sur l'homme des yeux d'animaux, autorisent pleinement cette conduite.

La réduction de l'œil, dans les cas ordinaires, ne présente pas de grandes difficultés. La fente palpébrale est maintenue écartée le plus largement possible par des tractions opérées avec les doigts et au besoin avec des écarteurs. On peut même, d'un coup de ciseaux, fendre la commissure externe pour faciliter la réduction. Celle-ci est obtenue par des pressions méthodiques et continues sur le globe déplacé. On a soin de les exercer dans l'axe de la cavité de l'orbite. Bientôt le globe de l'œil franchit la fente palpébrale d'un mouvement brusque, quelquefois avec bruit et reprend sa position normale. Un soulagement marqué suit cette réduction. La cornée recouvre son aspect brillant et sa transparence au bout de peu de temps. Si la vision n'était pas abolie avant la réduction, une amélioration très notable de l'acuité visuelle suit toujours de près le rétablissement des rapports normaux.

On a discuté pour savoir si la réduction devait être tentée lorsque des accidents inflammatoires se sont déjà développés. La réponse affirmative ne nous paraît pas douteuse. Sans doute la réduction, dans ces circonstances, est plus difficile, mais, en opérant quelques débridements, on l'obtiendra généralement et elle a le grand avantage de faire cesser le tiraillement du nerf optique et de soustraire le globe de l'œil à un sphacèle inévitable.

2° COMMOTION, COMPRESSION, CONTUSION ET RUPTURE DU GLOBE OCULAIRE

Si nous réunissons dans un même chapitre les lésions qui résultent pour l'œil de ces différents ordres de violence, c'est que dans la réalité, il est souvent impossible d'établir la part qui revient à chacun d'eux.

Les auteurs du *Compendium de chirurgie* ont longuement étudié la *commotion* du globe oculaire. Mais à l'époque où ils écrivaient on ne possédait pas les moyens d'explorer les parties profondes de l'œil et l'on rapportait au simple ébranlement des lésions qui résultent surtout de la contusion. Ils ont admis qu'un corps vulnérant frappant le front, la tempe, la région sous-orbitaire, pouvait ébranler l'œil sans l'atteindre directement et déterminer non seulement des troubles fonctionnels, mais des désordres matériels tels que l'épanchement sanguin intra-oculaire, le décollement de l'iris, la déchirure de la capsule cristallinienne.

L'amaurose et la mydriase traumatique observées dans ces conditions s'expliquent souvent par une fracture de la voûte de l'orbite irradiée jusqu'au trou optique et comprimant le nerf optique ou les nerfs de l'orbite. Quant aux lésions matérielles énumérées ci-dessus, bien qu'elles puissent être produites par une violente secousse, elles reconnaissent pour cause habituelle la contusion directe. On a dit aussi que le vomissement pouvait produire une commotion du globe de l'œil et l'on a expliqué ainsi des troubles fonctionnels résultant de la congestion des vaisseaux de l'orbite qui accompagne le vomissement. La preuve que les accidents sont dus à la congestion et à la rupture de petits vaisseaux est donnée par l'existence des ecchymoses sous-conjonctivales, et des hémorrhagies rétiniennes ou choroïdiennes que révèle l'ophthalmoscope.

La *compression* du globe oculaire ne mérite pas non plus une étude à part, car son mode d'action est celui de la contusion, moins l'instantanéité et la violence. Une compression localisée et méthodique donne lieu au phénomène des *phosphènes* bien étudiés par Serres (d'Uzès). Une compression uniforme et douce, telle que celle qui résulte de l'application de rondelles d'ouate maintenues par un bandeau, est généralement bien supportée par l'œil, à la condition de n'être pas trop prolongée. Pour établir les effets fâcheux de la compression, on a cité un fait de Beer, dans lequel la compression des deux yeux opérée par manière de plaisanterie par les doigts d'un ami, sur un homme doué jusque-là d'une vue excellente, fut suivie de cécité. Mais ce fait prouve seulement, que, dans ce cas, une violence légère a suffi pour déterminer des désordres profonds des deux yeux. De même, chez certains individus, une pression minime produit une ecchymose sous-cutanée, alors que généralement une contusion véritable est nécessaire pour amener le même résultat.

La *contusion* directe du globe oculaire est donc la cause la plus habituelle à laquelle doivent être rapportés les désordres des enveloppes ou des milieux de l'œil atteint par un corps mousse, alors même que la violence n'est pas considérable.

Les projectiles les plus divers peuvent contusionner l'œil. Mais certaines professions exposent particulièrement à ce genre de traumatisme. Il suffit de citer les forgerons et les casseurs de pierre. La mèche d'un fouet produit quelquefois une contusion violente de l'œil lorsqu'elle vient le frapper. De même les branches flexibles des arbres en se redressant brusquement déterminent parfois de graves contusions.

Symptômes. — Les effets d'une contusion ou d'une commotion légère sont des plus fugitifs. La douleur est peu marquée, mais il y a un éblouissement instantané, suivi d'une obnubilation passagère de la vue.

Si la contusion est plus intense, la douleur est plus vive ; l'éblouissement persiste plus longtemps et la vue reste troublée, alors même qu'on ne constate pas de désordres matériels dans l'œil.

On voit parfois se produire une dilatation de la pupille ou *mydriase*, avec perte des mouvements de l'iris. Cette mydriase est précédée quelquefois d'un rétrécissement de la pupille ou *myosis*.

Berlin donne comme signes de la contusion de l'œil une faible diminution de la vision centrale et excentrique, une injection épisclérale et la résistance de l'iris à l'action de l'atropine.

On admettait autrefois, pour expliquer l'affaiblissement ou la perte de la vision, un ébranlement de la rétine analogue à la commotion cérébrale. Plus tard on a invoqué des phénomènes vaso-moteurs. L'examen ophthalmoscopique, d'après Berlin, permet de constater sur la rétine l'existence de taches blanchâtres indépendantes de tout décollement. Ces taches disparaissent sans laisser de traces, dans les quarante-huit heures.

Cependant, dans un certain nombre de cas, l'examen ophthalmoscopique ne révèle pas de changements dans les milieux de l'œil et la rétine ne présente ni décollement ni traces d'hémorrhagies. Mais, dans ces cas, Berlin pense qu'il existe néanmoins une lésion matérielle qui explique à la fois l'amblyopie et la mydriase. D'expériences faites sur les animaux, il est arrivé à conclure qu'il se produit au niveau du corps ciliaire de petites hémorrhagies. Ces petits foyers d'hémorrhagie pourraient même comprimer la périphérie du cristallin et y produire des changements de courbure. De là des troubles de la réfraction.

Dans ses expériences sur les animaux, le même auteur a vu *immédiatement* après la contusion du globe de l'œil, les vaisseaux rétiniens devenir complètement exsangues et filiformes. Ils se remplissent ensuite sans subir de dilatation consécutive.

Il a constaté aussi que les lésions de la rétine se rencontrent au niveau du point directement frappé et au point *diamétralement opposé*.

Les contusions de moyenne intensité déterminent quelques lésions extérieures et surtout des ecchymoses sous-conjonctivales. Il est fréquent de voir à la suite de ces contusions le sang s'infiltrer entre la conjonctive et la sclérotique et entourer la cornée d'un cercle complet. Si elle est plus limitée, l'ecchymose répond par sa situation au point qui a été atteint par le corps vulnérant. Elle peut occuper aussi le point diamétralement opposé.

Des lésions variées des différentes parties constituantes de l'œil résultent de la contusion du globe. Telles sont les érosions de la cornée, les déchirures de l'iris, les ruptures de la capsule cristallinienne et la luxation du cristallin, la déchirure de la choroïde, la déchirure ou le décollement de la rétine. Les désordres le plus fréquemment observés consistent en épanchements sanguins dans la chambre antérieure ou dans le corps vitré. Les lésions des différentes parties de l'œil seront étudiées isolément plus loin. Disons seulement que, si l'épanchement sanguin dans la chambre antérieure est fréquent et facile à constater, l'épanchement de sang dans le corps vitré ne se reconnaît pas aussi facilement et est admis souvent par analogie.

Follin a même été conduit par ses expériences sur les animaux à le considérer comme tout à fait exceptionnel. Il n'a jamais pu le produire par la contusion du globe de l'œil. En dilacérant la rétine et la choroïde au moyen d'une aiguille à cataracte à travers le corps vitré il n'est arrivé qu'à déterminer dans la masse de celui-ci des infiltrations insignifiantes. Il semble donc que les épanchements sanguins intra-oculaires situés en arrière du cristallin et résultant d'une contusion se font plus souvent entre la choroïde et la rétine ou entre cette dernière membrane et le corps vitré que dans l'épaisseur de celui-ci. Cliniquement leur siège est difficile à préciser, car presque toujours un épanchement de sang dans la chambre antérieure empêche d'éclairer à l'aide du miroir les parties profondes de l'œil.

Les contusions violentes du globe, telles que celles qui résultent d'une chute sur un corps résistant, du choc d'une balle ou d'une pierre, d'un coup de poing, déterminent parfois la *rupture* de l'enveloppe scléro-cornéenne. Il y a une sorte d'éclatement de ces membranes sous la pression des liquides qu'elles renferment.

Le plus ordinairement c'est la sclérotique qui se rompt. La rupture se fait quelquefois au point le plus directement atteint par le corps vulnérant, plus souvent au point diamétralement opposé. C'est ainsi que l'œil étant plus exposé aux traumatismes directs en dehors et en bas, la rupture a lieu en dedans et en haut. Elle se produit au voisinage de l'insertion des muscles droits en raison de la plus grande minceur de la sclérotique dans cette région.

La conjonctive mobile et plus facile à distendre résiste habituellement. Si la choroïde n'est pas déchirée, on voit alors cette membrane faire hernie à travers la solution de continuité de la sclérotique et soulever la conjonctive sous forme d'un staphylome bleuâtre. Si la choroïde et la rétine sont rompues, le corps vitré s'échappe et s'infiltre dans le tissu cellulaire sous-conjonctival où il constitue une saillie plus ou moins considérable de couleur jaune verdâtre.

La rupture de la sclérotique se complique plus fréquemment peut-être de l'issue du cristallin. Celui-ci, s'échappant de sa capsule déchirée, vient se placer dans le tissu cellulaire sous-conjonctival et se reconnaît à sa forme régulière et à ses dimensions. C'est là la luxation sous-conjonctivale du cristallin qui sera étudiée plus loin dans ses détails.

Plus rarement la déchirure de la conjonctive accompagne celle de la sclérotique. Le cristallin est quelquefois alors projeté à distance, et le corps vitré s'échappant au dehors en quantité considérable, l'œil s'affaisse complètement.

La déchirure de la cornée est rare. Elle entraîne forcément l'évacuation de l'humeur aqueuse et parfois celle du cristallin et du corps vitré.

Que la rupture de l'œil se soit opérée au niveau de la cornée ou de la sclérotique, il en résulte forcément, outre les désordres dont nous venons de parler, une diminution dans la tension du globe qui peut aller jusqu'à l'affaissement complet. La sensation du défaut de résistance perçue par les doigts qui explorent la tonicité du globe permettra dans certains cas, à elle seule, d'établir le diagnostic. Gosselin a insisté aussi (*Gazette des hôpitaux*, 1855) sur la tendance que présente la cornée devenue plus dépressible à prendre une forme elliptique.

Le *pronostic* des traumatismes que nous venons de passer en revue, est, on le comprend, impossible à établir d'une manière générale. Il est extrêmement variable et ne doit être porté qu'avec une grande réserve en ce qui concerne la fonction visuelle.

Dans les cas mêmes où une contusion peu intense après quelques troubles passagers de la vision n'a pas laissé de traces appréciables, il se peut qu'on observe ultérieurement des accidents graves.

Le pronostic résultant de la lésion des différentes parties constituantes de l'œil sera établi, autant que possible, à propos de la description isolée de ces lésions.

Inutile de dire que les contusions violentes de l'œil, accompagnées d'épanchements sanguins intra-oculaires abondants, et à plus forte raison celles qui déterminent la rupture des enveloppes et l'évacuation partielle de son contenu comportent le pronostic le plus sérieux.

Traitement. — Les contusions légères ne nécessitent pas un traitement actif. Le repos de l'organe, quelques lotions froides sur les paupières suffisent si aucune des parties essentielles de l'œil n'a été lésée.

Dans les cas de contusions de moyenne intensité, s'il y a production d'ecchymose, on conseillera l'usage de lotions avec la solution d'acide borique, ou l'application de compresses trempées dans l'eau boriquée maintenue à la température de la glace. Plus tard, on emploiera une compression douce à l'aide de rondelles d'ouate soutenues par un bandeau. Il est important de prévenir les malades que la résorption du sang infiltré sous la conjonctive exigera dix à quinze jours au moins et quelquefois davantage.

Les épanchements sanguins intra-oculaires, les lésions de l'iris, de l'appareil cristallinien, de la choroïde et de la rétine donnent lieu à des indications et à des interventions spéciales qu'on trouvera exposées plus loin.

Dans les cas de contusion très grave, avec rupture des enveloppes de l'œil, ce dont il faut tout d'abord se préoccuper, c'est d'éviter la suppuration et le développement de la panophthalmite. L'usage des antiphlogistiques recommandés autrefois a beaucoup perdu de son importance depuis que l'on sait que la suppuration, dans ces cas, est le résultat de l'introduction de germes infectieux venus du dehors. Les applications de sangsues réclamées souvent encore par les patients, ont cependant l'avantage de diminuer la douleur lorsque les accidents inflammatoires sont déjà développés.

Ce qu'il faut avant tout, s'il existe une solution de continuité de la sclérotique non protégée par la conjonctive, c'est assurer l'antisepsie par des lavages avec la solution de sublimé à 1 pour 2000. Toutes les parties des culs-de-sac conjonctivaux seront soigneusement balayées par un jet du liquide antiseptique et l'on répandra ensuite de l'iodoforme finement pulvérisé entre les paupières. Ce pansement sera renouvelé une ou deux fois dans les vingt-quatre heures. Des applications permanentes de glace fondante contenue dans des sacs de baudruche serviront à calmer la douleur et à modérer la réaction inflammatoire durant les premiers jours. Plus tard on se contentera de faire une compression modérée du globe de l'œil à l'aide d'ouate et d'un bandeau pour favoriser la cicatrisation et la résorption du sang épanché.

Les injections sous-cutanées de morphine ou l'administration de l'opium à l'intérieur sont souvent rendues nécessaires par l'intensité des douleurs. Les instillations d'atropine entre les paupières ne sont indiquées que si la rupture de la sclérotique a préalablement abaissé la tension oculaire. Dans le cas contraire, c'est aux instillations d'ésérine qu'il faut avoir recours, ou encore aux injections sous-cutanées de nitrate de pilocarpine.

L'existence d'épanchements sanguins abondants dans la chambre antérieure ou dans le corps vitré peut exiger l'emploi de ponctions évacuatrices, mais généralement celles-ci ne devront être faites que s'il est démontré que les épanchements n'ont aucune tendance à se résorber. La pratique de ces ponctions évacuatrices appliquée aux épanchements dans le corps vitré remonte à une époque ancienne. On a cherché, dans ces dernières années, à la régulariser sous le nom d'*ophthalmotomie postérieure*.

3° PLAIES DU GLOBE DE L'ŒIL

Les plaies du globe oculaire sont simples ou compliquées de la présence d'un corps étranger.

Nous dirons quelques mots des plaies simples en général et des plaies par armes à feu qui présentent quelque chose de spécial dans leur marche et dans leur pronostic.

La question des plaies compliquées de corps étranger sera étudiée à part et nécessitera autant de paragraphes distincts qu'il existe dans l'œil de parties pouvant être atteintes par ces derniers.

a. — PLAIES SIMPLES DU GLOBE OCULAIRE

Ces plaies sont produites par des instruments piquants, tranchants et contondants.

Elles sont *pénétrantes* ou *non pénétrantes*.

Les plaies non pénétrantes sont généralement peu graves par elles-mêmes, mais elles le deviennent lorsque la blessure sert de porte d'entrée à des produits septiques, que ceux-ci soient introduits par le corps vulnérant, ou qu'ils proviennent des sécrétions de l'appareil lacrymal et de la conjonctive, dans lesquelles existent normalement de nombreux microbes.

Les plaies limitées à la conjonctive guérissent presque toujours facilement.

Les larges pertes de substance de cette membrane peuvent seules déterminer des cicatrices vicieuses ou des adhérences entre le bulbe et les paupières (symblépharon).

La sclérotique est parfois intéressée seulement dans ses couches les plus externes, et sans que la coque oculaire soit ouverte. Une semblable plaie est plus grave que celle de la conjonctive; mais, à moins de complication infectieuse, elle peut guérir sans provoquer d'accidents.

La section accidentelle des muscles droits de l'œil au voisinage de leur insertion entraîne des troubles dans l'harmonie des mouvements du globe et un strabisme traumatique qu'on a d'ailleurs rarement l'occasion d'observer.

Les simples piqûres de la cornée guérissent souvent sans laisser de traces comme on le voit à la suite des opérations de discision de la cataracte secondaire par la méthode de Bowmann. Lorsqu'il se forme une opacité persistante à leur niveau, elle est peu apparente en général. Mais si l'instrument piquant est chargé de matières septiques, ou si les sécrétions de la conjonctive sont altérées au préalable, on observe des kératites suppuratives avec toutes leurs conséquences.

Les érosions superficielles de la cornée, à moins d'être très étendues se réparent avec une facilité remarquable et sans causer d'opacités. On constate tous les jours ce fait après l'extraction des corps incrustés dans cette membrane. Mais ces érosions sont parfois très douloureuses et accompagnées de photophobie, ce qu'explique la mise à nu des extrémités terminales des nerfs par la destruction de l'épithélium cornéen.

Les plaies par instruments tranchants de la cornée qui pénètrent jusqu'aux couches profondes de la membrane laissent après elles des cicatrices opaques et persistantes. Si l'instrument a intéressé la membrane de Descemet, l'humeur aqueuse est évacuée et l'iris est parfois propulsé dans la plaie et s'y enclave. Si l'on ne réduit pas la hernie de l'iris, il en résulte une cicatrice adhérente, avec tous les dangers qu'elle entraîne et notamment la possibilité de suppurations intra-oculaires à longue échéance.

Les plaies régulières de la cornée, telles que celles qui sont pratiquées dans un but opératoire pour évacuer le contenu de la chambre antérieure ou extraire la cataracte sont moins exposées à l'enclavement de l'iris que les plaies accidentelles, ce qui s'explique par leur régularité même et par les soins immédiats dont elles sont l'objet. Il est bien rare, au contraire, que les plaies accidentelles du limbe scléro-cornéen, au moment où elles se présentent à l'observation du chirurgien, ne soient pas déjà accompagnées d'une hernie de l'iris. Ces hernies iriennes deviennent le point de départ d'une série de complications qu'on attribue aux tiraillements produits sur la portion d'iris enclavée. De là des névralgies ciliaires et des phénomènes d'irido-choroïdite. On considère la blessure du corps ciliaire qui accompagne souvent les plaies de cette région comme particulièrement grave et pouvant donner lieu au développement de l'ophthalmie sympathique.

Les plaies pénétrantes qui touchent au cristallin déterminent l'opacification rapide de la lentille. Il sera question de cette complication lorsque nous parlerons de la cataracte traumatique.

Un épanchement sanguin dans la chambre antérieure est le résultat habituel des blessures de l'iris. Cet épanchement ou *hypohéma* se résorbe en général peu à peu, s'il n'est pas trop abondant. Si des germes septiques ont été introduits dans la chambre antérieure la suppuration se produit au contraire et peut envahir toute la cavité oculaire.

Les blessures de la choroïde et de la rétine donnent lieu à des hémorrhagies qui soulèvent ou décollent ces membranes, mais il résulte des expériences déjà citées de Follin, que, contrairement à l'opinion générale, le sang se diffuse très difficilement dans le corps vitré.

Lorsque la sclérotique, la choroïde et la rétine sont du même coup, et sur une certaine étendue, sectionnées par un instrument tranchant, il en résulte forcément l'évacuation de la plus grande partie de l'humeur vitrée. La perte de l'organe est la conséquence d'un semblable traumatisme. Il faut savoir néanmoins qu'il est facile de se tromper sur la quantité de corps vitré réellement évacuée et que le globe oculaire peut supporter la perte de près d'un tiers de son contenu sans être forcément compromis. Dans ces cas, l'œil doit être immédiatement soumis à une compression régulière et prolongée.

b. — PLAIES PAR ARMES A FEU

Les plaies par armes à feu du globe de l'œil sont surtout intéressantes par les lésions de ses différentes parties constituantes qui seront étudiées plus loin. Mais, dans leur ensemble, elles méritent encore de donner lieu à quelques considérations générales.

Nous pouvons éliminer presque entièrement de cette étude les effets produits sur le globe de l'œil par les balles. Avec la force de pénétration des armes modernes, l'œil atteint par une balle est forcément détruit. Il n'y a pas lieu d'insister.

Les effets produits autrefois par les éclats de capsule des fusils à percussion sont rarement observés aujourd'hui. Ils consistaient le plus ordinairement dans la blessure des enveloppes de l'œil et la pénétration dans ses milieux de fragments de cuivre, avec toutes les conséquences qu'entraîne la présence d'un corps étranger.

La déflagration de la poudre au voisinage de l'œil, outre les effets résultant de la brûlure par la flamme, projette de petits grains non brûlés qui pénètrent dans l'épaisseur de la conjonctive ou de la cornée et s'y incrustent. Il se produit souvent une kérato-conjonctivite intense; d'autres fois les grains de poudre incrustés ne déterminent pas de réaction inflammatoire. Cette différence tient sans doute, à ce que, dans le premier cas des substances septiques ont pénétré avec les grains de poudre. Mais alors même qu'il n'y a pas d'inflammation provoquée, les grains de poudre incrustés dans la cornée ou la conjonctive doivent en être retirés si l'on veut éviter les inconvénients d'un tatouage indestructible. L'instillation de quelques gouttes d'un collyre à la cocaïne rend facile aujourd'hui cette désincrustation que l'on opère avec la pointe d'un fin bistouri ou avec une aiguille à cataracte.

Dans d'autres cas, les grains de poudre traversent les enveloppes et vont former corps étranger dans les milieux de l'œil. Ils y déterminent souvent, alors, des inflammations graves. Sauf le cas où la présence d'un grain de poudre serait constatée dans la chambre antérieure ou sur la face antérieure de l'iris, il n'y a pas lieu d'en tenter l'extraction.

La lésion la plus habituelle résultant pour l'œil des plaies par armes à feu consiste dans la présence des grains de plomb qui pénètrent dans l'orbite en plus ou moins grand nombre et dont quelques-uns viennent atteindre le globe de l'œil.

Ces plaies sont divisées en non pénétrantes et pénétrantes.

Les plaies *non pénétrantes* sont ordinairement peu graves. Il est facile d'extraire un grain de plomb dont on a reconnu la présence sous la conjonctive, et si, en frappant la cornée, il n'a produit qu'une simple érosion, le traitement de la kératite traumatique consécutive n'offre rien de spécial.

On insistait beaucoup autrefois sur la possibilité de l'amaurose à la suite de la contusion produite par les grains de plomb venant frapper l'œil sans y pénétrer. Sauf le cas où un certain nombre de grains de plomb faisant balle viendrait à frapper l'œil, en produisant une contusion véritable, il nous paraît difficile d'admettre la commotion de l'organe produite par un grain de plomb isolé ; très vraisemblablement, dans les cas où des accidents graves ont été observés dans ces conditions, d'autres grains de plomb avaient pénétré dans les milieux de l'œil et atteint la rétine ou le nerf optique.

Les plaies *pénétrantes* occasionnées par les décharges de plomb méritent toute l'attention. Il est certain que des grains de plomb peuvent pénétrer dans les milieux de l'œil et y séjourner même sans y provoquer d'accidents inflammatoires graves. Mais, dans d'autres cas, on voit survenir très rapidement tous les phénomènes de la panophthalmite et de la suppuration de l'œil. Cette différence dans les résultats a été attribuée, dans ces dernières années, à l'état de septicité ou d'asepticité des projectiles. Il résulte, d'expériences faites par le docteur Rolland, que, dans les conditions ordinaires, les grains de plomb en quelque sorte flambés par la déflagration de la poudre sont complètement aseptiques au moment de leur pénétration dans l'œil. De là proviendrait leur innocuité relative comparée au danger de la pénétration dans l'œil des autres corps étrangers presque toujours septiques.

La petite plaie produite par l'entrée du projectile au niveau de la sclérotique, est généralement peu apparente et se ferme rapidement. Quant aux conséquences de la lésion de l'iris, du cristallin, de la rétine, elles seront étudiées isolément.

Ce qui fait la difficulté pour le diagnostic des plaies de ce genre, et pour le pronostic qui en découle, c'est que le chirurgien peut rarement avoir la certitude qu'un seul grain de plomb a pénétré dans l'œil, et que souvent d'autres grains traversant le tissu cellulaire de l'orbite ont pu aller blesser le nerf optique avant son entrée dans l'œil ou même pénétrer jusque dans l'intérieur du crâne.

En dehors de ces cas complexes, lorsque l'œil atteint par un grain de plomb a échappé aux accidents inflammatoires du premier moment, le séjour du corps étranger l'expose presque fatalement à des accidents ultérieurs, accidents qui se traduisent par des phénomènes d'irido-choroïdite avec douleurs ciliaires intenses et qui aboutissent à la cécité au bout d'un temps variable. Il n'est pas rare non plus, dans ces cas, de voir se produire tous les phénomènes de l'ophthalmie sympathique qui viennent mettre en péril l'œil du côté opposé.

Le pronostic doit donc être considéré comme grave et le séjour d'un grain de plomb dans le globe oculaire obligera souvent à pratiquer, à un moment ou à l'autre, l'énucléation de l'œil atteint.

4° BRULURES ET CAUTÉRISATIONS DU GLOBE DE L'ŒIL

La grande analogie des effets produits sur les tissus par les corps portés à une haute température et par les agents chimiques acides ou alcalins permet de réunir leur étude en une description commune.

Le globe de l'œil, malgré la protection des paupières, est exposé aux brûlures proprement dites déterminées par la flamme, par des corps solides en ignition ou par des métaux en fusion. Les brûlures par la flamme sont rares, et généralement étendues et peu profondes. Elles se produisent dans les explosions, dans les cas d'inflammation accidentelle d'alcool, d'essence de térébenthine, d'essence minérale. Les brûlures par les corps en ignition résultent de la projection de charbons incandescents et de fragments de fer, de cuivre, portés au rouge. Les fragments métalliques incandescents qui blessent ainsi l'œil sont rarement volumineux, et produisent une cautérisation très circonscrite ; ils agissent à la fois comme corps pénétrants et comme agents de cautérisation. Dans des cas exceptionnels ils ont un volume plus considérable et déterminent une destruction immédiate de la presque totalité du globe de l'œil. Nous avons vu le globe de l'œil largement ouvert et détruit par un fragment de fer incandescent de 15 millimètres qui y avait pénétré. Les accidents de cette nature s'observent surtout chez les ouvriers forgerons.

Les métaux en fusion qui atteignent accidentellement l'œil, sont le plomb et ses alliages qui servent à souder les autres métaux ou à fondre les caractères d'imprimerie. Le zinc, qui fond à une température plus élevée, détermine des brûlures particulièrement profondes.

Des brûlures produites par les métaux en fusion doivent être rapprochées de celles qui sont dues au contact de la poix, de la cire à cacheter, de l'huile bouillante et de l'eau bouillante. Dans certaines conditions, la vapeur d'eau projetée sur l'œil détermine aussi des brûlures étendues.

Tous ces corps agissent sur les tissus en raison seulement de la température à laquelle ils se trouvent momentanément portés.

Les agents chimiques doivent être divisés en alcalins et acides. A la température ordinaire, ils désorganisent non moins profondément les parties de l'œil et de ses annexes avec lesquelles ils se trouvent en contact.

Parmi les corps alcalins, la potasse, la soude et la chaux sont ceux dont on a le plus souvent occasion d'observer les effets. Nous avons vu aussi des brûlures de l'œil produites par les solutions de strontiane employées dans les raffineries de sucre.

Les acides sulfurique, nitrique et chlorhydrique, le premier surtout, son fréquemment projetés sur l'œil, soit par accident, soit dans un but de vengeance

Certains sels, tels que le beurre d'antimoine, le nitrate acide de mercure, le chlorure de zinc employés dans le traitement des affections des voies lacrymales ont quelquefois déterminé des brûlures de l'œil. Ils agissent par l'acide qu'ils contiennent en excès.

Les parties de l'œil exposées aux brûlures et aux cautérisations sont à peu près exclusivement la cornée, la conjonctive et la sclérotique. Ce n'est que dans les brûlures les plus profondes que les autres membranes ou milieux de l'œil sont atteints. Il n'est pas besoin de faire remarquer que les paupières sont presque toujours intéressées en même temps, sauf le cas où il s'agit de corps incandescents d'un petit volume.

Lorqu'un corps chimique alcalin ou acide arrive au contact de la conjonctive, il agit plus ou moins profondément sur elle suivant son état de dilution. Dans les cas légers, la couche épithéliale est seule atteinte; elle prend une teinte opaline, puis se desquame, laissant à nu le corps papillaire. Les phénomènes inflammatoires qui se développent sont ceux de la conjonctivite catarrhale, et la réparation se fait en quelques jours sans laisser de traces.

Dans les cas de moyenne intensité, l'action du caustique a été assez profonde pour désorganiser la conjonctive. Celle-ci prend une teinte blanche ou grisâtre qui, au premier examen, peut ne pas faire soupçonner la profondeur de la lésion. Il ne nous a pas paru que les différents acides ou les alcalis donnent lieu à des eschares d'aspect caractéristique.

Quoi qu'il en soit, une inflammation violente se développe, la suppuration envahit les culs-de-sac, les eschares se détachent au bout de quelques jours et la réparation ne se fait le plus souvent qu'au prix d'adhérences entre les paupières et le globe oculaire.

La cornée subit parallèlement l'effet du caustique. Simplement dépolie par la chute de son épithélium dans les cas légers, elle ne tarde pas à reprendre sa transparence au bout de deux ou trois jours.

Lorsqu'elle a été plus gravement atteinte, elle est souvent d'aspect laiteux dès les premiers instants; puis on voit ultérieurement se produire des ulcérations dont la cicatrisation toujours lente laisse après elle des opacités très marquées et persistantes.

Dans les cas de brûlure profonde, non seulement la sclérotique est atteinte en même temps que la conjonctive, mais la cornée est d'emblée transformée en une eschare ayant une teinte grisâtre ou jaunâtre et un aspect ridé. La perforation de l'œil et l'évacuation de son contenu est inévitable, avec toutes les conséquences de la panophthalmite dès que la cornée escharifiée vient à se détacher.

Le diagnostic des brûlures et cautérisations n'offre généralement pas de difficultés s'il ne s'agit que de reconnaître la cause des lésions observées. Presque toujours, en effet, les renseignements sont fournis sur la nature du corps qui les a produites, par le blessé ou son entourage. Mais, si ces renseignements faisaient défaut, il deviendrait très difficile pour le chirurgien de déterminer la nature de l'agent vulnérant, lorsqu'il s'agit d'un caustique acide ou alcalin.

Les différences dans l'aspect de l'eschare qui, à la peau, permettent de distinguer assez facilement les lésions produites par l'acide sulfurique, par l'acide nitrique ou par la potasse caustique, ne se retrouvent pas sur la conjonctive. Les expériences de Thomson sur les animaux (*the Lancet*, II, p. 209, 1840) n'ont porté que sur les effets de l'acide sulfurique, et celles de Gosselin (*Archives générales de médecine*, 1855, t. II, p. 573) sur les désordres causés par la chaux.

Le diagnostic du degré de la brûlure, ou plus exactement de la profondeur à laquelle a pénétré le caustique est d'une grande difficulté.

En présence d'une brûlure de l'œil par un agent chimique, le pronostic doit donc toujours être très réservé. Si l'opacité de la cornée observée au premier moment est, dans certains cas, susceptible de disparaître sans laisser de traces, on voit aussi cette membrane, transparente dans les premiers jours, subir ultérieurement une opacification définitive.

Il ne faut pas oublier non plus que les adhérences qui s'établissent entre la conjonctive bulbaire et la conjonctive palpébrale après la chute des eschares sont très difficiles à détruire et que, dans quelques cas, elles résistent aux interventions opératoires en apparence les mieux combinées.

Traitement. — Un lavage à grande eau effectué le plus promptement possible est le premier traitement des brûlures du globe de l'œil et surtout des cautérisations par les agents chimiques. Il soulage la douleur quand la brûlure a été produite par un corps incandescent; il atténue et arrête les effets de la substance caustique en la diluant. Lorsque celle-ci est un acide, on fera bien de pratiquer des injections abondantes dans les culs-de-sac conjonctivaux avec une solution alcaline à 1 pour 100 de bicarbonate de soude.

On a conseillé l'emploi de l'huile d'amandes douces pour débarrasser les surfaces atteintes par la poix bouillante qui y reste parfois fortement adhérente.

Les corps solides incrustés dans la cornée, sur la conjonctive, et à plus forte raison ceux qui ont pénétré plus profondément devront être retirés dès que leur présence est reconnue.

On fait ensuite un lavage avec une solution antiseptique de sublimé à 1 pour 2000, et des applications permanentes de compresses trempées dans une solution boriquée refroidie par des fragments de glace. Il pourrait y avoir des inconvénients à maintenir d'emblée sur les paupières des sacs de baudruche renfermant de la glace fondante. Mais, lorsque la réaction inflammatoire s'est produite, ce moyen est fort utile et soulage beaucoup les malades.

Dans les cas de brûlure par la chaux, ainsi que l'ont établi les expériences de Gosselin, l'opacification rapide de la cornée est due à l'infiltration du caustique entre les lamelles de cette membrane. Pour l'y dissoudre, il a eu, avec Bussy, l'idée d'employer les solutions sucrées qui forment avec la chaux un saccharate soluble et n'ont pas d'effet fâcheux sur les tissus comme celles d'acide chlorhydrique. L'emploi de ces solutions sucrées doit être fréquemment répété pour donner un résultat.

S'il se produit, au cours du traitement des ulcérations de la cornée, on instillera le collyre à l'ésérine pour diminuer la tension, et on fera un peu de compression du globe de l'œil. Si la cornée menace de se rompre, il sera utile de prévenir la perforation, en ponctionnant le fond de l'ulcère avec la pointe du galvano-cautère.

Après la chute des eschares de la conjonctive, on cherchera à prévenir la formation d'adhérences anormales entre la portion bulbaire et la portion palpébrale. L'interposition de minces bandelettes de protective au fond du cul-de-sac conjonctival nous paraît plus efficace que la lacération quotidienne des adhérences en voie de formation. Les cautérisations au nitrate d'argent sont aussi un bon moyen de diriger la cicatrisation. La greffe épidermique rendra enfin des services dans ces cas. Malgré une surveillance attentive, un symblépharon se produit fréquemment à la suite des brûlures par les caustiques et exige plus tard des opérations compliquées et trop souvent inefficaces.

Le traitement des opacités cornéennes consécutives aux brûlures consiste dans l'emploi des douches oculaires, des insufflations de calomel à la vapeur, de la pommade à l'oxyde jaune de mercure. Mais les effets de ce traitement sont extrêmement lents.

Γ. — LÉSIONS TRAUMATIQUES DES DIFFÉRENTES PARTIES DU GLOBE OCULAIRE

1° LÉSIONS TRAUMATIQUES DE LA CONJONCTIVE

Les *contusions* de la conjonctive bulbaire accompagnent souvent celles des paupières et se traduisent par des ecchymoses plus ou moins étendues. Parfois la suffusion sanguine soulève la conjonctive et a une épaisseur appréciable. La couleur de ces ecchymoses est habituellement d'un rouge vif, quelquefois elle est d'une teinte brune. L'ecchymose se résorbe lentement sans présenter la série des changements de couleur qu'on observe lorsqu'il s'agit d'ecchymoses à la peau.

Il peut être difficile, dans certains cas, d'affirmer que la sclérotique est intacte dans la partie sous-jacente à l'ecchymose conjonctivale. Cependant, si la vision est bonne, s'il n'y a ni lésion concomitante de la cornée ou de l'iris, ni épanchement sanguin dans la chambre antérieure, il y a tout lieu de croire que la conjonctive seule a été intéressée.

Les ecchymoses de la conjonctive dues à une contusion directe ne doivent pas être confondues avec les ecchymoses symptomatiques d'une fracture de la base du crâne ou des parois orbitaires. Ces ecchymoses n'arrivent dans le tissu cellulaire sous-conjonctival qu'après une migration qui exige plusieurs jours. Elles apparaissent dans le cul-de-sac conjonctival inférieur, sont généralement peu épaisses et ne s'accompagnent pas de tuméfaction aussi notable de la conjonctive.

Enfin, certaines ecchymoses dites *spontanées* se développent dans le tissu cellulaire sous-conjonctival à l'occasion d'un effort, d'un vomissement, ou dans les quintes de coqueluche, chez les enfants. Elles s'expliquent aussi par une altération préalable des vaisseaux (artério-sclérose). On les constate quelquefois au réveil chez les individus pléthoriques d'un certain âge et, dans ces conditions, on est amené à supposer qu'elles ont coïncidé avec une congestion du cerveau ou des méninges. Ces ecchymoses spontanées sont parfois symptomatiques du scorbut ou de l'hémophilie.

L'*emphysème* de la conjonctive s'observe à la suite des fractures des parois du canal nasal et des déchirures de la muqueuse des voies lacrymales. Nous en parlerons à propos des plaies des paupières et des fractures de l'orbite. C'est une complication peu grave et qui guérit par l'emploi du bandeau compressif.

Les *plaies* de la conjonctive produites par les corps pointus qui agissent obliquement en glissant sur la sclérotique ont parfois une certaine longueur. Elles s'accompagnent d'une infiltration sanguine de leurs bords, mais si elles sont simples elles guérissent facilement.

Les plaies par instruments tranchants, limitées à cette membrane, sont rares, en dehors des plaies opératoires telles que celles de l'opération du strabisme.

Les plaies contuses de la conjonctive accompagnent ordinairement les lésions graves du globe et celles de la sclérotique en particulier. Les pertes de substance étendues exposent au symblépharon.

Les *corps étrangers* de la conjonctive sont de nature extrêmement variée. Il s'agit le plus souvent de grains de poussière, de petits fragments de métal ou de charbon, simplement déposés à la surface de la conjonctive et séjournant plus ou moins longtemps dans les culs-de-sac. On cite même le cas où des larves d'insecte ont pu s'y loger.

D'autres fois les corps étrangers, surtout les grains de poudre, les petits éclats de meules d'émeri, de miniscules fragments de verre et même des grains de plomb s'incrustent dans l'épaisseur de la conjonctive ou dans le tissu cellulaire sous-conjonctival.

Les corps simplement déposés à la surface de la conjonctive déterminent une douleur vive, une congestion intense de la membrane avec hypersécrétion abondante, un spasme des paupières et de la photophobie. Les patients signalent ordinairement eux-mêmes la cause de cet ensemble symptomatique plus effrayant que grave. Le chirurgien explore alors avec soin la face interne des paupières retournées et les culs-de-sac conjonctivaux et retrouve le plus souvent le corps du délit qu'il enlève avec la pointe mousse d'un scalpel ou l'extrémité d'un stylet. Mais bien souvent, au moment où les malades se présentent à l'observation, le corps étranger a déjà été entraîné par les mouvements de clignement des paupières, par l'écoulement des larmes vers le grand angle de l'œil et a été éliminé. Souvent aussi les malades attribuent à la pénétration d'un corps étranger les premières sensations d'irritation éprouvées au début d'une inflammation spontanée de la conjonctive.

Par contre, certains corps étrangers, après avoir déterminé, au moment de leur pénétration, une irritation vive, arrivent à être tolérés par la conjonctive. Ils subissent alors une espèce d'enkystement, et leur présence ne se révèle que par une vascularisation anormale. C'est ainsi que des débris de coque de millet ont pu être pris pour des pustules de la conjonctive. Si le séjour du corps étranger se prolonge, il se fait autour de lui un développement de fongosités dont la cause ne peut être reconnue que par un examen attentif. Aujourd'hui, heureusement, l'instillation de quelques gouttes d'un collyre à la cocaïne permet une exploration plus facile, et l'on est moins exposé aux erreurs de diagnostic.

L'extraction du corps étranger, dès qu'il est reconnu, l'excision des fongosités, s'il en existe, suffisent pour assurer la guérison.

2° LÉSIONS TRAUMATIQUES DE LA CORNÉE

Contusion. — Ce qu'on décrit sous le nom de contusion de la cornée n'est le plus souvent qu'une plaie contuse qui a détruit au moins la couche épithéliale la plus superficielle ou même entamé la membrane de Bowmann. La contusion proprement dite ne peut résulter que de l'action d'un corps complètement mousse sur une surface assez étendue de la cornée. Or, le plus souvent, il s'agit de corps d'un faible volume, fragments de bois, de métal ou de pierre, épis de blé, qui viennent frapper un point circonscrit de cette membrane.

Ces lésions sont presque toujours accidentelles et, suivant la remarque de Arlt, rarement le résultat d'une agression.

On signale habituellement une petite dépression de la cornée au point qui a été atteint par la contusion. Cette dépression est évidemment le résultat d'une perte de substance. Si le corps vulnérant lui-même, et les sécrétions du sujet atteint ne sont pas septiques, cette perte de substance se répare avec facilité et sans laisser de traces, dans les cas légers.

Dans les cas plus graves, il se fait entre les éléments de la cornée une infiltration qui donne un aspect blanchâtre aux parties atteintes. Cette infiltration aboutit à la suppuration dans bon nombre de cas; les lamelles de la cornée soulevées par le pus ont une couleur jaunâtre et ne tardent pas à être éliminées, laissant après elles une ulcération d'étendue variable, quelquefois même une perforation de la cornée.

Tous les accidents de la kératite suppurative (iritis, hypopyon, panophthalmite) peuvent résulter de la contusion de la cornée, mais il est bien établi aujourd'hui que ces accidents ne se produisent que lorsque la plaie a été soit primitivement, soit secondairement infectée par des microbes pathogènes. De là l'indication formelle de désinfecter la plaie au début par l'emploi des solutions antiseptiques et l'usage de la poudre d'iodoforme ou de salol.

Plaies. — Les piqûres de la cornée guérissent facilement et sans laisser d'opacités persistantes, lorsqu'elles sont faites par des instruments propres et de petit volume. Les aiguilles à coudre, surtout entre les mains des enfants, donnent souvent lieu à ces plaies accidentelles et ne déterminent pas d'accidents graves si le cristallin ou l'iris n'ont pas été atteints en même temps. Les plumes métalliques, souvent malpropres, sont plus dangereuses.

Les plaies par instruments tranchants, nettes et régulières, malgré leur étendue, guérissent bien dans la plupart des cas, comme le prouvent journellement les succès obtenus dans l'extraction de la cataracte. La réunion par première intention est souvent assurée au bout de vingt-quatre heures, si l'accolement des lèvres a été favorisé par le pansement. Elle se fait sans interposition de tissu de cicatrice et sans opacité définitive, dans les cas les plus heureux.

L'irrégularité de la plaie, le défaut de coaptation, et surtout la septicité des sécrétions de la conjonctive, s'opposent souvent à ce résultat favorable. Il se fait alors une infiltration des bords de la plaie cornéenne qui leur donne une apparence blanchâtre et ultérieurement la cicatrice, si elle se forme, reste opaque. Lorsqu'il se développe une kératite suppurative, on a à redouter les accidents auxquels nous avons fait allusion à propos des piqûres compliquées.

Les plaies de la cornée, d'une certaine étendue, donnent lieu à quelques complications qu'il importe d'étudier dès maintenant. Les unes sont primitives, comme la *hernie de l'iris*, les autres consécutives, telles que la formation d'une *fistule* cornéenne.

Toute plaie de la cornée pénétrant jusque dans la chambre antérieure s'accompagne de l'écoulement d'une certaine quantité d'humeur aqueuse. Mais celle-ci se reproduit rapidement si les bords de la plaie ont de la tendance à s'agglutiner, et cet écoulement ne saurait être considéré comme une complication. La procidence de l'iris et son enclavement entre les lèvres de la plaie constitue, au contraire, une complication sérieuse.

Cette hernie s'observe surtout lorsque la plaie occupe la périphérie de la cornée et intéresse le limbe scléro-cornéen. Elle ne se produit pas toujours au moment où s'écoule l'humeur aqueuse, et souvent on ne la constate qu'au bout de vingt-quatre heures. La portion herniée est quelquefois constituée seulement par la partie de l'iris voisine de la petite circonférence. Cet accident s'observe lorsque la plaie de la cornée est plus rapprochée du centre que de la périphérie de cette membrane. La pupille cesse alors d'être circulaire pour prendre la forme en raquette.

Lorsque la plaie de la cornée est voisine du limbe scléro-cornéen et a de grandes dimensions, la moitié de la membrane irienne peut se trouver enclavée et la pupille ne forme plus qu'un croissant dont la concavité regarde vers la plaie de la cornée.

La hernie de l'iris est une complication grave des plaies de la cornée. Elle a non seulement pour effet de retarder la cicatrisation de celles-ci, de déformer et de déplacer la pupille, mais elle expose l'œil à des complications inflammatoires du côté de la choroïde pendant la durée de cette cicatrisation, et plus tard même, lorsque la cicatrisation est effectuée depuis plusieurs années, ces complications peuvent se produire.

L'iris enclavé dans la plaie y forme une saillie arrondie de couleur plus ou moins foncée. On a longtemps pensé que le volume considérable que prend quelquefois cette saillie était dû à des phénomènes d'étranglement analogues à ceux qui se passent dans l'épiploon hernié à travers une plaie de la paroi abdominale. On sait aujourd'hui que l'iris est en réalité distendu par l'humeur aqueuse accumulée derrière lui. Si l'on vient à exciser la hernie ou à la toucher avec la pointe fine d'un galvano-cautère, on voit aussitôt jaillir le liquide, et la tumeur s'affaisse.

Au début, lorsque la hernie est toute récente, après avoir lavé l'œil avec une solution antiseptique, on peut essayer de réduire la hernie avec l'extrémité mousse d'un fin stylet ou la petite spatule en écaille que renferment pour cet usage les boîtes d'instruments d'ophthalmologie. On instille ensuite à plusieurs reprises le collyre à l'ésérine, et l'on fait une compression modérée du globe de l'œil avec un bandeau. Par cette manœuvre, on réussit dans certains cas à réduire définitivement la hernie. Si elle résiste, tout en ayant recours aux instillations d'ésérine et à la compression, on peut différer d'agir directement sur la hernie. Mais lorsque le volume augmente, lorsque le malade accuse des douleurs vives péri-orbitaires, il faut exciser l'iris ou le détruire par la cautérisation avec la pointe du galvano-cautère. Cette opération est toujours suivie d'un soulagement marqué et accélère la cicatrisation de la plaie cornéenne.

Des *fistules* de la cornée succèdent dans quelques cas rares à des plaies qui ne se sont pas cicatrisées. Ces fistules, toujours fort étroites, laissent écouler l'humeur aqueuse et si l'écoulement est continu, l'œil devient complètement hypotone; la cornée se déforme et se ride, et cette situation ne peut se prolonger sans danger sérieux pour le globe de l'œil. Mais, très souvent, l'écoulement de l'humeur aqueuse est intermittent. Dès qu'une certaine quantité d'humeur s'est écoulée, le canal fistuleux s'oblitère momentanément jusqu'à ce qu'il cède de nouveau sous la pression de l'humeur aqueuse reproduite.

Lorsque ces fistules existent tout à fait à la périphérie de la cornée, il peut arriver que leur orifice externe s'ouvre au-dessous de la conjonctive cicatrisée. L'humeur aqueuse soulève alors cette dernière membrane en s'accumulant au-dessous d'elle sous forme d'une vésicule transparente qui s'affaisse dès qu'on y pratique une piqûre.

Les fistules de la cornée sont d'une guérison difficile. Le mode de traitement le plus rationnel consiste à cautériser le trajet fistuleux avec la pointe fine du galvano-cautère et à exercer sur le globe de l'œil une compression un peu forte. On instille en même temps une solution d'ésérine au moment du renouvellement du pansement.

Corps étrangers. Ils sont d'une très grande fréquence. Yvert a constaté qu'ils représentent près de la moitié (41 pour 100) des traumatismes oculaires. Il n'est pas de jour où, dans une consultation hospitalière un peu suivie, on n'en observe des exemples.

Ces corps sont constitués le plus souvent par des paillettes métalliques, de petits éclats de pierre ou de meules d'émeri, des particules de charbon. Les ouvriers forgerons, tous ceux qui travaillent les métaux, les rémouleurs, les mécaniciens et chauffeurs de chemins de fer y sont particulièrement exposés. Chez les habitants de la campagne, on rencontre surtout des débris de graminées, des barbes d'épis de blé.

Les particules métalliques sont presque toujours, au moment de leur pénétration à l'état incandescent, ou du moins à une température élevée, de telle sorte qu'au traumatisme s'ajoute un certain degré de brûlure. L'élévation de température explique aussi leur état d'oxydation toujours très marqué.

Yvert a divisé en trois classes les corps étrangers de la cornée : 1° les corps simplement déposés à la surface de la membrane ; 2° les corps implantés dans la membrane de Bowmann, mais faisant saillie à la surface ; 3° les corps profondément enfouis dans l'épaisseur de la cornée.

Les particules simplement déposées à la surface de la cornée et que les mouvements de clignement des paupières et les sécrétions de l'œil n'ont pu entraîner immédiatement, sont en contact avec la couche épithéliale, dans laquelle se terminent les extrémités nerveuses.

L'irritation de ces extrémités explique les phénomènes douloureux et l'inflammation vive que déterminent ces corps étrangers. On constate en effet assez rapidement une injection périkératique légère avec hyperémie de la conjonctive, hypersécrétion des larmes et spasme de l'orbiculaire. Toutefois ces phénomènes douloureux sont moins marqués que lorsqu'il s'agit de corps étrangers de la conjonctive.

Les corps qui ont pénétré dans l'épaisseur de la membrane de Bowmann y sont souvent solidement implantés. Ils donnent lieu aux mêmes phénomènes réactionnels et autour d'eux on observe une infiltration grisâtre des bords de la solution de continuité de la cornée.

Lorsqu'un corps solide, ordinairement métallique, a pénétré au delà de la membrane de Bowmann, entre les lames de la cornée, sa présence est souvent plus facilement tolérée que dans les deux cas précédents.

Quelle que soit la situation du corps étranger, il se reconnaît en général sans difficulté à la surface de la cornée. Les particules de charbon sont d'un noir franc; les paillettes de fer ou d'acier sont de couleur brune à cause de la couche d'oxyde qui les entoure; les grains d'émeri ont à peu près la même apparence.

Pour bien reconnaître la présence de ces corps, il faut placer le patient en face d'une fenêtre et examiner la cornée sous diverses incidences. On fera bien, dans tous les cas, de s'armer d'une loupe et, s'il y a doute, d'avoir recours à l'éclairage oblique. Il est, en effet, quelquefois difficile de distinguer à l'éclairage direct les corps étrangers lorsqu'ils sont situés au-devant de la pupille ou lorsque l'iris est de couleur très foncée.

D'autre part, à un examen superficiel, on peut quelquefois confondre avec un corps étranger les taches de couleur rouille qui sont fréquentes sur les iris de coloration claire.

Le séjour prolongé des corps étrangers à la surface ou dans l'épaisseur de la cornée, est rarement toléré sans qu'il se développe autour un cercle de kératite reconnaissable à la teinte blanc grisâtre que prend la cornée. On a vu cependant quelquefois un corps étranger séjourner dans l'épaisseur de la cornée sans y déterminer de réaction inflammatoire, mais il ne faut pas compter sur cette tolérance. Tout corps étranger reconnu doit être immédiatement extrait.

Cette extraction est devenue facile depuis que l'on emploie la cocaïne pour anesthésier la cornée. Quelques gouttes d'un collyre à 1 pour 50 suffisent pour déterminer en deux minutes l'insensibilité de la membrane.

Pour enlever les corps étrangers superficiels, on peut se servir d'une aiguille à cataracte ou mieux de l'extrémité d'un petit bistouri qu'on promène obliquement à la surface de la cornée sans craindre d'enlever en même temps un peu de la couche épithéliale.

Pour les corps implantés dans la membrane de Bowmann, il ne faut pas hésiter à entamer fortement le tissu cornéen autour du corps étranger et à se servir de la pointe du bistouri comme d'un levier pour le dégager. Lorsqu'il est extrait, il faut encore gratter les parois de la perte de substance de la cornée pour enlever les débris d'oxyde ferrugineux qui y restent souvent incrustés. L'emploi de la curette tranchante de de Wecker est fort utile dans ces cas.

Enfin, lorsqu'on se trouve en présence d'un corps implanté dans l'épaisseur même de la cornée, les difficultés d'extraction sont quelquefois assez grandes, parce qu'il offre peu de prise extérieurement et qu'on a à craindre, en voulant le saisir, de le refouler dans la chambre antérieure. On a conseillé dans ce cas d'introduire une aiguille à cataracte au voisinage du corps étranger jusque dans la chambre antérieure afin de soutenir la cornée par sa face postérieure, pendant qu'on agit sur sa face antérieure pour dégager le corps étranger. Si ce dernier vient à tomber dans la chambre antérieure, il ne faut pas hésiter à faire une ponction à la partie inférieure de la cornée, au niveau du limbe scléro-cornéen et à l'extraire par cette voie.

L'extraction des corps étrangers superficiels, même lorsque le tissu cornéen a dû être entamé assez fortement par les instruments, ne laisse ordinairement pas de traces. La petite perte de substance se répare rapidement et sans opacité persistante. Si l'on a laissé, au contraire, quelques particules dans la plaie, les phénomènes inflammatoires persistent et la kératite traumatique qui en résulte détermine une cicatrice opaque.

3° LÉSIONS TRAUMATIQUES DE LA SCLÉROTIQUE

A propos des lésions traumatiques du globe de l'œil en général nous avons parlé des principales lésions traumatiques de la sclérotique et en particulier de la rupture, la plus importante d'entre elles.

Les *contusions* localisées de cette membrane, se révèlent par une ecchymose et deviennent quelquefois le point de départ d'une sclérite.

Les *piqûres* de la sclérotique n'offrent de gravité que si elles s'accompagnent de lésions du cristallin, de la choroïde ou de la rétine, ou si elles sont faites par des instruments malpropres, qui laissent dans la plaie des germes infectieux. Dans ce cas on a à redouter le développement d'une panophthalmite.

Les *plaies par instruments tranchants* limitées à la sclérotique n'ont pas toute la gravité qu'on pourrait supposer *à priori*, même dans le cas où elles intéressent toute l'épaisseur de la membrane. L'écartement des bords de la plaie et la saillie de la choroïde dans l'ouverture sont les phénomènes les plus saillants. Dans le cas d'une plaie de ce genre facilement accessible, on serait autorisé à tenter la suture des lèvres de la plaie scléroticale.

Les *ruptures*, sur le siège et le mécanisme desquelles nous nous sommes déjà expliqué, ne s'accompagnent pas d'une réaction immédiate vive, comme le fait remarquer Arlt, sans doute par suite de l'abaissement considérable de la tension du globe de l'œil. Le défaut de tonus de l'œil est un signe caractéristique de cette lésion et, lorsqu'elle est masquée par un épanchement de sang abondant sous la conjonctive, il permet de la diagnostiquer.

Les *corps étrangers* qui atteignent la sclérotique séjournent rarement dans son épaisseur. De très petits grains de plomb, des grains de poudre, des fragments de verre y ont cependant été rencontrés. L'indication est de les extraire.

D'une manière générale, les lésions de la sclérotique n'offrent pas une très grande gravité en elles-mêmes. Mais elles exposent ultérieurement aux accidents de l'ophthalmie sympathique, et surtout elles se compliquent le plus habituellement de lésions des membranes sous-jacentes ou de l'appareil cristallinien. C'est là ce qui explique leur apparente gravité.

4° LÉSIONS TRAUMATIQUES DE L'IRIS

Les *plaies* de l'iris par *instruments piquants* sont peu graves, si elles sont limitées à cette membrane; elles ne donnent lieu qu'à un faible écoulement de sang dans la chambre antérieure et la résorption s'en effectue facilement.

Les *plaies par instruments tranchants* produisent un épanchement de sang plus abondant, et, suivant leur siège, laissent subsister après elles soit une déformation du bord pupillaire, soit un orifice anormal, soit un colobome traumatique suivant que la solution de continuité a simplement échancré le sphincter, porté sur la partie moyenne de l'iris, ou sectionné celui-ci de sa grande à sa petite circonférence. Les plaies produites accidentellement par le couteau de Graefe dans le cours d'une opération de cataracte donnent une idée exacte de ce que sont ces plaies. Elles sont rarement suivies d'accidents, mais les bords de la solution de continuité tendent à s'écarter et ne se réunissent pas.

Les *plaies contuses* de l'iris produisent assez fréquemment un décollement de la grande circonférence (*iridodialyse*). Si les attaches de cette circonférence au cercle ciliaire sont rompues sur une petite étendue, les inconvénients n'en sont pas considérables; la partie correspondante de la petite circonférence de l'iris devient rectiligne et la pupille est un peu déformée. Vers le limbe scléro-cornéen, on constate l'existence d'un orifice en forme de fuseau ou de croissant, limité par la portion décollée, de la grande circonférence. Si le décollement a porté sur une grande étendue, la pupille perd tout à fait sa forme circulaire, se déplace et est quelquefois réduite à une simple fente. Dans quelques cas enfin, toute ou presque toute la circonférence de l'iris est détachée; on voit cette membrane réduite en apparence à un simple lambeau flotter dans la chambre antérieure. Il n'y a plus trace de pupille ni de diaphragme; le fond de l'œil peut être éclairé à l'ophthalmoscope à travers les parties périphériques du cristallin, et l'on aperçoit même, dans certains cas, les procès ciliaires.

Lorsque le décollement de l'iris est peu étendu les troubles fonctionnels sont médiocres. L'existence d'une ouverture pupillaire très périphérique donne cependant quelquefois lieu à de la diplopie monoculaire. Si la membrane a été presque entièrement détachée, il y a un éblouissement marqué et la vision devient indistincte.

Les épanchements sanguins qui accompagnent le décollement se résorbent ordinairement avec facilité et, à moins de complications septiques résultant d'une plaie de la cornée ou de la sclérotique, on n'observe pas d'inflammation irienne. Mais on ne voit jamais les parties de l'iris détachées de leurs insertions reprendre leur position normale.

Si le décollement est étendu, on doit se borner, comme traitement palliatif, à faire porter au-devant de l'œil un disque noirci percé à son centre d'un orifice étroit qui supplée dans une certaine mesure la pupille détruite.

Les *corps étrangers* de l'iris ne peuvent atteindre cette membrane que par sa face antérieure, après avoir traversé la cornée. Ce sont presque toujours des paillettes métalliques ou des éclats de pierre. Ils restent quelquefois fixés dans le tissu irien, ou, après l'avoir lésé, ils retombent dans la chambre antérieure. S'ils traversent l'iris de part en part, comme on le voit assez souvent, ils blessent presque forcément le cristallin et arrivent même jusque dans le corps vitré.

Ces corps étrangers sont une cause d'iritis suppurative parce que fréquemment, ils ont introduit avec eux des matières septiques. On voit alors l'humeur aqueuse se troubler et un hypopyon se former dans la chambre antérieure. Parfois le corps étranger adhère à la face antérieure de l'iris et s'y entoure d'une exsudation plastique sans déterminer de suppuration.

La pénétration de cils entraînés à travers une plaie de la cornée jusque sur la face antérieure de l'iris serait, d'après Masse (de Bordeaux), l'origine des kystes ou épithéliomas perlés de l'iris. Par des expériences ingénieuses, il a pu obtenir des productions analogues sur les animaux et donner ainsi une grande vraisemblance à son hypothèse.

Les parcelles métalliques enkystées au-devant de l'iris sont souvent tolérées longtemps sans réaction; on les a même vues se résorber et disparaître par un travail lent d'oxydation. Mais, dans d'autres cas, il se développe des accidents d'irido-choroïdite ou d'ophthalmie sympathique qui obligent à intervenir.

L'extraction du corps étranger par une ponction faite à travers la périphérie de la cornée devra donc être tentée, en règle générale, toutes les fois que la présence en aura été constatée d'une manière certaine.

5° LÉSIONS TRAUMATIQUES DU CRISTALLIN

Amalric, Blessures de l'appareil cristallinien. Thèse de Paris, 1866. — Delacroix, Des lésions traumatiques du cristallin. Thèse de Paris, 1866. — Caudron, Étude sur les contusions du cristallin. Thèse de Paris, 1888-1889. — Bernadot, Essai sur les déplacements du cristallin. Thèse de Paris, 1866. — Naquard, Étude sur les luxations du cristallin. Thèse de Paris, 1871. — Massie, Déplacement du cristallin sous la conjonctive. Thèse de Paris, 1875. — Duval, Quelques considérations sur les luxations spontanées et congénitales du cristallin. Thèse de Paris, 1874. — Rodet, Étude sur les ruptures de la zone de Zinn et la subluxation traumatique du cristallin. Thèse de Paris, 1878. — Briolat, Étude sur la luxation sous-conjonctivale du cristallin. Thèse de Paris, 1879. — Laurent (Léon), Contribution à l'étude des déplacements traumatiques du cristallin. Thèse de Paris, 1881. — Calisti, Étude sur les luxations du cristallin. Thèse de Paris 1884-1885.

Les *contusions* du cristallin qui accompagnent celles du globe oculaire, sont parfois suivies du développement rapide d'une cataracte, même en l'absence d'un déplacement de la lentille et de la déchirure de la capsule.

Le plus ordinairement, la *cataracte traumatique* résulte d'une déchirure de la capsule qui met en contact l'humeur aqueuse avec les couches corticales du cristallin. Cette déchirure de la capsule est produite par un éclatement de la membrane dans les contusions violentes du globe, ou encore par l'action directe d'un corps étranger qui a traversé la cornée ou la sclérotique.

Les simples *piqûres* du cristallin ne donnent lieu qu'à une opacité limitée, dans la plupart des cas. Les sections plus étendues de la capsule déterminent l'opacification complète de la lentille.

Les *corps étrangers* d'un petit volume, tels que les paillettes métalliques susceptibles de pénétrer dans l'épaisseur du cristallin et de s'y loger entraînent aussi la formation d'une cataracte traumatique. Pour la description de celle-ci, nous renvoyons au chapitre des lésions vitales du cristallin, où sera faite l'étude des diverses variétés de cataracte.

Les traumatismes qui atteignent l'appareil cristallinien, intéressent parfois la zonule de Zinn ou ligament suspenseur, sans léser directement le cristallin lui-même. Il en résulte des changements dans la situation de ce dernier. Ces déplacements sont décrits sous les noms de luxations du cristallin.

LUXATIONS DU CRISTALLIN

Les luxations du cristallin sont complètes ou incomplètes.

Dans la *luxation incomplète*, le cristallin n'a pas quitté la fossette dans laquelle il est enchassé entre le corps vitré et l'iris, mais son axe antéro-postérieur s'est déplacé, ou a subi un léger mouvement de translation latérale.

Dans la *luxation complète*, le cristallin occupe soit la chambre antérieure (luxation en avant), soit le corps vitré (luxation en arrière), soit le tissu cellulaire sous-conjonctival (luxation sous-conjonctivale). Enfin dans quelques cas, lorsque la rupture de toutes les enveloppes de l'œil s'est produite, le cristallin est complètement expulsé et projeté même à une certaine distance.

LUXATION INCOMPLÈTE OU SUBLUXATION DU CRISTALLIN. — Le relâchement ou la rupture partielle de la zonule en un point de sa circonférence change les conditions d'équilibre du cristallin; celui-ci subit un mouvement de rotation, soit autour de son axe vertical, soit autour de son axe antéro-postérieur. Dans les deux cas, une portion de sa circonférence équatoriale se porte en avant et repousse dans le même sens la partie correspondante de l'iris, tandis que la moitié opposée de sa circonférence s'en éloigne. La diminution de profondeur de la chambre antérieure en un point, le tremblement de l'iris dans la région opposée sont les signes que révèle dans ces cas, l'examen direct.

L'axe antéro-postérieur du cristallin ne répondant plus à l'axe antéro-postérieur de l'œil, il en résulte de l'astigmatisme. En même temps le cristallin non maintenu par la zonule tend à devenir plus convexe, et son pouvoir réfringent est accru, d'où un certain degré de myopie et la perte du pouvoir accommodateur.

L'éclairage du fond de l'œil avec le miroir ophthalmoscopique est possible; mais, par suite de l'astigmatisme cristallinien, la papille est déformée, son plus grand diamètre apparent répondant à la verticale si le cristallin a subi un déplacement autour de son axe horizontal.

Dans la variété de subluxation qui s'accompagne d'un déplacement latéral du cristallin, la direction des axes de la lentille n'est pas toujours modifiée, mais l'axe antéro-postérieur, dans ce cas, ne coïncide plus avec l'axe antéro-postérieur de l'œil, tout en lui restant parallèle. Si l'on dilate la pupille par l'atropine, on aperçoit à l'examen direct la circonférence équatoriale de la lentille en un point du champ pupillaire. Cette circonférence apparaît sous la forme d'un mince croissant de couleur brillante, à reflets dorés, si le cristallin est resté transparent. A l'éclairage oblique, on reconnaît encore plus facilement que ce croissant représente une portion de l'équateur du cristallin.

Vu à l'ophthalmoscope ce croissant tranche, par sa couleur noire et opaque, sur le fond rouge de l'œil et, dans la partie du champ pupillaire qui ne répond plus à la lentille, l'image de la papille apparaît plus grande comme dans les cas d'aphakie, tandis que dans la portion où les rayons lumineux traversent encore la périphérie du cristallin, l'image de la papille est plus petite.

L'observateur peut donc, dans certains cas, apercevoir simultanément deux papilles de dimensions différentes, mais qui ne sont jamais également nettes.

Dans ces mêmes cas, le patient est atteint de diplopie monoculaire.

Le tremblement de l'iris s'observe habituellement dans le déplacement latéral du cristallin, mais le refoulement antérieur de l'iris est moins marqué que dans la première variété de luxation avec simple obliquité du cristallin.

Lorsque la subluxation est récente, on peut essayer par quelques secousses imprimées à la tête du patient, de remettre en place la lentille. On comprend toutefois ce que cette manœuvre a d'incertain et même de périlleux.

Les instillations d'un collyre à l'ésérine seraient utiles pour faire disparaître la diplopie si elle existait.

Luxations complètes du cristallin. — a. *Luxation dans la chambre antérieure.* — La rupture complète de tous les liens qui l'unissent à la zone de Zinn est la première condition pour que la luxation du cristallin se produise. Il franchit l'orifice pupillaire et se place en avant de l'iris dans la chambre antérieure, la partie inférieure de sa grande circonférence répondant à la partie inférieure de la cornée. Si sa capsule est déchirée, il devient rapidement opaque et ne tarde pas à déterminer des accidents inflammatoires graves. Mais si sa capsule est intacte, il peut séjourner dans l'humeur aqueuse tout en restant transparent, et sans déterminer d'accidents, du moins pendant un temps fort long.

Le cristallin se reconnaît alors dans la chambre antérieure, au mince anneau brillant et doré qui répond à sa grande circonférence et aux légers déplacements qu'il subit dans les diverses positions de la tête.

Bien que la nutrition du cristallin ne paraisse pas beaucoup souffrir de son séjour dans l'humeur aqueuse, cependant, il diminue un peu de volume au bout d'un certain temps, ce qui lui permet alors de franchir de nouveau l'orifice pupillaire pour se replacer momentanément dans sa fossette. Quelques individus jouissent ainsi de la propriété de luxer à volonté leur cristallin. D'autres fois, il se développe autour du noyau une sorte de cataracte zonulaire (De Graefe).

Lorsque le cristallin reste longtemps dans la chambre antérieure, il peut contracter des adhérences en arrière avec l'iris et en avant avec la partie inférieure de la face postérieure de la cornée. Dans le premier cas, des accidents d'irido-choroïdite ne tardent pas à se montrer; dans le second, la cornée s'enflamme et s'ulcère.

Si le cristallin s'est opacifié dans la chambre antérieure, la vision se réduit à la perception quantitative de la lumière. S'il est resté transparent, outre la perte de l'accommodation, il en résulte une diplopie monoculaire très gênante quand le bord supérieur du cristallin occupe le champ pupillaire. Il se produit aussi quelquefois dans ce cas une image entoptique de ce bord qui ajoute au trouble de la vision.

L'extraction du cristallin luxé dans la chambre antérieure est indiquée, lorsque la capsule est déchirée au moment de l'accident. Il y a, au contraire, avantage à la différer lorsque le cristallin est entouré de sa capsule. On peut même essayer en plaçant le blessé dans le décubitus dorsal et dilatant la pupille par l'atropine de faire rentrer le cristallin dans sa fossette. Si cette manœuvre réussissait, on instillerait ensuite l'ésérine et l'on ferait une compression un peu énergique du globe de l'œil en maintenant le malade couché.

b. *Luxation du cristallin dans le corps vitré.* — Il n'y a pas lieu d'admettre la luxation du cristallin dans la chambre postérieure. Les déplacements qui ont été décrits sous ce nom rentrent dans les cas de subluxations latérales dont nous avons parlé.

Lorsque sous l'action d'un traumatisme le cristallin se déplace en arrière, il s'enfonce dans le corps vitré, et généralement se porte par son propre poids vers la partie inférieure de celui-ci et dans le voisinage des procès ciliaires. Cette luxation était réalisée autrefois dans l'opération de la cataracte par abaissement, au moyen de l'aiguille introduite à travers les enveloppes de l'œil.

Le cristallin entouré de sa capsule peut séjourner quelquefois des années dans les parties déclives du corps vitré sans perdre sa transparence et sans causer d'accidents. Le plus ordinairement, toutefois, il détermine une irritation du corps ciliaire, des phénomènes d'irido-choroïdite ou une ophthalmie sympathique. D'autres fois, on voit se développer des troubles glaucomateux avec tension exagérée du globe de l'œil.

La luxation du cristallin dans le corps vitré se reconnaît à la teinte plus noire de l'orifice pupillaire, à l'absence des deux images catoptriques de Purkinje fournies à l'état normal par les deux cristalloïdes. L'iris présente souvent du tremblement et l'orifice pupillaire est étroit. La chambre antérieure paraît plus profonde; la face antérieure de l'iris n'est plus bombée, mais plane ou même un peu déprimée. Il arrive parfois qu'avec l'ophthalmoscope on aperçoit le cristallin déplacé dans le corps vitré, mais cela est exceptionnel.

Les troubles fonctionnels qui résultent de la luxation du cristallin dans le corps vitré sont ceux de l'aphakie. Il y a un haut degré d'hypermétropie et perte du pouvoir accommodateur. Dans quelques cas, les malades ont la perception des déplacements momentanés que subit le cristallin luxé lorsque dans les mouvements de la tête il s'interpose entre l'orifice pupillaire et le fond de l'œil.

Exceptionnellement, on a pu voir des individus atteints de cataracte recouvrer en partie la vue par suite de la luxation accidentelle de leur cristallin dans le corps vitré.

Il est ordinaire, au contraire, que le traumatisme qui a produit la luxation du cristallin ait en même temps causé des désordres graves tels qu'épanchements sanguins intra-oculaires, décollements de la rétine, qui masquent, au premier moment, les signes de la luxation et compromettent complètement la vision.

Lorsque le cristallin luxé dans le corps vitré ne détermine pas d'accidents, il n'y a pas lieu d'intervenir chirurgicalement. On se contente de remédier aux inconvénients de l'aphakie par l'emploi des verres convexes appropriés, comme après l'opération de la cataracte. Lorsque la présence du cristallin entraîne des accidents et qu'on a pu reconnaître à la fois sa situation et sa mobilité dans le corps vitré, il y a lieu d'en tenter l'extraction.

c. *Luxation sous-conjonctivale du cristallin.* — En étudiant les ruptures de l'œil, nous avons vu que la déchirure de la sclérotique se produit d'une manière à peu près constante en haut et en dedans, à peu de distance de la cornée et au niveau des insertions des muscles droits. Nous avons dit également que si la rupture de la rétine et de la choroïde sont fréquentes dans ces cas, la conjonctive, plus élastique, résiste habituellement.

Dans ces conditions, on comprend que le traumatisme qui agit sur le globe de l'œil au point opposé, c'est-à-dire en bas et en dehors, rompe toutes les attaches du cristallin et tende à l'expulser par la voie qui lui est ouverte au niveau de la sclérotique déchirée. Rarement le cristallin ainsi luxé s'arrête entre les lèvres de la plaie scléroticale (Sichel père, de Graefe). Presque toujours, il franchit celle-ci et se loge sous la conjonctive qui l'arrête. La luxation sous-conjonctivale du cristallin se trouve ainsi réalisée.

On a signalé comme cause prédisposant à cette luxation, la dégénérescence athéromateuse et graisseuse des tissus. C'est du moins un fait d'observation que la rupture de la sclérotique ne se produit que chez les individus qui ont dépassé quarante ans.

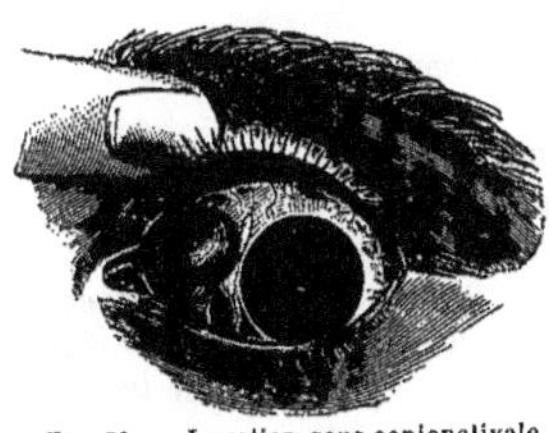

Fig. 50. — Luxation sous-conjonctivale du cristallin.

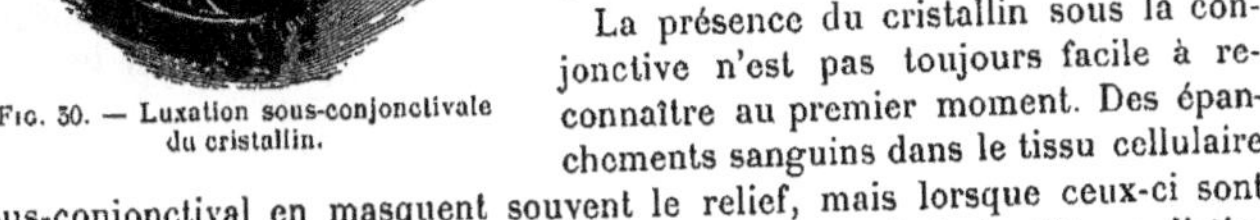

La variété de luxation en haut et en dedans est presque la seule qui ait été observée. On n'a pas d'exemple que le cristallin se soit luxé sous la conjonctive en bas et en dehors.

La présence du cristallin sous la conjonctive n'est pas toujours facile à reconnaître au premier moment. Des épanchements sanguins dans le tissu cellulaire sous-conjonctival en masquent souvent le relief, mais lorsque ceux-ci sont dissipés, le volume, la forme et la transparence même de la lentille se distinguent facilement à travers la conjonctive. On voit aussi le plus souvent entre les lèvres de la rupture de la sclérotique, si le cristallin opacifié ne la cache pas, la choroïde faire une saillie reconnaissable à sa couleur bleu noirâtre. Une portion de l'iris enclavé l'accompagne fréquemment.

La pupille est déformée; il existe une déchirure de l'iris simulant un coloboma dans la direction de la plaie scléroticale. Le champ pupillaire, si un épanchement sanguin ne le masque pas, est ordinairement d'un noir profond, quand le cristallin a été déplacé dans sa capsule. Dans le cas contraire, les débris de la capsule avec quelques masses corticales opacifiées encombrent le champ pupillaire. La luxation sous-conjonctivale du cristallin produit les troubles fonctionnels de la vision que nous avons signalés à propos des autres variétés de luxation.

Le pronostic de cette lésion n'est pas cependant aussi grave qu'on pourrait le supposer. La réaction est rarement violente. Le sang épanché se résorbe; la cicatrisation de la sclérotique et de la choroïde s'opère, malgré la présence du cristallin sous la conjonctive, et le patient se trouve, en définitive, dans les conditions d'un opéré chez lequel l'extraction de la cataracte a été pratiquée avec iridectomie.

Bien qu'il y ait lieu d'extraire le cristallin et qu'une simple incision de la conjonctive suffise pour cette extraction, on fait bien d'attendre que les phénomènes inflammatoires des premiers jours se soient dissipés pour la pratiquer. En respectant l'intégrité de la conjonctive au début, on se met plus sûrement à l'abri des accidents septiques qui pourraient résulter de l'ouverture de la sclérotique. La cicatrisation complète de la plaie scléroticale demande de six à huit semaines, d'après de Wecker.

d. *Luxation avec expulsion du cristallin.* — La luxation avec expulsion du cristallin suppose une violence plus considérable que la variété sous-conjonctivale. Ordinairement la cornée a été largement intéressée en même temps que la sclérotique et l'iris plus largement déchiré.

Le cristallin se retrouve quelquefois entre les paupières ou au voisinage de la plaie. Dans d'autres cas, il est projeté à distance et recueilli par les assistants. Plus souvent peut-être il n'est pas retrouvé et son absence passe inaperçue au milieu des désordres multiples causés par le traumatisme. Le sang épanché dans la chambre antérieure peut, en effet, empêcher tout diagnostic au premier moment.

Plus tard, lorsque l'examen est possible, on constate les signes de l'aphakie sur lesquels nous avons suffisamment insisté.

Que l'expulsion du cristallin soit ou non immédiatement reconnue, le traitement consiste toujours à laver soigneusement l'œil avec une solution antiseptique, à exciser les lambeaux d'iris qui ne peuvent être réduits et à exercer une compression modérée sur le globe de l'œil au moyen d'ouate et d'un bandeau. L'emploi de la poudre d'iodoforme ou de salol, assurera l'antisepsie permanente et les instillations de collyres à l'ésérine ou à l'atropine trouveront aussi leurs indications.

6° LÉSIONS TRAUMATIQUES DU SEGMENT POSTÉRIEUR DE L'ŒIL

Sous ce titre, nous étudions les lésions traumatiques qui intéressent la choroïde, la rétine et le corps vitré.

La choroïde et la rétine sont le plus souvent blessées simultanément. Habituellement, le corps vulnérant les atteint en traversant la sclérotique; parfois aussi, il arrive jusqu'à elles à travers le corps vitré après avoir franchi l'appareil cristallinien d'avant en arrière. Enfin, dans quelques cas, des lésions traumatiques graves de ces membranes se produisent par cause indirecte ou par contre-coup. Telles sont les ruptures de la choroïde et de la rétine, sans lésion de la sclérotique.

Les *contusions* violentes du globe de l'œil produisent en effet assez souvent la *rupture de la choroïde*, comme De Graefe l'a montré le premier en 1854 (voy. aussi CAILLET. Thèse de Strasbourg 1869, *Des ruptures de la choroïde*). Ces ruptures de la choroïde, dans les commotions violentes de l'œil seraient mêmes si fréquentes que, suivant de Wecker, une balle ne pourrait traverser le sinus maxillaire ou fracturer le rebord orbitaire sans les déterminer. A l'ophthalmoscope, lorsque le corps vitré est resté transparent, la rupture de la choroïde se reconnaît à l'écartement des bords de la membrane. Ces bords sont infiltrés de sang, un peu renversés et circonscrivent un épanchement sanguin d'un rouge vermeil.

Les déchirures siègent au voisinage du pôle postérieur entre la macula et la papille. Quelquefois elles se bifurquent à une de leurs extrémités. Elles sont de petites dimensions, mais fréquemment multiples. Lorsque la cicatrisation en est effectuée elles présentent une couleur blanchâtre qui est due à ce que la sclérotique est vue par transparence à travers la cicatrice choroïdienne.

On a beaucoup discuté sur le mécanisme de la production de ces déchirures sans lésion de la sclérotique. L'opinion émise par O. Becker mérite d'être citée pour sa singularité. Il suppose que, dans une contusion violente d'avant en arrière du globe, la partie terminale du nerf optique tend à s'enfoncer dans l'intérieur du corps vitré et que, dans ce mouvement, les parties voisines de la choroïde qui adhèrent au pourtour de la papille subissent un tiraillement assez considérable pour qu'il en résulte une rupture. Ce mécanisme expliquerait la forme en arc à concavité concentrique à la papille que présentent souvent ces déchirures.

La rétine ne participe pas toujours en totalité à ces ruptures de la choroïde; ses couches les plus externes sont seules intéressées en même temps et l'on voit à l'ophthalmoscope les vaisseaux rétiniens passer intacts au-devant de la déchirure de la choroïde. Après la cicatrisation, la rétine a subi généralement une altération dans toute son épaisseur.

Les troubles fonctionnels consistent essentiellement en scotomes plus ou moins centraux. Ultérieurement, la vision peut être tout à fait compromise sans que l'ophthalmoscope révèle autre chose que les cicatrices des déchirures.

La *commotion* de la rétine donnerait lieu, d'après Berlin et Leber, à la production d'une sorte de halo blanchâtre très fugace, au voisinage du pôle postérieur. Le trouble fonctionnel de la vue qui en est la conséquence disparaît en général rapidement. Mais on voit aussi, sans aucune autre lésion, se produire plus tard une atrophie du nerf optique.

Les *plaies* produites directement sur la choroïde et la rétine par des instruments piquants et tranchants n'affectent pas un siége spécial comme les lésions précédentes. A moins de pénétration de matières septiques dans l'œil, ces blessures, si elles ne sont pas très étendues, ne déterminent qu'une réaction insignifiante et ne s'accompagnent que de troubles fonctionnels légers.

Les *corps étrangers* consistant en éclats métalliques (fer, acier, cuivre), grains de plomb, fragments de pierre ou de verre, traversent généralement le corps vitré avant d'atteindre la choroïde et la rétine. Ils s'incrustent parfois dans ces membranes et s'y enkystent sans produire de réaction vive. L'ophthalmoscope permet de les reconnaître avant leur enkystement et d'en déterminer la situation.

Le corps vitré est le milieu où on les rencontre le plus habituellement. Mais, ainsi que Berlin le fait remarquer, avant d'arriver au point où l'on constate leur présence, ils ont généralement été frapper la rétine vers le pôle postérieur et, repoussés par une sorte de ricochet dans la masse du corps vitré, ils tendent à gagner les parties déclives par leur propre poids. Cette migration est favorisée par le ramollissement de l'humeur vitrée. Les secousses imprimées à la tête et au globe de l'œil expliquent aussi les changements de situation du corps étranger. On a même vu, sous cette influence, des grains de plomb primitivement enkystés redevenir libres.

D'une manière générale, ainsi que l'a montré Leber, les parcelles de métaux non oxydables ne déterminent aucun phénomène d'irritation immédiate si elles n'ont pas apporté avec elles de germes infectieux.

Les métaux oxydables peuvent entraîner la suppuration. Mais celle-ci n'est constante que s'il y a eu introduction de microbes infectieux. Nous avons déjà cité à ce sujet les expériences du docteur Rolland.

Même en dehors de cette circonstance la pénétration d'un corps étranger dans le corps vitré comporte un pronostic très grave pour l'œil. En effet, à la longue, la présence du corps étranger donne lieu à des phénomènes d'irido-choroïdite ou de glaucome, ou encore aux accidents de l'ophthalmie sympathique.

L'indication est donc d'extraire les corps étrangers lorsqu'on est assuré de leur présence. Si les milieux de l'œil sont restés transparents, l'ophthalmoscope et quelquefois l'examen à la lumière directe permettent de les apercevoir, surtout si ce sont des paillettes métalliques à reflets brillants.

Une incision pratiquée à la sclérotique à la partie inférieure et externe en arrière de la région ciliaire, entre le muscle droit inférieur et le droit externe, permet d'introduire une pince ou une curette et d'aller à la recherche du corps étranger. Mais l'opération est incertaine et pleine de périls.

Lorsque le corps étranger est une parcelle de fer ou d'acier, on a la ressource, comme l'ont montré Hirschberg et Galezowski, d'employer un barreau aimanté que l'on fait pénétrer par la plaie jusqu'au voisinage du corps étranger. L'adhérence de la parcelle métallique à l'aimant facilite beaucoup l'extraction.

CHAPITRE II

MALADIES DE LA CONJONCTIVE

WARLOMONT, Art. CONJONCTIVE. *Dict. encyclop. des sc. méd.*, t. XIX, p. 586. — GOSSELIN et LANNELONGUE, Art. CONJONCTIVITE. *Dict. de méd. et de chir. prat.*, t. IX, p. 42. — SAEMISCH, *Handbuch der Augenheilkunde von* ALF. GRAEFE u. TH. SAEMISCH, Bd. IV. Leipzig, 1876. — *Traités généraux* de ABADIE, GALEZOWSKI, ED. MEYER, A. SICHEL, DE WECKER.

I

VICES DE CONFORMATION ET ANOMALIES CONGÉNITALES

Les vices de conformation et anomalies congénitales de la conjonctive n'ont que peu d'intérêt pour le chirurgien.

Les *brides* congénitales établissant des adhérences entre les paupières et le globe de l'œil coïncident habituellement avec des malformations de tout l'appareil oculaire.

Nous avons signalé les *taches pigmentaires* congénitales. Si elles n'ont que de petites dimensions on est autorisé à en pratiquer l'excision pour faire disparaître la difformité qu'elles occasionnent.

Les *dermoïdes* de la conjonctive d'origine congénitale seront décrits plus loin avec les autres tumeurs de cette membrane.

II

LÉSIONS TRAUMATIQUES DE LA CONJONCTIVE

Les *contusions*, les *plaies*, l'*emphysème* et les *corps étrangers* de la conjonctive ont été décrits à propos des lésions traumatiques du globe oculaire. Nous renvoyons à ce précédent chapitre pour tout ce qui les concerne.

III

LÉSIONS VITALES ET INFLAMMATOIRES DE LA CONJONCTIVE

Nous décrirons dans ce chapitre : 1° les *inflammations* ; 2° les *ulcérations ;* 3° les *lésions vitales* de la conjonctive qui ne rentrent pas dans la classe des tumeurs.

I. — Inflammations de la conjonctive.

L'inflammation de la conjonctive ou *conjonctivite* est tantôt circonscrite et tantôt généralisée à la membrane tout entière.

La conjonctivite circonscrite ne présente qu'une espèce méritant une description à part, c'est la *conjonctivite phlycténulaire*.

Les conjonctivites généralisées sont nombreuses. Elles se distinguent en : 1° conjonctivites sèches ; 2° conjonctivites sécrétantes ; 3° conjonctivites néoplasiques.

La conjonctivite sèche ou hypérémique est le type de l'inflammation simple de la conjonctive.

Les conjonctivites sécrétantes se divisent en : 1° conjonctivites franches comprenant la conjonctivite *catarrhale* et la conjonctivite *purulente* ; 2° conjonctivites plastiques, *pseudo-membraneuse* et *diphthéritique*.

Les conjonctivites néoplasiques sont représentées par la conjonctivite *folliculaire* et la conjonctivite *granuleuse*.

Nous décrirons les conjonctivites dans l'ordre suivant :

1° La conjonctivite phlycténulaire ;
2° La conjonctivite simple, hypérémique ;
3° La conjonctivite catarrhale ;
4° La conjonctivite purulente ;
5° La conjonctivite diphthéritique ;
6° La conjonctivite folliculaire ;
7° La conjonctivite granuleuse.

1° CONJONCTIVITE PHLYCTÉNULAIRE

Blazy, Affections éruptives de la conjonctive. Thèse de Paris, 1873. — Thodois, Essai sur les phlyctènes ou de la kérato-conjonctivite phlycténulaire. Thèse de Paris, 1874. — Savy, Contribution à l'étude des éruptions de la conjonctive. Thèse de Paris, 1876. — Duruty, L'herpès oculaire. Thèse de Paris, 1886-1887.

C'est la plus fréquente des conjonctivites circonscrites. Elle est encore désignée sous les noms de conjonctivite *vésiculeuse*, *pustuleuse*, *papuleuse*, d'*herpès* de la conjonctive.

Elle est caractérisée par l'apparition sur la conjonctive bulbaire de légères saillies du volume d'une tête d'épingle à celui d'une petite lentille. Ces saillies ne siègent jamais sur la conjonctive palpébrale ; elles occupent de préférence les parties de la conjonctive bulbaire habituellement découvertes, et peut-être plus souvent la partie externe. On les voit fréquemment envahir la cornée où elles déterminent une forme spéciale de kératite et souvent aussi siéger sur le limbe même de la cornée.

Anatomiquement cette vésicule est formée par une exsudation sous la couche épithéliale, avec un contenu pauvre en cellules. On y a trouvé un coccus jaunâtre plus pâle que le *staphylococcus pyogenes aureus*. Ce coccus serait constant, d'après Leber. En l'inoculant à la peau, on a déterminé la formation de pustules. Inoculé sur la conjonctive il ne produit que du catarrhe et non des pustules ; aussi faut-il attendre de nouvelles recherches avant de le regarder comme l'élément spécifique.

Augagneur a signalé la coïncidence des affections de la pituitaire chez les enfants avec les éruptions phlycténulaires de la conjonctive (*Pathogénie et traitement de la conjonctivite phlycténulaire. Province médic.*, 14 et 21 juillet 1888).

La conjonctivite phlycténulaire se montre surtout chez les enfants. On l'observe principalement à l'automne et au printemps

La scrofule est considérée par presque tous les auteurs comme la principale cause de son développement. Il est certain que la coexistence d'éruptions eczémateuses et impétigineuses de la face chez les enfants qui en sont atteints est presque la règle. Il y a cependant des cas assez nombreux où l'influence de la scrofule ne se retrouve pas (E. Meyer).

Martin (de Bordeaux) pense que l'astigmatisme de la cornée prédispose à l'apparition de la conjonctivite phlycténulaire.

L'influence des refroidissements, des poussières et des corps étrangers, comme causes occasionnelles est admise, mais non démontrée.

Symptomatologie. — La phlyctène ou les phlyctènes forment de petites élevures du volume d'une tête d'épingle à celui d'une petite lentille, siégeant, comme nous l'avons dit sur la conjonctive bulbaire, au voisinage ou sur le limbe même de la cornée. Cette saillie est blanche ou jaunâtre. Elle paraît formée par une infiltration plastique du tissu cellulaire conjonctival et sous-conjonctival plutôt que par une accumulation véritable de sérosité.

Vers cette saillie on voit converger un pinceau triangulaire de vaisseaux conjonctivaux très apparents et tortueux. La base du triangle est toujours dirigée vers la périphérie.

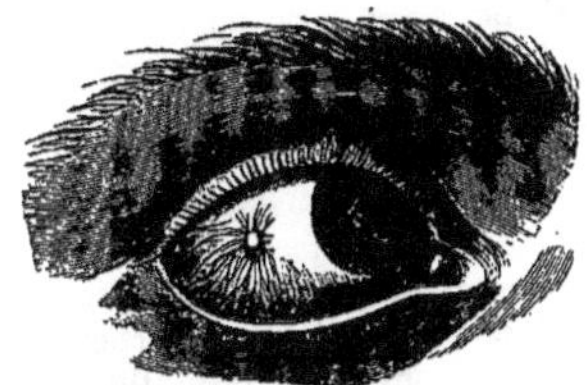

Fig. 31. — Conjonctive phlycténulaire.

Le nombre des phlyctènes est variable. Lorsqu'elles sont un peu rapprochées les unes des autres et disséminées autour de la cornée, l'injection de la conjonctive tend à se généraliser et la disposition en triangle de l'injection vasculaire est difficile à retrouver.

L'absence habituelle de réaction, lorsque la cornée n'est pas envahie par l'éruption, est un fait remarquable. Il y a rougeur localisée de la conjonctive, un peu d'exagération de la sécrétion de la muqueuse, mais il n'y a pas de photophobie, pas de blépharospasme et les enfants, bien souvent, ne paraissent éprouver aucune douleur. D'autres fois, le larmoiement est considérable.

Au bout de quelques jours si l'on observe à la loupe la papule de la conjonctive, on voit quelquefois la saillie diminuer et disparaître ; il y a eu résorption. En même temps l'injection vasculaire s'efface. La formation de pus et l'évacuation par ouverture de la vésicule transformée en pustule est plus rare. Habituellement, sans production évidente de pus, il se fait au sommet une petite ulcération qui peu à peu se comble et guérit.

La durée habituelle de l'évolution d'une papule est d'une à deux semaines, mais il est très fréquent de voir apparaître successivement de nouvelles papules et ces poussées répétées prolongent beaucoup la maladie.

Diagnostic. — La saillie des papules, la forme triangulaire de l'injection sont assez caractéristiques pour laisser rarement place au doute. Dans le cas d'éruption confluente, toutefois, l'injection généralisée de la conjonctive peut faire croire à une conjonctivite catarrhale si l'on n'observe pas la maladie au début. D'autre part, certaines formes d'épisclérite s'accompagnent de la production d'une large papule ; mais, dans ce cas, les vaisseaux injectés ne sont pas disposés en triangle et les dimensions de la saillie sous-conjonctivale permettent de faire le diagnostic.

Pronostic. — Il est le plus souvent bénin, lorsque l'éruption est bornée à la conjonctive. Les poussées successives peuvent, il est vrai, prolonger la maladie et exposent la cornée à se prendre. Il faut savoir aussi qu'il existe une forme maligne décrite par Saemisch, dans laquelle les pustules de larges dimensions s'ulcèrent rapidement et déterminent la perforation de la sclérotique.

Traitement. — La conjonctivite phlycténulaire disparaît rapidement par un traitement local, mais les récidives doivent être prévenues par un traitement général et surtout par le traitement des manifestations impétigineuses de la face.

La cautérisation des phlyctènes avec la pointe effilée d'un crayon de nitrate d'argent, autrefois usitée, doit être proscrite. Il suffit de déposer dans le cul-de-sac inférieur de la conjonctive, une fois par jour, avec un petit pinceau, gros comme un grain de blé, de la pommade à l'oxyde jaune de mercure (vaseline 10 grammes, oxyde jaune 0gr,50 à 1 gramme). On peut aussi projeter entre les paupières une pincée de poudre de calomel à la vapeur.

Sous l'influence de ce traitement, on voit généralement les phlyctènes disparaître en quelques jours.

Augagneur insiste sur la nécessité de traiter la rhinite infectieuse concomitante. Il insuffle à cet effet, dans les fosses nasales, un mélange à parties égales de camphre pulvérisé, d'acide borique et de sous-nitrate de bismuth.

2° CONJONCTIVITE SIMPLE, HYPÉRÉMIQUE

Masmonteil, De l'ophthalmie sous-conjonctivale. Thèse de Paris, 1873. — Quénette, De la vascularisation de la conjonctive dans la conjonctivite, la kératite, l'iritis. Thèse de Paris, 1875. — Grognot, De la congestion oculaire et péri-oculaire aiguë. Thèse de Paris, 1879. — Guérineau, Étude des diverses formes d'injection de la conjonctive dans la conjonctivite, la kératite, l'iritis. Thèse de Paris, 1879.

L'hypérémie de la conjonctive, appelée aussi *catarrhe sec* par quelques ophthalmologistes, n'est pas acceptée par tous comme espèce distincte. Plusieurs n'y voient que le premier degré de l'inflammation catarrhale. Nous croyons devoir la décrire isolément pour conserver à l'ophthalmie catarrhale sa spécificité qui n'est plus guère mise en doute aujourd'hui.

L'hypérémie de la conjonctive pourrait être considérée comme le type de la conjonctivite simple. Sans prétendre comme on l'a dit que l'inflammation ne peut exister sans microbes, il est vraisemblable que si, dans l'hypérémie conjonctivale, un microbe joue un rôle, ce microbe est un de ceux qui en grand nombre se retrouvent à l'état normal dans les culs-de-sac de la conjonctive et y restent habituellement inoffensifs (Voy. Gayet, *Arch. d'ophthalmologie*, 1887, p. 385).

Qu'une cause irritante extérieure banale vienne à déterminer l'excoriation d'un point de la muqueuse et l'on comprend, en présence de ces nombreux microbes, qu'une inflammation vulgaire se développe : c'est la conjonctivite simple ou hypérémie de la conjonctive. Pour la conjonctivite catarrhale il faut, au contraire, l'intervention d'un microbe spécial, le bacille de Weeks, résultat ordinairement d'un apport contagieux.

Étiologie. — Toutes les causes débilitantes agissent comme *causes prédisposantes* de la conjonctivite. A ce titre on ne manque jamais de citer les climats froids et humides, l'enfance, en raison de la fréquence de la scrofule à cet âge, enfin les maladies exanthématiques, telles que la rougeole bien qu'il doive y avoir, dans la conjonctivite rubéolique intervention d'un élément spécifique particulier.

L'arthritisme est considéré depuis longtemps comme constituant une prédisposition aux inflammations de la conjonctive. On voit en effet les conjonctivites se reproduire chez les rhumatisants en alternant avec d'autres manifestations de la diathèse.

La syphilis ne paraît pas porter ses manifestations du côté de la conjonctive.

Les *causes occasionnelles* de la conjonctivite sont constituées par toutes les irritations extérieures. En première ligne figurent les corps étrangers, les poussières auxquelles les ouvriers des manufactures et certaines professions se trouvent particulièrement exposés. Les produits de la combustion du gaz d'éclairage, la viciation de l'air par l'agglomération d'un grand nombre de personnes dans un espace confiné, la fumée, celle de tabac surtout, les exhalaisons ammoniacales suffisent dans bien des cas à la provoquer.

L'action du froid est assez généralement admise. Mais peut-être le froid n'agit-il que secondairement sur la muqueuse conjonctivale. Celle-ci se prend le plus souvent après la muqueuse pituitaire et celle des voies lacrymales par lesquelles l'inflammation lui est transmise.

Plus souvent encore c'est du côté des annexes de l'œil que la cause irritante doit être recherchée ; c'est un cil dévié, une glande de Meibomius oblitérée qui est le point de départ de l'irritation.

Enfin, les vices de réfraction de l'œil, en particulier l'hypermétropie, en obligeant à des efforts exagérés d'accommodation déterminent une congestion parfois suivie du développement d'une conjonctivite.

Symptomatologie. — La conjonctivite simple se traduit par des *signes physiques* et par des *troubles fonctionnels*.

Les signes physiques sont ceux de toute inflammation : la rougeur et la tuméfaction.

La rougeur existe sur la conjonctive palpébrale et exceptionnellement sur la conjonctive bulbaire ; elle a généralement son maximum au niveau des culs-de-sac de la conjonctive, notamment du cul-de-sac inférieur. Cette rougeur résulte d'une dilatation anormale des vaisseaux de la conjonctive.

La conjonctive reçoit, comme on sait, ses artères des branches musculaires de l'ophthalmique et ces vaisseaux lui arrivent au niveau des culs-de-sac. Leurs branches terminales s'anastomosent, il est vrai, avec la terminaison des artères ciliaires antérieures destinées surtout à l'iris, mais les deux systèmes restent généralement indépendants dans leurs inflammations. Ils se présentent, dans ce cas, sous deux apparences très différentes. Les vaisseaux de la conjonctive sont volumineux, superficiels, tortueux, mobiles avec la muqueuse; ils forment un treillage à larges mailles, d'autant plus serré que l'on s'éloigne davantage de la périphérie de la cornée.

L'injection des vaisseaux appartenant au système des artères ciliaires antérieures constitue le cercle *périkératique;* il accompagne les inflammations de l'iris, du cercle ciliaire et de la cornée et a une apparence qui ne permet pas de le confondre avec l'injection des vaisseaux conjonctivaux. Il est constitué par des vaisseaux fins, rectilignes, radiés qui, partant du limbe cornéen, se dirigent vers la périphérie en s'amincissant et donnent à la sclérotique une teinte

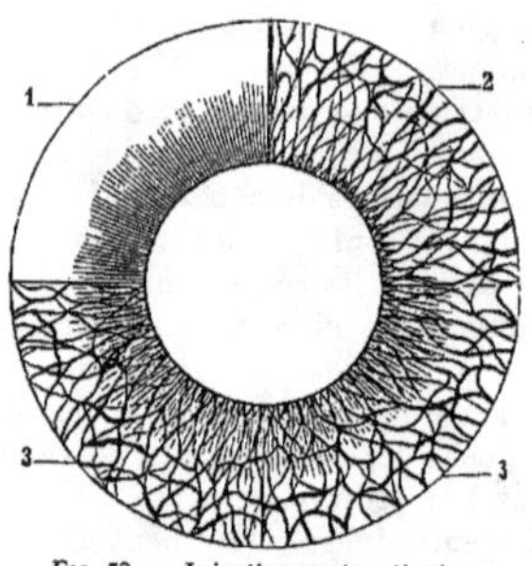

FIG. 52. — Injection conjonctivale et sous-conjonctivale (périkératique.)

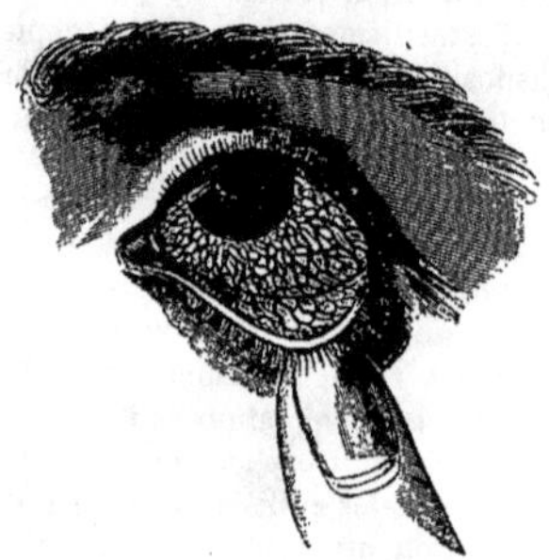

FIG. 53. — Injection des vaisseaux de la conjonctive.

d'un rouge sombre. Le cercle vasculaire périkératique est fixe, non mobile avec la conjonctive.

Le réseau vasculaire conjonctival a une teinte généralement d'un rouge vif. Dans les conjonctivites intenses, il est entremêlé d'ecchymoses qui ont parfois une étendue considérable et des limites nettement accusées.

La tuméfaction de la conjonctive se traduit d'abord par une moindre transparence de la membrane qui, sur la face interne des paupières, ne laisse plus apercevoir les glandes de Meibomius entre lesquelles on voit s'avancer les vaisseaux injectés. Elle se traduit aussi par une hypertrophie des papilles de ces mêmes régions qui prennent une apparence rouge et veloutée.

Sur la conjonctive bulbaire, la tuméfaction de la muqueuse est moins évidente, mais on note une irrégularité de la surface.

Le gonflement de la conjonctive a reçu le nom de *chémosis inflammatoire.* Mais le chémosis est rarement considérable dans la conjonctivite simple. Ce n'est que dans les conjonctivites purulentes qu'il atteint de grandes proportions. Dans la conjonctivite catarrhale, il peut quelquefois former sur le bulbe un bourrelet appréciable enchâssant la cornée, et par la tuméfaction de la conjonctive palpébrale, déterminer un léger degré d'ectropion (ectropion muqueux aigu).

Les troubles fonctionnels occasionnés par la conjonctivite simple sont représentés par la douleur, la gêne des mouvements et les sécrétions anormales.

Au début, il y a une sensibilité exagérée de la conjonctive, des picotements qui donnent aux malades la sensation d'un corps étranger et les portent à se frotter les paupières. Plus tard, il y a une véritable cuisson avec sensation de chaleur souvent très pénible.

Cependant cette douleur exagérée par les mouvements des paupières reste localisée, superficielle. Elle ne s'irradie pas comme celle de la kératite ou de l'iritis dans la région sus-orbitaire frontale ni dans la moitié correspondante du crâne et dans les profondeurs de l'orbite.

La photophobie manque aussi habituellement dans la conjonctivite simple.

Les mouvements des paupières sont gênés dès le début. C'est une sensation de pesanteur qui s'exagère le soir, et, le matin, au réveil, fait que les malades ont les plus grandes difficultés à entr'ouvrir les paupières, alors même qu'aucune sécrétion ne les agglutine.

Dans la conjonctivite simple la sécrétion reste purement aqueuse ou séreuse. Elle n'est pas mélangée de stries filamenteuses comme dans la conjonctivite catarrhale, ni de muco-pus ou de pus. La sécrétion lacrymale est exagérée et sans doute aussi celle des glandules conjonctivales, qui, à l'état normal, entretiennent l'humidité de la conjonctive. Dans la journée, cette sécrétion aqueuse détermine seulement un certain degré d'irritation de la face cutanée des paupières sur lesquelles elle s'écoule. Mais, pendant la nuit, elle s'épaissit en se mélangeant aux autres sécrétions des glandes palpébrales, se concrète et se dessèche au niveau du grand angle de l'œil et forme des croûtes jaunâtres qui agglutinent les cils. Au réveil, les paupières se trouvent accolées et ce n'est qu'après l'enlèvement où le ramollissement de ces croûtes qu'elles peuvent s'écarter.

Tous les signes, tant physiques que fonctionnels, qui viennent d'être énumérés s'exagèrent le soir, à la lumière artificielle, dans une atmosphère viciée et au contact de la fumée de tabac.

Bien qu'il n'y ait pas d'altération du côté des milieux de l'œil ni de la rétine, la conjonctivite simple, n'en gêne pas moins, dans bien des cas, la vision, au point d'interdire tout travail à ceux qui en sont atteints.

A moins de complications, il n'y a pas de phénomènes généraux.

La conjonctivite simple est *aiguë* ou *chronique*. Lorsqu'elle existe à l'état aigu, les phénomènes que nous venons d'énumérer ont en général plus d'intensité et la durée de l'affection est d'une à deux semaines. Si l'inflammation est entretenue par une cause persistante, elle passe à l'état chronique; un certain nombre des symptômes s'atténue et l'inflammation se localise surtout à la face interne des paupières et au niveau des culs-de-sac de la conjonctive. Ce qui caractérise la conjonctivite simple, c'est que la sécrétion reste toujours claire, non mélangée de pus. A la longue, la conjonctivite palpébrale produit l'épaississement ou le renversement de la paupière (ectropion muqueux).

La conjonctivite simple atteint fréquemment, mais non toujours, les deux yeux à la fois, suivant la cause qui lui a donné naissance. Un seul œil est atteint si elle est provoquée par la déviation d'un cil, l'infarctus d'une glande meibomienne. Les conjonctivites professionnelles ou diathésiques sont, au contraire, presque toujours doubles.

Dans le cas où la conjonctivite n'atteint qu'un seul œil, elle peut être localisée en une région spéciale de la conjonctive. C'est ainsi qu'on observe la conjonctivite limitée à la face interne des paupières (*conjonctivite palpébrale*), à l'un des angles de l'œil (*conjonctivite angulaire*), au cul-de-sac conjonctival inférieur et à la paupière inférieure. Cette dernière, ordinairement en relation avec une affection des voies lacrymales, est quelquefois appelée *conjonctivite lacrymale*. Ces conjonctivites localisées affectent ordinairement la marche chronique, mais sont sujettes à des poussées brusques d'inflammation aiguë.

Diagnostic. — Au début, la conjonctivite simple est facilement confondue avec l'hypérémie produite par un corps étranger qui, d'ailleurs peut lui donner naissance. Un examen minutieux de la face interne des paupières et des culs-de-sac de la conjonctive devra donc être pratiqué.

L'absence des filaments blanchâtres caractéristiques de la conjonctivite catarrhale permet, à la période d'état, de faire le diagnostic de la conjonctivite simple, mais, au début, il faut être très réservé.

L'iritis se distingue de la conjonctivite non seulement par les changements de coloration survenus du côté de l'iris, par le trouble de l'humeur aqueuse, mais surtout par l'aspect de l'injection vasculaire et par les douleurs périorbitaires. Nous avons insisté suffisamment sur les caractères du cercle périkératique et sur l'irradiation des douleurs pour n'avoir pas besoin d'y revenir. La photophobie qui accompagne l'iritis manque dans la conjonctivite.

Pronostic. — Sauf le cas de complication, le pronostic de la conjonctivite simple n'est pas grave. L'affection guérit en une ou deux semaines lorsqu'elle est convenablement traitée. Chez les sujets débilités elle a de la tendance à récidiver ou à passer à l'état chronique. Bien que l'inoculabilité de la sécrétion de la conjonctivite simple ne soit pas démontrée, il est nécessaire de prendre des précautions pour éviter la transmission d'un œil à l'autre ou d'un sujet à un autre et, pour cela, prévenir les personnes qui en sont atteintes de la possibilité de la contagion.

Traitement. — La première indication à remplir est d'éloigner les causes qui déterminent la conjonctivite. On interdira le séjour dans les lieux dont l'atmosphère est viciée par des poussières, par la fumée de tabac. On fera cesser tout travail à la lumière artificielle. S'il existe de l'hypermétropie ou de l'astigmatisme, on corrigera par les verres appropriés ces vices de réfraction; si l'on constate une affection des voies lacrymales, on traitera d'abord le catarrhe de leur muqueuse. Enfin, si des cils déviés, ou une glande de Meibomius infarctée entretenaient l'irritation de la conjonctive, on commencerait par arracher les cils, on viderait de son contenu la glande avec une aiguille à cataracte ou la pointe du galvano-cautère.

On peut, sans inconvénients, s'abstenir de prescrire le classique pédiluve sinapisé souvent encore réclamé par les malades.

Comme traitement local, on fera seulement usage de solutions astringentes. Les cautérisations ne sont jamais nécessaires.

Dans la forme aiguë on se bornera à prescrire l'emploi de la solution d'acide borique (20 grammes pour 500 grammes d'eau). Des compresses imbibées de cette solution seront maintenues pendant un quart d'heure sur les paupières, matin et soir. Dans l'intervalle, il sera fait des lotions plus ou moins fréquentes avec cette solution.

La solution de sulfate de zinc à 1 pour 300 est quelquefois employée de la même façon, mais son effet est parfois irritant. Il faut la réserver pour la forme chronique.

Dans cette même forme, on peut aussi employer une solution de sublimé à 0gr,10 centigrammes pour 500 grammes d'eau.

Dans la forme aiguë les pulvérisations d'eau fraîche sur la conjonctive, pratiquées deux ou trois fois par jour, sont un bon moyen pour atténuer les douleurs.

L'emploi de conserves à verres fumés et bombés, protégera utilement les yeux contre l'action de l'air et de la lumière, lorsque les malades doivent sortir au dehors.

3° CONJONCTIVITE CATARRHALE

La conjonctivite catarrhale se distingue de la conjonctivite simple ou hypérémique par la production d'une sécrétion particulière, et probablement par l'existence d'un bacille spécial.

C'est donc une conjonctivite spécifique, contagieuse et inoculable. Mais jusqu'ici on n'est par arrivé à la reproduire identique à elle-même par les inoculations. Tantôt le produit de sécrétion de la conjonctivite catarrhale transporté sur une conjonctive saine donne une conjonctivite hypérémique simple, tantôt une conjonctivite catarrhale et quelquefois aussi une conjonctivite purulente. La quantité et la qualité du produit, et certainement aussi la nature du terrain sur lequel se fait l'inoculation influent sur les résultats, mais il semble que la conjonctivite hypérémique, la conjonctivite catarrhale et la conjonctivite purulente ne soient que les degrés différents d'une même affection susceptible de se reproduire sous l'influence des mêmes causes.

Étiologie. — On sait depuis longtemps que la conjonctivite catarrhale est contagieuse et que la sécrétion est inoculable. Si l'on en croit les travaux récents de Weeks (*Medical Record*, 21 May 1887) et de Kartulis (*Centralblatt f. Bakteriologie u. Parasit.*, 1887, p. 289), on y rencontre, en même temps que le *Staphylococcus pyogenes* dont le rôle est mal connu, un bacille mince et grêle. Kartulis a réussi à le cultiver et a reproduit la conjonctivite catarrhale en l'inoculant.

Les causes prédisposantes de la maladie n'agiraient donc qu'en préparant le terrain au développement du bacille.

On observe surtout la conjonctivite catarrhale dans les climats froids et humides tels que l'Angleterre, l'Allemagne du Nord et la Hollande. En France on la voit apparaître au printemps et à l'automne.

Le jeune âge y prédispose tant à cause de la fréquence des manifestations scrofuleuses à la face et aux paupières que de l'habitude si commune chez les enfants de porter à leurs yeux leurs mains malpropres.

On voit aussi cette maladie se développer comme complication ou comme épiphénomène des fièvres éruptives, la rougeole, la scarlatine, et encore de l'érysipèle et de la grippe.

Les atmosphères viciées par la présence de divers gaz, de poussières, de fumées, créent des conditions favorables au développement de la conjonctivite catarrhale. C'est ainsi qu'on l'observe souvent à l'état d'épidémie dans les chambrées des casernes, dans les écoles, les salles d'asile, dans les manufactures. Certaines professions y sont particulièrement exposées, celles de cardeurs et de vidangeurs, par exemple. Bouisson l'a observée chez les individus qui pratiquent le soufrage de la vigne.

Les maladies des paupières, la déviation des cils, les corps étrangers, l'infarctus des glandes de Meibomius, les conjonctivites lacrymales qui se rattachent à une affection des voies lacrymales ou à un coryza chronique sont une cause indirecte de catarrhe de la conjonctive; ce sont ces lésions qu'il faut s'appliquer à rechercher dans les antécédents et elles expliquent le développement de la maladie bien mieux que le courant d'air froid si habituellement invoqué par les patients.

Il est probable que la contagion se fait le plus souvent par le transport direct des sécrétions humides ou desséchées, à l'aide des mains, des éponges, des serviettes de toilette. C'est presque toujours ainsi qu'elle s'effectue, dans les familles, de la mère aux enfants et réciproquement. Le transport par l'atmosphère paraît moins fréquent.

Symptomatologie. — La conjonctivite catarrhale atteint presque toujours les deux yeux, mais généralement le début n'est pas simultané des deux côtés et souvent un des deux yeux est plus vivement affecté que l'autre pendant toute la durée de la maladie.

Les troubles fonctionnels auxquels elle donne lieu sont ceux que nous avons énumérés pour la conjonctivite hypérémique; la sensation de corps étranger, les picotements, la lourdeur des paupières et la gêne des mouvements. La photophobie manque également, sauf le cas de complication.

Les signes physiques au début sont identiques à ceux de l'hypérémie de la conjonctive et, à la première période, la distinction des deux affections est impossible. Mais la vascularisation est plus intense dans la conjonctivite catarrhale; elle envahit plus rapidement et plus complètement la conjonctive bulbaire. La tuméfaction est plus marquée aussi; le chémosis, les ecchymoses, sans être constants s'y observent quelquefois.

La sécrétion, d'abord purement aqueuse, devient bientôt caractéristique. Elle est louche, troublée par des flocons de mucus et surtout par des filaments et des stries blanchâtres qui sont formés par des globules de pus et des cellules épithéliales emprisonnés dans une matière albumineuse ou fibrineuse. Ces stries s'accumulent surtout dans le cul-de-sac inférieur de la conjonctive.

L'examen microscopique des sécrétions fait reconnaître outre de nombreuses cellules épithéliales, des globules de pus. Dans certaines variétés seulement, d'après Sattler, on y rencontre le *Staphylococcus pyogenes aureus*. Enfin, d'après Weeks et Kartulis, on y reconnaît la présence d'un bacille grêle qui serait caractéristique.

La présence au-devant de la cornée d'une sécrétion épaisse et entremêlée de filaments opaques explique que, dans la conjonctive catarrhale, la vision soit fortement gênée, malgré l'intégrité de la cornée et des milieux de l'œil. La nature plus irritante des sécrétions rend compte aussi de l'excoriation eczémateuse de la peau des paupières, surtout chez les enfants. Enfin, le matin, au réveil, les croûtes qui agglutinent les paupières et les cils sont plus épaisses et plus abondantes que dans l'hypérémie de la conjonctive.

D'une manière générale, les troubles fonctionnels et les signes physiques sont plus intenses dans la conjonctivite catarrhale. De Wecker dit toutefois avoir remarqué que les troubles fonctionnels sont beaucoup plus accentués chez les sujets dont les paupières sont tendues que chez ceux qui les ont naturellement lâches.

La terminaison habituelle de la conjonctivite catarrhale est la guérison, au bout d'une à deux semaines. Les complications du côté de la cornée, dans la forme aiguë, sont tout à fait exceptionnelles. Il en est de même pour les complications du côté de l'iris. Mais assez souvent la conjonctivite catarrhale passe à l'*état chronique*.

Il est rare toutefois que, lorsque la forme chronique s'établit, elle persiste sur la conjonctive bulbaire. Elle se réfugie sur la face interne des paupières ou dans les culs-de-sac conjonctivaux et dans ces points elle tend à s'éterniser, quand elle est méconnue.

Dans la forme chronique localisée à la face interne des paupières, la muqueuse est épaissie, rougeâtre et présente un aspect fongueux et une série de petites saillies arrondies qui ne sont pas sans analogies avec les granulations. La sécrétion persiste quoique moins abondante que dans la forme aiguë. Les troubles fonctionnels, la douleur notamment, sont très atténués, mais l'hypertrophie de la muqueuse tend à produire l'ectropion de la paupière inférieure. De temps en temps, l'inflammation chronique de la conjonctive subit une poussée aiguë qui ramène l'ensemble symptomatologique ordinaire de la conjonctivite catarrhale aiguë. C'est ainsi que s'expliquent les conjonctivites à répétition auxquelles sont exposés certains sujets.

La conjonctivite chronique peut à la longue se compliquer de petites ulcérations de la cornée qui, sans présenter de gravité, sont d'une guérison difficile.

Traitement. — Le traitement de la conjonctivite catarrhale est avant tout un traitement local. On s'abstient généralement aujourd'hui d'administrer les purgatifs, le calomel à l'intérieur qu'on prescrivait autrefois avec l'intention d'établir une dérivation sur le tube digestif. Les bains de pied à la moutarde peuvent être supprimés sans inconvénient et l'intensité de l'inflammation obligera bien rarement à recourir aux applications de sangsues.

On s'appliquera à écarter les causes qui ont pu être l'occasion de la maladie et l'on prescrira les précautions hygiéniques propres à en atténuer les effets. Le malade sera soustrait à l'action des poussières irritantes, de la fumée, de l'éclairage artificiel; on lui fera porter des conserves à verres bleus ou fumés, de préférence au bandeau qui fatigue les paupières, retient les sécrétions et qui, les deux yeux étant en général simultanément atteints, impose au patient une cécité artificielle. On le préviendra surtout de la contagion possible de l'affection et on l'astreindra à brûler les linges ou les tampons de coton hydrophile qui auront servi aux lavages de la conjonctive.

Dès que la nature de l'affection est reconnue, il faut essayer l'emploi du traitement dit *abortif*. Il consiste à passer sur la face interne des paupières préalablement retournées un pinceau trempé dans une solution à 2 pour 100 de nitrate d'argent. La muqueuse blanchit légèrement et sans s'astreindre à neutraliser par l'eau salée l'excédent du collyre, on lave largement les paupières avec la solution d'acide borique, aussitôt que la cautérisation est effectuée.

Après une exacerbation momentanée des symptômes, il est rare que ce traitement ne soit suivi d'une amélioration notable; dès le lendemain, la sécrétion catarrhale est très amoindrie ou a même disparu.

Des lotions répétées toutes les heures avec la solution saturée d'acide borique suffisent dans l'intervalle des cautérisations qui n'ont jamais besoin d'être répétées plus d'une fois dans les vingt-quatre heures. Nous rejetons complètement l'emploi des solutions phéniquées même très affaiblies. D'un effet favorable dans certains cas, elles déterminent parfois des accidents d'irritation à la peau que nous n'avons jamais observés en nous bornant à l'emploi de la solution boriquée.

Dans la forme chronique de la maladie les cautérisations au nitrate d'argent sont encore utiles, mais on ne devra pas en prolonger l'emploi. On pourra remplacer la solution d'acide borique par une solution à 1 pour 300 de sulfate de zinc. On combattra l'état hypertrophique de la muqueuse par de légers attouchements avec le crayon de sulfate de cuivre. Dans quelques cas même on devra pratiquer des scarifications de la muqueuse. Il faut compter surtout, pour abréger la durée de la maladie, sur l'hygiène générale. Il sera donc quelquefois nécessaire de conseiller le séjour à la campagne.

4° CONJONCTIVITE PURULENTE

La conjonctivite purulente se distingue de la conjonctivite catarrhale par la nature de sa sécrétion et surtout par la fréquence des complications cornéennes qui en font une affection d'une extrême gravité si on la compare à la bénignité habituelle de la conjonctivite catarrhale.

La conjonctivite purulente s'observe surtout : 1° chez les nouveau-nés; 2° chez l'adulte, dans le cours de la blennorrhagie. Mais comme il semble démontré par les recherches les plus récentes qu'elle résulte, dans ces différentes circonstances, d'un même agent infectieux, nous ne décrirons pas séparément, comme on le fait d'ordinaire, la conjonctivite des nouveau-nés et l'ophthalmie blennorrhagique.

Étiologie. — La question qui domine toute l'histoire de la conjonctivite purulente est celle de la contagion. Le mode de transport sur la conjonctive de l'agent infectieux n'est pas toujours facile à démontrer, mais il y a tout avantage à raisonner comme si la démonstration était faite, parce que cette manière de voir conduit à des mesures prophylactiques dont l'importance ne saurait être méconnue.

Conjonctivite des nouveau-nés. — L'existence d'un écoulement vaginal chez la mère est, le plus habituellement, la cause du développement de la conjonctivite purulente de l'enfant. L'inoculation se fait au moment du passage de la tête. Il arrive aussi que la contagion a lieu après la naissance et accidentellement par l'intermédiaire des linges, des éponges. Dans les Maternités ce dernier mode de contagion était fréquent à l'époque où aucune précaution n'était prise pour éviter la contamination. C'est ainsi que s'expliquaient les épidémies si fréquentes à la Maternité de Paris et à l'hospice des Enfants-Assistés.

On rattachait alors à l'influence puerpérale, comme l'avaient fait Trousseau et Lorain pour l'érysipèle des nouveau-nés, le développement de l'ophthalmie purulente. Lederschold (de Stockolm) avait cependant déjà noté la plus grande fréquence de la maladie chez les enfants dont les mères étaient atteintes d'écoulement vaginal. Tyler Smith avait supposé en outre que l'acidité de l'écoulement plutôt que la purulence devait être incriminée.

Aujourd'hui c'est à la présence souvent constatée du gonocoque de Neisser, qu'il faut rapporter l'origine de la maladie.

L'existence d'un écoulement infectieux chez la mère ne suffit pas cependant pour provoquer fatalement l'ophthalmie purulente. Il y a encore une question de terrain pour l'inoculation. Il faut que la conjonctive soit apte à la pullulation du microbe. A ce titre, on peut faire intervenir les causes prédisposantes telles que la faiblesse congénitale de l'enfant, l'influence du froid, de l'humidité si souvent invoquées autrefois.

La propagation de la maladie par l'atmosphère paraît rare. Cependant l'examen microscopique des poussières recueillies dans les salles d'hôpital y ayant fait reconnaître (Chalvet) la présence de débris épithéliaux, on ne peut nier ce mode de propagation.

Conjonctivite blennorrhagique. — L'observation a démontré depuis longtemps la fréquence de l'ophthalmie purulente chez les individus atteints de blennorrhagie. On sait aujourd'hui que le pus blennorrhagique transporté sur la conjonctive y détermine le développement de l'ophthalmie purulente. Toute conjonctivite chez un blennorrhagique n'est cependant pas nécessairement le résultat d'une inoculation. Le professeur A. Fournier admet l'existence d'une conjonctivite catarrhale ou rhumatismale, se montrant en même temps que les accidents articulaires ou alternant avec eux. Cette ophthalmie, qui ne devient pas purulente, ne serait pas le résultat d'une inoculation, mais la manifestation d'une infection générale.

La conjonctivite blennorrhagique se rencontre chez l'homme dans une proportion infiniment plus considérable que chez la femme. Cette différence se comprend si l'on réfléchit aux différences d'habitude et de costume. Les hommes atteints de blennorrhagie se livrent, en dehors même de la miction, à des examens répétés de leurs organes génitaux et ont les doigts fréquemment souillés par l'écoulement uréthral. Ces conditions n'existent pas chez la femme.

C'est le plus souvent par les mains souillées que le pus est porté sur la conjonctive. La plus grande fréquence de la conjonctivite sur l'œil droit résulterait de l'usage prédominant de la main droite. On aurait même noté que la maladie débute plus souvent sur l'œil gauche, chez les individus gauchers. Il ne peut, on le comprend y avoir rien d'absolu à cet égard.

Une circonstance qui nous a toujours paru avoir une grande importance dans l'étiologie de la conjonctivite purulente, c'est l'usage malheureusement trop répandu dans la classe ouvrière d'employer l'urine à des lotions de l'œil. On comprend le danger d'une semblable habitude dans le cours d'une blennorrhagie. Plusieurs des malades atteints d'ophthalmie purulente que nous avons interrogés sur ce point, nous ont avoué avoir pratiqué de semblables lavages.

Il semble que le pus blennorrhagique ne soit pas également inoculable dans toutes les conditions. La sécrétion blennorrhagique étendue de 50 à 100 fois son poids d'eau n'est plus inoculable; desséchée sur des linges, elle paraît aussi perdre ses qualités virulentes au bout de trente-six à quarante-huit heures.

Quoi qu'il en soit, le développement de l'ophthalmie blennorrhagique s'observe surtout dans la classe pauvre. Elle est rare chez les individus soigneux de leurs personnes. Lorsque la conjonctivite s'est développée sur un œil, il y a de grandes chances pour que l'inoculation se fasse à l'autre œil.

Les personnes qui entourent le malade, le médecin lui-même ne sauraient user de trop de précautions pour se préserver d'une inoculation accidentelle.

Desmarres a décrit une conjonctivite purulente chez les petites filles (conjonctivite leucorhéique ou vaginale). Elle résulterait aussi d'après lui du transport par les doigts de la matière de l'écoulement dont les petites filles sont souvent atteintes et aurait une gravité moindre que l'ophthalmie blennorrhagique.

L'ophthalmie d'Égypte n'est qu'une forme d'ophthalmie purulente endémique sur les bords du Nil.

Après ce que nous venons de dire sur les conditions de développement de l'ophthalmie purulente, il nous paraît inutile d'énumérer les autres causes invoquées à une époque où l'on ignorait les propriétés virulentes du pus blennorrhagique. Les théories fondées sur l'idée de métastases, de sympathie de l'œil, ou encore d'une simple coïncidence n'ont plus besoin d'être discutées.

Le *gonocoque* décrit pour la première fois par Neisser (*Centralblatt f. d. med. Wissenschaft*, n° 28, 1879) est un coccus arrondi, de grandes dimensions pouvant atteindre 0,6 μ. Il existe soit libre dans le pus, soit renfermé dans le protoplasma des globules de pus et des cellules épithéliales.

Bumm a constaté qu'il s'insinue entre les cellules épithéliales de la conjonctive et pénètre jusqu'au corps papillaire. Il détermine une diapédèse abondante et une sécrétion fibrineuse autour des cellules lymphoïdes et des cellules épithéliales. C'est parce que l'inflammation développée par sa présence est parenchymateuse, que les conséquences de l'ophthalmie purulente sont si fâcheuses pour la vitalité des tissus.

Symptomatologie. — La conjonctivite purulente reproduit les principaux symptômes de la conjonctivite catarrhale, mais avec une sécrétion spéciale et une violence particulière. Elle s'en distingue surtout par la fréquence et la gravité des lésions de la cornée qui sont rares, au contraire, dans la conjonctivite catarrhale.

Nous admettrons, avec la plupart des auteurs, trois périodes dans la description des symptômes : la première dans laquelle on constate les signes d'une inflammation catarrhale vive ; la seconde caractérisée par l'apparition de la sécrétion purulente ; la troisième par les lésions de la cornée.

Dans un certain nombre de cas, surtout si la conjonctivite est régulièrement traitée, la troisième période ne se produit pas et est remplacée par le retour à l'état normal ou le passage à l'état chronique.

Première période. — La rougeur, la chaleur, la tuméfaction et la douleur caractérisent cette période comme dans l'inflammation catarrhale.

L'injection débute par la conjonctive palpébrale, dont la rougeur est vive, avec un aspect luisant de la muqueuse. Il y a une sensation de gravier, des démangeaisons et une sécheresse plus marquées que dans la simple conjonctivite catarrhale. Sur le bulbe, les vaisseaux conjonctivaux sont fortement injectés, et presque toujours les vaisseaux sous-conjonctivaux se dessinent également autour de la cornée. En même temps on remarque des ecchymoses sur la conjonctive.

L'élévation de température est appréciable à la main sur les paupières. Elle se traduit surtout pour le patient par une sensation de cuisson.

La douleur souvent vive et lancinante au début disparaît ensuite. A son siège et à ses irradiations on reconnaît qu'elle dépend d'une névralgie concomitante de la cinquième paire.

Il s'établit rapidement une sécrétion abondante de larmes ; cette sécrétion prend une teinte citrine signalée par Desmarres, et qu'il faut, sans doute, attribuer au mélange d'une petite quantité de la matière colorante du sang provenant des ecchymoses. Bientôt des filaments muqueux se mélangent à la sécrétion. La tuméfaction de la muqueuse augmente et produit souvent un léger ectropion. On constate que les papilles de la muqueuse sont fortement gonflées et saillantes.

La durée de cette période peut être très courte. On la voit rarement se prolonger au delà de trente-six heures.

Deuxième période. — Alors apparaît la sécrétion caractéristique du pus, en même temps que du côté de la conjonctive la tuméfaction augmente dans des proportions considérables.

La tuméfaction des paupières devient énorme. La paupière supérieure surtout prend un aspect caractéristique. Elle forme une saillie uniformément arrondie, hémisphérique, rouge et luisante, qui recouvre en partie la paupière inférieure. Sur celle-ci l'écoulement de la sécrétion produit une irritation vive qui s'étend parfois à la joue.

La paupière supérieure ne peut être volontairement relevée et, en raison de son gonflement et du spasme de l'orbiculaire qui s'y joint il devient très difficile d'examiner l'œil.

Cet examen doit être cependant pratiqué d'une façon complète et avec certaines précautions destinées à prévenir la projection du pus. Il est arrivé malheureusement quelquefois que le pus projeté au moment de l'écartement des paupières a atteint l'œil du chirurgien ou des aides.

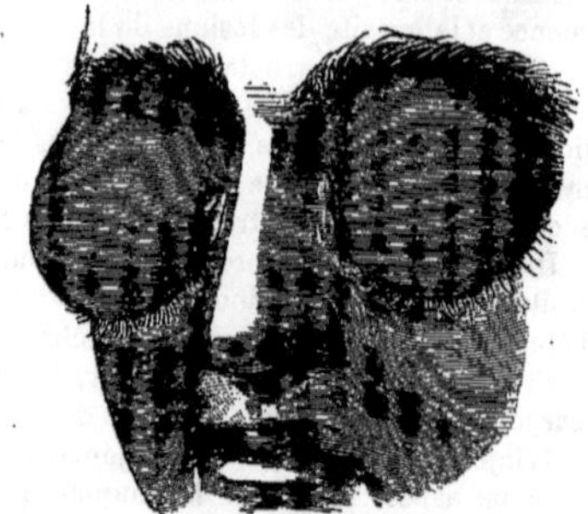

FIG. 34. — Aspect des paupières dans la conjonctivite purulente.

On se servira d'écarteurs à main pour soulever la paupière supérieure. On découvre ainsi la conjonctive qu'on trouve d'un rouge sombre, boursouflée, saignante, d'aspect granuleux et abondamment baignée d'un pus jaunâtre ou verdâtre. Sur le bulbe oculaire elle forme un chémosis plus ou moins prononcé. Ce chémosis est toujours plus accentué dans la moitié inférieure et au niveau du cul-de-sac inférieur que dans la moitié supérieure, où la pression plus considérable de la paupière correspondante l'empêche de se développer aussi facilement.

Dans les cas graves, le chémosis forme un bourrelet saillant, à bords nettement accusés qui enchâsse complètement le limbe cornéal et quelquefois même le recouvre en partie.

La sécrétion du pus est assez abondante pour qu'il soit nécessaire de l'enlever par des irrigations si l'on veut procéder à un examen complet. Chassaignac a décrit des cas où le pus se concrète entre les paupières et forme au-devant de la cornée une sorte de membrane jaunâtre qu'on pourrait prendre pour la cornée sphacélée.

C'est surtout vers le grand angle de l'œil que le pus s'accumule.

A cette période, on constate encore l'intégrité de la cornée qui a conservé sa transparence. On remarque aussi que la lumière est assez bien supportée pendant cet examen. Il y a donc peu ou pas de photophobie.

L'engorgement du ganglion préauriculaire accompagne habituellement cet appareil inflammatoire. Il n'est cependant pas pathognomonique, comme l'avait pensé Hairion (de Louvain). Il témoigne, quand il existe, des qualités virulentes de la sécrétion.

Cette sécrétion en effet est éminemment inoculable. Portée sur une conjonctive saine, elle y détermine presque toujours une inflammation de même nature. Aussi est-il fréquent de voir les deux yeux pris successivement chez le même sujet. Dans les expériences qui ont été pratiquées, on a même vu le pus de la conjonctivite purulente produire une ophthalmie ayant tous les caractères de l'ophthalmie diphthéritique.

La maladie peut d'elle-même s'arrêter à cette période, sans qu'il se produise de complications cornéennes. Bumm pense que dans ces cas, le terrain devient impropre au développement ultérieur des gonocoques. Ce qui est certain, c'est que toutes les lésions de la muqueuse disparaissent alors sans laisser de traces et que la guérison est complète en une quinzaine de jours. Il est plus habituel lorsque la conjonctivite purulente ne dépasse pas cette seconde période, de la voir, même lorsqu'elle a été régulièrement traitée, passer à l'état chronique.

Troisième période. — Cette troisième période est marquée par le retour des douleurs qui souvent avaient à peu près disparu au moment de l'établissement de la suppuration et par les lésions de la cornée.

Les douleurs dans l'œil atteint sont tensives et lancinantes ; elles s'exaspèrent à certains moments et présentent même de véritables accès revenant parfois à intervalles réguliers. Ces accès sont, dit-on, plus fréquents au commencement de la nuit. Ces douleurs, qui ont pour siège les terminaisons des nerfs ciliaires, résultent d'une augmentation de tension de l'œil et sont sans doute en rapport avec l'hypérémie de la choroïde et des membranes profondes dont Giraldès admettait l'existence dans l'ophthalmie purulente.

Dans d'autres cas, les douleurs se manifestent surtout au pourtour de l'orbite, dans la région fronto-temporale. Elles s'irradient dans les rameaux du nerf sus-orbitaire.

La tuméfaction et la tension des paupières persistent ainsi que la production abondante du pus lorsque doivent se produire les lésions de la cornée. Le chémosis a souvent acquis dès lors un volume tel qu'il déborde et recouvre une partie de la périphérie de la cornée. C'est par suite de l'étranglement des vaisseaux résultant du volume excessif pris par le chémosis que la vitalité de la cornée se trouve compromise et que s'expliquent les lésions nécrobiotiques dont elle est atteinte.

Les *complications cornéennes* se produisent sous deux formes : 1° les ulcères ; 2° l'infiltration et la nécrose totale de la cornée.

Si l'on examine la cornée attentivement, au besoin à l'aide de l'éclairage oblique et après avoir enlevé le pus par des lavages abondants, on constate, lorsque les symptômes indiqués ci-dessus ont acquis toute leur intensité, qu'elle présente un peu de dépoli et souvent une teinte légèrement grisâtre. Dans le cas où une ulcération existe déjà, elle se montre sous la forme d'une petite perte de substance arrondie, dont le fond et les bords conservent parfois la transparence du tissu cornéen à peu près sain. Les progrès de cette ulcération sont souvent très rapides et elle tend à gagner en profondeur. Il se peut cependant, que le travail de destruction qui s'opère dans les couches profondes de la cornée soit masqué par le refoulement en avant de la membrane de Descemet sous la pression exagérée des humeurs de l'œil. Le fond de l'ulcère est repoussé à mesure qu'il s'amincit et il arrive même, à la fin, qu'il dépasse le niveau de la surface des parties voisines. Une perforation imminente peut ainsi échapper à l'observation.

Si le traitement agit efficacement, les ulcérations de la cornée n'aboutissent pas à la perforation et se réparent ultérieurement en laissant une opacité circonscrite. Si la perforation spontanée se produit, il s'écoule aussitôt une certaine quantité d'humeur aqueuse et le malade en est averti par une sensation brusque de détente, suivie généralement de la cessation des douleurs.

Dans les cas heureux, l'issue de l'humeur aqueuse et le soulagement qui en résulte impriment à l'inflammation une marche favorable et l'ulcère, après être resté quelque temps fistuleux, se cicatrise comme dans le cas précédent, ne laissant après lui qu'une petite opacité.

Le plus souvent, par suite de la situation de l'ulcère ou de ses dimensions plus considérables, l'iris s'engage dans la perforation. Il se produit alors une hernie de cette membrane et la cicatrisation se fait en laissant subsister une adhérence de l'iris au leucome cornéen (*leucome adhérent*). Outre la déformation de la pupille, l'enclavement de l'iris dans la cicatrice a des inconvénients sérieux pour l'avenir. Il expose à des accidents d'irido-choroïdite résultant du tiraillement des extrémités des nerfs ciliaires que renferme le tissu irien. Ces accidents ont aussi été attribués, plus récemment, à la migration possible vers les milieux de l'œil de microbes venus de l'extérieur, grâce à la perméabilité du tissu irien enclavé dans la cicatrice de la cornée.

Quoi qu'il en soit, l'existence d'une ulcération même circonscrite de la cornée, au cours d'une ophthalmie purulente, doit être toujours considérée comme une complication grave.

Plus grave encore est l'infiltration purulente totale de la cornée qu'on observe quelquefois. Dans ces cas, on voit la cornée perdre sa transparence dans la plus grande partie de son étendue et prendre une teinte jaunâtre due à l'infiltration de pus dans son épaisseur. On l'a comparée, dans cet état, à un parchemin mouillé. Elle se nécrose alors rapidement, se perfore en plusieurs points et est éliminée en partie ou en totalité.

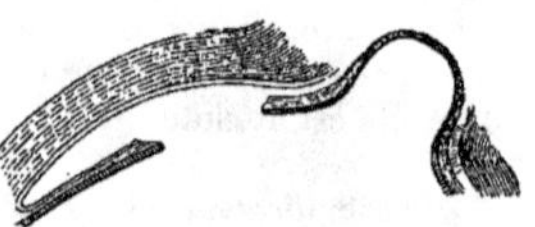

Fig 55. — Prolapsus de l'iris après une perforation de la cornée.

L'évacuation de l'humeur aqueuse est quelquefois suivie de celle du cristallin et d'une partie du corps vitré. Dans ce cas, la fonte purulente de l'œil en est le résultat. Lorsque la zone de Zinn a résisté, l'iris poussé en avant vient combler la perte de substance de la cornée et former un staphylome plus ou moins irrégulier.

Il arrive quelquefois que l'infiltration de pus dans la cornée reste circonscrite. Il se forme un abcès qui s'ouvre soit au dehors, soit dans la chambre antérieure, suivant sa situation, ou des deux côtés à la fois entraînant les conséquences des ulcérations cornéennes.

Dans quelques cas qui ne sont pas les moins graves, on voit la cornée éliminée en totalité par un mécanisme différent. Elle conserve en partie sa transparence, mais une ulcération se creuse en forme de sillon à sa périphérie, dissimulée en général par la saillie du bourrelet chémosique. Puis, à un moment donné, la perforation se produit au niveau du sillon et la cornée ne tarde pas à se détacher, comme lorsqu'elle a subi l'infiltration purulente totale.

On a décrit la panophthalmite ou phlegmon de l'œil comme une complication possible de la conjonctivite purulente. Il est incontestable que les perforations larges de la cornée sont souvent suivies de la suppuration totale de l'organe avec toutes ses conséquences. Mais la panophthalmite primitive avec purulence d'emblée des milieux de l'œil est une complication très rare et il est à remarquer que la présence d'un hypopyon dans la chambre antérieure est un fait exceptionnel dans le cours de l'ophthalmie purulente.

Marche. — La conjonctivite purulente, sans complication du côté de la cornée, guérit complètement en une quinzaine de jours, ou passe à l'état chronique. Mais, dans les cas graves, et lorsque doivent survenir les accidents du côté de la cornée, la marche est beaucoup plus rapide et l'on peut voir quelquefois en quarante-huit heures la cornée infiltrée de pus et déjà menacée de nécrose.

On observe aussi des retours subits de la purulence dans le cours d'ophthalmies de moyenne gravité, après une amélioration qui semblait promettre une guérison prochaine. Comme nous l'avons indiqué, il est remarquable que les lésions les plus graves de la conjonctive disparaissent sans laisser aucune trace; les lésions de la cornée au contraire, sont suivies d'opacités persistantes, avec hernies de l'iris ou staphylomes plus ou moins étendus.

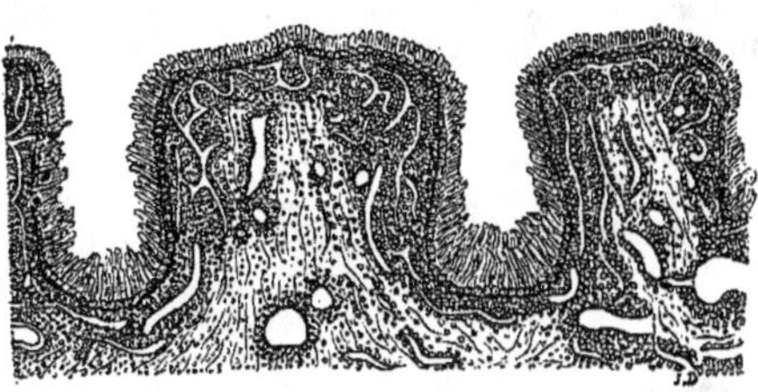

Fig. 36. — Hypertrophie des papilles de la conjonctive, à la suite d'une ophthalmie blennorrhagique. (D'après Saemisch.)

Le passage à l'état chronique consiste le plus habituellement dans une hypertrophie de la conjonctive palpébrale avec production à la face interne des paupières de saillies papillaires qui ont pour l'apparence une grande analogie avec les granulations. Les papilles hypertrophiées forment quelquefois des séries d'excroissances polypiformes très résistantes au traitement et peuvent donner lieu à des altérations secondaires de la cornée.

Variétés. — La description qui précède s'applique à l'ophthalmie purulente en général, telle qu'on l'observe chez l'adulte à la suite de l'inoculation accidentelle du pus blennorrhagique ou de la contagion d'une ophthalmie de même nature.

La conjonctivite blennorrhagique n'a donc pas besoin d'être décrite à part. Il suffit de rappeler qu'elle se développe par inoculation à toutes les périodes de la blennorrhagie, et que le pus des écoulements uréthraux les plus anciens peut lui donner naissance. Il est indispensable de prévenir les individus atteints de ces écoulements de la possibilité d'une inoculation. Mais c'est une erreur de croire, comme on l'a pensé à une certaine époque, que l'écoulement uréthral diminue ou se supprime pendant la durée de l'ophthalmie blennorrhagique.

Conjonctivite purulente des nouveau-nés. — Les nouveau-nés peuvent être atteints de conjonctivite catarrhale. Mais le plus souvent l'ophthalmie des premiers temps de la vie est, comme nous l'avons vu, le résultat d'une inoculation effectuée au moment de l'expulsion de la tête. Dans ce cas, elle apparaît au troisième ou quatrième jour après la naissance.

Elle diffère, par certains caractères, de l'ophthalmie purulente de l'adulte. Elle est surtout localisée à la conjonctive palpébrale. Rarement la conjonctive bulbaire présente un chémosis notable. Le pus, souvent très abondant, est parfois teinté en jaune foncé. Cette coloration nous paraît se rattacher à l'existence de l'ictère fréquent dans les jours qui suivent la naissance.

D'une manière générale, la conjonctivite purulente des nouveau-nés est moins grave que celle de l'adulte. Elle menace moins immédiatement la cornée. Cependant on voit encore de temps en temps se produire les complications du côté de cette membrane, et la perforation de la cornée est quelquefois suivie de l'expulsion du cristallin et de la formation d'un staphylome ou de l'atrophie de l'œil.

Diagnostic. — Il n'existe pas de ligne de démarcation absolue entre la conjonctivite catarrhale et la conjonctivite purulente. Dans un certain nombre de cas, il est impossible de décider au début si l'on se trouve en présence d'une conjonctivite catarrhale grave ou d'une ophthalmie purulente bénigne. A la première période, alors qu'il n'existe pas encore de sécrétion, l'intensité des symptômes, l'existence d'une injection considérable des vaisseaux de la conjonctive bulbaire et surtout des vaisseaux sous-conjonctivaux devra faire pencher vers l'idée d'une ophthalmie purulente.

Plus tard, l'apparition rapide du pus dans les sécrétions au lieu des filaments blanchâtres de la conjonctivite catarrhale lèvera tous les doutes. A ce moment d'ailleurs, la tuméfaction considérable des paupières, de la supérieure en particulier, donne à la maladie un aspect vraiment caractéristique.

La seule affection qui, limitée à la conjonctive, pourrait présenter la même physionomie est la conjonctivite diphthéritique. Ainsi que nous le verrons, cette affection ne s'accompagne pas d'injection vasculaire, ni de sécrétion de pus. Il y a infiltration plastique de la conjonctive et sécrétion d'une sérosité louche. Les exsudats pseudo-membraneux qui caractérisent la diphthérie ne se retrouvent pas dans l'ophthalmie purulente. On a décrit cependant quelquefois dans cette dernière, des plaques pseudo-membraneuses ayant quelque analogie avec celles de la diphthérie; mais cette forme est tout à fait exceptionnelle.

Pronostic. — Souvent bénin pour la conjonctivite purulente des nouveau-nés, le pronostic est toujours sérieux pour l'ophthalmie des adultes. Il est extrêmement grave dans certains cas à marche presque foudroyante. Dans les cas ordinaires, lorsqu'un traitement rationnel est institué à temps, la terminaison est généralement favorable. Il faut cependant être très réservé pour le pronostic, car on voit quelquefois les complications éclater d'une manière soudaine ou la purulence reparaître alors que la maladie semblait en voie de régression.

Traitement. — Nous ne passerons pas en revue les divers traitements que l'on a successivement opposés à l'ophthalmie purulente. Après avoir indiqué les moyens prophylactiques dont le chirurgien doit user en présence de cette grave maladie, nous nous contenterons d'exposer le mode de traitement généralement mis en usage par les ophthalmologistes et qui, d'un aveu presque unanime, a donné les meilleurs résultats.

Traitement préventif. — Le traitement préventif de l'ophthalmie pour les individus atteints de blennorrhagie doit consister dans des soins minutieux de propreté. Avant tout, on devra les avertir du mode habituel d'inoculation. C'est par les mains que le pus est porté sur la conjonctive. Les yeux pourront préventivement être lavés avec une solution de sublimé à 1 pour 2000. On ne fera pas usage de linges, ni surtout d'éponges pour ces lavages, mais de tampons de coton hydrophile qui seront jetés et brûlés dès qu'ils auront servi. Ces précautions sont indispensables dans les salles d'hôpital et dans les familles pendant tout le cours du traitement d'une ophthalmie déjà déclarée.

Lorsqu'un œil est atteint, l'autre se trouve particulièrement exposé à la contagion. Le malade devra donc être prévenu de ce fait, et pour éviter que par inadvertance il transporte avec les mains les sécrétions de l'œil malade sur l'œil sain, on isolera ce dernier. On peut employer dans ce but un petit appareil consistant en un verre fortement bombé maintenu par un bandeau spécial, ou mieux, comme le conseille A. Trousseau, un simple verre de montre enchâssé dans du diachylon. L'œil sain sera soigneusement lavé matin et soir, avec une solution antiseptique et restera ainsi protégé pendant toute la durée de la maladie de l'autre œil.

La désinfection des instruments et des objets servant au pansement devra être attentivement surveillée par le chirurgien. Lui-même et ses aides prendront toutes les précautions pour éviter d'être atteints, au moment des cautérisations et des lavages, par la sécrétion purulente qui se trouve quelquefois accidentellement projetée. On a conseillé dans ce but d'interposer entre l'œil sur lequel on opère et le visage du chirurgien et de ses aides une plaque de verre de dimensions suffisantes. Abadie a même fait fabriquer des lunettes bombées spéciales pour cet usage.

La prophylaxie de l'ophthalmie purulente des nouveau-nés s'obtient par les injections antiseptiques vaginales pratiquées sur la mère avant et pendant l'accouchement, et surtout par les lavages des paupières et de la conjonctive des enfants immédiatement après la naissance et dans les jours qui suivent. En Allemagne, Crédé a inauguré le système des instillations préventives chez tous les enfants, au moment de la naissance, de deux gouttes d'une solution de nitrate d'argent à 2 pour 100. En France, on se contente le plus communément de laver les yeux pendant les premiers jours avec une solution de sublimé à 1 pour 2000.

Traitement curatif. — Dans le traitement de la conjonctivite purulente, il ne faut accorder de confiance qu'à l'emploi des moyens locaux. Le traitement général n'a qu'une importance tout à fait secondaire et ne présente pas d'indications spéciales. Nous sommes loin du temps, où dans le traitement de l'ophthalmie blennorrhagique, sous l'empire des idées de métastases on conseillait de chercher à rappeler l'écoulement uréthral que l'on supposait diminué ou tari par la production du pus à la surface de la conjonctive.

L'emploi des caustiques, spécialement du nitrate d'argent, pour modifier la conjonctive remonte à une époque déjà ancienne. Mais pendant longtemps on se contentait de prescrire des collyres dont on instillait quelques gouttes plusieurs fois par jour entre les paupières. C'est là un moyen insuffisant. D'autre part, avec le crayon de nitrate d'argent, même mitigé, tel que l'employait Desmarres, on risque de dépasser le but et de détruire la muqueuse qu'il s'agit seulement de modifier.

L'usage des larges irrigations, des lavages faits à l'irrigateur pour entraîner mécaniquement le pus incessamment sécrété et en empêcher la stagnation a été surtout préconisé par Chassaignac. Gosselin a eu aussi recours aux irrigations avec l'eau alcoolisée dont le degré alcoolique était porté successivement de 1 à 10 pour 100.

Ces irrigations ont leur utilité, mais elles sont d'une exécution assez difficile et fatiguent beaucoup les malades car il faut les répéter toutes les heures. En somme, c'est un traitement insuffisant.

Nous décrirons le traitement tel qu'il est conseillé par la plupart des ophthalmologistes et tel que nous l'avons adopté :

1° Lorsqu'il n'y a pas de complications cornéennes, après avoir posé le diagnostic et constaté l'existence d'une sécrétion véritablement purulente, on doit aussitôt pratiquer une cautérisation de la face interne des paupières et de toute la surface de la conjonctive avec une solution d'azotate d'argent à 2 pour 100 ou à 3 pour 100 suivant la gravité du cas.

L'éversion des paupières est pratiquée complètement pour exposer la conjonctive palpébrale. Si le spasme de l'orbiculaire la rendait difficile, on serait autorisé à fendre d'un coup de ciseaux la commissure externe. L'écartement des paupières est maintenu avec les élévateurs. Après avoir enlevé avec un tampon de coton hydrophile le pus qui recouvre la conjonctive, on promène sur toute sa surface, et jusque sur les replis des culs-de-sac, un pinceau de blaireau imprégné de la solution d'azotate d'argent. Il faut que la surface de la conjonctive blanchisse pour que la cautérisation soit jugée suffisante. Abadie insiste, avec raison, sur ce point. Dès que la coloration s'est produite, on neutralise avec un autre pinceau trempé dans l'eau salée le surplus du caustique et on laisse les paupières reprendre leur position naturelle.

Si les deux yeux doivent être cautérisés, on se sert d'un pinceau différent pour chaque œil.

La cautérisation est douloureuse. Elle est suivie d'une sensation prolongée de brûlure, qui va s'atténuant et finit par disparaître.

Après la cautérisation, le malade restant couché, de préférence, on renouvelle aussi fréquemment que possible sur les paupières des compresses trempées dans une solution saturée d'acide borique. Cette solution, contenue dans un vase placé à la portée du malade, est maintenue à une basse température par des morceaux de glace qu'on y laisse fondre. Le renouvellement des compresses peut, dans la plupart des cas, être opéré par le malade lui-même.

Toutes les heures, des lavages doivent être faits avec la même solution, ou avec une solution de sublimé à 1 pour 2000, afin d'entraîner la sécrétion du pus qui stagne entre les paupières. Il suffit d'exprimer un tampon d'ouate hydrophile trempé dans cette solution, au niveau de la commissure interne des paupières et de se servir ensuite du même tampon exprimé, comme d'une éponge pour nettoyer les paupières; tout tampon ayant servi doit être jeté et brûlé.

A la solution de sublimé on peut substituer, pour les lavages, une solution de $0^{gr},20$ de naphthol A dans un litre d'eau bouillie.

Les cautérisations au nitrate d'argent, dans la conjonctivite purulente doivent être renouvelées *toutes les douze heures*. Ce n'est que dans les cas légers ou lorsque la maladie est à son déclin, qu'il est permis de mettre entre deux cautérisations un intervalle de vingt-quatre heures.

Les applications de sangsues sur les paupières sont inutiles et ne produisent qu'un dégorgement insignifiant. Dans les cas de chémosis très considérable, on peut faire quelques scarifications de la conjonctive, après les cautérisations et non avant. L'application de quelques sangsues à la région temporale est quelquefois légitimée par l'existence des douleurs oculaires tensives et lancinantes qu'elles soulagent habituellement.

2° Lorsqu'il existe des complications cornéennes, les cautérisations doivent être néanmoins pratiquées comme il vient d'être dit. Mais de nouvelles indications doivent être remplies.

L'existence d'une infiltration purulente de la cornée exige l'emploi répété toutes les trois ou quatre heures d'un collyre au sulfate d'ésérine (à 1 pour 100) destiné à diminuer la tension intra-oculaire.

En même temps aux applications de compresses glacées, on substitue des compresses trempées dans une solution boriquée chaude.

S'il se développe une ulcération sur la cornée, elle doit être attentivement surveillée. Le collyre à l'ésérine est employé comme dans le cas précédent. On cherche, en outre, à modifier la surface de l'ulcère par une cautérisation avec la pointe fine du thermo-cautère ou avec le galvano-cautère.

Dans le cas où la perforation est imminente, il est préférable de l'effectuer à l'aide du même instrument. On continue les instillations d'ésérine et l'on applique un bandeau compressif sur l'œil. Mais ce bandeau devra être très fréquemment renouvelé pour éviter les inconvénients de la stagnation du pus.

Lorsque la perforation n'est pas centrale, le plus souvent elle se complique de hernie de l'iris. La portion herniée devra être réséquée ou détruite par la cautérisation. Si la perte de substance de la cornée est considérable, une partie de l'iris se trouve à nu; mieux vaut alors respecter la hernie.

Le traitement que nous venons d'exposer sera employé dans toute sa rigueur, toutes les fois qu'il s'agit d'une conjonctivite purulente grave chez l'adulte. S'il n'existe pas de complications cornéennes au moment où il est appliqué, il donnera le plus souvent un bon résultat. Lorsque les complications existent déjà au moment du premier examen, le chirurgien fera bien de prévenir le malade ou sa famille des résultats qu'elles peuvent entraîner, malgré le traitement le plus régulier.

La conjonctivite purulente des nouveau-nés exige, comme celle de l'adulte, l'emploi des cautérisations au nitrate d'argent et aux mêmes doses.

Lorsque, par le traitement, on est arrivé à arrêter les progrès de la conjonctivite purulente, on espace de vingt-quatre heures, puis de quarante-huit heures les cautérisations, mais elles doivent être renouvelées tant que persiste la sécrétion du pus, même en quantité minime. En même temps on diminue la proportion du nitrate d'argent et l'on n'emploie qu'une solution à 1 pour 100. Plus tard, lorsque toute sécrétion purulente a disparu, une solution de sulfate de zinc à 1 pour 500 peut être, avec avantage, employée en lotions, jusqu'à cessation de toute hypérémie de la conjonctive.

Si la conjonctivite passe à l'état chronique et prend l'apparence granuleuse, on fait usage du glycérolé de sulfate de cuivre à 1 pour 10, comme pour le traitement des granulations. On peut aussi se servir du crayon de sulfate de cuivre, passé à plusieurs reprises sur la face interne des paupières.

5° CONJONCTIVITE DIPHTHÉRITIQUE

Martin, De la diphthérie oculaire principalement chez les enfants. Thèse de Paris, 1862. — Raynaud, de l'ophthalmie diphthéritique. Thèse de Paris, 1866. — Potu, Contribution à l'étude de la conjonctivite diphthéritique. Thèse de Paris, 1882-1883. — Coutances, Contribution à l'étude de la conjonctivite diphthéritique. Thèse de Paris, 1886-1887.

Il semble que la spécificité de la diphthérie depuis longtemps établie par la clinique soit aujourd'hui anatomiquement démontrée. Klebs a décrit un bacille spécial des fausses membranes diphthéritiques que Loeffler a réussi à isoler et à cultiver. La spécificité de ce bacille est admise par Roux et Yersin dans leur récent mémoire (*Annales de l'Institut Pasteur*, 1889, p. 273). Ces auteurs ont montré par leurs expériences que le bacille diphthéritique ne pullule pas dans les organes, mais qu'il sécrète un poison très actif, cause de l'intoxication et de tous les accidents généraux.

Ces notions sont utiles à rappeler au début de l'étude de la conjonctivite diphthéritique dont l'histoire a été jusqu'ici entourée d'obscurité et devra désormais être refaite en tenant compte de ces notions.

Les Allemands, en effet, qui ont surtout observé et décrit la conjonctivite diphthéritique donnent au mot diphthérie un sens différent de celui que nous lui attribuons. Pour eux, la diphthérie est caractérisée par l'infiltration interstitielle des tissus, et la production de fausses membranes constitue un processus différent résultant de l'inflammation qu'ils nomment *croupale*. Dans la conjonctivite diphthéritique, l'infiltration de la conjonctive et du tissu cellulaire sous-conjonctival est la lésion capitale. C'est elle qui fait la gravité de la maladie en menaçant la vitalité de la cornée. Les fausses membranes ne sont qu'accessoires. Cependant les ophthalmologistes allemands admettent que la conjonctivite diphthéritique est de même nature que la diphthérie pharyngée et laryngée caractérisée surtout par les fausses membranes et, de fait, elle s'observe souvent en même temps qu'elle.

D'autre part, la fausse membrane ne suffit pas pour constituer la conjonctivite diphthéritique. Sur ce point tous les observateurs sont d'accord. On voit assez souvent, en effet, surtout chez les enfants, la conjonctivite catarrhale et même la conjonctive purulente se compliquer de la production de fausses membranes. C'est là un simple phénomène d'exsudation fibrineuse qui a permis de décrire une conjonctivite *membraneuse*, affection ordinairement sans gravité.

Bouisson (de Montpellier) a, le premier, publié l'observation d'une conjonctivite avec fausses membranes, et Chassaignac a décrit aussi l'ophthalmie purulente avec productions pseudo-membraneuses. Mais c'est A. de Graefe, qui a vraiment donné une description de la conjonctivite diphthéritique. En France, Giraldès l'a observée dans son service de l'hôpital des Enfants et son élève C. Raynaud en a fait le sujet de sa thèse en 1866.

Étiologie. — Très fréquente dans l'Allemagne du Nord, à Berlin notamment, la conjonctivite diphthéritique est rare en France et presque inconnue en Belgique. Elle se développe surtout au printemps et à l'automne. Elle atteint principalement les enfants de deux à dix ans et épargne les nouveau-nés.

Parmi les causes prédisposantes de cette maladie, en dehors des causes banales telles que le lymphatisme, les mauvaises conditions hygiéniques qui n'agissent qu'en débilitant l'économie, la syphilis congénitale est la seule dont l'influence ait été mentionnée.

Les causes occasionnelles de la conjonctivite diphthéritique sont les fièvres éruptives, scarlatine et rougeole qui, comme on le sait, se compliquent fréquemment de diphthérie. Mais, avant tout, dans l'étiologie de cette affection, il faut faire figurer la contagion. Le *microsporon diphthericum* de Klebs a été trouvé, en effet, dans les produits de la conjonctivite diphthéritique. Il coexiste avec des bactéries, des streptocoques et des bacilles, comme dans les autres productions diphthéritiques. Sattler (*Congrès de Heidelberg*, 1888) a émis l'idée que ces nombreux micro-organismes ne sont pas pathogènes par eux-mêmes, et ne font que préparer le terrain en infiltrant les tissus, jusqu'au moment où intervient le bacille réellement spécifique. Roux et Yersin (mémoire cité) ont démontré la spécificité du bacille de Klebs et mis surtout en évidence l'action du poison chimique sécrété par lui.

Pour ce qui concerne la conjonctive, la question de terrain paraît avoir un rôle important. Les expériences ont prouvé que l'inoculation des produits de la conjonctivite diphthéritique sur une conjonctive saine peut donner lieu, suivant les cas, à une simple conjonctivite, à une conjonctivite purulente ou à une conjonctivite diphthéritique.

Inversement le pus d'une conjonctivite purulente a quelquefois produit, par inoculation, une conjonctivite diphthéritique. Ces expériences toutefois ne peuvent être considérées comme à l'abri de reproches et donneront peut-être des résultats différents quand on les répétera avec les cultures pures telles qu'on les obtient aujourd'hui.

Symptomatologie. — La conjonctivite diphthéritique ne s'observe qu'à l'état aigu. Bien que sa marche soit très variable, on peut cependant y distinguer trois périodes : 1° une période d'infiltration ; 2° une période de suppuration et d'élimination ; 3° une période de cicatrisation.

1° *Période d'infiltration.* — Le début est souvent lent et insidieux, mais quelquefois foudroyant. Dans le premier cas, on n'observe d'abord que les signes d'une conjonctivite simple. Presque toujours les deux yeux sont atteints.

Dès que la maladie est constituée, elle se caractérise par la douleur et la tension des paupières et, en même temps par une infiltration de la conjonctive d'une apparence particulière.

Les paupières sont tendues, immobiles, gonflées et dures. Elles sont cyanosées, rouges surtout au voisinage du bord libre et les plis cutanés sont effacés. Sur la paupière inférieure, on observe parfois des excoriations qu'envahissent des plaques de diphthérie. Le sillon naso-labial est aussi excorié par suite de l'écoulement irritant des sécrétions.

La température des paupières est accrue et elles sont le siège d'une douleur caractéristique, à la fois tensive et lancinante qu'exagère le moindre contact. Cette douleur s'irradie souvent au pourtour de l'orbite et présente quelquefois une intensité telle qu'on a pu croire à une attaque aiguë de glaucome. Tous les auteurs signalent, en raison de ces douleurs, la nécessité, surtout chez les enfants, d'employer le chloroforme pour renverser et écarter les paupières.

Lorsque ce renversement est effectué, on aperçoit alors la conjonctive lisse, luisante, de couleur jaunâtre, peu ou pas vascularisée. Elle paraît infiltrée dans toute son épaisseur et est parsemée le plus souvent d'un grand nombre de très petites ecchymoses. Cette infiltration a une apparence lardacée et l'absence d'injection vasculaire explique qu'elle ne saigne pas, même lorsqu'on y pratique des scarifications. A la surface de la conjonctive palpébrale existent de petites fausses membranes difficiles à détacher, qu'on n'arrache que par lambeaux et au-dessous desquelles la muqueuse est pâle.

Ces caractères s'observent surtout sur la conjonctive palpébrale, et la conjonctive bulbaire est quelquefois, au début, rouge et tuméfiée comme dans les autres conjonctivites. Plus tard, elle prend la même apparence que la conjonctive palpébrale et quelquefois se recouvre d'une couche pseudo-membraneuse uniforme qui entoure la cornée.

A cette période de la maladie, la sécrétion manque totalement ou n'est représentée que par un liquide grisâtre, séreux, constitué par les larmes mélangées de débris épithéliaux, d'un peu de mucus et de rares globules blancs. Il n'y a pas de sécrétion purulente, et la sécheresse de la conjonctive est quelquefois remarquable. On a signalé exceptionnellement, malgré le caractère infectieux de la maladie, l'engorgement des ganglions préparotidiens.

L'état de la cornée doit fixer l'attention du chirurgien, car elle est toujours menacée et souvent profondément atteinte dès le début de la maladie. Elle devient opaline puis gris-jaunâtre à son centre et, de là, s'infiltre et s'opacifie progressivement, enfin se nécrose et se perfore. Tous les phénomènes, dans quelques cas à marche foudroyante, peuvent évoluer en un temps très court.

D'ordinaire, la première période a une durée de trois à quatre jours. Sichel fils cependant lui assigne une durée de huit à dix jours.

Elle s'accompagne de phénomènes généraux qui manquent dans les autres conjonctivites, même dans la conjonctivite purulente. On observe, en effet, chez les malades, une fièvre intense, avec peau sèche, brûlante, soif vive; il y a de l'agitation, absence de sommeil. Dans d'autres cas, ce sont les phénomènes d'adynamie qui dominent.

2° *Période d'élimination et de suppuration.* — Cette deuxième période est caractérisée par la turgescence, la vascularisation de la muqueuse et par l'établissement de la sécrétion purulente. De Graefe lui a donné le nom de blennorrhéique. On voit l'infiltration de la conjonctive diminuer de consistance; les fausses membranes, s'il en existe, se ramollir puis s'éliminer. Des îlots vasculaires apparaissent; de véritables bourgeons charnus se forment et l'ensemble de la surface conjonctivale prend un aspect granuleux. A ce moment, la sécrétion étant devenue abondante, la maladie présente avec l'ophthalmie purulente une grande ressemblance.

Avec l'établissement de la purulence coïncide une détente de certains phénomènes locaux. Les paupières deviennent plus souples; la douleur diminue, c'est souvent à cette période seulement que la cornée se perfore. Tantôt il se forme une ulcération périphérique dont les progrès aboutissent à une élimination en masse de la cornée nécrosée. D'autres fois, il s'est produit une ulcération à facettes qui aboutit à une perforation limitée. Dans les deux cas, l'existence de l'œil est menacée et le développement d'une panophthalmite s'observe le plus habituellement.

On a quelquefois noté pendant le cours de cette deuxième période un retour de l'infiltration qui caractérise la première période (Wecker).

La durée de la deuxième période varie de dix à quinze jours (A. Sichel).

3° *Période de cicatrisation.* — Cette troisième période comprend les phénomènes de réparation qui succèdent aux désordres causés par les deux premières. Elle est marquée par la diminution de la sécrétion purulente et par la rétraction de la conjonctive. Mais il est tout à fait exceptionnel que la cicatrisation se fasse d'une manière régulière. Presque toujours, il se forme des adhérences anormales entre les paupières et le globe de l'œil (symblépharon) ou des déformations des cartilages tarses produisant un entropion. C'est pendant cette période que le globe oculaire s'atrophie, lorsqu'il a été le siège d'une perforation suivie de panophthalmite. Dans les cas plus heureux, il se forme un staphylome plus ou moins volumineux, ou un simple leucome adhérent.

La durée de cette période est plus longue que celle des deux autres et impossible à préciser.

Fait remarquable, on n'a jamais observé, après la conjonctivite diphthéritique, les paralysies si fréquentes dans la convalescence des autres manifestations de la diphthérie.

Marche et terminaison. — Presque toujours la maladie parcourt ses trois périodes et il est tout à fait exceptionnel de la voir se terminer par résolution. Les complications cornéennes sont, au contraire, la règle. Dans quelques cas, les accidents surviennent avec une rapidité foudroyante et entraînent en quelques jours la perte complète du globe de l'œil.

Diagnostic. — Si l'on tient compte des conditions spéciales dans lesquelles se développe le plus souvent la conjonctivite diphthéritique et en particulier de la coexistence de lésions de même nature sur les autres muqueuses le diagnostic est ordinairement facile. Mais en France, où la maladie est rare, elle est parfois méconnue au début, lorsqu'elle se développe isolément.

La brûlure de la conjonctive par un acide donne à cette membrane une apparence qui a de grandes analogies avec celle qu'elle prend dans la première période de la conjonctivite diphthéritique. Les commémoratifs suffisent habituellement pour éviter l'erreur.

Les exsudations membraneuses médiocrement adhérentes qu'on observe quelquefois dans le cours de la conjonctivite catarrhale, ou de la conjonctivite muco-purulente des enfants ne sauraient en imposer pour des produits diphthéritiques. La rougeur, la vascularisation de la muqueuse, la nature des sécrétions sont toutes différentes de ce qu'on observe dans la première période de la conjonctivite diphthéritique. On a signalé encore la possibilité de confondre avec la diphthérie certaines exsudations pseudo-membraneuses qui se forment dans l'ophthalmie purulente Mais ces concrétions sont rares et généralement non adhérentes à la muqueuse.

Il faut tenir compte enfin de l'opinion de Gosselin et Lannelongue qui pensent que certaines ophthalmies phlegmoneuses s'accompagnent d'exsudats inflammatoires susceptibles de prendre l'apparence de produits diphthéritiques. Leur opinion, toutefois, n'a pas été généralement partagée par les ophthalmologistes.

Pronostic. — Il est des plus graves. Pour en donner une idée il suffit de dire que la perte des deux yeux, la mort même sont des conséquences possibles de la conjonctivite diphthéritique. Cette dernière terminaison s'explique par ce fait que la diphthérie oculaire coïncide le plus habituellement avec la diphthérie des autres muqueuses, ou bien qu'elle se montre à la suite des fièvres éruptives rougeole ou scarlatine.

A. Sichel, sur 93 cas de conjonctivite diphthéritique, n'a compté que 12 guérisons dont 6 seulement étaient complètes. Dans 65 cas, il a vu survenir des complications générales et 31 fois la mort a été observée. Sur ces 93 cas, il y a eu 81 fois perte totale de l'œil atteint.

Le pronostic s'atténue un peu pour les lésions de la cornée lorsque cette membrane n'est pas atteinte pendant les deux premiers jours de l'affection.

Traitement. — Le traitement préventif de la conjonctivite diphthéritique consiste à isoler autant que possible les malades, s'ils se trouvent dans un milieu infecté et à préserver le second œil lorsque l'affection ne s'est encore déclarée que sur un seul.

Pour le traitement curatif, on a préconisé l'administration du calomel à l'intérieur, à doses répétées de manière à amener rapidement la salivation. On y ajoute les frictions mercurielles toutes les deux heures. De Wecker considère cette pratique comme propre à hâter l'apparition de la vascularisation de la conjonctive.

Les cautérisations sont à peu près unanimement rejetées du traitement de la conjonctivite diphthéritique au début. Fieuzal cependant a préconisé l'emploi du jus de citron, qui paraît avoir donné de bons résultats.

On s'abstiendra de scarifications et de débridements, les plaies se compliquant facilement de diphthérie.

Contre la tension douloureuse des paupières, les compresses d'eau glacée seront employées avec efficacité. Il faut cependant ne pas abuser de ce moyen qui pourrait agir d'une façon fâcheuse en aggravant les lésions cornéennes.

Les lavages antiseptiques à l'acide borique et au sublimé doivent être fréquemment pratiqués à toutes les périodes de la maladie.

Dès le début, on instille entre les paupières le collyre au sulfate d'ésérine (à 1 pour 100), dans le but d'abaisser la tension oculaire et de prévenir les perforations de la cornée. Si la perforation de la cornée est à craindre, la paracentèse de la chambre antérieure est, d'après A. Sichel, d'un heureux effet.

Ce n'est qu'à la seconde période, lorsque la sécrétion est devenue purulente qu'on peut avoir recours aux cautérisations avec la solution de nitrate d'argent.

A la troisième période, il peut être utile pour diriger la cicatrisation de la conjonctive de pratiquer des cautérisations limitées avec le crayon de sulfate de cuivre ou de nitrate d'argent.

6° CONJONCTIVITE GRANULEUSE

VOUKCHEVITCH, Étude sur le traitement de l'ophthalmie granuleuse par l'excision du cul-de-sac conjonctival. Thèse de Paris, 1883-1884. — CHANZEIX, Le jéquirity, son emploi en ophthalmologie. Thèse de Paris. 1883-1884. — CARETTE, Emploi du jéquirity et de l'inoculation blennorrhagique dans l'ophthalmie granuleuse. Thèse de Paris, 1883-1884. — MOURRUAU, Du traitement du trachome conjonctival par la cautérisation. Thèse de Paris, 1886-1887. — KADOUR BEN LARBEY, La blépharite granuleuse et le koheul chez les Arabes. — Thèse de Paris, 1887-1888.

La conjonctivite granuleuse est caractérisée par le développement de la *granulation* ou *trachome*, néoplasie spécifique. C'est une affection grave, se propageant par contagion ayant une marche chronique, se compliquant fréquemment de lésions de la cornée et laissant toujours après elles des cicatrices de la conjonctive.

Les saillies formées à la surface de la muqueuse par les granulations sont facilement confondues avec celles que forment les papilles hypertrophiées des conjonctivites chroniques. Elles ont aussi une grande analogie avec les hypertrophies des follicules clos de la conjonctive qui constituent les conjonctivites dites folliculaires. Pendant longtemps ces trois espèces de saillies ont été considérées comme identiques et on plaçait le siège des granulations vraies dans les follicules clos de la conjonctive dont on les regarde aujourd'hui comme indépendantes.

Les travaux histologiques les plus récents paraissent avoir réussi à déterminer exactement la constitution et le siège de la granulation. Ils y ont fait découvrir en, outre, la présence d'un micrococcus; mais le rôle de ce microbe n'est pas encore bien établi et les ophthalmologistes qui l'ont le plus étudié n'osent affirmer que la granulation lui doive sa spécificité et la propriété de se transmettre par contagion.

Anatomie pathologique. — La granulation vraie ou *trachome* forme une petite masse arrondie dont le diamètre varie de 1/2 millimètre à 1 millimètre. Dépourvue d'enveloppe propre, elle est constituée par un amas de cellules lymphoïdes qui sont groupées surtout à la périphérie. A sa base, il y a un stroma cellulaire et des vaisseaux dont les ramifications se répandent dans la masse des cellules et jusque sous le revêtement épithélial qui passe au-dessus de la granulation. La ramification de ces vaisseaux explique la couleur rosée que présente, au début du moins, la granulation. Mais à mesure que la granulation évolue, la vascularisation diminue; les cellules se développent et la masse prend une teinte plus grise en même temps qu'une transparence plus grande.

Enfin, il arrive un moment, où la masse de la granulation est envahie par des traînées de tissu conjonctif qui se substituent aux cellules. La granulation s'affaisse alors. C'est la période de rétraction et de cicatrisation.

Dès 1881, Sattler a signalé dans le tissu de la granulation la présence d'un micrococcus. Ce micrococcus a été retrouvé par les autres observateurs, Michel, Goldschmidt, E. Schmidt et Kucharsky en Allemagne et en Russie. Poncet (de Cluny) en a montré des préparations en 1886, à la Société de chirurgie de Paris. Mais Sattler lui-même a déclaré en 1888, au congrès de Heidelberg, que les essais de culture qu'il en avait faits n'avaient pas été satis-

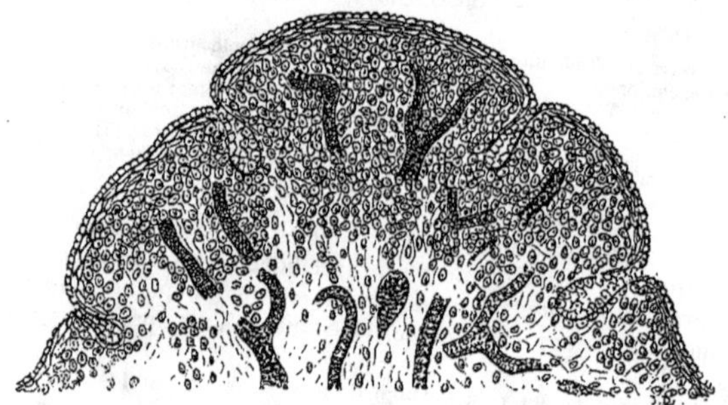

Fig. 37. — Coupe d'une granulation de la conjonctive. (D'après Saemisch.)

faisants et que les tentatives d'inoculation n'avaient que très exceptionnellement réussi. Jusqu'à nouvel ordre ce microcoque ne peut donc être regardé comme l'élément spécifique de la granulation.

La granulation néanmoins doit être considérée comme un produit néoplasique, infectieux et malin. A ce point de vue elle a quelque analogie avec le tubercule. Mais tandis que, dans le tubercule, les éléments cellulaires subissent la dégénérescence graisseuse et finissent par agir comme un corps étranger, les amas cellulaires de la granulation conjonctivale tendent à s'organiser en tissu conjonctif et laissent après eux une cicatrice rétractile. De Wecker fait remarquer que ce mode d'évolution rapprocherait plutôt la granulation des gommes syphilitiques.

Les granulations se développent dans l'épaisseur de la conjonctive, au niveau du bord adhérent du cartilage tarse et du cul-de-sac conjonctival de la paupière supérieure. Elles constituent par leur réunion de petits îlots et entre elles existent des sillons peu profonds qui les délimitent. La saillie que forme la granulation à la surface de la conjonctive est arrondie, demi-sphérique; sa coloration est rosée ou gris jaunâtre suivant son ancienneté. Elle devient transparente à un certain moment et c'est alors qu'elle a été comparée à un grain de tapioca cuit ou à du frai de grenouille.

Les papilles hypertrophiées forment des saillies plus effilées que les granulations et séparées par des sillons plus profonds (fig. 36, p. 90). Elles ont une couleur rouge, carminée, en raison de leur grande vascularisation. Du reste, les papilles hypertrophiées coexistent presque toujours avec les granulations, du moins sur la conjonctive palpébrale, car on ne les observe pas sur la conjonctive bulbaire, ni sur le limbe cornéen qui normalement sont dépourvus de papilles. Les papilles hypertrophiées disparaissent en outre sans laisser de cicatrices.

Les follicules clos hypertrophiés diffèrent des granulations par leur siége : on les voit surtout au niveau du cul-de-sac inférieur de la conjonctive, où ils sont disposés en séries linéaires. Ils ont une forme plutôt ovalaire qu'arrondie et leur saillie est un peu moins abrupte que celle de la granulation. Ils sont aussi plus transparents et moins rosés. Enfin ils ont une membrane propre d'enveloppe qui n'existe pas pour la granulation. Autour des follicules clos hypertrophiés on observe des hypertrophies papillaires, mais généralement beaucoup moins abondantes qu'autour des granulations.

Étiologie. — La conjonctivite granuleuse se développe par contagion et s'observe fréquemment sous forme épidémique et même endémique. Mais des conditions extérieures favorisent son développement.

Elle est fréquente dans les pays bas et marécageux, comme l'Égypte, et, à une certaine altitude, elle ne semble plus susceptible de se propager, ainsi qu'on le constate en Suisse.

La race paraît aussi avoir une influence sur le développement du trachome. Swon-Burnett (de Washington) a noté la rareté extrême de cette affection chez les nègres et Chibret pense que la race celte jouit d'une sorte d'immunité à son égard.

Elle atteint surtout les adultes et ne s'observe presque jamais avant l'âge de dix ans. On la voit plus souvent chez les hommes que chez les femmes.

La misère et les mauvaises conditions hygiéniques ont une influence incontestable sur le développement de la conjonctivite granuleuse. C'est une maladie de la classe pauvre.

Enfin on l'observe partout où il y a des agglomérations considérables d'individus et de l'encombrement : dans les casernes, les hôpitaux, les écoles. Il ne semble pas que la diathèse scrofuleuse ait d'influence sur son développement, si ce n'est en raison de la débilitation qu'elle produit et l'on voit, d'autre part, la maladie atteindre les sujets les plus vigoureux.

La contagion reste, en somme, la cause la plus évidente de la conjonctivite granuleuse. Cette contagion s'exerce, sans doute, par le transport des produits de sécrétion sur une conjonctive déjà malade. Mais ce transport peut-il avoir lieu par l'atmosphère? La même question se pose à propos de toutes les ophthalmies contagieuses, sans qu'une solution positive en puisse être donnée. Nous avons vu d'autre part que les tentatives d'inoculation faites par Sattler, avec les cultures du micrococcus des granulations n'ont presque jamais donné de résultat positif.

La contagion des granulations palpébrales a pu longtemps être observée en Belgique où, sous le nom d'*ophthalmie militaire*, d'*ophthalmie d'Égypte*, elle a exercé de grands ravages dans l'armée. On admet que cette ophthalmie est de même nature que celle qui existe endémiquement sur les bords du Nil et qu'elle a été rapportée en Europe, par les armées française et anglaise, qui l'avaient contractée en Égypte à la fin du siècle dernier. Cette origine, toutefois, n'est pas bien démontrée, car l'ophthalmie s'est éteinte dans l'armée française et dans l'armée anglaise ; l'armée belge seule a continué à en être atteinte pendant la première moitié de ce siècle. Lorsque, pour arrêter ses progrès, on eut l'idée malheureuse de licencier les troupes, l'affection se propagea à une grande partie de la population civile. Ce n'est qu'en isolant les granuleux dans des locaux spéciaux qu'on est arrivé à faire disparaître à peu près complètement la maladie.

Si la contagion de l'ophthalmie des armées est hors de doute, la nature des lésions qui la constituent est encore sujette à contestation et il se peut qu'elle ne soit pas formée par le trachome vrai, tel que nous l'avons défini histologiquement. Il semble que la plupart des ophthalmologistes belges aient considéré comme des granulations l'hypertrophie des follicules clos de la conjonctive. Warlomont, en effet, admet que la granulation se développe le plus souvent dans les corpuscules lymphoïdes. Vennemann a donc pu, avec raison, mettre tout récemment en doute (*Annales d'oculistique*, 1889, p. 345) l'identité de la conjonctivite granuleuse vraie et de l'ophthalmie dite d'Égypte, et constater que, pour cette dernière, on n'avait pas encore trouvé le microbe dans le néoplasme conjonctival.

Symptomatologie. — La conjonctivite granuleuse est une affection essentiellement chronique. Mais, dans le cours du développement des granulations, il est fréquent de voir survenir des poussées inflammatoires. Ce sont ces poussées d'inflammation, résultant de complications du côté de la conjonctive, qui ont été décrites sous le nom de granulations aiguës. On a aussi donné, par suite d'une confusion, le nom de granulations aiguës à la simple hypertrophie papillaire, qui s'observe à la suite de l'ophthalmie purulente.

Le début des granulations est généralement lent et insidieux. Pendant un temps plus ou moins long, il y a absence de phénomènes inflammatoires. Tout au plus les malades accusent-ils une sensation de corps étranger, surtout le soir, et une difficulté à mouvoir la paupière supérieure.

La tuméfaction de la paupière supérieure, accompagnée d'un léger ptosis, est le premier signe qui attire l'attention. On a signalé, avec justesse, la physionomie particulière que présentent les granuleux : ils ont toujours l'air de sommeiller, et, pour voir devant eux, ils sont obligés de renverser la tête en arrière. On remarque aussi, que la paupière inférieure ne s'applique pas exactement au globe de l'œil. Mais, à cette période, les phénomènes inflammatoires font le plus souvent défaut.

Cependant, si l'on retourne la paupière supérieure, on y constate la présence des saillies caractéristiques. Les granulations sont dites *simples*, lorsqu'elles ne s'accompagnent pas de l'hypertrophie concomitante des papilles ni d'inflammation de la conjonctive. Elles siègent, comme nous l'avons indiqué, à la partie la plus élevée du tarse et au niveau du cul-de-sac supérieur de la conjonctive. Elles se présentent sous la forme de petites saillies arrondies, d'un jaune rosé, ou même rouges et d'apparence charnue. Elles forment des îlots irréguliers, plutôt que des séries linéaires. Rarement, à Paris, du moins, elles ont le volume et l'apparence qui leur a fait donner le nom de vésiculeuses (Hairion). Dans cette dernière forme, les granulations atteignent 2 à 3 millimètres de diamètre. Lorsqu'elles sont peu vasculaires, les granulations ont l'aspect de grains de tapioca cuit, ou de frai de grenouille, et sont alors translucides.

Il est rare que la conjonctive ne s'enflamme pas, au bout d'un certain temps, et que les papilles ne s'hypertrophient en même temps, entourant les granulations vraies et constituant alors ce qu'on a appelé les *granulations mixtes*. Lorsque cette inflammation s'est développée, on constate les signes d'une conjonctivite muco-purulente. En même temps, la conjonctive bulbaire se vascularise, et de fins vaisseaux s'avancent au-dessous de l'épithélium du limbe cornéen, et envahissent la partie supérieure de la cornée. On observe bientôt un état dépoli de cette dernière membrane, limité à la même région, et qui à lui seul permet souvent de diagnostiquer la présence des granulations de la paupière supérieure.

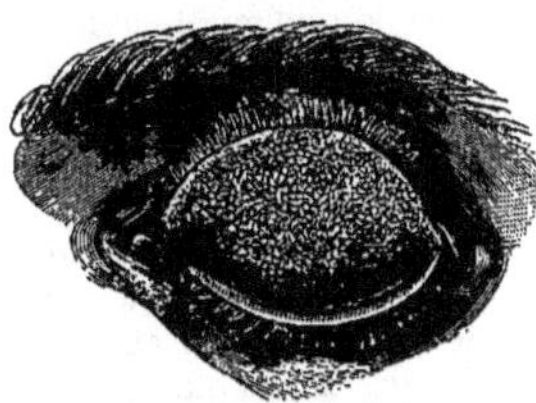
Fig. 38. — Granulations mixtes de la face interne de la paupière supérieure.

Non seulement la conjonctive bulbaire se vascularise, mais elle s'épaissit et peut devenir le siège de granulations. Peu à peu se constitue un *pannus* qui envahit parfois toute la conjonctive bulbaire et recouvre la cornée.

Les phénomènes réactionnels sont alors des plus marqués. La douleur est vive, la sécrétion purulente et abondante ; il y a de la photophobie et tous les signes d'une ophthalmie grave, qui retentit jusque sur les membranes profondes.

Souvent aussi des ulcérations de la cornée se produisent et se terminent par la perforation avec toutes les conséquences qu'elle entraîne. Lorsque la cornée échappe à ces graves complications et qu'il ne se forme pas de staphylome, elle recouvre plus tard sa transparence, mais avec un certain degré d'astigmatisme irrégulier.

Lorsqu'à côté des granulations vraies il se développe une hypertrophie lymphoïde de la conjonctive, les saillies constituées par les follicules clos hypertrophiés ne peuvent être que très difficilement distinguées de celles que forment les granulations. C'est là ce qu'on a appelé les *granulations diffuses*, mais ces dénominations variées sont propres à jeter le trouble dans la description et ne méritent pas d'être conservées.

Après un temps souvent fort long, qui se compte généralement par mois, les granulations entrent dans la période d'atrophie et de cicatrisation. Elles deviennent grisâtres et se rétractent. La rétraction cicatricielle se produit, à la face interne des cartilages tarses, sous la forme de traînées parallèles, au bord libre des paupières, et toujours distantes de plusieurs millimètres de ce bord. Il y a atrophie et rétraction cicatricielle de la conjonctive qui devient blanchâtre. En même temps, le cartilage tarse subit un travail analogue. Il se déforme, se ratatine et s'incurve en dedans. Les glandes de Meibomius disparaissent par atrophie, et les follicules pileux se dévient ou se détruisent.

Il en résulte des changements considérables dans la conformation de la paupière supérieure. Presque toujours, il se produit un certain degré d'entropion et de trichiasis. Souvent, il s'établit des adhérences anormales entre la paupière et le globe de l'œil, et la disparition plus ou moins étendue de la conjonctive atrophiée détermine du xérosis.

Les voies lacrymales elles-mêmes, participent souvent aux désordres causés par la présence des granulations. Les changements de configuration des paupières entraînent forcément une déviation des points lacrymaux, cause d'épiphora. La muqueuse du sac lacrymal et du canal nasal sont même quelques fois envahies par les granulations.

Marche. — Durée. — La conjonctivite granuleuse a un début insidieux et une marche chronique. Elle est sujette à des exacerbations brusques, à des poussées d'inflammation; enfin, elle présente des récidives qui obligent le chirurgien à surveiller attentivement les paupières des sujets qui en ont été atteints une première fois.

La durée de la conjonctivite granuleuse est toujours longue; elle se compte par mois, alors même qu'un traitement régulier est institué, et, lorsqu'elle a déterminé certaines complications, les accidents peuvent se prolonger pendant des années.

Complications. — Les complications qui se produisent dans le cours de l'évolution des granulations s'observent du côté de la conjonctive, du côté de la cornée et du côté des voies lacrymales.

La complication conjonctivale la plus fréquente consiste dans l'apparition d'une ophthalmie purulente, avec toutes les suites qu'elle comporte. Cependant, lorsque cette complication reste modérée et est convenablement traitée, elle peut être considérée comme plutôt favorable, car elle amène souvent la guérison des granulations et du pannus qui les accompagne. On sait que la constatation de cette influence favorable a déterminé quelques ophthalmologistes à tenter la guérison du pannus vasculaire diffus par l'inoculation du pus blennorrhagique. Cette thérapeutique périlleuse est aujourd'hui abandonnée.

Parmi les suites éloignées des complications conjonctivales doivent être comptées toutes les difformités des paupières qui résultent de la rétraction cicatricielle. Elles obligent à recourir ultérieurement à des opérations.

Les complications cornéennes ont été déjà énumérées. Nous avons indiqué leur siège spécial, au début, au tiers supérieur de la cornée. Lorsqu'il n'y a qu'un peu de dépoli de la cornée, ou une légère vascularisation sous-épithéliale, le traitement des granulations suffit pour remédier à cet état. Mais le pannus peut envahir toute la surface cornéenne et devenir lui-même granuleux. La gravité de cette complication est évidente. Les abcès, les ulcérations suivies de perforations, comptent au nombre des complications de la conjonctivite granuleuse et entraînent la formation d'opacités persistantes, de staphylomes et de leucomes adhérents. Il n'est pas rare non plus de voir, à la suite, se produire des accidents glaucomateux.

Pronostic. — Il est toujours sérieux. Alors même que les granulations sont convenablement traitées, elles ne disparaissent jamais sans laisser des cicatrices persistantes de la conjonctive. En outre, elles sont sujettes à des récidives.

Le pronostic devient grave, lorsque se produisent les complications cornéennes. Nous n'avons pas besoin de revenir sur l'énumération et les conséquences de ces complications. Qu'il nous suffise de dire qu'en Belgique, à l'époque où sévissait cette maladie, de 1816 à 1834, il y eut, dans l'armée, 4000 soldats qui devinrent complètement aveugles et 10 000 dont la vue fut gravement compromise.

On a remarqué que les granulations sont plus graves et produisent plus fréquemment des complications cornéennes chez les sujets qui ont les paupières fermes et bien appliquées sur le globe de l'œil. Les sujets à paupières lâches et flasques sont généralement moins gravement atteints.

Diagnostic. — Les caractères par lesquels se distingue la granulation vraie ou trachome, de l'hypertrophie des papilles ou des follicules clos de la conjonctive, ont été indiqués à propos de l'anatomie pathologique.

Rappelons cependant que l'hypertrophie des papilles s'observe surtout après la conjonctivite purulente ; qu'elle envahit toute la conjonctive palpébrale, depuis le bord libre, jusqu'au cul-de-sac ; qu'elle présente des saillies plus nombreuses, plus vasculaires, plus régulières que celles des granulations ; que celles-ci sont séparées par des sillons plus profonds, enfin, qu'elles disparaissent sans laisser de traces sur la conjonctive.

La conjonctivite *folliculaire* caractérisée par l'hypertrophie des follicules clos siège surtout à la paupière inférieure et au niveau du cul-de-sac conjonctival inférieur. Les saillies qui la constituent sont plus transparentes que les granulations, elles sont plutôt ovalaires qu'arrondies, et leur présence ne détermine pas une inflammation vive de la conjonctive.

Lorsque la conjonctivite folliculaire existe à l'état simple, elle se distingue facilement, surtout par son siège de la conjonctivite granuleuse.

Mais, dans certains cas, on voit coexister sur une même paupière les granulations vraies, l'hypertrophie des papilles et celle des follicules clos. C'est cette forme de conjonctivite qui a été décrite sous le nom de *granulations diffuses*. La distinction des follicules clos et des granulations devient à peu près impossible dans ce cas.

Toutes les fois qu'on se trouve en présence d'un malade présentant, avec une certaine paresse de la paupière supérieure, des troubles de la vue ou des signes d'irritation même légers, on ne devra pas négliger de retourner complètement la paupière supérieure et d'examiner les culs-de-sac. On évitera ainsi l'erreur qui a fait prendre quelquefois des granulations au début, pour de simples troubles de réfraction ou d'asthénopie accommodative.

Traitement. — La propagation de la conjonctivite granuleuse par contagion impose au chirurgien un certain nombre de mesures prophylactiques dont il ne doit pas se départir. Les individus atteints devront être autant que possible isolés, lorsque surtout ils vivent en commun dans les casernes, les prisons, les écoles. Ils éviteront de se servir de linges ou d'éponges et emploieront pour les lotions oculaires le coton hydrophile qui sera détruit, dès qu'il aura servi une fois.

Les instruments, et en particulier les pinceaux, qui se trouvent en contact avec les paupières au moment des pansements, devront ne jamais servir qu'à un seul malade. On a signalé la propagation de la maladie, par les compte-gouttes employés aux instillations communes dans les cliniques oculaires, et les doigts du chirurgien ont, sans doute, plus d'une fois, transmis la conjonctivite granuleuse. Des soins minutieux de propreté sont donc indispensables.

L'emploi des moyens hygiéniques ne sera pas négligé. Bien que le traitement local des granulations soit le seul réellement efficace, on se trouvera généralement bien de changer les malades de milieu et, s'ils peuvent séjourner à la campagne, la guérison sera plus rapide. Quoique la conjonctivite granuleuse ait une influence fâcheuse sur la santé générale, il n'y a pas lieu d'instituer de médication interne spéciale, mais tous les toniques seront prescrits avec avantage.

Le traitement local des granulations, *lorsqu'il n'y a pas de complications*, consiste dans l'emploi du glycérolé de sulfate de cuivre à 1 pour 10. Ce glycérolé est appliqué avec un pinceau sur la paupière retournée et sur les culs-de-sac de la conjonctive. Les cautérisations sont répétées tous les jours ou tous les deux jours suivant que la réaction produite après chaque séance est plus ou moins vive.

Lorsque les granulations sont peu nombreuses et nettement isolées, on peut substituer au glycérolé la cautérisation avec le crayon de sulfate de cuivre, dont l'action est plus facile à limiter. Néanmoins, on ne doit pas oublier que le résultat des cautérisations doit être, avant tout, de provoquer une vascularisation des granulations qui hâte leur organisation en tissu conjonctif.

Il arrive souvent qu'après avoir amélioré l'état des paupières les cautérisations cuivriques deviennent inefficaces. On leur substitue alors les cautérisations avec le glycérolé au tannin à 1 pour 10, ou avec une solution d'acétate de plomb dans les mêmes proportions. On évitera toutefois l'emploi de l'acétate de plomb, s'il y a une desquamation épithéliale de la cornée.

Dans l'intervalle des cautérisations, les malades feront de fréquentes lotions des paupières, ou des applications de compresses trempées dans une solution d'acide borique à 4 pour 100.

Lorsque les granulations s'accompagnent de saillies végétantes très marquées, ordinairement dues à une hypertrophie papillaire, on fera précéder les cautérisations de scarifications. L'excision des granulations et surtout l'excision du cul-de-sac de la conjonctive doivent être rejetées.

Les poudres d'iodoforme, d'acide borique, projetées avec un pinceau dans les culs-de-sac de la conjonctive, agissent comme adjuvants des moyens indiqués plus haut.

Costomiris (d'Athènes) a préconisé (*Compte rendu de l'Académie des sciences*, 10 septembre 1889) le massage des paupières, combiné à l'emploi de l'acide borique répandu en poudre impalpable sur la conjonctive palpébrale.

Le naphtol, essayé dans le traitement des granulations, ne paraît pas avoir donné les résultats qu'on était en droit d'en attendre.

Lorsque les granulations ont, en partie, disparu, on éloigne les cautérisations, mais on ne les cesse pas brusquement, de crainte des récidives.

Hans Ader a employé avec succès la destruction des granulations par la pointe du galvano-cautère. Chaque granulation est touchée isolément et l'emploi de la cocaïne rend indolore cette cautérisation (*Collége médical de Vienne*. Séance du 13 octobre 1890).

S'il existe des complications, le traitement doit être modifié ainsi qu'il suit :

Les érosions de la cornée et l'existence d'un pannus léger ne donnent pas lieu à une thérapeutique spéciale. Mais s'il existe un pannus considérable, on aura recours soit à la *péritomie*, c'est-à-dire à l'excision de la conjonctive autour de la cornée, soit à la cautérisation avec le galvano-cautère. Dans ces deux cas, on se propose de détruire les vaisseaux qui recouvrent la cornée.

C'est dans ces cas qu'a été proposée et pratiquée (F. Jæger et Piringer) l'inoculation du pus blennorrhagique, heureusement remplacé aujourd'hui par la macération de Jéquirity dont l'action est moins dangereuse et provoque néanmoins la purulence. De Wecker qui a introduit en France l'emploi de ce médicament substitue quelquefois à la macération la poudre de cette graine projetée avec un pinceau sur la conjonctive. La macération de Jéquirity est obtenue en faisant macérer 10 grammes de graines pendant vingt-quatre heures dans 500 grammes d'eau. La solution que l'on obtient ainsi est passée avec un pinceau sur la conjonctive trois fois par jour jusqu'à ce qu'il se développe une conjonctivite purulente qu'on traite alors comme une conjonctivite purulente ordinaire.

La formation d'abcès dans l'épaisseur de la cornée ou d'ulcérations à la surface exige l'emploi du collyre à l'ésérine deux ou trois fois par jour et quelquefois la cautérisation avec le galvano-cautère.

Dans le cas de perforation de la cornée, on devra aussi cautériser avec le galvano-cautère pour détruire la portion de l'iris enclavée et empêcher le développement d'un staphylome.

Les autres complications qui se produisent consécutivement du côté de la conjonctive (xérosis, cicatrices vicieuses), des paupières (entropion, trichiasis, blépharophimosis, déformations du cartilage tarse), exigent l'emploi d'opérations qui seront indiquées à propos des affections des paupières.

7° CONJONCTIVITE FOLLICULAIRE

Sous le nom de conjonctivite folliculaire, on décrit une inflammation, ou mieux un état de la conjonctive résultant de l'infiltration lymphoïde des follicules clos et se traduisant par des saillies hypertrophiques à la surface de la muqueuse et par des signes qui ont de l'analogie avec ceux de la conjonctivite catarrhale.

La conjonctivite folliculaire existe souvent en même temps que les granulations vraies.

Anatomie pathologique. — Nous avons déjà, à propos des granulations, indiqué la constitution des follicules clos hypertrophiés. Ils sont entourés d'une enveloppe qui manque dans le trachome. Waldeyer a cependant décrit des follicules dans lesquels l'enveloppe fait défaut, et qui ne sont formés que par un amas de cellules lymphoïdes comme les trachomes; mais il n'existe pas de tissu conjonctif ni de vaisseaux au-dessous de ces amas. On admet dans les follicules hypertrophiés comme dans les granulations la présence d'un coccus, sans que son rôle soit encore suffisamment déterminé.

Les cellules des follicules clos disparaissent sans laisser de traces et ne sont pas remplacées par un tissu de cicatrice comme celles des granulations vraies.

Étiologie. — La transmission par contagion de la conjonctivite folliculaire est admise par tous les observateurs. On la voit se propager dans tous les milieux encombrés, dans les casernes, les écoles, sur les navires.

Elle résulte aussi de l'emploi du collyre à l'atropine ou à l'ésérine. Quelques sujets jouiraient même, dit-on, d'une telle sensibilité, qu'une seule instillation du collyre à l'atropine suffirait pour déterminer chez eux la production de la conjonctivite folliculaire. Cette action du collyre dépendrait, non pas de l'action de l'atropine, mais de la présence de bacilles et de spores dans le liquide qui sert de véhicule.

Symptomatologie. — On observe la conjonctivite folliculaire à l'état aigu et à l'état chronique.

A l'*état aigu*, il y a une injection de la muqueuse de la face interne de la paupière inférieure et une turgescence de la muqueuse du cul-de-sac inférieur. C'est dans ce cul-de-sac et vers les commissures que siègent les follicules clos hypertrophiés. Ils forment des saillies ovalaires, disposées en séries linéaires; ils sont rosés ou jaunâtres, semi-transparents. La muqueuse du cul-de-sac est souvent plutôt œdémateuse que véritablement hypérémiée. On signale souvent une inflammation d'apparence érysipélateuse des paupières, plus marquée ver le grand angle de l'œil.

La paupière et le cul-de-sac supérieurs de la conjonctive ne sont presque jamais le siège de l'hypertrophie des follicules.

La conjonctive bulbaire est le plus souvent hypérémiée, et il y a de l'injection périkératique. On observe même, à un examen attentif, une altération superficielle du limbe de la cornée.

La sécrétion de la conjonctivite folliculaire est plutôt séro-purulente que catarrhale.

Dans leur ensemble, les phénomènes provoqués par l'hypertrophie des follicules clos ont de l'analogie avec ceux de l'ophthalmie catarrhale ou même de l'ophthalmie purulente avec laquelle elle peut être confondue. Cependant, l'ophthalmie purulente s'accompagne d'une turgescence du corps papillaire et d'une injection vive de la conjonctive, qui n'existe pas dans la conjonctivite folliculaire. Lorsque la conjonctivite folliculaire résulte de l'action du collyre à l'atropine, on signale la formation, autour de la cornée, d'un chémosis dur qui résulterait d'une infiltration lymphoïde de cette partie de la muqueuse.

Dans la *forme chronique*, le développement de tous les phénomènes est beaucoup plus lent, et surtout les signes d'irritation de la conjonctive bulbaire font défaut. La sécrétion est abondante et claire, à peine mélangée de quelques filaments.

C'est au niveau du cul-de-sac inférieur de la conjonctive et vers les angles qu'on constate l'épaississement de la muqueuse et les saillies caractéristiques de l'hypertrophie des follicules.

La forme chronique s'observe plus fréquemment que la forme aiguë. Nous avons dit, en outre, qu'elle accompagnait souvent le développement des vraies granulations.

Pronostic. — Le pronostic de la conjonctivite folliculaire est beaucoup moins sérieux que celui de la conjonctivite granuleuse, parce que les follicules disparaissent sans laisser de cicatrices. Mais la durée de la maladie est souvent fort longue, et les récidives s'observent fréquemment.

Traitement. — Outre le traitement prophylactique consistant dans l'emploi des antiseptiques en lotions et l'isolement des malades atteints dans les milieux encombrés, la conjonctivite folliculaire réclame l'usage des cautérisations. Mais on doit proscrire les cautérisations fortes et se contenter de toucher la muqueuse des culs-de-sac avec une solution d'acétate de plomb étendue de moitié eau, ou une solution de sublimé à 1 pour 1000 (De Wecker).

Lorsque la conjonctivite résulte de l'action du collyre à l'atropine, on devra en cesser l'emploi et le remplacer, par des onctions avec une pommade belladonnée.

II. — Ulcérations de la conjonctive.

A. — ULCÉRATIONS TUBERCULEUSES

La tuberculisation de la conjonctive a été signalée pour la première fois par Köster en 1873. Sattler, Walb, Gérin-Roze, Gayet en ont rapporté des exemples, et Valude (*De la tuberculose oculaire*, in *Études expérimentales et cliniques sur la tuberculose*. Paris, 1887) en a compté 23 observations publiées depuis 1873.

La tuberculisation de la conjonctive est encore mal connue, mais sans doute, beaucoup plus fréquente qu'elle ne semblerait d'après le petit nombre des observations recueillies.

Elle est ordinairement secondaire et coexiste avec d'autres lésions tuberculeuses, adénites cervicales, abcès froids, etc. On connaît cependant quelques faits de tuberculisation primitive (Dufour, 1881 ; Falchi, 1883; Gayet, 1885). Sur la malade de Gayet, on a pu suivre l'évolution et la généralisation ultérieure de la maladie.

Au début, le tubercule se présente sur la conjonctive tarsienne, sous la forme de petites granulations d'un gris bleuâtre qui deviennent ensuite jaunes, se ramollissent et s'ulcèrent. Elles se développent surtout à la paupière supérieure.

L'ulcération tuberculeuse présente une coloration d'un jaune sale; le fond est excavé, finement grenu; les bords sont à pic, indurés, saillants, déchiquetés.

L'ulcération tuberculeuse détermine d'abord du larmoiement, puis une conjonctivite muco-purulente. Elle s'accompagne de douleurs et d'une adénite pré-auriculaire précoce à peu près constante.

L'ulcération marche lentement, et elle n'a pas de tendance à se cicatriser.

Diagnostic. — L'ulcération tuberculeuse peut être confondue avec le chancre de la conjonctive et avec le lupus.

Le chancre s'accompagne de l'engorgement pré-auriculaire comme l'ulcère tuberculeux, mais l'induration de sa base est plus marquée, et il a une tendance à la cicatrisation qui manque dans l'ulcération tuberculeuse. Le lupus est indolent, sa marche est extrêmement lente, et il ne s'accompagne pas d'adénite pré-auriculaire.

Avant la période d'ulcération, le diagnostic des granulations tuberculeuses est très embarrassant. Rhein (*Arch. f. Ophthalmol.*, XXXIV, 3, p. 68) a même prétendu que ces granulations ne différaient, ni cliniquement, ni histologiquement, des granulations du trachome, et que la présence du bacille de Koch pouvait seule les caractériser.

Pronostic. — Primitives ou secondaires, les ulcérations tuberculeuses de la conjonctive ont un pronostic grave.

Traitement. — Les ulcérations secondaires doivent être pansées avec la poudre d'iodoforme. On peut aussi les cautériser avec le naphthol camphré, comme on le fait pour les ulcérations tuberculeuses de la langue.

Si le diagnostic d'ulcère tuberculeux primitif était bien établi, il ne faudrait pas hésiter à pratiquer une large excision, suivie de cautérisation avec le galvano-cautère.

B. — LUPUS

Les ulcérations du lupus ne se développent sur la conjonctive que lorsque les parties voisines sont déjà envahies depuis un certain temps. Le lupus est donc toujours secondaire sur cette membrane.

Il envahit surtout la paupière inférieure et débute par la portion tarsienne de la conjonctive sous la forme de granulations bourgeonnantes plus développées que celles du trachome. Il se fait des éruptions successives suivies de cicatrisations dont l'aspect, comme à la peau, est caractéristique. Ces cicatrices produisent un symblépharon ou un ectropion. Dans ce dernier cas, on voit la conjonctive hypérémiée et boursouflée.

Le traitement à opposer au lupus de la conjonctive consiste à pratiquer le raclage avec une curette tranchante et à cautériser ensuite avec le nitrate d'argent.

C. — ULCÉRATIONS SYPHILITIQUES

La conjonctive n'est que très rarement le siège d'ulcérations syphilitiques. On y a observé cependant des accidents primitifs, des lésions secondaires et même des lésions tertiaires.

Le *chancre* de la conjonctive occupe le plus souvent le bord de la paupière. Dans quelques cas, il siège exclusivement sur la conjonctive bulbaire et au voisinage du cul de-sac conjonctival. Il se présente sous l'aspect d'une ulcération à fond pultacé, reposant sur une base indurée et parcheminée. Au pourtour de l'ulcération existe une injection de couleur violacée. Le ganglion préauriculaire est constamment engorgé (Touchaleaume, Thèse de Paris, 1889. *Étude sur le chancre syphilitique de la conjonctive*).

Les *éruptions secondaires* de la syphilis sont encore plus rares que l'accident primitif sur la conjonctive. Le professeur A. Fournier (Savy, *Des éruptions de la conjonctive*, thèse de Paris, 1876) y a observé le développement d'une papule de couleur cuivrée, de 5 millimètres de diamètre de forme circulaire, présentant une légère saillie et coexistant avec une éruption de papules à la face. Desmarres a vu un cas de syphilide tuberculeuse de la conjonctive.

Les *gommes* sont tout à fait exceptionnelles. De Wecker en a observé un cas. La tumeur avait le volume d'une fève et siégeait près du limbe de la cornée, à la partie externe. Elle était de couleur rouge violacé, de consistance élastique, avec injection de la conjonctive à son pourtour. Elle avait été prise pour un épithélioma, et s'en distinguait seulement par une élasticité particulière et la diaphanéité de ses bords.

Dès que le diagnostic d'une lésion primitive, secondaire ou tertiaire, est établi, le traitement antisyphilitique doit être institué sans retard.

III. — Lésions non inflammatoires de la conjonctive.

ŒDÈME SOUS-CONJONCTIVAL

Toutes les inflammations de la conjonctive s'accompagnent d'un certain degré d'infiltration, mais le chémosis inflammatoire ne doit pas être décrit à part. Il fait partie intégrante des phénomènes habituels de l'inflammation.

On observe aussi un chémosis séreux lorsqu'il se développe une inflammation aux paupières, telles que le furoncle, l'orgelet.

Enfin, chez les malades atteints d'affections cardiaques ou rénales, l'œdème de la conjonctive existe quelquefois au même titre que les autres hydropisies.

L'œdème essentiel de la conjonctive est, au contraire, extrêmement rare. On le rencontre chez des personnes faibles et anémiques, chez des femmes principalement dont les urines ne renferment pas de traces d'albumine. Dans ces cas, dont la cause échappe, on doit se borner à un traitement local tel que l'application d'un bandeau compressif. Si l'œdème prenait des proportions excessives, il y aurait lieu d'y pratiquer des mouchetures.

XÉROPHTHALMIE. — XÉROSIS

HERMANOWICZ, De la thérapeutique de la blépharite ciliaire et des altérations anatomo-pathologiques de la xérophthalmie. Thèse de Paris, 1873. — TIXIER, De la xérophthalmie. Thèse de Paris, 1875. — FRUGER, De la xérophthalmie. Thèse de Paris, 1880.

Sous le nom de *xérosis*, *xérophthalmie*, on décrit, depuis les travaux de Schmidt (1803) et de Von Ammon, un état de sécheresse avec atrophie de la conjonctive et lésions concomitantes de la cornée qui aboutit ordinairement à la perte à peu près complète de la vision.

Étiologie. — L'étiologie du xérosis est encore mal connue. On ne l'observe pas dans la jeunesse. Chez l'adulte, on le voit succéder quelquefois à une conjonctivite granuleuse ou diphthéritique. Souvent aussi, il se développe sans cause appréciable, ou bien il coïncide avec le psoriasis ou le pemphigus d'autres régions.

Bitot, Villemin, Netter ont noté la présence de petites plaques de xérosis épithélial sur la conjonctive oculaire des sujets atteints d'héméralopie idiopathique.

Pathogénie et anatomie pathologique. — Il n'est plus possible d'admettre que l'atrophie de la glande lacrymale suffise à produire le xérosis, car la lubréfaction de la muqueuse oculaire est assurée par la sécrétion des glandes spéciales qui existent dans la conjonctive surtout au voisinage de ses culs-de-sac. L'ablation de la glande lacrymale ne produit pas, en effet, de xérosis.

L'idée d'une lésion primitive de l'innervation émise par Vidal est rationnelle, mais n'a pas jusqu'ici été vérifiée anatomiquement. Celle d'une lésion concomitante de la capsule de Tenon, soutenue par Warlomont et Testelin, manque également de preuves.

Tout récemment, Kuschbert et Neisser ont décrit un bacille particulier à la xérophthalmie, mais on a reconnu qu'il existe normalement dans les sécrétions de la conjonctive (Leber).

Les seules lésions certaines de cette affection consistent dans une atrophie de la conjonctive dont les papilles, les glandes et les vaisseaux même ont été trouvés atrophiés.

Symptomatologie. — Ce qui frappe tout d'abord, lorsqu'on examine un œil atteint de xérosis, c'est la sécheresse et le changement de coloration de la conjonctive. Cette membrane, dans sa portion bulbaire, est devenue grisâtre, a perdu son brillant et sa transparence. Quelquefois elle a une teinte brunâtre. Son épithélium desséché forme comme un dépôt furfuracé à sa surface, et constitue même, dans les degrés avancés, de véritables squames. La conjonctive tend de plus en plus à prendre les caractères de la peau; il y a une sorte de cutanisation de la muqueuse. Des plis se forment sur la portion bulbaire et parfois entourent circulairement la cornée. Les culs-de-sac conjonctivaux s'effacent; ils arrivent à être presque de niveau avec le rebord palpébral. Dans ces conditions, on comprend que des troubles graves se produisent du côté de la cornée.

Cette membrane perd, en effet, de bonne heure, son aspect brillant et sa transparence. Sa couche épithéliale s'épaissit et devient grisâtre; on l'a comparée, pour l'aspect, à une baudruche. Elle est recouverte d'une sorte de poussière épithéliale ou de petites écailles grises.

Du côté des paupières, on observe souvent du trichiasis, et toujours une gêne plus ou moins marquée des mouvements. Lorsque les culs-de-sac de la conjonctive sont détruits, il y a tous les inconvénients du symblépharon; les mouvements d'occlusion sont gênés ou impossibles, et le défaut de rapprochement des bords palpébraux augmente encore la dessiccation de la cornée en la laissant en permanence exposée au contact de l'air.

En même temps, on constate que la caroncule lacrymale est détruite, les points lacrymaux oblitérés et que le sac lacrymal participe à l'atrophie générale de la conjonctive.

La cornée a perdu non seulement sa transparence, mais sa sensibilité, comme on peut s'en assurer en promenant à sa surface l'extrémité d'un stylet.

La vision est affaiblie en raison du degré d'opacification de la cornée; par les progrès de la maladie le patient arrive à n'avoir plus qu'une perception quantitative de la lumière et devient incapable de se conduire.

Phénomène remarquable, à moins de complications, la maladie évolue sans douleur, à ses différentes périodes.

Diagnostic. — Le xérosis vrai a un aspect caractéristique. L'absence de toute sécrétion donne à l'œil une apparence de sécheresse qui ne permet pas de confondre cette affection avec les opacités de la cornée, ou les adhérences du symblépharon qui gardent toujours un aspect brillant et humide.

Dans les affections typhoïdes graves, dans l'inanition, dans le choléra, la cornée perd sa transparence et la conjonctive se dessèche quelquefois dans les parties exposées au contact de l'air. Mais cet état n'a rien de commun avec le xérosis vrai.

De Wecker a décrit sous le nom de *xérosis épithélial*, une altération partielle de la conjonctive dont une variété occupe le limbe conjonctival et se reproduit quelquefois d'une manière périodique chez le même individu. Cette forme de xérosis s'accompagne souvent d'héméralopie, coïncide avec des troubles de la nutrition générale et constitue évidemment une affection distincte du xérosis proprement dit.

Pronostic. — Le pronostic du xérosis est fort grave et sa durée à peu près illimitée. Le traitement n'a que peu d'action sur la marche de cette affection et elle se termine ordinairement par la perte de la vision.

Traitement. — On ne connaît pas de traitement efficace du xérosis. On peut atténuer les effets de la sécheresse de la conjonctive en faisant entre les paupières des instillations répétées d'une solution faiblement alcaline, ou de quelques gouttes de glycérine. La vaseline déposée en petite quantité dans les culs-de-sac permet momentanément un glissement plus facile des paupières. Mais ce ne sont là que des moyens palliatifs.

Ollier a conseillé la suture temporaire des paupières. Nous l'avons vu donner un résultat d'abord satisfaisant chez un malade auquel nous avons laissé les paupières suturées pendant six mois. Mais l'affection s'est reproduite néanmoins quelques semaines après la désunion. De Wecker conseille d'administrer à l'intérieur le fer, l'arsenic ou l'huile de foie de morue.

PTÉRYGION

Boudouly, Du ptérygion. Thèse de Paris, 1877. — Larroque, Étude sur le ptérygion. Thèse de Paris, 1877. — Carrassan, Du ptérygion. Thèse de Paris, 1880. — Darrigade, Du ptérygion et de son traitement par la méthode dite de l'enroulement. Thèse de Paris, 1884-1885.

Le ptérygion consiste en un épaississement membraneux de la conjonctive bulbaire en forme de triangle, dont la base répond à la périphérie et le sommet à la cornée sur laquelle il s'avance et qu'il tend à envahir.

Le ptérygion siège presque toujours du côté nasal et sa base répond à l'insertion du muscle droit interne. On le voit quelquefois se développer au côté externe. Il est absolument exceptionnel qu'il occupe un autre point.

Habituellement il n'y a qu'un ptérygion, mais souvent on en observe un sur chaque œil, symétriquement placé au côté interne. Beer a vu trois ptérygions sur un seul œil et Velpeau en aurait observé cinq.

Étiologie. — Le ptérygion ne se rencontre pas chez les enfants et chez les jeunes gens. On l'observe chez l'adulte ou chez les gens âgés et surtout chez l'homme.

On le dit fréquent dans les pays chauds, à Madère, au Brésil. Les professions qui exposent les yeux à l'action des poussières irritantes ou d'un grand soleil y paraissent plus sujettes. Telles sont celles de maçon, de meunier, de palefrenier, de batelier. L'existence antérieure d'une pinguécula prédispose au développement du ptérygion.

Arlt a soutenu que l'apparition du ptérygion était précédée d'une ulcération de la cornée, mais l'observation n'a pas confirmé cette opinion et le plus ordinairement le ptérygion se développe en dehors de toute inflammation.

Anatomie pathologique. — Lorsque le ptérygion forme une membrane mince, blanchâtre et semi-transparente, il est désigné sous le nom de ptérygion ténu (*pterygium tenue*). Quand il constitue un repli plus épais, plus vasculaire il est appelé charnu, sarcomateux (*pterygium crassum*). Mais, dans l'un et l'autre cas, il ne renferme que les éléments normaux de la conjonctive, en proportion variable. Testelin avait signalé ce fait. Schreiter n'a trouvé, en effet, qu'une hypertrophie conjonctivale avec pullulation polypeuse dans le ptérygion sarcomateux. L'épithélium conjonctival normal se prolonge jusqu'au sommet et quelquefois entourant complètement celui-ci, s'adosse à l'épithélium cornéen.

Le ptérygion sarcomateux est le seul qui ait de la tendance à progresser sur la cornée.

Poncet a signalé l'existence de vibrions accumulés entre la cornée et le ptérygion. Mais ces vibrions ne paraissent jouer aucun rôle dans le développement de ce dernier.

Symptomatologie. — Le ptérygion débute sans douleur, sans phénomènes inflammatoires. Ordinairement il est déjà constitué lorsque les malades remarquent son existence.

Il se présente alors sous l'apparence d'une membrane triangulaire plus ou moins épaisse. On y distingue le *corps*, le *col* et la *tête* ou sommet. Un léger rétrécissement se voit quelquefois au-dessous du col. Les bords du ptérygion au niveau du corps et du col ne se continuent pas insensiblement avec les parties voisines de la conjonctive ou de la cornée; on peut les soulever avec l'extrémité d'un fin stylet et on constate l'existence d'un cul-de-sac plus ou moins profond. Jamais on ne voit le ptérygion, même au niveau du col former un véritable pont permettant le passage du stylet.

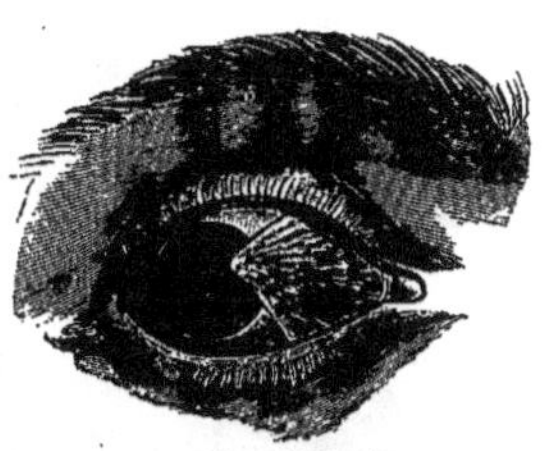

Fig. 39. — Ptérygion.

Le sommet du ptérygion tend à s'avancer vers le centre de la cornée et il arrive quelquefois à la longue jusqu'en ce point, sans le dépasser cependant. C'est alors seulement qu'en obstruant le champ pupillaire, il cause des troubles fonctionnels.

Exceptionnellement on a vu le sommet du ptérygion se bifurquer.

Bon nombre de ptérygions s'arrêtent à moitié chemin, sans envahir la partie de la cornée qui répond à la pupille. Ils présentent une minceur très grande et une demi-transparence. Dans cet état, ils restent indéfiniment stationnaires.

Diagnostic. — Le siège, l'apparence, la forme triangulaire du ptérygion le rendent facile à reconnaître. On ne le confondra pas avec les vascularisations temporaires de la kératite phlycténulaire qui affectent la même disposition, mais s'accompagnent de phénomènes inflammatoires.

Les opacités périphériques de la cornée qui succèdent aux poussées d'épisclérite s'en distinguent par leur forme plus arrondie et par l'absence de relief.

De Wecker signale comme offrant avec le ptérygion une certaine ressemblance, les plis de la conjonctive qu'on voit quelquefois se greffer sur la cornée, à la suite d'un traumatisme accompagné d'un fort chémosis et qu'on désigne sous le nom de *ptérygoïdes*.

Pronostic. — Le ptérygion est une affection bénigne. Le ptérygion sarcomateux entraîne seul des troubles fonctionnels lorsqu'il continue à progresser jusqu'au centre de la cornée et oblige alors le chirurgien à intervenir. En dehors de ce cas, le ptérygion constitue une simple difformité dont les patients demandent rarement à être débarrassés.

Il faut savoir cependant, que certains ptérygions s'enflamment et déterminent des conjonctivites. Peut-être ces poussées inflammatoires s'expliquent-elles par la présence fréquente au-dessous du ptérygion des vibrions signalés par Poncet.

Traitement. — On doit s'abstenir d'irriter le ptérygion par des cautérisations. Elles ont généralement pour effet d'en hâter la marche envahissante ou de créer des cicatrices plus difformes que la lésion primitive. De Condé dit cependant avoir obtenu de bons résultats de l'acétate de plomb en poudre fine appliqué pendant quelques secondes.

Darier a employé avec succès dans un cas, la lanoline hydrargyrique (lanoline, 10 grammes; mercure métallique, 10 grammes).

Le plus habituellement, si l'on veut faire disparaître le ptérygion, il faut recourir à une opération. Les méthodes en usage sont l'excision, la transplantation et la ligature.

L'*excision* se fait en saisissant à son sommet le ptérygion avec des pinces à

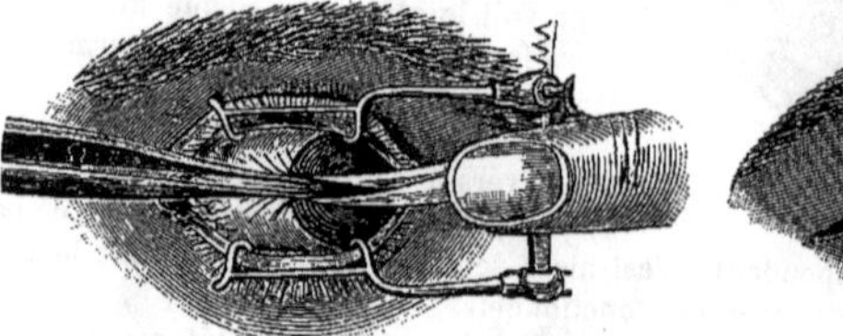

FIG. 40. — Excision du ptérygion.

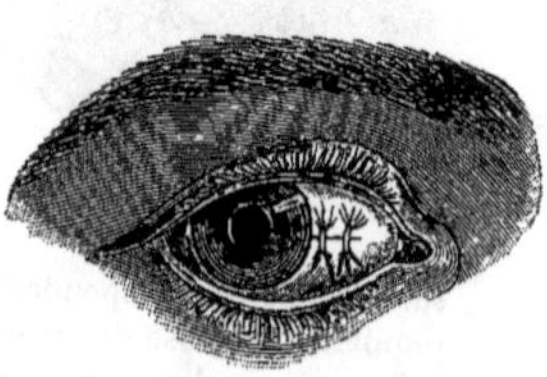

FIG. 41. — Suture de la conjonctive après l'excision du ptérygion.

dents de souris et en le détachant à petits coups avec de fins ciseaux courbes, jusqu'à sa base qui est sectionnée à 3 ou 4 millimètres du bord de la cornée.

Arlt pratique cette opération avec un couteau à cataracte glissé au-dessous de la base, le tranchant tourné vers la cornée. Le ptérygion est détaché de sa base vers son sommet en rasant la cornée. On réunit ensuite par des points de suture les lèvres de la plaie conjonctivale.

Pagenstecher laisse le ptérygion adhérent par sa base et réunit par la suture les lèvres de la conjonctive, entre cette base et la cornée.

La *transplantation* imaginée par Desmarres père, procède d'abord comme l'excision, mais laisse le ptérygion adhérent par sa base. Une boutonnière est alors pratiquée dans la partie inférieure de la conjonctive à 4 millimètres du bord de la cornée et parallèlement à ce bord. C'est dans cette boutonnière qu'on engage et qu'on fixe par un ou deux points de suture l'extrémité du ptérygion. On laisse la plaie principale se cicatriser sans la réunir. Desmarres fils a proposé de diviser en deux le sommet du ptérygion et de fixer chaque languette dans une incision faite à chacune des lèvres de la conjonctive.

La *ligature* a été employée par Szokalski. Un fil de soie armé à chacune de ses extrémités d'une aiguille courbe est passé au-dessous du sommet et au-dessous de la base du ptérygion. On a ainsi, après avoir coupé le fil près des aiguilles, trois anses séparées, dont les bouts sont liés deux à deux, de manière que le ptérygion se trouve complètement isolé des parties sous-jacentes. Le ptérygion se mortifie et se détache au bout de quelques jours.

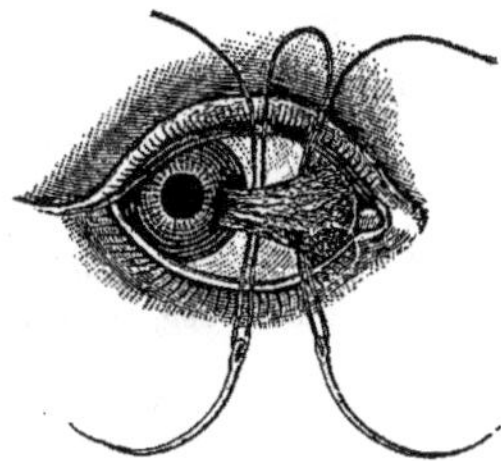

Fig. 42. — Ligature du ptérygion.

Ces diverses méthodes ne mettent pas à l'abri de la récidive. La ligature, procédé ingénieux, paraît avoir plus d'inconvénients que d'avantages et n'est plus employée. L'excision avec suture de la conjonctive est préférable. On peut y joindre la cautérisation de la plaie cornéenne avec la pointe du galvano-cautère.

D'une manière générale, le traitement du ptérygion, en raison de la récidive possible et des cicatrices qu'il laisse sur la cornée, ne doit être entrepris que s'il existe une indication formelle.

PINGUÉCULA

On désigne sous ce nom dont l'étymologie consacre une erreur anatomique une élevure jaunâtre ou rosée de la conjonctive. Elle siège à une petite distance du limbe cornéal, presque toujours au côté interne, quelquefois au côté externe, mais constamment au niveau du diamètre horizontal de la cornée et sur les parties de la conjonctive habituellement exposées à l'air.

Le volume de la pinguécula varie de celui d'une tête d'épingle à celui d'une petite lentille. Elle est aplatie, recouverte par la conjonctive saine et occupe le tissu cellulaire sous-conjonctival. A peine voit-on, dans quelques cas, une légère vascularisation autour d'elle.

Elle n'est pas constituée par de la graisse comme l'avait fait supposer sa couleur jaunâtre. Le microscope n'y montre que du tissu cellulaire avec des fibres élastiques, quelques vaisseaux et un amas de cellules épithéliales pavimenteuses.

La pinguécula s'observe chez les individus d'un certain âge ; on attribue, sans preuves, son développement au contact répété des petits corps étrangers qui viennent irriter la conjonctive. Elle paraît avoir des relations avec le ptérygion qu'elle précède quelquefois.

Elle ne constitue qu'une simple difformité, généralement peu apparente et n'entraîne pas de troubles fonctionnels.

Cependant elle s'entoure parfois d'une vascularisation assez prononcée qui peut lui donner l'apparence d'une phlyctène conjonctivale. On ne la confondra pas avec un épithélioma de la conjonctive au début.

Le pronostic de la pinguécula est bénin. Elle persiste indéfiniment sans entraîner d'inconvénients.

Si, pour des raisons spéciales, on était amené à l'enlever, on en ferait l'excision d'un coup de ciseaux et l'on réunirait les lèvres de la petite plaie par un point de suture.

LÈPRE

Les lésions de la lèpre étudiées par Bull et Hansen, en Norwège, par Pétraglia, au Brésil, et par Sylvester, à Bombay, paraissent être pour la conjonctive toujours consécutives à celles de la cornée.

Elles se traduisent sur la conjonctive par un boursouflement diffus d'un aspect luisant et lardacé, de coloration blanc jaunâtre qui entoure le limbe de la cornée d'un bourrelet saillant (voy. Bègue, Thèse de Paris, 1889, *Des manifestations oculaires de la lèpre*).

IV

TUMEURS DE LA CONJONCTIVE

Boiteau, Des tumeurs épithéliales de la conjonctive bulbaire. Thèse de Paris, 1862. — Fabre, Des polypes de la conjonctive. Thèse de Paris, 1878. — Bimsenstein, Du mélanosarcome de la région antérieure et extérieure de l'œil, considéré surtout au point de vue clinique. Thèse de Paris, 1879. — Thou, Contribution à l'étude de quelques tumeurs rares de la conjonctive. Thèse de Paris, 1879. — Robineau, De quelques variétés de tumeurs malignes de la conjonctive. Thèse de Paris, 1882. — Larbouret, Contribution à l'étude des dermoïdes de l'œil. Thèse de Paris, 1884-1885.

1° TUMEURS BÉNIGNES

Lipome. — Le lipome du tissu cellulaire sous-conjonctival est une tumeur rare, ordinairement congénitale et coïncidant parfois avec d'autres anomalies.

Il est formé par du tissu graisseux qui semble n'être qu'une émanation du tissu graisseux de l'orbite. Le siège le plus fréquent de la tumeur est, d'après De Graefe, sous la conjonctive bulbaire entre le droit supérieur et le droit externe.

Le lipome se présente sous la forme d'une masse jaune, lobulée; la conjonctive est saine ou à peine un peu injectée à son niveau. Les seuls troubles fonctionnels résultant de la présence du lipome sont un peu de gêne des mouvements et une sensation de sécheresse. S'il est volumineux, il peut entraver en raison de son siège habituel, l'écoulement des larmes (Saemisch).

Le lipome ne doit pas être confondu avec la pinguécula.

Si son volume devient gênant on l'enlèvera par dissection et on réunira par la suture les lèvres de l'incision conjonctivale. S'il a des connexions avec le tissu cellulaire rétro-oculaire, on ne poussera pas trop loin la dissection.

Angiomes. — On observe parfois une ectasie avec état variqueux des vaisseaux de la conjonctive bulbaire, surtout vers la région externe. L'excision, dans ces cas, ne donne pas toujours un résultat satisfaisant (De Wecker).

L'angiome proprement dit de la conjonctive est congénital et n'est le plus souvent que l'extension d'une tumeur semblable des paupières. Il siège surtout au voisinage de la caroncule. Dans le cas où il prend un développement considérable, il arrive quelquefois à masquer en partie la cornée.

La cautérisation avec le galvano-cautère, ou mieux l'électrolyse est le traitement à employer contre l'angiome de la conjonctive. La ligature pourrait peut-être aussi être essayée. Dans les cas où l'angiome reste stationnaire, le mieux est de s'abstenir.

Polypes. — Les plaies accidentelles de la conjonctive et celles qui succèdent à la ténotomie donnent parfois naissance à un bourgeonnement mamelonné, susceptible de revêtir l'apparence polypeuse.

Les polypes proprement dits se développent sans cause connue sur la conjonctive, le plus souvent dans la région du repli semi-lunaire et au voisinage des points lacrymaux. Ils forment de petites tumeurs pédiculées, d'apparence mamelonnée, d'un rouge pâle, de consistance friable et ressemblant à un amas de végétations. Leur forme donne l'idée d'une hypertrophie papillaire.

Leur structure est, en effet, analogue à celle des papilles. Histologiquement ce sont des granulomes. Une couche de cellules épithéliales polygonales les revêt. Le pédicule se continue avec le tissu cellulaire sous-conjonctival.

Les polypes déterminent une gêne mécanique en rapport avec leur volume et donnent lieu à un peu d'irritation conjonctivale, rarement à de petites hémorrhagies.

L'ablation en est facile. Il suffit de les exciser un peu au delà de leur point d'implantation après les avoir saisis avec une pince à mors fins. Le galvano-cautère permet d'arriver au même résultat.

Kystes. — 1° On observe dans le tissu cellulaire sous-conjonctival de petits kystes à parois minces, transparentes, à contenu limpide, dont l'origine est inconnue.

On a cru qu'ils résultaient d'un traumatisme, mais peut-être les a-t-on, dans ce cas, confondus avec les épanchements séreux sous-conjonctivaux qui résultent quelquefois d'une petite fistule du limbe scléro-cornéal ou d'une cicatrice cystoïde de cette région.

Les kystes proprement dits sont mobiles avec la conjonctive qui les recouvre; ils ont depuis le volume d'un grain de blé à celui d'une fève. Ils siègent en général sous la conjonctive bulbaire et vers la partie externe. Sichel fils pense qu'ils occupent plutôt le cul-de-sac inférieur de la conjonctive. Wharton Jones, Sichel père et fils, ont examiné histologiquement la structure de ces kystes sans rien découvrir de caractéristique dans leur paroi ou leur contenu.

Ils ne déterminent que des troubles fonctionnels insignifiants.

2° On signale aussi l'existence de kystes presque toujours congénitaux siégeant près du bord cornéen. Ces kystes, à parois plus épaisses que les précédents, ont un aspect laiteux et renferment un liquide également transparent. Mais ils ne sont pas mobiles et adhèrent plus ou moins au limbe scléro-cornéen. Ils ont probablement la même origine que les dermoïdes.

3° De petits kystes formés de très petites vésicules disposées en chapelet et soulevant la conjonctive ont été considérés par De Wecker, comme des dilatations lymphatiques ou des angiomes lymphatiques. On les observerait quelquefois à la suite de conjonctivites chroniques.

Les kystes de la première variété sont facilement excisés d'un coup de ciseaux avec la conjonctive qui les recouvre et à moins qu'ils soient volumineux, on peut s'abstenir de réunir les lèvres de la plaie par la suture.

Les kystes de la seconde variété ont besoin d'une dissection plus complète et ne peuvent pas toujours être enlevés en totalité.

Dermoïdes. — Ces petites tumeurs, signalées depuis longtemps, observées par Mackenzie, Wardrop, ne sont bien connues que depuis le mémoire de Ryba (*Vierteljahresschrift*, t. III, 1853). Elles se développent au voisinage du bord de la cornée, dans la région inféro-externe surtout, et ont des connexions avec la sclérotique.

Elles sont d'origine congénitale et ordinairement uniques. Leur développement se rattache au développement de la paupière avec le coloboma de laquelle elles coexistent quelquefois. On a signalé aussi l'existence de kystes de la queue du sourcil et du bec-de-lièvre chez les sujets atteints de dermoïdes de la conjonctive.

Ryba a montré que la structure de ces tumeurs est identique à celle de la peau. Elles sont constituées par du tissu conjonctif stratifié comme dans le derme, et elles renferment des glandes sébacées. Heyfelder y a même trouvé des glandes sudoripares. L'existence de poils y est presque constante.

Le volume des dermoïdes varie de celui d'une lentille à celui d'une fève. Leur couleur est gris jaunâtre, leur forme arrondie, leur surface lisse avec de petites sinuosités. Il y a souvent un poil unique émergeant de la tumeur. Wardrop en a compté une douzaine sur un malade observé par lui. Ces poils peuvent prendre un accroissement considérable. L'existence des poils suffit à caractériser le dermoïde de la conjonctive, mais cette particularité n'est pas constante.

Les dermoïdes constituent une difformité et entraînent quelques troubles fonctionnels, un peu de gêne dans les mouvements, de l'hypérémie des parties voisines de la conjonctive et quelquefois des ophthalmies.

L'ablation de ces tumeurs est souvent réclamée par les individus qui en sont porteurs. Elle nécessite une dissection complète, et il faut ménager à la fois la cornée et la sclérotique. Aussi ne peut-on pas toujours enlever les portions qui adhèrent à la sclérotique sans risquer de perforer cette membrane.

Dermo-épithéliomes. — Sous ce nom, Parinaud a décrit, en 1884 (*Archives d'ophthalmologie*, p. 349), des tumeurs qu'il considère comme congénitales et qui diffèrent des précédentes par leur structure.

Elles siègent près du bord externe de la cornée, sont mobiles sur la sclérotique, de coloration rouge jaunâtre, et tendent à se développer en nappe et à envahir la cornée. Vers l'époque de la puberté elles prennent souvent un accroissement notable.

Ce sont des tumeurs épithéliales ou des fibro-épithéliomes développés aux dépens de la conjonctive. Parinaud les rapproche des dermoïdes.

Kalt (*Archives d'ophthalmologie*, 1889, p. 158), qui a étudié histologiquement une de ces tumeurs, n'a rien trouvé dans leur structure qui rappelle celle des dermoïdes et préfère le nom de tumeurs épithéliales bénignes de la conjonctive.

ENTOZOAIRES DE LA CONJONCTIVE

Les entozoaires de la conjonctive sont extrêmement rares en France. On y a rencontré seulement le cysticerque. La filaire de Médine ne s'observe que dans les pays chauds.

Cysticerque. — D'après Sichel qui en a donné plusieurs observations, le cysticerque se développe surtout chez les jeunes sujets et sur la conjonctive bulbaire, aú niveau du diamètre horizontal de l'un ou l'autre côté de la cornée. Une seule fois il l'a vu siéger sous la conjonctive palpébrale.

Le kyste renfermant l'entozoaire se présente sous la forme d'une tumeur arrondie demi-transparente, rose pâle, vascularisée et plus foncée à sa circonférence. A son centre se voit un disque blanchâtre ou jaunâtre caractéristique. Le kyste est élastique, un peu mobile sous la conjonctive qui le recouvre, mais adhérent à la sclérotique par sa partie profonde.

Les phénomènes fonctionnels sont peu marqués. Il y a seulement de la gêne dans les mouvements.

L'énucléation, ou tout au moins l'ouverture du kyste, doit être pratiquée dès que la nature parasitaire en est reconnue. Dans un cas, Sichel a vu le kyste se rompre spontanément et la guérison se faire sans intervention.

2° TUMEURS MALIGNES

On décrit comme tumeurs malignes de la conjonctive l'épithélioma, le sarcome, le mélano-sarcome et le cancer.

Le cancer proprement dit ne débute en quelque sorte jamais par la conjonctive. Il envahit secondairement cette membrane et sa description se confond avec celle du cancer de l'œil.

Épithélioma. — De même que le cancer vrai, l'épithélioma se propage le plus souvent des paupières à la conjonctive. On le voit cependant quelquefois apparaître primitivement sur la conjonctive bulbaire et presque toujours en un point rapproché du limbe cornéen.

Il se montre sous la forme d'une petite masse d'un jaune rougeâtre qui simule une pustule conjonctivale. La petite tumeur ne tarde pas à prendre un aspect bosselé et végétant, et détermine un peu d'hypérémie de la conjonctive; puis elle s'ulcère, sécrète une matière purulente et forme alors une ulcération à bords irréguliers, à fond grisâtre qui envahit rapidement les parties voisines et spécialement la cornée. La sclérotique est difficilement atteinte, mais la cornée arrive assez rapidement à se perforer.

L'épithélioma de la conjonctive a généralement une marche rapide, du moins chez les sujets encore jeunes. L'œil est de bonne heure compromis et l'ablation de l'organe ne met pas toujours à l'abri des récidives qui arrivent à gagner les parois osseuses de l'orbite et la cavité crânienne.

Une ablation large et aussi précoce que possible peut seule empêcher la récidive. Il ne faut pas hésiter à sacrifier le globe de l'œil dès que la cornée est perforée.

Sarcome. — Mélano-sarcome. — Comme l'épithélioma, le sarcome et le mélano-sarcome de la conjonctive sont souvent secondaires et succèdent à des tumeurs primitivement développées dans les paupières ou dans la choroïde.

Mais, à côté de ces faits qui ne méritent pas une description spéciale, viennent se ranger un certain nombre d'observations de mélano-sarcomes ayant pris naissance dans la conjonctive bulbaire. Horner (*Klinische Monatsblaetter*, 1871, p. 4) a décrit des sarcomes pédiculés naissant de la conjonctive tarsienne. Bimsenstein (*Du mélano-sarcome de la région antérieure et extérieure de l'œil.* Thèse de Paris, 1879), Thou (Thèse de Paris, 1879) ont étudié ces tumeurs et Lagrange (*Archives d'ophthalmologie*, juillet et août 1884) leur à consacré un intéressant travail.

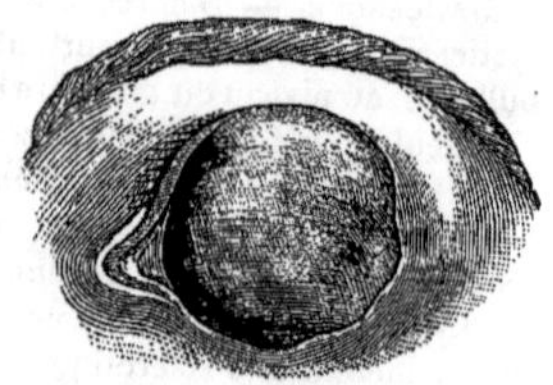

Fig. 43. — Mélano-sarcome de la conjonctive. (Warlomont).

Nous avons eu nous-même l'occasion d'observer un cas de sarcome mélanique de la conjonctive chez un jeune garçon de dix-huit ans qui portait trois de ces tumeurs, dont deux implantées sur la conjonctive des culs-de-sac et la troisième sur la partie externe de la conjonctive bulbaire près du limbe de la cornée.

Ce cas vient confirmer les conclusions du mémoire de Lagrange. Nous avons pu constater, comme l'a indiqué ce chirurgien, que la tumeur avait pris naissance sur la conjonctive, à l'union de la sclérotique et de la cornée, et, malgré l'apparente bénignité du cas, nous avons procédé à l'énucléation du globe de l'œil.

Les mélano-sarcomes conjonctivaux, attribués quelquefois à un traumatisme, semblent naître surtout au niveau des taches mélaniques congénitales que l'on observe chez certains sujets, taches distinctes des simples pigmentations de la sclérotique des individus très bruns.

De Wecker a vu ces tumeurs rester longtemps stationnaires, puis affecter brusquement une marche envahissante. Elles ont alors un pronostic très grave et récidivent après ablation.

Le pronostic des mélano-sarcomes pédiculés analogues aux deux faits étudiés par Lagrange, et à celui que nous avons observé, semble moins grave. Néanmoins il ne faut pas hésiter à sacrifier l'œil dès que le néoplasme a pris un certain développement.

APPENDICE

AFFECTIONS DU PLI SEMI-LUNAIRE ET DE LA CARONCULE

Le plus habituellement les affections du pli semi-lunaire et de la caroncule se confondent avec celles de la conjonctive. Elles existent néanmoins quelquefois à l'état isolé, et les anciens ophthalmologistes les désignaient presque toutes sous le nom d'*encanthis*.

On peut observer un développement anormal des poils rudimentaires de la caroncule (*trichosis carunculæ*).

La simple hypertrophie de la caroncule consécutive aux inflammations chroniques de la conjonctive constituait l'*encanthis bénin*, par opposition à l'*encanthis malin*, épithéliomateux ou sarcomateux.

Il n'est pas rare de voir les polypes de la conjonctive prendre naissance au niveau de la caroncule. Enfin les inflammations de la caroncule (*encanthis inflammatoires*), résultant surtout de l'irritation causée par un corps étranger, se terminent quelquefois par la formation d'un abcès.

CHAPITRE III

MALADIES DE LA CORNÉE

G. Mirault, Sur l'anatomie et l'inflammation de la cornée. Thèse de Paris, 1823. — Gayet, art. Cornée. *Dictionnaire encyclopédique des sciences médicales*, 2e série, t. XX, p. 487. — O. Lannelongue, *Dict. de méd. et de chirurgie prat.*, t. IX, p. 476. — Panas, Leçons sur les kératites. Paris, 1876. — Theod. Saemisch, *Handbuch der Augenheilkunde von A. Graefe und Theod. Saemisch*. Bd. IV. Leipzig, 1876. — Monin, Traitement des kératites infectieuses par la liqueur de *Van Swiéten*. Thèse de Lyon, 1889-1890. — Traités généraux de Abadie, Galezowski, E. Meyer, A. Sichel, De Wecker et Landolt.

I

DIFFORMITÉS ET ANOMALIES CONGÉNITALES DE LA CORNÉE

Au moment de la naissance, la cornée peut présenter dans son étendue, sa forme et sa transparence des altérations que nous signalerons brièvement.

La petitesse de la cornée coïncide avec la diminution du diamètre des autres enveloppes de l'œil et n'est qu'un des éléments de la microphthalmie.

L'exagération des dimensions de la cornée existe presque toujours avec une altération marquée de la courbure, dans la buphthalmie.

On observe très rarement comme affection congénitale la forme conique de la cornée ou staphylome pellucide, et les déformations irrégulières avec ou sans opacités, ne sont que des accidents de la buphthalmie, comme l'exagération des dimensions.

Les *taches* ou *opacités congénitales* de la cornée ont beaucoup préoccupé les observateurs. Elles sont partielles ou totales.

Les opacités partielles occupent souvent la périphérie de la cornée et semblent continuer irrégulièrement le tissu de la sclérotique sur cette membrane. Elles ne forment aucune saillie, et ont la teinte bleuâtre de la sclérotique.

D'autres taches s'accompagnent de synéchies iriennes et sont évidemment la trace de kératites développées pendant la vie intra-utérine et terminées par perforation. Panas a cité (*Gaz. des hôpitaux*, 1871) une observation de cicatrice cornéenne résultant d'une variole intra-utérine.

Les opacités totales s'observent parfois chez plusieurs membres d'une même famille. Farar, cité par Picqué (*Maladies congénitales du globe de l'œil*, p. 332), a rapporté le fait de trois enfants naissant successivement d'une même mère avec des opacités des cornées.

Les opacités totales coïncident souvent avec la microphthalmie ou la buphthalmie. Elles s'éclaircissent et disparaissent en général sans traitement. La production de ces opacités a été attribuée par Von Ammon à un arrêt de développement. D'autres auteurs les rapportent à un état glaucomateux de l'œil atteint de buphthalmie.

II

LÉSIONS TRAUMATIQUES DE LA CORNÉE

Les lésions traumatiques de la cornée, contusions, plaies, corps étrangers, brûlures et leurs conséquences ont été étudiées à propos des lésions traumatiques de l'œil. Nous renvoyons à ce chapitre pour ce qui les concerne.

III

MALADIES INFLAMMATOIRES ET TROUBLES DE NUTRITION DE LA CORNÉE

Les inflammations de la cornée portent le nom de *kératites*. Les troubles de nutrition sont désignés sous le nom d'*ulcères*. Mais dans bien des cas les deux processus se confondent ou succèdent l'un à l'autre, de telle sorte qu'il n'est pas toujours facile de dire où commence l'ulcère et où finit la kératite.

A. — **Kératites.**

Il n'y a plus lieu de discuter aujourd'hui si la cornée dépourvue de vaisseaux sanguins est susceptible de s'enflammer. Nous ne reproduirons donc pas les arguments et les expériences de Küss, de His, de Robin, de Virchow, de Conheim, qui ont été exposés dans le premier volume de ce traité à propos des théories de l'inflammation en général.

La première description de la kératite a été donnée en France par Mirault (d'Angers) en 1823. Depuis cette époque la kératite est admise comme affection distincte par tous les ophthalmologistes.

La cornée est formée de trois couches : 1° une couche superficielle ou épithéliale ; 2° une couche moyenne ou tissu propre de la cornée ; 3° une couche profonde, élastique, ou membrane de Descemet.

Chacune de ces couches est susceptible d'être primitivement et indépendamment des deux autres le siège d'une inflammation. Nous décrirons donc :

Une kératite *superficielle ;*

Une kératite *parenchymateuse ;*

Une kératite *profonde.*

1°. — KÉRATITES SUPERFICIELLES

La couche superficielle de la cornée, ou couche épithéliale est supportée par une lame de tissu anhiste que Bowmann a décrite comme une membrane propre (membrane de Bowmann). L'existence de cette lame en tant que membrane distincte n'est plus guère admise aujourd'hui, mais il est bon de retenir qu'entre la couche épithéliale et le tissu propre de la cornée il y a une ligne de démarcation bien tranchée. C'est ce qui explique que la plupart des inflammations cornéennes restent limitées à la surface même de la cornée. C'est dans la couche épithéliale que se terminent les extrémités des nerfs ciliaires entourées de leurs gaines lymphatiques. C'est au-dessous de cette couche que se développent les vaisseaux sanguins qui apparaissent quelquefois à la suite des inflammations. C'est enfin aux dépens des cellules épithéliales elles-mêmes que l'on voit se former les éruptions si fréquentes à la surface de la cornée.

Nous admettons quatre formes de kératite superficielle :

La kératite simple ou circonscrite ;

La kératite phlycténulaire ;

La kératite vésiculeuse ;

La kératite vasculaire.

A. — KÉRATITE SIMPLE CIRCONSCRITE

Nous décrirons brièvement cette forme de kératite superficielle dont la kératite traumatique consécutive aux érosions de la cornée ou à la présence de corps étrangers, est le type.

Elle se manifeste par l'apparition à la surface de la cornée d'une opacité grisâtre ou blanchâtre, circonscrite, entourée d'une faible auréole nébuleuse. Il y a en même temps tous les phénomènes fonctionnels qui accompagnent les inflammations de la cornée, l'injection périkératique, le larmoiement et la photophobie. Il faut signaler en particulier les douleurs ciliaires souvent très vives qui s'expliquent par ce fait que c'est dans la couche épithéliale que se fait la terminaison des dernières ramifications nerveuses.

A l'opacité primitive succède souvent une ulcération qui garde le caractère inflammatoire et peut laisser à sa suite une opacité. Cependant l'opacité qui succède à la kératite superficielle circonscrite disparait en général quand la couche épithéliale a seule été intéressée.

En étudiant, dans le paragraphe suivant, la kératite phlycténulaire, nous verrons qu'elle est caractérisée anatomiquement par une saillie constituée par une accumulation de cellules lymphoïdes. Mais souvent à côté de ces phlyctènes ou papules nettement accusées, on observe de simples taches blanches, opaques sans saillie notable. Il n'y a donc pas une ligne de démarcation bien nette entre la kératite simple circonscrite et la kératite phlycténulaire et nous renvoyons à la description qui va suivre pour compléter le tableau de la kératite simple.

B. — KÉRATITE PHLYCTÉNULAIRE

La kératite phlycténulaire est, parmi les kératites superficielles, celle que l'on a le plus souvent l'occasion d'observer. Elle coexiste fréquemment avec la conjonctivite du même nom. Elle a encore été désignée sous la dénomination de kératite *pustuleuse*, ou papuleuse. Le professeur Panas avait proposé de l'appeler kératite lymphatique. Il s'en faut, en effet, que la lésion par laquelle elle se manifeste présente toujours la forme nettement phlycténulaire, même au début.

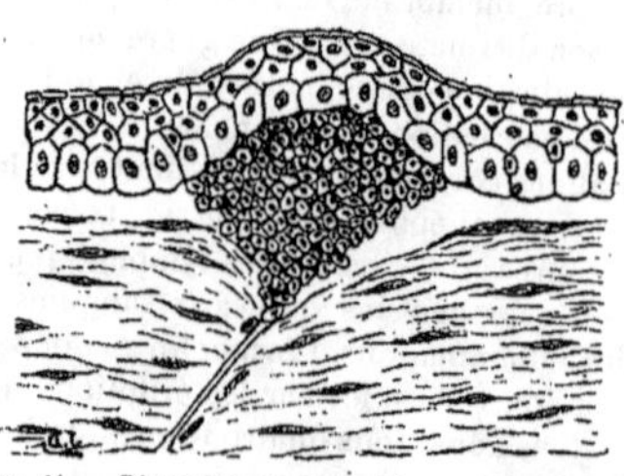

Fig. 44. — Phlyctène de la cornée. — Amas de cellules lymphoïdes au-dessous de l'épithélium (d'après Iwanoff).

Les recherches d'Iwanoff ont montré qu'au point malade l'épithélium de la cornée est soulevé par un petit amas de cellules rondes qui ne sont que des leucocytes. A la périphérie on voit ces cellules se continuer en traînées dans les gaines lymphatiques environnant les terminaisons des extrémités nerveuses. En réalité, ce que l'on désigne sous le nom de phlyctène n'est pas constitué par une accumulation de sérosité, comme on pourrait le croire, mais par un amas de cellules.

Étiologie. — La kératite phlycténulaire s'observe presque exclusivement dans l'enfance et avant la puberté. On la voit surtout chez les enfants présentant les attributs du tempérament lymphatique ou scrofuleux et chez lesquels existent en même temps des lésions impétigineuses de la face et de la blépharite ciliaire.

La nature infectieuse de cette kératite tend à être admise aujourd'hui, comme celle de la conjonctivite de même nom. Le coccus signalé par Leber dans les phlyctènes de la conjonctive se retrouve dans celles de la cornée et Augagneur admet que l'affection cornéenne est le résultat de la migration de micrococques provenant d'une rhinite infectieuse.

Les traumatismes superficiels, l'action des poussières irritantes et des corps étrangers ne donnent lieu à cette forme de kératite qu'en introduisant dans le tissu cornéen les germes infectieux existant au préalable dans les sécrétions de la conjonctive.

La kératite phlycténulaire s'observe aussi comme complication de la rougeole.

Symptômes. — Les phénomènes locaux consistent au début dans l'apparition à la surface de la cornée d'une petite tache grisâtre, du volume d'une tête d'épingle, entourée d'une auréole nébuleuse. L'apparition de cette tache s'accompagne de tous les signes d'une inflammation intense. Il y a injection des vaisseaux de la conjonctive en même temps qu'injection périkératique.

Il existe souvent plusieurs taches semblables et elles coexistent fréquemment avec le développement de phlyctènes de la conjonctive.

Ces taches sont habituellement multiples et disséminées aussi bien au centre qu'à la périphérie de la cornée. Quelques-unes sont parfois sur le limbe cornéen lui-même. Elles ne tardent pas à présenter une saillie manifeste et à s'acuminer à leur centre. En même temps elles provoquent le développement de vaisseaux dans le tissu cellulaire sous-conjonctival. S'il existe une phlyctène voisine du limbe de la cornée on voit les vaisseaux sous-conjonctivaux se diriger vers elle sous forme d'un faisceau triangulaire dont la base est tournée vers les culs-de-sac de la conjonctive et dont le sommet tronqué, au début, du moins, s'arrête nettement au limbe de la cornée. Lorsqu'il existe simultanément un certain nombre de phlyctènes, l'injection de la conjonctive est générale. Elle le devient presque toujours à un certain moment de la maladie qui mérite alors le nom de *kérato-conjonctivite* sous lequel on la désigne souvent.

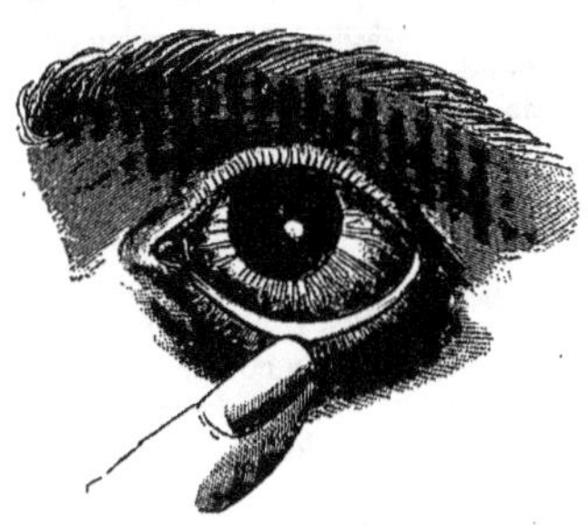

Fig. 45. — Kératite phlycténulaire.

Au bout de peu de jours, les petites saillies s'exulcèrent à leur sommet ; les cellules qui constituaient la phlyctène n'étant plus protégées par la couche épithéliale détruite sont entraînées par le frottement des paupières et par les sécrétions, et il reste une ulcération arrondie, à fond grisâtre, à bords un peu saillants. Il est plus rare de voir les phlyctènes disparaître par résorption de l'amas cellulaire. Parfois même, il n'y a pas seulement formation d'une ulcération, mais suppuration circonscrite se développant autour de la phlyctène.

On a décrit comme autant de variétés distinctes les diverses dispositions qu'affectent les phlyctènes de la cornée. On voit une phlyctène plus ou moins éloignée du limbe être reliée à celui-ci par des vaisseaux parallèles et entourés d'une zone opaque de tissu cornéen. C'est là la kératite dite *en bandelette;* elle laisse après elle une cicatrice blanchâtre. Dans d'autres cas une série de phlyctènes se succèdent en des points très rapprochés et il semble alors que la phlyctène primitive chemine vers le centre de la cornée laissant après elle une traînée opaque parcourue par des vaisseaux. C'est la kératite *en fusée* (Bérard). Le trajet de la kératite en fusée affecte quelquefois une forme en fer à cheval, ou encore en Y. Au fond, la lésion primitive est la même ; la disposition seule des phlyctènes varie.

Les troubles fonctionnels dans la kératite phlycténulaire sont caractéristiques : ce sont la *photophobie*, le *larmoiement* et le *blépharospasme* résultant de l'irritation des extrémités des nerfs ciliaires.

La photophobie atteint un degré souvent extrême. Elle est telle que les enfants affectés de kératite phlycténulaire prennent une attitude toujours la même qui permet de diagnostiquer l'affection à distance : ils baissent la tête, contractent fortement leur orbiculaire et placent au-devant de leurs yeux leur avant-bras dans un mouvement instinctif de défense, dès qu'on fait mine de les examiner. S'ils sont portés sur le bras de leur mère, ils appuient le front contre son épaule. Au lit, ils enfouissent la tête dans leur oreiller. Ils ne parviennent à entr'ouvrir les paupières que dans l'obscurité.

L'exagération de la sécrétion lacrymale est des plus remarquables. Dès qu'on cherche à écarter les paupières on voit un flot de liquide faire irruption aussitôt. Ce liquide est transparent comme les larmes, rarement mélangé de quelques stries de mucus ; mais, en s'écoulant sur la paupière inférieure et sur la joue, il produit une irritation qui se manifeste par une rougeur et des excoriations. A la commissure externe des paupières, l'irritation est souvent assez vive pour prendre tous les caractères d'une véritable fissure que les tentatives d'écartement font saigner.

Le blépharospasme est encore aggravé par l'existence de cette fissure dont les analogies avec la fissure anale ont été signalées. Il oblige quelquefois à recourir au chloroforme pour procéder à l'examen de la cornée.

Parmi les autres troubles fonctionnels pouvant résulter de la présence de phlyctènes sur la cornée, il nous reste à mentionner les douleurs ciliaires et l'éternuement.

Les douleurs ciliaires sont limitées au globe oculaire, et ne paraissent pas s'irradier sur les branches frontales du trijumeau, ni retentir vers la tempe comme on l'observe dans les inflammations de l'iris.

L'éternuement répété se produit chez quelques sujets au moment surtout où l'on procède à l'examen de l'œil. C'est un phénomène réflexe curieux et depuis longtemps signalé.

Complications. — Les complications du côté de l'iris ne sont pas fréquentes dans la kératite phlycténulaire, sauf lorsqu'une perforation se produit. Mais il faut considérer comme complications du côté de la cornée la formation d'abcès circonscrits au voisinage et au-dessous des phyctènes, la production d'ulcérations profondes et la vascularisation généralisée de la cornée. Du côté de la conjonctive, on observe assez souvent comme complication la conjonctivite folliculaire. La conjonctivite purulente chronique est, au contraire, une complication rare.

Les abcès cornéens, comme les ulcères profonds, peuvent aboutir à une perforation de la cornée. Il se produit alors presque toujours un enclavement de l'iris et ultérieurement un leucome adhérent, quelquefois même un staphylome.

Nous avons signalé la vascularisation partielle de la cornée dans la kératite en bandelette et en fusée.

Cette vascularisation dans certains cas se généralise et arrive à constituer un véritable pannus (*pannus scrofuleux*).

Marche. — Durée. — Terminaison. — La kératite phlycténulaire atteint souvent les deux yeux à la fois ou successivement. Elle a un début aigu et une marche chronique. Bien que la durée de l'évolution de chaque phlyctène ne soit que de quelques semaines, par suite de la formation de nouvelles phlyctènes, la maladie se prolonge souvent pendant des mois. Elle est sujette, en outre, à des récidives se produisant parfois tous les ans à la même époque.

La terminaison par résorption des phlyctènes sans opacité ultérieure s'observe assez rarement. Le plus ordinairement l'ulcération se produit; si l'ulcère reste superficiel, la réparation peut encore se faire sans opacité persistante. Mais la terminaison par la formation de cicatrices opaques est la règle. Bien qu'à la longue ces opacités s'atténuent, on en retrouve toujours les traces à l'éclairage oblique et elles permettent de reconnaître chez l'adulte l'existence antérieure des ophthalmies de l'enfance.

Diagnostic. — Le diagnostic de l'ophthalmie phlycténulaire est généralement facile. L'âge des sujets, leur apparence lymphatique, l'existence d'éruptions impétigineuses de la face, de croûtes à l'orifice des narines, l'attitude caractéristique conséquence de la photophobie, permettent le plus ordinairement de reconnaître la maladie avant d'avoir examiné la cornée.

La kératite phlycténulaire peut être confondue avec la kératite vésiculaire, ou herpès de la cornée qui accompagne souvent le zona ophthalmique, mais se développe aussi indépendamment de l'éruption cutanée. Cette kératite vésiculaire est d'ailleurs très rare. Elle est caractérisée par le soulèvement de la couche épithéliale de la cornée par une petite quantité de liquide transparent, qui forme une véritable phlyctène, dans le sens propre du mot. Elle s'accompagne d'une douleur vive et de photophobie comme la kératite phlycténulaire et, par suite de la rupture de la couche épithéliale, elle se transforme rapidement en une érosion superficielle.

La confusion avec l'ophthalmie scrofuleuse est donc facile, si l'on n'a pas assisté au début de l'affection. Mais la rareté de la kératite vésiculaire rend peu fréquentes les erreurs de diagnostic.

Pronostic. — Le pronostic de la kératite phlycténulaire est relativement bénin, en ce sens que cette affection guérit le plus souvent, sans laisser de traces étendues sur la cornée. Mais elle est sujette à des rechutes fréquentes et, dans certains cas, les complications que nous avons signalées, abcès cornéens, ulcères profonds, entraînent la perforation de la cornée, et la formation de leucomes adhérents ou de staphylomes.

Chez l'adulte, on voit quelquefois les cicatrices opaques résultant de kératites phlycténulaires de l'enfance, devenir le siège d'une inflammation ulcéreuse. C'est là une forme de récidive qu'il faut connaître et qui a été appelée *kératite cicatricielle.*

Traitement. — Le traitement de la kératite phlycténulaire doit être à la fois local et général. Pour le traitement local, dans les cas où la réaction inflammatoire n'est pas très vive, on emploiera la pommade à l'oxyde jaune (à 1 pour 20) dont on introduira gros comme un grain de blé, une fois par jour, entre les paupières.

On peut se servir aussi de la poudre de calomel à la vapeur projetée d'un coup sec, à l'aide d'un petit pinceau, à la surface de la cornée.

En même temps, on fait faire dans la journée de fréquents lavages de la conjonctive et des paupières avec une solution antiseptique, celle d'acide borique, de préférence. Les solutions phéniquées doivent être proscrites, surtout chez les enfants.

L'usage des instillations de collyre à l'atropine a été pendant longtemps en grand honneur dans cette forme de kératite. On tend à l'abandonner aujourd'hui et, de fait, la rareté des complications du côté de l'iris permet de prévoir son peu d'utilité. Si la douleur est vive, on fera de préférence des instillations d'un collyre à la cocaïne (à 1 pour 50).

Dans les cas où l'ulcération tend à gagner en profondeur, on instille le collyre à l'ésérine (1 pour 100) ou mieux le collyre au nitrate de pilocarpine (1 pour 100). En même temps, on fait faire sur les paupières, toutes les trois heures et pendant un quart d'heure chaque fois, des applications de compresses chaudes trempées dans la solution boriquée.

Le même traitement est applicable aux cas où il se forme un abcès.

Le blépharospasme est le symptôme le plus fâcheux de la kératite phlycténulaire, et celui aussi contre lequel le traitement a le moins de prise. Pour éviter aux patients l'impression pénible de la lumière, on leur prescrira le séjour dans une chambre obscure. S'ils sont obligés de sortir au dehors, plutôt que de recouvrir l'œil d'un bandeau dont les inconvénients ont été signalés et qui appliqué sur les deux yeux tranforme les malades en aveugles, on leur fera porter des conserves à verres fumés, fortement teintés et, au besoin, garnis de taffetas noir.

Contre le blépharospasme intense, surtout s'il est aggravé par la présence d'une fissure à la commissure externe, on a la ressource de l'opération d'Agnew, qui consiste à fendre d'un coup de ciseaux la commissure externe. On peut aussi pratiquer la section avec le galvano-cautère, ou encore recourir à la dilatation forcée avec les écarteurs. L'emploi de ces divers procédés donne parfois un résultat rapide. Mais, d'autres fois, le spasme momentanément atténué se reproduit avec opiniâtreté.

Le traitement général à opposer à la kératite phlycténulaire consiste dans l'emploi de tous les médicaments habituellement prescrits comme toniques chez les scrofuleux : l'huile de foie de morue, le sirop d'iodure de fer, la solution iodo-tannique.

C. — KÉRATITE VÉSICULAIRE

Autant est fréquente la kératite phlycténulaire, autant est rare la kératite vésiculaire qui peut être considérée comme un herpès de la cornée.

Anatomie pathologique et pathogénie. — La kératite vésiculaire est caractérisée par l'apparition à la surface de la cornée de petites vésicules au nombre de cinq à vingt, le plus souvent, du volume d'une tête d'épingle, et siégeant plutôt vers la périphérie de la cornée qu'à son centre. Chaque vésicule est formée par un liquide transparent qui soulève la couche épithéliale ; la petite cavité est même souvent creusée dans le tissu propre de la cornée.

Le développement de ces vésicules est intimement lié à une irritation des extrémités terminales des nerfs ciliaires qui se répandent sous l'épithélium cornéen. On tend même à admettre que cette irritation résulte d'une infection qui se propagerait par les gaines lymphatiques dont sont entourées les extrémités nerveuses.

Les vésicules s'observent dans trois conditions différentes : 1° à la suite de traumatismes légers intéressant les extrémités nerveuses; 2° comme complication du zona ophthalmique; 3° concurremment avec un herpès labial et nasal accompagnant un mouvement fébrile et un état catarrhal.

La kératite vésiculaire d'origine traumatique résulte d'un frottement léger tel que celui produit par le frôlement de l'extrémité d'une branche d'arbre, d'un coup d'ongle d'enfant (Grand-Clément). Les extrémités des nerfs ciliaires se trouvent mises à nu et, sans doute, la petite plaie est le siège d'une infection spéciale.

Dans le cours du zona ophthalmique, la formation de vésicules cornéennes n'est qu'une complication sur laquelle nous reviendrons, à propos des maladies des paupières.

Enfin, la kératite vésiculaire qui coïncide avec un mouvement fébrile, un état catarrhal et l'apparition d'un herpès labial ou nasal, doit être considérée comme l'herpès proprement dit de la cornée, manifestation d'une intoxication générale et passagère.

Nagel a vu cette dernière forme comme manifestation de l'intoxication paludéenne.

Symptômes. — Les vésicules dont nous avons indiqué le nombre, le volume et le siège sur la cornée apparaissent successivement. Elles s'accompagnent de photophobie, de larmoiement, et d'une réaction inflammatoire modérée; il y a seulement une légère injection conjonctivale et périkératique, et la conjonctive reste habituellement indemne au niveau des culs-de-sac. L'affection est, en outre, monoculaire.

Ce qui caractérise le développement de la vésicule, c'est l'intensité des douleurs ciliaires qui l'accompagne. Le contenu de la vésicule ne se résorbe que rarement; habituellement, il y a rupture de la paroi et formation d'un petit ulcère dont le fond présente une très légère teinte grisâtre. La rupture de la vésicule est suivie le plus souvent de la cessation des douleurs, mais celles-ci reparaissent au moment de la formation de chaque nouvelle vésicule. L'ulcère met, en outre, un temps fort long à se cicatriser, de telle sorte que l'affection se prolonge quelquefois d'une façon désespérante.

C'est, en effet, par poussées successives que se fait l'éruption des vésicules et les douleurs persistent parfois, comme dans le zona, après la cicatrisation.

On a noté dans un certain nombre de cas, que la cornée présente une insensibilité marquée et que la tonicité de l'œil est fortement abaissée, mais ces deux signes ne sont pas constants.

Diagnostic. — La transparence des vésicules empêche de confondre la kératite qui nous occupe avec la kératite phlycténulaire, dans laquelle la lésion initiale forme une saillie toujours opaque.

La coïncidence d'un zona ophthalmique ou d'un zona labial met d'ailleurs le plus souvent sur la voie du diagnostic. En outre, la kératite vésiculaire n'atteint qu'un seul côté, tandis que la kératite phlycténulaire est le plus souvent bilatérale.

La kératite vésiculaire doit aussi être différenciée de la kératite bulleuse qui s'observe quelquefois dans le glaucome et sur des yeux atteints d'irido-choroïdite. Dans ces cas, la couche épithéliale de la cornée est aussi soulevée par un liquide transparent, mais sur une étendue beaucoup plus considérable. Il y a de grandes analogies, du reste, entre la kératite bulleuse et la kératite vésiculaire que plusieurs auteurs confondent dans une même description.

Pronostic. — La kératite vésiculaire est une affection très douloureuse et d'une durée souvent fort longue, mais elle ne laisse pas habituellement de traces persistantes sur la cornée. Les vésicules et les ulcérations qui leur succèdent guérissent sans opacités. Le pronostic est donc relativement favorable.

Traitement. — La cessation momentanée des douleurs coïncidant avec la rupture des vésicules, on a conseillé d'exciser ou de percer la paroi antérieure de celles-ci. Mais ce traitement n'est pas toujours d'une application facile. On se contente le plus souvent de projeter sur la cornée une certaine quantité de poudre de calomel, avec l'espoir que le frottement de cette poudre, dans les mouvements des paupières hâtera la perforation de la vésicule : on fait en même temps usage de lotions répétées avec une solution antiseptique, et, s'il n'y a pas de diminution de la tonicité de l'œil, on instille le collyre à l'ésérine.

Contre les douleurs névralgiques intenses qui accompagnent cette affection, on emploie les injections de morphine à la région de la tempe, le bromure de potassium ou le sulfate de quinine à l'intérieur. Les courants continus ascendants ont aussi été préconisés par Nagel et Brière.

D. — KÉRATITE VASCULAIRE

Bien que dépourvue, à l'état normal, de vaisseaux sanguins, la cornée, par le fait de l'inflammation, est susceptible de devenir le siège d'un réseau vasculaire parfois très développé.

Les vaisseaux de nouvelle formation sont situés dans le tissu sous-épithélial, ou dans les couches les plus antérieures du tissu propre de la cornée. La disposition de ces vaisseaux varie et plus encore les conditions dans lesquelles il se développent.

Pendant l'évolution d'une phlyctène de la cornée, ou durant la cicatrisation d'un ulcère cornéen ou d'une kératite traumatique, on voit parfois un pinceau de vaisseaux parallèles s'avancer de la périphérie de la cornée vers la lésion primitive. S'il s'agit d'une phlyctène, les vaisseaux sont entourés d'une infiltration opaque du tissu cornéen et l'on a alors la kératite en bandelette, en fusée ou fasciculée, dont nous avons déjà parlé.

Ce n'est là en quelque sorte qu'un accident dans l'évolution de la lésion primitive ou un mode de réparation, lorsqu'il s'agit d'un ulcère en voie de cicatrisation.

Ces vascularisations circonscrites de la cornée ne méritent pas le nom de kératites vasculaires.

Mais on voit parfois un réseau vasculaire se développer dans les couches superficielles de la cornée et constituer par sa disposition, par sa persistance, une affection particulière qui mérite d'être décrite comme une forme de kératite, la kératite vasculaire ou le *pannus*.

La kératite vasculaire est quelquefois primitive (kératite vasculaire scrofuleuse). Elle est plus souvent secondaire (pannus granuleux).

Suivant le siège et l'abondance de la vascularisation, on distingue aussi un pannus simple ou *pannus tenuis* et un pannus sarcomateux, *pannus crassus*.

Étiologie. — Toutes les irritations prolongées peuvent donner lieu à la formation d'un pannus sur la cornée. Le plus souvent ce sont les granulations de la paupière qui lui donnent naissance; d'autres fois, c'est un ectropion, un entropion, un trichiasis, un infarctus des glandes de Meibomius. La kératite vasculaire scrofuleuse se développe lorsqu'il existe de nombreuses phlyctènes à la surface de la cornée et quelquefois aussi en l'absence de cette lésion.

Anatomie pathologique. — Les recherches d'Iwanoff ont établi que les vaisseaux de nouvelle formation se développent au-dessous de la couche épithéliale ou dans les parties les plus antérieures du tissu propre de la cornée.

Au-dessous de la membrane épithéliale, on voit se former des amas de cellules petites, arrondies, cellules embryonnaires entourées d'une infiltration gélatiniforme préalable. C'est au milieu de ces cellules qui tendent à devenir fusiformes que s'avancent les colonnes de globules sanguins. Ces globules paraissent d'abord circuler dans des espaces dépourvus de parois propres. Plus tard, on constate la présence de parois vasculaires. Les vaisseaux nouvellement formés sont en communication avec les vaisseaux de la conjonctive lorsqu'ils siègent sous la lame épithéliale de la cornée, ou avec les vaisseaux ciliaires antérieurs quand ils se développent dans son tissu propre.

Iwanoff a noté que la lame épithéliale subit toujours un épaississement et que les cellules embryonnaires situées au-dessous d'elles tendent à s'organiser en tissu conjonctif, en même temps qu'à pénétrer dans les couches les plus antérieures du tissu cornéen. Entre le pannus *tenuis* et le pannus *sarcomateux*, il n'y a donc pas une ligne de démarcation bien nette. Dans le premier, les vaisseaux sont superficiels et la transformation des cellules embryonnaires à peine commencée; dans le pannus sarcomateux les cellules ont subi la transformation conjonctive. Cette transformation peut être poussée assez loin pour donner lieu à la production ultérieure d'un véritable tissu de cicatrice avec l'apparence tendineuse et nacrée qui le caractérise.

En examinant sur le vivant avec l'ophthalmo-microscope les vaisseaux nouvellement formés, Coccius et de Wecker ont pu distinguer le sens du courant sanguin qui les parcourt. Ils ont vu que, dans les vaisseaux les plus volumineux et les plus superficiels, le sens du courant est centrifuge. Dans les vaisseaux plus profonds et plus fins, le sens du courant sanguin est centripète. Ces derniers sont des vaisseaux artériels et les autres des vaisseaux veineux.

Symptômes. — Les signes objectifs de la kératite vasculaire sont très variables. Dans certains cas, les vaisseaux s'avancent du limbe de la cornée vers son centre presque rectilignes et rarement anastomosés, sauf vers les parties centrales, où l'on observe des anastomoses en arcade fort élégantes. Le tissu cornéen a conservé tout autour sa transparence. L'épithélium seul est un peu irrégulier, grisâtre ou dépoli. La vascularisation sous-épithéliale peut occuper toute la cornée ou seulement une portion de celle-ci et, dans ce cas, c'est habituellement la partie supérieure qui est envahie, c'est-à-dire la région exposée aux frottements de la paupière supérieure granuleuse.

Lorsque le réseau est très serré la cornée prend une teinte rouge uniforme, sans perdre pour cela sa transparence et l'on peut encore apercevoir l'iris et la pupille.

En même temps, la conjonctive est fortement injectée et il y a aussi de l'injection périkératique.

C'est là le *pannus tenuis*.

Le *pannus sarcomateux* présente un autre aspect : Le tissu cornéen est altéré ; entre le réseau des vaisseaux on voit un tissu blanc grisâtre, inégal et ayant même parfois l'apparence bourgeonnante. A travers la cornée opaque, on ne distingue plus l'iris ni la pupille. La conjonctive est vascularisée, épaissie jusque dans ses culs-de-sac. Il semble qu'elle se prolonge au-devant de la cornée pour la recouvrir tout entière.

Les troubles subjectifs varient beaucoup. Ils sont quelquefois à peine marqués et d'autres fois extrêmement intenses. La sensation de corps étranger entre les paupières fait rarement défaut. La vision est également plus ou moins troublée. Elle se réduit à la perception quantitative de la lumière dans les cas de pannus sarcomateux.

La douleur, la photophobie, le larmoiement existent le plus souvent, mais d'une façon non constante et avec des alternatives de mieux et d'aggravation.

La durée de la kératite vasculaire est toujours longue ; elle se prolonge pendant des mois et quelquefois des années.

Dans les cas moyens, lorsqu'il n'existe pas de pannus sarcomateux, les vaisseaux peuvent disparaître progressivement sans laisser d'opacités et la cornée recouvre sa transparence. Il est rare cependant qu'elle n'ait pas éprouvé de modifications dans sa courbure, et qu'elle n'ait de la tendance à la conicité, d'où un certain degré d'astigmatisme irrégulier.

Lorsqu'il s'est développé un pannus sarcomateux, la cornée ne reprend jamais sa transparence complète et elle devient souvent staphylomateuse.

Les complications les plus habituelles de la kératite vasculaire sont les abcès de la cornée, cause fréquente de la perforation, l'iritis et la cyclite grave. On voit quelquefois survenir des phénomènes glaucomateux.

Traitement. — Il faut d'abord chercher à faire disparaître la cause qui produit la kératite vasculaire. Les granulations, en particulier, seront soigneusement recherchées et traitées s'il en existe. Le débridement de la commissure externe des paupières, suivi ou non de la canthoplastie, sera souvent utile pour diminuer le frottement des paupières sur la cornée.

S'il existe des signes de réaction vive, on appliquera sur les paupières des compresses chaudes, plusieurs fois dans la journée pendant un quart d'heure ou vingt minutes.

C'est aux caustiques légers et aux astringents qu'on s'adresse pour favoriser la disparition des vaisseaux. Le sulfate de cuivre et le tannin sous forme de glycérolés sont les plus employés. On évite l'usage des sels de plomb et d'argent, qui produisent des dépôts métalliques à la surface de la cornée.

Follin a vanté les bons effets des attouchements avec le perchlorure de fer à 30 degrés. Le plus souvent aujourd'hui on se borne à prescrire l'emploi de la pommade à l'oxyde jaune de mercure préconisée par Pagenstecher.

Mais, lorsqu'on a à traiter le pannus sarcomateux, ces moyens sont insuffisants. Il faut avoir recours à une opération ou provoquer artificiellement le développement d'une ophthalmie purulente.

Les scarifications de la conjonctive et de la surface du pannus ne donnent que des résultats ordinairement incomplets. Il faut pratiquer l'excision de la conjonctive tout autour de la cornée pour amener l'atrophie des vaisseaux. Cette petite opération connue sous le nom de *péritomie*, *syndectomie*, *tonsure* (Furnari), *circoncision* (Küchler) de la conjonctive, se fait après cocaïnisation de l'œil, en enlevant avec des ciseaux courbes une bandelette de 2 à 3 millimètres de largeur tout autour du limbe cornéen. On ne doit pas craindre d'exciser le tissu cellulaire sous-conjonctival.

Pendant un certain nombre d'années, on a provoqué la conjonctivite purulente par l'inoculation du pus blennorrhagique. Cette pratique hardie, due à F. Jaeger et Piringer, n'est applicable qu'au cas de pannus invétéré et portant sur les deux yeux. Malgré les statistiques encourageantes publiées par Brière, on devra aujourd'hui, si l'on croit indispensable pour la cure du pannus, le développement de l'ophthalmie purulente, recourir au jéquirity dont il a été question à propos du traitement des granulations.

2. — KÉRATITES PARENCHYMATEUSES

La couche moyenne de la cornée peut être le siège de deux formes distinctes d'inflammation ; l'une aboutit à la suppuration circonscrite ou diffuse du tissu propre de la cornée, l'autre se révèle par un ensemble de lésions qui n'ont pas de tendance à la suppuration.

Nous décrirons en conséquence :

1° La kératite *suppurative;*

2° La kératite *interstitielle.*

a. — KÉRATITE SUPPURATIVE

L'inflammation du tissu propre ou couche moyenne de la cornée aboutit fréquemment à la formation du pus. Cette suppuration est tantôt circonscrite (*abcès de la cornée*) et tantôt *diffuse*. La kératite suppurative diffuse ou infiltration en nappe de la cornée est incontestablement la plus grave de ces deux formes.

Anatomie pathologique et pathogénie. — La suppuration du tissu cornéen résulte de la présence dans son épaisseur d'un agent infectieux. Le plus souvent, l'agent infectieux vient de l'extérieur et pénètre par une petite plaie, une ulcération. C'est ainsi que, lorsqu'il existe antérieurement chez un sujet, un état catarrhal ou une suppuration des voies lacrymales, toutes les lésions de la cornée sont susceptibles de se compliquer de suppuration. On sait depuis longtemps que l'opération de la cataracte chez les individus dont les voies lacrymales sont en mauvais état est presque toujours suivie de suppuration du lambeau. Leber, Eberth, Stromeyer, par des inoculations de matières septiques, ont provoqué, chez les animaux, le développement de kératites suppuratives.

Les lésions de la 5e paire nerveuse donnent aussi fréquemment lieu à une kératite suppurative qui a reçu le nom de *kératite neuro-paralytique*, et présente une physionomie spéciale. Cl. Bernard attribuait les lésions qu'on produit chez les animaux par la section intracrânienne du trijumeau, aux troubles circulatoires résultant de la paralysie des vaso-dilatateurs coupés dans l'opération. Meissner et Schiff y voient plutôt le résultat de l'irritation produite par une section incomplète.

Bien qu'il règne encore une grande incertitude sur l'origine des nerfs trophiques de la cornée, il n'est pas douteux que leur lésion donne lieu à la formation d'abcès le plus souvent indolents, avec exfoliation ultérieure du tissu. Mais Snellen a montré que, chez les animaux qui ont subi la section intracrânienne du trijumeau, on peut empêcher le développement de ces accidents en protégeant la cornée devenue insensible contre l'action de l'air et contre les traumatismes extérieurs.

Chez l'homme, il se passe quelque chose d'analogue lorsque la 3e paire crânienne est atteinte en même temps que le trijumeau. Dans ces cas, malgré l'insensibilité complète de la cornée, la kératite ne se développe pas, parce qu'elle est protégée par la ptosis de la paupière résultant de la paralysie de son releveur.

Lorsqu'un abcès se développe dans le tissu cornéen, le pus est en général très nettement circonscrit dans une cavité arrondie ou aplatie creusée aux dépens des cellules cornéennes détruites. Le pus est mélangé de débris de ces cellules, de granulations graisseuses et aussi de microcoques. L'origine des nombreux leucocytes qu'on y rencontre a été diversement expliquée. Pour Virchow, ils proviennent de la segmentation des noyaux des cellules. Conheim les attribue à la diapédèse des globules blancs des vaisseaux sanguins; mais, comme la cornée ne possède pas de vaisseaux de cet ordre à l'état normal, les leucocytes ne peuvent arriver dans sa substance propre que par l'intermédiaire des espaces tubuleux ou des gaines lymphatiques qui entourent les extrémités nerveuses. Stromeyer pense que les globules qui constituent le pus des abcès cornéens proviennent de la conjonctive et pénètrent dans l'épaisseur de la cornée par une solution de continuité de l'épithélium et des couches sous-jacentes.

L'origine de l'hypopyon, qui coïncide souvent avec la kératite suppurative, n'a pas été moins discutée. Dans quelques cas, on a pu reconnaître que le pus de la chambre antérieure provenait de la rupture d'un abcès cornéen à travers la membrane de Descemet; mais c'est là un fait exceptionnel et, dans la majorité des cas, il n'est pas possible d'admettre l'existence d'une fistule cornéenne établissant une communication entre l'abcès et la chambre antérieure, bien que quelques ophthalmologistes aient pensé qu'elle pouvait être assez petite pour échapper à l'examen fait avec l'éclairage oblique.

Stromeyer (*Arch. f. Ophthalm.*, XIX, 2e partie, p. 1) a même pu constater que les couches du tissu cornéen intermédiaires à la cavité de l'abcès et à la chambre antérieure ne renferment pas de globules de pus. Il admet que les leucocytes qu'on trouve dans la chambre antérieure viennent des plexus veineux (canal de Schlemm) qui existent à la périphérie de la cornée et peut-être aussi des vaisseaux de l'iris. Arlt a soutenu, avec beaucoup de vraisemblance, que le pus de l'hypopyon est simplement fourni par l'iris enflammé.

Étiologie. — La tendance actuelle est de considérer toute suppuration de la cornée comme d'origine infectieuse. Mais l'infection peut se faire dans des conditions variées, et s'il faut de toute nécessité une voie de pénétration pour l'agent infectieux, il y a aussi des conditions de terrain indispensables à son développement. En un mot, l'apparition du pus dans le tissu de la cornée suppose des causes locales et des causes générales.

Parmi les causes locales, il faut compter tous les traumatismes accidentels ou opératoires, la présence de corps étrangers, les piqûres produites par les épis de blé (kératite des moissonneurs). Les phlyctènes de la kératite phlycténulaire sont parfois le point de départ d'abcès parenchymateux ou de kératite suppurative.

Les altérations de la 5e paire crânienne paraissent agir aussi en favorisant les traumatismes répétés de la cornée. Mais, pour que l'infection se produise dans ces différents cas, lorsque le corps vulnérant lui-même ne dépose pas dans la plaie l'agent infectieux, il faut que la cornée se trouve en contact avec des sécrétions viciées. C'est ce qui arrive lorsqu'il existait antérieurement une affection des voies lacrymales, une blennorrhée du sac.

Les lésions suppuratives si fréquentes et si graves de la cornée dans le cours de la conjonctivite purulente montrent bien l'action qu'a sur cette membrane l'altération de la sécrétion conjonctivale.

Les causes générales qui influent sur le développement des suppurations de la cornée sont toutes les affections ou diathèses débilitantes. Chez les enfants, il faut signaler surtout l'athrepsie et la scrofule ; chez l'adulte, l'alcoolisme, le diabète, l'albuminurie. On voit encore la kératite suppurative survenir dans le cours de la fièvre typhoïde, du typhus, de l'encéphalite infantile, de la méningite et du ramollissement cérébral. L'infection purulente, l'érysipèle de la face, les fièvres éruptives, la scarlatine, et surtout la variole, se compliquent aussi de suppuration de la cornée. Mais, pour la variole, il faut bien distinguer le développement de pustules varioliques se produisant sur la cornée au moment de l'éruption à la face, des suppurations métastatiques qui se montrent sur cette membrane pendant la période de dessiccation.

Symptômes. — Les signes objectifs par lesquels se révèle l'*abcès* de la cornée consistent, au début, en une opacité circonscrite, de couleur grisâtre, profondément située et entourée d'une sorte d'auréole nébuleuse, appréciable surtout à l'éclairage oblique. L'opacité devient rapidement blanchâtre, puis, au moment où le pus se forme, elle prend une couleur jaunâtre, quelquefois jaune paille. Superficiellement, au niveau du point où se forme l'abcès entre les lames de la cornée, on constate que la couche épithéliale a subi des altérations; elle est inégale, dépolie, rugueuse.

Certains abcès prennent une forme allongée, bien que la forme arrondie soit la plus habituelle. Quelquefois le foyer purulent est en arc de cercle, en coup d'ongle; c'est l'*onyx* des anciens ophthalmologistes. La concavité de l'arc de cercle est toujours tournée en haut, ce qu'il faut sans doute attribuer, comme pour l'hypopyon, à l'influence de la pesanteur.

Dans l'*infiltration diffuse*, les lames de la cornée sont séparées les unes des autres par le pus étalé irrégulièrement entre elles. Quelquefois la suppuration envahit la circonférence de la cornée, laissant la partie centrale transparente au début, jusqu'au moment où elle se sphacèle en totalité. La couleur du pus infiltré est blanc jaunâtre, avec une zone d'infiltration grisâtre, demi-transparente à la périphérie.

La réaction inflammatoire qui accompagne la kératite suppurative est très variable, suivant qu'il s'agit d'un abcès circonscrit, de l'infiltration diffuse ou de la forme qui a reçu le nom de kératite neuro-paralytique. Il existe toujours un certain degré d'injection périkératique. Cette injection est très prononcée et accompagnée d'une conjonctivite intense dans la plupart des cas. La photophobie et le larmoiement, ainsi que les douleurs ciliaires, sont beaucoup plus variables. La vision est toujours troublée par l'existence des opacités cornéennes et aussi par le retentissement de l'inflammation sur les membranes profondes.

On a distingué deux formes de suppuration de la cornée, la forme sthénique ou inflammatoire, dans laquelle les phénomènes réactionnels sont très marqués, et la forme asthénique dans laquelle ils font en partie défaut. D'une manière générale, ils sont moins accentués dans les cas d'infiltration diffuse que dans ceux d'abcès circonscrits. Dans la kératite neuro-paralytique, les douleurs sont même souvent nulles; on remarque aussi que, dans cette forme, la cornée est devenue insensible, et quelquefois l'anesthésie s'étend aux parties de la peau innervées par le trijumeau.

Marche. — Terminaison. — La kératite suppurative a une marche rapide. Elle se termine parfois par la résorption, surtout s'il s'agit d'un abcès circonscrit. Dans ce cas, l'opacité qui avait pris une teinte jaune au centre devient grisâtre, et il reste seulement une opacité blanchâtre qui persiste généralement, par suite de la formation d'un véritable tissu de cicatrice aux dépens des cellules de la cornée.

Plus souvent l'abcès cornéen s'ouvre à l'extérieur. Les lames antérieures de la cornée sont d'abord soulevées, puis amincies et détruites de dedans en dehors. Le pus se fait jour alors; mais, en raison de sa consistance très grande, il n'est que lentement évacué. A l'abcès, succède une ulcération profonde et irrégulière, qui ne se déterge que peu à peu. Dans quelques cas, l'abcès s'ouvre à la fois à l'extérieur et dans la chambre antérieure. Il en résulte une perforation qui peut être suivie d'enclavement de l'iris et de la formation d'un leucome adhérent.

L'infiltration diffuse de la cornée donne lieu à l'élimination des couches superficielles de cette membrane et à la formation de larges ulcérations qui laissent après elles, non seulement une opacité persistante, mais trop souvent deviennent staphylomateuses. Plus souvent, peut-être, il y a une large perforation par sphacèle d'une partie de la cornée. Par la perforation ainsi produite, le cristallin est quelquefois éliminé. Tout au moins, l'iris vient faire saillie dans la perte de substance, et si l'œil n'est pas envahi par la suppuration, la vision est à jamais compromise. Cette fâcheuse terminaison s'observe surtout dans la kératite suppurative qui complique l'ophthalmie purulente.

Les complications habituelles de la kératite suppurative sont l'iritis et la panophthalmite. C'est à l'iritis, bien plutôt qu'à l'existence d'un trajet fistuleux faisant communiquer l'abcès avec la chambre antérieure, qu'il faut attribuer l'hypopyon, si fréquent dans les cas de kératite suppurative. La fréquence de cette complication a fait décrire une *kératite à hypopyon*.

La gravité du pronostic de la kératite suppurative résulte de ce que nous venons de dire de ses différents modes de terminaison. Elle laisse toujours au moins des opacités persistantes, souvent des hernies de l'iris ou un staphylome. Enfin elle peut se terminer par l'atrophie du globe de l'œil.

Traitement. — Les antiphlogistiques, tels que les applications de sangsues à la tempe et l'administration du calomel à l'intérieur, étaient autrefois prescrits dans le traitement de la kératite suppurative. Ils sont généralement abandonnés aujourd'hui et l'on a souvent recours, au contraire, dans ce cas, à l'administration de toniques et spécialement du sulfate de quinine.

Dans le cas d'abcès circonscrit et indolent de la cornée, on applique les compresses chaudes à 40 degrés sur l'œil pendant plusieurs heures dans la journée. On fait en même temps des lavages fréquents avec la solution de sublimé.

S'il y a des signes d'iritis, on a recours aux instillations d'atropine. Dans le cas contraire, il vaut mieux employer les collyres à l'ésérine ou à la pilocarpine. Lorsque le pus est collecté, on cherche à l'évacuer en incisant obliquement les lames de la cornée avec un couteau triangulaire. Mais le pus très épais sort mal, en général. Mieux vaut, s'il y a hypopyon, se contenter de faire la paracentèse de la cornée pour obtenir une détente. Si la perforation des lames antérieures de la cornée est imminente, on peut ouvrir l'abcès avec la pointe du thermo-cautère ou du galvano-cautère. Dans les cas graves, il est préférable de recourir à l'opération dite de Sæmisch, que nous décrirons à propos des ulcères de la cornée.

Après que la ponction de la chambre antérieure ou de la cavité de l'abcès a été effectuée, on fait un pansement avec la poudre d'iodoforme ou de salol, et l'on applique le bandeau compressif.

Dans la forme diffuse de la suppuration cornéenne, on insistera sur les instillations du collyre à l'ésérine, sur les lavages antiseptiques et, après avoir saupoudré d'iodoforme la surface de la cornée, on appliquera le bandeau compressif pour prévenir autant que possible la formation d'un staphylome.

b. — KÉRATITE INTERSTITIELLE

La kératite interstitielle diffuse, en raison de son étiologie et de son mode d'évolution, présente un intérêt particulier.

Elle a reçu encore les noms de kératite *parenchymateuse*, kératite *disséminée*, kératite *hérédo-syphilitique* (Hutchinson).

Anatomie pathologique. — Il résulte des recherches de Virchow et de Sæmisch que le trouble grisâtre qui envahit le tissu propre de la cornée est dû à la présence de cellules gonflées à contenu granuleux, considérées par Sæmisch comme des corpuscules lymphatiques, mais que la substance fondamentale reste intacte. C'est ce qui explique qu'après avoir pendant longtemps présenté une opacité presque complète, la cornée peut cependant recouvrer plus tard sa transparence.

Étiologie. — La fréquence de la kératite interstitielle n'est pas considérable. Elle ne représente pas 1 pour 100 des maladies oculaires en général : sur plus de 5000 malades, le professeur Panas ne l'a notée que 40 fois.

Elle s'observe plus souvent dans le sexe féminin que dans le sexe masculin. C'est une affection de la jeunesse et de l'adolescence. Son maximum de fréquence est de dix-huit à vingt ans. Dans la première enfance on la rencontre peu et, après vingt-cinq ans, elle devient extrêmement rare. On aurait, dit-on, observé quelques faits de kératite interstitielle intra-utérine.

La scrofule a été longtemps considérée comme la cause principale de la kératite interstitielle. Mackenzie a surtout insisté sur cette étiologie. Il est certain que les sujets atteints de kératite interstitielle sont le plus souvent des individus anémiques et chétifs. Follin signalait chez eux la fréquence de la tuberculose, opinion qui se rapproche de celle de Mackenzie.

Le rhumatisme a aussi été accusé de produire la kératite interstitielle. Le professeur Gayet (de Lyon) croit que son influence ne peut être niée dans certains cas.

Mais, depuis les publications de Hutchinson (1857, 1863), la question a changé de face. Cet observateur a signalé la coïncidence de la kératite interstitielle avec certaines malformations des dents, de la voûte maxillaire et de la face qui relèvent de la syphilis héréditaire. Depuis cette époque, l'influence de la syphilis, considérée d'abord comme exceptionnelle, tend de plus en plus à être admise et les observations de chaque jour confirment la justesse de l'idée du chirurgien anglais.

La malformation des dents, caractéristique de la syphilis héréditaire, porte surtout sur les incisives médianes supérieures et consiste comme on sait en une échancrure en forme de V renversé du bord tranchant de ces dents. La voûte maxillaire forme une ogive très prononcée. L'arrêt de développement de la face se traduit par l'aplatissement du nez. La surdité fréquente chez les individus atteints de kératite interstitielle est aussi rapportée par Hutchinson à la syphilis. Enfin on voit fréquemment des cicatrices gaufrées au pourtour des lèvres et vers les commissures, indices d'ulcérations spécifiques développées dans l'enfance.

L'influence de la syphilis est aujourd'hui admise par la majorité des ophthalmologistes et le professeur Fournier croit aussi à sa fréquence. Horner, Sæmisch et de Wecker admettent que la syphilis intervient dans la proportion de 66 pour 100.

Symptômes. — La kératite interstitielle a pour caractères principaux l'envahissement progressif de la cornée par un trouble d'un aspect particulier, le peu de réaction qui accompagne ce travail d'opacification et la possibilité, pour la cornée, de recouvrer sa transparence au bout d'un temps généralement fort long.

Le début est lent et insidieux. Il se forme en un point de la cornée, le plus souvent vers la périphérie, en dedans et en bas (Panas) une opacité légère de teinte grisâtre, quelquefois jaunâtre. Elle est parfois disposée en croissant. Cette opacité s'étend peu à peu et arrive à envahir toute la cornée. Au début elle est légère; l'iris paraît décoloré et la pupille nuageuse. Plus tard, la surface de la cornée prend l'aspect d'un verre dépoli et l'épithélium cornéen devient rugueux, inégal.

Il est rare que l'opacité de la cornée soit partout égale; on y observe des taches plus blanches qui tranchent sur le fond dépoli.

En se servant de la loupe et de l'éclairage oblique, on peut, dès le début, constater que l'altération qui produit le trouble cornéen siège profondément dans la couche moyenne de la cornée. Ce procédé d'exploration montre de petits points grisâtres ou noirâtres disséminés comme une fine poussière dans la substance de la cornée. Ce semis opaque a été comparé à du verre pilé, ou à du granit.

En même temps que la cornée subit ces modifications dans son aspect et dans sa transparence, on observe toujours un certain degré d'injection périkératique, mais la vascularisation péri-cornéenne est, le plus souvent, faible.

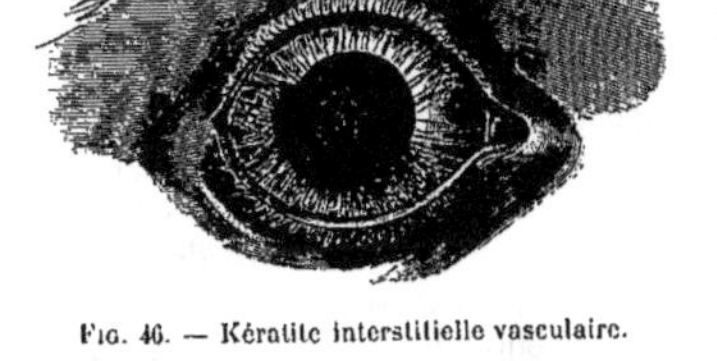

FIG. 46. — Kératite interstitielle vasculaire.

A la longue, la cornée elle-même devient le siège d'une vascularisation. Cependant cette vascularisation n'est pas constante; aussi l'a-t-on quelquefois considérée comme une forme particulière de la maladie à marche plus rapide et décrite sous le nom de *kératite diffuse vasculaire*. Les vaisseaux qui se forment se présentent comme des arborisations très fines qu'on ne distingue bien qu'avec un fort grossissement, tel que celui qui est fourni par la loupe de Brücke. La teinte que prennent les parties de la cornée envahies par ces arborisations est en rapport avec l'abondance des vaisseaux; elle varie de la teinte rosée qui rappelle la chair du saumon, à la teinte rouge cerise. Il semble même quelquefois qu'une tache hémorrhagique infiltre la cornée.

Peu accusés au début, les troubles fonctionnels causés par la kératite interstitielle sont assez marqués, lorsque la maladie est arrivée à son complet développement. La photophobie, les douleurs ciliaires, le blépharospasme lorsqu'ils existent, n'ont jamais l'intensité qu'ils présentent dans la kératite phlycténulaire. La vision toutefois est profondément troublée et quelquefois réduite à la perception quantitative de la lumière lorsque toute la cornée est envahie. A cette période les sujets sont incapables de se diriger eux-mêmes, si les deux yeux sont atteints.

Les complications le plus souvent observées dans le cours de la kératite interstitielle sont les ulcérations superficielles et l'iritis séreuse. De Wecker, dans quelques cas, dit avoir vu les signes de la maladie de Ménière se joindre à la surdité dont souffrent la plupart des sujets atteints de kératite interstitielle.

La marche de l'affection est essentiellement chronique. Elle dure de quelques mois à deux années. Les deux yeux sont le plus souvent atteints successivement. L'indolence fréquente de la maladie la rend plus tolérable lorsque sa durée se prolonge.

Le **diagnostic** de la kératite interstitielle est ordinairement facile. Si la kératite interstitielle au lieu d'être diffuse se présentait sous la forme circonscrite et siégeait à la périphérie elle pourrait être confondue avec la sclérose du tissu cornéen qui succède à la sclérite. Mais l'opacité consécutive à la sclérite est plus blanche; elle débute par la couche superficielle et est plus nettement limitée sur ses bords.

Le **pronostic** de la kératite interstitielle diffuse est sérieux. C'est une maladie longue; elle peut entraîner une cécité momentanée et même prolongée. Mais il est rare que les opacités soient indélébiles et le plus souvent la cornée recouvre sa transparence ou, du moins, ne conserve que des opacités à peine appréciables. Abadie, cependant, a décrit une forme de la maladie qu'il qualifie de *maligne*, dans laquelle les opacités persistent. Ces cas, toutefois se présentent de plus en plus rarement, depuis qu'on emploie le traitement antisyphilitique.

Traitement. — C'est, en effet, le traitement antisyphilitique qui doit aujourd'hui presque toujours être opposé à la kératite interstitielle. Il donne de bons résultats, alors même qu'une investigation minutieuse n'a fait découvrir la syphilis ni chez les ascendants, ni chez le sujet atteint de kératite. Le meilleur mode d'administration du mercure consiste à faire des injections sous-cutanées d'un sel hydrargyrique. Ces injections sont renouvelées tous les deux jours à la dose de 10 à 20 gouttes. On emploie une solution de sublimé à 1 pour 100 (eau distillée, 10 grammes; bichlorure de mercure, 10 centigrammes; chlorure de sodium, 1 gramme). En même temps on prescrit à l'intérieur l'iodure de potassium à la dose de 2 grammes.

On s'est servi aussi du peptonate de mercure pour remplacer le bichlorure.

Comme moyens adjuvants, on emploiera avec avantages la pommade à l'oxyde jaune avec massage de l'œil suivant la méthode de Pagenstecher ou les douches de vapeur administrées avec l'appareil de Lourenço. Les insufflations de poudre de calomel à la surface de la cornée sont également préconisées par Ed. Meyer.

Les applications de compresses chaudes, à la température de 40 degrés, faites chaque jour pendant deux heures, trouvent leur indication dans un commencement de vascularisation de la cornée.

Enfin, dans presque tous les cas, il sera prudent de faire des instillations du collyre à l'atropine pour prévenir les complications du côté de l'iris, que le trouble de la cornée ne permet pas de surveiller directement.

On n'oubliera pas non plus les prescriptions relatives à l'hygiène générale, rendues plus nécessaires par la constitution chétive du plus grand nombre des individus qu'atteint la kératite interstitielle.

3. — KÉRATITES PROFONDES

KÉRATITE PONCTUÉE

Cette forme de kératite occupe la couche la plus profonde de la cornée ou membrane de Descemet. Décrite pour la première fois par Sichel père, elle a reçu les noms de *kératite ponctuée*, *Descemétite*. On a aussi rattaché son développement à l'extension d'une iritis séreuse ou encore à une inflammation de l'humeur aqueuse d'où la dénomination d'*aquo-capsulite* qui s'applique à la même affection.

Étiologie. — Deux causes paraissent agir spécialement pour provoquer le développement de la kératite ponctuée, ce sont le rhumatisme et la blennorrhagie. Lorsque la kératite ponctuée coïncide avec une uréthrite blennorrhagique, on ne peut admettre, comme pour la conjonctivite purulente, que l'agent infectieux, le gonocoque, a été déposé directement sur la face interne de la cornée. Force est de reconnaître l'existence d'une infection générale qui se manifeste par une inflammation de la couche profonde de la cornée, comme elle se manifeste plus souvent encore par une arthrite, ou l'inflammation d'une séreuse.

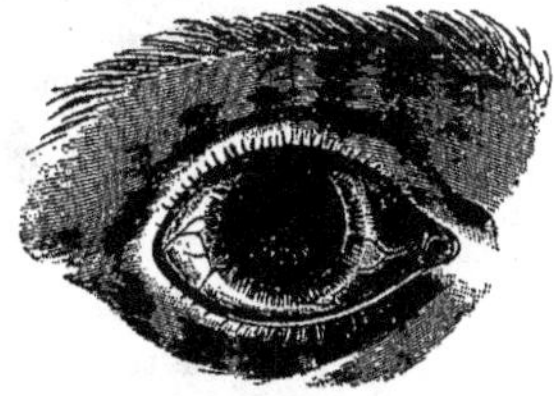

Fig. 47. — Kératite ponctuée.

Symptômes. — Les couches antérieures et moyennes de la cornée ont conservé toute leur transparence. La première des images de Purkinje n'a rien perdu de son éclat; mais, en examinant attentivement la cornée et en s'armant au besoin d'une loupe, on constate l'existence d'une nébulosité siégeant dans la couche la plus profonde. Cette nébulosité de couleur grisâtre affecte la forme d'un triangle dont la base répond presque toujours à la partie inférieure du limbe cornéen et le sommet au centre de la cornée. A l'éclairage oblique on reconnaît que le trouble de la couche profonde est produit par un semis de petites opacités qui résultent de l'altération de l'épithélium de la membrane de Descemet. Coccius a constaté des amas de cellules dégénérées faisant saillie dans la chambre antérieure.

L'humeur aqueuse elle-même est presque toujours trouble et tient en suspension des débris de cellules et quelquefois de petits épanchements fibrineux dont quelques-uns se fixent sur la cristalloïde antérieure. Dans ces cas, il y a tous les signes d'une iritis séreuse; la pupille est plus ou moins immobile et déformée; la chambre antérieure est plus profonde et la tension de l'œil est augmentée.

La kératite ponctuée s'accompagne d'injection périkératique, de photophobie, de larmoiement et de douleurs ciliaires. Dans quelques cas seulement, ces derniers symptômes atteignent un haut degré d'intensité. La vision est profondément troublée.

Diagnostic. — A un examen superficiel, la kératite ponctuée peut être méconnue ou confondue avec une altération de la cornée siégeant plus superficiellement, ou encore avec une iritis simple. L'examen à l'éclairage oblique qui fait constater l'existence d'un pointillé profond et sa forme triangulaire devra toujours être pratiqué pour éviter l'erreur.

Pronostic. — Il ne présente pas de gravité véritable. La résolution se fait généralement, et la membrane de Descemet recouvre sa transparence. Il faut toutefois se préoccuper de l'iritis concomitante et de la possibilité de synéchies ultérieures.

Traitement. — Si la kératite ponctuée s'est développée sous l'influence de la blennorrhagie, il y a lieu de prescrire les balsamiques à l'intérieur, lorsque le traitement n'a pas encore été institué. Si la diathèse rhumatismale seule est en cause, on administrera le salicylate de soude.

Pour éviter les complications iriennes, on instillera au début le collyre à l'atropine. Mais comme la tension de l'œil est généralement augmentée, si l'iris paraît sain, il vaut mieux avoir recours au collyre à l'ésérine qui abaisse la tension et diminue la sécrétion de l'humeur aqueuse. Le bandeau compressif sera aussi un adjuvant utile. Exceptionnellement on pourra être amené à pratiquer la ponction de la chambre antérieure.

B. — Ulcérations de la cornée.

Les ulcérations de la cornée sont constituées par des pertes de substance plus ou moins profondes de cette membrane, ayant peu ou pas de tendance à la guérison spontanée.

Les ulcères cornéens sont parfois primitifs. Plus souvent, ils sont secondaires et succèdent à une autre lésion, dont ils représentent la terminaison ou dont ils sont une complication.

On décrit habituellement, d'après leur marche clinique, deux formes d'ulcères, les ulcères *inflammatoires* et les ulcères *atoniques*, indolents ou torpides, mais cette division est un peu artificielle et, à un moment donné, un ulcère longtemps atonique peut prendre le caractère d'un ulcère inflammatoire.

Anatomie pathologique. — Saemisch a étudié avec soin les lésions cornéennes aux différents stades de l'ulcération. Il admet trois périodes. La première est caractérisée par la destruction des éléments, c'est la période d'accroissement. Dans la seconde, ou période d'état, il se fait une sorte de nettoyage de la surface de l'ulcère. Enfin, la troisième consiste dans la cicatrisation de la perte de substance.

Au début de la première période, on voit la couche épithéliale se désagréger; les cellules sont entraînées avec les sécrétions de la conjonctive; les contours de l'ulcération sont irréguliers, dentelés. Bientôt la couche élastique sous-jacente ou membrane de Bowmann disparaît, puis, si l'ulcère devient profond, les cellules de la cornée elle-même sont dissociées, détruites et éliminées. On remarque à cette période, dans la zone qui entoure l'ulcère ou zone *contournante*, une infiltration de cellules lymphoïdes entre les cellules de la cornée. C'est à cette infiltration qu'est due l'opacité que l'on constate autour des ulcères inflammatoires.

La deuxième période est marquée par l'élimination complète de tous les détritus cellulaires qui encombraient le fond de l'ulcère et par la tendance au retour de la transparence des éléments sous-jacents. On observe aussi un épaississement de la couche épithéliale aux bords mêmes de l'ulcération. Enfin, à cette période, on voit quelquefois apparaître des vaisseaux sanguins au voisinage de la perte de substance.

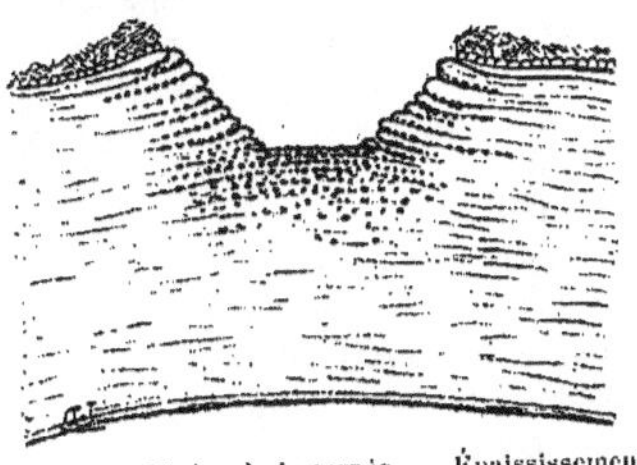

Fig. 48. — Ulcère de la cornée. — Épaississement de l'épithélium au niveau des bords. (D'après Alt.)

Dans la troisième période, l'ulcère tend à s'aplanir. Il se comble tantôt par la formation, aux dépens des cellules préexistantes de son fond ou des cellules lymphoïdes, d'éléments cellulaires nouveaux analogues aux cellules de la cornée, mais plus irréguliers, plus tassés et par suite moins transparents. Quelquefois le tissu qui se forme est tout à fait différent du tissu cornéen et complètement opaque. La couche épithéliale se régénère de la périphérie vers le centre et arrive à recouvrir toute la surface de l'ulcère.

Étiologie et pathogénie. — Les ulcères de la cornée reconnaissent parfois pour cause un traumatisme, une petite plaie accidentelle que la présence de germes infectieux empêche de se cicatriser. D'autres fois, c'est un frottement réitéré qui produit l'ulcération, comme celui qui résulte de la présence de granulations sur la conjonctive de la paupière supérieure. Les brûlures, en détruisant les couches les plus superficielles de la cornée, sont des causes d'ulcérations. L'exposition permanente de la cornée au contact de l'air par suite d'un ectropion, détermine aussi sur cette membrane des ulcérations. L'anesthésie de la cornée que l'on constate dans les lésions de la 5e paire crânienne, est encore considérée comme la cause des pertes de substance que l'on y observe.

Le plus souvent l'ulcère accompagne ou complique une autre affection. La kératite-phlycténulaire produit fréquemment des ulcérations qui succèdent à la rupture de la phlyctène. Dans les kératites parenchymateuses suppuratives, l'ouverture de l'abcès laisse après elle une perte de substance qui se comporte comme une ulcération, bien que le travail destructeur se soit accompli de dedans en dehors et non de dehors en dedans.

Ce ne sont pas seulement les inflammations de la cornée qui se terminent par ulcérations. Les conjonctivites y donnent aussi naissance. Dans la conjonctivite catarrhale, on peut observer des ulcères superficiels qui guérissent sans laisser de traces. Les ulcères qui compliquent la conjonctivite purulente ou diphthéritique sont plus profonds et beaucoup plus graves. La gêne de la circulation péricornéenne résultant du chémosis, explique le peu de résistance qu'offre dans ce cas la cornée aux causes de destruction. Parfois même la perforation, est le résultat d'une nécrose en masse de la cornée plutôt que du progrès d'une ulcération.

Mais quelle que soit la cause primitive de l'ulcération, qu'elle soit le résultat d'un traumatisme, d'un frottement répété, d'une inflammation de la cornée ou d'une inflammation de la conjonctive, on admet aujourd'hui qu'il doit s'y joindre la présence d'un agent infectieux. L'agent infectieux ou le microbe qui le caractérise, sont quelquefois importés par le corps vulnérant. D'autres fois, comme dans la conjonctivite purulente, c'est le microbe qui a causé la maladie principale. Plus souvent l'infection résulte de l'altération préalable des sécrétions conjonctivales. Le catarrhe des voies lacrymales, la dacryocystite chronique sont les causes les plus fréquentes de cette altération. Il faut y joindre les affections de la muqueuse pituitaire et spécialement la rhinite atrophiante qui donne lieu à l'ozène. L'attention a été attirée dans ces dernières années sur la fréquence des ulcères infectieux de la cornée chez les individus atteints d'ozène. A. Trousseau a contribué à vulgariser cette importante notion étiologique.

Parmi les états diathésiques, la scrofule a une influence incontestable sur la production des ulcères cornéens. On observe aussi des ulcérations de nature tuberculeuse à la surface de la cornée. Mais les autres diathèses n'agissent que par la débilitation générale qu'elles produisent et à titre de causes prédisposantes. La syphilis en particulier n'est pas considérée comme une cause d'ulcération de la cornée.

Symptomatologie. — *Ulcères inflammatoires et kératite ulcéreuse.* — On observe, au début, les signes habituels des inflammations de la cornée, la photophobie, le larmoiement, les douleurs ciliaires, l'injection périkératique. En même temps apparaît en un point de la cornée une tache grisâtre qui s'ulcère rapidement à son centre.

L'infiltration inflammatoire du tissu cornéen persiste à la périphérie de la perte de substance, mais le centre devient habituellement transparent. C'est au centre, en effet, que le processus nécrosique est le plus actif. L'ulcère central est en général arrondi, creusé en forme de cupule. A la périphérie de la cornée, les ulcérations prennent une forme allongée, en croissant.

L'ulcère s'étend en surface en même temps qu'en profondeur pendant un temps extrêmement variable. Certains ulcères restent superficiels jusqu'à la fin; d'autres aboutissent rapidement à la perforation de la cornée, surtout quand le traitement n'intervient pas.

Lorsque se produit le travail de réparation, on voit le fond de l'ulcère prendre une teinte grisâtre. La perte de substance diminue de profondeur; les bords deviennent moins abruptes; ils commencent à s'adoucir et toute la surface de l'ulcération tend à se niveler. Bientôt elle reprend un aspect lisse et brillant qui indique que la couche épithéliale s'est reproduite en s'avançant de la périphérie vers le centre. L'opacité persiste pendant les premiers temps après la réparation de l'ulcère, et souvent elle est définitive; il y a formation d'un tissu de cicatrice indélébile. Dans d'autres cas, moins fréquents, l'opacité n'est que temporaire et la transparence se rétablit. Le travail de réparation de l'ulcère et la disparition de l'opacité sont favorisés par l'apparition de vaisseaux sanguins qui, partant du limbe de la cornée, arrivent jusqu'à l'ulcère ou dans son voisinage.

Il existe une forme de kératite ulcéreuse superficielle dans laquelle, avec des phénomènes de réaction assez marqués, les ulcérations petites et nombreuses n'ont pas de tendance à gagner en profondeur et consistent seulement dans la destruction de la couche épithéliale. Dans ces cas, la régénération de l'épithélium cornéen se fait sans que la transparence de la cornée soit sensiblement troublée.

Dans une autre forme, les ulcérations se montrent au niveau du limbe cornéen qu'elles suivent exactement. Elles y creusent une rainure étroite, et ne déterminent qu'un trouble peu étendu de la transparence. Mais lorsque deux ou trois de ces ulcérations développées en différents points de la circonférence arrivent à se réunir, elles forment un cercle complet qui menace la vitalité de la cornée.

Ulcères infectieux, serpigineux. — Une forme beaucoup plus grave d'ulcère, est l'ulcère infectieux, *ulcus serpens* de Saemisch, décrit aussi par Roser, sous le nom de *kératite à hypopyon*, à cause de la fréquence de la formation du pus dans la chambre antérieure.

Cet ulcère reconnaît souvent pour cause un traumatisme de la cornée. On l'observe en particulier chez les moissonneurs, et pendant longtemps on a supposé qu'il ne se développait que par suite d'une débilitation préalable de l'organisme et du surmenage. Aujourd'hui on est d'accord pour admettre que cet ulcère est produit par une infection résultant presque toujours de l'altération des sécrétions de la conjonctive et des voies lacrymales. Les lésions de la pituitaire qui donnent lieu à l'ozène, alors même qu'il n'y a pas participation apparente des voies lacrymales, sont une cause de cette forme d'ulcère.

Les expériences de Leber, de Stromeyer et d'Eberth ont montré, en effet, qu'en inoculant à la surface de la cornée des matières septiques, on produit toutes les lésions de la kératite ulcéreuse grave avec hypopyon. Stromeyer, en particulier, en inoculant des débris de muscles putréfiés et le *Leptothrix buccalis* a toujours obtenu ce résultat.

L'ulcère infectieux apparaît généralement en un point rapproché du centre de la cornée. La perte de substance est arrondie, les bords sont taillés à pic, le fond est blanc grisâtre. Sur un des côtés, en dedans ou en dehors, on remarque une infiltration en forme de croissant formée par de petits points blancs ou des stries. Ce croissant fait une certaine saillie et est comme boursouflé. C'est de ce côté que se fait la marche envahissante de l'ulcère. Car tandis que les points primitivement envahis semblent se réparer en partie, l'ulcération gagne les portions encore saines pour aboutir fréquemment à la perforation.

A l'éclairage oblique, on constate le trouble du tissu cornéen au-dessous et au voisinage de l'ulcère. L'humeur aqueuse est louche et, trois fois sur quatre, un hypopyon se forme dans la chambre antérieure.

Le début de l'ulcère infectieux est insidieux; la photophobie et le larmoiement ne sont pas très marqués, mais il existe des douleurs ciliaires et susorbitaires souvent très pénibles.

Le pronostic est grave. Quand l'ulcère a envahi la moitié du diamètre de la cornée, la perforation ne peut être évitée (De Wecker).

Ulcères atoniques. — Les ulcères atoniques de la cornée se distinguent des ulcères inflammatoires par le peu de réaction qui les accompagne, par l'absence de douleur, par la transparence de leur fond et le défaut d'opacité de leurs bords. Généralement moins profonds et moins étendus que les ulcères inflammatoires, ils peuvent, en raison de la conservation de la transparence de la cornée à leur niveau, échapper à un examen rapide. Pour les reconnaître, il faut faire diriger l'œil dans différentes directions, ou mieux examiner la cornée à l'éclairage oblique.

Ces ulcères sont souvent multiples et plusieurs ulcérations superficielles se confondent quelquefois en une seule formant ainsi les ulcères dits *à facettes*. Ils progressent lentement et résistent au traitement.

Ils semblent être entretenus par une altération de la santé générale, sans qu'on puisse cependant, dans la majorité des cas, les rattacher à une diathèse ou à un état pathologique défini.

Traitement. — Le traitement des ulcères inflammatoires, consiste dans l'usage de lotions avec la solution d'acide borique et au besoin d'applications de compresses chaudes imbibées de cette solution et fréquemment renouvelées. En même temps, on instille matin et soir quelques gouttes du collyre à l'ésérine. L'emploi de l'atropine ne serait indiqué que s'il y avait inflammation évidente de l'iris.

L'usage de la pommade à l'iodoforme (vaseline 10 grammes, iodoforme finement pulvérisé 1 gramme) hâte la cicatrisation, lorsque les phénomènes inflammatoires commencent à disparaître.

Le traitement des ulcères indolents diffère peu de celui des ulcères inflammatoires. A la pommade d'iodoforme on substitue avec avantage le pansement avec la poudre d'iodoforme ou l'insufflation de calomel à la vapeur. Il est bon d'y joindre un traitement tonique général, l'huile de foie de morue, en particulier, et l'administration du sulfate de quinine. Il est quelquefois utile, dans ces sortes d'ulcères, d'exciter la vitalité de la cornée par quelques cautérisations légères avec la pointe du thermo-cautère ou du galvano-cautère.

Dans le traitement de l'ulcère infectieux et de la kératite à hypopyon, on usera largement des antiseptiques et spécialement de la solution de sublimé à 1 pour 2000. Des irrigations répétées seront faites dans les culs-de-sac conjonctivaux avec cette solution. Si les voies lacrymales et les fosses nasales sont malades, elles seront également soumises à des irrigations. On a préconisé aussi la désinfection de l'ulcère à l'aide d'un pinceau trempé dans l'eau chlorée. Mieux vaut, à cet effet, employer le galvano-cautère dont la pointe est promenée sur le fond et sur les bords de l'ulcère.

Plusieurs fois par jour on instillera le collyre à l'ésérine, mais on bannira du traitement les collyres métalliques susceptibles de donner lieu à des incrustations.

En même temps, on saupoudre la cornée d'iodoforme finement pulvérisé et l'on applique le bandeau compressif.

Dans les cas où l'ulcère progresse rapidement et où il s'est formé un hypopyon, on peut avoir recours à la ponction de la chambre antérieure pour évacuer le pus et diminuer la tension de l'œil. Saemisch a préconisé, dans ces cas, une opération qui porte son nom et que la plupart des ophthalmologistes ont adoptée. Elle consiste à inciser transversalement la cornée avec un couteau de Graefe qui doit pénétrer et ressortir en dehors des limites de l'ulcère, dont le fond est sectionné dans toute son étendue. L'évacuation de la chambre antérieure est ainsi assurée, et il semble que ce soit au lavage incessant des bords de l'ulcère par l'humeur aqueuse que sont dus les heureux effets de cette opération. Elle a toutefois l'inconvénient de laisser une longue cicatrice opaque dans le champ pupillaire, quand celui-ci est conservé.

ULCÈRES TUBERCULEUX DE LA CORNÉE

Les ulcérations tuberculeuses de la cornée sont encore mal connues. Nul doute, cependant, qu'elles soient fréquentes, mais les caractères propres par lesquels elles se révèlent sont encore à déterminer. Elles semblent constituer, lorsqu'elles sont primitives une lésion locale, non susceptible de se généraliser. M. Panas en a cité un cas au Congrès français d'ophthalmologie et le docteur Rachet, en 1887, a fait de l'étude des ulcères tuberculeux, le sujet de sa thèse inaugurale.

ACCIDENTS ET DIFFORMITÉS CONSÉCUTIVES

A. — FISTULES — PERFORATIONS — STAPHYLOMES

Lorsque le fond d'un ulcère se rapproche de la membrane de Descemet, une perforation est imminente. Mais, en vertu de son élasticité et de la pression qu'elle subit de la part de l'humeur aqueuse, la membrane de Descemet est repoussée en avant, de telle sorte que la profondeur de l'ulcère paraît moindre qu'elle n'est en réalité. Parfois même, la membrane de Descemet forme véritablement hernie à la surface de l'ulcère, où elle prend l'apparence d'une vésicule transparente qui a reçu le nom de *kératocèle* (fig. 49).

La rupture de cette vésicule, donne lieu à la production d'une *fistule* de la cornée, par laquelle l'humeur aqueuse s'écoule. La pression diminuant on voit les bords de la fistule adhérer momentanément pour céder de nouveau à la pression du liquide. Il peut arriver que la fistule persiste ainsi longtemps sans tendance aucune à la guérison et l'on s'explique la difficulté que certaines

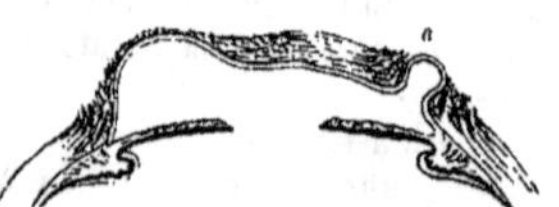

Fig. 49. — Ulcères perforants de la cornée avec kératocèle.

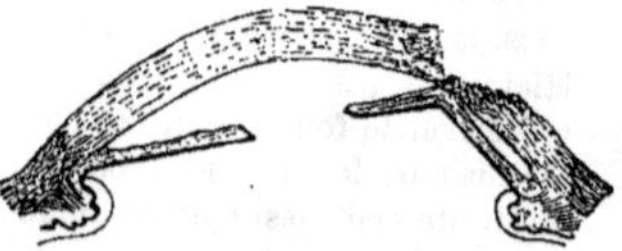

Fig. 50. — Perforation de la cornée avec adhérence de l'iris par sa partie moyenne.

fistules ont à se cicatriser, par la présence de l'épithélium de la membrane de Descemet renversée qui vient tapisser les parois du trajet fistuleux.

Les *perforations* de la cornée entraînent des conséquences très variables suivant leurs dimensions et leur siège.

Les très petites perforations, situées vers le centre de la cornée, après écoulement de l'humeur aqueuse, guérissent parfois sans laisser d'autres traces qu'une légère opacité, et la chambre antérieure se reconstitue. D'autres fois, la cristalloïde antérieure, en venant s'appliquer contre la perforation, y contracte des adhérences momentanées. Un exsudat se produit au point de contact et, si la chambre antérieure se rétablit, il reste une opacité à la face antérieure de la cristalloïde (*cataracte capsulaire*). Dans quelques cas, les adhérences s'allongent sous la forme d'un filament qui relie la face postérieure de la cornée à la face antérieure de la cristalloïde (*cataracte pyramidale*).

Les petites perforations situées latéralement sont suivies de l'accollement de la face antérieure de l'iris et d'adhérences qui constituent la *synéchie antérieure*. Dans certains cas, rares toutefois, ces adhérences finissent par céder et la chambre antérieure se reconstitue, sans déformation persistante.

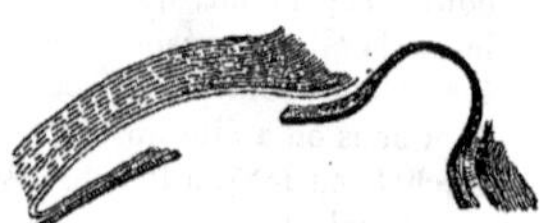

Fig. 51. — Hernie de l'iris après large perforation.

Si la perforation a des dimensions plus considérables, l'iris s'engage dans la perte de substance, y contracte des adhérences et y forme une *hernie* reconnaissable à sa couleur noirâtre. Sous la pression de l'humeur aqueuse, la hernie peut s'accroître et devenir kystique (*staphylome de l'iris*). Au bout d'un certain temps il se fait généralement une cicatrice définitive, non saillante, dans laquelle l'iris et la cornée sont confondus (*leucome adhérent*). L'orifice pupillaire est alors attiré du côté de la cicatrice et la chambre antérieure déformée. Lorsque le bord pupillaire est compris par un de ses points dans la portion d'iris enclavée, la pupille prend une forme en raquette (fig. 52).

Les grandes perforations de la cornée sont quelquefois accompagnées au moment de leur production de rupture de la zone de Zinn. Le cristallin peut alors être expulsé et même projeté au dehors. Ce grave accident s'observe surtout chez les nouveaux-nés atteints d'ophthalmie purulente avec nécrose de la cornée. Dans tous les cas l'iris s'engage dans la perforation et il se développe ultérieurement un staphylome cicatriciel.

Le *staphylome cicatriciel* ou opaque consiste en une déformation avec saillie

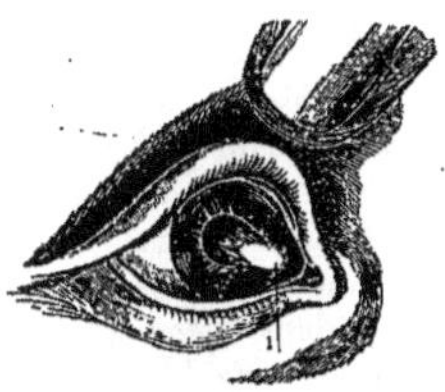

Fig. 52. — Staphylome partiel latéral avec déformation de la pupille.

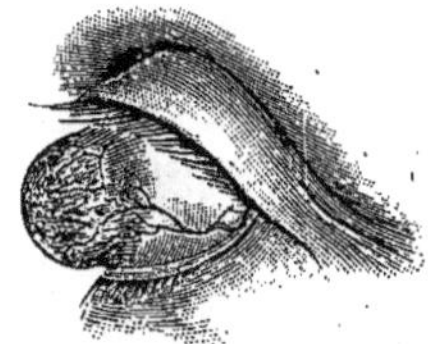

Fig. 53. — Staphylome total globuleux.

du tissu qui remplace la cornée et dans la constitution duquel entrent les débris de l'iris hernié.

Le staphylome est *partiel* ou *total*.

Le staphylome partiel occupe une partie seulement de la surface de la cornée; il est central ou périphérique suivant le siège de la perforation qui l'a produit. Il se présente sous la forme d'une saillie ordinairement arrondie de couleur gris bleuâtre ou noire, quelquefois régulièrement globuleuse et rétrécie à sa base par une sorte de collet ou au contraire irrégulière et largement étalée. Le staphylome partiel est plus fréquent dans la moitié inférieure de la cornée.

La vision est conservée, sinon intacte lorsque le staphylome siège à la péri-

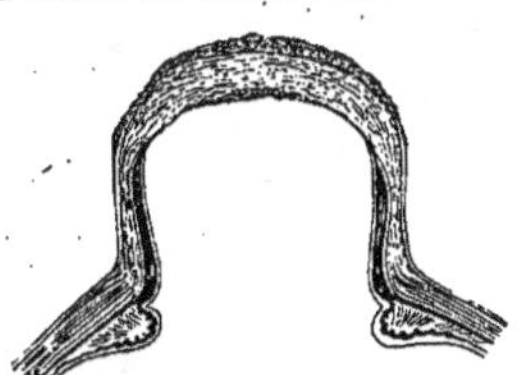

Fig. 54. — Staphylome total de la cornée et de l'iris (coupe antéro-postérieure.)

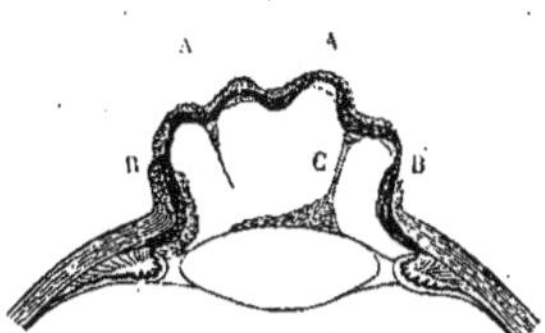

Fig. 55. — Staphylome en grappe.
A, A, bosselures de la surface. — B, B, limites de la cornée. — C, filament celluleux unissant la cornée à la cristalloïde antérieure.

phérie, mais l'iris entrant toujours dans sa composition, la pupille est déplacée et attirée du même côté tout en conservant en partie sa mobilité. Lorsque le staphylome est central la pupille n'existe plus et la vision est abolie ou, du moins, il n'y a plus qu'une perception quantitative de la lumière.

Le staphylome total résulte en général, d'une perforation dont les dimensions ne pouvaient faire prévoir celles que prend ultérieurement l'ectasie de la cornée. Cette membrane, en effet, cède en totalité à la pression des liquides intra-oculaires, après avoir subi une transformation fibreuse. Elle devient globuleuse et forme une tumeur qui atteint le volume d'une noisette et au delà. Lorsque le développement du staphylome est uniforme, il est dit *globuleux*. Il forme alors au milieu de l'orifice palpébral une saillie des plus disgracieuses comparable pour l'aspect à un grain de raisin. S'il se développe irrégulièrement, on observe des bosselures à sa surface et il est alors désigné par la dénomination de staphylome en grappe ou *racémeux* (fig. 55).

La couleur du staphylome total varie du gris au bleu noirâtre. Elle est rarement uniforme et à la surface de la tumeur il est fréquent de voir des vaisseaux sanguins assez développés se continuer avec les vaisseaux sous-conjonctivaux.

La paroi du staphylome est formée par un tissu cicatriciel doublé des débris de l'iris. Quelques auteurs, Wharton Jones, Bowmann, Roser ont soutenu que la cornée avait disparu et n'entrait pour rien dans la constitution des parois du staphylome. Cette opinion est difficilement acceptable et il est évident que si le tissu cornéen n'est plus reconnaissable à ses caractères histologiques c'est parce qu'ils a subi la transformation fibreuse. La paroi staphylomateuse est doublée par l'iris confondu avec elle. Derrière cette paroi l'humeur aqueuse s'accumule, souvent mélangée de débris d'exsudats ayant subi la dégénérescence graisseuse, et quelquefois de cristaux de cholestérine. Le cristallin, lorsqu'il n'a pas été expulsé au moment de la perforation, est habituellement cataracté. On trouve aussi des altérations variables du corps vitré, de la choroïde et de la rétine.

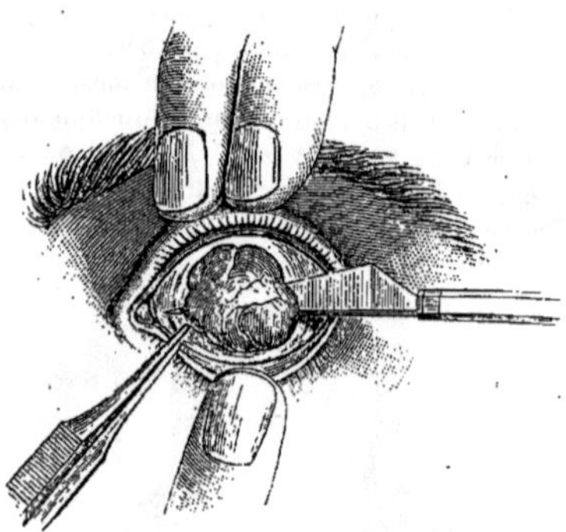

Fig. 56. — Excision du staphylome.

Le staphylome se développe dans les mois qui suivent la perforation et atteint en général assez rapidement un volume considérable. En moins d'une année il peut acquérir le volume d'une bille et rester ensuite indéfiniment sans s'accroître. Mais sous l'influence d'une poussée de choroïdite, l'ectasie subit parfois une augmentation brusque.

La vision est forcément abolie lorsque le staphylome est total.

Traitement. — Les staphylomes partiels ou totaux sont une source permanente d'irritation pour le globe de l'œil et nécessitent presque toujours à un moment donné une intervention opératoire.

Dans le cas de staphylome partiel, il est souvent indiqué de faire une large iridectomie pour dégager l'iris et diminuer la pression intra-oculaire.

Le staphylome total devra le plus souvent être excisé. L'excision se fait facilement, en traversant la base du staphylome avec le couteau triangulaire de Beer et se termine avec les ciseaux courbes. On fait un pansement avec la poudre d'iodoforme ou de salol et l'on applique le bandeau compressif. Cependant la cicatrisation dans ces cas est incertaine. Mieux vaut recourir aux procédés de Critchett, de Knapp, ou de de Wecker qui assurent mieux la réunion.

Le procédé de Critchett applicable aux larges staphylomes qui empiètent sur la sclérotique consiste à traverser d'abord cette dernière membrane, au delà

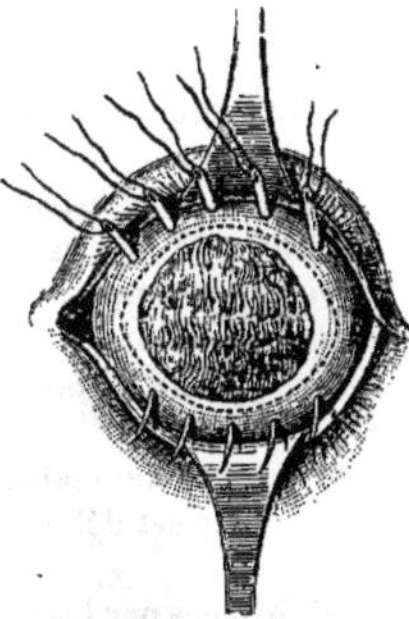

Fig. 57. — Opération du staphylome, d'après Critchett. — Les aiguilles sont placées ; la ligne ponctuée indique l'incision.

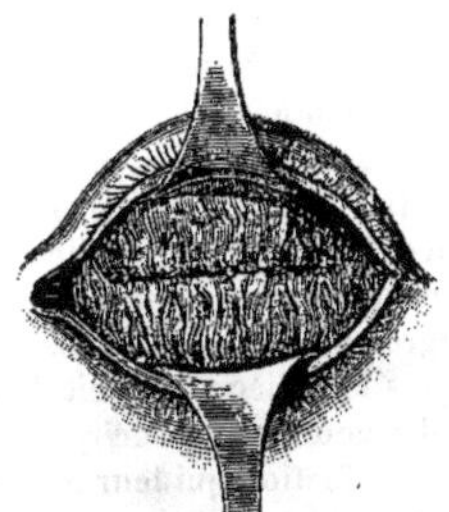

Fig. 58. — Opération du staphylome, d'après Critchett. — Aspect du moignon après les ligatures.

des limites de la base du staphylome par quatre ou cinq aiguilles courbes disposées verticalement et parallèlement. Chacune d'elles est armée d'un fil. On excise ensuite le staphylome et l'on fait immédiatement les sutures en retirant les aiguilles (fig. 57 et 58).

Knapp, pour éviter de traverser la sclérotique, passe deux fils à travers le tissu épiscléral, après avoir disséqué la conjonctive.

De Wecker dissèque la conjonctive jusque vers l'équateur de l'œil et fait une suture en bourse qui ramène et fronce cette membrane au devant de la perte de substance laissée par l'ablation du staphylome.

Dans bien des cas, l'*exentération* complète du globe de l'œil ou l'*énucléation* par la méthode de Bonnet est le meilleur traitement du staphylome total. Nous décrirons plus loin ces opérations.

B. — OPACITÉS DE LA CORNÉE

Les opacités de la cornée consistent soit en un trouble général de la transparence de cette membrane, soit en taches plus ou moins circonscrites, vulgairement désignées sous le nom de *taies*, qui interceptent la marche des rayons lumineux.

Le trouble général de la transparence de la cornée survient dans les cas de glaucome, lorsque la tension de l'œil est fortemont augmentée. On l'observe aussi dans les cas d'abaissement brusque de la tension après l'évacuation d'une forte quantité du corps vitré. Dans ces cas l'éclairage oblique permet quelquefois de reconnaître un plissement de la membrane de Descemet. Les instillations trop abondantes du collyre à la cocaïne ont été aussi accusées de produire un trouble transitoire dans la transparence de la cornée.

Les opacités proprement dites ou taches de la cornée sont quelquefois congénitales. Nous en avons dit quelques mots à propos des difformités de la cornée. Le plus souvent elles sont acquises et succèdent à un traumatisme, à une perte de substance, à une inflammation ou à une ulcération de la membrane.

Elles sont temporaires, ou permanentes.

Nous n'avons en vue ici que les opacités qui persistent, alors que l'affection qui les a occasionnées est guérie depuis un certain temps.

Suivant l'intensité et l'étendue de la tache, les anciens oculistes avaient admis trois variétés: 1° le *néphélion* appelé aussi *nubecula*, qui consistait en un trouble très léger de la transparence; 2° l'*albugo*, qui formait une opacité plus marquée et mieux circonscrite; 3° le *leucoma*, qui représentait l'opacité blanche, d'aspect tendineux. Sauf la dernière, ces dénominations qui ne répondent qu'à des degrés divers d'une même lésion, ne sont plus usitées.

D'après leur siège, on doit distinguer les opacités de la couche épithéliale et celles des couches parenchymateuses. Le siège des opacités est déterminé par celui de l'affection qui leur a donné naissance.

L'examen histologique montre que les opacités sont formées par les éléments propres de la couche où elles siègent, entremêlés de granulations graisseuses et quelquefois de cholestérine ou de sels calcaires. Parfois même on y rencontre des sels métalliques (argent, plomb) provenant des collyres dont on a fait un usage intempestif. En outre, on signale l'augmentation du nombre des cellules épithéliales et autres, leur irrégularité et leur tassement irrégulier.

On trouve du pigment uvéal ou des débris de l'iris confondus avec le tissu cornéen opaque, dans les leucomes adhérents qui succèdent aux perforations de la cornée.

Les causes qui donnent le plus souvent lieu à la formation des opacités sont les plaies de la cornée, les kératites phlycténulaires, les ulcères suivis ou non de perforation. Les frottements auxquels l'entropion, le trichiasis et les granulations conjonctivales exposent la cornée sont aussi une cause fréquente d'opacités cornéennes.

Les taches de la cornée présentent une grande diversité dans leur aspect, et dans leur étendue. Il y a tous les intermédiaires possibles entre l'opacité presque imperceptible, visible seulement à l'éclairage oblique qui succède à une ulcération superficielle de la cornée et le leucome total qu'on voit survenir après les kératites graves.

Certaines taches sont semi-transparentes et à contours mal limités; d'autres complètement blanches, d'aspect nacré, tendineux, ont des contours nettement arrêtés. Cependant, à l'éclairage oblique, il est rare qu'on ne découvre pas une zône légèrement diffuse autour des taches les mieux circonscrites en apparence.

Parfois on distingue dans une tache nacrée et à reflets brillants, des points d'un blanc crayeux, ou encore des traces de pigment. Certaines taches opaques et persistantes sont parcourues par quelques vaisseaux sanguins. Cependant, d'une manière générale, les taches autour desquelles s'est faite une vascularisation anormale sont destinées à se résorber.

Au point de vue clinique, la division la plus importante peut-être des taches de la cornée est établie d'après leur siège. En effet, les taches *périphériques* ne gênent pas la vision, dans les conditions habituelles. Au contraire, les taches *centrales* situées dans le champ pupillaire s'opposent plus ou moins au passage des rayons lumineux.

Le trouble apporté dans la vision par la présence de taches cornéennes centrales est loin toutefois d'être en rapport direct avec leur opacité. Une tache blanche, nacrée, nettement circonscrite, placée dans le champ pupillaire, si elle n'est pas très étendue gêne médiocrement la vision. Elle diminue l'intensité d'éclairage des images, mais n'altère pas la netteté de leur contour. Une tache diffuse, de même étendue et de même siège, qui pour l'observateur s'accuse à peine par un léger nuage ou même n'est bien reconnaissable qu'à l'éclairage latéral, peut au contraire, par la réfraction irrégulière des rayons qui la traversent, apporter la plus grande gêne dans la vision.

Il faut aussi, pour apprécier exactement les troubles fonctionnels, tenir compte de l'astigmatisme qui accompagne presque toujours les opacités même légères. Les irrégularités de courbure qui persistent après la guérison de la plupart des inflammations de la cornée, se reconnaissent à l'aide du kératoscope ou plus simplement avec l'ophthalmoscope (miroir plan), qui donne un jeu d'ombres tout à fait irrégulier sur le champ de la lueur oculaire. L'examen à l'ophthalmoscope par le procédé ordinaire de l'image renversée permet aussi de constater les déformations apparentes de la papille, indice de l'anomalie de courbure de la cornée.

L'obligation de rapprocher les objets pour agrandir l'image rétinienne, lorsqu'une opacité obstrue partiellement le champ pupillaire, entraîne des efforts d'accommodation qui, chez les jeunes sujets, deviennent une cause de myopie et peuvent même amener le développement d'une scléro-choroïdite postérieure.

L'existence d'une tache sur un seul œil peut entraîner le strabisme. Le plus souvent alors le strabisme est interne.

Chez les nouveau-nés, les opacités qui résultent de l'ophthalmie purulente sont parfois suivies de la production de nystagmus. Chez eux, aussi, lorsqu'il y a eu une perforation centrale de la cornée, sans enclavement de l'iris, il est fréquent de constater l'existence d'une cataracte capsulaire centrale ou d'une cataracte pyramidale.

Le diagnostic des opacités cornéennes est habituellement facile. Pour les bien étudier il faut faire usage de l'éclairage latéral et du miroir ophthalmoscopique plan.

Les opacités cornéennes ne pourraient être confondues qu'avec des incrustations accidentelles de fragments calcaires comme on en observe quelquefois; mais dans ce dernier cas il y a des phénomènes inflammatoires qui n'existent pas dans le cas d'opacité proprement dite. On doit distinguer aussi les opacités de la cornée, de la sclérose partielle de cette membrane qui succède à l'inflammation de la sclérotique au voisinage du limbe cornéen. La sclérose se traduit par des taches blanches, qui échancrent la circonférence de la cornée et s'avancent plus ou moins à sa surface en paraissant continuer le tissu de la sclérotique dont elles ont la constitution et toutes les apparences extérieures. De Wecker donne comme signe différentiel l'existence de petites stries opaques qui se détachent de la périphérie de la portion sclérosée. Elles manquent dans l'opacité proprement dite. Ce diagnostic différentiel n'a pas d'ailleurs un grand intérêt et certains ophthalmologistes rangent la sclérose cornéenne au nombre des opacités proprement dites dont elle diffère surtout par la cause.

Le gérontoxon ou arc sénile, par son siège exclusivement périphérique et sa forme régulière, est facile à distinguer des opacités que nous étudions.

Il est quelquefois plus difficile de reconnaître si une opacité cornéenne est une véritable taie ou si elle n'est pas constituée seulement par le trouble blanchâtre qui accompagne les inflammations de la membrane. Le meilleur signe distinctif est l'absence totale de toute trace d'inflammation périkératique.

Jusqu'ici dans cette étude nous avons considéré les opacités comme des troubles permanents de la transparence de la cornée. Il s'en faut cependant de beaucoup que le trouble soit toujours définitif et irrémédiable. Il y a des opacités qui une fois constituées persistent indéfiniment sans subir aucune modification. Mais un bon nombre d'entre elles s'atténuent avec le temps et peuvent même arriver à disparaître complètement.

D'une manière générale, le pronostic des taches superficielles est plus favorable que celui des taches siégeant dans les couches moyennes ou profondes. Il est meilleur aussi pour les taches développées chez les enfants et chez les jeunes sujets. Chez l'adulte et le vieillard, les opacités se modifient beaucoup moins. L'existence de vaisseaux de nouvelle formation dans la cornée au voisinage des opacités est, comme nous l'avons dit, d'un bon augure pour la disparition ou l'atténuation de celles-ci.

Traitement. — De très nombreux moyens ont été proposés pour faire disparaître les opacités de la cornée. La multiplicité même de ces moyens prouve leur peu d'efficacité.

C'est aux agents irritants qu'on a eu le plus souvent recours pour favoriser la résorption des taches. Ce sont ceux qui, le temps aidant, donnent encore les meilleurs résultats.

On a employé l'insufflation de poudre de calomel, de sulfate de soude, les pommades iodurées, la teinture de cantharides et l'essence de térébenthine pures ou associées à l'huile. Dans ces derniers temps on a préconisé l'huile de Tamaquaré (Moura Brazil) et la lanoline hydrargyrique (Darier).

Un des moyens les plus efficaces est la pommade à l'oxyde jaune de mercure à 1 pour 10. On prescrit en même temps, comme adjuvant l'usage des douches oculaires de vapeur administrées avec l'appareil de Lourenço. Ce traitement doit être continué pendant longtemps.

Rothmund a proposé les injections sous-conjonctivales d'eau salée tiède, faites au pourtour de la cornée et dit en avoir retiré de bons effets.

Les courants continus n'ont pas réalisé les espérances que l'on avait fondées sur leur application.

On en peut dire autant de l'ablation des opacités proposée par Malgaigne. Le plus souvent elle a eu pour résultat de substituer une véritable cicatrice à l'opacité qu'on se proposait de faire disparaître. Pourtant, dans les cas d'opacités limitées à la couche épithéliale, elle paraît avoir donné quelques succès.

Dans ces dernières années, des essais ont été tentés pour greffer un fragment de cornée d'animal dans la perte de substance résultant de l'ablation de la tache. Power, Hippel, après avoir trépané la cornée sont parvenus à obtenir la greffe d'une rondelle de cornée animale dans la perforation, mais le résultat fonctionnel a été peu satisfaisant.

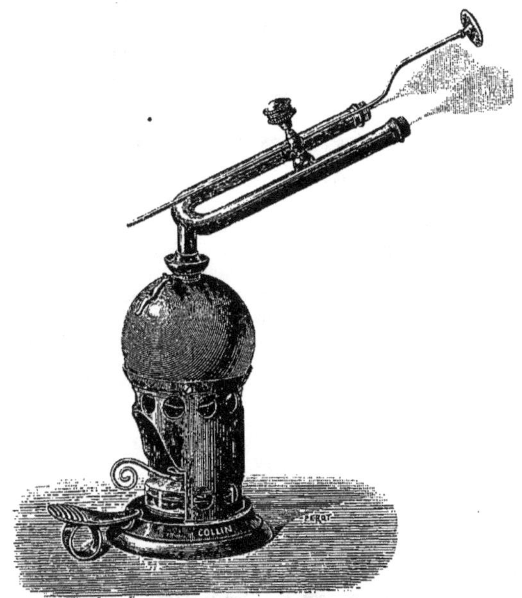

Fig. 59. — Appareil de Lourenço pour les douches oculaires.

D'autres chirurgiens ont renouvelé ces tentatives et De Wecker a montré en 1889 à la Société ophthalmologique de Paris, un malade sur lequel il avait pratiqué une greffe de ce genre.

Les essais d'Abadie et de quelques autres, pour maintenir une cornée artificielle transparente dans une perforation de la cornée faite à l'aide du trépan n'ont guère été plus heureux. Il en est de même du petit tube de

E. Martin. La cornée cesse bien vite de tolérer le contact de ces corps étrangers quelque légers qu'ils soient.

Lorsqu'une tache a résisté à l'épreuve du temps et des topiques que nous avons indiqués, lorsqu'elle est devenue définitive, il n'y a de ressource que dans l'emploi des moyens palliatifs. Ces moyens sont : l'usage de *lunettes sténopéiques*, la création d'une *pupille artificielle*, et le *tatouage*.

Les lunettes sténopéiques remédient aux inconvénients de l'astigmatisme et de la dispersion produite par l'opacité en ne laissant arriver à la rétine les rayons lumineux que par une fente étroite ou un trou de petites dimensions.

Par l'iridectomie et la création d'une pupille artificielle, on utilise pour la vision les parties encore transparentes de la cornée. Cette opération est applicable aux cas où il existe une large opacité centrale masquant toute la pupille.

Enfin par le tatouage, on fait disparaître la couleur déplaisante de la tache,

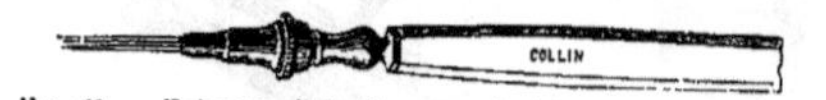

FIG. 60. — Faisceau d'aiguilles pour le tatouage de la cornée.

mais on corrige seulement la difformité et il n'en résulte aucun avantage pour la vision. Cette petite opération s'exécute avec un faisceau d'aiguilles dont la pointe est trempée dans de l'encre de Chine épaisse. La matière colorante s'incruste dans les lames de la cornée et s'y fixe. Plusieurs séances sont généralement nécessaires pour obtenir un tatouage complet. Cette opération, sans danger pour les simples opacités de la cornée, peut donner des accidents quand elle est appliquée aux cas de leucomes adhérents.

IV

TUMEURS DE LA CORNÉE

On discute encore pour savoir si des tumeurs se développent primitivement aux dépens de la cornée. Dans l'immense majorité des cas, en effet, la cornée n'est envahie que secondairement par les tumeurs nées aux dépens de la conjonctive, de la sclérotique ou des membranes profondes de l'œil.

L'épithélioma d'ailleurs rare de la conjonctive envahit souvent la cornée et la perfore. Mais d'autres tumeurs nées à la périphérie ne font que recouvrir la cornée sans y adhérer.

Les dermoïdes déjà décrits, siégeant à la limite de la conjonctive et de la cornée sont, en réalité, des tumeurs de la première de ces deux membranes.

Les rares faits de tumeurs primitives de la cornée qui ont été cités restent douteux. Stellwag von Carion aurait vu une tumeur maligne mesurant 2 millimètres de longueur sur 1 millimètre de largeur, née aux dépens du tissu cornéen. Mantz a observé une tumeur du volume d'une noix, à structure épithéliale qui parut développée aux dépens de la membrane de Bowmann et fut considérée comme un cas de mélanose bénigne. Irokeski cité par Duplay aurait observé un papillome. Tous ces faits restent absolument exceptionnels et prêtent à discussion.

V

ANOMALIES DE COURBURE ET TROUBLES DE NUTRITION DE LA CORNÉE

A. — STAPHYLOME PELLUCIDE CONIQUE

Le staphylome pellucide conique, encore appelé *kératocone, cornée conique*, résulte d'une altération de la courbure de la cornée qui prend la forme d'un cône à sommet mousse tout en conservant, en général, sa transparence.

Étiologie. — Rare en France, plus fréquente en Angleterre, cette affection atteint surtout les sujets jeunes, de quinze à vingt-cinq ans, de constitution affaiblie. On l'a observée sur plusieurs membres d'une même famille.

La pathogénie de cette déformation est fort obscure. Elle résulte d'un défaut d'équilibre entre la résistance de la cornée et la pression intra-oculaire. Mais, en réalité, il n'y a pas comme De Graefe le pensait, augmentation absolue de la pression ni phénomènes glaucomateux. La pression intra-oculaire est plutôt affaiblie.

La déformation semble résulter d'une atrophie centrale de la cornée. His et De Wecker ont en effet, vu se produire une déformation analogue au kératocone en lésant avec une aiguille à cataracte la face postérieure de la cornée vers son centre.

Symptômes. — La déformation se produit généralement sans phénomènes inflammatoires et sans douleur.

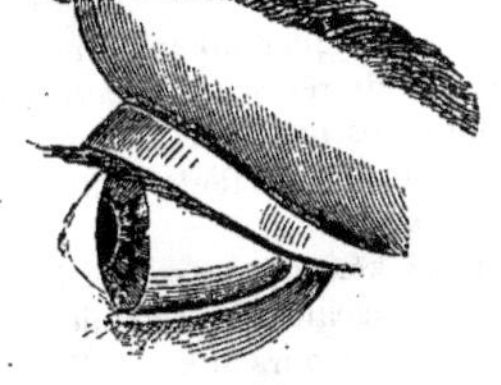

Fig. 61. — Kératocone.

Au début, la forme conique est peu accusée, mais après un temps variable, ordinairement plusieurs années, la forme conique devient des plus évidentes. Elle est facile à constater si l'on regarde l'œil de profil. Lorsqu'on le regarde de face, le sommet du cône réfléchit fortement la lumière et présente un aspect étincelant.

Le sommet du cône répond presque toujours au centre de la cornée ; exceptionnellement on l'a vu occuper une situation latérale. La cornée reste habituellement transparente. S'il existe une opacité elle est légère et siège au sommet du cône ; pour la découvrir il est bon de faire usage de l'éclairage latéral. La chambre antérieure est plus profonde qu'à l'état normal.

Les troubles fonctionnels sont très marqués dans le kératocone. Il y a d'abord une myopie résultant de l'allongement antéro-postérieur du globe de l'œil et de l'augmentation de réfraction que produit la forte courbure de la cornée. Cette myopie atteint un degré souvent excessif et les malades ne peuvent plus distinguer que les objets les plus rapprochés et presque au contact de leur œil. Il y a en même temps un astigmatisme irrégulier plus ou moins prononcé. Les malades cherchent à en atténuer les inconvénients en clignant fortement les paupières. On signale aussi parfois de la polyopie : les objets sont vus doubles, triples.

L'amblyopie résultant de la courbure anormale de la cornée et, sans doute aussi, d'altérations plus profondes atteint souvent un degré extrême ; l'acuité visuelle peut tomber à 1/30 et 1/50 de l'état normal.

Marche. — Le kératocone met ordinairement deux à trois ans pour arriver à son summum. On l'a vu cependant évoluer d'une manière beaucoup plus rapide. Il atteint parfois les deux yeux successivement et, une fois constitué, il ne rétrograde jamais. D'autre part, on ne voit jamais la perforation de la cornée se produire.

Diagnostic. — Au début, le diagnostic est difficile. On peut confondre le kératocone avec une myopie simple. Pour reconnaître cette affection, il faut recourir à l'emploi du kératoscope qui met en évidence la déformation des images. Le miroir plan montre aussi le jeu des ombres qui caractérise l'astigmatisme irrégulier. Enfin si l'on éclaire le fond de l'œil avec le miroir concave, on voit la papille déformée sur ses bords.

Pronostic. — Très grave autrefois, le pronostic du kératocone est devenu moins mauvais depuis qu'on a pu arrêter par certaines opérations la marche progressive de la déformation cornéenne. Cependant ces opérations ne laissent pas que de faire courir à la cornée et à l'œil certains dangers avec lesquels il faut compter.

Traitement. — On a cherché à pallier les inconvénients du kératocone par l'emploi de verres cylindriques, paraboliques, ou coniques ou encore par l'usage de lunettes sténopéiques (Donders).

Tout récemment Kalt, après Fick, a eu l'idée d'appliquer sur la cornée une coque de verre taillée de manière à corriger le vice de réfraction. Malheureusement ces coques ne peuvent être tolérées longtemps par l'œil. Bowmann a proposé de créer par l'iridésis une pupille ayant la forme d'une fente contractile. Tous ces moyens ne sont que des palliatifs insuffisants.

Partant de l'idée contestable, d'ailleurs, que le kératocone est dû à une augmentation de la pression intra-oculaire, on a conseillé l'iridectomie et la sclérotomie. De Wecker dit avoir depuis longtemps recours aux instillations d'ésérine ou de pilocarpine et à l'administration du sulfate de quinine.

C'est surtout aux opérations destinées à modifier la courbure de la cornée que l'on s'est adressé dans ces dernières années. De Graefe pratiquait l'excision d'un lambeau au sommet du cône, et faisait suivre cette excision qui n'ouvrait pas d'abord la chambre antérieure, de la formation d'une fistule permanente. Il appliquait ensuite le bandeau compressif.

Gayet a employé le galvano-cautère dans le même but. Depuis ces tentatives, on a surtout cherché à agir sur le cône pour provoquer une rétraction cicatricielle, mais en s'éloignant de son sommet (Galezowski). En effet, dans le procédé de De Graefe, il reste une cicatrice opaque qu'il faut ensuite tatouer et qui gêne beaucoup la vision.

B. — STAPHYLOME PELLUCIDE GLOBULEUX

Le *staphylome globuleux, cornée globuleuse, kérato-globe*, résulte de la distension égale dans tous les sens de la cornée qui prend la forme d'une demi-sphère sans perdre sa transparence.

On a attribué la production du kérato-globe à l'augmentation de la pression intra-oculaire et on l'a décrit autrefois comme une *hydropisie de la chambre antérieure*. Mais il faut évidemment que la résistance de la cornée soit modifiée en même temps, car dans le glaucome où la pression intra-oculaire est souvent très élevée, c'est un aplatissement et non une distension de cette membrane que l'on observe. Dans certains cas, une kératite vasculaire généralisée a préparé le défaut de résistance de la cornée.

Le plus souvent, le kératoglobe accompagne la *buphthalmie*, affection congénitale, dans laquelle la sclérotique et les autres membranes de l'œil présentent une dilation générale.

La cornée globuleuse reste presque toujours transparente. La chambre antérieure paraît et est réellement plus profonde, l'humeur aqueuse restant claire. L'iris a un aspect terne ; il est élargi, quelquefois même tremblottant. La pupille un peu dilatée ne réagit plus sous l'influence de la lumière. Lorsque la dilatation de la cornée atteint un haut degré, les paupières ne peuvent plus la recouvrir. On comprend combien est modifiée la physionomie des sujets lorsque l'affection arrive à ce degré.

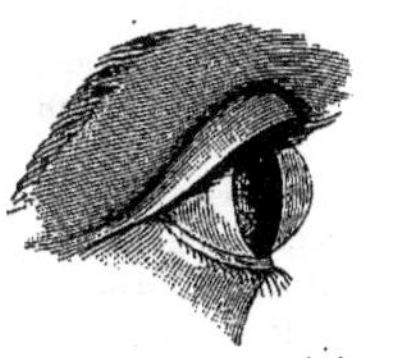

Fig. 62. — Staphylome globuleux.

La vision est en général profondément troublée, quelquefois à peu près nulle, ce qui dépend évidemment de l'altération des membranes profondes, et en particulier de la choroïde. On observe dans certains cas une excavation de la papille.

Le kératoglobe a une marche lente. Il cesse parfois de progresser, mais ne rétrocède pas. Dans d'autres cas, il progresse indéfiniment, sans qu'on ait cependant observé la rupture de la cornée.

Le pronostic de cette déformation est grave, en raison surtout de l'affaiblissement rapide de la vision qu'elle entraîne.

Le traitement a peu d'action sur la marche du kératoglobe, et l'on n'a pas même la ressource du traitement palliatif car l'emploi des verres concaves ou sténopéiques ne procure pas d'amélioration de la vision.

La sclérotomie, l'iridectomie, les ponctions répétées, le drainage de la chambre antérieure associés à l'emploi du bandeau compressif ne font que ralentir la marche de l'affection et sont quelquefois le point de départ de complications inflammatoires. Lorsque la déformation a atteint un degré considérable et que la vision est perdue, on a la ressource de faire l'excision totale du kérato-globe comme s'il s'agissait d'un staphylome opaque total de la cornée.

C. — GÉRONTOXON

Le *gérontoxon*, encore appelé *arc sénile*, *cercle sénile*, est une altération régressive du tissu cornéen que l'on observe chez le vieillard. Il se manifeste sous la forme d'une opacité d'un blanc grisâtre, très régulière, occupant la circonférence de la cornée et dépassant les limites du limbe conjonctival pour se porter vers les parties centrales.

Le cercle sénile reconnaît pour cause une infiltration graisseuse des cellules de la cornée (Canton). Les cellules graisseuses sont d'abord à l'intérieur des cellules de la cornée. Plus tard elles deviennent libres et forment des amas ou des traînées dans les espaces lymphatiques. Cette altération coïncide avec la dégénérescence graisseuse des muscles de l'œil qui la précède (Arnold) et avec l'état athéromateux des artères ciliaires, de l'ophthalmique, de la carotide ou de l'aorte.

L'époque d'apparition du cercle sénile est variable. Cependant, il n'apparaît qu'exceptionnellement avant soixante ans et beaucoup de sujets parviennent à un âge très avancé sans en être atteints. On l'observe spécialement dans certaines familles. Il coexiste rarement avec la cataracte, malgré l'analogie des lésions régressives.

L'arc sénile débute dans la moitié supérieure de la circonférence de la cornée et ses extrémités amincies vont se perdre vers le diamètre transversal de cette membrane. Sa hauteur est de 1 à 2 millimètres le plus souvent. Sa surface est lisse, sans saillie, sans développement de vaisseaux. La moitié inférieure de la circonférence de la cornée se prend généralement un peu plus tard que la supérieure. Mais les extrémités des deux arcs ne tardent pas à se rejoindre, et il existe alors un cercle complet opaque, concentrique au limbe conjonctival qu'il dépasse et dont il se distingue facilement. L'affection est toujours bilatérale.

Le gérontoxon surtout lorsqu'il est complet, donne aux yeux un aspect terne tout particulier.

Le gérontoxon, n'envahissant pas les parties centrales de la cornée, ne met pas obstacle à la vision. Bien qu'il indique ordinairement une dégénérescence artérielle plus ou moins étendue, son pronostic ne présente pas de gravité. On note même que les incisions faites au niveau du cercle sénile, dans les opérations pratiquées sur le globe de l'œil, guérissent aussi bien que lorsqu'elles portent sur les parties transparentes de la cornée.

CHAPITRE IV

MALADIES DE LA SCLEROTIQUE

Les maladies propres à la sclérotique sont très peu nombreuses. Cette membrane, malgré son étendue et son importance comme enveloppe principale de l'œil, n'est presque jamais primitivement affectée.

Parmi les *anomalies congénitales* qu'on y signale, nous rappellerons seulement les taches pigmentaires observées chez certains sujets. De Wecker fait remarquer qu'on les rencontre plus souvent en France et en Espagne que dans les autres pays. Elles sont surtout fréquentes dans la race nègre. Elles n'ont d'ailleurs rien de commun avec la mélanose.

Les *traumatismes* de la sclérotique ont été étudiés avec ceux de l'œil en général.

Les *tumeurs* ne prennent jamais naissance dans le tissu même de la sclérotique. Elles apparaissent dans le tissu cellulaire épiscléral ou dans la choroïde et, en se développant, dissocient la sclérotique de dehors en dedans ou de dedans en dehors. C'est principalement au niveau des orifices qui livrent passage aux nerfs et aux vaisseaux que se fait cette dissociation.

Nous n'aurons à décrire que l'inflammation du tissu cellulaire épiscléral, connue sous le nom d'*épisclérite* ou de *sclérite*. Les scléro-choroïdites seront décrites avec les inflammations de la choroïde (voy. le chapitre intitulé *Scléro-choroïdite antérieure*).

INFLAMMATIONS DE LA SCLÉROTIQUE

ÉPISCLÉRITE. — SCLÉRITE

Il est incontestable, comme l'a établi Gayet (*Dict. encyc. des Sciences méd.*, article SCLÉROTIQUE), que la sclérotique est susceptible de s'enflammer, malgré l'opinion contraire de Velpeau. Mais, le plus souvent, lorsque l'inflammation n'a pas pris naissance dans la choroïde, elle se localise dans le tissu cellulaire épiscléral plutôt que dans la sclérotique elle-même.

Étiologie. — L'épisclérite s'observe à peu près exclusivement chez l'adulte et semble plus fréquente chez la femme que chez l'homme. La seule cause reconnue de cette inflammation est la diathèse rhumatismale. L'action du froid également signalée rentre dans cette étiologie.

La syphilis se manifeste aussi par la production de gommes dans le tissu cellulaire épiscléral.

Symptômes. — L'épisclérite apparaît en un point peu éloigné du limbe de la cornée, généralement en dehors vers l'insertion du muscle droit externe, sous la forme d'une tache d'un rouge sombre. On reconnaît au niveau de cette tache un lacis de vaisseaux volumineux qui appartiennent à la conjonctive et sont mobiles avec elle. Au-dessous de ce réseau, il en existe un autre situé dans le tissu cellulaire épiscléral. L'injection vasculaire y est beaucoup plus serrée, ce qui donne à la tache une teinte violacée, lie de vin et quelquefois comme ecchymotique. En même temps le tissu cellulaire épiscléral est le siège d'une infiltration circonscrite. La conjonctive est soulevée par une sorte de large papule ou saillie boutonneuse dont le centre est jaunâtre.

Plusieurs saillies analogues peuvent se développer simultanément ou successivement. Cependant, il est ordinaire de n'en observer qu'une seule. De même, un seul œil est habituellement atteint.

Les troubles fonctionnels sont très peu accusés. A peine y a-t-il un peu de douleur à la pression ou dans les mouvements de l'œil. La photophobie n'existe pas à moins de complication; le larmoiement est très peu marqué. Mais il arrive assez souvent que la partie voisine du limbe cornéen s'infiltre et se sclérose. L'opacité persiste et la cornée semble avoir été envahie par un prolongement de la sclérotique limité par un arc de cercle à petit rayon.

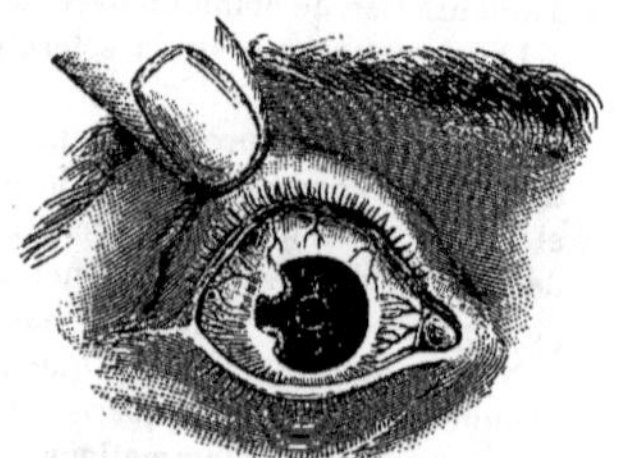
Fig. 63. — Sclérite et opacités consécutives de la cornée.

On observe quelquefois plusieurs échancrures de ce genre sur la cornée des sujets qui ont eu des poussées d'épisclérite successives.

La marche de l'épisclérite est essentiellement chronique. L'évolution d'une des larges papules qui la constituent dure au moins six semaines et se prolonge parfois plusieurs mois. De nouvelles éruptions et des rechutes pouvant se produire, la maladie se prolonge pendant une année, dans quelques cas.

Malgré cette longue durée, l'épisclérite disparaît souvent complètement, sans laisser de traces. Cependant, outre la sclérose localisée du limbe cornéen, on voit aussi une tache ardoisée persistante, et quelquefois un staphylome scléro-tical marquer la place d'une épisclérite disparue.

Diagnostic. — L'épisclérite ne sera pas confondue avec une ecchymose circonscrite du tissu cellulaire sous-conjonctival. Elle peut plus aisément être prise pour une conjonctivite phlycténulaire. Dans quelques cas, en effet, cette dernière affection se traduit par une papule volumineuse offrant une assez grande analogie avec l'infiltration de l'épisclérite. Mais la conjonctivite phlycténulaire s'accompagne d'une injection de la conjonctive sous forme d'un faisceau triangulaire; les phénomènes réactionnels sont plus accentués que dans l'épisclérite; enfin, elle se développe surtout chez les enfants lymphatiques. L'absence d'ulcération différencie aussi le bouton épiscléral de la phlyctène conjonctivale.

Il est plus difficile de distinguer l'épisclérite d'une tumeur *gommeuse* du tissu cellulaire sous-conjonctival. Toutefois la tumeur gommeuse est plus saillante, plus volumineuse, plus jaune à son centre, et l'injection vasculaire qui l'accompagne présente une teinte moins violacée.

Traitement. — Dans presque tous les cas d'épisclérite, il y a lieu de prescrire à l'intérieur le salicylate de soude ou de lithine. Les injections de nitrate de pilocarpine sont recommandées par De Wecker. Comme adjuvant, on donne aussi la tisane de salsepareille.

Rarement, on aura besoin de recourir aux scarifications et au massage de l'œil (Pagenstecher). Mais on obtient souvent de bons effets de petites cautérisations ignées faites au niveau de la tache épisclérale avec le galvano-cautère.

Dans ces derniers temps, Darier a employé avec succès la lanoline hydrargyrique dans le traitement de l'épisclérite.

L'usage du collyre à l'atropine ne serait indiqué que s'il y avait quelque complication du côté du corps ciliaire ou de l'iris.

CHAPITRE V

MALADIES DE L'IRIS

CHAUVEL et NIMIER, *Dict. encycl. des sc. méd.*, art. IRIS, 4e série, t. XVI, p. 431. — ABADIE, *Dict. de méd. et de chir. prat.*, art. IRIS, t. XIX, p. 405. — DE WECKER, Erkrankungen des Uvealtractus und des Glaskörpers. *Handbuch der Augenheilkunde von Alf. Graefe und Theod. Saemisch*. Bd. IV, p. 483. Leipzig, 1876. — PANAS, Leçons sur les maladies inflammatoires des membranes internes de l'œil. Paris, 1878.

I

ANOMALIES CONGÉNITALES DE L'IRIS

Les principales anomalies congénitales de l'iris que nous indiquerons sommairement sont : 1° la persistance de la membrane pupillaire ; 2° l'absence de l'iris (*iridérémie*); 3° la fissure (*coloboma*) ; 4° le déplacement (*corectopie*); 5° l'existence de pupilles multiples (*polycorie*).

1° La *persistance de la membrane pupillaire* est très rarement complète, mais on voit de temps en temps, surtout chez les jeunes sujets, des filaments ou cordons très minces qui s'insèrent par leurs extrémités vers la grande circonférence de l'iris et passent au devant de la pupille. Quelquefois ils adhèrent par leur milieu à une plaque de pigment ou à une cataracte capsulaire polaire antérieure. Ces filaments extensibles sont des restes de la membrane. Ils gênent ordinairement peu ou pas la vision.

2° L'*absence de l'iris* coïncide avec la microphthalmie et d'autres vices de conformation du globe de l'œil. Guthrie a vu cette anomalie transmise héréditairement pendant quatre générations. L'absence de l'iris donne lieu à un éblouissement gênant.

On a observé l'absence partielle, plus rarement que l'absence totale de l'iris. De Wecker cite un cas dans lequel l'iris n'était représenté que par un mince croissant derrière la partie inférieure du limbe de la cornée.

3° La *fissure* de l'iris ou *coloboma* coïncide avec une anomalie semblable de la partie postérieure de la choroïde et souvent avec d'autres vices de conformation (microphthalmie, cataracte congénitale, coloboma des paupières, bec-de-lièvre).

La fissure peut exister sur les deux yeux et peut-être plus fréquemment à gauche qu'à droite quand elle est unilatérale.

Elle est généralement située à la partie inférieure et un peu en dedans. Tantôt elle se présente sous la forme d'une simple encoche du bord pupillaire, tantôt sous la forme d'une large perte de substance donnant à la pupille l'apparence d'un trou de serrure.

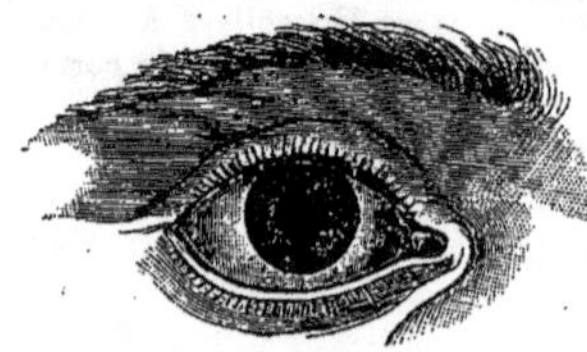

Fig. 61. — Coloboma incomplet de l'iris.

La vision n'est pas toujours aussi troublée qu'on pourrait croire par l'existence du coloboma de l'iris. Cependant, lorsque en même temps il existe du nystagmus, il y a un fort degré d'amblyopie.

4° Le *déplacement* de la pupille, ou *corectopie*, entraîne presque toujours une modification dans la forme de celle-ci. Au lieu d'être circulaire et très légèrement excentrique en haut et en dedans, comme à l'état normal, l'orifice pupillaire se rapproche de la grande circonférence de l'iris et devient ovale, ou prend la forme d'une raquette.

5° La *polycorie* consiste dans l'existence de deux ou plusieurs orifices pupillaires. Le second orifice pupillaire est quelquefois très voisin de l'orifice principal, dont il n'est séparé que par une mince languette. Parfois aussi il s'en éloigne et se rapproche de la grande circonférence de l'iris. On ne signale pas de trouble notable de la vision résultant de la présence d'une pupille surnuméraire ; il n'y a pas de polyopie monoculaire dans ces cas.

Nous mentionnerons seulement, sans y insister, les taches pigmentaires très fréquentes de l'iris, et la coloration différente des deux iris, beaucoup plus rarement observée.

II

LÉSIONS TRAUMATIQUES DE L'IRIS

Elles ont été décrites dans le chapitre des lésions traumatiques du globe de l'œil, auquel nous renvoyons pour tout ce qui les concerne.

III

LÉSIONS INFLAMMATOIRES DE L'IRIS

L'inflammation de l'iris ou *iritis* n'a été décrite comme maladie distincte qu'au commencement de ce siècle par Schmidt. Depuis cette époque, elle a été admise par tous les ophthalmologistes qui en ont souvent multiplié sans nécessité les variétés.

Étiologie. — L'iritis s'observe rarement dans l'enfance et dans la vieillesse. C'est une maladie de l'adulte; elle se montre surtout à partir de vingt ans, et a son maximum de fréquence de trente à quarante ans. Le sexe ne paraît pas avoir une influence sur son développement, bien qu'on ait signalé la ménopause comme cause d'iritis chez la femme. Cette affection nous a paru au contraire se présenter plus fréquemment chez l'homme.

Les *traumatismes* n'ont qu'une très faible part dans le développement de l'iritis. On sait aujourd'hui que l'iridectomie aseptique, non seulement ne provoque pas l'inflammation, mais exerce une action antiphlogistique. La *contusion* de l'iris serait plutôt une cause d'inflammation; mais, sauf dans l'extraction de la cataracte par la méthode de Daviel, elle agit rarement sur l'iris seul. Les *corps étrangers* venus du dehors et les masses cristalliniennes dissociées dans l'opération de la cataracte par discision peuvent incontestablement provoquer l'inflammation de l'iris. Mais la cause la plus fréquente, sans contredit, est l'*infection* par des germes pathogènes.

Ces germes viennent tantôt du dehors, et pénètrent à la faveur d'une plaie ou d'une ulcération de la cornée, tantôt, et plus souvent, ils ont infecté préalablement tout l'organisme, et l'iritis qui en résulte n'est que la manifestation d'une diathèse préexistante.

Les deux diathèses qui donnent le plus souvent naissance à l'iritis sont la *syphilis* et le *rhumatisme*. La *tuberculose* la produit aussi, mais plus rarement. C'est à la période des accidents secondaires qu'apparaît l'iritis *syphilitique*, entre le sixième et le dixième mois après l'accident primitif; on la voit même quelquefois à une époque plus rapprochée du début. Dans tous les cas, elle est contemporaine des lésions cutanées et muqueuses. La syphilis congénitale peut, dit-on, se manifester sur l'iris, mais le fait est certainement exceptionnel.

De la diathèse *rhumatismale*, ou mieux arthritique, relèvent presque tous les cas d'iritis spontanée qui n'appartiennent pas à la syphilis. C'est, en général, en dehors de l'époque des manifestations articulaires aiguës du rhumatisme, et spécialement dans la forme chronique, chez les individus atteints d'hydarthroses ou d'arthrite sèche que se montre l'inflammation irienne. L'iritis goutteuse, décrite par quelques auteurs, se confond avec l'iritis rhumatismale. C'est encore d'une variété de rhumatisme que relève l'iritis *blennorrhagique*. Depuis longtemps, en effet, on a observé des cas d'iritis chez les individus qui ont eu des manifestations articulaires de la blennorrhagie.

Récemment même, Despagnet a signalé l'existence de l'iritis blennorrhagique sans arthrite.

Anatomie pathologique. — Divisions. — L'inflammation de l'iris se traduit par des lésions variables et plus ou moins profondes de cette membrane.

Au degré le plus léger, il y a simple *hypérémie de l'iris*, comme on l'observe dans certaines kératites, dans les ulcères de la cornée, dans les inflammations de la choroïde.

Souvent l'iritis se traduit par l'hypersécrétion de l'humeur aqueuse et le trouble du contenu de la chambre antérieure. C'est là l'*iritis séreuse*, que A. Schmidt et Arlt ont considérée comme la manifestation de la scrofule, et que les travaux de Knies ont démontré être une lymphangite antérieure de l'œil avec infiltration cellulaire de l'iris. Les espaces lymphatiques péricornéens sont le siège primitif des altérations qui retentissent sur la face antérieure de l'iris et sur la membrane de Descemet.

La formation d'exsudats et d'adhérences de la face postérieure de l'iris avec la cristalloïde constitue l'*iritis plastique*. Dans l'*iritis parenchymateuse*, l'infiltration cellulaire est plus marquée; le tissu irien est épaissi, et il s'y fait une prolifération cellulaire en même temps qu'une diapédèse active. C'est à cette forme que se rattache la production des gommes, des végétations et des condylomes de l'iris.

Les *gommes syphilitiques* de l'iris sont formées par des amas de noyaux qui constituent une petite tumeur du volume d'un grain de millet à celui d'une lentille. Autour de la petite tumeur, le tissu irien est gonflé, et les vaisseaux sanguins prennent un développement exagéré ; mais le reste de l'iris est souvent indemne. Les noyaux subissent, lorsque la résolution ne se fait pas, la dégénérescence graisseuse ou caséeuse et s'éliminent en laissant une perte de substance de l'iris.

Les *gommes tuberculeuses* de l'iris présentent de très grandes analogies pour l'apparence avec les gommes syphilitiques et, au dire de quelques histologistes, elles seraient composées des mêmes éléments. La recherche du bacille tuberculeux permettrait donc seule de les différencier. Schweigger (*Soc. de méd. de Berlin*, 23 oct. 1889) dit l'avoir deux fois trouvé dans des lambeaux obtenus par l'iridectomie. D'autre part, le néoplasme présente quelquefois les éléments caractéristiques du tubercule (follicules tuberculeux et cellules géantes) comme on le voit dans un cas de Terson (*Archives d'ophthalmologie*, 1890, X, p. 7).

L'apparition du pus à la surface de l'iris et dans la chambre antérieure constitue la *forme suppurative* de l'iritis. C'est la terminaison habituelle de l'iritis parenchymateuse, et elle se rencontre aussi dans les formes plastique et séreuse. La collection de pus dans la chambre antérieure porte le nom d'*hypopyon*. L'épanchement de sang, ou *hypohéma*, est un accident rare, considéré comme particulier à l'iritis de cause goutteuse, mais qui ne justifie pas la création d'une forme hémorrhagique de l'iritis admise par quelques ophthalmologistes.

Symptomatologie. — L'inflammation de l'iris se manifeste par des signes objectifs et par des troubles fonctionnels.

Les signes objectifs sont : l'injection périkératique, les changements de couleur de l'iris, les modifications survenues dans le contenu de la chambre antérieure et dans la forme de la pupille.

Aux troubles fonctionnels se rattachent la douleur, la photophobie et les troubles de la vision.

Les phénomènes généraux sont exceptionnels.

Signes objectifs. — L'existence de l'injection périkératique est intimement liée au développement de l'iritis. Elle constitue le premier signe qui attire l'attention. Cette injection est très légère au début et a quelquefois besoin d'être attentivement recherchée, dans l'iritis séreuse. Elle n'atteint un haut degré que dans les formes plastique et parenchymateuse. Non seulement l'injection périkératique forme alors autour du limbe cornéen un cercle de teinte violacée très apparent, mais il s'y joint une injection des vaisseaux conjonctivaux et même du chémosis.

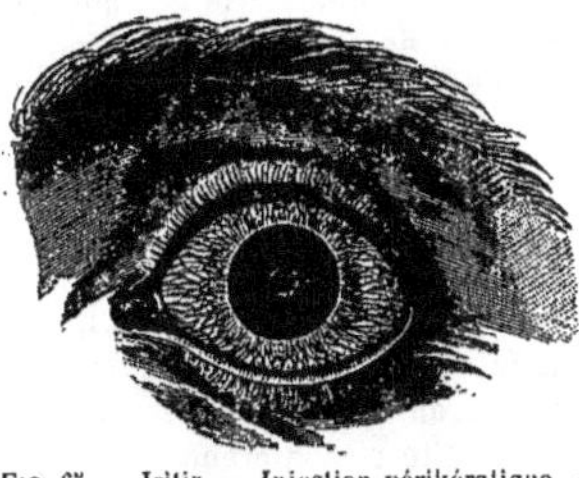

Fig. 65. — Iritis. — Injection périkératique. — Rétrécissement et déformation de la pupille.

Les changements d'aspect et de couleur de l'iris se manifestent dès le début. Tout d'abord l'iris prend une teinte terne, due, suivant Schirmer, à la chute de l'épithélium de sa face antérieure. Le trouble de l'humeur aqueuse explique mieux encore cet aspect, car on sait que l'épithélium est loin de former une couche continue à la face antérieure de l'iris. Les modifications qui surviennent dans la couleur de l'iris doivent être étudiées avec attention et en comparant toujours l'iris sain à l'iris malade. A la couleur propre de l'iris s'ajoute, par le fait de l'inflammation, une teinte jaunâtre, de telle sorte que l'iris bleu devient verdâtre et l'iris brun prend une coloration rouillée ou cuivrée. La coloration cuivrée a souvent été considérée comme la caractéristique de l'iritis syphilitique. En réalité, elle se rencontre dans les autres variétés et n'est pas pathognomonique.

Le contenu de la chambre antérieure présente des troubles variables. Dans la forme séreuse, la tension est augmentée, la chambre antérieure paraît plus profonde, le trouble de l'humeur aqueuse est général. A l'éclairage oblique, on distingue de petits flocons en suspension dans le liquide, et il s'y joint souvent l'altération de la membrane de Descemet dont nous avons parlé à propos de la kératite profonde. Dans la forme plastique, il y a des traces d'exsudats sur la face antérieure de l'iris ou dans le champ pupillaire, et à la partie inférieure de la chambre antérieure s'accumulent des débris d'exsudats qu'englobe une substance fibrineuse. C'est seulement dans la forme parenchymateuse que s'observe l'*hypopyon* ou épanchement de pus dans la chambre antérieure. Les globules de pus, bien que mélangés le plus ordinairement à un exsudat fibrineux, s'accumulent par le fait de la pesanteur à la partie inférieure de la chambre antérieure et forment là un croissant jaunâtre à concavité supérieure tout à fait caractéristique. La situation de ce croissant n'est pas cependant complètement fixe. Il occupe parfois les parties latérales quand le malade est resté couché sur le côté. Lorsque la fluidité du pus est très prononcée, un mouvement brusque du globe de l'œil suffit pour faire disparaître momentanément l'hypopyon et troubler tout le contenu de la chambre antérieure.

L'épanchement de sang ou *hypohéma* de la chambre antérieure se présente très rarement dans l'iritis, et est regardé comme caractéristique de l'iritis d'origine goutteuse. Le sang est souvent coagulé, de couleur rouge foncé. Il affecte rarement la forme en croissant régulier de l'épanchement purulent, bien qu'il tende à se porter aussi vers les parties déclives du limbe cornéen.

La pupille et l'iris subissent des modifications d'aspect à peu près constantes dans l'iritis. Dans la forme séreuse, il y a simple étroitesse de l'orifice par suite de la contracture du sphincter. La petite circonférence de l'iris devient irrégulière dans la forme plastique, et des adhérences ne tardent pas à s'établir entre la face postérieure de ce bord et la face antérieure de la cristalloïde. Le bord est dentelé, et l'éclairage oblique montre que le pigment s'en est détaché par places. On voit en même temps des débris de pigment ou des exsudats obstruer le champ pupillaire lui-même. Ces exsudats sont parfois assez considérables pour obstruer complètement la pupille et amener une occlusion pupillaire dont les conséquences sont des plus graves. Le plus habituellement, il n'y a que des synéchies postérieures partielles qui permettent encore le passage de l'humeur aqueuse de la chambre antérieure dans la chambre postérieure. Dans les cas où l'adhérence de la petite circonférence est totale, la circulation de l'humeur aqueuse se trouve entravée comme dans l'occlusion pupillaire, et nous verrons plus loin les conséquences graves de cette disposition.

La simple hypérémie et l'iritis séreuse entraînent dans la contractilité de l'iris des modifications qui se traduisent par la lenteur de ses contractions. La pupille ne réagit plus que difficilement sous l'action de la lumière; l'action de l'atropine est moins efficace et se fait attendre plus longtemps. Dès que des synéchies se sont formées, la dilatation produite par l'atropine donne à la pupille une forme irrégulière; elle prend les formes les plus bizarres, rappelant quelquefois celles d'un trèfle ou d'un cœur de carte à jouer. Lorsque les synéchies sont totales, il ne se produit aucune dilatation par l'instillation de l'atropine.

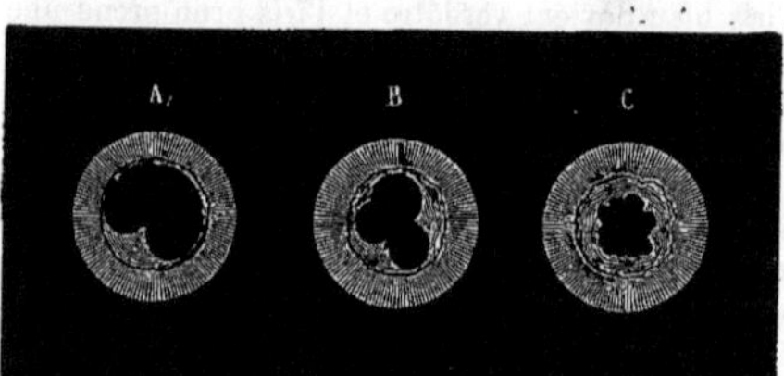

FIG. 6?. — Déformations de la pupille par suite de synéchies postérieures.

La forme *parenchymateuse* de l'iritis se traduit par le gonflement du tissu irien et par la tendance à la suppuration. Elle se complique parfois aussi de la production de petites saillies néoplasiques décrites sous les noms de végétations, condylomes, gommes ou granulomes. Leur volume varie de celui d'un grain de millet à celui d'une lentille ; elles sont souvent multiples. Plus fréquentes peut-être à la partie supéro-interne de l'iris, elles peuvent envahir le tiers ou la moitié de sa trame. La couleur, blanc jaunâtre au centre, est rougeâtre à la base où existe un développement vasculaire évident.

Ces néoplasies ont été longtemps considérées comme dépendant exclusivement de la syphilis. Il est prouvé aujourd'hui qu'elles peuvent se développer en dehors de cette diathèse et qu'elles sont quelquefois de nature tuberculeuse. Les *gommes syphilitiques* de l'iris semblent appartenir à la période tertiaire de la syphilis, tandis que l'iritis syphilitique non gommeuse se développe pendant la période secondaire. Elles sont susceptibles de se résoudre sous l'influence du traitement antisyphilitique.

Les *gommes tuberculeuses* de l'iris signalées par Gradenigo en 1868 sont rares. En 1878, Samelsohn a démontré leur nature, par des inoculations à des lapins. Le professeur Panas pense que si la tuberculose se présente souvent sous forme de granulations grises confluentes dans le segment postérieur de l'œil, elle existe généralement sous une forme plus discrète et à l'état de tubercule unique dans le segment antérieur et sur l'iris.

Les tubercules de l'iris ont été observés surtout chez des enfants. Non susceptibles de résolution, ils ont une tendance envahissante et arrivent à perforer la cornée. Si, au début, ils ressemblent à la gomme syphilitique et sont difficilement distingués d'elle, ils ont une évolution différente et ne tardent pas à présenter une apparence qui impose le diagnostic. Presque toujours d'ailleurs, il existe en même temps des signes de tuberculisation d'autres organes. On a cité pourtant des exemples de tuberculisation primitive de l'iris (Parinaud, Terson).

Troubles subjectifs. — La *douleur* est un phénomène à peu près constant, mais extrêmement variable dans l'iritis. Presque nulle dans quelques cas, au début du moins, elle acquiert dans d'autres une intensité extraordinaire. Cette douleur, d'une manière générale, est plus marquée le soir et pendant la nuit que dans la journée. Elle a son siège dans le globe oculaire et s'y traduit par une sensation de tension que les mouvements et surtout la pression exaspèrent. Mais elle siège aussi dans les branches du trijumeau, spécialement dans la région *sus-orbitaire* et dans la région temporale. La branche sous-orbitaire est plus rarement affectée, mais il est fréquent de voir des malades atteints d'iritis accuser une douleur dans toute la moitié du crâne correspondant à l'œil malade.

De même que la douleur, la *photophobie* est variable dans l'iritis ; elle est moins marquée dans cette affection que dans la kératite. Lorsqu'elle existe, elle s'accompagne d'écoulement des larmes et de blépharospasme.

Les *troubles de la vision* sont constants dans l'iritis, mais assez variables. Moins accentués dans l'iritis séreuse, ils se montrent surtout dans les formes plastique et parenchymateuse et résultent de la présence d'exsudats dans le champ pupillaire. L'obstruction de la pupille est parfois assez considérable pour entraîner l'abolition de la vision.

Les phénomènes généraux manquent dans la plupart des cas d'iritis. Cependant on observe quelquefois des phénomènes gastriques, des vomissements, et même une réaction fébrile. L'intensité des douleurs nocturnes, en empêchant le sommeil, apporte toujours un certain trouble dans l'état général.

Marche. — Durée. — L'iritis s'observe le plus souvent à l'état aigu ; mais alors même qu'elle est aiguë, elle n'évolue guère en moins de deux à quatre semaines. Souvent elle a une marche lente et insidieuse, et elle tend à passer à l'état chronique. Après avoir atteint un seul œil, on la voit assez fréquemment se porter sur l'autre œil. Ce fait n'a rien de surprenant lorsque l'iritis est le résultat d'un état diathésique. Lorsqu'il s'agit d'une iritis par infection locale, l'envahissement de l'autre œil a été attribué à la migration des germes pathogènes par le nerf optique et le chiasma (Knies, *Archiv. f. Augenheilk.*, t. IX, p. 1).

Le passage de l'iritis à l'état chronique est un fait fréquent, mais la chronicité est le plus souvent constituée par une série de rechutes séparées par des intervalles de calme, et l'inflammation tend alors à se localiser au cercle ciliaire (*cyclite*) et à gagner la choroïde (*irido-choroïdite*).

Terminaison. — La résolution est la terminaison habituelle de la forme séreuse et de la forme plastique traitées dès le début. Les formes parenchymateuse et suppurative ont moins souvent une terminaison favorable. La formation d'adhérences et l'atrophie de l'iris en sont dans bien des cas la conséquence.

Les adhérences de l'iris à la cristalloïde antérieure (*synéchies postérieures*) s'établissent rapidement dans la forme plastique et dans la forme parenchymateuse.

Les synéchies partielles ont presque toujours pour résultat, lorsqu'elles sont devenues définitives, de provoquer des rechutes.

Les adhérences totales ont des conséquences plus funestes encore. Lorsque toute la petite circonférence de l'iris adhère à la cristalloïde antérieure, l'humeur aqueuse s'accumule derrière l'iris et le repousse en avant. Il prend une forme convexe à la périphérie et déprimée en entonnoir ou ombiliquée au centre. En même temps, sa teinte s'altère, il se décolore par suite de l'atrophie de son tissu ; certains points cèdent plus que d'autres à la poussée de l'humeur aqueuse ; il en résulte des bosselures. Dans cet état, qui a reçu le nom de *staphylome uvéal*, l'aspect de l'iris a été comparé, par Panas, à celui d'une tomate.

L'iris atrophié subit parfois une sorte de dégénérescence que de Wecker a appelée *dégénérescence cystoïde*, et qui aboutit à la formation de kystes à sa surface. Ces kystes, résultat d'une sorte d'inclusion de l'humeur aqueuse, peuvent, à la longue, devenir pédiculés.

Complications. — Les complications de l'iritis s'observent du côté du cercle ciliaire et de la choroïde. L'irido-choroïdite, qui en est la conséquence, est une affection grave. A l'état aigu, et lorsqu'elle revêt la forme suppurative, elle entraîne la panophthalmite et la perte du globe de l'œil. Quand elle prend une marche plus lente et qu'elle ne suppure pas, elle aboutit le plus souvent à des altérations du corps vitré, à des décollements rétiniens, et finalement à la phthisie de l'œil. Parfois aussi, il se développe des phénomènes de glaucome.

Diagnostic. — Au début, l'iritis peut être facilement méconnue. L'injection périkératique qui est un des signes les plus propres à faire soupçonner l'inflammation de l'iris, est quelquefois très peu marquée dans les premiers moments. Plus souvent elle existe, mais elle est masquée par une injection conjonctivale vive. Dans ces cas, on peut confondre l'iritis avec une conjonctivite catarrhale.

L'attention doit être toujours portée sur la contractilité de l'iris, lorsque les autres signes font défaut. La lenteur des mouvements de la pupille révèlera souvent l'inflammation au début; de même la dilatation incomplète ou très lente de la pupille par l'atropine. On ne doit pas oublier, dans les cas douteux de faire l'examen à l'éclairage oblique qui permettra de reconnaître un trouble de l'humeur aqueuse non perceptible à l'inspection directe.

Le diagnostic de la variété d'iritis peut rarement être fait d'après les seuls signes objectifs. L'iritis syphilitique, en particulier, n'a pas de signes pathognomoniques. Ni le déplacement de la pupille en haut et en dedans (Beer), ni la teinte cuivrée de l'iris, ni même la formation de condylomes ne suffisent en l'absence d'autres signes d'infection pour affirmer l'existence de l'iritis syphilitique.

L'apparition à la surface de l'iris de masses arrondies, jaunes vers leur centre, ayant l'apparence de gommes, a cependant une grande valeur, mais les gommes tuberculeuses ne diffèrent pas pour l'aspect des gommes syphilitiques.

Pronostic. — D'une manière générale, le pronostic de l'iritis est sérieux. Dans bien des cas, il doit être considéré comme grave. La gravité du pronostic dépend surtout de l'existence des adhérences. Elle est par conséquent moindre dans l'iritis séreuse. Dans la forme parenchymateuse, le pronostic acquiert son summum de gravité. Cependant, on voit parfois des gommes volumineuses, ayant envahi la moitié de la masse de l'iris, céder au traitement antisyphilitique et disparaître par résolution.

Nous avons déjà dit que les adhérences même partielles de l'iris exposaient aux rechutes et au développement d'une irido-choroïdite avec toutes ses conséquences.

Traitement. — La première indication dans le traitement de l'iritis, en général, est d'éviter la formation des synéchies en dilatant la pupille au moyen d'instillations du collyre à l'atropine à 1 pour 100. Les instillations sont répétées trois ou quatre fois par vingt-quatre heures, dans les premiers jours. Deux instillations suffiront ensuite, mais on en prolongera l'usage jusqu'à disparition complète de l'injection périkératique.

Si l'iris résiste à l'instillation du collyre à l'atropine, c'est que des synéchies se sont déjà formées. Cependant les synéchies récentes finissent par s'allonger et cèdent même complètement avec le temps. Une ponction de la chambre antérieure, dans ces cas, aide beaucoup à l'action mydriatique de l'atropine.

L'usage répété des instillations d'atropine détermine parfois quelques phénomènes d'intoxication, notamment de la sécheresse de la gorge. Exceptionnellement et surtout chez les enfants, on a noté des phénomènes plus graves, du délire et des hallucinations. On a signalé aussi la production d'éruptions scarlatiniformes (Zehender).

Pour éviter autant que possible l'intoxication, on devra faire comprimer le sac lacrymal avec le doigt, au moment de l'instillation, et engager le patient à des expuitions fréquentes.

Les instillations répétées du collyre à l'atropine produisent aussi une conjonctivite folliculaire assez rebelle, attribuable plutôt aux micro-organismes qui se développent dans les solutions d'atropine. L'addition d'une petite quantité d'acide borique peut remédier à cet inconvénient.

Ces accidents sont rarement assez sérieux pour obliger de renoncer au traitement par l'atropine. Si cependant on était forcé de l'abandonner, on aurait recours à la solution de sulfate de Duboisine à 1 pour 200.

Toutes les formes d'iritis commandent l'usage des mydriatiques, car il faut avant tout, prévenir la formation des synéchies, mais l'indication est plus expresse dans la forme parenchymateuse. Les instillations devront être répétées quatre à cinq fois dans les vingt-quatre heures. Dans la forme séreuse au contraire, on se contentera de deux instillations, la tendance aux synéchies étant moins prononcée et l'augmentation de tension pouvant faire craindre des accidents glaucomateux.

Dans la forme syphilitique de l'iritis, qu'il y ait ou non des gommes ou des condylomes, on prescrira un traitement antisyphilitique et, de préférence, les frictions hydrargyriques. Même dans les cas où la syphilis n'est pas démontrée, on se trouve souvent bien d'instituer un traitement spécifique.

L'iritis rhumatismale exige l'administration du salicylate de soude ou du sulfate de quinine.

Le sulfate de quinine est aussi prescrit avec avantage dans la forme suppurative.

Contre les douleurs péri-orbitaires très vives qui accompagnent souvent l'iritis, l'application de quelques sangsues à la tempe, du côté malade, est un moyen efficace. L'antipyrine à la dose de 2 grammes en quatre prises réussit également bien à calmer la douleur. Pour procurer le sommeil dans les cas d'insomnie, le chloral et le bromure devront être prescrits de préférence aux préparations opiacées.

Dans la forme chronique de l'iritis habituellement entretenue par l'existences d'adhérences, la question de l'iridectomie se pose presque toujours à un moment ou à l'autre. Elle ne doit être pratiquée, en règle générale, que dans l'intervalle des poussées inflammatoires. Contre cette forme, d'ailleurs, surtout si elle se complique de choroïdite, le traitement par les frictions mercurielles donne souvent des succès.

Il nous reste à dire un mot du traitement chirurgical de l'iritis tuberculeuse. L'énucléation de l'œil a été conseillée pour prévenir l'infection générale, lorsque la tuberculose de l'iris est primitive. Cette opération est indiquée si la vision est perdue et s'il existe des douleurs vives. Dans le cas contraire, on devra tenter plutôt l'ablation du tubercule par l'iridectomie. L'opération, il est vrai, présente des difficultés, mais elle paraît avoir été suivie de guérison dans quelques cas (De Wecker, Terson).

IV

TUMEURS DE L'IRIS

On a observé à la surface de l'iris ou dans son épaisseur, des tumeurs kystiques et des tumeurs solides. Parmi ces dernières, les unes sont de nature bénigne; les autres appartiennent à la catégorie des tumeurs malignes.

Kystes de l'iris. — Ils forment à la surface de l'iris, une saillie arrondie, circonscrite par une paroi blanchâtre ou transparente, quelquefois cloisonnée à l'intérieur. Leur contenu est semblable à l'humeur aqueuse. Parfois cependant, on l'a trouvé épais ou mélangé de granulations graisseuses et pigmentaires. La face interne du kyste est tapissée par une couche mince de cellules épithéliales dépourvues de pigment.

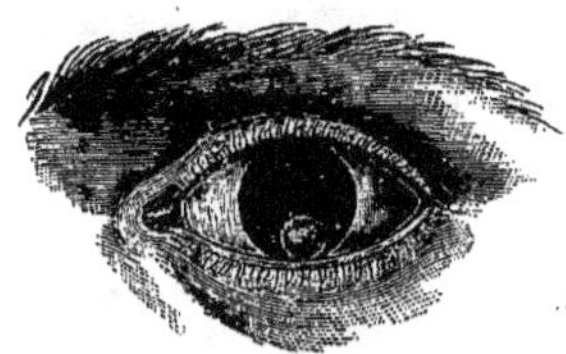

Fig. 67. — Kyste de l'iris.

Les kystes de l'iris sont presque toujours, sinon toujours consécutifs à un traumatisme, et De Wecker les considère avec raison comme résultant d'une dilatation cystoïde du tissu même de l'iris. L'iris, par le fait du traumatisme, subit un plissement, une éraillure; des exsudats se forment ensuite et emprisonnent une petite quantité d'humeur aqueuse.

Au début, on observe généralement des phénomènes réactionnels plus ou moins intenses, qui s'apaisent ensuite. Puis la tumeur augmente de volume et peut empiéter sur le champ pupillaire. Lorsqu'elle comprime l'angle irido-cornéen, on voit souvent survenir des phénomènes glaucomateux.

L'ablation de ces kystes peut être tentée, mais elle offre de grandes difficultés, car elle doit être complète si l'on ne veut pas voir survenir de récidives.

Tumeurs perlées. — De Rothmund a décrit sous le nom d'*épidermoïdomes*, les tumeurs que Monoyer, Masse ont appelées tumeurs *perlées* et dont ce dernier chirurgien a bien démontré la nature.

Ces tumeurs sont le résultat de la greffe accidentelle à la surface de l'iris de cellules épidermiques, provenant du derme et introduites dans la chambre antérieure par une plaie de la cornée. Un traumatisme de l'œil, en effet, précède toujours leur développement. Masse a pu en provoquer la formation dans ses expériences sur les animaux.

Elles forment à la surface de l'iris de petites masses arrondies de couleur jaunâtre ou grisâtre. Elles sont formées par des cellules épidermiques, disposées en couches concentriques, mélangées de graisse ou de cholestérine. Lorsqu'il existe une cavité kystique dans leur épaisseur, c'est qu'une glandule s'est trouvée comprise dans la greffe et est devenue le siège d'un petit kyste. Dans quelques cas même, on y trouve un poil qui n'est qu'un cil transplanté à la surface de l'iris. Ce fait observé autrefois avait été désigné sous le nom de *trichiasis iridis*.

L'ablation de ces tumeurs peut être tentée. L'extirpation complète est nécessaire et d'une exécution moins difficile que pour les kystes, parce qu'il existe souvent une sorte de pédicule de la tumeur.

Nævi. — Granulomes. — Outre les taches pigmentées de la surface de l'iris, on observe parfois de petites tumeurs d'apparence verruqueuse qui ont été considérées comme des *nævi*. Elles restent souvent stationnaires et il faut alors n'y pas toucher, d'autant que Knapp les croit susceptibles de se transformer en mélano-sarcomes.

Certaines tumeurs de l'iris ont l'apparence et la constitution des *granulomes*. Elles résultent du bourgeonnement du tissu irien à la suite d'un enclavement dans une perforation ou de l'excision d'un staphylome de la cornée. Elles ne doivent pas être considérées comme de véritables tumeurs.

Mais, dans d'autres cas, sans traumatisme, on voit des saillies végétantes se former à la surface de l'iris, provoquer des phénomènes inflammatoires, amener l'opacité de la cornée et finalement la phthisie du globe de l'œil. Ces granulomes, qui se développent surtout chez les enfants vers l'âge de dix ans, peuvent être considérés d'après de Wecker, aussi bien comme une manifestation de la tuberculose que de la syphilis. L'examen histologique ne peut trancher la question, mais de Wecker est porté à considérer plutôt ces granulomes comme une manifestation de la syphilis héréditaire.

Le traitement spécifique doit donc toujours être essayé dans ces cas.

Sarcomes. — Les tumeurs malignes de l'iris sont représentées à peu près exclusivement par le *sarcome* ou le *mélano-sarcome*, dont Knapp, Hirschberg ont rapporté des observations. Mais on ne peut pas toujours déterminer exactement si les sarcomes ont pris naissance dans l'iris ou dans le corps ciliaire. En présence d'une tumeur non mélanique née de l'iris, présentant les apparences du sarcome, on doit toujours songer à la possibilité d'une gomme syphilitique et le diagnostic différentiel n'étant le plus souvent, pas possible, par les signes objectifs et les anamnestiques, il faut prescrire le traitement antisyphilitique.

Les tubercules de la *lèpre* se développent quelquefois sur l'iris et ont été décrits par Bell et Hansen. On n'a guère occasion de les observer en France, mais la coexistence des lésions de la lèpre en d'autres points du corps permettrait de faire le diagnostic.

V

TROUBLES FONCTIONNELS DE L'IRIS

Les troubles fonctionnels que peut présenter l'iris consistent soit dans la prédominance d'action des fibres radiées ou des fibres annulaires de ce muscle entraînant des changements de dimensions de la pupille (dilatation ou rétrécissement), soit dans des contractions alternatives et spasmodiques de ces deux ordres de fibres, soit enfin, dans un état de flaccidité du diaphragme permettant des mouvements anormaux de totalité.

Nous décrirons :

1° La dilatation pupillaire ou *mydriase*;

2° Le rétrécissement pupillaire ou *myosis*;

3° Les contractions spasmodiques (*hippus*);

4° Le tremblement de l'iris (*iridodonésis*).

A l'état normal, les mouvements de l'iris sont soumis à l'influence de deux sources nerveuses : la 3e paire qui tient sous sa dépendance la contraction des fibres annulaires ou du sphincter; le grand sympathique qui préside à celle des fibres radiées ou dilatatrices.

Dans les conditions ordinaires, l'action de ces deux ordres de fibres se balance et les dimensions de la pupille oscillent entre des limites de moyenne étendue.

L'irritation de la 3e paire sous l'action de la lumière produit un rétrécissement de la pupille; mais, pour que ce rétrécissement soit porté à son maximum, il faut qu'il s'y joigne une paralysie du grand sympathique.

Inversement la paralysie de la 3e paire ne produit pas à elle seule une dilatation aussi complète que celle qui résulte de l'irritation du grand sympathique.

A l'état normal, les deux iris ont des mouvements synergiques; les deux pupilles se contractent ou se dilatent en même temps. De là la nécessité, pour étudier les mouvements de l'iris d'un œil malade, de couvrir l'œil sain pour le soustraire à l'action de la lumière et des autres causes qu'on fait agir sur l'œil en expérience.

MYDRIASE

La dilatation de la pupille avec immobilité de l'iris ou *mydriase*, résulte de la paralysie du sphincter irien, de l'irritation des fibres radiées ou de l'action combinée de ces deux causes.

Les paralysies de la 3e paire sous la dépendance de la syphilis, du rhumatisme ou d'une cause centrale (encéphalite, méningite, hémorrhagie ou ramollissement cérébral), donnent lieu à une mydriase généralement de moyenne intensité. Il en est de même lorsque la mydriase est due à une action réflexe telle que celle qui résulte de la présence d'une dent malade.

L'irritation du grand sympathique qui accompagne les émotions vives, la frayeur, certains états nerveux comme l'hystérie, la paralysie générale, l'ataxie locomotrice, ou encore la présence de vers intestinaux dans le tube digestif produit aussi la mydriase.

Dans l'amaurose absolue, dans le glaucome, dans certaines contusions du globe de l'œil, où l'innervation se trouve complètement suspendue, la mydriase atteint un degré plus élevé. Elle a son maximum lorsqu'elle résulte de l'action de l'atropine ou des alcaloïdes similaires.

L'atropine a une action locale sur l'iris, comme le prouve chaque jour l'effet de l'instillation du collyre à l'atropine. Cette action résulte également du passage de l'alcaloïde dans la circulation générale, comme on l'observe dans les empoisonnements par la belladone et les solanées. Dans ce dernier cas l'action se manifeste toujours des deux côtés à la fois.

La mydriase se reconnaît par l'inspection directe de l'œil au grand jour ou avec un éclairage artificiel suffisamment intense. La pupille n'est pas seulement dilatée, mais l'iris ne réagit plus comme à l'état normal sous l'influence de l'action d'une lumière vive. Lorsque la dilatation est très prononcée, la pupille prend, en outre, une teinte légèrement grisâtre.

La mydriase donne lieu à un éblouissement résultant de la plus grande quantité de lumière qui arrive sur la rétine. Lorsque, en outre, comme cela est fréquent, à la mydriase s'ajoute la paralysie de l'accommodation, les troubles de la vue sont plus marqués et la vision des objets rapprochés devient tout à fait indistincte.

L'atropine produit à la fois la dilatation pupillaire et la paralysie de l'accommodation et le trouble fonctionnel qui en résulte persiste, comme on sait, pendant plusieurs jours.

A l'état normal, la dilatation de la pupille coïncide avec le relâchement de l'accommodation pour la vision à grande distance et le myosis avec l'augmentation de courbure du cristallin nécessaire à la vision des objets rapprochés. Mais, dans certains états pathologiques, il y a dissociation entre les mouvements pupillaires produits par l'action de la lumière et ceux qui accompagnent l'accommodation. Argyll Robertson a insisté sur ce fait que, dans l'ataxie par exemple, la pupille ne réagit plus sous l'influence de la lumière, mais qu'elle subit encore les changements de dimensions en rapport avec la vision des objets rapprochés ou situés à l'infini. Ce signe, malheureusement, n'est ni constant, ni pathognomonique dans le tabes.

Le pronostic de la mydriase est extrêmement variable et dépend avant tout de la cause qui l'a produite.

Le traitement doit être institué d'après le diagnostic de la cause. Les instillations dans l'œil du collyre à l'ésérine ou à la pilocarpine sont un moyen d'obtenir un rétrécissement de l'orifice pupillaire, mais ne peuvent avoir d'action que sur certains phénomènes accessoires tels que l'éblouissement produit par la mydriase.

MYOSIS

Le rétrécissement de la pupille prend le nom de *myosis* lorsqu'il se produit en dehors de l'action physiologique de la lumière ou de l'adaptation de l'œil à une faible distance. Il résulte d'un trouble de l'innervation de l'iris, et ne doit pas être confondu avec l'étroitesse de la pupille due à des adhérences à la cristalloïde antérieure (synéchies postérieures de l'iris).

Le rétrécissement pupillaire est souvent porté assez loin dans le myosis pour que l'orifice présente à peine les dimensions d'une tête d'épingle. Malgré cela, le myosis ne détermine pas par lui-même de trouble marqué de la vision. Les images rétiniennes sont un peu moins éclairées, mais le champ visuel est à peine modifié.

Les causes du myosis, comme celles de la mydriase, résident dans les troubles de l'innervation survenus du côté de la 3e paire et du grand sympathique. L'iritation de la 3e paire le produit tout aussi bien que la paralysie du grand sympathique. Il y a donc lieu d'admettre un myosis *spasmodique* et un myosis *paralytique*.

La paralysie du grand sympathique résulte de la compression produite sur ce cordon nerveux par des tumeurs à la région cervicale, ou de la blessure de la moelle. On l'observe aussi au début des lésions du tabes.

L'irritation de la 3e paire crânienne qui amène la contracture du sphincter irien résulte quelquefois, par action réflexe, de la présence d'un corps étranger sur la cornée ou dans le cul-de-sac de la conjonctive. L'obligation de fixer des objets de très petites dimensions, très rapprochés et fortement éclairés amène aussi par le même mécanisme, chez les bijoutiers, les horlogers et les graveurs, un myosis spasmodique.

Dans les inflammations des centres nerveux (encéphalite, méningite), dans les intoxications par l'alcool, par l'opium, par le tabac, le myosis traduit une irritation centrale transmise à l'iris par la 3e paire associée à une diminution d'action du grand sympathique.

Enfin l'ésérine et la pilocarpine comme l'atropine, ont sur l'iris une action locale. Instillées entre les paupières, elles produisent un myosis très marqué; mais ce myosis est moins persistant que la dilatation atropinique.

CONTRACTIONS SPASMODIQUES ET TREMBLEMENT DE L'IRIS

Pendant la période de déclin de la paralysie de la 3e paire, à la mydriase primitive on voit parfois succéder des contractions spasmodiques du sphincter irien autrefois désignées sous le nom d'*hippus*. Ces alternatives de resserrement et de dilatation de la pupille s'observent aussi chez les albinos et dans le nystagmus.

Le *tremblement de l'iris* (*iridodonésis*, *iris tremulans*) était autrefois considéré à tort comme indiquant un ramollissement du corps vitré. On sait aujourd'hui que cet état anormal se produit lorsque la face postérieure de l'iris cesse d'être soutenue par la face antérieure du cristallin. L'absence du cristallin (aphakie) à la suite de l'opération de la cataracte ou de sa luxation est la cause habituelle du tremblement de l'iris. Il se produit aussi lorsque le cristallin a subi une diminution notable de son volume ainsi qu'on le voit dans certain cas de cataractes très anciennes ou encore lorsque l'iris a éprouvé une forte distension, comme dans les cas d'hydrophthalmie antérieure.

Le tremblement de l'iris se manifeste au moment où le globe de l'œil exécute un mouvement; la surface de l'iris est agitée d'une ondulation rapide qui se reproduit chaque fois que l'œil se meut. Si l'absence du cristallin est la condition ordinaire du tremblement de l'iris, il s'en faut de beaucoup cependant que tous les opérés de cataracte présentent ce tremblement.

VI

DES OPÉRATIONS QUI SE PRATIQUENT SUR L'IRIS

Parmi les opérations qui se pratiquent sur l'iris, l'*iridectomie* ou résection d'une partie de cette membrane est la seule qui soit d'une application fréquente. Nous la décrirons succintement ici. Nous dirons aussi quelques mots de l'*iridotomie* ou section de l'iris.

Les autres opérations telles que l'*iridodésis* ou ligature de l'iris, l'*iridenkleisis* ou enclavement de l'iris dans la plaie, l'*iridorhexis* ou déchirure de l'iris sont généralement abandonnées.

Seule la *corélysis* ou dégagement des synéchies iriennes adhérentes à la capsule, trouve encore ses indications et peut rendre des services.

IRIDECTOMIE

La résection partielle de l'iris est pratiquée soit dans le but de permettre aux rayons lumineux d'arriver sur la rétine à travers un orifice situé plus périphériquement que l'orifice normal, soit dans le but de remédier à des phénomènes inflammatoires.

Dans le premier cas, l'iridectomie est dite *optique;* dans le second elle est *antiphlogistique*.

L'iridectomie *optique* ou opération de la *pupille artificielle*, trouve ses indications dans l'existence d'opacités centrales de la cornée, d'occlusion de la pupille et quelquefois aussi d'une cataracte capsulaire centrale.

L'iridectomie *antiphlogistique* a pour effet de diminuer la tension de l'œil, de prévenir le retour d'accidents inflammatoires. Elle est indiquée dans le glaucome, l'iritis et l'irido-choroïdite chroniques avec adhérences et dans les cas de synéchies postérieures totales ou multiples.

Nous verrons, à propos de l'opération de la cataracte, que l'iridectomie constitue un des temps de l'extraction dans l'opération de de Graefe dite extraction linéaire combinée.

D'une manière générale, lorsqu'on pratique l'iridectomie dans un but optique, on doit chercher à faire une pupille petite, et, à moins que la situation de l'opacité cornéenne oblige à agir autrement, on doit la placer en dedans et un peu en bas.

Si l'on a recours à l'iridectomie antiphlogistique, on tend à exciser plus largement l'iris et l'on place la perte de substance autant que possible en haut, de manière qu'elle soit dissimulée par la paupière supérieure.

Pour pratiquer l'iridectomie, les culs-de-sac de la conjonctive sont d'abord lavés avec une solution antiseptique, et l'œil est cocaïnisé. Cependant, comme l'anesthésie produite par la cocaïne ne s'étend pas à l'iris dont la section est à la fois délicate et douloureuse, on est quelquefois forcé de recourir au chloroforme pour les sujets indociles.

Les paupières étant maintenues écartées par le blépharostat à ressort, l'œil est immobilisé avec la pince fixatrice. On pratique alors la ponction de la cornée, à l'endroit choisi, à l'aide d'un couteau lancéolaire droit ou coudé. Pour l'iridectomie optique, la situation de l'incision s'éloigne généralement du limbe cornéen; elle s'en rapproche au contraire pour l'iridectomie antiphlogistique. L'instrument doit d'abord pénétrer plus ou moins perpendiculairement dans la cornée, puis le manche est abaissé, de manière que la lame chemine à peu près parallèlement à l'iris sans que la pointe risque de le blesser.

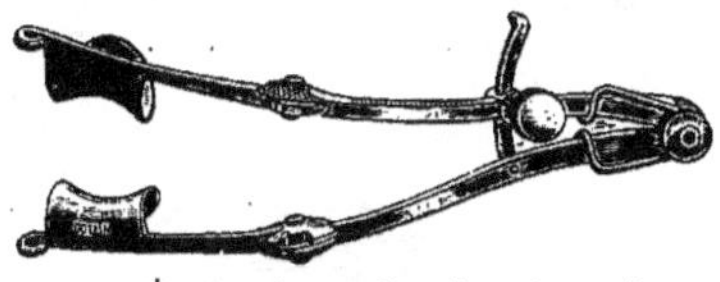

Fig. 68. — Écarteur des paupières du professeur Panas.

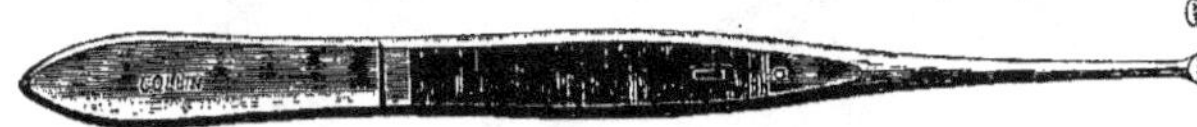

Fig. 69. — Pince fixatrice de de Graefe.

Dans quelques cas, le couteau de de Graefe est plus commode pour opérer la section de la cornée. Il agit alors par ponction et contre-ponction, comme pour l'opération de la cataracte.

L'humeur aqueuse étant évacuée, on introduit avec précaution en déprimant la lèvre périphérique de l'incision, la pince à iridectomie fermée, dans la chambre antérieure et l'on saisit l'iris en entr'ouvrant les mors de la pince. L'iris saisi est alors très doucement attiré hors de la plaie.

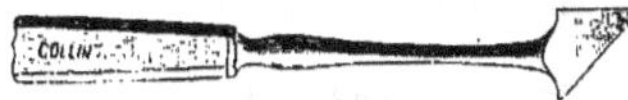

Fig. 70. — Couteau lancéolaire coudé.

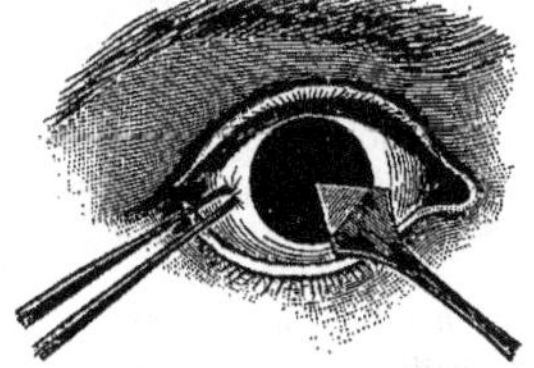

Fig. 71. — Iridectomie. — Incision de la cornée.

La section de la partie herniée de l'iris est pratiquée soit à l'aide de ciseaux courbes, soit de préférence avec la pince-ciseaux de de Wecker. Elle est exécutée par un aide, pendant que le chirurgien maintient l'iris hors de la plaie et elle doit porter exactement au ras de l'ouverture cornéenne. S'il n'a pas une confiance absolue dans l'habileté de l'aide, mieux vaut que le chirurgien lui abandonne la pince fixatrice, pendant ce temps de l'opération et pratique lui-même la section de l'iris.

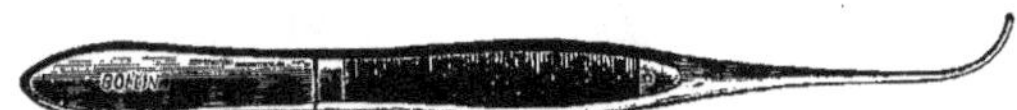

Fig. 72. — Pince courbe à iridectomie.

La pupille artificielle se trouve alors formée. Dans le cas où la section de la cornée a porté sur le limbe cornéen et où l'excision a été régulière, la perte de substance a la forme d'un trou de serrure.

Le nettoyage de la plaie, l'évacuation d'un peu de sang qui obstrue souvent la chambre antérieure, la réduction de petites portions d'iris enclavées dans

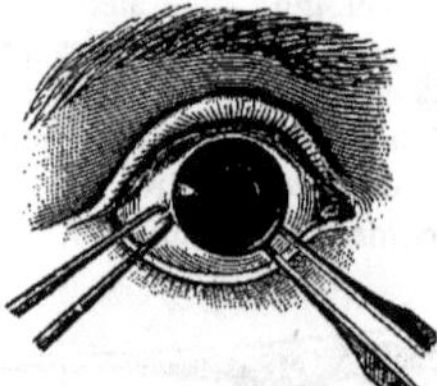

FIG. 73. — Introduction des pinces pour saisir l'iris.

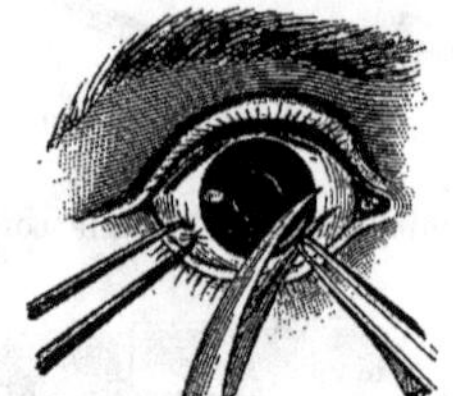

FIG. 74. — Section du lambeau irien attiré au dehors.

les angles de la section de la cornée, pratiqués avec une fine spatule en écaille, constituent le troisième et dernier temps de l'opération.

Une rondelle de gaze aseptique enduite de pommade à l'iodoformé à 1 pour 10, de petits disques superposés d'ouate hydrophile et une bande pour maintenir le tout appliqué sur l'œil représentent un pansement légèrement compressif, qui devra rester appliqué pendant vingt-quatre heures.

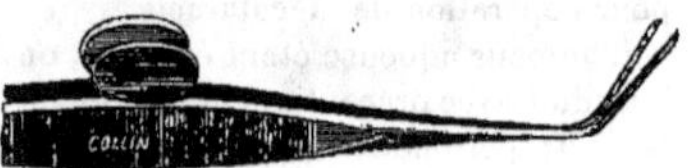

FIG. 75. — Pince-ciseaux de de Wecker.

Le lendemain, l'œil est lavé doucement et l'on trouve généralement la plaie de la cornée cicatrisée. On instille un peu d'atropine et l'on renouvelle le pansement qui, au bout de deux ou trois jours, peut être remplacé par un simple bandeau flottant.

Les suites de l'iridectomie sont habituellement simples. Les temps difficiles de l'opération sont la saisie de l'iris qui, pratiquée sans ménagement, expose à blesser la capsule du cristallin et la section de la partie saisie qu'une longue habitude permet seule d'exécuter avec une régularité parfaite.

IRIDOTOMIE. — CORÉLYSIS

L'*Iridotomie*, instituée par de Graefe, permet de rétablir une pupille dans les cas d'occlusion, sans exciser aucune portion de l'iris. Elle est applicable aux occlusions de la pupille que l'on observe après l'opération de la cataracte. La présence du cristallin, dans sa capsule, en arrière de l'iris, est un obstacle à la pratique de cette opération.

On procède d'abord comme pour l'iridectomie. Le couteau lancéolaire pénètre à la partie supérieure de la cornée ; lorsque la pointe est arrivée dans la chambre antérieure, on la dirige vers l'iris de manière à y faire une petite boutonnière. La pointe de l'instrument est ensuite dégagée. Par l'incision cornéenne on introduit alors une pince-ciseaux de de Wecker dont la branche postérieure mousse dépasse un peu la branche antérieure. Cette lame postérieure pénètre dans la boutonnière de l'iris et est poussée verticalement derrière cette membrane. La lame antérieure reste entre l'iris et la cornée. Le simple rapprochement des deux lames opère la section de l'iris suivant une ligne verticale et dans une étendue de plusieurs millimètres.

La traction exercée par les fibres radiées de l'iris ne tarde pas à donner à cette simple section linéaire une forme elliptique, et l'on obtient ainsi une pupille régulière et centrale d'aspect beaucoup moins désagréable que la perte de substance de l'iridectomie la mieux réussie.

Dans les cas où il existe des synéchies du bord irien avec la cristalloïde antérieure, on peut rompre ces adhérences par une opération distincte de l'iridectomie et de l'iridotomie. Cette opération a reçu le nom de *corélysis*. Elle consiste à faire en un point directement opposé au siège des adhérences une étroite ponction de la cornée et à introduire par cette ouverture une petite spatule (spatule de Streatfield), ou un petit crochet (crochet de Weber) dont l'extré-

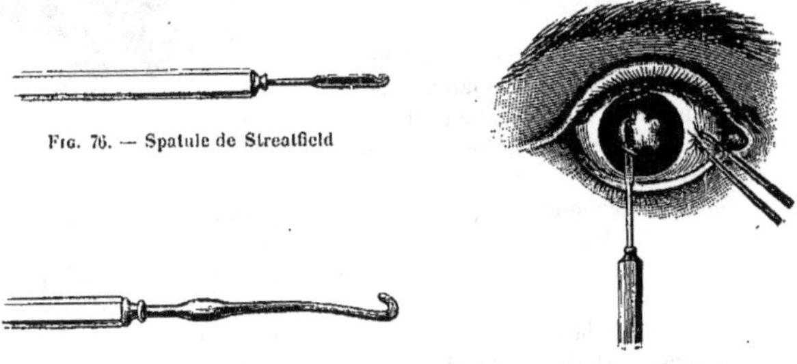

Fig. 76. — Spatule de Streatfield

Fig. 77. — Crochet de Weber.

Fig. 78. — Corélysis.

mité est insinuée entre la face postérieure de l'iris et la cristalloïde, au point adhérent, et à accrocher la synéchie pour en opérer la rupture. Cette petite opération n'est pas sans danger, car elle expose à la blessure de la cristalloïde, ou à la déchirure de l'iris.

APPENDICE

LÉSIONS VITALES ET ORGANIQUES DE LA CHAMBRE ANTÉRIEURE

La chambre antérieure subit des changements notables dans ses dimensions, dans sa forme et dans son contenu, à la suite de quelques accidents et de certaines inflammations des parties constituantes de l'œil qui la limitent.

Mais sa pathologie propre se réduit, en somme, à très peu de chose, car les phénomènes qu'on observe dans la chambre antérieure dépendent presque toujours de lésions de la cornée ou de l'iris.

Les *corps étrangers* de la chambre antérieure ont ordinairement traversé la cornée avant d'y arriver. Ce sont des éclats métalliques, des fragments de pierre, quelquefois des grains de plomb. Toutes les fois que leur présence est nettement constatée, ils doivent être extraits par la ponction de la cornée.

Les *débris de cristallin* qui séjournent dans la chambre antérieure à la suite d'une discision, d'une extraction de la cataracte ou d'un traumatisme peuvent être abandonnés à eux-mêmes et sont susceptibles de résorption lorsqu'ils ne sont pas trop volumineux et qu'ils ne comprennent pas le noyau même du cristallin.

Des *cysticerques* ont été observés dans la chambre antérieure. Ils y apparaissent généralement après avoir pris naissance dans le tissu de l'iris et se reconnaissent à leur forme, à leur couleur jaunâtre et surtout à leurs mouvements onduleux. Les phénomènes d'iritis qu'ils provoquent obligent à en pratiquer l'extraction. Jusqu'ici aucune observation de cysticerque n'a été recueillie en France.

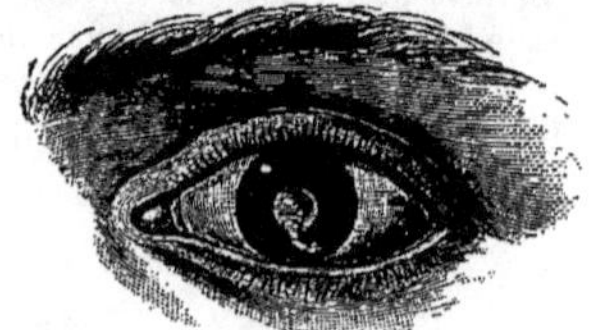

Fig. 79. — Cysticerque de la chambre antérieure.

On a pendant longtemps décrit sous le nom d'*aquo-capsulite* l'inflammation de la membrane de Descemet et du contenu de la chambre antérieure. Mais nous avons vu que le trouble de l'humeur aqueuse dépendait soit d'une kératite profonde, soit d'une iritis séreuse. Nous ne décrirons donc pas isolément l'aquo-capsulite.

Dans certains cas, la sécrétion de l'humeur aqueuse diminue au point que la chambre antérieure n'existe plus et que la face antérieure de l'iris se trouve presque accolée à la face postérieure de la cornée. Ce phénomène s'observe souvent après des instillations répétées d'ésérine.

Dans d'autres cas, la chambre antérieure acquiert, au contraire, des dimensions exagérées par suite de l'hypersécrétion de l'humeur aqueuse. On voit quelquefois l'iris refoulé en arrière former par sa face antérieure une sorte d'entonnoir à base antérieure. En même temps la cornée est plus convexe et la tension de l'œil est exagérée. Cet état se lie à des troubles dans la circulation de l'iris et de la choroïde qui seront étudiés avec l'irido-choroïdite.

Les seuls troubles dans le contenu de la chambre antérieure que nous ayions à étudier spécialement, en raison de leur importance et de leur fréquence, sont l'épanchement de sang ou *hypohéma* et l'épanchement de pus ou *hypopyon*.

HYPOHÉMA

L'épanchement sanguin dans la chambre antérieure reconnaît des causes diverses.

En première ligne, se placent les *traumatismes* accidentels et les opérations.

Une contusion de l'œil produite par un coup de poing, un coup de fouet, est une cause assez fréquente d'hypohéma. Les opérations pratiquées sur l'iris et l'extraction de la cataracte le déterminent aussi. Le sang est alors fourni par un vaisseau de l'iris directement blessé ou par le reflux dans la chambre antérieure du sang sorti des vaisseaux conjonctivaux intéressés dans la section de la cornée. Dans d'autres cas, c'est la détente brusque de la pression intra-oculaire succédant à une ponction de la chambre antérieure qui occasionne l'hémorrhagie (*hypohema ex vacuo*).

Les épanchements sanguins *spontanés* s'observent aussi assez souvent. On les voit survenir dans les cas d'irido-choroïdite chronique, de glaucome (forme hémorrhagique), de tumeurs intra-oculaires. Ils sont le plus ordinairement provoqués par un effort, un accès de toux, des vomissements ; quelquefois ils se produisent pendant l'accouchement. L'influence des affections cardiaques et des lésions vasculaires est encore à noter.

On a signalé aussi des hypohémas survenant dans le cours du purpura, et chez les femmes mal réglées. Dans ce dernier cas, ils affecteraient la forme périodique. Enfin Weber et Mooren ont rapporté de curieuses observations dans lesquelles l'épanchement sanguin pouvait être volontairement reproduit par les patients.

Quelle qu'en soit la cause, l'hypohéma varie en quantité. Il remplit quelquefois toute la chambre antérieure, masquant l'iris et la pupille et donnant à la cornée un aspect rouge brun. Plus souvent, il n'occupe qu'une partie de la chambre antérieure: et s'accumule alors dans la moitié inférieure. Si le sang est liquide, le niveau supérieur de l'épanchement forme une ligne horizontale assez nette. Au-dessus de cette ligne, cependant, l'humeur aqueuse prend une teinte rosée qui change la couleur de l'iris et de la pupille. La pupille est habituellement un peu dilatée.

Un trouble visuel considérable résulte de la présence du sang dans la chambre antérieure. Ce trouble est d'ailleurs en rapport non seulement avec la quantité de sang épanché, mais avec la cause qui a produit l'épanchement.

L'hypohéma a une tendance très grande à se résorber, du moins lorsqu'il est d'origine traumatique. A la suite d'une opération qui a laissé du sang dans la chambre antérieure on en observe souvent en vingt-quatre heures la disparition complète.

Dans les autres circonstances, la résorption est moins facile. Quelquefois même, on voit les hémorrhagies se renouveler. Lorsque l'épanchement sanguin a été considérable, il reste parfois sur la face antérieure de l'iris des plaques d'un rouge foncé. Le plus souvent cependant, la chambre antérieure recouvre toute sa transparence.

Dans la grande majorité des cas, il n'y a pas de traitement actif à opposer à l'hypohéma. Il suffit d'attendre sa résorption en la favorisant par un peu de compression du globe. Si cependant l'épanchement est par trop considérable ou tarde trop à se résorber, il y a lieu de pratiquer une ponction à la partie inférieure de la cornée. On a soin de ne pas produire une détente trop brusque de la tension intra-oculaire et de laisser s'écouler lentement la partie fluide du contenu de la chambre antérieure. On applique immédiatement après un bandeau compressif.

HYPOPYON

La présence du pus dans la chambre antérieure est presque toujours (trois fois sur quatre) symptomatique d'une affection ulcéreuse de la cornée. Elle accompagne aussi les inflammations de l'iris et du corps ciliaire.

Les cellules lymphoïdes qui constituent l'épanchement peuvent provenir de trois sources : 1° de l'extérieur, lorsqu'un ulcère ou un abcès de la cornée perfore la membrane de Descemet pour s'ouvrir dans la chambre antérieure. (On admet aussi, depuis les travaux de Conheim, que lorsque la cornée est dépourvue de son épithélium, les cellules du pus peuvent arriver par migration à travers les lames de la cornée jusque dans la chambre antérieure); 2° par diapédèse des vaisseaux de l'iris, à la suite des inflammations de cette membrane. L'iritis séreuse est, on le sait, assimilée aujourd'hui à une lymphangite oculaire et Strohmeyer a presque constamment trouvé une infiltration purulente de l'iris, dans les kératites infectieuses; 3° des vaisseaux du corps ciliaire et du cercle veineux de l'iris, par le même mécanisme, lorsqu'un corps étranger logé dans la partie antérieure du corps ciliaire détermine l'irritation de cette région. Cette dernière source serait la plus fréquente, d'après Strohmeyer.

Les signes par lesquels se révèle l'hypopyon ont été déjà indiqués à propos de l'iritis. Au début, l'épanchement forme un étroit croissant jaunâtre à la partie inférieure de la chambre antérieure et, il faut, à cette période, se servir de l'éclairage oblique pour le distinguer de l'infiltration purulente du limbe de la cornée quelquefois désignée sous le nom d'onyx. Lorsque l'épanchement est plus considérable, il est plus facile à reconnaître et son bord supérieur prend une direction horizontale. Les changements de position du globe oculaire font varier la situation de l'hypopyon. Lorsque le malade est couché sur le côté correspondant on voit l'hypopyon occuper la partie inféro-externe de la chambre antérieure. Dans les mouvements brusques de l'œil, il arrive parfois que toute l'humeur aqueuse devient trouble par diffusion du pus. Souvent aussi l'épanchement est plutôt plastique que purulent et présente alors une fixité remarquable.

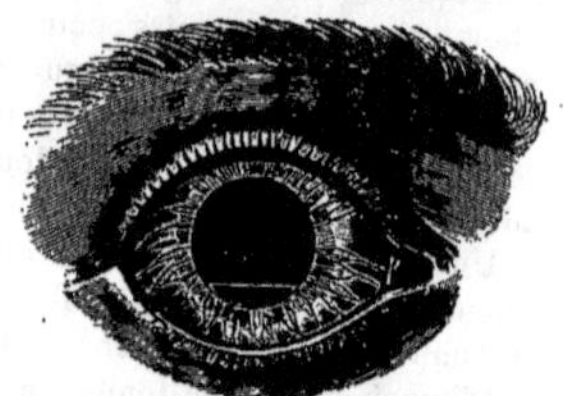

FIG. 80. — Hypopyon.

L'hypopyon, au début, est susceptible de se résorber, lorsque l'affection qui lui a donné naissance est convenablement traitée. Il est fréquent d'observer cette résorption dans les inflammations de l'iris, dès qu'on a institué les instillations d'atropine et les lavages antiseptiques. L'usage d'un collyre au sublimé passait à juste titre, autrefois, comme propre à amener la résorption du pus.

Lorsque l'épanchement est très considérable, il faut l'évacuer par une ponction faite à la partie inférieure de la cornée. On la pratique avec un couteau triangulaire ou avec le couteau de de Graefe. Si le pus est liquide il s'écoule immédiatement. Lorsque le pus se trouve mélangé à des exsudats plastiques, il devient nécessaire d'introduire dans la chambre antérieure soit une spatule, soit une curette ou mieux encore une pince à iridectomie pour extraire les fausses membranes souvent très adhérentes. Un lavage antiseptique de la chambre antérieure avec une solution de sublimé à 1 pour 2000 est un complément utile de l'évacuation. La plaie cornéenne se ferme facilement en vingt-quatre heures sous un pansement légèrement compressif, mais le pus a, dans bien des cas, une tendance fâcheuse à se reproduire.

CHAPITRE VI

MALADIES DU CRISTALLIN

WARLOMONT, art. CATARACTE. *Dict. encycl. des sciences médicales*, 1re série, t. XIII, p. 115. — GAYET, art. CRISTALLIN, 1re série, t. XXIII, p. 543. — MONOYER (F.), art. CRISTALLIN. *Dict. de méd. et de chir. prat.*, t. X, p. 269. — LIEBREICH (R.), art. CATARACTE. *Dict. de méd. et de chir. prat.*, t. VI, p. 479. — OTTO BECKER, art. CRISTALLIN. *Handbuch der Augenheilkunde von Alfr. Graefe und Theod. Saemisch.* Bd. V, p. 157. Leipzig, 1877.

I

ANOMALIES CONGÉNITALES

Les anomalies du cristallin observées au moment de la naissance, consistent en déplacements (*ectopies*) ou en altérations de la transparence de la lentille. Ces dernières, auxquelles la chirurgie peut remédier par une opération, rentrent dans la grande classe des cataractes, dont elles constituent la variété dite *congénitale*, et c'est à propos de la cataracte que nous les étudierons. On a constaté aussi l'absence du cristallin (*aphakie congénitale*) coïncidant avec d'autres malformations du globe.

II

LÉSIONS TRAUMATIQUES

Les *déplacements* traumatiques du cristallin (luxations et subluxations), les *contusions*, les *plaies* de la capsule et les *corps étrangers* ont été décrits avec les lésions traumatiques du globe de l'œil. Nous renvoyons donc à ce que nous en avons déjà dit. Nous aurons toutefois à revenir sur la cataracte d'origine traumatique, mais il y a intérêt à ne pas séparer l'étude de la cataracte traumatique de celle des autres variétés de cataracte. Il en sera traité au chapitre suivant.

III

LÉSIONS VITALES ET ORGANIQUES DU CRISTALLIN

Les altérations que peut subir l'appareil cristallinien aboutissent toutes à l'opacification de la lentille et sont englobées sous le nom de *cataractes*. On a appelé quelquefois *fausses cataractes* les dépôts membraneux développés au devant du cristallin et dans le champ pupillaire, parce qu'ils simulent jusqu'à un certain point la *cataracte vraie*. Sous la dénomination de cataractes *secondaires*, on comprend les opacités partielles qui se forment aux dépens des débris de la capsule ou du cristallin après l'opération de la cataracte.

La cataracte vraie occupe le plus souvent le cristallin seul; elle est *lenticulaire*. Dans quelques cas rares elle n'atteint que la capsule, ou, du moins, la couche épithéliale qui tapisse la cristalloïde antérieure; elle est alors dite *capsulaire*. La combinaison de ces deux espèces de cataracte est appelée cataracte *capsulo-lenticulaire*.

Nous étudierons d'abord la cataracte vraie ou *lenticulaire* subdivisée en cataracte *spontanée*, en cataracte *congénitale* et en cataracte *traumatique*. Nous décrirons ensuite les cataractes *capsulaires* et nous dirons en terminant quelques mots des cataractes *secondaires*.

a. — Des cataractes lenticulaires.

CATARACTE SPONTANÉE

Chiray, Des causes anatomiques de la cataracte spontanée. Thèse de Paris, 1875. — De Lapersonne, Étude clinique sur la maturation artificielle de la cataracte. Thèse de Paris, 1882-1883.

Étiologie. — Considérée au point de vue étiologique le plus général, la cataracte est *traumatique* ou *spontanée*. Cette dernière se subdivise en congénitale ou acquise, suivant l'époque où elle se manifeste.

Nous ne parlerons ici que des causes de la cataracte spontanée ou acquise.

L'influence du *sexe* sur le développement de la cataracte a généralement été regardée comme à peu près nulle. Cependant les statistiques de de Wecker, publiées par Esmérian, notent une prédominance marquée chez la femme, s'élevant à plus de 20 pour 100 pour la cataracte *spontanée*.

L'*âge* est la cause qui agit le plus manifestement. Plus de la moitié des cataractes s'observent dans la période de 50 à 70 ans et surtout de 60 à 70 ans. Si au delà la proportion diminue, cela tient au petit nombre d'individus qui dépassent 70 ans.

L'*hérédité* joue certainement un rôle dans le développement de la cataracte, mais nous manquons sur ce point de documents précis.

Les *professions* ont aussi une influence évidente. Depuis longtemps on a signalé la plus grande fréquence de la cataracte chez les individus exposés par leur travail à un feu ardent ou à un grand soleil. C'est ainsi que les forgerons, les souffleurs verriers, les cultivateurs, et parmi eux surtout les vignerons (de Wecker), fournissent à la cataracte un contingent considérable. Ces professions paraissent agir surtout par la déperdition d'eau qu'entraîne une transpiration abondante.

Le développement de la cataracte se lie aussi à celui d'un certain nombre d'*affections oculaires*, et peut-être même à quelques états particuliers de la réfraction. C'est ainsi que De Wecker est porté à croire que l'hypermétropie y prédispose. D'autre part, les myopes d'un fort degré sont exposés à une forme particulière de cataracte sénile. Depuis longtemps on a signalé l'influence manifeste des irido-choroïdites, des choroïdites atrophiques, de la rétinite pigmentaire, du décollement rétinien et du glaucome (voy. sur ce sujet les thèses de DUBARRY. Paris, 1869 et de CHIRAY, id. 1875).

L'influence des *maladies générales* et de certaines *intoxications* a surtout été mise en évidence par les travaux modernes.

La coïncidence du diabète sucré et de la cataracte est depuis longtemps notée (LÉCORCHÉ, *Cataracte diabétique*, *Arch. gén. de méd.*, 5e série, t. XVII et XVIII). Sur 35 diabétiques, accusant des troubles de la vision, Galezowski a trouvé 22 fois des opacités cristalliniennes. Toutefois, la cataracte diabétique ne présente rien de spécial dans ses altérations; c'est une cataracte molle, débutant par les couches corticales les plus antérieures (O. Becker) et sa fréquence a été exagérée.

La cataracte s'observe aussi dans le diabète phosphatique. Teissier (*Du diabète phosphatique*, thèse de Paris, 1876) dit qu'elle s'y rencontre dans la proportion de 3 sur 20.

L'*athérome et la sclérose des artères* se lient intimement au développement de la cataracte. Ils se manifestent souvent par la production du cercle sénile coïncidant avec la cataracte. Michel a noté particulièrement l'existence de la sclérose dans les carotides et la prédominance de la lésion du côté où la cataracte a débuté et où elle est le plus avancée. Les lésions vasculaires existent dans d'autres cas sur l'aorte ou à l'orifice des gros vaisseaux.

C'est à des altérations de même ordre, sans doute, qu'il faut rapporter la production de la cataracte dans les cas de *néphrites chroniques*. Deutschmann a cru pouvoir donner à cette variété de cataracte le nom de *néphrétique*.

Parmi les intoxications qui produisent l'opacité du cristallin, nous signalerons seulement l'*ergotisme* dont Ig. Mayer a rapporté des exemples. Dans ces dernières années, Bouchard et Charrin (*Soc. de biologie*, 1886) ont montré qu'en administrant la naphthaline à des animaux on détermine la production de la cataracte.

Physiologie et anatomie pathologiques. — Le cristallin étant dépourvu de vaisseaux et isolé dans sa capsule, sa nutrition ne peut s'effectuer que par endosmose aux dépens des liquides qui le baignent. On admet généralement que ces phénomènes se passent surtout au niveau de son équateur et du canal de Petit. Le corps vitré ne paraît pas, malgré la large surface par laquelle il est en contact avec la face postérieure du cristallin, contribuer beaucoup à sa nutrition. Parmi les membranes de l'œil, c'est la choroïde qui joue le rôle le plus important dans la sécrétion des liquides qui alimentent le cristallin. Les expériences récentes de Panas (*Archives d'ophthalmol.*, 1887, p. 97, *Études sur la nutrition de l'œil*) tendent, il est vrai, à déposséder de ce rôle la choroïde pour la transférer à la rétine.

Les phénomènes d'exosmose du cristallin se passent surtout du côté de la chambre antérieure, et la composition de l'humeur aqueuse influe beaucoup sur leur activité.

On admet aussi que les cellules épithéliales qui doublent la face interne de la cristalloïde antérieure, président à l'accroissement des fibres du cristallin. A mesure que ces dernières vieillissent, elles sont refoulées vers le centre; elles perdent de leur eau, deviennent plus réfringentes et plus brunes. Ainsi se trouve constitué, avec les progrès de l'âge, le noyau du cristallin. Il résulte de la condensation des fibres cristalliniennes les plus anciennes.

Les modifications pathologiques qui aboutissent à la formation de la cataracte sont des altérations régressives, et elles sont surtout le résultat des modifications survenues dans les membranes sécrétantes de l'œil et dans la composition des humeurs.

On peut les ranger sous deux chefs principaux : 1° les troubles circulatoires généraux; 2° les modifications de la composition chimique du sang. Sans doute aussi il faut y ajouter certaines modifications purement locales du cristallin.

Aux troubles circulatoires généraux se rattachent l'athérome et la sclérose des vaisseaux, les affections de l'iris et de la choroïde, l'irido-choroïdite, le glaucome, les choroïdites atrophiantes, la rétinite pigmentaire et le décollement de la rétine dont nous avons signalé l'influence à propos de l'étiologie.

Les modifications de la composition chimique du sang et des humeurs, produisent la cataracte diabétique, celle que l'on observe dans l'ergotinisme et dans les expériences sur les animaux auxquels on administre la naphthaline.

Quelle que soit la cause qui donne naissance à la cataracte, la soustraction d'une partie de l'eau qui imbibe la fibre cristallinienne paraît être le premier phénomène de l'opacification. Les expériences célèbres de Kunde (*Zeitschrift für wissenschaftliche Zoologie*, 1857, t. VIII) ont montré qu'il suffit de soustraire chez les grenouilles une certaine quantité d'eau à la masse du sang pour produire la cataracte. Il obtenait la condensation de la masse sanguine en soumettant les grenouilles au refroidissement ou en leur injectant des solutions de chlorure de sodium. En restituant ensuite au sang la quantité d'eau soustraite, il voyait généralement le cristallin recouvrer sa transparence. On s'explique ainsi, pour l'homme, l'influence des professions qui occasionnent une déperdition abondante d'eau par la transpiration. Il est remarquable, cependant, que la formation de la cataracte n'ait pas été signalée parmi les lésions du choléra, dans lequel la soustraction de l'eau à la masse sanguine atteint, comme on sait, un haut degré. Landsberg dit avoir réussi, par des injections sous-cutanées de pilocarpine, à déterminer chez les animaux la formation de la cataracte.

Deutschmann a étudié l'influence des modifications de l'humeur aqueuse, sur la transparence du cristallin. En injectant des solutions salines dans la chambre antérieure, il a vu les couches antérieures du cristallin s'opacifier. Pour que le même résultat se produisît, il a dû injecter une solution contenant 2 pour 100 de sucre. La modification de la composition de l'humeur aqueuse dans le diabète, n'atteint évidemment jamais ce chiffre. Dans tous les cas, Deutschmann a vérifié par des pesées que le cristallin opacifié avait perdu une partie de son eau.

Lorsqu'on a cherché à pénétrer par le microscope les altérations subies par le cristallin cataracté, on a constaté qu'il se fait entre le noyau et les masses corticales une sorte de séparation, donnant lieu à la formation de vacuoles. O. Becker attribue la formation de ces espaces à la dessication et au retrait du noyau et admet que le liquide remplissant ces espaces provient des fibres cristalliniennes périnucléaires. Pour Deutschmann, ce liquide est fourni, au contraire, par le noyau lui-même.

Les fibres du cristallin deviennent irrégulières, leur contenu présente un aspect granuleux; bientôt les fibres se rompent et les fines granulations qui s'en échappent forment une sorte d'émulsion qui remplit les espaces entre les fibres, ou les vacuoles voisines du noyau. Ces altérations commencent sous la couche épithéliale qui double la cristalloïde antérieure.

A un degré plus avancé, on ne voit plus que des débris de fibres cristalliniennes nageant dans une émulsion de fines granulations graisseuses. Des cristaux de phosphate et de carbonate calcaires sont mélangés au liquide et l'on y observe souvent aussi des cristaux de cholestérine. Ces cristaux de cholestérine, lorsqu'ils prennent un grand développement, donnent à la masse l'aspect brillant et chatoyant qui les fait reconnaître dans les autres liquides de l'économie. Dans certains cas, le phosphate et le carbonate de chaux forment des amas assez considérables et visibles à l'œil nu. C'est ce qui explique la dénomination de *pierreuses* données à certaines cataractes. On a même décrit des cataractes osseuses, mais elles sont à juste titre mises en doute par Virchow et H. Müller, et on n'y a jamais décrit de véritables ostéoplastes.

Dans la cataracte sénile, que l'on a le plus habituellement l'occasion d'observer, toutes ces altérations sont limitées aux couches corticales. Le noyau reste isolé au milieu d'elles, présentant seulement tous les signes de la sclérose. Il est d'un jaune plus ou moins foncé, quelquefois brun et d'une consistance d'autant plus grande que l'âge du patient est plus avancé.

Les cellules qui doublent la cristalloïde antérieure subissent des altérations régressives analogues à celles que nous venons de signaler dans les fibres des couches corticales. Mais la capsule elle-même reste toujours transparente. Ce fait, proclamé par Malgaigne, ne paraît pas souffrir d'exceptions. Toutes les opacités apparentes de la capsule sont en réalité constituées par les altérations des cellules épithéliales qui la doublent. Ces opacités sont fréquemment accompagnées d'infiltration calcaire; elles peuvent prendre une assez grande extension; elles ont alors un aspect crayeux particulier et tendent à produire le plissement de la capsule qui atteint un haut degré dans certaines formes de cataracte.

Variétés. — Les variétés de cataracte sont très nombreuses, mais elles ont souvent été établies d'après des différences d'aspect qui n'ont qu'une importance secondaire. En réalité, la consistance de la cataracte, la présence ou l'absence d'un noyau sont les seuls caractères qui aient une valeur véritable pour les cataractes lenticulaires. Le noyau du cristallin ne commence comme on sait, à apparaître qu'après vingt-cinq ans et ne se sclérose que dans la vieillesse. Les cataractes des vieillards sont donc seules pourvues d'un noyau dur. La consistance des couches corticales opacifiées varie beaucoup, mais jamais elle n'atteint celle du noyau de la cataracte sénile. Elle peut d'ailleurs être très faible et arriver même à une liquidité complète.

Les trois types de cataracte lenticulaire qui méritent d'être décrits à part sont :

1° La cataracte *dure*, variété rare observée seulement chez les vieillards;

2° La cataracte *molle*, observée surtout dans la jeunesse;

3° La cataracte *demi-dure* ou mixte encore appelée *demi-molle*, qui est le type habituel de la cataracte sénile.

Cataracte dure. — Cette variété ne s'observe qu'exceptionnellement et après cinquante ans. Elle est avant tout constituée par la sclérose du noyau du cristallin et la condensation des couches corticales. Son volume est moindre que celui du cristallin normal. Elle a une coloration foncée, jaune brunâtre, quelquefois verdâtre ou même noire. L'aspect en est beaucoup plus homogène que celui de la cataracte demi-dure dans laquelle les couches corticales sont irrégulièrement envahies.

La marche de la cataracte dure est très lente. La cataracte *noire* constitue une variété tout à fait exceptionnelle. De Graefe, dans un cas, a reconnu que la coloration noire dépendait de l'infiltration de la matière colorante du sang. Dans d'autres cas, on a admis qu'il y avait infiltration de pigment, mais l'anatomie pathologique de cette cataracte appelle de nouvelles recherches.

Cataracte molle. — Elle ne se forme que chez les sujets encore jeunes dont le noyau n'existe pas ou est du moins peu consistant. Les couches corticales sont les premières envahies, et généralement l'opacification débute par les couches antérieures. Le volume du cristallin est augmenté. Lorsque la cataracte est complète, elle a une coloration blanc grisâtre ou jaunâtre et presque toujours un aspect irrégulier. Certaines parties présentent des reflets brillants, nacrés, d'autres sont finement grenues. C'est d'après ces différences d'aspect que l'on a admis les variétés nombreuses de cataractes *étoilées, striées, barrées, à trois branches, déhiscentes, pointillées*.

Le développement de la cataracte molle est ordinairement rapide. Elle devient parfois complète en un espace de temps très court, en quelques semaines.

La cataracte molle se rencontre surtout chez les diabétiques. C'est une des formes de la cataracte congénitale que nous étudierons plus loin. Enfin, on l'observe dans l'opacification traumatique du cristallin, mais généralement avec des altérations concomitantes de la capsule.

La cataracte dite *choroïdienne* qui se forme lorsqu'il existe des altérations des membranes profondes de l'œil, appartient aussi à la variété des cataractes molles.

Lorsque la cataracte molle existe depuis longtemps, les altérations régressives des fibres cristalliniennes se complètent, et la consistance de la cataracte devient tout à fait *liquide*. La capsule cristallinienne ne renferme plus alors qu'une émulsion homogène, un liquide blanc bleuâtre ou jaunâtre ressemblant à du lait ou à du pus. On a quelquefois désigné cette forme qui n'est qu'un degré ultime de la cataracte molle sous le nom de cataracte *kystique* ou *purulente*.

A un degré de régression plus avancé encore, la capsule du cristallin se rétracte et s'altère. On a alors la cataracte *burséolée*, et si le contenu a disparu en grande partie, il ne reste plus que la capsule doublée d'opacités irrégulières (*cataracte siliqueuse*).

Cataracte demi-dure. — Cette variété est la plus fréquente; c'est le type habituel de la cataracte sénile. Elle est formée par le noyau cristallinien dur, sclérosé (c'est pour cela qu'elle ne se rencontre que chez le vieillard), et par l'opacification des couches corticales. Les couches corticales périnucléaires les plus voisines du noyau sont celles par lesquelles commence habituellement l'opacification. De là, elle s'étend aux couches plus antérieures et la cataracte finit par être complète, mais au bout d'un temps souvent très long.

Les couches corticales opaques ont une consistance molle et un aspect irrégulier; leur coloration est comme dans la variété précédente blanc grisâtre ou blanc jaunâtre. On y retrouve les dispositions les plus variées; la plus commune est la disposition radiée. Les parties opaques circonscrites par les rayons interrompus ont généralement un aspect nacré, tendineux, surtout lorsqu'on les examine à l'éclairage oblique après avoir dilaté la pupille par l'atropine. Le même moyen d'exploration permet d'apercevoir à travers les couches corticales le noyau cristallinien qui présente un aspect jaune ambré, pierre à fusil, et une structure plus régulière.

Lorsque la cataracte est extraite, le noyau se distingue par sa consistance ferme qui lui permet de résister sous le doigt, par sa coloration jaune et quelquefois brune ; mais on constate qu'il a gardé en partie sa transparence. Il est sclérosé, et non opaque.

Les couches corticales, au contraire, s'écrasent facilement sous le doigt; elles ont une coloration blanc jaunâtre et l'on n'y retrouve pas les aspects variés qu'elles présentaient avant l'extraction.

Les cataractes séniles très anciennes éprouvent souvent un ramollissement des couches corticales les plus périphériques qui les transforme en un liquide émulsif. Elles perdent alors les apparences que nous venons d'indiquer. Les couches antérieures ramollies prennent un aspect plus uniforme et le noyau sclérosé tend à gagner, par son poids, les parties déclives de la capsule. Il peut même finir par flotter dans le liquide qui l'entoure. On a donné à cette forme de cataracte le nom de cataracte *morgagnienne*, parce qu'on supposait autrefois, entre la cristalloïde antérieure et les couches corticales, l'existence, à l'état normal, d'un liquide (humeur de Morgagni) analogue à celui que forment les couches corticales ramollies.

Dans d'autres cas, on voit se produire une infiltration de phosphates et de carbonates calcaires qui donne à la cataracte l'aspect et la consistance pierreux. De là le nom de *cataracte pierreuse* donné à cette variété rare. Nous avons dit que l'existence de la véritable cataracte osseuse n'est nullement démontrée.

Symptomatologie. — Le développement de la cataracte donne lieu, chez le sujet qui en est atteint, à un ensemble de troubles fonctionnels et de phénomènes subjectifs. Dès le début, même, l'opacification du cristallin se révèle au chirurgien lorsqu'il la recherche par les moyens appropriés.

L'apparition de la cataracte ne s'accompagne pas de douleurs, mais les troubles de la vision sont constants. Celle-ci devient confuse; l'acuité diminue; le patient a la sensation d'un brouillard enveloppant les objets, ou d'une gaze tendue au-devant de lui. La flamme d'une lumière lui paraît agrandie, déformée, irrégulière, entourée d'un halo. Il constate dans son champ visuel l'existence de taches opaques dont il peut quelquefois préciser la forme et qui occupent toujours la même place, différant en cela des mouches volantes signalées dans les affections des membranes profondes ou du corps vitré.

La diminution de l'acuité visuelle, si la cataracte occupe les deux yeux, arrive à être assez considérable pour que le cataracté ne puisse plus se conduire, surtout au grand jour. Dans une demi-obscurité, au contraire, la vision est souvent meilleure, ce qui tient à ce que la pupille se dilatant, les rayons lumineux peuvent encore parvenir à la rétine par les portions périphériques du cristallin non opacifiées.

On a signalé l'attitude spéciale du cataracté marchant la tête basse, le sourcil contracté, se faisant avec la main une sorte d'abat-jour pour diminuer l'intensité de la lumière et on l'a opposée à celle de l'amaurotique qui marche la tête renversée et regarde le ciel. Cette différence dans l'allure est vraie dans bon nombre de cas, mais on en avait autrefois beaucoup exagéré la valeur, pour le diagnotic.

Outre la diminution de l'acuité visuelle, on a indiqué au début de la cataracte quelques troubles spéciaux. Les changements dans la consistance du cristallin produisent parfois une myopie momentanée qui peut donner au patient des illusions sur une amélioration possible de sa vision lorsque déjà il avait éprouvé les inconvénients de la presbytie. Souvent aussi les sujets intelligents signalent la déformation des objets résultant d'un certain degré d'astigmatisme irrégulier dû aux déformations du cristallin. Enfin on a noté, mais exceptionnellement, la diplopie ou la polyopie monoculaire qu'expliquent les changements survenus dans la réfringence des différentes parties du cristallin.

Quels que soient les troubles fonctionnels observés, dans la cataracte même complète, mais exempte de complications, il n'y a jamais abolition de la sensibilité rétinienne.

Les signes fonctionnels que nous venons d'énumérer seraient toutefois insuffisants pour permettre de reconnaître la cataracte si l'on n'y joignait l'emploi de l'examen direct, de l'éclairage oblique et de l'ophthalmoscope. Ces deux derniers moyens d'exploration permettent de constater dès le début les plus minimes opacités du cristallin.

En examinant *à la lumière directe*, en face d'une fenêtre, un œil atteint de cataracte, l'opacité du cristallin ne se révèle nettement que si elle est déjà assez avancée. On peut cependant reconnaître ainsi les cataractes molles ou liquides à leur teinte grise ou blanche. Si la pupille a été au préalable dilatée par l'atropine, le diagnostic devient plus facile. Mais, chez le vieillard dont la pupille est naturellement étroite et dont le cristallin présente normalement une teinte grisâtre par suite d'un commencement de sclérose, il est souvent impossible de se prononcer sur l'existence d'une cataracte au début.

Avec l'*éclairage oblique*, au contraire, lorsque la pupille a été dilatée, les moindres altérations dans la transparence du cristallin se traduisent par des traînées et des opacités grisâtres ou blanchâtres qui ne laissent pas de doute. On reconnaît ainsi non seulement l'existence des opacités, mais leur situation, leur forme, l'état du noyau, tous détails importants comme nous le dirons au chapitre du diagnostic.

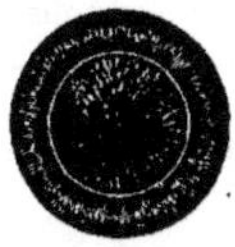

Fig. 81. — Cataracte commençante, vue à l'ophthalmoscope.

L'emploi de l'*ophthalmoscope* permet aussi de découvrir les moindres altérations du cristallin, lorsque la cataracte est au début. Si elle est avancée ou presque complète, son usage est bien inférieur à celui de l'éclairage oblique. On peut employer l'ophthalmoscope à miroir concave avec un éclairage faible; mieux vaut se servir du miroir plan. En projetant le faisceau lumineux sur la pupille, comme pour l'examen du fond de l'œil, on voit alors se détacher en noir sur le fond rougeâtre, les opacités les plus faibles qui se présentaient à l'éclairage oblique avec une couleur grise ou blanche. On constate ainsi l'existence des stries radiées les plus minimes débutant vers l'équateur du cristallin ou des opacités étoilées les plus légères qui se développent dans les couches corticales voisines du pôle antérieur du noyau.

Avant que l'éclairage oblique et l'ophthalmoscope fussent usités, on recherchait avec soin les trois images de Purkinje et Sanson. Cette recherche a perdu depuis longtemps son importance pour le diagnostic de la cataracte.

Marche. — La marche de la cataracte est très variable et généralement en rapport avec le degré de consistance des parties opacifiées. C'est ainsi que chez les enfants le développement de la cataracte toujours molle est parfois très rapide et ne demande que quelques semaines. Chez les individus ayant dépassé la cinquantaine, l'évolution de la cataracte mixte ou demi-molle, forme la plus fréquente, présente une durée beaucoup plus longue et il s'écoule toujours un certain nombre de mois avant qu'elle soit complète. Enfin les cataractes séniles dures mettent souvent plusieurs années à se former.

La cataracte spontanée et en particulier la cataracte sénile tend à envahir les deux yeux, mais elle les atteint successivement et est presque toujours plus avancée d'un côté que de l'autre.

Dans certains cas les patients affirment que le début de la cataracte a été subit. Cette affirmation ne doit pas en imposer au chirurgien, et l'erreur des sujets provient de ce qu'ils se sont aperçus par hasard, en fermant l'œil sain, de l'existence d'une cataracte formée déjà depuis un certain temps.

Complications. — L'influence du diabète, de l'albuminurie et de quelques intoxications sur le développement de la cataracte a été signalée à propos de l'étiologie. Il faut toujours se préoccuper de rechercher s'il n'existe pas, chez les individus atteints de cataracte, quelque complication de ce genre. L'examen des bronches et du cœur doit aussi être pratiqué, car l'état de ces organes a une influence marquée sur les suites de l'opération lorsqu'elle est indiquée, à cause des secousses fâcheuses que déterminent les quintes de toux.

Les complications locales sont celles sur lesquelles nous devons surtout appeler l'attention.

L'état des voies lacrymales est très important à reconnaître avant toute intervention. La conjonctivite, la dacryocystite, les inflammations mêmes de la pituitaire doivent être préalablement traitées et guéries, sous peine de voir des accidents septiques compromettre l'opération la mieux exécutée.

Les complications oculaires n'ont pas une moindre importance et seront attentivement recherchées. Les plus fréquentes se rencontrent du côté de la choroïde, de la rétine et du nerf optique.

Les états pathologiques de la choroïde qui coexistent assez souvent encore avec la cataracte se traduisent le plus habituellement par des adhérences de l'iris à la cristalloïde, la diminution des dimensions de la chambre antérieure, l'augmentation de consistance du globe de l'œil. Un état franchement glaucomateux se révèle presque toujours par la teinte verdâtre que prend le cristallin opacifié.

L'existence antérieure d'une myopie forte, la perception d'images lumineuses, de flammes, d'arcs-en-ciel pendant le développement de la cataracte doivent faire craindre les lésions de la myopie progressive.

L'atrophie de la rétine et du nerf optique se reconnaissent à la diminution de la sensibilité rétinienne à la lumière et des phosphènes.

On signale aussi l'abolition de la perception des couleurs dans ces cas. Nous indiquons, au chapitre *Diagnostic*, les moyens à employer pour constater ces troubles fonctionnels, de même que les lacunes qui peuvent exister dans le champ visuel par le fait d'un décollement rétinien étendu.

Il est rare, en effet, qu'au moment où ces complications du côté des membranes profondes de l'œil sont recherchées, la cataracte ne soit pas assez avancée pour empêcher tout examen ophthalmoscopique.

Diagnostic. — Pour établir le diagnostic complet de la cataracte, il est nécessaire de la distinguer des autres affections qui la simulent; de déterminer l'espèce et la variété à laquelle elle appartient et son degré de consistance; de reconnaître les complications, s'il en existe.

Les affections qui peuvent être confondues avec la cataracte sont englobées sous le nom de fausses cataractes et se réduisent, en somme, aux dépôts plastiques qui obstruent la pupille. Avec l'éclairage oblique, le diagnotic n'offre aucune difficulté. Il arrive quelquefois chez les vieillards que la pupille examinée à l'éclairage direct et même à l'éclairage oblique présente, à cause de la sclérose très marquée du noyau cristallinien, une coloration ambrée ou des reflets grisâtres qui peuvent, au premier abord, faire croire à l'existence d'une cataracte. Mais, dans ce cas, après dilatation de la pupille, l'emploi de l'ophthalmoscope lève tous les doutes en permettant d'éclairer complètement le fond de l'œil.

Le diagnostic de l'espèce à laquelle appartient la cataracte est ordinairement facile avec l'éclairage oblique. Les opacités capsulaires se reconnaissent à leur situation tout à fait superficielle, à leur couleur d'un blanc mat, à leur position plus ou moins rapprochée du centre de la pupille. Il suffit de se reporter à la description que nous avons donnée des variétés de la cataracte capsulaire ; nous n'insisterons pas.

Les cararactes lenticulaires sont celles qu'on a le plus souvent l'occasion d'observer et nous allons indiquer à quels caractères on en reconnaît les différentes variétés.

La cataracte *dure*, observée seulement chez le vieillard, est peu volumineuse, d'une couleur ambrée, comparée à celle de la pierre à fusil. L'éclairage oblique permet de constater un intervalle entre le bord de l'iris appliqué sur la cristalloïde antérieure et l'opacité nucléaire. C'est cet espace encore transparent, constitué par les couches corticales les plus antérieures non opacifiées, qui a été considéré comme l'ombre portée par l'iris sur le cristallin, à une époque où l'on n'admettait pas le contact direct du bord de l'iris avec la capsule.

La cataracte *molle*, cataracte des jeunes sujets, se distingue par son volume considérable. Il n'y a pas d'intervalle entre le bord de la pupille et les parties opaques ; quelquefois même la face antérieure de l'iris est bombée et les mouvements de la pupille sont paresseux. La couleur de la cataracte molle est gris blanchâtre, avec un reflet souvent bleuâtre. Sa masse n'est pas homogène ; l'éclairage oblique y montre des stries, des granulations plus opaques et plus brillantes en certains points, mais n'y fait pas découvrir de noyau au centre. Plus la consistance de la cataracte diminue, plus son aspect devient homogène. La cataracte *liquide* a une teinte d'un blanc laiteux ou jaunâtre, et l'éclairage oblique n'y décèle que de très fines granulations indiquant qu'elle est formée par un liquide émulsif.

La cataracte *mixte* ou *demi-molle* est celle qu'on a de beaucoup le plus souvent l'occasion d'observer chez les gens âgés. Elle diffère de la cataracte des jeunes sujets par l'existence d'un noyau sclérosé. On constate en général assez facilement, par l'éclairage oblique, l'existence de ce noyau au milieu des masses corticales opaques. Il se révèle par sa couleur ambrée et son aspect plus homogène.

Les masses corticales antérieures que l'éclairage oblique permet de bien étudier présentent des stries le plus souvent rayonnées et triangulaires, d'aspect gris bleuâtre ou nacré. Entre ces stries existent de petits points et de petites plaques grisâtres irrégulièrement distribués. D'une manière générale on peut dire que plus les stries rayonnées sont larges et volumineuses, moins la consistance des couches corticales est considérable. L'existence de stries étroites indique une cohérence parfois assez grande des couches corticales avec le noyau.

Dans les cataractes ayant dépassé la maturité, les stries ont disparu ; l'aspect de la cataracte est seulement granuleux, presque amorphe, par suite du ramollissement des couches périphériques. Mais l'éclairage oblique permet de reconnaître alors le noyau qui occupe une position déclive. Cet état caractérise la cataracte dite *morgagnienne*.

L'existence d'un pointillé opaque dans les parties les plus antérieures se rencontre aussi dans les cataractes très anciennes et ramollies. Les petites taches répondent à des opacités siégeant dans la couche épithéliale adhérente à la cristalloïde antérieure.

Si le diagnostic de la consistance de la cataracte a une grande importance, parce que de lui dépend le choix du procédé opératoire, le diagnostic des complications est plus important encore. L'existence de ces complications commande, en effet, quelquefois de s'abstenir de toute intervention.

Le diabète et l'albuminurie ne sont plus considérés aujourd'hui comme des contre-indications à l'opération. Néanmoins on doit toujours les rechercher et, autant que possible, instituer un traitement préalable contre elles.

Il importe surtout de reconnaître s'il n'existe pas d'affection concomitante des voies lacrymales ou de la muqueuse pituitaire, car il est bien reconnu que le catarrhe et les suppurations existant de ce côté sont une source d'infection septique et expliquent les suppurations si fréquentes autrefois après l'extraction de la cataracte.

Les complications oculaires devront être surtout recherchées avec soin. Dans certains cas, le diagnostic précis sera impossible, car les patients ne consultent le plus souvent qu'à un moment où la cataracte est assez avancée pour empêcher tout examen ophthalmoscopique du fond de l'œil. Néanmoins, la consistance augmentée du globe de l'œil, la diminution de la chambre antérieure, l'existence de synéchies iriennes, indiqueront un état glaucomateux ou des inflammations antérieures de la choroïde. Une myopie d'un degré élevé, la perception par le patient de flammes irisées, au début de la cataracte, feront craindre les lésions de la myopie progressive et en particulier d'un décollement de la rétine.

L'examen de la sensibilité rétinienne ou de l'acuité visuelle chez les cataractés, nous renseigne heureusement d'une manière suffisante, dans la pratique sur l'existence de ces complications. A moins de complication sérieuse, en effet, la sensibilité rétinienne persiste, même dans le cas de cataracte complète. Le patient peut toujours distinguer l'ombre de la lumière, reconnaître la flamme d'une bougie à distance, et quelquefois percevoir encore la forme extérieure des objets.

Voici comment on s'assure que la sensibilité rétinienne est conservée chez un sujet atteint de cataracte. On le place à 4 ou 5 mètres, et on lui fait couvrir l'œil sain. De l'œil atteint, il doit signaler les déplacements d'une bougie et indiquer d'une manière précise le moment où l'on cache avec la main la flamme, et celui où on la fait réapparaître. On peut aussi employer la flamme d'un bec de gaz qu'on baisse progressivement, jusqu'à ce qu'elle cesse d'être perçue. On apprécie de cette manière, avec une approximation très suffisante, le degré d'acuité conservée.

De Graefe a proposé de l'évaluer par des chiffres, en disant que, lorsque la flamme d'une bougie, qui devrait être perçue à 5 mètres, n'est perçue qu'à une distance de 2 mètres, l'acuité est de 2/5.

Pour compléter cet examen, il reste à se rendre compte de l'état du champ visuel en promenant circulairement devant l'œil cataracté une bougie allumée à une distance moindre de 1 mètre. Si la flamme, l'œil cataracté conservant une direction fixe, cesse d'être perçue dans certaines positions, principalement en haut, il y a présomption de l'existence d'un décollement rétinien.

Ce moyen d'exploration est préférable à la recherche des phosphènes.

Pronostic. — La cataracte spontanée est une affection qui ne guérit pas sans opération, et nous verrons plus loin que les divers essais de traitement médical qui ont été faits pour en amener la disparition n'ont jusqu'ici donné aucun résultat satisfaisant. Le pronostic de cette affection est par conséquent sérieux et intimement lié au perfectionnement des méthodes et procédés opératoires. A toutes les époques, les oculistes ont publié des statistiques pour établir la supériorité de tel ou tel procédé particulier. Mais, pour des raisons faciles à comprendre, ces documents ne peuvent guère être utilisés pour établir d'une manière certaine la proportion des succès et des insuccès dans l'opération de la cataracte. Dans certaines statistiques, cette proportion atteindrait 95 pour 100. Il est loin d'en être ainsi dans la réalité. L'application des règles de la méthode antiseptique à la chirurgie oculaire a permis, dans ces dernières années, d'écarter toute crainte de suppuration à la suite des opérations pratiquées sur l'œil, mais l'absence de la suppuration, si fréquente autrefois après l'opération dans les hôpitaux, ne suffit pas pour assurer le succès définitif de l'extraction de la cataracte.

Le pronostic de la cataracte ne doit pas seulement être envisagé au point de vue du résultat opératoire. Le chirurgien est souvent sollicité d'émettre un avis sur la durée probable de l'affection avant qu'elle arrive à une maturité complète. Il est malheureusement très difficile de répondre à ce sujet. Certaines cataractes, chez les gens âgés, marchent avec une extrême lenteur et ne se complètent jamais. Lorsque l'ophthalmoscope, après dilatation de la pupille, ne révèle que quelques opacités sous forme de stries dans la région de l'équateur, il est souvent préférable de ne pas avertir le patient qu'il est atteint de cataracte, car on voit ces opacités, qui ne gênent en rien la fonction, rester quelquefois indéfiniment stationnaires.

D'une manière générale, la cataracte marche d'autant plus lentement qu'elle est plus consistante. Chez les sujets jeunes, elle évolue toujours rapidement, en raison de sa mollesse habituelle. Chez les sujets âgés, nous avons indiqué les caractères qui permettent de reconnaître le peu de consistance des couches corticales; ils sont en rapport avec une évolution relativement rapide. Chez eux cependant, la cataracte met toujours plusieurs mois et souvent plusieurs années avant de se compléter.

Une marche très rapide de la cataracte doit faire craindre l'existence d'altérations du fond de l'œil.

Comparée à la cataracte traumatique, la cataracte spontanée est d'un pronostic relativement favorable.

CATARACTE CONGÉNITALE

Morand, Recherches sur la cataracte congénitale. Thèse de Paris, 1858. — Rück, Des cataractes congénitales. Thèse de Paris, 1867. — Denis (Paul), De la cataracte congénitale. Thèse de Paris, 1873. — Durand (Alphonse), Essai sur les cataractes lenticulaires spontanées de l'enfance. Thèse de Paris, 1874. — Dolard, La cataracte chez les jeunes sujets. Thèse de Lyon, 1889-1890.

Les opacités du cristallin développées pendant la vie intra-utérine ou constatées, du moins, peu de temps après la naissance, sont décrites sous le nom de cataractes congénitales. Elles ont été attribuées, soit à des arrêts de développement, soit à des inflammations de l'appareil oculaire antérieures à la naissance.

La cataracte congénitale totale ou partielle représente 0,3 pour 100 du nombre total des cataractes dans la statistique de de Wecker.

L'hérédité a sur son développement une influence bien établie. Elle a été observée pendant plusieurs générations dans la famille royale d'Angleterre (White Cooper). Les Indes, la Russie et l'Irlande paraissent en fournir des cas plus nombreux que les autres pays. Le rachitisme et certaines altérations de l'émail dentaire signalées par Horner semblent aussi devoir figurer, avec les affections cérébrales convulsives (Arlt, Horner), au nombre des causes de cette variété de cataracte.

La cataracte congénitale se présente sous la forme complète ou incomplète.

Cataractes complètes. — Elles sont *molles* ou *liquides.* Elles donnent à la totalité du champ pupillaire un aspect uniforme, blanc laiteux, comparé à celui de l'amidon cuit. Le cristallin est peu volumineux, à l'inverse de ce qu'on observe pour la cataracte liquide de l'adulte, et l'iris conserve sa mobilité. A la longue même, le contenu peut se résorber et il ne reste plus que la capsule doublée de masses graisseuses ou de dépôts crétacés (*cataracte aride siliqueuse*).

La cataracte *nucléolaire,* signalée par de Graefe, s'observe aussi à la naissance. Elle présente cette particularité que, malgré l'absence d'un noyau à cet âge, sa consistance est notable et va en augmentant de la périphérie au centre, ce qui la rapproche de la cataracte sénile.

Cataractes incomplètes. — Le type de ces cataractes est la cataracte *zonulaire* ou *stratifiée.*

Elle est caractérisée par l'existence d'une zone d'opacités périnucléaires, le

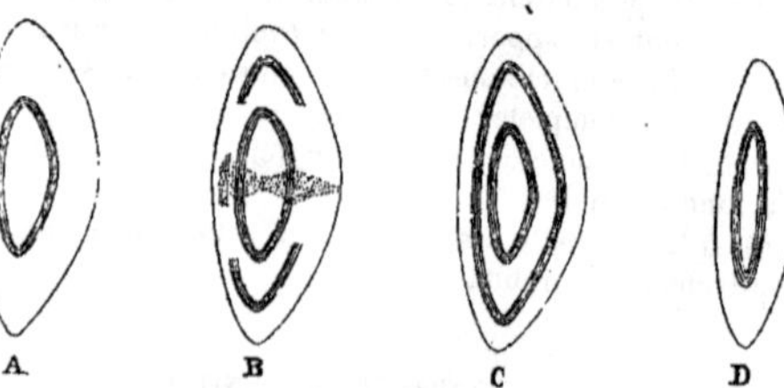

Fig. 82. — Cataractes zonulaires.

noyau et les couches périphériques restant transparentes. La figure ci-jointe (fig. 82) montre les principales dispositions des opacités sur une coupe verticale antéro-postérieure du cristallin.

Cette disposition stratifiée appartient en propre à la cataracte congénitale. De Wecker, cependant, a observé un cas où elle serait apparue après la naissance. Arlt la rattachait aussi aux convulsions de l'enfance. Elle serait peut-être, d'après Terrier, une manifestation de la syphilis congénitale. Dans tous les cas, elle coïncide fréquemment avec des malformations rachitiques du squelette.

Si l'on dilate la pupille par l'atropine, on constate l'existence d'une opacité arrondie, discoïde, qui occupe les parties centrales sans atteindre la périphérie. Autour du disque opaque existe une zone transparente répondant à l'équateur du cristallin. La couleur de l'opacité est grisâtre et plus foncée à la périphérie. Vers le centre, on retrouve les traces de la disposition en étoile des fibres du cristallin et souvent une petite plaque d'un blanc éclatant. De la périphérie du disque se détachent des dentelures irrégulières, et quelquefois de fins prolongements atteignant l'équateur du cristallin.

L'éclairage oblique permet de reconnaître que la face antérieure de l'opacité est convexe, et que derrière elle existe une autre zone opaque à concavité antérieure répondant aux couches périnucléaires postérieures.

L'ophthalmoscope montre le disque central d'un rouge brun, plus foncé vers les bords et entouré d'une zone annulaire transparente, qui permet d'apercevoir le fond de l'œil avec sa coloration ordinaire.

La cataracte zonulaire s'accompagne souvent de myopie et de nystagmus. Elle atteint les deux yeux, le plus ordinairement, et reste stationnaire ; mais elle peut se compléter dans la vieillesse.

La vision est meilleure dans une demi-obscurité qu'à une lumière vive, et s'améliore encore lorsqu'on dilate la pupille par l'atropine.

On a décrit d'autres formes de la cataracte congénitale : la cataracte *ponctuée*, dans laquelle de fines opacités sont groupées au voisinage du pôle postérieur et du pôle antérieur formant parfois une étoile à trois branches ; la cataracte *fusiforme*, dont la disposition est figurée plus haut (B, fig. 82), combinée avec une double opacification zonulaire.

La cataracte *pyramidale* est parfois observée à la naissance. Elle appartient à la classe des cataractes capsulaires et, à propos de ces dernières, nous indiquerons le mécanisme de sa formation.

Traitement. — Le traitement de la cataracte congénitale varie suivant la variété dont il s'agit ; mais, d'une manière générale, la cataracte congénitale doit être opérée de bonne heure, à moins de complications graves du côté des membranes profondes.

La *discision* convient aux formes molles et, pour la cataracte liquide, on pourrait recourir à l'*aspiration*.

La cataracte nucléolaire, d'ailleurs rare, doit être traitée par l'*extraction*.

Lorsque l'opacité de la cataracte zonulaire est très circonscrite, une iridectomie ou la simple section du sphincter pupillaire suffisent pous permettre aux rayons lumineux d'arriver plus largement au fond de l'œil. Dans le cas d'opacité étendue, on aura recours à l'extraction. Horner a même conseillé d'extraire le cristallin dans sa capsule. Mais cette opération, toujours périlleuse, ne peut être conseillée d'une manière générale.

CATARACTE TRAUMATIQUE

AUDIBERT, Étude sur le traitement de la cataracte traumatique. Thèse de Paris, 1877. — SARRAZIN, Recherches sur la cataracte traumatique, au point de vue du diagnostic et du traitement. Thèse de Paris, 1879.

Les traumatismes les plus variés peuvent produire l'opacification du cristallin.

En première ligne, il faut placer les *plaies de la cristalloïde antérieure*. Elles sont fréquentes, chez les enfants surtout, et causées par la pénétration à travers la cornée et la chambre antérieure de corps pointus (aiguilles, ciseaux, canifs, plumes métalliques), de grains de plomb, d'éclats de pierre et de capsules fulminantes.

Les *contusions* du globe de l'œil, qu'accompagnent une rupture de la zonule et un déplacement du cristallin, produisent aussi la cataracte. Elle apparaît ainsi après les chocs divers (coups de poing, balles élastiques, bouchons de bouteille de vin de Champagne). Berlin l'a déterminée chez les animaux en percutant la cornée avec une baguette flexible.

Il est, en outre, bien établi aujourd'hui que la simple *commotion* du globe de l'œil peut développer la cataracte. On l'a observée à la suite de chutes, de coups reçus sur la région temporale, de convulsions, et après la sidération par la foudre. Maklakoff, au dire de de Wecker, aurait réussi à faire naître la cataracte chez certains animaux, sous l'influence des vibrations de sons très aigus. Les expériences faites dans ces dernières années sur la maturation artificielle de la cataracte ont montré l'influence exercée par l'évacuation de l'humeur aqueuse et par le massage de l'œil sur l'opacification du cristallin.

A la suite des plaies de la capsule, si l'ouverture est très petite, il se fait au travers une hernie des fibres du cristallin, et l'imbibition par l'humeur aqueuse se limite à la partie herniée. Dans ces conditions, on observe une cicatrisation de la solution de continuité, et il reste une opacité circonscrite.

Dans les cas cependant où la portion du cristallin, qui a fait hernie à travers la petite plaie, est rapidement résorbée, l'imbibition par l'humeur aqueuse continue à agir sur le cristallin dont la masse se gonfle. Le même résultat se produit nécessairement si la plaie est un peu étendue. On voit alors des masses de la substance cristallinienne ayant l'apparence de l'amidon cuit se répandre dans la chambre antérieure comme après la discision.

Si le gonflement du cristallin est très rapide, il en résulte parfois une rupture de la capsule.

Chez les jeunes sujets, l'imbibition est souvent suivie de la résorption complète du cristallin, et la pupille reprend au bout d'un certain temps sa transparence. Mais après vingt-cinq ans, alors que le noyau du cristallin est déjà formé, cette résorption complète n'est plus possible, et il se développe presque toujours des phénomènes d'irido-choroïdite. Il est fréquent dans ce cas, d'observer des adhérences de l'iris à la capsule et la formation d'opacités à la face interne de cette dernière.

Chez les gens d'un âge avancé, les phénomènes glaucomateux sont encore plus à craindre, et il se forme une cataracte adhérente avec synéchies iriennes. La chute du noyau du cristallin dans la chambre antérieure, quelquefois observée, est aussi une cause d'accidents graves.

La cataracte traumatique appartient à la variété *molle*. Elle se reconnaît par l'éclairage direct, l'éclairage oblique ou l'ophthalmoscope, comme la cataracte spontanée. Pour que le diagnostic soit complet, il faut toujours se préoccuper de la présence possible d'un corps étranger dans le cristallin. Lorsqu'un corps étranger métallique s'y est arrêté, il détermine habituellement, à la longue, une coloration brune de la substance cristallinienne dans son voisinage. Souvent, le corps étranger n'a fait que traverser le cristallin et a pénétré dans le corps vitré ; dans ce cas, l'ophthalmoscope peut, dans les premiers moments, le faire reconnaître, alors que les opacités sont encore très limitées. Plus tard, on peut seulement soupçonner sa présence.

Le pronostic de la cataracte traumatique est toujours plus grave que celui de la cataracte spontanée. Il y a souvent des complications du côté de la cornée, de l'iris, du corps vitré. Non seulement on voit survenir consécutivement s'il y a complication d'un corps étranger, des cyclites et des choroïdites, mais les accidents de l'ophthalmie sympathique sont particulièrement à craindre pour l'autre œil.

Traitement. — Lorsque la capsule a été intéressée sur une très petite étendue, le traitement se réduit à l'expectation. On se borne à assurer par des lotions antiseptiques la cicatrisation de la plaie de la cornée lorsqu'il en existe une, et l'on fait une compression modérée à l'aide d'un bandeau. Les instillations d'ésérine ont été conseillées dans le but de diminuer la tension de l'œil et de favoriser la résorption. Mais, chez les sujets encore jeunes, nous préférons les instillations d'atropine, qui permettent d'observer les changements survenus dans la transparence du cristallin et préviennent les adhérences de l'iris.

L'iridectomie préventive sera pratiquée pour modérer les accidents inflammatoires qu'entraînent les larges ouvertures de la capsule et le gonflement de la masse du cristallin. Elle doit être faite de bonne heure si des accidents glaucomateux se développent.

L'extraction précoce avec iridectomie est indiquée quand il existe un corps étranger dans le cristallin ou lorsque le noyau du cristallin est tombé dans la chambre antérieure.

Lorsqu'il n'y a ni déplacement de la lentille, ni plaie de la capsule, l'extraction doit être différée et remise à une époque où toute trace d'inflammation a disparu.

Pour le traitement de la cataracte d'origine traumatique, mais de date ancienne, les indications opératoires sont fournies par l'âge du sujet, et par l'existence ou l'absence des complications du côté des membranes profondes de l'œil.

La cataracte des jeunes sujets sera traitée par des discisions répétées. Chez l'adulte, il faudra recourir à l'extraction avec iridectomie. Si la cataracte a pris, comme il arrive, la forme *aride siliqueuse*, on doit s'attendre à des difficultés particulières. Dans tous les cas le pronostic de l'intervention opératoire est plus grave pour la cataracte traumatique que pour la cataracte spontanée. Si la présence d'un corps étranger derrière le cristallin cataracté est certaine et si des phénomènes sympathiques se montrent dans l'œil opposé, il ne faut pas hésiter à pratiquer l'énucléation.

b. — **Des cataractes capsulaires.**

Depuis les recherches de Malgaigne, confirmées par les travaux modernes, on sait que la capsule du cristallin ne perd jamais sa transparence et que les opacités dont elle paraît être le siège sont dues aux altérations de la couche épithéliale sous-jacente. Les seules altérations que subisse parfois la cristalloïde consistent dans un plissement ou dans un dédoublement de ses lamelles et dans des productions verruqueuses.

Les opacités capsulaires siègent presque toujours au pôle antérieur. Tantôt elles sont isolées (cataracte *capsulaire* proprement dite), tantôt elles coexistent avec l'opacité des couches corticales du cristallin (cataracte *capsulo-lenticulaire*).

Les altérations se montrent dans la couche épithéliale qui double la face interne de la cristalloïde antérieure. Elles subissent une transformation colloïde (Gayet), puis une dégénérescence graisseuse. Des infiltrations de sels calcaires se font entre les cellules dégénérées et, dans les opacités anciennes, on trouve une masse analogue à un tissu connectif qui pénètre dans les couches corticales du cristallin. C'est au niveau de cette plaque opaque dont les bords sont habituellement irréguliers et déchiquetés qu'on a observé le dédoublement en lamelles de la capsule signalé par Broca. Entre ces lamelles de fines granulations se sont infiltrées.

Les opacités capsulo-lenticulaires s'observent dans les cataractes très anciennes, ayant dépassé l'époque de la maturité. Elles occupent le centre de la pupille, sous forme d'une plaque superficielle d'un blanc crayeux, dont les bords sont plus ou moins irréguliers. L'éclairage oblique permet de reconnaître la situation de cette opacité, en avant des couches corticales les plus superficielles. Certaines opacités capsulaires se forment aussi dans des cataractes n'ayant pas dépassé la maturité. Ces cataractes sont presque toujours d'origine choroïdienne et souvent adhérentes.

Un caractère important de ces cataractes et qui leur est commun avec les autres variétés de cataractes capsulaires, c'est que, une fois constituées, elles restent stationnaires.

Les cataractes capsulaires proprement dites siègent au pôle antérieur (cataracte *polaire antérieure* et cataracte *pyramidale*), ou au pôle postérieur (cataracte *capsulaire postérieure*).

La cataracte *polaire antérieure* s'observe surtout chez les enfants et s'explique par le contact qu'a subi la cristalloïde antérieure avec la face postérieure de la cornée à la suite d'une perforation de celle-ci. Il s'est fait à ce niveau un travail de prolifération dans les cellules qui doublent la cristalloïde. Cependant, dans certains cas, on ne trouve aucune trace de perforation de la cornée. Ces cas constituent des variétés de cataracte congénitale. On a vu aussi, mais tout à fait exceptionnellement, la cataracte polaire antérieure se développer chez des sujets encore jeunes, en dehors de toute cause appréciable.

La cataracte *pyramidale* est congénitale ou acquise. Son nom lui vient de la saillie acuminée qu'on constate dans le champ pupillaire, au niveau de l'opacité siégeant sur la capsule.

Lorsque la cataracte pyramidale existe, chez le nouveau-né, en même temps qu'une opacité de la cornée placée au-devant d'elle, elle reconnaît pour cause une perforation de la cornée survenue au cours d'une ophthalmie intra-utérine. Dans les cas où l'opacité cornéenne manque, on a attribué la cataracte à la persistance d'un débris de la membrane pupillaire (Beck), ou encore à un accident dans la séparation du cristallin et de la cornée, au moment du développement de celui-ci.

La cataracte pyramidale acquise est toujours consécutive à une perforation de la cornée et s'explique de la façon suivante : Dès que la cornée est perforée, l'humeur aqueuse s'écoule et la face antérieure de la capsule se met en contact avec la face postérieure de la cornée. Des adhérences ne tardent pas à s'établir entre les deux membranes, au niveau de la fistule et les cellules épithéliales sous-jacentes à la cristalloïde s'opacifient. Puis, par le fait de la reproduction de l'humeur aqueuse, les deux membranes tendent à se séparer. C'est alors que se forme la saillie de la capsule tiraillée; mais le plus souvent les adhérences se rompent. Quelquefois cependant, on voit persister un mince filament unissant le sommet de la cataracte à la face postérieure de l'opacité cornéenne.

La cataracte *capsulaire postérieure* s'observe rarement. Elle ne peut s'expliquer de la même façon que la cataracte polaire antérieure, puisque normalement il n'existe pas de cellules épithéliales doublant la cristalloïde dans cette région. On attribue les opacités qui s'observent au pôle postérieur du cristallin, soit à des dépôts extérieurs à la capsule et provenant d'une altération du corps vitré au niveau de la fossette hyaloïdienne, soit à une altération limitée des couches corticales du cristallin.

La cataracte capsulaire postérieure s'observe surtout dans les choroïdites anciennes.

Dans quelques cas, l'existence d'un débris de l'artère hyaloïdienne a fourni l'explication de l'existence d'opacités au pôle postérieur du cristallin (Von Ammon).

Diagnostic. — L'éclairage oblique permet de distinguer facilement les opacités qui siègent sur la capsule de celles qui répondent aux couches corticales du cristallin. Les opacités capsulaires sont en général centrales, plus limitées que celles de la lentille ; elles ont à l'éclairage direct un aspect crayeux très prononcé ; les bords en sont irrégulièrement dentelés et au pourtour on observe une sorte d'auréole grisâtre.

L'ophthalmoscope permet mieux encore que l'éclairage oblique de constater la délimitation exacte des opacités au centre de la pupille et l'absence de trouble dans la masse du cristallin.

L'expérience des images de Purkinje fait reconnaître l'absence de la seconde et de la troisième image, quand la cataracte siège sur la cristalloïde antérieure.

Les cataractes polaires postérieures sont d'un diagnostic plus difficile et les opacités situées dans les parties les plus antérieures de la fossette hyaloïdienne peuvent facilement être confondues avec elles.

La coexistence fréquente de complications du côté de la choroïde et de l'iris, explique l'absence de mobilité de l'iris et l'existence de synéchies souvent signalées dans la cataracte capsulaire.

Traitement. — Dans certains cas, surtout s'il existe des adhérences à l'iris, on devra pratiquer une iridectomie pour établir une pupille artificielle et prévenir les accidents glaucomateux. Si l'extraction est pratiquée, après la sortie du cristallin, il faudra saisir avec des pinces spéciales la portion de la capsule opaque et l'extraire isolément.

Du traitement de la cataracte en général.

S'il n'est pas impossible de voir, dans quelques cas exceptionnels, des opacités très limitées du cristallin, disparaître spontanément, on peut dire néanmoins que la cataracte ne guérit jamais sans opération. L'amélioration de la vue observée chez certains diabétiques, sous l'influence du traitement général ne repose pas sur des observations suffisamment précises.

Jusqu'à preuve du contraire, le traitement *médical* de la cataracte doit donc être considéré comme illusoire. Les préparations d'iode, de mercure administrées à l'intérieur, les injections hypodermiques d'ammoniaque, l'instillation d'huile phosphorée entre les paupières (Tavignot), l'emploi des courants continus n'ont jamais amené la guérison. Le résultat des évacuations répétées d'humeur aqueuse reprises par Sperino est plus que douteux et cette évacuation constitue elle-même une opération chirurgicale.

Le traitement *chirurgical* de la cataracte comprend trois méthodes : 1° le *déplacement* (abaissement et réclinaison); 2° la *division* (discision et broiement); 3° l'*extraction* avec les très nombreux procédés qu'elle comporte.

On peut y ajouter une quatrième méthode l'*aspiration* ou succion imaginée par Laugier, en 1847, et applicable seulement aux cataractes liquides. Mais, malgré les modifications que Bowmann, Teale et de Wecker, ont apportées à cette méthode, elle n'a été que rarement employée.

CONSIDÉRATIONS SUR L'OPÉRATION DE LA CATARACTE

Lorsque l'existence d'une cataracte a été constatée chez un sujet, l'intervention chirurgicale seule peut la faire disparaître, mais le chirurgien, après en avoir prévenu, avec les précautions nécessaires, son malade, doit encore résoudre certaines questions.

Si les deux yeux sont atteints et la vision assez compromise pour que le patient puisse à peine se conduire, il n'y a pas lieu de différer l'opération. La cataracte, dans ce cas, est presque toujours complète sur l'un des yeux et c'est celui-là qu'il faut opérer d'abord. Si la cataracte est incomplète, l'opération doit-elle être pratiquée? On répondait autrefois par la négative à cette question. Il est certain, qu'il vaut mieux ne pas faire courir les chances d'une opération à un œil dont la vision n'est pas encore totalement perdue. Il ne faut pas non plus se dissimuler que les débris des couches corticales non encore opacifiées sont trop souvent le point de départ de cataractes secondaires, malgré le soin qu'on met à les extraire. Néanmoins l'opération peut être faite sur un œil avant la maturité complète de la cataracte, lorsque certaines conditions, en particulier le désir formellement exprimé par le patient, le commandent.

La maturation artificielle de la cataracte a été conseillée dans ce cas, mais nous paraît avoir plus d'inconvénients que d'avantages. L'iridectomie pratiquée préventivement quelques semaines ou quelques mois avant l'extraction est un moyen d'activer l'opacification des couches corticales. Suivie du massage du cristallin à travers la cornée elle a été conseillée par Fœrster. Exécuté prudemment avec la curette de caoutchouc, le massage hâte, en effet, la maturation de la cataracte, mais il peut arriver de dépasser le but et de provoquer des accidents d'irido-choroïdite. Pour ces raisons, la maturation artificielle ne peut être conseillée que dans des cas tout à fait exceptionnels.

La question de l'opération simultanée sur les deux yeux est aussi une de celles qui se posent habituellement au chirurgien. A notre avis, elle doit toujours être résolue par la négative. En opérant dans la même séance les deux yeux, on évite sans doute au patient les appréhensions d'une deuxième opération, mais qu'une complication se produise sur l'un des yeux, il y a des chances pour que l'autre œil en souffre et que le double résultat se trouve compromis.

Préparation de l'opéré. — Avant que l'importance des précautions antiseptiques eût été reconnue, on soumettait les malades à un régime spécial, avant l'opération, pour en assurer le succès. Les purgatifs y tenaient la plus grande place. On se contente aujourd'hui d'en prescrire un la veille, pour éviter les efforts de défécation dans les jours qui suivent l'opération.

Ce dont on doit se préoccuper surtout, c'est d'assurer autant que possible l'asepsie de la conjonctive. S'il existe un catarrhe des voies lacrymales, il doit être préalablement traité de manière à faire disparaître toute trace de sécrétions.

Dans les jours qui précèdent l'opération, on fait faire plusieurs fois dans les vingt-quatre heures des irrigations des culs-de-sac conjonctivaux, avec une solution de sublimé à 1 pour 5000. Il est bon de savonner avant l'opération les régions palpébrales et péri-orbitaires. La barbe et les cheveux doivent aussi être particulièrement soignés et s'il était possible de n'opérer qu'après les avoir complètement rasés, on se placerait dans les conditions les plus favorables, conditions difficiles malheureusement à réaliser dans la pratique.

Les intéressantes observations de Gayet (de Lyon) ont montré cependant que malgré toutes ces précautions, les sécrétions de la conjonctive conservent encore un grand nombre de micro-organismes. Il y a trouvé le *Staphylococcus pyogenes* au moment de l'opération (*Archives d'ophthalmologie*, 1887, p. 385), alors que cependant celle-ci a été suivie de succès.

L'anesthésie par le chloroforme ou par l'éther n'est plus employée dans l'opération de la cataracte chez l'adulte. Les instillations d'une solution de chlorhydrate de cocaïne à 1 pour 25 suffisent pour donner une insensibilité complète de la cornée et de la conjonctive.

Chez les enfants, le chloroforme est indispensable dans presque tous les cas. C'est le seul moyen d'assurer l'immobilité du patient; mais les efforts de vomissements souvent observés au réveil, viennent parfois contre-balancer les avantages qui en résultent. Si le chloroforme est administré, l'opéré doit toujours être placé horizontalement sur un lit étroit, à hauteur convenable pour le chirurgien. Nous préférons cette situation, même lorsque l'anesthésie n'est pas employée à la position demi-couchée que donnent les fauteuils spéciaux.

Désinfection des instruments. — L'asepsie absolue des instruments est une condition capitale pour le succès de l'opération de la cataracte

Tous les instruments sont plongés dans un bain d'eau bouillante ou alcool à 90 degrés avant l'opération. Ils sont ensuite immergés dans une cuvette contenant une solution saturée d'acide borique. C'est dans ce bain qu'ils sont replacés chaque fois que le chirurgien les abandonne pour en prendre d'autres.

Les mains de l'opérateur sont désinfectées dans une solution de sublimé.

Immédiatement avant l'opération, un lavage des culs-de-sac de la conjonctive est pratiqué à l'aide d'un appareil à irrigation. Pendant l'opération, un aide nettoie aussi souvent qu'il est nécessaire la conjonctive avec de petits tampons de coton hydrophile trempés dans la solution de sublimé à 1 pour 2000.

Soins consécutifs. — *Pansement* — Dès que l'opération est terminée, le pansement est appliqué sur les deux yeux, dans le but de prévenir les mouvements de clignement. Sur les paupières rapprochées on place de petits disques de grosse mousseline ou de toile très fine, préalablement passés dans la solution de sublimé. Sur la face en contact avec les paupières, ils sont enduits d'une mince couche de pommade à l'iodoforme.

Par-dessus ces disques, on dispose une série de rondelles de coton aseptique, de 4 à 5 centimètres de diamètre, de manière à assurer la compression qu'on veut obtenir.

A la bande de tarlatane humide souvent employée pour maintenir la compression, nous préférons les fines bandes spécialement fabriquées pour cet usage et connues dans le commerce sous le nom de bandes d'Allmayer.

Les tours de bande sont assujettis par de nombreuses épingles pour éviter leur glissement.

Durant les vingt-quatre heures qui suivent l'opération, le malade garde un repos absolu, dans le décubitus dorsal. Il doit ne prendre que des potages et des aliments légers n'exigeant pas d'efforts de mastication.

Sauf le cas où des douleurs vives indiquent une complication, le pansement reste en place au moins quarante-huit heures. Beaucoup de chirurgiens ne le renouvellent même qu'après cinq ou six jours.

Lorsque la cicatrisation de la plaie est assurée, un simple carré de taffetas noir flottant est substitué au bandeau compressif.

Constatation de l'acuité visuelle. — Choix des verres. — Dans les cas les plus heureux, ce n'est qu'au bout d'un mois ou de six semaines environ, que l'acuité visuelle doit être déterminée après l'opération de la cataracte. Elle ne peut être appréciée qu'après avoir corrigé la réfraction insuffisante de l'œil opéré à l'aide de verres convexes. On doit prescrire, en général, deux paires de lunettes, l'une pour la vision de près, l'autre pour la vision à distance. D'ordinaire, un œil emmétrope avant l'opération aura besoin d'un verre convexe de 10 dioptries pour la vision de loin et pour la vision de près il faudra ajouter 4 dioptries. Les individus qui antérieurement à l'opération étaient affectés d'une myopie forte, n'ont pas besoin de lentilles d'un numéro aussi élevé pour la vision de près et peuvent même s'en passer pour la vision à distance, lorsque leur myopie atteignait 10 dioptries. Mais dans tous les cas, le numéro des verres doit être déterminé par tâtonnement.

Il existe presque toujours un certain degré d'astigmatisme cornéen, résultant du changement de courbure de la cornée par le fait de la cicatrisation, mais cet astigmatisme s'atténue et disparaît en partie avec le temps.

Dans les cas heureux, les opérés arrivent après correction de leur réfraction à posséder une acuité égale à 1. Beaucoup cependant, en dehors de toute complication opératoire, n'arrivent qu'à 2/3 ou même 1/2. Ce dernier résultat peut encore être tenu pour satisfaisant.

Nous n'avons pas besoin de dire que le cristallin ne se reproduit jamais après l'opération de la cataracte. Les prétendus cas de régénération du cristallin qui ont été quelquefois cités reposent sur des faits mal observés. Les expériences de Gayat et de Millot ont seulement prouvé que lorsqu'on enlève, le cristallin chez les animaux jeunes, en ménageant autant que possible les parties périphériques avoisinant la capsule, les cellules qui doublent cette dernière continuent à proliférer.

DES DIFFÉRENTES MÉTHODES D'OPÉRATION DE LA CATARACTE

1° Déplacement. — Le déplacement de la cataracte est la méthode le plus anciennement employée. On la trouve déjà indiquée dans Celse. Elle a été la seule usitée jusqu'au XVIIIe siècle, mais aujourd'hui elle est complètement abandonnée et, malgré sa facilité d'exécution, mérite l'oubli dans lequel elle est tombée.

Elle consiste, à l'aide d'une aiguille dite à cataracte, introduite un peu au-dessous du diamètre transverse de l'œil, à pénétrer à travers la sclérotique, en arrière du cristallin. L'aiguille ramenée au-devant de la lentille, après avoir ouvert la capsule, appuie par sa concavité sur la face antérieure du cristallin et le repousse en bas et en arrière, dans la partie la plus antérieure du corps vitré où il est abandonné.

La méthode par déplacement comprend deux procédés, l'*abaissement* et la *réclinaison*. Dans l'abaissement, le cristallin est simplement déprimé en bas;

dans la réclinaison, l'aiguille lui imprime un mouvement de bascule qui dirige son bord supérieur en arrière, puis en bas (fig. 85).

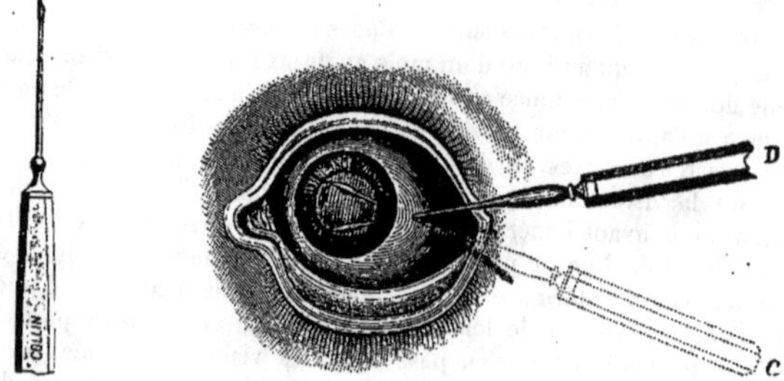

FIG. 83. — Aiguille à cataracte.

FIG. 84. — Introduction de l'aiguille dans l'opération d'abaissement.

Nous ne décrirons pas les différents temps de ces deux procédés qui ne doivent plus être pratiqués au-jourd'hui. En effet, si le déplacement du cristallin cataracté est d'une exécution plus facile que celle des autres méthodes opératoires, les résultats éloignés en sont très incertains et souvent désastreux.

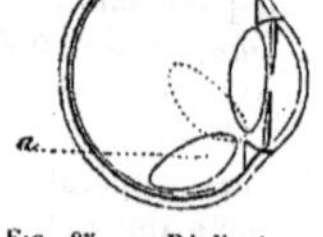

FIG. 85. — Réclinaison de la cataracte.

Abaissé ou récliné dans le corps vitré, le cristallin n'y est pas résorbé et y joue le rôle d'un corps étranger. Dans les cas heureux, les accidents immédiats de l'opération sont nuls ou très peu marqués, mais, presque toujours, il se développe, au bout d'un certain temps, une irido-choroïdite grave qui entraîne la perte de l'œil, de telle sorte que le rétablissement de la vision a été seulement temporaire.

2° DISCISION. — Cette méthode est applicable aux cataractes molles et non pourvues de noyau des jeunes sujets. En pratiquant à la cristalloïde antérieure une solution de continuité plus ou moins étendue, on se propose d'amener une imbibition partielle par l'humeur aqueuse de la substance du cristallin et sa résorption ultérieure.

Cette résorption est d'autant plus rapide que le sujet est plus jeune.

La discision appliquée à la cataracte des sujets âgés ne peut donner de résultats satisfaisants et détermine des accidents. La consistance plus grande des couches corticales expose à des subluxations du cristallin au moment où l'instrument vient déchirer la capsule. En outre, l'imbibition des masses corticales est plus limitée et la résorption plus lente. Enfin le noyau n'est pas susceptible de résorption. Pour toutes ces causes, la discision ne doit pas être employée chez l'adulte ni chez le vieillard. Il n'y a d'exception à cette règle que s'il existe une cataracte liquide. Dans ce cas, la déchirure de la capsule détermine le mélange avec l'humeur aqueuse du liquide émulsif qui représente le cristallin, et comme de Graefe l'a montré, on peut même, en retirant l'aiguille, évacuer par la petite plaie cornéenne une partie de ce liquide.

La discision a été encore appliquée par Bowmann aux opacités secondaires qui se développent après l'extraction de la cataracte. Nous y reviendrons à propos du traitement de la cataracte secondaire.

Pour pratiquer la discision, les instruments nécessaires sont un écarteur palpébral, une pince à fixation et une aiguille de Bowmann. La conjonctive est rendue aseptique par des lavages préalables.

Souvent, vu l'âge des sujets, il faut avoir recours au chloroforme.

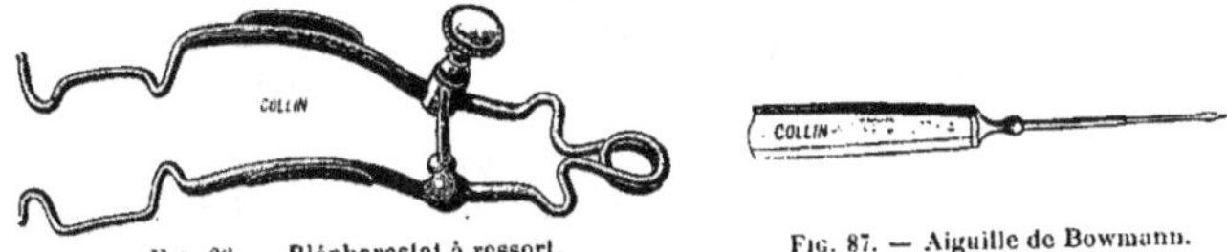

Fig. 86. — Blépharostat à ressort.

Fig. 87. — Aiguille de Bowmann.

Il faut aussi avoir dilaté la pupille au maximum par les instillations d'atropine.

Le sujet est couché et l'opérateur placé derrière lui. L'œil étant fixé à l'aide de la pince fixatrice, l'aiguille à discision est introduite à travers la cornée, à égale distance de son limbe et de son centre, au-dessus du diamètre transversal, soit en dedans, soit en dehors, suivant l'œil sur lequel on opère. Dès que la pointe a pénétré dans la chambre antérieure, le manche de l'instrument est abaissé et la pointe est dirigée vers la partie supérieure de la pupille. A l'aide du tranchant et de la pointe, on incise la cristalloïde sur une étendue variable, mais en ayant soin de ne pas pénétrer dans la substance même du cristallin, dans la crainte de produire une subluxation. L'aiguille est retirée dans la direction qu'elle avait au moment de la pénétration pour éviter d'agrandir la plaie cornéenne.

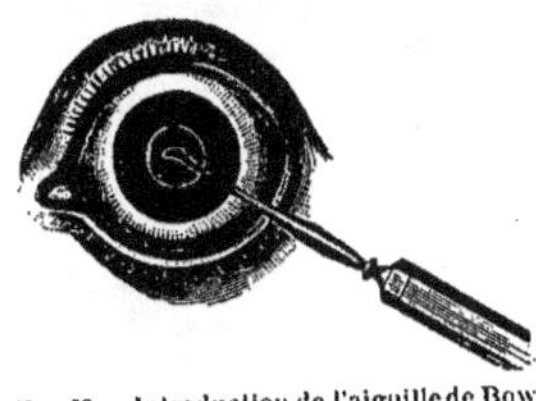

Fig. 88. — Introduction de l'aiguille de Bowmann pour la discision de la cataracte.

On instille de l'atropine et l'on applique un bandeau compressif sur l'œil pendant vingt-quatre heures.

Les suites de la discision sont généralement bénignes; il se produit cependant presque toujours de l'injection périkératique; mais si les instruments étaient aseptiques et si la discision n'a pas été trop considérable, cette injection disparaît en quelques jours.

Une discision de 2 à 3 millimètres suffit pour la première séance. Par cette ouverture, on voit les masses opacifiées faire saillie dans la chambre antérieure et se résorber peu à peu. C'est seulement lorsque la résorption de ces masses est complète que l'on doit faire une seconde séance. L'incision de la cristalloïde peut alors être pratiquée plus largement. Deux ou trois séances sont ordinairement nécessaires pour amener la résorption complète de la cataracte et doivent toujours être séparées par un intervalle de plusieurs semaines.

L'éclairage oblique permet de suivre les progrès de cette résorption et lorsqu'on dispose de l'éclairage électrique au moment de l'opération, il devient facile d'en régler exactement tous les temps.

L'iridectomie préalable pratiquée trois ou quatre semaines avant la discision, a été conseillée pour prévenir les accidents glaucomateux quelquefois observés après la discision simple. Elle s'applique surtout aux cataractes zonulaires des sujets de quinze à vingt ans et aux cataractes demi-molles avec adhérences à l'iris.

5° Extraction. — La méthode d'extraction dans le traitement de la cataracte est due à Daviel, chirurgien français qui, en 1752, fit connaître les résultats obtenus par lui dans un mémoire intitulé : *Sur une nouvelle méthode de guérir la cataracte par l'extraction du cristallin.*

Depuis cette époque, la méthode par extraction a subi des vicissitudes diverses. On a cherché surtout à la modifier en la combinant à l'excision de l'iris ; mais, depuis quelques années, un retour s'est fait vers la méthode d'extraction sans iridectomie.

Nous ne décrirons pas le procédé compliqué dont faisait usage Daviel : il employait pour l'incision de la cornée plusieurs aiguilles et des ciseaux courbes. Après lui, Richter et Beer ont simplifié la section du lambeau cornéen et, jusqu'au milieu de ce siècle on a changé peu de chose à leurs procédés.

Depuis trente ans, l'extraction a continué à être en honneur, mais le plus souvent combinée à l'iridectomie. Sous l'influence du professeur Panas on tend à revenir décidément aux procédés d'extraction à grand lambeau, sans mutilation de l'iris.

Nous décrirons :

1° L'*extraction linéaire* simple ou combinée à l'iridectomie;

2° L'*extraction à lambeau*, subdivisée en : a. *extraction à grand lambeau* et b. *extraction à petit lambeau* avec ou sans iridectomie.

1° EXTRACTION LINÉAIRE

L'extraction linéaire *simple* ne convient qu'aux cataractes molles ou liquides des jeunes sujets. Elle est applicable aussi, comme nous le verrons, aux opacités secondaires développées après l'opération de la cataracte.

Fig. 89. — Couteau lancéolaire coudé.

De Graefe, en ajoutant l'iridectomie à la section linéaire de la cornée, a montré que des cataractes demi-molles pourvues d'un noyau peu volumineux, pouvaient être extraites par de petites incisions. C'est l'opération connue sous le nom d'*extraction linéaire combinée* ou *modifiée.*

a. *Extraction linéaire simple.* — Le sujet étant couché, les paupières sont maintenues écartées par le blépharostat. On a soin de laver les culs-de-sac de la conjonctive avec une solution antiseptique et d'instiller la cocaïne.

L'œil est immobilisé par la pince fixatrice. L'incision de la cornée est pratiquée avec un couteau lancéolaire large et coudé. La pointe de l'instrument doit pénétrer dans la cornée à 2 millimètres environ du limbe sclérotical. L'incision est placée à la partie supérieure de la cornée et quelquefois à la partie externe (fig. 90).

L'humeur aqueuse s'étant écoulée par l'incision, qui doit avoir 6 à 7 millimètres, on introduit un kystitome et l'on déchire la capsule (fig. 91).

Le dernier temps de l'opération consiste à provoquer la sortie des masses

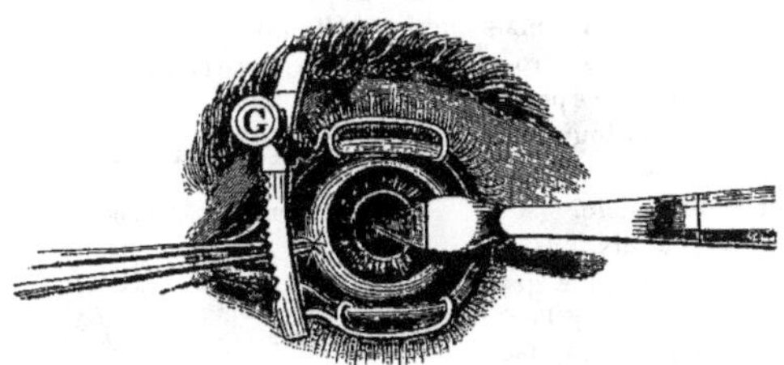

Fig. 90. — Incision linéaire pour l'extraction de la cataracte molle.

cristalliniennes. Pour cela, l'œil étant toujours fixé, on opère, avec le dos d'une curette en écaille, une pression sur la cornée au point opposé à l'incision. On

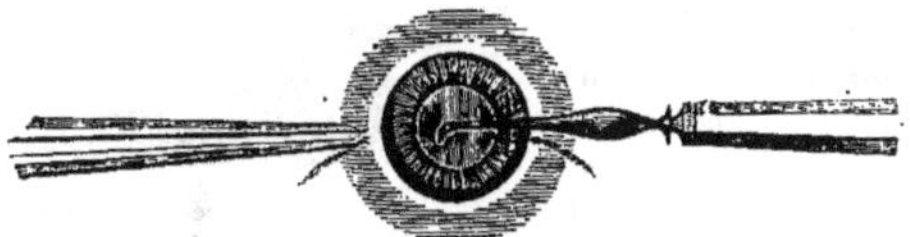

Fig. 91. — Introduction du kystitome.

voit alors la masse molle du cristallin s'engager entre les lèvres de la plaie et sortir au dehors. En répétant plusieurs fois cette manœuvre, on arrive généra-

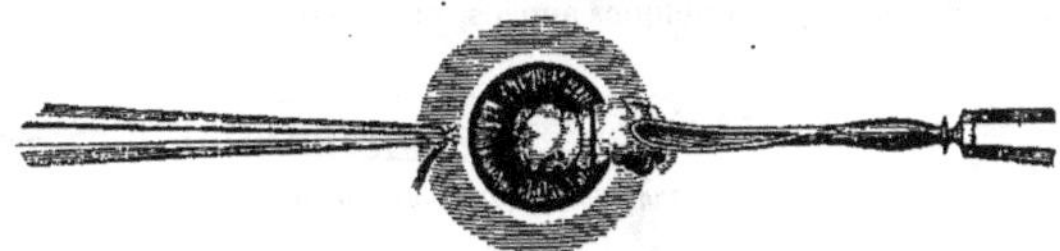

Fig. 92. — Issue de la masse diffluente de la cataracte.

lement à nettoyer complètement la pupille. Pour faciliter l'issue des derniers débris, il est bon d'attendre quelques instants la reproduction de l'humeur aqueuse. On peut aussi introduire une curette étroite pour extraire ces débris; mais cette manœuvre doit être exécutée avec ménagement.

Le pansement compressif est appliqué, comme pour les autres procédés d'extraction. La réunion des lèvres de la section cornéenne s'opère généralement dans les vingt-quatre heures et le pansement est renouvelé au bout de ce temps. On instille alors deux gouttes d'atropine entre les paupières. Les quelques opacités qui peuvent être restées dans le champ pupillaire disparaissent presque toujours rapidement par résorption. Mais, nous le répétons, l'extraction linéaire ne doit être employée que pour les cataractes molles ou liquides et dépourvues de noyau.

b. *Extraction linéaire combinée.* — Ce procédé d'extraction dans lequel une incision non pas linéaire, mais aussi réduite que possible dans ses dimensions et située dans le limbe scléro-cornéen, permet, avec l'adjonction de l'iridectomie, d'extraire les cataractes pourvues d'un noyau entouré de masses corticales épaisses, appartient à de Graefe.

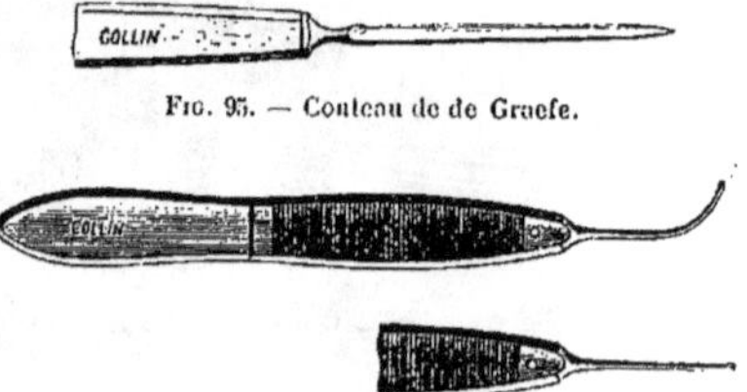

Fig. 93. — Couteau de de Graefe.

Fig. 94. — Pinces à iridectomie droite et courbe.

Fig. 95. — Pince-ciseaux de de Wecker.

Il était, il y a dix ans à peine, le procédé le plus généralement adopté pour l'extraction des cataractes séniles et a marqué un grand progrès dans l'opération de la cataracte. Grâce à lui, la proportion des insuccès, même dans la pratique hospitalière, s'est trouvée considérablement réduite. Il a encore aujourd'hui ses partisans déclarés et, s'il est d'une exécution un peu compliquée, il offre dans ses résultats une sécurité plus grande qu'aucun autre procédé. Le seul reproche sérieux qu'on puisse lui adresser, c'est qu'il entraîne la mutilation de l'iris, mais les inconvénients d'une pupille artificielle habituellement dissimulée sous la paupière supérieure ont été certainement exagérés. Même en présence des beaux résultats fournis depuis quelques années, par l'extraction à lambeau, le procédé

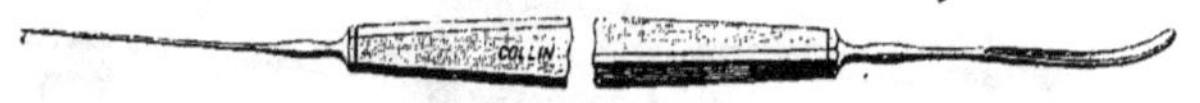

Fig. 96. — Kystitome et curette.

de de Graefe garde toute sa valeur et trouve encore ses indications spéciales qu'aucun autre ne remplit aussi bien.

Les instruments nécessaires pour pratiquer l'extraction linéaire combinée de de Graefe sont : un blépharostat; une pince à fixation; un petit couteau étroit, dit de de Graefe; des pinces à iris, droites et courbes; une paire de ciseaux courbes ou la pince-ciseaux de de Wecker; un kystitome; une curette en écaille ou en caoutchouc durci et une petite spatule en écaille.

Toutes les précautions habituelles ayant été prises, l'opéré est couché sur une table ; les paupières sont écartées par le blépharostat. L'œil a été cocaïnisé et est maintenu immobile avec la pince fixatrice. Le chirurgien se place en arrière de la tête de l'opéré pour l'œil droit, et à la gauche de celui-ci, s'il opère sur l'œil gauche.

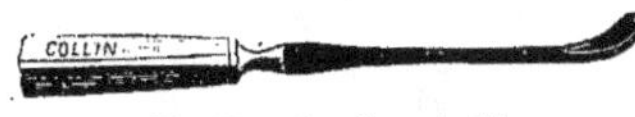

Fig. 97. — Curette en écaille.

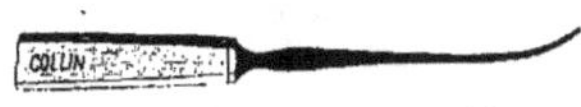

Fig. 98. — Petite spatule en écaille.

La ponction est pratiquée, dans le limbe sclérotical, à 1 millimètre du bord de la cornée et à 2 millimètres au-dessous d'une ligne tangente au bord supérieur de la cornée. La pointe du couteau dont le tranchant est tourné en haut est d'abord dirigée vers le centre de la chambre antérieure, puis relevée, de manière à sortir en un point symétrique avec celui par lequel elle a pénétré. La section est achevée par des mouvements de scie imprimés au couteau dont le tranchant tourné en haut soulève et sectionne en dernier lieu un pont de conjonctive.

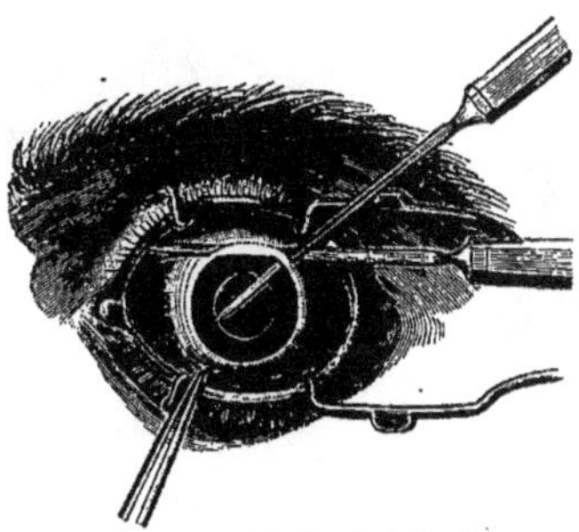

Fig. 99. — Opération de de Graefe.

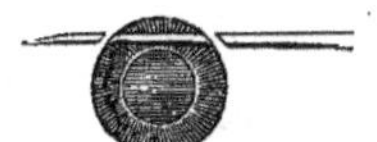

Fig. 100. — Ponction et contre-ponction.

L'iridectomie constitue le deuxième temps de l'opération. L'iris est saisi entre les mors de la pince à iridectomie dans un des angles de la plaie et excisé de deux ou trois coups de ciseaux, jusqu'à l'angle opposé, en évitant toute traction. Pendant ce temps, la pince fixatrice est tenue par un aide, à moins que le chirurgien ne confie la section de l'iris à un aide suffisamment exercé. Cette section de l'iris est le temps délicat de l'opération. Elle ne doit pas être trop étendue et surtout ne doit pas laisser de parties enclavées dans les angles de la plaie. Lorsque l'iris est réduit, la pupille nouvelle prend la forme d'un trou de serrure, si la section a été convenablement pratiquée.

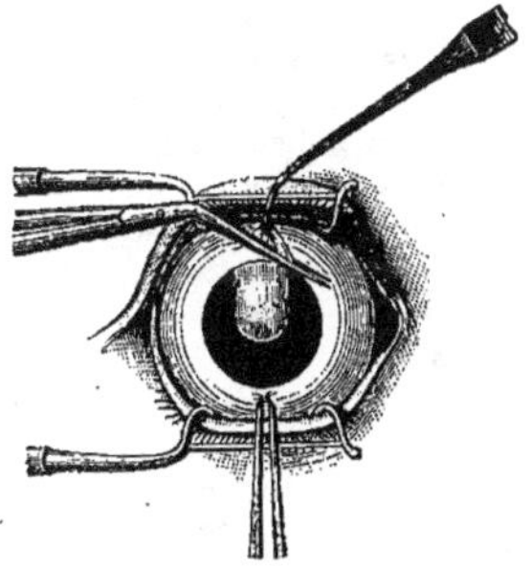

Fig. 101. — Section de l'iris.

Dans le troisième temps de l'opération, la capsule est ouverte. Le kystitome simple ou le kystitome double de Weber est introduit avec les précautions d'usage et fait de bas en haut à la capsule une incision unique qui l'ouvre largement. Quelques opérateurs prescrivent de faire une double incision en V dont le sommet est en bas. On a aussi construit des pinces-kystitomes destinées à arracher un lambeau de capsule et à le ramener au dehors. Gayet (de Lyon) et Knapp (de New-York) font avec le couteau linéaire une incision à la capsule au niveau de l'équateur du cristallin et dans la partie correspondante à la plaie scléroticale.

La sortie du cristallin, quatrième temps de l'extraction combinée, s'opère par une pression exercée de bas en haut, à l'aide de la curette en écaille, sur

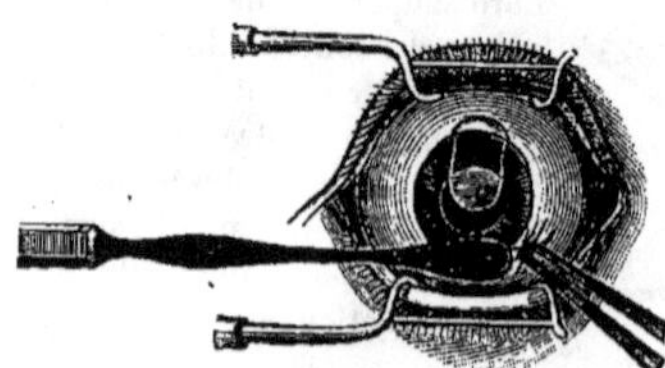

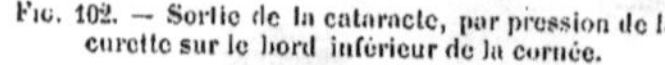

Fig. 102. — Sortie de la cataracte, par pression de la curette sur le bord inférieur de la cornée.

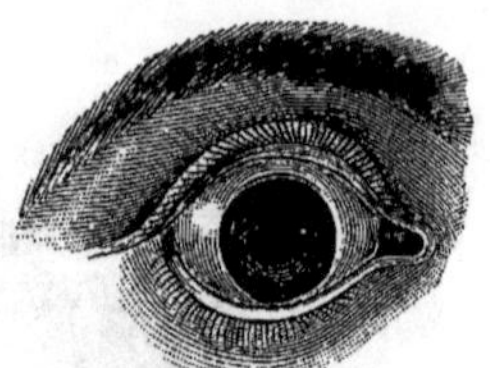

Fig. 103. — Aspect de la pupille après la sortie du cristallin.

la cornée, pendant que la pince à fixation maintient l'œil légèrement attiré en bas. La pression de la curette a pour effet de faire basculer légèrement le bord supérieur du cristallin qui se présente dans la plaie. Le dos de la curette, en remontant vers la plaie, achève son expulsion.

Le blépharostat, qui jusqu'à ce moment maintenait les paupières écartées, est alors enlevé en évitant toute pression sur le globe de l'œil.

Après quelques instants nécessaires pour laisser reposer l'opéré et pour permettre à l'humeur aqueuse de se reproduire, on exerce à travers les paupières quelques frictions, pour rassembler vers le milieu de la pupille les débris des masses corticales qui n'ont pas été expulsés avec le noyau. On fait diriger le globe de l'œil en bas et on essaie de les faire sortir par la plaie en pressant sur la paupière inférieure de manière à entrebâiller la plaie cornéenne. On peut aussi extraire ces débris à l'aide d'une curette introduite dans la chambre antérieure, après avoir réappliqué le blépharostat. La pupille, complètement débarrassée, doit alors apparaître tout à fait noire.

Le lavage de la chambre antérieure a été proposé, dans ces dernières années, comme propre à assurer une antisepsie parfaite. On le pratique à l'aide de l'instrument de de Wecker ou de la seringue de Panas, et l'on injecte une petite quantité de solution d'acide borique ou de sublimé. On s'assure ensuite qu'il ne reste aucun caillot sanguin au voisinage de la plaie, que l'iris n'est pas enclavé dans les angles, et l'on rabat avec soin le petit lambeau de conjonctive, s'il en existe un, au moment où les paupières sont rapprochées.

Le pansement est le même qu'après l'extraction à lambeau. Il est renouvelé au bout de quarante-huit heures et l'on instille l'atropine à ce moment, surtout s'il reste quelques débris de la cataracte dans le champ pupillaire. Les suites de l'opération sont généralement simples, et, au bout d'une semaine, le bandeau compressif peut être remplacé par un bandeau flottant.

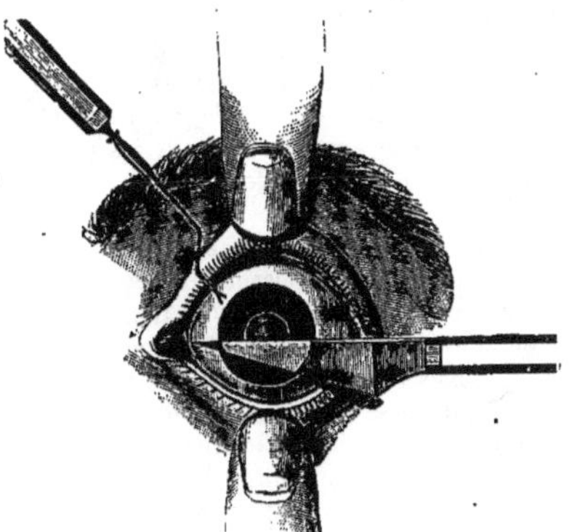

Fig. 104. — Kératotomie inférieure. — Section de la cornée.

2° EXTRACTION A LAMBEAU

Ainsi que nous l'avons dit, à Daviel appartient l'honneur d'avoir le premier pratiqué l'extraction à grand lambeau. Richter et Beer ont après lui perfectionné le procédé compliqué dont il se servait pour la section de la cornée. Richter a, en outre, introduit dans la pratique le grand couteau triangulaire avec lequel la section de la cornée s'effectue d'une manière régulière. Ces chirurgiens faisaient presque toujours la *kératotomie inférieure*, c'est-à-dire qu'ils taillaient le lambeau cornéen aux dépens de la moitié inférieure de la cornée. Cette section est en effet d'une exécution plus facile que la *kératotomie supérieure* à laquelle on a de préférence recours aujourd'hui. C'était là une considération importante à une époque où l'on n'avait ni le chloroforme ni la cocaïne. Le chirurgien opérait le malade assis devant lui, les paupières simplement écartées par les doigts d'un aide. Il devait, en outre, manier l'instrument de la main gauche lorsqu'il opérait le côté droit. Mais le principal reproche qu'on peut adresser à la kératotomie inférieure, c'est qu'après l'opération la plaie est moins bien protégée qu'après la kératotomie supérieure. Pour cette dernière, la paupière supérieure fournit une protection naturelle qui a des avantages incontestables.

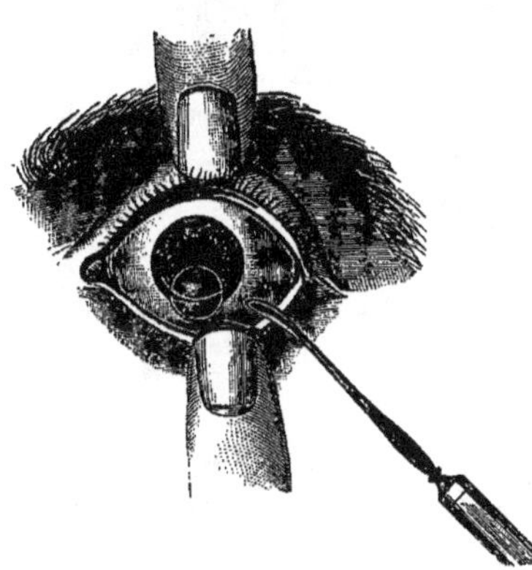

Fig. 105. — Kératotomie inférieure. — Sortie du cristallin.

et les difficultés plus grandes d'exécution qu'elle présente sont compensées par l'emploi du blépharostat et par l'habitude générale aujourd'hui d'opérer les malades couchés et non assis, ce qui permet au chirurgien de faire toujours la section de la cornée de la main droite.

Nous décrirons d'abord la kératotomie supérieure à grand lambeau, telle qu'elle est pratiquée maintenant par la plupart des chirurgiens. Nous indiquerons ensuite les modifications qu'elle a subies et qui ont eu généralement pour but de réduire les dimensions du lambeau cornéen. Ce sont les procédés à petit lambeau, dont le nombre est devenu considérable.

a. *Extraction à grand lambeau.* — Le lambeau cornéen tel que le taillait Daviel comprenait un peu plus que la moitié de la circonférence de la cornée. Pour faire la kératotomie inférieure, il commençait la section un peu au-dessus du diamètre transverse de cette membrane. On ne donne plus aujourd'hui des dimensions aussi considérables à la section, et même pour les cataractes les plus volumineuses, on ne dépasse pas les extrémités du diamètre transverse. Dans la majorité des cas, la ponction et la contre-ponction de la cornée se font à 1 millimètre au-dessus des extrémités de ce diamètre lorsqu'on pratique la kératotomie supérieure que nous allons décrire.

Les instruments nécessaires pour cette opération sont : un blépharostat; une pince fixatrice ; un couteau de de Graefe qui remplace avantageusement le grand couteau de Richter ou de Beer ; un kystitome et une curette étroite en argent, montés sur un même manche ; une large curette en écaille. Bien que l'iridectomie ne fasse pas partie de l'extraction à grand lambeau, comme elle peut cependant devenir nécessaire au cours de celle-ci, il faut toujours avoir sous la main les pinces à iris et les pinces-ciseaux de de Wecker pour la pratiquer s'il y a lieu. Ces instruments nous sont déjà connus.

Il est bon également d'avoir en réserve un petit crochet courbe et une

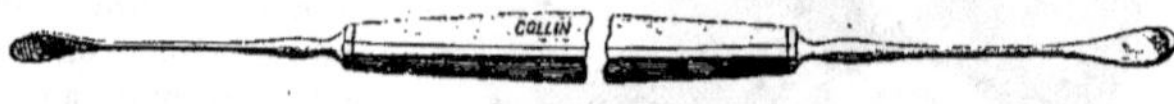

Fig. 106. — Double curette plate en argent.

curette plate en argent, pour parer à toutes les éventualités qui peuvent se présenter au moment de la sortie du cristallin. On tiendra prête également une seringue de Panas ou l'instrument de de Wecker pour pratiquer, s'il y a lieu, le lavage de la chambre antérieure.

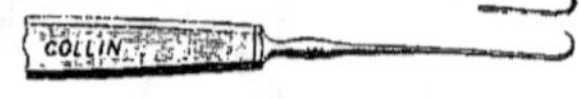

Fig. 107. — Petit crochet courbe.

Les instruments ayant été immergés dans l'eau bouillante ou dans un bain d'alcool à 90°, sont placés dans une cuvette remplie de solution boriquée et tenus à la portée du chirurgien.

L'opéré est couché. Un grand lavage des culs-de-sac de la conjonctive, avec la solution de sublimé à 1 pour 2000, est pratiqué immédiatement avant l'opération. L'œil est cocaïnisé ensuite jusqu'à ce qu'on constate l'insensibilité complète de la cornée.

Si l'opération porte sur l'œil droit, le chirurgien se place en arrière de la tête de l'opéré. S'il s'agit de l'œil gauche, il se place à la gauche, de manière à pouvoir dans les deux cas se servir du couteau de la main droite.

Premier temps. — Les paupières sont écartées par le blépharostat. Un repli de la conjonctive est saisi entre les mors de la pince fixatrice, au niveau de la partie inférieure du limbe de la cornée, pour assurer l'immobilité du globe de l'œil. Le chirurgien prend alors le couteau de de Graefe, le tranchant tourné en haut, et fait la ponction de la cornée à 1 millimètre environ au-dessus de l'extrémité externe du diamètre transverse, à la jonction de la cornée et de la sclérotique. La pointe est dirigée parallèlement à l'iris et horizontalement; elle doit être maintenue dans cette direction dès qu'elle a pénétré dans la chambre antérieure, et exécuter la contre-ponction de la cornée, en un point symétrique au point d'entrée. Dès que la pointe est dégagée on opère, par des mouvements de scie imprimés au tranchant, la section du lambeau, en suivant autant que possible la courbe du limbe cornéen. Pour faire cette section régulière, il faut, au début, abaisser fortement le manche du couteau vers la région malaire de l'opéré, de manière à sectionner la cornée d'abord avec la portion du tranchant qui avoisine la pointe. Le dégagement de la lame est ensuite effectué directement en haut. Un exercice prolongé et une grande habitude sont nécessaires pour donner à la section une forme parfaitement régulière. Quelques défectuosités dans la section ne paraissent pas, fort heureusement, influer beaucoup sur le résultat.

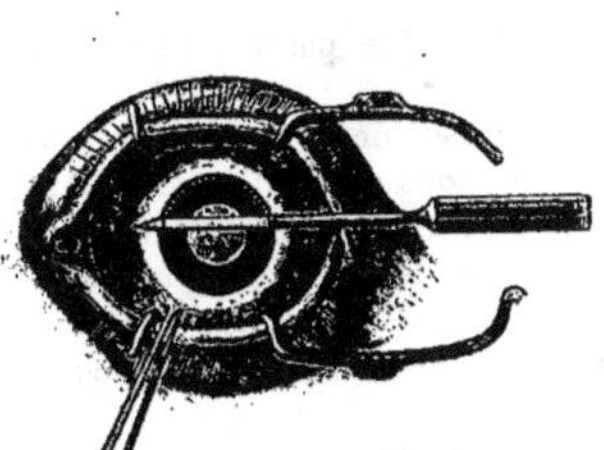

Fig. 108. — Ponction et contre-ponction avec le couteau de de Graefe.

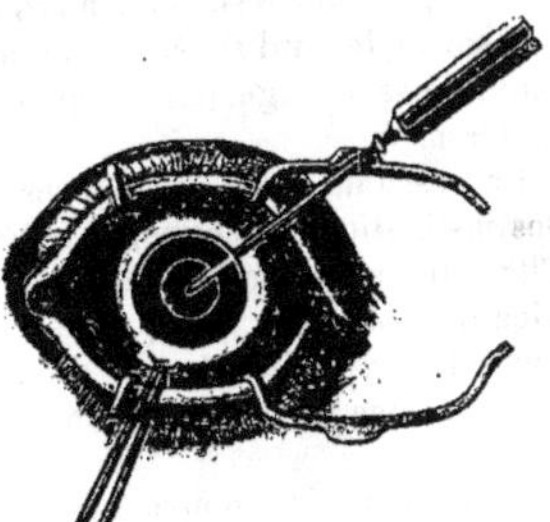

Fig. 109. — Introduction du kystitome.

Deuxième temps. — L'humeur aqueuse s'écoule en totalité au moment où la section du lambeau vient de s'achever, et quelquefois l'iris s'engage dans la plaie. Le globe de l'œil doit être maintenu immobile avec la pince fixatrice en évitant toute pression, et l'opéré doit porter le regard en bas. Le chirurgien glisse alors l'extrémité du kystitome dans la plaie, la pointe du crochet dirigée de telle sorte que ni l'iris, ni la cornée ne puissent être accrochés. Dès que l'instrument a atteint la partie inférieure de la pupille, en suivant la face postérieure de la cornée, la pointe est tournée vers le cristallin. Une très faible pression suffit pour ouvrir la cristalloïde et il faut éviter d'enfoncer la pointe du kystitome dans le noyau même du cristallin, de peur de produire une subluxation de celui-ci. La déchirure de la cristalloïde est agrandie en ramenant l'instrument jusqu'au bord supérieur de la pupille, et ce dernier est alors dégagé de la plaie en prenant les mêmes précautions qu'au moment de son introduction.

A ce moment, si les masses corticales sont peu consistantes, on voit déjà le cristallin tendre à sortir de la capsule et faire effort sur la portion de l'iris engagée dans la plaie. Aussi toute pression intempestive sur le globe de l'œil doit-elle être soigneusement évitée.

Troisième temps. — L'expulsion du cristallin qui constitue le troisième temps de l'extraction est obtenue de la manière suivante. L'opéré est invité à regarder en bas; la pince fixatrice maintient l'œil immobile, sans exercer de pression sur lui. Le chirurgien appuie alors avec le dos de la curette en écaille sur la partie inférieure de la cornée, de manière à y produire une dépression. Cette dépression a pour effet de faire basculer le cristallin et de porter en avant son bord supérieur. Dès que ce mouvement est exécuté, la curette pressant toujours sur la cornée est ramenée en haut, chassant en quelque sorte devant elle le cristallin à travers la plaie.

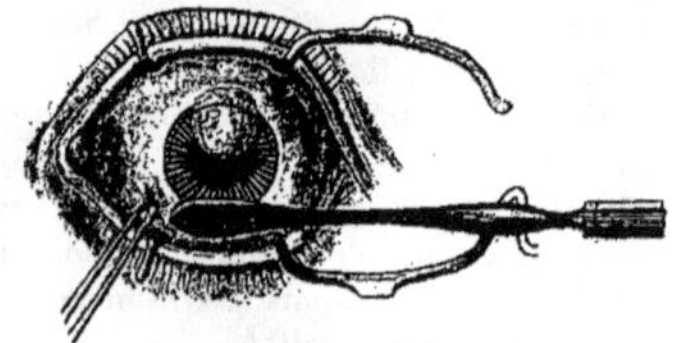

Fig. 110. — Sortie du cristallin.

Si l'incision est suffisante et régulière, la sortie du cristallin est ordinairement facile. Mais souvent l'iris oppose une résistance marquée à la sortie; le bord supérieur du cristallin ne se dégage pas du sphincter et reste coiffé par la partie supérieure de l'iris.

La résistance de l'iris s'observe surtout lorsqu'on a fait avant l'opération des instillations d'ésérine, et nous les proscrivons aujourd'hui complètement. Elle peut aussi reconnaître pour cause une rigidité particulière du tissu irien qui s'observe quelquefois. Souvent encore la difficulté éprouvée à faire sortir le cristallin dépend de l'insuffisance des dimensions de la section de la cornée qu'on doit alors agrandir en incisant les angles avec de fins ciseaux.

Si, après avoir renouvelé avec précautions les pressions exercées à l'aide de la curette sur la cornée, le cristallin ne surmonte pas la résistance de l'iris, il faut alors pratiquer l'iridectomie. En insistant davantage, on s'exposerait à produire la rupture de la zone de Zinn et l'écoulement du corps vitré, ou une luxation en arrière du cristallin.

Lorsque la cataracte a franchi l'iris, elle n'éprouve en général aucun obstacle de la part des bords de la plaie. Quelquefois cependant elle est arrêtée un instant et ne se dégage pas complètement. C'est alors qu'on peut se servir du petit crochet de de Graefe enfoncé dans le noyau, pour achever l'extraction. Mais il est rare qu'on ait besoin de recourir à ce moyen.

Après l'issue du cristallin, il reste souvent dans la chambre antérieure des débris de masses corticales. Par quelques pressions exercées avec la curette sur la cornée, on les rassemble et on cherche à les diriger vers la plaie. Presque toujours cette manœuvre est insuffisante. Nous n'hésitons pas alors à introduire dans la chambre antérieure la curette étroite en argent, pour les ramener au dehors. Cette introduction faite avec ménagement peut être répétée jusqu'à ce que la pupille soit parfaitement noire.

L'iris est alors complètement réduit avec la spatule, s'il tendait encore à faire hernie dans la plaie, et le resserrement de la pupille est favorisé par de douces frictions exercées sur l'œil à travers les paupières. Si l'iris ne rentrait pas complètement après quelques minutes, il faudrait en pratiquer l'excision.

Le lavage de la chambre antérieure par une solution de sublimé ou d'acide borique est conseillé par quelques chirurgiens pour assurer l'antisepsie parfaite. Il se pratique à l'aide de la seringue de Panas ou de l'instrument de de Wecker, mais ne nous semble pas indispensable. Nous nous contentons le plus souvent de laver avec ces solutions la conjonctive et les culs-de-sac.

Nous nous abstenons d'instiller l'ésérine après l'opération, parce que cette pratique nous a paru favoriser l'enclavement.

Les paupières étant rapprochées, le pansement est appliqué. Une rondelle de linge très fin ou de grosse mousseline préalablement trempée dans la solution de sublimé et enduite de pommade à l'iodoforme est placée sur les paupières. Par-dessus on applique plusieurs disques de coton hydrophile et aseptique, de la grandeur d'une pièce de 5 francs. L'œil non opéré est protégé par un pansement analogue. Le tout est maintenu par les jets obliques d'une bande de tissu léger de 5 à 6 mètres, assujettis par des épingles de manière à ne pouvoir glisser. Le degré de compression à exercer est impossible à préciser. Sauf dans le cas d'issue du corps vitré au moment de l'opération, nous nous contentons d'une compression modérée.

L'opéré reconduit à son lit, doit rester couché sur le dos et dans une immobilité aussi complète que possible. Il ne prendra dans la journée que quelques potages et évitera tout mouvement de mastication. Ces précautions devront être continuées jusqu'au moment où le pansement sera levé pour la première fois.

Dans les heures qui suivent l'opération, le patient éprouve toujours quelques douleurs dans l'œil ; mais ces douleurs sont modérées et disparaissent dans la soirée ou dans le courant de la nuit suivante. Si elles sont vives, elles indiquent ordinairement qu'il s'est produit quelque complication et presque toujours un enclavement de l'iris. Cet enclavement néanmoins survient parfois sans déterminer de douleur notable.

L'existence de douleurs vives accusées par l'opéré est la seule raison qui oblige à enlever le pansement au bout de vingt-quatre heures. Dans le cas contraire, ce premier pansement ne doit être fait qu'au bout de quarante-huit heures, et il peut être reculé sans inconvénient jusqu'au troisième ou au quatrième jour. A ce moment, la réunion de la plaie cornéenne est assurée. Lorsque la chambre antérieure s'est reproduite, il y a avantage à instiller quelques gouttes d'atropine pour dilater la pupille et prévenir les adhérences aux débris de la capsule. Cette instillation néanmoins ne doit pas être faite avant le quatrième ou le cinquième jour, et, si l'on a quelque raison de craindre des accidents glaucomateux, il vaut mieux s'en abstenir.

L'iridectomie a été combinée avec l'extraction à grand lambeau et érigée en méthode par Jacobson; mais le lambeau cornéen était taillé dans la moitié inférieure de la cornée, ce qui laissait une pupille artificielle non dissimulée par la paupière. Les quelques avantages résultant de cette manière d'opérer n'étaient pas suffisants pour qu'elle soit restée dans la pratique.

L'*extraction du cristallin dans sa capsule* a le grand avantage de donner une pupille absolument nette et de prévenir la formation des cataractes secondaires. Mais les dangers de ce mode d'extraction, qui expose à une issue plus ou moins abondante du corps vitré, l'ont empêché de se généraliser. Richter et Beer en avaient déjà eu l'idée et Sperino y a eu recours. A. Pagenstecher et de Wecker ont également cherché à régulariser l'opération. De Wecker faisait la kératotomie inférieure et le lambeau comprenait exactement la moitié inférieure de la cornée. Il excisait ensuite l'iris et introduisait une large curette derrière le cristallin, qui était ramené dans sa capsule à travers la plaie cornéenne. Les difficultés de ce procédé ne permettent pas de le conseiller.

b. *Extraction à petit lambeau.* — L'idée de réduire les dimensions du lambeau cornéen est venue à la plupart des chirurgiens qui ont cherché à combiner les avantages de la méthode d'extraction de Daviel avec ceux du procédé de de Graefe. Même pour l'extraction des cataractes les plus volumineuses, on ne donne jamais aujourd'hui au lambeau cornéen les dimensions que lui assignait Daviel. La section commence aux deux extrémités du diamètre transversal de la cornée ou un peu au-dessus pour la kératotomie supérieure.

Dans les procédés imaginés pour réduire les dimensions du lambeau, on s'éloigne de plus en plus du diamètre horizontal de la cornée, ou bien on diminue la hauteur du lambeau en rapprochant la partie moyenne de la section du centre de la cornée. Nous citerons seulement les procédés aujourd'hui abandonnés de Weber, de Jæger, de Liebreich et de Lebrun, et nous mention-

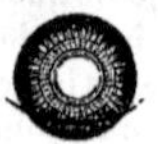

Fig. 111. — Procédé de Liebreich.

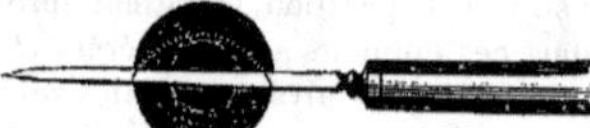

Fig. 112. — Procédé de Lebrun.

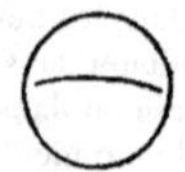

Fig. 113. — Procédé de Küchler.

nerons pour sa singularité celui de Küchler, qui faisait une incision suivant exactement le diamètre horizontal de la cornée, réduisant ainsi à zéro la hauteur du lambeau. On comprend les inconvénients d'une semblable section pour l'extraction de la cataracte, et ceux de la cicatrice ultérieure de la cornée pour le rétablissement de la vision.

De Wecker, dans son procédé à petit lambeau, adopte comme hauteur du lambeau le tiers supérieur du diamètre de la cornée. Le professeur Panas donne comme étendue à son incision les deux cinquièmes de la circonférence de la cornée. En réalité, il est bien difficile d'assigner des dimensions rigoureuses au lambeau et à l'incision qu'une longue expérience peut seule apprendre à pratiquer ni trop grands ni trop petits. Aujourd'hui, avec les précautions antiseptiques rigoureusement observées, la réunion des lèvres de la plaie cornéenne se trouvant mieux assurée, il y a moins d'inconvénients à donner à l'incision des dimensions un peu plus considérables. L'extraction et le nettoyage de la pupille en sont beaucoup facilités.

Sous le nom de procédé d'*extraction combinée à petit lambeau*, de Wecker décrit un procédé qui ajoute l'iridectomie à la section du petit lambeau cornéen dont nous avons donné les dimensions indiquées par l'auteur. Il réserve ce procédé aux cas où l'on prévoit des difficultés par suite de l'indocilité de l'opéré, aux cas de cataractes n'ayant pas atteint leur maturité, pour faciliter le nettoyage de la pupille, et à ceux où la tension intra-oculaire est exagérée.

ACCIDENTS DE L'OPÉRATION PAR EXTRACTION

Les accidents de l'opération par extraction sont assez nombreux. Nous les indiquerons rapidement, et nous dirons quelques mots de certaines complications post-opératoires fréquentes après l'extraction à lambeau sans iridectomie que nous avons surtout en vue dans ce paragraphe.

Pendant le premier temps (ponction et section de la cornée), l'accident le plus fréquent est la blessure de l'iris. Elle se produit presque toujours par suite des faibles dimensions de la chambre antérieure. Les instillations d'ésérine avant l'opération ont l'inconvénient de diminuer considérablement la quantité d'humeur aqueuse et de gêner beaucoup ce temps de l'opération. Aussi y avons-nous renoncé. Lorsque le tranchant du couteau atteint l'iris, la section doit néanmoins être continuée sans hésitation. Parfois l'iris se trouve régulièrement sectionné jusque près de son insertion, et l'on a fait une iridectomie qui n'entrait pas dans le plan primitif de l'opération. Si la section est irrégulière, on la régularise ensuite.

Dans tous les cas, une fois que la pointe du couteau a pénétré dans la chambre antérieure, celui-ci ne doit jamais être retiré de la plaie, sauf le cas où, comme il arrive, le chirurgien s'aperçoit après la ponction qu'il a dirigé le tranchant en sens inverse de la section qu'il se propose de faire. Si cet accident se produit, il faut retirer immédiatement le couteau, faire un pansement compressif et remettre l'opération à un autre jour.

L'ouverture de la capsule pendant ce temps de l'opération ne constitue pas un accident. Jarjavay la pratiquait autrefois, de propos délibéré, et elle a été de nouveau conseillée par Galezowski.

Au deuxième temps, constitué par l'introduction du kystitome, on est exposé à blesser l'iris et à voir du sang se répandre dans la chambre antérieure. A moins d'une maladresse véritable, la blessure de l'iris et l'hémorrhagie n'ont généralement pas de suites graves. Le crochet du kystitome peut aussi, lorsque la cataracte est dure, produire une subluxation du cristallin et la déchirure de la zonule. Cet accident est plus redoutable parce qu'il expose à une issue du corps vitré. Aussi, doit-on user de ménagements très grands dans l'action du kystitome et n'inciser la cristalloïde que superficiellement.

La sortie du cristallin, au troisième temps de l'extraction sans iridectomie, comporte d'assez nombreuses difficultés et quelques accidents auxquels il faut savoir parer. La résistance de l'iris et le défaut de dilatation du sphincter se présentent fréquemment. Cependant, en supprimant les instillations d'ésérine, nous avons rarement observé cette résistance. Si elle ne peut être surmontée en exerçant des pressions modérées sur la partie inférieure de la cornée, il ne faut pas hésiter à pratiquer l'iridectomie.

Lorsque le cristallin a franchi par son bord supérieur le sphincter irien, il peut arriver que son dégagement complet ne s'effectue pas. L'insuffisance des dimensions de la plaie de la cornée est le plus souvent la cause de cet arrêt, et il est parfois nécessaire de l'agrandir en incisant les extrémités de la section avec de petits ciseaux. Pour aider à la sortie du cristallin, on a la ressource de harponner la partie déjà dégagée avec un crochet, mais on s'expose à contusionner l'iris, si la difficulté provient des dimensions trop faibles de la plaie de la cornée.

La *luxation du cristallin* dans le corps vitré et l'*issue du corps vitré* sont les deux accidents les plus redoutables de ce troisième temps de l'opération. Si la luxation du cristallin se produit, il faut sans hésitation faire l'iridectomie et introduire une large curette plate en arrière du cristallin, jusque dans le corps vitré. On ramène ainsi rapidement le cristallin au dehors et on établit sur l'œil un pansement compressif.

L'issue d'une certaine quantité du corps vitré après l'extraction de la cataracte se produit dans quelques cas, soit parce que, dans le dégagement du cristallin, la zone de Zinn s'est rompue, soit parce que dans les manœuvres avec la curette pour le nettoyage de la pupille, la cristalloïde postérieure s'est trouvée déchirée. Lorsque la quantité d'humeur vitrée écoulée n'est pas très considérable, cet accident n'a pas généralement de gravité. Il oblige seulement à exercer avec le bandeau une compression plus forte pour prévenir les hémorrhagies intra-oculaires ou le décollement de la rétine. La quantité d'humeur qui peut, sans suites fâcheuses, être évacuée dans ces cas, représente parfois un quart et même un tiers de la masse totale du corps vitré.

Parmi les accidents post-opératoires qu'on observe après l'extraction à lambeau de la cataracte, nous en indiquerons deux : l'*absence de cicatrisation* primitive de la plaie cornéenne et l'*enclavement* de l'iris.

La non-réunion immédiate des lèvres de la plaie de la cornée a pour résultat d'empêcher la reconstitution de la chambre antérieure. L'iris reste accolé derrière la cornée et l'œil se trouve exposé aux conséquences d'une infection secondaire et des inflammations du tractus uvéal. Cependant, comme le plus souvent l'absence de la chambre antérieure résulte de la non-cicatrisation de la plaie de la cornée en un point circonscrit, on voit, au bout de peu de jours, la cicatrisation se compléter sans qu'il en résulte d'inconvénient sérieux. Dans ces cas, il faut faire des lavages minutieux avec la solution de sublimé, au moment du renouvellement des pansements, instiller l'atropine et continuer l'application du bandeau compressif. C'est pour favoriser la réunion immédiate de la plaie cornéenne que l'on a proposé tout récemment la *suture* des lèvres de l'incision à l'aide de fils de soie d'une extrême finesse. Malgré un certain nombre de cas heureux publiés jusqu'à ce jour, il n'est pas encore possible de porter un jugement sur cette innovation.

L'enclavement de l'iris dans la plaie est un accident plus sérieux. Il se produit souvent dans les vingt-quatre heures qui suivent l'opération, quelquefois après quarante-huit heures, rarement d'une manière plus tardive.

Si l'enclavement est très circonscrit, on peut se borner à faire des instillations d'ésérine, avec l'espoir de le voir se réduire de lui-même. Mais il en est rarement ainsi. La réduction avec la spatule en écaille ne procure qu'exceptionnellement une réduction persistante.

Le plus souvent d'ailleurs, l'enclavement est total et occupe toute l'étendue de la section de la cornée. Dans ces cas, le mieux est de pratiquer l'excision avec les ciseaux et les pinces à iridectomie. La destruction de l'iris enclavé avec le galvano-cautère donne aussi de bons résultats. Nous ne saurions approuver l'abandon dans la plaie du prolapsus irien conseillé par quelques chirurgiens. Il entraîne une inflammation prolongée de l'iris qui retentit forcément sur la choroïde, et une déformation plus considérable de la pupille que celle fournie par l'excision ou la destruction par le galvano-cautère.

L'enclavement de l'iris est un accident fâcheux et le principal argument qu'on puisse invoquer contre l'extraction à lambeau sans iridectomie. Le professeur Panas, dans la statistique qu'il a publiée, ne le signalait que dans 5 pour 100 des cas. Mais il s'est montré dans une proportion beaucoup plus élevée dans la pratique d'autres opérateurs. Pour ce qui nous concerne, sa fréquence nous a paru être en rapport direct avec l'usage des instillations d'ésérine, soit avant, soit après l'opération, et nous sommes arrivé à en rejeter à peu près complètement l'emploi. Les instillations ménagées du collyre à l'atropine nous ont paru, au contraire, mettre à l'abri de cet accident.

c. — **Cataractes secondaires.**

Après l'opération de la cataracte, des opacités se forment souvent dans le champ pupillaire. Ce sont ces opacités qu'on désigne sous le nom de cataractes secondaires. Elles sont dues à l'opacification de débris des masses corticales encore transparentes au moment de l'extraction ou aux altérations des cellules épithéliales qui doublent la cristalloïde antérieure (cataractes *capsulaires secondaires*). Parfois aussi, lorsqu'il y a eu complication d'iritis, la pupille est obstruée par des dépôts plastiques qui rentrent dans la catégorie des fausses cataractes. La rétraction et l'organisation de ces dépôts produit souvent une oblitération complète de la pupille et suppose des altérations graves des membranes profondes.

Les cataractes secondaires d'origine corticale ou capsulaire se présentent sous la forme de tractus irréguliers, blanchâtres ou grisâtres, dans le champ pupillaire. Elles adhèrent souvent par une de leurs extrémités aux bords de la pupille. L'éclairage oblique et l'emploi de l'ophthalmoscope permettent de préciser les moindres détails de ces opacités qui troublent beaucoup la vision lorsqu'elles sont centrales.

Les cataractes secondaires doivent être traitées par la *discision* lorsqu'elles sont peu considérables, et par l'*extraction* si elles sont plus étendues. Aux cataractes fausses constituées par des dépôts plastiques ayant amené l'occlusion de la pupille, on oppose l'*iridotomie*.

Ces opérations ne doivent être pratiquées que lorsque toute réaction inflammatoire de l'œil a complètement disparu, et généralement plusieurs mois après l'opération qui leur a donné naissance.

La *discision* se pratique, comme l'a montré Bowmann, avec deux aiguilles qu'on fait pénétrer dans la chambre antérieure à travers deux points périphériques opposés de la cornée. L'une des aiguilles fixe la fausse membrane, tandis que l'autre cherche à la dilacérer. La discision de Bowmann convient surtout aux cas de cataracte secondaire peu considérable formant comme une toile d'araignée dans le champ pupillaire.

Agnew a proposé de dilacérer la fausse membrane à l'aide de deux crochets

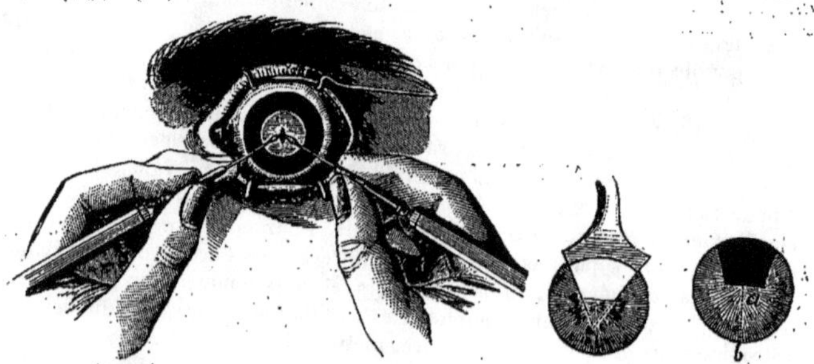

FIG. 114. — Discision de la cataracte avec les deux aiguilles (Bowmann.)

FIG. 115. — Excision quadrangulaire de l'iris.

mousses introduits par deux ouvertures de la cornée, pratiquées avec un couteau étroit de de Graefe.

L'*extraction* doit être préférée toutes les fois qu'il s'agit de cataractes secondaires présentant la forme de membranules épaisses. L'incision de la cornée est faite avec un couteau triangulaire à la partie supérieure, et la membranule est extraite à l'aide d'une pince spéciale de Liebreich ou de Panas. Si elle adhère à l'iris, il faut prendre de grandes précautions pour ne pas arracher celui-ci, et au besoin opérer préalablement la section des adhérences avec la pince-ciseaux de de Wecker.

L'*iridotomie* s'applique aux cas d'obstruction ou d'oblitération de la pupille par des dépôts plastiques. Nous en avons déjà décrit le manuel opératoire. Dans certains cas, au lieu d'une simple incision, il convient de pratiquer une excision triangulaire ou quadrangulaire comme le montre la figure 115. Krüger a même imaginé un emporte-pièce pour effectuer plus régulièrement la perte de substance du tissu irien.

CHAPITRE VII

MALADIES DU CORPS VITRÉ

GIRAUD-TEULON, art. CORPS VITRÉ. *Dict. encyclop. des sciences méd.*, 1re série, t. XX, p. 718. — DE WECKER, Erkrankungen des Glaskörpers. *Handbuch der Augenheilkunde von Alfred Graefe und Theod. Saemisch*, Bd. IV. Leipzig, 1876. — Traités généraux de ABADIE, GALEZOWSKI, E. MEYER, A. SICHEL, DE WECKER.

I

ANOMALIES CONGÉNITALES

Parmi les anomalies congénitales du corps vitré, la persistance de l'*artère hyaloïdienne* et du *canal de Cloquet* mérite seule une mention. L'artère hyaloïdienne, pendant la vie intra-utérine, s'étend de la papille du nerf optique à la fossette hyaloïdienne et à la face postérieure de la capsule du cristallin. Dans quelques cas rares on l'a vue persister après la naissance sous la forme d'un cordon traversant le corps vitré d'arrière en avant. Ce cordon, légèrement infléchi, subit parfois des mouvements d'ondulation. Saemisch a signalé un contour grisâtre autour de ce cordon. Ed. Meyer a vu en même temps que l'artère hyaloïde des restes de la membrane pupillaire.

Flarer et De Wecker ont observé la persistance du canal de Cloquet, reconnaissable à la transparence du cordon qui traverse d'arrière en avant le corps vitré. Il s'est montré sur les deux yeux, tandis que l'artère hyaloïdienne n'existe habituellement que d'un seul côté.

II

LÉSIONS TRAUMATIQUES

La *hernie* du corps vitré et les *corps étrangers* qui pénètrent dans ce milieu représentent les deux variétés de lésions traumatiques que l'on observe.

La *hernie* ou issue du corps vitré se produit lorsque les enveloppes de l'œil, à la suite d'une plaie ou d'une rupture, présentent une solution de continuité un peu étendue. On la voit dans les opérations de cataracte par extraction, lorsque la zone de Zinn ou la cristalloïde postérieure sont rompues.

L'issue du corps vitré ne se produit en quantité considérable dans ce dernier cas, à moins de pression forte exercée sur l'œil ou d'une contraction énergique des muscles droits, que si le corps vitré a subi préalablement un certain degré de ramollissement.

Les conséquences de l'issue du corps vitré, en quantité modérée, sont souvent nulles. Si l'issue a été abondante, on peut craindre de voir survenir consécutivement des hémorrhagies intra-oculaires ou un décollement de la rétine.

Outre ces complications qui dépendent de la diminution brusque de la pression intra-oculaire, à la suite des traumatismes accidentels, on doit craindre surtout la suppuration du corps vitré par pénétration de germes infectieux venus du dehors. Aussi devra-t-on laver soigneusement la plaie avec une solution antiseptique de sublimé et faire, s'il est possible, la réunion des bords de la plaie scléroticale par la suture, pour éviter l'infection de l'œil.

Une compression sera exercée sur l'œil avec la ouate et une bande d'autant plus serrée que la perte du corps vitré aura été plus considérable.

Les *corps étrangers* qui pénètrent et séjournent dans le corps vitré sont habituellement des grains de plomb, des fragments métalliques, et des éclats de pierre ou de verre.

Comme nous l'avons dit (voy. p. 71), Leber a établi que le verre et les métaux inoxydables ne déterminent pas de suppuration, s'ils n'étaient pas chargés de matières septiques au moment de leur pénétration. Ils subissent un enkystement dont Donders, dans ses expériences sur les lapins, a bien suivi les diverses phases. Il se forme, autour du corps étranger, des exsudats membraneux qui le cachent bientôt à l'observation directe. Entre le point où siège le corps étranger et les enveloppes de l'œil, se voient souvent des dépôts opaques qui forment à celui-ci comme des cordons d'attache et indiquent le trajet qu'il a parcouru primitivement.

La présence d'un corps étranger dans l'intérieur du corps vitré est toujours d'un pronostic grave. Outre les accidents immédiats, on voit parfois, à longue échéance, éclater des accidents inflammatoires qui entraînent la perte de l'œil atteint ou une ophthalmie sympatique de l'autre œil.

L'extraction doit donc être tentée, quand la situation du corps étranger est reconnue. Dans bien des cas, malheureusement, il est impossible de déterminer le point qu'il occupe. On arrivera quelquefois à soupçonner sa présence en explorant avec un stylet boutonné la sensibilité de la sclérotique au voisinage de la plaie, à défaut d'une constatation directe de sa présence à travers la plaie elle-même.

S'il est visible dans les parties postérieures du corps vitré, à l'éclairage direct ou à l'ophthalmoscope, on fera une incision de la sclérotique, au-dessus ou au-dessous du muscle droit externe et parallèlement à sa direction. Cette incision permettra d'aller à la recherche du corps étranger avec un crochet ou des pinces, en s'aidant autant que possible de l'examen avec l'ophthalmoscope. S'il s'agit d'une paillette de fer ou d'acier, le barreau aimanté, employé par Hirschberg et Galezowski, rendra des services.

Lorsqu'un corps étranger qui n'a pu être extrait, détermine des accidents inflammatoires, il ne faut pas hésiter à faire l'énucléation de l'œil.

III

LÉSIONS VITALES ET INFLAMMATOIRES DU CORPS VITRÉ

INFLAMMATION. — HYALITIS

Il n'est pas douteux que le corps vitré ne soit susceptible de s'enflammer. La seule question encore discutée est de savoir si les phénomènes inflammatoires qui se passent dans son intérieur résultent des modifications des cellules propres qui le constituent, ou proviennent de la transformation des éléments immigrés. Les travaux de Pagenstecher tendent à faire admettre que les leucocytes provenant par diapédèse des membranes vasculaires de l'œil, font seuls les frais du processus inflammatoire et que le corps vitré ne joue qu'un rôle passif.

L'inflammation du corps vitré a reçu le nom de *hyalitis* ou *hyalite*. Elle se traduit tantôt par la formation d'opacités plus ou moins étendues, et susceptibles d'arriver à une véritable organisation en tissu cellulaire (*hyalite condensante*), tantôt par la formation rapide de pus (*hyalite suppurative*). Il se peut qu'il existe une forme d'hyalite purement séreuse, mais son existence n'est pas démontrée.

Les expériences de Donders, qui est arrivé, sur des lapins, à introduire des fragments de caoutchouc dans l'intérieur du corps vitré, ont montré qu'il se forme très rapidement autour du corps étranger des opacités, sous formes de filaments et de membranes. Ces dépôts membraneux l'enkystent complètement et arrivent à s'organiser. A la longue, ils se transforment en véritable tissu cellulaire, et s'ils occupent une grande étendue dans le corps vitré, la rétraction cicatricielle de la masse peut produire un décollement de la membrane hyaloïde ou de la rétine.

On a pu suivre chez l'homme, à l'aide de l'ophthalmoscope, ce travail d'enkystement et d'organisation autour d'un corps étranger.

Plus fréquemment, l'introduction de germes septiques par la plaie, détermine la suppuration du corps vitré. Les signes de cette hyalite suppurative se confondent tout à fait avec ceux de l'irido-choroïdite suppurative, et nous renvoyons au chapitre dans lequel nous traitons de cette dernière (voy. p. 240).

HÉMORRHAGIES DU CORPS VITRÉ

Outre les hémorrhagies par extravasation à la suite des traumatismes, on observe des hémorrhagies spontanées dans le corps vitré.

Ces hémorrhagies ont été attribuées à la rupture de vaisseaux de la choroïde, se produisant vers l'équateur de l'œil. On a même signalé de petites cicatrices de cette membrane, entourées d'un liséré de pigment, comme indiquant le point où s'était produite la rupture. Mais cette étiologie n'est pas satisfaisante. Outre la rupture d'un vaisseau de la choroïde, il faut encore admettre la déchirure de la rétine, au point correspondant. Il est plus rationnel de supposer que ces hémorrhagies sont fournies par les vaisseaux rétiniens ou qu'elles proviennent de la gaine même du nerf optique et sont arrivées par filtration jusque dans le corps vitré.

Si l'hémorrhagie est peu abondante, elle donne seulement lieu à la production de simples flocons dans le corps vitré et à des troubles fonctionnels peu marqués. Dans d'autres cas, l'hémorrhagie est assez considérable pour envahir le corps vitré jusque dans ses couches antérieures et donner à la pupille un reflet rougeâtre.

C'est sans doute à des hémorrhagies répétées dans le corps vitré que doit être rapporté cet état que Desmarres a décrit sous le nom d'*état jumenteux*.

Les causes des hémorrhagies du corps vitré sont le diabète avec albuminurie, et, chez les jeunes sujets, les affections cardiaques et l'impaludisme. L'état jumenteux du corps vitré s'observe chez les femmes et paraît se lier à des troubles de la menstruation.

Les troubles fonctionnels produits par les hémorrhagies du corps vitré sont extrêmement variables suivant l'abondance et le siège de l'épanchement. Chez les sujets jeunes, on peut espérer la résorption d'hémorrhagies même abondantes, et le rétablissement partiel de la vision.

Le pronostic cependant est très sérieux, parce que ces hémorrhagies se lient presque toujours à un état général et qu'elles envahissent habituellement les deux yeux.

On instituera le traitement de l'affection dont dépend l'hémorrhagie, et on l'associera à des injections sous-cutanées de nitrate de pilocarpine et à une compression modérée de l'œil.

RAMOLLISSEMENT DU CORPS VITRÉ. — SYNCHISIS ÉTINCELANT

Le ramollissement du corps vitré ou *synchisis simple* s'observe dans un assez grand nombre de cas et se lie au développement de certaines formes de choroïdites. On le constate fréquemment dans la scléro-choroïdite qui accompagne la myopie progressive.

Il est parfois général, mais souvent aussi limité à la partie antérieure ou à la partie postérieure.

On donnait autrefois comme signes du ramollissement du corps vitré le tremblement de l'iris et l'abaissement de la tension intra-oculaire; mais ces deux signes n'appartiennent pas au ramollissement. Le tremblement de l'iris dépend de l'absence du cristallin ou de son déplacement, qui fait que la face postérieure de l'iris n'est plus soutenue. L'hypotonie du globe oculaire manque également dans le cas de ramollissement du corps vitré; la tension oculaire est plutôt augmentée.

Le diagnostic du ramollissement simple du corps vitré n'est possible que lorsque des opacités flottant dans son intérieur peuvent être observées à l'éclairage oblique ou à l'ophthalmoscope. Le déplacement de ces opacités est d'autant plus rapide que la consistance du corps vitré est moindre.

Le *synchisis étincelant* est une forme rare de ramollissement du corps vitré, dans lequel flottent de nombreuses paillettes semblables à une poussière d'or.

D'après de Wecker, le premier auteur qui ait signalé le synchisis étincelant est Parfait Lendron. Desmarres en a donné une description complète. A Malgaigne revient l'honneur d'avoir reconnu la nature des cristaux qui donnent à l'affection son aspect tout spécial.

Le synchisis étincelant ne s'observe que chez le vieillard, et est causé par une choroïdite chronique. On l'a vu survenir après l'opération de la cataracte par abaissement. La coïncidence du synchisis étincelant et des calculs de la vésicule biliaire a été signalée, et mériterait d'être vérifiée.

C'est, en effet, à la présence de nombreuses paillettes de cholestérine que le corps vitré ramolli doit de présenter l'apparence particulière qui a valu son nom au synchisis étincelant. Il n'y a pas seulement des cristaux de cholestérine; Poncet (de Cluny) y a trouvé des aiguilles de tyrosine diversement groupées et des masses arrondies composées de phosphates.

Le synchisis étincelant persiste en général indéfiniment. Desmarres cependant l'a vu disparaître lentement, au bout de treize ans.

On a conseillé, contre cette affection, d'administrer à l'intérieur le succinate de fer.

OPACITÉS DU CORPS VITRÉ. — CORPS FLOTTANTS. — MYODÉSOPSIE

Il faut distinguer du phénomène assez fréquent des mouches volantes (*myodésopsie*), la formation dans le corps vitré d'opacités perceptibles pour le chirurgien et désignées habituellement sous le nom de corps flottants. Ces opacités indiquent toujours une inflammation antérieure des membranes profondes ou un ramollissement de l'humeur vitrée.

La sensation des *mouches volantes* est un phénomène subjectif, presque physiologique. Il suffit de regarder à travers un carton percé d'un trou d'épingle pour apercevoir un certain nombre de corpuscules globuleux, semi-opaques, disposés en chapelets ou affectant des formes irrégulières. Ces corpuscules sont les éléments du corps vitré dont l'image se projette sur la rétine. Chez certaines personnes, ils prennent des dimensions assez considérables pour constituer une gêne et une préoccupation constante. Le plus souvent, cependant, ils ne répondent à aucun état pathologique de l'œil et le meilleur conseil que l'on puisse donner aux individus qui s'en plaignent, est de tâcher de n'y pas faire attention et de porter des verres fumés qui, diminuant l'intensité de l'éclairage, rendent moins perceptibles les « mouches volantes ».

Les *corps flottants* ou opacités du corps vitré se présentent au chirurgien sous plusieurs formes. Tantôt ce sont de fines poussières formant comme un tourbillon dans les mouvements de l'œil, une sorte de nuage au-devant de la papille. On constate cette apparence surtout dans la névro-rétinite syphilitique, dont elle constitue un signe presque pathognomonique.

Ordinairement les corps flottants se présentent sous la forme de flocons ou filaments, ou quelquefois de membranes. Les flocons et les filaments ont des formes irrégulières. Ils existent surtout dans les parties antérieures et postérieures du corps vitré. On les rencontre dans les cas de rétinite, de scléro-choroïdite postérieure, dans la myopie progressive, à la suite des hémorrhagies du corps vitré et des irido-choroïdites. Parfois leur présence se révèle à la suite d'un traumatisme, d'un effort, d'une quinte de toux. Ils témoignent, dans tous les cas, d'une inflammation antérieure, et leur mobilité indique une diminution dans la consistance du corps vitré.

Pour constater à l'ophthalmoscope la présence des corps flottants dans le corps vitré, il faut employer un éclairage peu intense et se servir de préférence du miroir plan, sans faire usage de la loupe. On voit alors, sur le fond rose de la pupille, se détacher des corpuscules de forme irrégulière et complètement opaques. Dans les mouvements de l'œil, ils se déplacent avec plus ou moins de rapidité, traversant brusquement le champ de la pupille, ou descendant avec lenteur vers les parties déclives du corps vitré, suivant le degré de ramollissement de celui-ci. Ils se présentent en nombre très variable et quelquefois il faut un examen prolongé pour en apercevoir quelques-uns, mais leur mobilité est absolument caractéristique.

Les troubles subjectifs résultant de la présence d'opacités dans le corps vitré sont assez sérieux. Il y a d'abord, le plus souvent, diminution de l'acuité visuelle par le fait de l'affection qui a donné naissance à ces opacités. Ils déterminent, en outre, s'ils sont un peu volumineux, la perception de points noirs, ou de véritables scotomes dans le champ visuel. Ce phénomène se produit surtout lorsque le sujet regarde une surface blanche fortement éclairée. Il voit une ou plusieurs taches noires, à contours irréguliers, qui se déplacent lentement et qui troublent souvent assez la vision pour l'empêcher de lire ou de se livrer à un travail appliquant. Les malades cherchent par des mouvements brusques des yeux à chasser du champ visuel ces images importunes, et ces mouvements répétés arrivent à constituer une sorte de tic caractéristique.

Lorsqu'une opacité est plus volumineuse que les autres, elle ne tarde pas à être reconnue à sa forme par le patient dès qu'elle se présente dans le champ visuel; souvent alors il la dessine, en apporte le dessin au chirurgien et est véritablement obsédé par l'apparition incessante de cette image. A ce degré, la présence des corps flottants dans le corps vitré devient une affection sérieuse.

Dans la plupart des cas, fort heureusement, les phénomènes subjectifs sont beaucoup moins accentués; les malades se plaignent seulement de troubles vagues de la vision et les corps flottants ne sont reconnus que par l'examen ophthalmoscopique.

Le traitement consiste à prescrire l'usage des verres bleus ou fumés et le repos. On a cherché par l'emploi des eaux minérales purgatives et diurétiques à modifier la consistance du corps vitré. Dans le même but on a prescrit l'iodure de potassium et les injections sous-cutanées de pilocarpine. L'administration du sublimé, à l'intérieur, à la dose de 1 centigramme par jour, paraît avoir donné quelquefois un bon résultat et est recommandée par tous les auteurs. Enfin l'application des courants continus a été essayée avec succès par Giraud-Teulon et le professeur Le Fort.

Dans quelques cas, les paracentèses répétées de la chambre antérieure ont été suivies d'amélioration. On s'accorde à considérer aujourd'hui comme plutôt nuisibles les tentatives de discision des opacités faites par de Graefe.

DÉCOLLEMENT DU CORPS VITRÉ

Sur des yeux myopes et à la suite de traumatismes, la membrane hyaloïde a été trouvée séparée de la face interne de la rétine par l'accumulation d'un liquide séreux (Iwanoff); mais les signes de ce décollement sont mal connus, bien que Galezowski ait signalé au voisinage de la papille l'existence d'un croissant gris demi-circulaire, visible à l'ophthalmoscope. C'est à propos du décollement de la rétine que la signification de ce décollement de l'hyaloïde sera étudiée.

ENTOZOAIRES DU CORPS VITRÉ

Le cysticerque ladrique a été observé dans le corps vitré. Assez fréquent dans l'Allemagne du Nord où de Graefe l'a rencontré dans la proportion de 1 sur 1000, il est beaucoup plus rare en Autriche et tout à fait exceptionnel en France, où l'on en connaît seulement une dizaine d'observations. Les plus récentes sont dues à Poncet, Sichel fils, de Wecker et Landolt; cette rareté du cysticerque ladrique en France, malgré l'usage fréquent de la viande de porc, dépend sans doute du contrôle auquel cette viande est soumise avant d'être livrée à la consommation.

Le cysticerque peut arriver directement dans le corps vitré par l'artère centrale de la rétine et, dans ce cas, il laisserait une cicatrice appréciable sur la papille ou au voisinage de celle-ci. Plus souvent il pénètre par les artères ciliaires et se développe d'abord au-dessous de la rétine, qu'il décolle avant de passer dans le corps vitré.

Autour du cysticerque parvenu dans le corps vitré, se développent souvent des opacités qui le cachent plus ou moins complètement.

L'examen ophthalmoscopique doit être pratiqué après dilatation de la pupille et avec une lentille faible d'environ 10 dioptries, pour obtenir par le procédé de l'image renversée un grossissement plus considérable.

Si le cysticerque est libre dans le corps vitré, il se reconnaît à la vésicule bleuâtre qui le constitue. Une observation suffisamment prolongée permet de reconnaître le corps, le col, la tête de l'animal et les mouvements qu'ils exécutent. On voit même la vésicule se déplacer lorsqu'elle est libre dans le corps vitré.

Si le cysticerque s'est d'abord développé au-dessous de la rétine, les phénomènes observés sont ceux qui appartiennent au décollement de cette membrane; mais, au moment où le cysticerque passe dans le corps vitré, on voit généralement se produire une irido-choroïdite intense.

La présence du cysticerque dans le corps vitré ne détermine pendant un certain temps que des troubles subjectifs, notamment un scotome répondant à la situation de la vésicule, sans phénomènes inflammatoires. Mais bientôt il se forme des opacités autour du cysticerque et alors apparaissent de graves accidents inflammatoires.

La tension du globe oculaire est habituellement abaissée, ce qui permet de distinguer les phénomènes inflammatoires déterminés par le parasite de l'attaque aiguë de glaucome avec laquelle ils offrent de la ressemblance.

Bien que le cysticerque finisse ordinairement par s'enkyster dans le corps vitré, sa présence comporte un pronostic très grave, en raison des accidents inflammatoires qu'il détermine presque toujours à un moment ou à l'autre. La terminaison habituelle de l'affection est la phthisie du globe oculaire et les accidents sympathiques de l'œil opposé s'observent assez fréquemment.

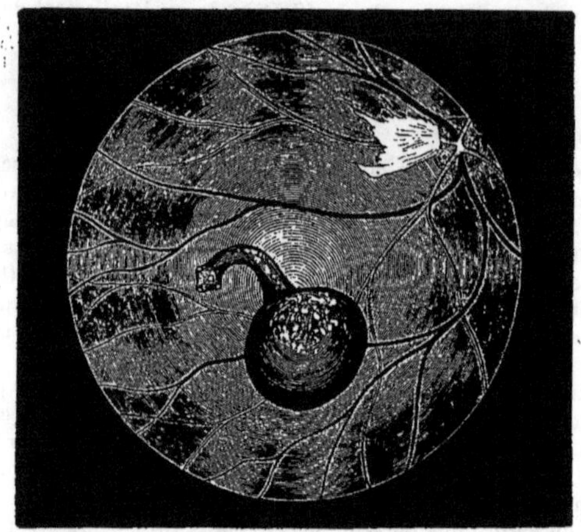

FIG. 116. — Cysticerque dans le corps vitré. (A. Sichel.)

Pour le traitement, il n'y a pas à compter sur l'action des médicaments antiparasitaires qui ont été quelquefois proposés. La piqûre de la vésicule à l'aide d'une aiguille introduite à travers les membranes de l'œil peut amener la mort du cysticerque, mais laisse subsister les dangers auxquels expose la présence d'un corps étranger.

L'extraction est la seule méthode rationnelle de traitement. Si le cysticerque occupe la moitié postérieure du corps vitré, on aura recours à l'ophthalmotomie postérieure. S'il est situé dans la région ciliaire, on pourra, à l'exemple de de Graefe, faire d'abord une large iridectomie puis extraire plus tard le cristallin et enfin, en dernier lieu, le cysticerque, par une incision linéaire faite à la cornée en un point diamétralement opposé.

Dans les deux cas, il importe de déterminer préalablement d'une manière exacte la position du parasite. On recommande aussi, au moment où on l'extrait avec les pinces, de saisir la tête ou le corps et non la vésicule, qui est très friable.

Si des phénomènes d'ophthalmie sympathique se sont déjà montrés, l'énucléation du globe de l'œil devra être pratiquée sans hésiter.

CHAPITRE VIII

MALADIES DE LA CHOROÏDE

M. PERRIN, art. CHOROÏDE, *Dict. encyclop. des sciences médic.*, 1re série, t. XVII, p. 13. — DE WECKER, Erkrankungen des Uvealtractus. *Handbuch der Augenheilkunde von Alfred Graefe und Theodor Saemisch*, Bd. IV. Leipzig, 1876. — PANAS, Leçons sur les maladies inflammatoires des membranes internes de l'œil. Paris, 1878. — Traités généraux de ABADIE, GALEZOWSKI, E. MEYER, A. SICHEL, DE WECKER.

I

ANOMALIES CONGÉNITALES

Comme anomalies congénitales de la choroïde on signale l'*absence de pigmentation* et le *coloboma*.

L'absence du pigment choroïdien caractérise essentiellement l'*albinisme*, dont nous avons déjà dit quelques mots. A l'examen ophthalmoscopique on reconnaît, chez les sujets qui en sont atteints, les plus fines ramifications des vaisseaux choroïdiens et tous les détails de leur disposition. Le fond de l'œil présente, sans l'emploi du miroir, une coloration rosée; l'iris est lui-même dépourvu de pigment, ainsi que tout le système pileux. Le nystagmus est habituel dans les hauts degrés d'albinisme, et il existe ordinairement de la myopie et de l'amblyopie.

L'usage de verres bleus ou fumés pour remédier à l'éblouissement causé par la lumière et la correction exacte de l'amétropie sont le seul traitement palliatif qu'il soit possible d'opposer à cette anomalie le plus souvent héréditaire.

Le *coloboma* de la choroïde résulte d'un arrêt de développement de la choroïde qui, dans les deux premiers mois de la vie intra-utérine, présente, comme on sait, une fente antéro-postérieure, située en bas. L'absence de réunion des bords de cette fente choroïdienne constitue la fissure ou coloboma reconnu pour la première fois sur le cadavre par de Ammon et observée à l'ophthalmoscope par de Graefe.

Le coloboma choroïdien est plus fréquent chez l'homme que chez la femme. Il est souvent bilatéral, et s'il est unilatéral occupe de préférence le côté gauche. Il coïncide le plus ordinairement avec le coloboma de l'iris. Il est parfois aussi accompagné d'un certain degré de microphthalmie ou de déformation de la cornée. Enfin on a signalé, dans quelques cas, sur le bord du cristallin une échancrure correspondant au siège de la fissure choroïdienne (Stellwag).

Le coloboma de la choroïde occupe la partie inférieure de cette membrane et a comme limites extrêmes, en arrière la papille au-dessus de laquelle il s'élève rarement, et en avant, l'iris le plus souvent échancré lui-même. Mais il n'occupe pas toujours tout cet espace et s'arrête alors en avant aux procès ciliaires plus ou moins rudimentaires ou reste limité au voisinage de la macula.

A l'ophthalmoscope, il se présente sous la forme d'une large surface ovale à grand diamètre antéro-postérieur, de couleur blanche, avec des reflets bleuâtres. Cette surface blanche est formée par la sclérotique, presque toujours ectatique à ce niveau. Les bords de la fente ovalaire sont nets et du pigment est accumulé dans leur voisinage. Au niveau de ces bords on voit les vaisseaux former un coude et se perdre sur la sclérotique, où ils ne sont représentés que par des ramifications atrophiées et irrégulières.

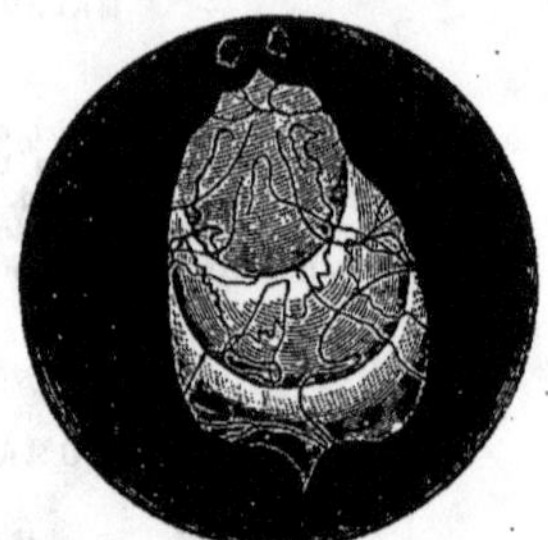

FIG. 117. — Coloboma de la choroïde.

A la partie supérieure de la fente ovalaire on reconnaît la papille. Elle est souvent déformée et elliptique, à grand axe horizontal. La rétine existe, mais plus ou moins altérée, au-devant du coloboma de la choroïde.

Cette anomalie qu'il faut savoir diagnostiquer à l'ophthalmoscope pour ne pas la confondre avec d'autres lésions acquises de la choroïde, entraîne certains troubles fonctionnels et en particulier une lacune dans le champ visuel, correspondant à la partie supérieure de celui-ci. Il existe souvent en même temps un certain degré d'amblyopie et de myopie, et si le coloboma est très étendu la pupille présente un reflet particulier.

II

LÉSIONS TRAUMATIQUES

La choroïde est atteinte toutes les fois qu'une plaie pénétrante par un corps piquant tranchant ou contondant porte sur les deux tiers postérieurs du globe oculaire. Nous avons déjà parlé de ces blessures et signalé la gravité particulière des lésions du corps ciliaire et du séjour des corps étrangers dans cette région.

Il nous reste à étudier les *ruptures* de la choroïde qui surviennent en dehors des conditions indiquées ci-dessus. Elles ont été signalées pour la première fois en 1854, par de Graefe. Elles se produisent dans les contusions du globe de l'œil, sans effraction des autres enveloppes et peuvent même être le résultat de la commotion qui accompagne une fracture des parois orbitaires, ou la pénétration d'un projectile dans le sinus maxillaire.

Leur siège habituel est le voisinage du pôle postérieur de l'œil. Saemisch pense que la pénétration des artères ciliaires postérieures dans cette région et la fixité plus grande qui en résulte pour la choroïde expliquent la fréquence des ruptures en ce point. De Wecker croit qu'il faut tenir compte surtout de la contraction simultanée des muscles droits, au moment de l'ébranlement accompagnant une fracture de l'orbite. Enfin O. Becker a invoqué un mécanisme spécial; il admet que dans une contusion de la partie antérieure du globe de l'œil, il y a une sorte d'enfoncement du nerf optique à l'intérieur de la coque oculaire et rupture de la choroïde, au pourtour de ses insertions.

L'existence d'épanchements sanguins dans le corps vitré masque fréquemment la rupture de la choroïde dans les premiers instants. Dans les cas où l'examen ophthalmoscopique a été possible, on a vu la déchirure sous forme d'une traînée d'un jaune rougeâtre, à bords lisérés d'une infiltration sanguine et aboutissant le plus souvent à un épanchement de sang à l'une de ses extrémités.

Lorsque la rupture est déjà ancienne, on voit la déchirure étroite, irrégulière formant une traînée blanchâtre avec des extrémités effilées, quelquefois bifurquées et des irradiations sur ses bords qui sont entourés d'un liséré de pigment. La déchirure siège à une petite distance de la papille, qu'elle contourne parfois en arc de cercle. Sa longueur dépasse rarement deux ou trois fois le diamètre de la papille. Elle existe parfois entre la papille et la macula. On reconnaît que la rétine est intacte à ce que les vaisseaux de cette membrane passent ininterrompus au-devant de la cicatrice choroïdienne. Mais au voisinage il peut exister un décollement choroïdien (Saemisch).

Les troubles fonctionnels ne sont pas toujours très accusés ou dépendent surtout des lésions concomitantes ou des inflammations consécutives aux épanchements sanguins qui se sont faits dans le corps vitré. Toutefois, les ruptures de la choroïde qui se sont produites entre la papille et la macula entraînent des conséquences sérieuses pour la vision.

Le traitement a peu de chances d'agir efficacement sur la lésion même de la choroïde. Les auteurs, cependant, recommandent les injections sous-cutanées de sulfate de strychnine comme d'un heureux effet.

III

LÉSIONS VITALES ET INFLAMMATOIRES DE LA CHOROÏDE

L'étendue, la structure et surtout la grande vascularité de la choroïde la prédisposent d'une manière évidente aux inflammations. Celles-ci sont en effet fréquentes, mais lorsqu'elles sont généralisées à toute la membrane, il en résulte des troubles tellement profonds de tout l'appareil oculaire que les moyens ordinaires d'exploration et en particulier l'ophthalmoscope ne peuvent être employés. En outre, presque toutes les inflammations généralisées de la choroïde retentissent en même temps sur l'iris. De là une physionomie spéciale de ces inflammations.

Au point de vue anatomique, la choroïde comprend une région antérieure appelée zone ou cercle ciliaire, formée par le muscle et les procès ciliaires et une région postérieure ou choroïde proprement dite.

Nous étudierons d'abord les inflammations qui portent plus spécialement sur la zone antérieure de la choroïde et sont englobées sous le nom d'*irido-choroïdites*. Nous donnerons ensuite la description des inflammations localisées à la région postérieure de la choroïde et des altérations atrophiques qui en sont la conséquence.

a. — IRIDO-CHOROÏDITE. — CYCLITE

Les inflammations localisées à la région antérieure de la choroïde doivent être décrites sous le nom d'irido-choroïdites parce qu'elles atteignent à la fois l'iris et la choroïde. Le terme de *cyclite* a aussi été employé pour les désigner, mais il suppose une limitation des phénomènes inflammatoires à la seule région du cercle ciliaire qu'on a rarement l'occasion d'observer.

Les inflammations irido-choroïdiennes dépendent de *causes générales* et de *causes locales*. Les deux diathèses qui les produisent sont le rhumatisme et la syphilis. On a signalé aussi chez la femme la période et les troubles de la ménopause comme prédisposant à ces inflammations.

Les causes locales ont une influence des plus évidentes sur leur production. En première ligne, il faut citer les adhérences ou synéchies iriennes, qu'elles existent en arrière, avec la capsule du cristallin (*synéchies postérieures*), ou en avant, avec la face postérieure de la cornée par enclavement dans un leucome de cette membrane (*synéchies antérieures*). Ces adhérences agissent sur l'iris et le tractus uvéal par les tiraillements qui en résultent dans les mouvements de la pupille, et l'obstacle qu'elles apportent à la communication de la chambre antérieure avec la chambre postérieure. Enfin dans les cas où l'iris est enclavé dans une cicatrice de la cornée, on a admis que des germes infectants peuvent pénétrer dans les milieux de l'œil par l'intermédiaire du tissu irien.

Les corps étrangers sont encore une cause fréquente d'irido-choroïdite, qu'ils viennent du dehors, apportant avec eux des éléments infectieux, ou qu'ils soient constitués par le cristallin déplacé, par un cysticerque. Le contact des corps étrangers avec la région ciliaire expose particulièrement au développement de ces inflammations.

Nous verrons, à propos de l'ophthalmie sympathique dont les lésions sont souvent celles de l'irido-choroïdite, comment on explique l'influence exercée sur l'œil sain par son congénère malade.

Comme pour les inflammations de l'iris, on admet trois formes d'irido-choroïdites, la forme *séreuse*, la forme *plastique* et la forme *suppurative*. Ces trois formes ont pour caractères communs l'injection des vaisseaux périkératiques, les douleurs et la sensibilité à la pression de la région ciliaire, sur laquelle a particulièrement insisté de Graefe; enfin des troubles de la vision extrêmement variables.

Dans la *forme séreuse*, l'injection périkératique est faible, l'iris est altéré dans sa couleur, la chambre antérieure est augmentée de profondeur, l'humeur aqueuse est trouble et il existe un fin pointillé à la face postérieure de la cornée; il y a généralement une légère dilatation de la pupille. Le corps vitré présente de petites opacités floconneuses dans ses parties antérieures. Tous ces phénomènes exsudatifs, qui ont été considérés comme résultant d'une sorte de lymphangite oculaire, augmentent la tension de l'œil et ne sont pas sans analogie avec ceux du glaucome. A la longue on voit parfois se produire une véritable hydrophthalmie.

Dans la *forme plastique*, l'injection périkératique est plus prononcée; l'iris est plus altéré dans sa couleur, la pupille est dilatée s'il n'existait pas antérieurement d'adhérences et le champ pupillaire est occupé par des dépôts pseudo-membraneux. Des flocons, des exsudats existent dans le corps vitré, mais leur présence n'est pas toujours facile à constater, à l'éclairage oblique, en raison du trouble de l'humeur aqueuse et de l'obstruction de la pupille. Les douleurs oculaires et périorbitaires sont vives; l'acuité visuelle est considérablement diminuée. Après des alternatives diverses de poussées aiguës et de périodes de repos relatif, cette forme d'irido-choroïdite aboutit le plus souvent, si elle n'est pas traitée, à l'atrophie de l'œil. Elle ne donne pas lieu à l'augmentation de tension du globe, comme la forme précédente, mais plutôt à l'hypotonie.

La troisième *forme* ou *suppurative* est caractérisée par une injection périkératique très vive avec production de chémosis et apparition du pus dans la chambre antérieure. Les exsudats iriens, le trouble de l'humeur aqueuse et du corps vitré sont plus marqués que dans les formes précédentes et le cristallin s'opacifie parfois. La suppuration se manifeste sous forme d'hypopyon dans les parties déclives de la chambre antérieure; mais la quantité du pus reste parfois minime et, à certains moments, on voit même l'hypopyon disparaître pour réapparaître ensuite.

Les douleurs oculaires et périorbitaires sont extrêmement vives; il y a de l'insomnie et souvent quelques symptômes généraux.

Si l'irido-choroïdite suppurative n'est pas arrêtée dans sa marche, on voit se produire une véritable panophthalmite; l'œil suppure et se perfore. Dans le cas où cette terminaison est évitée, l'atrophie lente du globe de l'œil est le résultat habituel de l'irido-choroïdite suppurative.

La *durée* de l'irido-choroïdite est toujours longue. Sauf le cas où, comme on le voit dans la forme suppurative, il se produit une panophthalmite, on observe des poussées aiguës qui se répètent après un certain temps de calme et peuvent se prolonger pendant des années.

La *terminaison* se fait souvent par atrophie de l'œil, pour la forme plastique. Dans la forme séreuse on voit parfois se produire une hydrophthalmie terminale.

Le *diagnostic* de l'irido-choroïdite n'offre pas de difficultés en général, lorsqu'on peut assister aux différentes phases de la maladie. Ce qu'il est plus malaisé de reconnaître, c'est la part plus ou moins considérable que la choroïde ou l'iris ont prise au début, dans le développement des phénomènes inflammatoires. Dans les périodes avancées de la maladie, on ne peut, non plus, reconnaître d'une manière positive les complications qui se produisent dans la profondeur de l'œil, telles que le décollement rétinien, les hémorrhagies intra-oculaires.

D'une manière générale, on peut dire que lorsque l'irido-choroïdite débute par l'iris, on constate des troubles plus marqués, adhérences, bosselures, atrophie de cette membrane, avec un moindre trouble de la vision. Lorsque le début se fait par la choroïde, les opacités du corps vitré et l'affaiblissement considérable de la vision sont les phénomènes dominants.

Le glaucome peut être confondu avec l'irido-choroïdite à une certaine période. Nous indiquerons plus loin les caractères qui permettent d'éviter l'erreur.

Le *pronostic* de l'irido-choroïdite est toujours sérieux. Dans le cas de corps étranger et dans la forme plastique, il est particulièrement grave.

Le *traitement* de cette affection varie suivant la forme, suivant la cause et suivant la nature des accidents. Si le rhumatisme seul paraît responsable des accidents, on prescrit le salicylate de soude à l'intérieur et l'on fait des injections sous-cutanées d'une solution de nitrate de pilocarpine.

Le soupçon seul d'une syphilis antérieure devra faire prescrire immédiatement les frictions quotidiennes avec l'onguent napolitain. On donnera en même temps l'iodure de potassium à la dose de 2 à 3 grammes par jour.

Dans le cas de corps étranger, l'extraction est indiquée immédiatement, toutes les fois qu'elle est possible. Contre les douleurs vives, l'antipyrine, à la dose de 2 grammes par jour, est généralement d'un bon effet. Si les phénomènes inflammatoires s'accentuent, s'il y a du chémosis, on fait appliquer sur les paupières des compresses trempées dans l'eau boriquée glacée, ou un sac de baudruche rempli de glace.

Presque toujours, il faut en arriver à une intervention opératoire. Une simple paracentèse de la chambre antérieure suffit parfois dans la forme séreuse, ou dans la forme suppurative au début. Mais, c'est en général à l'iridectomie qu'il faut recourir. Cette opération présente, il est vrai, des difficultés particulières, en raison de l'état antérieur de l'iris. De Graefe a conseillé d'y joindre l'extraction du cristallin dans la forme plastique. Il faut alors, avec le couteau étroit, passer en arrière de l'iris, pour le détacher à son insertion, en exécutant la section de la cornée.

Lorsque l'irido-choroïdite suppurative a envahi tout l'œil, l'énucléation est indiquée, même pendant la période aiguë des accidents.

b. — CHOROÏDITE PLASTIQUE, DISSÉMINÉE

Dans cette forme de choroïdite, les lésions existent par plaques et n'atteignent jamais toute l'étendue de la choroïde. Il se forme dans l'épaisseur du stroma des amas de petites cellules qui laissent, après avoir évolué, une cicatrice et déterminent une atrophie de la choroïde se révélant sous la forme de plaques blanches entourées de pigment. La choroïdite disséminée peut donc être considérée comme une choroïdite éruptive, laissant après elle des cicatrices indélébiles, comme le font certaines éruptions cutanées.

La rétine est habituellement intacte au niveau des amas cellulaires qui se forment dans le stroma choroïdien ; mais, à la période d'atrophie, elle se trouve entraînée et déprimée au niveau des plaques.

La choroïdite disséminée se divise en *simple* et *syphilitique*.

Les causes de la choroïdite *simple* sont mal connues. On signale l'influence, chez la femme, de la ménopause, des troubles utérins et de la grossesse. L'arthritisme paraît jouer un rôle dans sa production. Enfin, on la voit parfois se développer sur les yeux atteints de myopie avec staphylome postérieur.

La choroïdite *syphilitique* se montre à une période intermédiaire aux accidents secondaires et aux accidents tertiaires. De Wecker la dit fréquente dans les syphilis contractées après quarante ans, et en particulier chez les officiers. Elle a été observée dans des cas de syphilis héréditaire (Hutchinson).

Relativement au siège, la choroïdite simple diffère de la choroïdite syphilitique. Tandis que les lésions de la choroïdite simple sont accumulées surtout

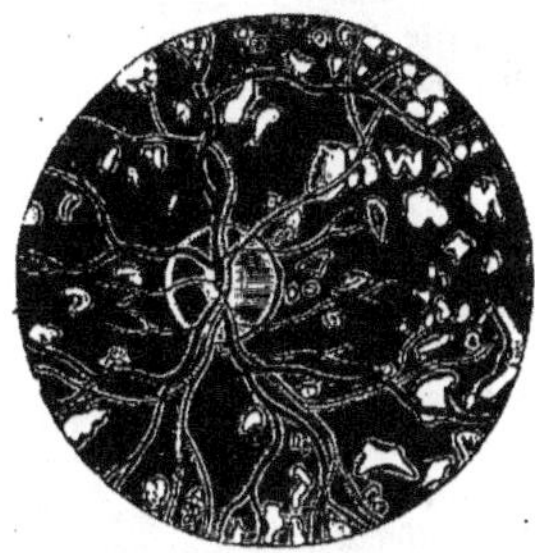

Fig. 118. — Choroïdite exsudative et atrophique.

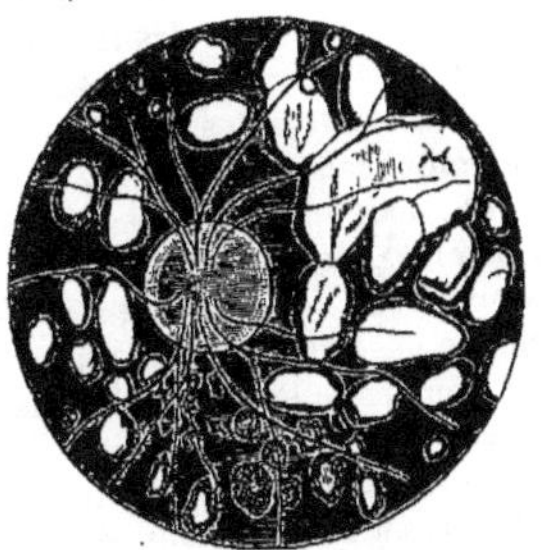

Fig. 119. — Choroïdite aréolaire. (Fœrster.)

vers l'équateur de l'œil, dans la choroïdite syphilitique, elles ont une tendance fâcheuse à se grouper au voisinage du pôle postérieur et de la macula.

Förster a décrit sous le nom de *choroïdite aréolaire* une choroïdite éruptive, liée à la syphilis et qui ne diffère de la forme ordinaire que parce que les lésions groupées autour de la macula débutent par des taches pigmentaires, sont plus nettement arrondies et ont une évolution plus lente.

Dans la variété désignée sous le nom de *chorio-rétinite centrale*, le siège des altérations au voisinage immédiat de la macula est seul à retenir, car la rétine ne participe pas d'une manière sensible aux lésions de la choroïde. Les troubles fonctionnels sont seulement plus accusés.

A l'*examen ophthalmoscopique*, on observe, s'il est pratiqué tout à fait au début, des taches rouges avec coloration grise au centre, dans les points qui sont le siège de l'éruption ; on constate que du pigment s'accumule autour de ces points qui répondent aux amas de cellules dans le stroma choroïdien. Plus tard, on voit les taches devenir blanches et, lorsque l'atrophie est complète, elles ont un reflet nacré ou bleuâtre, et l'on peut même constater une dépression à leur niveau. Un cercle de pigment noir les entoure et des amas irréguliers de pigment existent dans leur voisinage, de telle sorte que la choroïde prend une apparence tigrée.

Dans la choroïdite simple, les plaques sont plus nombreuses et plus étendues dans les régions équatoriales. L'inverse a lieu pour la choroïdite syphilitique; dans celle-ci, les taches se voient surtout au voisinage de la papille et de la macula; elles sont plus petites et moins nombreuses vers l'équateur. Mais ce qui caractérise surtout cette variété, c'est l'existence, dans les parties les plus profondes du corps vitré, de fines granulations se déplaçant sous forme de poussière dans les mouvements de l'œil. Cette apparence est presque pathognomonique. En même temps, on observe, dans les parties avoisinantes de la rétine, une teinte grisâtre, une sorte de halo autour de la papille. Quelquefois, il s'y joint de petites taches hémorrhagiques, et dans les formes graves, de vastes hémorrhagies qui sont le point de départ d'une désorganisation complète du fond de l'œil, avec atrophie consécutive de la papille.

Les *troubles fonctionnels* sont très variables. Dans la choroïdite simple, ils sont souvent très peu marqués. La vision est à peine atteinte, ce qui dépend du siège périphérique des lésions et de l'intégrité de la rétine à leur niveau. L'acuité visuelle est cependant diminuée; il y a quelques scotomes et parfois des mouches volantes. Dans la choroïdite syphilitique, les troubles fonctionnels sont beaucoup plus accusés. Non seulement l'acuité visuelle est très réduite, mais les malades ont fréquemment de l'héméralopie, avec sensation de flammes devant les yeux, au moment où ils pénètrent dans un endroit obscur. Quelquefois aussi ils ont de la micropsie. Enfin, lorsque le traitement n'enraye pas l'affection, ils arrivent à la perte totale de la vision.

La *marche* de la choroïdite disséminée est essentiellement chronique. Elle met toujours plusieurs mois à évoluer et procède par poussées successives avec exacerbations aiguës. Lorsque les lésions paraissent arrêtées, il se produit souvent des récidives, de telle sorte que l'affection se prolonge pendant des années.

Le *diagnostic* ne peut être établi que par l'examen ophthalmoscopique. Les exsudats rétiniens se distinguent des taches choroïdiennes par leur situation plus superficielle, par l'apparence striée de leurs contours, par leur couleur plus blanche et plus uniforme, et par ce fait que les vaisseaux de la rétine disparaissent à leur niveau, au lieu de passer au devant, comme ils le font pour les plaques choroïdiennes.

La distinction de la choroïdite simple et de la choroïdite syphilitique repose sur la localisation des lésions de cette dernière au pôle postérieur, sur l'existence du trouble dans le corps vitré et de l'aspect nuageux de la rétine au pourtour de la papille. Nous y avons suffisamment insisté.

Le *pronostic* est toujours sérieux. Cependant la choroïdite disséminée simple n'entraîne, dans bien des cas, qu'une diminution peu marquée de l'acuité visuelle. La choroïdite syphilitique non traitée est d'un pronostic très grave.

Le *traitement* de la choroïdite consiste essentiellement dans l'emploi des sudorifiques et des dérivatifs lorsqu'il s'agit de la forme simple. Les injections sous-cutanées de chlorhydrate de pilocarpine, les purgatifs répétés sont prescrits dans ce cas. Si le rhumatisme paraît en cause, on donne le salicylate de soude à l'intérieur. Comme moyen local, on a beaucoup usé des applications de ventouses à la tempe. Leur efficacité n'est pas démontrée. Giraud-Teulon et le professeur Panas ont fait usage des courants continus faibles, appliqués d'une tempe à l'autre ou du front à l'occiput.

Dans le cas de choroïdite syphilitique, on prescrit immédiatement le traitement spécifique, sous forme de frictions mercurielles répétées chaque jour. On administre en même temps l'iodure de potassium à la dose de 2 à 5 grammes par jour. Ce traitement doit être repris chaque fois qu'il se produit une poussée nouvelle.

c. — TUBERCULISATION DE LA CHOROÏDE

La constatation de nodules tuberculeux sur la choroïde de sujets ayant succombé à la phthisie, et particulièrement à la phthisie granuleuse aiguë, est déjà ancienne. Autenrieth (1808), Guéneau de Mussy (1837), Ed. Jäger, Manz, ont rapporté des faits de ce genre. Conheim en 1867 (*Virchow's Archiv*) a fait connaître l'anatomie pathologique de la lésion. Galezowski (*Archives génér. de méd.*, sept. 1867), de Graefe et Leber (*Archiv. für Ophthalm.*, XIV, 1, p. 183) ont rapporté des observations recueillies sur le vivant. Enfin Bouchut et Frænkel ont montré l'importance que la constatation des tubercules choroïdiens peut avoir dans les cas douteux de méningite tuberculeuse.

La tuberculisation de la choroïde est, d'ordinaire, une lésion ultime de la uberculisation généralisée ou granulie aiguë. Cependant, elle paraît se montrer quelquefois comme manifestation primitive, et c'est là ce qui fait son intérêt. Même dans ces cas, d'après Valude (*Congrès de Heidelberg*, 1887), elle ne résulterait pas d'une infection locale.

Les tubercules de la choroïde forment habituellement des nodules isolés dont la structure histologique est celle des tubercules des autres régions; ils prennent naissance dans la couche chorio-capillaire de la membrane et, en se développant, repoussent en avant la rétine. Poncet (de Cluny) a décrit aussi (*Gazette médicale*, 1875, n° 278) une infiltration diffuse avec épaississement général de la choroïde qui légitimerait la description d'une choroïdite tuberculeuse.

A l'ophthalmoscope, les tubercules de la choroïde se présentent sous la forme de petites masses arrondies de couleur jaune pâle ou rosée, faisant saillie à la surface de la choroïde. Leur nombre varie de un à cinquante (Conheim); ils sont disséminés autour de la papille et dans la région de la macula. Leurs dimensions sont de 1/3 de millimètre à 2 millimètres. Exceptionnellement, on en a vu du volume d'une lentille. Ils ne sont pas entourés d'un cercle de pigment, et leur présence ne paraît pas, le plus souvent, provoquer d'inflammation de la choroïde.

Le développement des tubercules de la choroïde a lieu presque toujours dans les deux yeux à la fois.

Le diagnostic de cette lésion est facilité habituellement par les signes indiquant l'existence d'une tuberculisation généralisée. Dans certains cas d'autre part, ainsi qu'il résulte des travaux de Bouchut et de Frænkel, la constatation des nodules sur la choroïde permet d'affirmer la nature tuberculeuse d'une méningite. Parmi les lésions de la choroïde pouvant simuler les tubercules, il n'y a que les taches de la choroïdite disséminée; elles en diffèrent, parce qu'elles ne forment pas une saillie arrondie, demi-sphérique, et qu'elles n'ont pas la teinte rosée ou jaunâtre qui caractérise le nodule tuberculeux.

Le pronostic des tubercules de la choroïde est grave, car il indique presque toujours une infection générale. La question de l'énucléation de l'œil, dans le cas où on constate un tubercule choroïdien sans autre signe de tuberculose, a été soulevée en 1878, à la Société de chirurgie (*Bulletin de la Société de chir.*, 1878, p. 755) à propos d'un fait communiqué par Théophile Anger. Diversement appréciée à cette époque par Giraud-Teulon, Terrier, Panas, elle n'est pas encore tranchée.

d. — SCLÉRO-CHOROÏDITE POSTÉRIEURE. — STAPHYLOME POSTÉRIEUR

Chez les myopes d'un degré un peu élevé, et d'une façon à peu près constante à partir de 7 dioptries, on a depuis longtemps signalé l'existence d'un croissant blanchâtre entourant le côté *externe* de la papille. Ce croissant ou *staphylome postérieur*, facile à voir à l'ophthalmoscope, apparaît au côté interne de la papille quand l'examen est fait à l'image renversée. Quelquefois il est placé en bas, mais presque jamais à la partie supérieure. Sa largeur excède rarement le diamètre de la papille ; sa limite périphérique est nette et bordée d'un liséré de pigment. Dans quelques cas, il forme un anneau presque complet autour de la papille ou prend une forme dentelée rappelant la figure d'un trèfle; mais, il a toujours pour caractère distinctif d'être nettement tranché sur ses bords et de rester stationnaire.

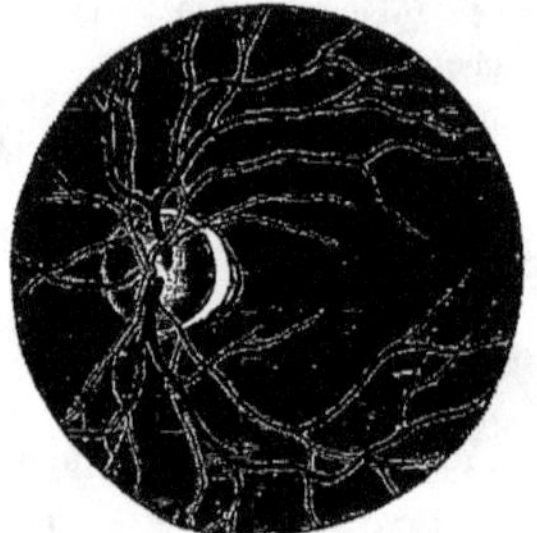

Fig. 120. — Staphylome postérieur.

L'existence du staphylome postérieur a été constatée au moment de la naissance sur les yeux de certains enfants par Jaeger. Il existe chez les jeunes sujets au moment où apparaissent les premiers signes de myopie. La coloration blanche du staphylome postérieur est due à l'atrophie ou à l'absence de la choroïde qui laisse voir la substance blanche de la sclérotique au pourtour de la papille.

L'étiologie du staphylome postérieur a été très controversée. Les causes qui produisent la myopie influent sur son développement et, par suite, l'hérédité, le travail trop prolongé dans de mauvaises conditions d'éclairage, ont une action incontestable. Quant au mécanisme qui amène la disjonction ou l'atrophie de la choroïde au bord externe de la papille, on a invoqué l'existence d'un coloboma choroïdien rudimentaire, dans les cas où le staphylome est congénital, ou encore une insertion vicieuse du nerf optique. Pour le staphylome acquis, on a surtout accusé les tiraillements exercés par les muscles sur la coque oculaire pendant les efforts de convergence et d'accommodation. Giraud-Teulon accordait la plus grande part à l'antagonisme des muscles obliques et du droit interne. Emmert pense que le muscle droit externe, en se contractant, agit par pression sur la partie correspondante du nerf optique. L'opinion la plus rationnelle est celle qui attribue la principale action aux tiraillements produits sur la choroïde pendant les efforts d'accommodation coïncidant avec ceux de la convergence, par le muscle ciliaire, dont les fibres antéro-postérieures sont, comme on sait, anormalement développées chez le myope.

L'existence d'un staphylome postérieur n'entraîne pas de troubles fonctionnels marqués, en dehors de ceux qui sont le fait de la myopie. Il n'empiète pas, en effet, sur la macula, et a seulement pour résultat d'exagérer les dimensions du scotome physiologique correspondant à la papille dans l'expérience de Mariotte.

Scléro-choroïdite postérieure. — Il n'arrive que trop souvent de voir, à un certain moment, le staphylome postérieur, jusque-là stationnaire, prendre tout

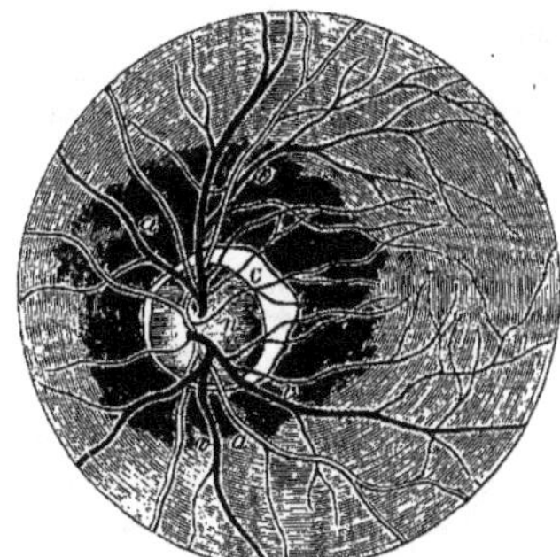

Fig. 121. — Scléro-choroïdite postérieure au début.

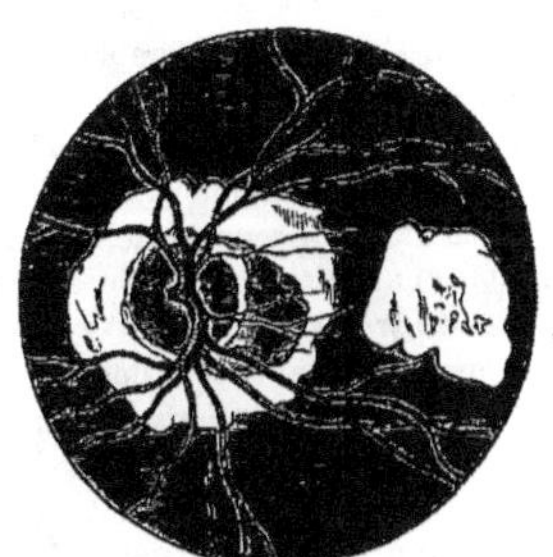

Fig. 122. — Scléro-choroïdite postérieure à un stade avancé.

à coup un développement envahissant. Alors se produisent les lésions de la scléro-choroïdite postérieure, forme particulière de choroïdite atrophique, avec tous les troubles fonctionnels qu'elle entraîne et qui se confondent avec ceux de la myopie progressive.

Lorsqu'on examine à l'ophthalmoscope le fond d'un œil atteint de scléro-choroïdite postérieure, on aperçoit autour de la papille une surface d'un blanc nacré analogue à celle du staphylome, mais généralement beaucoup plus étendue, et surtout plus irrégulière. Ses limites sont beaucoup moins nettes, plus ou moins festonnées, et le bord n'en est plus marqué par un liséré de pigment. Des îlots de plaques blanches se sont formés au voisinage de la tache principale, et du pigment s'est accumulé en certains points. Dans les parties de la choroïde qui avoisinent les plaques d'atrophie complète, on constate un amincissement évident de cette membrane dont la coloration est plus pâle.

Presque toujours la sclérotique mise à nu dans les points où la choroïde atrophiée a disparu, est en même temps ectasiée, et les irrégularités de ses bosselures sont indiquées par la variété et l'intensité différente des reflets de l'éclairage ophthalmoscopique. Sur la surface blanche de la sclérotique, se détachent quelques vestiges des vaisseaux choroïdiens, mais ceux-ci finissent par disparaître. Au contraire, les vaisseaux de la rétine persistent et passent au devant. Sur les limites des taches, ils forment un coude appréciable lorsqu'il existe une ectasie de la sclérotique.

La papille paraît hypérémiée sur le fond nacré qui l'entoure ; elle est souvent ovale, à grand diamètre vertical, et parfois excavée.

Sur les parties de la choroïde non atteintes par l'atrophie, on voit quelquefois de petites taches hémorrhagiques, mais on ne constate pas d'hypérémie. La marche envahissante du processus s'accomplit sans réaction inflammatoire.

Dans des cas exceptionnels, la scléro-choroïdite postérieure se développe sans qu'il y ait eu antérieurement de staphylome. C'est alors, presque toujours au voisinage de la macula, qu'apparaissent les plaques d'atrophie et les troubles fonctionnels sont, dès le début, plus marqués.

En même temps que ces modifications s'accomplissent dans la choroïde, d'autres troubles, non moins profonds, se manifestent dans les autres milieux de l'œil. Cependant ils ne sont pas constants et doivent être considérés comme des complications.

Le corps vitré se ramollit, des flocons opaques s'y forment et s'y déplacent au moindre mouvement, donnant lieu au phénomène des corps flottants que l'ophthalmoscope constate, et aux troubles fonctionnels qui en résultent. Le cristallin s'opacifie quelquefois au voisinage de son pôle postérieur. Enfin il n'est pas très rare de voir se produire un décollement rétinien. Dans quelques cas encore apparaissent des phénomènes de glaucome.

Les *troubles fonctionnels* consistent dans une augmentation progressive de la myopie, qui oblige d'abord les sujets à prendre des verres plus forts, dans l'apparition des mouches volantes qui les fatiguent et dans une diminution marquée de l'acuité visuelle. La vision centrale est abolie lorsque la macula se trouve envahie. Si celle-ci est épargnée, les scotomes correspondant aux plaques d'atrophie choroïdienne sont beaucoup moins gênants, et l'on est parfois étonné de constater une vision assez bonne avec les lésions les plus étendues du fond de l'œil.

Cependant les malades ne peuvent se livrer à un travail appliquant sans éprouver une sensation de tension oculaire, de pesanteur, de congestion dans la moitié correspondante de la tête. Le grand jour les blesse, et ils ont aussi parfois de la photopsie (sensation d'éclairs, d'étincelles). Enfin il s'y joint dans certains cas de véritables névralgies péri-orbitaires.

Lorsqu'il existe une ectasie considérable de la sclérotique à la partie postérieure, le globe de l'œil est moins mobile, par suite de son allongement excessif. La contracture des muscles droits internes entraîne quelquefois l'œil en dedans ou, au contraire, par suite de leur insuffisance, un strabisme externe se produit.

Le *diagnostic* de la scléro-choroïdite postérieure et du staphylome repose sur la limitation très nette des bords de ce dernier qu'entoure un liséré de pigment et sur l'absence de troubles fonctionnels marqués. Dans quelques cas, la marche envahissante de la scléro-choroïdite ne peut être bien appréciée qu'en répétant l'examen du fond de l'œil à des intervalles un peu éloignés et en prenant chaque fois un croquis des lésions.

Le *pronostic* de cette affection est grave. Il se confond avec celui de la myopie progressive sur laquelle nous reviendrons. Dans certains cas cependant, on observe des arrêts dans l'extension des lésions. Le plus souvent, la marche est régulièrement continue ou ne présente que des interruptions périodiques et de peu de durée.

Le *traitement* préventif est celui de la myopie, qui sera exposé plus loin. Lorsque la scléro-choroïdite postérieure se développe, il faut faire cesser tout travail, et prescrire aux patients de porter des conserves à verres bleus ou fumés. En paralysant l'accommodation par des instillations longtemps continuées d'atropine, on met l'œil dans un état de relâchement favorable, et l'on combat la crampe accommodative qui existe quelquefois. L'administration du sublimé à la dose de 1 centigramme par jour est souvent d'un heureux effet.

S'il se produit des phénomènes de tension douloureuse de l'œil, on fait appliquer à la tempe des ventouses Heurteloup, et l'on maintient ensuite pendant vingt-quatre heures les malades dans l'obscurité. L'apparition de troubles glaucomateux ou d'un décollement rétinien obligera parfois à pratiquer une iridectomie.

e. — SCLÉRO-CHOROÏDITE ANTÉRIEURE. — STAPHYLOME ANTÉRIEUR

De même que la scléro-choroïdite postérieure, la scléro-choroïdite antérieure est constituée par une atrophie partielle de la choroïde avec amincissement de la sclérotique. C'est l'ectasie de cette dernière membrane qui constitue le staphylome que sa situation sur le segment antérieur de l'œil rend directement appréciable sans le secours de l'ophthalmoscope.

La scléro-choroïdite antérieure se montre surtout chez les jeunes sujets, de huit à vingt ans. De Wecker signale sa plus grande fréquence chez les filles. Le lymphatisme et la scrofule paraissent jouer un rôle dans son développement et peut-être aussi la syphilis (Panas). Chez les sujets d'un certain âge, on accuse plus souvent le rhumatisme goutteux.

Les lésions de la scléro-choroïdite antérieure consistent en plaques d'atrophie choroïdienne, présentant la couleur blanche et le liséré pigmenté des bords, que nous avons décrits dans la scléro-choroïdite postérieure. Mais, à moins d'occuper l'équateur de l'œil, elles ne sont pas constatables à l'ophthalmoscope, et même, dans ce cas le trouble des milieux empêche presque toujours d'en reconnaître la présence. On a signalé la coïncidence d'un staphylome postérieur avec les lésions de la scléro-choroïdite antérieure.

Les altérations de la sclérotique sont très évidentes; sa minceur, au point où la choroïde est atrophiée, peut aller jusqu'à celle d'une feuille de papier. De là les dilatations irrégulières, les saillies ectatiques qu'elle présente. Suivant le siège occupé par ces saillies on les a désignées sous le nom de staphylome *intercalaire*, *ciliaire* ou *équatorial*. Le staphylome intercalaire occupe la région la plus voisine de la cornée.

Les signes par lesquels se révèle la scléro-choroïdite antérieure sont objectifs ou subjectifs; mais leur intensité varie beaucoup suivant la marche de l'affection qui peut être aiguë, subaiguë ou chronique.

Dans la *forme aiguë* et *subaiguë*, on observe des phénomènes d'injection périkératique plus ou moins limités à la région où le tissu cellulaire sous-conjonctival présente une rougeur vineuse analogue à celle de l'épisclérite. En même temps l'iris est altéré dans sa couleur, ses mouvements sont paresseux et souvent une légère déformation du bord pupillaire existe dans le point le plus rapproché de l'injection sclérale. L'humeur aqueuse est louche, des synéchies se forment et la tension oculaire augmente. En même temps, la cornée est troublée dans sa transparence et présente une opacification lente, résultat d'une sclérose. Le corps vitré se ramollit, des corps flottants s'y forment.

Ces phénomènes objectifs s'accompagnent de douleurs plus ou moins marquées, quelquefois de véritables névralgies ciliaires, avec sensibilité de l'œil au toucher. Les patients se plaignent de voir sans cesse des mouches volantes, quelquefois des éclairs, des étincelles. Ils accusent aussi des scotomes et l'on peut parfois constater un rétrécissement irrégulier du champ visuel. La myopie peut enfin résulter de l'allongement antéro-postérieur de l'œil, lorsqu'elle n'existait pas préalablement.

A la longue la sclérotique se déforme. Elle cède dans les points où elle présentait l'injection la plus marquée. Elle forme une ou plusieurs saillies arrondies, des bosselures qui plus tard, prennent une teinte bleuâtre, ardoisée, due à ce que le pigment choroïdien apparaît par transparence à travers la sclérotique amincie. Si les saillies sont multiples et se confondent, la dilatation peut porter sur presque tout le segment antérieur de l'œil.

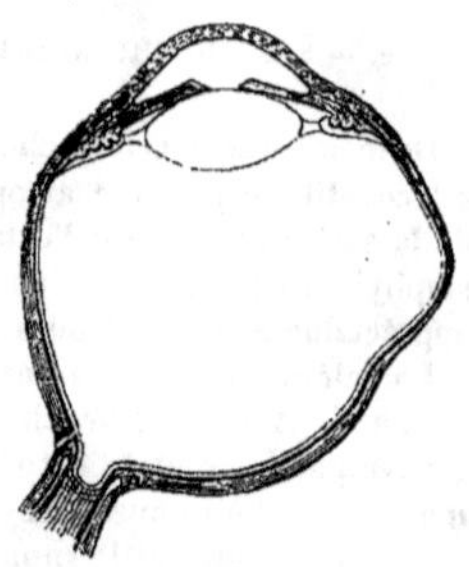

Fig. 123. — Saillie ectatique de la scléro-choroïdite antérieure.

Dans la *forme chronique* les ectasies scléroticales se forment lentement, sans douleur, sans être précédées de phénomènes inflammatoires. Cette forme s'observe surtout chez les tout jeunes enfants qui ont eu des perforations de la cornée.

La *marche* de l'affection dans ses formes aiguë et subaiguë n'est pas continue; elle présente des poussées d'exacerbation et des périodes de rémission.

Les complications qu'on observe dans le cours de la scléro-choroïdite antérieure résultent de la rupture possible de la zone de Zinn entraînant des déplacements du cristallin. On a signalé, dans quelques cas exceptionnels, la rupture du staphylome par distension. Cette rupture est suivie de l'issue du corps vitré, d'hémorrhagies intra-oculaires et de l'atrophie du globe de l'œil.

La scléro-choroïdite antérieure non arrêtée dans sa marche aboutit fréquemment à la difformité connue sous le nom d'hydrophthalmie ou de buphthalmie.

Pour le *diagnostic*, on ne pourra que très rarement se servir de l'ophthalmoscope. Les signes objectifs tirés de l'examen direct du segment antérieur de l'œil et l'apparition des ectasies de la sclérotique suffisent pour reconnaître la scléro-choroïdite antérieure.

Le *pronostic* est grave; cette affection tend à se généraliser et aboutit souvent après des poussées successives à la perte totale de la vision.

Le *traitement* de la scléro-choroïdite consiste, au début, dans les formes aiguë et subaiguë, à pratiquer des injections sous-cutanées de pilocarpine, et à administrer à l'intérieur les mercuriaux, généralement le calomel à doses réfractées. Le salicylate de soude ou de lithine est prescrit si l'influence du rhumatisme est évidente. Comme collyre, on se bornera à instiller le chlorhydrate de cocaïne, de préférence à l'atropine.

Si la tension de l'œil s'accroît, une iridectomie pourra arrêter, au début, les accidents. Plus tard, elle présente quelques dangers et des difficultés d'exécution.

Des sclérotomies répétées et l'application réitérée de pointes de feu galvaniques sur le staphylome s'adressent surtout aux cas où la cornée tend à se scléroser (de Wecker).

Si l'affection est ancienne et si la déformation oculaire s'accompagne de perte de la vision, on devra pratiquer l'exentération du globe oculaire ou son énucléation, de préférence à l'excision des staphylomes.

f. — HÉMORRHAGIES ET APOPLEXIES DE LA CHOROÏDE

Les hémorrhagies provenant des vaisseaux choroïdiens sont rares.

On les observe le plus souvent à la suite des traumatismes de l'œil. Alt a figuré un vaste épanchement de sang consécutif à une contusion, qui avait séparé en deux feuillets cette membrane. Ces épanchements traumatiques coïncident parfois avec des déchirures de la rétine et des hémorrhagies dans le corps vitré. Les hémorrhagies spontanées de la choroïde sont attribuées à des altérations des vaisseaux, notamment à la sclérose des parois qui survient sous l'influence de l'albuminurie et des affections cardiaques. Elles se montrent quelquefois comme complication de la scléro-choroïdite postérieure.

Knapp admet aussi que l'embolie des artères ciliaires postérieures peut donner lieu à des infarctus choroïdiens, dans le cours d'une endocardite rhumatismale et H. Müller a décrit des embolies des fines ramifications de ces mêmes artères, d'origine périphérique.

Les hémorrhagies choroïdiennes se présentent à l'ophthalmoscope sous la forme de taches arrondies rouges, plus foncées au centre, occupant surtout le segment postérieur de l'œil. Elles se distinguent des hémorrhagies rétiniennes disposées en flammèches le long des vaisseaux rétiniens qui se confondent avec elles et semblent interrompus à leur niveau. On voit, au contraire, parfois les vaisseaux rétiniens intacts passer au devant de l'épanchement choroïdien.

Dans certains cas les désordres concomitants du corps vitré empêchent tout examen ophthalmoscopique. Le décollement de la rétine est parfois la conséquence de l'hémorrhagie choroïdienne. La résorption du sang épanché s'opère néanmoins, mais avec une grande lenteur, et il reste plus tard, comme trace de l'épanchement, une plaque d'atrophie choroïdienne blanchâtre entourée de pigment.

Les troubles fonctionnels résultant de l'hémorrhagie de la choroïde sont peu marqués à moins que celle-ci occupe la région de la macula, ou qu'il existe des complications du côté du corps vitré et de la rétine. Les scotomes ou lacunes du champ visuel dépendent habituellement des altérations concomitantes de la rétine.

g. — DÉCOLLEMENT DE LA CHOROÏDE

Le décollement de la région ciliaire de la choroïde s'observe assez fréquemment, à la suite des irido-choroïdites qui entraînent l'atrophie de l'œil. La séparation de la choroïde et de la sclérotique dans les autres régions est au contraire tout à fait exceptionnelle. Elle a été étudiée par de Graefe (*Archiv f. Ophth.*, IV, 2, p. 226) et par Iwanoff (*id.*, XI, p. 191).

Le décollement choroïdien est *traumatique* ou *spontané*. Au traumatisme, il faut rapporter les épanchements sanguins observés à la suite de contusions, et le décollement qui s'est produit quelquefois à la suite d'opérations de la cataracte avec issue considérable du corps vitré ou de l'excision du staphylome cornéen (de Wecker). Les décollements spontanés sont plus difficiles à expliquer. Ils résultent, sans doute, de la production d'hémorrhagies sous-choroïdiennes. Iwanoff, dans un cas de décollement complet et ancien, a trouvé un liquide analogue à celui qui constitue le décollement rétinien.

La rétine, altérée dans sa transparence, reste longtemps intimement unie à la choroïde décollée; à la longue cependant elle s'en sépare.

Le décollement choroïdien se reconnaît à l'ophthalmoscope à la saillie dans le corps vitré d'une masse formant un relief sphérique, régulier, de couleur rouge brunâtre, quelquefois grisâtre ou jaune. A la surface existent parfois des taches hémorrhagiques ou du pigment. On reconnaît les vaisseaux rétiniens et si la rétine n'est pas devenue opaque, on distingue même la disposition des vaisseaux choroïdiens (Liebreich).

Le décollement de la choroïde peut être confondu avec celui de la rétine. Mais celui-ci est irrégulier, présente des plis, et un tremblottement qui n'a pas été signalé dans le décollement choroïdien; il a en outre une coloration grise avec reflet bleuâtre qui est caractéristique. Le diagnostic est donc, en général, facile. Celui des tumeurs choroïdiennes, en particulier du sarcome ou du mélano-sarcome, est beaucoup plus difficile. L'apparence ophthalmoscopique est souvent la même; mais, dans le cas de tumeur, il y a des douleurs et une augmentation de tension qui n'existe pas dans le décollement choroïdien où la tendance à l'atrophie est marquée.

Les troubles visuels du décollement sont considérables et la vision se perd bientôt complètement.

La terminaison par atrophie de l'œil, consécutivement à une irido-choroïdite, est la règle.

Le traitement a jusqu'ici été considéré comme inefficace. Les essais d'injections irritantes tentés, dans ces dernières années, pour la cure du décollement rétinien, pourraient cependant être essayées contre le décollement de la choroïde.

IV

TUMEURS DE LA CHOROÏDE

La plupart des tumeurs de la choroïde sont des *sarcomes* ou des *mélanosarcomes*. On a observé aussi, très exceptionnellement, des *myomes*, des *fibromes*, des *granulomes* et même des *ossifications* de cette membrane.

Avant de passer à l'étude des tumeurs sarcomateuses, nous devons dire quelques mots d'un état particulier décrit par H. Müller sous le nom d'excroissances verruqueuses. Cette lésion de la lame vitrée de la choroïde est le résultat d'une altération sénile. Les élevures transparentes qui la constituent, entourées d'un cercle de pigment, siègent le plus souvent vers l'*ora serrata*. On les voit aussi parfois au voisinage de la papille, au début de la cataracte. Elles ne causent pas de troubles fonctionnels notables, mais paraissent précéder parfois l'ossification de la choroïde.

Les tumeurs sarcomateuses qu'on observe le plus communément ne sont pas très rares. Fuchs évalue leur fréquence à 1 pour 1500 cas. On les a rencontrées plus souvent chez l'homme que chez la femme. Elles sont rares avant trente ans; cependant on les voit se développer quelquefois chez les sujets au-dessous de dix ans. Les yeux fortement pigmentés en sont plus particulièrement affectés et le traumatisme semble jouer un rôle dans leur production. On les a vues aussi apparaître sur des yeux anciennement atrophiés et réduits à l'état de moignons.

Les *sarcomes* et les *mélanosarcomes* sont bien limités; ils sont même souvent pourvus d'une sorte d'enveloppe fibreuse. Les sarcomes purs (sarcomes blancs, leuco-sarcomes) non pigmentés, sont de beaucoup les plus rares. Les sarcomes mélaniques, par suite de la distribution irrégulière du pigment, ont quelquefois un aspect marbré ou granité.

Comme variétés de ces tumeurs on a décrit des myxo-sarcomes, des cysto-sarcomes, des ostéo-sarcomes (?), mais la seule distinction importante à établir dépend de la forme des cellules qui les constituent. Les sarcomes à cellules rondes et petites sont infiniment plus malins que les sarcomes à cellules fusiformes.

Les sarcomes prennent plus souvent naissance dans la région ciliaire. On les observe aussi vers la région équatoriale de la choroïde et au voisinage du pôle postérieur. Le début est ordinairement insidieux.

Lorsque la tumeur siège dans la région ciliaire, elle se manifeste par une saillie brunâtre qui refoule l'iris, déplace le cristallin et envahit ultérieurement soit le corps vitré, soit la chambre antérieure.

Si la tumeur débute par le segment postérieur, l'ophthalmoscope fait reconnaître, lorsque la rétine a conservé sa transparence, une masse arrondie lisse ou bosselée, de couleur rouge brunâtre qui la soulève. Mais le plus souvent la rétine est décollée au devant de la tumeur et elle a subi une dégénérescence graisseuse qui lui donne une teinte jaunâtre. Le siège du décollement rétinien à la partie supérieure, le peu de plis qu'il présente, et l'absence de déplacement de ces plis peuvent alors faire soupçonner l'existence de la tumeur.

A. Sichel a indiqué, en outre, l'existence d'un *réseau vasculaire spécial* appréciable à l'ophthalmoscope et qui n'appartient qu'aux tumeurs. Lorsqu'il peut être constaté, il est pathognomonique.

L'augmentation de la pression intra-oculaire, l'injection des veines sous-conjonctivales, l'insensibilité de la cornée, l'aplatissement de la chambre antérieure, la dilatation et l'immobilité de la pupille, tels sont les signes par lesquels se révèle la présence de la tumeur. Dans certains cas, il y a des douleurs vives, irradiées dans le front avec des exacerbations et parfois de véritables accès de glaucome aigu.

Dans une seconde période, la tumeur franchit la coque oculaire. Elle appa-

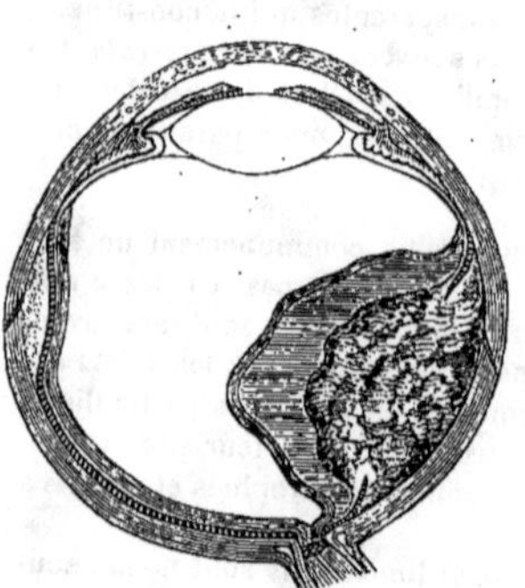

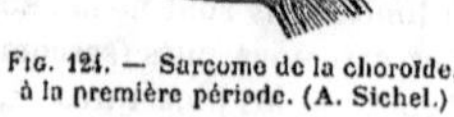

Fig. 124. — Sarcome de la choroïde, à la première période. (A. Sichel.)

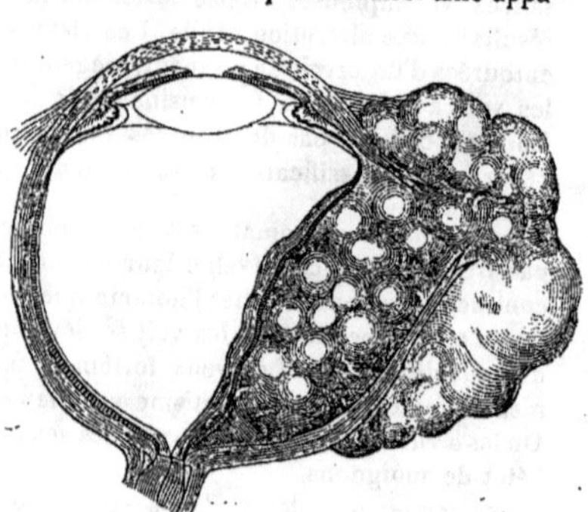

Fig. 125. — Sarcome de la choroïde, à la deuxieme période. (A. Sichel.)

raît au dehors par ulcération de la cornée ou par perforation de la sclérotique. Dans quelques cas elle se porte en arrière le long du nerf optique et détermine de l'exophthalmie.

La perforation de la cornée est parfois suivie d'une panophthalmite. Mais plus souvent, la tumeur ayant franchi les limites des enveloppes de l'œil, prend un développement considérable et il se forme des tumeurs secondaires dans l'orbite.

Enfin, à la dernière période se manifestent les signes de la généralisation du côté du cerveau et des méninges ou de la formation de foyers métastatiques dans le foie ou dans la rate. On a noté la rareté de l'envahissement des poumons et du rein.

Avant l'apparition des phénomènes glaucomateux, le seul trouble fonctionnel résultant de la présence d'une tumeur de la choroïde est le rétrécissement du champ visuel et la diminution de l'acuité visuelle.

Le diagnostic du siège précis de la tumeur au début n'est possible que si l'exploration ophthalmoscopique n'est pas gênée par un décollement ou une dégénérescence de la rétine. De Wecker recommande l'emploi de la lumière électrique pour explorer la région où la tumeur fait saillie, et tous les détails du soulèvement rétinien. On peut en effet confondre le sarcome de la choroïde avec le gliome de la rétine. Ce dernier, toutefois, est plus fréquent dans l'enfance, tandis que le sarcome de la choroïde s'observe surtout de quarante à soixante ans (Fuchs).

La rapidité d'évolution et l'inflammation vive qui l'accompagne ne permettront pas de confondre une tumeur gommeuse de la région ciliaire, avec un sarcome dont le développement est beaucoup plus lent.

Le pronostic des sarcomes de la choroïde est des plus graves. Il est rare que les malades, à moins d'une intervention précoce, aient plus de deux à trois années de survie. La mort survient souvent plus tôt, par généralisation des tumeurs.

Le seul traitement des sarcomes choroïdiens, dès que le diagnostic en est fait, consiste dans l'énucléation de l'œil. On doit chercher à faire la section du nerf optique aussi loin que possible de son insertion, et de Graefe a proposé l'emploi d'un instrument spécial pour couper le nerf en se rapprochant du sommet de l'orbite. Si la tumeur a franchi déjà la coque oculaire, il ne faut pas hésiter à vider l'orbite. Dans quelques cas on peut même être amené à ruginer le périoste des parois orbitaires. Le thermo-cautère est alors nécessaire pour arrêter l'hémorrhagie lorsqu'elle provient du sommet de la cavité.

CHAPITRE IX

MALADIES DE LA RÉTINE

Warlomont et Duwez, art. Rétine. *Dict. encycl. des sc. méd.*, 3e série, t. IV, p. 101. — Panas, art. Rétine. *Dict. de méd. et de chir. prat.*, t. XXXI, p. 397, et Leçons sur les rétinites. Paris, 1878. — Th. Leber, art. Rétine. *Handbuch der Augenheilkunde von Alfred Graefe und Theod. Saemisch*, Bd. V, p. 521. Leipzig, 1880. — Traités généraux d'Abadie, Galezowski, E. Meyer, A. Sichel, et De Wecker.

I

ANOMALIES CONGÉNITALES

Parmi les anomalies congénitales de la rétine, une seule mérite une description isolée, parce qu'elle se révèle à l'examen ophthalmoscopique par une apparence qui pourrait facilement être prise pour un état pathologique acquis. Nous voulons parler de la persistance des fibres nerveuses avec leur gaine de myéline. A l'état normal, on sait que la gaine de myéline n'accompagne pas dans leur épanouissement les fibres nerveuses au delà du nerf optique, et que celles-ci restent transparentes.

Mais, dans quelques cas, la gaine de myéline persiste pour ces fibres, à une certaine distance au delà de la papille, et la présence de cette gaine se révèle par la formation de taches blanches, nacrées, que H. Müller a le premier signalées en 1856. Cette disposition, rare chez l'homme, est normale chez le lapin, sur les yeux duquel on peut observer des irradiations de fibres opaques autour de la papille, dans toutes les directions, mais principalement suivant le diamètre horizontal.

Chez l'homme, les plaques d'un blanc éclatant, nacré, se présentent sous la forme de flammèches, d'aigrettes qui divergent autour de la papille ; très rarement, elles l'entourent complètement; le plus souvent il y a deux faisceaux, un supérieur et un inférieur, quelquefois on en voit quatre à peu près disposés en croix.

Exceptionnellement on observe des îlots ou des plaques à distance. Jamais les fibres à double contour ne se rencontrent dans la région même de la macula.

Outre leur couleur d'un blanc nacré, ces taches ont pour caractère de présenter des bords dentelés, frangés, déchiquetés, dont les prolongements suivent la direction des fibres nerveuses. Les vaisseaux rétiniens sont tantôt apparents à la surface de ces taches et tantôt disparaissent momentanément dans leur épaisseur pour reparaître plus loin.

Ces détails, pour être bien étudiés, ont besoin d'être vus par le procédé de l'image droite.

Cette anomalie n'entraîne pas de troubles fonctionnels appréciables; le plus souvent les sujets qui en sont atteints possèdent une vision parfaitement normale. Le seul phénomène par lequel la présence des fibres myéliniques puisse se révéler lorsqu'on le recherche, est l'agrandissement du *punctum cæcum* dans l'expérience de la tache de Mariotte.

II

LÉSIONS TRAUMATIQUES

Les *plaies* et les déchirures de la rétine accompagnent dans la plupart des cas celles de la choroïde et de la sclérotique dans les plaies pénétrantes du globe de l'œil, et se compliquent fréquemment de la présence de corps étrangers. Nous n'insistons pas sur ces traumatismes déjà étudiés.

Dans les *ruptures* par contre-coup ou par commotion, la solution de continuité de la rétine se rapproche comme celle de la choroïde du pôle postérieur de l'œil. Souvent elle est incomplète et ne porte pas sur la couche la plus interne, celle des fibres nerveuses qui résiste avec la membrane limitante interne. On voit, en effet, les vaisseaux rétiniens intacts, passer au devant de la lésion. Mais après résorption du sang épanché au-dessous, la formation de tissu cicatriciel entraîne l'abolition de la sensibilité rétinienne et des troubles fonctionnels persistants. Dans d'autres cas, on observe des déchirures complètes et des hémorrhagies primitives des vaisseaux rétiniens dans le corps vitré.

La *commotion* de la rétine a été étudiée par Berlin et Leber. Elle se produit soit dans les contusions du globe de l'œil, soit dans les ébranlements portant sur toute la tête. Elle entraîne une diminution de l'acuité visuelle et parfois une cécité passagère ou des troubles fonctionnels consistant en éblouissements, perception de flammes, d'éclairs. Dans quelques cas, on a vu se développer ultérieurement, sans lésion appréciable, une atrophie de la rétine et du nerf optique. D'après Berlin et Leber, la commotion rétinienne se traduirait au pourtour de la papille par un œdème fugace de la rétine reconnaissable à la formation dans cette région d'une sorte de halo grisâtre. Elle s'accompagne aussi de spasme de l'accommodation avec myosis ou de mydriase.

La rétine peut encore subir des traumatismes d'un autre ordre, par suite d'une action trop vive ou trop prolongée de son excitant naturel, la lumière. On observe ces accidents chez les individus qui sont restés longtemps exposés à l'action du soleil dans les sables du désert et surtout au milieu des neiges. La contemplation prolongée des phénomènes d'une éclipse solaire a donné lieu aussi à des troubles de la vision qui ont été décrits comme une *rétinite maculaire.*

Czerny, par des expériences sur les animaux, a montré qu'il y avait, dans ces cas, une sorte de brûlure de la rétine. Sous l'influence de la lumière électrique, on peut même voir se développer une inflammation externe, une véritable *ophthalmie* bien étudiée par F. Terrier (De l'ophthalmie électrique, *Archives d'ophthalmologie*, 1888, t. VIII, p. 1).

III

LÉSIONS VITALES ET INFLAMMATIONS DE LA RÉTINE

Nous étudierons dans ce chapitre : 1° les troubles circulatoires et les lésions vasculaires; 2° les inflammations de la rétine ou rétinites; 3° le décollement rétinien.

1° Troubles circulatoires et lésions vasculaires.

Les troubles circulatoires observés dans la rétine sont l'*hypérémie* et l'*ischémie*. Comme lésions vasculaires nous décrirons les hémorrhagies ou *apoplexies* de la rétine et l'*embolie de l'artère centrale.*

a. Hypérémie. — L'hypérémie de la rétine n'est qu'un symptôme qui se rencontre dans un certain nombre d'affections oculaires ou sous l'influence de troubles généraux de la circulation. A l'état normal, la coloration et l'aspect de la papille du nerf optique sont extrêmement variables, suivant l'âge, la couleur de l'iris. On ne peut donc se fonder seulement sur la couleur plus ou moins rosée de la papille pour diagnostiquer l'hypérémie de la rétine. Le volume apparent et la coloration des vaisseaux rétiniens vus à l'ophthalmoscope a plus de valeur.

Dans l'hypérémie *artérielle*, les artères qui normalement sont moins volumineuses et plus pâles que les veines, arrivent à égaler celles-ci comme diamètre et comme couleur.

L'hypérémie *veineuse* se traduit par l'augmentation de volume, la coloration plus foncée et les tortuosités des veines dans le plan antéro-postérieur.

Les causes générales de l'hypérémie rétinienne sont nombreuses. Elle existe dans la chloro-anémie et le nervosisme. Les femmes hystériques la présentent souvent. Elle dépend quelquefois de troubles menstruels.

Les troubles circulatoires tenant à une affection cardiaque déterminent surtout l'hypérémie veineuse, et la perméabilité du trou de Botal s'accompagne d'une véritable *cyanose* de la rétine.

Le goître exophthalmique la produit, mais d'une façon non constante.

Parmi les causes locales, nous citerons toutes les inflammations oculaires qui présentent de l'injection périkératique, ainsi que les tumeurs de l'orbite qui gênent la circulation en retour. De Graefe a montré que les tumeurs du cerveau entraînent les mêmes conséquences.

L'hypérémie résulte quelquefois aussi de l'action réflexe exercée par une dent cariée, un blessure du sourcil.

Enfin, les causes physiologiques amènent d'une façon manifeste l'hypérémie de la rétine lorsque leur action est exagérée. Le travail prolongé, s'il existe un vice de réfraction de l'œil et en particulier une hypermétropie, l'action d'une lumière trop vive, de la lumière électrique en particulier, déterminent cette hypérémie.

L'hypérémie rétinienne se traduit par une sensation de fatigue douloureuse de l'œil, avec éblouissements et photophobie. Il y a quelquefois perception de phosphènes et véritable photopsie. L'acuité visuelle serait, dit-on, exagérée dans l'hypérémie active et diminuée dans la congestion passive.

Le *traitement* consiste, la cause étant reconnue, à la supprimer s'il est possible. On prescrira la cessation de tout travail appliquant, le séjour dans une pièce obscure, l'usage de conserves à verres fortement fumés.

Les ventouses à la tempe, les purgatifs contribuent à amener la décongestion de la rétine et l'application des courants continus est également utile. Dans les cas où le nervosisme domine l'administration du bromure de potassium à l'intérieur est indiquée.

b. Ischémie. — L'ischémie ou anémie de la rétine provient de l'afflux insuffisant du sang dans l'artère centrale de la rétine. Elle a pour effet la décoloration de la papille qui apparaît pâle et comme lavée, avec amincissement des artères et des veines. Les premières sont parfois réduites à une simple ligne grisâtre tranchant à peine sur la coloration du fond de l'œil. Lorsque la circulation bien qu'affaiblie s'y fait encore, on observe le phénomène du *pouls artériel.*

Comme l'hypérémie, l'ischémie de la rétine n'est qu'un symptôme qui se rencontre dans un certain nombre d'états différents.

Parmi les causes générales, la suspension de la circulation qui accompagne la syncope produit l'ischémie des artères rétiniennes; on l'observe aussi au début de l'attaque d'épilepsie.

Dans l'anémie pernicieuse, à l'ischémie s'ajoutent un œdème et des hémorrhagies rétiniennes.

Le spasme des tuniques artérielles qui produit l'asphyxie locale des extrémités dans la maladie de Raynaud, détermine aussi l'ischémie passagère de la rétine. Il en est de même des hautes doses de sulfate de quinine.

Parmi les causes locales, la compression des vaisseaux avant leur entrée dans le globe oculaire et l'embolie de l'artère centrale de la rétine au début, sont à peu près les seules à amener l'ischémie rétinienne. Une simple pression exercée sur le globe avec le doigt, suffit à la produire.

L'anémie rétinienne se traduit par une diminution de l'acuité visuelle, et une obnubilation générale de la vision qui peut aller jusqu'à la cécité complète, comme on l'observe dans la syncope.

Le traitement est celui de la cause qui l'a produite.

c. Embolies des artères rétiniennes. — Jæger, en 1854, a donné une observation imparfaite de cette affection. De Graefe est le premier qui l'ait bien étudiée en 1859. Depuis, Schweigger a eu l'occasion de faire l'examen anatomique d'un œil et de mettre hors de doute la réalité de la lésion.

L'oblitération embolique peut porter sur le tronc même de l'artère centrale de la rétine ou sur l'une de ses branches.

Embolie de l'artère centrale. — Le caillot embolique a été trouvé par Schweigger dans l'artère à 1 millimètre en arrière de la lame criblée (fig. 126).

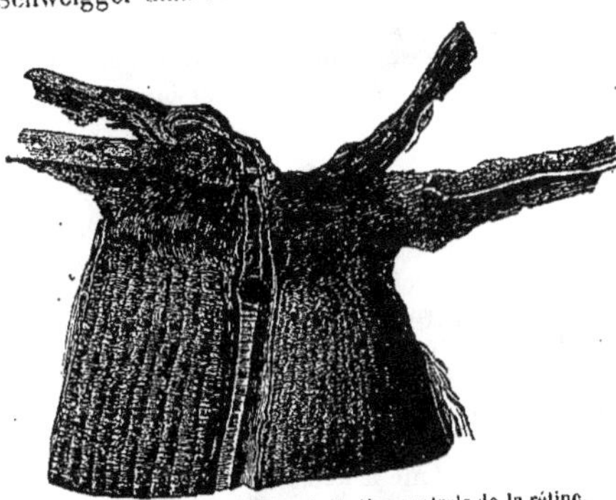

Fig. 126. — Embolie de l'artère centrale de la rétine.

Les causes de l'embolie sont les lésions valvulaires du cœur, l'anévrysme de l'aorte ou de la carotide primitive (Knapp), l'endocardite rhumatismale et puerpérale. Cette dernière s'accompagne parfois de choroïdite suppurative dont Virchow a reconnu la cause dans la présence d'un caillot embolique.

L'embolie de l'artère centrale s'annonce par une cécité brusque, instantanée, qui n'est pas précédée par l'apparition de phosphènes. La perte de la vision se fait de la périphérie au centre. Il reste parfois cependant à la périphérie du champ visuel, surtout en haut et en dehors (de Wecker) une perception imparfaite des images. Il y a aussi quelquefois des alternatives d'amélioration, mais, il se produit toujours, en définitive, une atrophie ultime de la rétine et du nerf optique et une cécité irrémédiable.

L'examen ophthalmoscopique pratiqué dès les premiers instants, montre les artères vides, réduites à un simple filament grisâtre; les veines sont diminuées de volume. La papille est pâle, anémiée. La pression du globe de l'œil ne détermine plus le phénomène du pouls artériel, mais en observant attentivement les vaisseaux, on voit dans les veines, à certains moments, des oscillations de la colonne sanguine semblant indiquer une tendance au rétablissement de la circulation. Un phénomène analogue s'observe quelquefois dans les artères.

Au niveau de la macula, on remarque une tache rouge répondant exactement à ses limites et qui pourrait facilement être prise pour une hémorrhagie. Ce n'est en réalité que la coloration de la choroïde vue par transparence. En effet, au bout de vingt-quatre ou quarante-huit heures, il se produit constamment dans la rétine, au pourtour de la macula, un œdème avec opacification grisâtre qui explique cette apparence.

Le pronostic de l'embolie de l'artère centrale de la rétine est extrêmement grave. La terminaison constante est l'atrophie de la papille et de la rétine. On comprend que le cercle de Haller soit insuffisant pour rétablir par les artères ciliaires postérieures la circulation dans les vaisseaux rétiniens. Il ne faut pas oublier non plus que l'existence même des individus atteints d'embolie de l'artère centrale de la rétine est souvent menacée par la possibilité d'un accident analogue du côté des centres nerveux.

Le traitement n'a pas donné en général de résultat; les paracentèses, la sclérotomie, l'iridectomie pratiquées pour diminuer la pression intra-oculaire sont restées sans effet. Mauthner a rapporté toutefois un exemple de succès par le massage de l'œil.

On se contentera d'instituer un régime approprié en vue de modifier l'affection principale (lait, diurétiques, digitaline). L'iodure de potassium peut aussi être prescrit à titre de dissolvant.

Embolie d'une branche de l'artère centrale. — Les causes et le mécanisme, dans ce cas, sont les mêmes que pour l'embolie du tronc, mais les effets en sont moins graves.

La cécité est brusque, mais seulement partielle. Il se fait dans une moitié du champ visuel, en haut ou en bas, suivant la branche oblitérée, une lacune complète (hémianopsie). Elle n'existe quelquefois que dans un quart du champ visuel. Si la macula n'est pas comprise dans le département de la branche oblitérée, l'acuité centrale reste intacte.

A l'ophthalmoscope, on constate une anémie localisée. Une des branches artérielles est amincie, décolorée, réduite à l'état de simple cordon, dès son émergence de la papille ou à une petite distance de ses bords. L'œdème de la rétine se produit, dans la région correspondante, et ultérieurement, une atrophie, limitée aussi à une portion de la papille rend définitive l'abolition de la vision dans une partie du champ visuel. Au début, en même temps que se fait la réduction de volume de l'artère, on observe sur les veines du voisinage la production d'infarctus hémorrhagiques, formant des taches apoplectiques. Ces infarctus témoignent des efforts faits pour le rétablissement d'une circulation collatérale. Les traces de ces hémorrhagies finissent ordinairement par disparaître.

d. Hémorrhagies. — Rétinite hémorrhagique. — Les hémorrhagies ou apoplexies de la rétine s'observent comme accidents dans le cours d'inflammations de la rétine (rétinite albuminurique, diabétique, leucémique). Dans d'autres cas, elles constituent la lésion principale ce qui a permis de décrire une *rétinite hémorrhagique* ou apoplectique.

Les *causes* des hémorrhagies rétiniennes sont rarement un traumatisme direct. Quelquefois la diminution brusque de la pression intra-oculaire les produit, comme on le voit après l'iridectomie pratiquée dans le glaucome.

Le plus souvent, les hémorrhagies rétiniennes, sont la manifestation d'une altération du sang ou d'une lésion antérieure des vaisseaux. C'est ainsi qu'on les observe dans le scorbut, le purpura, le diabète, l'albuminurie, l'ictère, la leucocythémie, la fièvre typhoïde (A. Sichel). Les affections cardiaques (hypertrophie du ventricule gauche avec altérations des valvules), celles de l'aorte (rétrécissement) donnent naissance à ces hémorrhagies. Mais les causes les plus habituelles sont les altérations des vaisseaux, l'artério-sclérose ou l'athérome. Les anévrysmes miliaires des artères de la rétine décrits par Liouville, sont, dans certains cas enfin, par leur rupture, la cause de l'hémorrhagie.

Ces hémorrhagies sont aussi quelquefois le résultat de la gêne de la circulation occasionnée par la compression des vaisseaux due à une tumeur du cou ou à une tumeur orbitaire.

L'effort, les vomissements en ont été parfois la cause occasionnelle.

Toute cause appréciable échappe dans certains cas. De Wecker signale les hémorrhagies survenant chez les jeunes gens d'une vingtaine d'années et des deux sexes, sans qu'on ait noté l'exisence de troubles antérieurs.

D'une manière générale, les hémorrhagies rétiniennes s'observent chez les individus d'un âge avancé.

Les hémorrhagies rétiniennes sont fournies par les artères ou par les veines. Lorsqu'elles proviennent de ces dernières, elles doivent être rapportées à une thrombose préalable. Elles siègent, en effet, au voisinage immédiat des vaisseaux. Rarement elles sont très abondantes et se réduisent habituellement à de simples taches, quelquefois à un pointillé. Exceptionnellement, elles sont constituées par de véritables flaques et, dans ces cas, elles se font dans les couches les plus externes de la rétine et se confondent avec les hémorrhagies provenant de la choroïde. Il est rare également de voir les hémorrhagies rétiniennes décoller l'hyaloïde ou envahir le corps vitré.

Les hémorrhagies de la rétine affectionnent deux régions principales, la région de la macula et la région équatoriale. Leur forme est en rapport avec leur siège dans l'épaisseur de la rétine ; celles qui se font le long des vaisseaux dans la couche des fibres nerveuses sont en flammèches, avec des bords striés, en rapport avec la disposition rayonnante des fibres nerveuses. Celles qui se produisent dans les couches externes de la rétine tendent à s'étaler en plaques.

L'apparition des apoplexies rétiniennes est quelquefois précédée d'éblouissements, de vertiges, mais l'invasion est brusque. Toutefois les troubles fonctionnels sont très différents suivant la région atteinte. Si c'est celle de la macula, la vision centrale est plus ou moins affaiblie, quelquefois abolie; il y a un scotome central. Si les parties périphériques sont seules envahies, les troubles de la vision sont presque nuls, et il faut une étude très attentive du champ visuel pour y trouver quelques lacunes, à moins que l'hémorrhagie ait des dimensions exceptionnelles.

Dans le cas d'envahissement de la région maculaire, outre le scotome central, on a signalé de la métamorphopsie.

A l'*ophthalmoscope*, les hémorrhagies rétiniennes se reconnaissent à leur couleur d'un rouge plus ou moins sombre. Elles occupent le voisinage des vaisseaux, et ceux-ci sont souvent interrompus au niveau de la tache. La disposition en flammèche des taches est la plus fréquente; elles ont alors de faibles dimensions, des bords striés. Elles sont plus ou moins nombreuses, souvent groupées dans une région. Les hémorrhagies en pointillé se voient surtout autour de la macula. Les grandes flaques paraissent plus fréquentes dans la région temporale. Un léger degré d'œdème rétinien existe parfois au voisinage des hémorrhagies.

Les hémorrhagies se résorbent lentement; celles qui n'ont que de très petites dimensions peuvent disparaître en quelques jours; pour les autres, il faut plusieurs semaines ou plusieurs mois. Les moins volumineuses disparaissent souvent sans laisser de traces. Habituellement, il reste une tache blanche ou grisâtre, plus ou moins mélangée de pigment. La tache blanche résulte d'une dégénérescence scléreuse de la rétine au point où s'est faite l'hémorrhagie ou encore d'une transformation graisseuse. Lorsque l'hémorrhagie a été très étendue, on peut même voir se former de véritables cicatrices de tissu conjonctif sous forme de traînées ou de plaques blanches. Dans d'autres cas, la rétine subit consécutivement une atrophie complète.

Ces transformations des hémorrhagies rétiniennes peuvent être suivies à l'ophthalmoscope. On constate parallèlement une amélioration dans les troubles fonctionnels, mais les lacunes du champ visuel ne disparaissent complètement que dans des cas exceptionnels.

Le *diagnostic* des hémorrhagies rétiniennes est facile à faire avec l'ophthalmoscope. Elles se distinguent de celles de la choroïde par leur situation au voisinage des vaisseaux rétiniens qui sont souvent interrompus, tandis qu'ils passent intacts au-devant des hémorrhagies de la choroïde, dont les dimensions sont habituellement plus grandes et les contours plus nets. Toutefois, les hémorrhagies des couches les plus externes de la rétine présentent aussi ces caractères et se confondent avec celles de la choroïde.

Le *pronostic* des hémorrhagies est variable. Les récidives sont fréquentes; il se fait des poussées nouvelles d'apoplexies. Cependant la vision est rarement compromise d'une manière complète, sauf le cas où il survient ultérieurement une atrophie de la rétine.

Le *traitement* doit s'adresser surtout à la maladie générale qui a causé l'hémorrhagie. On prescrira le repos complet de l'organe, avec le bandeau compressif. L'ergotine, la pilocarpine en injections sous-cutanées ont été conseillées ainsi que le sublimé (de Wecker). Les saignées locales et les applications de ventouses à la tempe sont moins employées qu'autrefois.

Le traitement général consiste, suivant les cas, à administrer les diurétiques, la digitale ou les toniques et les solutions acides. L'usage des eaux minérales purgatives est généralement indiqué.

2° Inflammations de la rétine. — Rétinites.

Les inflammations de la rétine ou *rétinites* se présentent sous des formes diverses qui aujourd'hui sont le plus souvent rattachées à des maladies générales et facilement reconnaissables à des caractères propres. L'inflammation simple de la rétine, ou rétinite idiopathique, est au contraire mal connue. Anatomiquement elle peut être définie, mais, en clinique, on n'a que peu d'occasions de l'observer à l'état isolé.

Après avoir dit quelques mots de la rétinite simple, nous décrirons les diverses espèces de rétinites symptomatiques ou secondaires, les rétinites *syphilitique*, *albuminurique*, *diabétique* et *leucémique*, et en dernier lieu la rétinite *pigmentaire* qui peut être considérée comme une rétinite scléreuse.

1° RÉTINITES SIMPLES

D'après les descriptions des auteurs, on observerait la rétinite simple sous la forme *séreuse* et sous la forme *parenchymateuse*.

Rétinite séreuse. — On l'a désignée sous le nom d'œdème de la rétine. Cet œdème ne doit pas être confondu avec l'altération décrite par Iwanoff (*Archiv. für Ophthalmologie*, t. XV, chap. II, p. 88), dans laquelle il se forme dans la couche granuleuse externe de la rétine une série de kystes. Cette dégénérescence *cystoïde* de la rétine, n'affecte pas la marche d'une inflammation ; elle s'observe chez les vieillards et paraît se lier souvent au développement de la cataracte.

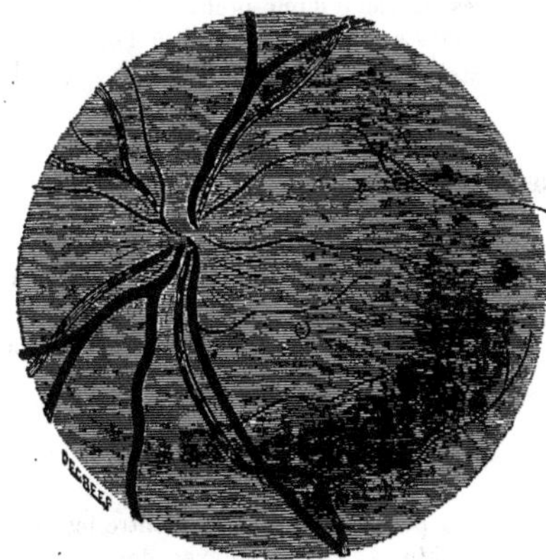

Fig. 127. — Rétinite séreuse.

La rétinite séreuse affecte au contraire une allure inflammatoire. Elle se développerait quelquefois sous l'influence d'un refroidissement (rétinite rhumatismale), de la fatigue causée par un travail excessif des yeux dans des conditions défectueuses. Le plus souvent aucune cause n'est appréciable.

On constate à l'ophthalmoscope une perte de transparence de la rétine attribuée à une transsudation séreuse. Ce trouble existe surtout autour de la papille dont les limites sont confuses et présentent parfois des stries rayonnant dans la direction des fibres nerveuses. La macula apparaît avec une teinte rouge sombre. Les veines sont tortueuses, dilatées; les artères ne sont pas augmentées de volume et quelquefois même sont amincies. La papille est fortement hypérémiée. A mesure que l'on s'éloigne du pôle postérieur, la rétine recouvre sa transparence normale.

Les troubles fonctionnels consistent en un nuage répandu sur les objets environnants, avec rétrécissement du champ visuel et diminution de la vision centrale.

Ces troubles peuvent disparaître complètement à la longue, ou bien la rétinite devient parenchymateuse et les lésions s'aggravent.

Rétinite parenchymateuse. — On a décrit deux formes de rétinite parenchymateuse, la forme *diffuse* et la forme circonscrite ou *périvasculaire*. Dans la forme diffuse, il y a tendance à l'organisation de tissu conjonctif entre les éléments dissociés de la rétine. C'est dans la couche des fibres nerveuses que les lésions sont le plus marquées, et ces fibres finissent par être atrophiées par compression. Il se fait des exsudats à la surface de la rétine et quelquefois des excroissances condylomateuses (Iwanoff). On a signalé aussi des hémorrhagies. Toutes ces lésions semblent pouvoir être aujourd'hui rapportées soit à la rétinite albuminurique, soit à la rétinite syphilitique avec laquelle la rétinite parenchymateuse paraît avoir été souvent confondue.

Dans d'autres cas, la rétinite coexiste avec une inflammation de la choroïde et les lésions ne peuvent être distinguées soit à cause du trouble des milieux, soit parce qu'elles siègent dans les régions antérieures de l'œil.

Dans la forme périvasculaire, les lésions se localisent au pourtour des vaisseaux dont la membrane adventice est le siège d'une prolifération active de tissu conjonctif. Les artères et les veines se présentent alors à l'ophthalmoscope amincies et comme étouffées entre les traînées blanchâtres qui les limitent de chaque côté.

2° RÉTINITES SYMPTOMATIQUES

Cette classe de rétinites, la plus intéressante et la mieux connue aujourd'hui, comprend la rétinite *syphilitique*, la rétinite *albuminurique*, la rétinite *diabétique* et la rétinite *leucémique*.

Quelques autres variétés (rétinite oxalurique, rétinite de l'anémie pernicieuse, rétinite ictérique), ne méritent qu'une simple mention.

a. — RÉTINITE SYPHILITIQUE

La rétinite syphilitique s'observe à la période intermédiaire entre les accidents secondaires et les accidents tertiaires. Elle coexiste avec des reliquats d'iritis, des synéchies postérieures. Souvent aussi elle se complique de choroïdite et constitue alors une *chorio-rétinite syphilitique*.

La rétinite syphilitique se manifeste à l'ophthalmoscope par un trouble nébuleux, localisé surtout au niveau du pôle postérieur de l'œil et au voisinage de la papille. Ce trouble a un reflet grisâtre et quelquefois bleuâtre; il dépend surtout de la présence dans les parties profondes du corps vitré, de fines granulations formant comme une poussière se déplaçant parfois sous forme de nuage. La papille est hypérémiée, ses contours ont perdu leur netteté et sa surface paraît voilée. Les veines rétiniennes sont congestionnées, tortueuses. On n'a signalé, malgré cette congestion intense, que très rarement des hémorrhagies de la rétine.

De Graefe a décrit une forme particulière, observée aussi par Dehenne, dans laquelle les lésions sont localisées au pourtour de la macula. La papille, dans ces cas, ne présente pas les lésions indiquées ci-dessus. Cette forme est très rare.

La participation de la choroïde à l'inflammation de la rétine est, au contraire fréquente, et l'existence habituelle de lésions du corps vitré (corps flottants) fait que l'expression de chorio-rétinite syphilitique mérite d'être employée le plus habituellement.

Les *troubles fonctionnels* consistent dans la sensation d'un brouillard plus ou moins épais au devant de l'œil. L'acuité visuelle est toujours diminuée et tombe souvent très bas. La vision périphérique est relativement meilleure que la vision centrale. Il y a quelquefois un scotome central et fréquemment sensation de mouches volantes répondant aux opacités du corps vitré. Le sens des couleurs n'est pas notablement altéré, au début, du moins.

La *marche* de la rétinite syphilitique est lente et les rechutes sont fréquentes. Les deux yeux sont le plus souvent atteints quoique à des degrés différents.

La *terminaison* varie. Lorsque l'affection est reconnue et traitée au début, la guérison complète peut être obtenue. Le plus souvent, il reste des traces de la maladie, et dans les cas où la choroïde a participé à l'inflammation, on constate plus tard des plaques d'atrophie choroïdienne blanches et brillantes avec des dépôts irréguliers de pigment. En même temps, on trouve les signes d'une atrophie de la papille, avec pâleur du disque et amincissement des vaisseaux. L'atrophie peut aussi se produire alors que la rétine seule a été atteinte.

Le *pronostic* est donc toujours grave lorsque l'on constate l'existence d'une rétinite syphilitique, en raison des récidives et de la terminaison possible par atrophie. Il prend une gravité particulière dans la forme décrite par de Graefe sous le nom de rétinite récidivante. Dans cette forme, les lésions portant sur la macula, il se produit un scotome central et les récidives sont nombreuses.

Le *traitement* consiste à prescrire sans retard les préparations mercurielles et iodurées dès que le diagnostic est posé. On fera faire des frictions quotidiennes avec l'onguent napolitain et l'on prescrira l'iodure de potassium en commençant par la dose de 2 grammes et en augmentant progressivement jusqu'à 5 grammes. On peut substituer aux frictions les injections sous-cutanées de sublimé, de peptonate de mercure ou d'huile grise, mais les frictions paraissent agir plus rapidement.

Les instillations de collyre à l'atropine sont utiles, en raison de la fréquence des complications iriennes. Tout travail appliquant sera interdit, et l'œil sera préservé d'une lumière trop vive par l'usage de conserves à verres teintés.

b. — RÉTINITE ALBUMINURIQUE

La rétinite *albuminurique*, encore appelée *néphrétique*, occupe la première place parmi les rétinites secondaires. Elle a été observée directement pour la première fois par Türck, mais antérieurement les troubles oculaires liés à l'albuminurie avaient été signalés par Bright (1836), par Christison, Rayer, Landouzy (*Annales d'oculistique*, 1849, t. XXII). Lécorché, Liebreich, Förster, de Graefe ont consacré des mémoires importants à sa description.

Étiologie. — La fréquence de la rétinite albuminurique a été diversement appréciée. Tandis que Landouzy a rencontré les troubles oculaires 13 fois sur 15 chez les albuminuriques, Lécorché pense qu'elle existe dans la proportion de 21 pour 100 et Förster n'admet que le chiffre de 6 à 7 pour 100.

Ce sont les néphrites chroniques, surtout la forme amyloïde, qui s'accompagnent le plus fréquemment de rétinite albuminurique, et dans ces cas, il est difficile de dire quelle part revient aux troubles mécaniques de la circulation et à l'intoxication du sang dans la production des lésions rétiniennes. Les néphrites consécutives à l'intoxication saturnine et aux fièvres intermittentes graves peuvent lui donner naissance. Enfin la grossesse, les tumeurs abdominales et la scarlatine, sont une cause fréquente de rétinite albuminurique dès qu'elles se compliquent de lésions rénales. Dans quelques cas, on l'a vu survenir à la suite de la néphrite catarrhale *a frigore*.

Anatomie pathologique. — L'examen de la rétine a pu être fait dans quelques cas, au microscope. Les lésions reconnues portaient sur le tissu cellulaire rétinien qui a été trouvé hypertrophié et sclérosé ou en dégénérescence graisseuse. Les fibres nerveuses présentaient un état hypertrophique variqueux particulier (Leber). Les parois des vaisseaux étaient sclérosées et l'endothélium dégénéré obstruait leur calibre déterminant la formation d'embolies périphériques.

Symptômes. — Au début, l'examen ophthalmoscopique du fond de l'œil, montre une congestion de la papille, avec suffusion séreuse au pourtour. Cet œdème rétinien péripapillaire donne un aspect grisâtre aux parties de la rétine avoisinant la papille. L'hypérémie de celle-ci est quelquefois assez prononcée pour faire songer à une névrite, et son apparence rappelle celle de la papille étranglée avec stase.

Les artères ont un volume peu considérable. Les veines sont au contraire tortueuses, dilatées.

Les lésions caractéristiques de la rétinite albuminurique qui quelquefois ne s'accuse que par ces troubles circulatoires, consistent dans l'apparition d'hémorrhagies et de taches blanches.

Les *hémorrhagies* se font sur le trajet des vaisseaux, elles sont peu considérables, en forme de flammèches, striées sur leurs bords. Les *taches blanches*, plus ou moins nombreuses, se groupent à une petite distance de la papille. Autour de la macula, elles sont plus petites et affectent une disposition étoilée et rayonnante caractéristique. Cette disposition radiée est en rapport avec celle des fibres nerveuses dans cette région.

Un examen attentif permet généralement de reconnaître que les taches blanches occupent une situation différente dans l'épaisseur de la rétine. Les unes sont plus superficielles; elles sont striées à leur périphérie et se trouvent sur le trajet des vaisseaux qui disparaissent momentanément au milieu d'elles. Ces taches sont formées par l'altération variqueuse des fibres nerveuses et occupent par conséquent les parties internes de la rétine. Les autres taches, de forme plus arrondie, occupent une situation plus profonde et plus indépendante des vaisseaux; elles sont dues à l'altération granulo-graisseuse du tissu cellulaire rétinien. Les unes et les autres sont nacrées et réfléchissent fortement la lumière.

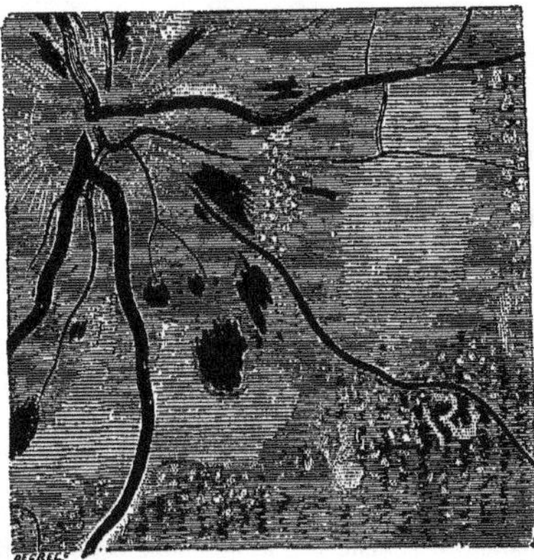

Fig. 128. — Rétinite albuminurique.

A mesure qu'on s'éloigne du pôle postérieur, les lésions s'atténuent et elles font généralement défaut dans les régions équatoriales.

Les troubles fonctionnels par lesquels se traduit la rétinite albuminurique portent toujours sur les deux yeux, mais de même que les lésions sont ordinairement plus prononcées sur l'un des yeux, le trouble de la vision est rarement égal des deux côtés. Il consiste en un abaissement plus ou moins marqué de l'acuité visuelle. Celle-ci tombe rapidement à 1/3 et dans les formes graves au-dessous de 1/10. Parfois la cécité est presque complète ce qu'explique l'envahissement de la macula. On ne constate pas de retrécissement inégal du champ visuel et le sens des couleurs n'est pas spécialement atteint.

A titre de complications tout à fait exceptionnelles de la rétinite albuminurique, nous devons citer les hémorrhagies du corps vitré et les hémorrhagies dans la capsule de Tenon (Wharton Jones) ou sous la conjonctive, qui ont été quelquefois observées.

Marche. — Durée. — Terminaison. — A n'envisager que les lésions de la rétine constatées par l'ophthalmoscope on peut distinguer trois phases dans la rétinite albuminurique, la première de congestion, la seconde de dégénérescence et la troisième de régression. Ces trois phases d'ailleurs ne s'observent pas toujours et les lésions restent parfois bornées aux troubles congestifs.

La marche clinique de la rétinite albuminurique est variable, toujours lente, avec des alternatives d'amélioration et d'aggravation. Elle est en rapport avec la cause de la maladie principale à laquelle elle se rattache. Dans l'albuminurie de la grossesse, de la scarlatine, l'évolution est plus rapide; l'amélioration survient avec la disparition de l'albumine après l'accouchement ou la convalescence et l'on peut suivre à l'ophthalmoscope, la disparition des troubles circulatoires lorsque les lésions de dégénérescence ne se sont pas encore produites. Parmi les plaques blanches, celles qui résultent de la transformation granulo-graisseuse du tissu cellulaire rétinien peuvent même, à la longue, disparaître.

Dans les formes chroniques de néphrites, l'évolution est beaucoup plus lente et l'on ne peut espérer une amélioration persistante, encore moins un retour complet de la vision. Le plus souvent, les troubles oculaires persistent jusqu'à la mort des malades, par suite de l'atrophie de la rétine. Dans quelques cas, on voit même se produire comme lésion ultime un décollement rétinien.

Le *pronostic* de la rétinite albuminurique, relativement favorable dans les cas liés aux altérations aiguës des reins, est donc toujours grave dans les formes chroniques.

Diagnostic. — La coïncidence de l'albuminurie et de troubles de la vision suffit pour affirmer le diagnostic de la rétinite albuminurique, lorsque l'ophthalmoscope a permis de constater les lésions congestives de la papille. Lorsque les plaques blanches et les hémorrhagies avec les caractères que nous avons indiqués, ont été reconnues, il ne saurait subsister de doutes. Le groupement annulaire des taches autour de la papille et la disposition étoilée des lésions au pourtour de la macula, ne se rencontrent que dans cette forme de rétinite.

Le diagnostic pourrait même être porté, dans le cas où les lésions affectent cette apparence, alors que l'albumine manquerait momentanément dans l'urine, comme cela peut arriver.

D'autre part, les troubles de la vue survenant dans le cours d'une néphrite chronique ne se rattachent pas forcément à la rétinite albuminurique. L'intoxication urémique, produit quelquefois un obscurcissement subit de la vision (*amaurose urémique*) qui disparaît après l'accès et ne s'accompagne pas de lésions ophthalmoscopiques.

Parmi les altérations de la rétine, qui se lient à un état général déterminé, la rétinite diabétique et la rétinite leucémique présentent seules avec la rétinite albuminurique des analogies qui méritent d'être signalées pour le diagnostic différentiel.

Ces analogies sont d'autant plus grandes pour la rétinite *diabétique* que celle-ci s'observe surtout chez les individus dont l'urine renferme à la fois du sucre et de l'albumine. Dans la rétinite diabétique toutefois, les hémorrhagies sont plus nombreuses, plus larges; les plaques blanches sont, au contraire plus discrètes et disséminées sans affecter la disposition signalée autour de la papille et de la macula.

La rétinite *leucémique* se distingue surtout par la coloration jaune orangé du fond de l'œil et par de petites taches d'un blanc grisâtre au voisinage des veines, entourées d'une zone hémorrhagique. Ces taches sont dues à des extravasations de leucocytes. Autour des parois veineuses se remarquent aussi des traînées de même couleur.

Traitement. — Traiter l'albuminurie est à peu près la seule indication thérapeutique. Le régime lacté sera donc prescrit dans la plupart des cas. L'iodure de potassium à faibles doses sera quelquefois utile. Contre l'intoxication urémique, de Graefe conseillait aussi l'usage de l'acide chlorhydrique.

On a beaucoup employé, dans ces dernières années, les injections sous-cutanées de nitrate de pilocarpine, mais les résultats obtenus ne paraissent pas répondre aux espérances qui avaient été conçues au début.

Les applications de ventouses à la tempe, sont utiles lorsqu'il existe des troubles congestifs du côté de la tête.

C. — RÉTINITES DIABÉTIQUE, LEUCÉMIQUE, ETC.

Rétinite diabétique. — La rétinite des diabétiques qui sont en même temps albuminuriques se rapproche beaucoup de la rétinite albuminurique proprement dite. Elle n'en diffère que par la plus grande abondance des hémorrhagies rétiniennes.

Lorsque la glycosurie existe, sans mélange d'albumine, on observe une rétinite hémorrhagique avec quelques caractères particuliers. Il y a un certain nombre de foyers apoplectiformes associés à des taches de dégénérescence; mais celles-ci ne sont pas prédominantes et l'on n'observe pas leur groupement autour de la papille et de la macula. Les hémorrhagies se font surtout au niveau et au voisinage des veines; les artères restent normales. La papille présente une injection très vive et elle n'est plus guère reconnaissable que par l'émergence des vaisseaux rétiniens. Ce qui domine, c'est la congestion veineuse et la tendance hémorrhagique.

Les troubles visuels sont analogues à ceux de la rétinite albuminurique, mais généralement moins marqués. On a signalé comme appartenant à la rétinite diabétique, la conservation relative de la vision périphérique avec abaissement considérable de la vision centrale (A. Sichel). Les aggravations sont fréquentes par suite de la production de nouvelles hémorrhagies et le pronostic grave, d'une manière générale, est lié surtout à celui de la forme du diabète. On peut espérer une amélioration de la vue lorsque le traitement général agit efficacement sur la production du sucre.

Rétinite leucémique. — Elle a été décrite pour la première fois par Liebreich. On n'en possède qu'un petit nombre d'observations, vu la rareté de la leucocythémie qui lui donne naissance.

Elle atteint les deux yeux et produit un œdème de la rétine et des hémorrhagies qui, en raison de la composition spéciale du sang où les globules blancs dominent, présentent des apparences particulières. Les foyers hémorrhagiques sont en effet d'une coloration grisâtre ou blanchâtre; ils existent surtout au voisinage de la macula. Ce sont des amas de leucocytes entourés d'un liséré rouge, les globules rouges ayant de la tendance à se masser à la périphérie.

Tout le fond de l'œil présente à l'ophthalmoscope une teinte orange ou rose sale. Cette teinte est plus accentuée encore lorsqu'on éclaire le fond de l'œil avec la lumière solaire. Les veines ont une coloration rouge clair; les artères sont jaunâtres, peu visibles. Il y a souvent des leucocytes infiltrés dans la paroi des vaisseaux et leur présence se révèle par l'existence d'un double liséré sur les bords de ceux-ci.

Rétinite oxalurique. — *Rétinite ictérique.* — L'oxalurie étudiée par Bouchardat s'accompagne parfois de troubles visuels. Dans les cas où l'on a pu examiner le fond de l'œil, on a trouvé des apoplexies de la rétine coïncidant avec des épanchements sanguins du corps vitré.

Dans l'ictère des individus atteints d'affection hépatique et de cirrhose, les troubles de la vision et en particulier la *xanthopsie*, ont été rapportés à une altération rétinienne, mais l'existence d'une rétinite, dans ces cas, n'est pas démontrée.

L'anémie pernicieuse se complique quelquefois d'hémorrhagies rétiniennes qui présentent quelques ressemblances avec celles de la rétinite leucémique. La papille est, dans ces cas, extrêmement pâle.

RÉTINITE PIGMENTAIRE

La présence d'amas pigmentaires dans l'épaisseur de la rétine ne suffit pas pour caractériser la rétinite dite pigmentaire. Il est reconnu aujourd'hui que cette affection est constituée essentiellement par une transformation scléreuse des éléments de la rétine. L'infiltration de pigment en est la manifestation habituelle, mais non nécessaire. Cette forme de rétinite a encore été appelée *rétine tigrée*.

Anatomie pathologique. — Un des caractères de la rétinite pigmentaire est que les lésions de la sclérose marchent de la périphérie au centre et effectent les deux yeux à la fois. Il se fait d'abord, dans les parties équatoriales de la rétine et dans ses couches les plus externes, un travail de prolifération lente du tissu conjonctif, travail qui s'accompagne de migration et d'infiltration du pigment. La couche pigmentaire habituellement décrite comme appartenant à la choroïde, doit être, comme on sait aujourd'hui, rattachée à la rétine. C'est d'elle que proviennent les cellules de pigment qui s'infiltrent dans l'épaisseur même de la rétine dont les couches conductrices restent longtemps intactes. L'infiltration du pigment se fait presque exclusivement le long des vaisseaux rétiniens; elle constitue même parfois une gaîne complète à ceux-ci. En même temps les parois vasculaires subissent des altérations, consistant en un épaississement qui diminue leur calibre. A la longue les branches vasculaires de moindre volume arrivent à s'oblitérer et la rétine est de moins en moins vascularisée. Les parois des veines toutefois ne subissent pas d'altérations.

Les changements que subit la rétine ont pu être avec justesse comparés à ceux que présentent certains viscères (foie, rein) lorsqu'ils sont atteints de cirrhose. L'accumulation de pigment est une analogie de plus. Pour la rétine, on a admis que le pigment accumulé le long des vaisseaux pouvait aussi provenir du sang.

Les éléments nerveux de la rétine subissent à la longue une atrophie qui se transmet aux fibres du nerf optique. On a signalé enfin la production de saillies verruqueuses sur la rétine.

Le cristallin est atteint d'opacités le plus souvent limitées au pôle postérieur (cataracte polaire postérieure), dans les périodes ultimes de cette affection, et l'on observe des troubles floconneux du corps vitré.

Étiologie. — La rétinite pigmentaire est presque toujours congénitale, mais elle ne se manifeste que vers l'âge de six à dix ans d'une manière appréciable, et les lésions vont ensuite en s'accentuant jusqu'aux périodes avancées de la vie. Elle est plus fréquente dans le sexe masculin.

Les deux causes dont l'influence paraît le mieux établie sont l'*hérédité* signalée par de Graefe et la consanguinité (Liebreich). Th. Leber a observé l'influence héréditaire dans un peu plus du quart des cas. Souvent tous les enfants d'une même famille sont atteints; quelquefois la transmission se présente avec des alternances. Liebreich, Mooren, Hutchinson ont constaté la *consanguinité* chez les ascendants, dans une proportion qui varie du quart à plus de moitié. Les vices de conformation (microcéphalie, polydactylie, bec-de-lièvre), la surdi-mutité, l'idiotie, observés chez un certain nombre de sujets atteints de rétinite pigmentaire confirment l'idée de l'influence des mariages consanguins. Cependant A. Sichel dit avoir eu très rarement occasion de la vérifier sur un grand nombre de cas.

La *syphilis héréditaire* a été considérée aussi comme une des causes de la rétinite pigmentaire. Th. Leber a cité des faits dans lesquels il existait, avec les signes d'une amaurose congénitale des amas de pigment dans la rétine. Mais les lésions étaient unilatérales et se rapportaient plutôt à une chorio-rétinite syphilitique. L'influence de la syphilis héréditaire sur la production de la rétinite pigmentaire est donc au moins douteuse.

Symptômes. — La rétinite pigmentaire se traduit par la présence de taches pigmentaires sur la rétine, par la diminution de la sensibilité ou torpeur rétinienne (héméralopie) et par le rétrécissement du champ visuel. Les troubles fonctionnels doivent être considérés comme caractéristiques et l'on admet aujourd'hui une forme fruste de l'affection, c'est-à-dire une forme dans laquelle fait défaut la pigmentation qui, à l'origine, a valu son nom à la maladie.

L'*examen ophthalmoscopique* fait constater au fond de l'œil la présence de taches pigmentaires. La forme, la disposition et le siège de ces taches sont typiques. Elles sont étoilées, déchiquetées, irrégulières et ont été avec raison comparées aux ostéoplastes ou corpuscules osseux. Elles s'anastomosent souvent par leurs prolongements comme ces derniers. Elles sont toujours au voisinage des vaisseaux dont elles suivent la direction; souvent elles sont situées à leur bifurcation et quelquefois leur forment une sorte de gaine.

Les taches pigmentaires, reconnaissables à leur couleur complètement noire ne se voient, en nombre un peu considérable, dans les cas ordinaires, que dans les régions équatoriales. Elles sont de plus en plus espacées à mesure qu'on se rapproche de la papille et n'envahissent jamais la macula. Leur marche est centripète et, dans les cas très anciens, elles arrivent à envahir presque tout le fond de l'œil ne respectant que le voisinage immédiat du pôle postérieur. Le stroma de la choroïde est habituellement très visible dans l'intervalle des amas de pigment. Dans quelques cas, on constate des verrucosités de la rétine sous la forme de gouttelettes disséminées.

Des changements importants se produisent dans les vaisseaux rétiniens et dans la papille. Les vaisseaux sont diminués de volume; on ne peut suivre leurs branches à une distance un peu considérable de la papille, ou du moins elles ne sont plus reconnaissables qu'à une traînée de pigment. La papille présente en outre une teinte mate, gris jaunâtre, témoignant d'un commencement d'atrophie.

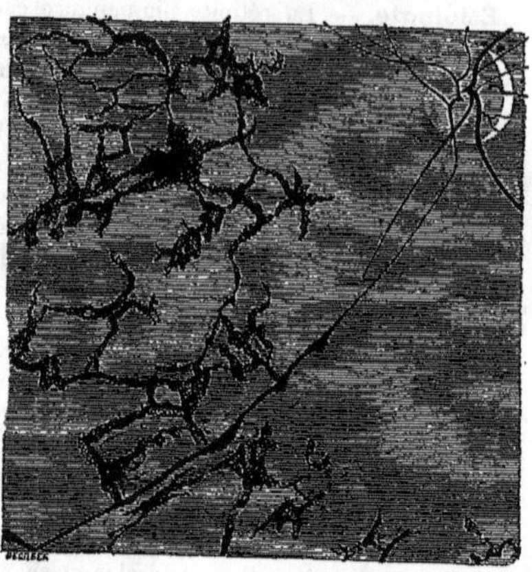

Fig. 129. — Rétinite pigmentaire.

Les *troubles fonctionnels* sont très accusés. La torpeur rétinienne ou diminution du sens lumineux est le phénomène qui attire d'abord l'attention. Les patients s'aperçoivent qu'ils ne peuvent plus distinguer nettement les objets dès que le jour baisse. Aux approches du crépuscule, ils sont atteints d'une demi-cécité ou d'une cécité presque complète. C'est là ce qu'on a appelé l'*héméralopie*, phénomène d'ailleurs indépendant du moment de la journée et qui se reproduit dès que le sujet se trouve dans une pièce obscure.

Le rétrécissement du champ visuel accompagne la diminution de sensibilité de la rétine. Il se fait concentriquement et progressivement pour la lumière blanche comme pour les différentes couleurs. L'acuité centrale au début est intacte; les sujets peuvent lire les plus fins caractères. Mais le rétrécissement de leur champ visuel les oblige à exécuter avec les yeux des mouvements répétés lorsqu'ils veulent embrasser du regard les objets volumineux et ils sont souvent affectés d'une variété de nystagmus attribuable à cette cause. Ils se trouvent par suite, quelquefois incapables de se diriger malgré une acuité centrale encore passable. On a comparé, dans ce cas, leur situation à celle d'un individu obligé de se conduire en regardant à travers un tube étroit ou par la petite extrémité d'un entonnoir. A mesure que la maladie progresse, l'acuité centrale diminue; elle tombe à 1/10 ou au-dessous, et la cécité devient en dernier lieu définitive.

Exceptionnellement on a signalé un scotome annulaire occupant le champ visuel. Ce scotome répond à une disposition analogue que l'ophthalmoscope constate parfois dans la disposition des amas pigmentaires groupés en couronne à une faible distance du pôle postérieur.

Marche. — Pronostic. — Les sujets atteints de rétinite pigmentaire commencent en général à s'apercevoir de l'insuffisance de leur vue, vers six ou dix ans. A cette époque, l'examen ophthalmoscopique ne montre que peu de lésions. Vers la puberté, les troubles fonctionnels s'accentuent et c'est de vingt à trente ans que l'on voit ordinairement les individus atteints de rétinite pigmentaire se présenter à l'examen. La vision va, chez eux, en s'affaiblissant de plus en plus et, de quarante à soixante ans, ils arrivent à un état de cécité à peu près complète. Le pronostic de cette affection est donc mauvais, car le traitement ne l'arrête pas dans sa marche.

Diagnostic. — La présence du pigment au fond de l'œil ne suffit pas pour permettre de porter le diagnostic de rétinite pigmentaire. La chorio-rétinite présente aussi des taches dues à l'accumulation du pigment; mais ces taches en diffèrent en ce qu'elles sont moins régulières, plus larges, non déchiquetées sur les bords. Elles ne sont pas non plus disposées le long des vaisseaux et elles ont en outre presque toujours leur maximum au voisinage du pôle postérieur où elles sont entremêlées de taches blanches atrophiques ou d'exsudats. Les caractères inverses appartiennent aux taches de la rétinite pigmentaire.

Enfin nous avons dit que cette affection avait une forme fruste, dans laquelle les taches pigmentaires manquent. Dans ce cas, l'héméralopie et le rétrécissement concentrique du champ visuel suffisent pour porter le diagnostic lorsque ces signes datent de la jeunesse ou de l'enfance et qu'ils existent des deux côtés simultanément.

Traitement. — Le traitement de la rétinite pigmentaire a rarement donné de résultats. C'est une affection à marche presque fatalement progressive. Dans les cas seulement où la syphilis héréditaire a été reconnue, les injections de sublimé ont pu améliorer la vision; mais il s'agissait peut-être de faits de chorio-rétinite plutôt que de véritable rétinite pigmentaire.

Aux injections de strychnine à la région temporale et à l'emploi des courants continus se réduit à peu près toute la thérapeutique active. On conseille aussi un traitement tonique.

Comme moyens palliatifs, on fera porter aux malades des conserves bleues lorsqu'ils sont exposés à une lumière vive, pour amoindrir les effets fâcheux sur leur vision du passage brusque à une demi-obscurité. L'emploi des verres concaves, en dehors même des cas de myopie véritable, a paru améliorer quelquefois la vision.

5° Décollement de la rétine.

Le décollement de la rétine résulte de la séparation de cette membrane et de la choroïde, avec interposition d'un liquide entre elles.

Étiologie et pathogénie. — Le décollement de la rétine est traumatique ou spontané.

Le décollement *traumatique* est celui qui se produit à la suite de contusions du globe de l'œil ou de plaies de ses enveloppes déterminant un épanchement sanguin entre la choroïde et la rétine. Dans quelques cas, l'évacuation brusque d'une partie du corps vitré détermine aussi un décollement de la rétine qui peut être considéré comme d'origine traumatique, mais le plus habituellement le décollement est spontané.

Les causes du décollement *spontané* sont, en première ligne, les lésions de la myopie progressive. Les inflammations de la choroïde et de la rétine, les tumeurs nées de l'une ou de l'autre membrane, enfin les hémorrhagies et les tumeurs de la cavité orbitaire sont des causes de décollement de la rétine.

En dehors de ces causes locales et de voisinage on a signalé (A. Sichel) les affections du foie et l'albuminurie de la grossesse.

Sauf le cas où le décollement est d'origine traumatique ou produit par une tumeur, il s'observe presque toujours dans la seconde moitié de la vie.

Le mécanisme du décollement rétinien a été rapporté à trois modes différents : le *soulèvement*, la *distension* et l'*attraction* de la rétine. Lorsqu'un épanchement sanguin traumatique se fait entre la choroïde et la rétine, on comprend aisément que la rétine se décolle et fasse saillie du côté où elle trouve le moins de résistance, c'est-à-dire vers le corps vitré; de même lorsqu'une tumeur née de la choroïde détermine la production d'un épanchement séreux qui soulève la rétine. Il est moins facile de s'expliquer pourquoi, en dehors de ces cas, se forme l'épanchement séreux sous-rétinien. On a admis que dans la myopie progressive, la sclérotique et la choroïde cèdent plus facilement à la distension qui accompagne l'allongement antéro-postérieur de l'œil et que la rétine moins élastique résiste. Fixée en arrière au pourtour du nerf optique, en avant à l'*ora serrata*, elle ne suivrait pas le mouvement d'expansion des deux autres membranes, et en arrière d'elle il tendrait à se former un vide que comblerait un liquide séreux.

On a cherché enfin à expliquer le décollement de la rétine par l'attraction qu'exerceraient sur elle la diminution de volume du corps vitré et les brides cicatricielles qui se développent dans ce milieu. C'est Iwanoff surtout qui a insisté sur le rôle de la rétraction du corps vitré dans la production du décollement rétinien. De Wecker, se fondant sur l'existence presque constante de déchirures de la portion décollée de la rétine, admet que l'épanchement séreux se fait d'abord entre le corps vitré rétracté et la rétine et ne passe en arrière de celle-ci qu'à la faveur de cette déchirure. En injectant dans le corps vitré des solutions de chlorure de sodium, Raehlmann a réalisé les conditions qui paraissent présider, dans cette hypothèse, au décollement de la rétine et est, en effet, arrivé à le produire.

Anatomie pathologique. — Le décollement de la rétine est quelquefois *total*. La membrane n'est plus alors fixée qu'au niveau du nerf optique et de l'*ora serrata* ; elle affecte la forme d'un entonnoir, d'une fleur de convolvulacée et, dans les cas extrêmes, d'un parapluie fermé. Le corps vitré a dans ce dernier cas à peu près disparu. La séparation de la rétine et de la choroïde se fait de telle sorte que la couche de pigment qui en réalité appartient à la rétine reste adhérente à la face interne de la choroïde. L'intervalle entre les deux membranes est comblé par du liquide.

Le plus souvent le décollement est *partiel* et siège alors de préférence à la partie inférieure s'étendant des parties équatoriales vers l'insertion du nerf optique et s'élevant peu au-dessus de celle-ci. A la partie supérieure les limites du décollement prennent la forme d'un croissant à concavité tournée en haut.

Le liquide qui soulève la rétine peut être formé par du sang ou du pus, mais le fait est exceptionnel. Dans la grande majorité des cas, il est de nature séreuse et renferme de l'albumine coagulable. Sa coloration est jaunâtre ou brunâtre suivant la proportion de la matière colorante du sang ou du pigment qui y est mélangée. On y a trouvé, au microscope, des leucocytes, des globules rouges, de la graisse, des cellules pigmentaires, quelquefois de la cholestérine et souvent des cônes et des bâtonnets provenant des couches externes de la rétine.

La rétine dans les décollements anciens a subi elle-même des altérations évidentes, surtout appréciables dans la couche des cônes et des bâtonnets. Elle présente une apparence œdémateuse et quelquefois des traînées cicatricielles qui suivent le trajet des vaisseaux. Fréquemment on y trouve une déchirure vers la périphérie du décollement. Cette déchirure en forme de triangle allongé serait constante, d'après Leber et de Wecker. On a signalé dans quelques cas une dégénérescence cystoïde de la rétine.

Symptômes. — En dehors des cas de traumatisme, l'apparition du décollement rétinien n'est accompagnée ni de douleur, ni de réaction inflammatoire. Les troubles fonctionnels débutent plus ou moins subitement, précédés seulement, dans les cas de myopie progressive qui sont les plus fréquents, par la perception plus marquée de mouches volantes ou par de la photopsie.

Le malade constate d'abord un trouble général de la vue, puis il s'aperçoit que ce trouble n'occupe qu'une partie du champ visuel; plus souvent, le décollement se faisant à la partie inférieure de la rétine, c'est dans la partie supérieure du champ visuel qu'existe la lacune. Il voit dans cette région les objets comme on les voit lorsque, en plongeant, on ouvre les yeux sous l'eau; ils lui paraissent vagues, déformés, ondulants. Si le décollement est étendu, les objets volumineux semblent coupés en deux et une moitié seulement est perçue. L'acuité visuelle est toujours affaiblie et, lorsque la région de la macula est envahie, la vision centrale est abolie; il n'y a plus qu'une fixation excentrique.

La vision des couleurs est défectueuse, surtout pour le vert et le bleu qui sont facilement confondus, le rouge continuant plus longtemps à être perçu.

La tension de l'œil est normale ou diminuée, jamais augmentée.

L'examen ophthalmoscopique permet de constater le siège et les limites du décollement. Dans quelques cas seulement de décollements très anciens de la rétine, ayant envahi les parties les plus antérieures, on peut à l'éclairage direct ou à l'éclairage oblique voir la rétine soulevée formant dans le champ pupillaire une masse grisâtre plissée, parcourue par des vaisseaux.

L'examen ophthalmoscopique doit être fait d'abord avec le miroir seul, la pupille étant dilatée. Pour la perception des détails on emploie le procédé de l'image renversée et au besoin de l'image droite.

La portion décollée de la rétine apparaît sous la forme d'une surface grisâtre, cendrée, avec un reflet bleuâtre ou verdâtre qui tranche sur le fond rose de l'œil; dans certains points la teinte du décollement devient ardoisée. On reconnaît que cette surface n'est pas sur le même plan que les autres parties de l'œil et ses limites sont plus ou moins nettes. Elle est bosselée, plissée, onduleuse; à sa surface on distingue les vaisseaux rétiniens, tortueux et de couleur foncée. Ces vaisseaux semblent interrompus lorsqu'ils disparaissent entre deux replis. A la limite du décollement, ils se continuent avec les vaisseaux émergeant de la papille, mais forment un coude à ce niveau. Dans les mouvements de l'œil on observe un tremblotement ou un flottement (mouvement de drapeau) de la rétine décollée. Cette mobilité tout à fait caractéristique manque rarement.

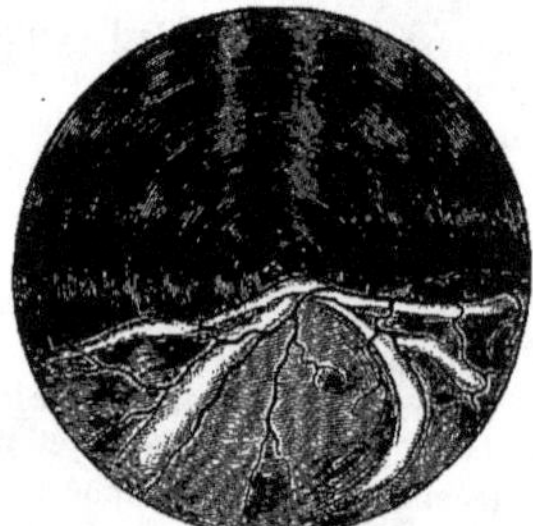

Fig. 150. — Décollement de la rétine.

En continuant, surtout à l'image droite, l'examen de la rétine décollée, on constate quelquefois de petits foyers d'hémorrhagie vers la limite et une déchirure de forme triangulaire, entre les lèvres de laquelle on aperçoit la coloration rouge de la choroïde. Les corps flottants du corps vitré fréquents chez les myopes n'appartiennent pas, en réalité, à la séméiologie du décollement rétinien.

C'est seulement par un examen prolongé, en variant les modes d'exploration et surtout la distance, qu'on arrive à percevoir tous les détails du décollement rétinien. Les cas les plus favorables sont ceux de moyenne étendue, alors que le décollement occupe la moitié inférieure de la rétine (moitié supérieure à l'image renversée) et forme par sa limite supérieure une courbe en croissant ne s'élevant pas au-dessus de la papille du nerf optique.

Les décollements très circonscrits ou très étendus sont d'un diagnostic moins facile.

Marche. — Terminaison. — Le décollement de la rétine a une marche chronique. Bien que la guérison puisse être obtenue dans un certain nombre de cas, et qu'elle soit même quelquefois spontanée, la tendance naturelle de cette affection est progressive; le décollement arrive au bout d'un temps généralement assez long à être total. On voit alors survenir de la douleur; une irido-choroïdite chronique se développe; le cristallin devient le siège d'une cataracte corticale molle et finalement l'œil s'atrophie.

Le pronostic est donc très grave puisque l'œil est menacé de se perdre complètement et que, dans les cas de myopie progressive, l'autre œil est très souvent atteint à son tour. Le décollement consécutif aux rétinites et aux abcès de l'orbite est d'un pronostic moins grave. Lorsque la guérison survient, elle se fait par résorption spontanée ou par rupture.

Diagnostic. — Le décollement rétinien est quelquefois confondu avec une hémorrhagie du corps vitré; mais, dans ce cas, la coloration plus sombre, le manque de vaisseaux à la surface, et surtout l'absence du tremblotement caractéristique, permettent, en général, de faire le diagnostic. Il est beaucoup plus difficile de distinguer le décollement rétinien proprement dit, du soulèvement produit par une tumeur intra-oculaire ou par un cysticerque. Cependant, dans les cas de tumeur intra-oculaire, on trouvera la tension oculaire accrue, tandis que, dans le décollement de la rétine, elle est le plus souvent diminuée. La disposition du réseau vasculaire de la tumeur diffère, en outre, de celle des vaisseaux rétiniens (A. Sichel). Ce signe a une grande valeur. L'existence de douleurs intra-oculaires a été donnée comme caractérisant la présence d'un cysticerque; ces douleurs font défaut dans le décollement spontané de la rétine.

Traitement. — La gravité de l'affection explique le grand nombre de moyens qui ont été proposés pour le traitement du décollement de la rétine.

Le traitement *médical* donne parfois des résultats encourageants et doit toujours être essayé. Il consiste à maintenir pendant plusieurs semaines le malade couché, dans le décubitus dorsal, et à exercer, à l'aide d'un bandeau, une compression permanente sur l'œil malade. Des purgations sont prescrites de temps en temps, et l'on y joint les injections sous-cutanées de pilocarpine préconisées par Dianoux. A ce traitement on ajoutera, avec avantage, l'administration de l'iodure de potassium à l'intérieur, et les frictions mercurielles, continuées pendant quinze jours ou trois semaines. L'emploi simultané de ces moyens donne parfois des succès.

Le traitement *chirurgical* comprend l'iridectomie et les différents moyens d'évacuation du liquide accumulé au-dessous de la rétine.

L'*iridectomie*, essayée autrefois, a été recommandée dans ces dernières années par Dransart et Galezowski. Elle aurait donné de bons résultats dans les cas de décollements récents entre les mains de Dransart. Mais ces résultats n'ont pas été généralement confirmés par ceux des autres opérateurs.

Le *drainage* avec un fil d'or ou une petite canule d'or, essayé par de Wecker, a été abandonné par lui, bien que facilement toléré, grâce à l'emploi des précautions antiseptiques.

L'*évacuation* du liquide accumulé sous la rétine a été proposée par Sichel père. Pratiquée à travers le corps vitré avec une aiguille à cataracte par de Graefe, ou avec deux aiguilles par Bowmann, elle n'a pas donné de bons résultats. Il est préférable de faire avec le couteau de de Graefe une incision à la sclérotique et à la choroïde, dans les régions équatoriales de l'œil, pour donner issue au liquide. On fait au besoin la suture de la sclérotique, et l'on établit une compression de l'œil. Cette incision scléroticale a été, dans ces dernières années, désignée sous le nom d'*ophthalmotomie postérieure*, et Galezowski, qui l'a préconisée, a même tenté de fixer à la sclérotique par un point de suture la rétine décollée.

De Wecker s'est servi d'un instrument aspirateur particulier pour évacuer le liquide par simple ponction. Il a essayé l'évacuation du liquide en ponctionnant la sclérotique et la choroïde avec le galvano-cautère, mais se contente aujourd'hui de faire des applications répétées de pointes de feu, avec cet instrument, sur les parties de la sclérotique voisines du décollement.

Ces diverses interventions chirurgicales ont donné quelques succès, mais échouent dans le plus grand nombre des cas.

L'injection de teinture d'iode dans le corps vitré pratiquée par Schœler (*Soc. de méd. de Berlin*, 6 février 1889) à la dose de six gouttes, paraît avoir donné des résultats, mais elle a entraîné, dans certains cas, la fonte de l'œil. En prenant des précautions antiseptiques minutieuses et en réduisant à une ou deux gouttes la quantité de teinture injectée, non plus dans le corps vitré, mais au-dessous de la rétine décollée, Abadie est arrivé à rendre ces injections plus inoffensives et plus efficaces. Ce mode de traitement mérite d'être essayé, mais, comme les précédents, n'est applicable qu'aux cas de décollement étendu.

IV

TUMEURS DE LA RÉTINE

Les seules tumeurs prenant naissance primitivement dans la rétine sont des *gliomes*, analogues à ceux qui se développent aux dépens de la substance cérébrale. Robin les a le premier étudiés histologiquement et a montré qu'ils ne rentrent pas, par leur structure, dans la classe des cancers. Jusque-là, ils étaient décrits sous le nom de cancer médullaire et encéphaloïde ou de fongus hématode. Ce sont en effet des tumeurs essentiellement malignes.

Anatomie pathologique. — Virchow, Schweigger (*Arch. f. Ophthalmologie*, VI, 2, p. 324), Iwanoff (*Ibid.*, XV, 2, p. 69), ont donné des descriptions histologiques de ces tumeurs. Ils ont reconnu qu'elles se développent aux dépens des noyaux du tissu conjonctif analogue à celui de la névroglie qui existe dans certaines couches de la rétine. Mais, tandis que, pour Virchow et Schweigger, le néoplasme naîtrait ordinairement dans la couche granuleuse interne, Knapp en place le siège dans la couche granuleuse externe, et Iwanoff pense qu'il peut se développer au milieu de la couche des fibres nerveuses. La tumeur elle-même est formée d'un amas de petites cellules réunies par un réticulum à mailles serrées provenant des prolongements des noyaux conjonctifs. Elle est de couleur blanc jaunâtre, et les vaisseaux y sont assez développés.

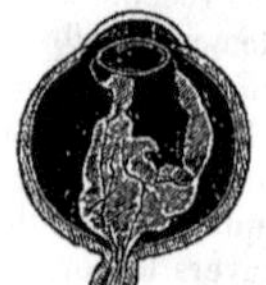
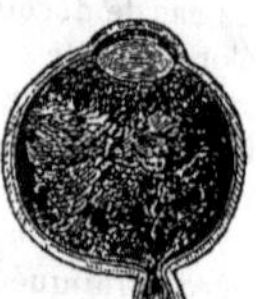

Fig. 131. — Gliomes de la rétine. (Virchow.)

Un décollement plus ou moins étendu de la rétine résulte de la présence de la tumeur dans l'œil. Suivant qu'elle a pris naissance dans les couches externes ou dans les couches internes de la rétine, elle tend à proéminer vers la choroïde ou vers le corps vitré. Plus tard, elle franchit les enveloppes de l'œil, envahit les parties voisines de l'orbite, et se propage au cerveau et à la moelle. Elle donne lieu fréquemment à une généralisation dans les viscères, le foie spécialement, ou dans les os (parois crâniennes, clavicule, côtes, humérus). Elle se comporte donc comme le cancer. Cependant la transformation du gliome en glio-sarcome a été rarement observée.

Étiologie. — Le gliome de la rétine ne se développe que chez les jeunes sujets, et presque exclusivement *chez les enfants*. On l'observe quelquefois au moment de la naissance, et jamais au delà de quinze ou seize ans. Les tumeurs intra-oculaires, chez les jeunes gens vers la vingtième année, sont des sarcomes nés de la choroïde.

La seule cause dont l'influence ait été reconnue est l'*hérédité*. Sichel père a vu le gliome rétinien chez quatre enfants d'une même famille. Virchow cite aussi une famille où, sur sept enfants, quatre en ont été atteints.

Assez souvent les deux yeux sont envahis.

Symptômes. — Les phénomènes du début, et surtout les troubles fonctionnels, sont difficilement appréciables en raison de l'âge des sujets. Au point de vue de la marche, on peut admettre trois périodes : dans la première, la tumeur contenue dans l'œil ne se révèle que par des signes variables et peu accusés ; dans la seconde, se montrent des accidents glaucomateux ; enfin, dans la troisième, la tumeur franchit les enveloppes de l'œil et se généralise.

Au début, lorsqu'on a eu l'occasion de faire l'examen ophthalmoscopique, on a trouvé des plaques blanches sur la rétine ; ces plaques font quelquefois saillie en avant, et les vaisseaux rétiniens passent au-devant d'elles ou sont masqués à leur niveau. De Wecker a vu, à cette période, une masse d'aspect cotonneux, à contours indécis, avec des plaques plus brillantes. Bientôt la rétine se soulève ; il se produit un décollement.

La tumeur, vue à l'ophthalmoscope, offre alors des bosselures ; elle a une couleur blanc jaunâtre ou jaune doré plus facilement appréciable lorsqu'on emploie la lumière solaire (Knapp). A sa surface, on voit un réseau vasculaire fin et serré ; il n'y a pas de traces de pigment.

La pupille est alors un peu dilatée, mais la transparence des milieux est encore conservée, et l'examen à la lumière directe ou à l'éclairage oblique permet souvent de constater une teinte particulière, un éclat métallique de la pupille, et quelquefois la couleur blanc jaunâtre de la tumeur proéminant derrière le cristallin. C'est là ce que Beer avait désigné sous le nom d'*œil de chat amaurotique*.

A cette période, il y a certainement des troubles fonctionnels, et la vision est déjà très compromise, mais il est rare que les enfants puissent fournir au sujet de ces troubles des renseignements suffisants. Aux périodes suivantes, la vision se perd tout à fait.

Lorsque se produisent les accidents glaucomateux, les douleurs et les signes d'inflammation, qui jusque-là faisaient défaut, ne tardent pas à se montrer.

L'œil devient d'une dureté très grande; la cornée se trouble, prend un aspect dépoli, devient insensible; le cristallin s'opacifie. En même temps, il existe une congestion veineuse de la conjonctive, et souvent un peu de chémosis. Les douleurs ciliaires apparaissent et deviennent bientôt atroces.

La tumeur rétinienne envahit de bonne heure le nerf optique et fait saillie au pôle postérieur de l'œil, produisant alors un certain degré d'exophthalmie et gênant les mouvements du globe.

Lorsqu'elle se fait jour à l'extérieur, elle se montre à travers une perforation de la cornée, ou de la sclérotique. A ce moment, les douleurs diminuent d'intensité, mais le néoplasme, n'étant plus gêné dans son développement, prend des proportions considérables. Il change d'aspect, devient rouge, se vascularise, et mérite le nom de fongus sous lequel il a été décrit autrefois.

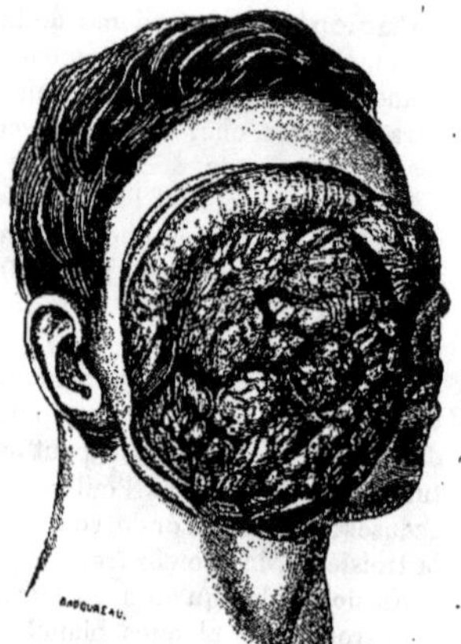

Fig. 132. — Récidive d'un gliome de la rétine. (D'après J. Sichel.)

A partir de ce moment, les tissus voisins sont envahis; si la propagation se fait du côté du cerveau, il survient des vomissements, des convulsions. Dans les cas où les parois de l'orbite sont atteintes, la face se déforme et prend un aspect hideux. L'œil, depuis longtemps détruit, est remplacé par une masse végétante volumineuse; des hémorrhagies se produisent, et la mort survient par épuisement, lorsqu'elle n'est pas amenée par des complications cérébrales.

La durée de l'évolution des gliomes de la rétine lorsque, comme c'est le cas le plus fréquent, ils ne peuvent être arrêtés dans leur marche, varie de quinze mois à deux ans environ. Hirschberg a cité un cas où la maladie a duré trois ans et demi; mais c'est un fait exceptionnel.

Diagnostic. — Le décollement de la rétine est l'affection qui peut être le plus facilement confondue avec le gliome; il s'en distingue par la coloration, qui n'est pas jaune doré, mais bleuâtre ou verdâtre, par les ondulations de sa masse, et par l'aspect des vaisseaux rétiniens qui ne forment pas un réseau à la surface comme dans le gliome. En outre, au lieu de trouver le globe de l'œil augmenté de consistance, comme c'est la règle dans le cas de tumeur intra-oculaire, le décollement s'accompagne d'un certain degré d'hypotonie.

Un abcès du corps vitré à la suite d'un traumatisme, surtout lorsqu'il y a un corps étranger enkysté, pourrait aussi simuler un gliome, mais les commémoratifs et l'évolution plus rapide des accidents permettraient d'éviter l'erreur.

La choroïdite plastique, qui accompagne les affections cérébrales chez les enfants, présente à l'ophthalmoscope des apparences semblables à celles que nous avons indiquées pour le gliome au début; cependant les plaques ont une couleur plus grisâtre que les nodosités du gliome, et surtout les phénomènes cérébraux ont accompagné ou précédé leur apparition, tandis qu'ils ne se montrent dans le gliome, qu'à une époque tardive, alors que la tumeur a franchi les limites de la coque oculaire et que l'erreur n'est plus possible.

Le pronostic du gliome est très grave. Il entraîne la mort dans la plupart des cas. Cependant Lagrange, dans un travail tout récent (*Arch. d'ophth.*, oct. 1890), a montré qu'à côté de la variété maligne du gliome de la rétine il existe une variété curable par une intervention précoce.

Traitement. — Lorsque le diagnostic peut être fait dès le début, l'énucléation de l'œil doit être pratiquée sans hésiter. Elle peut seule donner des chances de guérison. Malheureusement le chirurgien n'observe, le plus souvent, les enfants qu'à une période où le développement avancé de la tumeur diminue beaucoup les chances de succès.

Lorsqu'on pratique l'énucléation, il faut faire la section du nerf optique le plus loin possible. De Graefe a recommandé de l'exécuter en attirant fortement l'œil avec une pince et avant de l'avoir isolé. Cette manœuvre est difficile. Mieux vaut sectionner d'abord le muscle droit externe, comme dans le procédé de Tillaux.

Si les parties molles de l'orbite sont déjà envahies, il faut faire l'exentération de la cavité et se servir du thermo-cautère pour arrêter l'hémorrhagie.

CHAPITRE X

MALADIES DU NERF OPTIQUE

DUWEZ, art. NERF OPTIQUE. *Dictionnaire encyclopédique des sciences médicales*, 2ᵉ série, t. XVI, p. 272. — TH. LEBER, art. NERF OPTIQUE. *Handbuch der Augenheilkunde von Alfred Graefe und Theod. Saemisch*, Bd. V, p. 521. Leipzig, 1877. — PANAS, Leçons sur les rétinites. Paris, 1878. — Traités généraux d'ABADIE, GALEZOWSKI, ED. MEYER, A. SICHEL, DE WECKER.

I

ANOMALIES CONGÉNITALES

Il ne sera pas question ici des anomalies du tronc nerveux dans sa portion orbitaire, ni au niveau du chiasma et encore moins à son origine. Nous n'avons en vue que les anomalies de l'extrémité intra-oculaire du nerf optique, perceptibles à l'ophthalmoscope, c'est-à-dire de la papille.

Ces anomalies sont nombreuses et leur importance est réelle parce qu'elles exposent, dans la pratique, à confondre avec une lésion pathologique une malformation qui, le plus souvent, n'entraîne pas de troubles fonctionnels.

A l'état normal, la papille optique varie beaucoup dans son apparence, sa coloration, le mode de distribution des vaisseaux rétiniens. Il faut aussi, comme nous l'avons dit, tenir grand compte, dans l'appréciation de sa couleur, de la pigmentation générale du sujet, appréciable surtout à la couleur des cheveux et de l'iris.

Dans quelques cas, la papille présente une *décoloration congénitale* qui lui donne une teinte bleuâtre ou blanchâtre semblable à celle que l'on observe dans l'atrophie.

Il existe aussi de très grandes différences dans le degré d'*excavation physiologique* de la papille, et chez certains sujets l'excavation, habituellement limitée au point d'émergence des vaisseaux rétiniens, s'exagère au point de simuler un état pathologique.

Le coloboma de la choroïde s'accompagne fréquemment, comme nous l'avons vu, d'une *déformation* de la papille dont l'axe transversal l'emporte beaucoup sur l'axe vertical. Dans les cas de staphylome congénital, la papille présente également une forme elliptique à grand diamètre horizontal, le croissant staphylomateux congénital occupant la partie inférieure. On sait que le staphylome acquis est, au contraire, à la partie latérale et externe du nerf.

L'absence de la gaine de myéline des fibres nerveuses, au moment de leur épanouissement dans la rétine, donne aussi à la papille une apparence particulière. Nous en avons parlé à propos des anomalies de la rétine. Masselon a décrit, dans quelques cas, des *prolongements de la lame criblée* à la surface de la papille; ils ne peuvent être considérés comme d'origine pathologique et coïncident avec une vision normale. On observe aussi au-devant du disque papillaire des plaques irrégulières résultant de la présence de tissu conjonctif, ou de petites taches brunâtres qui proviennent d'une distribution anormale du pigment et non d'hémorrhagies anciennes.

Toutes ces anomalies laissent, en général, l'acuité visuelle intacte.

II

LÉSIONS TRAUMATIQUES

Le nerf optique, dans son trajet depuis le trou optique jusqu'à son insertion oculaire, peut être, bien que rarement, atteint par des traumatismes divers (contusions, plaies, arrachements, pénétration de corps étrangers).

Les *contusions* résultent parfois de l'action directe d'un corps mousse qui a pénétré au fond de l'orbite en glissant entre les parois et le globe de l'œil; plus souvent elles accompagnent les fractures de ces parois, et surtout celles du trou optique. Outre la désorganisation plus ou moins profonde des fibres nerveuses, ces contusions produisent des épanchements dans les gaines du nerf.

La section du nerf, par instruments tranchants, ne paraît pas avoir été observée en dehors des opérations d'énucléation. Mais l'*arrachement* du nerf se voit dans les avulsions traumatiques du globe de l'œil dont nous avons déjà parlé. On l'a aussi observé dans une tentative opératoire d'élongation. (A. Pamard.)

L'arrachement s'opère quelquefois au point d'insertion du nerf à la sclérotique; mais, plus souvent, au niveau du trou optique. Les adhérences de la gaine fibreuse à la paroi osseuse expliquent ce siège de prédilection.

La *section* complète du nerf, dans son parcours orbitaire, résulte parfois de l'action d'une balle traversant la face d'une région temporale à l'autre.

On voit des grains de plomb pénétrer dans le nerf optique, sans intéresser l'œil lui-même. Beaucoup plus rarement on a observé la pénétration du corps étranger dans le nerf à travers les milieux de l'œil.

Toutes les lésions traumatiques du nerf optique présentent une grande gravité. Les contusions profondes, les épanchements sanguins dans la gaine produisent le plus souvent une cécité instantanée et définitive. Si la fonction n'est pas abolie au premier moment, il survient ultérieurement une atrophie.

L'ophthalmoscope permet de reconnaître l'infiltration sanguine des gaines à la présence des hémorrhagies au pourtour de la papille. Dans le cas de section du nerf optique l'apparence est différente, suivant que la solution de continuité a porté en arrière ou en avant du point où l'artère centrale de la rétine pénètre dans le nerf.

Dans le premier cas, on constate une ischémie immédiate de la papille; au bout de cinq à six jours, il y a une tendance au retour de la vascularisation, puis les signes de l'atrophie définitive ne tardent pas à se montrer. Si le nerf a été sectionné vers le sommet de l'orbite, il n'y a pas tout d'abord de changements notables dans la vascularisation; mais l'atrophie survient néanmoins. Elle commence en général vers la quatrième semaine par le côté temporal et, malgré la conservation longtemps prolongée des vaisseaux, devient définitive.

III

LÉSIONS INFLAMMATOIRES ET VITALES DU NERF OPTIQUE

1° HYPÉRÉMIE ET ANÉMIE

Nous avons, à propos de l'aspect ophthalmoscopique de la papille, signalé les variations très grandes que présente sa vascularisation à l'état normal. Certaines papilles ont une coloration rosée manifeste, indice d'une injection notable, et cet état n'influe cependant en rien sur l'acuité visuelle. Dans d'autres cas, cet état d'injection coïncide avec une diminution notable de la sensibilité rétinienne et persiste pendant longtemps sans aboutir jamais à une inflammation véritable. Ce sont ces cas qui ont été décrits sous le nom d'*hypérémie* de la papille. Nous ne parlons pas ici des cas dans lesquels la papille présente une cyanose véritable, résultant de la persistance du trou de Botal.

Il est très difficile de reconnaître à un premier examen si l'injection dont la papille est le siège n'est pas le premier degré d'une névrite. Si, comme le veut de Wecker, l'inflammation entraîne forcément l'idée d'une infection microbienne, l'hypérémie s'en distinguerait par l'absence de l'élément infectieux; mais ce caractère anatomo-pathologique encore hypothétique ne peut servir en rien au diagnostic.

L'*anémie* de la papille s'observe aussi chez un certain nombre de sujets et se rattache à l'existence d'un état cachectique général. Elle se caractérise par la décoloration de la papille, et par la diminution du volume des artères et des veines sur tout leur parcours. En même temps la couleur des veines tend à se rapprocher de celle des artères. La teinte plus claire du sang veineux, indique un ralentissement dans la désoxygénation du sang, sur lequel Giraud-Teulon a appelé l'attention dans ces dernières années.

2° INFLAMMATIONS. — NÉVRITES OPTIQUES

L'inflammation de l'extrémité oculaire du nerf optique a été décrite pour la première fois en 1860 par de Graefe. Il en signala deux formes distinctes. Dans la première, les phénomènes inflammatoires semblent localisés à la papille seule, qui est gonflée, œdémateuse, avec des artères filiformes et des veines distendues et comme variqueuses. C'est à cette forme que de Graefe donna le nom de *Stauungspapille*, pour bien indiquer la prédominance de la stase sanguine. Les auteurs anglais emploient l'expression *shoked Disc* pour désigner le même état. De Wecker a récemment proposé le terme de *neuro-papillite.*

La deuxième forme a été décrite par de Graefe sous le nom de névrite *descendante.* Elle résulte d'une inflammation simple portant sur tout le tronc du nerf optique, et elle se traduit sur la papille par l'injection et la rougeur, sans phénomènes de stase.

Pathogénie — De Graefe signala tout d'abord les relations qui unissent les inflammations de la papille aux affections cérébrales, et établit en particulier que les tumeurs cérébrales donnent lieu aux phénomènes de la stase papillaire. Il admit que la gêne de la circulation veineuse intra-crânienne occasionnée par la présence d'une tumeur retentissait sur les branches de la veine centrale de la rétine, parce que l'orifice inextensible de la sclérotique au niveau de la terminaison du nerf optique, produit un véritable étranglement de la papille. De nombreuses objections ont été faites à cette théorie. L'augmentation de la pression intra-crânienne est loin d'être démontrée dans tous les cas de tumeurs. En outre les larges anastomoses de la veine ophthalmique avec les veines de la face au niveau de l'angulaire ne permettent guère d'admettre le retentissement de cette augmentation de pression sur la veine centrale de la rétine.

Schwalbe a expliqué la compression du nerf optique à sa terminaison par l'accumulation de liquide dans la gaine sous-vaginale du nerf, gaine qui communique avec l'espace sous-arachnoïdien. C'est aussi à la présence d'un épanchement séreux ou sanguin dans la gaine du nerf que Panas attribue la compression, et il a constaté anatomiquement, à la suite des traumatismes de la base du crâne, l'existence de ces épanchements. La compression du sinus caverneux déterminerait de simples phénomènes de stase ; l'épanchement liquide dans la gaine produirait l'inflammation de la papille.

Pour Parinaud, la compression résulterait d'un œdème lymphatique siégeant au-dessous de la gaine du nerf optique et se rattachant à l'existence d'une hydropisie ventriculaire du cerveau.

Ces théories admettent toutes l'existence d'une augmentation de pression qui est loin d'être démontrée. D'autres auteurs, Benedikt, Jackson, Brown-Sequard, ne voient dans l'inflammation du nerf optique que le résultat de troubles vaso-moteurs réflexes. Enfin, dans ces dernières années, s'est fait jour la théorie microbienne de l'infection qui pense expliquer tous les phénomènes mieux que les précédentes. Elle a été soutenue en Allemagne par Leber et Deutschmann, et de Wecker s'en est fait, en France, le défenseur. Deutschmann, en injectant sur les animaux, dans la gaine du nerf optique, une solution de chlorure de sodium contenant des staphylococci, a produit la névrite optique. Les injections intra-vaginales antiseptiques d'agar-agar ne la déterminent pas, et malgré la compression exercée, ne donnent pas lieu à la stase papillaire. Toutefois, malgré ce qu'elle a de séduisant, la théorie microbienne ne donne, pas mieux que les autres théories, la raison des différences qui existent entre la névrite optique avec stase et la névrite simple ou névrite descendante.

Étiologie. — L'inflammation du nerf optique se développe sous l'influence de causes *locales* et de causes *générales*.

Parmi les premières se rangent les affections des centres nerveux, les maladies de l'orbite et les traumatismes. Aux secondes se rattachent la syphilis et exceptionnellement certaines intoxications, telles que celles causées par le plomb, l'alcool et le tabac. Le professeur Panas a tout récemment signalé (*Semaine médicale*, 31 déc. 1890) les névrites d'origine blennorrhagique.

Les tumeurs intra-crâniennes, surtout celles de la base, qui compriment le chiasma, sont une des causes les plus constantes de la névrite optique. Elle ne fait défaut que dans 4 à 5 pour 100 des cas.

La méningite tuberculeuse, la méningite cérébro-spinale, les hémorrhagies cérébrales, les ramollissements, les abcès du cerveau, la déterminent, mais d'une manière moins constante. La thrombose du sinus caverneux et les épanchements sanguins qui accompagnent les fractures de la base du crâne en sont aussi une cause fréquente.

Parmi les affections de l'orbite, il faut citer les tumeurs, la périostite des parois, le phlegmon, l'inflammation de la capsule de Tenon elle-même. Cependant les affections de l'orbite ne produisent qu'exceptionnellement la névrite optique, et celle-ci, on le comprend, reste unilatérale.

Symptômes. — A l'examen ophthalmoscopique on trouve dans la première forme (*Stauungspapille*) la papille d'un rouge grisâtre, turgescente, trouble, sans limites précises, avec un aspect strié des bords. Les artères sont devenues filiformes; les veines, au contraire, sont extrêmement dilatées, tortueuses. Elles sont parfois interrompues par places, par suite du développement d'exsudats. On voit aussi quelquefois des hémorrhagies au niveau de la papille et les parties les plus voisines de la rétine participent à l'inflammation.

La saillie de la papille est réelle dans cette forme de névrite et peut être mesurée approximativement à l'image droite, si l'on se rappelle qu'une différence de 3 dioptries dans les verres nécessaires pour voir nettement ses différentes parties correspond à peu près à une saillie de 1 millimètre. La névrite optique avec stase est en outre bilatérale.

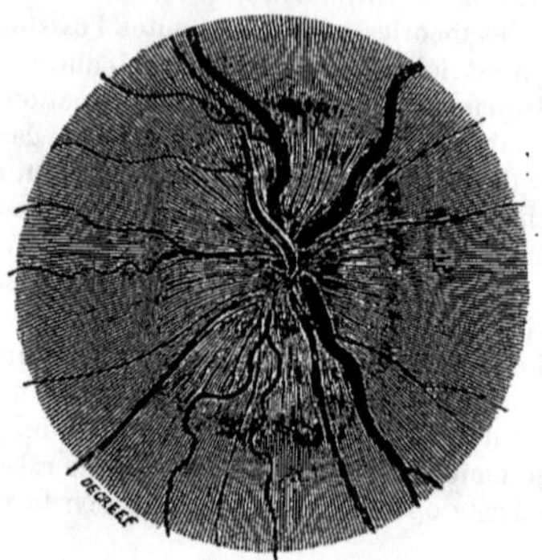

Fig. 153. — Névrite optique avec stase veineuse.

Dans la forme qui répond à la névrite *simple* ou *descendante*, la papille est beaucoup moins gonflée, moins rouge; les opacités et l'infiltration de la rétine dans le voisinage sont plus étendues; elles se propagent le long des vaisseaux et, dans la région de la macula, on constate parfois le groupement en étoiles des exsudats.

Les troubles fonctionnels sont variables et quelquefois peu marqués, alors que l'ophthalmoscope montre des lésions très évidentes. Dans d'autres cas, au contraire, ils marchent avec une grande rapidité vers une cécité complète.

Ces troubles consistent d'abord dans la diminution de la sensibilité chromatique. La sensibilité centrale, ou acuité visuelle, est ensuite atteinte. Le sens lumineux persiste plus longtemps et le champ visuel diminue concentriquement; sans qu'il s'y produise de scotomes. Dans le glaucome, au contraire, le rétrécissement du champ visuel est le phénomène initial.

Aucune douleur, aucun signe d'inflammation extérieure ne révèle les altérations profondes que l'on constate du côté de la papille. Les phénomènes généraux qui peuvent accompagner la névrite optique dépendent de la lésion primitive (tumeur cérébrale, méningite, contusion du cerveau, fracture de la base du crâne). Les phénomènes locaux, s'il en existe, se rattachent à l'existence d'une tumeur orbitaire ou d'une inflammation de la région.

Marche; terminaison. — La marche de la névrite est essentiellement variable et liée surtout à celle de l'affection qui lui a donné naissance. Généralement le début est brusque et les lésions s'accentuent rapidement dans les premiers jours, puis restent stationnaires pendant plusieurs semaines.

Dans quelques cas signalés par de Graefe, la vision a été abolie en quelques heures. Lorsque la névrite accompagne le développement d'une tumeur cérébrale, la marche des troubles fonctionnels est au contraire lente et progressive.

La terminaison ordinaire est l'atrophie. Cette atrophie, au début, conserve certains caractères qui ne permettent pas de la confondre avec l'atrophie primitive que nous étudierons dans le paragraphe suivant. Les veines restent tortueuses et la papille garde une couleur plus grise. A la longue cependant, la couleur devient tout à fait blanche et les vaisseaux prennent l'apparence filiforme. L'irrégularité des contours permet toutefois pendant longtemps de reconnaître l'atrophie consécutive à la névrite.

Le *pronostic* de la névrite optique est grave. Sauf le cas où la lésion est sous la dépendance de la syphilis, il est rare que l'affection rétrograde. La névrite consécutive aux affections de l'orbite est cependant susceptible de guérison et d'ailleurs moins grave, puisqu'elle est habituellement unilatérale. Inutile d'insister sur la gravité du pronostic de la névrite qui accompagne les tumeurs de la base du crâne et les autres affections cérébrales.

Diagnostic. — Les phénomènes ophthalmoscopiques sont souvent assez tranchés pour que le diagnostic de la variété de névrite soit facile. Il arrive cependant que les signes sont mélangés de telle sorte qu'il est impossible de décider s'il s'agit de la névrite par stase papillaire ou de la névrite descendante. Parfois aussi, il est malaisé de reconnaître dans quelle mesure la rétine participe à l'inflammation et s'il existe une névro-rétinite ou seulement une névrite.

Mais il faut se garder de considérer toute papille rouge et anormalement vascularisée comme atteinte d'inflammation. L'hypérémie de la papille ne s'accompagne ni du gonflement, ni du trouble des parties voisines de la rétine, ni de la dilatation des veines qui caractérise l'inflammation A plus forte raison n'observe-t-on ni les hémorrhagies ni les exsudats.

Le diagnostic de la cause de la névrite optique est des plus importants. La névrite avec stase doit faire songer à l'existence d'une lésion cérébrale, d'une tumeur cérébrale en particulier.

Lorsqu'un examen complet du malade permet d'éliminer toute lésion du cerveau ou de la base du crâne, et qu'il n'y a aucun signe de tumeur ou d'inflammation orbitaire, on devra songer à la syphilis ou à une intoxication générale. Pour le diagnostic de la névrite syphilitique on se reportera à ce que nous avons dit à propos de la rétinite spécifique qui l'accompagne habituellement.

Traitement. — Le traitement doit, autant que possible, s'adresser à l'affection principale, cause de la névrite. Le simple soupçon de la syphilis devra faire prescrire un traitement immédiat par les frictions mercurielles et l'iodure de potassium administré à l'intérieur.

Dans le cas d'une affection cérébrale, on prescrira de petites doses de sublimé ou d'iodure de potassium. On pourra aussi avoir recours aux injections hypodermiques de pilocarpine dans les cas où les phénomènes de stase papillaire sont très accusés. Les vésicatoires, les sétons à la nuque, autrefois fort employés, sont aujourd'hui délaissés, mais on a encore recours aux émissions sanguines.

Enfin de Wecker a proposé et pratiqué l'incision de la gaine du nerf optique, dans les cas où la marche rapide des accidents peut faire supposer une compression du nerf par le liquide accumulé dans sa gaine. Il a même conseillé récemment de faire suivre cette incision de l'injection d'une solution de sublimé à 1 pour 2000, destinée à détruire les microbes qui sont, pour lui, la cause de la névrite.

L'emploi des courants continus ne convient qu'à la période d'atrophie qui suit la période inflammatoire.

3° HÉMORRHAGIES ET APOPLEXIES DU NERF OPTIQUE

Les hémorrhagies du nerf optique se font le plus habituellement à la périphérie, au-dessous de la gaine. Elles s'observent dans les traumatismes, les fractures du sommet de l'orbite ou de la base du crâne, ou encore à la suite de troubles ciculatoires dans la veine ophthalmique et dans le sinus caverneux. Les hémorrhagies cérébrales, la méningite hémorrhagique peuvent aussi produire une infiltration sanguine de la gaine. Dans des cas beaucoup plus rares lorsqu'il existait une altération préalable des vaisseaux, on a vu survenir des apoplexies dans l'épaisseur même du tronc nerveux.

Les hémorrhagies vaginales donnent lieu à des troubles fonctionnels et à des phénomènes ophthalmoscopiques analogues le plus souvent à ceux que détermine l'embolie de l'artère centrale de la rétine; mais ils ont moins d'intensité et la vision peut quelquefois se rétablir.

Un phénomène commun aux hémorrhagies vaginales et aux apoplexies du nerf optique est l'apparition de pigment autour de la papille ou sur la lame criblée. Les dépôts pigmentaires ne se montrent qu'à une époque éloignée du début, mais, pour quelques ophthalmologistes, témoignent d'une façon certaine de l'existence d'hémorrhagies antérieures.

Abadie a surtout insisté sur ce signe. Il pense même que c'est à ces hémorrhagies qu'il faut rapporter ces faits de cécité soudaine avec atrophie consécutive du nerf que de Graefe a décrits sous le nom de *névrites rétro-bulbaires*.

Ces névrites, dans lesquelles le scotome central est constant, ont été étudiées par Leber et Samelsohn. Ce dernier a constaté l'atrophie du nerf au niveau du chiasma et dans le trajet intra-orbitaire. Il considère la névrite rétro-bulbaire comme une névrite interstitielle localisée au niveau du canal optique.

IV

ATROPHIE DU NERF OPTIQUE

L'atrophie du nerf optique est caractérisée par la disparition des éléments nerveux entraînant comme conséquence une diminution ou une abolition de la vision.

Cette lésion est le plus souvent symptomatique ou *secondaire*; elle est alors le résultat de lésions antérieures du nerf, du cerveau ou de la moelle, ou bien elle est produite par certaines intoxications.

On observe aussi des atrophies *essentielles* ou idiopathiques qui ne paraissent se rattacher à aucune maladie, générale ou locale.

Anatomie pathologique. — L'atrophie du nerf optique se présente sous deux formes : l'*atrophie blanche* et l'*atrophie grise*.

L'atrophie *blanche* ou *simple* tire son nom de la coloration que présente la papille vue à l'ophthalmoscope. Dans cette forme, toutes les parties constituantes du nerf sont intéressées, les tubes nerveux, les vaisseaux et la névroglie.

A l'œil nu, le tronc nerveux forme un cordon fibreux blanchâtre extrêmement diminué de volume, comme ratatiné et entouré par sa gaine plissée et trop large pour son contenu. Sur des sections transversales on voit que le tronc est formé par une multitude de loges vides.

L'examen histologique fait constater la disparition presque complète des éléments nerveux et du tissu cellulaire. Les vaisseaux sont presque toujours très réduits de volume et oblitérés. La myéline se fragmente d'abord, puis disparaît. Entre les travées fournies par le tissu conjonctif on voit les tubes nerveux complètement dégénérés, sans cylindre-axe ni myéline. Un grand nombre d'éléments finissent par subir la dégénérescence graisseuse ou amyloïde.

L'atrophie *grise*, encore appelée *tabétique*, accompagne la sclérose des cordons postérieurs de la moelle et présente des lésions analogues à celles qu'on rencontre dans cette affection. Le tronc nerveux est moins diminué de volume que dans l'atrophie blanche. Il forme un cordon blanc grisâtre légèrement translucide, quelquefois un peu ramolli.

Les lésions sont parfois localisées en foyers, situés le plus ordinairement à la périphérie du nerf. Elles peuvent être suivies jusqu'au chiasma, sur les bandelettes optiques et parfois jusqu'aux corps genouillés. Elles portent sur un seul nerf ou sur les deux à la fois.

L'examen histologique montre une disparition des fibres nerveuses coïncidant avec une hyperplasie du tissu conjonctif. La myéline des tubes est fragmentée ou a disparu; les fibrilles nerveuses sont variqueuses, dépourvues de cylindre-axe. Cependant on retrouve toujours un certain nombre de tubes nerveux intacts.

Entre les éléments nerveux, il y a des noyaux et des corpuscules amyloïdes formant des amas granuleux.

On constate l'épaississement de la gaine lymphatique des capillaires, qui deviennent variqueux; la tunique des petits vaisseaux est parfois épaissie et leur paroi contient des corps granuleux et des granulations graisseuses.

Le tissu conjonctif forme des travées intertubulaires. Cependant l'hyperplasie du tissu conjonctif est peu considérable.

Ordoñez admettait que l'atrophie grise était constituée par une sclérose résultant d'une lésion primitive des vaisseaux. Virchow l'a décrite comme déterminée par une névrite interstitielle. Pour Vulpian et Charcot, c'est, au contraire une sclérose parenchymateuse. Le tissu conjonctif est irrité secondairement par les tubes nerveux dégénérés formant en quelque sorte corps étranger. Dans l'opinion de de Wecker, le tissu conjonctif ne subirait même aucune altération.

Étiologie. — L'atrophie du nerf optique, quelle qu'en soit la cause, s'observe surtout à l'âge moyen, entre trente et cinquante ans, et chez l'homme plus fréquemment que chez la femme. L'hérédité a une influence marquée sur son développement comme pour toutes les affections du système nerveux.

L'atrophie est quelquefois *idiopathique* ou essentielle, c'est-à-dire qu'elle ne peut être attribuée à aucune maladie générale et à aucune affection locale. Mais les faits de ce genre tendent à devenir de plus en plus rares.

Les atrophies *symptomatiques* sont celles que l'on rencontre le plus communément. Elles se rattachent soit à des affections du *système nerveux* cérébral, spinal ou périphérique, soit à des *intoxications*.

Les causes *cérébrales* de l'atrophie du nerf optique sont, en première ligne, les tumeurs de la base du crâne et les traumatismes de l'encéphale. Les tumeurs de la base du crâne (sarcomes, syphilomes, tubercules) agissent en déterminant d'abord les lésions de la névrite optique. D'autres altérations du cerveau, le ramollissement, la paralysie progressive, s'accompagnent aussi d'atrophie optique, et on l'observe encore dans l'épilepsie et dans l'idiotie. Mais ces causes n'agissent qu'exceptionnellement.

L'atrophie qui succède à la névrite dans ces diverses affecitons est l'*atrophie simple* ou *blanche*.

Les lésions *spinales* sont de beaucoup les causes les plus fréquentes, et dans la majorité des cas, c'est au tabes, à l'ataxie, à la sclérose en plaques qu'est dû le développement de l'atrophie; souvent l'atrophie du nerf optique précède de longtemps l'apparition des premiers symptômes du tabes (Charcot). A la suite des lésions traumatiques de la moelle, des fractures du rachis et du mal de Pott, on voit aussi la myélite s'accompagner d'atrophie du nerf optique.

Dans ces divers cas c'est l'*atrophie grise* que l'on observe.

Les lésions nerveuses *périphériques*, donnent plus rarement lieu à l'atrophie. Tantôt le nerf optique semble n'être atteint que par suite d'une action réflexe, comme on le voit quelquefois à la suite de lésions dentaires. Plus souvent il est lésé directement par un traumatisme, comprimé par une tumeur orbitaire ou à son passage dans le trou optique. Les affections inflammatoires de l'orbite déterminent parfois une atrophie par voisinage. Enfin toutes les névrites, les névro-rétinites, l'embolie de l'artère centrale de la rétine, peuvent se terminer par atrophie.

Parmi les *intoxications* qui entraînent assez souvent l'atrophie du nerf optique, l'alcoolisme et le nicotinisme sont le plus ordinairement associés. L'intoxication quinique peut aussi exceptionnellement être suivie d'atrophie.

Symptômes. — Le mode de début diffère suivant qu'il s'agit de l'atrophie simple ou blanche, laquelle succède à une névrite, ou de l'atrophie grise qui n'est pas précédée de phénomènes inflammatoires.

Mais, dans les deux cas, la lésion atrophique se révèle par des signes objectifs et par des troubles fonctionnels.

Les *signes objectifs* de l'atrophie du nerf optique sont reconnaissables à l'ophthalmoscope.

Dans l'*atrophie blanche*, ce qui frappe c'est la décoloration de la papille et la diminution de volume des vaisseaux.

La décoloration de la papille résulte de l'atrophie des capillaires qui lui donnent à l'état normal sa teinte rosée. Au début, la décoloration n'est pas très accusée, mais l'aspect de la papille est plus mat, moins transparent. Plus tard la coloration blanche devient très nette et à une période avancée elle est éclatante, nacrée; elle a l'aspect brillant que présentent les tendons. Au centre de la papille, la lame fenêtrée, devenue visible, donne à cette partie l'apparence de la moelle de jonc.

Les altérations sont généralement plus accentuées dans la moitié temporale que dans la moitié interne de la papille.

Le calibre des vaisseaux rétiniens est souvent diminué, mais non d'une façon constante. La diminution de volume est dans quelques cas extrêmement marquée ; les artères et les veines sont devenues filiformes ; mais l'atrophie n'arrive à ce degré que dans les cas très anciens.

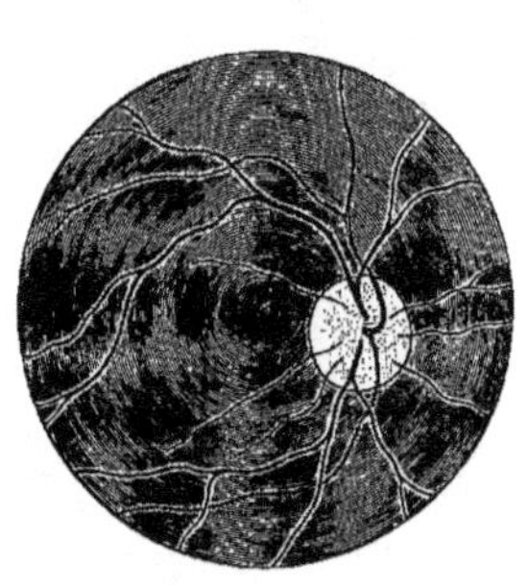

FIG. 134. — Atrophie simple de la papille.

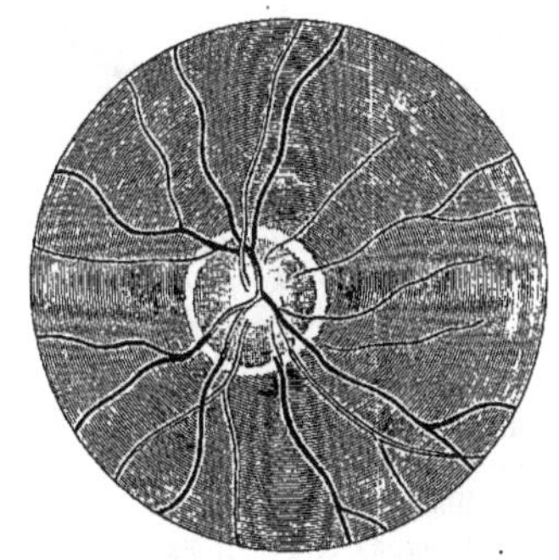

FIG. 135. — Atrophie avec excavation de la papille.

Il se produit aussi à la longue une excavation de la papille, plus considérable lorsque, antérieurement, il existait déjà une excavation physiologique, mais elle n'est jamais comparable à celle que l'on observe dans le glaucome.

Les bords de la papille ont quelquefois conservé leur netteté parfaite dans l'atrophie blanche. Mais, lorsque celle-ci a succédé à une névrite franche, ils sont, au contraire, irréguliers, dentelés, échancrés et limités par des dépôts de pigment. Le diamètre de la papille ne paraît pas subir une diminution notable. Celle-ci peut cependant devenir évidente, lorsqu'on compare une des papilles atrophiées à celle de l'autre œil restée saine.

Dans l'*atrophie grise*, les changements de coloration sont les premiers appréciables. La papille pâlit et se décolore ; elle perd sa transparence, devient plus mate et semblable à de la cire. En même temps, elle tend à prendre une coloration grise ou plutôt légèrement bleuâtre dans les cas anciens.

La partie centrale de la papille présente surtout ces altérations et la lame criblée y devient souvent très apparente. Les contours de la papille restent nets et franchement accusés par l'anneau sclérotical. Les altérations des vaisseaux rétiniens sont très rares dans l'atrophie grise. Ils ont habituellement conservé leur volume. L'excavation de la papille ne s'observe pas, ou du moins est très exceptionnelle dans l'atrophie grise.

Les *troubles fonctionnels* consistent dans la diminution de l'acuité visuelle, le rétrécissement du champ visuel, et les altérations du sens chromatique.

L'*acuité visuelle* est toujours abaissée ; elle finit par tomber au-dessous de 1/10 et en dernier lieu par n'être plus mensurable.

Le *rétrécissement du champ visuel* est un phénomène à peu près constant dans l'atrophie. C'est du côté interne ou nasal qu'il débute, et dans cette région il tend à se rapprocher de la macula. A la longue, on constate quelquefois une échancrure très marquée de ce côté, tandis que le rétrécissement est peu accusé en dehors. Le rétrécissement cesse alors d'être concentrique pour prendre une forme irrégulière. Quelquefois il ne semble porter que sur une moitié du champ visuel, comme dans l'hémiopie. On constate aussi l'existence assez fréquente de scotomes. Mais il n'y a de scotome central que dans les atrophies résultant d'une intoxication.

Le rétrécissement du champ visuel offre généralement une certaine symétrie des deux côtés, lorsque l'atrophie est bilatérale.

Les *altérations du sens chromatique* constituent un signe habituel de l'atrophie du nerf optique. La dyschromatopsie débute ordinairement par la couleur verte ; elle s'étend ensuite au rouge, puis au jaune, et enfin au bleu, dont le champ reste plus longtemps intact.

A ces troubles fonctionnels, qui appartiennent à l'atrophie blanche comme à l'atrophie grise, viennent s'ajouter certains signes, suivant que l'on a affaire à l'une ou l'autre de ces formes. Dans l'atrophie blanche, la pupille est souvent dilatée et peu sensible à l'action de la lumière. Dans l'atrophie grise ou tabétique, on observe le plus habituellement du myosis et l'absence du réflexe pupillaire sous l'action de la lumière, avec conservation du réflexe accommodatif (signe d'Argyll Robertson).

Marche. — L'atrophie grise, presque toujours liée au tabes ou à l'existence d'une affection spinale, est habituellement bilatérale, bien qu'elle ne se développe pas toujours simultanément sur les deux yeux. L'atrophie blanche est plus souvent unilatérale, surtout lorsqu'elle est le résultat d'un traumatisme ou déterminée par une lésion orbitaire. Dans les cas rares où elle résulte d'une embolie de l'artère centrale de la rétine, elle n'atteint jamais qu'un seul œil.

La marche de l'atrophie est lente. Elle présente parfois des temps d'arrêt prolongés, mais elle ne rétrograde presque jamais, et sa terminaison habituelle est la cécité. Celle-ci survient rarement au bout de quelques mois ; le plus souvent elle ne se produit qu'après plusieurs années.

Diagnostic. — Nous avons indiqué les signes ophthalmoscopiques qui servent à distinguer l'atrophie blanche et l'atrophie grise. Il faut reconnaître cependant que la distinction de ces deux formes n'est pas toujours facile, alors même que l'on a recours à l'examen à l'image droite, qu'il faut toujours pratiquer dans les cas douteux. On doit aussi faire varier l'intensité d'éclairage, et certaines lésions deviennent apparentes avec un éclairage faible, tel que celui fourni par l'ophthalmoscope à trois plaques réfléchissantes de de Wecker.

Il est même quelquefois difficile, lorsqu'on a varié les modes d'exploration, d'affirmer que l'on est en présence d'une atrophie. Chez certains individus qui jouissent de l'intégrité de leur vision, la papille offre des apparences qui feraient diagnostiquer une atrophie si l'observateur n'était prévenu de l'intégrité de la fonction.

Dans le diagnostic de l'atrophie, il faut donc apporter une grande réserve, et s'appuyer toujours sur l'ensemble des troubles fonctionnels, en même temps que sur les résultats de l'examen ophthalmoscopique.

L'atrophie tabétique est celle que l'on a le plus communément l'occasion d'observer. Dès qu'on la soupçonnera, on recherchera soigneusement les autres signes du tabes, notamment l'affaiblissement ou l'absence des réflexes patellaires, l'existence des douleurs fulgurantes, les troubles de la miction. Le strabisme paralytique et la diplopie sont des manifestations oculaires du tabes qui pourront également servir à confirmer le diagnostic. Mais on n'oubliera pas que l'atrophie des nerfs optiques précède parfois l'apparition des autres signes du tabes. Le professeur Charcot a attiré l'attention sur ce fait, et il pense que l'amaurose par atrophie des nerfs optiques s'observe assez souvent chez des individus destinés à ne présenter que de longues années après les autres signes du tabes.

Benedikt a fait en outre la remarque que les tabétiques qui sont amaurotiques deviennent rarement *ataxiques*. Il a admis un certain antagonisme entre l'atrophie papillaire et l'incoordination des mouvements. Il pense que l'atrophie papillaire, non seulement arrête le tabes dans son évolution ultérieure, mais qu'elle peut faire rétrocéder les troubles de la coordination des mouvements. Déjerine a vérifié la première conclusion sur un grand nombre de malades à Bicêtre; mais il n'a jamais vu, lorsque les troubles de l'ataxie s'étaient déjà montrés, le développement d'une atrophie papillaire les faire rétrocéder.

Galezowski a récemment attiré l'attention sur l'existence autour des branches de l'artère centrale de la rétine, d'un liséré blanchâtre indiquant une périartérite et une endartérite qu'il a observée dans un certain nombre de cas d'atrophie tabétique. Dans ces cas, les contours de la papille sont très légèrement diffus et la couleur du disque est blanche.

Pronostic. — De tout ce qui précède il résulte que le pronostic de l'atrophie du nerf optique est des plus graves, quelle que soit la cause qui l'a produite. Elle aboutit presque fatalement à la cécité; mais la cécité n'est souvent complète qu'au bout d'un assez grand nombre d'années. De Graefe a fait remarquer que, lorsque avec des lésions ophthalmoscopiques déjà très accentuées, on constate que le champ visuel ne présente qu'un rétrécissement peu notable, le pronostic est beaucoup meilleur que, lorsque avec des lésions peu appréciables du fond de l'œil, l'acuité visuelle est très diminuée et le champ visuel fortement rétréci.

Il est donc important pour le pronostic de constater les progrès du rétrécissement du champ visuel, et d'en recueillir de temps en temps des tracés pour les comparer entre eux. Pour que la comparaison ait toute sa valeur, il est essentiel que les observations soient faites dans des conditions identiques d'éclairage.

Traitement. — Les médications les plus variées ont été employées pour arrêter la marche de l'atrophie de la papille, quelle qu'en soit la cause. Il faut reconnaître cependant que les résultats obtenus jusqu'ici sont à peu près nuls.

On a essayé les *révulsifs*, les vésicatoires à la tempe, à la nuque, les sétons, sans avantages marqués. Les sudations provoquées par les bains de vapeur ont paru quelquefois un peu moins inefficaces. Les injections sous-cutanées de sulfate de *strychnine* à la région temporale ont été longtemps en honneur, sans qu'on puisse citer de faits bien authentiques prouvant leur efficacité.

Aujourd'hui on a recours de préférence aux injections hypodermiques de nitrate de *pilocarpine* jusqu'à production de salivation.

Parmi les médicaments administrés à l'intérieur, le *nitrate d'argent* a été usité autrefois dans le traitement de l'atrophie grise, mais il est généralement abandonné. Les préparations de *phosphore* ont été essayées plus récemment sans plus de succès. L'*iodure de potassium* a aussi été administré à cause des relations qui unissent le tabes à la syphilis. Le seul médicament qui paraisse avoir eu une efficacité véritable dans quelques cas récents est l'*antipyrine* à fortes doses, prise à l'intérieur ou employée en injections hypodermiques à la dose de 1 gramme par jour. Les améliorations, d'après Galezowski, s'observeraient dans la forme d'atrophie qui s'accompagne de périartérite et d'endartérite.

Les *courants continus* sont d'un usage assez général dans le traitement de l'atrophie papillaire, et leur application est au moins rationnelle.

Il nous reste à dire un mot des deux modes de traitement qui, dans ces dernières années, ont le plus attiré l'attention : l'élongation nerveuse et la suspension.

L'*élongation du nerf optique* a été pratiquée comme celle des autres troncs nerveux dans l'ataxie. Elle ne paraît pas avoir donné de résultats assez encourageants pour que les dangers auxquels elle expose puissent être oubliés.

La *suspension*, appliquée au traitement de l'ataxie en général, a été essayée aussi, dans le cas particulier d'atrophie du nerf optique, avec des effets variables. C'est un moyen auquel on peut recourir, mais sur lequel il ne faut pas beaucoup plus compter que sur les autres modes de traitement successivement préconisés. L'atrophie papillaire est une affection dont on ne parvient à arrêter la marche que dans des cas absolument exceptionnels.

V

TUMEURS DU NERF OPTIQUE

Il existe quelques rares observations de *tuberculisation* du nerf optique (Cruveilhier, Brailey, Hjort, Sattler) ; l'observation de Sattler est particulièrement intéressante, en ce que l'infiltration tuberculeuse du nerf formait, en arrière du globe de l'œil, une tumeur de près de 2 centimètres de diamètre. Elle fut énucléée, et l'enfant qui en était atteint succomba plusieurs mois après à une méningite tuberculeuse.

Les tumeurs proprement dites du nerf optique sont rares. Elles ont été récemment bien étudiées par R. Jocqs, dans sa thèse (*Des tumeurs du nerf optique*. Paris, 1887), dont nous donnons ici le résumé. Jocqs a pu réunir

62 cas de ces tumeurs généralement complètes au point de vue clinique, mais souvent insuffisantes pour l'anatomie pathologique.

L'*étiologie* est obscure. Un seul fait est bien établi, c'est le jeune âge des sujets; dans plus de 64 pour 100 des cas, elles ont été observées au-dessous de vingt ans, et quelquefois elles ont paru congénitales. L'hérédité et le traumatisme n'influent pas sur leur développement d'une façon manifeste.

Ces tumeurs prennent naissance dans le nerf lui-même ou ses enveloppes; elles sont encapsulées et ne dépassent que tout à fait exceptionnellement la lame criblée pour envahir l'œil. La plupart de ces tumeurs sont des *sarcomes*; les *myxomes* purs sont rares, mais le *myxo-sarcome* est fréquent. Les fibromes, les gliomes, et en dernier lieu les psammomes et les endothéliomes, ont été observés. Les cas de squirrhe et de névromes purs sont douteux.

Le volume de la tumeur a atteint une fois celui d'un œuf d'oie; le volume moyen est celui d'un œuf de pigeon. Il n'y a jamais de pédicule.

Au début, la tumeur se développe soit dans le nerf lui-même, soit dans l'espace intervaginal, mais envahit rapidement la totalité du nerf, détruisant les tubes nerveux qui n'existent plus qu'atrophiés à la périphérie. Lorsque la tumeur s'est propagée à l'intérieur du crâne, elle a généralement débuté par la portion orbitaire du nerf. Elle envahit alors le chiasma et même la substance cérébrale. Enfin elle peut gagner le nerf optique du côté opposé. Lorsque la tumeur est très volumineuse, elle comprime le globe et en amène la destruction, mais elle ne l'envahit pas. Sauf le cas de gliome, dont l'origine dans la rétine est alors probable, les enveloppes de l'œil opposent une résistance marquée à l'extension du néoplasme.

Les *symptômes* résultant de la présence d'une tumeur sur le nerf optique consistent surtout dans le déplacement de l'œil. Il y a exophthalmie plus ou moins directe, avec conservation relative des mouvements. La compression du globe oculaire produit au début de l'hypermétropie. Lorsque la tumeur est très volumineuse, elle déborde l'œil et peut être alors constatée par le palper.

La douleur est irrégulière et non constante, mais les troubles de la vision (amblyopie et quelquefois diplopie) apparaissent de bonne heure. Plus tard, l'amaurose devient complète. A l'ophthalmoscope, on trouve les signes d'une stase papillaire ou d'une neuro-papillite; ces signes sont ceux que produisent aussi les tumeurs de l'orbite indépendantes du nerf optique et ils précèdent l'atrophie terminale de la papille.

La *marche* de ces tumeurs est variable, et la durée de leur évolution est surtout en rapport avec leur nature. Comme elles sont généralement enlevées dès que leur présence est reconnue, on a rarement l'occasion de les suivre dans leur évolution complète. Jocqs indique qu'après avoir marché vite au début, elles ont de la tendance à rester ensuite stationnaires. Les limites les plus habituelles de la durée sont de deux à cinq ans. Chez quelques enfants, la durée a été réduite à moins d'un an. Dans un certain nombre de cas, elle a excédé cinq ans.

Pour le *diagnostic*, la conservation des mouvements du globe de l'œil a plus d'importance que la propulsion directe, que de Graefe considérait presque comme pathognomonique. La précocité des troubles de la vision est le phénomène peut-être le plus caractéristique des tumeurs du nerf optique. Reconnaître qu'une tumeur siège sur le nerf optique est un diagnostic déjà délicat; en déterminer la nature est presque impossible. La rapidité du développement peut donner quelques indications; mais, alors même que le néoplasme devient directement accessible à la palpation, les différences de consistance ne sont pas assez tranchées pour permettre d'en préciser la nature.

Le *pronostic* est grave, puisqu'il entraîne la perte de l'œil et que certaines tumeurs ont de la tendance à se propager par le nerf jusque dans le crâne. La récidive, en outre, s'observe assez fréquemment après l'ablation de la tumeur. Cependant, en raison de l'encapsulement habituel, la généralisation est exceptionnelle.

Le seul *traitement* est l'ablation. Elle entraîne à peu près forcément le sacrifice de l'œil, malgré le non-envahissement de celui-ci par le néoplasme. La conservation de l'organe gêne beaucoup l'extirpation de la tumeur et n'a aucun résultat pour la fonction. On ne doit pas hésiter à l'enlever. La section du nerf optique doit être faite, aussi loin que possible, au niveau même du trou optique. Si l'hémorrhagie est abondante, on parvient généralement à l'arrêter par l'emploi du thermo-cautère.

CHAPITRE XI

MALADIES AFFECTANT LE GLOBE OCULAIRE TOUT ENTIER

Dans ce chapitre, nous réunissons les affections qui portent sur le globe oculaire tout entier, ou que du moins il est difficile de localiser à une seule de ses parties.

Nous étudierons successivement : 1° le *glaucome* ; 2° l'*ophthalmie sympathique;* 3° le *phlegmon* de l'œil; 4° l'*hydrophthalmie;* 5° le *cancer* de l'œil; 6° les *entozoaires;* 7° l'*atrophie* du globe de l'œil.

En terminant, nous décrirons l'*ablation* de l'organe devenu inutile ou dangereux et nous dirons quelques mots de la *prothèse* oculaire.

I

GLAUCOME

Cusco et Abadie, art. Glaucome. *Diction. de méd. et de chirurgie prat.*, t. XIV, p. 425. — Gayet, art. Glaucome. *Dict. encycl. des sc. méd.*, 4e série, t. IX, p. 127. — Herm. Schmidt, art. Glaucome, *Handbuch der Augenheilkunde von Alfred Graefe und Theod. Saemisch*, Bd. V, p. 1. Leipzig, 1877. — Panas, Leçons sur les maladies inflammatoires des membranes internes de l'œil, p. 94. Paris, 1878. — De Wecker, Traité complet d'ophthalm., t. II, p. 608.

La définition anatomique du glaucome ne peut être donnée, dans l'état actuel de nos connaissances. Cliniquement il doit être défini une affection caractérisée par l'augmentation de la pression intra-oculaire avec lésions atrophiques des membranes de l'œil et excavation mécanique de la papille du nerf optique.

L'idée que le glaucome est produit par une choroïdite séreuse a longtemps été admise. Mais elle est contredite par ce fait que l'on n'a jamais constaté de lésions inflammatoires de cette membrane et que l'évolution du glaucome peut se faire sans qu'à aucun moment se manifeste aucun signe d'inflammation. Il n'est pas douteux cependant que la choroïde ne soit la source principale de la sécrétion des liquides intra-oculaires; mais si la quantité de ces derniers se trouve augmentée dans le glaucome, l'hypersécrétion n'est pas de nature inflammatoire; elle se rapprocherait plutôt de celle qui cause les hydropisies des cavités séreuses. Nous verrons d'ailleurs, plus loin, qu'il n'est pas nécessaire de faire intervenir l'idée d'une hypersécrétion pour expliquer l'augmentation de la pression intra-oculaire. Un obstacle siégeant sur le trajet des voies normales d'excrétion suffit pour la produire, si, comme cela a lieu chez l'adulte et le vieillard, la sclérotique n'est pas susceptible de se laisser distendre. L'élasticité plus grande de la sclérotique de l'enfant le met à l'abri des accidents glaucomateux, et le laisse d'autre part exposé aux conséquences de l'hydrophthalmie.

Étiologie. — La fréquence des affections glaucomateuses d'après la statistique de Esmérian est d'un peu plus de 1 pour 100, par rapport à l'ensemble des affections oculaires. La proportion chez les hommes et chez les femmes est sensiblement égale, contrairement à l'opinion communément admise. L'œil gauche n'est pas plus souvent atteint que l'œil droit. Les deux yeux sont affectés simultanément dans les trois quarts des cas.

La pigmentation de l'iris ne constitue pas une prédisposition. Mais de Wecker a signalé, après Benedict et Rosas, la grande fréquence du glaucome chez les israélites, et l'hérédité joue un rôle incontestable dans sa production, surtout pour les formes inflammatoires.

L'influence de la goutte, admise par Beer, ainsi que celle de l'arthritisme et de l'athérome artériel, est aujourd'hui généralement acceptée.

C'est de cinquante à soixante-dix ans que le glaucome se montre le plus souvent; il est rare chez les jeunes sujets et presque inconnu chez les enfants. La forme la plus fréquente est la forme chronique inflammatoire; le glaucome aigu s'observe plus souvent chez la femme que chez l'homme.

On a signalé comme causes occasionnelles du glaucome les émotions, les excès, l'insomnie, toutes les conditions qui influent sur la santé générale, mais seulement chez les individus prédisposés. Ed. Meyer dit avoir observé le glaucome à la suite de contusions de l'œil. Les névralgies du trijumeau ne sont pas une cause de glaucome.

L'état antérieur de l'œil mérite d'attirer l'attention. L'hypermétropie est habituelle dans les yeux atteints de glaucome et la myopie ne se rencontre qu'exceptionnellement dans le glaucome primitif.

Pour le glaucome secondaire, les affections de l'iris et de la choroïde sont celles qui le déterminent ordinairement. En première ligne il faut citer : l'iritis séreuse, les synéchies postérieures étendues; l'irido-choroïdite qui succède chez les gens âgés à la discision ou à une plaie de la cristalloïde antérieure, à la luxation ou à l'abaissement du cristallin. Exceptionnellement on observe le glaucome à la suite de cicatrices ectatiques de la cornée, de kératite panneuse ou d'hémorrhagies rétiniennes. Il ne faut pas oublier que chez les individus prédisposés l'instillation du collyre à l'atropine peut déterminer une attaque de glaucome.

Pathogénie. — Les anciens, frappés par l'aspect verdâtre que présentaient certains yeux atteints de glaucome, plaçaient dans le cristallin le siège de cette affection qu'ils ne savaient reconnaître qu'à sa dernière période. Au commencement du XVIIIe siècle, Brisseau localisa dans le corps vitré les lésions du glaucome. A une époque plus rapprochée de nous, Canstadt, Chelius (d'Heidelberg), admirent que le glaucome était le résultat d'une choroïdite, idée dont Sichel père s'est fait le défenseur en France.

Depuis la découverte de l'ophthalmoscope, les théories sur la pathogénie du glaucome ont eu une base à la fois clinique et anatomique. Il s'en faut malheureusement de beaucoup que l'on soit fixé sur la nature de cette affection, malgré le nombre de travaux qui ont été publiés.

La dureté que présente le globe oculaire a été pour la première fois signalée, il y a longtemps déjà, par Weller. Mais les conséquences que l'augmentation de tension intra-oculaire entraîne, n'ont pas été reconnues par les premiers observateurs qui ont examiné le fond de l'œil à l'ophthalmoscope. Ed. Jæger qui, en 1854, publia les premiers résultats de ses examens, admit que la papille du nerf optique fait une saillie à son entrée dans l'œil. De Graefe croyait aussi, dans les premières années, à l'existence de cette saillie. Ce sont les travaux de Förster et de Weber qui, en 1857, établirent l'existence de la dépression papillaire comme conséquence de l'augmentation de pression.

Depuis cette époque, l'augmentation de tension a toujours été considérée comme la caractéristique du glaucome, mais elle a été attribuée à des causes diverses. Les théories imaginées pour l'expliquer peuvent être rangées en deux groupes. Dans le premier, on admet que les enveloppes de l'œil se sont rétractées; dans le second, qu'il y a augmentation des liquides intra-oculaires.

L'idée que la cause de la dureté de l'œil provient d'une rétraction inflammatoire de la sclérotique, a été émise par Cusco et développée dans la thèse de A. Pamard (*Du glaucome.* Paris, 1861); Coccius a soutenu une théorie analogue. Mais aujourd'hui on s'accorde à reconnaître que l'augmentation absolue ou relative des liquides intra-oculaires est la véritable cause des accidents. La sclérotique ne paraît jouer qu'un rôle passif en raison de son inextensibilité chez les sujets d'un certain âge.

Dans le second groupe de théories, nous signalerons celles de l'hypersécrétion inflammatoire, celle de l'hypersécrétion nerveuse, celle de l'obstacle à la filtration normale des liquides en dehors des enveloppes.

L'hypersécrétion des liquides, par inflammation de la choroïde, a été soutenue par Chelius, par Sichel. De Graefe l'admettait; pour lui, le glaucome était le résultat d'une choroïdite séreuse. De Wecker, dans les premières éditions de son *Traité*, avait aussi adopté cette opinion. L'objection principale qu'on peut lui adresser c'est que cette choroïdite ne se manifeste par aucun produit inflammatoire.

La théorie de l'hypersécrétion nerveuse, soutenue par Donders, évite ce reproche en admettant une simple irritation des nerfs sécréteurs d'origine centrale ou périphérique. L'œil est assimilé à une glande et l'irritation de ses nerfs sécréteurs produit l'hypersécrétion des liquides. Mais la physiologie ne nous a pas encore suffisamment édifiés sur l'existence même de ces nerfs sécréteurs et sur leur origine. On les a tour à tour placés sous la dépendance du grand sympathique et du trijumeau. Il est bien difficile de croire que ce dernier nerf intervienne par ses rameaux ciliaires, puisque l'on ne voit pas le glaucome se développer à la suite des névralgies de ses branches.

Le professeur Panas pense que les troubles de la circulation intra-oculaire sont primitifs et dépendent de lésions athéromateuses des vaisseaux, aussi bien que de troubles nerveux sous la dépendance du trijumeau ou du grand sympathique. Au début, il y aurait ischémie de l'artère centrale de la rétine, et stase veineuse produisant l'exsudation de sérosité, d'où augmentation de la tension intra-oculaire. Cette théorie vasculaire mixte, développée par Picqué (*Archives d'ophthalmologie*, 1889, t. IX, p. 60), prend place à côté de la théorie purement nerveuse de Donders.

C'est à l'idée d'un obstacle à la filtration extérieure des liquides normalement sécrétés, que se rattachent aujourd'hui la plupart des oculistes. Les travaux de Leber, de Knies, ont montré qu'à l'état normal les sécrétions de la membrane vasculaire de l'œil, après avoir traversé la rétine et le corps vitré, trouvent en avant, une voie d'excrétion à travers le tissu trabéculaire péri-cornéen, au voisinage de l'insertion de l'iris. Tout changement survenu dans cette région, et notamment le refoulement en avant du corps ciliaire, et de la périphérie de l'iris (Priestley Smith), gêne cette filtration, d'où augmentation de la tension. Ce que n'explique pas cette théorie, ce sont, pour les cas de glaucome primitif, les causes des changements anatomiques survenus dans la région péri-cornéenne ; mais ce qu'elle a bien mis en évidence, c'est le défaut d'équilibre entre la sécrétion et l'excrétion des humeurs de l'œil, d'où découlent les principales indications thérapeutiques. Elle donne en outre, mieux que les autres théories, l'explication des heureux effets de l'iridectomie et de la sclérotomie.

Anatomie pathologique. — On ne trouve pas dans le glaucome de lésions constantes auxquelles puissent être exclusivement rapportés les troubles fonctionnels observés. Mais il se produit, dans toutes les parties constituantes de l'œil, des altérations consécutives à l'augmentation de la pression intra-oculaire, altérations qui sont ordinairement de nature régressive.

La cornée présente une dissociation de sa couche épithéliale et souvent un œdème des couches sous-jacentes (Fuchs) qui expliquent la teinte louche observée pendant la vie. Exceptionnellement, on y a trouvé une dégénérescence graisseuse ou des dépôts calcaires.

La sclérotique subirait, d'après Cusco, un épaississement et une rétraction qui expliqueraient l'augmentation de pression intra-oculaire. En réalité, on l'a trouvée plus souvent amincie, ectasiée même dans le segment postérieur. Coccius y a signalé une dégénérescence de ses fibres et une atrophie des vaisseaux qui ne sont plus représentés que par des traînées de cellules graisseuses.

Il y a quelquefois, chez les goutteux, trouvé des dépôts de phosphates et d'urates calcaires.

L'iris a subi, dans les cas avancés, une atrophie évidente. Cette atrophie porte aussi sur le muscle ciliaire, ce qui explique la paralysie de l'accommodation dès le début du glaucome. La choroïde ne présente d'autres lésions qu'une atrophie plus ou moins marquée ; elle n'offre aucun signe d'inflammation, ce qui ne permet pas d'admettre que le glaucome soit une simple choroïdite séreuse.

Les lésions de la rétine sont aussi des lésions atrophiques. Quant à l'état de refoulement et d'excavation de la papille, il est la conséquence de l'augmentation de la pression intra-oculaire et entraîne à la longue l'atrophie du nerf.

Le corps vitré, intact au début, reste ordinairement transparent jusqu'à la fin, mais il peut subir une liquéfaction et même un retrait partiel par suite d'un décollement de la membrane hyaloïde, lorsque l'œil est arrivé à la période de phthisie glaucomateuse.

Le cristallin s'opacifie à la longue, mais les lésions de la cataracte glaucomateuse n'ont rien de spécial, malgré l'apparence particulière qu'elle présente.

Les lésions vasculaires méritent de fixer particulièrement l'attention. L'athérome artériel serait, d'après le professeur Panas, une des conditions habituelles de la production du glaucome. Les lésions des vaisseaux rétiniens ont été étudiées avec soin par Pagenstecher et Poncet, sur des yeux atteints de glaucome hémorrhagique. Poncet a vu des dilatations anévrysmales atteindre en certains points cinq à six fois le diamètre normal ; il a noté des dilatations variqueuses de la paroi devenue complètement amorphe et formée seulement par une membrane hyaline très mince. Pagenstecher a vu, au contraire, les parois augmentées d'épaisseur être le siège d'une dégénérescence graisseuse et oblitérer en partie le calibre des vaisseaux.

Symptomatologie. — Pour la description des symptômes du glaucome, on a généralement admis plusieurs formes dont les signes sont exposés séparément. C'est ainsi que l'on décrit un glaucome *aigu* et un glaucome *chronique*, l'un et l'autre pouvant être *primitif* ou *secondaire*. Dans la variété chronique, on admet deux formes, l'une *simple*, l'autre *inflammatoire*, suivant la prédominance de tels ou tels symptômes.

Ces divisions répondent à des distinctions cliniques assurément justifiées, mais elles entraînent forcément des redites, et d'ailleurs les lignes de démarcation ne sont pas si nettes que l'on ne puisse voir ces différentes formes se succéder ou se confondre. En réalité, le glaucome est un, quelles que soient son origine et sa marche.

Nous décrirons dans la symptomatologie du glaucome deux périodes, l'une *prodromique*, l'autre de la maladie *confirmée*, la seconde ne succédant pas nécessairement à la première.

Dans le glaucome confirmé, nous admettons une forme aiguë et une forme chronique susceptibles de se combiner et de se continuer, la forme chronique présentant elle-même deux variétés, l'une *simple*, l'autre *inflammatoire*.

PÉRIODE PRODROMIQUE. — Les troubles qui caractérisent la période prodromique du glaucome ne conduisent pas nécessairement aux lésions de la maladie confirmée, et se reproduisent souvent pendant de longues années à des intervalles variables, constituant ainsi une forme spéciale de la maladie qui a reçu le nom assez impropre de *glaucome prodromique*.

Ces troubles du début sont presque exclusivement fonctionnels; ils sont occasionnés par la fatigue, les excès, et disparaissent après quelques heures ou quelques jours, sans que leur retour ait rien de périodique.

Le premier signe qui attire l'attention du malade est le trouble de la vision; il voit les objets comme à travers un nuage de *fumée*, un brouillard; ce phénomène est plus accentué dans une demi-obscurité qu'au grand jour. L'acuité visuelle est d'ailleurs à peu près intacte. En même temps la flamme des corps lumineux paraît entourée de cercles irisés concentriques qui s'étendent parfois à une assez grande distance.

A ce moment, si l'on palpe le globe oculaire, on le trouve plus dur qu'à l'état normal, mais après l'attaque il revient à sa consistance habituelle. L'appréciation de la tension oculaire exige une certaine délicatesse de toucher que donne seule la pratique. Nous avons indiqué, dans les *Notions préliminaires*, la notation proposée par Bowmann pour exprimer l'augmentation de tension. Ce mode de notation laisse toutefois à désirer et n'a qu'une rigueur apparente. Les indications données par les instruments connus sous le nom de *tonomètres* ne sont pas beaucoup plus satisfaisantes.

L'apparence de l'œil est à peine modifiée pendant la durée des troubles prodromiques; la cornée paraît seulement un peu trouble; elle a un reflet grisâtre, dû à une altération légère de la couche épithéliale. L'humeur aqueuse reste limpide.

Si l'on pratique l'examen ophthalmoscopique, la seule altération que l'on constate est la production du pouls artériel visible sur les branches de l'artère centrale de la rétine, et la congestion des branches veineuses correspondantes. Ces phénomènes disparaissent en même temps que les troubles de la vision.

Période du glaucome confirmé. — Si le glaucome ne s'arrête pas à cette première période, caractérisée par les troubles visuels se reproduisant à intervalles variables, il passe à la période confirmée et revêt deux formes différentes : la forme chronique simple et la forme chronique irritative appelée aussi inflammatoire.

a. *Forme chronique simple.* — Dans cette forme, le glaucome suit une marche uniformément progressive, sans poussées, et les lésions s'accentuent surtout dans le segment postérieur de l'œil. Le glaucome simple se montre assez souvent d'emblée. Il se traduit par des troubles *fonctionnels* et des signes *objectifs*.

Les troubles fonctionnels sont l'*anesthésie de la cornée*, la *réduction* ou l'abolition de l'*accommodation* et la *diminution* du champ visuel. Les signes objectifs consistent dans l'*augmentation de la tension* oculaire et l'*excavation de la papille* du nerf optique.

L'anesthésie de la cornée se reconnaît en touchant cette membrane avec l'extrémité d'un stylet ou d'un corps mousse; cet attouchement ne détermine aucun mouvement réflexe des paupières.

La diminution du pouvoir accommodateur se traduit par les signes d'une presbytie survenue brusquement. Les sujets ne peuvent plus voir nettement les objets à courte distance sans l'emploi de verres convexes, lorsqu'ils sont emmétropes; s'ils faisaient déjà usage de lunettes, ils sont obligés de changer le numéro des verres.

La diminution du champ visuel qui traduit une anesthésie rétinienne commençante, se constate surtout *du côté nasal*, en bas et en dedans. Il est exceptionnel de voir le champ visuel se rétrécir d'abord du côté temporal, dans le glaucome. L'acuité visuelle centrale reste bonne pendant longtemps, mais à la fin, lorsque le rétrécissement du champ visuel s'est fait progressivement jusqu'au voisinage de la macula, l'acuité centrale disparaît dès que celle-ci est atteinte, et l'abolition complète de la vision survient souvent brusquement. Lorsque la cécité est déclarée, le glaucome est dit *absolu*. La détermination du champ visuel a de l'importance pour le diagnostic du glaucome simple. On constate, en effet, que dans cette affection, le champ visuel des couleurs se rétrécit en même temps que celui de la lumière blanche, et concentriquement avec lui. Dans l'atrophie de la papille du nerf optique, on trouve toujours le champ des couleurs, notamment du vert, plus rétréci que celui de la lumière blanche.

L'augmentation de la tension oculaire est généralement plus accentuée que dans la période prodromique. Elle se constate de la même façon par le toucher, mais elle se traduit en outre par un signe nouveau, visible seulement à l'ophthalmoscope, *l'excavation de la papille.*

L'excavation de la papille résulte du refoulement de l'extrémité du nerf optique à son entrée dans l'œil, par la pression accrue des humeurs. Cette excavation diffère de l'excavation physiologique qu'on rencontre quelquefois, en ce qu'elle est totale et abrupte sur ses bords. C'est par le trajet des vaisseaux à ce niveau, au point où ils émergent de la papille, que l'excavation de celle-ci peut être bien appréciée. On voit, en effet, les branches de l'artère et de la veine centrale de la rétine

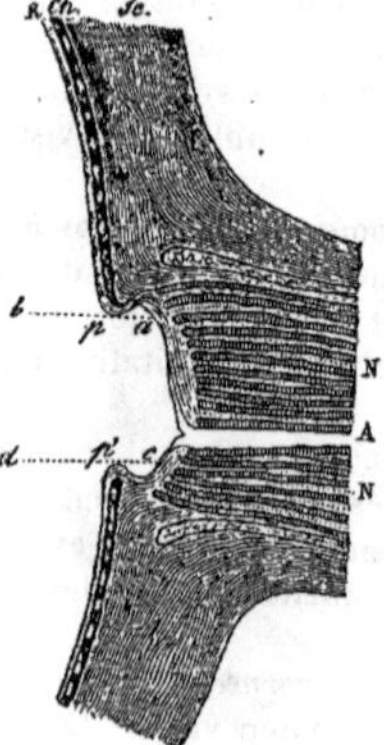

FIG. 156. — Coupe d'une excavation du nerf optique.

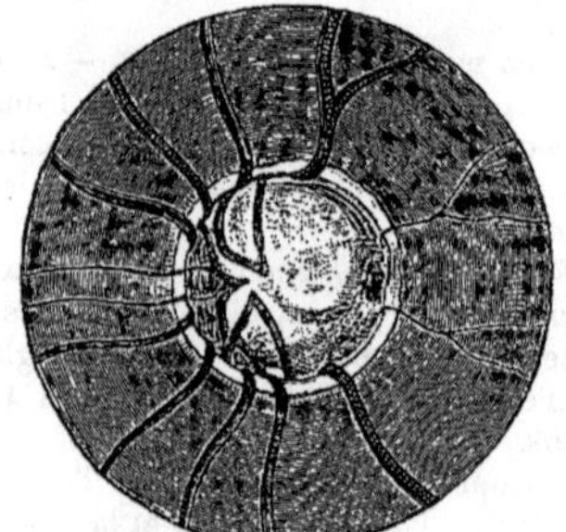
FIG. 157. — Excavation glaucomateuse vue à l'image droite.

former un coude brusque au moment où ils passent de la papille sur la portion de la rétine doublée de la choroïde. Au niveau de ce coude, les veines notamment sont élargies par aplatissement.

Les vaisseaux étant situés sur deux plans différents, suivant qu'on les examine sur la papille ou au delà de celle-ci, ne peuvent être vus simultanément d'une manière nette. Dans les cas d'excavation profonde, la différence de niveau peut atteindre 2 millimètres et, dans l'examen à l'image droite, nécessaire pour bien percevoir les détails, il faut changer les verres de l'ophthalmoscope pour percevoir successivement la lame criblée et les vaisseaux au delà des limites de la papille. Trois dioptries, en plus ou en moins, correspondent approximativement à une différence de niveau de 1 millimètre.

Autour de la papille, on remarque une zone claire, qui a reçu le nom de halo glaucomateux, et qui répond à une atrophie de la choroïde au pourtour de l'insertion du nerf optique. On constate aussi que les branches des vaisseaux rétiniens sont plus ou moins refoulées dans la moitié nasale de la papille.

Ces détails ne se voient bien que dans les cas où l'excavation de la papille est très prononcée. Elle prend alors une teinte bleuâtre qui indique l'existence d'une atrophie du nerf.

Dans beaucoup de cas, l'excavation est très peu marquée, et il faut un examen attentif pour constater une légère inflexion des vaisseaux sur les limites de la papille.

La durée du glaucome chronique simple est variable. Le plus souvent, elle comprend plusieurs années; les deux yeux sont successivement atteints et la vue se perd peu à peu. Dans un certain nombre de cas, le glaucome chronique simple prend les caractères du glaucome irritatif ou inflammatoire. Exceptionnellement, on voit survenir dans le cours du glaucome simple l'attaque du glaucome *aigu* ou *foudroyant*.

b. *Forme chronique inflammatoire.* — Le glaucome chronique à forme *inflammatoire* ou *irritative* de de Wecker, qui se refuse à voir dans ses manifestations les signes d'une inflammation véritable, est caractérisé par ce fait que les lésions portent surtout sur le segment antérieur de l'œil. On observe, en effet, dans cette forme, une injection périkératique, avec dilatation et varicosités des veines conjonctivales, phénomène qui manque dans le glaucome chronique simple. La cornée est plus dépolie, plus insensible, et l'humeur aqueuse semble trouble. La pupille présente une dilatation plus considérable; elle est immobile; le cristallin repousse en avant l'iris dont le tissu, vers la fin, offre les signes d'une atrophie complète.

Les autres signes sont ceux que nous avons déjà décrits.

La forme inflammatoire du glaucome succède à la forme simple dans un certain nombre de cas. Souvent aussi elle débute d'emblée, et les deux yeux se prennent simultanément ou à quelque temps d'intervalle. Dans la forme inflammatoire, plus souvent que dans la forme chronique simple, on observe l'attaque de glaucome aigu qui, après des douleurs péri-orbitaires prémonitoires, peut prendre la forme foudroyante et se terminer en peu d'heures par la perte complète de toute vision (*glaucome absolu*).

c. *Forme aiguë.* — *Attaque glaucomateuse.* — La forme aiguë du glaucome est parfois primitive et éclate sans phénomènes prémonitoires. Plus souvent, elle s'observe dans le cours d'un glaucome chronique, et surtout du glaucome à forme inflammatoire ou irritative.

Qu'elle soit primitive ou consécutive, elle présente réunis à un haut degré tous les signes indiqués comme caractérisant le glaucome chronique inflammatoire. En quelques heures, souvent au milieu de la nuit, l'œil rougit, devient larmoyant, l'injection périkératique se dessine; il survient un peu de chémosis; la cornée terne est insensible, la dilatation pupillaire atteint son maximum. En même temps, le malade éprouve des douleurs extrêmement intenses dans le globe de l'œil; ces douleurs s'irradient au front, à la tempe. Si l'on palpe le globe de l'œil, on le trouve remarquablement dur. L'examen ophthalmoscopique, s'il s'agit d'une attaque de glaucome aigu primitif, ne montre pas d'excavation papillaire, mais seulement une stase veineuse et des pulsations dans les branches de l'artère centrale de la rétine. Si l'attaque est survenue dans le cours d'un glaucome chronique, l'excavation de la papille est plus ou moins prononcée.

La vision se trouve compromise dès les premiers moments de l'attaque glaucomateuse. Dans les cas où l'attaque prend la forme *foudroyante*, elle peut être perdue en quelques heures d'une façon définitive.

Dans les cas plus heureux, les phénomènes s'atténuent puis disparaissent, et l'œil revient peu à peu, sinon à l'état normal, du moins à l'état qu'il présentait avant l'attaque.

Une première attaque est généralement suivie d'une seconde au bout d'un temps variable; les attaques surviennent ensuite à des intervalles de plus en plus rapprochés et, s'il s'agit de la forme aiguë primitive, l'œil ne tarde pas à présenter entre les poussées l'aspect du glaucome inflammatoire.

Marche. — Le glaucome peut affecter une marche *aiguë* ou une marche *chronique*. La forme aiguë s'observe dans quelques cas, sans qu'aucun phénomène l'ait précédée, et après des attaques successives, elle arrive à se transformer en glaucome chronique inflammatoire.

Le plus ordinairement, le glaucome prend d'emblée la marche chronique. S'il revêt la forme chronique simple, il la garde souvent jusqu'à la fin, sans que rien vienne en troubler l'évolution. S'il a pris la forme chronique inflammatoire, les attaques de glaucome aigu viennent alors l'interrompre et l'aggraver.

Nous avons vu que la durée d'une attaque de glaucome aigu pouvait n'être que de quelques heures. La durée du glaucome chronique se compte par mois et par années. Le glaucome chronique simple est celui dont l'évolution se fait le plus lentement.

Accidents. — Complications. — Dans le cours d'un glaucome chronique, l'apparition d'une attaque glaucomateuse aiguë peut être comptée comme un accident, en raison de l'aggravation brusque qui en résulte pour la situation du malade. Mais nous décrirons seulement comme complications les hémorrhagies qui se montrent parfois dans le cours du glaucome. C'est une complication rare, puisque sur 100 cas de glaucome on en compte à peine deux, d'après de Wecker. Cet accident a été considéré comme une forme particulière de glaucome (*glaucome hémorrhagique*).

Les hémorrhagies résultent ordinairement de la rupture des petits anévrysmes miliaires qui ont été décrits par Liouville en 1868, et dont Laqueur a donné en 1869 une étude complète. Les hémorrhagies se font d'abord le long des vaisseaux rétiniens et se présentent avec l'apparence d'apoplexies rétiniennes. Elles traduisent leur présence par des scotomes centraux, lorsqu'elles se font au voisinage de la macula. Puis, sans prodromes, au bout de quelques semaines, se manifestent les signes du glaucome. C'est habituellement la forme aiguë qu'il revêt. Les douleurs ciliaires sont particulièrement vives, irradiées dans une grande étendue, et Panas les a vues affecter le caractère d'un tic douloureux de la face.

Les accidents prennent généralement une allure rapide; les deux yeux se perdent en peu de temps, et les hémorrhagies intra-oculaires qui se répètent, lorsque les lésions du glaucome chronique sont confirmées, ne peuvent plus être directement constatées en raison du trouble des milieux de l'œil. Elles se traduisent seulement par une aggravation subite des douleurs.

Terminaison. — Si la marche du glaucome chronique simple n'est pas enrayée par le traitement, la terminaison naturelle de la maladie est l'abolition complète de la vision par excavation de la papille et *atrophie du nerf optique*, mais l'œil ne subit pas ordinairement de désorganisation plus profonde.

A la suite du glaucome chronique inflammatoire, et surtout à la suite des attaques de glaucome aigu, on voit se produire, soit une atrophie dû globe, soit une perforation de la cornée avec évacuation de son contenu.

L'atrophie de l'œil ou *phthisie glaucomateuse* s'accompagne d'une diminution des diamètres de la cornée, et plus spécialement du diamètre vertical. La sclérotique prend une teinte de plus en plus sombre et arrive à la coloration ardoisée; les veines ciliaires antérieures sont variqueuses; le cristallin opacifié, appliqué derrière la cornée, a une couleur verdâtre, et l'iris atrophié est réduit à une mince bandelette refoulée à la périphérie. A la dureté primitive du globe de l'œil succède alors le ramollissement; il tend à prendre une forme carrée sous la pression des muscles droits.

La terminaison par *gangrène de la cornée* s'observe à la suite des attaques de glaucome aigu. La gangrène résulte alors de l'excès de pression intra-oculaire, et dès que la perforation s'est produite, il se fait une hémorrhagie accompagnée de l'expulsion du contenu de l'œil. Les douleurs vives ressenties jusque-là cessent alors brusquement, et peu à peu l'œil arrive à constituer un simple moignon.

Diagnostic. — L'augmentation de la tension intra-oculaire est la caractéristique du glaucome. En l'absence de ce signe, le diagnostic ne peut être sûrement porté. Dans quelques cas, il est vrai, la dureté du globe de l'œil est peu marquée et, dans le cours de l'affection, elle présente des oscillations qui peuvent laisser place au doute. L'excavation de la papille, signe d'une grande importance, permet, généralement alors, dans les formes chroniques, d'affirmer le diagnostic. Elle ne doit pas être confondue avec l'excavation *physiologique* et l'excavation *atrophique* de la papille, dont nous donnons ci-contre deux spécimens.

La période prodromique, dans laquelle la dureté de l'œil n'est pas toujours constatable et dans laquelle l'excavation papillaire n'existe pas encore, se reconnaît surtout au nuage que les malades accusent, à la sensation de fumée répandue au-devant des objets et aux troubles de l'accommodation.

Le glaucome chronique simple et le glaucome chronique inflammatoire présentent réunis presque tous les signes, avec les différences que nous avons indiquées, et le diagnostic en est ordinairement facile.

Le glaucome aigu primitif, survenant sous forme d'attaque, a été quelque-

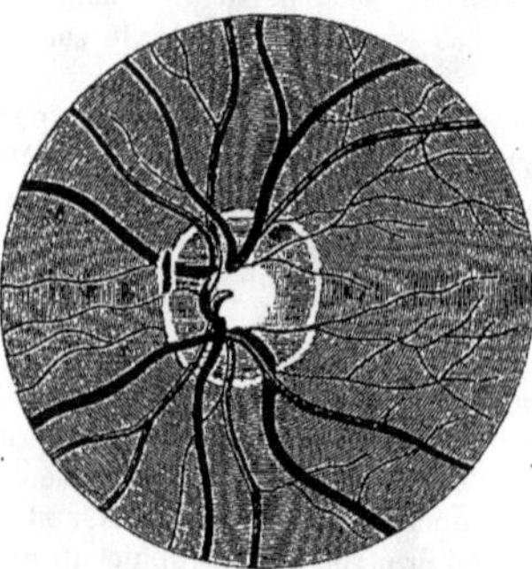

Fig. 138. — Excavation physiologique.

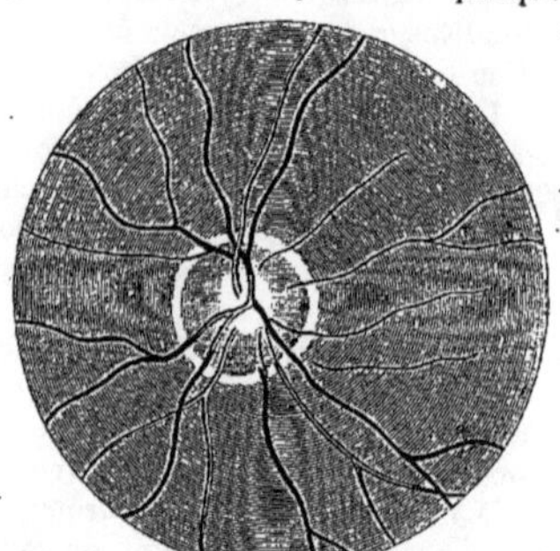

Fig. 139. — Excavation atrophique

fois confondu avec une migraine; il s'accompagne, en effet, parfois de troubles gastriques et de vomissements, mais l'attaque de glaucome aigu survient surtout la nuit et les douleurs ciliaires sont beaucoup plus intenses que les douleurs de la migraine irradiées principalement au pourtour de l'orbite.

Pronostic. — La gravité du pronostic du glaucome n'a pas besoin d'être affirmée après ce que nous avons dit. Elle varie cependant beaucoup suivant la forme que revêt la maladie, et elle a notablement diminué depuis qu'on sait mieux la diagnostiquer et la traiter.

Le glaucome prodromique est la forme la moins grave, parce qu'il n'a pas toujours de tendance à se transformer en glaucome confirmé, et qu'un traitement simple, l'emploi de l'ésérine, suffit le plus souvent à en arrêter la marche. Il laisse cependant toujours suspendue la menace d'une transformation en glaucome aigu ou chronique.

Le glaucome chronique simple est moins grave en lui-même que le glaucome inflammatoire, mais le traitement opératoire par excellence, l'iridectomie, a moins d'efficacité pour en arrêter la marche.

Le glaucome aigu, surtout lorsqu'il revêt la forme foudroyante, est la forme la plus grave. En quelques heures la vision peut être compromise ou perdue, si le diagnostic n'est pas porté et si le traitement opératoire n'intervient pas immédiatement.

Nous avons signalé aussi la gravité particulière de la forme hémorrhagique et l'inefficacité habituelle du traitement.

Traitement. — Le traitement du glaucome a fait depuis trente ans d'incontestables progrès. On arrête aujourd'hui, dans un certain nombre de cas, l'évolution de cette grave affection ; parfois on réussit à rétablir la vision d'yeux qui, sans l'intervention chirurgicale, eussent été infailliblement perdus. Malheureusement encore, bien des cas de glaucome ne bénéficient pas des progrès de la thérapeutique chirurgicale, soit parce qu'ils sont méconnus ou traités trop tardivement, soit encore parce que nous ne possédons pas d'indications suffisamment précises sur l'efficacité de telle ou telle méthode dans des conditions déterminées.

La période prodromique du glaucome peut être avantageusement traitée, sans intervention opératoire, par l'emploi continué des instillations du collyre à l'ésérine. C'est Laqueur qui a le premier bien mis en évidence (1877) l'action de cet alcaloïde sur la tension oculaire. Le professeur Panas a retiré de bons effets de ce traitement.

Les injections sous-cutanées de nitrate de pilocarpine et les instillations du collyre semblent pouvoir remplacer l'ésérine dans le traitement du glaucome prodromique.

Le glaucome aigu primitif ou consécutif ne peut être arrêté dans sa marche et dans ses conséquences désastreuses que par une opération. A de Graefe revient l'honneur d'avoir, dès 1857, démontré que l'iridectomie était particulièrement efficace dans ces cas. Il étendit ensuite au glaucome chronique inflammatoire, et même au glaucome chronique simple, le bénéfice de l'iridectomie. Toutefois cette opération reste souvent inefficace contre le glaucome chronique simple.

Antérieurement à de Graefe, Desmarres avait eu recours aux ponctions sclérales et reconnu les heureux effets de l'abaissement de tension qui en résulte. Mais de Graefe a montré que l'iridectomie largement pratiquée jusqu'à l'insertion du bord ciliaire de l'iris était bien plus puissante. Il expliquait cette action par la diminution de la surface sécrétante résultant de la suppression d'une partie de l'iris. Cette explication n'est plus guère admise, mais les heureux effets de l'iridectomie dans le glaucome aigu et dans le glaucome chronique inflammatoire sont encore constatés tous les jours.

L'iridectomie, dans ces cas, doit être pratiquée le plus tôt possible, alors même que les phénomènes aigus sont le plus intenses. La section doit porter sur le limbe scléro-cornéen, l'excision de l'iris être large et périphérique à la fois. On aura soin, au moment où l'on retire le couteau, de ne laisser écouler que lentement l'humeur aqueuse, pour éviter une détente trop brusque. Dans les conditions où l'on opère habituellement, l'iridectomie présente des difficultés sérieuses ; la plus considérable provient de l'absence de chambre antérieure et du refoulement de l'iris à la périphérie. En outre, après la cicatrisation de l'incision, on voit souvent persister des cicatrices saillantes comprenant une partie de l'iris (cicatrices cystoïdes), qui exposent l'œil aux dangers d'une infection ultérieure. Néanmoins, l'iridectomie reste le véritable traitement du glaucome aigu et du glaucome inflammatoire.

Dans le glaucome hémorrhagique, au contraire, les dangers de l'iridectomie sont tels que tous les opérateurs y ont renoncé.

D'autres opérations ont été proposées pour remplacer l'iridectomie. De ce nombre est l'opération de Hancock ou section du muscle ciliaire, que ce chirurgien pratiquait à l'aide d'un instrument spécial. Il ne paraît pas que la section du muscle ciliaire ait une action spéciale. Toutes ces opérations semblent agir en créant ce que de Wecker a appelé des *cicatrices filtrantes;* il se fait au niveau des cicatrices portant sur la sclérotique une filtration des liquides intra-oculaires qui s'oppose à l'augmentation de la tension. A leur niveau, la conjonctive prend un aspect laiteux qui les fait reconnaître. Lorsque la cicatrice cesse d'être filtrante, on voit les accidents réapparaître. Aussi a-t-on conseillé l'incision à nouveau du tissu cicatriciel, opération qui a reçu le nom de *oulotomie* (Panas).

Cette idée a conduit de Wecker a proposer (1867) la *sclérotomie* pour remplacer l'iridectomie, dans les cas où cette dernière se montre le moins efficace, c'est-à-dire dans ceux de glaucome chronique simple. Elle est également applicable aux cas de glaucome prodromique et de glaucome hémorrhagique. De Wecker la pratique aussi comme opération préparatoire à l'iridectomie, dans certains cas.

Pour faire la sclérotomie, il faut préalablement avoir instillé dans l'œil le collyre à l'ésérine pour déterminer la contraction du sphincter irien. Les paupières étant écartées et l'œil maintenu par la pince fixatrice, le chirurgien fait, à 1 millimètre en arrière du limbe cornéen, avec un couteau de de Graefe, une ponction à la partie supérieure, comme s'il voulait tailler un lambeau de 2 millimètres de hauteur. Lorsque le couteau a pénétré dans la chambre antérieure, la contre-ponction est faite au point opposé. Mais, au lieu d'achever la section du lambeau, on se contente d'agrandir un peu la plaie de la ponction et de la contre-ponction, en laissant un pont intermédiaire formé par le tissu de la sclérotique. Les dimensions de ce pont doivent être égales à celles de chacune des incisions latérales. En retirant le couteau, de Wecker incise en outre légèrement avec la pointe, la face inférieure de ce pont, dont l'épaisseur se trouve ainsi diminuée.

Dans le glaucome chronique simple, la sclérotomie peut être répétée plusieurs fois. Elle peut aussi être pratiquée dans la cicatrice d'une iridectomie antérieure ; elle n'est plus alors qu'une simple *oulotomie.*

Dans le glaucome prodromique la sclérotomie s'est montrée efficace, et a sur l'iridectomie l'avantage de ne pas entraîner de mutilation. Appliquée aux cas de glaucome hémorrhagique, elle n'expose pas aux accidents si graves qu'on a vu survenir à la suite de cette dernière.

Dianoux a combiné la malaxation de l'œil à la sclérotomie, de manière à obtenir une évacuation plus abondante de l'humeur aqueuse qui vient soulever la conjonctive autour des lèvres de l'incision.

L'incision de la sclérotique a été pratiquée dans d'autres régions que la région voisine du limbe de la cornée. Elle constitue alors la *sclérotomie équatoriale* dont on retrouve les traces dans la pratique de Guérin de Lyon (1769) et de Mackenzie (1830).

La sclérotomie équatoriale a été recommandée par Luca en 1871. Le professeur Le Fort en obtient d'heureux effets, et Masselon, en 1886, a montré le parti qu'on en peut tirer. On l'exécute en incisant la sclérotique, suivant un des méridiens de l'œil, et dans le voisinage de la région équatoriale, en général entre le muscle droit supérieur et le droit externe. Le couteau ne doit pas pénétrer à plus de quelques millimètres, débridant la sclérotique, la choroïde et la rétine sans pénétrer profondément dans le corps vitré. Parinaud, en retirant le couteau, lui fait subir une rotation qui incise une des lèvres de la plaie de manière à donner à celle-ci l'aspect étoilé de la morsure de sangsue.

L'élongation du nerf nasal externe a été appliquée par le professeur Badal au traitement du glaucome (A. Trousseau, *De l'élongation du nerf nasal externe dans le traitement du glaucome*. Thèse de Paris, 1883), mais ne paraît pas avoir donné les résultats que les premières tentatives avaient fait concevoir.

II

OPHTHALMIE SYMPATHIQUE

NUEL, art. OPHTHALMIE SYMPATHIQUE. *Dict. encycl. des sc. méd.*, 2e série, t. XVI, p. 1. — GOSSELIN et LONGUET, *Dict. de méd. et de chir. prat.*, t. XXIV, p. 581. — PANAS, Leçons sur les maladies inflammatoires des membranes internes de l'œil, p. 78. Paris, 1878.

On a constaté depuis longtemps que certaines inflammations oculaires, notamment l'irido-choroïdite, peuvent, après être restées localisées à un œil, éclater tout à coup sur l'œil opposé et y déterminer les lésions les plus graves. Mackenzie, le premier, en 1814, décrivit ces cas sous le nom d'iritis ou d'ophthalmie sympathiques. Wardrop les étudia peu après et en indiqua le traitement. Depuis cette époque les chirurgiens et les oculistes ont observé cette grave affection et se sont appliqués à rechercher par quel mécanisme les lésions d'un œil se transmettent à son congénère.

L'adulte et le vieillard sont surtout exposés à l'ophthalmie sympathique, rare chez les enfants. L'existence d'une irido-choroïdite ou cyclite sur un des yeux est la condition habituelle du développement de l'affection, principalement lorsque l'inflammation entretient des douleurs ciliaires prolongées. Toutes les blessures de l'iris et du corps ciliaire, mais surtout le séjour des corps étrangers dans la région ciliaire, exposent à l'ophthalmie sympathique. Les éclats de capsule, les paillettes de fer, les grains de plomb atteignent, en effet, parfois cette région et s'y fixent. Le cristallin, déplacé lui-même, détermine souvent une irido-choroïdite, et cet accident, jadis fréquemment observé après l'abaissement de la cataracte, entraînait parfois non seulement la perte de l'œil opéré, mais celle de l'œil opposé.

On voit des corps étrangers, enkystés depuis longtemps dans l'œil, déterminer tout à coup des phénomènes douloureux et des accidents dans l'autre œil. Ces accidents peuvent se produire après dix, vingt ou trente ans. De vieux moignons irrités par une cause accidentelle, par le contact d'un œil artificiel ou par l'existence de masses calcaires à leur intérieur, deviennent ainsi la cause d'ophthalmies sympathiques.

Dans quelques cas même, c'est à la suite d'une opération pratiquée sur la région ciliaire d'un côté que les accidents ont éclaté. Les enclavements de l'iris dans une cicatrice sont, à cet égard, particulièrement à redouter.

Le mécanisme par lequel se transmet l'inflammation d'un œil à l'autre a beaucoup préoccupé les chirurgiens. Le terme de *sympathie* constate le fait de la transmission sans rien expliquer, mais aussi sans rien préjuger, et à cause de cela peut-être mérite d'être conservé. On a d'abord pensé que l'inflammation se transmettait par les vaisseaux. Cette théorie, émise par Mackenzie, par Himly, reprise par O. Becker, est difficilement acceptable.

On a surtout invoqué la transmission par le système nerveux. Le nerf optique et les nerfs ciliaires ont été tour à tour incriminés. Contre la transmission par le chiasma on a pu objecter, il est vrai, que le nerf optique était presque toujours atrophié sur l'œil primitivement atteint; Pagenstecher l'a même trouvé rompu. Ce ne sont pas là des conditions très favorables à la transmission. En outre, les lésions sur l'œil secondairement atteint débutent rarement par le nerf optique et la rétine, bien que de Graefe ait dans quelques cas constaté ce mode de début. On ne peut nier cependant que les altérations du nerf optique transmises aux centres nerveux ne puissent, par une marche descendante, être réfléchies sur l'œil opposé.

C'est, en effet, à l'action réflexe par l'intermédiaire des nerfs ciliaires que l'on attribuait, à une époque encore récente, le développement de l'ophthalmie sympathique. Se fondant sur les expériences analogues de Magendie, de Cl. Bernard, on admettait que l'irritation partie des nerfs ciliaires de l'œil primitivement atteint, se réfléchissait par les centres nerveux sur les nerfs ciliaires du côté opposé. Cette théorie paraissait d'autant plus admissible que H. Müller avait constaté la conservation d'un certain nombre de nerfs ciliaires sur l'œil sympathisant.

Mais, dans ces dernières années, Knies a montré que la propagation d'un œil à l'autre se fait par les espaces lymphatiques de la gaine intra-vaginale du nerf optique en passant par le chiasma, et les expériences de Deutschmann sur les animaux ont mis hors de doute la réalité de ce mode de propagation. L'ophthalmie sympathique est donc une inflammation de nature infectieuse. Les germes partis d'un œil suivent la gaine du nerf optique et le chiasma pour parvenir à l'autre œil. Ces germes sont des microcoques, suivant Snellen, Leber et Deutschmann. Sattler suppose même que ce sont des cocci de nature spéciale, non encore déterminée.

Le nom d'ophthalmie *migratrice* devrait donc, si cette théorie se confirme, être substitué à celui d'ophthalmie sympathique. C'est sous ce titre, en effet, que Deutschmann a publié son dernier travail (*Ophthalmia migratoria*, 1889, p. 145).

L'ophthalmie sympathique se produit sous deux formes principales, l'irido-choroïdite séreuse et l'irido-choroïdite plastique. Cette dernière est beaucoup plus grave. On a aussi admis une forme nerveuse (névrose sympathique) plus rare et moins dangereuse (Ed. Meyer).

Le début a lieu par les troubles fonctionnels de l'œil sympathisé, souvent plusieurs semaines, plusieurs mois ou même plusieurs années après la manifestation des accidents primitifs. Ces troubles consistent en névralgies ciliaires accompagnées de sensibilité de tout l'appareil oculaire. Il y a du larmoiement, de la photophobie. Les patients accusent la sensation de phosphènes, d'éclairs ; l'accommodation est souvent paralysée. Il y a un certain degré d'amblyopie et le champ visuel est rétréci.

En même temps, apparaît de l'injection périkératique, et, si la transparence des milieux le permet, on observe à l'ophthalmoscope un trouble nuageux de la papille. Ce signe n'a pas encore été très fréquemment rencontré. Bien constaté, il viendrait à l'appui de la théorie migratrice soutenue par Deutschmann. Dans deux ou trois cas exceptionnels, de Graefe a trouvé les signes d'une chorio-rétinite.

Lorsque l'affection revêt la forme de l'irido-choroïdite séreuse, on voit apparaître les troubles de l'humeur aqueuse signalés dans la description de cette maladie. Cette forme est, de l'aveu de tous les auteurs, beaucoup moins grave que la forme plastique qu'elle précède quelquefois. C'est la période de lymphangite (Deutschmann). Dans la forme plastique, l'iris apparaît, tendu, décoloré, quelquefois bosselé. Il adhère par la plus grande partie de sa face postérieure à la cristalloïde. La chambre antérieure est diminuée de profondeur ; la pupille est obstruée par des dépôts plastiques qui cachent le trouble du corps vitré. Le cristallin s'opacifie quelquefois.

La rétraction cicatricielle des dépôts plastiques qui se font au niveau du corps ciliaire a pour effet le tiraillement de l'iris à sa périphérie. Sous l'influence de cette traction, on a vu le corps ciliaire se détacher de la sclérotique. Le décollement de la rétine est aussi un accident ultime de cette forme grave.

La tension oculaire est quelquefois momentanément augmentée dans le cours de l'ophthalmie sympathique, mais elle finit toujours par diminuer, et l'atrophie du globe est la terminaison habituelle de la maladie.

L'existence d'une lésion ancienne, ou d'un simple moignon de l'autre œil, alors même que celui-ci ne donne pas lieu à des douleurs ou à des signes d'irritation actuelle, devra toujours mettre en garde, lorsque apparaissent des douleurs et des troubles fonctionnels de l'œil resté sain jusque-là. Ces troubles, cependant, sont loin d'aboutir fatalement aux graves lésions qui viennent d'être décrites. Ils justifient l'admission d'une forme nerveuse et peu grave de l'ophthalmie sympathique. La forme séreuse ou lymphangitique est beaucoup moins grave que la forme plastique, mais il ne faut pas oublier qu'elle la précède quelquefois.

Au début, lorsque les troubles fonctionnels ne font qu'apparaître et que le diagnostic n'est pas encore fixé d'une manière certaine, on peut chercher à les combattre par des applications de compresses chaudes, incessamment renouvelées, et par les instillations d'atropine. En même temps on pratique des injections sous-cutanées de pilocarpine, et on prescrit les frictions mercurielles.

Si les accidents ont pour point de départ une blessure de l'œil, les lèvres de celle-ci seront cautérisées au galvano-cautère, avec l'espoir d'y détruire le foyer principal des germes infectieux.

L'iridectomie de l'œil sympathisé, lorsque l'irido-choroïdite est déclarée, a été proposée comme pouvant enrayer la marche de l'affection. Mais elle a plus souvent aggravé celle-ci. Elle ne pourrait être employée que dans les cas où tous les phénomènes inflammatoires auraient disparu depuis plusieurs mois, laissant après eux des synéchies iriennes, et pour empêcher le retour de nouveaux accidents.

Depuis Wardrop, on sait que le moyen le plus sûr d'arrêter les progrès de l'ophthalmie sympathique est de sacrifier l'œil primitivement atteint. Cette pratique a été empruntée par lui aux vétérinaires qui, depuis longtemps, détruisent par la chaux l'œil atrophié des chevaux pour empêcher la perte de l'autre œil.

Dès que l'on constate sur l'œil sympathisé les signes d'une irido-choroïdite, surtout s'il s'agit de la forme plastique, il ne faut pas hésiter à énucléer l'œil opposé antérieurement atteint. Cette énucléation doit être faite le plus tôt possible. Dans les cas où elle n'arrête pas les accidents, c'est, généralement, parce que l'on est intervenu trop tard.

L'*énucléation* doit être faite par la méthode de Bonnet. On aura soin de pratiquer la section du nerf optique le plus près possible du fond de l'orbite et de la faire suivre d'irrigations antiseptiques prolongées. On laissera à demeure une certaine quantité de poudre d'iodoforme dans la plaie, pour détruire sur place les germes infectieux.

On a cherché à substituer à l'énucléation du globe d'autres opérations, telles que l'exentération et les sections nerveuses. Snellen a proposé la section des nerfs ciliaires, de Wecker y a joint l'excision du tissu cicatriciel, lorsqu'il existe une trace du traumatisme sur l'œil sympathisant.

L'*énervation de l'œil* (section du nerf optique et des nerfs ciliaires) a été proposée et faite sur les animaux par Boucheron. Schöler et Galezowski l'ont pratiquée sur l'homme.

Ces opérations, d'une exécution plus laborieuse que l'énucléation, donnent des résultats moins certains, et depuis que la théorie de l'infection migratrice est généralement acceptée, elles n'ont plus leur raison d'être.

Tout récemment Abadie a cité des faits dans lesquels l'injection, dans les milieux de l'œil blessé, de deux gouttes d'une solution de sublimé à 1 pour 1000 et à 1 pour 500, a arrêté le développement dans l'autre œil d'une ophthalmie sympathique. Dans un cas même il a réussi à rétablir la vision en injectant dans le seul œil qui restât une goutte de solution de sublimé à 1 pour 1000.

III

PHLEGMON DE L'ŒIL. — PANOPHTHALMITE

La panophthalmite ou phlegmon oculaire est l'inflammation suppurative des membranes et des milieux de l'œil aboutissant le plus ordinairement à la perforation et à l'atrophie de ce dernier. La suppuration, dans ces cas, se limite plus particulièrement à la choroïde ; aussi a-t-on quelquefois décrit le phlegmon de l'œil comme une choroïdite parenchymateuse et suppurative ; mais la rapide extension de la suppuration et l'envahissement du corps vitré et des autres milieux empêchent de localiser les lésions à une seule membrane et doivent faire préférer la première de ces deux expressions.

La cause déterminante de la panophthalmite est la pénétration de germes infectieux dans les milieux de l'œil. La nature de ces germes varie, ainsi que leur mode de pénétration. Tantôt ils sont directement introduits dans l'œil à la faveur d'une plaie ou d'une solution de continuité quelconque; tantôt ils y parviennent apportés par la circulation lorsqu'il y a déjà infection générale de l'économie.

Les plaies accidentelles, en particulier celles de la région ciliaire, celles surtout que complique un corps étranger, les brûlures, servent de porte d'entrée à l'infection de l'œil. Les ulcérations de la cornée, toutes les lésions qui détruisent les couches superficielles de cette membrane, peuvent être suivies d'une migration microbienne dans l'intérieur de l'œil. Cette complication est très fréquente à la suite des ophthalmies purulente, diphthéritique, varioleuse, érysipélateuse.

On l'observait communément autrefois, comme complication de l'opération de la cataracte, de l'excision des staphylomes, lorsqu'on ne prenait aucune précaution antiseptique. Les instruments malpropres ou les sécrétions altérées de la conjonctive introduisaient dans l'œil les germes d'infection.

Les maladies générales qui se compliquent le plus souvent de phlegmon de l'œil sont la fièvre typhoïde, les états septicémiques puerpéraux, la méningite. On le voit survenir aussi dans le cours de la variole, de l'érysipèle, sans lésion préalable de la cornée. Nous l'avons observé à la suite d'un cas de pneumonie infectieuse. On le signale comme se produisant dans le cours de la méningite cérébro-spinale; sa gravité serait alors moins grande.

C'est par la couche chorio-capillaire de la choroïde que paraissent débuter les lésions (Schweigger). Cette membrane est doublée, ou triplée d'épaisseur, infiltrée de pus. Il existe du pus en nappe entre elle et la rétine. Quelquefois, la rétine est soulevée par un amas gélatineux (Poncet). On rencontre aussi des traces d'hémorrhagies, de véritables caillots que Knapp considère comme résultant d'infarctus. Le corps vitré est infiltré de pus, quelquefois transformé en un véritable abcès. La sclérotique résiste longtemps à l'action destructive de la suppuration; lorsqu'elle se perfore, la perforation a lieu, ordinairement, au voisinage de l'insertion du muscle droit supérieur où elle est plus mince.

Symptômes. — Au début, un reflet verdâtre de la pupille annonce souvent les changements déjà opérés dans le corps vitré. L'injection périkératique, le chémosis ne tardent pas à se montrer. L'œil est dur. La chambre antérieure se trouble, l'iris est propulsé en avant, la pupille dilatée. Bientôt les paupières, la supérieure surtout, se gonflent, deviennent rouges; le tissu cellulaire rétro-oculaire participe à l'inflammation, et il en résulte une légère propulsion du globe et une difficulté notable de ses mouvements.

La cornée ne tarde pas à s'opacifier; elle s'infiltre de pus; un hypopyon apparaît dans la chambre antérieure, et c'est généralement à travers la cornée perforée que se fait l'évacuation du contenu de l'œil.

Les troubles fonctionnels sont, au début, du larmoiement, de la photophobie, un trouble profond de la vision. Les douleurs se montrent rapidement, d'abord localisées dans l'œil; elles sont très vives, pulsatives; elles ont été comparées à celles du panaris.

Bientôt elles s'irradient dans la moitié correspondante de la tête, à la région sus-orbitaire, à la tempe, à la mâchoire supérieure, dans toutes les parties innervées par les branches du trijumeau. Le malade accuse parfois des sensations lumineuses sous forme de flammes, d'éclairs. Vers la fin, la vision est tout à fait abolie.

En même temps on observe des phénomènes généraux, mais ceux-ci dépendent souvent de la maladie principale, dont le phlegmon de l'œil n'est qu'une complication. Néanmoins, la sécheresse de la langue, l'élévation de la température, les frissons, le délire même, peuvent être le résultat du développement du phlegmon oculaire.

La *terminaison* par perforation de l'enveloppe oculaire est la règle. C'est presque toujours la cornée qui s'ulcère et livre passage au pus, rarement la sclérotique. Cette perforation se produit parfois au bout de quelques jours; plus souvent elle demande une à deux semaines. Elle est suivie d'une détente remarquable et d'une cessation souvent complète des douleurs. Dans quelques cas, cependant, on voit la perforation se fermer momentanément et les douleurs reparaître.

A partir du moment où s'est faite la perforation, après l'évacuation du corps vitré infiltré de pus et quelquefois du cristallin opaque, on voit l'œil s'atrophier. Plus tard, il ne constitue plus qu'un moignon irrégulier, du volume d'une noisette, absolument impropre à toute perception lumineuse, mais gardant encore ses mouvements par suite de la conservation des insertions musculaires. Chez les sujets encore jeunes, l'atrophie de l'œil est accompagnée d'un arrêt de développement et d'un rétrécissement ultérieur de la cavité orbitaire.

Le phlegmon de l'œil peut être confondu avec le phlegmon de l'orbite ou la phlébite de la veine ophthalmique. Ce qui domine, dans ces deux dernières affections, c'est l'exophthalmie, souvent très prononcée. Le phlegmon de l'œil ne s'accompagne, au contraire, que d'une protrusion insignifiante du globe, dont les mouvements sont, en outre, beaucoup moins gênés que dans le phlegmon orbitaire. On reconnaît aussi, facilement, que les milieux de l'œil ont conservé leur transparence, malgré la vivacité des phénomènes inflammatoires développés du côté de la conjonctive et des paupières.

L'ophthalmie purulente ne sera pas confondue avec le phlegmon de l'œil qui la complique parfois. L'abondance de la sécrétion purulente distingue, dès le début, la première de ces deux affections, et la perforation de la cornée qui en est le résultat trop fréquent n'entraîne pas l'évacuation de tout le contenu de l'œil et l'atrophie consécutive, lorsque la panophthalmite n'est pas venue s'ajouter à la conjonctivite purulente.

La gravité du *pronostic* du phlegmon oculaire résulte de la description qui vient d'en être faite. La terminaison naturelle de cette affection est la perte de l'organe et le traitement n'a que bien rarement une influence favorable sur son évolution. La propagation du phlegmon oculaire au tissu rétro-orbitaire, le développement d'une phlébite de la veine ophthalmique et d'une méningite, ajoutent encore à la gravité du pronostic, ces complications pouvant entraîner la mort du malade.

Les applications permanentes de glace sur les paupières, les scarifications de la conjonctive, les lavages antiseptiques, les onctions d'onguent mercuriel belladoné au pourtour de l'orbite, modèrent au début la violence de l'inflammation extérieure, sans avoir d'action certaine sur la marche de la maladie.

On ne doit pas compter beaucoup sur l'efficacité du calomel donné à l'intérieur, pour amener rapidement la salivation. Les injections sous-cutanées de nitrate de pilocarpine pourraient être essayées dans le même but.

Le plus souvent, on se bornera à diminuer la violence des douleurs par des injections de morphine, et l'on donnera le sulfate de quinine à haute dose contre l'infection générale.

Dès que le pus apparaîtra dans la chambre antérieure, on fera une ponction de la cornée, et s'il y a des signes de suppuration du corps vitré, un large débridement de la sclérotique.

Cette intervention évitera rarement, d'ailleurs, l'énucléation ultérieure du globe de l'œil. Mieux vaut alors la pratiquer immédiatement. Avec les grands lavages antiseptiques et l'emploi de l'iodoforme, on n'a plus à craindre la propagation du phlegmon au tissu cellulaire de l'orbite. Dès que l'œil est totalement envahi par la suppuration, il faut donc ne pas hésiter à l'enlever par la méthode de Bonnet. On évite ainsi au patient des douleurs prolongées et l'on abrège beaucoup la durée de la maladie. L'exentération du globe oculaire a aussi été pratiquée dans le même but, mais n'a pas d'avantages sur l'énucléation.

IV

HYDROPHTHALMIE

La distension régulière des enveloppes du globe oculaire par augmentation du volume de ses milieux constitue l'*hydrophthalmie*. Les cas où l'œil prend un volume assez considérable pour causer une difformité très choquante et être difficilement recouvert par les paupières, sont désignés par l'expression de *buphthalmie* (œil de bœuf).

L'hydrophthalmie est parfois congénitale et résulte d'une irido-choroïdite intra-utérine. Elle ne se développe que chez les sujets jeunes et les enfants. Elle est *spontanée* ou *traumatique*. L'hydrophthalmie spontanée, d'après Abadie, doit être considérée comme de nature glaucomateuse; c'est le glaucome des enfants. Lorsqu'elle succède à une plaie scléro-cornéenne ayant produit un enclavement de l'iris, elle résulte de l'hypersécrétion des liquides intra-oculaires sous l'influence du tiraillement de la cicatrice irienne. La sclérotique chez les enfants peut, en effet, se laisser distendre régulièrement, d'où le volume exagéré de l'œil. Chez l'adulte et le vieillard, la sclérotique résiste et les lésions consécutives sont différentes.

L'hydrophthalmie se manifeste par l'augmentation des dimensions de la cornée. La chambre antérieure devient plus profonde; l'iris n'est pas modifié tout d'abord dans sa couleur, mais la pupille, un peu dilatée, réagit lentement sous l'action de la lumière. En même temps l'amincissement de la sclérotique au pourtour de la cornée donne à cette membrane une coloration bleuâtre qui s'accentue progressivement jusqu'à la teinte noirâtre. La cornée devient alors nuageuse; l'iris tiraillé à sa périphérie se décolore; la pupille se dilate et reste immobile. A mesure que les lésions s'accentuent et que le volume de l'œil augmente, il se produit des troubles plus profonds; le cristallin est souvent opacifié ou luxé par suite de la rupture de la zone de Zinn distendue. Il se fait des décollements de la rétine; le corps vitré se trouble; des hémorrhagies intra-oculaires se produisent.

La tension oculaire est augmentée, comme on peut le constater par le toucher. L'œil se meut plus difficilement; les paupières ne le recouvrent plus qu'avec peine. La paupière inférieure étant repoussée en avant et en bas, la déviation des points lacrymaux amène du larmoiement.

La vision est altérée dès le début. De l'allongement antéro-postérieur de

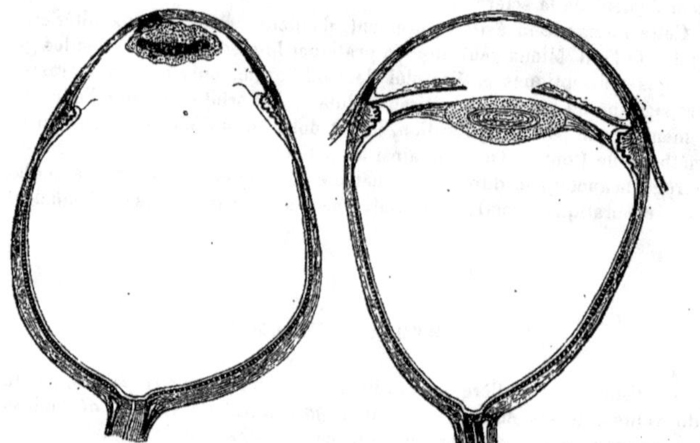

FIG. 140. — Hydrophthalmie avec ectasie portant sur le segment postérieur.

FIG. 141. — Hydrophthalmie avec ectasie portant sur le segment antérieur.

l'œil résulte de la myopie souvent compliquée d'astigmatisme. Plus tard, le trouble de la cornée, la diminution de la sensibilité rétinienne déterminent une amblyopie marquée. Enfin, si la rétine se décolle, si le cristallin se déplace et s'opacifie, la vision est à peu près abolie.

Malgré les dimensions considérables que prend le globe de l'œil, dans l'hydrophthalmie, l'amincissement de la sclérotique n'entraîne pas la rupture, et à partir d'un certain moment l'œil cesse de s'accroître en volume.

Dans l'hydrophthalmie spontanée, tous ces phénomènes s'accomplissent lentement, progressivement et sans douleurs. Dans l'hydrophthalmie succédant à un traumatisme, il est assez fréquent d'observer des douleurs et de voir la tension oculaire augmenter brusquement. Ce sont de véritables attaques glaucomateuses qui se produisent. On observe aussi, dans ces cas, un retentissement sympathique sur l'œil opposé.

Le *diagnostic* de l'hydrophthalmie doit être fait avec l'exophthalmie et le kératoglobe ou cornée globuleuse.

Dans l'hydrophthalmie, il y a augmentation réelle du volume de l'œil, et lorsqu'on fait diriger l'œil fortement en dedans, on apprécie bien à travers la fente palpébrale l'accroissement des dimensions antéro-postérieures. Dans l'exophthalmie, l'augmentation des diamètres n'est qu'apparente, et le plan tangent au sommet de la cornée est reporté en avant; il n'y a pas non plus cette coloration bleuâtre de la sclérotique qui caractérise l'hydrophthalmie.

La cornée globuleuse présente une transparence parfaite et la saillie qu'elle forme est séparée par un angle rentrant manifeste de la surface scléroticale. Dans l'hydropththalmie, cet angle rentrant n'existe pas; la sclérotique et la cornée se continuent sans ligne de démarcation. L'iris et la pupille ont en outre leur aspect et leur mobilité habituels dans le kératoglobe.

Le *pronostic* de l'hydrophthalmie est grave. Cette affection ne rétrocède pas spontanément et né s'arrête dans son développement que lorsque l'œil a subi une désorganisation complète qui le rend impropre à la vision.

Les ponctions répétées de la chambre antérieure avec application du bandeau compressif ne donnent généralement que des résultats temporaires.

L'iridectomie, dans quelques cas, a réussi à enrayer la maladie. Elle doit donc être tentée, mais elle présente souvent des difficultés particulières d'exécution. On a à craindre surtout la luxation du cristallin et l'issue du corps vitré résultant de la rupture fréquente de la zone de Zinn.

Lorsque tout espoir de rendre un peu de vision à l'œil est perdu, et qu'il constitue une difformité très choquante, on peut chercher à en amener l'atrophie. Bonnet a réussi dans un cas à l'obtenir par l'injection de quelques gouttes de teinture d'iode. Ce moyen, qui récemment a été utilisé pour le traitement des décollements de la rétine, nous semble préférable aux sétons dont on a traversé la sclérotique pour produire une choroïdite suppurative. Mais l'énucléation de l'œil par la méthode de Bonnet est encore le moyen le plus rapide et le plus sûr de débarrasser le malade de sa difformité.

V

CANCER DE L'ŒIL

Bien qu'à propos des affections de la conjonctive, de la choroïde et de la rétine, les tumeurs malignes naissant de ces membranes se trouvent décrites, nous pensons devoir présenter quelques considérations sur ce que l'on désignait autrefois sous le nom de cancer de l'œil sans attacher à cette expression l'idée d'une localisation anatomique spéciale.

Les tumeurs malignes doivent être distinguées suivant qu'elles naissent du segment antérieur de l'œil, ou du segment postérieur. Les premières sont d'emblée appréciables à certains signes extérieurs; les secondes ne se révèlent que tardivement.

a. Tumeurs de l'hémisphère antérieur. — Nous avons vu que le cancer primitif de la cornée était extrêmement rare. On en cite un fait douteux de Stellwag von Carion, et Galezowski en a publié un avec examen de Cornil et

Ranvier. Lagrange (*Arch. d'ophthalm.*, juillet 1884) et Panas admettent que le développement du cancer dans cette région a toujours lieu aux dépens de la conjonctive, sous forme d'épithélioma et de mélano-sarcome. Le mélano-sarcome de la conjonctive naît habituellement au voisinage du limbe scléro-cornéen, quelquefois au niveau des culs-de-sac; il offre cette particularité de présenter souvent un pédicule. La tumeur s'étale quelquefois au-devant de la cornée, et il faut la déplacer avec un stylet pour constater qu'elle n'est pas implantée sur cette membrane. Ces tumeurs envahissent la sclérotique et, si elles ne sont pas enlevées à temps ou si elles récidivent, elles arrivent à perforer l'œil et à envahir les parties voisines de l'orbite.

L'iris, comme la cornée, n'est le siège primitif de tumeurs malignes que dans des cas tout à fait exceptionnels.

b. Tumeurs de l'hémisphère postérieur. — Elles se développent aux dépens de la choroïde, de la rétine ou du nerf optique. Les tumeurs de la choroïde précédemment étudiées sont presque toujours des *sarcomes*, en particulier des mélano-sarcomes; elles se voient surtout chez l'adulte. Les tumeurs de la rétine sont le plus souvent des *gliomes*, et on ne les observe guère que chez les enfants.

Ces tumeurs, au début, ne sont pas appréciables extérieurement. Au point de vue de la *marche*, on peut y distinguer trois périodes : dans la première, la tumeur prend naissance au fond de l'œil et ne se manifeste que par des troubles fonctionnels de la vision; dans la seconde, elle donne lieu à des signes d'irritation glaucomateuse et déforme déjà le segment antérieur de l'œil; dans la troisième, elle apparaît au dehors par rupture des enveloppes.

A ces trois périodes on en ajoute quelquefois une quatrième : c'est celle de la généralisation de la tumeur et de l'apparition de néoplasmes secondaires.

L'évolution de ces tumeurs est généralement assez rapide. Brière, analysant 50 cas de tumeurs sarcomateuses, a trouvé comme durée une moyenne de deux à trois ans. La marche du gliome de la rétine, propre aux enfants, est plus rapide.

Pour le *diagnostic*, nous renvoyons à ce que nous avons dit à propos des tumeurs de la choroïde et de la rétine.

Nous indiquerons seulement ici les caractères les plus importants qui permettent de reconnaître l'existence d'une tumeur maligne d'origine intra-oculaire.

A la *première période* on constate des troubles fonctionnels, consistant surtout dans des lacunes plus ou moins étendues dans le champ visuel. Beer a indiqué aussi l'apparence particulière que présente la pupille. Elle a un reflet bleuâtre ou verdâtre qu'il désignait sous le nom d'*œil de chat amaurotique.* Cette apparence dépend en général d'une projection de la rétine soulevée par la tumeur. On observe souvent aussi, dès cette période, quelques varicosités des veines sous-conjonctivales, dénotant un embarras de la circulation des membranes profondes. L'ophthalmoscope permet de reconnaître l'existence d'une saillie plus ou moins volumineuse généralement jaunâtre. La présence d'une vascularisation propre de cette saillie, sur laquelle ont insisté Becker, Sichel, Brière, permet de distinguer la tumeur du simple décollement rétinien.

La *seconde période* est caractérisée par l'augmentation de la tension intra-oculaire avec les phénomènes glaucomateux qu'elle entraîne, les douleurs ciliaires, l'injection périkératique, la diminution considérable de l'acuité visuelle. L'iris est propulsé en avant, la pupille dilatée; la cornée insensible a perdu en partie sa transparence; le cristallin est opacifié et présente une teinte gris-verdâtre particulière. Bientôt la cécité est complète. En même temps se manifestent de véritables accès douloureux de glaucome aigu, qui ne cessent que lorsque la tumeur a perforé la coque oculaire.

Avant la *troisième période* ou période d'apparition de la tumeur à l'extérieur, une certaine déformation du segment antérieur de l'œil permettait le plus souvent de reconnaître le point menacé de perforation. Lorsque la rupture de la sclérotique ou de la cornée a eu lieu, le néoplasme prend rapidement un grand développement; il s'échappe au dehors sous forme d'une tumeur fongueuse, ulcérée, qui écarte les paupières et sécrète un liquide sanieux. Les paupières elles-mêmes sont distendues, sillonnées de grosses veines; elles deviennent bientôt insuffisantes pour recouvrir la tumeur et se renversent à sa base. Les ganglions pré-auriculaires et sous-maxillaires s'engorgent lorsque les paupières sont elles-mêmes envahies par le néoplasme. L'aspect présenté par la région malade est alors véritablement hideux.

Dans une *quatrième* et *dernière période*, on voit se produire la généralisation de la tumeur dans les viscères, en même temps que la destruction des parties molles et des parois osseuses de l'orbite se poursuit.

La généralisation aux viscères a été observée aussi à une époque beaucoup plus rapprochée du début, dès la seconde période, dans quelques cas.

La mort survient soit par cachexie, soit par le fait d'une hémorrhagie ou d'une méningite.

Le *pronostic* des tumeurs malignes de l'œil est, comme on le voit, d'une extrême gravité, puisqu'elles entraînent non seulement la perte complète de l'organe, mais compromettent la vie de l'individu.

Le *traitement* consiste dans l'énucléation de l'œil aussi hâtive que possible. Dès que le diagnostic est porté, il ne faut pas hésiter à sacrifier l'organe alors même que la vision n'est pas encore compromise d'une façon grave. C'est à ce prix seulement que l'on a quelques chances d'éviter la récidive. Si la tumeur a déjà rompu les enveloppes de l'œil, à l'énucléation il faut ajouter l'ablation de toutes les parties molles de l'orbite et, au besoin, la rugination du périoste, comme nous l'avons dit à propos des sarcomes de la choroïde.

VI

PARASITES DE L'ŒIL. — OPHTHALMOZOAIRES

La filaire de Médine aurait, dit-on, été observée sur l'œil humain dans les régions intertropicales. Elle aurait été vue dans la chambre antérieure, dans le corps vitré et jusque dans le cristallin. Cependant les observations ne sont pas à l'abri de toute objection. Chez le cheval, au contraire, elle paraît assez fréquente. On a signalé encore, mais tout à fait exceptionnellement, le développement, dans l'œil humain, de monostomes et de distomes.

Le seul entozoaire que l'on ait eu fréquemment l'occasion d'étudier est le cysticerque du tænia solium (*Cysticercus cellulosæ*). Il se développe sous la conjonctive, dans la chambre antérieure ou dans le corps vitré.

Nous avons donné les principaux caractères du cysticerque *sous-conjonctival*; nous renvoyons au chapitre des affections de la conjonctive pour ce qui le concerne (voy. p. 122).

La description des cysticerques *intra-oculaires* a été faite également à propos des maladies de la chambre antérieure (voy. p. 185) et de celles du corps vitré (voy. p. 234).

VII

ATROPHIE DU GLOBE DE L'ŒIL

L'*atrophie* de l'œil, encore appelée *phthisie oculaire*, *ophthalmomalacie*, est caractérisée par le ramollissement avec diminution de volume du globe. C'est un état toujours consécutif à une autre affection, bien que de Graefe ait décrit, sous le nom de *phthisie transitoire*, une forme curable que les autres observateurs n'ont pas rencontrée depuis.

C'est à la suite des inflammations du tractus uvéal, des cyclites, des iridochoroïdites que l'on observe l'atrophie oculaire. Elle est la terminaison habituelle de la choroïdite suppurative, de la panophthalmite, quelle qu'en soit la cause; mais elle s'observe surtout à la suite de la pénétration des corps étrangers dans l'œil. Les blessures de la région ciliaire en sont une cause particulièrement fréquente.

L'*anatomie pathologique* a montré que les déformations de l'atrophie portent surtout sur l'hémisphère antérieur, quoique les lésions envahissent tous les milieux et toutes les membranes. La sclérotique cependant souffre peu et ne présente qu'un simple épaississement; la cornée est diminuée dans ses dimensions; la membrane de Descemet est plissée, mais, malgré l'apparence de stries et de tractus opaques dans l'épaisseur de la cornée, on ne constate pas de tissu cicatriciel, ni d'infiltration véritable. La chambre antérieure n'existe plus; l'iris est atrophié, doublé de dépôts pseudo-membraneux qui entourent comme une coque le cristallin opaque. Ces fausses membranes prennent quelquefois une consistance cartilagineuse et une grande épaisseur. Le corps vitré est diminué de volume, infiltré de dépôts pseudo-membraneux. La rétine est décollée, plissée, disposée en entonnoir autour du corps vitré, et a pu être dans quelques cas comparée au calice des convolvulacées ou à un parapluie fermé. Un liquide brunâtre ou jaunâtre la sépare de la choroïde; on retrouve, dans ce liquide, les éléments altérés du sang et des cristaux de cholestérine; ce sont des résidus d'hémorrhagies anciennes. La choroïde est épaissie, devenue fibreuse ou calcaire; elle forme quelquefois comme une véritable coque oculaire sous-jacente à la sclérotique, et dans quelques cas elle devient le siège d'une ossification véritable avec production de corpuscules osseux.

Le signe capital de l'atrophie oculaire est la diminution de la tension intra-oculaire, au début. Elle est appréciable au toucher et souvent très prononcée; elle mérite alors d'être exprimée par la notation T — 3 de Bowmann. Il peut, du reste, y avoir des oscillations dans la diminution de la tension suivant le moment où on l'observe.

Bientôt on note une diminution dans les diamètres de la cornée, qui se rapetisse. Le diamètre vertical est celui qui diminue le plus. Puis la cornée subit un plissement et perd une partie de sa transparence. Bientôt, la diminution de volume du globe devient appréciable; il tend à prendre, sous l'action de la pression des muscles droits, une forme cuboïde. Des sillons se creusent au niveau des insertions de ces muscles, et entre elles la sclérotique est plus saillante. Ces sillons se prolongent à la longue sur la cornée et y déterminent, au bout d'un certain temps, la production de deux stries blanchâtres, l'une verticale, l'autre horizontale, se croisant au centre de la cornée, où elles forment par leur intersection une tache opaque et blanche. Dans l'intervalle de ces bandelettes, la cornée présente un plissement et des stries plus ou moins opaques; mais, en réalité, son tissu n'a pas subi une altération véritable de structure. Le plissement de la membrane est la principale cause de ce défaut de transparence.

A la dernière période, la réduction du volume de l'œil est telle qu'il ne forme plus qu'un petit moignon irrégulier, soumis encore aux contractions des muscles de l'œil. Il est alors devenu dur, de mou qu'il était au début. La fente palpébrale se resserre transversalement; les cartilages tarses se déforment et il y a tendance à l'entropion. Si le sujet est jeune, la cavité orbitaire ne se développe pas normalement et subit même un mouvement de retrait.

Outre la perte progressive de la vision qui accompagne l'atrophie oculaire, on constate certains troubles subjectifs jusqu'au moment où l'atrophie est devenue complète et la cécité absolue. Ce sont des douleurs ciliaires plus ou moins vives, accompagnées souvent de sensibilité à la lumière (photophobie), ou de sensations lumineuses (photopsie). Ces douleurs sont quelquefois nocturnes. La pression les réveille, surtout si l'atrophie résulte de la présence d'un corps étranger dans l'œil.

La *marche* de l'atrophie est lente et tous les changements indiqués ne s'accomplissent ordinairement qu'au bout de plusieurs années. Pendant ce temps, il est fréquent de voir survenir des poussées inflammatoires, surtout lorsqu'il y a un corps étranger dans l'œil. A. Sichel a observé ce fait vingt-trois ans après la pénétration du corps étranger.

L'ophthalmie sympathique est une complication également fréquente, lorsqu'il existe soit un corps étranger, soit une ossification de la choroïde. A. Sichel a vu l'ophthalmie sympathique se montrer trente-sept ans après une blessure de la région ciliaire qui avait déterminé l'atrophie d'un des yeux.

Une fois que le ramollissement atrophique de l'œil a été constaté, on ne peut plus espérer de retour à un état normal. C'est dire toute la gravité du pronostic. A. de Graefe a cependant décrit une phthisie transitoire et curable, mais de Wecker et la plupart des ophthalmologistes disent ne l'avoir jamais observée.

Le *traitement* de l'atrophie se réduit à parer aux accidents inflammatoires et douloureux qui se montrent dans le cours de l'affection. L'extraction des corps étrangers, même lorsqu'ils ne sont reconnus que tardivement, doit être faite en vue d'éviter l'ophthalmie sympathique. Dans ce cas encore, l'énucléation de l'œil atrophié mérite la préférence. Si l'on ne se décide pas à pratiquer cette énucléation, on ne doit permettre au malade de porter un œil de verre que lorsque le moignon oculaire ne présente plus depuis longtemps aucun signe d'irritabilité ni d'inflammation.

APPENDICE

DE L'EXTIRPATION DU GLOBE OCULAIRE

a. Énucléation. — L'extirpation du globe oculaire ou *énucléation* est indiquée toutes les fois que cet organe devenu complètement impropre à la vision constitue une difformité choquante. Elle est encore indiquée lorsqu'une tumeur ou la suppuration l'a envahi dans sa totalité. Enfin, dans certains cas, l'énucléation est le seul moyen de préserver le patient d'une ophthalmie sympathique.

Bonnet a le premier décrit une méthode simple d'extirpation de l'œil qui porte son nom et permet d'enlever le globe sans détruire sa capsule et sans ouvrir la loge orbitaire.

Pour pratiquer l'énucléation par la *méthode de Bonnet*, le malade doit être chloroformé. Les culs-de-sac de la conjonctive sont lavés à l'aide d'une solution antiseptique (sublimé à 1 pour 1000). Les paupières sont maintenues écartées à l'aide de l'ophthalmostat à ressort ou des écarteurs à main. Avec une pince à dents de souris, on saisit un pli de la conjonctive très près du limbe de la cornée et on l'incise avec des ciseaux à pointe mousse, courbés sur le plat. La section de la conjonctive est continuée tout autour de la cornée, en se rapprochant autant que possible de sa circonférence; en même temps, avec l'extrémité des ciseaux on détache le tissu cellulaire sous-conjonctival; on isole alors successivement avec un crochet à strabisme l'insertion scléroticale de chacun des muscles droits et on en opère la section, de telle sorte que le globe de l'œil n'étant plus fixé que par les muscles obliques et le nerf optique, devient très mobile dans sa capsule.

Pour pratiquer la section du nerf optique, on peut procéder de différentes façons. Si l'on se sert d'écarteurs à main, par une pression de ceux-ci on luxe l'œil en avant, de manière qu'un coup de ciseaux coupe facilement le nerf au ras de l'insertion scléroticale. On se contente ordinairement de saisir à la partie externe avec les mors d'une pince un pli de la sclérotique (fig. 142) et d'attirer fortement l'œil en dedans, de manière à amener le pôle postérieur en avant et en dehors; l'extrémité des ciseaux courbes glissée dans l'angle externe de la plaie peut alors sectionner sans peine l'insertion du nerf. Comme il est souvent difficile de prendre la sclérotique avec les mors d'une pince, lorsque l'œil a conservé sa tension normale, on a conseillé de conserver le tendon du muscle droit externe au moment où l'on détache celui-ci. Ce tendon est alors facilement saisi par les mors de la pince.

Pour rendre plus aisée la luxation de l'œil et la section du nerf optique, qui présentent toujours quelques difficultés, on peut faire usage d'instruments spéciaux, tels que la cuiller de Trélat.

Lorsque le nerf optique est coupé, le globe de l'œil n'est plus retenu que par quelques adhérences provenant de l'insertion des muscles obliques. Elles sont coupées d'un coup de ciseaux.

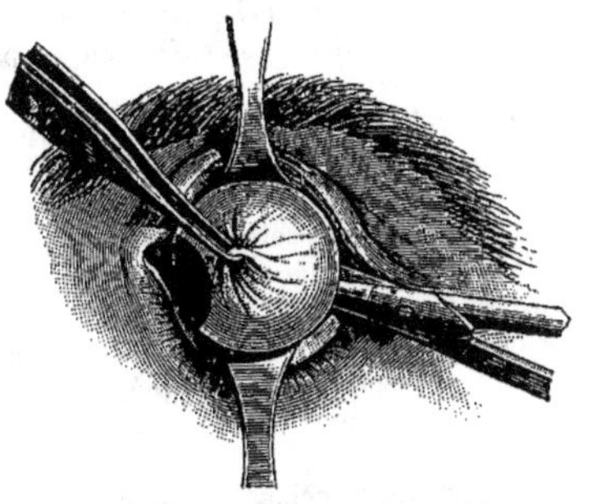

Fig. 142. — Énucléation du globe oculaire.

La modification suivante a été proposée par Tillaux pour l'énucléation de l'œil. Il coupe d'abord l'insertion du muscle droit externe, fait exécuter à l'œil un quart de rotation en dedans qui amène en avant l'insertion du nerf optique, et la sectionne d'un coup de ciseaux. Saisissant avec la pince le segment postérieur de l'œil, il le luxe en avant à travers l'ouverture de la conjonctive et coupe alors successivement les insertions des muscles droits et des deux obliques, dont la section est rendue facile par leur renversement.

La présence d'une tumeur intra-oculaire impose parfois certaines modifications au manuel opératoire de la méthode de Bonnet, mais le grand principe est de ménager toujours l'aponévrose de Tenon.

Dès que le globe est extrait, on arrête par la compression l'écoulement de sang, ordinairement peu considérable, et l'on fait un lavage avec la solution de sublimé. Il ne reste plus qu'à réunir par deux ou trois points de suture, avec un fil de soie noire et antiseptique, les lèvres de la plaie conjonctivale. On peut aussi avoir recours à la suture en bourse de la conjonctive. Le mode de réunion n'a qu'une médiocre importance, et lorsqu'on s'abstient de pratiquer la suture, les résultats ne sont pas sensiblement différents. L'essentiel est d'assurer l'antisepsie. La poudre d'iodoforme ou de salol et une petite boulette de gaze iodoformée, placées entre les paupières, suffisent pour assurer la réunion primitive. Par-dessus les paupières rapprochées on dispose plusieurs doubles de gaze à l'iodoforme et une forte couche d'ouate aseptique. Un bandeau compressif maintient le pansement qui, à moins d'hémorrhagie, doit rester en place cinq ou six jours.

Lorsqu'on renouvelle le pansement, on trouve la conjonctive réunie et les points de suture peuvent être enlevés.

L'énucléation de l'œil faite par la méthode de Bonnet, en usant des précautions antiseptiques, n'expose plus aux accidents de phlébite et de méningite. Ces complications sont, du moins, devenues extrêmement rares.

b. Exentération. — L'*exentération* oculaire consiste à enlever le contenu de l'œil, en ne conservant que l'enveloppe scléroticale. Par la conservation de la sclérotique on obtient un moignon plus volumineux et plus régulier, et en n'ouvrant pas la séreuse rétro-oculaire on se met à l'abri des complications post-opératoires qui résultent de l'ouverture des nombreuses voies lymphatiques dont cette séreuse est l'aboutissant. Cependant l'exentération, préconisée par Alfred de Graefe, a perdu une partie de ses avantages depuis que les précautions antiseptiques ont rendu beaucoup plus sûre l'énucléation par la méthode de Bonnet. De Wecker pense néanmoins qu'elle est supérieure à l'énucléation dans les cas de suppuration de l'œil où son exécution est particulièrement aisée.

Pour pratiquer l'exentération, on détache la conjonctive oculaire autour de la cornée dans une étendue de 1 à 2 millimètres seulement. La cornée est ensuite incisée suivant son diamètre transversal et ses deux moitiés réséquées circulairement avec des ciseaux au niveau de son insertion à la sclérotique. Avec une cuiller à bords mousses, introduite à l'intérieur de l'œil, en rasant la face interne de la sclérotique, on arrive à détacher la choroïde et à l'extraire avec la rétine, le corps vitré et le cristallin. L'ouverture de la sclérotique, après irrigation prolongée de la cavité avec une solution de sublimé, est fermée par une suture en bourse. Le pansement extérieur est le même que pour l'énucléation.

Il ne paraît pas que l'exentération soit suivie d'accidents sérieux, mais elle provoque une réaction inflammatoire souvent vive et des douleurs qu'on n'observe pas après l'énucléation.

Prothèse oculaire. — L'adaptation d'un œil artificiel en émail, entre les paupières, a non seulement pour but de masquer l'absence de l'organe, après l'énucléation, l'exentération, ou lorsque l'atrophie l'a réduit à un simple moignon, mais elle remédie encore à certains inconvénients qui résultent de la stagnation des larmes et des sécrétions chez les individus privés d'un œil.

Les pièces prothétiques sont aujourd'hui très perfectionnées pour ce qui concerne l'exacte imitation de l'œil sain dont elles reproduisent l'apparence et la couleur; mais elles doivent être choisies de manière à ne pas blesser par leurs bords les culs-de-sac de la conjonctive. Il faut aussi avoir soin de ne faire porter, au début, que des pièces peu volumineuses, dont le volume est ensuite augmenté progressivement. Avec cette précaution, un œil artificiel peut être toléré pendant quelques heures chaque jour deux ou trois semaines après l'énucléation.

Il arrive parfois que les culs-de-sac conjonctivaux manquent de profondeur et que l'œil artificiel glisse et ne peut être maintenu entre les paupières. Dans ces cas on peut chercher à donner plus de profondeur aux culs-de-sac par une opération de greffe muqueuse. Le succès définitif est d'ailleurs toujours incertain dans ces sortes d'opération.

La plus grande propreté doit être recommandée pour empêcher l'irritation de la conjonctive par la pièce artificielle et les sécrétions qui s'accumulent derrière elle. L'œil d'émail doit être soigneusement lavé chaque jour dans une solution d'acide borique et conservé pendant la nuit dans du coton.

CHAPITRE XII

AMAUROSES ET AMBLYOPIES

R. Liebreich, art. Amaurose et Amblyopie. *Dict. de méd. et de chir. prat.*, t. I, p. 785 et 791. — Follin, *Dict. encycl. des sc. méd.*, 1re série, t. III, p. 517 et 548. — Traités généraux de Abadie, Galezowski, Ed. Meyer, A. Sichel, De Wecker et Landolt.

Les anciens ophthalmologistes désignaient par le mot d'*amaurose* la cécité ou l'affaiblissement considérable de la vision que n'explique aucun obstacle à l'accès des rayons lumineux sur la rétine. Toutes les lésions de la rétine, de la choroïde et du nerf optique, qui se traduisent par des troubles fonctionnels très accusés, rentraient pour eux dans la catégorie des amauroses.

Bien que l'ophthalmoscope, en nous éclairant sur l'existence et la nature de ces lésions, ait beaucoup réduit la classe des amauroses, le mot cependant doit être conservé et s'applique encore aux cas dans lesquels la vision est profondément troublée sans que nous puissions rattacher ce trouble à une lésion déterminée.

L'amaurose est complète, *absolue*, si le malade ne distingue pas la lumière des ténèbres et a perdu toute sensation lumineuse. L'amaurose est *incomplète* s'il y a perception quantitative de la lumière. Le sujet, dans une chambre éclairée, reconnaît encore la situation de la fenêtre ; il indique le moment où la main du chirurgien, passant devant son œil, intercepte les rayons lumineux ; mais il ne distingue aucune forme et est hors d'état de se conduire.

L'*amblyopie* est cet état moins grave, dans lequel la vision est seulement très diminuée. La forme des objets volumineux est encore perçue ; le patient peut se conduire généralement lui-même, mais il est incapable de se livrer à un travail quelque peu appliquant.

Dans l'amblyopie, comme dans l'amaurose, les lésions ophthalmoscopiques font défaut. A mesure cependant que les moyens d'investigation se perfectionnent on arrive à reconnaître certaines altérations de la papille qui précèdent le plus souvent une atrophie du nerf optique.

Dans ce chapitre, nous réunissons un certain nombre d'affections assez dissemblables, se traduisant par un affaiblissement de la vision et rentrant plus ou moins dans la classe des amblyopies. De ces affections les unes sont caractérisées par la perte de la vision, dans une partie seulement du champ visuel (*hémiopie*), les autres par une diminution du sens lumineux (*héméralopie*, *nyctalopie*), d'autres enfin par l'altération du sens des couleurs (*dyschromatopsie*). A côté de ces formes bien tranchées viennent se ranger toute une série d'amblyopies dans lesquelles le sens lumineux et le sens chromatique sont plus ou moins atteints simultanément (*amblyopies proprement dites*).

Nous donnerons une description succincte de ces différentes affections et nous terminerons en indiquant les moyens propres à faire reconnaître la *simulation de l'amaurose*.

I

HÉMIOPIE

L'*hémiopie* ou *hémianopsie* se traduit par la suppression de la vision pour une moitié du champ visuel binoculaire. Elle se produit quelquefois dans un seul œil et résulte alors de causes variables telles qu'un décollement rétinien. Nous ne parlerons ici que de l'hémiopie portant sur les deux yeux et se rattachant à une lésion de l'appareil nerveux.

L'hémiopie est dite *latérale* ou *homonyme*, lorsqu'elle affecte la moitié droite ou la moitié gauche du champ visuel binoculaire. Dans ce cas, elle résulte de l'anesthésie des deux moitiés *opposées* de chaque rétine.

L'hémiopie peut aussi être *externe* ou temporale, et *interne* ou nasale. Toutefois cette dernière est extrêmement rare.

Les cas dans lesquels l'hémiopie porte sur la moitié supérieure ou inférieure du champ visuel sont tout à fait exceptionnels. Nous nous contentons de les mentionner.

Pour comprendre le mécanisme de l'hémiopie, il faut se rappeler la manière dont se produit la décussation des nerfs optiques, en se reportant à la figure ci-contre (fig. 143).

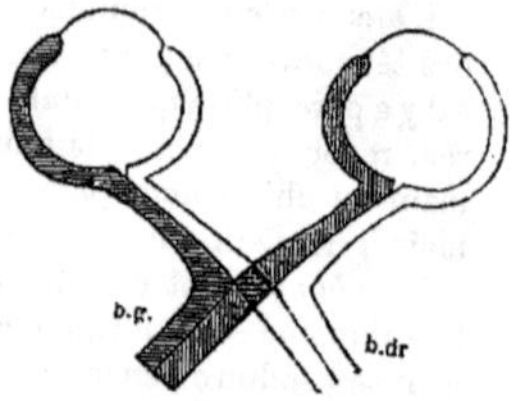

Fig. 143. — Décussation des bandelettes optiques.

On voit que la bandelette droite s'épanouit dans la moitié externe de l'œil droit et dans la moitié interne de l'œil gauche. La bandelette gauche a une distribution inverse. Toute lésion portant sur la bandelette en arrière du chiasma pourra donc produire une anesthésie homonyme. Une lésion portant sur la partie moyenne du chiasma déterminera une anesthésie de la moitié interne des deux rétines (*hémiopie temporale*). Pour qu'une hémiopie interne ou *nasale* se produise, il faut que le chiasma ou les bandelettes optiques soient atteints symétriquement par une double lésion siégeant sur leur partie externe, condition qui se réalise rarement.

Mandelstamm, il est vrai (*Ueber Sehnervenkreuzung und Hemiopie. Arch. f. Ophth.*, 1873, Bd. XIX, Abt. 2, p. 39-58), a combattu la doctrine de la semi-décussation des bandelettes optiques et cherché à faire admettre celle de la décussation complète. Mais son opinion n'a pas prévalu généralement et le professeur Charcot a montré (*Leçons sur les localisations dans les maladies du cerveau*, Paris, 1876), que l'hypothèse de la semi-décussation permettait d'expliquer tous les faits d'hémiopie. Pour lui l'hémiopie résulterait de lésions portant sur le chiasma ou les bandelettes optiques. Il n'admet pas que les lésions centrales en foyer produisent autre chose qu'une *amblyopie croisée*, se manifestant sur un seul œil, du côté opposé à la lésion. De Graefe, au contraire, a soutenu que lorsqu'il existe une lésion centrale, telle qu'une hémorrhagie cérébrale ou un foyer de ramollissement, il n'y a jamais de cécité d'un des yeux sans participation de l'œil du côté opposé.

Dans l'*hémiopie homonyme* ou *latérale*, la ligne de démarcation entre la partie atteinte et la partie conservée du champ visuel est verticale et passe en dehors de la *macula*; il en résulte que l'acuité visuelle n'est pas atteinte ou n'est que peu affaiblie. Elle ne descend pas au-dessous de 1/3 ou 1/2. Mais toute une moitié du champ visuel est supprimée pour le patient. Il ne voit plus les objets situés à sa gauche ou à sa droite. Lorsque la suppression de la vision porte sur la moitié droite, l'orientation est plus gênée; la lecture devient plus difficile.

Le sens chromatique reste intact dans la partie conservée du champ visuel.

Dans quelques cas, l'hémiopie ne présente pas une limite verticale nette; le champ visuel n'est aboli que suivant un secteur plus ou moins étendu.

L'hémiopie *externe* ou *temporale* est produite par l'anesthésie de la moitié *interne* de chacune des deux rétines. Le champ visuel est supprimé à gauche et à droite pour le patient, mais il est conservé dans la partie médiane.

Dans l'hémiopie *interne* ou *nasale*, tout à fait exceptionnelle et dont l'existence même a été contestée, la lacune occupe la partie médiane du champ visuel, par suite de l'anesthésie de la moitié externe des deux rétines. Les parties latérales droite et gauche du champ visuel sont respectées.

Généralement, le début de l'hémiopie est brusque. Dans l'hémiopie homonyme ou latérale, la lacune du champ visuel reste habituellement stationnaire, et l'acuité visuelle est encore bonne.

L'ophthalmoscope ne montre pas de lésions appréciables. De Graefe cependant dit avoir constaté l'hémiatrophie des papilles.

Dans l'hémiopie temporale, l'acuité visuelle est toujours assez profondément atteinte et la lacune du champ visuel tend à progresser. Cette forme d'hémiopie comporte un pronostic beaucoup plus grave que la précédente. Elle aboutit souvent à une cécité complète par atrophie des nerfs optiques.

D'autre part, si l'hémiopie latérale homonyme a un pronostic relativement favorable, en ce sens qu'elle reste le plus souvent stationnaire, il faut reconnaître qu'elle guérit rarement.

HÉMIOPIE TEMPORAIRE. — SCOTOME SCINTILLANT

Cette forme d'hémiopie diffère de celles dont nous venons de parler parce qu'elle n'est que temporaire, revenant par accès, et qu'elle s'accompagne de sensations lumineuses dans la moitié correspondante du champ visuel.

L'hémiopie temporaire, appelée aussi *scotome scintillant*, *irisalgie*, a été bien décrite par Dianoux (thèse de doctorat, Paris 1875).

Le scotome scintillant résulte de troubles vasculaires portant sur les bandelettes optiques ou les hémisphères cérébraux. Dianoux admet qu'il se produit une anémie temporaire par constriction des vaisseaux sous l'action des nerfs vaso-moteurs.

Le scotome scintillant affecte les deux yeux, sous forme d'une anesthésie rétinienne *homonyme*. Il occupe par conséquent la moitié droite ou la moitié gauche du champ visuel binoculaire.

Le début est brusque. Un nuage se forme dans l'une des moitiés du champ visuel et s'étend du centre vers la périphérie. Dans cette dernière région, il se termine par un bord dentelé, en demi-cercle. C'est en ce point que se produisent les vibrations lumineuses, le scintillement caractéristique. Javal a présenté récemment à la *Société d'ophthalmologie* de Paris de curieuses images, œuvre d'un peintre bien connu, reproduisant toutes les apparences que prennent les sensations lumineuses subjectives qui accompagnent pour lui le scotome scintillant.

Les accès reviennent d'une façon très irrégulière, sans que rien permette d'en prévoir le retour. Souvent séparés par un intervalle de plusieurs mois, de plusieurs semaines, ils ne se reproduisent presque jamais plusieurs fois dans la même journée. Leur durée est assez courte, un quart d'heure environ.

Aucune modification ophthalmoscopique n'est appréciable au moment de l'accès. Le point de fixation est ordinairement en dehors du scotome et la vision se rétablit de la périphérie vers le centre.

Le scotome scintillant s'accompagne quelquefois de maux de tête, d'une aphasie momentanée et même de quelques vertiges ou de fourmillements dans les membres, mais la vision reste intacte en dehors des accès. Le pronostic n'est donc pas grave.

Dans quelques cas, tous les phénomènes que nous venons d'indiquer se produisent, mais les sensations lumineuses subjectives manquent. Ces cas doivent être rapprochés de la *migraine ophthalmique* décrite par Piorry et que Charcot et Féré ont de nouveau étudiée.

Les accès de migraine ophthalmique s'observent surtout chez les femmes nerveuses. Le début est brusque, sans périodicité; il y a hémiopie passagère, puis vomissements et douleurs dans toute une moitié du crâne. L'accès dure de douze à vingt-quatre heures.

Le *traitement* du scotome scintillant consiste dans l'emploi de l'hydrothérapie et l'administration des toniques et des ferrugineux. On a prescrit aussi le bromure de potassium et le sulfate de quinine. Dans quelques cas, on a remarqué qu'une petite quantité de liquide alcoolique prise au début de l'accès le faisait avorter. L'impression de l'air froid, la position déclive de la tête ont quelquefois produit le même effet.

II

HÉMÉRALOPIE. — NYCTALOPIE

HÉMÉRALOPIE. — Ce trouble fonctionnel, désigné aussi sous le nom de *cécité nocturne*, consiste dans un affaiblissement considérable de la vision dès que l'éclairage cesse d'être très intense. Les individus qui en sont atteints deviennent incapables de distinguer les objets et même de se conduire lorsque le jour baisse, ou lorsqu'ils sont dans une chambre peu éclairée.

On a attribué l'héméralopie à un état de torpeur de la rétine qui ne pourrait plus être impressionnée que par des excitations vives. Les expériences de Reymond semblent plutôt devoir faire admettre un défaut d'adaptation de la sensibilité rétinienne aux différentes intensités des excitations lumineuses. Il a vu en effet l'acuité visuelle des héméralopes tomber brusquement, après s'être maintenue intacte dans des conditions d'éclairage où elle était égale à celle d'un œil normal.

Il faut distinguer l'héméralopie essentielle de l'héméralopie symptomatique qui accompagne la rétinite pigmentaire (*voy.* p. 269). L'héméralopie *essentielle* s'observe de préférence au printemps et souvent à l'état épidémique, chez les soldats, les prisonniers, les marins. Elle reconnaît pour cause, dans ces cas, les mauvaises conditions d'hygiène et d'alimentation, le surmenage. Elle coïncide parfois chez les marins avec le scorbut, et dans la Russie méridionale on la voit se développer à l'époque des jeûnes du carême.

L'exposition prolongée à une lumière vive en est aussi la cause occasionnelle. Parinaud a signalé l'influence de l'ictère sur l'apparition de l'héméralopie et Charpentier celle des maladies hépatiques qui ne s'accompagnent pas d'ictère. Bitot l'a vue coïncider avec le développement des plaques nacrées du xérosis conjonctival.

L'impossibilité de distinguer les objets et même de se diriger dès que le jour baisse, caractérise l'héméralopie. Les mêmes troubles se produisent dans une pièce mal éclairée. Le matin, au petit jour, malgré l'éclairage encore imparfait, la vision, dit-on, serait au contraire bonne.

Il existe chez l'héméralope un peu de dilatation pupillaire, une légère paresse de l'accommodation, et l'ophthalmoscope montre parfois un certain degré d'hypérémie de la papille.

Le champ visuel est normal comme étendue, mais on y constate souvent de petits scotomes vers les régions centrales. Il y a en même temps un certain degré de dyschromatopsie centrale qui porte principalement sur le bleu.

L'héméralopie essentielle apparaît en général brusquement, surtout lorsqu'elle est épidémique. On a cru à tort, en raison de la périodicité des accidents, que l'héméralopie se rattachait à l'intoxication paludique.

L'affection peut durer plusieurs semaines et même plusieurs mois.

Le *pronostic*, cependant, n'en est pas grave, car elle disparaît rapidement lorsqu'on supprime les causes qui lui ont donné naissance. Elle récidive il est vrai facilement, par le retour de ces mêmes causes. L'héméralopie liée à la rétinite pigmentaire comporte au contraire un pronostic grave. Le pronostic de l'héméralopie des affections hépatiques est également sérieux.

Le *traitement* de l'héméralopie essentielle consiste tout d'abord à modifier les conditions hygiéniques mauvaises qui l'ont produite. Il exige aussi l'administration des reconstituants (quinquina, ferrugineux). Le séjour prolongé dans une pièce obscure (traitement par les *cabinets ténébreux*) a été conseillé par Netter. Lorsque les patients circulent au grand jour, ils doivent porter des lunettes à verres fumés et bombés. Lorsque, par l'emploi de ces moyens, la guérison tarde à se faire, on peut y ajouter les injections sous-cutanées de sulfate de strychnine à la tempe.

Nyctalopie. — Contrairement à ce qui se produit pour l'héméralopie, la nyctalopie est caractérisée par l'abaissement de la faculté visuelle pendant le jour, et son amélioration pendant la nuit, ou avec un éclairage peu intense.

Ce trouble fonctionnel a été observé chez les voyageurs qui ont eu à parcourir par un grand soleil de vastes étendues de neige, et chez les individus qui ont observé des éclipses de soleil à travers des verres insuffisamment préservateurs. On a signalé aussi la nyctalopie chez les mineurs qui passent brusquement de l'obscurité de la mine au grand jour.

La nyctalopie dépend d'une *hyperesthésie rétinienne*, produite par une excitation trop intense ou trop prolongée. Elle s'accompagne de myosis et de crainte de la lumière. En raison de ce dernier caractère, elle peut être considérée comme une variété de photophobie.

De Wecker rapproche de la nyctalopie l'*asthénopie rétinienne* que l'on observe chez les hystériques, les névropathes, et qui leur rend tout travail impossible.

Le traitement de la nyctalopie consiste à maintenir les sujets pendant quelque temps dans une chambre obscure et à les habituer progressivement au retour de la lumière. On leur fait ensuite porter des verres fumés ou des verres jaunes pour les préserver de l'éclat du grand jour.

III

DYSCHROMATOPSIE — DALTONISME

Les troubles dans la perception des couleurs portent le nom générique de *dyschromatopsie*. Ce mot sert aussi à désigner spécialement la difficulté que certains yeux ont à reconnaître les nuances. Dans le *daltonisme*, il y a cécité véritable pour certaines couleurs, la vision des autres couleurs restant intacte. Enfin dans l'*achromatopsie* aucune couleur n'est perçue : les sensations fournies par la rétine se réduisent à la perception du blanc et du noir et des teintes intermédiaires. L'achromatopsie est d'ailleurs extrêmement rare. La dyschromatopsie et le daltonisme sont au contraire fréquents.

Il faut distinguer, dans la perception des couleurs, la perception centrale et la perception périphérique. Nous avons dit que le champ visuel pour les couleurs est fréquemment atteint dans les affections de la rétine et du nerf optique.

Le *daltonisme*, bien décrit par le physicien Dalton qui était atteint de cette infirmité, est presque toujours congénital et héréditaire. Il est plus fréquent chez l'homme (3,5 sur 100) que chez la femme (moins de 1 sur 100) et se rencontre souvent chez plusieurs membres d'une même famille. Il se transmet par les femmes, qui en sont cependant le plus souvent exemptes.

On a cité des cas de daltonisme acquis à la suite de blessures de la tête (Wilson, Tyndall), de commotions de l'œil, de fatigue exagérée de la vue (Favre). Il est alors généralement temporaire.

La dyschromatopsie et l'achromatopsie congénitales sont souvent ignorées par les sujets qui en sont atteints, jusqu'au jour où une circonstance fortuite vient les avertir de leur infirmité.

La dyschromatopsie est assez fréquente, mais n'entraîne que peu d'inconvénients. L'achromatopsie partielle porte surtout sur le rouge et le vert. Elle est très rare pour le bleu. Nous avons dit que l'achromatopsie totale était absolument exceptionnelle.

L'intensité de l'éclairage influe beaucoup sur la distinction des couleurs. Les individus atteints seulement de dyschromatopsie arrivent, avec un bon éclairage et de l'attention à distinguer des couleurs qu'ils confondent dans les conditions opposées. Les personnes mêmes dont le sens chromatique est intact ne peuvent plus distinguer les nuances à la chute du jour. C'est une expérience que chacun a pu faire.

D'une manière générale, les daltoniens ne perçoivent pas *une* couleur, ni la couleur complémentaire. Dalton voyait le rouge sang de la couleur du vert foncé des bouteilles et le vert, au jour, lui semblait peu différent du rouge. Le jaune et l'orangé avaient, au contraire, pour lui la même valeur que pour tout le monde.

Le diagnostic de la dyschromatopsie et de l'achromatopsie partielle ou daltonisme se fait, comme nous l'avons déjà indiqué, par plusieurs méthodes. La vision centrale pour les couleurs peut être déterminée en faisant examiner des tableaux portant des carrés diversement colorés, trier des pains à cacheter, ou assembler des écheveaux de laines de différentes nuances (*Méthode d'Holmgren*). On fait usage aussi des *chromoptomètres* imaginés par Parinaud, Charpentier, Chibret.

Il ne suffit pas de constater qu'un individu ne reconnaît pas toutes les couleurs pour le déclarer atteint de daltonisme. Il faut rechercher si la dyschromatopsie est congénitale ou acquise.

Certaines dyschromatopsies se rattachent à des états pathologiques. La dyschromatopsie est très fréquente au début des atrophies du nerf optique, dans l'amblyopie hystérique, et elle se rencontre dans l'amblyopie alcoolique. Dans ces divers états toutefois la vision centrale des couleurs est moins atteinte que la vision périphérique. Il faut donc faire une étude attentive des limites du champ visuel de chaque couleur dans ces cas. L'ingestion de la santonine altère aussi temporairement la perception de la couleur jaune et du violet, et dans certains ictères on observe un trouble dans la perception des couleurs résultant de la teinte jaune répandue sur tous les objets.

Lorsqu'on examine le sens chromatique pour l'admission dans les administrations où la distinction des couleurs est indispensable (compagnies de chemin de fer, marine) en raison de l'usage des signaux colorés, il faut avoir le soin de répéter à plusieurs reprises les examens.

Le daltonisme n'entraîne pas de conséquences graves, mais il interdit certaines professions à ceux qui en sont atteints. Quelques peintres cependant arrivent, avec un certain degré de daltonisme, à reconnaître par l'habitude les couleurs dont ils doivent faire usage.

Il ne paraît pas cependant, malgré les essais qui ont été tentés dans ce sens, qu'on puisse améliorer par les exercices répétés la perception des couleurs chez ceux qui sont atteints de cette forme d'amblyopie congénitale. Mais on peut remédier aux inconvénients qu'elle entraîne par l'emploi de verres colorés qui permettent la distinction de certaines couleurs. Delbœuf, Spring et Javal ont montré le parti que l'on peut tirer, dans ce but, des couleurs de fuchsine.

IV

AMBLYOPIES PROPREMENT DITES

Dans l'étude générale des amblyopies, il faut distinguer les amblyopies *congénitales* et les amblyopies *acquises*. Parmi ces dernières, il en est qui se rattachent à une lésion du *système nerveux central*, et d'autres qui sont sous la dépendance d'une *intoxication* ou d'une *altération du sang*. Quelques-unes enfin échappent à l'analyse et sont d'origine inconnue. Nous dirons quelques mots de chacune de ces amblyopies.

a. Amblyopie congénitale. — Certains sujets naissent avec une vision très imparfaite de l'un des yeux. Du moins il y a tout lieu de croire que leur infirmité date de la naissance, bien qu'elle se révèle parfois assez tardivement et par le fait d'une circonstance fortuite.

Cette amblyopie se rencontre surtout chez les strabiques. Il est rare que l'œil devié dans le strabisme fonctionnel ait une acuité égale à celle de l'œil non strabique, et quelquefois l'acuité est réduite au point de ne pouvoir être mesurée.

On a expliqué par l'existence de cette amblyopie l'absence de diplopie dans le strabisme fonctionnel. De Graefe, il est vrai, a émis l'idée que l'œil strabique arrivait par l'habitude à neutraliser l'image perçue.

Le défaut d'usage d'un des yeux suffirait, suivant certains auteurs, à déterminer l'amblyopie (*amblyopie ex anopsia*). C'est ainsi que, chez les enfants atteints de cataracte congénitale, l'œil présente souvent une amblyopie plus ou moins marquée qui persiste après l'opération de la cataracte. On a dit aussi que, chez les enfants strabiques, l'amblyopie de l'œil dévié résultait du défaut d'usage. Cette cause toutefois n'agirait que sur les sujets jeunes, car les individus qui deviennent strabiques à un certain âge, ne perdent généralement rien de l'acuité de leur œil dévié. De même, lorsque après avoir maintenu pendant plus d'un an les paupières suturées, on vient à les désunir, on ne remarque pas de diminution de la sensibilité rétinienne.

Il semble que l'amblyopie congénitale se rattache le plus souvent à une cause cérébrale. Ce serait alors la manifestation d'une tare nerveuse et le fait que cette forme d'amblyopie est assez souvent héréditaire donne une certaine vraisemblance à cette opinion.

Dans l'amblyopie congénitale, la vision centrale est plus atteinte que la vision périphérique. L'acuité est de 1/5 ou au-dessous, alors que la vision périphérique paraît presque intacte. Le sens chromatique est généralement conservé.

Rien dans l'apparence de l'œil ne décèle l'amblyopie et l'ophthalmoscope ne fait découvrir aucune lésion. Abadie cependant a cru remarquer que les fibres nerveuses sont plus abondantes dans la moitié externe de la papille des yeux atteints d'amblyopie congénitale, et il a émis l'idée que ces fibres en nombre anormal, en passant au-devant de la macula, deviendraient un obstacle à la vision centrale.

On voit généralement l'amblyopie congénitale se compliquer d'un vice marqué de la réfraction. La myopie et l'astigmatisme sont fréquents. L'hypermétropie s'observe surtout dans les cas d'amblyopie accompagnant le strabisme interne.

Aucun traitement ne réussit à améliorer l'amblyopie congénitale, sauf peut-être celle qui coïncide avec le strabisme et qui paraît quelquefois diminuer lorsque l'opération a rétabli l'harmonie des axes visuels.

b. Amblyopies acquises. — Amblyopies de cause cérébrale. — Les lésions cérébrales en foyer produiraient, d'après certains auteurs, une hémiopie latérale homonyme. C'est du moins l'opinion soutenue en 1860 par A. de Graefe, et que Schoen a défendue de nouveau (*Archiv der Heilkunde*, 1876, Heft I).

Nous avons déjà dit que Charcot admet que les lésions de la partie postérieure de la capsule interne ou du pied de la couronne rayonnante ne déterminent qu'une *amblyopie croisée.*

L'*amblyopie hystérique*, assez fréquente, se rapproche par ses caractères de l'amblyopie cérébrale croisée.

D'après Charcot, elle est généralement unilatérale comme l'amblyopie résultant de lésions en foyer et elle siège du côté correspondant à l'hémianesthésie cutanée.

Dans l'amblyopie hystérique, l'acuité visuelle est souvent abaissée de plus de moitié, et il existe un rétrécissement général et concentrique du champ visuel, aussi bien pour la lumière blanche que pour les couleurs.

L'absence de lésions du fond de l'œil et la constatation des autres signes de l'hystérie rendent généralement facile le diagnostic de l'amblyopie hystérique.

Les *amblyopies réflexes* s'observent lorsque l'une des branches du trijumeau a été lésée ou se trouve soumise à une cause permanente d'irritation. Nous aurons l'occasion de citer et de discuter les cas dans lesquels une cicatrice cutanée, comprimant le nerf frontal, a déterminé une amaurose de l'œil correspondant.

On voit quelquefois aussi une *névralgie dentaire*, entretenue par une carie, s'accompagner d'amblyopie de l'œil du côté malade ou même des deux yeux.

Enfin, on a cité des cas d'amblyopies déterminées par des *affections utérines* et par la *présence de vers intestinaux.*

Nous verrons, à propos des traumatismes de la région sourcilière et péri-orbitaire, que les amauroses qui leur sont imputées peuvent souvent s'expliquer par l'existence de fractures irradiées jusqu'au sommet de l'orbite et par des lésions du nerf optique dans le canal optique. Dans les cas où ces lésions n'existent pas, l'amblyopie peut être attribuée quelquefois à un *état hystérique* révélé par le traumatisme.

Amblyopies par intoxication. — Nous rangeons sous ce titre les amblyopies qui se rencontrent dans le saturnisme, l'alcoolisme, le nicotinisme que l'on a si fréquemment l'occasion d'observer et les amblyopies plus rares qui résultent de l'action généralement accidentelle de certains poisons tels que l'opium, l'atropine, la quinine.

L'*amblyopie saturnine* est depuis longtemps signalée. Dans certains cas, en effet, où l'intoxication saturnine est démontrée, on observe des troubles visuels, sans que l'ophthalmoscope constate aucune lésion. A côté de ces faits d'amblyopie sans lésion, il y en a d'autres dans lesquels l'amblyopie n'est que le symptôme d'une névrite optique. Hutchinson, Stricker ont étudié ces faits. Il ne faut pas oublier enfin que l'existence de l'albuminurie et de l'urémie suffit à expliquer les troubles visuels chez un certain nombre de saturnins.

L'*alcoolisme* est une cause d'amblyopie aujourd'hui admise par tous les ophthalmologistes. Mais presque toujours, à l'intoxication chronique par l'alcool, se joint l'*intoxication nicotinique*, et il est difficile de déterminer exactement ce qui, dans les troubles visuels, dépend de l'une ou de l'autre de ces intoxications. Mackenzie avait déjà reconnu l'effet de l'intoxication nicotinique sur la vue. Sichel, Galezowski l'ont particulièrement étudiée.

Förster a signalé l'existence d'un scotome central s'étendant vers le côté temporal. La dyschromatopsie est aussi un phénomène habituel de l'amblyopie nicotinique et alcoolique.

L'ophthalmoscope ne révèle souvent aucune lésion du fond de l'œil. Parfois on trouve la papille rouge, hypérémiée; dans quelques cas elle est plus pâle. L'atrophie de la papille s'observe dans un certain nombre de cas d'alcoolisme chronique.

Le diagnostic de cette variété d'amblyopie se fait surtout, il faut le reconnaître, en tenant compte des signes généraux qui dénotent des habitudes invétérées d'alcoolisme et de nicotinisme chez les individus qui se plaignent de troubles de la vue. L'odeur spéciale de l'haleine, l'injection de la face, le tremblement des mains, les troubles gastriques dénoncent ces habitudes.

Le traitement consiste, avant tout, dans la suppression des causes d'intoxication. Lorsque les troubles visuels sont notables, on conseille l'emploi des injections sous-cutanées de sulfate de strychnine à la tempe.

L'amblyopie résultant de l'action de l'*opium* s'accompagne du rétrécissement de la pupille et du spasme du muscle ciliaire. Celle qui se lie à l'intoxication par la *belladone* ou par l'atropine présente les phénomènes inverses : la mydriase et la paralysie de l'accommodation.

L'intoxication par les *sels de quinine* mérite une attention particulière parce qu'elle a été, dans quelques cas, suivie de l'atrophie de la papille (Knapp).

L'amblyopie quinique ne se produit que lorsqu'on administre de fortes doses de sulfate de quinine généralement supérieures à 1 gr. 50. Elle s'accompagne du rétrécissement des vaisseaux rétiniens et de la pâleur de la papille. En même temps, l'acuité visuelle est très diminuée et le champ visuel fort rétréci.

Le *salicylate de soude* à doses élevées est susceptible de produire des accidents analogues.

Amblyopies par altérations du sang. — Dans cette classe d'amblyopies, nous rangeons celles qui se rattachent aux maladies générales graves, au diabète et aussi aux hémorrhagies abondantes. Sauf dans ce dernier cas, l'affaiblissement de la vision peut être considéré comme résultant d'une intoxication.

L'amblyopie, dans le *diabète*, s'observe sans que le fond de l'œil présente aucune des altérations qui caractérisent la rétinite diabétique dont nous avons parlé et dont les hémorrhagies le long des vaisseaux sont le signe distinctif. Mais les caractères de cette amblyopie manquent de netteté. Elle s'accompagne parfois de scotomes (Leber); on a aussi signalé dans quelques cas de l'hémiopie. Il y a peu de dyschromatopsie.

Les *hémorrhagies abondantes*, les *anémies graves* produisent une amblyopie se rattachant à l'insuffisance de nutrition des centres nerveux. L'amblyopie qui précède ou suit la *syncope* en est le type.

V

DE LA SIMULATION DE L'AMAUROSE

Il importe de savoir déjouer la simulation dont se rendent coupables certains individus, dans un but intéressé, le plus souvent pour tenter d'échapper au service militaire. Quelques femmes hystériques cherchent aussi à tromper le chirurgien pour se rendre intéressantes.

La simulation de l'amaurose double est celle qu'il est le plus difficile de reconnaître. Cependant, en l'absence de toute lésion du fond de l'œil, si les pupilles réagissent normalement à l'action de la lumière quand on fait agir celle-ci, simultanément ou isolément sur chacun des yeux, la simulation est probable. Mais le plus ordinairement elle ne pourra être rendue évidente que par une observation attentive du sujet, prolongée pendant un temps souvent fort long. On arrivera à un moment donné à le prendre en défaut, lorsqu'il ne se croira pas surveillé.

On possède plusieurs moyens pour déjouer la simulation lorsque l'amaurose n'existe, au dire du sujet, que pour un seul œil.

Les principaux moyens consistent dans l'emploi des *prismes* et du *stéréoscope*; que nous mentionnons seulement, et dans celui des *tableaux de Stilling*, dont nous dirons quelques mots.

Les tableaux de Stilling portent, comme les tableaux optométriques de Snellen, des lettres de grandeur décroissante, mais ces lettres sont vertes ou rouges sur un fond noir.

Le sujet à examiner déclarant ne pas voir de l'œil *droit*, par exemple, alors que la vision est conservée du côté gauche, est placé à quelques mètres du tableau dont les lettres sont en rouge. Sous prétexte de constater d'abord l'état de la vision du côté sain, c'est-à-dire de l'œil gauche, on place dans la monture d'essai un verre *vert* au-devant de l'œil gauche et un verre *rouge* au-devant de l'œil droit. Si le patient lit les lettres du tableau, la simulation est certaine, car le verre vert a supprimé totalement pour l'œil sain la vision des caractères rouges qui n'ont pu être reconnus que par l'œil droit prétendu amaurotique. Si les caractères les plus fins ont été lus sans hésiter à 5 mètres, on a en outre la preuve que l'acuité est normale pour l'œil droit.

Il faut avoir, au préalable, constaté par soi-même que, dans les conditions d'éclairage où l'on a placé le sujet, les verres colorés neutralisent complètement la couleur des caractères.

On peut varier l'épreuve de plusieurs façons, comme l'a indiqué Bravais, en traçant par exemple des caractères rouges et noirs sur un fond blanc. Si, sur un carton blanc, on trace en rouge une ligne de caractères et en noir une ligne au-dessous de la première, l'œil sain, à travers un verre rouge, ne pourra lire que la ligne de caractères noirs; l'œil prétendu amaurotique, avec un verre vert, lira les deux lignes qui lui paraîtront toutes deux noires. Donc si le sujet, ayant un verre rouge au-devant de l'œil sain et un verre vert devant l'œil soi-disant aveugle, lit les deux lignes, c'est qu'il simule l'amaurose.

Au lieu d'écrire deux lignes de couleurs différentes on peut tracer un mot dont les lettres sont alternativement rouges et noires. Certains mots sont composés de telle sorte, que les lettres rouges forment un sens et que les lettres noires en forment un autre. Tel est le mot ABLATION, qui donne ALTO ou BAIN, suivant que les lettres d'ordre pair ou impair sont seules perçues.

CHAPITRE XIII

ANOMALIES ET TROUBLES DE LA RÉFRACTION STATIQUE ET DYNAMIQUE

Les anomalies de la réfraction statique que nous étudions dans ce chapitre sont l'*hypermétropie*, la *myopie* et l'*astigmatisme*.

Comme troubles de la réfraction dynamique nous aurons à décrire la *presbytie*, la *paralysie* et le *spasme de l'accommodation*.

I

ANOMALIES DE LA RÉFRACTION STATIQUE

a. — HYPERMÉTROPIE

Dans l'œil *emmétrope*, c'est-à-dire normalement conformé, nous avons vu (*Notions préliminaires*, p. 4) que les rayons parallèles venant de l'infini se réunissent sur la rétine, sans intervention de l'accommodation.

L'œil *hypermétrope* est constitué de telle sorte que dans les mêmes conditions, il ne réunit sur la rétine que des rayons convergents. Les rayons parallèles vont former leur foyer au delà de la rétine. L'œil hypermétrope est donc un œil doué d'un pouvoir réfringent insuffisant; il peut aussi être considéré comme un œil trop court.

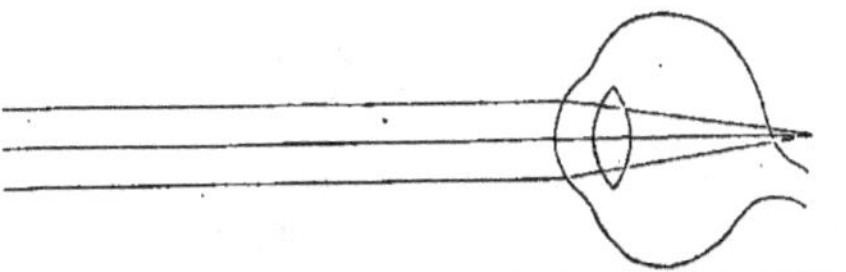

Fig. 144. — Œil hypermétrope au repos. — Le foyer se fait en arrière de la rétine.

L'hypermétropie est presque toujours due à la brièveté trop grande de l'axe antéro-postérieur de l'œil (*hypermétropie axile*). Parfois cependant l'hypermétropie résulte d'un défaut de courbure de la cornée ou de l'absence du cristallin (*aphakie*) qui prive l'œil d'une partie de sa réfringence.

Étiologie. — L'hypermétropie axile est ordinairement congénitale. L'hypermétropie par défaut de courbure ou par défaut de réfringence est presque toujours acquise. C'est ainsi que l'on observe l'hypermétropie dans certaines déformations avec aplatissement de la cornée, dans le glaucome et après l'extraction ou la luxation du cristallin.

L'hypermétropie représente l'état normal de l'œil des animaux et des races sauvages. Chez l'homme civilisé, c'est une anomalie moins fréquente que la myopie.

Le muscle ciliaire, chez l'hypermétrope, est atrophié dans ses fibres longitudinales et hypertrophié dans ses fibres annulaires, à l'inverse de ce qui existe chez le myope.

Symptômes. — Certains signes extérieurs permettent de soupçonner l'existence de l'hypermétropie. L'œil de l'hypermétrope est en général petit, mobile, enfoncé dans l'orbite. La face est ordinairement aplatie, la distance qui sépare les deux yeux est considérable; la conformation générale du crâne plus ou moins brachycéphale. Le strabisme convergent accompagne fréquemment l'hypermétropie. Cependant, sans strabisme véritable, l'hypermétrope, dans la vision au loin, présente une légère divergence apparente des axes visuels.

Le champ visuel est plus étendu pour l'hypermétrope que pour l'emmétrope. Mais, d'après Chauvel (*Archives de médecine militaire*, 1886), l'hypermétropie s'accompagne presque constamment d'un abaissement considérable de l'acuité visuelle.

L'hypermétropie se traduit surtout par des *troubles fonctionnels*. Si elle atteint un haut degré et qu'elle ne soit pas compensée par un pouvoir accommodateur suffisant, la vision est confuse de loin comme de près. Dans les degrés moins élevés, la vision nette à distance est possible grâce à l'intervention de l'accommodation, mais pour la vision de près celle-ci devient insuffisante, et la perception des images des objets rapprochés est défectueuse.

Lorsque l'hypermétropie est peu considérable, la vision de près se fait encore d'une manière satisfaisante pendant un certain temps, grâce à l'intervention de l'accommodation; mais bientôt celle-ci ne suffit plus à sa tâche. Le travail de près devient impossible et il survient des phénomènes douloureux désignés sous le nom d'*asthénopie accommodative*. Ils consistent en une fatigue particulière éprouvée à la région péri-orbitaire, avec accompagnement de maux de tête et quelquefois de photophobie et de larmoiement.

Diagnostic. — L'hypermétropie se reconnaît par la *méthode de Donders*, par l'emploi de l'*optomètre*, par l'examen ophthalmoscopique à l'*image droite* et par l'étude des ombres ou *kératoscopie*.

Nous avons suffisamment décrit ces différents moyens de diagnostic à propos de l'examen fonctionnel de l'œil pour n'être pas obligé d'entrer dans de nouveaux détails.

Par la méthode de Donders, l'hypermétropie est démontrée, lorsque le sujet, placé à 5 mètres devant les tableaux de Snellen, lit aussi bien ou mieux la dernière ligne avec interposition d'un verre *convexe*, que sans verre. Le verre le plus fort avec lequel la lecture est possible, mesure l'hypermétropie *manifeste*. Chez les sujets jeunes, l'accommodation dissimule souvent, en effet, une partie de l'hypermétropie et pour mesurer l'hypermétropie *totale*, il faut préalablement paralyser l'accommodation par l'usage des mydriatiques. On donne le nom d'hypermétropie *latente* à l'hypermétropie compensée par l'accommodation. Elle est mesurée par la différence que l'on obtient en retranchant le chiffre de l'hypermétropie manifeste de celui qui exprime l'hypermétropie totale.

Dans l'examen à l'image droite, le verre convexe *le plus fort* qui permet à l'observateur supposé emmétrope de voir nettement le fond de l'œil, donne la mesure de l'hypermétropie. Ce mode de détermination est surtout applicable aux enfants, dans les cas de strabisme interne, habituellement lié à l'hypermétropie.

On ne doit pas oublier que dans la recherche de l'image renversée, avec le miroir concave employé sans loupe, on peut aussi obtenir dans les degrés un peu élevés d'hypermétropie, à la distance ordinaire, une image *droite* du fond de l'œil. Cette image diffère de l'image renversée fournie par l'œil myope, dans les mêmes conditions, et se déplace dans le même sens que l'observateur.

Avec le miroir plan, dans la recherche des ombres (*kératoscopie, skiascopie*), l'œil hypermétrope donne une ombre marchant en sens direct. Le degré de l'hypermétropie se mesure comme nous l'avons indiqué (Voy. *Notions préliminaires*, p. 36).

Dans quelques cas, un spasme de l'accommodation peut produire une myopie temporaire dans un œil hypermétrope.

L'hypermétropie ne doit pas être confondue avec la *presbytie*. Celle-ci résulte de l'insuffisance de l'accommodation qui survient avec l'âge et existe aussi bien pour l'œil emmétrope que pour l'œil myope, mais ses effets se font sentir plus ou moins tôt, suivant l'état antérieur de la réfraction.

L'œil hypermétrope, en raison du déficit de sa réfraction, est atteint beaucoup plus tôt que l'œil emmétrope par les effets de la presbytie. Dans la jeunesse, alors que le sujet dispose d'une amplitude d'accommodation considérable, il corrige facilement ce déficit pour la vision à distance et même pour la vision de près. Lorsque par les progrès de l'âge, le pouvoir accommodateur se perd, la vision nette à distance devient impossible. L'œil emmétrope, au contraire, malgré la perte de son accommodation, reste adapté pour l'infini. Pour lui, la presbytie trouble seulement la vision de près et laisse intacte la vision à distance.

Traitement. — L'hypermétropie est corrigée par l'usage des verres convexes. Il ne s'ensuit pas, cependant, qu'on doive prescrire ces verres à tous les hypermétropes. Dans la jeunesse, les hypermétropes d'un degré faible ou moyen n'ont pas besoin de verres pour voir à distance. Pour le travail de près, ces verres ne leur sont nécessaires que lorsqu'il survient des phénomènes d'asthénopie accommodative. Après avoir déterminé par la méthode de Donders l'hypermétropie manifeste, on leur prescrira de porter toujours pour le travail de près le verre convexe qui mesure cette hypermétropie. Il est bon cependant, avant de fixer le numéro de ce verre, de s'assurer par une lecture prolongée, qu'il ne détermine aucune fatigue. C'est seulement dans les degrés élevés d'hypermétropie qu'il y a lieu de faire porter des verres pour la vision à distance.

b. — MYOPIE

Dans l'œil myope, les rayons parallèles viennent former leur foyer en avant de la rétine. Les rayons divergents seuls peuvent se réunir sur la rétine. Les objets rapprochés, par conséquent, sont les seuls qui forment des images nettes dans l'œil myope.

On sait aujourd'hui que l'allongement de l'axe antéro-postérieur de l'œil (*myopie axile*) est la cause presque constante de la myopie. L'œil myope est un œil trop long, comme l'œil hypermétrope est un œil trop court. Exceptionnellement l'exagération de courbure de la cornée peut produire la myopie (*myopie par excès de courbure*). Plus rarement encore un excès de réfringence des milieux de l'œil, du cristallin en particulier, détermine la myopie, comme on l'observe quelquefois au début de la cataracte.

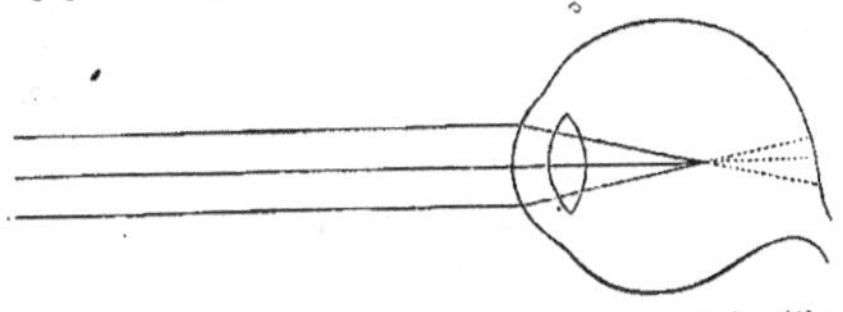

FIG. 145. — Œil myope. — Le foyer se fait en avant de la rétine.

La distance à laquelle se fait la vision distincte pour l'œil myope (*punctum remotum*) lorsque l'accommodation n'intervient pas, donne la mesure de la myopie. Le *punctum remotum* d'un myope de 5 dioptries est à 20 centimètres seulement et la myopie est corrigée par une lentille concave de 5 dioptries.

On distingue cliniquement les myopies en *faibles*, *moyennes* et *fortes*. La myopie faible ne dépasse pas 2 dioptries; la myopie moyenne est comprise entre 2 et 6 dioptries. La myopie forte est au-dessus de 6 dioptries et peut aller au delà de 15 dioptries.

Une distinction non moins importante à établir est celle de la myopie simple *stationnaire* et de la myopie *progressive*.

Dans cette dernière, le degré de myopie va en s'élevant sans cesse, en même temps que s'aggravent les lésions du fond de l'œil qui tendent finalement à amener la perte de la vision.

Étiologie. — L'hérédité est la cause la mieux démontrée de la myopie, et celle-ci est parfois congénitale. Le plus souvent cependant, elle n'apparaît que vers l'âge de 8 à 10 ans et l'influence de causes sur lesquelles nous allons revenir tend à la faire alors considérer comme acquise. L'influence héréditaire ne se transmet pas d'ailleurs fatalement; elle saute quelquefois une génération.

La myopie est l'attribut des races supérieures et de la civilisation; l'homme à l'état sauvage est hypermétrope. Elle coïncide le plus ordinairement avec la dolichocéphalie. Elle est plus fréquente chez l'habitant des villes que chez le campagnard.

Les statistiques ont établi la prédominance de la myopie chez les garçons, dans une proportion notable.

S'il faut généralement une prédisposition héréditaire pour que la myopie se développe, l'influence adjuvante de certaines causes est aujourd'hui admise par tous les ophthalmologistes.

Les plus efficaces de ces causes sont les conditions défectueuses dans lesquelles les enfants se livrent dans les écoles au travail de près. Un éclairage insuffisant, des livres mal imprimés, l'habitude d'incliner fortement la tête sur la table pour lire et pour écrire, telles sont les causes qui ont été signalées. Il en résulte pour les enfants des efforts exagérés d'accommodation et une congestion habituelle de l'extrémité céphalique, qui retentit sur les membranes profondes de l'œil.

On a constaté que dans les écoles, la proportion de la myopie va en augmentant à mesure que l'on s'élève dans les classes. Elle atteint son chiffre maximum dans les classes supérieures, parmi les élèves des Facultés et des grandes Écoles du gouvernement. Giraud-Teulon citait déjà une promotion de l'École polytechnique dans laquelle la proportion des myopies fortes s'élevait à 55 pour 100.

Motais (d'Angers) s'est livré à des études statistiques sur la myopie dans les établissements d'instruction et a donné des chiffres démonstratifs à cet égard.

Anatomie pathologique. — L'œil myope présente un excès de longueur de son axe antéro-postérieur et prend la forme d'un ovoïde. L'enveloppe scléroticale, par suite d'une moindre résistance dans sa moitié postérieure, se dilate. La choroïde tend, en outre, à se séparer du nerf optique au niveau de son insertion. C'est ce qui explique la formation du staphylome postérieur et l'augmentation de la distance qui sépare la papille du nerf optique de la macula. L'insertion du nerf est vicieusement reportée vers la partie interne de l'ovoïde.

Dans la myopie *progressive*, au staphylome postérieur siégeant au côté externe de la papille s'ajoute une scléro-choroïdite qui se rapproche de plus en plus de la macula, et un amincissement manifeste de la choroïde dans les régions voisines.

Le muscle ciliaire est généralement hypertrophié chez le myope, mais l'hypertrophie ne porte que sur les fibres longitudinales; les fibres circulaires sont au contraire atrophiées.

On observe en outre, dans la myopie progressive, le ramollissement avec corps flottants du corps vitré, et comme lésion ultime le décollement de la rétine.

La déformation de l'enveloppe scléroticale à sa partie postérieure et le détachement de la choroïde de la moitié externe de la papille, sont, dans la myopie, attribués à l'action du muscle ciliaire et à celle des muscles extrinsèques. Il paraît bien établi que les fibres longitudinales hypertrophiées du muscle ciliaire exercent sur la partie antérieure de la choroïde des tractions répétées qui tendent à la détacher de son insertion au pourtour du nerf optique. La contraction du muscle droit interne dans les efforts exagérés de convergence agit dans le même sens.

Symptômes. — La myopie se révèle à l'examen le plus superficiel, par certains signes objectifs qui cependant peuvent tromper. C'est ainsi que la saillie du globe de l'œil est habituelle chez le myope. On remarque aussi une certaine tendance à la divergence des axes optiques, qui donne à la physionomie une expression particulière. Le clignement des paupières est fréquent; il a pour but de diminuer les dimensions de la pupille et par suite la grandeur des cercles de diffusion des images rétiniennes. La pupille est, en effet, le plus souvent dilatée, chez le myope.

Les troubles fonctionnels sont souvent très bien indiqués par le myope qui se plaint de ne pas voir nettement les objets éloignés et distingue parfaitement les objets rapprochés. Cependant les sujets jeunes sont parfois incapables de rendre compte du trouble qu'éprouve leur vision. Ils accusent seulement les phénomènes de l'*asthénopie musculaire*. Celle-ci est causée par l'insuffisance des muscles droits internes. Elle se révèle après un travail quelque peu prolongé par une sensation de tension du globe oculaire et par une douleur sus-orbitaire. En même temps les caractères se brouillent, les lignes et quelquefois les pages se dédoublent, et la lecture devient impossible.

L'acuité visuelle est bonne dans la myopie stationnaire; elle est même quelquefois supérieure à la normale. Mais, dans la myopie progressive, elle baisse considérablement. A cet affaiblissement de l'acuité visuelle se joint la perception de mouches volantes et d'autres troubles sous la dépendance des lésions de la choroïde, de la rétine ou du corps vitré.

Diagnostic. — Le diagnostic exact de la myopie peut être établi par différentes méthodes qui se contrôlent réciproquement. Ces méthodes, dont nous avons déjà parlé à propos de l'examen de la réfraction (voy. *Notions préliminaires*, p. 31 et suiv.), sont : la *méthode de Donders*, l'examen à l'*image droite*, l'emploi de l'*optomètre*, et l'étude des ombres ou *kératoscopie*.

La méthode *subjective* de Donders est celle à laquelle on a toujours recours, en dernière analyse, puisqu'elle fait connaître, en même temps que la mesure de la myopie, le verre qui doit être prescrit pour la corriger.

Elle consiste, comme on sait, à essayer successivement les verres concaves en commençant par les plus faibles. Le verre *le plus faible* avec lequel le sujet arrive à lire à 5 mètres la dernière ligne de l'échelle de Snellen donne la mesure de sa myopie.

Les indications de l'optomètre sont plus rapides que celles données par la méthode de Donders, mais quoique généralement concordantes, elles ne dispensent pas de recourir à cette dernière.

Les *méthodes objectives* de détermination de la myopie par l'ophthalmoscope (procédé de l'*image droite* et étude des *ombres*) permettent de mesurer la myopie sans avoir à tenir compte des réponses du sujet. Elles sont surtout précieuses dans l'examen des enfants, des illettrés et des individus qui ont quelque intérêt à tromper le médecin.

Nous rappelons que l'image renversée fournie par l'ophthalmoscope dans les myopies de 3 dioptries et au-dessus, est visible sans interposition de la loupe et qu'elle offre pour caractère essentiel de se déplacer en sens inverse des mouvements de l'observateur.

Le diagnostic de la myopie *progressive* est établi par les commémoratifs, par la diminution de l'acuité, et par les résultats de l'examen ophthalmoscopique qui montre le staphylome postérieur à bords dentelés, se rapprochant de la macula, et les plaques d'atrophie choroïdienne disséminées dans le voisinage de cette dernière région.

Parmi les causes d'erreurs dans l'appréciation de la myopie, nous signalerons le spasme de l'accommodation qui en augmente le degré. Le spasme du muscle ciliaire s'accompagne généralement de myosis et s'observe surtout chez les jeunes sujets. Pour en neutraliser les effets, il faut avoir recours aux instillations du collyre à l'atropine.

Pronostic. — Le pronostic de la myopie *stationnaire* n'est pas grave. C'est une infirmité facile à corriger et elle n'est gênante que dans les degrés un peu élevés.

La myopie *progressive* comporte au contraire un pronostic grave. Nous avons signalé le ramollissement du corps vitré, les corps flottants et le décollement de la rétine comme des complications fréquentes de cette forme de myopie. Elle aboutit souvent à la perte presque totale de la vision.

Avec les progrès de l'âge, la myopie simple se modifie, par suite de la réduction du pouvoir accommodateur. On dit généralement que la vue des myopes s'allonge. En réalité, pour eux, les inconvénients de la presbytie se font sentir plus tard que pour les yeux emmétropes, et dans les degrés élevés de myopie ils n'existent jamais. Un myope de 5 dioptries ayant son *remotum* à 20 centimètres n'a pas besoin de faire intervenir son accommodation pour lire à cette distance. Il ne ressentira donc à aucune époque de sa vie les effets de la presbytie. Un myope de 2 dioptries dont le *remotum* est à $0^m,50$, devra au contraire faire usage de verres convexes pour pouvoir lire à la distance de $0^m,50$, lorsqu'il ne possédera plus d'accommodation.

Traitement. — La prophylaxie de la myopie a préoccupé à juste titre les ophthalmologistes depuis un certain nombre d'années. C'est en améliorant les conditions d'éclairage et d'installation dans les écoles et en surveillant attentivement la position des écoliers pendant le travail qu'on peut arriver à diminuer le nombre toujours croissant des myopies acquises.

La lumière doit arriver largement et autant que possible du côté gauche. Les tables sur lesquelles les écoliers écrivent doivent être inclinées d'environ 30 degrés. Les livres imprimés en caractères trop fins seront rejetés. Si l'on constate un accroissement rapide de la myopie, on fera interrompre les études et pour paralyser l'accommodation on instillera le collyre à l'atropine.

La correction de la myopie se fait par l'usage des verres concaves déterminés par la méthode de Donders. Le principe qui guide dans la prescription du numéro du verre nécessaire est que d'une manière générale, la myopie ne doit pas être corrigée en totalité. Si la myopie est inférieure à 3 dioptries, il est inutile de faire porter des verres concaves pour la vision de près, et, pour la vision de loin, on se contentera de prescrire un numéro inférieur à celui qui mesure la myopie.

Dans les myopies moyennes, on corrigera un peu plus de la moitié de la myopie et l'on prescrira l'usage des lunettes pour le travail de près.

Dans le cas d'insuffisance des muscles droits internes, il peut être nécessaire de faire porter des verres prismatiques à base interne combinés avec les verres concaves. Dans certains cas même, on est conduit à pratiquer une ténotomie restreinte des droits externes ou un avancement capsulaire des droits internes pour s'opposer au strabisme externe qui tend à se produire.

Lorsqu'on constate l'existence d'une myopie progressive, il faut surtout s'attacher à traiter les complications constatées du côté des membranes profondes et interdire tout travail. La correction de la myopie progressive par l'usage des verres concaves est purement palliative et de peu d'effet.

c. — ASTIGMATISME

On donne ce nom à un défaut de courbure des milieux réfringents de l'œil, d'où résulte la formation de deux ou plusieurs foyers pour les faisceaux lumineux, de telle sorte que les images restent toujours confuses.

L'astigmatisme a été constaté pour la première fois par Young sur lui-même (1800) et étudié par Brewster (1817), par Airy (1827). La théorie a été donnée par Sturm en 1845; mais c'est seulement depuis l'invention de l'ophthalmomètre par Helmholtz et surtout depuis l'important mémoire de Donders (1862) qu'il est bien connu.

Dans la majorité des cas, l'astigmatisme est dû à un défaut de courbure de la cornée; quelquefois il dépend de modifications dans la forme ou la situation du cristallin.

Normalement, la cornée est un ellipsoïde de révolution à trois axes inégaux; mais elle réalise rarement ce type d'une manière parfaite; elle présente presque toujours des irrégularités et ses différents méridiens ont des réfringences inégales. Le méridien dont la courbure est généralement plus forte est le méridien vertical, et celui dont la courbure est plus faible, est le méridien horizontal. C'est cet état qu'on désigne sous le nom d'astigmatisme *conforme à la règle*.

L'astigmatisme est dit *régulier*, lorsque les deux méridiens dont la courbure diffère sont réciproquement perpendiculaires l'un à l'autre, quelle que soit d'ailleurs leur direction. Les expressions astigmatisme *conforme à la règle* et astigmatisme *régulier* ne sont donc pas synonymes.

Dans l'astigmatisme *irrégulier*, les courbures diffèrent non seulement d'un méridien à l'autre, mais elles présentent des inégalités sur le trajet d'un même méridien.

L'astigmatisme irrégulier est d'origine pathologique : il est le résultat d'inflammations de la cornée, de taies, de traumatismes de cette membrane.

Tandis que l'astigmatisme cornéen régulier peut être corrigé par l'emploi des verres cylindriques, l'astigmatisme irrégulier n'est pas susceptible de correction par ces verres.

L'astigmatisme est parfois dû à des déplacements ou à des déformations du cristallin. Tscherning a signalé la fréquence d'un léger degré d'obliquité dans l'axe du cristallin, d'où résulte l'astigmatisme. Souvent aussi des contractions irrégulières du muscle ciliaire modifient les courbures du cristallin et produisent l'astigmatisme. On admet que ces déformations de la courbure du cristallin ont surtout pour effet de compenser les défauts de courbure de la cornée et de neutraliser l'astigmatisme produit par celle-ci. En paralysant par l'atropine le muscle ciliaire, on met, en effet, chez un certain nombre de sujets, en évidence un astigmatisme qu'ils corrigent habituellement par l'action de ce muscle.

C'est de l'astigmatisme cornéen seul qu'il sera question dans ce qui va suivre.

L'existence de deux méridiens principaux de courbure inégale a pour conséquence la formation de deux foyers, dans l'œil. Si nous supposons que les rayons lumineux réfractés par l'un de ces méridiens vont réunir leurs images sur la rétine, les rayons réfractés par l'autre iront se former en deçà ou au delà de la rétine. Ce second méridien ne sera donc pas adapté ; de là, la formation d'images confuses.

On démontre par une figure géométrique qu'un point lumineux se peint sur la rétine par un point, suivant le méridien adapté et par une ligne suivant le méridien non adapté. On démontre aussi qu'une ligne, qui peut être considérée comme une série de points, n'est vue nettement que *lorsqu'elle est perpendiculaire au méridien adapté*.

On peut se rendre compte de ce fait en regardant à travers un verre cylindrique une croix formée, sur le papier, par une série de points. Si l'axe du cylindre est placé verticalement, l'œil est rendu astigmate avec prédominance de la courbure suivant le méridien *horizontal*. On constate que dans ces conditions les points déformés de la branche *horizontale* de la croix se confondent et donnent l'impression d'une ligne noire, diffuse seulement à ses extrémités. La branche verticale est vue trouble, mais chacun des points déformé, allongé transversalement, reste isolé et ne se fusionne pas avec ceux qui sont placés au-dessus et au-dessous.

La déformation des images par le verre cylindrique dans cette expérience, fait comprendre que l'on puisse corriger l'astigmatisme régulier par l'emploi rationnel des verres cylindriques. Ces verres sont obtenus par la section d'un cylindre creux ou plein suivant un plan parallèle à l'un de ses diamètres principaux. Ils sont concaves ou convexes.

Les rayons qui traversent le verre cylindrique suivant un plan parallèle à l'axe ne subissent pas de déviation. Ceux qui le traversent suivant un plan perpendiculaire à l'axe sont réfractés comme ils le sont par une lentille sphé-

Fig. 146. — Production artificielle de l'astigmatisme.

B, apparence que prend la croix A, vue à travers un verre cylindrique à axe vertical.

rique. Ces verres sont neutres suivant leur axe et sphériques dans le sens perpendiculaire à leur axe. Placés devant l'œil, ils peuvent donc agir en modifiant la marche des rayons lumineux dans une direction déterminée, et rester sans action sur leur marche dans la direction perpendiculaire à la première.

L'astigmatisme régulier, le seul que puissent corriger les verres cylindriques, est *simple* ou *composé*.

L'astigmatisme est dit *simple* lorsqu'un seul des méridiens a son foyer en deçà ou au delà de la rétine, le méridien perpendiculaire ayant son foyer sur la rétine. On a ainsi la combinaison de deux foyers : l'un correspondant au méridien emmétrope; l'autre au méridien anormal myope ou hypermétrope.

L'astigmatisme est *composé* lorsqu'aucun des méridiens n'est emmétrope et que, par conséquent, aucun des foyers ne se fait sur la rétine, tous les deux étant en deçà ou au delà, c'est-à-dire hypermétropes ou myopes.

Enfin l'astigmatisme est *mixte* lorsqu'aucun des méridiens n'étant adapté, l'un est myope et l'autre hypermétrope.

L'astigmatisme régulier porte habituellement sur les deux yeux, mais il est rarement de valeur égale sur chacun d'eux.

On a signalé, dans ces dernières années, les relations qui existent entre l'astigmatisme et la myopie. Martin (de Bordeaux) a même cru pouvoir établir une relation entre le siège du staphylome postérieur et l'inclinaison des méridiens principaux de l'astigmatisme. Mais Chauvel (*Archives d'ophthalmologie*, 1888, p. 193) se basant sur des statistiques considérables, a montré que ce rapport ne se vérifie que tout à fait exceptionnellement. Il a seulement reconnu que l'astigmatisme, déjà fréquent dans les myopies faibles, existe plus souvent encore dans les degrés élevés de myopie.

Diagnostic et traitement. — Plusieurs méthodes sont applicables à la recherche de l'astigmatisme et à la détermination de son degré.

Méthodes objectives. — L'emploi de l'ophthalmoscope (procédé de l'*image droite* ou de l'*image renversée*), l'étude des ombres fournies par le miroir (*kératoscopie* ou *skiascopie*), permettent de reconnaître l'astigmatisme objectivement. Il existe aussi des instruments spéciaux à l'aide desquels on peut déterminer objectivement l'astigmatisme. Ces instruments sont les divers *astigmomètres* et l'*ophthalmomètre* de Javal et Schiötz. Nous décrirons sommairement les astigmomètres les plus usités. La description de l'ophthalmomètre de Javal et Schiötz, instrument de recherches d'une grande précision, ne saurait trouver place ici.

L'emploi des divers astigmomètres est basé sur ce fait que si l'on projette sur la surface de la cornée l'image d'une figure géométrique simple, un carré, un cercle, celle-ci est réfléchie sans déformation par une cornée normale. La cornée d'un œil astigmate donne au contraire une image déformée et l'étude de la déformation permet de reconnaître quels sont les méridiens défectueux.

Placido a proposé un instrument fort simple, essentiellement composé d'un disque de carton ou de zinc supporté par un manche et percé à son centre d'une ouverture circulaire d'un centimètre de diamètre. Sur ce disque sont tracés des cercles concentriques alternativement blancs et noirs (fig. 147).

Le sujet à examiner tourne le dos à une fenêtre bien éclairée et regarde le centre du disque. L'observateur est en face de lui et voit l'image des cercles du disque réfléchie par la cornée. Si la cornée n'est pas astigmate, l'image réfléchie donne des cercles parfaits; si l'un des méridiens est astigmate, au lieu de cercles on a des ellipses, des ovales, et la déformation est d'autant plus

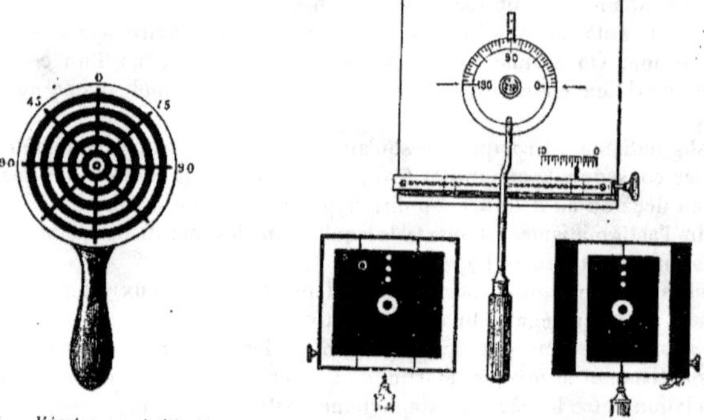

Fig. 147. — Kératoscope de Placido. Fig. 148. — Kératoscope enregistreur de de Wecker et Masselon.

marquée que la différence entre la courbure des méridiens de la cornée est plus grande.

De Wecker et Masselon ont fait construire un instrument dans lequel les cercles concentriques sont remplacés par l'image d'un carré se détachant en blanc sur un fond noir. Suivant l'état d'astigmatisme de la cornée, l'image réfléchie est un rectagle plus ou moins allongé ou un losange. A l'aide d'un mécanisme particulier, on ramène cette image à celle d'un carré parfait, et il suffit ensuite de lire derrière l'écran l'indication de la direction des deux méridiens principaux de la cornée et du degré du vice de réfraction.

Méthode subjective. — Le plus habituellement on détermine l'astigmatisme par la méthode subjective et par voie de tâtonnement à l'aide des verres cylindriques de la boîte d'essai.

Il faut, au préalable, avoir corrigé par les verres appropriés la myopie ou l'hypermétropie du sujet, comme nous l'avons indiqué précédemment. Au

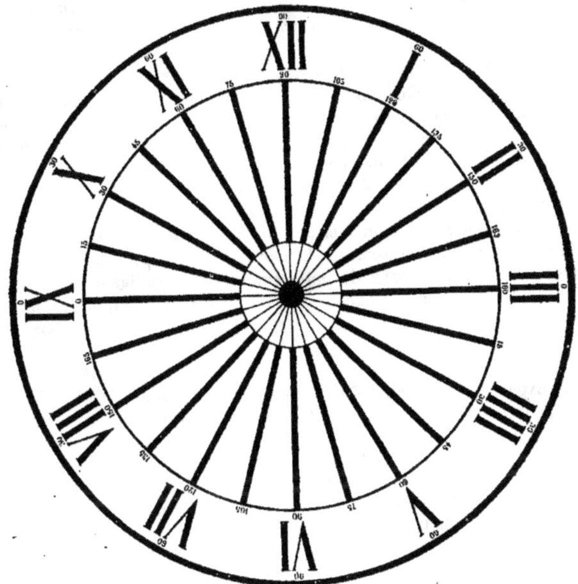

Fig. 149. — Cadran horaire pour la détermination de l'astigmatisme. (Parinaud.)

tableau portant l'échelle typographique, on substitue un tableau représentant une sorte de rose des vents ou mieux un cadran horaire dont les différents rayons ont une largeur déterminée. Si, à la distance de 5 mètres, tous les rayons sont vus avec la même netteté et parfaitement noirs, l'œil n'est pas astigmate. Si le sujet déclare voir nettes certaines lignes, et troubles ou grises d'autres lignes, il faut lui faire préciser avec exactitude la direction des unes et des autres.

Cette indication est, il faut le reconnaître, souvent difficile à obtenir d'une manière exacte, même de la part des sujets les plus intelligents, ce qui paraît dépendre de contractions irrégulières du muscle ciliaire qui modifient parfois, au cours de l'examen, l'état d'astigmatisme. Si les lignes *verticales* sont vues nettes et les lignes horizontales grises, on en conclut que le méridien *non adapté* est le méridien *vertical*. Dans la monture d'essai et au-devant du verre sphérique qui corrige déjà, s'il y a lieu, la myopie ou l'hypermétropie, on place alors un verre cylindrique convexe ou concave faible. L'axe de ce verre cylindrique doit être placé de telle sorte qu'il soit parallèle au méridien non adapté, c'est-à-dire vertical, dans le cas que nous supposons. L'effet correcteur d'un verre cylindrique ne s'exerce, en effet, que dans le sens perpendiculaire à son axe. Or, d'après ce que nous avons dit plus haut, si les lignes verticales sont vues nettement, c'est que le méridien horizontal est seul adapté ; il n'a donc pas besoin d'être corrigé, et l'axe du verre cylindrique lui doit être parallèle.

Le plus souvent, le méridien défectueux est vertical ou horizontal, mais sa direction est parfois oblique. Il faut donc donner au verre cylindrique des inclinaisons différentes et chercher par tâtonnement quelle est celle qui procure la meilleure correction. Pour cela, la monture des lunettes d'essai porte un cercle mobile qui permet de faire varier la direction de l'axe du cylindre, et une série de divisions de 0 à 180 degrés qui donne l'inclinaison de cet axe.

En général, dans les montures d'essai, les degrés sont inscrits de la droite à la gauche de l'observateur sur la moitié inférieure de la circonférence, par conséquent, dans le sens du mouvement des aiguilles d'une montre. C'est ainsi qu'ils sont exprimés dans la pratique. On formulera, par exemple :

OG. 50° + 2 cyl. + 1,50 sphér.

pour exprimer que l'œil gauche doit être muni d'un verre cylindrique de 2 dioptries convexes, incliné de 50 degrés et superposé à un verre sphérique convexe de 1 dioptrie 1/2.

Dans les derniers congrès de la *Société française d'ophthalmologie*, on a cherché à déterminer le meilleur mode de notation pour l'astigmatisme, sans qu'aucune formule générale ait encore été adoptée. Pour éviter toute erreur dans l'indication de l'inclinaison des axes, il est utile de figurer par un schéma, sur la prescription, la position qu'ils doivent occuper.

Nous avons dit que le choix du verre cylindrique convexe ou concave, aussi bien que le numéro était déterminé par le tâtonnement. C'est, en effet, par des essais successifs que l'on trouve le verre correcteur, et l'on ne s'arrête que lorsque le sujet déclare voir avec une égale netteté les lignes du cadran dans toutes les directions. Cette détermination, dans la pratique, ne laisse pas que d'être assez laborieuse.

Lorsqu'on se trouve en présence d'un cas d'astigmatisme *irrégulier*, la correction devient impossible. Le seul moyen d'améliorer la vue, dans ce cas, est d'essayer l'emploi de la fente sténopéique, mais la diminution d'éclairage qui en résulte ôte à ce moyen une partie de son efficacité.

II

TROUBLES DE LA RÉFRACTION DYNAMIQUE

a. — PRESBYTIE

La *presbytie* résulte de la diminution de l'amplitude de l'accommodation par les progrès de l'âge. Elle se traduit par l'impossibilité de voir nettement les objets rapprochés. C'est un trouble de la réfraction dynamique ou accommodative. Elle ne doit pas être confondue avec l'hypermétropie, qui est un vice de la réfraction statique d'origine presque toujours congénitale.

La vision distincte des petits objets exige que le *punctum proximum* soit à 25 centimètres environ. Pour l'œil emmétrope et dans la jeunesse, l'amplitude de l'accommodation est telle que la vision peut toujours se faire à cette distance, sans épuiser toute l'accommodation disponible et par conséquent sans fatigue. Il suffit de se reporter au schéma de Donders pour s'en convaincre. Mais, vers quarante-cinq ans, l'œil emmétrope ne dispose plus que de 3 dioptries 1/2 et ne peut plus ramener son *punctum proximum* à 25 centimètres, sans recourir à l'usage des verres.

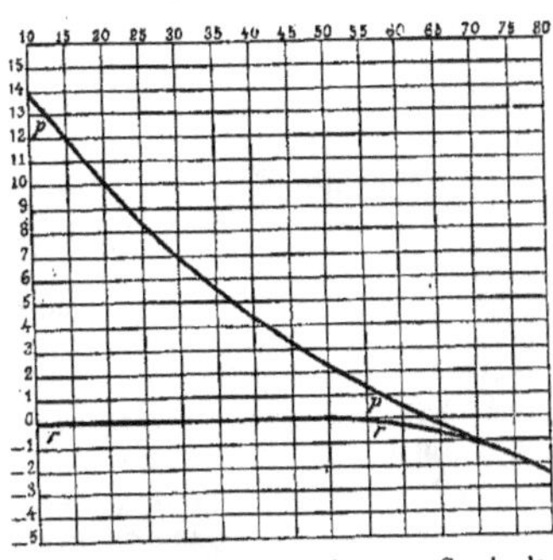

FIG. 150. — Schéma de Donders. r. r, Courbe de la réfraction statique. — p. p, Courbe de la réfraction dynamique.

La diminution du pouvoir accommodateur ne résulte pas d'un affaiblissement du muscle ciliaire, ou du moins l'affaiblissement ne suffit pas pour expliquer à lui seul la presbytie. C'est à la diminution de l'élasticité propre du cristallin que doit être rapportée la presbytie. Avec les progrès de l'âge, cet organe se sclérose et ne reprend plus une convexité suffisante, lorsque la zone de Zinn se relâche

La presbytie consiste dans l'impossibilité de voir nettement les petits objets, la vision à distance restant intacte. Elle s'annonce par des troubles et une fatigue dans le travail de près dont les patients ne s'expliquent pas tout d'abord bien la cause. Ces troubles sont ceux de l'*asthénopie accommodative* dont nous avons déjà parlé. Ils se produisent d'ailleurs d'une façon très variable, suivant l'état de la réfraction statique de l'œil et aussi suivant les professions. Les individus qui n'ont pas à exercer leur vision sur des objets rapprochés ressentent plus tardivement les effets de la presbytie.

L'emmétrope commence à éprouver les premières atteintes de la presbytie vers quarante cinq ans. L'hypermétrope les ressent à un âge moins avancé et en rapport avec le degré de son hypermétropie. Les sujets myopes de 2 ou

5 dioptries ne deviennent presbytes que tardivement, et ceux qui ont une myopie de 4 dioptries ayant leur *punctum remotum* à 25 centimètres, ne sont jamais presbytes, puisque leur œil est toujours accommodé pour cette distance.

Le presbyte et l'hypermétrope ont cela de commun que tous deux sont gênés pour la vision de près. Mais le presbyte voit encore nettement les objets situés à l'infini, et sa vision est troublée pour cette distance par l'interposition du verre convexe le plus faible. La vision à distance de l'hypermétrope est bonne, s'il a encore une amplitude d'accommodation suffisante, mais elle n'est pas troublée, ou elle est améliorée par l'interposition d'un verre convexe.

Le *traitement* de la presbytie consiste dans l'usage des verres convexes pour la vision de près. Ces verres sont déterminés par tâtonnement, et les presbytes doivent être prévenus que le numéro aura besoin d'être régulièrement augmenté avec les progrès de l'âge. A quarante-cinq ans, une demi-dioptrie convexe suffira pour un œil emmétrope; à cinquante ans, il faudra 1 dioptrie. L'augmentation est approximativement de 1/2 dioptrie tous les cinq ans. Il faut cependant toujours chercher par tâtonnement le numéro des verres avant d'en prescrire l'usage.

b. — PARALYSIE DE L'ACCOMMODATION

A propos de la *mydriase*, il a déjà été question de la paralysie du muscle ciliaire qui l'accompagne le plus habituellement. Cependant la paralysie de l'accommodation peut exister seule.

Par la perte de son pouvoir accommodateur, l'œil se trouve réduit à sa seule réfraction statique. S'il était antérieurement emmétrope, il reste accommodé pour la vision à distance; s'il était hypermétrope, il n'est plus accommodé pour aucune distance. L'œil myope a l'avantage de conserver son *remotum* à une distance limitée, et si la myopie atteint 4 dioptries, ce remotum se trouvant à 25 centimètres, la vision des objets rapprochés est encore possible.

Les causes de la paralysie de l'accommodation sont générales ou locales. La *syphilis*, le *rhumatisme* et la *diphthérie* sont les trois causes générales que l'on rencontre le plus ordinairement. La syphilis et le rhumatisme agissent souvent sur un seul œil. La diphthérie porte son action sur les deux yeux et presque toujours en même temps sur un des muscles extrinsèques de l'œil et sur le voile du palais. L'atropine et la duboisine sont des paralysants énergiques de l'accommodation.

Au nombre des causes locales, on peut encore citer les traumatismes et les tumeurs qui agissent sur la région ciliaire.

La paralysie de l'accommodation s'accompagne presque toujours de dilatation avec immobilité de la pupille. Lorsque ce signe fait défaut, comme cela se voit dans les paralysies syphilitiques et rhumatismales où les mouvements de l'iris sont conservés, les troubles fonctionnels révèlent seuls la paralysie. Le défaut de vision nette pour les objets rapprochés est le phénomène le plus saillant lorsque la paralysie atteint un œil emmétrope ou hypermétrope. Il s'y joint aussi quelquefois de la *micropsie*.

Pour bien apprécier la paralysie de l'accommodation, on devra, si un seul œil est atteint, examiner l'autre œil comme terme de comparaison. Dans le cas contraire, on recherchera objectivement quelle est la réfraction statique, et l'on se reportera au schéma de Donders pour évaluer la perte du pouvoir accommodateur correspondant à l'âge du sujet examiné.

Le *traitement* de la paralysie de l'accommodation consiste avant tout dans celui de la cause qui l'a produite. On traitera la syphilis et le rhumatisme par les médications appropriées, si leur influence est reconnue. Pour les paralysies diphthéritiques, on aura recours au traitement reconstituant.

Lorsque l'action des mydriatiques a déterminé la paralysie, on fait des instillations répétées d'un collyre à l'ésérine.

Si la paralysie résiste à ces moyens, on emploie les courants continus.

c. SPASME DE L'ACCOMMODATION

Le spasme du muscle ciliaire, en relâchant la zone de Zinn, permet au cristallin de reprendre, par sa seule élasticité, sa convexité maximum. Il en résulte une augmentation de la réfringence de l'œil.

Par le fait du spasme de l'accommodation, l'œil emmétrope se trouve dans les conditions de l'œil myope : il ne réunit plus sur sa rétine les rayons venant de l'infini. L'œil hypermétrope lui-même peut présenter une myopie temporaire. Pour l'œil déjà atteint de myopie statique, le degré de cette myopie se trouve accru.

Le spasme de l'accommodation se rencontre surtout chez les jeunes gens qui ont un muscle ciliaire développé et un cristallin très élastique. Il est souvent occasionné par l'insuffisance des muscles droits internes chez les myopes. Les efforts exagérés de convergence auxquels ils se livrent déterminent le spasme du muscle ciliaire en raison des relations intimes qui existent normalement entre la convergence et l'accommodation.

L'instillation du collyre à l'ésérine produit aussi, avec un myosis très marqué, un spasme accommodatif énergique. On a signalé enfin l'influence de certains traumatismes superficiels portant sur la région ciliaire.

Les signes par lesquels se révèle le spasme de l'accommodation sont un myosis plus ou moins prononcé et des phénomènes douloureux analogues à ceux de l'asthénopie musculaire. Cependant le myosis peut manquer, comme la mydriase dans la paralysie de l'accommodation. La vision à distance est plus ou moins troublée suivant l'état antérieur de la réfraction statique de l'œil. On a noté quelquefois comme signe de la *macropsie*.

Le spasme se produit dès que le sujet veut se livrer à un travail appliquant, et tout travail devient alors impossible. D'autres fois, le spasme est permanent.

Le *diagnostic* s'établit en tenant compte des signes que nous venons d'énumérer et en soumettant l'œil à une atropinisation qui détruit le spasme et permet de constater l'état de la réfraction statique.

Le *traitement* du spasme accommodatif consiste dans la cessation de tout travail et dans l'instillation répétée d'un collyre à l'atropine.

DEUXIÈME PARTIE

MALADIES DES ANNEXES DE L'ŒIL

CHAPITRE PREMIER

MALADIES DES SOURCILS

Limitée à l'espace recouvert par les poils qui constituent les sourcils, la région sourcilière repose sur la saillie de l'arcade orbitaire du frontal et ne comprend pour nous que des parties molles, peau, poils et glandes annexées.

DENONVILLIERS et GOSSELIN, *Compend. de chir. pratique*, III, p. 122. — E. CHARVOT, Art. SOURCILS. *Dict. encyclop. des sc. méd.*, 3e série, t. X, p. 645. — A. DESPRÈS, Art. SOURCILS, *Dict. de méd. et de chir. prat.*, t. XXXIII, p. 371.

I

ANOMALIES ET DIFFORMITÉS

Les difformités congénitales des sourcils n'ont qu'un médiocre intérêt pour le chirurgien. Holub, cité par Mackenzie, aurait vu les sourcils constitués par une double rangée de poils, et Walther a décrit sous le nom de *hétérotrichosis*, l'anomalie consistant dans l'existence simultanée de poils de couleurs différentes sur un même sujet.

A la suite des brûlures et des plaies, il est fréquent de voir les sourcils détruits ou fortement déviés par la rétraction cicatricielle. L'altération profonde qui résulte, pour la physionomie, de cette destruction ou de cette déviation peut obliger à tenter une opération autoplastique. C'est ainsi que Duplay a, dans un cas, emprunté au cuir chevelu le lambeau destiné à suppléer à l'absence des poils du sourcil. Le plus ordinairement, d'ailleurs, la restauration du sourcil se confond avec celle de la paupière, presque toujours intéressée en même temps. Nous renvoyons donc au chapitre où sera traitée l'anaplastie des paupières.

II

LÉSIONS TRAUMATIQUES

Elles consistent en contusions et en plaies par instruments piquants, tranchants et contondants. Les fractures de l'arcade orbitaire avec ou sans enfoncement de la paroi du sinus frontal seront étudiées avec celles des parois de l'orbite.

Koenig, Étude historique et critique sur la nature des amauroses consécutives aux blessures de l'orbite. Thèse de Paris, 1874. — Bernède, Étude sur l'amaurose consécutive au traumatisme de la région préorbitaire. Thèse de Paris, 1882-1883. — Tardif, Contribution à l'étude des accidents consécutifs aux lésions du nerf sus-orbitaire. Thèse de Paris, 1884-1885.

Contusions. — Les contusions de la région sourcilière ont une fréquence qu'explique la proéminence de l'arcade osseuse qui la supporte. Elles résultent de coups ou de chutes sur la face et s'observent en particulier chez les ivrognes et chez les épileptiques. Tant que la contusion ne s'accompagne ni de plaie, ni de fracture, le pronostic est peu grave. Il y a bosse sanguine ou simple ecchymose, suivant le degré de la contusion. L'infiltration s'étend surtout du côté du tissu cellulaire des paupières dont la laxité favorise la diffusion du sang, et la teinte ecchymotique qui en résulte met de quinze jours à trois semaines à disparaître après avoir passé par la dégradation successive des teintes propres à la matière colorante du sang sorti des vaisseaux.

La terminaison habituelle est la résolution. La suppuration ne s'observe que si la contusion a été assez violente pour produire une eschare. Mais lorsque la périostite qui accompagne fréquemment les contusions de cette région se répète, elle se traduit par une augmentation persistante de volume de l'apophyse orbitaire externe du frontal. Méricamp a signalé l'existence de cette déformation spéciale chez les épileptiques à la suite des chutes sur la face.

Plaies. — Les plaies proprement dites présentent dans cette région quelques particularités qui méritent de fixer l'attention.

Les *plaies par instruments piquants*, dans quelques cas exceptionnels, ont des conséquences sérieuses et même graves.

La présence des ramifications nerveuses des branches de la cinquième paire explique les douleurs vives observées lorsque celles-ci sont atteintes par l'instrument. Dans un cas souvent cité de Dupuytren, non seulement la piqûre du nerf frontal donna lieu à des douleurs excessives que la section complète du nerf put seule faire cesser, mais il se produisit, consécutivement une amaurose et la cécité fut définitive. Nous aurons à revenir sur l'interprétation que comportent les faits de ce genre.

Plaies par instruments tranchants. — Elles ne présentent rien de spécial à cette région. Si elles ont des dimensions un peu considérables avec tendance à l'écartement des bords de la plaie, il y a lieu d'en réunir les lèvres à l'aide de quelques points de suture, après avoir eu soin de faire un lavage exact avec une solution antiseptique. Alors même que le périoste aurait été intéressé et l'os mis à nu, la réunion primitive s'effectue bien si le fond de la plaie a été débarrassé de tout corps étranger.

Dans un cas où la plaie produite par un éclat de verre présentait une obliquité extrême de la section de la peau, suivant l'épaisseur, nous nous sommes bien trouvé de l'emploi de longues bandelettes de taffetas d'Angleterre imbriquées en X; elles permirent d'obtenir un affrontement plus exact que ne l'eussent fait des points de suture.

Lorsqu'une des branches nerveuses de la région a été divisée en même temps que la peau, on observe une anesthésie circonscrite des téguments; mais cette anesthésie finit toujours par disparaître.

Plaies contuses. — Elles résultent parfois de l'action d'un corps dur et irrégulier tel qu'une pierre venant frapper le sourcil et agissant sur la peau de dehors en dedans, à la manière ordinaire. Plus souvent peut-être, ainsi que l'a montré Velpeau, elles sont produites de *dedans en dehors*, le bord mince et presque tranchant de l'arcade orbitaire sectionnant le derme de sa face profonde vers sa superficie, sous la pression d'un corps mousse.

Ces plaies sont fréquentes à la suite des rixes, des chutes occasionnées par l'ivresse.

De direction parallèle à l'arcade orbitaire et de peu d'étendue, la solution de continuité a souvent la netteté d'une plaie par instrument tranchant. Cette apparence doit toujours être présente à l'esprit du chirurgien lorsqu'il a à apprécier, au point de vue médico-légal, le mode de production de ces plaies. La contusion en outre est plus étendue qu'on ne le supposerait et les lèvres de la plaie sont infiltrées de sang, incrustées de sable, de terre, souillées par la présence de corps étrangers. Elles saignent en général médiocrement et malgré la dénudation de l'os que le stylet fait reconnaître, si elles sont soigneusement lavées et recouvertes d'un pansement protecteur antiseptique, elles guérissent sans suppuration.

Très souvent aussi, on les voit se compliquer d'inflammation et de suppuration, soit qu'elles aient été infectées au moment même de l'accident, soit qu'elles l'aient été secondairement par un pansement non aseptique.

La tuméfaction s'étend alors au tissu cellulaire des paupières et toute la région prend une rougeur comme érysipélateuse. En même temps, il y a élévation de la température, quelques frissons, des troubles gastriques. Il est fréquent de confondre ces symptômes avec ceux du début d'un érysipèle. Mais si l'on examine la région à une époque encore rapprochée du début, on reconnaît qu'il s'est déjà formé de la suppuration dans le tissu cellulaire lâche de la paupière supérieure ou dans celui de la région temporale. La fluctuation existe, quoique parfois difficile à constater. Si on lave la plaie que recouvrent presque toujours, dans ces cas, des croûtes sanguines adhérentes, et si on en écarte les bords avec l'extrémité d'un stylet, on voit du pus s'écouler et le patient se trouve soulagé. Il ne faut pas cependant s'en tenir à cette évacuation généralement insuffisante; il faut pratiquer une incision dans un point plus déclive, la partie moyenne de la paupière supérieure, par exemple, et maintenir au besoin l'incision béante par un très petit drain. On voit alors, dans l'espace de vingt-quatre heures, la rougeur et la tuméfaction diminuer ou même disparaître; les phénomènes généraux s'amendent et il ne reste plus qu'à favoriser par un pansement antiseptique humide la cicatrisation de la plaie.

Les auteurs du *Compendium de chirurgie* signalent comme possible, à la suite des plaies que nous étudions, la suppuration du tissu cellulaire de l'orbite. Cette grave complication est heureusement exceptionnelle et ne peut guère se rencontrer en dehors des cas où il y a pénétration d'un corps étranger dans le tissu cellulaire de la loge orbitaire, ou fissure concomitante de la paroi supérieure de l'orbite avec déchirure du périoste.

Une complication qui a beaucoup préoccupé les chirurgiens, depuis Hippocrate, et à laquelle nous avons déjà fait allusion, c'est l'amaurose consécutive aux plaies du sourcil (*amaurose sympathique*).

Morgagni a cité deux faits empruntés à Camerarius et à Valsalva et y a ajouté une observation qui lui est personnelle. Vicq d'Azyr, Ribes, Beer, Sabatier, Mackenzie, Boyer et Dupuytren, se sont occupés de cette grave complication. Malheureusement, les observations antérieures à la découverte de l'ophthalmoscope ne peuvent guère éclairer la question et, depuis que l'on fait usage de cet instrument, les observations de ce genre sont devenues beaucoup plus rares.

Boyer et Dupuytren attribuaient l'amaurose dite sympathique à une lésion concomitante du cerveau et de ses membranes, telle qu'un épanchement de sang à l'intérieur du crâne. Cette explication est évidemment rationnelle. L'étude des fractures de la base du crâne a montré, en effet, la fréquence des fissures de la paroi supérieure de l'orbite intéressant le trou optique. Il suffit, en ce point, d'un épanchement sanguin ou d'une mince esquille comprimant le nerf optique pour expliquer les troubles survenus du côté de la vision. Berlin a développé cette idée avec preuves nécroscopiques à l'appui, comme on le verra plus loin au chapitre des *Fractures de l'orbite*.

Dans un cas cité par Hutchinson, l'examen ophthalmoscopique pratiqué dès le début ne montra rien d'anormal chez un jeune homme atteint de perte de la vision de l'œil gauche à la suite d'une contusion du sourcil. Mais dix-huit mois plus tard, la papille fut trouvée pâle, atrophiée, excavée et portant à son bord interne une tache pigmentaire très remarquable, sans analogue dans l'autre œil. Il est légitime d'admettre avec Abadie (*Traité des maladies des yeux*, 2e édition, t. I, p. 77) qu'une fracture du sommet de l'orbite avait déterminé dans l'espace sous-vaginal du nerf optique une hémorrhagie dont l'apparition du pigment autour de la papille n'était qu'une manifestation tardive.

Dans d'autres cas, l'ophthalmoscope a révélé l'existence de décollements de la rétine ou d'hémorrhagies intra-oculaires, lésions qui rendent encore mieux compte de la perte de la vision. On ne doit pas oublier non plus que l'atrophie du nerf optique est quelquefois la conséquence d'un érysipèle de la face. Or l'érysipèle est une complication fréquente des plaies contuses de la région sourcilière. H. Noyes (*American med. Times*, 1862) a cité un fait de ce genre.

A mesure que les observations précises se multiplieront, il deviendra inutile de recourir aux anciennes hypothèses proposées pour expliquer les cas de cécité consécutive aux traumatismes de la région du sourcil. Ces hypothèses, introduites dans la science à une époque où l'on ne connaissait que très imparfaitement le mécanisme de l'action dite réflexe, avaient d'ailleurs le défaut de pécher même par la base anatomique. C'est ainsi que Sabatier supposait que l'irritation du nerf frontal lésé se propageait à son bout postérieur et de là aux nerfs ciliaires qu'elle paralysait. Ribes voulait qu'elle gagnât le nerf nasal et de là le ganglion ophthalmique qui transmet à la rétine des filets du sympathique. Vicq d'Azyr, cependant, dans ses expériences sur les animaux n'avait pu, en irritant le nerf frontal, produire l'amaurose.

Il est plus rationnel d'admettre que le traumatisme a agi en même temps sur le nerf optique pour le comprimer par l'intermédiaire d'une esquille ou d'un épanchement sanguin sous-vaginal. L'idée d'un ébranlement de la rétine, suivi d'une abolition de ses fonctions, émise par Mackenzie et Tyrrell, serait, en tout cas, plus physiologique que les hypothèses de Sabatier et de Ribes.

D'ailleurs, les faits que ces hypothèses ont la prétention d'expliquer sont très disparates. Il y a des cas, en effet, où l'amaurose a été immédiate et complète, d'autres où elle est survenue tardivement. Dans quelques cas elle s'est produite lentement et progressivement. Enfin, si le plus souvent elle a été définitive, il est arrivé aussi qu'on l'ait vue disparaître au bout d'un certain temps. A des évolutions aussi variées doivent répondre des lésions différentes.

III

LÉSIONS INFLAMMATOIRES DE LA RÉGION SOURCILIÈRE

La plupart des lésions non traumatiques de la région du sourcil relèvent de la dermatologie et n'intéressent que peu le chirurgien. Telles sont le pityriasis et l'alopécie des syphilitiques qu'il suffit de rappeler.

Le *furoncle* mérite seul une mention spéciale. Il détermine dans cette région une douleur vive et s'accompagne fréquemment d'engorgement du ganglion pré-auriculaire. Après l'élimination du bourbillon, la destruction d'un certain nombre de follicules pileux laisse, en outre, une cicatrice persistante et apparente par suite de la non reproduction des poils.

Exceptionnellement, on a observé des accidents graves et même mortels pendant l'évolution de furoncles du sourcil. Charvot (*Dict. encycl. des sciences médicales*, 3e série, t. X, p. 645, art. SOURCILS) cite le fait d'un infirmier enlevé en douze heures par une phlébite suppurée des veines temporales et du sinus caverneux consécutive à un furoncle de la queue du sourcil.

Le pronostic des furoncles de cette région, comme celui des anthrax de la lèvre supérieure, doit donc être réservé.

IV

TUMEURS DE LA RÉGION SOURCILIÈRE

RÉGNIER, Étude sur les kystes dermoïdes de la queue du sourcil. Thèse de Paris, 1869. — LAMPS, Essai sur les kystes dermoïdes du sourcil. Thèse de Paris, 1874. — LARGER, *Bull. de la Soc. de chir.*, 1886, p. 313. Discussion. — LE LAN, Des kystes dermoïdes de la queue du sourcil. Thèse de Montpellier, 1889.

Presque toutes les variétés de tumeurs des parties molles ont été observées à la région sourcilière. Nous mentionnerons les *angiomes*, les *lipomes*, les *fibromes*, qui prennent naissance dans le tissu cellulaire sous-cutané, sans oublier les méningocèles et les encéphalocèles venues de l'intérieur du crâne.

La connaissance de ces différentes tumeurs a de l'importance surtout pour le diagnostic différentiel, mais il n'y a pas lieu de les décrire isolément parce qu'elles ne présentent pas de caractères propres à cette région.

Il existe une autre catégorie de tumeurs qu'on y rencontre spécialement; nous voulons parler des *kystes* et parmi ces derniers, nous décrirons avec quelques détails les kystes dermoïdes. Les kystes que l'on rencontre au sourcil sont les kystes *hydatiques* qu'il suffit de mentionner, les kystes *sébacés* et les kystes *dermoïdes* ou branchiaux.

1° KYSTES SÉBACÉS

Les kystes sébacés ne sont pas rares et se développent indifféremment vers la tête ou vers la queue du sourcil; ce sont des tumeurs ayant depuis le volume d'une lentille jusqu'à celui d'une noisette, arrondies ou ovalaires, élastiques sous le doigt et même fluctuantes, lorsque leur volume permet une exploration suffisante. Leur caractère principal est de faire plus ou moins corps avec la face profonde du derme dont elles ne peuvent être isolées par le pincement de la peau et de présenter en un point la trace de l'orifice de la glande qui a été l'origine de la tumeur. Cependant les kystes sébacés très anciens et volumineux deviennent souvent mobiles et en apparence indépendants de la peau qui les recouvre, et la trace de l'orifice glandulaire disparaît quelquefois. Ces tumeurs sont toujours mobiles sur les parties sous-jacentes et n'ont avec le périoste que des rapports de voisinage.

Elles apparaissent à une époque quelconque de la vie et ne sont pas congénitales. Elles s'accroissent plus ou moins rapidement et parfois, sans cause appréciable s'enflamment, deviennent douloureuses, rougissent et suppurent.

Elles ne doivent pas être confondues avec les kystes dermoïdes décrits plus loin. La distinction des deux espèces de kystes est aujourd'hui nettement établie, mais pendant longtemps ils ont été confondus, et les auteurs du *Compendium de chirurgie* les ont englobés dans une même description.

Lorsque les kystes sébacés prennent un volume gênant, lorsqu'ils deviennent douloureux, ils doivent être enlevés par dissection. L'incision, parallèle au sourcil, met à nu la poche dont il importe d'isoler complètement les parois, sans pénétrer, s'il est possible, dans sa cavité. Si le kyste est ouvert, au cours de l'opération, il faut s'assurer après l'avoir extrait qu'il n'en reste aucun fragment au fond de la plaie. Même en agissant avec ces précautions, il arrive quelquefois que la récidive se produit.

Les *kystes pierreux* et *calcaires* décrits par Sichel père et fils (*Annales d'oculistique*, 1867, t. LVII, p. 211) paraissent n'être que des kystes sébacés dont le contenu a subi la transformation calcaire. Ils sont comparables aux concrétions de même nature que l'on observe dans les parois du scrotum.

Ces kystes que les auteurs du mémoire cité sont disposés à croire congénitaux, caractère qui les rapprocherait des kystes dermoïdes, se présentent sous la forme de petites tumeurs ayant de quelques millimètres à 1 centimètre 1/2 de diamètre, d'une dureté pierreuse, de forme irrégulièrement ovalaire ou quadrangulaire et généralement aplatie. On les observe surtout au niveau du tiers externe du sourcil; elles jouissent d'une certaine mobilité par rapport à la peau et sont plus ou moins adhérentes par leur face profonde. Dans quelques cas elles empiètent sur la paupière supérieure ainsi que l'a observé Rizet.

L'analyse chimique du contenu de ces kystes, faite par Lecomte, a montré qu'ils renferment surtout du carbonate de chaux et de magnésie.

Ces kystes ne peuvent guère être confondus qu'avec des corps étrangers enkystés, comme cela s'est vu, dans le tissu cellulaire sous-cutané. Ils n'entraînent pas d'inconvénients sérieux, mais l'ablation en est souvent réclamée par les patients. Elle se fait par dissection et nécessite, d'après J. et A. Sichel, une incision un peu longue à cause des adhérences que l'on rencontre à la face profonde du kyste.

2° KYSTES DERMOÏDES

Les kystes dermoïdes de la région sourcilière ont été longtemps confondus avec les kystes sébacés ou loupes dont nous venons de parler. Les travaux modernes permettent de se bien rendre compte de leur mode de formation et expliquent les deux caractères qui les distinguent : la congénitalité et la structure particulière de leurs parois. Lawrence les a décrits en 1838 (*London med. Gaz.* XXI, p. 471). Carron du Villards et Tavignot et plus tard Gaillard, de Poitiers (*Union médicale*, 1856, p. 302), ont publié des mémoires sur cette variété de kystes qui a été, en 1859, l'objet d'une discussion à la Société de chirurgie. Aux kystes dermoïdes se rattachent les *kystes à contenu huileux* dont A. Le Dentu en 1879, et A. Demons en 1880, ont rapporté des exemples et dont nous avons nous-même tout récemment observé un cas.

Pathogénie. — Pour se bien rendre compte du mode de formation des kystes dermoïdes du sourcil, il faut se rappeler que chez l'embryon le développement de l'extrémité supérieure se fait par des bourgeons ou arcs branchiaux séparés primitivement par des fentes dites branchiales. Ces fentes disparaissent par fusion de leurs bords. La fente branchiale supérieure est limitée par la vertèbre céphalique antérieure qui doit former le front et le premier arc branchial destiné à la formation des mâchoires. Son extrémité postérieure répond à la partie externe de l'orbite. Or, qu'en ce point, par suite d'un trouble dans l'évolution des bourgeons qui limitent la fente, la soudure se fasse superficiellement avant que la soudure profonde soit opérée, il pourra y avoir inclusion d'une partie de la peau, comme l'a établi Verneuil et après lui Remak. C'est cette portion incluse de la peau qui devient l'origine de la formation du kyste dans lequel on retrouve toutes les productions du derme et de ses dépendances.

La théorie de l'inclusion est aujourd'hui admise par la majorité des chirurgiens et a été affirmée par Lannelongue dans son *Traité des kystes congénitaux*. Cependant Larger (*Bulletins de la Soc. de chir.*, t. XII, p. 313, 1886 et t. XIII, p. 400) s'est élevé contre elle. Il considère les kystes de la queue du sourcil comme de simples kystes sébacés dont un traumatisme a provoqué le développement au moment ou à une époque rapprochée de la naissance.

Anatomie pathologique. — Le siège habituel de ces kystes est la partie externe du sourcil. Exceptionnellement on les voit siéger à l'angle interne et supérieur de l'orbite, au niveau de la racine du nez. Quant à leur plus grande fréquence du côté gauche, admise par les auteurs du *Compendium*, elle n'est pas prouvée. Le volume de ces tumeurs varie de celui d'un noyau de cerise à celui d'une pomme d'api. Chauvel, cité par Charvot, en a observé un du volume d'un œuf, chez un arabe. La paroi du kyste a la structure du derme, avec ses dépendances, l'épiderme formant la face interne directement en contact avec le contenu. Des poils fins, plus ou moins nombreux, généralement de couleur blanchâtre, sont implantés dans ce derme, isolément ou par touffes; ces poils sont courts, ils ont seulement quelques millimètres de longueur et se détachent successivement pour se mélanger au magma blanc-grisâtre ou jaunâtre qui remplit la poche. Ce magma est formé de cellules épidermiques provenant de la face interne de la paroi et de petites granulations nageant dans une graisse demi-liquide.

Verneuil et Clado ont récemment décrit dans le contenu de ces kystes des microbes pathogènes qu'ils ont pu cultiver et inoculer (*Séance de l'Acad. des sciences*, du 17 déc. 1888).

Dans l'observation de Le Dentu (kyste dermoïde congénital de la racine du nez) la poche avait des parois très minces et le contenu était constitué par un liquide, jaune-citron clair, ayant l'apparence d'huile d'olives figée. Des poils nombreux et des grumeaux de matière grasse étaient mélangés à ce liquide.

Dans le fait communiqué par A. Demons à la Société de chirurgie, la ponction avait retiré un liquide jaune semblable à de l'huile d'olives et qui se figea bientôt. L'examen microscopique de la paroi pratiqué par Coyne ne fit découvrir ni épithélium, ni papilles, mais des poils rudimentaires implantés obliquement et des traces de glandes sébacées.

Les kystes dermoïdes sont sous-jacents à la peau et aux muscles de la région. Ils affectent des connexions plus ou moins intimes avec le périoste. L'os est souvent déprimé à ce niveau et tout autour de la dépression il s'est formé, comme dans le céphalématome, un bourrelet périostique ou osseux. On a vu la dépression osseuse assez profonde pour admettre l'extrémité du doigt et, dans un cas, se prolongeant obliquement en dehors sous forme d'une cavité de 1 à 2 centimètres, sans communication avec le sinus frontal. Il faut reconnaître toutefois que ces dispositions sont exceptionnelles et que souvent la dépression osseuse est peu ou pas sensible.

Symptomatologie. — Bien que les kystes dermoïdes existent au moment de la naissance, il est rare, qu'en raison de leur faible volume, à cette époque, ils attirent l'attention. C'est, le plus ordinairement, vers l'âge de sept ou huit ans, lorsqu'ils commencent à former une saillie apparente, que le chirurgien est consulté; mais presque toujours, en questionnant bien les parents, on arrive à acquérir la certitude que dès les premiers temps ils avaient remarqué quelque chose d'anormal dans la région.

La tumeur de volume variable, celui d'une noisette en moyenne, occupe la queue du sourcil, est arrondie ou ovalaire, parfois légèrement bosselée. Elle soulève la peau qui est lisse, unie, sans changement de coloration à ce niveau, sans trace d'orifice oblitéré, mobile sur la tumeur. Celle-ci présente une certaine rénitence ou même de la fluctuation, quand elle est un peu volumineuse. Elle ne se déplace pas librement sur le plan osseux sous-jacent, sans pourtant être intimement unie à l'os, sauf dans les cas rares où il y a une véritable loge osseuse enclavant le kyste. S'il existe des irrégularités périostiques ou osseuses au pourtour, le doigt les perçoit à travers la peau.

L'augmentation de volume de la tumeur est très lente. A un certain moment celle-ci cesse ordinairement de s'accroître. Très exceptionnellement elle atteint le volume d'une pomme d'api ou d'un œuf. Ordinairement elle ne dépasse pas celui d'une petite noix et bien des patients conservent des kystes de ce volume jusqu'à la fin de leur existence. Mais il arrive aussi que la tumeur, sans cause appréciable, devient douloureuse, rougit et s'enflamme. La suppuration se produit alors et si la poche s'ouvre spontanément, il en résulte une fistule persistante, ou bien l'ouverture se ferme et la tumeur se reproduit comme auparavant.

Diagnostic. — Nous avons dit précédemment quels sont les caractères des *kystes sébacés* de la région, mobiles sur le périoste, attenant plus ou moins à la face profonde de la peau, et quand ils sont très peu volumineux faisant corps avec le derme.

Les *lipomes* ont une forme généralement plus lobulée, sont complètement mobiles sur le plan osseux, mais le diagnostic présente souvent des difficultés sérieuses.

Les *fibromes*, les *kystes pierreux* se reconnaissent surtout à leur consistance.

Les *kystes hydatiques*, vu leur rareté et les caractères communs qu'ils possèdent, risquent fort d'être confondus avec les kystes dermoïdes. Cependant leur développement est plus rapide et ils apparaissent à un âge quelconque sans être précédés par une tumeur de moindre volume.

Les *abcès ossifluents* sont comme certains kystes dermoïdes entourés à leur base d'un bourrelet ostéo-périostique, mais ils se forment plus rapidement et leur évolution s'accompagne de douleurs que la pression exagère.

Il y aurait danger véritable à confondre une *méningocèle* avec un kyste dermoïde. Les deux affections sont congénitales, mais le développement de la méningocèle est plus précoce; et, au début, du moins, la pression réduit le volume de la poche en faisant refluer le liquide céphalo-rachidien dans le crâne et en déterminant quelques phénomènes cérébraux. Plus tard, lorsque la communication avec l'intérieur du crâne est oblitérée ou très étroite, ces phénomènes ne se produisent plus et le diagnostic devient très embarrassant, pour les tumeurs situées au niveau de la tête du sourcil et de la racine du nez.

Le **pronostic** des kystes dermoïdes n'est pas grave. La difformité souvent très apparente qu'ils déterminent oblige seule à les enlever. Abandonnés à eux-mêmes, sauf dans les cas où ils s'enflamment spontanément, ils ne causent jamais d'accidents.

Traitement. — Le seul traitement à employer est la dissection de la tumeur et l'ablation.

L'incision, parallèle au sourcil et dépassant les limites du kyste, met celui-ci à nu. La dissection des adhérences profondes peut être faite avec des ciseaux mousses. On évitera autant que possible d'ouvrir la poche pour être plus certain de l'enlever complètement. On ne doit pas craindre de dénuder l'os dans les points où le kyste est en contact avec lui et il nous semble difficile, à moins de prolongements dans une cavité osseuse anfractueuse, que le chirurgien soit amené à laisser une partie des parois du kyste adhérente à l'os pour la détruire ensuite par la cautérisation, comme cela a été conseillé.

Le kyste enlevé, les lèvres de la plaie sont réunies par des points de suture et saupoudrées d'iodoforme ou de salol. Si l'on a observé rigoureusement les règles de l'antisepsie, on peut se dispenser de laisser un drain dans un des angles de la plaie et obtenir la réunion immédiate superficielle et profonde.

CHAPITRE II

MALADIES DES PAUPIÈRES

MICHEL, Krankheiten der Lider. *Handbuch der Augenheilkunde von Alfred Graefe u. Theod. Saemisch*, Bd. IV, p. 369. Leipzig, 1876. — PANAS, art. PAUPIÈRES. *Dict. de méd. et de chir. prat.*, t. XXVI, p. 245. Paris. 1878. — DE WECKER et LANDOLT, Traité complet d'ophthalmologie, t. I. Paris, 1880. — E. CHARVOT, art. PAUPIÈRES. *Dict. encycl. des sc. méd.*, 2ᵉ série, t. XXI, p. 668. Paris, 1885. — Traités généraux de ABADIE, GALEZOWSKI, ED. MEYER.

I

ANOMALIES CONGÉNITALES

Les vices de conformation congénitaux, d'ailleurs assez rares, des paupières sont le résultat d'arrêts ou de troubles dans le développement pendant la vie embryonnaire. S'ils n'avaient qu'un intérêt tératologique, il suffirait de les énumérer et de définir exactement la signification des noms bizarres sous lesquels ils sont désignés dans les traités d'ophthalmologie. Mais comme l'existence de ces vices de conformation, en raison des troubles fonctionnels qu'ils entraînent, oblige presque toujours à intervenir pour y remédier par une opération, nous en donnerons une description sommaire et nous renvoyons pour le traitement au chapitre où nous décrivons celui des difformités acquises, qui leur est applicable.

Au moment de la naissance, on a constaté chez l'enfant les anomalies suivantes :

1° La division des paupières suivant leur hauteur (*colobome palpébral*);

2° L'absence ou l'insuffisance des paupières (*ablépharie* et *lagophthalmie*);

3° L'adhérence des paupières par leur bords (*ankyloblépharon*) et l'étroitesse de la fente palpébrale (*blépharo-phimosis*);

4° L'adhérence plus ou moins étendue au globe de l'œil (*symblépharon*);

5° L'existence de replis anormaux au niveau de l'angle interne ou de l'angle externe (*épicanthus*).

1° COLOBOMA PALPÉBRAL

Cette anomalie consiste en une échancrure ou fente qui divise la paupière dans toute son épaisseur comme le fait le bec-de-lièvre pour la lèvre supérieure. L'échancrure a la forme d'un triangle plus ou moins surbaissé dont la base répond au bord libre. Les côtés généralement épais sont formés soit par la peau, soit par la conjonctive et dépourvus de cils, sauf de rares exceptions (observations de Von Ammon et de Fl. Cunier). Le sommet du triangle est mousse et arrondi.

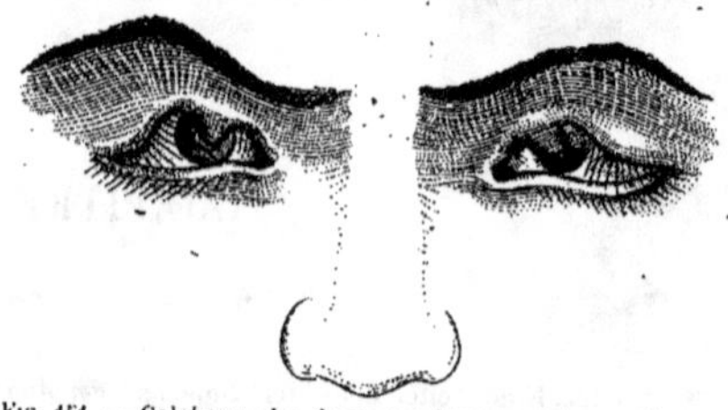

Fig. 151. — Coloboma des deux paupières supérieures (d'après Manz). — Une languette de peau se détache de la partie supérieure de chaque fente et va s'insérer sur la cornée.

Le coloboma a très rarement été rencontré à la paupière inférieure; il siège ordinairement à la paupière supérieure et occupe l'union du tiers interne et du tiers moyen de son bord libre. Mais sur une même paupière on a rencontré deux colobomas circonscrivant une languette médiane, et l'on a vu le coloboma exister simultanément sur la paupière supérieure et sur l'inférieure ou symétriquement sur les deux paupières supérieures.

Fréquemment des brides établissant des adhérences entre les paupières et le globe de l'œil compliquent le coloboma. Il coexiste aussi avec des productions dermoïdes.

De nombreuses théories ont été émises pour expliquer la formation du coloboma. On a, à l'origine, admis un arrêt de développement dans la soudure des bourgeons maxillaires et du bourgeon fronto-nasal Très fréquemment, en effet, le coloboma coexiste avec d'autres vices de conformation par arrêt de développement. C'est à cette théorie que se rallie le professeur Panas (art. Paupières. *Dict. de méd. et de chir. prat.*, t. XXVI, p. 334). Mais Van Duyse, qui a publié un important mémoire sur cette question (*Ann. d'ocul.*, 1882), et a réuni 24 cas de coloboma, conclut que cette anomalie est due à une adhérence pathologique intra-utérine circonscrite entre l'amnios d'une part et le tégument externe qui recouvre chez l'embryon la vésicule oculaire. Le dermoïde épibulbaire qui presque toujours accompagne le coloboma est la trace de cette adhérence.

La fissure palbébrale a pour résultat de laisser exposée au contact de l'air une partie plus ou moins étendue de la surface oculaire. Aussi doit-on essayer d'y remédier par une opération dont l'avivement des bords et la suture constituent les temps principaux.

2° ABLÉPHARIE ET LAGOPHTHALMIE

L'absence complète des paupières ou *abléphurie* vraie est extrêmement rare et n'a été rencontrée que sur des fœtus monstrueux. Mais on a vu les paupières n'être représentées, comme dans un fait de Seiler, que par un bourrelet cutané de 5 millimètres entourant un globe oculaire saillant. A un degré moindre, ce vice de conformation pourrait être envisagé comme un coloboma très prononcé, portant sur les deux paupières.

Lorsqu'au contraire, les deux paupières, bien que régulièrement conformées, sont insuffisantes pour recouvrir le globe oculaire, la supérieure surtout étant d'une brièveté anormale dans ses dimensions verticales, on donne à ce vice de conformation le nom de *lagophthalmie*.

Il nous paraît peu rationnel de conserver l'expression d'ablépharie pour les cas où les paupières ne se sont pas développées par suite de l'absence ou de malformations profondes du globe oculaire. Dans ces cas, tel que celui d'Hocquart (*Archives d'ophthalmologie*, mai 1881) et celui de Zehender et de Wecker, la peau de la région passait au-devant des vestiges de l'œil sans présenter de fente palpébrale. Ces faits ont quelquefois été décrits sous le nom de *cryptophthalmie* qui leur convient mieux.

L'ablépharie, lorsque le globe oculaire existe, ne doit pas être abandonnée à elle-même, et l'on ne peut y remédier que par une autoplastie véritable. Pour certains cas de lagophthalmie dans lesquels il y a seulement exagération dans les dimensions de l'ouverture palpébrale, il suffit de diminuer la longueur de la fente par la petite opération connue sous le nom de *tarsorrhaphie* ou mieux de *canthorraphie*.

3° ANKYLOBLÉPHARON ET BLÉPHARO-PHIMOSIS

L'*ankyloblépharon* consiste dans la soudure partielle ou totale des bords palpébraux. Toutefois la soudure totale ne s'observe guère que dans les cas où le globe oculaire lui-même ne s'est pas développé complètement et il reste toujours une petite ouverture libre vers le grand angle. Il est incontestable que ce vice de conformation, quoique rare, a été observé au moment de la naissance, mais quelques auteurs pensent qu'il ne doit pas être rangé parmi les anomalies de développement. Autrement dit, il n'est pas démontré que la fusion des paupières constatée chez le nouveau-né résulte de la persistance de la soudure qui existe au début de la vie intra-utérine entre les paupières. Il se peut qu'elle soit produite par une inflammation développée chez le fœtus et par des adhérences secondaires.

Ce qui rend cette opinion probable, c'est que dans les cas observés on trouve presque toujours signalée l'existence d'une membrane d'aspect muqueux interposée entre les paupières dont les bords libres peuvent, comme dans un fait de Wenzel et dans un autre de Rognetta, être distants de plusieurs millimètres. Arlt (*Société d'ophthalmologie de Heidelberg*, session de 1881) a rapporté l'observation d'un enfant de quinze mois chez lequel existait cette disposition et il n'hésite pas à l'attribuer à une conjonctivite croupale survenue à l'âge de huit mois.

L'ankyloblépharon *partiel* est moins rare que l'ankyloblépharon *total*, mais il peut avoir la même origine bien qu'on l'observe quelquefois à la naissance, comme Saint-Yves le signalait déjà en 1722. Dans les cas auxquels il fait allusion, il y avait entre les deux paupières des adhérences qui de l'angle externe s'étendaient seulement à la partie moyenne de la fente palpébrale ou un peu au delà.

Le *blépharo-phimosis congénital* résulte des faibles dimensions transversales de la fente palpébrale, dont la commissure externe est trop rapprochée du grand angle de l'œil. Certaines races, comme la race japonaise, présentent normalement cette disposition. Dans les autres races, le blépharo-phimosis est quelquefois congénital, mais le plus souvent il est acquis et se développe à la suite d'inflammations oculo-palpébrales répétées. On remédie au blépharo-phimosis congénital ou acquis par l'opération qui porte le nom de *canthoplastie*.

4° SYMBLÉPHARON

Ce nom sert à désigner l'adhérence anormale des paupières au globe de l'œil. Autant il est fréquent comme difformité acquise à la suite des traumatismes, des brûlures, de l'ophthalmie purulente ou de l'ophthalmie granuleuse, autant il est rare comme vice de conformation congénital. Beaucoup d'auteurs même ne le mentionnent pas parmi les anomalies qui s'observent au moment de la naissance.

Qu'il consiste en brides s'étendant de la face interne d'une paupière à la conjonctive oculaire (*symblépharon partiel*), ou en une fusion complète des deux feuillets de la conjonctive palpébrale et bulbaire avec disparition du cul-de-sac (*symblépharon total*), ce vice de conformation ne paraît avoir été observé à l'état congénital que comme complication de l'ankyloblépharon.

5° ÉPICANTHUS

L'*épicanthus* est formé par un repli semi-lunaire de la peau au-devant de l'une ou l'autre commissure des paupières. C'est une anomalie rare dans ses degrés élevés, mais qu'une observation attentive peut faire retrouver très atténuée chez un certain nombre de sujets.

L'épicanthus a été décrit en 1828 par Schoen (*Handbuch der path. Anatomie des menschlichen Auges*, p. 60) et plus tard par Von Ammon (1831). Sichel l'a de nouveau étudié dans un mémoire important (*Annales d'oculistique*, t. XXVI et XXIX).

Dans l'immense majorité des cas le repli cutané de l'épicanthus est situé au devant de la commissure interne des paupières. On a cité cependant deux faits ou un repli analogue existait au niveau de la commissure externe.

Épicanthus interne. — La duplicature de la peau forme un croissant vertical à concavité externe se continuant en haut et en bas avec la peau des paupières, en dedans avec la peau de la racine du nez. L'une des faces du repli regarde en avant et un peu en dehors; l'autre, tournée en arrière, recouvre la commissure interne et la caroncule. Le bord falciforme libre s'avance, dans quelques cas, assez loin pour passer au devant du limbe de la cornée et gêner la vision convergente.

L'épicanthus est habituellement double et symétrique; parfois plus prononcé d'un côté que de l'autre. Il coïncide avec un élargissement apparent ou réel de la racine du nez et donne à la physionomie un aspect étrange rappelant la physionomie de la race mongole. Il coexiste souvent avec d'autres difformités, le ptosis, le strabisme, la microphthalmie ou les affections des voies lacrymales. Se basant sur la fréquence de ces dernières, de Wecker pense même que l'épicanthus dépend d'un vice de conformation des os de l'orbite et en particulier de ceux qui concourent à la formation du rebord orbitaire interne.

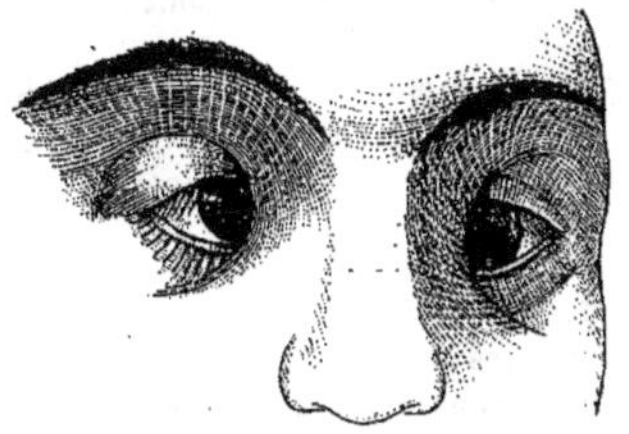

Fig. 152 — Épicanthus. (D'après Von Ammon.)

L'épicanthus se transmet par hérédité dans certaines familles. S'il n'est pas très prononcé, il n'entraîne pas de troubles fonctionnels; mais quand le repli a une largeur considérable, les sécrétions qui s'accumulent en arrière de lui, au devant du grand angle de l'œil sont une cause d'irritation pour la région.

Le diagnostic de cette difformité n'est pas difficile. Elle ne doit pas être confondue avec les brides cicatricielles qui se forment quelquefois dans la région, à la suite des brûlures et qui n'ont ni la souplesse ni l'aspect de la peau normale. C'est avec raison que les auteurs du *Compendium* rejettent l'existence d'un épicanthus temporaire qui aurait été observé par Desmarres ; il ne pouvait s'agir que d'un gonflement inflammatoire de la peau de la région. Mais Panas et de Wecker supposent, non sans vraisemblance, qu'un certain nombre de faits donnés comme exemples d'épicanthus congénitaux, chez des adultes atteints d'ozène avec affaissement de la racine du nez, n'étaient que des cas d'épicanthus acquis.

L'*épicanthus externe* a été observé une première fois par Sichel, et dans un autre cas par Chevillon (*Annales d'oculistique*, t. XXIX, p. 285). Il était constitué par un repli cutané de 1 centimètre de hauteur recouvrant la commissure externe et disparaissant par la traction. Ce repli avait la forme du repli de l'épicanthus interne et, dans les deux observations, existait au niveau de chacune des commissures palpébrales externes.

Cette symétrie dans la disposition de la difformité ne nous paraît pas conciliable avec les doutes émis par de Wecker qui signale l'analogie de ces replis avec des cicatrices de brûlures.

Traitement. — On indique dans la plupart des articles relatifs à l'épicanthus interne la tendance que la difformité très marquée chez l'enfant aurait à disparaître avec les progrès de l'âge, par suite du développement des os de la racine du nez. A moins de difformité excessive ou de troubles fonctionnels, il n'y a donc pas lieu de se hâter d'y remédier par une opération.

Von Ammon ayant remarqué que pour faire disparaître le repli cutané, il suffit de pincer sur la ligne médiane et transversalement la peau de la racine du nez, a conçu le premier l'opération qui convient au traitement de l'épicanthus. Elle a reçu le nom de *rhinorrhaphie*. Le repli cutané vertical formé par les doigts à la racine du nez est excisé avec des ciseaux courbes ou avec le bistouri et les côtés de la plaie rhomboïdale ainsi obtenue sont réunis par la suture.

De Wecker rend l'opération encore plus facile en passant, au préalable, à la base du repli, des aiguilles courbes munies de fils de soie, avant de faire l'excision. Le rapprochement des bords de la plaie s'effectue ainsi plus rapidement et plus exactement.

La rhinorrhaphie n'est applicable qu'aux cas d'épicanthus interne double et symétrique. Si un seul côté est affecté de la difformité, le repli anormal est, comme l'a fait de Graefe, excisé à sa base et les bords de la plaie sont réunis. Arlt a également pratiqué l'excision du repli en ayant soin de transformer par la suture en une plaie horizontale la plaie verticale, qui résulte de l'excision. De Wecker dit s'être bien trouvé de l'emploi de cette modification.

Pour le traitement de l'épicanthus *externe*, Sichel a proposé de faire l'excision d'un repli de la peau de la tempe au voisinage de la racine des cheveux, de manière à dissimuler la cicatrice.

II

TROUBLES FONCTIONNELS DES PAUPIÈRES

Nous décrirons comme troubles fonctionnels des paupières :

1° Le spasme du muscle orbiculaire ou *blépharospasme;*

2° La paralysie du même muscle ou *lagophthalmie paralytique;*

3° La chute de la paupière supérieure ou *blépharoptose.*

1° BLÉPHAROSPASME

Spiral, De la contracture de l'orbiculaire qui peut survenir à la suite de la fissure palpébrale. Thèse de Paris, 1873. — Giraud, Du blépharospasme et de son traitement. Thèse de Lyon, 1888-1889.

Chez certaines personnes, les mouvements de clignement des paupières se répètent avec une fréquence inaccoutumée. Le clignement se produit surtout chez les sujets jeunes et anémiques, sous l'influence d'une fatigue, et Meyer attribue aux efforts d'accommodation le clignotement des jeunes enfants qui commencent à fréquenter l'école. D'après Martin (de Bordeaux), l'astigmatisme serait aussi une cause fréquente de cette variété de blépharospasme.

On observe encore quelquefois des contractions fibrillaires de l'une ou l'autre paupière, survenant chez certains sujets sans cause appréciable ou sous l'influence d'une émotion. Mais ces contractions cloniques ne constituent pas le spasme des paupières que nous étudions.

Le *blépharospasme* proprement dit consiste en contractions toniques plus ou moins violentes de l'orbiculaire.

La contraction tonique ou contracture de l'orbiculaire détermine l'occlusion prolongée des paupières et exerce sur le globe oculaire une compression capable, suivant de Graefe, de produire des phénomènes glaucomateux. En même temps, comme il survient sous l'influence de cette contracture un certain degré d'entropion, les cils en contact avec la surface de la cornée peuvent amener des altérations de cette membrane.

Les dangers de la contracture de l'orbiculaire seraient certainement encore plus grands, si le sommeil n'amenait une détente dans la compression du globe oculaire.

Le blépharospasme est *symptomatique* ou *essentiel*.

Le *blépharospasme symptomatique*, désigné assez improprement sous le nom de *photophobie*, est une complication très fréquente des inflammations superficielles de la cornée et de celles de l'iris. La contracture de l'orbiculaire s'exagère dès que l'on cherche à écarter les paupières pour découvrir l'œil, et l'appréhension, chez les enfants surtout, exaspérant les contractions, bien plus que l'action de la lumière sur les membranes profondes de l'œil, tout examen devient impossible. Abadie admet que, dans ces cas, l'action de la lumière se fait sentir non pas sur le nerf de sensibilité spéciale, mais sur les filets de la cinquième paire qui animent la cornée et l'iris après avoir traversé le ganglion ophthalmique. Au contraire, les filets de cette même paire qui se rendent à la conjonctive et émanent directement de la branche nasale, sans avoir traversé le ganglion, ne paraissent pas susceptibles d'être impressionnés dans les mêmes conditions, car on constate tous les jours que les inflammations de la conjonctive sont généralement exemptes de photophobie.

Le blépharospasme est parfois symptomatique de la présence d'un corps étranger de la conjonctive, ou d'une fissure palpébrale (Spiral, *De la contracture de l'orbiculaire qui peut survenir à la suite de la fissure palpébrale.* Thèse de Paris, 1873).

C'est du *blépharospasme essentiel* qu'il doit surtout être question ici. Dans cette affection rare et rebelle, l'œil et ses annexes sont sains ; on ne constate ni inflammation oculaire, ni corps étranger. Sans cause appréciable, les paupières se ferment par la contraction involontaire du muscle orbiculaire et l'occlusion violente persiste pendant une durée qui varie de quelques secondes à une minute, déterminant une cécité passagère qui, dans certaines circonstances, peut avoir les plus graves inconvénients. On a remarqué que la crainte ramenait le retour de ces accès dont la fréquence est très variable mais qui peuvent se renouveler un grand nombre de fois dans les vingt-quatre heures.

On sait aujourd'hui que ces contractions sont des phénomènes réflexes dont l'origine doit presque toujours être cherchée dans le territoire du nerf trijumeau. Ce sont des faits qui rentrent dans ceux que Trousseau, dans des leçons restées célèbres, a étudiés sous le nom de névralgie épileptiforme.

Les causes du développement du blépharospasme varient. Saemisch l'a vu survenir à la suite d'une blessure des téguments du front par éclat d'obus ; de Graefe, consécutivement à une contusion violente de l'œil ; Donders l'a observé comme manifestation d'une ophthalmie sympathique, le blépharospasme s'étant montré du côté opposé à la lésion oculaire. Enfin Buzzard a rapporté un cas (*British Med. Journal*, mai 1878) dans lequel une affection de l'oreille a paru être la cause du blépharospasme, la compression du tragus faisant cesser les contractions. Plus souvent on a vu une carie dentaire en être la cause et tous les accidents disparaître après l'avulsion de la dent.

Souvent aussi une simple névralgie du trijumeau a été constatée et de Graefe a montré qu'il fallait rechercher avec soin les points d'émergence des différentes branches de cette paire nerveuse et que la compression exercée sur ces points faisait cesser le spasme. Les points principaux sont le point sus-orbitaire, le point sous-orbitaire, le point malaire, le point dentaire inférieur. Dans d'autres cas, c'est en pressant sur les parties latérales du cou, au niveau du ganglion cervical supérieur, ou encore sur les apophyses épineuses des vertèbres cervicales que l'on arrive à suspendre le spasme.

Lorsqu'on ne peut localiser le point de départ des accidents, il y a lieu de rechercher les signes caractéristiques de l'hystérie qui paraît être quelquefois en cause.

Le *pronostic* du blépharospasme est donc habituellement sérieux.

Traitement. — Lorsque le blépharospasme n'est pas causé par une affection inflammatoire de l'œil ou par la présence d'un corps étranger de la conjonctive, il doit être combattu par les moyens que l'on oppose d'ordinaire aux névralgies rebelles. Les injections morphinées, l'électrisation par les courants continus, la cautérisation ignée sont ceux auxquels il convient de recourir d'abord.

L'*électrisation* se pratique en appliquant le pôle positif sur le muscle contracturé et le pôle négatif sur la nuque. On ne doit pas dépasser, en général, dix milli-ampères. Les séances sont de trois à cinq minutes, avec quelques interruptions.

La *cautérisation ignée* se fait avec le thermo-cautère ou le galvano-cautère. Au lieu de cautérisations punctiformes multipliées, on peut, à l'exemple de Cusco, tracer avec la pointe de l'instrument une cautérisation linéaire parallèle au bord des paupières et distante de 1/2 centimètre, mais comprenant toute l'épaisseur de la peau.

Le *massage forcé* du muscle orbiculaire a été préconisé par Abadie. Il consiste, après avoir enduit de vaseline la peau des paupières, à faire avec les pouces des frictions divergentes aussi énergiques que possible, de manière à distendre les fibres du muscle. Les séances durent de sept à dix minutes. Le traitement doit être prolongé pendant plusieurs semaines. Il a réussi deux fois entre les mains d'Abadie.

La *dilatation forcée* du muscle orbiculaire a été également proposée. Les analogies qui existent entre le spasme de l'orbiculaire et celui du sphincter anal dans la fissure à l'anus rendent très acceptable cette méthode. On peut faire la dilatation forcée à l'aide d'écarteurs à main après avoir instillé une solution de cocaïne. Il ne faut pas craindre d'exercer des tractions énergiques, dussent-elles déterminer un peu de déchirure de la peau au niveau de la commissure externe.

La section de cette commissure par l'instrument tranchant remplit les mêmes indications que la dilatation forcée. La peau est incisée au bistouri à partir de l'angle externe sur une longueur de 15 à 18 millimètres; avec des ciseaux mousses dont une branche est placée dans le cul-de-sac de la conjonctive, on complète la section de toutes les parties molles. On laisse ensuite la cicatrisation s'effectuer librement. Cette section a donné de bons résultats dans le blépharospasme qui accompagne les kératites chez les enfants scrofuleux. Elle mérite d'être essayée dans le traitement du blépharospasme essentiel.

C'est aux *sections* et aux *élongations nerveuses* que les chirurgiens se sont de préférence adressés dans ces dernières années, et ils ont dû quelques beaux succès à l'une et à l'autre de ces opérations.

Nélaton, de Graefe, de Wecker, Tillaux, ont pratiqué la névrotomie des nerfs sus-orbitaire pour des blépharospasmes douloureux. L'opération est simple, exempte de dangers; les effets immédiats sont généralement satisfaisants; mais on observe quelquefois des récidives. Dans ce dernier cas, l'emploi des courants continus contribue à assurer le résultat primitivement obtenu.

L'élongation nerveuse a été préconisée surtout par le professeur Panas, en 1881, dans les *Archives d'ophthalmologie*. Il a dû un succès à cette méthode et il la considère comme supérieure à la névrotomie.

Il est bien entendu que le chirurgien ne doit recourir à ces opérations qu'après une détermination précise des effets de la compression sur les branches nerveuses qui émergent au pourtour de la base de l'orbite.

Le traitement général ne doit pas être négligé.

2° PARALYSIE DU MUSCLE ORBICULAIRE.

La paralysie du muscle orbiculaire ou *lagophthalmie paralytique* est produite par les altérations périphériques du nerf facial. Dans l'hémiplégie faciale de cause centrale, la branche supérieure du nerf échappe habituellement en partie à la paralysie et les fonctions du muscle orbiculaire sont suffisamment conservées pour que le rapprochement des bords palpébraux s'effectue.

La paralysie du muscle orbiculaire se traduit par l'impossibilité du rapprochement volontaire des paupières; le malade ne peut plus exécuter le mouvement de clignement. Le muscle releveur de la paupière supérieure, animé par la troisième paire, conservant, au contraire, toute son action, la paupière supérieure se trouve entraînée en haut et le globe oculaire largement découvert paraît et est réellement un peu plus saillant qu'à l'état normal.

La paupière inférieure non soutenue par la contraction du seul muscle contenu dans son épaisseur tend à se renverser par son propre poids. Il en résulte de l'épiphora par éversion du point lacrymal inférieur.

Pendant le jour, le patient en abaissant de temps en temps avec la main la paupière supérieure arrive encore à maintenir un certain degré de lubréfaction du globe de l'œil ; mais pendant la nuit celui-ci se trouve d'une façon constante, malgré la tendance qu'il a à se convulser en haut, exposé au contact de l'air. De là résulte une kérato-conjonctivite habituelle, souvent suivie d'ulcérations plus ou moins graves.

Aussi le chirurgien est-il obligé, dans ces cas, d'intervenir, pour remédier par une opération aux troubles fonctionnels sérieux qu'entraîne la paralysie complète de l'orbiculaire, lorsque les moyens habituellement employés pour guérir la paralysie faciale ont échoué.

C'est Walther qui, en 1826, a le premier eu l'idée de pratiquer un avivement et une suture des bords palpébraux, au niveau de la commissure externe pour diminuer l'étendue de la fente palpébrale. Cette opération a été désignée sous le nom de *tarsorrhaphie*. L'expression plus récente de *canthorrhaphie*, est préférable.

3° CHUTE DE LA PAUPIÈRE (BLÉPHAROPTOSE, PTOSIS)

La chute de la paupière supérieure, souvent désignée sous le nom de *blépharoptose* ou plus simplement de *ptosis*, consiste dans l'impossibilité du relèvement volontaire de celle-ci. Elle est *incomplète* lorsque la paupière peut être encore suffisamment soulevée pour que son bord inférieur affleure le bord supérieur de la pupille; *complète* lorsque la pupille est recouverte. Dans ce dernier cas, la vision se trouve entravée.

Jouanolou, Du ptosis. Thèse de Paris, 1873. — Delaroche, De la blépharoptose, Thèse de Paris, 1875. — Beauvois, Du ptosis. Thèse de Paris, 1883-1884. — Mitry, Étude sur le ptosis congénital. Thèse de Paris, 1885-1886. — Panas, D'un nouveau procédé opératoire applicable au ptosis congénital et au ptosis paralytique. *Archives d'ophthalmologie*, t. VI, p. 1, 1886. — Terpandros, Étude critique sur les opérations chirurgicales du ptosis paralytique. Thèse de Paris, 1885-1886. — Houeix de la Brousse, Du ptosis, Étude séméiologique. Thèse de Paris, 1887-1888. — Darier, L'opération du ptosis. *Archives d'ophthalmologie*, 1888, t. VIII, p. 353.

Pathogénie. — La blépharoptose n'est, en réalité, qu'un symptôme qui se rencontre dans un grand nombre d'états différents.

Le soulèvement de la paupière, à l'état normal, suppose l'intégrité de deux facteurs : d'une part, celle du muscle releveur et du nerf qui l'anime; d'autre part, celle de la paupière dont les dimensions, le poids ne doivent pas être un obstacle à l'action du releveur.

La paralysie du muscle releveur est la principale cause de la blépharoptose, mais nous n'avons pas en vue ici les faits de paralysie de la troisième paire dans lesquels la chute de la paupière s'accompagne de strabisme externe et de dilatation de la pupille. Cette paralysie sera étudiée plus tard, ainsi que la paralysie isolée du rameau destiné au muscle releveur.

En dehors des cas où l'innervation lui fait défaut, l'action du muscle peut se trouver entravée par le peu de développement de son corps charnu. C'est sans doute là l'explication d'un certain nombre de faits de *blépharoptose congénitale*. Le muscle peut, en outre, avoir contracté des adhérences ou subi une atrophie à la suite d'une suppuration de voisinage. Enfin, un traumatisme a quelquefois détruit le muscle ou sectionné son aponévrose d'insertion. Gosselin a cité un cas où une cheville de bois ayant pénétré dans l'orbite, au-dessus de l'œil, il en résulta une chute permanente de la paupière. On pouvait, dans ce fait, tout aussi bien admettre une lésion du muscle, du nerf qui l'innerve, ou du tendon par lequel il agit sur la paupière.

Les obstacles au relèvement provenant de la paupière elle-même dépendent de l'état de la peau, du tissu cellulaire sous-cutané, et aussi du muscle orbiculaire antagoniste du releveur.

La peau de la paupière est quelquefois, sans aucune cause appréciable, anormalement lâche et ample; elle forme alors une sorte de tablier qui retombe en formant un pli horizontal sur le bord libre. D'autres fois elle est plus dense, comme éléphantiasique. Enfin, à la suite d'inflammations répétées et prolongées comme celles que détermine l'ophthalmie granuleuse, le tissu cellulaire perd sa souplesse; la paupière reste épaissie, plus ou moins rigide.

On observe encore l'infiltration de graisse dans le tissu cellulaire, et Sichel a décrit un *ptosis lipomateux* (*Annales d'oculistique*, t. XII, p. 189, 1844), dont nous avons eu l'occasion d'observer un exemple.

Dans certains cas de ptosis, on a admis sans preuves suffisantes que l'action prédominante des faisceaux les plus internes de l'orbiculaire faisait obstacle à celle du releveur et déterminait le ptosis.

Causes. — La blépharoptose est quelquefois congénitale et même héréditaire, comme dans l'observation souvent citée d'Alessi. Lorsqu'elle est acquise, elle résulte soit d'un traumatisme, soit d'un des états que nous venons d'énumérer. Chez les vieillards, outre l'affaiblissement musculaire, le relâchement de la peau est porté quelquefois assez loin pour donner lieu à un ptosis véritable. Toutes les inflammations palpébrales chroniques sont une cause de ptosis et doivent être recherchées dans les antécédents du malade.

Lorsque ni la congénialité, ni le traumatisme, ni le relâchement ou l'épaississement de la peau ne peuvent être invoqués, c'est dans une lésion du système nerveux que devra être cherchée la cause. La paralysie de la troisième paire, limitée au seul rameau qui anime le releveur, se rencontre encore assez fréquemment. C'est à la syphilis et à l'ataxie locomotrice que le plus grand nombre de ces paralysies limitées doivent être rapportées. Elles se rattachent quelquefois au rhumatisme, à la paralysie générale ou encore à l'hystérie. Enfin il ne faut pas oublier qu'une lésion centrale peut se traduire par ce symptôme, et Landouzy a signalé dans un intéressant mémoire la *blépharoptose cérébrale*. On trouvera bien étudié dans la thèse de Houëix de la Brousse (*Du ptosis, étude séméiologique*. Paris, 1888), le ptosis de cause corticale.

Horner a aussi décrit (*Klin. Monatsblätter f. Augenheilkunde*, 1869, p. 193) un ptosis avec rétrécissement pupillaire et turgescence des capillaires qu'il rapporte à une paralysie de la portion cervicale du grand sympathique.

Symptômes. — Qu'elle soit complète ou incomplète, la chute de la paupière supérieure donne toujours quelque chose d'étrange à la physionomie. Le patient malgré les efforts énergiques de son muscle frontal, n'arrive pas toujours à soulever assez la paupière pour que les rayons lumineux puissent traverser la pupille. Les efforts qu'il fait se traduisent par le plissement de la peau du front, et les rides de cette région deviennent permanentes quand l'affection est ancienne.

Lorsqu'un seul côté est atteint, le plus habituellement le malade finit par renoncer à se servir de son œil, mais lorsque le ptosis est double, il est obligé pour se conduire de renverser fortement la tête en arrière, ce qui donne à sa démarche une allure caractéristique. En effet, c'est seulement dans cette attitude qu'il peut voir à quelque distance devant lui. Encore dans les cas de ptosis complet n'y arrive-t-il pas et se trouve-t-il presque réduit à la cécité. Cette cécité disparaît, bien entendu, dès qu'avec la main il soulève la paupière.

Diagnostic. — Le diagnostic du ptosis en lui-même n'offre généralement pas de difficulté. On ne confondra pas avec lui l'immobilité et l'infiltration de la paupière supérieure dans le cas de phlegmon, ou l'infiltration œdémateuse qui succède à la contusion accompagnée d'ecchymose. La coloration et la tuméfaction des tissus empêchent l'erreur. Enfin, il suffira d'un examen un peu attentif pour reconnaître les cicatrices ou les adhérences anormales qui maintiennent la paupière supérieure abaissée.

Si le symptôme est facile à percevoir, il est parfois moins aisé d'en reconnaître la cause. En dehors de la paralysie de la 3e paire (ptosis, strabisme externe et dilatation de la pupille) la cause du ptosis a besoin d'être soigneusement recherchée parmi les affections générales et locales que nous avons mentionnées.

Traitement. — Il ne doit être question ici que du traitement du ptosis essentiel, congénital ou acquis. Le traitement du ptosis symptomatique d'une paralysie de la 3e paire sera indiqué dans l'étude de cette paralysie.

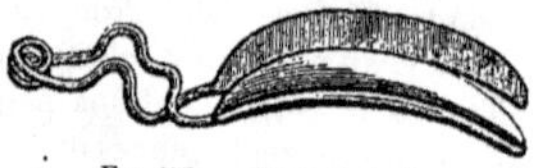

Fig. 153. — Pince à ptosis.

Le traitement de la blépharoptose est *palliatif* ou *curatif*. Le traitement *palliatif* consiste dans l'emploi de la pince à ptosis, sorte de serre-fine spéciale qui maintient pincé un pli de la paupière supérieure et remplace avantageusement la petite baguette d'ivoire que conseillait Mackenzie. Constantin Paul a eu l'idée de fixer cette pince à une monture de lunettes pour en rendre le port plus facile.

C'est encore à titre de traitement palliatif que les auteurs du *Compendium* ont conseillé dans le ptosis complet de pratiquer un coloboma artificiel de la partie médiane de la paupière de manière à former une sorte de fenêtre au devant de la pupille. Cette opération ne nous paraît pas avoir été jamais pratiquée.

Dans les *opérations curatives* proposées pour remédier au ptosis, on s'est contenté d'abord d'exciser une partie plus ou moins considérable de la peau de la paupière pour raccourcir celle-ci. On a cherché ensuite à affaiblir l'action du muscle orbiculaire. Enfin, dans ces dernières années, on a eu l'idée de substituer les contractions du muscle frontal à celles du releveur, en créant des adhérences artificielles entre le premier de ces muscles et la paupière supérieure.

L'excision d'un repli transversal de la peau et la suture des lèvres de la plaie elliptique ainsi déterminée, suffisent dans les cas où il y a laxité anormale du derme ou surcharge lipomateuse de la paupière. Nous l'avons employée avec un bon résultat, dans deux cas se rapportant à cette dernière variété et nous ne comprenons pas bien le reproche adressé par presque tous les auteurs à ce procédé fort simple, d'agir trop ou trop peu. Mais il n'est applicable évidemment qu'à un petit nombre de cas.

L'opération de Bowmann qui y ajoute la résection du bord supérieur du cartilage tarse et fait la suture avec l'intention de produire une sorte d'avancement de l'expansion tendineuse du muscle releveur, n'a guère été employée. Il en est de même de l'opération de de Graefe qui excise un faisceau du muscle orbiculaire, à travers une incision de la peau et fait ensuite la suture, pensant affaiblir ainsi l'antagoniste du muscle releveur.

Ces opérations ne peuvent donner de résultat satisfaisant lorsqu'il s'agit d'une blépharoptose complète.

De bons résultats ont, au contraire, été obtenus par les opérateurs qui ont cherché à rattacher le muscle frontal à la paupière supérieure.

Hunt (de Manchester) paraît être le premier (*Gaz. méd.*, 1838, p. 52) qui ait eu cette idée, mais l'opération imparfaite qu'il avait conseillée était tombée

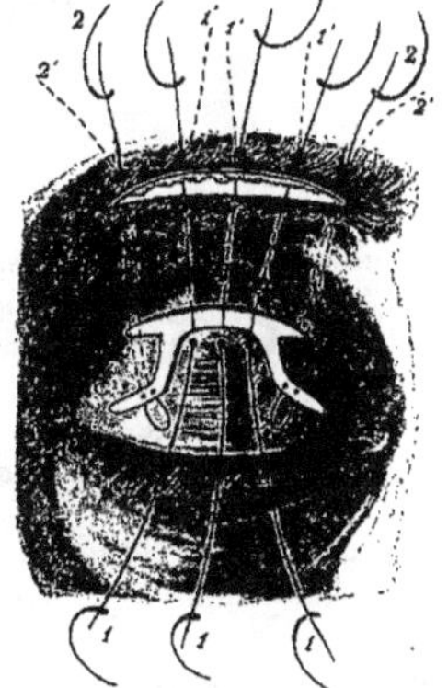

Fig. 154. — Opération du professeur Panas. Tracé des incisions et passage des fils.

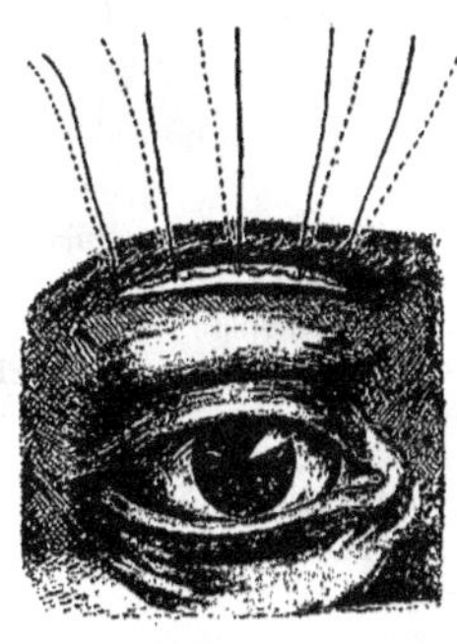

Fig. 155. — Aspect des parties après assujettissement des sutures.

dans l'oubli lorsque Dransart (de Somain), en 1880, fit connaître celle qu'il a imaginée. Il pratique une incision de la peau parallèle au bord supérieur du cartilage tarse, et traverse le bord supérieur de celui-ci avec une aiguille armée d'un fil de catgut qu'il fait cheminer sous le muscle orbiculaire jusqu'au niveau du muscle sourcilier; là, le fil ressort à la peau et est fixé par un nœud. Trois fils sont ainsi placés et créent une traînée cicatricielle qui persiste après leur résorption, établissant un lien entre le muscle frontal et la paupière.

Pagenstecher en 1881, a décrit une opération analogue il introduit, sans dissection et en la faisant cheminer sous la peau une aiguille armée d'un fil qui pénètre un peu au dessus du bord libre de la paupière et ressort au-dessus du sourcil. Le nœud du fil est resserré chaque jour et la peau se trouve peu à peu sectionnée.

De Wecker a combiné l'excision d'un faisceau de l'orbiculaire conseillée par de Graefe à l'opération de Pagenstecher.

Enfin le professeur Panas a fait connaître (*Archives d'ophthalm.*, 1886, p. 1) une ingénieuse opération qui lui a donné deux succès et qui a pour résultat d'assurer d'une façon non équivoque l'union cicatricielle de la paupière avec le muscle frontal, sans provoquer la douleur et le gonflement des tissus qui suivent souvent la ligature sous-cutanée. Cette opération doit être réservée aux cas de paralysie totale ou d'absence congénitale du muscle releveur (fig. 155 et 156).

III

LÉSIONS TRAUMATIQUES DES PAUPIÈRES

Nous étudierons sous ce titre : 1° les contusions et ecchymoses; 2° l'emphysème; 3° les plaies; 4° les brûlures.

1° CONTUSIONS ET ECCHYMOSES DES PAUPIÈRES

La laxité du tissu cellulaire sous-cutané et sous-musculaire des paupières est éminemment favorable à la diffusion du sang épanché, d'où la fréquence des ecchymoses qu'on y constate. D'autre part, l'absence de plan résistant au-dessous des paupières fait qu'elles échappent presque toujours à une contusion violente, ou que, du moins, lorsque celle-ci vient à se produire, le globe oculaire se trouve lui-même gravement atteint et que la lésion palpébrale disparaît devant l'importance de la lésion oculaire.

A la suite des coups portés sur la région, ce qu'on observe presque toujours c'est la formation d'une *ecchymose*. Dans des cas plus rares, il y a collection sanguine ou *hématome*.

Les ecchymoses palpébrales se développent soit dans le tissu cellulaire sous-cutané, soit dans le tissu cellulaire sous-conjonctival. Cette différence dans le siège de l'épanchement sanguin est capitale. Les ecchymoses sous-cutanées apparaissent immédiatement après la contusion ou peu d'heures après elle; elles sont *primitives*. Les ecchymoses sous-conjonctivales sont tardives ou *secondaires*. Elles se montrent un ou plusieurs jours après le traumatisme qui leur donne naissance, et celui-ci est presque toujours une fracture de l'étage antérieur de la base du crâne. On voit par là qu'il existe une ligne de démarcation profonde entre ces deux sortes d'ecchymoses.

Les *ecchymoses sous-cutanées* sont souvent le résultat de coups de poings reçus sur la région. Toutefois la contusion de laquelle résulte l'épanchement de sang nous paraît porter habituellement, dans ce cas, bien plus au pourtour de l'orbite que sur le tissu même des paupières; ce qui le prouve, c'est que le globe oculaire n'éprouve généralement aucun trouble fonctionnel, malgré l'intensité de la force déployée. Quoi qu'il en soit, le sang provenant de la rupture des petits vaisseaux sous-cutanés s'infiltre rapidement sous la peau des deux paupières. D'après Clément Lucas, l'infiltration se ferait invariablement de l'angle externe vers la partie moyenne des paupières (*Guy's Hospital Reports*, 1874, t. XIX, p. 425).

L'ecchymose est très rarement immédiate; le plus souvent elle ne se développe que dans les heures qui suivent la contusion et envahit rapidement les deux paupières en augmentant d'étendue pendant dix ou douze heures. La teinte ecchymotique est primitivement violette, ardoisée ou même noire si l'épanchement sanguin est considérable. Dans les jours qui suivent, la teinte devient bleue, puis verte, jaune verdâtre et finalement jaune; après quoi elle s'atténue et disparaît au bout d'un temps qui varie de quinze jours à trois semaines. Chez les vieillards, la durée de la résorption du sang épanché peut être plus considérable.

Dans bien des cas, l'ecchymose se produit sans s'accompagner de tuméfaction notable. Mais souvent aussi, à l'infiltration sanguine se joint un œdème susceptible de prendre de grandes proportions. On voit alors les paupières, la supérieure surtout, énormément gonflées, de couleur violacée, former deux bourrelets juxtaposés qui ne permettent plus leur écartement et dissimulent complètement le globe oculaire. Cette tuméfaction s'accompagne de douleur, et les patients en sont très effrayés. Presque toujours cependant, en écartant les paupières, on constate que le globe de l'œil est sain et la vision conservée.

Ces phénomènes ne sont jamais si marqués que lorsque le sang s'est collecté dans l'épaisseur de la paupière de manière à former un *hématome*. Cet accident est fréquent en Angleterre, chez les boxeurs de profession. L'habitude est, paraît-il, d'évacuer d'un coup de lancette le sang épanché, pour permettre au boxeur de continuer la lutte. Néanmoins lorsque cette évacuation n'est pas effectuée, la résorption des épanchements sanguins se fait sans difficulté et il est rare de voir le sang s'enkyster.

Une céphalalgie plus ou moins marquée accompagne les contusions violentes des paupières; il s'y joint parfois quelques troubles gastriques. Mais les simples ecchymoses ne déterminent aucun trouble dans la santé générale.

Ecchymoses sous-conjonctivales. — Beaucoup moins apparentes que les ecchymoses sous-cutanées, les ecchymoses tardives qui apparaissent sous la conjonctive palpébrale ont cependant une signification plus grave. Elles se montrent, en effet, dans les cas de fracture de l'étage antérieur de la base du crâne et des parois orbitaires. On les voit apparaître à la face interne de la paupière inférieure, dans les jours qui suivent le traumatisme. Elles s'y montrent sous la forme d'une tache ecchymotique d'un rouge vif et ne s'accompagnent pas de gonflement notable de la paupière. En même temps, on voit du sang infiltré dans le tissu cellulaire sous-conjonctival qui recouvre le globe oculaire au voisinage du cul-de-sac inférieur de la conjonctive.

D'après le travail de Clément Lucas, déjà cité, les ecchymoses sous-conjonctivales ne seraient pas, comme on l'a admis jusqu'ici, la preuve presque certaine d'une fracture de la base du crâne, car on les rencontrerait à la suite des contusions violentes du thorax et de l'abdomen. Cette étiologie appelle de nouvelles recherches.

Diagnostic. — Le diagnostic des contusions des paupières s'impose lorsqu'elles s'accompagnent d'ecchymose et de gonflement. Ce que le chirurgien doit chercher à déterminer quand il constate l'existence d'une ecchymose sous-cutanée des paupières, c'est la cause qui l'a produite, car l'ecchymose accompagne non seulement la contusion des paupières, mais les fractures du pourtour de l'orbite et notamment celles des os du nez qu'il importe de reconnaître. Il faut aussi se préoccuper, dès les premiers instants, d'établir s'il existe ou non des complications du côté du globe oculaire.

Une question que le chirurgien ne doit pas perdre de vue, c'est qu'il peut être appelé à donner son avis sur les conditions dans lesquelles l'accident s'est produit, les contusions de cette région étant particulièrement fréquentes dans les rixes. On a dit que les contusions résultant d'un coup de poing siégeaient habituellement du côté gauche, parce que ce côté est particulièrement menacé par le poing de l'adversaire, quand celui-ci n'est pas gaucher. Il peut sans doute, par le fait du siège à gauche, y avoir présomption que la contusion résulte d'un coup de poing, mais, dans une lutte, tant de conditions font varier la situation réciproque des combattants, que la question ne saurait être tranchée en se basant sur cette seule circonstance.

Dans le diagnostic de la cause des ecchymoses palpébrales, il importe de ne pas oublier que certaines ecchymoses des paupières sont *spontanées*. Non seulement, dans le cours des affections scorbutiques et de la maladie de Werlhof, on voit se développer des ecchymoses aux paupières, mais on en a observé chez des sujets en apparence sains (Chavanne et Desmarres). Elles semblent se rattacher aux altérations des vaisseaux qui déterminent l'hémorrhagie cérébrale et ont, par ce fait, une certaine valeur pronostique.

Pronostic. — Les contusions des paupières n'ont généralement pas de gravité. L'ecchymose sous-cutanée est plus effrayante que dangereuse et se termine par résolution dans l'immense majorité des cas.

La possibilité de lésions concomitantes, que l'œdème du premier moment ne permet pas toujours de distinguer, doit seule engager le chirurgien à réserver le pronostic, dans certains cas.

Les ecchymoses sous-conjonctivales ont au contraire une signification grave sur laquelle nous avons suffisamment insisté.

Traitement. — Il se réduit à peu de chose. Les applications froides ou astringentes sont généralement usitées, mais n'ont qu'une influence médiocre sur la marche ultérieure des accidents. Il faut éviter d'employer des solutions alcooliques, même faibles, toujours irritantes pour la conjonctive oculaire.

Il suffira, dans presque tous les cas, de laver la région avec une solution d'acide borique à 3 pour 100 et d'appliquer un bandage compressif sur les paupières. Quelques doubles de tarlatane trempée dans la solution boriquée et recouverts d'une couche d'ouate hydrophile constituent un bon pansement. Il doit être renouvelé au moins deux fois dans les vingt-quatre heures.

Lorsqu'il existe une collection sanguine évidente, le mieux est de se contenter encore de la simple compression. Si quelque circonstance amenait à en faire l'évacuation avec l'instrument tranchant, il faudrait alors s'entourer de toutes les précautions antiseptiques.

2° EMPHYSÈME DES PAUPIÈRES

L'emphysème des paupières est, dans la grande majorité des cas, le résultat d'une fracture, qui permet à l'air contenu dans les fosses nasales ou les sinus du voisinage de l'orbite de passer dans le tissu cellulaire sous-cutané. En même temps qu'une solution de continuité osseuse, il faut donc qu'il y ait aussi déchirure de la muqueuse. Dans certains cas, il suffit de la déchirure des parois du sac lacrymal. La déchirure du conduit lacrymal inférieur par l'extrémité de la sonde, dans la dilatation du canal nasal par la méthode de Bowmann a donné lieu quelquefois aussi à cet accident. On sait que certains individus peuvent faire refluer par les points lacrymaux la fumée de tabac. Chez eux, l'orifice inférieur du canal est disposé de manière à permettre ce reflux. Mais s'il existe en même temps une atrésie des conduits ou des points lacrymaux, on comprend que, dans l'action de se moucher, les parois distendues du sac lacrymal cèdent à la pression de l'air et que celui-ci passe dans le tissu cellulaire des paupières.

Les os dont la fracture expose le plus à l'emphysème palpébral sont les os propres du nez. La fracture des parois des cellules ethmoïdales, du sinus frontal et du sinus maxillaire peut aussi y donner lieu.

Le même accident se produit quelquefois chez les scrofuleux atteints d'affections nécrosiques des os.

Le professeur Gosselin a cité (*Compend. de chir.*, III, p. 137) un fait de développement tardif de l'emphysème, dix ans après une fracture des os du nez.

L'emphysème survient dans un effort, ou encore lorsque le malade se mouche. Il détermine un gonflement plus ou moins marqué de la peau des deux paupières dont la coloration n'est pas changée. Ce gonflement analogue pour l'apparence à celui de l'œdème en diffère par ce fait que la pression du doigt y détermine une crépitation gazeuse caractéristique sans laisser de dépression persistante. Si, en même temps, on exerce une percussion de la peau à l'aide d'une chiquenaude on constate de la sonorité. Ce moyen que recommande particulièrement le professeur Panas assure le diagnostic et ne permet pas de confondre la crépitation gazeuse avec la crépitation de l'épanchement sanguin qui l'accompagne quelquefois.

L'emphysème gêne les mouvements des paupières, mais n'entraîne pas d'autre trouble fonctionnel. Il s'accompagne quelquefois d'un peu d'exorbitis, par suite de la présence dans le tissu cellulaire de l'orbite d'une petite quantité de gaz.

C'est une affection sans gravité, par elle-même.

Elle guérit par la compression exercée sur la région avec un tampon d'ouate.

maintenu par un bandage. En même temps, le patient doit éviter de faire des efforts et de se moucher. Lorsque l'emphysème s'est produit dans le cours d'une affection chronique des parois des fosses nasales, la guérison est plus longue à obtenir, et, le malade est exposé à des récidives.

3° PLAIES DES PAUPIÈRES

Elles résultent, comme dans les autres régions, de l'action d'instruments piquants, tranchants ou contondants. Elles sont superficielles ou profondes, simples ou compliquées.

Plaies par instruments piquants. — Les instruments piquants de très faible diamètre, s'ils blessent les paupières sans atteindre le globe oculaire et sans se briser dans la plaie ne déterminent qu'une solution de continuité insignifiante, qui guérit ordinairement sans laisser de trace. Les piqûres produites par le dard des insectes de nos pays (moustiques, abeilles, guêpes) s'accompagnent de tuméfaction souvent considérable et de démangeaisons vives, mais n'ont pas de gravité.

C'est un fait absolument exceptionnel de voir, comme dans un cas cité par Zeis une morsure de sangsue produire une fistule conjonctivale persistante de la paupière.

Il arrive parfois que des corps d'un certain volume, tels que fleurets, chevilles de bois, atteignent les paupières, les perforent, pénètrent dans l'orbite et s'y brisent même, sans laisser dans le tissu de la paupière autre chose qu'une très petite déchirure assimilable à une simple piqûre. On connaît le fait de Nélaton dans lequel l'extrémité d'un parapluie pénétrant dans l'orbite par la paupière inférieure, alla jusque dans le crâne déchirer la carotide interne dans le sinus caverneux.

Panas, en énucléant le globe oculaire chez un jeune homme, a retrouvé dans l'orbite un morceau de fil de fer de 3 centimètres dont le passage à travers la paupière n'avait laissé qu'une trace imperceptible.

Ces faits, tout exceptionnels qu'ils soient, doivent toujours être présents à l'esprit du chirurgien lorsqu'il se trouve en présence d'une plaie de la paupière.

Plaies par instruments tranchants. — Elles sont transversales ou plus ou moins perpendiculaires à la direction du bord libre.

Lorsqu'elles n'intéressent que la peau et le muscle orbiculaire, elles ne déterminent qu'un écartement modéré des bords et guérissent sans laisser de difformité notable.

Les plaies qui intéressent toute l'épaisseur de la paupière entraînent des conséquences plus graves.

La section de l'aponévrose d'insertion du releveur est suivie d'un ptosis, auquel on devra chercher à remédier immédiatement par la suture comme l'a fait Green dans un cas (*Transactions of the American Society*, 1873).

Les plaies verticales ou obliques s'accompagnent d'un écartement plus ou moins marqué des bords, avec tendance au recoquevillement et laissent, si elles ne sont pas réunies un coloboma artificiel. Quelquefois même, la plaie oblique est assez étendue pour que la paupière forme un lambeau détaché et pendant sur la joue.

PLAIES CONTUSES. — Elles se distinguent des précédentes par leur irrégularité, par leurs bords dentelés et par la plus grande fréquence des complications inflammatoires. Les plaies par projectiles de guerre sont très souvent compliquées de la blessure du globe oculaire et de la présence de corps étrangers.

Complications. — Les complications primitives des plaies des paupières sont : 1° l'*hémorrhagie* qui ne se rencontre guère que dans les plaies par instrument tranchant et est rarement abondante; 2° les *lésions de l'appareil lacrymal*.

Parmi ces dernières, la section ou la déchirure des conduits lacrymaux est la plus fréquente. Elle a beaucoup préoccupé les chirurgiens qui ont cherché à prévenir l'oblitération de ces conduits. L'expérience cependant a prouvé que l'oblitération d'un seul conduit lacrymal n'est pas forcément suivie d'épiphora.

Les lésions de la glande lacrymale portant sur sa portion palpébrale ne paraissent pas non plus avoir de gravité particulière.

Nous avons signalé plus haut la section du tendon du releveur comme s'accompagnant de ptosis immédiat. Celle du tendon de l'orbiculaire a des effets moins fâcheux au premier moment, mais est susceptible d'entraver ultérieurement les fonctions du sac lacrymal.

Les complications consécutives sont le *phlegmon*, l'*érysipèle*, la *gangrène*.

Le phlegmon et l'érysipèle sont dangereux surtout lorsqu'il s'accompagnent de suppuration du côté de la cavité orbitaire. Consécutivement à la thrombose des veines ophthalmiques, non seulement la propagation aux sinus cérébraux est à craindre, mais il se produit quelquefois une névrite par compression du nerf optique et une atrophie terminale.

La gangrène s'observe surtout dans les plaies contuses; elle entraîne parfois la destruction à peu près complète de l'une ou de l'autre paupière et ne laisse de ressource que dans une autoplastie. Il ne faut pas cependant se hâter de recourir à celle-ci, car on cite quelques faits qui prouvent que la paupière restante peut arriver à remplacer l'autre pour la protection du globe oculaire. Mackenzie a vu la paupière supérieure s'allonger au point de suppléer l'inférieure détruite.

Comme suites éloignées des plaies des paupières nous signalerons le coloboma, les fistules persistantes, le symblépharon, l'entropion, le trichiasis et l'ectropion.

Ces difformités, qu'il faut toujours tâcher de prévenir par un affrontement exact des parties divisées et par une surveillance attentive de la cicatrisation, sont généralement curables au moyen des opérations que nous étudierons plus loin.

On n'observe pas après la cicatrisation des plaies des paupières ces névralgies réflexes et ces amauroses dont il a été question à propos des plaies des sourcils.

Traitement. — Un lavage minutieux de la région avec une solution antiseptique, telle que la solution d'acide borique à 3 pour 100, ou de sublimé à 0,50 pour 1000 doit toujours être pratiqué; il permet de s'assurer si la plaie n'est pas compliquée de la présence d'un corps étranger et assure le succès de la suture. Pour les plaies transversales peu étendues et n'intéressant que la peau, l'affrontement des bords se produit souvent spontanément et la suture n'est pas nécessaire. Des bandelettes étroites de taffetas d'Angleterre régulièrement imbriquées suffisent dans ces cas.

Pour les autres plaies par instrument tranchant qui intéressent toute l'épaisseur de la paupière, la suture est indispensable. Elle doit être faite avec des fils de soie aseptique, de préférence aux fils d'argent. Dans le cas où les conduits lacrymaux ont été sectionnés, on cherchera à obtenir l'affrontement aussi exact que possible. Mais faut-il essayer d'en rétablir la continuité à l'aide d'une soie de sanglier ainsi qu'on le conseillait autrefois, ou d'une fine sonde de Bowmann, comme on l'a fait depuis? Si l'introduction de cette sonde est facile, nous pensons qu'il faut la tenter. Dans un cas de ce genre, nous avons placé un fil de catgut en guise de sonde, sans obtenir toutefois le rétablissement du conduit.

Dans les plaies contuses, la suture devra être encore soigneusement appliquée pour réunir les bords de la plaie et, malgré l'irrégularité de celle-ci, on s'abstiendra d'exciser aucune partie, à moins que le sphacèle n'existe déjà, auquel cas on régularise et on avive en sacrifiant la plus petite quantité possible du tissu palpébral. On a conseillé, si les points de suture exercent une traction un peu forte, de pratiquer des débridements à distance pour faciliter la réunion. Ces incisions ne doivent comprendre que l'épaisseur de la peau.

Les points de suture coupent assez rapidement le tissu très mince des paupières. La section est souvent effectuée au bout de quarante-huit heures. Mais, par crainte d'une désunion totale, il est préférable de les laisser plus longtemps en place, alors même que la section des bords est en partie effectuée.

Dans le cours de la cicatrisation des plaies contuses des paupières, la greffe dermique ou épidermique trouve souvent son emploi et remédie à l'inconvénient des rétractions cicatricielles ultérieures.

Un bandeau légèrement compressif est toujours utile pour assurer la fixité du pansement et l'immobilité des paupières.

4° BRULURES DES PAUPIÈRES

Les brûlures de la face en général, et celles des paupières en particulier, sont assez fréquentes. Elles résultent du contact avec des corps en ignition, de l'action de liquides caustiques ou bouillants ou de la déflagration de la poudre.

Les enfants et les épileptiques, en tombant dans le feu, se font généralement des brûlures profondes et étendues à d'autres régions de la face.

Les ouvriers des fabriques de produits chimiques sont particulièrement exposés aux brûlures par les caustiques alcalins ou acides. Enfin, il est fréquent d'observer des brûlures par l'acide sulfurique ou l'acide nitrique projeté à la figure dans un but de vengeance.

Presque toujours, dans ces diverses circonstances la conjonctive et l'œil lui-même sont plus ou moins atteints par la brûlure. Il est plus fréquent de voir la déflagration de la poudre n'atteindre que les paupières seules. Mackenzie, dans ces brûlures, signale des effets différents, suivant que la déflagration de la poudre a eu lieu à l'air libre, ou par explosion dans un espace limité. Dans le premier cas, la flamme produite par la déflagration brûle les cils et les sourcils, mais n'atteint pas profondément la peau; en outre, les grains de poudre projetés avec peu de force ne s'incrustent guère dans le derme. Dans le second cas, la force de projection des grains de poudre est beaucoup plus grande et ils pénètrent plus profondément dans la peau.

Tous les degrés de la brûlure, depuis la simple rubéfaction jusqu'à la destruction complète, s'observent aux paupières.

La brûlure au premier degré est caractérisée par la rougeur, la douleur et un certain degré de tuméfaction, mais elle guérit en quelques jours, sans laisser de traces, et n'exige que des applications réfrigérantes sur les paupières ou des onctions avec la vaseline.

Au deuxième degré, la rougeur du premier moment est suivie d'une réaction vive et de la formation de phlyctènes qui devront être percées pour en évacuer le liquide, mais ne laisseront pas de traces permanentes et n'entraîneront pas de difformité.

Si des grains de poudre sont incrustés dans la peau des paupières, ils devront être soigneusement extraits à l'aide d'une aiguille à cataracte, car, après guérison, ils formeraient autant de taches noires indélébiles.

Bien différentes sont les conséquences des brûlures au troisième degré. Sans parler des cas où la paupière est complètement détruite dès les premiers instants, la formation et l'élimination des escharcs, même lorsqu'elles ne comprennent que la peau et s'arrêtent au tissu cellulaire sous-cutané, déterminent toujours une cicatrice rétractile.

De là la production de brides, et de toutes les difformités qu'on étudie sous le nom d'ectropion, d'entropion, d'ankyloblépharon et de symblépharon.

Pendant la durée de la suppuration, les pansements doivent être faits avec le plus grand soin. On cherchera, en interposant entre les paupières et le globe de l'œil des bandelettes de protective, à prévenir les adhérences au moment de la formation des bourgeons charnus; on pratiquera des greffes cutanées ou épidermiques pour hâter la cicatrisation et surtout prévenir la rétraction, cause si fréquente d'ectropions étendus.

Pour s'opposer au renversement de la paupière aucun moyen ne vaut la suture temporaire du bord libre de celles-ci, ou *blépharorrhaphie* imaginée par Mirault (d'Angers). Il y a malheureusement des cas où elle n'est pas possible, du moins dans les premiers temps, alors que la fonte du globe oculaire atteint par la brûlure a créé, en arrière des paupières, un foyer de suppuration abondante.

IV

LÉSIONS VITALES ET INFLAMMATOIRES DES PAUPIÈRES

1° Dermatoses des Paupières.

La plupart des dermatoses peuvent s'observer aux paupières, mais le plus souvent elles s'y développent secondairement, par extension du mal des parties voisines et leur existence à la face cutanée des paupières n'entraîne pas d'accidents spéciaux pour l'appareil de la vision.

Il suffit de rappeler que l'*érythème*, l'*eczéma*, le *pityriasis*, le *psoriasis*, l'*herpès simple*, l'*urticaire*, le *pemphigus* se montrent aux paupières en même temps que sur les autres points de la face. Chez les jeunes enfants, la fréquence de l'eczéma impétigineux est très grande et l'ensemble des lésions qui le constitue est facilement reconnaissable, au mélange de suppuration et de croûtes brunâtres au pourtour des paupières, aussi bien qu'à la coexistence de lésions semblables à l'orifice des narines, aux commissures des lèvres, au pavillon de l'oreille et au cuir chevelu. Il ne faut pas négliger de traiter l'eczéma impétigineux de la face par l'emploi des pommades au goudron, à l'oxyde de zinc, après avoir détaché les croûtes par des applications de cataplasmes de fécule. La guérison de l'affection cutanée est presque toujours suivie d'une rapide amélioration des lésions de la conjonctive et de la cornée qui accompagnent le plus souvent les gourmes de la face.

Mais, outre ces lésions cutanées en quelque sorte vulgaires qu'on observe aux paupières en même temps qu'en d'autres points des téguments, on y voit se développer aussi quelques affections cutanées spéciales. De ce nombre sont : l'*éphydrose*, la *chromhydrose*, la *séborrhée*, l'*acné miliaire*, le *xanthélasma* l'*éléphantiasis*, la *lèpre*.

ÉPHYDROSE

L'*éphydrose* ou sueur localisée aux paupières est une affection très rare observée seulement quatre fois par de Graefe. Elle est caractérisée par l'hypersécrétion des glandes sudoripares et apparaît sous la forme de fines gouttelettes transparentes à l'orifice de ces glandes. Le plus souvent, la sécrétion s'étale à la surface de la peau des paupières et y forme une couche visqueuse qui se mélange aux poussières et aux produits de desquamation. Les paupières prennent alors un aspect sale. Cette sécrétion anormale s'altérant au contact de l'air ne tarde pas à irriter la peau et la conjonctive oculaire et à déterminer une véritable conjonctivite.

L'éphydrose doit être rapprochée des cas plus fréquents où l'on observe des sueurs localisées aux pieds, aux mains, à une partie de la face, mais l'étiologie de l'éphydrose n'est pas mieux connue que celle de ces dernières affections.

Le traitement de l'éphydrose consiste d'après de Wecker dans l'emploi de l'huile de cade pure ou mélangée d'esprit-de-vin, et dans celui des pommades usitées contre les blépharites. Il y ajoute l'hydrothérapie.

CHROMHYDROSE

Cette affection, très rare également, consiste dans l'apparition à la surface des paupières d'une sécrétion colorée en noir ou en brun. W.-A. Foot n'a pu réunir que 46 observations de cette maladie dont 6 chez l'homme et 40 chez la femme. Elle s'observe presque toujours chez des femmes dysménorrhéiques ou hystériques, et, dans bien des cas, la simulation a été soupçonnée ou reconnue. Il paraît cependant établi que les sécrétions des glandes sébacées ou sudoripares peuvent, dans des conditions encore indéterminées, être mélangées d'une matière noire auxquelles les recherches de Charles Robin, de Gubler ont assigné des caractères différents de ceux des pigments ordinaires et aussi des poussières minérales ou végétales auxquelles on a voulu l'assimiler. Cette matière se présente sous la forme de plaques à contours irréguliers. Ordoñez qui l'a étudiée a trouvé qu'elle offrait des analogies avec la matière colorante de la *mélanose*.

Leroy de Méricourt (*Annales d'oculist.*, t. L., p. 110) a fait une étude intéressante de cette affection. Plus récemment, W. A. Foot, dans un travail communiqué à la *Société royale de médecine d'Irlande* (janvier 1887) a attribué la formation du pigment à l'oxydation de l'indican éliminé par les glandes de la peau. Il se pourrait, d'après lui, que la transformation se produisît par l'action d'un micro-organisme spécial ; on sait en effet que le *bacterium cyanogenes* et le *bacterium prodigiosum* donnent lieu en se développant à certaines colorations.

Les paupières, surtout la paupière inférieure, présentent une coloration bleu foncé, plus marquée au niveau des plis. Si l'on frictionne avec un corps gras la peau des paupières, la coloration s'enlève en tachant le linge, mais elle se reproduit au bout d'un certain temps. Il n'y a pas d'autre altération de la peau à part peut-être une légère dilatation des veines.

Cette affection n'entraîne d'autre inconvénient que l'aspect bizarre résultant de la coloration des paupières. On a noté cependant la fréquence de la constipation et l'aversion des patients pour toute nourriture animale.

Avant de diagnostiquer la chromhydrose, il faut s'être assuré par tous les moyens possibles qu'il n'y a pas de supercherie de la part des malades. Le meilleur moyen consiste incontestablement à attendre que la matière colorante enlevée par une première friction se reproduise sous les yeux même du chirurgien.

La durée de la chromhydrose est généralement longue et aucun traitement n'a paru, jusqu'ici, capable d'en abréger la durée.

SÉBORRHÉE

L'hypersécrétion des glandes sébacées des paupières a reçu le nom de *séborrhée ;* elle est d'ailleurs rarement limitée aux seules paupières.

On distingue la séborrhée *fluide,* dans laquelle le produit de secrétion forme un vernis gras et brillant à la surface de la peau, et la séborrhée *sèche*, dans laquelle la desquamation épidermique mêlée à la sécrétion fluide se concrète en minces écailles analogues à celles du pityriasis.

Les poussières de l'atmosphère en se mélangeant à la matière sébacée s'accumulent dans les replis des paupières et y deviennent une source d'irritation. Cette irritation, dans la forme sèche, porte surtout sur les parties qui avoisinent le bord libre des paupières et y prend les apparences de la blépharite ciliaire. Les cils eux-mêmes s'altèrent à la longue et tombent.

On a dit que la séborrhée se développe particulièrement chez les femmes dyménorrhéiques et chez celles qui sont atteintes de troubles du côté des organes sexuels. Cette étiologie n'est pas démontrée, mais il est certain que la séborrhée des paupières se rattache à une altération de la santé générale. Les Israélites et les Orientaux paraissent y être plus particulièrement sujets.

Le traitement consiste d'abord à débarrasser les paupières de leur enduit par des lotions savonneuses chaudes. On cherche ensuite à modifier la sécrétion en faisant des applications quotidiennes d'un liquide alcoolique tel que l'eau de Cologne, dans la forme humide, et de glycérine dans la forme sèche. Il faut avoir soin pendant ces applications d'éviter, par l'occlusion des paupières, que le topique se trouve en contact avec la conjonctive.

ACNÉ. — MILLET

La peau des paupières est parfois le siège d'une éruption d'acné qui ne diffère pas de celle qu'on observe en d'autres points du visage et qui évolue de la même façon. On voit aussi se développer dans les glandes sébacées qui sont annexées aux poils très fins des paupières, de petites tumeurs arrondies d'un blanc jaunâtre, ressemblant à des grains de millet et résultant de l'accumulation des produits de sécrétion dans les culs-de-sac de ces glandes. Ces petites masses sont parfois assez nombreuses pour donner à la peau des paupières une apparence désagréable et, comme elles persistent indéfiniment, les malades demandent à en être débarrassés.

Il suffit pour les détruire de les percer avec la pointe d'une épingle ou d'une aiguille à cataracte et d'en extraire le contenu. Cette petite opération demande à être renouvelée pour chaque tumeur et exige généralement un certain nombre de séances. Nous nous sommes servi, dans quelques cas où elles étaient assez peu nombreuses, de la pointe fine d'un galvano-cautère.

Le *molluscum sébacé* s'observe encore aux paupières et là, comme en d'autres points du corps, on lui a reconnu des caractères contagieux niés cependant par Hébra. La glande sébacée qui est le siège de cette altération s'hypertrophie, fait saillie à la surface de la peau et tend à se pédiculiser. Elle forme alors une petite tumeur polypeuse d'aspect corné au sommet de laquelle on voit l'orifice du follicule dilaté.

Lorsque ces petites tumeurs sont nettement pédiculées, il est très facile de les exciser d'un coup de ciseaux. Dans le cas contraire, on peut se contenter de les écraser entre les mors d'une pince pour en exprimer le contenu.

XANTHÉLASMA

LARRAIDY (E.), Étude sur le xanthélasma. Thèse de Paris, 1877. — GENDRE (Ferdinand). Du xanthélasma. Thèse de Paris, 1880. — DUROSELLE (F.), Étude sur le xanthélasma. Thèse de Paris, 1884-1885.

Sous ce nom on désigne aujourd'hui une altération des paupières, caractérisée par la formation de taches jaunes irrégulières dans le tissu cellulaire

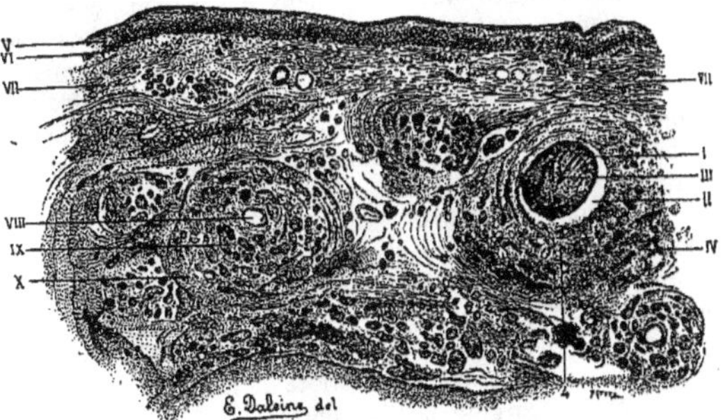

FIG. 156. — Coupe d'une plaque de xanthélasma de la paupière. (D'après Poncet.)

I, épithélium des gaines d'un poil. — II, gaine connective saine. — III, poil. — IV, nodule de xanthélasma. V, couche cornée de l'épithélium. — VI, épithélium profond pigmenté. — VII, zone sous-épithéliale avec petits vaisseaux et taches de pigment noir (hématique). — VIII, vaisseau profond autour duquel se voit IX, le dépôt de cellules xanthélasmiques. — X, faisceaux concentriques de tissu connectif.

sous-cutané qu'elles arrivent à envahir quelquefois presque complètement et auquel elles donnent un aspect étrange.

Le xanthélasma s'observe surtout chez les femmes d'âge moyen et, dans

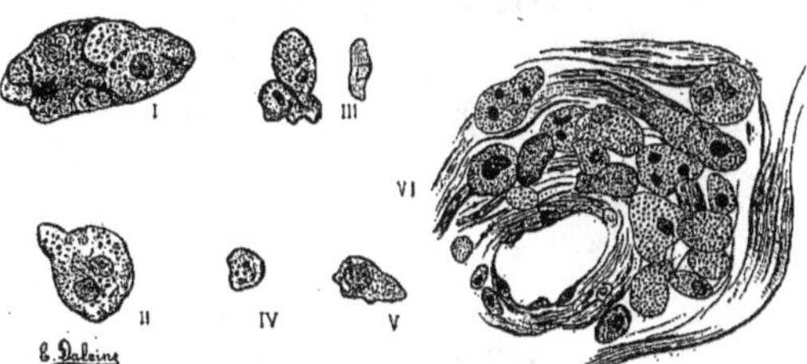

FIG. 157. — Éléments isolés et nodules de xanthélasma. Grossissement 400. (D'après Poncet.)

I, élément jaune vert, avec granulations en groupes et trois gros noyaux, dont un en voie de division. II, III, IV, V, différentes périodes d'altération. — VI, nodule xanthélasmique.

près de la moitié des cas, il paraît se relier à une affection hépatique et à un ictère antécédent.

Les taches se montrent, au début, au-dessus du ligament palpébral interne ;

elles ont une coloration ocreuse ou jaune citron, et une forme ovalaire à contours irréguliers. Elles ne forment qu'un relief à peine appréciable. De nouveaux groupes de taches apparaissent successivement et dessinent un demi-cercle à la paupière supérieure d'abord et ensuite à la paupière inférieure sans cependant arriver à se joindre au niveau du ligament palpébral externe. L'affection existe très souvent des deux côtés.

L'anatomie pathologique du xanthélasma est encore peu connue. Waldeyer l'a trouvé constitué par une hyperplasie du tissu conjonctif avec dégénérescence des cellules autour des bulbes pileux, des glandes, des vaisseaux et des nerfs. Poncet (de Cluny) admet que la gaine des vaisseaux est le siège principal des altérations; il signale la présence d'une matière graisseuse spéciale et de cellules géantes à noyaux et nucléoles multiples. D'autre part Geber et Simon ont décrit une hypertrophie des glandes sébacées en partie distendues par de volumineuses cellules épithéliales. Ces altérations n'ont pas été rencontrées par Waldeyer et Poncet, d'où il faut conclure qu'il existe deux variétés de xanthélasma.

De Wecker donne le nom de *xanthelasma planum* à la première, et celui de *xanthelasma tuberosum* à la seconde, dans laquelle les glandes sébacées sont altérées. Mais cette dictinction n'est pas admise par tous les observateurs.

L'envahissement des paupières par cette affection ne détermine pas habituellement de troubles fonctionnels et s'arrête de lui-même au bout d'un certain temps pour persister ensuite indéfiniment.

Aucun traitement n'a réussi à faire rétrocéder les plaques une fois qu'elles sont développées. Dans le cas seulement où elles constituent des saillies limitées on est autorisé à céder aux sollicitations des malades et à en pratiquer l'excision. La réunion primitive de la peau très mince qui les recouvre doit être assurée autant que possible pour prévenir les difformités ultérieures.

HERPÈS. — ZONA OPHTHALMIQUE

HYBORD (Albert), Du zona ophthalmique et des lésions oculaires qui s'y rattachent. Thèse de Paris, 1872. — PACTON (Marc), Du zona ophthalmique. Thèse de Paris, 1878. — GUÉRIN (Jean), Du zona ophthalmique. Thèse de Paris, 1883-1884.

L'éruption de vésicules herpétiques s'observe quelquefois aux paupières, comme aux lèvres accompagnant un mouvement fébrile passager. Cet *herpès simple* n'offre rien de particulier dans sa marche ni dans son développement et ne laisse pas de traces. Les vésicules se montrent surtout à la paupière supérieure, près des commissures ou du bord libre (Horner, Panas) ou vers la partie moyenne (De Wecker). Leur apparition s'accompagne d'un peu de cuisson et de gonflement et elles se dessèchent après trois ou quatre jours.

Le ZONA OPHTHALMIQUE bien étudié dans ces vingt dernières années par Hutchinson (*Ophtalmic Hospital Reports*, V. p. 191) par Albert Hybord (*Du Zona ophthalm. et des lésions oculaires qui s'y rattachent*. Thèse de Paris, 1872 n° 232) est aujourd'hui bien connu. Il doit être considéré comme une névrite des branches du trijumeau, se rattachant dans certains cas à une altération du ganglion de Gasser.

Il est caractérisé cliniquement par des douleurs névralgiques suivant le trajet d'une ou de plusieurs des branches du trijumeau, par une éruption de vésicules d'herpès distribuées sur le trajet de ces branches et par des altérations concomitantes du côté du globe oculaire.

Le plus habituellement le zona a pour siège la branche ophthalmique du trijumeau et parmi les rameaux de cette branche, il affecte particulièrement le rameau nasal ou les rameaux sus-orbitaires, plus rarement le rameau lacrymal. Il n'atteint qu'exceptionnellement la branche maxillaire supérieure (rameau sous-orbitaire). On a cité quelques cas dans lesquels tous les rameaux d'un côté étaient atteints, et même des faits de zona occupant simultanément les deux côtés de la face. Quand, ce qui est la règle, le zona n'existe que d'un seul côté, l'éruption s'arrête toujours exactement à la ligne médiane.

Étiologie. — Le sexe masculin est plus souvent atteint que le sexe féminin. La proportion indiquée par A. Hybord est de 65 pour 100 et celle donnée par Laqueur est presque identique. Comme pour les autres espèces de zona, l'âge avancé est une cause prédisposante. Enfin, les statistiques établissent la plus grande fréquence de cette affection, en Angleterre d'abord, puis en Allemagne. En France, le zona ophthalmique paraît moins fréquent et moins grave.

Les causes occasionnelles du zona sont le refroidissement, les traumatismes, les tumeurs orbitaires et peut-être aussi certaines intoxications, comme celles qui résultent de l'absorption de l'arsenic ou de l'oxyde de carbone.

Nieden a rapporté une curieuse observation dans laquelle une contusion indirecte du ganglion cervical supérieur du grand sympathique fut suivie du développement du zona sur le trajet des rameaux sus-orbitaires.

Panas a vu le zona ophthalmique coexister avec une sciatique.

Symptômes. — L'éruption herpétique est habituellement précédée de douleurs sur le trajet des nerfs, accompagnée de malaise et même de nausées et de quelques frissons. Parfois les douleurs névralgiques précèdent pendant des semaines et des mois l'apparition des vésicules et très rarement elles font défaut.

Sur le trajet du rameau ou des rameaux atteints de névrite, on voit des plaques rouges apparaître à la peau, par poussées successives et ces plaques présentent bientôt des vésicules d'herpès plus ou moins abondantes. Ces plaques, lorsque le rameau nasal est atteint ne dépassent pas la ligne médiane. En même temps la conjonctive oculaire est le siège de picotements et de tous les signes d'une hypérémie pouvant aller jusqu'au développement d'une conjonctivite catarrhale. L'hypérémie de la muqueuse nasale et l'enchifrènement ont été notés par Saemisch dans le zona du rameau nasal. Horner signale aussi la diminution de la tension du globe oculaire qui peut s'abaisser jusqu'à moitié.

L'évolution des vésicules s'accomplit en deux ou trois jours. D'abord transparentes, elles ne tardent pas à devenir louches, puis purulentes et bientôt, elles se dessèchent, laissant à leur place des croûtes brunâtres. Lorsque ces croûtes se détachent, on voit au-dessous d'elles une cicatrice arrondie, déprimée, d'un rouge sombre. Cette cicatrice est indélébile; avec le temps elle devient blanche et ombiliquée, mais elle reste comme un stigmate irrécusable de la maladie. Dans quelques cas, la cicatrice, d'après Emmert, deviendrait kéloïdique.

L'éruption des plaques et des vésicules qui les recouvrent se faisant par poussées successives, malgré l'évolution relativement rapide de ces dernières, la durée de la maladie varie de deux à trois semaines.

Complications. — Ce sont surtout les complications qui font l'intérêt et la gravité du zona ophthalmique. Ces complications se montrent du côté de la peau, dans le territoire innervé par la branche atteinte ou du côté de l'appareil oculaire.

Les *complications* du côté de *la peau* consistent en anesthésies ou en névralgies tenaces observées surtout chez les vieillards. On a noté aussi une élévation locale de la température pouvant atteindre de 1 à 2 degrés. Ces phénomènes persistent parfois pendant des semaines et des mois.

Les *complications oculaires* doivent surtout préoccuper le chirurgien. On les observe dans près de la moitié des cas. Hutchinson avait même pensé qu'elles se produisent fatalement lorsque le rameau nasal est atteint. On sait en effet que les nerfs ciliaires proviennent en partie d'un filet qui émane du rameau nasal et se rend au ganglion ophthalmique. Mais A. Hybord a montré que si ces complications sont la règle dans ce cas, il y a cependant des exceptions. Si, dit-il, « l'iris et la cornée souffrent rarement quand l'éruption ne siège pas sur le territoire des branches du nerf nasal, ils souffrent habituellement quand tout le côté du nez est envahi ».

Les complications oculaires se montrent sur la *conjonctive*, sur la *cornée* et sur l'*iris*. Sur la conjonctive, on voit se développer des vésicules herpétiques, mais cette complication n'offre que peu de gravité.

La cornée présente soit des ulcérations succédant à l'éruption de phlyctènes, soit une infiltration plus ou moins étendue. Les ulcérations, d'après Michel, se montreraient surtout dans le quart supéro-interne de la cornée. L'iritis, avec ou sans lésion de la cornée, est ordinairement une iritis plastique avec tendance à la formation de synéchies postérieures. L'inflammation se propage quelquefois à la choroïde; des corps flottants se montrent dans le corps vitré et l'œil peut devenir phthisique. L'atrophie du nerf optique est encore au nombre des complications qui ont été observées. L'asthénopie accommodative se montre aussi parfois.

Du côté des annexes de l'œil, il faut signaler les *paralysies musculaires* atteignant les muscles innervés par la 3e paire crânienne.

Enfin, comme complications exceptionnelles, on a cité l'*ophthalmie sympathique* se développant du côté opposé.

Diagnostic. — Le siège, la disposition des vésicules et leur apparence propre rendent habituellement le diagnostic facile. Dans quelques cas cependant, un œdème considérable, la formation d'eschares pourraient en imposer pour une pustule maligne comme l'a vu le docteur Sottas (*France médicale*, 30 avril 1889).

Le **pronostic** du zona ophthalmique est donc toujours sérieux en raison des complications possibles. Hybord a établi qu'il devenait grave en proportion directe de l'âge du sujet atteint. Disons cependant, qu'en France, du moins, un certain nombre de cas de zona ophthalmique se terminent sans donner lieu à ces complications.

Le **traitement**, durant la période d'éruption, consiste à saupoudrer les parties atteintes avec une poudre absorbante, poudre de riz, poudre d'oxyde de zinc ou de sous-nitrate de bismuth et à protéger les surfaces en les recouvrant d'une feuille d'ouate maintenue par une bande. Les douleurs névralgiques sont calmées par des injections hypodermiques de chlorhydrate de morphine. Contre les névralgies persistantes, on a conseillé l'emploi des courants continus faibles et, dans les cas invétérés, le chirurgien sera quelquefois amené à pratiquer la section ou mieux encore l'élongation des filets nerveux sur lesquels siège la névralgie.

Chacune des complications énumérées plus haut exige en outre un traitement approprié.

ŒDÈME DES PAUPIÈRES

En dehors des cas très nombreux où une affection inflammatoire des paupières s'accompagne d'œdème, il existe des cas où l'œdème est persistant et se rattache à une affection locale ou générale. Ce sont les faits de ce genre dont nous voulons parler ici.

Les *causes* les plus habituelles de l'œdème palpébral non inflammatoire, sont les affections osseuses, les tumeurs de l'orbite et surtout la thrombose de la veine ophthalmique. Lorsque l'œdème sous-cutané est très prononcé, il s'accompagne d'une infiltration du tissu cellulaire sous-conjonctival constituant l'état que l'on désigne sous le nom de *chémosis* séreux.

L'œdème palpébral bilatéral est souvent un des premiers signes de l'albuminurie et l'examen des urines doit toujours être pratiqué lorsqu'on le constate.

On a signalé aussi l'œdème palpébral précurseur de la trichinose.

On voit enfin chez quelques personnes âgées, ou chez des sujets jeunes et lymphatiques, l'œdème d'une ou des deux paupières persister sans qu'on puisse le rattacher à aucun des états que nous venons de mentionner.

La paupière inférieure présente généralement un œdème plus prononcé le matin, au moment du lever. Il s'atténue dans la journée.

Le *diagnostic* de l'œdème lui-même est facile; l'emphysème ne sera pas confondu avec l'œdème, dont le distinguent la sonorité et la crépitation caractéristiques. Le lymphangiome, l'éléphantiasis des paupières en diffèrent par une consistance beaucoup plus considérable.

Le *traitement* de l'œdème des paupières est, avant tout, celui de la cause qui le détermine. Lorsque cette cause échappe, on peut sans inconvénient chercher à réduire l'œdème par une compression exercée sur la région, au moyen d'une bande de flanelle et d'un tampon d'ouate.

Les ponctions multiples faites avec la pointe d'une lancette ne sont indiquées que dans des cas d'œdème aigu et considérable. L'excision d'un pli cutané ne conviendrait que dans les œdèmes chroniques avec laxité anormale des téguments entraînant un prolapsus gênant de la paupière supérieure.

2° Inflammations des paupières.

ÉRYSIPÈLE

Dans la majorité des cas, l'érysipèle des paupières est le résultat de l'extension d'un érysipèle de la face. Quelquefois cependant, il apparaît primitivement aux paupières, autour d'une plaie, d'une excoriation qui a servi de porte d'entrée au streptocoque qui lui est propre. Enfin, né sur la muqueuse des fosses nasales, il gagne parfois les voies lacrymales et apparaît au grand angle de l'œil, au niveau des points lacrymaux.

Les phénomènes généraux habituels marquent le début de l'érysipèle des paupières et précèdent même leur apparition. La peau des paupières devient œdémateuse, chaude, d'un rouge sombre et luisant; elle forme un double bourrelet qui permet difficilement d'apercevoir le globe oculaire et la conjonctive. Une sécrétion muco-purulente provenant de cette dernière s'accumule entre les bourrelets qui limitent la fente palpébrale. Sur la face cutanée, l'épiderme est parfois, mais non toujours, soulevé par une sérosité albumineuse, à réaction alcaline (*érysipèle vésiculeux, phlycténoïde*).

Les lésions anatomiques consistent essentiellement dans l'accumulation de nombreux leucocytes dans le tissu cellulaire sous-cutané. Les amas de leucocytes se font surtout autour des glandes sébacées ou sudoripares et des bulbes pileux.

La terminaison ordinaire est la résolution. Mais, souvent aussi, les amas de leucocytes déterminent la formation d'abcès multiples ou de sphacèles étendus de la peau (*érysipèle phlegmoneux, gangréneux*).

Parmi les complications de l'érysipèle des paupières, deux sont particulièrement graves : le *phlegmon orbitaire* et la *phlébite* des veines ophthalmiques. Ces deux complications se manifestent par de l'exophthalmie et par le chémosis de la conjonctive. L'inflammation localisée au tissu cellulaire et à la capsule de Tenon offre moins de gravité. On a vu cependant l'inflammation se propager aux méninges le long de la gaine du nerf optique, ou encore ce nerf être atteint de névrite se terminant par atrophie de la papille.

La phlébite des veines ophthalmiques par sa facile propagation au sinus caverneux et aux autres sinus de la dure-mère, et par la pyohémie qui en est souvent la suite, met plus immédiatement en danger la vie des malades.

Le *phlegmon simple* des paupières et la *conjonctivite purulente* sont les deux affections avec lesquelles on peut le plus facilement confondre l'érysipèle des paupières.

Le *pronostic* de l'érysipèle des paupières n'est réellement grave que lorsqu'il survient des complications. Il faut redouter les destructions gangréneuses étendues de la peau qui déterminent la formation d'un ectropion. Enfin, on a signalé des récidives laissant à leur suite un état éléphantiasique des paupières.

Le *traitement* local de l'érysipèle palpébral doit se borner aux lavages antiseptiques destinés à entraîner les sécrétions de la conjonctive et aux onctions avec la vaseline. On se trouvera bien aussi de l'emploi de la réfrigération à l'aide de compresses imbibées d'eau glacée et appliquées en permanence. Mais ce mode de traitement exige une surveillance incessante. Si des abcès se forment on doit les ouvrir avant qu'ils aient causé un décollement étendu de la peau.

PHLEGMON. — ABCÈS

Le phlegmon des paupières se développe consécutivement aux contusions de la région périorbitaire, aux plaies, aux brûlures. On le voit aussi dans le cours de l'érysipèle, de la variole et consécutivement à la scarlatine et à la fièvre typhoïde. Le phlegmon des paupières se termine le plus habituellement par la formation d'abcès.

La paupière, ordinairement la supérieure, est vite envahie dans toute son étendue; elle devient rouge, chaude, douloureuse et se tuméfie au point d'atteindre souvent le volume d'un demi-œuf de poule. Au début, on distingue généralement, au milieu des tissus, une induration plus ou moins étendue, et la suppuration se fait rapidement.

Les deux paupières accolées par leur bord libre ne peuvent que très difficilement être écartées; derrière elles, le globe oculaire est sain; la conjonctive est seulement un peu injectée et œdémateuse.

Lorsque la suppuration est collectée, la fluctuation est sentie superficiellement. Si le chirurgien n'intervient pas pour donner issue au pus, la peau s'amincit en un point, s'ulcère et le pus s'écoule; mais, en même temps, il se fait une destruction plus ou moins étendue des téguments et il en peut résulter une cicatrice difforme. L'ouverture de la collection par le cul-de-sac conjonctival doit être considérée comme tout à fait exceptionnelle.

Le *diagnostic* est généralement facile. Le phlegmon simple des paupières est cependant quelquefois confondu avec l'érysipèle ou avec la tuméfaction qui accompagne l'ophthalmie purulente.

Le phlegmon orbitaire s'en distingue par l'exophthalmie, l'immobilité du globe de l'œil, la résistance plus grande des tissus à la pression du doigt, les douleurs plus vives.

La dacryocystite phlegmoneuse s'accompagne parfois d'une tuméfaction telle des tissus qu'elle peut en imposer pour un phlegmon des paupières limité au grand angle de l'œil. Mais, en dehors de l'existence antérieure des signes d'une dacryocystite chronique (épiphora, reflux d'un liquide blanchâtre par les points lacrymaux), le chirurgien évitera l'erreur en tenant compte surtout du siège de la tuméfaction au devant du sac lacrymal. On voit d'ailleurs, parfois, des suppurations se faire, à ce niveau, sans que les voies lacrymales paraissent intéressées. C'est à ces suppurations ou abcès de l'angle interne que les anciens oculistes donnaient le nom d'*anchylops*.

Le *traitement* du phlegmon suppuré des paupières, consiste dans l'incision aussi hâtive que possible faite parallèlement au bord libre et dans une situation déclive. Un petit drain placé dans la plaie empêchera la réunion des lèvres et assurera l'écoulement du pus. Lorsque la suppuration sera terminée, l'application d'un bandeau compressif hâtera le dégorgement des tissus et favorisera la résolution de l'induration qui tend parfois à se perpétuer.

Les *abcès froids* des paupières sont des abcès ossifluents, ayant pour origine une ostéite ou une carie des os voisins, l'os malaire le plus souvent. Ils doivent être ouverts et pansés antiseptiquement. Malgré le traitement, ils laissent après eux des cicatrices adhérentes, déprimées, d'un effet très désagréable et quelquefois de véritables ectropions.

Les collections signalées par le professeur Panas, au niveau du rebord orbitaire inférieur, à la suite de contusions anciennes, sont évidemment le résultat de la transformation de collections sanguines enkystées, comme le prouve l'aspect jaunâtre ou brunâtre, la consistance filante et le mélange de paillettes de cholestérine constatés par lui, au moment de leur évacuation.

PUSTULE MALIGNE. — ŒDÈME CHARBONNEUX

Le Bolloch (Albert), De la suture des paupières pour prévenir l'ectropion, particulièrement dans l'œdème malin. Thèse de Paris, 1876. — Buy (Alexis), De l'œdème malin ou charbonneux des paupières. Thèse de Paris, 1876.

Les affections charbonneuses présentent aux paupières une fréquence et une gravité particulières. Cependant depuis quelques années la pratique des inoculations préventives du charbon atténué par la méthode de Pasteur a rendu beaucoup moins fréquentes les maladies charbonneuses chez les animaux en Bourgogne et dans la Beauce. On peut donc espérer que ces mêmes affections deviendront de plus en plus rares chez l'homme.

L'inoculation aux paupières se fait sans doute par le frottement des mains souillées de virus charbonneux et Panas pense que si la paupière du côté droit est plus souvent atteinte, c'est que la main droite dont la grande majorité des hommes se servent de préférence dans leurs travaux y transporte plus facilement le virus dont elle est accidentellement chargée. Le transport aux paupières paraît encore résulter, dans certains cas, de la piqûre d'insectes et en particulier de celle du taon ou *œstrum*. Pour admettre que le virus des animaux morveux puisse donner naissance, comme l'a prétendu Krajewski (*Nagels Jahresbericht*, 1871, p. 373) à la pustule maligne, il faudrait, au préalable, avoir démontré l'identité ou tout au moins la coexistence des deux virus morveux et charbonneux.

Pustule maligne. — Primitivement locale, la pustule maligne ne donne lieu à des accidents généraux qu'au bout de trois à cinq jours.

Elle se présente à la paupière, ordinairement la supérieure, sous la forme d'une vésicule ombiliquée soulevée par une sérosité roussâtre et reposant sur une escharc brune. Autour de cette eschare se voit un cercle rouge, érysipélatoïde, qui répond lui-même à une induration ligneuse des tissus. Toute la paupière est tuméfiée, œdémateuse, mais, au début du moins, il n'y a pas de douleur véritable; il n'y a qu'un simple prurit. Bientôt la vésicule se rompt et à sa place on voit une petite excavation creusée dans le tissu escharifié. Une aréole secondaire de petites vésicules se développe autour de l'eschare; celle-ci s'agrandit. En même temps le gonflement dépasse les limites de la base de l'orbite et s'étend à la tempe, au front, à la joue et quelquefois jusqu'au cou et à la poitrine.

Les phénomènes généraux ne se prononcent qu'au bout de trois à cinq jours: ce sont des phénomènes typhiques et adynamiques. Ils annoncent que les bactéridies qui primitivement se sont multipliées dans le foyer de la pustule ont passé dans la circulation générale et infecté la masse du sang. La mort est la terminaison fréquente, non constante cependant, de la pustule maligne non traitée. Lorsque la guérison se fait, elle ne survient qu'après une destruction plus ou moins étendue du tissu palpébral et laisse après elle des adhérences anormales (*symblépharon*) ou des ectropions étendus.

Le voisinage des veines de l'orbite et la propagation aux sinus de la dure-mère expliquent la marche particulièrement grave et rapidement mortelle de la pustule maligne des paupières.

Œdème malin. — Depuis la description donnée par Bourgeois (d'Étampes) et Raimbert, cette forme de l'affection charbonneuse des paupières est admise et assez fréquemment observée par les médecins qui pratiquent dans les régions où sévissent les affections charbonneuses.

L'œdème malin paraît résulter de l'inoculation du virus à la surface de la conjonctive et non plus à la face cutanée des paupières. Aussi n'observe-t-on ni vésicule, ni eschare primitive. Il n'y a qu'une tuméfaction diffuse, molle, demi-transparente, de teinte jaunâtre ou bleuâtre du tissu palpébral. La douleur est nulle au début. En vingt-quatre ou quarante-huit heures, les paupières se tuméfient au point de former deux bourrelets durs, se touchant par leur face cutanée et cachant le globe de l'œil. La peau des paupières a quelquefois un aspect chagriné. Ultérieurement des phlyctènes soulevées par une sérosité roussâtre se montrent à sa surface et dans ces points apparaissent des eschares.

Les phénomènes généraux se manifestent plus rapidement que dans la pustule maligne.

Le docteur Bréchemier (d'Orléans) a insisté sur l'apparition d'une induration ligneuse du tissu palpébral au grand angle de l'œil. Cette induration serait caractéristique de l'œdème malin des paupières (*Bull. de la Soc. de chir.*, 1881, p. 176). Il signale également l'existence d'une zone d'œdème mou autour de l'œdème ligneux qui marque pour lui la limite infectieuse du virus.

En règle générale, dès que le diagnostic de la pustule maligne ou de l'œdème malin des paupières est posé, il faut intervenir énergiquement et le plus tôt possible, tant pour prévenir l'infection que les conséquences locales graves des mortifications étendues du tissu palpébral.

Les caustiques sont encore très souvent employés contre la pustule maligne.

Le sublimé corrosif est un des plus usités et expose moins que les caustiques liquides à dépasser le but. Après incision de l'eschare et de la base indurée qui la supporte, il est déposé à l'état pulvérulent entre les lèvres de l'incision.

Le fer rouge est aujourd'hui remplacé par le thermo-cautère ou le galvano-cautère. Avec l'un ou l'autre de ces instruments, il est possible, si le mal est observé au début de pratiquer l'*excision* de la pustule et de sa base qu'on enlevait autrefois avec le bistouri. On a été jusqu'à conseiller d'enlever toute la paupière, pour dépasser les limites du mal et de faire plus tard une autoplastie complète.

Bien que la cautérisation ignée et les applications du sublimé représentent encore la pratique la plus habituelle des chirurgiens, la notion plus exacte des causes de l'infection charbonneuse a donné l'idée de recourir aux injections interstitielles de liquides antiseptiques destinées à agir sur la bactéridie. C'est ainsi qu'on a employé des solutions d'acide phénique en injections hypodermiques. Davaine ayant montré que la bactéridie charbonneuse ne résiste pas au contact d'une solution à 1/1200 d'iode, on a eu recours aux injections de teinture d'iode déjà proposées par Boinet. Bréchemier, dans le cas d'œdème malin communiqué par lui à la Société de chirurgie, fit, avec la seringue de Pravaz, sur la périphérie de l'œdème ligneux, 12 injections d'une demi-seringue chacune. La solution dont il se servit était composée de 25 grammes de teinture d'iode pour 120 grammes d'eau, avec addition de 1 gramme d'iodure de potassium.

Quel que soit le traitement adopté, avant que la cicatrisation ne soit effectuée, on agira sagement en pratiquant la suture des paupières pour prévenir l'ectropion (voy. LE BOLLOCH, *De la suture des paupières pour prévenir l'ectropion, particulièrement dans l'œdème malin*, thèse de Paris, 1876, n° 27).

BLÉPHARITE CILIAIRE

GOSSELIN, *Dictionnaire de médecine et de chirurgie pratiques*. Art. BLÉPHARITE, t. V, p. 202. — TESTELIN, *Dictionnaire encyclopédique des sciences médicales*. Art. BLÉPHARITE, t. IX, p. 699.

L'inflammation du bord libre des paupières a été décrite sous les noms les plus divers. Elle présente un ensemble de lésions variées, en rapport avec la diversité des éléments qui entrent dans la constitution de ce bord libre : peau, conjonctive, follicules, cils, glandes sébacées, glandes de Meibomius. Ces diverses parties peuvent être affectées ensemble ou séparément; de là la multiplicité des formes que prend l'inflammation de cette région.

Causes. — Le jeune âge est une cause prédisposante et Gosselin a pu décrire la blépharite ciliaire comme une maladie de la seconde enfance. Les adultes sont aussi fréquemment atteints et le lymphatisme joue un rôle évident dans le développement de l'affection. Il faut, plus encore, incriminer la misère physiologique, les mauvaises conditions hygiéniques et la malpropreté. Les enfants en particulier, portant sans cesse à leurs yeux, leurs mains malpropres entretiennent et aggravent l'inflammation palpébrale s'ils ne la provoquent pas.

Chez les sujets prédisposés, la chaleur, les poussières, les gaz irritants que développe le travail dans les manufactures ou dans des locaux étroits, les veilles prolongées, sont une cause de blépharite.

La rougeole, la variole, sont suivies quelquefois de l'apparition de l'affection chez des sujets jusque-là indemnes. Parmi les affections oculaires, on signale aussi la conjonctivite purulente et les rétrécissements des voies lacrymales comme causes prédisposantes. Au même titre figurent les anomalies de la réfraction et en particulier l'hypermétropie.

Enfin, avec la blépharite, coexiste fréquemment la kératite phlycténulaire et la réunion des deux maladies constitue l'*ophthalmie* dite *scrofuleuse* des enfants. Aussi voit-on habituellement les sujets qui sont atteints de blépharite présenter des engorgements des ganglions cervicaux ou sous-maxillaires, de l'impétigo des lèvres et des narines, de l'eczéma des oreilles.

C'est au printemps et pendant l'été que la blépharite ciliaire s'observe le plus fréquemment, d'après de Wecker. Les israélites y sont plus sujets que les autres, d'après le même observateur, sans doute en raison de la prédominance chez eux du tempérament lymphatique. Enfin pour expliquer le développement de la blépharite on a invoqué aussi la présence d'un champignon analogue à l'*achorion* du favus. Il siégerait dans les follicules des cils, mais Saemisch et Michel ne l'ont pas retrouvé. Stilling a signalé un état morbide particulier des cils qui présenteraient une pigmentation anormale.

Symptomatologie. — On a décrit des formes particulières de la maladie, d'après la prédominance de telles ou telles lésions. En réalité, il s'agit plutôt de degrés, suivant que tels ou tels des éléments constituants du bord de la paupière sont principalement affectés.

Au début, il y a de la rougeur et un peu d'épaississement du bord de la paupière, de la chaleur et des démangeaisons. Si l'affection reste superficielle, il se fait seulement une desquamation furfuracée du bord palpébral. La base des cils est entourée d'une mince gaine blanc grisâtre et ceux-ci s'arrachent facilement. Du côté de la conjonctive palpébrale, on constate de l'injection autour des glandes de Meibomius. Ces phénomènes et la gêne qui en résulte sont plus marqués le soir; ils rendent impossible le travail à la lumière; le matin, les paupières sont collées et plus ou moins agglutinées par les sécrétions desséchées des glandes.

Lorsque les glandes pilo-sébacées et les glandes de Meibomius participent à l'inflammation, le gonflement est plus évident, la sécrétion plus abondante. Les cils sont agglutinés en pinceaux par des croûtes jaunâtres ou grisâtres. De petites pustules se développent au voisinage du bord libre et à la base même des cils; elles se dessèchent sur place et le pus concret forme des croûtes dures, de couleur plus ou moins foncée qui en se détachant laissent à nu une surface ulcérée et quelquefois notablement déprimée. En même temps, la peau des paupières prend une couleur sombre, violacée et les vaisseaux anormalement développés s'y dessinent d'une manière apparente. La commissure externe s'excorie et devient le siège d'ulcérations saignantes capables d'entretenir un véritable blépharospasme. C'est surtout le matin au moment où les paupières sont encore agglutinées par les sécrétions desséchées pendant la nuit, que la situation des malades devient réellement pénible. Ils n'arrivent à les séparer qu'au prix de souffrances véritables et de l'arrachement douloureux d'un certain nombre de cils.

On comprend que les inflammations répétées des glandes ciliaires, des follicules pileux, des glandes de Meibomius, entraînent à la longue des déformations sérieuses du bord libre. Celui-ci est épaissi dans son ensemble, et la cicatrisation des ulcérations y laisse des dépressions nombreuses, d'où la déviation des cils qui ont résisté à la destruction. Les uns sont déviés vers la cornée et y entretiennent des kératites persistantes, les autres se renversent en dehors d'une façon disgracieuse. On a donné le nom de *trichiasis* à la déviation des cils, en général. Le *distichiasis* est la déviation des cils en deux sens différents, les uns se tournant vers la peau, les autres vers la cornée. Enfin l'absence complète de cils a reçu le nom peu usité de *madarosis*.

Lorsque les altérations ont prédominé du côté de la peau, à la longue, il en résulte un ectropoin. Si les altérations du côté de la conjonctive et des glandes de Meibomius ont été plus graves, l'entropion se produit. Le cartilage tarse dans les deux cas est déformé, irrégulier, incurvé dans un sens ou dans l'autre.

L'existence prolongée d'ulcérations de la commissure externe est suivie de la formation de cicatrices qui diminuent l'étendue transversale de la fente palpébrale, d'où résulte plus tard un certain degré de blépharophimosis. Vers la commissure interne, l'épaississement du bord des paupières entraîne la déviation des points lacrymaux ou même leur oblitération avec les inconvénients qu'elle détermine pour l'écoulement des larmes.

La *durée* de la blépharite ciliaire est extrêmement variable. Traitée dès le début et dans de bonnes conditions hygiéniques, l'affection peut n'avoir qu'une existence de quelques semaines. Mais le plus souvent elle se prolonge des mois et des années, avec des alternatives de mieux et des poussées inflammatoires dont la cause échappe le plus souvent. C'est donc une affection essentiellement chronique et sujette à des récidives.

Quelquefois elle n'existe que d'un seul côté et peut même n'atteindre qu'une seule paupière, la supérieure le plus habituellement. Elle est le plus souvent double et bilatérale.

Dans les cas de moyenne gravité et de durée médiocre, le globe oculaire n'est pas intéressé et la conjonctive bulbaire présente à peine une légère injection. Mais dès que la maladie a duré plusieurs mois, les complications oculaires sont à craindre. Elles consistent surtout en lésions de la cornée, ulcérations rebelles, suivies d'opacités définitives. La déviation des cils en dedans est la cause la plus ordinaire de ces kératites. Les troubles fonctionnels des voies lacrymales contribuent aussi à compromettre l'intégrité de l'œil et à la longue, la blépharite ciliaire peut être suivie de la perte de la vue.

Le *diagnostic* de la blépharite ciliaire est facile d'une manière générale. L'absence des lésions caractéristiques de la conjonctive ne permet pas de la confondre avec la conjonctivite granuleuse. Le diagnostic repose donc avant tout sur la constatation exacte du siège des lésions et leur limitation au bord ciliaire, tant du côté de la peau que du côté de la muqueuse. Il est souvent moins aisé de reconnaître la forme de la maladie et surtout d'en déterminer la cause. Au début, il faut toujours songer à examiner l'état des voies lacrymales, tout obstacle à l'écoulement facile des larmes étant une cause d'irritation pour les bords palpébraux.

Traitement. — Il doit être à la fois général, hygiénique et local.

Par le traitement général, on cherchera à modifier la constitution des sujets. Presque toujours le lymphatisme ou la scrofule sont en cause chez les enfants. On doit donc leur administrer l'huile de foie de morue, l'iodure de fer. Chez l'adulte, l'emploi des arsénicaux a quelquefois son indication, dans les formes légères, lorsqu'il y a simple desquamation du bord libre.

Si l'on trouve dans la profession du malade ou dans les conditions hygiéniques de son existence les causes du développement de la maladie, on s'appliquera à les éloigner. Nous avons signalé l'influence nuisible des poussières, de la chaleur, de la lumière. On fera bien dans tous les cas, de faire porter des conserves à verres bleus ou fumés garnis de taffetas à leur pourtour, si la maladie a quelque gravité.

Les soins minutieux de propreté seront un adjuvant précieux. Les malades éviteront de porter leurs mains à leurs paupières, de se gratter. Ils feront des lotions fréquentes avec la solution tiède d'acide borique, pour empêcher le séjour des croûtes et l'accumulation des sécrétions qui sont toujours une cause d'irritation. Le matin, en particulier, au réveil, le nettoyage méthodique des bords palpébraux doit être soigneusement exécuté, après avoir au préalable ramolli les croûtes en appliquant pendant un quart d'heure au moins, un tampon de coton hydrophile imprégné de la solution antiseptique.

Dans quelques cas même, il peut être utile de laisser ce tampon appliqué en permanence pendant la nuit, en ayant la précaution de le recouvrir d'un morceau de taffetas imperméable maintenu par une bande. Toutefois ce mode de pansement perd de son efficacité s'il ne peut être renouvelé au moins une fois dans la nuit.

Les pommades ont de tout temps été en faveur pour le traitement de la blépharite ciliaire. Telles sont les pommades du Régent, de Lyon, de Desault, de la veuve Farnier, qui, d'une manière générale, renferment de l'oxyde rouge de mercure incorporé à de l'axonge. L'oxyde rouge de mercure est, en effet, un bon modificateur de la blépharite, du moins dans les formes légères et superficielles. Il est employé à des doses très différentes par les praticiens. La proportion de 10 centigrammes d'oxyde pour 10 grammes de vaseline ou d'axonge, soit 1/100, est une proportion moyenne; mais on peut employer jusqu'à 1/20 d'oxyde rouge sans inconvénient.

La pommade est appliquée le soir, sur les paupières avec un pinceau. On en met gros comme un grain de blé, qu'on étale sur le bord libre, en évitant de l'introduire entre les paupières.

Lorsqu'il existe de petites pustules à la base des cils, il est bon d'en évacuer le contenu avec la pointe d'une aiguille à cataracte.

Les ulcérations sont souvent modifiées heureusement par une légère cautérisation avec la pointe d'un crayon de nitrate d'argent.

Enfin, l'avulsion des cils déviés vers la cornée doit toujours être pratiquée au moyen de la pince à épiler et en s'aidant au besoin de la loupe.

AFFECTIONS SYPHILITIQUES

On observe aux paupières des altérations correspondant aux trois périodes de la syphilis, depuis l'accident primitif jusqu'aux gommes.

Le *chancre* induré résulte de l'inoculation du virus déposé directement sur les paupières par contact avec les plaques muqueuses des lèvres ou de toute autre partie. Quelquefois aussi le transport est effectué par les doigts. Les médecins et les sages-femmes sont particulièrement exposés à ce mode de contamination. Il est arrivé encore que le liquide infectieux a été projeté sur la paupière au moment de l'examen de la gorge d'un malade.

Le chancre siège plus souvent sur le bord de l'une ou l'autre paupière et principalement au niveau du grand angle de l'œil et de la caroncule. Plus rarement, il se montre dans le cul-de-sac conjonctival.

De Graefe pensait que l'inoculation se fait surtout au niveau des orifices des glandes de Meibomius.

Le chancre des paupières est toujours induré, d'après l'opinion des syphiligraphes les plus autorisés. Il s'accompagne d'une induration cartilagineuse, d'une sorte de plateau caractéristique supportant l'ulcération. Celle-ci a une couleur rouge sombre lorsqu'elle existe sur la face cutanée, d'un gris couenneux quand elle occupe la conjonctive. Les bords sont à pic, mais non déchiquetés. Suivant le siège du chancre on observe l'engorgement caractéristique des ganglions pré-auriculaires ou sous-maxillaires, engorgement indolent et sans adhérence à la peau.

Le chancre induré n'est douloureux que lorsqu'il se complique de phagédénisme.

Le chancre mou dont quelques auteurs, Hirschler, Galezowski, ont rapporté des observations, ne serait, d'après Panas, qu'une plaque muqueuse compliquée de phagédénisme.

Le chancre induré ne détermine que rarement des destructions étendues de la paupière ou des adhérences; mais l'ectropion, le symblépharon et l'ankyloblépharon se voient lorsque des plaques muqueuses développées aux paupières se sont compliquées de phagédénisme.

Hutchinson a décrit une forme particulière de blépharite ulcéreuse qui s'observe chez les enfants atteints de syphilis congénitale et coexiste avec d'autres manifestations. Elle consiste en ulcérations à bords taillés à pic, siégeant au niveau du bord libre, près des commissures.

Les *gommes* se montrent à la période tertiaire de la syphilis acquise. On les voit aussi, dans la syphilis héréditaire, chez les nouveau-nés. Elles laissent en général des cicatrices profondes et sont souvent destructives. Hutchinson, Panas, Lawrence, Wedl en ont rapporté des exemples.

Les gommes palpébrales atteignent parfois un volume considérable; d'autres fois elles se présentent sous la forme diffuse et Hirschler (*Wiener med. Wochenschr.*, 1866, nº 72-74) a décrit une infiltration gommeuse syphilitique des paupières.

On observe encore parmi les accidents tardifs de la syphilis des paupières une *tarsite* décrite par Magawly. Elle est caractérisée par un épaississement énorme des tarses et par l'absence des cils. Vogel, Ch. Stedeman Bull, ont cité des faits de ce genre.

D'une manière générale, les lésions syphilitiques des paupières sont des affections rares. Le chancre induré l'est cependant beaucoup moins que les gommes.

Le *diagnostic* de ces affections ne présente ordinairement de difficultés sérieuses que si l'observateur ne songe pas à la possibilité de la syphilis. Très souvent cependant, la nature du mal est méconnue.

Le chancre induré ne pourrait guère être confondu qu'avec l'épithélioma dont le distingue surtout l'apparition récente, l'évolution rapide et l'existence, dès le début, du bubon pré-auriculaire ou sous-maxillaire.

Les gommes syphilitiques présentent avec les gommes tuberculeuses des analogies qu'on ne saurait nier et qui plus d'une fois ont dû induire en erreur. Le traitement spécifique sert alors de pierre de touche.

Traitement. — Dès que le diagnostic est posé, le traitement doit être établi aussi promptement que possible. C'est au traitement mixte par les frictions mercurielles et l'administration simultanée de l'iodure de potassium qu'il faut avoir recours. Les injections hypodermiques de sublimé ou d'autres préparations mercurielles donneraient le même résultat. En même temps, il est utile d'administrer les préparations toniques à l'intérieur.

Le traitement local consiste à modifier les ulcérations par des attouchements légers avec le crayon de nitrate d'argent et à recouvrir ces mêmes surfaces de poudre d'iodoforme ou de pommade au calomel.

Panas vante les bons effets de l'emplâtre de Vigo contre le phagédénisme.

Chez les enfants, l'administration du calomel ou de la liqueur de Van Swieten dans du lait est préférable aux autres modes de traitement.

ORGELET, FURONCLE ET ANTHRAX

On est à peu près d'accord pour considérer l'*orgelet* (*hordeolum*) comme un simple furoncle de la paupière, ayant son siège dans une glande sébacée annexée à un follicule pileux ou dans ce follicule même. Il y a donc entre l'acné de la paupière, le furoncle et l'orgelet une parenté étroite, sinon une similitude complète. L'orgelet est une affection très fréquente. L'anthrax, au contraire, est extrêmement rare aux paupières.

La cause du furoncle des paupières, comme dans les autres régions, est la pénétration dans la glande ou dans le follicule pileux du *staphylococcus pyogenes aureus*. Les autres causes invoquées autrefois, le lymphatisme, les troubles de la menstruation chez les jeunes filles, la pression du pince-nez ou le contact de la monture du microscope chez les étudiants (Michel), ne jouent qu'un rôle secondaire. Ce sont de simples causes prédisposantes. D'autre part, l'existence d'un microbe explique bien le développement de nombreux orgelets chez un même sujet, par inoculations successives.

Le siège de prédilection de l'orgelet serait d'après beaucoup d'auteurs la paupière supérieure. Les auteurs du *Compendium* admettent son égale fréquence à la paupière inférieure. Dans tous les cas, c'est toujours au voisinage du bord libre qu'il se développe.

Il constitue, au début, un petit bouton dur, rouge, douloureux au toucher, siégeant dans le tissu cellulaire sous-cutané du bord libre et s'accompagnant rapidement d'une tuméfaction étendue de la paupière, avec gêne de ses mouvements et larmoiement plus ou moins marqué. Au début, la douleur consiste en une simple démangeaison; un peu plus tard, il y a une sensation de tension assez accentuée et quelquefois la douleur prend le caractère pulsatile.

L'orgelet se développant en avant des tarses, les glandes de Meibomius ne participent pas à l'inflammation, non plus que la conjonctive oculaire. Tout au plus constate-t-on un peu d'hypérémie de cette dernière et des arborisations vasculaires sur la face interne du cartilage tarse dans le point voisin de l'orgelet. Mais on a signalé l'engorgement des ganglions pré-auriculaires, qu'il ne faut pas oublier de rechercher. En même temps, il est fréquent d'observer quelques troubles généraux, malaise, inappétence.

La petite masse indurée qui constitue l'orgelet ne tarde pas à s'acuminer; la peau s'amincit et blanchit à son niveau et au bout de cinq à six jours, ordinairement, l'ouverture du petit furoncle se fait en ce point. Il s'écoule une gouttelette de pus jaunâtre, et cet écoulement est suivi d'un soulagement très marqué pour le malade. L'élimination d'un véritable bourbillon semblable à celui du furoncle des autres régions manque dans la plupart des cas. Lorsqu'on a pu, comme l'a fait Michel, examiner au microscope le produit éliminé, on y a trouvé du pus mélangé de masses fibrillaires et de fibrine coagulée. Aujourd'hui, on doit y rechercher par les moyens appropriés la présence du microcoque caractéristique.

L'ouverture du furoncle du côté de la peau est la règle. Cependant les auteurs du *Compendium* citent comme possible l'ouverture du côté de la conjonctive.

Dans quelques cas, on observe la résolution de l'orgelet. L'œdème palpébral et la rougeur disparaissent. La petite induration cesse d'être douloureuse et se circonscrit de plus en plus, mais elle persiste à cet état, pendant assez longtemps, et d'après certains auteurs, serait ainsi l'origine d'une variété de chalazion.

Lors même que la suppuration et l'ouverture du furoncle ont eu lieu, les traces en sont plus tard inappréciables à la peau, à moins qu'il ne se soit développé une série de furoncles, auquel cas, le bord ciliaire reste épaissi, déformé et en partie dégarni de cils.

Les récidives sont en effet fréquentes et certains sujets non seulement voient réapparaître l'orgelet à certaines époques, mais en présentent des éruptions successives et prolongées.

Le *diagnostic* de l'orgelet est généralement facile. Il suffit d'un examen un peu attentif pour ne pas confondre l'œdème palpébral qui l'accompagne avec la tuméfaction de l'érysipèle ou de l'ophthalmie purulente.

Le *traitement* abortif de l'orgelet consiste à toucher la peau avec la teinture d'iode au niveau de l'induration, mais il ne faut pas fonder grand espoir sur l'efficacité de ce moyen.

Les cataplasmes de fécule sont fréquemment employés et beaucoup de malades disent en éprouver du soulagement. Le professeur Panas les croit pourtant plus nuisibles qu'utiles et prescrit les onctions des paupières avec un corps gras associées à la compression.

Il nous paraît préférable de faire sur les paupières des lotions fréquentes avec une solution saturée d'acide borique. On emploie aussi les onctions avec une pommade à l'acide borique ou à l'oxyde de zinc.

Lorsque l'ouverture du furoncle tarde à se faire, il est avantageux de pratiquer une petite incision avec la pointe d'un bistouri étroit ou une aiguille à cataracte. La cautérisation de la cavité, après évacuation du pus, à l'aide de la pointe d'un crayon de nitrate d'argent est douloureuse et sans utilité marquée. Il est bon, au contraire, de prolonger les lotions antiseptiques des paupières, même après la cicatrisation, pour prévenir de nouvelles inoculations dans les points voisins.

Le traitement général, par les alcalins et les arsénicaux a perdu de son importance, puisque les récidives fréquentes de l'orgelet s'expliquent par la pénétration *in situ* d'un microcoque.

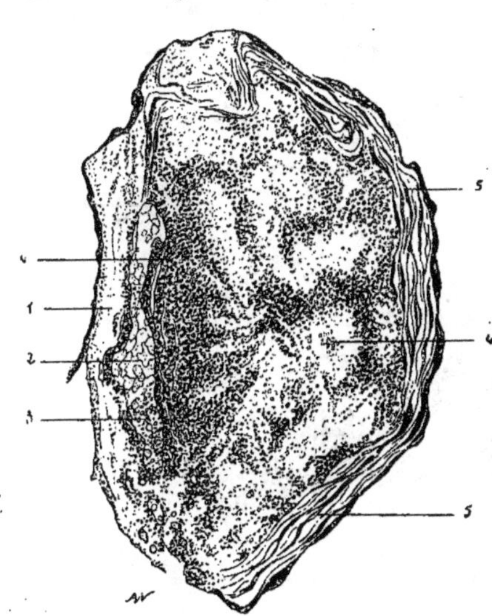

Fig. 158 — Coupe d'un chalazion. (Lagrange.)

1, cartilage tarse. — 2, glande de Meibomius coupée longitudinalement. — 3, cellules embryonnaires envahissant la glande. — 4, tissu embryonnaire développé au contact de la glande distendue par l'épithélium. — 5, enveloppe fibreuse. — Grossissement 80 fois.

CHALAZION

Considéré autrefois comme un simple kyste des glandes de Meibomius, le chalazion a depuis été rangé parmi les produits inflammatoires des paupières. En réalité, il tient des produits d'inflammation par son développement rapide et des tumeurs par ses caractères extérieurs et sa persistance indéfinie.

Cliniquement, il se présente sous la forme d'une petite masse arrondie, de volume variable, adhérente au cartilage tarse et sans connexion avec la peau des paupières.

Ch. Robin (H. Thomas, thèse de Paris, 1865 *Des tumeurs des paupières*) professait que le chalazion est indépendant des glandes de Meibomius et le rangeait parmi les tumeurs formées de cytoblastions. Michel (*Handbuch der gesammten Augenheilkunde*, Bd. IV, p. 422) croit aussi à l'origine extra-glandulaire du chalazion, et Virchow le considère comme un *granulome*. On le trouve, en effet, constitué par des cellules embryonnaires semblables à celles qui se rencontrent dans les produits inflammatoires. Il renfermerait parfois un certain nombre de cellules géantes, suivant de Vincentiis, cité par de Wecker.

Panas admet comme siège indubitable du chalazion le cartilage tarse. Ce cartilage est, en effet, toujours érodé, creusé en cupule, ou perforé au niveau de la petite masse néoplasique. Mais ces altérations du cartilage, loin d'exclure l'idée d'un développement aux dépens des glandes de Meibomius, nous semble plaider en faveur de cette opinion.

A l'œil nu, le chalazion forme une petite masse arrondie, jaunâtre ou rosée,

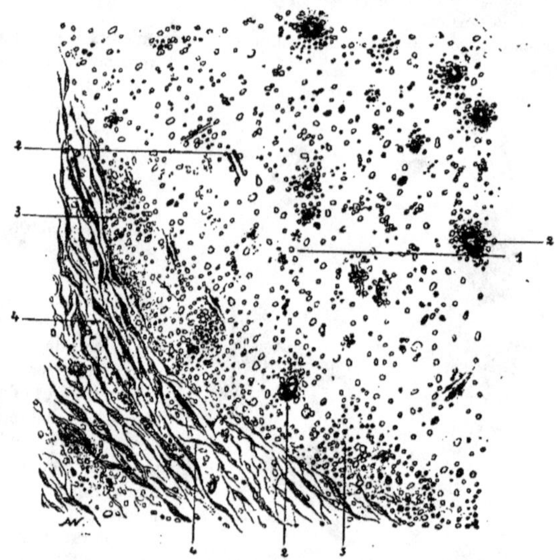

Fig. 139. — Chalazion. (Lagrange.)

1, tissu du chalazion. — 2, vaisseaux jeunes. — 3, cellules embryonnaires. — 4, enveloppe fibreuse. Grossissement 350 fois.

demi-transparente, d'aspect sarcomateux. Souvent ferme dans toute sa masse, il est quelquefois ramolli à son centre, rempli d'un liquide colloïde ou puriforme. On comprend que, dans ce dernier état, il ait été considéré comme un simple kyste.

Lagrange (de Bordeaux) a récemment publié (*Archives d'ophthalmologie*, 1889, p. 126) un intéressant travail sur l'anatomie pathologique du chalazion. Il admet comme phénomène initial la rétention de produits épithéliaux dans les glandes de Meibomius, suivie d'adénite et de péri-adénite consécutive, avec destruction du cartilage tarse. Le contenu du chalazion est formé de cellules embryonnaires et de rares débris épithéliaux ; sa structure est exactement celle des bourgeons charnus. Lagrange n'y a jamais rencontré de cellules géantes.

Poncet (de Cluny) a signalé le premier (*Bulletins de la Société de chirurgie*, 1886, p. 454) la présence dans l'intérieur du chalazion de microcoques en grand nombre. Lagrange a constaté que ces microcoques existent dans les cellules épithéliales et non pas dans les cellules embryonnaires.

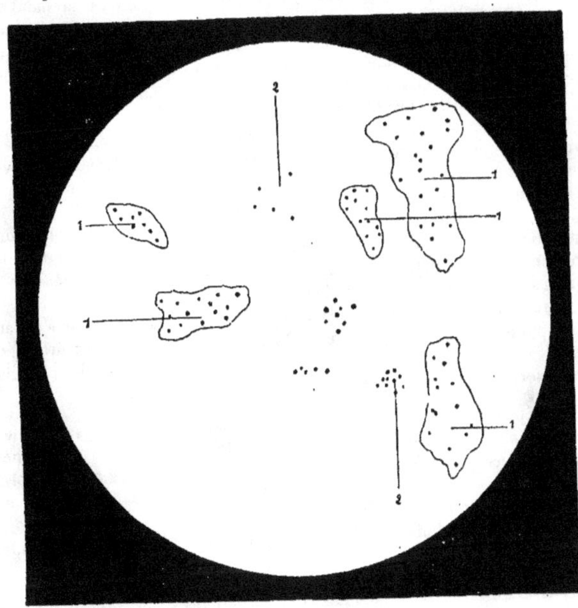

Fig. 160. — Microbes du chalazion. (Lagrange.)

1, cellules épithéliales, traitées par la méthode de Gram, après un séjour de huit jours dans l'éther. 2, microbes tombés des cellules. — Grossissement 1000 fois.

Malgré les expériences de Boucheron, qui a cultivé ces microcoques et aurait réussi à reproduire le chalazion en les inoculant sur les animaux, on ignore le rôle exact joué par eux dans la production de cette affection.

La fréquence du chalazion est considérable. On l'observe dans les deux sexes, surtout de vingt à quarante ans, particulièrement chez les sujets lymphatiques. Il se développe aussi quelquefois par poussées, chez les femmes au moment des règles.

Il siège à la paupière supérieure plus souvent qu'à l'inférieure. On voit parfois cinq ou six chalazions sur les paupières d'un même sujet.

Le chalazion se développe toujours à une certaine distance du bord libre de la paupière. Il forme une saillie arrondie indépendante de la peau, qui glisse sur lui, et adhérente au cartilage tarse. Son volume dépasse rarement celui d'un noyau de cerise ou d'une très petite noisette. Les dimensions moyennes sont celles d'un petit pois. Sa consistance est ferme, élastique, quelquefois fibreuse. A la paupière supérieure, il ne proémine que très rarement du côté de la conjonctive, qui ne présente à son niveau qu'une injection localisée et parfois un peu d'infarctus des glandes de Meibomius. Mais, dans quelques cas, après s'être enflammé, le chalazion s'ouvre du côté de la conjonctive et au niveau de l'ouverture, il se fait ultérieurement un développement de fongosités saillantes, cause d'irritation pour l'œil.

Normalement, il n'y a pas de réaction du côté du globe oculaire et les troubles fonctionnels se réduisent à une certaine gêne dans les mouvements des paupières. La difformité, surtout lorsque le chalazion est multiple, préoccupe avant tout les individus qui en sont atteints.

Si le développement du chalazion se fait parfois lentement et sans douleur, dans bon nombre de cas il y a, au début, des phénomènes d'inflammation comme dans l'orgelet. De là l'opinion soutenue par quelques-uns que le chalazion n'est qu'un orgelet induré.

Beaucoup de chalazions persistent indéfiniment. Quelques-uns s'enflamment et disparaissent après suppuration. D'autres finissent par se résorber, surtout chez les jeunes sujets. Demours pensait qu'un quart des chalazions disparaît par résorption, mais cette opinion est certainement exagérée.

L'indépendance de la peau différencie le chalazion du kyste sébacé des paupières, mais il peut être confondu avec toutes les tumeurs sous-cutanées qui se développent dans cette région. Le siège de l'orgelet très près du bord libre de la paupière permet de le distinguer du chalazion enflammé, qui se rapproche beaucoup moins de ce bord.

Le *pronostic* du chalazion n'a rien de grave. Il ne constitue qu'une difformité désagréable.

Traitement. — Il ne faut pas compter sur les pommades ni sur les résolutifs pour faire disparaître le chalazion, et Panas a renoncé aux injections interstitielles de teinture d'iode et de perchlorure de fer qu'il a essayées.

L'incision suivie de cautérisation avec la pointe d'un crayon de nitrate d'argent a été employée par Nélaton, mais la guérison n'est obtenue qu'en trois semaines et l'ablation par dissection donne des résultats beaucoup plus rapides.

L'ablation doit se faire du côté de la peau, pour la paupière supérieure, car l'extirpation par la conjonctive est plus difficile sans offrir d'avantages marqués. A la paupière inférieure, il est parfois indiqué d'agir par la conjonctive.

L'anesthésie locale par l'injection hypodermique d'une solution de chlorhydrate de cocaïne détermine un œdème très prononcé et a donné lieu quelquefois à des accidents généraux. Il est donc préférable de s'en passer.

Il suffit d'instiller entre les paupières quelques gouttes d'une solution de cocaïne pour faciliter le placement de la pince de Desmarres ou de Snellen. Bien serrées, ces pinces donnent une hémostase complète.

L'incision faite avec un très petit bistouri, parallèlement au bord palpébral, dépasse largement les limites de la tumeur. Celle-ci, mise à nu, est disséquée en partie et harponnée à l'aide d'un petit ténaculum, puis détachée de ses adhérences profondes au cartilage tarse avec de petits ciseaux courbes. Pour enlever les débris du chalazion qui presque toujours restent adhérents à la perte de substance dont est creusé le cartilage tarse, on emploie avec avantage la petite *curette tranchante* de de Wecker. La perforation de la conjonctive, à ce niveau, est un accident sans gravité.

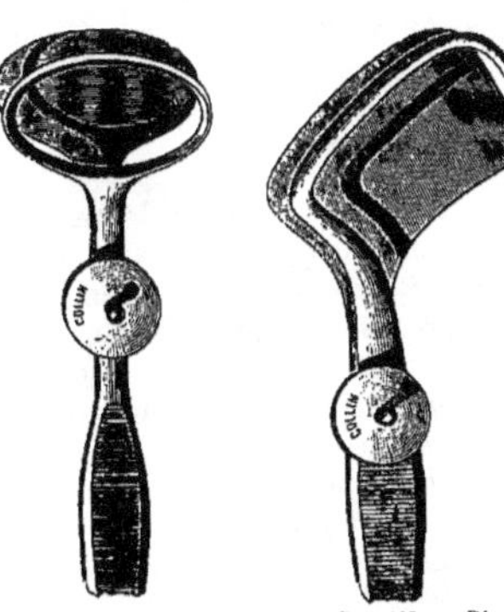

Fig. 161. — Pince de Desmarres.

Fig. 162. — Pince de Snellen.

Après lotions de la plaie avec une solution faible de sublimé ou une solution concentrée d'acide borique, la pince est enlevée. Il faut attendre souvent un temps assez long que l'écoulement de sang qui suit cette ablation ait cessé.

Pour réunir les lèvres de la petite plaie cutanée, la suture conseillée par quelques auteurs est inutile. Il suffit d'appliquer parallèlement à la plaie deux ou trois petites bandelettes étroites de taffetas d'Angleterre trempées dans la solution antiseptique. Ce mode de réunion, sans aucun autre pansement et sans que les opérés aient besoin d'interrompre leurs occupations, nous a toujours suffi pour obtenir une cicatrice linéaire imperceptible.

Les récidives signalées après l'ablation du chalazion ne sont très vraisemblablement que la reproduction d'un chalazion nouveau sans connexion avec l'ancien.

V

TUMEURS DES PAUPIÈRES.

Parmi les tumeurs des paupières, quelques-unes ne sont que l'extension de tumeurs développées primitivement dans les parties voisines, orbite, tempe, sourcil. De celles-là, il ne sera pas question ici. D'autres prennent naissance dans le tissu même des paupières, et comme dans les autres régions, elles se divisent en deux grandes classes d'après leur marche clinique, les tumeurs *bénignes* et les tumeurs *malignes*.

1° TUMEURS BÉNIGNES

Sous cette dénomination, nous décrirons à la fois les tumeurs nettement isolées et les néoplasmes plus ou moins diffus qui transforment en totalité le tissu cellulaire sous-cutané des paupières.

La peau des paupières et ses annexes sont le siège de *papillomes*, d'*angiomes*, de *kystes*. Dans le tissu cellulaire sous-cutané, on observe le développement de *fibromes* et de *névromes plexiformes*, de *lymphangiomes*, de *lipomes*, sans compter les transformations de l'éléphantiasis et de la lèpre.

Papillomes et verrues. — L'hypertrophie des papilles du derme et de la couche épidermique qui les entoure se présente aux paupières avec des apparences peu différentes de celles des autres régions, mais elle y prend des proportions relativement considérables qui la rendent très désagréable pour ceux qui en sont atteints. Ces papillomes ont de la tendance à se pédiculer; ils forment de petites masses cylindriques, quelquefois un peu étranglées à leur base, recouvertes à leur sommet par un épiderme épais, grisâtre, rugueux, que le grattage enlève en laissant à nu le sommet excorié des papilles.

Parfois, les malades arrachent complètement la production à sa base, mais elle se reproduit rapidement. Sur le bord libre des paupières supérieures, entre les cils, on voit quelquefois de ces verrues dites pendantes, très gênantes, parce qu'elles retombent par leur propre poids au-devant du globe oculaire.

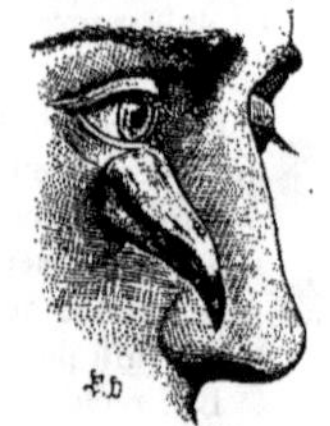

Fig. 165. — Production cornée de la paupière inférieure. (D'après Schaw.)

Les *cornes* dont on voit ci-contre un bel exemple, figuré d'après Schaw, ne sont en réalité qu'une variété de papillome dans laquelle la production épidermique a pris des proportions excessives.

A côté des productions papillomateuses, il faut signaler ces petites tumeurs qui ont l'apparence du molluscum et qui, d'après de Wecker, seraient constituées par une glande sébacée remplie par une excroissance papilliforme et retournée en doigt de gant.

Toutes ces productions doivent être enlevées par excision. On les saisit entre les mors d'une pince à dent de souris, et d'un coup de ciseaux on les excise avec une petite portion du derme qui les supporte. Si l'on se contentait de les sectionner à leur base, on s'exposerait à les voir se reproduire rapidement.

Angiomes. — Les taches vasculaires de la peau des paupières désignées sous le nom de *nævi materni* sont très fréquentes chez les enfants, au moment même de la naissance. Quelquefois cependant, on les voit apparaître seulement dans les jours qui la suivent. Elles siègent plus souvent sur la paupière supérieure que sur l'inférieure. Elles sont formées par la dilatation des petits vaisseaux superficiels du derme et forment des taches d'un rouge vif et plus ou moins arrondies. Beaucoup de ces taches disparaissent d'elles-mêmes, sans laisser de traces. Souvent aussi elles s'agrandissent rapidement, deviennent saillantes et se compliquent de la dilatation des vaisseaux sous-cutanés. Vue par transparence à travers la peau, la masse des vaisseaux sous-cutanés a une teinte bleuâtre. Au palper, elle présente une consistance molle et la pression la fait disparaître à peu près complètement. Le doigt ne perçoit ni pulsation ni frémissement, mais si l'enfant crie ou fait effort, la masse prend un volume plus considérable et la peau une teinte plus foncée.

Lorsque, par les progrès de l'âge, la *tumeur érectile*, non traitée, a pris une marche envahissante, elle s'étend quelquefois à une partie de la face, au nez, aux joues, jusqu'à la lèvre supérieure, et atteint un volume considérable. Alors seulement on y peut sentir des battements isochrones à ceux du pouls. Dans ces cas de développement excessif, on voit les veines de la conjonctive devenir variqueuses et les veines rétiniennes se dilater (Schirmer).

Traitement. — Parmi les nombreux moyens employés pour le traitement des tumeurs érectiles, beaucoup ne sont pas applicables à celui des tumeurs érectiles des paupières.

Les simples taches vasculaires ne doivent pas être traitées dans les premiers temps de la vie. Si elles ne se sont pas atrophiées spontanément, on pourra songer plus tard à l'application de l'électrolyse ou à un simple tatouage.

Pour les cas où il existe une tumeur véritable, surtout si elle est en voie d'extension, il faut intervenir. Mais l'ablation par l'instrument tranchant ne doit pas être conseillée. Les ingénieux procédés de ligature sous-cutanée, y compris celui d'Erichsen, sont à peu près abandonnés aujourd'hui.

La vaccination a été utilisée et a donné des succès chez les enfants nouveau-nés. C'est un moyen à essayer lorsque l'enfant n'a pas encore été vacciné.

Les injections coagulantes de perchlorure de fer à 10 ou 15 degrés, celles de perchlorure de zinc, employées par Richet, sont d'une exécution facile, mais elles ont donné lieu à des accidents quelquefois mortels. Elles ne doivent être appliquées aux paupières que s'il est possible, au moyen de la pince de Desmarres, d'interrompre complètement la circulation autour de la tumeur pendant l'injection.

Aujourd'hui, c'est à la cautérisation et aux procédés de l'électrolyse qu'il faut recourir de préférence.

La pointe fine du *thermo-cautère* qui sert aux cautérisations oculaires est d'un usage commode et permet de multiplier les cautérisations sur une surface restreinte. Avec le *galvano-cautère*, il est encore plus facile de limiter l'action du calorique. Cependant, ces deux instruments n'arrivent à détruire la tumeur qu'en laissant des cicatrices fort apparentes à la peau.

Avec l'*électrolyse*, ce dernier inconvénient est très amoindri, sinon évité complètement. Boudet de Pâris a, dans ces dernières années, perfectionné l'instrumentation de telle sorte, qu'il est possible d'appliquer l'électrolyse, sans aucun danger, à toutes les régions de la face et du crâne et d'en circonscrire l'action aux plus petites surfaces.

Kystes. — Outre les saillies kystiques des glandes sébacées qui constituent le *milium* des paupières, il faut signaler les kystes transparents du bord libre et les kystes hydatiques.

Les *kystes transparents du bord libre* ont été décrits sous les noms les plus divers. Ces tumeurs ont au maximum le volume d'un petit pois ; le plus souvent elles sont grosses comme un grain de blé ou comme une lentille. Le kyste est formé d'une membrane propre très fine, ayant l'apparence d'une séreuse tapissée d'une couche d'épithélium pavimenteux à l'intérieur. Le liquide transparent qui la remplit ne renferme pas d'éléments en suspension. Panas a émis l'idée que le siège de ces kystes réside dans les glandes sébacées plutôt que les glandes sudoripares. Yvert (*Recueil d'ophthalmologie*, 1880), d'après un examen fait par Kiener, a confirmé cette opinion; mais Desfosse (*Archives d'ophthalmologie*, t. I, p. 82) a constaté, par contre, dans un cas, que le point de départ était une glande sudoripare comme on l'admettait anciennement.

L'excision de ces petites tumeurs, opérée d'un coup de ciseaux, suffit habituellement pour amener la guérison.

Les *kystes hématiques* sont très rares aux paupières. Il faut cependant ne pas oublier qu'ils peuvent succéder à un épanchement sanguin traumatique.

Les *kystes hydatiques* sont également très rares aux paupières; cependant Sichel père, Hirschberg, Canton, Streatfield en ont observé des exemples. Du volume d'une noisette au plus, mous, arrondis, fluctuants, recouverts d'une peau saine, indolores, ils ne sont, en raison de leur rareté, généralement reconnus qu'au moment de leur extirpation.

Lipomes. — Exceptionnels aux paupières, les lipomes et les fibro-lipomes n'y présentent pas de caractères différents de ceux qu'ils ont dans les autres régions.

Fibromes. — Névromes plexiformes. — Des tumeurs de consistance plus ferme que le lipome s'observent aussi aux paupières. Englobées autrefois sous le nom de fibromes, elles doivent être aujourd'hui distinguées en fibromes proprement dits et névromes fibreux ou plexiformes. Cette dernière variété, d'origine congénitale et plus fréquente à la paupière supérieure, se présente sous la forme de nodosités développées dans le tissu cellulaire sous-cutané. Les connexions que ces nodosités affectent avec les nerfs ont été établies par Billroth, P. Bruns (Thèse. Tubingen, 1870) et par Panas.

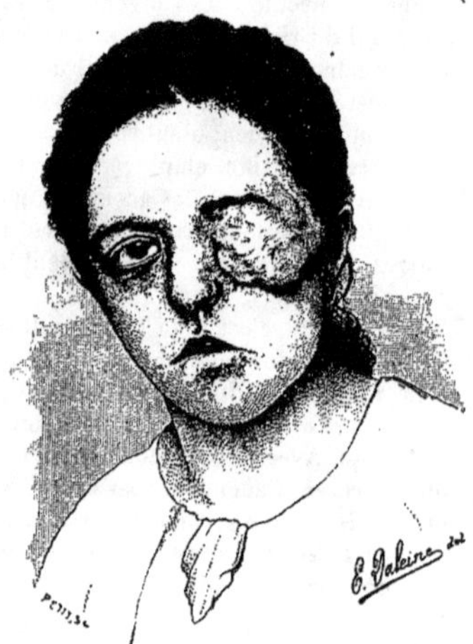

Fig. 164. — Névrome plexiforme de la paupière supérieure et de la tempe gauches. (D'après une photographie.)

Dans un cas de névrome plexiforme de la paupière observé par nous et figuré ici (fig. 164), J. Darier a fait l'examen macroscopique et microscopique de la tumeur et l'a résumé dans la note suivante, que nous devons à son obligeance :

« Les nerfs, qui semblent provenir d'un tronc commun, sont tous renflés, variqueux, contournés et tortueux, et sont par conséquent à la fois plus épais et plus longs qu'à l'état normal; les plus gros ont par place le volume d'un nerf médian. Ils sont unis entre eux par un tissu fibreux dense. La peau à laquelle ils se rendent est le siège d'une hypertrophie fibreuse.

« *Examen histologique.* — La gaine lamelleuse des faisceaux nerveux est remplie par du tissu conjonctif néoformé, à fibres ondulées. Au centre sont groupés les tubes à myéline du nerf, entremêlés de quelques fibres conjonctives longitudinales, comme c'est la règle. Les tubes nerveux sont normaux, il n'y en a pas de dégénérés, ni de tubes grêles en nombre anormal. En dehors de la gaine lamelleuse est un tissu fibreux dense, néoformé. Il y a donc à la fois *fibrome intra* et *extra-fasciculaire*.

« Ces lésions se poursuivent dans les nerfs de la peau jusqu'au voisinage du corps papillaire. Le derme et l'hypoderme sont le siège d'une énorme hypertrophie qui tient à leur infiltration par du *fibrome diffus*.

« Il y a donc ici non du névrome vrai, mais du *fibrome des nerfs* (*neuro-fibrome* de Recklinghausen) et du fibrome diffus de la peau.

« La coexistence de taches pigmentaires grandes et petites, de *molluscum fibrosum* et de *molluscum pendulum* est de règle en pareil cas. »

Lymphangiome. — Éléphantiasis. — Dans le lymphangiome ou œdème lymphatique de Virchow, il n'y a pas de tumeur à proprement parler; mais les paupières, surtout les inférieures, forment des poches flasques, non pédiculées, qui acquièrent parfois un développement considérable. L'empâtement est plus dense que celui de l'œdème. Si l'on pratique des piqûres à la peau, il s'écoule un liquide ayant toutes les apparences de la lymphe.

Michel (*Graefe u. Saemisch.*, t. IV, p. 422) a décrit sous le nom de lymphangiome circonscrit de très petites tumeurs d'un rouge sale, lisses à la surface, qui se développent vers l'angle interne des paupières. Ce sont des lymphangiomes caverneux.

L'*éléphantiasis* des paupières a été distingué en télangiectoïde et lymphangoïde, suivant que les vaisseaux sanguins ou lymphatiques sont particulièrement atteints. Il se caractérise par un œdème hypertrophique succédant à des poussées inflammatoires analogues à l'érysipèle. Les paupières atteintes d'éléphantiasis acquièrent quelquefois des dimensions énormes, comme dans les faits de de Graefe (*Annales d'oculistique*, t. XXXII, p. 253) et de Pauli (*Ibid.*, t. XXXV, p. 129); mais, dans ces cas, la lésion s'étendait aussi aux parties voisines de la face.

Molluscum. — Le professeur Horner a observé un cas de tumeur volumineuse de la paupière supérieure gauche, chez un individu dont le corps était couvert de petites tumeurs semblables. La tumeur de la paupière avait les mêmes caractères, mais atteignait le volume d'un œuf. Elle était constituée par du tissu cellulaire. De Wecker a figuré, d'après Michel, ce cas dans son *Traité complet d'ophthalmologie*, I, p. 92.

2° TUMEURS MALIGNES

Sarcome. — Le sarcome primitif est très rare aux paupières; lorsqu'il les envahit, il est ordinairement secondaire et provient de l'extension d'un sarcome de l'orbite. On y a observé le *cysto-sarcome* et le *mélano-sarcome*. Le professeur Richet a publié un cas de sarcome fasciculé mélanique.

Carcinome. — Le carcinome vrai primitif des paupières est nié par la plupart des auteurs. L'étude des tumeurs malignes des paupières se réduit donc, en réalité, à peu près uniquement à celle de l'épithélioma ou cancroïde.

Épithélioma. — L'épithélioma est fréquent aux paupières, mais beaucoup moins qu'à la lèvre inférieure. Il siège plus souvent à la paupière inférieure qu'à la supérieure, spécialement dans la moitié interne et dans le voisinage du sac lacrymal.

On l'observe surtout après quarante ans; cependant de Wecker l'a rencontré chez une femme de vingt-quatre ans. Toutes les irritations de la paupière paraissent prédisposer à son développement, et parmi elles il faut citer particulièrement l'existence d'une blépharite chronique, d'une affection des voies lacrymales. Plus souvent encore, peut-être, l'épithélioma se développe au niveau d'une verrue irritée par des grattages. Les glandes sébacées annexées aux follicules pileux paraissent aussi en être le point de départ fréquent.

Cliniquement, il suffit de distinguer deux formes de l'épithélioma, la forme *ulcéreuse*, qui débute par des noyaux indurés et profonds de la peau, et la forme *papillaire*. Michel (*Graefe u. Saemisch.*, Bd. IV, p. 429) en admet trois formes : 1° la forme plate; 2° la forme phagédénique; 3° l'épithélioma papilliforme. La forme phagédénique peut être considérée comme une complication de la forme plate ou ulcéreuse.

Symptômes. — Le début de l'épithélioma a des aspects variables, suivant qu'il se développe par des noyaux dermiques indurés ou qu'il succède à la transformation de verrues ou de productions épidermiques.

Lorsque l'ulcération est établie, on constate habituellement qu'elle a une forme plus ou moins arrondie et qu'elle repose sur une induration, sorte de plaque de consistance cartilagineuse. Les bords de l'ulcération sont à pic, durs, un peu renversés. Le fond de l'ulcère est saignant, d'un rouge sombre, mélangé de blanc et d'aspect granuleux. Les sécrétions de l'ulcération se concrètent à la surface, sous forme de croûtes grises, jaunes ou noirâtres, souvent épaisses. Il n'y a pas, en général, de douleur véritable, mais les fonctions de la paupière sont entravées et, surtout à la paupière inférieure, il y a un certain degré d'ectropion et un épiphora continuel.

La *marche* de l'épithélioma, dans sa forme ordinaire, est généralement lente.

Il met souvent des années à évoluer et les malades qui en sont atteints ne consultent le plus souvent que lorsque le mal a déjà envahi une grande partie de la paupière.

Les ganglions lymphatiques se prennent, mais tardivement. Ce sont les ganglions pré-auriculaires et parotidiens pour la paupière supérieure et la moitié externe de la paupière inférieure; les ganglions sous-maxillaires, lorsque le mal siège au voisinage de l'angle interne des paupières.

A la longue, la conjonctive palpébrale se vascularise et finit par être envahie; le mal peut même s'étendre à la conjonctive bulbaire et jusqu'à la cornée. Mais on voit ordinairement la sclérotique résister longtemps à l'envahissement du néoplasme. D'autres fois il survient, à un moment donné, une fonte purulente rapide de l'œil. Le périoste et les os finissent aussi par être envahis.

Dans la variété *papillaire*, le mal se montre sous l'apparence de saillies, d'excroissances rougeâtres, de franges saignantes qui, par leur disposition, rappellent la forme des papilles hypertrophiées du derme. Cette variété de l'épithélioma a une marche moins rapide et une malignité moindre que la première. Dans quelques cas, le mal met de longues années avant de devenir envahissant.

Le *diagnostic* de l'épithélioma des paupières peut présenter quelques difficultés dans certains cas, surtout si l'ulcération est récente. On peut confondre alors l'épithélioma avec le *chancre induré*. Mais, outre les caractères propres du chancre induré, l'existence de l'engorgement ganglionnaire qui n'apparaît jamais que tardivement dans l'épithélioma et qui est, au contraire, précoce et constant lorsqu'il s'agit d'un accident syphilitique primitif, ne permet pas d'hésiter longtemps.

Le *pronostic* de l'épithélioma palpébral est toujours sérieux. Il devient grave lorsque le mal a envahi la conjonctive bulbaire ou le périoste.

Le *traitement* doit, en règle générale, être chirurgical, et l'extirpation être pratiquée le plus tôt possible. On a cité cependant quelques cas, dans lesquels les applications locales de chlorate de potasse préconisées par J. Bergeron ont été suivies d'un heureux résultat. Il en est de même de l'acide acétique appliqué à l'aide d'une baguette de verre sur l'ulcération (Dieu, *Gazette des hôpitaux*, 16 mars 1867). Ces moyens ne doivent être essayés que pour des épithéliomas tout à fait au début, et il ne faut pas perdre de temps à les employer.

L'ablation avec le bistouri est la règle. A moins que l'épithélioma ne soit que très peu étendu, il faut y ajouter presque toujours une opération autoplastique qui sera décrite plus loin. La suture temporaire des paupières rend aussi de grands services pour prévenir l'ectropion consécutif.

L'énucléation de l'œil doit être pratiquée lorsque la conjonctive bulbaire et le tissu cellulaire sous-conjonctival sont envahis.

VI
DIFFORMITÉS ACQUISES DES PAUPIÈRES

1° TRICHIASIS

Giraud (Fernand), Traitement de l'entropion et du trichiasis par le procédé de Holz. Thèse de Paris, 1883-1884. — Branchu, De la transplantation du sol ciliaire dans le trichiasis et l'entropion. Thèse de Paris, 1884-1885. — Issoulier, Traitement de l'entropion, du trichiasis et de l'ectropion par l'emploi du thermo-cautère. Thèse de Paris, 1884-1885.

Le *trichiasis* est constitué par la déviation des cils en arrière, vers le globe de l'œil, sans participation de la paupière elle-même au renversement.

Le *distichiasis* est la déviation dans le même sens de la rangée postérieure des cils, la rangée antérieure conservant sa position normale.

Le trichiasis est plus fréquent à la paupière supérieure qu'à l'inférieure. Il est rare que tous les cils d'une paupière ou tous ceux d'une même rangée soient déviés. Le plus ordinairement il n'y a qu'un certain nombre de cils anormalement dirigés. En même temps qu'ils sont déviés, les cils sont presque toujours altérés; ils sont plus grêles, irréguliers, contournés, de couleur différente. On n'admet plus que ces cils soient le produit de follicules surnuméraires se développant tardivement, comme l'avait pensé Vidal (de Cassis).

Le trichiasis peut être *congénital*, mais presque toujours il est *acquis*. Les causes de la déviation des cils sont toutes les irritations chroniques et les inflammations des paupières capables de déterminer des déformations cicatricielles de leur bord libre. A ce titre, il faut compter toutes les conjonctivites et blépharites tarsiennes, les granulations palpébrales, les brûlures, la variole. La dégénérescence graisseuse du faisceau de l'orbiculaire adjacent aux follicules des cils (muscle de Riolan) n'est certainement pas capable de produire à elle seule le trichiasis, ainsi que l'ont soutenu Warlomont et Testelin.

Lorsque le trichiasis est constitué, le frottement des cils déviés contre la conjonctive bulbaire et la cornée ne tardent pas à déterminer des inflammations plus ou moins graves de ces membranes. Ainsi sont entretenues des kératites vasculaires ou ulcéreuses et, par un cercle vicieux, aggravées les affections primitives des paupières qui ont amené la déviation des cils. Il y a une sécrétion permanente de muco-pus et de larmes, de la photophobie et souvent du blépharospasme qui détermine parfois de l'entropion.

Le *diagnostic* du trichiasis est généralement facile. Cependant, quand les cils déviés sont en petit nombre et très grêles, ils peuvent tout d'abord échapper à l'examen. Il faut alors s'armer de la loupe pour les distinguer. Quand il y a distichiasis, il faut également un examen attentif pour reconnaître la déviation de la rangée postérieure seule atteinte.

Le *pronostic* du trichiasis est variable, mais généralement plus ou moins sérieux. A la longue, il détermine des ulcérations graves de la cornée, suivies d'opacités persistantes. Cependant si les cils sont très fins, ils peuvent ne causer qu'une irritation médiocre, comme le professeur Panas dit l'avoir observé.

Traitement. — L'accolement des cils déviés aux cils sains, l'emploi d'un cheveu formant anse et ramenant en avant le cil malade, la frisure de ce dernier, sont des moyens *palliatifs* indiqués par les anciens chirurgiens et qui méritent à peine d'être mentionnés. De tous les traitements palliatifs du trichiasis, il n'est resté que l'arrachement des cils pratiqué au moyen de la pince à épiler et en s'aidant de la loupe. Mais la reproduction des cils avec leur déviation ne donne aux malades qu'un répit temporaire.

Les moyens *curatifs* opposés au trichiasis sont très nombreux; quelques-uns, véritablement efficaces, consistent en opérations très ingénieuses dont le seul tort est d'être d'une exécution fort délicate. On peut ranger ces moyens sous deux chefs : 1° ceux qui cherchent à obtenir la destruction des follicules ciliaires; 2° ceux qui ont pour but de les ramener à leur direction normale.

La destruction des bulbes des cils par une aiguille rougie au feu remonte à Celse, et a subi depuis de nombreuses modifications. Carron du Villards implantait une épingle dans chaque follicule, réunissait la série des épingles implantées par un fil d'argent et la saisissait entre les mors d'une large pince rougie à blanc. Cusco s'est servi du thermo-cautère pour détruire les bulbes. Le galvano-cautère est d'un maniement plus facile pour arriver au même résultat et n'a pas l'inconvénient d'exposer l'œil et les parties voisines au rayonnement du calorique dont on ne les préserve pas toujours complètement.

Léon Le Fort a utilisé l'électrolyse pour la destruction des bulbes. Il implante des aiguilles à coudre dans le bulbe et les met en communication avec le pôle négatif.

Les caustiques, le nitrate d'argent en particulier et la potasse caustique, ont aussi été employés. Duval (d'Argentan) a utilisé l'action spéciale du sulfure de calcium.

Tous ces moyens sont d'une exécution délicate, et exposent à agir trop ou trop peu. On ne peut y avoir recours que lorsqu'il s'agit de supprimer quelques cils isolés.

L'*excision* des bulbes malades par le bistouri a été d'abord pratiquée en

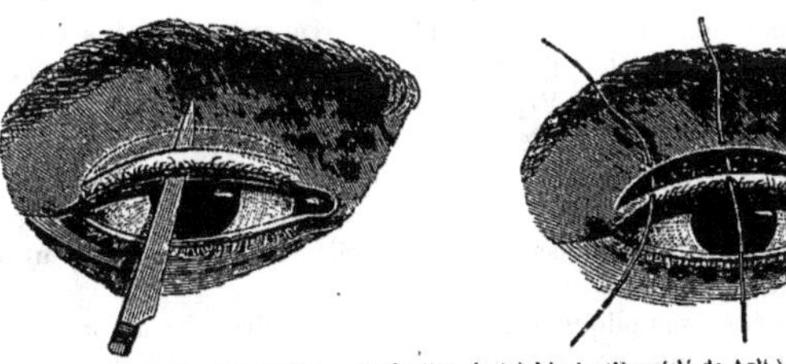

Fig. 165 et 166. — Opération du trichiasis. (Procédé de Arlt.)

même temps que celle de la peau, de la conjonctive et d'une partie du cartilage tarse. Puis on s'est contenté de dédoubler le bord libre de la paupière pour enlever les bulbes seuls en ménageant le tégument et la conjonctive. Vacca Berlinghieri, Flarer, Anagnostakis, Galezowski, Le Fort ont décrit des procédés ingénieux que nous ne pouvons que mentionner.

Ces procédés ne sont applicables que lorsqu'il s'agit de détruire un petit nombre de cils déviés. Dès que la déviation porte sur la plus grande partie du bord libre, il faut avoir recours aux procédés qui cherchent à obtenir le redressement des bulbes, par la *transplantation du sol ciliaire*.

Jäsche et Arlt ont perfectionné cette méthode déjà connue d'Aétius. Arlt dédouble le bord libre de la paupière à l'aide d'un fin bistouri qui l'incise en arrière de la ligne d'implantation des cils et ressort par la peau de la paupière à 3 ou 4 millimètres de ce bord. Au-dessus de cette incision il excise un lambeau semi-lunaire de la peau de la paupière ayant la même longueur que l'incision. Le petit pont mobile que forme le bord libre comprenant dans son épaisseur les bulbes ciliaires est alors fixé par quelques points de suture à la lèvre supérieure de l'incision palpébrale. On obtient ainsi le redressement des bulbes, mais on a à craindre la mortification de la peau. Aussi Arlt a-t-il renoncé à l'isoler complètement par transfixion (fig. 166 et 167).

Anagnostakis (*Annales d'oculistique*, t. XXXVIII, p. 5) a modifié le procédé de la façon suivante : il supprime le dédoublement du bord libre et l'excision du lambeau cutané de la paupière. Il fait une incision de la peau parallèle au bord libre et à 3 ou 4 millimètres au-dessus de lui, met à nu les fibres de l'orbiculaire jusqu'au niveau du bord supérieur du tarse, les excise en ce point et, par quatre points de suture séparés, fixe le bord inférieur de l'incision cutanée au bord supérieur du cartilage tarse, ou même au ligament suspenseur de la paupière (fig. 167).

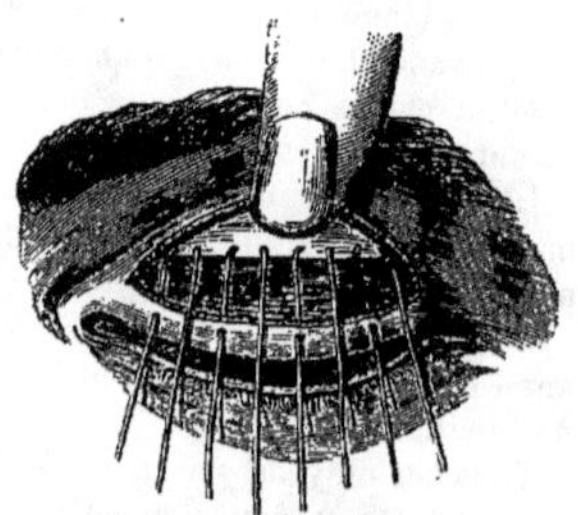

Fig. 167. — Opération du trichiasis. (Procédé d'Anagnostakis.)

Le professeur Panas a employé avec succès le procédé d'Anagnostakis et l'a modifié en disséquant par sa face profonde le petit lambeau qui contient les bulbes. Il obtient ainsi un glissement et un redressement plus complets. En outre, il n'excise pas les fibres du muscle orbiculaire (voy. *Dict. de méd. et de chir. pratiques*, t. XXVI, art. Paupières, p. 306).

Le procédé qu'a décrit de Graefe est une modification de celui d'Arlt, mais ne présente pas d'avantages et paraît avoir été peu employé. Streatfield et Snellen ont eu recours à l'évidement du cartilage tarse ordinairement déformé, pour obtenir un redressement plus facile. Cet évidement peut, dans certains cas, être utilisé.

Tous ces procédés s'appliquent au redressement des cils de la paupière supérieure. Pour la paupière inférieure ils doivent subir des modifications importantes.

Lorsque, soit à l'une, soit à l'autre des deux paupières, on veut opérer le redressement de quelques bulbes seulement, on peut se contenter d'opérations moins compliquées. La suture de Gaillard (de Poitiers) donne généralement des résultats suffisants. A l'aide d'une aiguille courbe on place une anse de fil verticale à quelques millimètres au-dessus ou au-dessous des cils déviés, suivant qu'il s'agit de l'une ou de l'autre paupière. Le fil, assez fort, parcourt sous la peau un trajet d'un centimètre environ. Les deux extrémités en sont fortement nouées ensemble. Le plissement de la peau comprise dans l'anse redresse les bulbes voisins, et plus tard, les adhérences cicatricielles ainsi formées les maintiennent dans cette situation. Desmarres se contentait d'exciser au voisinage des cils à redresser un petit lambeau ovale de la peau saisie avec une pince à griffes. La cicatrice résultant de cette petite plaie suffit souvent pour ramener les cils à leur position normale.

2° ENTROPION

GAUTHERIN, De l'entropion et d'un nouveau mode de traitement. Thèse de Paris, 1865. — GAYE, De l'entropion et d'un nouveau procédé opératoire. Thèse de Paris, 1878.

L'entropion est le *renversement en dedans*, de la paupière, amenant son bord libre ou sa face cutanée en contact avec le globe oculaire.

De même que l'ectropion, cette difformité est *totale* ou *partielle*, *simple* ou *double*. Elle atteint un peu plus souvent la paupière inférieure, et est assez souvent *bilatérale*.

On a décrit pour l'entropion, comme pour l'ectropion, *trois degrés*, suivant que la déviation de la paupière est plus ou moins prononcée. Dans le premier degré, le bord libre est dirigé en arrière contre le globe oculaire et les cils touchent la conjonctive bulbaire. Le troisième degré met en contact la face cutanée de la paupière avec le bulbe et les cils sont logés dans le cul-de-sac conjonctival. Ce renversement complet est d'ailleurs extrêmement rare. Les caractères du deuxième degré sont intermédiaires, mais moins nettement indiqués par les auteurs.

Le mécanisme de l'entropion offre aussi des analogies évidentes avec celui de l'ectropion. La conjonctive, le tarse, le muscle orbiculaire, la peau elle-même interviennent dans sa production. Mais la part prépondérante appartient au muscle orbiculaire. Il faut aussi tenir grand compte de la situation et du volume du globe oculaire qui présente à la face postérieure de la paupière un point d'appui plus ou moins résistant.

Les cicatrices de la conjonctive palpébrale peuvent déterminer une rétraction de cette membrane d'où résulte la déviation du bord libre. On sait pourtant qu'il est possible d'en exciser de larges lambeaux sans voir se produire cette rétraction. Aussi, à la suite des inflammations chroniques, de l'ophthalmie granuleuse en particulier, l'entropion résulte surtout de la transformation du tissu cellulaire sous-muqueux et des déformations du tarse.

L'exagération de l'action des faisceaux ciliaires du muscle orbiculaire est la cause la plus fréquente de l'entropion. Elle se produit par action réflexe dans les conjonctivites, les kératites (*entropion spasmodique*).

La laxité de la peau formant bourrelet, principalement à la paupière supérieure chez le vieillard, contribue encore à reporter vers le globe oculaire le bord libre de celle-ci.

Les causes prédisposantes de l'entropion sont l'âge des malades, particulièrement la vieillesse (*entropion sénile*), et l'enfoncement congénital ou acquis du globe oculaire dans l'orbite. Le phimosis palpébral y prédispose également, ainsi que l'atrophie du tissu cellulo-graisseux de l'orbite et la phthisie du globe oculaire.

Les causes occasionnelles sont toutes les inflammations aiguës ou chroniques de la conjonctive ou de la cornée, les granulations palpébrales en particulier; les plaies de la conjonctive, les brûlures par les acides ou par les alcalis tels que la chaux vive, la potasse.

L'opération de la cataracte est quelquefois suivie d'un entropion momentané de la paupière inférieure qu'il faut attribuer à la diminution de la résistance du globe oculaire, à la compression du bandeau et sans doute aussi à l'action réflexe déterminant le spasme des faisceaux ciliaires de l'orbiculaire.

D'après une observation due à de Ammon, l'entropion pourrait exister à l'état *congénital*.

Symptomatologie. — Le contact permanent des cils et du bord libre de la paupière contre le globe de l'œil détermine de la douleur, la sensation d'un corps étranger et du larmoiement. Bientôt apparaissent les signes d'une conjonctivite et d'une kératite chroniques.

Lorsque le bord palpébral est dépourvu de cils, tous ces signes sont moins accentués. Le larmoiement s'explique par la déviation des points lacrymaux et par la sécrétion exagérée des larmes qui accompagne l'irritation de l'œil. Lorsque l'entropion existe depuis longtemps la cornée se vascularise et il peut se produire un pannus.

La *marche* de l'entropion varie surtout avec la cause qui l'a produit. L'entropion *aigu* est ordinairement spasmodique et accompagne une inflammation passagère de la conjonctive ou de la cornée. Il disparaît avec cette inflammation elle-même. L'entropion *chronique* est le résultat d'altérations cicatricielles des paupières ou de modifications profondes dans la situation ou la forme du globe oculaire. Sa durée est illimitée si le traitement n'intervient pas, et il présente des alternatives d'amélioration ou d'aggravation, en dehors de tout traitement.

Diagnostic. — Le trichiasis ne doit pas être confondu avec l'entropion qu'il accompagne quelquefois. Il suffit habituellement d'écarter doucement les paupières, surtout lorsqu'il y a laxité anormale de la peau pour constater que les rapports du bord libre et du bulbe sont modifiés. Dans le trichiasis, la direction seule des cils est vicieuse.

Pronostic. — Il varie beaucoup suivant le degré et la nature de l'entropion. L'entropion spasmodique est le moins grave. L'entropion cicatriciel, surtout lorsqu'il y a déformation profonde du cartilage tarse, est le plus fâcheux. D'une manière générale, les inconvénients de l'entropion sont plus marqués que ceux de l'ectropion, et les malades les supportent plus difficilement.

Traitement. — Pour remédier à l'entropion *spasmodique* et temporaire qui accompagne les inflammations aiguës de la conjonctive et de la cornée, il n'est pas nécessaire d'avoir recours à une opération. L'emploi des petits moyens suffit. Autrefois on appliquait des bandelettes agglutinatives pour redresser la paupière. Aujourd'hui le collodion est d'un usage plus commode. Il faut avoir la précaution de débarrasser la peau de la paupière de tout corps gras et de toute trace d'humidité. On fait alors avec une pince un pli transversal de la peau de manière à ramener le bord palpébral à sa position normale et l'on applique avec un petit pinceau une ou plusieurs couches de collodion sur la peau, en maintenant le pli jusqu'à dessiccation complète. La rétraction de la peau produite par le collodion suffit à empêcher pendant quarante-huit heures au moins la reproduction de l'entropion.

Les *serres-fines* ont été aussi utilisées dans le même but par Goyrand (d'Aix) et Nélaton. Le professeur Panas dit en avoir retiré de bons effets. Une seule serre-fine suffit quelquefois pour obtenir le redressement. Il faut, pour éviter l'excoriation au point d'application des griffes, avoir soin de changer de place celles-ci tous les jours. Pour empêcher les serres-fines d'être entraînées vers le globe oculaire par le spasme de l'orbiculaire, il est quelquefois nécessaire de les maintenir au moyen d'un fil fixé à la peau du voisinage par un peu de coton collodionné (Panas). Il est à remarquer que par suite de la légère inflammation provoquée dans le tissu cellulaire sous-cutané par la pression des mors de la serre-fine, le pli de la peau persiste plusieurs jours après l'ablation de celle-ci.

A l'entropion *chronique* et cicatriciel il est nécessaire d'opposer des moyens d'action plus puissants. La *cautérisation* a été employée pour produire une eschare de la peau et amener une rétraction consécutive de celle-ci. Mais la cautérisation par les agents chimiques est abandonnée; on n'a plus recours, comme Quadri le conseillait, à l'acide sulfurique dont l'action est difficile à graduer. Au fer rouge dont se servait encore Delpech, on substitue avec avantages le thermo-cautère ou le galvano-cautère. Avec ce dernier instrument, moins effrayant pour les malades, on trace un sillon parallèle au bord libre de la paupière et comprenant toute l'épaisseur de la peau. La cicatrice déterminée ainsi devient imperceptible avec le temps.

L'*excision* d'un repli de la peau a depuis longtemps été utilisée contre l'entropion. Le repli cutané transversal maintenu par deux pinces ordinaires est excisé avec des ciseaux ou un bistouri. Les lèvres de la plaie sont réunies par des points de suture. Il n'est pas nécessaire d'avoir recours à des pinces spéciales pour former ce pli cutané, mais Velpeau conseillait de passer les points de suture avant l'excision de la peau. L'opération se trouve ainsi simplifiée.

L'excision de plusieurs plis verticaux (Janson) réunis par la suture ne paraît pas offrir d'avantages sur l'excision d'un simple pli horizontal.

La *ligature* a été appliquée par Gaillard (de Poitiers) à la cure de l'entropion. Gaillard plaçait deux anses de fil verticales, au voisinage de l'angle interne et de l'angle externe. La longueur du trajet sous-cutané était de 2 centimètres et les fibres du muscle orbiculaire devaient être comprises dans l'anse. Les fils une fois serrés, la paupière se trouvait renversée en dehors, et il se formait autour des fils des brides cicatricielles qui la ramenaient, en définitive, à une situation normale et l'y maintenaient.

La ligature de Gaillard a été modifiée par Rau et par Arlt. Rau ajoute simplement une ligature médiane aux deux ligatures latérales de Gaillard. Arlt place deux anses verticales ayant un double trajet sous-cutané. Les extrémités de chaque fil sont nouées et maintiennent pendant quarante-huit heures le bourrelet cutané déterminé par la constriction de l'anse.

L'excision des fibres de l'orbiculaire les plus voisines du bord libre proposée par Key en 1825, la section sous-cutanée de ces fibres à l'aide d'un ténotome (Fl. Cunier), celle du ligament palpébral interne (Voillemier) n'ont pas passé dans la pratique, non plus que la section de la commissure externe (*canthotomie*) de Wardrop.

A l'entropion *cicatriciel* et à celui qui s'accompagne de déformations considérables du cartilage tarse il faut opposer des opérations plus complexes. Parmi ces dernières nous décrirons celles de de Graefe, d'Anagnostakis, de Streatfield et de Snellen.

De Graefe fait une incision curviligne de la peau parallèle au bord libre dans toute sa longueur. Il excise ensuite un triangle de peau dont la base répond à la partie moyenne de cette incision. Dans l'aire de ce triangle, il excise, s'il

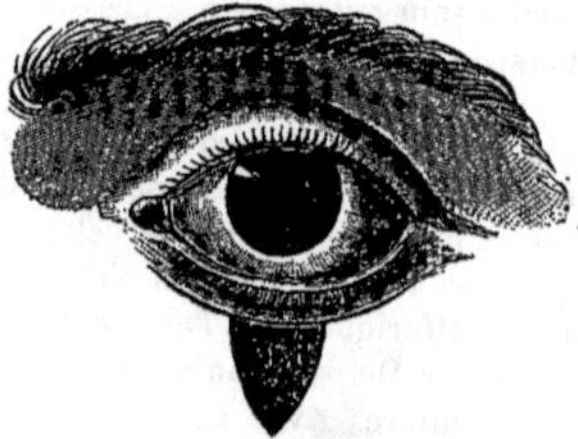

Fig. 168. — Opération de l'entropion (Procédé de de Graefe.)

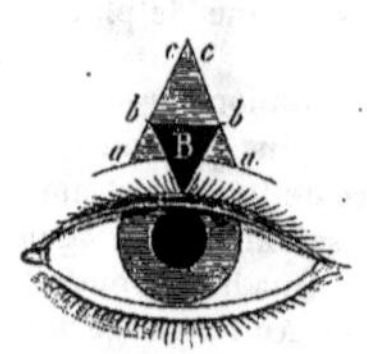

Fig. 169. — Opération de l'entropion. (Procédé de de Graefe, avec excision partielle du tarse.)

s'agit de la paupière supérieure, un triangle à base inverse comprenant les fibres de l'orbiculaire et la portion sous-jacente du tarse, mais conserve la conjonctive. Les différentes sections sont ensuite réunies par des sutures. Cette opération d'une exécution délicate ne paraît pas avoir été souvent pratiquée.

Anagnostakis trace une incision en forme de V dont le sommet répond à la partie moyenne du bord libre de la paupière, puis une autre transversale répondant à la base du V et se prolongeant à droite et à gauche. Après dissection il excise la portion de peau comprise entre les branches du V et réunit par des points de suture. La ligne de réunion prend ainsi la forme d'un T.

Le procédé d'Anagnostakis n'intéresse pas le cartilage tarse. Dans ceux de Streatfield et de Snellen, on excise une bandelette du tarse de forme prismatique à base tournée en avant, pour obtenir le redressement.

Streatfield faisait une simple incision à la peau, parallèlement au bord libre et à 2 millimètres de ce dernier, disséquait les lèvres de l'incision et réséquait une bandelette prismatique du tarse sans intéresser la conjonctive.

Soelberg Wells excisait une languette de peau avant de pratiquer l'excision d'une partie du tarse et réunissait par la suture les deux lèvres de l'incision cutanée.

Snellen fait une incision simple de la peau, excise une bandelette de l'orbiculaire et une lanière prismatique du tarse, puis réunit, à l'aide de fils dont les extrémités passent dans de petites perles de verre, la lèvre supérieure de section du cartilage avec la lèvre inférieure de l'incision cutanée (il s'agit de la paupière supérieure). Les extrémités des anses de fil sont nouées sur les perles et fixées ensuite par du collodion à la peau du front. La lèvre supérieure de l'incision cutanée est abandonnée à elle-même. Un pansement compressif maintient les sutures en place et n'est levé qu'au bout de deux ou trois jours.

3° ECTROPION

Cazelles, Du traitement de l'ectropion cicatriciel. Th. de Paris, 1860. — Cruveilhier (E.). De l'ectropion. Thèse d'agrégation. Paris, 1866. — Clément (Louis), Contribution à l'étude du traitement de l'ectropion muqueux. Thèse de Paris, 1880.

L'ectropion est le renversement en dehors des paupières. Il affecte l'une ou l'autre paupière et quelquefois les deux paupières en même temps (*ectropion double*). On le voit aussi siéger des deux côtés (*ectropion bilatéral*). Tantôt il est *général* et tantôt *partiel*, c'est-à-dire n'occupant qu'une partie du bord palpébral. Lorsqu'il affecte les deux paupières, il n'occupe parfois que la commissure externe ou la commissure interne (ectropion double *externe* ou double *interne*).

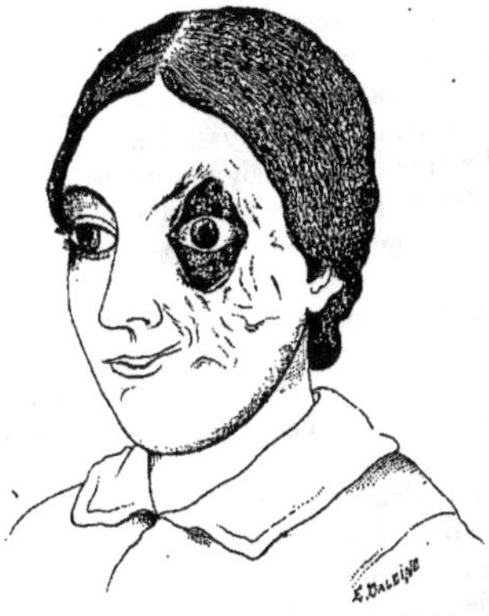

Fig. 170. — Ectropion double, cicatriciel. (Thèse de Cruveilhier.)

Ectropion de la paupière inférieure. — Plus fréquent que celui de la paupière supérieure, il présente trois degrés. Dans le premier, il y a simple mouvement de bascule de la paupière qui s'écarte par sa face conjonctivale du bulbe oculaire. Dans le deuxième degré, le cartilage tarse a accompli un quart de rotation qui porte en haut sa face postérieure et en arrière son bord adhérent. Enfin le renversement complet dirige en avant la face postérieure du tarse et constitue le troisième degré.

Les altérations de la conjonctive et du tarse; celles du muscle orbiculaire et celles de la peau sont également susceptibles de produire l'ectropion. De là la division à peu près unanimement acceptée en trois variétés de l'ectropion : 1° l'*ectropion muqueux* ou inflammatoire; 2° l'*ectropion musculaire*, paralytique ou spasmodique; 3° l'*ectropion cutané* ou cicatriciel. Souvent l'ectropion résulte de l'action simultanée de ces différentes causes et a une origine mixte.

Ectropion muqueux. — Les inflammations chroniques des paupières, par la déformation du tarse qu'elles amènent à la longue, arrivent à produire un certain degré d'ectropion. Le tarse modifié dans sa courbure cesse de maintenir la paupière exactement appliquée au globe de l'œil et son bord libre s'en écarte. Le gonflement seul de la conjonctive suffit aussi à produire ce résultat; la conjonctive exubérante repousse la paupière et la déborde, comme une doublure trop lâche fait de l'étoffe qu'elle double.

Ectropion musculaire. — Lorsque la tonicité normale de la portion ciliaire du muscle orbiculaire est affaiblie, la paupière inférieure se relâche et par son propre poids tend à se renverser. C'est ce qu'on observe en particulier chez le vieillard (*ectropion sénile*) et dans la paralysie de la septième paire. Le spasme des faisceaux orbitaires du muscle orbiculaire peut aussi amener le même résultat, en agissant sur le bord adhérent du cartilage tarse (*ectropion spasmodique*). Ce renversement par spasme s'observe accidentellement, dans le cours de l'ophthalmie purulente ou granuleuse, et surtout chez les enfants atteints de kératite phlycténulaire avec photophobie intense. Il se produit alors un véritable paraphimosis, provoqué le plus souvent par les tentatives faites pour écarter les paupières. La muqueuse palpébrale hypertrophiée, rouge, fait hernie et s'étrangle.

Ectropion cutané. — La formation d'une cicatrice rétractile de la peau est sans contredit la cause la plus puissante de renversement de la paupière. Les brides se forment à la suite des brûlures et de l'action des caustiques. Le lupus, les syphilides, le cancroïde les déterminent aussi. Une cause plus fréquente encore d'ectropion cicatriciel réside dans les altérations osseuses du pourtour de l'orbite, en particulier de l'os malaire. La fixité d'une des extrémités de la bride adhérente à l'os et la direction plus ou moins verticale expliquent l'action puissante de ces cicatrices pour produire l'ectropion.

La peau de la paupière subit parfois encore une rétraction capable d'amener le renversement de la paupière, à la suite d'inflammations superficielles prolongées ou répétées. C'est ce qu'on observe particulièrement chez les personnes âgées à la suite de la blépharite chronique ou de l'eczéma. La peau devient alors luisante et inextensible.

En réalité, les différents mécanismes qui viennent d'être indiqués se combinent fréquemment pour produire l'ectropion. C'est ainsi que l'action musculaire intervient souvent dans l'ectropion d'origine inflammatoire et que les lésions consécutives ou concomitantes de la conjonctive et du tarse sont habituelles dans l'ectropion cicatriciel.

Dans l'étiologie de cette difformité, il ne faut pas oublier, non plus, les causes purement mécaniques telles que les phlegmons et les tumeurs de l'orbite qui renversent en dehors la paupière en refoulant le globe de l'œil. Dans ces cas, l'ectropion n'est plus qu'un phénomène accessoire dont l'importance disparaît devant celle de l'affection principale.

Quelques rares observations doivent aussi faire admettre l'existence d'un ectropion *congénital.*

Symptômes. — Les symptômes de l'ectropion consistent dans la déformation de la paupière et dans les troubles fonctionnels qui en résultent.

La déformation varie suivant la variété de l'ectropion et le degré qu'il a atteint.

Dans le premier degré, le bord libre de la paupière est à la fois épaissi et un peu allongé; il ne s'applique plus sur le globe oculaire. Dans le troisième degré, distendu, effacé, ce bord descend jusqu'au niveau du pourtour de l'orbite sur lequel il repose. La conjonctive, qu'elle ait été ou non primitivement atteinte, est toujours altérée. Elle est rouge, épaissie, d'aspect fongueux; son corps papillaire est hypertrophié (*ectropion sarcomateux*). A la longue, elle se transforme, se dessèche, devient insensible et prend l'apparence de la peau. Des traînées cicatricielles se voient à sa surface. En même temps, le tarse s'atrophie; les glandes de Meibomius disparaissent; les cils tombent; les points lacrymaux s'oblitèrent.

De tous les troubles fonctionnels, le plus constant est le larmoiement. Il n'est pas besoin d'insister sur le mécanisme qui le produit. L'épiphora persistante entraîne souvent une excoriation de la peau et consécutivement une rétraction qui augmente l'ectropion.

L'ectropion au deuxième et au troisième degré laissant habituellement à découvert une partie du globe de l'œil, s'accompagne toujours de l'injection de la conjonctive bulbaire. Parfois même, il se produit des ulcérations graves de la cornée. Dans certains cas, cependant, l'action de la paupière supérieure arrive à suppléer celle de la paupière inférieure et atténue beaucoup ces inconvénients, et, pendant le sommeil, le globe oculaire fortement convulsé en haut est quelquefois suffisamment protégé.

La *marche* de l'ectropion est presque toujours chronique. C'est une difformité qui n'a aucune tendance à guérir et qui tend même à s'aggraver. Cependant on admet un ectropion *muqueux aigu* et un ectropion *spasmodique* dont les conditions de développement ont été indiquées plus haut. Peut-être conviendrait-il de donner à ces cas, le nom d'*éversion* des paupières. Panas voudrait même réserver le nom d'ectropion à la seule variété cicatricielle.

L'ectropion des paupières est facile à reconnaître. La variété cicatricielle se distingue aussi aisément des deux autres. Il est, dans bien des cas, beaucoup moins aisé de déterminer s'il s'agit de la variété muqueuse proprement dite ou si les altérations du muscle orbiculaire ont précédé celles de la conjonctive. L'ectropion sénile, par exemple, est souvent d'origine mixte.

Le *pronostic* varie beaucoup suivant la nature et suivant le degré de l'ectropion. L'ectropion cicatriciel, d'une manière générale, est celui dont le pronostic est le plus grave. Il exige presque toujours des opérations délicates, parfois une réfection complète de la paupière, et les résultats de l'intervention sont souvent imparfaits.

Ectropion de la paupière supérieure. — A la paupière supérieure la variété muqueuse ou inflammatoire de l'ectropion ne se rencontre guère, tant à cause de la conformation spéciale de cette paupière, de sa laxité plus grande en particulier que de l'absence d'influence de la pesanteur.

Cependant nous avons vu consécutivement à un abcès périostique du rebord orbitaire chez un enfant, un ectropion considérable de la paupière supérieure constitué par la conjonctive et le tarse très épaissis persister pendant plusieurs semaines. L'ectropion dû à la dégénérescence ou à l'atonie des faisceaux tarsiens du muscle orbiculaire ne s'observe pas à la paupière supérieure, mais il n'est pas rare d'y voir l'ectropion spasmodique, surtout dans le cours des affections de la cornée et de la conjonctive accompagnées de blépharospasme chez les enfants. Cet ectropion, qui se produit ordinairement à l'occasion d'un examen est le plus souvent momentané, mais on le voit parfois persister pendant toute la durée de l'affection qui a donné naissance au blépharospasme.

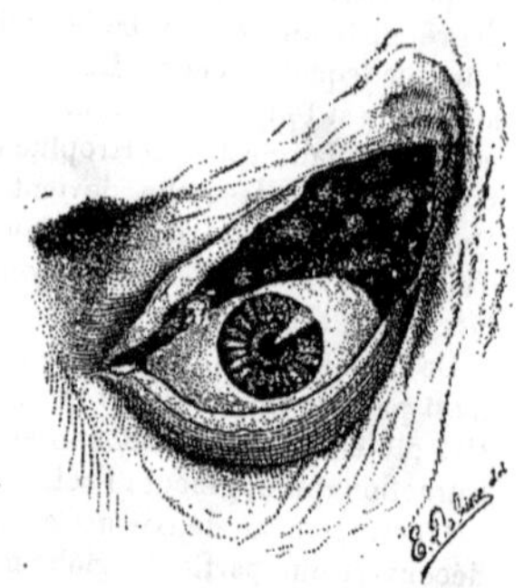

Fig. 171. — Ectropion cicatriciel de la paupière supérieure. (D'après une photographie.)

C'est habituellement l'ectropion cicatriciel qui s'observe à la paupière supérieure. Il résulte de brûlures, de traumatismes ou de suppurations de la région sourcilière. Dans certains cas, à la suite de brûlures du front et du sourcil, la rétractilité de la cicatrice frontale est telle que le bord libre de la paupière supérieure est entraîné jusqu'au niveau de l'arcade orbitaire et de la queue du sourcil. La paupière supérieure n'est plus alors représentée que par une surface rouge, fongueuse, constituée par la conjonctive palpébrale altérée et les cils, s'il en existe encore, se confondent avec les restes des sourcils. La difformité, dans ces cas, est véritablement hideuse.

Traitement. — Le traitement de l'ectropion varie suivant la variété de l'affection. A l'ectropion muqueux, sarcomateux ou spasmodique, des moyens simples ou des opérations peu complexes sont applicables. L'ectropion résultant de la rétraction de la peau exige des opérations plus compliquées. Celles-ci sont encore applicables à l'ectropion cicatriciel, mais dans les cas de renversement très prononcé de la paupière par cette dernière cause, il faut recourir à une autoplastie véritable.

Ectropion muqueux et spasmodique. — Un pansement compressif, l'emploi de quelques bandelettes adhésives suffisent parfois pour réduire le renversement de la paupière résultant de la tuméfaction de la muqueuse. Les scarifications de cette dernière, en produisant un dégorgement rapide, sont fort utiles dans ces cas.

Dans l'ectropion atonique des vieillards, l'attouchement journalier du bourrelet muqueux avec le glycérolé de sulfate de cuivre à 1 pour 10 amène souvent une amélioration rapide.

L'excision d'une languette de muqueuse, la cautérisation avec le galvanocautère, donnent des résultats favorables pour les cas qui résistent à ces premiers moyens.

A un degré plus élevé, l'ectropion muqueux nécessite le rétrécissement de la fente palpébrale par la suture après avivement de la commissure externe (cantorrhaphie) ou même la suture temporaire du bord libre des paupières. Panas dit s'être bien trouvé de l'établissement temporaire d'un pont cutané de 2 à 5 millimètres de largeur, réunissant la paupière supérieure à l'inférieure.

Ectropion cutané. — Lorsque la cause du renversement de la paupière réside dans une rétraction inflammatoire de la peau, les moyens qui précèdent ne suffisent plus. Il faut recourir à une opération. Le nombre des procédés proposés et exécutés par les chirurgiens est considérable. Nous nous contenterons de décrire les principaux.

La suture de Snellen donne rarement un résultat définitif, mais est d'une exécution facile. Un fil de soie armé d'une aiguille à chacune de ses extrémités pénètre au point le plus saillant du bourrelet muqueux et ressort à la face cutanée en deux points situés à 1 centimètre l'un au-dessous de l'autre. En serrant l'anse du fil, il se produit un mouvement de bascule du cartilage tarse. On lie les extrémités du fil sur un petit cylindre de peau de gant ou on les arrête au moyen d'une perle de verre. On peut placer ainsi deux ou trois anses verticales sur la paupière inférieure, à laquelle ce procédé est à peu près exclusivement applicable.

Procédé de Dieffenbach. — Il consiste dans l'excision d'un lambeau triangu-

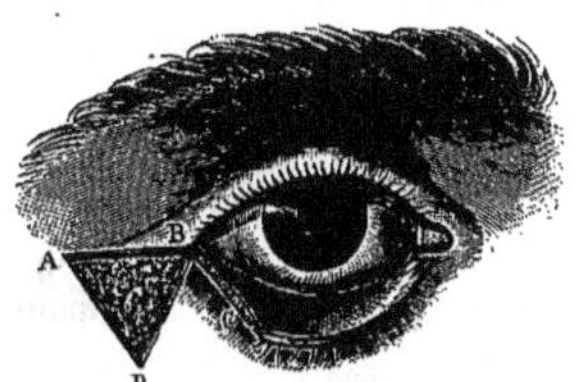

Fig. 172. — Opération de l'ectropion. (Procédé de Dieffenbach.)

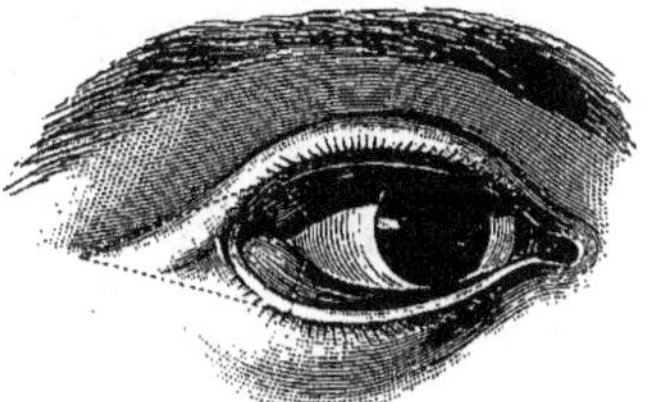
Fig. 173. — Opération de l'ectropion par les procédés combinés de Walther et d'Adams.

laire de la peau combiné à la tarsorrhaphie. Il a été modifié par de Graefe et s'exécute de la façon suivante : La commissure externe est incisée suivant la ligne AB ; le bord de la paupière inférieure est excisé et avivé suivant BC. On dissèque ensuite et on excise un triangle de peau ABD. Enfin, mobilisant la portion de peau circonscrite par les lignes CB et BD, on réunit par des sutures le côté DB au côté AD et le côté BC au côté BA. La perte de substance triangulaire est ainsi comblée et le point C du bord libre de la paupière se trouve reporté au point B (fig. 172).

Si l'ectropion existait au niveau de la commissure externe sur les deux paupières, l'incision serait modifiée comme l'indique la figure suivante, qui combine les procédés de Walther et d'Adams (fig. 173).

Le procédé d'Adams, consistant à exciser un lambeau triangulaire comprenant toute l'épaisseur de la paupière à sa partie médiane (fig. 174), est justement abandonné. Von Ammon l'a modifié avantageusement en reportant à la com missure externe l'excision du lambeau triangulaire (fig. 175). Desmarres a décrit un procédé analogue. Enfin Szymanowski a perfectionné le procédé de Von Ammon (voy. Szymanowski, *Handb. der operativen Chirurgie*. Braunschweig, 1870, et Panas, *Dict. de méd. et de chir. prat.*, t. XXVI, p. 344).

Mais tous ces procédés, bien que capables de donner des résultats avanta-

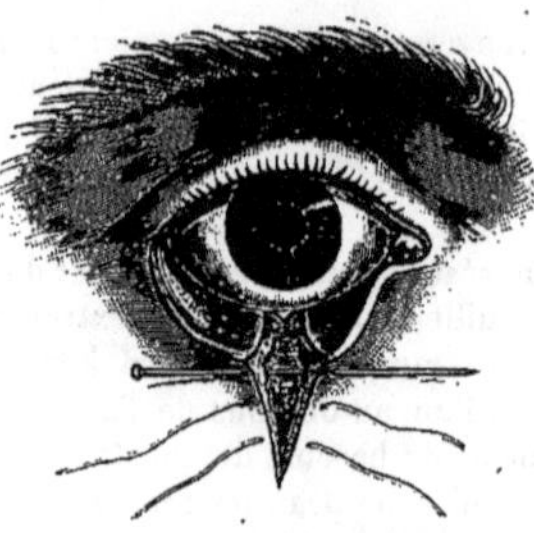

Fig. 174. — Opération de l'ectropion. (Procédé d'Adams.)

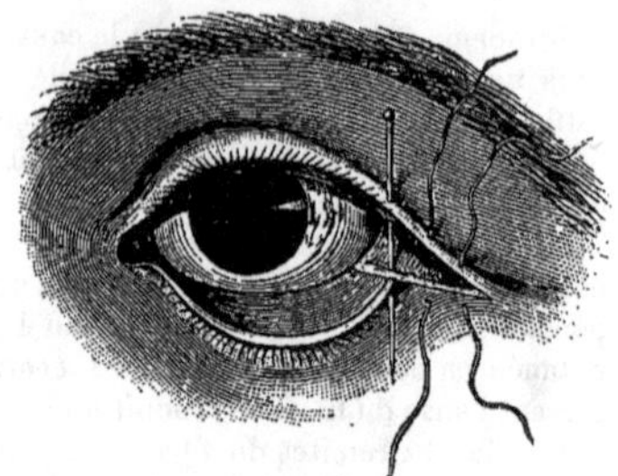

Fig. 175. — Opération de l'ectropion. (Procédé de von Ammon.)

geux, sont en général inférieurs à la fusion temporaire des bords palpébraux de Mirault (d'Angers). Cette dernière opération est d'une exécution facile et donne un redressement définitif de la paupière si l'on a soin de maintenir la fusion pendant un temps suffisamment long, c'est-à-dire pendant un an ou dix-huit mois.

Ectropion cicatriciel. — Il nous reste à décrire les principaux procédés applicables au traitement de l'ectropion cicatriciel. La cure de cette variété d'ectropion présente de sérieuses difficultés. Lorsque la bride cicatricielle est peu considérable, des opérations relativement simples peuvent suffire pour en

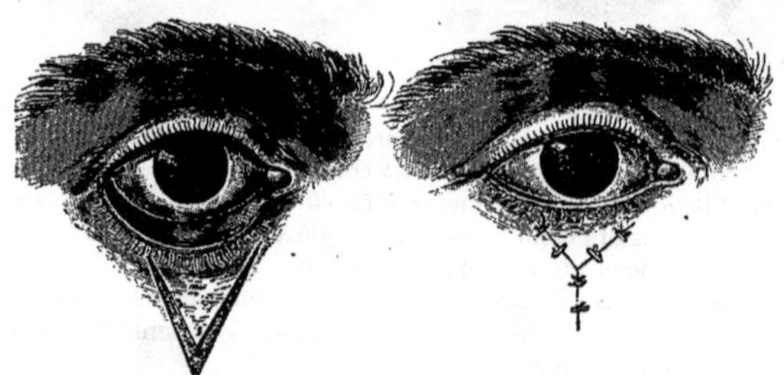

Fig. 176 et 177. — Opération de l'ectropion. (Procédé de Wharton Jones.)

faire disparaître les inconvénients. Mais dans les cas de difformité très prononcée, c'est à une véritable opération autoplastique qu'il faut recourir.

Procédé de Wharton Jones. — Il rentre dans la méthode autoplastique par glissement. Le tissu cicatriciel est circonscrit par deux incisions en V, et le lambeau triangulaire est disséqué de sa pointe vers sa base, de manière à détruire toutes les adhérences de la cicatrice aux parties sous-jacentes. Par des points de suture convenablement placés, on transforme le V de l'incision en Y, comme le montre la figure. La base du lambeau se trouve ainsi remontée et l'ectropion corrigé. Cet ingénieux procédé ne donne toutefois de résultats satisfaisants que dans les cas d'ectropion léger.

Procédé d'Alphonse Guérin. — Au lieu d'une incision en V, le chirurgien fait, dans ce procédé, une incision en W. Les deux lambeaux triangulaires sont disséqués jusqu'à leur base et suturés ensuite par leurs côtés adjacents. Il reste deux plaies triangulaires qui se cicatrisent isolément, pendant que les bords palpébraux sont maintenus par la fusion temporaire. Les résultats donnés par ce procédé sont plus complets que ceux du procédé de Wharton Jones.

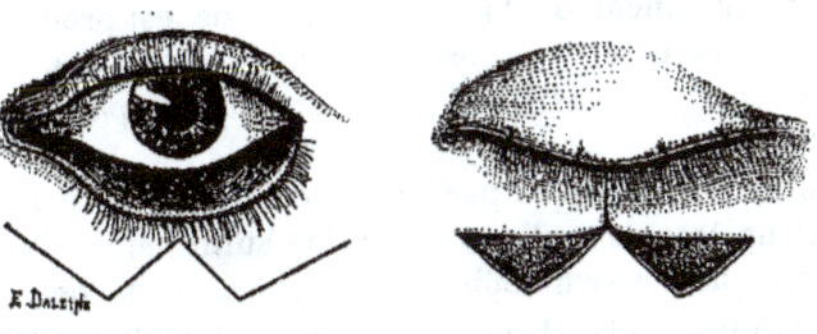

FIG. 178. — Procédé en W d'Alphonse Guérin, pour l'ectropion de la paupière inférieure.

Procédé de Dieffenbach. — Dans ce procédé, le tissu de cicatrice est circonscrit par une incision en triangle et complètement excisé. Deux incisions libératrices partant de la base du triangle, permettent de réunir par la suture ses deux côtés mobilisés et de transformer la perte de substance en deux lignes de réunion formant un T, comme le montre la figure (180).

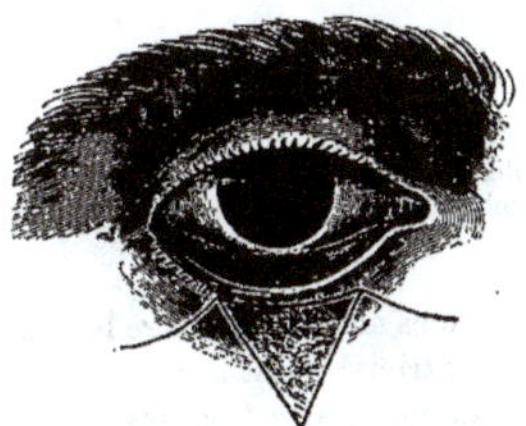

FIG. 179. — Opération de l'ectropion cicatriciel. (Procédé de Dieffenbach.)

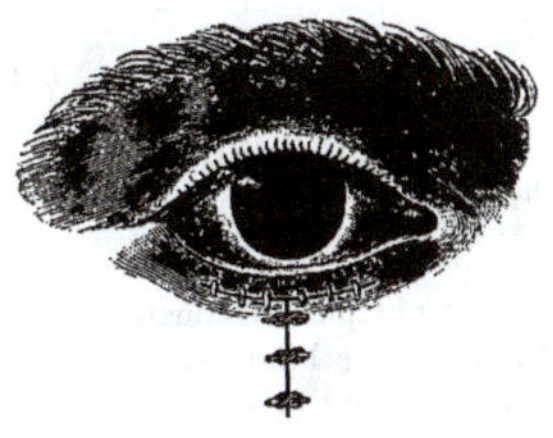

FIG. 180. — Opération de Dieffenbach. — Réunion des lèvres de la plaie.

4° ANKYLOBLÉPHARON

Ce mot sert, comme nous l'avons vu au chapitre des anomalies congénitales, à désigner le rétrécissement ou l'insuffisance de la fente palpébrale. L'ankyloblépharon est le plus ordinairement acquis et résulte d'adhérences anormales qui se sont établies entre les bords libres des deux paupières et surtout au niveau de la commissure externe. Les plaies des paupières, principalement les brûlures par le feu et les caustiques, lui donnent naissance. Il succède aussi aux ulcérations déterminées par les blépharites, les kérato-conjonctivites chroniques, les granulations ou à la cicatrisation d'un lupus.

Lorsque l'ankyloblépharon est le résultat d'un traumatisme ou de la cicatrisation d'une brûlure, il se complique fréquemment d'adhérences des paupières à la conjonctive bulbaire, c'est-à-dire de *symblépharon*.

Dans les cas où il succède aux inflammations chroniques qui s'accompagnent de blépharospasme, le rétrécissement de la fente palpébrale est produit par l'exulcération de la commissure externe et les adhérences anormales qui en sont la conséquence. C'est dans ces cas que le nom de *blépharophimosis* lui est particulièrement applicable.

Lorsque l'ankyloblépharon est constitué par une simple adhérence limitée entre les bords des deux paupières, la section de la bride suffit habituellement à le détruire. S'il se complique de symblépharon, la guérison ne peut être obtenue que par une opération souvent complexe et incertaine dans son résultat, comme nous le verrons dans le chapitre suivant.

Enfin, lorsqu'il y a blépharophimosis ou que la cicatrice est limitée à la commissure externe, il faut recourir à une opération spéciale, la *canthoplastie*, que nous décrirons plus loin au chapitre des opérations qui se pratiquent sur les paupières.

5° SYMBLÉPHARON

VAUTRIN, De l'adhérence anormale des paupières entre elles et avec le globe de l'œil. Thèse de Paris, 1856. — CLÉCH, Étude sur le symblépharon et les divers moyens d'y remédier. Thèse de Paris, 1874.

Le symblépharon constitué par des adhérences anormales entre les paupières et le globe de l'œil est presque toujours cicatriciel, c'est-à-dire acquis. Nous avons vu que l'existence du symblépharon congénital est contestée.

Les adhérences entre la conjonctive palpébrale et la conjonctive oculaire ou la cornée résultent de plaies dont la cicatrisation a été mal surveillée, ou de brûlures par les liquides bouillants, les métaux en fusion et les caustiques accidentellement projetés. Dans d'autres cas, elles sont le résultat de cicatrices succédant à des inflammations ulcéreuses. C'est ainsi qu'on les voit produites par l'ophthalmie purulente, la conjonctivite granuleuse. Elles s'accompagnent souvent d'ectropion, et dans quelques cas elles immobilisent l'œil dans une position anormale, d'où un strabisme fixe, cicatriciel.

Les adhérences sont tantôt *partielles* et forment de simples brides ou ponts jetés entre la face interne des paupières et la conjonctive bulbaire, tantôt *totales*, envahissant et supprimant les culs-de-sac conjonctivaux et s'avançant sur la cornée qu'elles recouvrent en partie sous forme d'un ptérygion cicatriciel.

Dans le cas de symblépharon total, on comprend que les troubles fonctionnels soient très accusés, car non seulement la cornée est souvent comprise en partie dans la cicatrice, mais les points et conduits lacrymaux se trouvent presque toujours déviés sinon détruits. Il en résulte un obstacle à l'écoulement naturel des larmes, d'où épiphora. Si la plus grande partie de la conjonctive a été détruite, il se produit au contraire du xérosis.

D'après l'apparence extérieure des adhérences, on a décrit un symblépharon *sarcomateux* et un symblépharon *membraneux* ou fibreux. A la longue, les adhérences tendent à prendre cette dernière forme et à s'organiser en cicatrices minces et rétractiles.

Le *traitement* du symblépharon varie suivant qu'il est partiel ou total et plus ou moins compliqué. Lorsqu'il n'existe qu'une simple bride allant de la face interne de la paupière au globe de l'œil, il suffit de la sectionner et d'écarter fréquemment la paupière, dans les jours qui suivent, pour assurer la cicatrisation isolée des deux extrémités. Si la bride est épaisse, cependant, on fera bien de la réséquer et d'assurer par la suture la cicatrisation des lèvres de la conjonctive bulbaire.

Lorsque l'adhérence comprend le cul-de-sac conjonctival, il faut avoir recours à d'autres procédés, et les opérations les mieux combinées ne donnent pas toujours le résultat attendu.

Fabrice de Hilden avait eu l'idée, lorsqu'il existe une bride comprenant le cul-de-sac conjonctival, de traverser la base par un fil et de faire la section après l'établissement d'un trajet permanent autour du fil.

Himly s'est servi d'un fil de plomb laissé à demeure pendant un mois. La section est faite ensuite d'un seul coup avec des ciseaux, ou progressivement par torsion du fil. Ce procédé toutefois ne paraît pas avoir donné de résultats aussi satisfaisants qu'on pourrait croire.

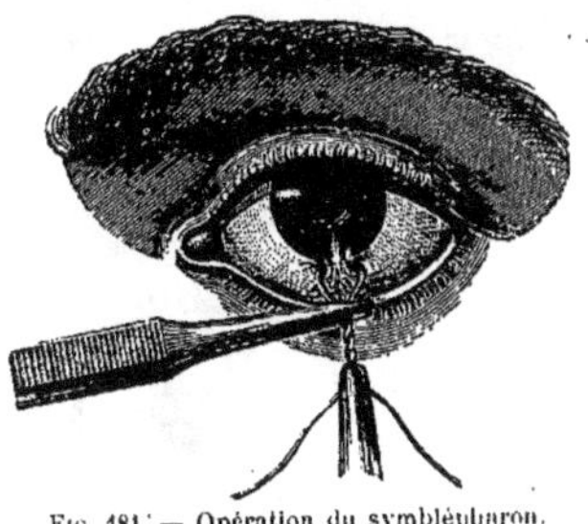
Fig. 181. — Opération du symblépharon. (Procédé d'Himly.)

Von Ammon a proposé, dans le cas d'adhérences de la partie moyenne d'une des paupières, de faire à droite et à gauche de ces adhérences une incision verticale comprenant toute l'épaisseur de la paupière et divisant celle-ci en trois portions. Les deux portions latérales sont réunies l'une à l'autre par une suture entortillée, *par-dessus* la portion médiane. Lorsque la réunion est obtenue, on dissèque cette portion médiane et adhérente et on l'excise.

Arlt a décrit et pratiqué deux procédés pour la cure du symblépharon. Le deuxième est très analogue à celui qu'avait imaginé le professeur Laugier (*Comptes rendus de l'Acad. des sciences*, 1855). Un fil armé de deux aiguilles est passé à travers le sommet du symblépharon. Celui-ci est disséqué de son sommet vers sa base en rasant exactement le tissu de la cornée et de la sclérotique jusqu'au cul-de-sac conjonctival. Les deux aiguilles armées de fil sont alors passées de ce cul-de-sac vers la peau de la paupière où les extrémités du fil sont nouées sur un corps étranger. De cette manière, le sommet de la bride cicatricielle se trouve fixé dans le cul-de-sac conjonctival et sa face antérieure devient postérieure et regarde le bulbe de l'œil. Les bords de la plaie conjonctivale sont, autant que possible, réunis par un ou deux points de fines sutures.

Ce procédé, d'une exécution assez simple, donne un bon résultat immédiat, mais dans les deux cas où nous l'avons appliqué, nous avons vu à la longue les adhérences se reproduire. Il n'est pas, d'ailleurs, applicable aux symblépharons un peu étendus.

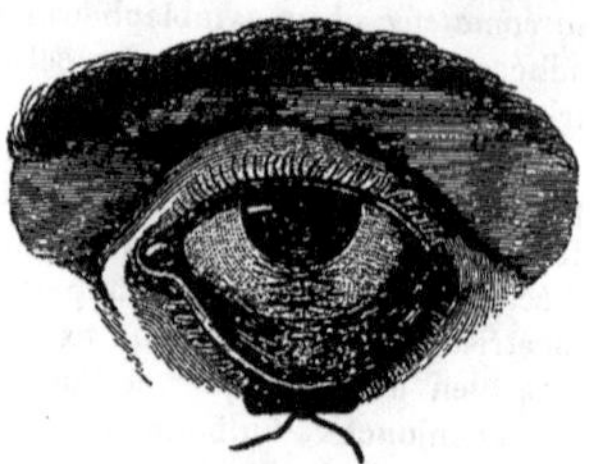

Fig. 182. — Opération du symblépharon. (Procédé de Arlt.)

Taylor (*Med. Times and Gaz.*, 1876) a proposé de tailler dans la peau de la paupière un petit lambeau à base interne que l'on engage dans le cul-de-sac de la conjonctive à travers une incision verticale. Ce lambeau est appliqué par sa face saignante sur la perte de substance laissée à la face interne de la paupière, par la dissection et l'excision du symblépharon ; sa face épidermique répond à la conjonctive bulbaire et ne tarde pas à prendre tous les caractères d'une muqueuse.

Lorsque les adhérences ont des dimensions un peu considérables, il faut recourir soit aux procédés décrits par Teale (*London ophthalm. Hosp. Reports*, t. III, p. 253) et par Knapp (*Arch. f. Ophthalm.*, t. VI, p. 270), qui sont de véritables autoplasties conjonctivales, soit aux procédés de greffe muqueuse essayés dans ces dernières années.

Le procédé de Teale s'applique particulièrement aux cas d'adhérences comprenant le bord libre de la paupière inférieure et empiétant sur la cornée. Une incision est pratiquée au niveau du bord inférieur de la cornée sectionnant

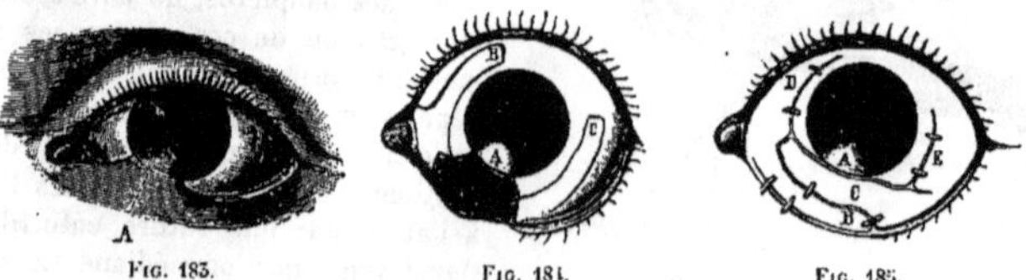

Fig. 183. Fig. 184. Fig. 185.

Fig. 183. — Symblépharon cicatriciel empiétant sur la cornée.
Fig. 184. — Opération. (Procédé de Teale.) — Dissection des lambeaux.
Fig. 185. — Suture des lambeaux de la conjonctive.

transversalement le triangle cicatriciel, dont le sommet s'atrophiera plus tard une fois privé de ses connexions. La base du triangle et toutes les parties adhérentes sont disséquées au niveau du bulbe et réséquées jusqu'au cul-de-sac, laissant ainsi une surface plus ou moins régulièrement quadrangulaire qui met à nu le tissu sclérotical. C'est cette perte de substance que Teale comble par deux lambeaux empruntés aux parties internes et externes de la conjonctive. Les figures ci-dessus (fig. 184 et 185) montrent le tracé des lambeaux et la manière dont ils sont suturés l'un à l'autre. Le lambeau externe s'applique au bord inférieur de la cornée, le lambeau interne se place parallèlement au-dessous de lui et arrive par son bord inférieur au niveau du cul-de-sac conjonctival à reconstituer. Les pertes de substance laissées par la dissection des deux lambeaux sont comblées en rapprochant par la suture les bords de la section conjonctivale, ce que permet habituellement la laxité du tissu cellulaire sous-conjonctival. Dans d'autres cas, Teale propose de disséquer un pont de conjonctive au-dessus de la moitié supérieure de la cornée et de le faire glisser au-dessous de cette membrane jusqu'à la perte de substance sur laquelle on le fixe par la suture. La difficulté de ces procédés ingénieux d'autoplastie réside dans la tendance que les deux lambeaux de conjonctive ont à se rétrécir et à s'enrouler une fois qu'ils ont été disséqués.

C'est pour cette raison que l'on a eu recours à des emprunts faits à la conjonctive d'animaux (chiens ou lapins), ou à la muqueuse buccale du sujet lui-même, ou encore à la peau du ventre de la grenouille.

Wolfe (*Ann. d'ocul.*, t. LXXI, p. 121) a transplanté dans deux cas, en 1873, la conjonctive du lapin. De Wecker, Gillet de Grandmont, O. Becker se sont servis de ce même procédé. Illing a pris le lambeau destiné à combler la perte de substance à la partie interne de la lèvre supérieure de son opéré, dans un cas, et dans l'autre sur la muqueuse vaginale.

Abadie s'est également servi, dans un cas plus récent, d'un lambeau de muqueuse de la face interne de la joue.

Malgré quelques difficultés d'exécution, d'ailleurs non insurmontables, ces greffes muqueuses donnent généralement des résultats immédiats satisfaisants; mais on voit ensuite, le plus souvent, le lambeau muqueux transplanté, s'atrophier, puis disparaître, et la difformité primitive se reproduire au moins en partie. Néanmoins ces essais sont encourageants et doivent être poursuivis.

VII

DES OPÉRATIONS QUI SE PRATIQUENT SUR LES PAUPIÈRES

1° CANTHOPLASTIE

OUTIN, Contribution à l'étude de la canthoplastie externe. Thèse de Paris, 1880.

Cette opération a pour but l'agrandissement de la fente palpébrale. Elle consiste à prolonger en dehors par une incision la commissure externe et à assurer par la suture la cicatrisation isolée des lèvres de la plaie.

La canthoplastie trouve son indication dans le blépharophimosis, l'ankyloblépharon, certains cas d'ectropion. On l'a pratiquée aussi dans les blépharospasmes invétérés et conseillée pour diminuer la pression des paupières granuleuses sur le globe de l'œil.

La section de la commissure doit comprendre la peau, le muscle orbiculaire et la muqueuse sur une étendue de 10 à 15 millimètres dans le prolongement de la fente palpébrale. Elle s'exécute d'un seul coup, soit avec la pointe d'un bistouri étroit introduit par le cul-de-sac conjonctival et ressortant par la peau, soit plus simplement d'un coup de ciseaux. Il faut avoir soin de sectionner la peau sur une longueur un peu plus grande que la muqueuse. On fait ensuite écarter par un aide les deux paupières pour tendre la nouvelle commissure et l'on place un point de suture médian pour réunir la conjonctive à la peau. Deux autres points de suture, un pour chaque paupière, suffisent généralement pour obtenir une cicatrisation régulière des lèvres de la section.

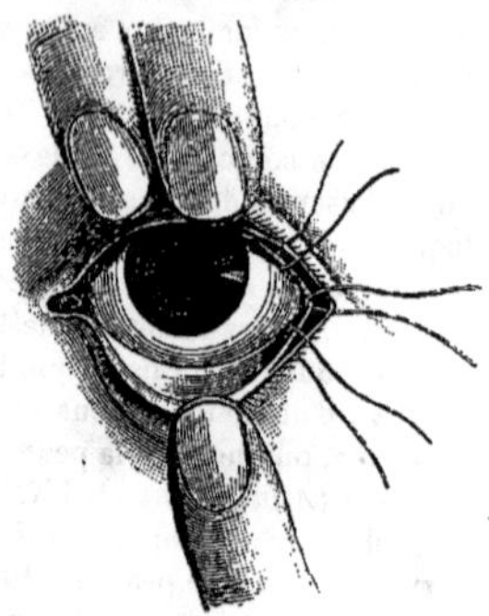

Fig. 186. — Canthoplastie.

Agnew a ajouté à la simple section de la commissure externe le débridement du fascia orbitaire, lorsqu'il s'agit de combattre un blépharospasme. La section de la peau et de la conjonctive étant opérée comme il est dit ci-dessus, on fait tirer fortement la paupière supérieure en dehors et en haut, et d'un coup de ciseaux on sectionne la conjonctive et le fascia qui relie le tarse aux parois de l'orbite, en ménageant la peau de la paupière supérieure.

Richet (*Bulletin de thérapeutique*, t. LXI, p. 549) a modifié la canthoplastie de la façon suivante : il excise un lambeau triangulaire de peau à sommet externe, au niveau de la commissure. La conjonctive se trouve mise à nu ; elle est alors sectionnée horizontalement en deux moitiés, et chaque moitié est appliquée par des points de suture sur les lèvres de la section de la peau qui est ainsi exactement bordée de muqueuse.

Cusco a imaginé de disséquer un lambeau triangulaire de peau de 1 centimètre 1/2 au niveau de la commissure. Mais le sommet du lambeau est dirigé en dedans et la base reste adhérente en dehors. Le sommet du lambeau est fixé ensuite par un seul point de suture à la partie moyenne du cul-de-sac conjonctival divisé.

Le procédé de Von Ammon, plus simple que les procédés de Richet et de Cusco, suffit dans la plupart des cas. L'opération d'Agnew est particulièrement applicable aux cas de blépharospasme chronique.

2° BLÉPHARORRHAPHIE

Filhol (Henry), De l'occlusion chirurgicale des paupières. Thèse de Paris, 1866. — Grandguillot, De la blépharorrhaphie. Thèse de Paris, 1869. — Olivier (Aristide), Du lagophthalmos paralytique et de son traitement par la tarsorrhaphie centrale. Thèse de Paris, 1882-1883.

La suture des paupières ou blépharorrhaphie est partielle ou totale, suivant le but que l'on se propose en la pratiquant.

Par la blépharorrhaphie *partielle* on cherche à rétrécir la fente palpébrale en avivant et suturant le bord libre au voisinage de la commissure externe. Cette opération a été proposée par Walther et modifiée ensuite par de Graefe.

Elle s'applique aux cas où la fente palpébrale a des dimensions anormales par suite de déchirures de la commissure, et aux cas où les paupières ont une laxité trop grande par le fait de la paralysie de l'orbiculaire. On l'a conseillée aussi pour remédier aux inconvénients de l'exophthalmie dans le goître exophthalmique.

Après avoir déterminé par le pincement de la commissure externe et, au besoin, marqué par un trait à l'encre la place que doit occuper la nouvelle commissure, on avive les deux bords palpébraux et l'angle externe, en ayant soin d'enlever les bulbes des cils. Le petit lambeau ainsi excisé sur chaque paupière doit avoir environ 1 millimètre 1/2 de hauteur. Il est bon de prolonger l'avivement de 1 à 2 millimètres sur chaque paupière, mais en le faisant porter seulement sur la lèvre interne, en ménageant les bulbes ciliaires. On place ensuite deux ou trois points de suture de soie fine pour réunir les portions avivées et l'on exerce, pendant les premiers jours, une légère compression avec un bandage sur la plaie saupoudrée d'iodoforme.

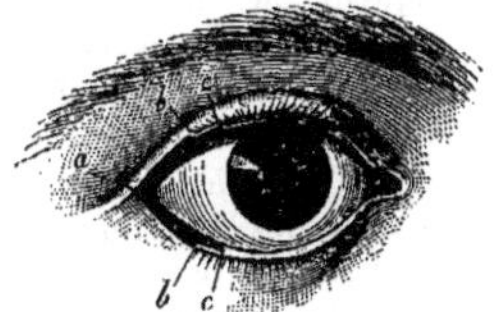

Fig. 187. — Tarsorrhaphie.

La suture *totale* des paupières a été imaginée par Mirault (d'Angers) et a pour but de maintenir temporairement soudé le bord libre des paupières. Cette suture rend de grands services dans les opérations d'ectropion et dans les blépharoplasties pour s'opposer à la rétraction cicatricielle, mais pour être efficace elle doit généralement être maintenue pendant un an ou dix-huit mois.

Elle est aussi applicable au traitement de certaines affections de la cornée et de la conjonctive telles que le xérosis.

Pour pratiquer la suture des bords palpébraux, on avive successivement chaque bord depuis la commissure externe jusqu'au voisinage des points lacrymaux, qu'il faut toujours respecter. L'avivement porte seulement sur la lèvre interne et doit ménager les bulbes ciliaires. Il s'effectue avec un petit bistouri ou de fins ciseaux. Il suffit de le faire très superficiel et sur une largeur de 1 millimètre au plus. On réunit les deux bords avivés par cinq ou six points de suture de soie fine; on saupoudre les paupières d'iodoforme et on les soutient par un bandage compressif.

Les points de suture peuvent être retirés au bout de trois ou quatre jours. La réunion est facilement obtenue et l'on n'a pas à craindre les inconvénients de la rétention des sécrétions derrière les paupières, car la commissure interne leur assure toujours un écoulement facile.

La désunion des paupières ne doit être pratiquée que tardivement, le plus souvent après dix-huit mois, lorsque la suture a été faite pour empêcher la rétraction cicatricielle. Elle s'opère simplement d'un coup de bistouri ou de ciseaux, avec la précaution de passer au préalable une sonde cannelée de la commissure externe à l'angle interne de l'œil.

On n'a guère à craindre que les bords palpébraux désunis se réunissent de nouveau, et la cicatrisation se fait en général très rapidement.

Dans certains cas, au lieu d'opérer d'un seul coup la désunion des paupières, il y a avantage à l'effectuer en plusieurs temps.

5° BLÉPHAROPLASTIE

GUYON (F.), art. BLÉPHAROPLASTIE. *Dict. encycl. des sc. médic.*, t. IX, p. 715. — BOLLIET, De la greffe cutanée et de ses applications principales à la chirurgie oculaire. Thèse de Paris, 1882.

La blépharoplastie est l'opération à l'aide de laquelle on reconstitue les paupières détruites ou déviées par une cicatrice. Le tissu de la nouvelle paupière est fourni par la peau des régions voisines ou par un emprunt fait à une autre région.

Rappelons que l'on décrit trois grandes méthodes d'autoplastie en général : 1° la méthode *française*, qui procède par simple glissement des lambeaux; 2° la méthode *indienne*, qui prend le lambeau au voisinage et l'amène dans la région à reconstituer par rotation ou torsion du pédicule; 3° la méthode *italienne*, qui emprunte le lambeau à une région éloignée dont il n'est détaché que lorsque sa vitalité est assurée.

Il faut y ajouter la méthode plus récente par *greffe cutanée.*

Ces différentes méthodes ont toutes fourni des procédés applicables aux paupières.

A propos de l'ectropion, nous avons déjà indiqué plusieurs procédés de restauration qui se rattachent à la méthode française. Tels sont les procédés de Wharton Jones, d'Alphonse Guérin, de Von Ammon, de Dieffenbach.

Ces procédés sont applicables aux cas où la paupière est simplement déviée. Ils sont insuffisants lorsqu'elle est détruite ou lorsque la déviation atteint des proportions extrêmes. Dans ces cas, il faut recourir à l'autoplastie proprement dite.

Dzondi, de Graefe le père, Jünken, Fricke et Dieffenbach sont les premiers chirurgiens qui aient pratiqué l'autoplastie des paupières. Jobert et Blandin, dès 1835, l'ont exécutée en France où, depuis, elle a été l'objet de perfectionnements importants de la part de Denonvilliers. Plus récemment, le professeur Léon Le Fort a appliqué aux paupières la méthode de la greffe cutanée et P. Berger a modifié heureusement la méthode italienne, jusque-là réservée à la restauration du nez, pour la rendre applicable à celle des paupières.

N'oublions pas que la suture des bords palpébraux est devenue un complément indispensable dans la plupart des procédés de blépharoplastie.

Les règles générales de la reconstitution des paupières sont de conserver autant que possible les parties encore saines et en particulier le bord libre. On ne doit sacrifier le muscle orbiculaire et la conjonctive que dans les cas d'absolue nécessité. Enfin les lambeaux seront toujours taillés assez grands pour éviter tout tiraillement et soutenus par une compression douce qui facilite leur exacte application aux parties sous-jacentes. La face profonde des lambeaux ne doit conserver que très peu ou pas de tissu cellulo-graisseux. La réunion se fait à l'aide de points de suture séparés de soie fine et aseptique. La couleur noire est préférable, parce qu'elle permet de reconnaître plus facilement les points lorsqu'il s'agit de les enlever.

Après l'application des sutures, le pansement consiste le plus habituellement à saupoudrer les lignes de suture avec la poudre d'iodoforme, de salol ou d'iodol et à recouvrir les surfaces de gaze antiseptique soutenue par une forte couche d'ouate. Le premier pansement n'est levé qu'au bout de cinq ou six jours, sauf indications spéciales.

Pendant l'opération, on emploie, de préférence aux solutions phéniquées, la solution d'acide borique ou celle de sublimé à 1 pour 2000.

Nous donnerons une description succincte des principaux procédés se rattachant aux différentes méthodes d'autoplastie. Ces procédés ne sont le plus souvent applicables qu'aux restaurations de la paupière inférieure seule, et plusieurs ont été déjà décrits à propos du traitement de l'ectropion.

1° PROCÉDÉS SE RATTACHANT A LA MÉTHODE PAR GLISSEMENT DES LAMBEAUX DITE MÉTHODE FRANÇAISE

Procédé de Dieffenbach. — Dans le cas de destruction de la paupière inférieure, Dieffenbach faisait une excision en triangle de tous les tissus morbides, puis, prolongeant par une incision horizontale la commissure externe, circonscrivait un large lambeau quadrilatère dont les bords étaient parallèles à la

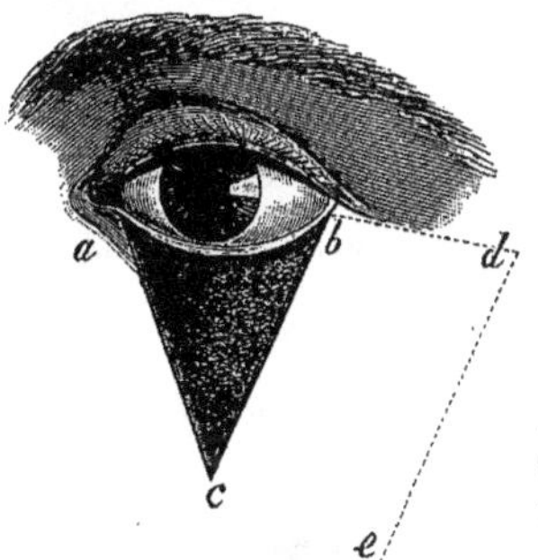

FIG. 188. — Blépharoplastie. (Procédé de Dieffenbach.) Tracé du lambeau.

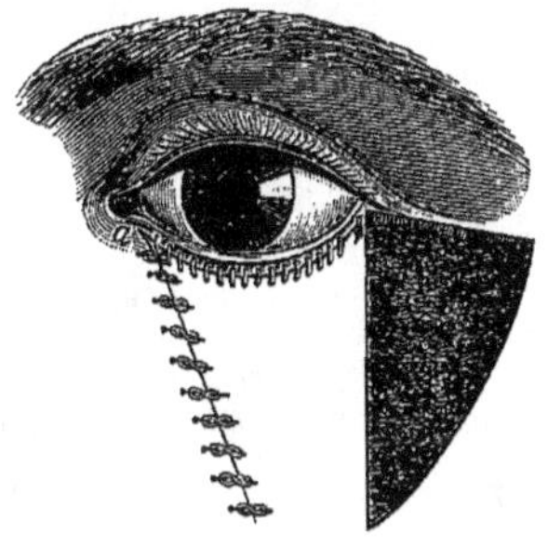

FIG. 189. — Réunion des lèvres de la plaie. (Procédé de Dieffenbach.)

branche externe du V. Ce lambeau disséqué était amené par simple glissement vers la commissure interne et suturé. La plaie triangulaire résultant du déplacement de ce lambeau se cicatrisait par granulation. Aujourd'hui, si l'on employait ce procédé, on devrait la combler par la greffe cutanée ou tout au moins en hâter la cicatrisation par la greffe épidermique de Reverdin.

Szymanowski a modifié ce procédé et l'a rendu applicable aux cas d'ectropion de la paupière supérieure. Au lieu de tracer horizontalement l'incision qui limite le côté libre du lambeau, il la fait remonter très obliquement en haut vers la tempe, de manière qu'elle forme un angle aigu avec le côté externe du lambeau. Il peut alors réunir les lèvres de la perte de substance que laisse le glissement du lambeau et éviter la rétraction cicatricielle ou la nécessité d'une greffe.

Pour les cas de destruction partielle de la paupière inférieure portant sur la moitié interne, Arlt, en donnant aux bords du lambeau quadrilatère une forme incurvée à concavité externe, arrive aussi à pouvoir réunir par la suture les bords de la perte de substance.

Procédé de Burrow. — Pour restaurer la paupière inférieure, Burrow comme Dieffenbach excise en triangle les parties malades et prolonge en haut le côté externe du triangle, en même temps qu'il prolonge horizontalement en dehors

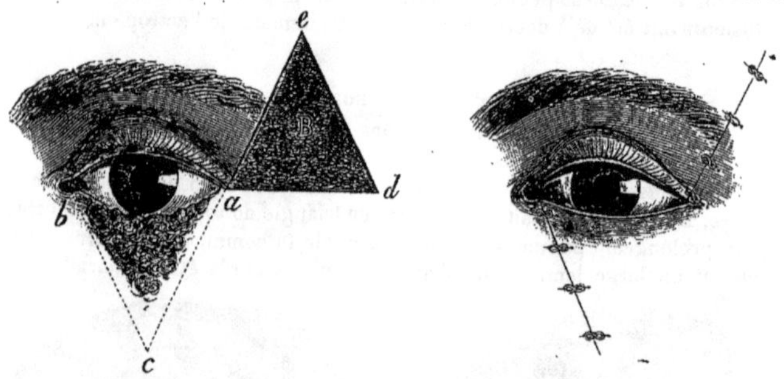

Fig. 190. — Blépharoplastie. (Procédé de Burrow.) Tracé des incisions.

Fig. 191. — Réunion des lèvres de la plaie. (Procédé de Burrow.)

la base à partir de la commissure. Il excise le second triangle de peau ainsi circonscrit et fait glisser après dissection la peau, de manière à réunir par la suture les bords des deux triangles, sans laisser de perte de substance. Ce procédé a l'inconvénient d'obliger à exciser un triangle de peau saine à la tempe et expose à une traction trop forte du lambeau déplacé.

Procédé de Knapp. — L'excision de la paupière inférieure ayant laissé une

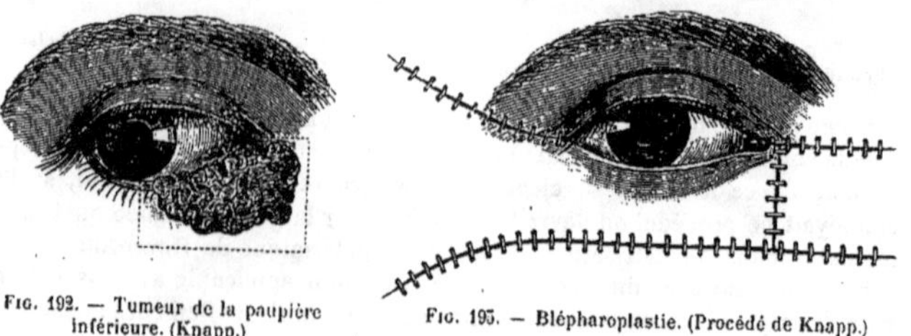

Fig. 192. — Tumeur de la paupière inférieure. (Knapp.)

Fig. 193. — Blépharoplastie. (Procédé de Knapp.)

plaie quadrangulaire, Knapp a comblé la perte de substance à l'aide de deux lambeaux horizontaux de même forme l'un taillé dans les téguments du nez, l'autre beaucoup plus allongé ayant sa base à la région temporale. Les deux lambeaux ont été attirés l'un vers l'autre par simple glissement et suturés par leurs bords.

Ce procédé a l'avantage d'une grande simplicité dans le tracé des incisions. Il est à craindre, toutefois, que la traction souvent considérable exercée pour amener en contact les bords des lambeaux ne compromette le succès de l'opération.

2° PROCÉDÉS SE RATTACHANT A LA MÉTHODE INDIENNE

Procédé de Fricke. — Dès 1829, Fricke (de Hambourg) a décrit un procédé de restauration applicable à la paupière supérieure comme à l'inférieure et se rattachant à la méthode indienne. Le tissu morbide ou cicatriciel est circonscrit par deux incisions semi-elliptiques et soigneusement disséqué, de manière à laisser une plaie régulière, elliptique et parfaitement nette. On trace alors, dans la région de la tempe pour la paupière supérieure, dans celle de la joue pour la paupière inférieure, un lambeau suffisant, ayant un large pédicule et de forme arrondie à son extrémité. Ce lambeau infléchi est fixé dans la plaie par des points de suture.

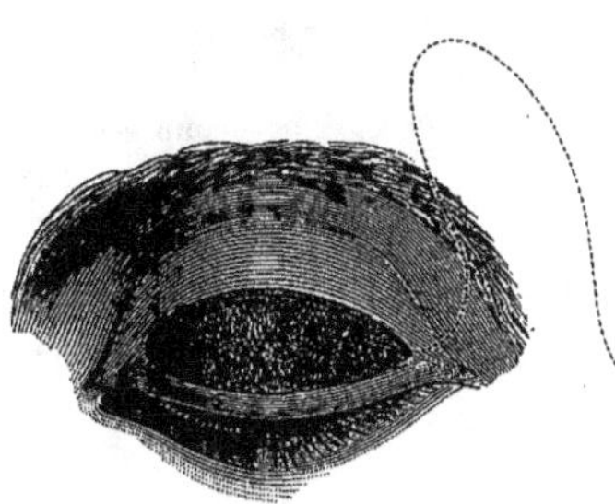

Fig. 194. — Procédé de Fricke.

Procédé de Blasius. — Ce chirurgien, pour reconstituer la paupière inférieure, taille un lambeau vertical aux dépens des téguments de la racine du nez

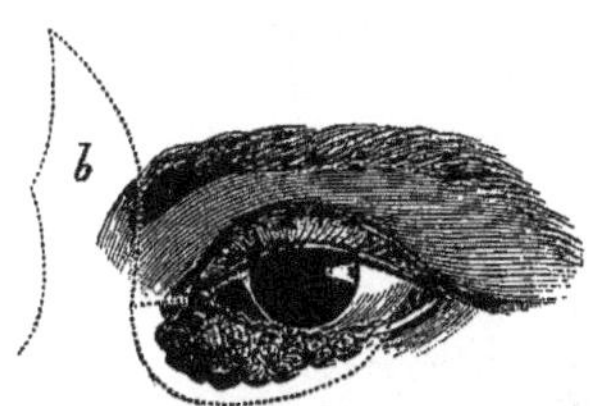

Fig. 195. — Blépharoplastie (procédé de Blasius). Lambeau pris dans la peau du nez et du front.

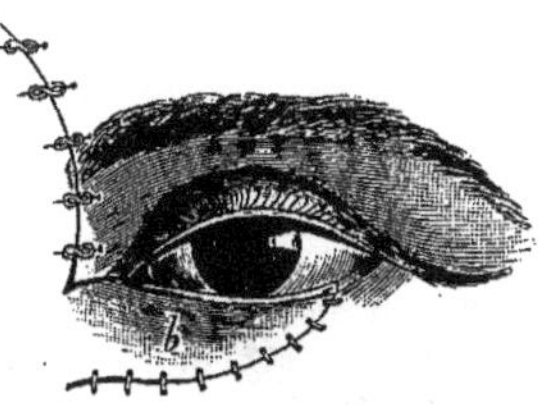

Fig. 196. — Application des sutures. (Procédé de Blasius.)

et du front. Il l'infléchit à sa base à angle droit et le fixe par la suture dans la perte de substance de la paupière inférieure. Les bords de la plaie produite par la dissection du lambeau sont réunis par la suture. Le lambeau peut aussi être emprunté à la peau de la tempe ou à celle de la joue.

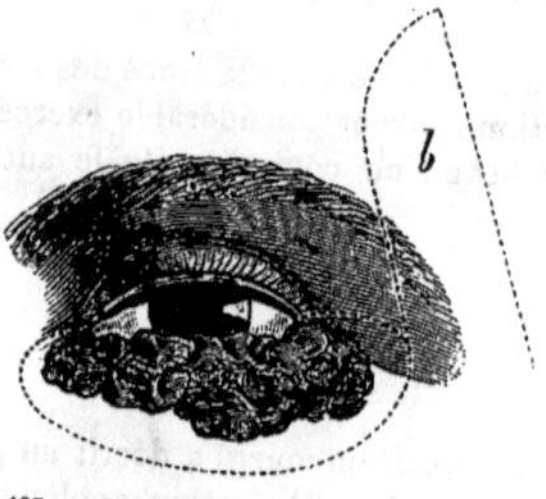

Fig. 197. — Blépharoplastie (procédé de Blasius. Le lambeau est pris à la tempe et au front.

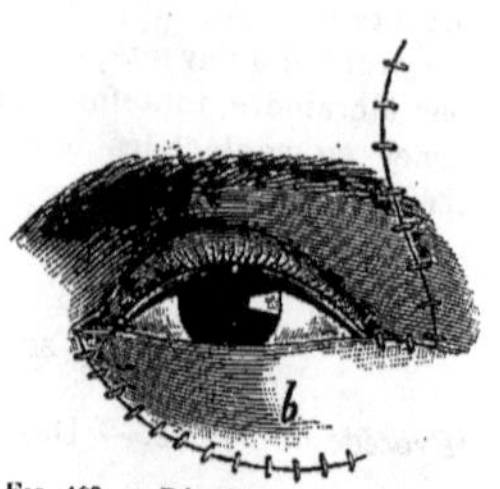

Fig. 198. — Réunion des lèvres de la plaie (Procédé de Blasius.)

Procédés de Denonvilliers. — Denonvilliers s'est beaucoup occupé de la restauration des paupières et a modifié avantageusement les méthodes connues. Celle qu'il avait adoptée a mérité d'être décrite sous le nom de *méthode par pivotement.* Il a cherché surtout à éviter la torsion du pédicule et à donner aux lambeaux une base plus large et plus épaisse. Enfin, il a appliqué à presque tous les cas de reconstitution l'occlusion préalable des bords palpébraux sui-

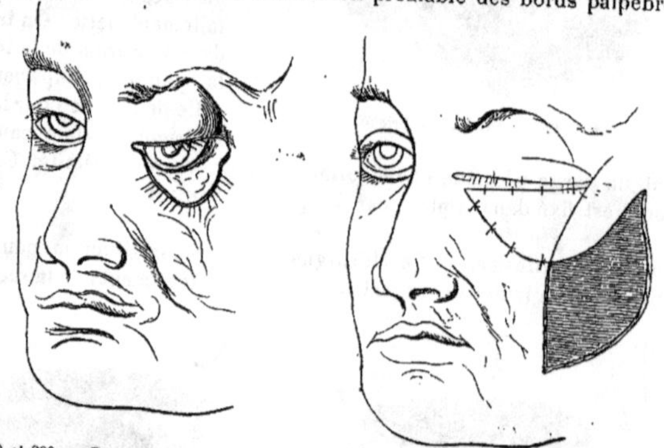

Fig. 199 et 200. — Restauration de la paupière inferieure. Méthode par pivotement. (Denonvilliers

vant la méthode de Mirault. Les premières communications de Denonvilliers sur ce sujet ont été faites à la Société de Chirurgie, le 15 février 1856. Les thèses de Cazelles (*Traitement de l'ectropion cicatriciel*, Thèse de Paris, 1860) et Cruveilhier (*De l'ectropion*, Thèse d'agrégat., Paris, 1866) devront être consultées pour prendre une idée complète de sa méthode et des résultats qu'il a obtenus.

Pour les ectropions de l'angle externe des paupières, Denonvilliers a imaginé le procédé dit *par échange.* Il consiste à tracer deux lambeaux triangulaires ayant un côté commun et dont, par conséquent, la base de l'un répond au sommet de l'autre. Le premier lambeau comprend à sa base la commissure externe; le second lambeau situé suivant les cas au-dessus ou au-dessous du

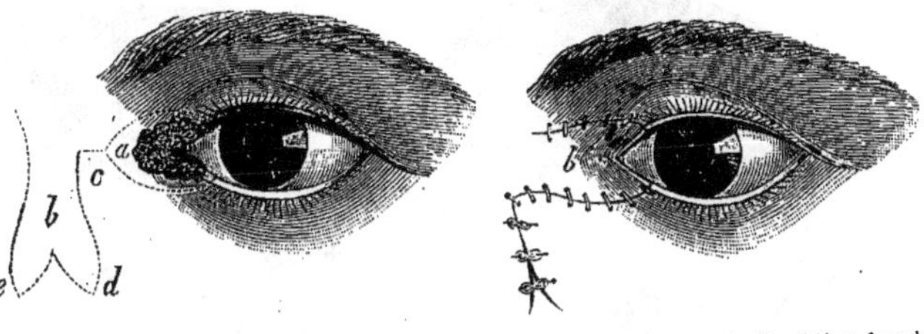

Fig. 201. — Blépharoplastie. Procédé en fourche. (Hasner.)

Fig. 202. — Blépharoplastie. Procédé en fourche Application des sutures.

premier, à sa base tournée vers la tempe. Les deux lambeaux sont disséqués soigneusement et le lambeau supérieur est fixé par des sutures au-dessous du

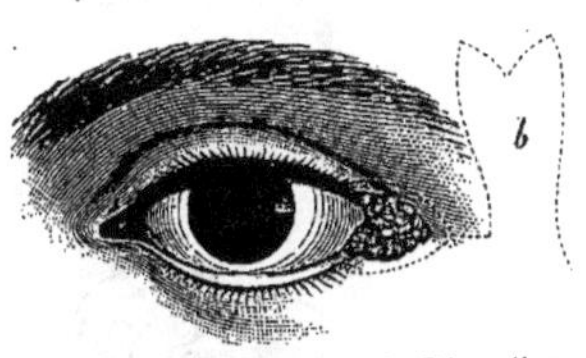

Fig. 203. — Blépharoplastie. Réparation de l'angle externe des paupières.

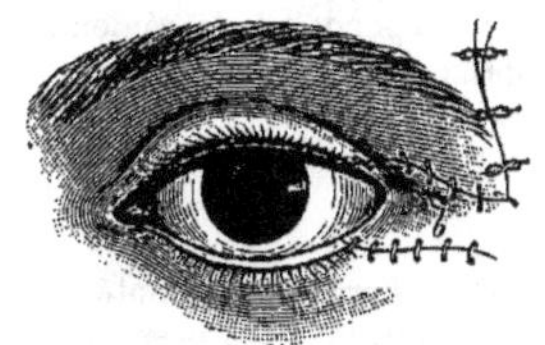

Fig. 204. — Application des sutures.

lambeau inférieur relevé, si la commissure externe doit être relevée. Une transposition inverse des lambeaux permet d'abaisser la commissure lorsqu'elle se trouve déviée en haut.

Denonvilliers a encore perfectionné pour la restauration des commissures interne ou externe, le *procédé en fourche* dont Hasner avait antérieurement fait usage (*Entwurf einer anatomischen Begründung der Augenheilkunde.* Prag, 1847).

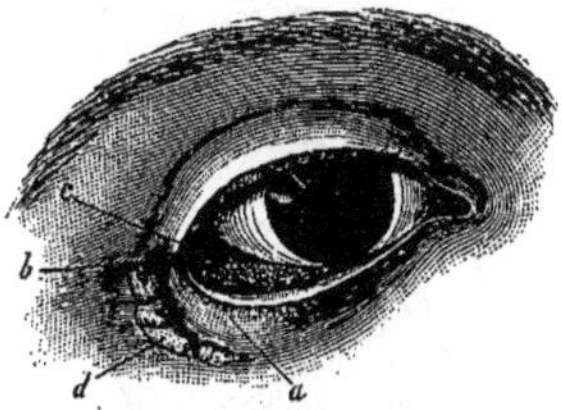

Fig. 205. — Ectropion de la paupière inférieure avec fongosités. (Richet).

Dans un cas d'ectropion de la paupière inférieure avec fongosités et adhérences osseuses, le professeur Richet a employé le procédé par échange de Denonvilliers dont les figures suivantes donnent bien l'idée. Les fongosités furent d'abord excisées, les adhérences furent détruites et l'os ruginé, puis les bords palpébraux furent réunis par la suture. La perte de substance laissée par le détachement de la commissure et le relèvement de la paupière fut comblée par deux lambeaux triangulaires à côtés courbes. Le lambeau supérieur et externe à base temporale servit à reconstituer la paupière inférieure, et le lambeau inférieur, dont la base très

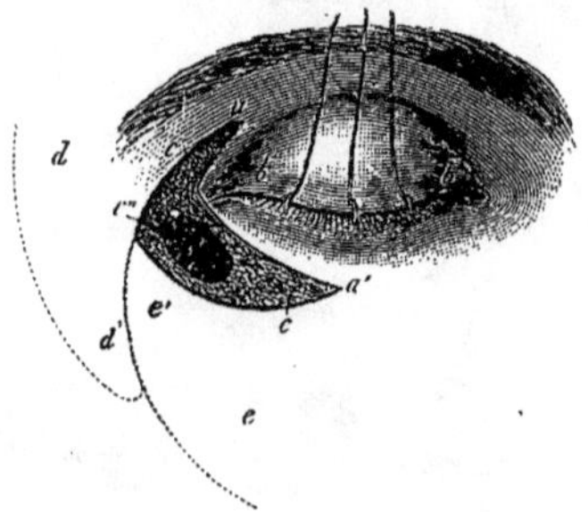

Fig. 206. — Excision des fongosites Tracé des lambeaux.

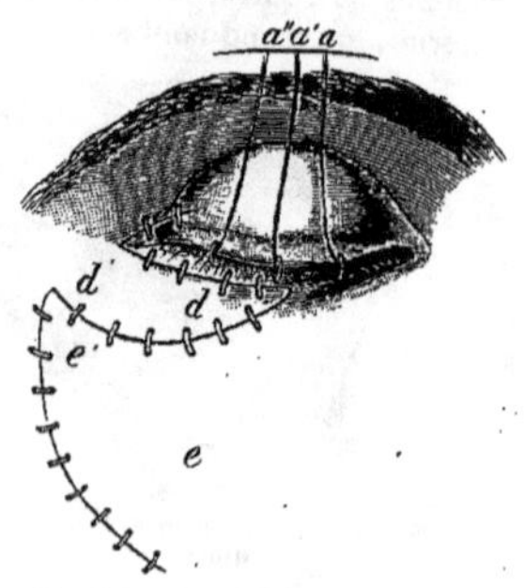

Fig. 207. — Lambeau mis en place. Application des sutures.

large répondait à la région malaire, fut utilisé pour combler l'espace laissé libre par le premier.

5° MÉTHODE ITALIENNE MODIFIÉE

Paul Berger a présenté à la Société de Chirurgie, dans la séance du 17 mars 1880, une malade à laquelle il avait reconstitué les deux paupières par un lambeau emprunté à la peau du bras. Il n'avait sectionné le pédicule que le vingt-deuxième jour. Depuis, il a donné (*France médicale*, n° 123, 1889) deux nouvelles observations également suivies de succès. Dans la première, le lambeau destiné à former la paupière inférieure gauche fut sectionné au douzième jour. Dans la seconde, la section fut opérée au onzième jour.

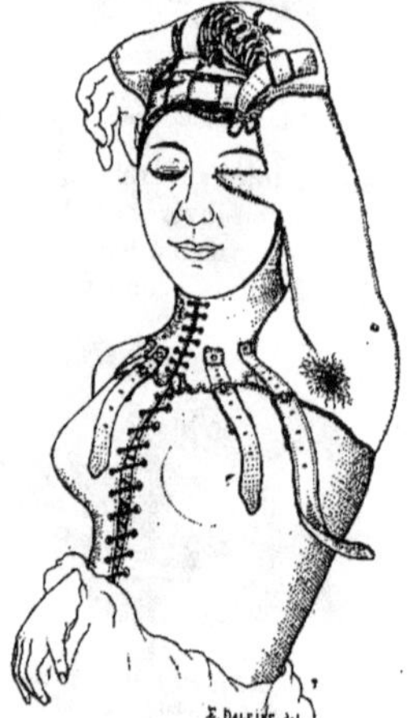

Fig. 208. — Appareil maintenant le membre supérieur pour l'autoplastie des paupières, par la méthode italienne modifiée de P. Berger

La suture palpébrale avait été employée pour assurer l'exacte adaptation des lambeaux dont la vitalité n'a pas été compromise.

Ces trois succès, auxquels on peut en ajouter un autre obtenu par Vittorio Cereseto (*Gazzetta medica di Torino*, 1889), sont encourageants.

Cette méthode est applicable aux cas de destruction complète des paupières, lorsque les téguments des parties voisines sont eux-mêmes transformés en tissu cicatriciel et ne peuvent fournir les éléments de la réparation. Mais ce genre d'opération exige une préparation minutieuse, et oblige à maintenir pendant un temps fort long le membre supérieur immobile au-dessus de la tête, dans une attitude forcée.

4° MÉTHODE PAR GREFFE CUTANÉE

Le Fort, *Bulletin de la Soc. de chir.*, 1872, I, p. 39. — De Wecker, De la greffe dermique en chirurgie oculaire. *Ann. d'oculist.*, 1872, LXVIII, p. 62. — G. Martin, De la durée de la vitalité des tissus, etc. Thèse de Paris, 1873. — Wolfe, A new method of performing plastic operations. *British med. journal*, 1875, t. II, p. 360.

En 1869, Léon Le Fort a imaginé cette méthode qu'il fit connaître en 1872. Elle est désignée à tort sous le nom de méthode de Wolfe (de Glascow), car ce chirurgien ne l'a appliquée qu'en 1875. Elle a été décrite par Bolliet dans sa thèse inaugurale (Paris, 1882). Dès 1881 Ch. Monod, dans un rapport à la Société de chirurgie, l'avait étudiée d'une manière très complète.

Le Fort emprunte le lambeau qu'il veut greffer à la face antérieure du bras; il le taille plus grand que la perte de substance à combler et le rogne sur place. Il a soin d'enlever complètement le tissu cellulo-graisseux qui double sa face cruentée et attache une grande importance à ce dernier détail. Pour maintenir le lambeau en place, il met peu ou pas de sutures, mais il pratique la réunion des bords palpébraux pour assurer l'immobilité des paupières. Le pansement consiste à recouvrir le lambeau d'une feuille de baudruche ou de protective, et à exercer une légère compression. Il est laissé en place cinq à six jours.

De Wecker a employé la greffe cutanée en *mosaïque* à la restauration des paupières (*De la greffe dermique en chirurgie oculaire. Annales d'oculistique*, 1872, LXVIII, p. 62). Il juxtapose de petits carrés de peau de 1/2 centimètre à 1 centimètre de côté, empruntés à la région de l'avant-bras du patient ou d'une autre personne. Il dit même avoir réussi à greffer de la peau prise sur un cadavre peu d'heures après le décès.

A. Sichel a obtenu des succès par la greffe en mosaïque, à laquelle Léon Le Fort préfère la greffe à lambeau unique.

La greffe épidermique de Reverdin, peut servir à obtenir une cicatrisation plus rapide dans les points où la greffe cutanée a échoué par mortification partielle du lambeau.

La greffe dermo-épidermique par la méthode de Thiersch pourrait aussi être tentée dans des cas analogues.

Tout récemment enfin, Gillet de Grandmont a reconstitué les paupières détruites chez une petite fille, à l'aide de lambeaux empruntés à la peau du ventre d'une grenouille (*Soc. de médecine pratique*, 17 juillet 1890).

CHAPITRE III

MALADIES DES VOIES LACRYMALES

WARLOMONT, *Dict. encycl. des sc. médic.*, 2e série, t. I, p. 48. — LANNELONGUE (A.), *Nouv. Dict. de méd. et de chir. pratiques*, t. XX, p. 11. — PANAS, Leçons sur les affections de l'appareil lacrymal. Paris, 1877. — ABADIE, Traité des maladies des yeux. 2e édit., 1884, t. I. — MEYER (Ed.), Traité pratique des maladies des yeux. 3e édition, 1887. — GALEZOWSKI, Traité des maladies des yeux. — DE WECKER, Traité complet d'ophthalmologie, 1889, t. IV.

Avant de décrire les maladies des voies lacrymales, il nous paraît utile de dire quelques mots de la sécrétion et de la composition des larmes.

La glande lacrymale est représentée par une portion principale ou *orbitaire* et une portion accessoire ou *palpébrale* moins nettement limitée que la première. Ces deux portions sont complètement séparées l'une de l'autre, mais leurs canaux excréteurs s'accolent et se confondent.

On admet que la portion orbitaire sécrète les larmes destinées à l'entretien de l'humectation de la conjonctive et de la cornée. La portion palpébrale serait destinée à la sécrétion des *pleurs* et ne sécréterait que d'une manière tout à fait intermittente sous l'influence des émotions vives. Toutefois cette distinction des deux sécrétions ne nous paraît pas absolument établie. Ce qu'il importe de retenir, c'est que la suppression de la sécrétion lacrymale n'empêche pas habituellement la lubréfaction du globe de l'œil. Après l'ablation de la glande lacrymale, la sécrétion des glandules de la conjonctive peut suffire à entretenir l'humidité de cette membrane.

L'excitation de la muqueuse pituitaire produit l'hypersécrétion des larmes. Cette sécrétion des larmes est sous la dépendance du nerf lacrymal et l'excitation des extrémités terminales d'une des branches du trijumeau suffit pour provoquer par action réflexe une sécrétion exagérée de la glande lacrymale.

L'excitation du grand sympathique amène le même résultat.

La sécrétion exagérée des larmes constitue l'*épiphora*, signe commun à un certain nombre de maladies. Mais l'écoulement pathologique des larmes n'indique pas nécessairement une sécrétion plus abondante. Dans toutes les affections qui s'opposent à leur libre passage dans les fosses nasales, par le sac lacrymal et le canal nasal, on voit les larmes s'écouler sur la joue, bien qu'elles ne soient pas toujours sécrétées en plus grande abondance.

Dans la plupart des inflammations de la cornée et de la conjonctive, il y a, au contraire, hypersécrétion des larmes. Certains ulcères de la cornée, les kératites des scrofuleux, donnent en particulier lieu à une sécrétion extrêmement abondante des larmes qui s'écoulent en flot lorsqu'on écarte les paupières.

La diminution de la sécrétion est exceptionnelle, ou du moins, rarement appréciable, parce qu'elle n'empêche pas une lubréfaction suffisante de la conjonctive. On a décrit cependant une *xérophthalmie lacrymale* caractérisée par le peu d'abondance ou par l'absence complète de la sécrétion de la glande lacrymale. Mais on connaît mal les conditions dans lesquelles se produit cette diminution, car elle a été donnée aussi bien comme signe de l'atrophie de la glande que de son hypertrophie.

Les larmes ont une réaction légèrement alcaline. L'exagération de cette alcalinité aurait pour effet, suivant Galezowski, de les rendre irritantes pour la conjonctive et les téguments des paupières. Quelle qu'en soit la raison, il est certain que dans beaucoup d'affections qui s'accompagnent de la sécrétion exagérée des larmes, celles-ci produisent en s'écoulant sur la peau des régions voisines une sensation de brûlure et une irritation qui peut aller jusqu'à la production d'ulcérations.

Arlt a fait connaître une analyse de Lerch portant sur les larmes recueillies par une fistule de la glande et par conséquent non mélangées avec les produits de sécrétion de la conjonctive. La composition était la suivante :

Eau	982,0
Chlorure de sodium	13,0
Albumine	5,0
Matières salines indéterminées	0,2

Les modifications de la composition des larmes dans les différentes affections oculaires ne sont pas encore connues. On signale seulement la coloration jaunâtre que la sécrétion prend dans certains cas d'ictère. Dans le scorbut, elles peuvent se teinter en rose, par suite du mélange d'une petite quantité de sang provenant d'excoriations de la conjonctive. C'est cette coloration, sans doute, qui a donné lieu à l'opinion populaire qui veut que certaines maladies s'accompagnent de la production de larmes de sang.

Dans quelques cas, les larmes, comme la plupart des autres liquides de l'économie, donnent lieu à la production de calculs. Ces calculs sont formés par des sels calcaires, mais comme ces sels sont en quantité extrêmement faible dans les larmes à l'état normal, on comprend la rareté de ces calculs. Les analyses déjà anciennes de Fourcroy et Vauquelin avaient montré qu'ils étaient formés presque exclusivement de phosphates de chaux et que la présence de carbonates y était exceptionnelle. Cependant Bouchardat a rencontré dans des calculs des conduits lacrymaux la proportion de 48 pour 100 de carbonate de chaux alors que les phosphates n'y figuraient que pour 9 pour 100. Les principales observations relatives à ces calculs sont celles de Meade, de Walther et de Laugier et Richelot, auxquelles il faut ajouter l'observation plus récente de Williams (*Arch. f. Augen. u. Ohrenheilk.*, I, p. 78).

I

MALADIES DE LA GLANDE LACRYMALE

I. — **ANOMALIES CONGÉNITALES**

L'absence et l'ectopie de la glande lacrymale ont été observées dans les cas de malformation congénitale de l'orbite. Le plus souvent il y avait en même temps anophthalmie. On a vu aussi, au moment de la naissance, la glande lacrymale atteinte de tumeur hydatique. Le chirurgien, dans ces cas, n'a pas ordinairement à intervenir.

II. — LÉSIONS TRAUMATIQUES

Plaies. — Par sa situation, la glande lacrymale échappe aux contusions directes; mais elle peut être atteinte par les corps étrangers qui pénètrent dans l'orbite et en particulier par les projectiles de guerre. Larrey (*Chir. clinique*, I, p. 396) a vu une moitié de balle logée dans la glande qu'il fut obligé d'enlever avec le projectile. De Graefe a observé un cas de hernie de la glande à travers une plaie de la paupière supérieure. Panas a rapporté un cas semblable (*Leçons sur les affections de l'appareil lacrymal*, p. 8). Dans ces deux faits, la réduction fut facile à obtenir et la plaie suturée guérit rapidement.

Les blessures de la glande orbitaire ne donnent pas lieu, comme les plaies correspondantes de la parotide, à des fistules. Du moins, on n'en connaît pas d'exemples, mais la lésion des conduits excréteurs produit des fistules palpébrales qui seront étudiées plus loin.

La principale indication pour le traitement des plaies intéressant la glande lacrymale consiste donc dans la réunion primitive.

III. — INFLAMMATIONS DE LA GLANDE LACRYMALE

Variot, Contribution à l'étude de la dacryoadénite aiguë. Th. de Paris, 1875. — Marula, Considérations sur l'extirpation de la glande lacrymale. Thèse de Paris, 1876.

L'inflammation de la glande lacrymale ou *dacryoadénite* est aiguë ou chronique.

1° DACRYOADÉNITE AIGUË

L'inflammation aiguë de la glande lacrymale est une affection extrêmement rare. Le professeur Panas n'en a pu réunir que 10 observations. Il est probable même que dans un certain nombre de cas on a décrit comme dacryoadénite aiguë l'inflammation du périoste des parties voisines de l'orbite.

Il faut distinguer l'inflammation de la portion orbitaire de la glande et celle de la portion palpébrale.

a. *Dacryoadénite orbitaire aiguë.* — Le traumatisme et l'action du froid sont les causes habituellement invoquées pour expliquer la dacryoadénite aiguë.

Elle se manifeste par la douleur localisée au-dessous de l'apophyse orbitaire externe, par la rougeur et la tuméfaction de la moitié externe de la paupière supérieure et de la commissure. La paupière se soulève difficilement, bien que le toucher n'y fasse pas percevoir la tumeur que l'on sent lorsqu'il s'agit de l'inflammation isolée de la portion palpébrale de la glande. Mais immédiatement au-dessous de l'apophyse orbitaire externe, dans le sillon orbito-palpébral, l'extrémité du doigt peut, dans certains cas, sentir une tuméfaction dure et limitée, qui n'est autre chose que la glande enflammée.

Le globe oculaire subit un certain degré de propulsion en avant et en dedans ; la conjonctive est atteinte de chémosis, surtout dans sa moitié externe. La sécrétion des larmes est, dit-on, supprimée, mais on a signalé pourtant la sensation de brûlure qu'elles déterminent en s'écoulant sur la peau des paupières. Le ganglion pré-auriculaire a été trouvé tuméfié dans quelques observations.

Les phénomènes généraux sont souvent très marqués ; il y a de l'anorexie, de la fièvre, de l'insomnie ; on a même observé du délire.

La suppuration se produit le plus habituellement. Elle s'annonce par des douleurs lancinantes, des battements au niveau de la glande et l'exagération de la sensibilité de la région. En écartant, lorsque cela est possible, la paupière supérieure, on voit le pus soulever le cul-de-sac conjonctival. Il se fait jour spontanément par cette voie, ou bien, l'abcès s'ouvre dans le sillon orbito-palpébral et s'accompagne d'une gangrène partielle de la paupière supérieure.

Dans presque tous les cas, après l'ouverture de l'abcès, le stylet introduit par l'orifice fistuleux a constaté la dénudation de l'os. Le diagnostic est donc difficile à établir entre la dacryoadénite aiguë et la périostite de la fossette lacrymale. L'intensité des phénomènes généraux dans certaines observations données comme exemples de dacryoadénite aiguë doit faire pencher plutôt vers l'idée d'une affection ostéo-périostique primitive.

Le *traitement* consiste dans l'emploi de la glace en applications continues sur la région et dans celui des antiphlogistiques locaux. Deux ou trois sangsues peuvent être appliquées au début. Le calomel a été conseillé aussi à l'intérieur comme dérivatif. L'opium et la morphine servent à modérer l'intensité des douleurs. Lorsque la suppuration devient évidente, il faut, à l'aide d'un bistouri étroit, donner issue au pus et panser antiseptiquement. L'incision hâtive a même beaucoup plus d'avantages que d'inconvénients et procure aux malades un véritable soulagement.

b. *Dacryoadénite palpébrale aiguë.* — Mackenzie a décrit l'inflammation aiguë de la portion palpébrale de la glande lacrymale. Nous avons eu l'occasion d'observer un exemple de cette inflammation chez un homme de quarante-cinq ans, et le diagnostic de cette affection nous paraît plus facile à établir d'une manière certaine que celui de la dacryoadénite orbitaire.

Le traumatisme et surtout la présence d'un corps étranger dans le cul-de-sac conjonctival sont les causes assignées à la maladie. Dans le fait de Mackenzie, il s'agissait d'une soie de porc. Dans le cas que nous avons observé, l'affection semblait s'être développée spontanément.

La dacryoadénite palpébrale se manifeste, au début, par une rougeur sombre avec gonflement de la moitié externe de la paupière supérieure. Celle-ci est sensible au toucher et le doigt perçoit une tuméfaction limitée, aplatie, ovalaire, siégeant dans l'épaisseur de la paupière vers la commissure externe et sur laquelle il est facile de faire glisser la peau. Nous avons constaté que le tissu cellulaire de la paupière avait conservé chez notre malade une souplesse et une laxité qui n'existent pas dans les cas d'orgelet de cette région.

En soulevant la paupière supérieure dans sa moitié externe, manœuvre assez difficile en raison de la douleur qu'elle provoque, on constate la rougeur et le boursouflement du cul-de-sac de la conjonctive. Il existe en même temps un chémosis plus ou moins généralisé de la conjonctive bulbaire. Dans notre cas, ce chémosis avait une coloration jaunâtre avec quelques taches rouges. La sécrétion des larmes nous a paru plutôt diminuée qu'augmentée. La douleur était notable sans être très vive.

La dacryoadénite palpébrale aiguë se termine généralement par suppuration et l'évacuation du pus est suivie d'un soulagement marqué. Lorsqu'on peut examiner le cul-de-sac conjonctival, la pression permet de faire sortir une gouttelette de pus filamenteux qui indique exactement le point où la suppuration s'est fait jour.

La *durée* de l'affection ne paraît pas excéder une semaine, et l'intensité des phénomènes généraux est bien moins grande que lorsqu'il s'agit d'une dacryoadénite orbitaire.

Le *diagnostic* n'offre pas de difficultés si l'on songe à la possibilité d'une inflammation circonscrite à cette partie de la glande lacrymale. Dans l'orgelet, comme nous l'avons dit, le tissu cellulaire sous-cutané n'est pas libre et la tuméfaction moins circonscrite, plus arrondie, se rapproche davantage du bord libre de la paupière.

Le *traitement* consiste en lotions antiseptiques tièdes, fréquemment renouvelées. Pendant la nuit, si l'on ne veut pas recourir au cataplasme de fécule, on applique sur les paupières une couche de coton hydrophile imprégné d'une solution boriquée, et on le recouvre d'un morceau de taffetas imperméable ou de protective maintenu par une bande, de manière à exercer une légère compression. Rarement on aura l'occasion de donner issue au pus à l'aide du bistouri et il n'y a pas d'inconvénient à attendre l'ouverture spontanée du petit abcès par lequel se termine ordinairement la dacryoadénite palpébrale.

2° DACRYOADÉNITE CHRONIQUE

L'inflammation chronique de la glande lacrymale porte à la fois sur la portion orbitaire et sur la portion palpébrale. Elle a été observée simultanément des deux côtés par plusieurs observateurs, Horner, Korn et Châlons.

Qu'elle soit unilatérale ou bilatérale, elle semble être rarement primitive; elle se développe à la suite d'ophthalmies prolongées, surtout de l'ophthalmie scrofuleuse et aussi après l'iritis (de Wecker). De Graefe l'a vue causée dans trois cas par l'occlusion chirurgicale des paupières. Enfin, dans l'observation de Châlons elle reconnaissait pour cause la syphilis. Il en était de même dans une observation de Sichel (thèse de Variot).

Les signes par lesquels se révèle la dacryoadénite chronique sont, moins les phénomènes généraux, à peu près ceux de la dacryoadénite aiguë. Toutefois la rougeur de la paupière est moins vive, le chémosis moins marqué. On sent dans l'épaisseur de la paupière la portion palpébrale de la glande indurée, et au fond du cul-de-sac conjonctival on constate l'existence d'une tuméfaction. Panas a signalé la tendance qu'a la portion orbitaire de la glande lacrymale, lorsqu'elle augmente de volume, à se porter d'abord en avant. On s'explique ainsi qu'il soit possible de reconnaître la partie la plus antérieure au fond du cul-de-sac conjonctival ou du sillon orbito-palpébral. Le développement de cette même portion a aussi pour effet de déplacer le globe oculaire en bas et en dedans; il en résulte un strabisme mécanique plus ou moins marqué et quelquefois un peu de diplopie, à moins que la paupière supérieure tuméfiée ne masque l'orifice pupillaire.

Les phénomènes douloureux sont peu accentués dans la dacryoadénite chronique. On signale surtout une sensation de plénitude dans l'orbite.

Les modifications de la sécrétion lacrymale sont mal connues. Il paraît y avoir parfois hypersécrétion.

La marche de l'affection est lente; elle dure parfois plusieurs mois. La terminaison se fait par induration et souvent aussi par le passage à l'état aigu. Il y a alors formation d'un abcès et évacuation de pus comme dans la dacryoadénite aiguë primitive.

Les phénomènes inflammatoires, bien que peu accusés, empêcheront généralement de confondre la dacryoadénite chronique avec une tumeur de la glande; toutefois la confusion est possible.

Le traitement consiste dans l'emploi des iodures, de l'arsenic à l'intérieur. Si l'on soupçonne la syphilis, le traitement spécifique devra être immédiatement prescrit. Il y a peu à attendre de l'effet résolutif des pommades iodurées, mais on peut essayer le massage de la glande (de Wecker).

FISTULES DE LA GLANDE LACRYMALE

Les plaies de la glande lacrymale, comme nous l'avons déjà dit, ne sont pas habituellement suivies de fistules persistantes. Nous n'avons donc à étudier que les fistules des conduits de la glande.

Ces fistules sont *cutanées* ou *conjonctivales* suivant que l'orifice existe à la peau ou dans le cul-de-sac de la conjonctive. Elles sont simples ou compliquées de la dilatation ampullaire de la portion du conduit située au-dessus de l'orifice fistuleux.

Les causes qui produisent ces fistules sont les divers traumatismes et les ulcérations des paupières. Parmi les traumatismes, il faut surtout compter les opérations intéressant la région voisine de la commissure externe. Arlt a observé une fistule qui avait succédé à l'ulcération d'un lupus palpébral. Un abcès peut aussi en être la cause.

La fistule *cutanée* se présente sous l'aspect d'un petit orifice situé à la partie externe de la paupière supérieure, au voisinage et au-dessus de la commissure. Cet orifice occupe le sommet d'une induration calleuse ou bien siège dans un repli rougeâtre et parfois excorié de la peau. Il peut admettre un crin et laisse écouler d'une manière intermittente une gouttelette d'un liquide transparent, alcalin, salin, en tout semblable aux larmes pour l'aspect. Quelquefois cependant le liquide est troublé par le mélange d'un peu de muco-pus. L'écoulement de ce liquide devient plus abondant par le temps froid, lorsque le sujet s'expose au vent, et surtout lorsqu'il pleure.

La fistule *conjonctivale* s'ouvrant dans le cul-de-sac de la conjonctive ne peut être soupçonnée que lorsqu'il existe en même temps une dilatation ampullaire du conduit faisant saillie sous la peau de la paupière. C'est ce qui avait lieu dans le cas de Jarjavay (*Mémoires de la Soc. de chir.*, 1853, III, p. 501).

Cette variété de kyste par rétention a reçu autrefois le nom de *dacryops*. Le dacryops forme une tumeur à la partie externe de la paupière supérieure. Cette tumeur est molle et se vide sous la pression du doigt. Le dacryops peut exister comme complication d'une fistule cutanée (*dacryops fistuleux*).

On explique de la manière suivante la formation du dacryops. La fistule cutanée ou conjonctivale a une tendance marquée à se cicatriser; mais cette tendance ne peut amener la guérison que si l'orifice normal du conduit dans le cul-de-sac conjonctival est resté perméable. S'il est oblitéré, les larmes sécrétées s'accumulent dans le conduit et le dilatent. Le dacryops est alors constitué et atteint dans des cas exceptionnels le volume d'une petite amande. Souvent aussi il se développe une poussée d'inflammation aboutissant à la formation d'un abcès et à la réouverture de la fistule.

Les troubles fonctionnels déterminés par la présence d'une fistule ne sont pas très marqués. La douleur est généralement insignifiante; il n'y a qu'une simple sensation de cuisson résultant de l'irritation de la peau au voisinage de l'orifice. Mais à certains moments l'écoulement plus abondant de liquide devient gênant et il y a lieu de chercher à oblitérer la fistule.

Traitement. — Les cautérisations avec le nitrate d'argent, une aiguille rougie au feu, le galvano-cautère, les injections irritantes ne peuvent rien pour oblitérer définitivement la fistule d'un conduit de la glande lorsque l'orifice conjonctival de ce conduit n'est plus perméable. Mais si, à l'imitation de Rognetta, Jarjavay, Bowmann, on transforme d'abord la fistule cutanée en fistule conjonctivale, il est facile alors d'obtenir l'oblitération définitive de l'orifice fistuleux. Il faut donc copier le procédé employé par De Guise pour le traitement des fistules salivaires. Ce n'est que dans le cas où l'on aurait échoué, qu'on serait autorisé à extirper la glande lacrymale à l'exemple de de Graefe (*Arch. für Ophthalm.*, 1871, A. 1, p. 279).

IV. — TUMEURS DE LA GLANDE LACRYMALE

SAUTEREAU, Étude sur les tumeurs de la glande lacrymale. Thèse de Paris, 1870.

Des tumeurs liquides et des tumeurs solides se développent aux dépens de la glande lacrymale. Les premières sont désignées sous le nom de *kystes*. Ce sont elles que nous étudierons tout d'abord.

1° KYSTES DE LA GLANDE LACRYMALE

Les kystes de la glande lacrymale se divisent en kystes de la *portion palpébrale* et kystes de la *portion orbitaire*.

a. Kystes de la portion palpébrale. — Ils ont été autrefois désignés sous le nom de *dacryops*. Ceux qui se compliquent de l'existence d'une fistule ont été étudiés précédemment. Il reste à décrire les kystes non fistuleux.

Les *causes* qui leur sont assignées généralement sont les contusions, les plaies, les brûlures suivies de cicatrices vicieuses capables d'amener l'oblitération d'un des canalicules de la glande. De Wecker a observé un kyste développé chez un individu qui avait subi antérieurement l'énucléation de l'œil. Dans quelques cas cependant, on ne retrouve rien de semblable dans les antécédents du sujet. Il en était ainsi chez une femme que nous avons eu l'occasion d'observer.

Ces kystes sont d'ailleurs très rares. De Wecker dit n'en avoir personnellement observé que deux faits.

On a d'abord admis que ces kystes reconnaissent pour cause l'accumulation du liquide lacrymal dans le tissu cellulaire voisin des conduits excréteurs de la glande. Telle était l'opinion soutenue par Schmidt (1803) et par Beer. Puis, on a pensé que la poche kystique est formée par les parois mêmes d'un canalicule distendu après oblitération de son orifice. Cependant de Graefe avait observé un cas dans lequel cet orifice persistait et permettait de vider par pression le contenu du kyste. Une observation de Dubrueil (*Gaz. des hôpitaux*. 1870) a établi la possibilité de l'origine canaliculaire de ces kystes. Legros, ayant pratiqué l'examen microscopique, trouva en effet une couche d'épithélium cylindrique à la face interne de la paroi du kyste. C'est à l'idée d'une origine canaliculaire que le professeur Panas se rallie, dans ses *Leçons sur les affections de l'appareil lacrymal*, tout en reconnaissant que les faits manquent pour l'établir définitivement. La présence de nombreuses glandules accessoires, au voisinage des conduits principaux, nous porte à penser que, pour ces kystes comme pour les kystes de la grenouillette sublinguale, l'origine glandulaire et acineuse doit être la plus fréquente.

La nature du liquide contenu rend assez vraisemblable cette supposition. Dans le seul cas où ce liquide ait été analysé (observ. de Broca), O. Reveil trouva qu'il renfermait beaucoup plus d'albumine (près de 3 pour 100) et beaucoup moins de chlorure de sodium que les larmes normales.

Symptômes. — Ces kystes font saillie du côté du cul-de-sac conjonctival, au niveau ou un peu au-dessus de la commissure externe des paupières qu'ils soulèvent plus ou moins suivant leur volume. Ce volume varie depuis celui d'un petit pois ou d'un noyau de cerise à celui d'une amande ou même d'un œuf de pigeon (obs. de Broca). La tumeur mise à découvert par le renversement de la paupière supérieure ou l'écartement de la commissure se présente sous l'aspect d'une poche à parois minces, de couleur bleuâtre ou rosée, transparente. Cette poche est souvent régulièrement ovoïde, quelquefois multilobée, comme dans l'observation de de Wecker et dans le cas que nous avons observé nous-même. Elle est dépressible et l'on peut parfois la réduire notablement de volume par la pression.

Sa présence n'entraîne habituellement que de minimes troubles fonctionnels, un peu de gêne, quelques picotements. Le kyste est susceptible de varier notablement dans son volume suivant le moment où on l'observe. Il s'accroît sous l'influence de toutes les causes qui produisent une augmentation de la sécrétion lacrymale.

Larrey, Laugier, Richelot, Ph. Walther ont vu ces kystes compliqués de la présence de concrétions ou *dacryolithes* plus ou moins nombreuses et susceptibles de se reproduire après avoir été éliminées.

Le siège précis et les apparences caractéristiques de la tumeur ne permettent guère de confondre ces kystes avec une autre affection. Tout au plus y a-t-il lieu, dans quelques cas, de songer à une origine hydatique.

Le pronostic n'est pas grave.

Traitement. — L'excision large de la poche kystique est le véritable traitement de ces kystes. Suivie ou non de cautérisation au nitrate d'argent, elle suffit pour procurer la guérison. La dissection complète de la poche, si elle est possible, est encore plus sûre. Mais la simple ponction est manifestement insuffisante, et la ponction suivie d'injection iodée, comme l'a faite Broca, pourrait irriter trop vivement la conjonctive. Le séton filiforme avec un fil de soie, employé par de Graefe, expose aussi, sans avantages notables, à des complications inflammatoires.

b. Kystes de la portion orbitaire. — Il existe un certain nombre d'observations de kystes en connexion avec la portion orbitaire de la glande lacrymale, mais leur origine véritable, comme leur nature exacte, restent entourées d'obscurité. L'opinion la plus ancienne, celle de A. Schmidt et de Weller, veut que ces kystes soient le résultat de la rupture d'un des acini de la glande et qu'ils prennent naissance dans la glande elle-même. Mais pour les auteurs du *Compendium* et pour Desmarres, ce ne sont que des kystes simples nés dans le tissu cellulaire voisin et, en réalité, indépendants de la glande.

Panas est porté à considérer le fait de A. Schmidt comme un exemple de kyste hydatique et celui de A. Bérard, dans lequel l'os était altéré au point où le kyste y adhérait, comme un de ces faits de périostite albumineuse décrits depuis par Ollier.

Il n'est pas suffisamment établi, d'autre part, que les kystes hydatiques dont les observations ont été publiées par Fehre et Wharton Jones fussent développés dans la glande lacrymale plutôt que dans le voisinage.

Tout ce qu'on peut dire, c'est que les kystes *simples* de la glande doivent évoluer lentement et proéminer vers le cul-de-sac de la conjonctive plutôt que dans le sillon orbito-palpébral; que leur consistance est plus ou moins fluctuante et qu'ils dévient, comme les autres tumeurs de la glande, le globe oculaire en bas et en dedans.

Les kystes *hydatiques*, au contraire, se feraient remarquer par un développement rapide et par des phénomènes de compression inquiétants, du côté de l'œil.

Le diagnostic précis de la nature du kyste exige l'examen microscopique, tant de la paroi qui le constitue que du liquide qu'il renferme. La ponction, si le kyste a un certain volume, servira à établir le diagnostic, et c'est à l'extirpation de la poche qu'il faudra ensuite avoir recours.

2° TUMEURS SOLIDES DE LA GLANDE LACRYMALE

Il n'est pas douteux que la glande lacrymale puisse être atteinte de tumeurs; mais un certain nombre de tumeurs primitivement développées dans le tissu cellulaire de l'orbite, au voisinage de la fossette lacrymale, ont certainement été prises pour des tumeurs nées dans la glande elle-même. Même après l'ablation du néoplasme, il est souvent impossible d'en déterminer le lieu d'origine.

Nous décrirons : *a*. les tumeurs bénignes; *b*. les tumeurs malignes.

a. **Tumeurs bénignes.** — Elles diffèrent surtout par la marche des tumeurs malignes, et l'histologie n'est pas encore parvenue à établir des variétés bien nettes entre elles.

Il y a lieu d'abord d'admettre l'existence d'une *hypertrophie simple* de la glande lacrymale qui, sans rentrer à proprement parler dans le groupe des tumeurs, en présente cependant les principaux caractères cliniques. On voit en effet, après une succession de poussées inflammatoires, la glande augmenter de volume, devenir dure, lobulée. Cette hypertrophie s'observe surtout chez les sujets jeunes et met des années à se développer. La glande reste indolente, mais, par l'accroissement de son volume, elle soulève la paupière supérieure et refoule le globe de l'œil. Fréquemment elle s'accompagne de ptosis. Fait bizarre, l'hypertrophie de la glande ne détermine pas habituellement de trouble notable dans la sécrétion des larmes.

L'hypertrophie simple se distingue des kystes ayant le même siège par une consistance plus grande et des tumeurs malignes par sa marche beaucoup plus lente; mais elle a la dureté de ces dernières, et au début le diagnostic peut être embarrassant.

Il est infiniment probable que l'examen microscopique permettrait de reconnaître dans le tissu de la glande hypertrophiée des altérations très analogues à celles qui constituent les adénomes.

C'est, en effet, sous le nom d'*adénomes*, de *fibro-adénomes*, qu'ont été désignées la majorité des tumeurs bénignes de la glande lacrymale. (Schirmer, Otto Becker). Berlin pense que la plupart des faits observés doivent être considérés comme des *cylindromes*.

Busch a observé un cas dans lequel le microscope a fait reconnaître tous les caractères de l'*enchondrome*. L'observation de Richet, publiée dans la thèse de Sautereau (1870), est un exemple d'*adéno-myxome*, et depuis, le même chirurgien a observé un cas d'*adéno-sarcome* (1886).

Le seul énoncé de ces diverses variétés de tumeurs montre que la division en tumeurs bénignes et tumeurs malignes n'a rien d'absolu.

L'une des observations les plus récentes, publiée par de Britto, dans les

Archives d'ophthalmologie, 1888, p. 547, a fait reconnaître l'existence d'un fibro-adénome.

Si l'on met de côté le fait de Busch, on voit que la majorité des tumeurs bénignes rentre dans la classe des adénomes. C'est à cette conclusion qu'est arrivé Panas en analysant quinze observations de ces tumeurs (*Leçons sur les affections de l'appareil lacrymal*, p. 34).

Le sexe ne paraît pas avoir d'influence sur le développement de ces tumeurs. Bien qu'on les ait observées à l'état congénital (Gluge et Fl. Cunier) et dans la vieillesse, elles paraissent plus fréquentes dans la jeunesse (vingt-six ans, en moyenne). Un traumatisme antérieur a été quelquefois invoqué comme cause.

Le volume de ces tumeurs est très variable. Dans l'observation de de Britto, la tumeur qui paraissait s'être développée dans la portion palpébrale de la glande, avait le diamètre de la base de l'orbite. Elle avait refoulé en arrière et en bas le globe de l'œil sans produire cependant de diplopie; elle était inégale et bosselée à sa surface et de consistance variable suivant les points.

Lorsque la tumeur a pris naissance aux dépens de la portion orbitaire, elle détermine habituellement de l'exophthalmie avec strabisme inféro-externe. On a noté aussi que la vision a été souvent compromise par le fait de la compression ou par une fonte antérieure de l'œil.

La durée de l'affection est plus longue que pour les kystes. La consistance de la tumeur est généralement, mais non toujours, moindre que dans le cas de tumeur maligne. Lorsque la production a pris un certain développement, c'est surtout l'absence d'envahissement des régions voisines qui permet d'en affirmer la bénignité.

L'extirpation de la tumeur et de la totalité de la glande est indiquée dans tous les cas. Elle est généralement suivie de succès; mais elle laisse fréquemment après elle un ptosis de la paupière auquel il faut remédier plus tard. Dans le cas d'hypertrophie simple de la glande, on pourrait toutefois essayer l'emploi de l'iodure de potassium et le traitement mercuriel.

b. — Tumeurs malignes. — L'épithéliome et le carcinome ont été observés soit primitivement, soit secondairement dans la glande lacrymale.

Dans une observation relatée par Mackenzie, la nature cancéreuse de la tumeur développée dans la région de la glande lacrymale ne peut être mise en doute, d'autres tumeurs semblables s'étant montrées en différents points du corps. Knapp (*Klin. Monatsblätter f. Augenheilkunde*, 1865, p. 378) a rapporté une observation d'hypertrophie de la glande avec dégénérescence carcinomateuse. Otto Becker a donné aussi la relation d'un fait dans lequel l'examen microscopique permit d'établir la nature cancéreuse du mal.

On compte au moins trois observations de tumeurs de la glande lacrymale appartenant à cette variété rare de cancer désignée sous le nom de *chloroma*, en raison de sa couleur verdâtre que Ch. Robin attribue à une altération de l'hématosine. Les observations appartiennent à Mackenzie, Allan Burns et J.-H. Balfour. Cette variété de cancer a une grande tendance à envahir l'orbite et les méninges et entraîne rapidement la mort par généralisation.

Une observation de Pamard (*Annales d'oculistique*, XXIX, p. 27) montre que la glande lacrymale peut, au moins secondairement, être envahie par le cancer *mélanique*.

La *symptomatologie* des tumeurs malignes ne diffère pas notablement de celle des tumeurs bénignes, mais la marche en est beaucoup plus rapide et elles ont une tendance à envahir les parties voisines que ne présentent pas ces dernières.

La difficulté du diagnostic à une certaine période est donc bien plus de reconnaître que la tumeur est réellement développée dans la glande que d'en déterminer la nature. A part les tumeurs de la portion palpébrale dont l'exploration est facile même au début, toutes les tumeurs de la portion orbitaire peuvent être confondues avec les autres tumeurs de l'orbite. D'après Mackenzie, les tumeurs dites cancéreuses de la glande lacrymale auraient pour caractères de se montrer aussi bien chez les enfants que chez les adultes, d'affecter rarement les ganglions lymphatiques, de ne pas s'ulcérer et de ne pas récidiver après extirpation. Il faut convenir que ces caractères négatifs, s'ils sont exacts, ne sont pas de nature à faciliter le diagnostic.

Les auteurs du *Compendium* ont cherché à indiquer la marche générale des tumeurs malignes de la glande lacrymale en divisant en quatre périodes les signes observés. La première période est signalée par de l'épiphora et une sensation de chaleur sans tumeur appréciable. La seconde, par l'apparition d'une tumeur dure et bosselée, avec quelques troubles de la vision et de la diplopie. A la troisième période apparaît l'exophthalmie. Enfin, dans la quatrième, la vision se perd, l'œil se perfore et la tumeur pousse des prolongements dans les régions voisines, écarte les parois de l'orbite et peut même, perforant la voûte, envahir le cerveau et déterminer des accidents mortels.

A ces signes, il faut ajouter le chémosis plus ou moins précoce, la rougeur et l'état variqueux des paupières et un ptosis qui manque rarement.

L'épiphora ne paraît pas être constant au début, car dans quelques cas on a signalé une diminution de la sécrétion lacrymale toujours difficile à constater.

Nous le répétons d'ailleurs, tous ces signes se rapportent aussi bien aux tumeurs malignes de l'orbite, en général, qu'à celles de la portion orbitaire de la glande lacrymale en particulier.

Le *traitement* des tumeurs malignes de la glande orbitaire consiste dans l'extirpation. On décrit trois procédés d'extirpation, celui de Textor, celui de Velpeau et celui d'Halpin.

Dans le procédé de Textor, l'incision est faite au niveau du sillon orbito-palpébral supérieur. Par la dissection des couches successives on arrive jusqu'à la tumeur qui est isolée, attirée au dehors avec une érigne et séparée de ses adhérences au périoste orbitaire. Si l'incision unique est insuffisante eu égard au volume de la tumeur, on en fait tomber une seconde perpendiculaire à la première et pratiquée en haut, pour éviter d'intéresser le bord libre de la paupière.

Dans le procédé de Velpeau, la commissure externe est d'abord largement divisée, et en renversant la paupière supérieure en haut on met à nu la tumeur.

L'incision du cul-de-sac conjonctival est ordinairement nécessaire pour permettre la dissection complète du néoplasme. La suture de la plaie commissurale doit être faite avec soin, dès que l'ablation est effectuée.

Le procédé d'Halpin a pour but de dissimuler la cicatrice de l'incision au milieu de la région du sourcil. Il consiste à attirer fortement en bas la paupière supérieure de manière à abaisser la queue du sourcil au-dessous de l'apophyse orbitaire externe. La peau ainsi maintenue est alors incisée parallèlement à l'arcade orbitaire et au-dessous d'elle, et la tumeur isolée est excisée après ligature de son pédicule. Une suture réunit ensuite les lèvres de l'incision cutanée et la cicatrice se trouve plus tard cachée au milieu des poils du sourcil, qu'on a eu soin de raser au moment de l'opération.

Il ne nous semble pas que l'un de ces procédés mérite d'être conseillé à l'exclusion des autres. Le chirurgien se décidera pour celui qui paraîtra lui donner la voie la plus large.

L'ablation de la glande lacrymale n'a pas été faite seulement dans les cas de tumeur; elle a été exécutée aussi pour remédier à un épiphora incurable. P. Bernard a le premier proposé cette extirpation en 1843. J. Lawrence, en Angleterre, et Abadie, en France (*Gaz. hebdomad.*, 29 mars 1878) ont cherché à la remettre en honneur. Le procédé d'Halpin est celui qui, dans ce cas, mérite la préférence.

De Wecker, d'autre part, dit avoir souvent exécuté avec succès l'ablation de la seule portion palpébrale de la glande pour remédier à l'épiphora. L'ablation de la portion palpébrale peut s'exécuter sans difficultés par le cul-de-sac conjonctival et sans intéresser la peau. De Wecker considère cette petite opération comme beaucoup plus sûre dans ses résultats que celle proposée par Szolkaski, qui avait eu l'idée de déterminer l'atrophie de la glande par la ligature en masse de ses conduits excréteurs.

II

MALADIES DE LA CARONCULE LACRYMALE

La caroncule lacrymale est constituée par un amas de glandes folliculaires au milieu desquelles on trouve quelques poils très ténus. La saillie de la caroncule résulte surtout de la présence d'un petit coussinet graisseux situé au-dessous d'elle.

La caroncule lacrymale est quelquefois atteinte isolément d'inflammation; elle est aussi le siège de tumeurs.

a. Inflammations de la caroncule. — On les a décrites autrefois sous le nom d'*encanthis*, dénomination vague qui a servi aussi à désigner les tumeurs de cette région.

L'inflammation *aiguë* est très rare. De Wecker dit en avoir observé un seul cas qui se termina par un abcès.

L'inflammation *chronique* ou engorgement de la caroncule se présente plus souvent et a été décrite sous le nom d'encanthis bénin. La présence de corps étrangers est sans doute la cause de l'inflammation dans un certain nombre de cas. Fl. Cunier a publié une observation (*Annales d'oculist.*, VII, p. 9) dans laquelle il s'agissait d'une paillette de fer.

Les infarctus des glandes caronculaires ont reçu le nom d'*encanthis calculeuse*. Enfin l'hypertrophie des poils a été quelquefois observée (*Trichosis carunculæ*).

b. Tumeurs de la caroncule. — Les unes sont bénignes et les autres malignes.

Parmi les premières il faut surtout citer les *polypes*, qui semblent avoir une prédilection marquée pour cette région de la conjonctive. Ces polypes seraient susceptibles de prendre parfois un grand développement, si tant est qu'il faille rapporter à cette catégorie de tumeurs les exemples cités par les auteurs du *Compendium*. On a vu, en effet, des tumeurs du volume d'une orange et même du poing, et du poids de 750 grammes, se développer dans cette région et pendre sur la joue. Mais il n'est pas suffisamment démontré qu'elles eussent pour point de départ la caroncule.

Sichel père a décrit et figuré (*Iconogr. ophthalmol.*, p. 590) une tumeur sanguine circonscrite de la caroncule qu'il a intitulée *encanthis fongueuse*. Scarpa parle de lipomes et les auteurs du *Compendium* y admettent des kystes. L'existence de ces différentes variétés de tumeurs n'est pas établie par des observations suffisamment précises. Mais Schiess-Gemuseus (*Klin. Monatsbl.*, 1877, p. 135) a publié une observation intéressante de dermoïde de la caroncule.

L'*épithélioma* représente la variété la plus fréquente des tumeurs malignes de la caroncule.

Le traitement des tumeurs bénignes ou malignes est l'ablation faite avec le bistouri ou le galvano-cautère. Pour les tumeurs malignes, elle devra être pratiquée de bonne heure et aussi largement que possible.

III

MALADIES DES POINTS ET CONDUITS LACRYMAUX

I. — ANOMALIES ET VICES DE CONFORMATION

Les vices de conformation et anomalies des points et conduits lacrymaux sont rares.

Les *anomalies par excès* consistent dans l'existence d'un point lacrymal surnuméraire au voisinage du point normal. Les deux points lacrymaux sont quelquefois réunis par une petite gouttière. Au point lacrymal anormal succède, tantôt un conduit terminé en cul-de-sac (de Graefe), tantôt un conduit s'ouvrant isolément dans le sac lacrymal ; parfois aussi le conduit anormal se réunit au conduit normal avant son ouverture dans le sac.

L'introduction d'un stylet permet de constater sur le vivant ces différentes variétés.

Ces anomalies sont plus fréquentes à la paupière inférieure qu'à la supérieure. Cependant Steffan et Zehender ont observé des points et conduits supplémentaires siégeant à la paupière supérieure.

Les *anomalies par défaut* ont aussi été signalées. Dans ces cas, on voit, le plus ordinairement un ou deux des points et conduits manquer à l'une ou l'autre paupière. L'absence congénitale et totale des quatre points coïncide avec des malformations telles que l'anophthalmie, la cyclopie, l'absence de la glande lacrymale. De Wecker dit cependant avoir rencontré chez un jeune homme de vingt ans l'absence des deux points lacrymaux de chaque côté, sans mentionner aucune autre anomalie concomitante.

L'*imperforation des points lacrymaux* résultant de la présence d'une mince membrane a été aussi notée. Zehender en a rencontré un cas. Il lui a suffi de rompre avec la pointe d'une aiguille cette fine pellicule pour rétablir le cours des larmes. On peut se demander, s'il s'agissait bien d'une obstruction congénitale.

II. — LÉSIONS TRAUMATIQUES

1° Plaies. — Les plaies par instruments tranchants, les plaies contuses, les brûlures de la partie des paupières qui avoisine la commissure, intéressent parfois les points et les conduits lacrymaux. Ces derniers sont souvent divisés en totalité et la cicatrisation des deux bouts se fait isolément. D'autres fois c'est pendant le cathétérisme exécuté par le chirurgien que se produit la déchirure des parois du conduit et une fausse route qui aboutit à un rétrécissement ou à une oblitération. Dans d'autres cas, c'est une fistule cutanée ou conjonctivale qui résulte d'un cathétérisme maladroit. Les injections pratiquées avec la seringue d'Anel peuvent aussi fuser dans le tissu cellulaire voisin.

Tous ces traumatismes compromettent évidemment le passage des larmes dans le conduit. Mais il n'en résulte pas forcément pour cela de l'épiphora, l'autre conduit suffisant au passage des larmes.

On doit évidemment, en présence d'un plaie qui a divisé l'un des conduits lacrymaux, chercher à réunir aussi exactement que possible les bords de la solution de continuité. Mais il ne faut pas se flatter d'arriver par là à la réunion des deux bouts du conduit divisé. On a conseillé, il est vrai, de faire cette réunion après avoir introduit par le point lacrymal une soie de porc dans le conduit. Quelque délicate que soit cette manœuvre au milieu des tissus contusionnés et tuméfiés, il n'y aurait pas d'inconvénient à la tenter; mais le succès nous paraît problématique. Dans tous les cas, il sera bon d'essayer de bonne heure le cathétérisme du conduit pour s'assurer de la perméabilité et pour dilater le rétrécissement qui tend à se produire.

2° Fistules. — Dans le cas où une fistule cutanée existerait sur un des conduits, il y aurait lieu de suivre la conduite indiquée par O. Lecomte

(*Annales d'oculist.*, 1868, t. LX, p. 90). Elle consiste à traiter la fistule comme celle du conduit de Sténon par le procédé de de Guise, c'est-à-dire à créer d'abord une fistule conjonctivale et à fermer la fistule cutanée après l'établissement de la première.

L'existence d'une fistule conjonctivale n'est pas de nature à entraîner de troubles fonctionnels. Nous en avons observé un cas produit par une tentative de cathétérisme, et, dans ce cas, il n'existait pas d'épiphora.

Si l'on a à établir une fistule conjonctivale pour la guérison d'une fistule cutanée par le procédé de Lecomte, on substituera avec avantage, au fil métallique irritant pour la conjonctive, la simple incision faite avec le bistouri, comme l'a conseillé Panas, et l'on aura soin pendant quelques jours de s'opposer à la cicatrisation, par l'introduction répétée de l'extrémité d'un stylet.

III. — LÉSIONS INFLAMMATOIRES DES POINTS ET CONDUITS LACRYMAUX

Les points et les conduits lacrymaux participent habituellement aux inflammations dont la conjonctive et la muqueuse du sac lacrymal sont le siège. Mais leur inflammation n'existe presque jamais à l'état isolé, sauf peut-être dans le cas où un corps étranger s'est introduit dans le conduit lacrymal.

L'inflammation des conduits se traduit par une tuméfaction de la partie correspondante du rebord palpébral, par la rougeur et une saillie plus notable du léger renflement sur lequel repose le point lacrymal. Ce dernier est plus apparent, limité par un petit anneau d'un rouge vif.

Desmarres a observé chez un jeune homme un *abcès* du conduit lacrymal inférieur. La pression faisait saillir le point lacrymal et sortir le pus par cet orifice. Il existait en même temps une petite fistule cutanée donnant aussi issue à du pus. La première condition de la formation d'un abcès semblable est l'oblitération de l'ouverture qui fait communiquer le conduit avec le sac lacrymal. Le traitement consiste dans l'incision de l'abcès qui est pratiquée du côté de la conjonctive et suivie d'injections astringentes avec la seringue d'Anel et du cathétérisme du conduit.

L'*ulcération* des points lacrymaux est assez fréquente dans la blépharite ciliaire, par extension des ulcérations qui se forment au niveau des orifices des glandules. Le développement des vésicules de l'herpès, des pustules de la variole, donne lieu à des ulcérations souvent suivies de l'oblitération des points lacrymaux.

Ce sont surtout les suites éloignées des diverses inflammations des paupières sur les points et conduits lacrymaux que nous avons à étudier.

Nous décrirons :

1° La déviation des points lacrymaux;

2° Le rétrécissement et l'oblitération des points et conduits lacrymaux.

a. — DÉVIATION DES POINTS LACRYMAUX

Dès que les points lacrymaux cessent d'être appliqués exactement contre le globe oculaire, le libre passage des larmes se trouve compromis.

Les déviations, plus fréquentes à la paupière inférieure qu'à la supérieure, se font en avant (*éversion*) ou en arrière (*inversion*).

Éversion. — Toutes les causes d'ectropion sont des causes d'éversion pour les points lacrymaux. L'eczéma des paupières, la blépharite ciliaire, l'infiltration œdémateuse et l'atonie de la paupière inférieure chez le vieillard, de même que la tuméfaction de la conjonctive dans les diverses inflammations ou encore le simple gonflement de la caroncule, produisent l'éversion.

Inversion. — Elle résulte souvent de l'atrophie du tissu cellulo-graisseux de l'orbite, qui entraîne en arrière le globe de l'œil et enlève à la paupière son soutien naturel. Toutes les causes d'entropion sont des causes d'inversion des points lacrymaux. Les auteurs du *Compendium* signalent aussi la cicatrisation de petits ulcères qui déterminent l'inversion du point lacrymal seul, sans entraîner le renversement en dedans de toute la paupière.

L'inversion et l'éversion ont pour conséquence l'épiphora. On voit les larmes s'accumuler et stagner au niveau du lac lacrymal, où elles forment une nappe brillante et d'où elles s'échappent par flot d'une façon intermittente. Si l'on invite le malade à porter en haut le globe de l'œil, on constate plus facilement les déviations du point lacrymal inférieur.

Traitement. — Il faut avant tout chercher à faire disparaître la cause qui a amené la déviation. Si celle-ci persiste, on rétablit le cours des larmes en incisant le point et le conduit lacrymal dans une certaine étendue, et l'on a soin de faire porter l'incision vers la face conjonctivale et de ne pas inciser toute la longueur du conduit. Bowmann employait une petite sonde cannelée et un bistouri pour pratiquer cette incision. On s'est aussi servi de ciseaux fins. Aujourd'hui on emploie le plus souvent le couteau de Weber, qui porte à son extrémité un conducteur boutonné. Si le point lacrymal est trop étroit, on le dilate au préalable en introduisant dans son orifice un petit stylet conique d'argent. Le couteau de Weber est ensuite dirigé en dedans, à peu près horizontalement, pendant que la paupière est tendue par une traction exercée sur la commissure externe. La pointe boutonnée doit pénétrer jusqu'à la paroi interne du sac, qui donne une sensation de résistance osseuse. Le manche du couteau est alors relevé par un mouvement d'arc de cercle, en dirigeant le tranchant en arrière et en haut. On arrête le mouvement lorsque le point et le conduit lacrymal ont été sectionnés sur une longueur d'environ 2 millimètres. Il faut, les jours suivants, avoir soin de désunir avec l'extrémité d'un stylet les lèvres de la petite plaie pour assurer les bénéfices de l'incision.

Divers instruments ont été inventés pour rendre plus facile l'incision des conduits lacrymaux. Nous citerons particulièrement le stricturotome de

Giraud-Teulon, qui rappelle l'uréthrotome de Maisonneuve. Mais c'est presque toujours au couteau de Weber qu'on a recours aujourd'hui, malgré quelques difficultés inhérentes à son emploi.

L'*atonie* ou paralysie des points lacrymaux ne mérite plus guère de figurer dans l'étiologie de l'épiphora. On l'admettait, comme cause de larmoiement, chez les vieillards et dans la paralysie faciale. On pensait aussi qu'elle pouvait résulter de l'introduction répétée de sondes. Mais la déviation explique suffisamment, dans ces cas, le trouble fonctionnel sans qu'il soit nécessaire d'invoquer l'atonie des points lacrymaux dont le rôle actif dans l'absorption des larmes n'est pas démontré.

b. — RÉTRÉCISSEMENT ET OBLITÉRATION DES POINTS ET CONDUITS LACRYMAUX

Il est difficile de ne pas confondre dans une description commune l'oblitération et le rétrécissement des points lacrymaux avec les mêmes lésions siégeant sur les conduits. Quelques auteurs cependant les ont décrits séparément, mais cette manière de procéder expose, sans avantages véritables, à des redites fréquentes.

Nous parlerons donc ici de toutes les diminutions de calibre dont les points lacrymaux, les conduits lacrymaux et leur orifice dans le sac peuvent être le siège.

L'oblitération des points et conduits lacrymaux sont la conséquence soit des traumatismes, soit des inflammations palpébrales granuleuses ou autres, soit de la cicatrisation de brûlures ou d'ulcérations au niveau de ces conduits. Bowmann a montré que la simple déviation des points lacrymaux était une cause d'oblitération de ces orifices.

L'oblitération des points lacrymaux est assez fréquente, mais elle est souvent plus apparente que réelle. Ces orifices arrivent en effet à se rétrécir au point de n'être plus visibles sans l'emploi de la loupe. D'autres fois, ils sont obstrués par des écailles épidermiques faisant l'office d'une membrane obturatrice. Enfin, il peut y avoir oblitération véritable par formation d'une cicatrice vraie.

Les conduits lacrymaux sont le siège de rétrécissements plus ou moins marqués de leur calibre. Ces rétrécissements succèdent habituellement à une inflammation propagée de la conjonctive ou du sac lacrymal à ces conduits dont les parois s'épaississent et se rétractent. A la suite des traumatismes il se forme de véritables rétrécissements cicatriciels et quelquefois les deux bouts du canalicule déchiré se sont cicatrisés isolément.

Pour les points lacrymaux, comme pour les conduits, nous ne considérons pas comme rétrécissements inflammatoires la diminution de calibre qui se produit pendant la période aiguë des inflammations de leur muqueuse. Malgré les troubles fonctionnels qu'elle entraîne, elle n'exige pas de traitement spécial.

Les oblitérations et rétrécissements siègent le plus souvent sur les points et conduits lacrymaux inférieurs. Ils causent presque toujours des troubles fonctionnels qui se produisent plus rarement lorsque leur siège est à la paupière supérieure. Ces troubles sont constants quand l'obstacle existe aux deux paupières.

L'épiphora est à peu près le seul signe constant de l'absence ou de l'insuffisance de l'écoulement des larmes par les voies naturelles. Il s'y joint une sensation de sécheresse de la narine correspondante, mais beaucoup de sujets ne s'en rendent compte que si l'on attire spécialement leur attention de ce côté. La compression au niveau du sac lacrymal ne fait refluer aucun liquide par les points lacrymaux. L'écoulement des larmes sur la face cutanée de la paupière inférieure y produit à la longue une irritation d'apparence eczémateuse et le séjour prolongé des larmes dans le cul-de-sac conjonctival inférieur et au niveau du lac lacrymal détermine une inflammation spéciale de la conjonctive dont la constatation met souvent sur la voie du diagnostic.

Pour établir définitivement le diagnostic de l'oblitération et du rétrécissement des points et conduits lacrymaux, une inspection minutieuse de la région est nécessaire et il faut en outre s'aider du cathétérisme et des injections.

Traitement. — On recherche d'abord attentivement le point lacrymal; si sa situation n'est pas bien apparente, on s'arme de la loupe; puis, avec un stylet d'argent conique, tandis que la commissure externe de la paupière est attirée en dehors, de manière à tendre le bord palpébral et à le renverser un peu en avant, on introduit la pointe du stylet dans l'orifice en la dirigeant d'abord presque perpendiculairement de haut en bas, s'il s'agit du point lacrymal inférieur. Si la pointe pénètre dans l'orifice, on abaisse en dehors jusqu'à l'horizontale le stylet et l'on cherche à le faire pénétrer dans le conduit et jusque dans le sac. On se rend compte ainsi de la perméabilité ou de l'imperméabilité du conduit.

Au stylet conique il est bon de substituer dès que le point lacrymal a été suffisamment élargi une sonde de Bowmann, numéro 1, dont le calibre est moins considérable. Si elle pénètre jusque dans le sac, on en conclut que l'obstacle existait seulement au niveau du point lacrymal ou que, du moins, le conduit n'est que peu rétréci. Dans les cas de rétrécissement cicatriciel, suite d'une plaie du conduit, la sonde est arrêtée, au contraire, dès qu'elle a pénétré d'une faible quantité au delà du point lacrymal.

Avec la seringue d'Anel on peut essayer de pousser une injection par le conduit lacrymal inférieur. Si elle revient facilement par le point lacrymal supérieur, on a la preuve que les deux conduits sont perméables jusqu'à leur abouchement dans le sac, mais on ne peut en conclure d'une façon certaine que le conduit inférieur s'ouvre réellement dans le sac, que si le liquide s'écoule en même temps par les fosses nasales.

Les manœuvres que nous venons de décrire sont à la fois un moyen de diagnostic et un moyen de traitement. Si le point lacrymal seul est obturé, si le conduit ne présente qu'un rétrécissement léger, il suffira de réintroduire pendant quelque temps le stylet conique ou la sonde pour voir les larmes reprendre leur cours, sans être obligé de recourir à l'emploi de dilatateurs spéciaux, tels que celui de Bowmann, de Desmarres, de Galezowski. Il sera encore préférable de débrider avec le couteau de Weber le point lacrymal et la portion voisine du canalicule.

Dans le cas où rien n'indique l'emplacement du point lacrymal oblitéré, Jünken a conseillé d'exciser avec une pince et des ciseaux un petit lambeau du bord libre de la paupière au niveau de l'emplacement présumé et de chercher à introduire dans le conduit mis à nu un fil métallique. Ce procédé est aléatoire.

Bowmann a proposé, lorsque le conduit lacrymal est oblitéré au voisinage du point lacrymal, de faire une incision transversale qui divise ce conduit entre l'obstacle et le sac. La portion interne du conduit peut alors être incisée suivant sa longueur du côté de la conjonctive.

Streatfield a eu l'idée de faire avec un stylet recourbé, introduit par l'autre conduit lacrymal débridé, le cathétérisme rétrograde du conduit oblitéré et d'inciser ce dernier sur la saillie de l'extrémité du stylet ainsi poussé jusqu'à l'obstacle. Cette manœuvre très délicate ne pourrait réussir qu'à la condition d'un abouchement assez large des deux canalicules à leur ouverture dans le sac. Or cette disposition n'est pas constante.

Des difficultés analogues existent pour le cathétérisme rétrograde à travers le sac lacrymal préalablement incisé au-dessus du tendon de l'orbiculaire, comme l'a proposé Bowmann.

Lorsque l'obstacle siège en un point du canalicule très voisin de son ouverture dans le sac, le même auteur, après avoir ponctionné le point rétréci à l'aide d'une lancette à canule, se sert d'un bistouri à lame cachée pour agrandir l'incision. Galezowski, dans ce but, a fait construire un lacrymotome spécial.

L'effet produit par ces divers instruments a besoin d'être assuré par le passage journalier de sondes. Cette introduction répétée des sondes est certainement préférable au séjour de corps étrangers, fils de plomb, bougies qu'on faisait pénétrer jusque dans le canal nasal et qui ont l'inconvénient d'entretenir une irritation permanente. Les injections modificatrices, avec une solution de sulfate de zinc à 1 pour 100, ou simplement avec une solution saturée d'acide borique, sont un adjuvant utile du cathétérisme répété.

Lorsque le conduit lacrymal inférieur est oblitéré, plutôt que de recourir aux procédés délicats et incertains qui viennent d'être indiqués, de Wecker préfère inciser le conduit lacrymal supérieur dans toute son étendue, jusqu'à la caroncule. Cette large incision suffit à rétablir le cours normal des larmes.

En présence de l'oblitération simultanée et complète des deux conduits lacrymaux, on a dû nécessairement songer à créer une communication artificielle entre le lac et le sac lacrymal à travers la paroi externe de ce dernier. C'est ce qu'avait fait Antoine Petit, qui incisait la paroi externe du sac au voisinage de la caroncule. A. Monro avait cherché aussi, après ouverture du sac, à créer des trajets fistuleux venant s'ouvrir dans le cul-de-sac conjonctival. Mais ces tentatives, bien qu'elles aient été renouvelées de nos jours, ne paraissent pas susceptibles de donner des résultats satisfaisants.

C'est à ces cas qu'il faut réserver l'*extirpation de la glande lacrymale* conseillée par Bernard en 1843. Avec les précautions antiseptiques, la crainte d'accidents phlegmoneux, qui arrêtait encore Panas en 1877, n'a plus guère sa raison d'être, et l'extirpation de la glande lacrymale paraît être entrée dans la pratique (voy. Badal, *Archives d'ophthalmologie*, t. V, p. 386, 1885).

IV. — CORPS ÉTRANGERS ET TUMEURS DES CONDUITS LACRYMAUX

1° CORPS ÉTRANGERS, CALCULS, CONCRÉTIONS

Les conduits lacrymaux, l'inférieur surtout, sont parfois obstrués par des corps étrangers venus du dehors, tels que des cils, des barbes de plume ou d'épis de blé, de petits fragments métalliques. Ces corps étrangers déterminent des phénomènes d'inflammation, de la tuméfaction et une sécrétion mucopurulente qu'on fait refluer par le point lacrymal.

Les *calculs* ou *dacryolithes* formés dans le conduit lacrymal inférieur peuvent y acquérir exceptionnellement le volume d'un petit pois. Peu consistants, en général, ils se laissent écraser assez facilement. Ils sont blanchâtres ou gris jaunâtre. Un de ces calculs, analysés par Wurzer, renfermait :

Eau	3
Phosphate de chaux	47
Carbonate de chaux	8
— de magnésie	1
Chlorure de sodium	6
Graisse	12
Mucus	20

Cette composition est assez différente de celle qu'avait trouvée Bouchardat dans l'analyse citée précédemment (voy. p. 440).

Les calculs bien étudiés par Desmarres, mais observés bien avant lui, révèlent leur présence par le larmoiement, la tuméfaction du canalicule, la rougeur du point lacrymal qui, plus ou moins dilaté, laisse suinter du pus. Un stylet introduit par l'orifice permet de sentir le calcul, mais la sensation perçue est rarement celle que donnerait une véritable pierre.

Des *concrétions* d'un autre genre et d'origine végétale ont été rencontrées dans les conduits lacrymaux. De Graefe en observa un cas (*Archiv für Ophthalmologie*, I, p. 284) chez une jeune femme et reconnut que la masse était formée par des champignons filiformes.

Conheim, en 1869, constata que ces filaments étaient ceux d'un *Leptothrix* semblable au *Leptothrix buccalis*. A la même époque de Wecker observa une de ces masses distendant le conduit inférieur chez une jeune fille; elle mesurait 12 millimètres sur 7 et présentait l'aspect de tabac à priser comprimé. Nous avons observé une de ces concrétions chez une femme d'une trentaine d'années. Au moment où elle se présenta à nous, il y avait tous les signes d'une inflammation vive et d'une suppuration au niveau du conduit lacrymal inférieur du côté gauche. Par une perforation spontanée de la paroi de ce conduit faisait saillie une masse brunâtre du volume d'un petit pois, qui fut facilement extraite. Le microscope y montra les filaments du leptothrix.

Il ne semble pas que la coloration brune soit caractéristique de la présence du leptothrix, car Ch. Robin, qui avait examiné une masse retirée par Desmarres du sac lacrymal et composée surtout de filaments de leptothrix, l'avait trouvée de couleur blanchâtre.

Förster pense, non sans raison, que le leptothrix ne se développe dans les voies lacrymales que par suite de l'habitude qu'ont certains malades d'humecter leurs paupières avec leur salive.

Les signes qui révèlent la présence du leptothrix dans les conduits lacrymaux sont analogues à ceux que détermine la présence des calculs. Mais le stylet ne rencontre pas la même résistance, et par le point lacrymal dilaté on peut quelquefois reconnaître la coloration brunâtre de la masse, coloration qui, il est vrai, n'est pas constante.

Le *traitement* des corps étrangers, des concrétions et des calculs des conduits lacrymaux consiste avant tout dans leur ablation. L'extraction des cils, des barbes d'épis, lorsqu'ils font encore saillie par le point lacrymal, se fait aisément à l'aide d'une pince. L'extraction des concrétions, des calculs et des corps étrangers inclus dans le canalicule exige la dilatation préalable du point lacrymal et presque toujours l'incision de la paroi postérieure du conduit. On la pratique avec le couteau de Weber ou, à défaut de celui-ci, avec un bistouri ordinaire, si la saillie du calcul offre un guide suffisant.

2° POLYPES

Demours et Desmarres père ont décrit des polypes des conduits lacrymaux. Mais les végétations pédiculées qu'ils ont observées n'étaient probablement que des bourgeons charnus faisant saillie à travers le point lacrymal. Les ophthalmies purulente et granuleuse peuvent donner lieu à ces bourgeonnements de la muqueuse des conduits. Ils forment de petites tumeurs rougeâtres, lobulées, dont le volume est celui d'un grain de chènevis ou d'un grain de millet.

Il suffit de saisir avec des pinces et d'exciser d'un coup de ciseaux ces végétations lorsqu'elles font saillie extérieurement. Dans d'autres cas, il faut inciser le conduit avec le couteau de Weber et, après avoir excisé les végétations, cautériser avec le nitrate d'argent le point d'implantation.

IV

MALADIES DU SAC LACRYMAL ET DU CANAL NASAL

I. — ANOMALIES DU SAC LACRYMAL ET DU CANAL NASAL

Les vices de conformation du sac lacrymal et du canal nasal sont rares.

L'*absence de ces conduits* n'a été constatée que dans les cas où la cavité orbitaire était elle-même vicieusement conformée ou son contenu tout à fait anormal (cyclopie et anophthalmie).

Dupuytren et Jurine ont vu le canal nasal être obstrué ou manquer, au moment de la naissance. Le sac lacrymal était dilaté.

Il existe un certain nombre d'observations de *fistules lacrymales congénitales*. L'orifice de dimensions capillaires laissait écouler des larmes ou du mucus.

Notons enfin que chez un certain nombre de sujets le canal nasal communique avec les fosses nasales par un orifice non protégé par le repli habituel de la pituitaire faisant office de valvule. Il en résulte la possibilité du reflux de l'air expiré par les points lacrymaux, lorsque le sujet ferme la bouche et obture en même temps les narines. Certains fumeurs arrivent, dit-on, ainsi à faire sortir la fumée de tabac par les points lacrymaux.

Une anomalie tout opposée de l'orifice inférieur du canal nasal consiste dans son ouverture au delà de la partie la plus reculée du méat inférieur. Nous avons observé une fois cette curieuse disposition.

Sur une femme de soixante-trois ans qui, atteinte de polypes muqueux des fosses nasales, succomba au choléra dans le service de Nélaton, nous avons constaté à l'autopsie que le canal nasal du côté gauche, arrivé au niveau du méat inférieur, ne s'ouvrait pas au point habituel. Il se prolongeait horizontalement en arrière par un trajet sous-muqueux, et allait s'ouvrir au delà et un peu en dehors de l'extrémité postérieure du cornet inférieur, c'est-à-dire *dans l'arrière-cavité des fosses nasales*. Au point où existe habituellement l'orifice inférieur du canal il n'y avait aucune apparence d'orifice.

II. — LÉSIONS TRAUMATIQUES DU SAC LACRYMAL ET DU CANAL NASAL

Le sac lacrymal, protégé par la saillie de l'arcade orbitaire et par celle de la racine du nez, est peu exposé aux plaies et aux contusions directes. La rupture sous-cutanée du sac a cependant été signalée par Mackenzie et observée par Taylor. Le sac peut aussi, exceptionnellement, être atteint par des instruments ou par des grains de plomb lancés par la poudre.

Par sa situation le canal nasal échappe mieux encore aux traumatismes directs, mais les fractures de la région l'atteignent assez fréquemment, d'où des déviations, des rétrécissements de ses parois et parfois une oblitération complète de son calibre. Ces lésions sont souvent le point de départ de troubles fonctionnels sérieux dans l'excrétion des larmes : il se développe consécutivement une dacryocystite avec toutes les conséquences qu'elle entraîne. Dans d'autres cas, il est vrai, malgré les délabrements étendus de cette région de la face, on n'observe aucun trouble du côté des voies lacrymales.

Le cathétérisme du canal pratiqué avec les sondes de Bowmann est une cause fréquente de traumatisme pour la muqueuse et les parois osseuses; mais rarement les déchirures ou les faussss routes ainsi produites ont des conséquences fâcheuses.

Une complication commune aux blessures du sac et du canal est l'*emphysème* sous-cutané. Suivant Mackenzie, il pourrait se produire par la rupture sous-cutanée du sac. Il est plus que probable, comme le fait remarquer Panas, qu'une fracture des parois osseuses en est la condition essentielle. Il se montre surtout lorsque le patient vient à se moucher et peut s'étendre au tissu cellulaire des paupières et de la joue, mais il n'a d'ailleurs pas de gravité et se dissipe de lui-même ou par l'emploi d'un pansement compressif.

Dans le cas de *plaie* du sac lacrymal et des téguments qui le recouvrent, le diagnostic peut être confirmé par une injection poussée par un des conduits lacrymaux, et à la rigueur par le passage d'une fine sonde de Bowmann recourbée à son extrémité qui, introduite par un des conduits, vient ressortir par la plaie. Dans le cas où l'on soupçonnerait une déchirure sous-cutanée des parois du sac, il faudrait s'abstenir d'employer l'injection.

La suture des lèvres de la plaie a été conseillée par Mackenzie, lorsque le sac a été ouvert et que la solution de continuité de la peau ne présente pas de contusion notable. Si la plaie était fortement contuse, après avoir fait des lavages et des injections antiseptiques, on devrait pratiquer pendant quelques jours le cathétérisme du sac et du canal, après avoir débridé un des conduits lacrymaux. Un pansement serait fait au niveau de la paroi antérieure du sac jusqu'à cicatrisation des téguments. On éviterait ainsi la formation de brides irrégulières dans la cavité du sac.

Le conseil donné par Rognetta d'introduire, dans les cas de fractures avec lésion du canal, une sonde à demeure dans le canal, de bas en haut, par le procédé de Laforest, c'est-à-dire en pénétrant par le méat moyen, doit être considéré comme irréalisable. Le cathétérisme de haut en bas, renouvelé pendant quelques jours pourrait au contraire rendre des services, malgré l'impossibilité où l'on se trouve le plus souvent de se rendre compte si le stylet ne s'engage pas dans une fausse route.

III. — INFLAMMATIONS DU SAC LACRYMAL ET DU CANAL NASAL

Il n'est pas possible de séparer la description des inflammations du sac lacrymal de celles du canal nasal. Elles se développent presque toujours simultanément et sous l'influence des mêmes causes; elles produisent des troubles communs, et dans la plupart des cas le même traitement leur est applicable.

L'inflammation du sac lacrymal et du canal nasal s'observe à l'état aigu et à l'état chronique.

L'*inflammation aiguë simple* accompagne le plus souvent une inflammation de la pituitaire (coryza aigu) ou une conjonctive aiguë. Elle se confond alors avec l'affection principale dont elle n'est qu'une complication, et se traduit surtout par l'épiphora; mais ce phénomène n'a qu'une durée passagère et le cours des larmes se rétablit dès que l'affection principale est guérie. Aussi ne décrirons-nous pas isolément l'inflammation aiguë simple du sac lacrymal et du canal nasal.

Dans certains cas, il est vrai, l'inflammation aiguë du sac se manifeste avec une violence extrême et prend la forme *phlegmoneuse*. Mais presque toujours, cet accident se produit dans le cours d'une inflammation chronique du sac et du canal nasal, et doit en être considéré comme une complication. C'est à ce titre que nous l'étudierons plus loin sous le nom de *dacryocystite phlegmoneuse*.

L'*inflammation chronique* du sac lacrymal et du canal nasal représente à elle seule presque toute la pathologie de cette portion des voies lacrymales. Pour quelques ophthalmologistes, le catarrhe est tout et le rétrécissement du calibre du canal, auquel on a fait jouer à une époque encore peu éloignée un rôle prépondérant, est secondaire ou n'a qu'une importance accessoire.

Nous allons décrire sous le nom d'*inflammation chronique* ou *catarrhe* du sac lacrymal et du canal nasal l'ensemble des symptômes et des lésions qu'on observe lorsque la libre excrétion des larmes se trouve interrompue dans la dernière portion des voies lacrymales. Par abréviation, toutefois, nous emploierons souvent l'expression de *dacryocystite chronique*, bien que rigoureusement elle ne s'applique qu'à l'inflammation du sac.

Inflammations chroniques du sac lacrymal et du canal nasal.

DACRYOCYSTITE CHRONIQUE

Étiologie. — La *fréquence* des inflammations des voies lacrymales est bien connue. Sur un total de 20 210 malades, le docteur Esmerian a trouvé que les affections des voies lacrymales (épiphora, dacryocystite et fistule lacrymale) représentaient 6 pour 100.

Le *sexe féminin* y prédispose d'une manière très évidente. Les femmes y sont presque deux fois plus exposées que les hommes. F. Terrier a signalé la rareté de ces affections à Bicêtre et leur fréquence à la Salpêtrière. Dans la statistique du docteur Esmerian, les femmes figurent pour le chiffre de 3,77 et les hommes pour celui de 2,33 pour 100.

L'*âge* exerce aussi une influence manifeste. C'est chez l'adulte que la dacryocystite a son maximum de fréquence, c'est-à-dire de vingt à soixante ans.

Chez l'enfant, elle s'observe exceptionnellement. Cependant Dolbeau et Galezowski ont cité des faits de tumeur lacrymale congénitale. Critchett admet aussi que chez les nouveau-nés l'ophthalmie purulente détermine assez souvent l'inflammation des voies lacrymales. De Wecker, il est vrai, met en doute la réalité du fait et insiste sur la grande rareté de ces affections avant la septième année.

Certaines conformations de la face paraissent constituer une prédisposition aux affections du sac et du canal nasal. L'écartement exagéré des deux angles internes des yeux, par suite de l'aplatissement du dos du nez tel qu'on l'observe dans le type mongol, a été signalé par de Arlt parmi les causes prédisposantes.

D'autre part, de Wecker dit avoir remarqué que dans le type tout opposé propre à la race israélite, ces affections se montrent avec une fréquence exagérée. Dans le premier cas, le canal nasal présenterait un aplatissement antéro-postérieur et dans le second un aplatissement latéral qui auraient l'un et l'autre pour effet d'en diminuer le calibre.

Il est vrai que l'étroitesse naturelle des voies lacrymales considérée par beaucoup d'auteurs comme une cause de dacryocystite n'aurait, d'après d'autres, qu'une importance secondaire, comparée à celle des lésions de la muqueuse qui les tapisse.

La prédilection de ces affections pour le côté gauche est réelle. Serres l'expliquait par une étroitesse congénitale du canal nasal de ce côté.

L'influence exercée, d'après le professeur Badal (de Bordeaux), par les vices de réfraction et en particulier l'hypermétropie, mérite considération, et peut-être dépend-elle de cette circonstance que l'hypermétropie accompagne fréquemment la conformation de la face propre au type mongol, déjà signalée.

Il y a lieu aussi d'accorder une large place à l'influence des *diathèses*.

Les *causes occasionnelles* de la dacryocystite sont représentées par les traumatismes, les tumeurs de la région et avant tout par les diverses inflammations qui peuvent atteindre soit primitivement, soit secondairement, la muqueuse du sac lacrymal et du canal nasal.

Les fractures des os avoisinant le sac lacrymal ou constituant le canal nasal peuvent entraîner une déviation telle qu'il en résulte un obstacle permanent au cours des larmes. Parfois elles déterminent des inflammations périostiques aboutissant au même résultat.

D'autres fois encore elles s'accompagnent de déchirures de la muqueuse suivies de rétrécissements cicatriciels. Cette dernière cause, cependant, est évidemment tout à fait exceptionnelle.

La présence de corps étrangers, de calculs (dacryolithes) dans les voies lacrymales est une cause d'obstruction et d'inflammation. Les différentes tumeurs agissent de la même façon, soient qu'elles se soient développées primitivement dans la cavité (polypes), dans les parois (exostoses), soit qu'elles proviennent des régions voisines, ainsi qu'on l'observe dans les cas de tumeurs bénignes ou malignes nées dans les fosses nasales, dans le sinus maxillaire ou dans le pharynx.

Abadie a signalé la coïncidence des caries dentaires avec la dacryocystite. Il pense que l'ostéo-périostite alvéolaire se transmet par voisinage jusqu'aux parois osseuses du canal nasal. Mais il faut aussi, comme l'a fait remarquer Panas, tenir compte dans ces cas de l'influence de la scrofule.

Dans un grand nombre de cas on ne trouve, pour expliquer le développement de la dacryocystite, aucune des causes que nous venons d'énumérer. C'est alors dans une inflammation primitive ou secondaire de la muqueuse des voies lacrymales que doit être cherchée l'explication des accidents observés.

L'ophthalmie purulente, l'ophthalmie granuleuse, peuvent être suivies de dacryocystite. Schirmer a même décrit une dacryocystite blennorrhagique. On signale aussi l'influence des fièvres exanthématiques.

Il faut avant tout se préoccuper de l'influence de deux diathèses : la syphilis et la scrofule.

La *syphilis* est une cause rare, incontestable cependant, de dacryocystite. Il résulte des observations réunies par Lagneau que c'est à la période tertiaire de la syphilis que se développe la dacryocystite. Elle est produite alors par des exostoses, des nécroses ou des perforations des os qui entrent dans la constitution des parois du canal lacrymo-nasal.

Lancereaux pense que la syphilis peut aussi, à la période des accidents secondaires, se manifester par une inflammation propre de la muqueuse du sac. Son opinion toutefois n'est pas encore généralement admise.

Dans la grande majorité des cas, c'est à la *scrofule* que se rattache le développement de la dacryocystite. Il est fréquent, en effet, de voir les sujets atteints de dacryocystite présenter en même temps des ulcérations de l'orifice des fosses nasales, les signes d'un coryza chronique et de la blépharite ciliaire.

Pathogénie. — Les idées les plus opposées sur la pathogénie des inflammations des voies lacrymales ont eu tour à tour cours dans la science. C'est seulement depuis l'époque où l'anatomie des voies d'excrétion des larmes a commencé à être bien connue que ces théories ont pris une base sérieuse. J.-L. Petit admettait que le canal nasal se trouvant oblitéré, les larmes s'accumulent dans le sac, le distendent à la longue, l'enflamment et finissent même par le rompre. Cette théorie toute mécanique n'a jamais été complètement abandonnée, malgré les travaux de Scarpa, qui fit jouer à l'inflammation le principal rôle dans la genèse des accidents. Ce que l'on sait bien aujourd'hui, c'est que l'oblitération du canal est exceptionnelle, que souvent il reste perméable et que l'inflammation de la muqueuse qui le tapisse est, au contraire, à peu près constante. Mais cette inflammation suffit-elle, à elle seule, pour déterminer les symptômes de la dacryocystite? Ne se développe-t-elle, au contraire, que lorqu'il existe au préalable un rétrécissement plus ou moins marqué du canal nasal? Ce sont là des questions encore non résolues, et les causes nombreuses que nous avons énumérées dans le paragraphe précédent démontrent que la pathogénie de l'affection n'est pas une, mais que l'inflammation y prend la plus grande part.

C'est à coup sûr une exagération de dire avec de Wecker que les sténoses et atrésies du canal ne doivent pas figurer dans l'étiologie de la dacryocystite catarrhale. Mais étudier sous le titre de rétrécissements du canal, comme le font quelques auteurs, tous les troubles fonctionnels observés dans les affections des voies lacrymales, c'est admettre comme constante une lésion qui fait défaut dans beaucoup des cas.

D'autre part, un simple changement dans la composition des larmes, l'alcalinité exagérée de cette sécrétion peut-elle, comme le pense Galezowski, suffire à provoquer l'inflammation de la muqueuse du sac? Il serait plus rationnel d'admettre avec Scarpa que l'inflammation résulte de l'action irritante du muco-pus sécrété par la conjonctive dans la blépharo-conjonctivite qui accompagne et précède parfois la dacryocystite.

Est-il même bien nécessaire d'invoquer l'action irritante du pus et le gonflement de la muqueuse du sac pour expliquer l'arrêt du cours des larmes dans les voies lacrymales? Une expérience curieuse de Weber, rappelée par Panas, a montré que dans un appareil disposé comme l'appareil lacrymal, l'introduction d'un liquide un peu visqueux suffit pour empêcher les larmes de circuler.

La rétention pure et simple des larmes dans le conduit lacrymo-nasal pourrait donc expliquer le catarrhe de la muqueuse du sac lacrymal. Or, cette stagnation se produit dans le cas de coryza un peu intense, par le gonflement de la pituitaire et l'obstruction de l'orifice inférieur du canal nasal qui résulte de cette tuméfaction.

On a invoqué encore, pour expliquer l'inflammation de la muqueuse du sac, l'absence de l'écoulement des larmes résultant de la déviation des points lacrymaux. De Wecker pense, au contraire, que l'absence du contact des larmes est plutôt favorable dans les cas d'inflammation du sac.

On voit par là que ni la théorie purement mécanique, ni la théorie de l'inflammation simple, n'expliquent suffisamment les phénomènes observés dans la dacryocystite chronique. L'inflammation de la muqueuse du sac et du canal nasal est incontestable. Le rétrécissement du canal nasal existe assurément dans bon nombre de cas, mais cette obstruction paraît aussi souvent l'effet que la cause de l'inflammation.

Dans l'état actuel de nos connaissances, on est donc amené à se demander s'il n'existe pas, indépendamment des causes mécaniques et inflammatoires déjà signalées, quelque cause ignorée des affections des voies lacrymales. Trancher la question en disant que l'inflammation des voies lacrymales est souvent idiopathique, ce n'est pas la résoudre, et répondre que l'inflammation de la muqueuse résulte de l'envahissement de cette membrane par des micro-organismes venus de la pituitaire ou de la conjonctive, c'est seulement en donner une explication plausible. C'est dans cette voie cependant que doivent être faites désormais les recherches des ophthalmologistes.

La présence de micro-organismes infectants parmi les sécrétions du sac lacrymal et du canal nasal, dans les cas de dacryocystite chronique, est démontrée par ce fait depuis longtemps observé que, sous l'influence du contact du muco-pus avec la conjonctive, il se développe des conjonctivites et des kératites aujourd'hui bien connues des ophthalmologistes. On sait aussi que l'opération de la cataracte chez les sujets atteints d'affections des voies lacrymales est presque toujours suivie d'infiltration purulente du lambeau cornéen et souvent même de phlegmon de l'œil. Tout prouve donc que les produits de sécrétion des voies lacrymales enflammées ont des propriétés infectantes spéciales. Knapp a insisté sur la fréquence des kératites septiques; or, d'après lui, elles se rencontreraient dans la moitié des cas de tumeurs lacrymales.

Il est probable, d'ailleurs, que ces micro-organismes proviennent aussi souvent de la pituitaire enflammée que de la conjonctive.

Anatomie pathologique. — On a rarement l'occasion de constater *de visu* les altérations du sac lacrymal et du canal nasal, dans les cas d'inflammation catarrhale, de tumeur ou de fistule lacrymales. Il existe cependant quelques observations d'autopsies, rapportées par Auzias-Turenne, par Dolbeau et surtout par Béraud. Ce qui ressort nettement des dissections de ces auteurs, c'est que la lésion la plus constante est l'inflammation de la muqueuse. De cette inflammation résulte l'épaississement, l'altération de la sécrétion et, dans la majorité des cas, la dilatation des parois du sac. Les altérations des points et conduits lacrymaux, les lésions osseuses, les rétrécissements et les oblitérations du canal nasal sont exceptionnels.

Dans le *catarrhe*, la muqueuse du sac lacrymal est épaissie; vue par sa face interne, elle est rouge, a un aspect tomenteux, forme des replis plus nombreux et sa surface présente une saillie plus accusée des papilles. Berlin a constaté la destruction de l'épithélium.

Parfois la couleur de la muqueuse est noirâtre, ardoisée.

Les ulcérations de la surface ne sont pas rares et Béraud a même signalé l'existence de petits kystes d'apparence glandulaire, laissant échapper par la pression un fluide analogue à celui que sécrètent les glandes de Meibomius. Depuis que Robin et Cadiat ont démontré l'absence de glandes dans la muqueuse, à l'état normal, ces petits kystes ne peuvent être considérés comme ayant l'origine que leur attribuait Béraud, mais leur existence n'en est pas moins réelle. Le même auteur admettait aussi que plusieurs replis valvulaires contribuent à gêner ou interrompre le cours des larmes et des sécrétions. Le plus élevé de ces replis, ou valvule de Huschke, est situé au point où les conduits lacrymaux s'abouchent dans le sac, mais pas plus que le repli situé à la partie supérieure du canal nasal, et qu'un autre occupant la partie moyenne du canal, ces replis ne constituent de véritables valvules. Toutefois, au point où le canal nasal s'ouvre dans le méat inférieur, la pituitaire par sa disposition représente mieux une valvule et, quelquefois, on a constaté l'oblitération à ce niveau.

Notons encore que la tuberculose du sac a été observée deux fois par Haab et que Gayet en a aussi rapporté une observation.

Du côté des parois osseuses, les altérations sont rares; la périostite, la nécrose ne se voient guère qu'à la suite de fausses routes produites par le cathétérisme. L'obstruction complète du canal osseux se rencontre surtout lorsqu'une exostose ou une tumeur du voisinage a déterminé une déviation des parois.

Les sécrétions du sac et du canal sont toujours altérées. Au lieu de conserver la transparence qui le caractérise à l'état normal, le mucus devient trouble; il prend l'apparence du muco-pus. Aux cellules d'épithélium cylindrique se mélangent des cellules de pus et de nombreux micro-organismes signalés par Sattler. Dans les cas de phlegmon, c'est du pus véritable que l'on trouve dans le sac.

Lorsqu'il y a *tumeur lacrymale*, le gonflement, l'épaississement de la muqueuse, sont en général remplacés par un amincissement atrophique de cette membrane qui prend une coloration ardoisée ou gris pâle, une surface lisse et un aspect plus ou moins analogue à celui d'une séreuse. A la surface on voit quelquefois des élevures d'apparence verruqueuse.

En même temps on constate une dilatation des parois du sac. Cette dilatation se fait lentement et le mécanisme qui la produit a été diversement compris par les auteurs. Pour les uns, elle résulterait de la pression exercée par les sécrétions accumulées dans la cavité et serait entravée par les poussées phlegmoneuses. De Arlt croit, au contraire que ces poussées inflammatoires, en ramollissant les tissus, sont la principale cause de la dilatation.

L'expansion de la poche se fait dans le sens où elle rencontre le moins de résistance, c'est-à-dire en avant, en dehors et en haut. Le sac peut acquérir, dans quelques cas exceptionnels, des dimensions considérables, celles d'un œuf de pigeon et déprimer, pour s'y loger, la branche montante du maxillaire inférieur, l'unguis et une partie de la paroi orbitaire interne. On a alors *la hernie du sac lacrymal* décrite par Heister.

Les modifications subies par la muqueuse lorsque la tumeur est volumineuse se traduisent par des changements dans la nature de la sécrétion. Elle devient plus fluide, plus transparente. Elle constitue alors ce qu'Anel avait appelé l'*hydropisie du sac*.

Lorsque les conduits lacrymaux ne sont plus perméables et que le canal nasal ne permet pas l'évacuation des sécrétions, le sac dilaté est alors transformé en une poche close de toutes parts et remplie par les sécrétions. C'est le *mucocèle* de Mackenzie. Mais, le plus ordinairement, le canal nasal ne s'oblitère pas et par la pression on peut évacuer le contenu par les fosses nasales.

Symptômes. — La description des symptômes de la dacryocystite chronique comprend en réalité celle de l'immense majorité des affections du sac lacrymal et du canal nasal, depuis les plus légères jusqu'aux plus graves. Les signes de la dacryocystite aiguë rentrent même dans cette description, car l'inflammation aiguë du sac rarement primitive, se montre le plus souvent comme complication dans le cours d'une dacryocystite chronique.

Mackenzie décrivait cinq périodes : 1° le larmoiement; 2° la blennorrhée; 3° les abcès; 4° la fistule; 5° la carie.

Mais il importe de remarquer que ces cinq périodes de la maladie ne se produisent pas forcément; que le plus souvent, la maladie s'arrête à la première ou à la seconde et que les trois autres, la dernière surtout, peuvent être considérées comme des accidents ou des complications. Chez beaucoup de malades, en effet, le larmoiement constitue pendant de longues années toute la maladie. Chez d'autres, après une période de larmoiement variable dans sa durée, apparaît le relâchement des parois du sac qui forme la tumeur. Ce n'est que dans un nombre de cas relativement restreint que se produit le phlegmon du sac et la fistule consécutive. Enfin les caries osseuses ne s'observent qu'exceptionnellement.

Il est intéressant de préciser par des chiffres le degré de fréquence de ces divers états de la maladie. Il résulte du tableau reproduit par de Wecker, d'après Esmérian, que sur 100 malades atteints d'affections des voies lacrymales (sac et canal nasal), 78 sont atteints de simple larmoiement, 18 de dacryocystite chronique (blennorrhée ou catarrhe), 2,7 de tumeur lacrymale et seulement 0,97 de fistule.

Nous admettons deux périodes dans la description de la dacryocystite chronique : 1° la période de *larmoiement;* 2° celle de la *tumeur lacrymale*.

Comme complications nous décrirons : 1° la *dacryocystite aiguë phlegmoneuse* et les *abcès;* 2° la *fistule lacrymale;* 3° la *carie* et la *nécrose*.

1re PÉRIODE. — LARMOIEMENT OU ÉPIPHORA

Le *larmoiement* ou *épiphora* est le signe propre à cette première période. C'est par l'écoulement des larmes que se manifeste l'inflammation des voies lacrymales à son début. Les larmes s'accumulent vers la commissure interne et au niveau du lac lacrymal; elles y sont pendant quelque temps retenues par la saillie du bord palpébral; elles donnent à la conjonctive un aspect brillant particulier que les Anglais désignent sous le nom de *watery eye*. Puis, par le fait d'un clignement involontaire, la couche de larmes accumulée au niveau du lac lacrymal s'échappe tout à coup et tombe sur la joue.

Le larmoiement, peu fréquent au début, du moins lorsque le patient séjourne dans une chambre ou dans un milieu dont la température est élevée, augmente beaucoup en fréquence et en quantité lorsque le sujet s'expose à l'air froid et surtout lorsqu'il marche contre le vent. Dans ce cas, l'écoulement des larmes devient excessivement pénible et gêne la vision, au point d'empêcher quelquefois la marche, lorsqu'il se fait des deux côtés à la fois. Le larmoiement s'exagère aussi par les temps humides.

Outre le larmoiement, les troubles fonctionnels consistent en une sensation de picotements, de brûlure au niveau de la commissure interne, et en une fatigue particulière pendant l'application à un travail quelque peu soutenu. Il y a quelquefois, surtout le soir, une véritable photophobie.

Si l'on examine l'œil malade, on constate habituellement une légère rougeur de la caroncule et du repli semi-lunaire. Il existe en même temps des signes de blépharite ciliaire et souvent une véritable *conjonctivite lacrymale*. La face cutanée; de la paupière inférieure, irritée par l'écoulement incessant des larmes, a une apparence eczémateuse. On signale aussi une sensation de sécheresse de la pituitaire du côté correspondant et dans quelques cas une altération de l'odorat. En même temps le rebord palpébral est un peu épaissi dans sa moitié interne au voisinage du point lacrymal. L'état de ce dernier est variable. Quelquefois il est plus saillant, plus apparent qu'à l'état normal et légèrement en éversion. D'autres fois, au contraire, il semble rapetissé et l'on a quelque peine à l'apercevoir.

La région du sac est un peu tuméfiée, mais sans changement de couleur à la peau. On y distingue moins bien qu'à l'état normal la saillie du ligament palpébral interne. La pression au niveau du sac ne donne pas au doigt une sensation de résistance notable, mais elle fait habituellement refluer par les points lacrymaux un peu de mucus plus ou moins mélangé de larmes. Ce mucus est opalin, avec quelques stries ou filaments blanchâtres, et non pas jaunâtre comme il le devient à une période plus avancée. Dans certains cas, la pression ne fait rien refluer par les points lacrymaux; c'est qu'alors l'évacuation a lieu par le canal nasal.

Cet état peut se prolonger pendant des mois et même des années.

2e PÉRIODE. — BLENNORRHÉE ET TUMEUR LACRYMALE

La *blennorrhée* et l'apparition de la *tumeur lacrymale* caractérisent la deuxième période de la dacryocystite chronique. Comme nous l'avons dit, cette deuxième période ne succède qu'exceptionnellement à la première et ne se montre que dans 2,7 pour 100 des cas.

Les signes énumérés plus haut persistent, mais la sécrétion se modifie et il s'y joint l'apparition de la tumeur.

Les modifications de la sécrétion consistent dans une couleur plus blanche du mucus plus abondamment mélangé de filaments; il prend les caractères du muco-pus. Ce changement dans l'aspect de la sécrétion est dû à la plus grande proportion des globules blancs par rapport aux cellules cylindriques que l'on trouve normalement dans la sécrétion du sac.

En même temps les parois du sac se laissent distendre progressivement. Cette distension coïncide généralement avec un amincissement de la muqueuse une diminution de la vascularisation. Elle ne semble pas résulter de l'accumulation des sécrétions dans le sac, comme on l'a longtemps admis. Il y a surtout modification dans la résistance de ses parois, et l'on remarque même qu'avec l'apparition de la tumeur coïncide souvent le retour de la perméabilité du canal nasal. Le retour de cette perméabilité éloigne l'idée d'une distension mécanique.

La tumeur se manifeste d'abord au-dessous du ligament palpébral interne; la peau est soulevée à ce niveau, sans changement de coloration. La tuméfaction s'étend au-dessus du ligament et prend ainsi une apparence bilobée; le lobe inférieur restant le plus volumineux. La forme de la tumeur est arrondie, à grand diamètre vertical. La sensation qu'elle donne au doigt est celle d'une élasticité molle. La pression fait refluer par les points lacrymaux les sécrétions accumulées dans le sac, ou bien, elle détermine leur évacuation par le canal nasal. Dans les deux cas, le doigt éprouve la sensation d'une résistance vaincue.

La tumeur lacrymale est moins volumineuse le matin, au moment du réveil, que dans la journée. Cette diminution de volume résulte de l'absence de l'action de l'air et des mouvements de clignement des paupières pendant le sommeil. Ces deux causes sont, en effet, dans la journée une source incessante d'irritation pour la muqueuse enflammée du sac.

Exceptionnellement, la tumeur lacrymale prend des dimensions considérables. On cite des cas dans lesquels elle a acquis le volume d'un œuf de pigeon. La difformité devient alors très gênante pour le malade. Toutefois, le développement de la tumeur ne se fait pas exclusivement en avant et en dehors; elle se creuse parfois une loge en dedans et en arrière aux dépens des os voisins. Dans un cas observé par de Arlt, la tumeur pourvue de diverticules s'était portée en arrière, entre la paroi orbitaire interne et le globe de l'œil dans une étendue de 18 millimètres. Heister avait observé de ces faits qu'il désignait sous le nom de *hernie du sac lacrymal*. Lorsqu'à un volume notable de la tumeur se joint un amincissement des parois du sac et de la peau qui la recouvre, la tumeur peut prendre une coloration bleuâtre qui lui a fait donner le nom de *varice* du sac lacrymal. Enfin, lorsque les conduits lacrymaux sont oblitérés et lorsque le canal nasal n'est pas redevenu perméable, le mucus accumulé dans le sac s'y trouve enkysté et la pression exercée sur les parois ne peut l'évacuer. On a alors la variété de tumeur que l'on désignait autrefois sous le nom de *mucocèle*. Béraud avait assigné pour origine à ce kyste une des glandules de la muqueuse dont le travail de Robin et Cadiat a démontré la non-existence. Peut-être le kyste se forme-t-il parfois aux dépens des parois en dehors de la cavité même du sac.

Les phénomènes subjectifs résultant de la tumeur lacrymale varient suivant que l'évacuation se fait par les points lacrymaux ou par le canal nasal. Lorsque les contractions de l'orbiculaire, en agissant sur le sac, font incessamment refluer par les points lacrymaux du muco-pus au niveau de la commissure interne, il en résulte une irritation permanente de la conjonctive palpébrale. Lorsque l'évacuation par cette voie n'est opérée qu'à des intervalles plus ou moins éloignés par la pression qu'exerce le malade sur sa tumeur, ces inconvénients sont moins marqués. Enfin si, comme il arrive souvent, le canal nasal redevient perméable, la pression faisant refluer dans le méat moyen les sécrétions accumulées, l'irritation de la conjonctive est beaucoup moindre.

Dans les cas où il y a enkystement des sécrétions dans le sac (mucocèle), une inflammation phlegmoneuse est à craindre. Cette complication se montre encore lorsque le contenu du sac s'évacue soit par les points lacrymaux, soit par le canal nasal.

Si la guérison spontanée de la tumeur lacrymale n'est pas impossible, il est habituel de la voir persister indéfiniment lorsqu'elle n'est pas traitée, surtout lorsque la dilatation du sac a pris des dimensions un peu considérables. D'autre part, les complications phlegmoneuses peuvent amener la guérison, comme nous le verrons plus loin.

Complications des inflammations chroniques des voies lacrymales.

1° DACRYOCYSTITE PHLEGMONEUSE. — ABCÈS

Dans l'évolution complète des affections inflammatoires des voies lacrymales telle que l'a décrite Mackenzie, l'apparition de la dacryocystite phlegmoneuse et des abcès constitue la troisième période de la maladie. Il est préférable de considérer la dacryocystite phlegmoneuse aiguë comme un accident ou une complication. Sa fréquence est en effet très faible.

Les causes qui la déterminent sont mal connues. On admet, sans preuves, l'influence du froid ou d'une irritation banale. Il est plus rationnel de croire que la suppuration du sac et du tissu cellulaire qui l'entoure ne se produit que lorsqu'une ulcération spontanée ou une éraillure due au cathétérisme a déterminé une solution de continuité de la muqueuse. On note, en effet, quelquefois la coloration brunâtre des sécrétions expulsées par les points lacrymaux dans les jours qui précèdent l'inflammation phlegmoneuse. Cette coloration est l'indice de petites hémorrhagies qui se sont faites dans le sac. Il se peut même que la dacryocystite phlegmoneuse soit précédée de la formation d'une fistule *borgne interne* résultant d'une perforation antérieure du sac, non suivie immédiatement d'inflammation suppurative. Peut-être aussi faut-il l'intervention d'un micro-organisme nouveau, provenant de la conjonctive ou de la pituitaire et venant ajouter son action à celle des nombreux micro-organismes qui se rencontrent dans les sécrétions du sac lacrymal et du canal nasal.

La dacryocystite phlegmoneuse s'annonce par une tuméfaction rapide de toute la région du sac, par une aggravation dans le larmoiement, par une rougeur de la peau, avec production d'un œdème qui peut envahir toutes les paupières. La tuméfaction phlegmoneuse s'étend ainsi que la rougeur vers la racine du nez, vers l'aile du nez, et descend jusque sur la joue. L'aspect de la région donne l'idée d'un érysipèle de la face au début, d'autant mieux que, comme on le sait, l'érysipèle de la face débute en ce point lorsqu'il succède à un érysipèle transmis des fosses nasales par les voies lacrymales. Cependant la tuméfaction de l'érysipèle est plus étendue et ses bords, plus nets, forment généralement bourrelet. La coloration est peut-être aussi moins vive et plus uniformément répandue que dans le cas de dacryocystite aiguë. Dans cette dernière affection, la rougeur est surtout prononcée là où existe le maximum de tuméfaction, c'est-à-dire au niveau même du sac lacrymal.

Au milieu du gonflement des paupières et du chémosis bulbaire, il est souvent difficile d'explorer les points et les conduits lacrymaux. La douleur est vive et la pression au niveau du sac, difficilement supportée, ne fait pas habituellement refluer le contenu par les points lacrymaux, alors même que ce reflux se produisait facilement jusque-là.

Au début, le doigt perçoit au niveau du sac une sensation de résistance véritable, puis peu à peu l'induration diminue et lorsque le pus se collecte, on arrive à sentir de la fluctuation au-dessous du tendon de l'orbiculaire. C'est en ce point, en effet, que se forme et s'ouvre l'abcès, car il est exceptionnel de voir le pus se faire jour par les points lacrymaux ou par le canal nasal.

Mais l'ouverture à la peau ne se fait pas toujours directement. Le pus ayant franchi les limites du sac, se diffuse dans le tissu cellulaire sous-cutané et se fait jour au dehors par un ou plusieurs orifices précédés par des trajets plus ou moins sinueux. Ces orifices sont quelquefois assez nombreux pour représenter la disposition dite en *pomme d'arrosoir*.

La douleur localisée, la sensation de pulsations, de battements, au moment de la formation du pus et quelques phénomènes généraux, précèdent l'ouverture de l'abcès.

Cette ouverture est immédiatement suivie d'un soulagement marqué et l'orifice tend à se refermer lorsque le pus a été évacué. Dans certains cas, la cicatrisation est définitive. Mais souvent aussi, après une cicatrisation momentanée, l'orifice donne de nouveau passage au pus et l'ouverture devient permanente. La fistule est alors constituée.

L'ouverture de l'abcès ne se fait pas toujours du côté de la peau. Dans des cas exceptionnels le pus se fraye une voie par le canal nasal et, d'après de Wecker, il fuserait parfois alors entre la muqueuse décollée et le canal osseux. Il peut encore être évacué dans les fosses nasales à travers l'unguis nécrosé ou dans le cul-de-sac conjonctival par un trajet oblique. La migration du pus en arrière vers la cavité orbitaire a été observée. Elle donne lieu au développement d'un phlegmon orbitaire suivi parfois d'abolition de la vision (de Wecker).

Le *diagnostic* de la dacryocystite phlegmoneuse ne présente pas dans la plupart des cas de difficultés. On peut cependant la confondre au début avec l'érysipèle, comme nous l'avons dit plus haut, mais l'erreur n'est pas généralement de longue durée. Dans quelques cas un furoncle développé au-devant du sac pourrait donner lieu à confusion. On insistait beaucoup autrefois sur le diagnostic différentiel avec l'*anchylops*, nom sous lequel les anciens désignaient tous les abcès nés dans cette région et indépendants du sac lacrymal. La rareté bien démontrée de ces abcès a fait perdre à ce diagnostic une partie de son importance. Lorsqu'on voit, chez un sujet antérieurement atteint de larmoiement et de tumeur lacrymale, se développer une tuméfaction inflammatoire exactement située dans la région du sac lacrymal, on peut presque à coup sûr affirmer qu'il s'agit d'une dacryocystite phlegmoneuse.

Il faut encore songer, dans le diagnostic de la dacryocystite phlegmoneuse, à la possibilité de confondre avec elle une tumeur sarcomateuse provenant des fosses nasales et envahissant le sac après avoir passé à travers le canal nasal. L'évolution rapide de ces tumeurs, l'inflammation qu'elles développent autour d'elles, peuvent quelquefois donner lieu à l'erreur.

Le *pronostic* de la dacryocystite phlegmoneuse est sérieux. Sans doute il arrive quelquefois que la suppuration du sac en détermine l'oblitération et que l'on obtient ainsi la guérison d'une tumeur lacrymale rebelle, mais il ne faut pas compter sur ce mode de terminaison, et une première atteinte de dacryocystite phlegmoneuse prédispose habituellement à des rechutes.

2° FISTULE LACRYMALE

La fistule lacrymale représente le mode le plus habituel de terminaison de la dacryocystite phlegmoneuse. Elle consiste en un orifice anormal faisant communiquer l'intérieur du sac lacrymal avec l'extérieur, par l'intermédiaire d'un trajet qui n'a pas de tendance à se cicatriser et livre passage à divers produits de sécrétion.

Presque jamais la fistule lacrymale ne reconnaît une origine traumatique et très rarement elle est consécutive à une altération des os voisins sous la dépendance de la syphilis ou de la scrofule.

Nous avons en vue, dans cette description, la fistule dont l'orifice s'ouvre à la peau. Les autres lieux d'ouverture sont tout à fait exceptionnels.

L'orifice cutané n'est pas toujours unique; on compte souvent plusieurs orifices plus ou moins rapprochés ou disposés en pomme d'arrosoir, suivant l'expression consacrée. La situation habituelle répond à la partie la plus inférieure du sac, à quelque distance au-dessous du ligament palpébral interne. Les dimensions varient beaucoup; quelquefois il n'existe qu'un pertuis capillaire difficile à reconnaître, mais cela est rare. Ordinairement l'orifice a 1 à 2 millimètres. Il est souvent dissimulé par des croûtes provenant des sécrétions desséchées. Lorsque la fistule est ancienne, les bords de l'orifice sont minces, lisses, sans changement de couleur de la peau. Parfois, cependant, il existe des fongosités au pourtour, surtout dans les cas récents.

Le trajet qui succède à l'orifice cutané est rarement direct; il a une obliquité plus ou moins prononcée. En effet, avant l'ouverture de l'abcès, le pus a presque toujours décollé la peau et déterminé la formation de clapiers. Cette disposition anfractueuse contribue à la formation d'abcès nouveaux et met obstacle à la cicatrisation du trajet. Elle gêne aussi les explorations pratiquées avec le stylet. S'il n'est pas rare d'observer des orifices cutanés multiples, il faut reconnaître que les trajets auxquels ils correspondent se réunissent généralement en un orifice interne unique s'ouvrant dans le sac. Lorsque l'extrémité du stylet est parvenue dans le sac, elle y rencontre le plus ordinairement des fongosités qui donnent une sensation de mollesse particulière. Le stylet fait aussi reconnaître les dénudations osseuses par la sensation qui leur est propre.

Cependant par ce mode d'exploration il n'est pas toujours facile de s'assurer que l'on a réellement pénétré dans la cavité du sac. Les injections poussées par les points lacrymaux sont alors nécessaires pour démontrer que le trajet fistuleux communique avec le sac lacrymal. On réussit aussi quelquefois à faire passer un fin stylet des conduits lacrymaux par la fistule.

Notons enfin qu'on peut souvent faire pénétrer par la fistule une sonde de Bowmann, dans le canal nasal resté perméable.

Lorsque la fistule lacrymale cutanée existe depuis un certain temps, elle fournit une quantité variable de pus, dont l'écoulement ne se fait pas d'une façon continue. Il se forme au niveau de l'orifice des croûtes qui interrompent l'écoulement et en comprimant le sac le patient fait refluer le pus par les points lacrymaux ou l'évacue par les fosses nasales. De Wecker fait remarquer que lorsque les conduits lacrymaux communiquent avec le sac, on voit, au moment du clignement des paupières, le liquide prêt à s'écouler par la fistule rentrer dans le sac. Quelquefois la gouttelette s'échappe précisément au moment où les paupières s'écartent.

Les inconvénients de la présence d'un orifice fistuleux sont très marqués et la peau de la région présente un état habituel d'excoriation entretenu par l'écoulement intermittent du pus et par le contact renouvelé de la sécrétion des larmes. En outre, lorsqu'il existe plusieurs orifices et des fongosités du sac, la difformité qui en résulte est des plus choquantes.

La fistule lacrymale ne peut guère être confondue avec une autre affection lorsqu'elle a été précédée par l'existence bien constatée d'une tumeur lacrymale ou d'un larmoiement rebelle. Un abcès périostique développé au niveau de la branche montante du maxillaire supérieur, ou d'un point voisin du pourtour de l'orbite, pourrait cependant laisser persister une fistule capable d'induire en erreur. Parinaud (*Arch. de méd.*, 1880, I, p. 667), a même observé des cas de fistules dentaires ouvertes au niveau du rebord orbitaire inférieur ou dans le voisinage du sac lacrymal. Ces fistules peuvent simuler des fistules lacrymales. Il existe, d'après Parinaud, une disposition anatomique spéciale pour expliquer l'ouverture en ces points de fistules dentaires. On trouve en effet, sur le squelette desséché, un petit canalicule qui, partant des foramina alvéolaires de la dent canine, vient s'ouvrir par deux orifices près de la gouttière de l'unguis.

La fistule lacrymale, une fois constituée, n'a pas de tendance à guérir. Elle persiste indéfiniment, à moins qu'un traitement efficace n'intervienne. Les petites fistules à orifice capillaire qui communiquent avec un sac dont la muqueuse est redevenue presque normale et ne donnent issue qu'à un liquide transparent, sont particulièrement rebelles au traitement.

5° CARIES ET NÉCROSES

Les altérations osseuses des parois du canal nasal constituent la dernière et la plus grave des complications observées à la suite de la fistule lacrymale.

On ne peut plus les envisager, avec Mackenzie, comme représentant la dernière période des inflammations des voies lacrymales, car elles sont très exceptionnelles.

Le traitement par la dilatation en était souvent la cause à l'époque où cette dilatation était permanente et pratiquée à l'aide de clous (Scarpa) ou de canules (Dupuytren), laissés à demeure dans le canal.

Aujourd'hui la carie et la nécrose de l'unguis, du cornet inférieur, de la branche montante du maxillaire inférieur, résultent quelquefois d'accidents dans le cathétérisme pratiqué avec les sondes de Bowmann, et notamment des fausses routes assez fréquentes dans l'emploi de cette méthode. On les observe aussi à la suite de dacryocystites phlegmoneuses non traitées. Les scrofuleux, les syphilitiques, les albuminuriques et, d'une manière générale, les sujets cachectiques y sont particulièrement exposés.

L'abondance de la suppuration et le mélange fréquent de sang au pus, caractérisent les altérations osseuses que le stylet fait constater facilement par le trajet fistuleux ou les voies naturelles. La périostite de la branche montante du maxillaire supérieur se reconnaît à l'augmentation de volume et à la sensibilité de la région.

Le pronostic des altérations osseuses est toujours sérieux. La guérison ne peut être obtenue lorsqu'il y a carie ou nécrose qu'après l'élimination des parties mortifiées, et l'oblitération des voies lacrymales est la terminaison la plus favorable qu'on puisse espérer.

Traitement des inflammations des voies lacrymales.

Le traitement des inflammations du conduit lacrymo-nasal et de leurs complications présente de réelles difficultés. Depuis Anel, qui, dès 1713, essaya l'un des premiers d'appliquer à ces affections un traitement rationnel, la thérapeutique a subi des fortunes diverses et a vu se succéder un nombre considérable de méthodes et de procédés qui, pour la plupart, n'appartiennent plus aujourd'hui qu'à l'histoire de la chirurgie. Ces méthodes et ces procédés ont varié suivant les théories qui ont eu cours sur la nature des lésions et sur l'origine des troubles fonctionnels.

A l'époque peu éloignée où dominait encore l'idée du rétrécissement, la méthode de dilatation imaginée par Bowmann constitua un progrès réel et fut jugée toujours applicable. Mais on ne tarda pas à s'apercevoir que les cas en apparence les plus simples, dans lesquels l'épiphora est presque le seul symptôme, étaient précisément ceux qui se montrent le plus rebelles au traitement. Aujourd'hui, on tend à faire jouer un rôle prépondérant à l'inflammation dans la genèse des troubles fonctionnels, et si la dilatation est toujours employée, on cherche surtout à modifier les sécrétions. L'idée toute moderne que les lésions inflammatoires résultent de la présence de micro-organismes est peut-être destinée à transformer la thérapeutique.

Le *traitement médical* n'a habituellement qu'un rôle accessoire et adjuvant. Il ne doit pas cependant être négligé. Nous avons vu que si, dans un grand nombre de cas, la scrofule figure dans l'étiologie des affections qui nous occupent, la syphilis n'y est pas toujours étrangère.

On devra donc, le plus souvent, prescrire un traitement général antiscrofuleux, donner l'huile de foie de morue, le sirop d'iodure de fer à l'intérieur. Si l'on soupçonne la syphilis, c'est à l'iodure de potassium à dose progressive et jusqu'à 4 et 5 grammes par jour que l'on aura recours. A cette dose seulement on peut espérer agir sur les lésions périostiques.

On peut aussi ranger sous la dénomination de traitement médical les moyens locaux employés pour modifier l'état de la muqueuse pituitaire. S'il existe en même temps une altération de cette muqueuse, on devra toujours prescrire les grands lavages des fosses nasales, pratiqués chaque jour avec l'eau salée, la solution d'acide borique ou telle autre solution antiseptique que l'on jugera nécessaire.

L'emploi des pommades et des collyres astringents rentre dans la catégorie des moyens médicaux, mais, vu leur inefficacité habituelle, mérite à peine une simple mention. Quaglino avait conseillé de porter avec un pinceau une petite quantité de poudre d'acétate de plomb dans le grand angle de l'œil, de telle sorte que ce sel, se dissolvant peu à peu, pénétrât dans le sac à l'état de solution concentrée. Il ne paraît pas que ce traitement ait procuré autre chose que de simples améliorations.

Le *traitement chirurgical* envisagé dans son ensemble comprend trois grandes méthodes : 1° le *rétablissement des voies naturelles;* 2° la *création de voies artificielles;* 3° la *suppression de l'organe sécréteur* ou de l'*appareil excréteur*. De ces trois méthodes, la deuxième est complètement inusitée aujourd'hui. C'est à la première que l'on s'adresse dans la grande majorité des cas. La dernière ne trouve d'indication que dans des cas exceptionnels.

La première méthode cherche à rétablir dans leur intégrité primitive les voies lacrymales en modifiant l'état de la muqueuse du sac et du canal, par les *injections* ou les *cautérisations*, s'il n'y a que des lésions inflammatoires. Elle y joint la restauration du calibre de ces voies, s'il y a rétrécissement primitif ou consécutif, soit par l'*incision*, soit par la *dilatation*.

C'est toujours, en somme, à l'un de ces moyens que l'on a recours; mais il faut surtout s'appliquer à bien saisir les indications, à discerner si les lésions inflammatoires l'emportent sur le rétrécissement et ne pas vouloir employer dans tous les cas le traitement qui s'adresse au seul rétrécissement.

Nous allons examiner successivement le traitement qui convient : 1° au catarrhe; 2° à la tumeur lacrymale; 3° à la dacryocystite phlegmoneuse; 4° à la fistule lacrymale; 5° aux cas rebelles et compliqués.

Traitement du catarrhe du sac lacrymal et du canal nasal. — Cet état est caractérisé par l'épiphora. Nous avons vu que les déviations, les atrésies, les inflammations des points et conduits lacrymaux peuvent en dehors des affections du sac y donner naissance et nous supposons que cette première partie des voies lacrymo-nasales ne doit pas être mise en cause.

Après avoir dilaté avec le stylet conique le point lacrymal inférieur, on introduit une sonde de Bowmann, n° 1, jusqu'à ce qu'elle arrive au contact de la paroi interne du sac. Pour cela, on a soin de pousser la sonde horizontalement par le conduit lacrymal, en tendant la paupière inférieure. Une sensation de

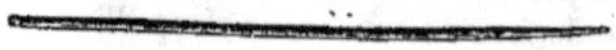

Fig. 209. — Stylet conique dilatateur.

résistance osseuse indique que l'extrémité de la sonde n'est séparée de l'os unguis que par l'épaisseur de la muqueuse. La sonde est alors relevée par un

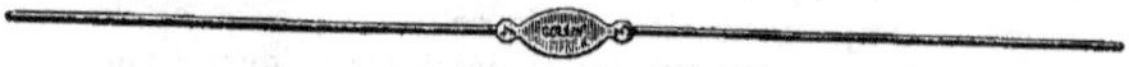

Fig. 210. — Sonde de Bowmann.

mouvement d'arc de cercle jusqu'à ce qu'elle soit à peu près verticale et qu'elle appuie sur la partie la plus interne de l'arcade orbitaire. La direction à donner à la sonde pour la faire pénétrer dans le canal nasal doit être oblique de haut en bas, d'avant en arrière et un peu de dedans en dehors. Le degré de cette dernière obliquité est assez bien indiqué par le sillon naso-labial auquel la sonde doit rester parallèle. Par une pression soutenue on cherche alors à introduire la sonde dans le canal nasal. Si cette pénétration est facile, on en conclut qu'il n'y a pas de rétrécissement très étroit de ce conduit et l'on substitue à la sonde n° 1 la sonde n° 2. Il est souvent nécessaire d'inciser légèrement le point et le conduit lacrymal avec le couteau de Weber, pour introduire la sonde n° 2. Si la sonde n° 3 pénètre aisément dans le canal, on peut exclure l'idée d'un rétrécissement du canal comme cause de l'épiphora et du catarrhe du sac.

Dans cette manœuvre du *cathétérisme* que nous venons de décrire, il ne faut jamais employer la force, sous peine de faire des fausse routes.

L'injection d'une solution boriquée, avec la seringue d'Anel, par le point lacrymal inférieur, permet aussi de se rendre compte, mais avec moins d'exactitude, du degré de perméabilité des voies lacrymales. Cependant si l'injection passe rapidement dans les fosses nasales, on en conclura qu'il n'existe pas de rétrécissement. Si l'injection passe très lentement ou ne passe pas, le rétrécissement du canal est probable bien que d'autres obstacles, tels qu'une sécrétion muqueuse épaisse ou un repli de la muqueuse, puissent aussi expliquer l'arrêt de la colonne liquide.

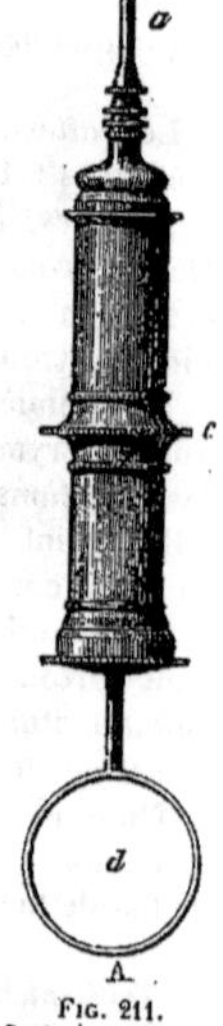

Fig. 211. Seringue d'Anel.

Lorsque ces deux explorations réunies font reconnaître l'absence de rétrécissement, le traitement doit être borné à l'emploi des injections modificatrices. On fait usage, le plus généralement, de solutions astringentes, telles que celle de sulfate de zinc à 1 pour 200 ou de nitrate d'argent à 1 pour 500. Dans les cas légers, la solution saturée d'acide borique, ou une solution de sublimé à 1 pour 2000, sera suffisante.

La seringue d'Anel, munie d'une petite canule très fine, servira à pratiquer ces injections, qui seront répétées tous les jours. On aura soin de presser fréquemment dans l'intervalle sur la région du sac pour empêcher le séjour des sécrétions altérées. En même temps on prescrira les douches nasales quotidiennes d'eau salée ou de solution boriquée destinées à modifier la pituitaire.

Lorsque le cathétérisme a fait reconnaître l'existence d'un *rétrécissement*, la dilatation progressive doit être pratiquée. Bowmann a rendu un service signalé en faisant construire une série de sondes en argent malléable dont le calibre s'accroît régulièrement du n° 1 au n° 6. Pour la dilatation progressive d'un rétrécissement, on incise le point lacrymal inférieur avec le couteau de Weber, en évitant de fendre le conduit sur toute sa longueur comme on le fait trop souvent, et l'on introduit une sonde n° 1 ou 2, suivant les indications données plus haut. La sonde une fois introduite est laissée en place dix minutes ou un quart d'heure. Le cathétérisme est répété tous les jours et lorsque le n° 4 passe facilement, il y a rarement avantage à employer les deux derniers numéros. Au début on observe assez souvent un peu d'exagération de l'épiphora et de la sécrétion, mais au bout de quelques séances, une amélioration sensible se manifeste. Toutefois ce traitement est long : il demande six semaines ou deux mois pour donner un résultat de quelque durée, et de loin en loin, les patients ont besoin de reprendre la dilatation.

Lorsque l'introduction des sondes détermine une douleur notable, on peut faire une instillation de quelques gouttes de cocaïne au niveau du grand angle de l'œil.

Si le rétrécissement est très marqué, l'introduction de la sonde n° 1 de Bowmann devient difficile et, en raison de sa finesse, expose à des fausses routes. On peut alors avoir recours à la sonde biconique de Weber. Introduite par le conduit lacrymal inférieur ou supérieur, elle permet d'agir avec plus de force sur le point rétréci. Mais beaucoup d'ophthalmologistes, et notamment de Wecker, rejettent la dilatation forcée. La dilatation par les tiges de laminaire proposée par Critchett n'a pas donné les résultats annoncés et expose aussi à des accidents.

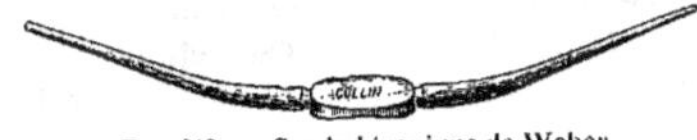

Fig. 212. — Sonde biconique de Weber.

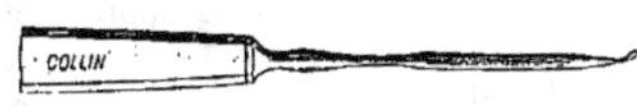

Fig. 213. — Dilatateur de A. Trousseau.

Trousseau a récemment fait fabriquer un stylet en argent monté sur un manche qui permet de pratiquer la dilatation avec plus de sécurité qu'avec les sondes de Bowmann ou de Weber.

Mieux vaut, lorsque le rétrécissement est très serré, ou résiste à la dilatation progressive, avoir recours à la *stricturotomie* de Stilling. Cette opération, dont l'idée première appartient à Gerdy et à Malgaigne, a été reprise par Jæsche (de Moscou), et régularisée par l'ophthalmologiste de Cassel. Elle consiste à fendre largement le conduit lacrymal supérieur avec le couteau de Weber et à sectionner ensuite le ligament palpébral interne. Au couteau de Weber on substitue alors le couteau spécial de Stilling, dont la pointe mousse est poussée dans la direction du canal et incise tout ce qui résiste, y compris la paroi osseuse ; on retire un peu la pointe et on renouvelle l'incision dans deux ou trois directions différentes. Une sonde n° 3 ou 4 peut alors franchir facilement

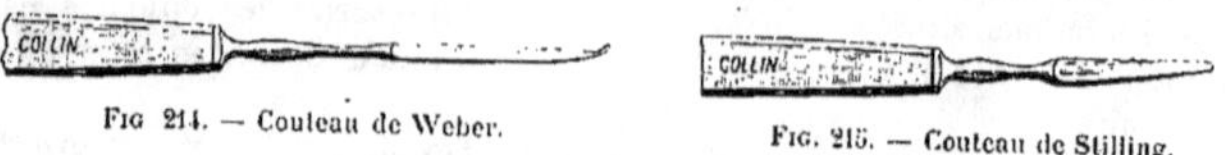

FIG 214. — Couteau de Weber. FIG. 215. — Couteau de Stilling.

le rétrécissement incisé. Quelques ophthalmologistes cependant recommandent de ne pas faire le cathétérisme après la stricturotomie.

Cette opération abrège incontestablement la durée du traitement. Elle reste distincte de la simple section du ligament palpébral interne que de Wecker pratiquait avant l'époque où Stilling proposa la stricturotomie.

Gorecki a appliqué aussi l'*électrolyse* à la cure des rétrécissements des voies lacrymales.

Quel que soit le moyen employé pour rétablir le calibre du canal nasal, il est nécessaire d'y joindre l'emploi des injections modificatrices astringentes ou antiseptiques. Ces injections se font à l'aide de sondes creuses correspondant au calibre du n° 3 ou 4 des sondes de Bowmann. La canule est introduite avec

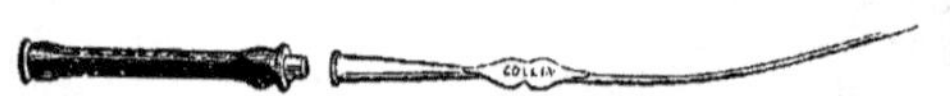

FIG. 216. — Sonde de Weber pour les injections.

un mandrin au delà du point rétréci, et la seringue adaptée ensuite au pavillon de la canule. On retire celle-ci en poussant l'injection qui agit d'une manière rétrograde. Les injections, doivent être continuées pendant un temps souvent fort long et ne doivent pas être cessées brusquement.

On recommande en outre aux malades de presser fréquemment sur le sac dans l'intervalle des injections pour empêcher le séjour des sécrétions.

Malgré la lenteur de ce traitement, on est en droit d'en attendre de bons résultats. On a généralement renoncé à la dilatation permanente. Ed. Meyer, cependant, emploie encore de petites sondes en argent qu'il laisse plusieurs jours en place et dont l'extrémité libre fait une saillie à peine appréciable au niveau du conduit lacrymal où elle se recourbe en crochet. Le même auteur dit s'être bien trouvé dans quelques cas de l'ablation partielle de la caroncule.

La dilatation du canal nasal de bas en haut, par la méthode de Lafforest et de Gensoul a été abandonnée à cause des difficultés d'exécution.

Traitement de la tumeur lacrymale. — Le traitement que nous venons d'exposer pour les cas de catarrhe des voies lacrymales est applicable à ceux où il existe une tumeur formée par le sac dilaté. Les mêmes indications subsistent, à savoir, de rétablir la perméabilité des voies lacrymales, et de modifier les sécrétions. Il s'y ajoute une nouvelle indication, qui est de restituer au sac sa configuration primitive.

On commencera donc par dilater le canal nasal à l'aide des sondes, s'il existe un rétrécissement, et l'on insistera sur les injections modificatrices. Verneuil a tenté d'injecter la teinture d'iode pure à l'aide d'une seringue hypodermique, en ponctionnant la paroi antérieure du sac. Mais cette injection a quelquefois déterminé des accidents phlegmoneux, et il est préférable de s'en tenir aux injections simplement astringentes ou légèrement caustiques pratiquées par les conduits lacrymaux. Les modifications qu'elles produisent sur la muqueuse arrivent à la longue à tarir la sécrétion. Cependant il est utile d'y joindre la compression du sac et la section du ligament palpébral interne.

La compression du sac doit être effectuée aussi fréquemment que possible par les malades pour en évacuer le contenu et en empêcher la distension. En appuyant avec le doigt sur la paroi antérieure du sac, les produits de sécrétion refluent par les conduits lacrymaux ou sont évacués par le canal nasal. On peut ajouter, à cette compression intermittente, une compression permanente, pendant la nuit, à l'aide de rondelles d'amadou superposées ou d'une boulette de coton maintenue par une bande. Dionis employait déjà ce moyen chez les enfants, et Verduc avait fait construire un petit bandage spécial pour opérer cette compression. Mais, quel que soit le moyen employé, elle est rarement parfaite.

La *section du ligament palpébral interne* a été préconisée par de Wecker. Elle s'effectue à l'aide du couteau de Weber introduit dans le sac par le conduit lacrymal supérieur. Le tranchant est dirigé en avant et le manche tenu verticalement pendant que la commissure est fortement attirée en dehors. Le ligament palpébral interne est ainsi tendu et fait une forte saillie. En portant en avant par un mouvement de bascule, le tranchant du couteau, la section du ligament palpébral se produit et donne la sensation d'une résistance vaincue.

Cette section est considérée par de Wecker comme un adjuvant puissant pour la reconstitution du sac dilaté. Il pense même que l'opération de Stilling n'agit efficacement dans le traitement des affections des voies lacrymales qu'en opérant la section du ligament palpébral interne.

Traitement de la dacryocystite phlegmoneuse. — Lorsque cette complication se présente dans le cours du catarrhe du sac et du canal nasal, le chirurgien doit, autant que possible, éviter l'ouverture à la peau de l'abcès en voie de formation. L'incision de l'abcès entraîne le plus souvent, en effet, comme son ouverture spontanée, la production d'une fistule.

Malgré le gonflement inflammatoire et la sensibilité toujours vive des parties, après un lavage antiseptique, on recherchera donc les points lacrymaux. Si le point lacrymal supérieur est accessible, on y introduit le couteau de Weber et l'on sectionne le conduit. Le couteau est ensuite poussé dans le sac et opère le débridement du ligament palpébral interne. On peut aussi, par cette voie, pratiquer la stricturotomie avec le couteau de Stilling, et faire ensuite des injections antiseptiques pour entraîner les sécrétions ou introduire dans la cavité du sac de la poudre d'iodoforme, de salol ou d'acide borique, à l'aide d'une sonde creuse.

Si, comme il arrive encore assez souvent, les points lacrymaux ne peuvent être retrouvés en raison du gonflement des parties ou de l'indocilité du patient, l'incision de la peau est alors pratiquée au point où l'abcès proémine, et l'on applique un pansement antiseptique (poudre d'iodoforme ou de salol). Quand la cicatrisation ne se fait pas, le traitement ultérieur est celui de la fistule.

Traitement de la fistule lacrymale. — La fistule constituée, l'indication principale est encore de rétablir la perméabilité des voies lacrymales. On doit donc agir comme dans le cas de catarrhe ou de tumeur et faire le cathétérisme par les conduits lacrymaux. De Wecker pose en principe que *toute fistule lacrymale se ferme spontanément dans l'espace de quelques jours, lorsqu'on a fait largement communiquer le sac lacrymal avec le sac conjonctival au moyen du débridement.* Il conseille donc de ne pas chercher à oblitérer le sac, de débrider le ligament palpébral interne, d'introduire les sondes de Bowmann, en se bornant aux n°s 2 ou 3 et de pratiquer des injections antiseptiques.

Le cathétérisme du canal par l'orifice fistuleux doit être évité. Depuis longtemps on a reconnu les inconvénients du séjour du *clou* que Scarpa laissait en permanence dans la fistule. La *canule* de Dupuytren, que certains malades ont portée pendant de nombreuses années, a trop souvent déterminé des altérations osseuses, et plus d'une fois il a fallu recourir à une opération laborieuse pour extraire une canule oubliée et devenue le point de départ d'accidents graves.

Malgré les bons résultats que donne la dilatation pratiquée par les voies naturelles associée aux injections, il faut reconnaître cependant que certaines fistules, notamment les petites fistules de dimensions capillaires résistent au traitement avec une persistance désespérante.

Récemment Venneman (de Louvain) a obtenu de bons effets de la cautérisation de la fistule lacrymale par l'acide lactique. Il introduit chaque jour dans le trajet fistuleux une mèche de gaze à l'acide lactique et applique par dessus un pansement antiseptique.

Les fistules compliquées de décollements cutanés étendus, de fongosités volumineuses, sont avantageusement modifiées par une cautérisation au thermocautère, mais le plus souvent on n'a recours à l'emploi de la cautérisation, ainsi que nous allons le dire, que pour détruire le sac lui-même.

Traitement des cas rebelles et compliqués. — Lorsque, malgré les moyens qui viennent d'être indiqués, les troubles fonctionnels et les lésions locales persistent, par suite de l'existence d'un rétrécissement infranchissable du canal ou d'une fistule du sac, la seule ressource est de supprimer le passage des larmes par les voies naturelles ou de détruire l'appareil sécréteur.

C'est un fait d'observation que, lorsque les liquides cessent d'arriver en contact avec la muqueuse du sac lacrymal, les phénomènes d'irritation et les troubles fonctionnels disparaissent.

On obtient la suppression du passage des larmes par l'*oblitération des points et conduits lacrymaux* ou par la *destruction du sac* lui-même.

L'excision des points lacrymaux à l'aide des ciseaux a été conseillée par Velpeau, mais c'est un moyen infidèle. On se sert aujourd'hui du thermo-cautère, ou mieux de la pointe fine du galvano-cautère pour cautériser l'orifice des points lacrymaux supérieur et inférieur et provoquer leur oblitération. Mieux vaut encore cautériser les conduits eux-mêmes. Si l'intérieur du sac est accessible par une large fistule, la cautérisation des conduits au point où ils s'ouvrent dans le sac, assurera leur oblitération.

La suppression du sac est obtenue par l'extirpation de ses parois ou par une cautérisation destructive. L'extirpation totale du sac date de Platner (Leipzig, 1724). Elle se fait en incisant la peau au-devant du sac et en disséquant ses parois. Cette opération a été de nouveau préconisée par Berlin en 1868. Arlt l'a essayée, puis abandonnée. Elle est jugée comme une mauvaise opération par de Wecker.

L'excision partielle de la muqueuse a aussi été conseillée par Monoyer.

Aujourd'hui, on a de préférence recours à la cautérisation lorsqu'on veut obtenir la suppression du sac. Cette cautérisation se fait avec la pointe fine du thermo-cautère ou avec le galvano-cautère. S'il existe une fistule, on se sert de son trajet pour cautériser la muqueuse; dans le cas contraire, on incise au préalable la peau au-devant de la paroi antérieure du sac.

Les caustiques ont été surtout employés. Le beurre d'antimoine, en particulier, a été vanté par Sperino; comme pour tous les caustiques liquides, son action est difficile à limiter; on préfère aujourd'hui se servir de la pâte de Canquoin. On introduit par l'orifice fistuleux, ou par une ouverture artificielle de la paroi du sac, une mince flèche du caustique au chlorure de zinc, et l'on attend l'élimination des eschares. Cette cautérisation a l'inconvénient de donner souvent lieu à des douleurs vives; mais elle assure mieux que la cautérisation ignée la destruction complète des parois du sac et la formation ultérieure d'un tissu cicatriciel.

Le dernier moyen auquel on ait eu recours est l'*extirpation de la glande lacrymale*. Cette méthode a trouvé dans ces dernières années des défenseurs convaincus dans Abadie et de Wecker.

Abadie pratique l'extirpation de la portion orbitaire de la glande. De Wecker se contente d'enlever la portion palpébrale. Nous avons indiqué précédemment le manuel opératoire de cette extirpation. Il est certain que l'ablation de la glande lacrymale a donné des résultats dans des cas d'épiphora rebelle. La suppression de cet organe n'entraîne pas, comme on pourrait le craindre, la sécheresse de la conjonctive. L'humectation de cette membrane est suffisamment assurée par les glandes propres qui occupent ses culs-de-sac.

On ne songe plus aujourd'hui à recourir à la dernière méthode, c'est-à-dire à la *création d'une voie artificielle* pour donner cours à la sécrétion lacrymale. Ni la perforation de l'unguis, déjà indiquée par Celse et Paul d'Égine, ni la création d'un nouveau canal à travers la branche montante du maxillaire supérieur, imaginée par Saint-Yves, ni la perforation des parois du sinus maxillaire plus récemment proposée par Laugier, ne paraissent susceptibles de donner des résultats sérieux.

IV. — CORPS ÉTRANGERS ET TUMEURS DU SAC LACRYMAL ET DU CANAL NASAL

Les *corps étrangers* du sac lacrymal et du canal nasal ont été rarement observés. On conçoit à peine l'introduction par les conduits lacrymaux de poils ou de barbes de graminées. Ordinairement, les corps étrangers proviennent des fosses nasales et s'introduisent par l'orifice inférieur du canal nasal. Ce sont des graines d'un petit volume ou même un noyau de cerise(?) qui ont pénétré dans le canal et se sont incrustés de sels calcaires. Ils peuvent être considérés comme des rinolithes. Leur présence détermine des signes de catarrhe et d'obstruction des voies lacrymales. Le diagnostic présente habituellement de véritables difficultés, à moins que les commémoratifs ne soient très nets.

Parmi les corps étrangers, il faut encore ranger les concrétions de *leptothrix buccalis*, dont nous avons parlé à propos des conduits lacrymaux, et les épanchements de sang dans le sac lacrymal signalés par de Graefe. Ces derniers proviennent presque toujours d'un cathétérisme qui a déchiré la muqueuse.

Les concrétions calcaires ou *dacryolithes*, nées dans le sac lacrymal et assimilables à celles des conduits de la glande lacrymale, sont encore plus rares que les corps étrangers.

Les *tumeurs* développées dans le sac lacrymal se présentent presque toujours sous la forme de *polypes*. Desmarres en a observé plusieurs chez des sujets qui avaient porté la canule de Dupuytren pour le traitement d'une fistule lacrymale. Il s'agissait, dans ces cas, de fongosités ou de végétations, plutôt que de véritables polypes.

Janin, Walther, Desmarres, de Graefe ont aussi observé des polypes du sac lacrymal, nés spontanément de la muqueuse. De Wecker, sans citer d'observations personnelles, signale l'analogie de ces polypes avec les polypes muqueux des fosses nasales. La tumeur, quelquefois nettement pédiculée (de Graefe), d'apparence verruqueuse, peut atteindre le volume d'une petite noisette. Elle remplit la cavité du sac en déterminant d'abord les signes du catarrhe, puis ceux de la tumeur lacrymale. La paroi antérieure du sac est soulevée et donne au doigt une sensation d'empâtement élastique ou quelquefois de dureté véritable (obs. de Walther). La pression n'arrive pas à la faire disparaître, mais amène le reflux d'un peu de pus par les points lacrymaux. Dans quelques cas, on signale la mollesse de la tumeur qui peut la faire confondre avec un lipome, avec une mucocèle ou avec un kyste développé au-devant du sac.

L'incision de la paroi antérieure du sac est souvent le seul moyen d'arriver au diagnostic et constitue le premier temps de l'extirpation qui se fait en saisissant la masse polypeuse mise à nu avec des pinces et en l'excisant avec des ciseaux. L'extirpation peut encore être faite avec le galvano-cautère et, dans ce cas, on doit cautériser le point d'implantation de la tumeur.

Les voies lacrymales étant toujours atteintes de catarrhe, et le canal nasal fréquemment rétréci ou oblitéré, un traitement ultérieur par les injections et la dilatation est nécessaire pour arriver à une guérison complète.

Les *exostoses* qui compriment, dévient ou oblitèrent le canal nasal, ne doivent pas être comptées au nombre des tumeurs des voies lacrymales. Leur histoire se rattache à la pathologie des os de la face, et nous les mentionnons seulement pour le diagnostic.

Il en est de même pour les tumeurs malignes, les *sarcomes* notamment, nés dans les fosses nasales ou dans le sinus maxillaire. Les prolongements de ces néoplasmes viennent parfois faire saillie dans le canal nasal et dans le sac lacrymal. Ils peuvent alors simuler une tumeur lacrymale ou un polype né dans le sac lui-même. Un examen attentif fera découvrir la masse principale dans la fosse nasale du côté correspondant ou dans la cavité du sinus dont les parois sont déjà déformées.

CHAPITRE IV

MALADIES DES MUSCLES DE L'ŒIL

Le globe de l'œil est mis en mouvement par les quatre muscles droits et par les deux obliques. Ces deux groupes de muscles *extrinsèques* sont des muscles à fibres striées et reçoivent leur innervation de paires nerveuses spéciales. De même que les autres muscles de la vie de relation, ils sont atteints de troubles fonctionnels variés : défaut de synergie, paralysies, contractures, spasmes.

L'œil possède, en outre, un muscle *intrinsèque* à fibres lisses, le muscle ciliaire préposé aux mouvements d'accommodation et susceptible également de paralysies et de contractures.

Dans ce chapitre consacré aux maladies des muscles extrinsèques, nous décrirons successivement :

1° *Le strabisme.* — 2° *Les paralysies.* — 3° *Les contractures.* — 4° *Le nystagmus.*

I

STRABISME

LANDOLT, art. STRABISME. *Dictionn. encyclop. des sc. méd.*, t. XII, p. 223. — JAVAL et ABADIE, *Nouveau Dictionnaire de méd. et de chir. prat.*, t. XXXIII, p. 698 et 700. — PANAS, Leçons sur le strabisme, etc. Paris, 1875. — MOTAIS, Recherches sur l'anatomie de l'appareil moteur de l'œil. *Archives d'ophthalmologie*, 1885-1886, t. V et VI.

Dans son sens le plus général, le strabisme n'est qu'un symptôme et ce mot sert à désigner toute déviation, quelle qu'en soit la cause, qui détruit l'harmonie des axes visuels. C'est ainsi qu'on a décrit un strabisme *paralytique* et un strabisme *cicatriciel* dû à des adhérences anormales du globe oculaire.

Mais aujourd'hui on réserve le nom de strabisme à la déviation des axes visuels résultant d'un défaut d'équilibre des muscles, sans paralysie. Si, dans quelques cas, les paralysies des muscles de l'œil donnent naissance à un strabisme vrai, c'est par un mécanisme indirect que nous indiquerons plus loin.

Le strabisme vrai est souvent appelé strabisme *simple*, strabisme *fonctionnel* ou encore *concomitant*; ces locutions sont synonymes.

Le strabisme vrai peut être défini : *une déviation du globe oculaire, par défaut de synergie des muscles, sans paralysie et avec perte de la vision binoculaire.*

Le strabisme se manifeste par la déviation en dedans du globe oculaire (*strabisme convergent*) ou la déviation en dehors (*strabisme divergent*). Les déviations en haut ou en bas (*strabisme supérieur ou inférieur*) sont tellement exceptionnelles qu'elles ne sont pas décrites isolément.

Étiologie et pathogénie. — Henck a observé un cas de strabisme congénital, avec défaut de motilité très prononcé et ptosis. Mais les faits de ce genre sont très rares et coïncident vraisemblablement toujours avec des lésions des centres nerveux et un développement imparfait des muscles.

Toutefois l'influence de l'hérédité sur la production du strabisme est admise aujourd'hui et quelques ophthalmologistes ont soutenu que le strabisme est la manifestation d'une tare héréditaire nerveuse et un signe de dégénérescence (*strabisme névropathique*).

L'affection n'est en réalité presque jamais congénitale. C'est vers l'âge de quatre à cinq ans qu'on voit habituellement le strabisme se développer. Les statistiques n'ont pas établi si la fréquence du strabisme est plus grande chez les garçons que chez les filles, mais on signale la constitution chétive des sujets qui en sont atteints.

Les convulsions de l'enfance ont été considérées comme une cause de strabisme. Cette opinion toutefois n'est pas appuyée par des preuves et le fait que le strabisme apparaît généralement après les deux premières années de l'existence, pendant lesquelles les convulsions sont le plus fréquentes, lui ôte une partie de sa valeur.

Il n'y a pas lieu d'attribuer plus d'importance à l'opinion vulgaire qui fait dépendre le strabisme de la position donnée à l'enfant dans son berceau. Si un éclairage latéral trop intense pouvait produire le strabisme, on ne comprendrait pas pourquoi les deux yeux ne se dévieraient pas dans la même direction.

Il faut rejeter aussi l'opinion soutenue par quelques observateurs que le strabisme est le résultat d'une déviation primitivement volontaire *par imitation.*

Jules Guérin a rattaché le strabisme à l'existence de taies de la cornée. Suivant ce chirurgien, les opacités partielles de cette membrane obligeraient l'œil à se dévier pour permettre aux rayons lumineux d'arriver sur la rétine. Malheureusement la théorie et les expériences démontrent que si les opacités troublent la vision, la déviation de l'œil ne peut l'améliorer. Il n'y a donc pas lieu d'admettre le strabisme *optique* tel que le comprenait J. Guérin. Mais il n'en reste pas moins vrai que le strabisme coïncide fréquemment avec les opacités de la cornée. Stellwag a trouvé que les taies de la cornée se rencontrent dans la proportion de 22 pour 100 dans le strabisme. L'existence d'une cataracte congénitale est aussi une cause prédisposant à la déviation de l'œil.

La coïncidence des taies cornéales et du strabisme avait fait supposer à Ruete que l'inflammation cornéenne se propageait jusqu'à l'insertion du muscle le plus voisin et produisait consécutivement la rétraction du muscle. Cette théorie n'est pas admissible, car il n'y a pas rétraction véritable du muscle et la situation de la tache est loin de répondre toujours au muscle atteint.

Giraud-Teulon pensait, avec plus de raison, que l'inflammation de la cornée avait pu déterminer par action réflexe une modification dans la contraction d'un des muscles de l'œil.

On ne peut d'ailleurs admettre une rétraction véritable du muscle producteur de la déviation et l'idée même d'une contracture n'est pas soutenable, puisque tous les mouvements du globe oculaire sont conservés avec leur amplitude.

Suivant Stilling, le strabisme ne serait que le retour de l'œil à une position de repos correspondant à un minimum de contraction des six muscles oculaires. Mais cette manière d'envisager la question, ne constitue pas une explication à proprement parler ; elle n'est que la constatation d'un fait.

La paralysie d'un des muscles de l'œil détermine une déviation essentiellement différente du strabisme vrai, puisque l'œil a perdu la faculté de se déplacer dans le sens de l'action du muscle paralysé. Cependant la paralysie d'un muscle peut devenir la cause d'un strabisme vrai dans deux circonstances. Dans certains cas, le muscle antagoniste du muscle paralysé est atteint de contracture et après la disparition de la paralysie l'œil reste dévié par persistance de la contracture. Il peut arriver aussi que le muscle associé de l'autre œil soit atteint de contracture et qu'après la guérison de la paralysie apparaisse un strabisme du côté opposé. De Graefe a donné de ce fait l'explication suivante : si l'on suppose paralysé le muscle droit externe de l'œil droit, pendant les efforts que fait ce muscle pour produire l'abduction, il reçoit une incitation nerveuse beaucoup plus forte qu'à l'état normal. Mais le muscle droit interne du côté gauche, normalement associé au muscle droit externe du côté droit pour produire le mouvement conjugué des yeux vers la droite, reçoit aussi des centres nerveux une incitation plus forte. Il peut donc, sous cette influence, se contracturer et l'œil devient ainsi strabique en dedans.

Il est probable qu'il existe une altération musculaire consistant en un allongement et un raccourcissement des muscles antagonistes. Leur force de contraction n'est pas modifiée ou du moins l'est fort peu, mais la position d'équilibre de l'œil au repos se trouve changée. De Graefe admettait une disproportion constante entre la longueur moyenne des muscles antagonistes, l'un d'eux ayant gagné ce que l'autre a perdu en longueur.

Quant à la cause de cette différence dans la longueur, l'anatomie ne nous l'a pas révélée. Elle ne paraît pas dépendre de l'insertion plus ou moins rapprochée du limbe de la cornée, car s'il en était ainsi, le strabisme congénital devrait être fréquent.

En somme, toutes les explications concernant l'état des muscles dans le strabisme sont entourées d'obscurités.

Une opinion ancienne, soutenue par Buffon, a cherché en dehors du système musculaire la cause du strabisme. S'appuyant sur ce fait que l'acuité visuelle est toujours très affaiblie pour l'œil dévié, Buffon pensait que cet affaiblissement déterminait la déviation, le sujet cherchant à mettre de côté l'œil devenu inutile. Mais l'affaiblissement de l'acuité visuelle n'agit que très exceptionnellement pour produire la déviation de l'œil. On voit, il est vrai, quelquefois les yeux amaurotiques se dévier, mais c'est plutôt alors en dehors que se fait la déviation, et le strabisme externe est beaucoup plus rare que le strabisme interne. En outre, il semble que l'amblyopie est habituellement, dans le strabisme vrai, consécutive à la déviation, et dans un certain nombre de cas on voit, après le redressement de l'œil par l'opération, l'acuité visuelle s'améliorer. Une autre théorie place aussi dans un état anormal de la rétine la cause de la déviation; c'est celle de l'*incongruence des rétines*. D'après cette théorie, l'œil se dévierait parce que la macula serait dépourvue de sa sensibilité et que la fixation se ferait suivant un axe secondaire aboutissant à un autre point de la rétine. Le fait que l'œil dévié est habituellement exclu de la vision binoculaire, et qu'il se redresse dès qu'il entre en fixation, rend cette théorie insoutenable. Sans doute, après l'opération du strabisme, le redressement de l'œil ne donne pas toujours la fusion des images, mais cette fusion peut cependant être obtenue par les exercices stéréoscopiques préconisés par Javal.

Si l'on n'a pu établir jusqu'ici que la cause du strabisme réside dans un état pathologique des muscles de l'œil ni dans une altération de sa membrane sensible, les recherches des ophthalmologistes modernes ont du moins démontré la coïncidence fréquente du strabisme avec les anomalies de la réfraction.

De Graefe, Donders, à l'étranger, Giraud-Teulon, Javal, en France, ont particulièrement étudié l'influence de l'hypermétropie et de la myopie sur la production du strabisme. Les leçons du professeur Panas publiées en 1873, et celles qu'il a fait paraître en 1883, dans l'*Union médicale*, ont vulgarisé ces notions, aujourd'hui bien établies. Il est prouvé que le strabisme interne coïncide avec l'hypermétropie dans la proportion de 77 pour 100 et le strabisme externe avec la myopie, dans la proportion de 60 pour 100.

Symptomatologie. — Trois grands caractères distinguent le strabisme vrai de la déviation qui accompagne les paralysies musculaires. Ces trois caractères sont : 1° la conservation totale des mouvements de l'œil dévié; 2° l'égalité des mouvements de l'œil sain et de l'œil strabique; 3° l'absence de diplopie.

1° Pour vérifier que l'œil strabique a conservé ses mouvements intacts, il faut couvrir l'œil sain avec la main ou avec un verre dépoli. On constate alors que l'œil dévié se redresse, entre en fixation et qu'il peut suivre en dedans jusqu'à la commissure interne, en dehors jusqu'à la commissure externe, le doigt porté alternativement en dedans et en dehors. L'œil dévié a donc conservé l'amplitude de ses mouvements d'adduction et d'abduction.

Lorsqu'un œil, au contraire, est dévié par la paralysie d'un de ses muscles, la même expérience donne un résultat différent. Si la paralysie est complète ou presque complète, on voit le mouvement dans le sens opposé à la déviation s'arrêter lorsque l'œil a atteint ou à peine dépassé le milieu de la fente palpébrale et les efforts que fait le muscle paralysé se traduisent par des oscillations et des contractions saccadées.

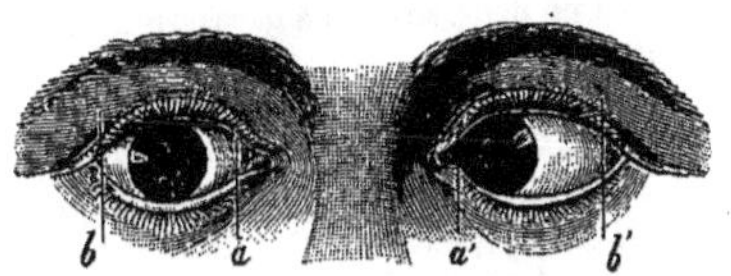

Fig. 217. — Strabisme interne de l'œil gauche. Les mouvements d'adduction et d'abduction des deux yeux ont une amplitude égale représentée par les distances a b et a' b'; mais, au repos, l'œil gauche reste en adduction.

2° Pour constater l'égalité et la synergie des mouvements de l'œil sain et de l'œil dévié, on procède de la façon suivante : l'œil sain est couvert avec la main ou avec un verre dépoli. Immédiatement l'œil dévié se redresse, et la cornée se place au milieu de la fente palpébrale. Ce mouvement mesure la déviation de l'œil strabique, qui est désignée sous le nom de *déviation primitive*. Si, pendant ce redressement momentané de l'œil strabique, l'observateur se place de manière à suivre l'œil sain caché derrière la main ou mieux derrière une plaque de verre dépoli, il voit que l'œil sain s'est déplacé d'une quantité égale et dans le même sens que l'œil strabique. Ce déplacement est ce qu'on nomme la *déviation secondaire*, et l'on exprime la relation qui existe entre ces deux mouvements en disant que la déviation primitive, dans le strabisme est égale à la déviation secondaire. En d'autres termes, il y a toujours, dans le strabisme vrai, synergie et égalité des mouvements des deux yeux, seulement les axes visuels ont perdu leur parallélisme.

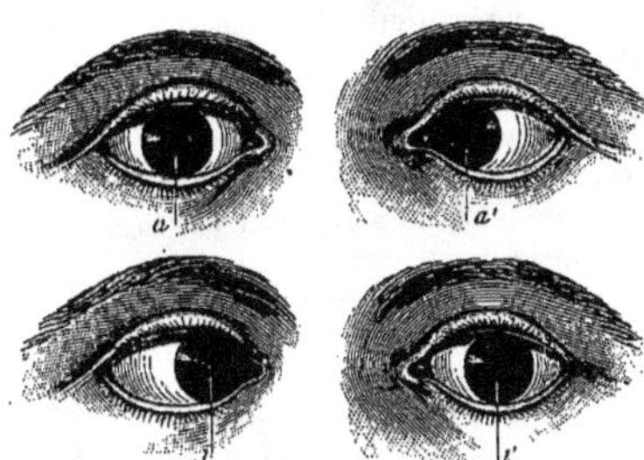

Fig. 218. — Strabisme interne de l'œil gauche. a', déviation de l'œil strabique au repos (*déviation primitive*). — b, déviation subie par l'œil sain (*déviation secondaire*) lorsqu'il est caché par un verre opaque. L'œil strabique se redresse et entre en fixation (b').

Dans le cas où la déviation d'un des deux yeux est due à une paralysie musculaire, on constate, au contraire, par la même expérience, que la déviation secondaire est plus grande que la déviation primitive.

3° L'absence de diplopie, dans les conditions ordinaires de la vision binoculaire est le troisième caractère fondamental du strabisme vrai. Dans les paralysies récentes de l'un des muscles de l'œil, la diplopie est, au contraire, l'un des caractères les plus frappants et le plus gênant pour le patient.

Chez le strabique vrai, l'œil dévié ne perçoit pas de fausse image, ou du moins il en fait abstraction. L'explication de ce phénomène ne laisse pas que d'avoir exercé la sagacité des ophthalmologistes. Il y a d'abord à tenir compte du degré plus ou moins marqué d'amblyopie de l'œil dévié qui ne perçoit que des images affaiblies. Cette amblyopie est quelquefois primitive, mais on admet qu'elle est souvent aussi secondaire, et elle a reçu le nom d'amblyopie *ex anopsiâ*. Il est certain, en outre, que nous possédons à l'état normal le pouvoir de neutraliser les images perçues par l'un des yeux dans la vision binoculaire; ce phénomène est facilement constaté par tous ceux qui ont fait usage du microscope.

Dans les premiers temps, le strabique est vraisemblablement gêné par un certain degré de diplopie, mais il arrive vite, par l'habitude, à ne pas tenir compte de l'image fournie par l'œil dévié. On peut toujours, comme l'a montré Javal, mettre en évidence cette diplopie latente par l'emploi des verres colorés. Si l'on place devant l'œil sain d'un strabique un verre rouge et qu'on lui fasse fixer la flamme d'une bougie située à un ou deux mètres de distance, il indiquera facilement la perception d'une image colorée en rouge et d'une autre image non colorée dont l'intensité sera en raison inverse du degré d'amblyopie de l'œil strabique.

Par le fait de la suppression de la vision binoculaire chez le strabique, l'appréciation des distances et du relief des objets est forcément annihilée et il est exposé à commettre de fréquentes erreurs. Une expérience, indiquée par Hernig, démontre bien ce défaut d'appréciation. Elle consiste à faire fixer à travers un tube de 30 centimètres, avec les deux yeux, une pointe verticale et à laisser tomber une bille alternativement en avant et en arrière de ce point de fixation. Il est impossible au patient qui ne jouit pas de la vision binoculaire d'indiquer si la chute de la bille a eu lieu en avant ou en arrière de la pointe.

Le degré de déviation de l'œil strabique peut s'exprimer par la distance qui sépare du milieu de la fente palpébrale, le centre de la cornée ou de la pupille. Cette distance, évaluée en millimètres, donne une idée approximative de la déviation. On dit, par exemple, que la déviation est de 2, de 4, de 6 millimètres. Un instrument dont sont pourvues les boîtes d'ophthalmologie, le *strabomètre* de Lawrence porte sur son bord libre des divisions en lignes ou en millimètres qui facilitent la mensuration sans la rendre très précise.

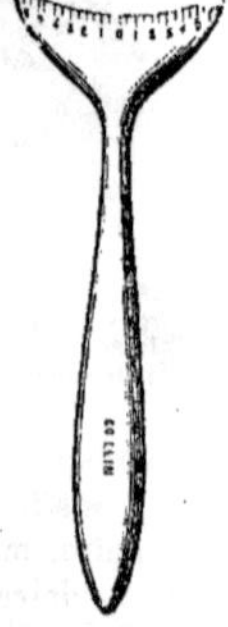
Fig. 210. — Strabomètre de Lawrence.

Il est préférable d'évaluer angulairement la déviation et de la mesurer à l'aide du *périmètre*. Le sujet observé appuie le menton sur le support et fixe le point de mire. L'observateur tient à la main une bougie allumée au-dessus et en arrière du zéro de l'arc métallique, et constate que l'image réfléchie par l'œil sain occupe le centre de la cornée. Sur l'œil strabique elle occupe une position excentrique. Le chirurgien se déplace alors avec la bougie le long de l'arc métallique jusqu'à ce que l'image de la flamme occupe le centre de la cornée de l'œil dévié. Il lit à ce moment sur l'arc métallique le chiffre qui répond à la situation de la bougie et obtient ainsi la mesure angulaire de la déviation. Bien que ce procédé comporte des causes d'erreur, il est suffisant dans la pratique et bien supérieur à la mensuration à l'aide du strabomètre. La déviation dans le strabisme vrai oscille entre 5 et 60 degrés. Ce dernier chiffre toutefois est exceptionnel et ne se rencontre que dans le strabisme convergent accompagné d'amblyopie forte.

Variétés. — La déviation en dedans (*strabisme convergent*) et la déviation en dehors (*strabisme divergent*) sont les variétés habituelles du strabisme vrai, fonctionnel ou concomitant. Nous les décrirons plus loin. Les formes du strabisme supérieur et inférieur sont tout à fait exceptionnelles et ne nous arrêteront pas.

Mais en dehors des formes ordinaires du strabisme vrai, il y a plusieurs états analogues dont il importe de préciser la signification.

On désigne sous le nom de *strabisme apparent* ou *faux* un défaut de parallélisme dans la situation des yeux qui s'observe chez les hypermétropes et chez les myopes. Dans le regard au loin, il se produit chez l'hypermétrope une divergence marquée des cornées; chez le myope, c'est une convergence que l'on observe. Mais il n'y a pas asymétrie véritable, et lorsqu'on couvre un des yeux on ne voit pas se produire la déviation secondaire de cet œil, comme dans le strabisme vrai. L'œil couvert garde sa situation.

Le strabisme apparent de l'hypermétrope et du myope dépendent de ce que chez l'un et chez l'autre l'axe visuel forme avec l'axe optique de l'œil un angle anormal.

Chez l'emmétrope, en effet, l'axe optique ou axe de figure de l'œil ne coïncide pas avec l'axe visuel ou ligne du regard qui aboutit à la macula. L'angle que forment ces deux axes en s'entre-croisant au point nodal (Landolt) ou au centre de rotation du globe oculaire (Giraud-Teulon), a reçu le nom d'angle α. Chez l'emmétrope, la ligne visuelle passe un peu en dedans de l'axe optique qui traverse la cornée à son centre. L'angle α est donc interne, mais comme il n'est que de 4 à 5 degrés, la divergence légère des cornées dans le regard au loin est peu apparente.

Chez l'hypermétrope, au contraire, l'angle α atteint 7 à 8 degrés et la divergence des cornées devient alors assez manifeste pour produire un strabisme apparent divergent.

Chez le myope, l'angle α est inférieur à ce qu'il est chez l'emmétrope et souvent nul; dans les degrés élevés de myopie, il arrive même que l'axe visuel se trouve reporté en dehors de l'axe optique de 2 degrés; l'angle α d'interne est devenu externe. C'est ainsi que s'explique chez les myopes l'apparent strabisme convergent dans le regard au loin.

On a appelé *strabisme latent* ou *dynamique* un état des muscles de l'œil qui, dans certaines conditions, peut donner lieu à la divergence momentanée des globes oculaires. Cet état consiste en une faiblesse congénitale des muscles droit interne ou droit externe qui deviennent incapables de lutter contre l'action du muscle antagoniste. Cette asthénopie s'observe chez les myopes et chez les hypermétropes, mais, à l'inverse de ce qui se passe dans le strabisme apparent dont il vient d'être question, elle produit chez le myope la divergence des globes oculaires et la convergence chez l'hypermétrope.

Chez le myope, en effet, l'obligation de rapprocher les objets pour les voir distinctement nécessite des efforts de convergence exagérés. Les muscles droits internes, s'ils sont insuffisants, arrivent bientôt à se relâcher par épuisement et le globe oculaire cède à l'action du muscle droit externe qui l'entraîne en dehors.

Pour l'hypermétrope c'est le contraire que l'on observe. Le muscle droit externe congénitalement insuffisant arrive à ne plus pouvoir lutter; il se relâche et l'œil se trouve entraîné dans l'adduction par l'action prédominante du muscle droit interne.

Le strabisme latent ou dynamique peut conduire au strabisme vrai.

L'*asthénopie musculaire* est facile à mettre en évidence par l'emploi des prismes. De Graefe a institué une expérience qu'il est aisé de répéter. Sur une feuille de papier on trace une ligne verticale et au milieu de cette ligne un gros point noir. Si l'on fait fixer ce point par les deux yeux et qu'on interpose devant l'un d'eux un prisme de 15 à 20 degrés à arête horizontale, l'image du point se dédouble, mais les deux images restent sur la même ligne verticale lorsque les muscles ont conservé leur puissance. Lorsqu'au contraire il y a asthénopie, il y a dédoublement des lignes et les deux points apparaissent à des hauteurs différentes. Suivant que le muscle interne ou le muscle externe de l'œil au-devant duquel est placé le prisme est insuffisant, la diplopie est croisée ou homonyme.

De Graefe a pu, par ce moyen, mesurer la force adductrice du droit interne et la force abductrice du droit externe. Il a vu qu'il y avait une très grande différence entre les deux muscles. Tandis que le droit interne peut neutraliser l'effet d'un prisme de 22 degrés, le muscle droit externe neutralise seulement l'effet d'un prisme de 3 à 6 degrés.

L'asthénopie ou insuffisance des muscles interne ou externe peut aussi être démontrée et mesurée au moyen du périmètre. Le sujet à examiner appuie le menton sur le support et serre entre les dents une planchette de bois destinée à assurer l'immobilité parfaite de la tête. L'un des yeux est couvert avec un bandeau. L'œil examiné fixe d'abord au voisinage du point de mire des caractères fins encadrés dans le curseur. L'observateur déplace successivement dans un sens ou dans l'autre le curseur, et lorsque l'œil cesse de pouvoir distinguer les caractères, il en conclut que la macula ne peut plus être amenée dans cette direction par le muscle en action. Le chiffre inscrit sur l'arc du périmètre donne la mesure de l'angle correspondant à l'excursion de l'œil sous l'influence de la contraction musculaire. Ce procédé permet de déterminer le champ de fixation ou champ du regard, qu'il ne faut pas confondre avec le champ visuel.

Fig. 220. — Ligne d'épreuve pour l'asthénopie musculaire.

L'asthénopie musculaire, latente dans bien des cas chez l'hypermétrope et chez le myope, peut devenir manifeste à la suite de fatigue. Elle produit alors un strabisme momentané, dit *strabisme intermittent* ou *périodique*. Ce strabisme ne diffère du strabisme vrai ou fixe que par son apparition passagère. Le strabisme intermittent est convergent chez l'hypermétrope. Il survient à la suite d'efforts répétés du muscle droit externe. Chez le myope, le strabisme est au contraire divergent; le muscle droit interne, fatigué par des efforts excessifs de convergence, se relâche et le muscle droit externe entraîne l'œil dans l'abduction.

Le *strabisme alternant* se rencontre surtout chez l'hypermétrope, comme variété du strabisme convergent. On voit alors tantôt l'un, tantôt l'autre œil se placer dans l'adduction et le sujet se servir alternativement de l'un ou de l'autre œil. On attribue cette alternance à ce que l'acuité visuelle des deux yeux est sensiblement la même.

Le *strabisme double* a été nié par quelques auteurs, par de Wecker, entre autres. Théoriquement, disent-ils, il ne peut exister. Néanmoins, on voit fréquemment, dans les cas de strabisme interne, l'œil sain se porter dans un léger degré d'adduction. Giraud-Teulon a même soutenu que le strabisme est le plus ordinairement double. Il est certain qu'à première vue, il est souvent difficile de reconnaître quel est l'œil véritablement dévié dans le strabisme interne.

A. STRABISME INTERNE OU CONVERGENT

Le strabisme *interne*, *convergent*, est la forme la plus fréquente du strabisme vrai. Mackenzie a trouvé que sur 100 cas de strabisme, il y en a 95 de strabisme convergent pour 5 de strabisme externe ou divergent.

Étiologie. — Le strabisme interne ou convergent existe rarement dans les trois premières années de la vie. Il se montre vers quatre ou cinq ans, à l'époque où les enfants commencent à appliquer leur vue. On signale généralement l'état chétif des enfants chez lesquels on voit apparaître le strabisme; mais il y a de fréquentes exceptions. L'imitation, d'après quelques auteurs, serait parfois une cause de strabisme; on voit en effet des enfants s'exercer à loucher pour s'amuser; mais il est plus que douteux que le strabisme momentané ainsi provoqué soit jamais devenu permanent.

La seule cause aujourd'hui bien connue du strabisme interne est l'*hypermétropie*. Sur 172 cas de strabisme interne, Donders a rencontré 135 fois l'hypermétropie, ce qui donne la proportion de 77 pour 100. Stellwag a trouvé presque le même chiffre, 78 pour 100. Schweigger est arrivé à une proportion un peu moindre, mais encore considérable, 66 pour 100.

Ce sont les cas moyens d'hypermétropie compris entre 2 et 4 dioptries qui coïncident le plus souvent avec le strabisme. On comprend que l'hypermétropie faible ne dépassant pas 1 à 2 dioptries, n'apporte pas un trouble assez considérable dans les conditions de la vision binoculaire pour déterminer le strabisme. Dans l'hypermétropie moyenne, de 4 à 6 dioptries, le muscle droit externe, congénitalement plus faible que le muscle droit interne, doit faire des efforts exagérés pour amener au parallélisme les axes visuels qui passent en dedans du centre de la cornée et font avec les axes optiques un angle de plus de 5 degrés. Ces efforts répétés épuisent rapidement le muscle droit externe et le droit interne normalement plus fort ne tarde pas à l'emporter sur son antagoniste, d'où l'adduction exagérée et le strabisme interne (Giraud-Teulon).

Dans le cas d'hypermétropie forte, on explique la rareté relative du strabisme par ce fait que l'amplitude d'accommodation se trouve très réduite; or les efforts de convergence et ceux de l'accommodation marchent habituellement de pair. Il en résulte que le muscle droit interne agit moins chez les hypermétropes d'un degré élevé, d'où moindre tendance au strabisme interne; mais chez eux la vision reste forcément confuse.

Symptomatologie. — La déviation en dedans de l'un des yeux caractérise le strabisme convergent. Cette déviation angulaire varie de quelques degrés jusqu'à 50 ou 60 degrés. La déviation secondaire de l'œil sain, se produit dès qu'un verre dépoli ou la main sont placés au-devant de lui et que l'œil strabique entre en fixation.

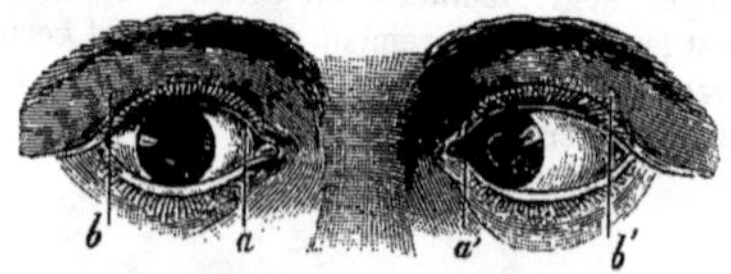

Fig. 221. — Strabisme interne ou convergent de l'œil gauche

D'après Stellwag, la déviation primitive ne persiste pas pendant le sommeil. Le plus souvent aussi, on la voit disparaître pendant l'anesthésie chloroformique. De ce relâchement pendant l'anesthésie, on pourrait conclure que le muscle droit interne est atteint d'un certain degré de contracture.

Le *champ du regard* ou de *fixation* est généralement restreint en dehors, dans le strabisme convergent. Dans le strabisme alternant, les deux champs monoculaires peuvent être rétrécis en dehors, mais ils sont quelquefois normaux (Landolt et Éperon, *Traité d'ophthalmologie* de DE WECKER et LANDOLT.)

L'amblyopie habituelle de l'œil dévié et la neutralisation des images par le fait de l'habitude empêchent la diplopie dans le strabisme convergent. Cette diplopie peut cependant être révélée par l'emploi d'un verre coloré (Javal). Elle se manifeste même sans l'emploi de ce moyen si on laisse longtemps l'œil dévié sous un bandeau, car les doubles images apparaissent au moment où le bandeau est supprimé.

Pronostic. — Le strabisme convergent une fois déclaré persiste en général tant que le traitement n'est pas intervenu pour rétablir l'équilibre musculaire. Il arrive parfois cependant que le strabisme convergent de l'enfance disparaît à l'âge adulte. Panas pense que dans ce cas le développement des cellules ethmoïdales a pu modifier l'équilibre musculaire au profit des muscles droits externes.

Schweigger cite un cas où le strabisme convergent aurait disparu chez un enfant par le fait seul de la volonté. Les exemples de guérison volontaire sont certainement tout à fait exceptionnels.

B. STRABISME EXTERNE OU DIVERGENT

Le strabisme *externe* ou *divergent* est rare; il se rencontre seulement 5 fois sur 100, d'après Mackenzie. Il constitue une difformité plus désagréable que le strabisme convergent.

Le strabisme externe confirmé, d'après de Graefe, est précédé dans 66 pour 100 des cas par un strabisme *intermittent*. Les rapports intimes qui unissent le strabisme divergent à la myopie ont été mis en évidence par Donders.

Voici comment s'explique la production du strabisme externe chez le myope : l'œil myope a une forme ellipsoïde qui diminue sa mobilité et exige une force de contraction plus considérable de la part des muscles internes et externes. En outre, dans la vision au loin comme dans la vision rapprochée, l'œil myope converge toujours, car sa ligne visuelle forme avec l'axe optique un angle ouvert en dehors. Il en résulte une prédominance d'action et une fatigue particulière du muscle droit interne. Ce muscle ne tarde pas à présenter les signes de l'asthénopie, et pourvu qu'il soit congénitalement insuffisant, il se relâche. L'œil est alors entraîné en dehors par l'action du muscle droit externe. Le strabisme divergent, d'abord intermittent, devient à la longue permanent.

La diplopie n'existe qu'au début dans le strabisme divergent. Les images gênantes sont plus tard neutralisées comme pour le strabisme convergent.

Le strabisme *externe* se présente quelquefois sous la forme de strabisme *alternant*. On admet dans ces cas que l'acuité des deux yeux est égale, et que le sujet exclut indifféremment l'un ou l'autre œil pour la vision.

Le strabisme externe ne peut être confondu qu'avec la paralysie de la troisième paire ou celle du muscle droit interne. L'amplitude de l'arc d'excursion de l'œil atteint, la déviation secondaire de l'œil sain, l'absence de diplopie permettent d'établir facilement le diagnostic.

Traitement du strabisme.

MEYER (ED.), Du strabisme et spécialement des conditions de succès de la strabotomie. Thèse de Paris, 1863. — THÉVENON, Quelques réflexions pratiques à l'occasion d'un certain nombre de strabotomies, etc. Thèse de Paris, 1875. — TESTUT, De l'avancement du tendon dans le traitement du strabisme. Thèse de Paris, 1881. — BONNEMAISON, Des différents procédés chirurgicaux pour le traitement du strabisme monolatéral excessif. Thèse de Paris, 1882. — LAINEY, De l'avancement capsulaire. Thèse de Paris, 1884-1885. — KALT, Recherches anatomiques et physiologiques sur les opérations de strabisme. Thèse de Paris, 1885-1886. — FARINA, Du stéréoscope comme moyen de traitement orthoptique du strabisme. Thèse de Paris, 1886-1887. — GIOUX, Contribution à l'étude de l'insuffisance des muscles de l'œil et de son traitement par la téno-myotomie partielle. Thèse de Paris, 1887-1888.

Deux méthodes de traitement sont applicables au strabisme, la méthode *orthopédique* et la méthode *chirurgicale*.

Par méthode orthopédique il faut entendre l'ensemble des moyens, autres que l'opération, qui sollicitent la contraction du muscle affaibli et tendent à rétablir la vision binoculaire.

Traitement orthopédique. — Que le strabisme soit convergent ou divergent, s'il est récent, et surtout intermittent comme on l'observe habituellement au début, la première indication est de corriger par les verres appropriés l'amétropie qui presque toujours lui a donné naissance.

Pour le strabisme convergent lié à l'hypermétropie, on prescrit les verres convexes corrigeant la *totalité* de l'hypermétropie, de manière à supprimer les efforts de l'accommodation qui, comme on le sait, sont intimement liés à ceux de la convergence.

Pour le strabisme divergent accompagnant la myopie, on corrige en partie celle-ci par les verres concaves dont on a déterminé le numéro.

Dans l'un et l'autre cas, si le strabisme est récent, on conseille au patient de faire travailler surtout l'œil dévié, dans le double but de combattre la déviation en l'obligeant à la fixation et de prévenir, par l'usage, son affaiblissement. Pour cela, on couvre l'œil sain d'un bandeau ou l'on place au-devant de lui un verre dépoli qui met obstacle à la vision.

S'il existe une diplopie gênante, comme on le voit quelquefois au début du strabisme, on neutralise la diplopie par l'usage de verres prismatiques. La base du prisme doit être tournée du côté du muscle qui paraît affaibli, c'est-à-dire dans le sens opposé à la déviation de l'œil. On a soin, en déterminant le numéro du prisme convenable, de choisir celui qui produit une fusion presque complète des images sans donner une superposition parfaite, de manière à laisser au muscle antagoniste un léger effort à accomplir pour produire cette fusion.

Dans le strabisme alternant convergent des tout jeunes enfants, l'exclusion alternative de chaque œil par l'emploi d'un bandeau est, dans le strabisme récent, souvent suffisante pour amener la guérison.

Mais c'est surtout à l'usage simultané des verres correcteurs et des instillations d'un collyre à l'atropine qu'il faut avoir recours, lorsqu'on a à traiter un strabisme convergent et alternant chez l'enfant. Par l'usage répété des instillations d'atropine, on arrive à exclure ainsi l'accommodation et à diminuer par suite la tendance à la convergence.

Le stéréoscope a été préconisé par Javal comme un moyen de traitement du strabisme. Le stéréoscope a pour effet de stimuler la tendance à la vision binoculaire. C'est un véritable instrument orthopédique. Mais son emploi exige que l'œil dévié ait conservé une acuité suffisante. Il faut, en outre, que le sujet atteint de strabisme soit assez intelligent pour bien comprendre quel effort on exige de lui et à quoi doit tendre cet effort. C'est un traitement inapplicable chez les jeunes enfants et toujours fort long. Il donne surtout des résultats après un redressement chirurgical incomplet, et constitue une ressource précieuse pour rendre au sujet la vision binoculaire.

Traitement chirurgical. — Dans le traitement chirurgical, on se propose de remédier par une opération au défaut d'équilibre des muscles de l'œil. Ce résultat peut être obtenu soit en sectionnant le tendon du muscle qui paraît le plus court (*ténotomie*), soit en reportant plus en avant l'insertion du muscle qui paraît le plus long (*avancement musculaire*). Dans les degrés élevés de strabisme, on combine la ténotomie avec l'avancement musculaire. Comme modification à l'opération de l'avancement musculaire, de Wecker a décrit l'*avancement capsulaire*, dont nous dirons quelques mots.

Le traitement chirurgical s'adresse aux cas de strabisme confirmé soit convergent, soit divergent. Il est applicable aussi aux cas de strabisme paralytique dus à la paralysie d'un des muscles de l'œil, lorsque celle-ci a résisté aux divers moyens de traitement et que la déviation est devenue permanente.

Ténotomie. — Taylor, chirurgien anglais, paraît être le premier (1737) à avoir eu l'idée de recourir à la section du muscle pour remédier au strabisme. Cent ans plus tard, Stromeyer proposa de nouveau, sans l'exécuter, la même opération. C'est seulement en 1839 que Dieffenbach la pratiqua pour la première fois. Roux, Velpeau et Baudens l'imitèrent, en France; mais les résultats obtenus furent peu brillants. Ces chirurgiens, en effet, sectionnaient le muscle lui-même dont les deux bouts rétractés ne se cicatrisaient pas. La section du tendon est aujourd'hui seule pratiquée depuis les travaux de Bonnet (de Lyon).

Opération. — Le chloroforme est indispensable lorsqu'on opère sur les enfants. La cocaïnisation de l'œil est dans la plupart des cas suffisante chez l'adulte. Le lavage et les irrigations antiseptiques des culs-de-sac conjonctivaux doivent précéder immédiatement l'intervention.

Les instruments nécessaires sont : un écarteur à ressort des paupières;

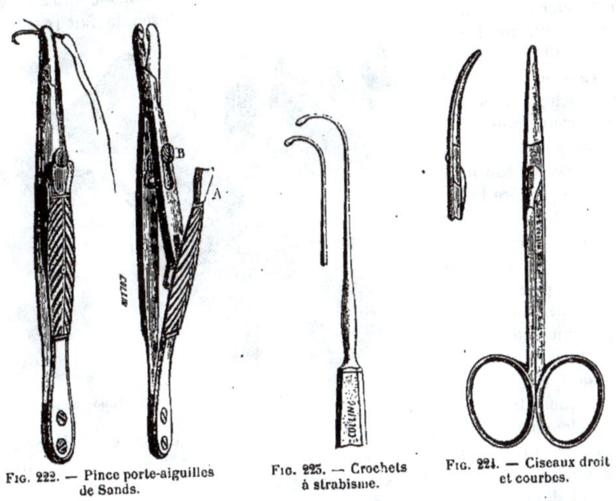

Fig. 222. — Pince porte-aiguilles de Sands.

Fig. 223. — Crochets à strabisme.

Fig. 224. — Ciseaux droit et courbes.

une pince fixatrice; une pince à dents de souris; un petit bistouri; une paire de ciseaux courbes à pointe mousse; enfin deux crochets dits crochets à strabisme. On doit aussi avoir sous la main du fil de soie noir très fin et de très petites aiguilles courbes pour pratiquer, s'il y a lieu, la suture de la conjonctive.

Les paupières étant maintenues écartées par l'ophthalmostat à ressort, la pince fixatrice saisit un pli de la conjonctive, près du limbe cornéal, à l'extrémité opposée du diamètre de la cornée qui avoisine le tendon à sectionner. Cette pince, confiée à un aide, sert à maintenir l'œil et à l'attirer dans le sens opposé à la déviation qu'il s'agit de corriger.

Avec la pince à dents de souris, le chirurgien saisit alors la conjonctive tout près du limbe cornéal, en avant du tendon à sectionner. La base du pli ainsi formé est coupée avec les ciseaux courbes. Il en résulte une boutonnière verticale qui doit avoir 8 à 10 millimètres. La lèvre de cette boutonnière, qui répond à l'insertion tendineuse, est soulevée par la pince, et le tissu cellulaire sous-conjonctival est sectionné, disséqué et refoulé par la pointe mousse des ciseaux en se rapprochant le plus possible de la sclérotique, dans le voisinage du tendon et en se dirigeant vers le bord supérieur de celui-ci. Lorsque l'insertion est isolée, l'opérateur introduit l'extrémité du crochet à strabisme entre le tendon et la sclérotique et, la poussant avec une certaine force, la fait ressortir au-dessous du bord inférieur, de manière à charger le tendon sur le crochet. Dès qu'il s'est assuré que le tendon est soulevé et chargé au ras de son insertion, il en opère la section à petits coups, avec la pointe des ciseaux courbes, en se tenant le plus près possible de la sclérotique et en procédant de l'extrémité libre du crochet vers sa tige.

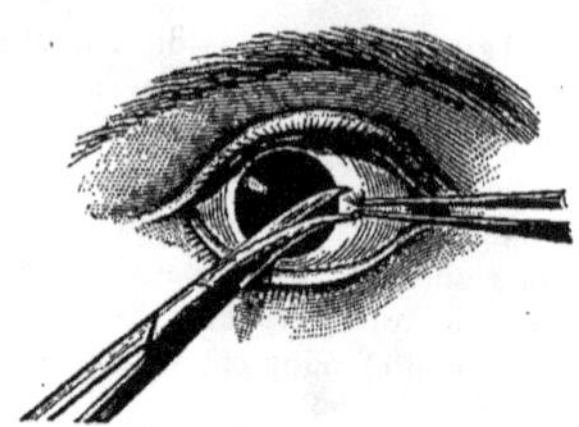

Fig. 225. — Ténotomie. — Section de la conjonctive.

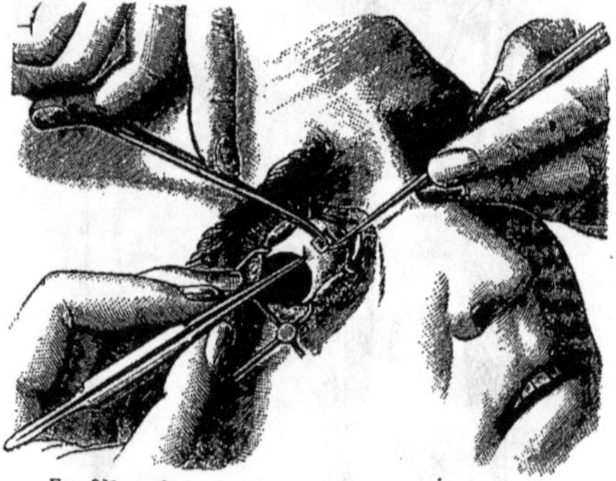

Fig. 226. — Opération du strabisme. Section du tendon.

Dès que le tendon est complètement sectionné, on constate que le globe oculaire est devenu plus mobile et qu'il peut être entraîné facilement par la pince fixatrice dans le sens opposé à la déviation. On cherche alors à se rendre compte, en abandonnant l'œil à lui-même, après avoir débarrassé les culs-de-sac conjonctivaux de la petite quantité de sang qui a pu s'écouler, si la déviation est corrigée. On ne doit pas craindre d'avoir un peu dépassé le but, au premier moment.

Lorsque la déviation primitive est considérable, on augmente l'effet de la correction par une dissection plus étendue du tissu cellulaire sous-conjonctival au moment où l'on isole le tendon.

Lorsque, au contraire, on veut, après coup, limiter l'effet de la ténotomie, on réunit, par deux ou trois points de suture, les lèvres de la plaie conjonctivale.

En moyenne, on doit compter qu'une ténotomie simple corrige une déviation d'environ 15 degrés.

L'incision du repli de la conjonctive telle que nous l'avons décrite, donne une boutonnière verticale. On peut, surtout si l'on ne désire pas une correction considérable, pratiquer une incision horizontale parallèle au tendon, et portant au niveau de son insertion. Cette incision donne moins de jour, mais la cicatrice en est plus régulière.

Si la déviation à corriger est considérable, on pratique dans la même séance l'avancement du tendon du muscle antagoniste. On peut aussi augmenter l'effet correcteur de la ténotomie, en pratiquant sur le muscle congénère ou de même nom, de l'autre œil, la ténotomie dans une séance ultérieure. Dans des cas exceptionnels l'on pourra être amené à pratiquer en même temps l'avancement musculaire du muscle antagoniste de ce dernier œil.

Pour corriger, par exemple, une déviation très forte dans un cas de strabisme convergent de l'œil droit, on pratiquera dans une première séance la ténotomie du muscle droit interne et l'avancement du muscle droit externe de cet œil, et dans une autre séance, la ténotomie du droit interne, et, au besoin, l'avancement du droit externe de l'œil gauche.

Avancement musculaire. — Jules Guérin a, le premier, eu recours à l'avancement du tendon antagoniste, mais il fixait le tendon détaché de son insertion, en un point plus rapproché du limbe cornéal, à l'aide de sutures traversant la sclérotique, procédé essentiellement dangereux. Critchett et de Graefe ont perfectionné la méthode en montrant que la suture à la conjonctive suffit pour assurer les adhérences du tendon dans sa nouvelle position.

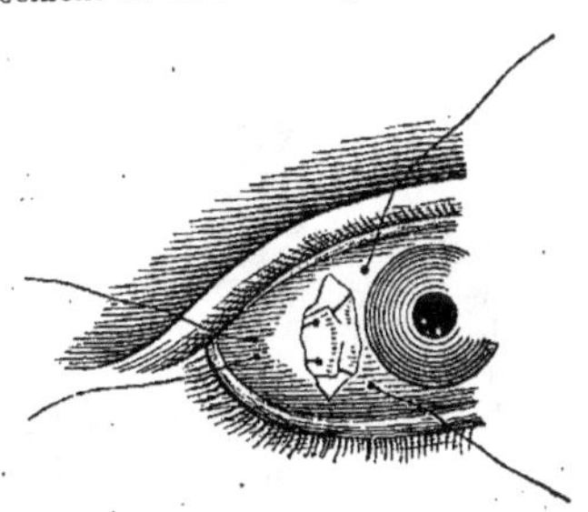

Fig. 227. — Avancement musculaire. — Passage des fils à travers le tendon incomplètement détaché. (Abadie.)

Opération. — L'avancement musculaire nécessite les mêmes instruments que la ténotomie. Le tendon est mis à nu de la même manière, mais après l'avoir chargé sur le crochet à strabisme et avant de le sectionner, on traverse son bord supérieur et son bord inférieur par une anse de fil de soie noire dont les deux extrémités libres ont déjà traversé chacune les lèvres de la boutonnière conjonctivale, vers les deux extrémités de celle-ci. On coupe alors le tendon au ras de son insertion à la sclérotique, puis on fixe par un double nœud les anses de fil en les serrant un peu fortement. Le tendon entraîné par elles est ainsi ramené au voisinage du limbe de la cornée et contracte des adhérences dans cette nouvelle position. Les fils ne sont enlevés qu'au bout de quatre ou cinq jours.

De Wecker a fait construire un crochet double pour faciliter l'avancement du tendon. Une des branches passe au-dessus, l'autre au-dessous du tendon et,

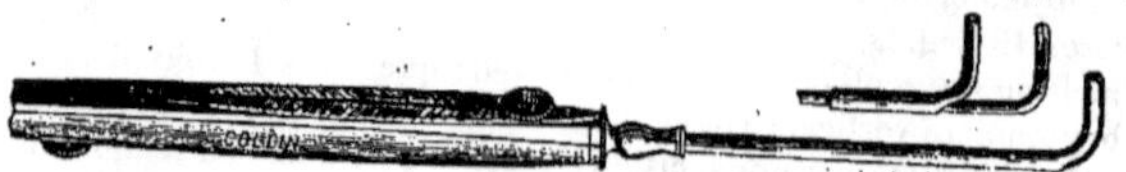

Fig. 228. — Crochet double de de Wecker pour l'avancement musculaire.

fortement serrées, le maintiennent solidement, ce qui permet de détacher son insertion avant de placer les anses de fil.

Abadie sectionne aux trois quarts l'insertion tendineuse, laissant seulement une petite languette médiane adhérente qui maintient le tendon en place. Les anses de fils sont alors passées, et la section du tendon est achevée d'un coup de ciseaux, avant de serrer les fils. Il excise en même temps un petit lambeau semi-lunaire de la conjonctive, dans la partie qui recouvre l'insertion tendineuse, de manière à augmenter l'avancement du tendon au moment où les anses de fil rapprochent les lèvres de la plaie. L'excision de ce lambeau empêche aussi la formation d'un bourrelet disgracieux de la conjonctive qui ne disparaît qu'à la longue

Avancement capsulaire. — De Wecker a, dans ces dernières années (*Annales d'oculistique*, t. XC, p. 188, 1884), décrit sous ce nom une opération par laquelle il se propose, sans toucher à l'insertion tendineuse du muscle, d'en produire l'avancement, en greffant près du limbe cornéal les ailerons ligamenteux qui accompagnent le tendon au voisinage de son insertion.

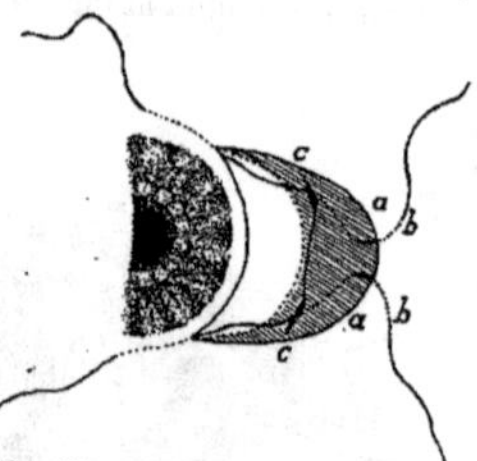

Fig. 229. — Avancement capsulaire. Passage des fils. (De Wecker.)

Il excise au devant du tendon un petit lambeau semi-lunaire de la conjonctive, incise ensuite et détache la capsule autour du muscle, et fixe, à l'aide de deux sutures, les parties disséquées, aux deux angles supérieur et inférieur de la plaie conjonctivale.

La ténotomie et l'avancement musculaire donnent rarement lieu à des accidents, à moins de maladresse de la part de l'opérateur. La cicatrisation se fait en général avec facilité. Mais il faut reconnaître que le dosage de la correction est toujours difficile. On ne doit pas craindre, en général, de dépasser, au premier moment, l'effet qu'on recherche car, par les progrès de la cicatrisation, cet effet s'atténue presque toujours. Cependant, dans certains cas, les opérations pratiquées pour remédier à une déviation laissent après elles une déviation en sens contraire. C'est ce qu'on a appelé le *strabisme secondaire*.

On peut sans doute tenter de nouvelles opérations pour remédier au strabisme secondaire; mais, il ne faut pas oublier que les ténotomies répétées et multiples donnent quelquefois lieu à un peu d'exophthalmie, et qu'elles ont toujours pour résultat de diminuer notablement les mouvements de l'œil dans le sens de l'action du muscle dont le tendon a été coupé.

Aussi, les ophthalmologistes tendent aujourd'hui à supprimer la ténotomie, dans l'opération du strabisme toutes les fois que cela est possible.

Parinaud (*Comptes rendus de l'Acad. des sciences*, 14 avril 1890) a décrit une opération de strabisme sans ténotomie. Pour le strabisme convergent, il débride la capsule au-dessus et au-dessous du tendon du droit interne, sans sectionner ce dernier. Il fait ensuite un avancement de la capsule et du tendon du droit externe, dont l'insertion est respectée également. Il obtient ainsi une correction qui peut aller jusqu'à 25 ou 30 degrés, sans avoir à craindre l'insuffisance ultérieure du muscle droit interne et les perturbations qui en résultent.

Motais (d'Angers) pour éviter les dangers du reculement du tendon sectionné, lorsqu'après l'avancement les sutures viennent à lâcher, fait l'avancement sans effectuer la section complète du tendon. C'est ce qu'il a appelé le procédé à languette médiane adhérente (*Société française d'ophthalmologie*, 8-13 août 1889).

Le pansement, après les opérations que nous venons de décrire, est simple. On se contente le plus souvent de couvrir l'œil opéré d'un léger bandeau compressif, en protégeant les paupières par une rondelle de linge fin enduite de vaseline. Ce pansement n'a pas besoin d'être renouvelé après les premières vingt-quatre heures. Quelques chirurgiens même suppriment tout pansement.

II

PARALYSIES DES MUSCLES DE L'ŒIL

PANAS, Leçons sur le strabisme et les paralysies oculaires, etc. Paris, 1873. — BÁROIS, Étude de diagnostic sur un cas de paralysie du grand oblique de l'œil droit. Thèse de Paris, 1874. — PRENGRUEBER, Physiologie des muscles de l'œil et leurs paralysies. Thèse de Paris, 1876. — GRAUX, De la paralysie du moteur oculaire externe avec déviation conjuguée, etc. Thèse de Paris, 1878. — CHEVALLEREAU, Recherches sur les paralysies oculaires consécutives à des traumatismes cérébraux. Thèse de Paris, 1879. — COMTE-LAGAUTERIE, Contribution à l'étiologie de l'insuffisance des muscles droits interne et externe des yeux. Thèse de Paris, 1882-1883. — Autres thèses de la Faculté de Paris : BOILAND, 1872. PIERRON 1877. BLANC, 1885-1886.

Les mouvements variés, dont le globe oculaire est animé autour de ses différents axes sont produits par les quatre muscles droits et par les deux obliques. Ces six muscles reçoivent leurs nerfs de trois paires nerveuses : la troisième ou nerf moteur oculaire commun, la quatrième ou nerf pathétique, et la sixième ou nerf moteur oculaire externe. Les troubles de l'innervation se traduisent par une décoordination des mouvements isolés ou associés des gobes oculaires. Ces troubles consistent en parésies ou paralysies d'un ou plusieurs des muscles, d'où prédominance d'action des muscles antagonistes.

Les recherches de Donders ont établi que l'action des muscles droits ou obliques sur les mouvements de l'œil est loin d'être aussi simple qu'elle le paraît au premier abord. Si le droit interne et le droit externe peuvent être considérés comme franchement adducteur et abducteur, le droit supérieur a une triple action; il est élévateur, adducteur, et incline en dedans le méridien vertical de l'œil; le droit inférieur est abaisseur, adducteur, et incline en dehors le méridien vertical. Le grand oblique est abaisseur, abducteur et rotateur en dedans du méridien vertical; le petit oblique a également une triple action antagoniste de celle du grand oblique.

On décrit en général séparément la paralysie de la 3e paire et celle des deux autres paires nerveuses. Mais la paralysie de la 3e paire est loin d'être toujours complète; elle porte souvent sur un seul des muscles animés par cette paire nerveuse. Aussi décrit-on quelquefois isolément la paralysie du droit supérieur, de l'élévateur de la paupière, du droit interne et du petit oblique. Pour éviter les redites, nous étudierons d'abord dans leur ensemble les caractères communs aux paralysies des différentes paires nerveuses qui animent les muscles de l'œil.

DES PARALYSIES DES MUSCLES DE L'ŒIL EN GÉNÉRAL

Étiologie. — La fréquence des paralysies des muscles de l'œil est assez considérable. Celle des muscles animés par la 3e paire occupe la première place. La paralysie de la 6e paire vient en seconde ligne pour la fréquence; celle de la 4e paire est la plus rare.

Ces paralysies reconnaissent pour causes, le traumatisme, la diathèse rhumatismale, la syphilis, certaines intoxications (saturnisme, diphthérie, diabète), enfin des altérations du système nerveux central, parmi lesquelles l'ataxie locomotrice tient une place importante. L'hystérie doit enfin figurer aujourd'hui au nombre des causes qui peuvent amener ces paralysies.

Anatomie et physiologie pathologiques. — Il se peut que les muscles de l'œil soient le siège de lésions propres, mais ces lésions ne nous sont pas connues et paraissent, en tout cas, beaucoup plus rares que dans les muscles des autres régions.

C'est, en dernière analyse, dans le système nerveux qu'il faut toujours chercher les altérations qui produisent les paralysies des muscles de l'œil. Ces lésions peuvent porter : 1° sur l'origine ou sur le trajet intra-cérébral du nerf; 2° sur son noyau protubérantiel; 3° sur le trajet de son origine apparente à son entrée dans l'orbite; 4° sur son trajet intra-orbitaire.

Il n'est pas douteux que les lésions des hémisphères cérébraux, hémorrhagies, ramollissements, traumatismes, donnent lieu à des paralysies des nerfs qui animent les muscles de l'œil, mais ces paralysies sont généralement associées et produisent des déviations conjuguées. Landouzy toutefois a décrit un ptosis isolé, consécutif à une lésion de l'hémisphère cérébral du côté opposé.

Il a vu que le centre des mouvements de la paupière est vers la partie postérieure du lobe pariétal, au voisinage du pli courbe ou vers le tiers inférieur de la circonvolution frontale ou pariétale ascendante.

Les paralysies hystériques observées par Charcot et Landolt semblent aussi d'origine corticale.

De Graefe, puis Gayet en 1876, Hutchinson en 1879, et enfin Parinaud sont arrivés à localiser les lésions nucléaires de l'ophthalmoplégie externe et de l'ophthalmoplégie interne (paralysie du sphincter pupillaire et du muscle accommodateur).

Les lésions éprouvées par les paires nerveuses dans leur trajet, depuis leur origine apparente jusqu'à leur entrée dans l'orbite, résultent le plus souvent de compressions causées par des hémorrhagies, des exsudats méningitiques, des tumeurs encéphaliques ou osseuses, la thrombose des sinus caverneux. Panas, dans les *Archives d'ophthalmologie* de 1881, a bien étudié le mode d'action des fractures de la base du crâne sur les paires nerveuses qui pénètrent dans l'orbite par la fente sphénoïdale. Il a montré que les rapports anatomiques de ces paires nerveuses dans leur trajet intracrânien expliquent la lésion plus fréquente de la 6e paire. Chevallereau avait précédemment développé ces mêmes idées dans sa thèse inaugurale, en 1879.

C'est souvent sur le cordon nerveux, avant son entrée dans l'orbite, qu'agissent dans la syphilis, cause si fréquente de ces paralysies, les gommes périostiques ou osseuses de la base du crâne qui les compriment. Dans d'autres cas, le nerf lui-même est le siège d'une névrite interstitielle diffuse, ou même de petites tumeurs gommeuses.

Dans leur trajet intra-orbitaire, les branches nerveuses sont soumises aux mêmes causes d'altérations, à la suite des traumatismes qui en déterminent la compression ou des lésions syphilitiques tertiaires qui se développent dans les parois osseuses et sur les branches elles-mêmes. Dans les paralysies rapportées à la diathèse rhumatismale, on admet le développement d'une névrite sur les branches terminales. Les tumeurs intra-orbitaires, le phlegmon du tissu cellulaire de l'orbite agissent par compression sur ces mêmes branches et déterminent aussi l'inflammation du névrilème.

Symptomatologie. — Le premier effet de la paralysie d'un muscle de l'œil est de déterminer une *déviation* du globe oculaire due à la prédominance d'action du muscle antagoniste, et une *impotence* plus ou moins complète des mouvements dans le sens de l'action du muscle paralysé. Mais, dans un certain nombre de cas, cette déviation et cette impotence sont difficilement appréciables, lorsqu'on se contente de faire fixer par les deux yeux du patient un objet tenu à quelque distance et porté successivement dans différentes directions. Ce moyen propre à mettre en évidence l'impotence d'un des muscles internes ou externes lorsque la paralysie est complète ou à peu près complète, est insuffisant dans les autres cas.

Toute paralysie d'un muscle, même légère, entraînant un changement dans la situation réciproque des deux rétines, détermine un certain degré de *diplopie*. Le malade voit double et souvent indique avec précision la position des deux images. La diplopie est dite *homonyme* lorsque l'image vue par l'œil droit, par exemple, se trouve reportée vers la droite; elle est dite *croisée* lorsque l'image vue par l'œil droit se trouve à gauche de l'image perçue par l'œil gauche. La diplopie se produit aussi dans le sens vertical, l'une des images étant plus élevée que l'autre. Lorsque la situation réciproque des images est indiquée d'une manière nette par les malades, il est possible d'établir rapidement le diagnostic. Mais bien des sujets ne rendent compte que d'une manière très confuse de leurs perceptions. Il faut alors pour déterminer la situation des images avoir recours à l'emploi d'un verre coloré. On met un verre rouge au devant de l'œil sain, et l'on fait fixer une bougie placée à quelque distance. L'une des images de la flamme étant colorée en rouge, tandis que l'autre garde sa coloration naturelle, il devient facile pour le patient d'indiquer exactement la situation des deux images.

Pour arriver au diagnostic du muscle paralysé, il faut savoir que *toute diplopie croisée résulte de la divergence des axes visuels* et que *toute diplopie homonyme est produite par le croisement de ces mêmes axes.* La paralysie du muscle droit interne qui entraîne une déviation en dehors du globe de l'œil et produit le décroisement ou la divergence des axes visuels détermine une diplopie croisée. En d'autres termes, l'image perçue par l'œil malade est déviée du côté du muscle paralysé et dans le sens opposé à la déviation du globe de l'œil.

La situation anormale du globe oculaire résultant de la paralysie d'un de ses muscles moteurs, entraîne un phénomène connu sous le nom de *fausse projection*. Lorsque l'œil sain étant fermé, on présente au patient un objet tenu à quelque distance du côté du muscle paralysé, il ne peut arriver à saisir cet objet avec la main qu'après beaucoup d'hésitation. Il la porte toujours trop en dedans ou trop en dehors, suivant que le muscle droit interne ou droit externe est paralysé. Dans ces conditions, il ne peut y avoir diplopie, mais l'effort plus considérable que le patient est obligé de faire avec son muscle paralysé pour diriger son regard vers l'objet qu'il fixe, le porte à exagérer aussi le mouvement qu'il exécute pour le saisir.

La limitation des mouvements du globe oculaire, par suite de la paralysie d'un des muscles, entraîne une diminution dans l'étendue du champ de fixation monoculaire et un rétrécissement plus considérable encore dans l'étendue du champ de fixation binoculaire.

Ces conditions anormales de la perception des images expliquent la sensation de vertige si gênante pour les malades, dans la vision binoculaire. Cette sensation est souvent la seule signalée par eux au premier moment; elle précède parfois celle de la diplopie et s'accompagne de céphalalgie et parfois de vomissements. La sensation de vertige peut exister aussi alors même que le patient ne fait usage que de l'œil du côté paralysé. A cette sensation de vertige se rattache la démarche incertaine des individus affectés de paralysie des muscles de l'œil. C'est encore au besoin instinctif qu'ils éprouvent d'en éviter le retour qu'il faut attribuer la position qu'ils donnent à leur tête; celle-ci est généralement maintenue dans la rotation dans le sens de l'action du muscle paralysé. La face, par exemple, est tournée du côté droit, lorsque le muscle droit externe du côté droit est paralysé, du côté gauche, s'il s'agit du muscle droit externe du côté gauche. La diplopie et, par suite, la sensation de vertige cessent de se produire dans cette position.

Diagnostic. — En présence d'un malade atteint de paralysie d'un des muscles de l'œil, il y a trois questions à résoudre : reconnaître que la déviation n'est pas due à un simple trouble fonctionnel du muscle, comme dans le strabisme; déterminer la cause de la paralysie; enfin, autant que possible, préciser le siège de la lésion qui l'a produite.

La paralysie d'un des muscles adducteur ou abducteur de l'œil se reconnaît de la manière suivante : On fait fermer l'œil sain et l'on présente devant l'œil malade un doigt en recommandant au malade de le fixer attentivement. Si l'un des muscles est paralysé, l'œil ne pourra suivre en dedans ou en dehors les déplacements de ce doigt, ou il ne les suivra qu'incomplètement et à un certain moment, on constatera l'impuissance des efforts du muscle atteint qui se traduira par des oscillations ou des mouvements saccadés.

La même manœuvre dans un cas de strabisme fonctionnel donne un résultat tout différent. Si l'on couvre l'œil sain, l'œil strabique entre en fixation et l'amplitude de ses mouvements soit en dedans, soit en dehors, apparaît intacte; il suit jusque dans les positions les plus extrêmes les déplacements du doigt qu'on lui présente.

On constate aussi que la déviation secondaire de l'œil sain est plus grande que la déviation primitive, lorsque l'autre œil est dévié par la paralysie d'un de ses muscles.

Le diagnostic de la *cause* est des plus importants à préciser, car c'est du diagnostic étiologique que dépendent à la fois le pronostic et le traitement de la paralysie. Le traumatisme, les affections des centres nerveux, certaines diathèses et quelques intoxications sont les causes habituelles de ces paralysies.

Parmi les affections des centres nerveux, le tabes tient la première place. Le professeur Fournier a rencontré des paralysies des muscles de l'œil, dans la moitié des cas de tabes qu'il a analysés. On tend aussi à rapporter à une lésion corticale les paralysies hystériques des muscles de l'œil qui ont pour caractère de disparaître tout d'un coup ou de passer subitement d'un côté à l'autre.

La syphilis est, parmi les diathèses, celle qui cause le plus grand nombre de paralysies. Elle se retrouve dans 60 pour 100 des cas (Panas). Le rhumatisme vient ensuite et beaucoup plus rarement le saturnisme, la diphthérie, le diabète.

Le siège anatomique de la lésion imprime des caractères propres à la paralysie. Les paralysies de cause périphérique sont généralement totales. C'est ce qu'on observe dans les cas de fractures de la base du crâne, de tumeurs de la base du cerveau, alors que le nerf est comprimé entre son point d'émergence de l'encéphale et son entrée dans l'orbite. C'est encore ce qui se produit quand la cause est intra-orbitaire, comme on le voit dans les cas de tumeurs de l'orbite. La syphilis et le rhumatisme sont aussi au nombre des causes qui se traduisent par des paralysies totales.

Les paralysies dues à une lésion centrale sont au contraire le plus souvent incomplètes. On les rencontre dans les traumatismes de l'encéphale, dans les hémorrhagies. Une lésion corticale donne lieu à des paralysies associées et à la déviation conjuguée des yeux, accompagnées de céphalalgie, d'hémiplégie, de monoplégie ou de paralysie faciale.

Dans le tabes on constate souvent ces paralysies à la période prodromique (Pierret. Thèse de Paris, 1876. *Des symptômes encéphaliques du tabes*). Dans un travail important publié dans le *Recueil d'ophthalmologie* en 1886, le professeur Fournier a bien établi le caractère de ces paralysies. Elles portent surtout sur la 3e paire et sont presque toujours dissociées, partielles; elles intéressent souvent la pupille d'une façon exclusive. Elles se traduisent alors soit par de la mydriase avec absence de réaction de l'iris sous l'influence de la lumière et persistance du réflexe accommodateur (signe d'Argyll-Robertson), soit par un myosis dont l'explication est difficile à donner.

Ces paralysies sont souvent fugaces, éphémères ou même instantanées. Elles sont sujettes à récidives. Enfin elles guérissent parfois d'une façon spontanée et rapide.

Le caractère principal des paralysies syphilitiques est au contraire d'être totales. Elles intéressent lorsqu'elles portent sur la 3e paire, tous les muscles innervés par elle et entraînent l'abolition du réflexe lumineux et du réflexe accommodateur. Elles sont stables et durables, non sujettes à des récidives. Enfin, sous l'influence du traitement antisyphilitique, elles disparaissent d'une façon lente et progressive.

Pronostic. — Il dépend surtout de la cause qui a produit la paralysie. L'âge du malade, l'ancienneté de la lésion doivent être aussi pris en considération. Le pronostic des paralysies syphilitiques, lorsqu'elles sont traitées dès le début n'est pas très grave. Les paralysies diphthéritiques ont un pronostic plutôt bénin, car elles disparaissent presque toujours spontanément.

Les paralysies rhumatismales sont aussi susceptibles de guérison. Celles qui sont sous la dépendance du tabes confirmé sont souvent passagères, mais elles récidivent fréquemment et résistent au traitement.

Dans quelques cas, on voit, dans les paralysies anciennes, la contracture secondaire du muscle paralysé produire un strabisme permanent.

Traitement. — Le traitement *médical* doit être employé dès que l'on a déterminé la cause de la paralysie. Si la syphilis est reconnue, on prescrit un traitement ioduré en portant rapidement la dose d'iodure à 5 et 6 grammes par jour.

Le saturnisme, le diabète sont traités par les médications appropriées.

Les paralysies se rattachant aux lésions des centres nerveux et particulièrement à l'ataxie pourront être améliorées par l'administration des bromures alcalins.

Les paralysies rhumatismales nécessitent, outre l'administration à l'intérieur du salicylate de soude, l'emploi des applications révulsives au pourtour de l'orbite. Les frictions stimulantes, les vésicatoires à la tempe, trouvent dans ce cas, leur indication. Enfin, on aura recours aux courants continus préconisés par Benedikt.

Le traitement orthopédique et chirurgical n'interviendra que lorsqu'il sera démontré que la paralysie a résisté au traitement médical. En effet, la section tendineuse du muscle antagoniste du muscle paralysé ne donne qu'un résultat généralement insuffisant et elle a pour effet, en reculant l'insertion du muscle antagoniste, de limiter son action utile. L'avancement du tendon du muscle paralysé ne donne guère non plus qu'une correction temporaire.

Sans recourir aux moyens chirurgicaux, on peut cependant atténuer les effets des paralysies musculaires en neutralisant les effets si gênants de la diplopie par des verres prismatiques correcteurs qui produisent la fusion des images. Mais lorsque la paralysie musculaire s'accompagne de vertiges, il est souvent préférable de supprimer l'usage de l'œil atteint par l'emploi d'un bandeau ou mieux par l'usage de lunettes portant un verre dépoli au devant de l'œil paralysé. L'occlusion permanente obtenue par la suture des paupières pourrait rendre des services dans les cas de ce genre reconnus incurables.

PARALYSIE DE LA TROISIÈME PAIRE

(NERF MOTEUR OCULAIRE COMMUN)

La 3e paire nerveuse crânienne ou *nerf moteur oculaire commun*, innerve les muscles droit supérieur, droit inférieur, droit interne et petit oblique de l'œil. C'est elle aussi qui anime le muscle releveur de la paupière supérieure. Enfin elle fournit au ganglion ophthalmique sa racine motrice par l'intermédiaire du filet destiné au muscle petit oblique, et la contraction du sphincter de l'iris ainsi que celle du muscle ciliaire sont sous sa dépendance.

On comprend, d'après cette distribution, que la paralysie de la 3e paire détermine des troubles profonds et variés dans l'appareil oculaire.

Cette paralysie est la plus fréquente des paralysies des muscles de l'œil. Elle est *complète* ou *incomplète*.

Paralysie complète. — Les signes principaux de la paralysie complète de la 3e paire sont : la *chute de la paupière supérieure*; la *déviation en dehors du globe oculaire* et la *dilatation de la pupille*.

La *chute de la paupière* est la conséquence de la paralysie du rameau du releveur. Elle est plus ou moins complète. Dans certains cas, la paupière supérieure retombe au devant du globe de l'œil de manière à recouvrir la cornée tout entière. La vision est alors tout à fait empêchée du côté paralysé. Dans d'autres cas, la paupière ne recouvre que la moitié supérieure de la pupille et, en renversant la tête en arrière, le malade peut encore se servir de son œil. Par des contractions énergiques de son muscle frontal, il lui est même possible de soulever assez la paupière pour découvrir complètement la pupille. Ces différences s'expliquent par ce fait que la paralysie du releveur n'est pas toujours absolue, et que la tonicité du muscle orbiculaire des paupières oppose une résistance variable aux efforts du muscle frontal.

La *déviation du globe oculaire en dehors* ou strabisme externe dépend de la prédominance d'action du muscle droit externe intact, par suite de la paralysie du muscle droit interne. On constate en même temps que les mouvements d'élévation du globe de l'œil sont impossibles (paralysie du droit supérieur). Les mouvements d'abaissement sont imparfaits (paralysie du droit inférieur), mais ils s'exécutent encore par suite de la conservation d'action du muscle grand oblique.

Sous l'influence de cette action il y a même un abaissement de la pupille, et le bord inférieur de la cornée de l'œil atteint se trouve un peu au-dessous du niveau de la cornée du côté sain.

Par le fait de la paralysie du muscle petit oblique le méridien vertical de l'œil se trouve un peu incliné en dedans.

De la position anormale du globe oculaire par suite de ces diverses paralysies, résulte une *diplopie croisée*, l'image de l'œil malade étant un peu plus élevée que celle de l'œil sain. La diplopie est croisée parce que les axes visuels sont devenus divergents; l'image de l'œil malade est un peu relevée, à cause de la conservation de l'action du muscle grand oblique qui abaisse la pupille et détermine une diplopie en haut.

La *dilatation de la pupille* est produite par la paralysie du sphincter irien innervé par les filets ciliaires provenant de la racine motrice du ganglion ophthalmique, racine qui, sauf anomalie, est fournie par la 3ᵉ paire. La dilatation de la pupille n'est pas portée à son maximum; celle-ci reste immobile et ne réagit pas sous l'action de la lumière; elle ne varie pas non plus lorsque l'œil atteint fixe alternativement un objet éloigné ou rapproché. C'est qu'en effet, le muscle ciliaire se trouve paralysé en même temps que le sphincter irien.

La dilatation pupillaire et la paralysie de l'accommodation entraînent un trouble marqué de la vue, surtout pour la perception des objets rapprochés.

L'instillation de quelques gouttes d'un collyre à l'atropine augmente la dilatation de la pupille et la porte à son maximum, en excitant la contraction des fibres radiées de l'iris qu'anime le grand sympathique. La dilatation de la pupille produite par la paralysie de la 3ᵉ paire n'est jamais aussi considérable que celle que détermine l'atropine. Si même, à la paralysie de la 3ᵉ paire se joint une paralysie concomitante du grand sympathique, la dilatation de la pupille est réduite à son minimum.

La dilatation pupillaire peut faire complètement défaut lorsque le muscle petit oblique a échappé à la paralysie, son rameau nerveux étant celui qui fournit au ganglion ophthalmique. Elle manque encore lorsque la racine motrice du ganglion est fournie, ce qui est rare, par la 6ᵉ paire nerveuse.

Paralysie incomplète. — On observe des cas de paralysie incomplète dans lesquels les différents muscles innervés par la 3ᵉ paire ne sont pas privés de tous leurs mouvements. La paupière supérieure peut encore être soulevée avec effort; le strabisme externe est peu marqué, la dilatation pupillaire est réduite à son minimum et il faut un examen attentif pour reconnaître ces différents signes. Les troubles fonctionnels eux-mêmes sont peu accentués : la diplopie exige pour être reconnue l'emploi d'un verre coloré qui permet au patient d'isoler les deux images. Celles-ci, en dehors de l'emploi de ce moyen, sont vues assez rapprochées pour qu'il ne les distingue pas nettement; il voit trouble plutôt que double.

Ces paralysies incomplètes ou parésies sont souvent d'un diagnostic difficile au début. Il faut les attribuer à ce que la lésion périphérique ou centrale a touché légèrement le tronc nerveux ou ses origines. Les paralysies incomplètes doivent être distinguées des paralysies qui, après avoir été complètes au début, se sont améliorées à la longue ou sous l'influence d'un traitement. Il faut aussi les distinguer des paralysies *partielles*, dans lesquelles un ou plusieurs des muscles échappent complètement à la paralysie. Celle-ci peut être localisée à un seul des muscles et l'on observe isolément la paralysie du releveur de la paupière (ptosis); celle du droit supérieur ou inférieur; celle du droit interne; celle du petit oblique et enfin la paralysie isolée de l'accommodation.

Nous résumerons en quelques mots les caractères distinctifs de la paralysie isolée des muscles droits supérieur et inférieur et du petit oblique.

La *paralysie du muscle droit supérieur* est caractérisée par la diplopie verticale supérieure, ou dans le regard en haut. Cette diplopie est croisée et augmente lorsque l'œil se porte en dedans. Les deux images divergent par leurs sommets.

La *paralysie du muscle droit inférieur* a pour caractère de déterminer une diplopie croisée qui s'exagère surtout dans le mouvement en bas et en dehors. Les images sont obliques et s'écartent par en bas.

La *paralysie du petit oblique* donne lieu à une diplopie verticale supérieure, homonyme, qui augmente lorsque le regard se porte en haut et en dedans. Il y a un léger strabisme inférieur et interne. Les images sont obliques et divergent par en haut, comme dans la paralysie du droit supérieur, mais elles sont homonymes et non pas croisées.

La *paralysie du muscle ciliaire* se traduit par la perte du pouvoir accommodateur. Elle s'accompagne généralement de mydriase, mais peut cependant exister indépendamment de cette dernière. (Voy. p. 178 le chapitre *Mydriase*, et p. 349 le chapitre *Paralysie de l'accommodation*.)

PARALYSIE DE LA QUATRIÈME PAIRE

(NERF PATHÉTIQUE)

La 4e paire crânienne n'anime qu'un seul muscle, le *grand oblique*. Ce muscle dont l'action était autrefois mal connue, est abaisseur de la pupille, abducteur et rotateur en dedans. A l'état normal, son action combinée à celle du droit inférieur qui est abaisseur, adducteur et rotateur en dehors, produit l'abaissement direct de la pupille.

La paralysie de la 4e paire est rare, comparée surtout à la fréquence relative de la 3e paire. Comme, en outre, elle est d'un diagnostic plus difficile, elle a échappé longtemps à l'observation et est encore souvent méconnue. Elle reconnaît les mêmes causes que les autres paralysies des muscles de l'œil.

Symptômes. — Le muscle grand oblique étant abaisseur et abducteur, sa paralysie produit l'élévation de la pupille et sa déviation en dedans. Ce signe doit être recherché avec soin, car le strabisme est peu apparent et c'est en comparant la situation du bord inférieur des deux cornées, par rapport au bord de la paupière inférieure, qu'on apprécie le faible changement de niveau de l'œil atteint.

De cette double déviation du globe de l'œil résulte une diplopie dans le sens vertical. Cette diplopie est homonyme et inférieure. L'image de l'œil malade est située au-dessous de celle de l'œil sain. La déviation du méridien vertical en dedans produit une obliquité des deux images qui se rapprochent par leur extrémité supérieure.

La diplopie se produit lorsque l'objet fixé est situé au-dessous du plan horizontal passant par les deux yeux. Elle a son maximum lorsque le regard se porte en bas et en dedans.

Le champ de fixation de l'œil atteint est restreint en bas et en dehors.

L'existence de la diplopie verticale inférieure détermine des troubles de la vision particulièrement gênants dans l'action d'écrire, de marcher, de descendre un escalier. Ces actes deviennent très pénibles pour le malade et s'accompagnent souvent d'une sensation de vertige. Pour en neutraliser en partie les effets, la face s'incline en bas et vers le côté sain. Cette attitude, dans quelques cas, a pu devenir permanente et en imposer pour un torticolis que Landolt désigne sous le nom de *torticolis oculaire* (*Bulletin médical*, 1890, p. 573). Quelquefois le malade se contente de porter en haut et en dehors les objets qu'il veut fixer attentivement.

Une autre cause de trouble de la vision provient de ce que souvent l'image du côté malade paraît plus rapprochée que celle du côté sain. De Graefe, Giraud-Teulon, Förster, ont chacun donné une explication de ce phénomène. Celle de Förster est généralement adoptée : Lorsque l'œil fixe plusieurs objets sur un plan horizontal, ceux qui sont le plus rapprochés forment leur image au-dessus de la macula. Or, par suite de la paralysie du grand oblique et de l'élévation de la pupille, les images se forment sur un point plus élevé de la rétine qu'à l'état normal. Elles sont donc jugées comme si elles provenaient d'objets réellement plus rapprochés.

Diagnostic. — La constatation des déviations de l'œil dans la paralysie du grand oblique est délicate. Pour bien mettre en évidence la diplopie, il est nécessaire de placer un verre coloré au devant de l'œil sain.

La paralysie du muscle droit inférieur peut, au premier abord, être confondue avec celle du grand oblique. Elle produit en effet l'élévation de la pupille, mais la diplopie est croisée au lieu d'être homonyme et l'image de l'œil malade est inclinée en haut et en dehors.

La contracture du petit oblique porte la pupille en dehors et donne lieu aussi à une diplopie croisée, appréciable surtout dans la partie supérieure du champ visuel; les images inclinées sont divergentes. Mais il peut arriver que la contracture du petit oblique s'associe à la paralysie du grand oblique. La pupille s'élève alors davantage et se dévie en dehors; il en résulte un peu de strabisme externe et la diplopie devient croisée.

Si la paralysie du grand oblique s'accompagne de rétraction du muscle droit supérieur, la pupille, plus fortement élevée, reste déviée en dedans; la diplopie est encore homonyme, mais elle se produit aussi bien en haut qu'en bas.

PARALYSIE DE LA SIXIÈME PAIRE
(NERF MOTEUR OCULAIRE EXTERNE)

La 6e paire de nerfs, ou *moteur oculaire externe* n'anime qu'un seul muscle, le *droit externe*. La paralysie de ce muscle est moins fréquente que celle de la 3e paire et moins rare que celle de la 4e paire.

Étiologie. — La paralysie du muscle droit externe est habituellement isolée. Elle est surtout d'origine périphérique. On la voit souvent apparaître brusquement au réveil, sans que rien ait pu la faire prévoir et en dehors de tout accident cérébral. Panas a bien établi qu'elle se montre comme complication des fractures de la base du crâne plus fréquemment que celle des autres paires nerveuses. Les rapports anatomiques du tronc de la 6e paire, avant son entrée dans l'orbite, donnent l'explication de la plus grande fréquence de ses lésions. (Voyez tome III, p. 473.) Chevallereau a vu la paralysie de la 6e paire succéder à une simple contusion sans fracture (*ibid.*, p. 472).

Symptômes. — La déviation du globe oculaire en dedans et l'impossibilité ou la difficulté de le diriger en dehors constituent le signe capital de cette paralysie. Lorsqu'on invite le patient à diriger l'œil atteint en dehors, la cornée dépasse rarement le milieu de la fente palpébrale, et si l'effort exécuté est considérable, il se produit des mouvements saccadés indices de l'impotence du muscle droit externe.

Dans les cas de paralysie incomplète, l'œil peut atteindre la commissure externe et tous les signes sont atténués. Même lorsque la paralysie est complète, l'action simultanée des muscles grand oblique et petit oblique peut, dans une certaine mesure, suppléer le droit externe pour produire l'abduction.

Lorsqu'on fait fixer un objet par les deux yeux et que l'on vient à interposer un verre dépoli au devant de l'œil sain, on voit ce dernier se dévier fortement en dedans (déviation secondaire).

L'adduction de l'œil détermine une diplopie *homonyme*. Cette diplopie occupe la moitié du champ visuel et s'arrête à la ligne médiane. Si en même temps il existe une rétraction du muscle droit interne, la diplopie envahit la moitié adjacente du champ visuel.

Les images sont exactement dans le plan horizontal, le muscle droit externe étant un abducteur pur. Elles se déplacent latéralement et leur distance augmente lorsque l'objet fixé se déplace dans le sens du muscle atteint, c'est-à-dire vers la tempe du côté malade. Le champ de fixation binoculaire est le plus souvent extrêmement limité dans cette paralysie.

Parinaud (*Gaz. hebdomad.*, 1877, n° 46) a insisté sur quelques particularités observées dans la situation des images, lorsque la paralysie du droit externe est accompagnée de spasmes des muscles associés de l'œil opposé, animés par la 3e paire. Dans ce cas, dans la moitié supérieure du champ visuel, l'image de l'œil dont le droit externe est paralysé est plus haute, tandis que dans la moitié inférieure elle est plus basse que celle de l'autre œil et la différence de hauteur est plus prononcée en haut qu'en bas.

La paralysie du droit externe entraîne tous les inconvénients signalés à propos des paralysies des muscles de l'œil, en général. La marche est profondément troublée. La position des objets situés latéralement du côté atteint est mal appréciée (phénomène de la fausse projection). Il se produit souvent des vertiges. Le patient toutefois arrive à neutraliser en partie ces effets en tournant la tête du côté de l'œil malade et cette attitude est caractéristique.

Diagnostic. — Le diagnostic de la paralysie du muscle droit externe est généralement facile. Les paralysies très incomplètes peuvent seules donner lieu à l'hésitation. On ne confondra pas la paralysie du droit externe avec un strabisme interne fonctionnel. Dans ce dernier, l'œil dévié peut être porté dans l'abduction complète si l'on a soin de couvrir l'œil sain pour obliger l'œil malade à entrer en fixation. On constate en outre dans le strabisme interne que la déviation secondaire de l'œil sain est égale à la déviation primitive.

Mais il peut arriver qu'après guérison d'une paralysie du droit externe, la rétraction du muscle droit interne, toujours très prononcée, persiste et détermine un strabisme permanent interne.

PARALYSIE COMPLÈTE DE TOUS LES MUSCLES DE L'ŒIL (OPHTHALMOPLÉGIE)

Les exemples de paralysie complète de tous les muscles de l'œil sont très rares. De Graefe en a cité un cas en 1866. Panas a présenté à la Société de chirurgie en 1875 (séance du 12 mai) deux malades atteints de troubles cérébraux. Chez l'un d'eux l'immobilité des globes oculaires était complète. L'autopsie révéla une méningo-encéphalite, avec adhérence des méninges et ramollissement du cervelet, surtout au niveau du vermis inférieur. Abadie a observé à la Salpêtrière, dans le service de Charcot, une femme ataxique dont les deux globes oculaires étaient complètement immobiles. L'accommodation était également paralysée, mais la pupille réagissait encore sous l'influence de la lumière et de l'atropine.

Des expériences de Hensen et Voelckers, il résulte que la paralysie complète des muscles extrinsèques (*ophthalmoplégie externe*) est produite par les lésions de la partie postérieure du noyau protubérantiel et des fibres d'origine des nerfs des 3e, 4e et 6e paires. Parinaud rapporte à une lésion de la partie antérieure du noyau et des fibres de la 3e paire, l'*ophthalmoplégie interne*, c'est-à-dire la paralysie du sphincter de la pupille et du muscle ciliaire.

III

CONTRACTURES DES MUSCLES DE L'ŒIL

La contracture des muscles de l'œil est très mal connue. Elle paraît être fort rare, si l'on en excepte celle qui se développe dans le muscle antagoniste d'un muscle paralysé.

Cependant de Graefe a observé dans le goître exophthalmique quelques cas de spasmes du muscle releveur de la paupière. On voit aussi se produire des spasmes passagers dans l'enfance.

La contracture des muscles de l'œil ne se rencontre guère que comme symptôme d'une lésion encéphalique. Prevost (*De la déviation conjuguée des yeux et de la rotation de la tête*, etc. Thèse de Paris, 1867) a décrit la contracture des muscles associés de l'œil dans le ramollissement et dans les hémorrhagies du cerveau. Elle entraîne le globe oculaire du côté opposé à la lésion cérébrale.

Dans la méningite, dans l'encéphalite et à la suite des traumatismes crâniens, on peut observer la contracture des muscles de l'œil. L'hystérie doit être aussi rangée parmi les causes possibles de cet état.

La symptomatologie de la contracture isolée d'un des muscles de l'œil a été déduite un peu théoriquement d'après ce qui se passe dans les paralysies. Il y a déviation de l'œil dans le sens du muscle contracturé; l'arc d'excursion du globe est diminué. La diplopie existe, mais la situation des images varie ainsi que leur écartement. On signale aussi des douleurs névralgiques périorbitaires, et la contracture de l'orbiculaire.

IV

NYSTAGMUS

Gadaud, Étude sur le nystagmus. Thèse de Paris, 1869. — Ravaud, Étude clinique sur le nystagmus. Thèse de Paris, 1877.

On donne le nom de nystagmus aux mouvements oscillatoires du globe oculaire observés chez certains sujets. Ces mouvements plus ou moins continus et généralement d'une faible amplitude ont été comparés non sans raison aux contractions involontaires de la chorée.

Les oscillations caractéristiques du nystagmus se font soit autour de l'axe vertical du globe oculaire (*nystagmus horizontal*), soit autour de l'axe horizontal (*nystagmus vertical*), soit autour de l'axe antéro-postérieur (*nystagmus rotatoire*). On a décrit aussi un nystagmus oblique et un nystagmus mixte.

Étiologie. — La fréquence du nystagmus est peu considérable : 1,5 pour 100, d'après Panas.

Le nystagmus est ordinairement congénital. Dans certaines conditions, cependant, il peut être acquis.

Le *nystagmus congénital* est presque toujours lié à une lésion du globe oculaire entraînant une diminution de l'acuité visuelle. C'est ainsi qu'il coexiste avec les leucomes de la cornée, la cataracte congénitale, la rétinite pigmentaire, la chorio-rétinite. On le voit dépendre aussi d'un fort degré d'amétropie. Dans plus de la moitié des cas il coexiste avec le strabisme (Gadaud. Thèse de Paris, *Du nystagmus*, 1869). On a signalé depuis longtemps sa fréquence chez les albinos dont l'acuité visuelle est toujours mauvaise par suite du défaut de pigmentation de la choroïde et de l'iris. Enfin, dans quelques cas, l'influence de l'hérédité a été notée.

Le *nystagmus acquis* est essentiel ou symptomatique.

C'est en 1861 que De Condé décrivit pour la première fois une forme de *nystagmus essentiel* chez les mineurs. Nieden et Dransart l'ont étudié depuis. Il paraît résulter de l'insuffisance de l'éclairage et de l'attitude forcée que prend la tête des ouvriers occupés à extraire la houille au fond de galeries étroites. On l'a aussi attribué à une intoxication résultant de l'accumulation des gaz qui se dégagent de la houille.

Le *nystagmus symptomatique* est sous la dépendance de vices de conformation du crâne et du cerveau et surtout de lésions portant sur certaines régions de l'encéphale. Ces lésions sont parfois le résultat d'un traumatisme (Chevallereau). Friedreich a décrit un nystagmus dans l'ataxie. La sclérose en plaques du 4e ventricule et des couches optiques a été signalée par Charcot. Plus souvent il s'agit de lésions hémorrhagiques ou emboliques portant sur les mêmes points ou sur les corps restiformes et le cervelet.

Symptomatologie. — Le nystagmus est presque toujours bilatéral; les mouvements oscillatoires des deux yeux sont associés. Exceptionnellement, il est unilatéral. On a dit que dans ce dernier cas il était toujours vertical; cependant Bouchard l'a vu se produire dans le sens horizontal.

Les mouvements oscillatoires qui constituent le nystagmus sont assez difficiles à analyser en raison de leur rapidité et de leur faible amplitude. Il est cependant aisé, en général, de reconnaître à première vue le sens qu'ils affectent. Ils tendent à s'exagérer lorsque le sujet veut fixer un objet ou lorsqu'il se sent observé. Pourtant, il n'a ordinairement pas conscience de ces mouvements et les objets qu'il fixe ne lui paraissent pas se déplacer.

C'est seulement dans le nystagmus essentiel des mineurs que le déplacement incessant des objets produit par les oscillations rotatoires détermine une sensation de vertige.

De Graefe a décrit dans le nystagmus congénital de faibles mouvements concomitants de la tête. Ces mouvements se produisent autour du même axe que ceux du globe oculaire et en sens contraire.

Les mouvements oscillatoires du nystagmus cessent habituellement, mais non toujours, pendant le sommeil. Ils diminuent quelquefois et se suspendent, dans la fixation des objets très rapprochés.

Le champ de fixation monoculaire ou binoculaire paraît réduit dans le nystagmus, mais le degré de cette réduction est très difficile à mesurer (Landolt). D'ailleurs les mouvements binoculaires s'exécutent bien dans toutes les directions, s'il n'existe pas, en même temps de strabisme.

Diagnostic. — Les oscillations du nystagmus ont une physionomie spéciale qui empêche de les confondre avec les mouvements saccadés que l'on observe quelquefois dans le strabisme fonctionnel ou dans les déviations paralytiques, lorsque le muscle paralysé fait effort pour se contracter.

Pronostic. — Le nystagmus congénital est peu susceptible de se modifier sous l'influence du traitement. Le nystagmus symptomatique a pour pronostic celui de la lésion qui l'a déterminé. Seul le nystagmus essentiel des mineurs guérit habituellement en deux mois lorsqu'il est convenablement traité (Dransart).

Traitement. — On devra toujours, s'il existe un vice de réfraction, chercher à le corriger par l'emploi des verres appropriés. Le nystagmus congénital pourra dans quelques cas être amélioré par cette correction. Chez les albinos, l'usage de conserves à verres bleus ou fumés, en atténuant l'action trop vive de la lumière sur le fond de l'œil dépourvu de pigment, aura une action favorable. A moins qu'il existe en même temps du strabisme, on ne comprend guère comment la ténotomie, qui pourtant a été conseillée par Boehm, serait utile.

Dans le nystagmus des mineurs, il faut d'abord faire cesser le travail et éloigner les causes anti-hygiéniques qui ont produit l'affection. On prescrit en même temps un régime tonique. Localement, les douches oculaires et l'application des courants continus ont donné à Dransart de bons résultats.

CHAPITRE V

MALADIES DE L'ORBITE

CHAUVEL, art. ORBITE. *Dict. encycl. des sc. méd.*, 2e série, t. XVI. — BERLIN, Die Krankheiten der Orbita. *Handbuch der Augenheilkunde von Alfred Graefe und Theod. Saemisch.* Leipzig, 1880. — Traités généraux d'ABADIE, GALEZOWSKI, DE WECKER et LANDOLT.

I

VICES DE CONFORMATION DE L'ORBITE

Les vices de conformation de l'orbite n'ont pour le chirurgien qu'un intérêt de curiosité. Ils se rattachent à un arrêt ou à un excès de développement du capuchon céphalique et du bourgeon frontal d'une part, de l'arc maxillaire supérieur d'autre part. Le plus souvent, ces vices de conformation coïncident avec d'autres anomalies de développement non compatibles avec la vie.

On a observé l'absence des orbites, et par suite, des globes oculaires. La fusion des deux orbites avec absence d'un des yeux porte le nom de *cyclopie*. Les faits d'imperforation des orbites ne sont pas très rares.

Plus souvent, il n'existe qu'un défaut de proportion dans les dimensions de la cavité orbitaire, profondeur ou étroitesse exagérée. Dans ce dernier cas, le globe oculaire incomplètement logé dans l'orbite présente une exophthalmie apparente qu'il ne faut pas confondre avec l'exophthalmie pathologique. L'écartement trop considérable des deux orbites, la brièveté de la paroi externe donnent à la physionomie une expression particulière et étrange.

Toutes ces anomalies ne sont pas susceptibles de traitement. Tout au plus le chirurgien peut-il avoir à remédier à quelques-uns des inconvénients qu'entraînent les plus légères d'entre elles. Tel est, par exemple, l'épiphora qui résulte de l'éversion des points lacrymaux dans les cas d'étroitesse de la cavité orbitaire.

II

LÉSIONS TRAUMATIQUES DE L'ORBITE

LOVERDOS, Fracture du plancher de l'orbite siégeant surtout au niveau du trou sous-orbitaire. Thèse de Paris, 1882. — BESNARD, Contribution à l'étude des plaies pénétrantes avec corps étrangers de l'orbite par armes à feu de petit calibre. Thèse de Paris, 1885-1886.

De nombreuses subdivisions ont été introduites dans l'étude des lésions traumatiques de l'orbite. C'est ainsi que Berlin, dans son travail très complet, étudie d'abord les blessures du rebord orbitaire, y compris le pourtour osseux de la base de l'orbite, et dans un second chapitre, les blessures des parois de l'orbite. Cette manière de procéder permet d'envisager dans tous leurs détails les différentes lésions, mais elle a l'inconvénient d'exposer à des redites et de ne pas donner une idée exacte des difficultés de la clinique. Bien souvent, en effet, en présence d'un traumatisme de la région orbitaire, le chirurgien n'arrive à déterminer que d'une manière très approximative quelles ont été les parties atteintes et reste dans le doute relativement à l'existence d'une fracture.

Nous étudierons dans deux chapitres distincts : 1° les contusions et les plaies de l'orbite ; 2° les fractures.

1. — CONTUSIONS ET PLAIES DE L'ORBITE

Les *contusions* des paupières ont été déjà décrites, ainsi que celles de la région surcilière. Il reste à envisager le cas où la contusion a atteint, en raison de sa violence plus grande, le périoste du pourtour osseux de l'orbite ou le contenu même de la cavité.

La résistance du rebord orbitaire peut occasionner la formation d'épanchements sanguins sous-cutanés ou sous-périostiques. Dans ce cas, outre l'ecchymose et le gonflement des paupières, on sent avec le doigt une tuméfaction limitée en un point de la base de l'orbite et cette induration peut faire croire à l'existence d'une fracture.

La violence du coup, produit parfois une commotion ou une contusion cérébrales, mais ces complications s'observent surtout quand il existe une fracture.

Il semble difficile que la contusion des parties molles intra-orbitaires soit assez violente pour déterminer des lésions graves sans que le globe de l'œil soit directement atteint. Cependant, en raison de sa grande mobilité, il échappe quelquefois aux conséquences du traumatisme, et l'on observe alors des épanchements sanguins dans la loge orbitaire ou dans la capsule de Tenon. Ces épanchements sanguins, encore appelés *hématomes* ou *hématocèles* de l'orbite, sont décrits plus loin ; ils se terminent habituellement par la résolution.

Les *plaies* de l'orbite sont *pénétrantes* ou *non pénétrantes*. Dans le dernier cas, elles ne dépassent pas les limites du tissu cellulaire sous-cutané. Dans le premier, elles atteignent le contenu de l'orbite, tissu cellulo-graisseux, muscles, artères et veines, nerfs, et intéressent quelquefois les parties voisines du sommet de la cavité, ou la dépassent pour pénétrer dans les cavités voisines. Cette dernière complication sera envisagée à propos des fractures des parois.

Les lésions du globe de l'œil et du nerf optique sont également étudiées à part, ainsi que celles de la glande lacrymale dont nous avons déjà parlé.

Les instruments *piquants* laissent à peine de traces de leur passage à travers la peau des paupières et, dans quelques cas exceptionnels, vont blesser les vaisseaux et déterminer des épanchements sanguins dans la loge orbitaire.

Les instruments *tranchants* produisent des lésions plus graves. Les anciens chirurgiens se sont surtout préoccupés de la blessure des branches nerveuses qui émergent de l'orbite, et en particulier de celle du nerf sus-orbitaire. Mais l'amaurose réflexe succédant à cette section est loin d'être démontrée, et le fait souvent cité de Beer, qui a vu la vision se rétablir après la section complète de ce nerf, est resté unique jusqu'ici.

Les instruments *contondants*, lorsqu'ils agissent sur le pourtour de la base de l'orbite, produisent souvent des plaies nettes, linéaires, ayant toutes les apparences des plaies par instrument tranchant. La section de la peau est produite, ainsi que l'a montré Velpeau, de la face profonde vers la face superficielle par le rebord osseux presque tranchant. Nous avons déjà indiqué le fait, à propos des plaies du sourcil. Il a des conséquences importantes en médecine légale. En outre, si ces plaies contuses, comme cela n'est que trop fréquent, ont été infectées primitivement ou sont, secondairement, devenues septiques, on voit survenir des fusées purulentes du côté des paupières ou de la région temporale.

Un caractère à peu près constant de ces plaies, c'est de se compliquer d'une dénudation osseuse que constate aisément la sonde.

Les *plaies par armes à feu* s'accompagnent presque toujours de fractures et de délabrements considérables. Des grains de plomb pénètrent cependant dans le tissu cellulaire de l'orbite, sans léser ni le globe oculaire ni les parois osseuses. Là, comme dans les autres régions, ils déterminent rarement des phénomènes inflammatoires et sont bien tolérés. Ils finissent même par s'enkyster. L'innocuité des grains de plomb, signalée aussi pour le cas de pénétration dans l'intérieur du globe oculaire, paraît dépendre de ce que ces corps étrangers, par suite de la déflagration de la poudre, se trouvent dans un état d'asepsie parfaite au moment de leur pénétration.

La *symptomatologie* des contusions et des plaies de la région orbitaire, en raison de sa grande diversité, est presque impossible à donner. La douleur est très variable, très vive dans les contusions et les plaies contuses, nulle ou presque nulle pour les plaies par instruments piquants et tranchants, et pour la pénétration des grains de plomb. La réaction inflammatoire varie aussi beaucoup suivant les conditions de septicité ou d'asepsie de la plaie.

Ce sont presque exclusivement les complications auxquelles elles donnent lieu qui différencient ces plaies. C'est donc aux chapitres *épanchements sanguins*, *corps étrangers*, *emphysème*, qu'on trouvera indiquées ces différences et qu'on pourra puiser les éléments du diagnostic.

Nous nous sommes suffisamment étendu sur les complications oculaires et sur l'amaurose dite réflexe à propos des plaies de la région du sourcil.

Le *traitement* des contusions et des plaies de l'orbite ne saurait non plus donner lieu à des considérations générales. Le traitement des contusions se réduit, en l'absence de complications, à l'emploi continu de la glace et des lotions antiseptiques. Plus tard, à l'aide d'un pansement compressif, on favorise la résolution du gonflement.

Pour les plaies, les lotions antiseptiques ont une importance capitale ; mais elles restent sans effets dans le cas où la plaie a été infectée profondément par l'agent vulnérant. En raison de cette infection possible, l'emploi des sutures nous paraît devoir être rejeté d'une manière générale. La présence de corps étrangers, d'épanchements sanguins, donne lieu à des indications spéciales pour le traitement.

2. — FRACTURES DE L'ORBITE

Les fractures de l'orbite atteignent tantôt la base, c'est-à-dire le pourtour osseux, tantôt les parois de la cavité, et souvent aussi le canal que traverse le nerf optique pour pénétrer dans l'orbite.

Elles sont le plus souvent multiples et comminutives. Très fréquemment, elles accompagnent une fracture de la base du crâne.

Relativement au mécanisme qui les produit, elles se divisent en fractures par cause *directe* et fractures par cause *indirecte*.

Fractures par cause directe. — Elles intéressent surtout le rebord osseux de l'orbite à la suite des contusions et des plaies contuses qui portent sur cette région. Elles atteignent le frontal, l'os malaire et le maxillaire supérieur.

Un fragment du pourtour osseux, détaché et mobile, a pu être remis en place et se consolider dans une observation de Demme.

L'ouverture du sinus frontal par fracture de l'arcade sourcilière donne lieu parfois à de l'emphysème et quelquefois aussi à l'écoulement d'une matière blanchâtre qui a été confondue avec la substance cérébrale.

La fracture de l'os malaire est produite le plus souvent par un enfoncement de cet os, d'où résulte une ouverture du sinus maxillaire. La lésion du nerf sous-orbitaire dans son canal osseux a donné lieu à une anesthésie cutanée.

Lorsque les différents points du pourtour de la base de l'orbite sont atteints par une balle, les désordres sont rarement limités au rebord osseux et présentent une extrême variété. L'extension de la fracture à l'une des parois de la cavité est très fréquente. Elle s'observe surtout pour la paroi supérieure et présente dans cette région une gravité particulière en raison du voisinage et de la lésion possible du cerveau qui est parfois mis à nu. Berlin cependant a montré par la statistique que ces fractures simultanées du rebord osseux et de la paroi supérieure sont d'un pronostic plutôt favorable. Sur 19 fractures de ce genre, il y a eu 16 guérisons.

Les fractures isolées des parois, sans fracture du rebord osseux, présentent des différences notables quant à leur fréquence et leur gravité.

Les fractures de la *paroi externe* sont les plus fréquentes. Elles résultent presque toujours de coups de feu. Si le projectile ne traverse pas la cavité orbitaire de part en part, la fracture de la paroi externe déplace l'œil en dedans et en avant, sans l'intéresser directement. Mais le plus souvent, surtout avec la force de pénétration des projectiles modernes, la balle continue son chemin, fracture la paroi interne, et si sa direction est transversale, elle brise les deux parois de l'orbite du côté opposé pour ressortir par la fosse temporale. Dans ce trajet, le cerveau est presque toujours intéressé en même temps que l'appareil de la vision. Dans quelques cas, cependant, ce dernier a échappé au traumatisme. On a vu d'autre part les deux nerfs optiques simultanément sectionnés par une balle.

Les fractures de la *paroi interne* de l'orbite donnent lieu, en raison du voisinage des fosses nasales et du canal nasal, à deux signes assez constants : l'*épistaxis* et l'*emphysème*. Une balle logée dans les cellules ethmoïdales a pu y séjourner pendant douze ans et tomber ensuite dans le pharynx.

Les fractures de la *paroi inférieure* résultent souvent d'une tentative de suicide, le coup de feu ayant été tiré par la bouche. Le sinus maxillaire est traversé de part en part, et la balle s'arrête quelquefois dans l'orbite. Il se produit un écoulement de sang, généralement peu abondant, par le nez. Si le nerf sous-orbitaire a été intéressé, on note de l'anesthésie consécutive de la peau de la joue. Dans d'autres circonstances, la fracture de la paroi inférieure s'accompagne d'un effondrement tel que le globe de l'œil pénètre dans le sinus maxillaire (observations de Massot, Nagel, Langenbeck).

La *paroi supérieure* de l'orbite est assez fréquemment fracturée par cause directe sans que le rebord orbitaire soit intéressé. C'est un corps pointu, l'extrémité d'un fleuret, d'une fourche, d'une canne, d'un parapluie, un couteau, un porte-crayon qui pénètrent dans l'orbite, traversent la paroi supérieure et vont léser directement le cerveau.

Le traumatisme s'accompagne presque toujours de perte de connaissance, de paralysies, de convulsions, de coma. La plaie des parties molles siège ordinairement vers l'angle interne et supérieur de l'orbite et, malgré le volume du corps vulnérant, elle est souvent peu appréciable et se cicatrice facilement. Mais ces fractures ont une gravité particulière, beaucoup plus grande que celle des fractures de la même paroi qui s'accompagnent de fracture du rebord orbitaire. Berlin, en effet, dans sa statistique, compte 41 cas de mort sur 52 fractures directes et isolées de la voûte.

Le *diagnostic* des fractures isolées de la voûte est généralement difficile. Les phénomènes cérébraux sont souvent les seuls qui permettent de les soupçonner. Mais si la plaie est petite, si un corps étranger d'un certain volume n'est pas encore enclavé dans la fracture et facilement reconnaissable, le chirurgien doit s'en tenir aux signes de présomption et s'abstenir de sonder la plaie. Il se contentera de faire des lavages et un pansement antiseptiques. Si le corps étranger est encore dans la plaie, il n'oubliera pas que les tentatives d'extraction sont parfois plus dangereuses que l'abstention.

Fractures par cause indirecte. — Elles résultent le plus ordinairement de la propagation d'une fracture de la base du crâne à la voûte de l'orbite. Félizet (*Recherches anat. et expérim. sur les fractures du crâne.* Thèse de Paris, 1873) a insisté sur la fréquence de cette propagation. Malgré leur rareté, il ne semble pas que les fractures isolées, par contre-coup, de la paroi supérieure de l'orbite puissent être niées.

Von Hölder, dans des recherches importantes faites à l'instigation de Berlin, a soigneusement déterminé les relations qui unissent les fractures de la base du crâne aux fractures de l'orbite. Sur 86 fractures de la base, il a trouvé 73 fractures concomitantes de la voûte de l'orbite, et sur ces 73 fractures, le canal optique avait été intéressé 53 fois. La paroi inférieure de l'orbite n'est qu'accessoirement fracturée. Mais, en raison de l'adhérence de la gaine du nerf optique à la partie supérieure du trou optique, il y a presque toujours un épanchement de sang dans cette gaine, une rupture ou une distension du nerf. Dans les 53 fractures du canal optique étudiées par von Hölder, l'épanchement sanguin intra-vaginal existait 42 fois.

On peut conclure, de ce qui précède que, dans les fractures indirectes de l'orbite, les phénomènes cérébraux sont fréquemment observés, mais qu'ils dépendent surtout de la fracture de la base du crâne. Les phénomènes oculaires sont, au contraire, sous la dépendance directe de la fracture de la voûte de l'orbite et du canal optique en particulier. Sur les 42 cas cités plus haut, on avait noté 27 fois une cécité complète.

L'examen ophthalmoscopique, dans ces cas, donne des résultats variables, suivant l'époque à laquelle il est pratiqué. A une époque rapprochée de l'accident, on trouve des hémorrhagies ou des décollements de la rétine, des épanchements dans le corps vitré. La papille présente des phénomènes de stase évidents. Plus tard, on constate l'atrophie de la papille avec pigmentation fréquente à son pourtour.

Suivant la gravité des désordres primitifs du côté du nerf optique et de sa gaine, l'amaurose est immédiate et persiste indéfiniment, ou bien les phénomènes s'amendent et disparaissent plus ou moins complètement. Dans d'autres cas, l'amaurose est tardive et résulte d'une névrite optique suivie d'atrophie. Mais, il y a toujours lieu d'admettre une lésion du nerf optique en relation directe avec la fracture, et l'existence de l'amaurose dite réflexe peut être niée dans presque tous les cas.

Le *traitement* de ces fractures consiste dans la désinfection aussi complète que possible de la plaie. S'il y a des esquilles libres, elles seront enlevées. Les corps étrangers seront extraits immédiatement, à moins que leur enclavement solide dans les parois osseuses n'exige l'emploi d'une violence considérable. Mais faut-il, comme le veut Berlin, chercher à mettre largement le foyer de la fracture en communication avec l'extérieur, pour permettre l'écoulement des sécrétions? Faut-il pratiquer l'énucléation de l'œil atteint de cécité, comme le recommande le même auteur, pour faciliter la résection de la voûte orbitaire fracturée? De Wecker approuve cette manière d'agir, mais Chauvel tend à la rejeter, non sans quelque raison.

3. — ÉPANCHEMENTS SANGUINS DE L'ORBITE — HÉMATOMES

Les épanchements sanguins de l'orbite résultent de la rupture des vaisseaux de cette cavité. Dans des cas exceptionnels, ils sont fournis par les vaisseaux des cavités voisines (fosse temporale, fosses nasales, cavité crânienne).

Ils siègent soit entre le périoste et les os, soit dans le tissu cellulaire de la loge orbitaire et de la gaine du nerf optique, soit dans la cavité virtuelle de la capsule de Tenon.

Étiologie. — Les hématomes de l'orbite sont *spontanés* ou *traumatiques*.

Les hématomes spontanés très rares se produisent sous l'influence d'une altération de la santé générale, cessation des règles (Fischer), maladie de Bright (Wharton Jones), dyspepsie avec dilatation stomacale (Panas, Hématomes spontanés de l'orbite, etc. *Arch. d'ophthalm.*, 1888, t. VIII, p. 155). Ils reconnaissent quelquefois pour cause occasionnelle un effort tel que celui qui résulte d'un accès de toux.

L'hématome traumatique, sans avoir la fréquence que lui a attribuée Carron du Villards, est moins rare que le pense Berlin, qui ne l'a noté que six fois sur 35 376 observations. Il résulte de l'action de corps piquants ou contondants agissant sur le contenu de l'orbite, de la pénétration de grains de plomb, d'interventions opératoires telles que l'énervation de l'œil et parfois de l'opération du strabisme. On l'observe aussi chez le nouveau-né par suite de la pression exercée sur la tête par le bassin rétréci ou par le forceps.

Anatomie pathologique. — L'hématome traumatique sous-périosté reconnaît pour cause une fracture des parois de l'orbite. L'hématome spontané occupe la cavité de Tenon ou la loge orbitaire postérieure.

Hölder a vu l'épanchement sanguin constitué tantôt par de très petits extravasats disséminés dans le tissu cellulo-graisseux de l'orbite, tantôt par de larges collections communiquant avec une collection semblable dans l'épaisseur des paupières. Dans un cas, un foyer intra-orbitaire se prolongeait vers la fosse temporale par la fente sphéno-maxillaire.

Le sang est habituellement coagulé. Dans quelques cas, on le trouve liquide, noirâtre et décomposé (Panas).

Symptômes. — L'exophthalmie avec suffusion sanguine sous la conjonctive bulbaire est le signe caractéristique de la formation d'un épanchement sanguin dans l'orbite.

L'exophthalmie n'est pas toujours directe. Lorsqu'elle est latérale, on a quelques raisons de croire que l'épanchement sanguin provient du périoste orbitaire déchiré par une fracture de la paroi.

La conjonctive soulevée autour de la cornée par l'épanchement de sang forme quelquefois un bourrelet saillant, de couleur rouge ou violacée. D'autres fois il n'y a qu'une simple ecchymose. Celle-ci n'apparaît pas toujours immédiatement après le traumatisme. Elle se forme alors lentement, se montre d'abord au niveau du cul-de-sac conjonctival et envahit à la fois le tissu sous-conjonctival bulbaire et la conjonctive palpébrale.

On sait l'importance que l'apparition tardive de cette ecchymose sous-conjonctivale a pour le diagnostic des fractures de l'étage antérieur de la base du crâne.

Au moment où se forme l'épanchement intra-orbitaire, si la source de cet épanchement est abondante, on voit parfois le sang s'écouler par l'une des cavités voisines, les fosses nasales, la bouche, le pharynx. C'est qu'alors une fracture étendue a permis la communication des deux cavités.

Les mouvements de l'œil sont plus ou moins gênés par la présence de l'hématome. Ils sont en même temps douloureux et quelquefois tout à fait abolis.

Le déplacement du globe de l'œil entraîne la production de la diplopie. Ce signe, néanmoins, n'est pas constant. On trouve la pupille dilatée, immobile et la vision plus ou moins altérée. Dans quelques cas, elle est abolie dès les premiers instants. Le plus souvent, l'amblyopie ou l'amaurose résultent d'une atrophie ultérieure de la papille.

Dans les premiers temps, l'examen ophthalmoscopique montre des troubles circulatoires des vaisseaux rétiniens, des hémorrhagies ou une ischémie rétiniennes. Plus tard, il permet de suivre les différents stades de l'atrophie papillaire.

L'épanchement de sang, dans bon nombre de cas, se résorbe sans que ces troubles graves du côté de la vision se produisent. La résorption se fait en trois ou quatre semaines. Quelques auteurs pensent que le sang peut aussi s'enkyster et se transformer en tumeurs.

Berlin a signalé la phthisie du globe de l'œil lorsque, par suite d'un épanchement volumineux, l'œil se trouve soumis à une compression excessive.

Le *pronostic* de l'épanchement sanguin de l'orbite est, comme on peut le voir par ce qui précède, extrêmement variable.

Le *traitement* de l'hématome devra rarement être actif. Le plus souvent on se bornera à appliquer un pansement compressif pour diminuer la saillie de l'œil et favoriser la résorption du sang.

Même avec les précautions antiseptiques, on s'abstiendra d'inciser pour évacuer le sang; car, dans le cas de complication d'une fracture, l'existence d'une plaie extérieure constituerait une situation dangereuse.

De Wecker rejette aussi l'aspiration, parce qu'elle est inefficace, le sang étant généralement coagulé. Dans le fait de Panas, elle a permis cependant d'évacuer un sang liquide, noirâtre, évidemment décomposé. Il s'agissait, il est vrai, d'un hématome spontané.

Employée le plus souvent comme moyen d'exploration, la ponction aspiratrice peut donc devenir un mode de traitement.

4. — CORPS ÉTRANGERS DE L'ORBITE

La présence de corps étrangers dans la cavité orbitaire a depuis longtemps attiré l'attention des chirurgiens, tant à cause des circonstances dans lesquelles ces corps étrangers pénètrent dans l'orbite que de leur nature extrêmement variable et des accidents parfois très graves qui en résultent.

Berlin a établi que, dans la moitié des cas (49 pour 100), le corps étranger résultait de blessures reçues dans une rixe ou une agression criminelle et, dans 45 pour 100 des cas, de chutes sur un corps aigu. La nature du corps étranger varie beaucoup : ce sont, tantôt des projectiles de guerre (grains de plomb, balles, fragments d'obus, morceaux de bois), tantôt des fragments d'épée, de fleuret, des lames de couteau, des tuyaux de pipe, des éclats de verre.

Le plus souvent il n'y a qu'un seul corps étranger. On comprend cependant que plusieurs grains de plomb peuvent pénétrer à la fois. Dans quelques cas enfin, on a retiré successivement un nombre considérable de fragments de verre.

C'est plus ordinairement vers l'angle supéro-interne de l'orbite que pénètre le corps étranger. Mais il franchit souvent les limites de cette cavité pour arriver dans les fosses nasales, les sinus voisins et jusque dans la cavité crânienne.

Lorsque le corps étranger ne dépasse pas les limites de la loge orbitaire et qu'il y séjourne, il détermine une induration des tissus voisins et arrive à s'enkyster, puis à être toléré pendant un temps fort long et quelquefois indéfini. On voit quelquefois des ostéophytes se produire sur les parois de l'orbite, au voisinage du corps étranger.

Symptômes. — Il n'est pas toujours facile de faire la part des phénomènes produits par la blessure, et de ceux qui résultent de la présence du corps étranger ou des complications. La plaie qui a servi de porte d'entrée occupe le plus habituellement la peau des paupières, quelquefois le cul-de-sac conjonctival. Les dimensions de cette plaie sont souvent minimes et elle peut échapper à un examen superficiel.

Si le corps étranger est de petit volume, s'il n'a pas introduit de matières septiques dans la profondeur de son trajet, la plaie se ferme et la présence du corps étranger ne se révèle par rien au premier moment.

Si son volume est plus considérable, si la plaie a été infectée, il se produit de l'exophthalmie ou une déviation latérale du globe oculaire, en même temps que des accidents phlegmoneux.

Dans bien des cas, la douleur est nulle ou médiocre au début, mais ultérieurement il se développe des névralgies sus-orbitaires (Hardy) ou sous-orbitaires (Saemisch). Ces névralgies ne se produisent parfois que dans une position déterminée de la tête (Dolbeau). On a noté aussi une anesthésie frontale. Lorsqu'un fragment de tuyau de pipe séjourne dans l'orbite, on signale l'odeur persistante de tabac accusée par le patient.

Les complications primitives résultent de l'enclavement du corps étranger dans la paroi osseuse dont il a déterminé la fracture, ou de la pénétration dans une cavité voisine et surtout de la blessure concomitante du cerveau. Elles consistent aussi dans des désordres graves du globe de l'œil. Plus souvent, les muscles ont été déchirés et le nerf optique dilacéré ou sectionné.

On comprend quelles sont les conséquences de ces lésions. Elles varient depuis l'apparition d'un strabisme paralytique avec diplopie jusqu'à l'amblyopie ou la cécité immédiate et complète.

Ces mêmes complications ne se montrent pas toujours au premier moment, et doivent alors être attribuées non à une lésion primitive mais aux effets de la compression.

L'examen ophthalmoscopique montre des décollements de la rétine, des hémorrhagies intra-oculaires, ou seulement des phénomènes de névrite optique qui aboutissent plus tard à l'atrophie.

La marche des accidents est extrêmement variable. Le corps étranger séjourne parfois des mois et des années dans l'orbite sans révéler sa présence par rien, s'il est de petit volume, ou sans produire autre chose qu'un certain degré d'exolphthalmie ou de déviation de l'œil, si son volume est plus considérable. On cite toujours l'observation de Hortius qui a vu un fer de lance séjourner plus de trente ans dans l'orbite.

Puis, tout à coup, des phénomènes de phlegmon apparaissent, un abcès se forme, du pus s'écoule et une fistule s'établit. Par cette fistule le stylet introduit constate la présence du corps étranger souvent non soupçonnée jusque-là. Celui-ci s'élimine quelquefois spontanément par la plaie ou par les fosses nasales.

Il n'est pas facile de s'expliquer la cause de l'apparition de ces suppurations tardives. On comprend que l'infection de la plaie par des corps septiques se traduise par des accidents immédiats, mais comment expliquer la suppuration après plusieurs années d'enkystement? Tout ce qu'on sait c'est que les fragments de métal et de verre causent moins souvent des accidents de ce genre que les fragments de bois ou de substances poreuses.

Les phénomènes inflammatoires déterminés par la présence de corps étrangers peuvent aussi se calmer spontanément pour reparaître plus tard.

Diagnostic. — L'existence d'une plaie de la paupière avec gonflement et infiltration sanguine considérables permet de soupçonner, les commémoratifs aidant, la présence d'un corps étranger. Une saillie, une induration, sont quelquefois perçues par le doigt, en un point de la base de l'orbite et lèvent tous les doutes. Nous ne parlons pas, bien entendu, des cas où une partie du corps étranger est visible dans la plaie. Ce sont, d'ailleurs, les plus rares.

L'exploration prudente avec la sonde est permise au premier moment. Les corps étrangers métalliques sont facilement reconnaissables par ce moyen. Si cependant on craignait de confondre la sensation que donne la paroi osseuse dénudée avec celle d'une balle, on pourrait employer le stylet de Nélaton. La sonde de Trouvé servirait à reconnaître tous les fragments métalliques quelle que soit leur nature.

Dans le cas où la pénétration remonte à une époque éloignée, la propulsion de l'œil, sa déviation latérale, la perte de ses mouvements et, lorsqu'elle existe, la constatation d'une saillie dure en un point de l'orbite permettent de soupçonner l'enkystement d'un corps étranger. De Wecker insiste sur la valeur de l'induration des tissus autour du corps étranger et fait remarquer que cette induration donne l'idée d'un corps étranger d'un volume beaucoup plus considérable que le volume réel. Michon a signalé l'apparence noirâtre du corps étranger revêtu de son enveloppe kystique, coloration qui peut en imposer pour l'existence d'une tumeur mélanique.

Le diagnostic des complications, surtout des complications cérébrales, s'impose généralement par la violence même des accidents.

Signalons, enfin, la supercherie dont quelques malades hystériques se sont rendues coupables en réintroduisant à maintes reprises dans la plaie des fragments de verre en grand nombre.

Le *pronostic* doit être très réservé lorsqu'on a reconnu la présence d'un corps étranger dans l'orbite. La possibilité de l'apparition d'accidents tardifs du côté de l'œil doit toujours être présente à l'esprit, et l'on n'oubliera pas que lorsque le cerveau a été intéressé, les phénomènes de méningo-encéphalite n'apparaissent parfois qu'au moment des tentatives faites pour extraire le corps étranger.

Traitement. — Si le corps étranger est de petit volume, s'il ne se développe pas de signes de phlegmon primitif de l'orbite, l'abstention est la règle.

Si le corps étranger est plus volumineux, si la plaie permet d'arriver jusqu'à lui à l'aide du stylet, le chirurgien est autorisé à faire des tentatives immédiates d'extraction. Au besoin, il pratiquera quelques débridements, surtout si le corps étranger est friable et ne peut être largement saisi avec une pince. Sabatier a pu ainsi extraire avec succès la lame d'un couteau brisée dans l'orbite (*Médecine opératoire*, 1822, t. I, p. 409).

Lorsque le corps étranger est implanté par une de ses extrémités dans la paroi osseuse, des tractions souvent énergiques sont nécessaires et elles ne sont pas malheureusement toujours exemptes de danger.

L'enkystement du corps étranger nécessite une véritable dissection, comme pour l'ablation d'une tumeur.

S'il s'est développé un abcès, suivi d'un trajet fistuleux, on peut quelquefois espérer l'élimination spontanée. Dans des cas tout à fait exceptionnels, on peut être amené à pratiquer une résection partielle de l'orbite pour arriver jusqu'au corps étranger ou même la trépanation de la paroi externe (Galezowski).

S'il y a quelque raison de soupçonner la pénétration du corps étranger dans le cerveau, il faut s'abstenir de toute intervention. Demours rapporte l'observation d'un enfant de dix ans chez lequel l'extraction d'un fil de fer bien toléré pendant six semaines fut suivie de convulsions et de mort au bout d'un quart d'heure. Percy ne fut guère plus heureux dans l'extraction de l'extrémité d'un fleuret qui s'était brisée dans l'orbite après avoir pénétré dans le crâne.

5. — EMPHYSÈME DE L'ORBITE

Le tissu cellulaire de l'orbite est, dans quelques cas rares, le siège d'un emphysème qui repousse en avant le globe de l'œil. Habituellement il coïncide avec l'emphysème palpébral et reconnaît pour cause une déchirure de la muqueuse du sac lacrymal ou du canal nasal, consécutive à une fracture de la paroi externe des fosses nasales. L'air peut aussi pénétrer dans l'orbite par le sinus frontal, comme on le voit dans une observation de Jarjavay, ou par le sinus maxillaire, ainsi que Berlin l'a noté à la suite d'un coup de revolver.

L'effort, l'action de se moucher, l'éternument augmentent l'emphysème et déterminent la protrusion du globe oculaire. Il n'y a pas de changement de couleur de la peau, ni de douleur, mais l'exophthalmie s'accompagne quelquefois de diplopie (Desmarres). La pression refoule l'œil, et la crépitation gazeuse que perçoit alors le doigt provient surtout du déplacement des bulles gazeuses dans le tissu cellulaire des paupières.

L'emphysème n'est pas grave par lui-même. Dans le cas seulement où il s'est établi une fistule communiquant avec une des cavités voisines de l'orbite, il peut persister longtemps.

Un pansement compressif permanent est le meilleur traitement de l'emphysème. Il suffit à guérir l'emphysème récent. S'il existe une fistule, on doit chercher à l'oblitérer, mais il n'est pas utile, comme le conseillait Demarquay, de donner issue par des ponctions au gaz infiltré. Si l'emphysème était réellement orbitaire, elles devraient être assez profondes pour risquer de devenir dangereuses.

III

LÉSIONS INFLAMMATOIRES DE L'ORBITE

1. — OSTÉO-PÉRIOSTITE ORBITAIRE

L'ostéo-périostite des parois orbitaires dont l'histoire se confond en partie avec celle du phlegmon de la cavité, présente une plus grande fréquence que cette dernière affection. Elle figure pour le chiffre de 16 pour 100, d'après de Wecker, dans la statistique des maladies de l'orbite.

Sous cette dénomination d'ostéo-périostite, il convient d'englober toutes les altérations des parois qui ont été décrites sous le nom de carie, de nécrose des os. Il n'est pas possible, sans doute, de démontrer que la lésion débute toujours par le périoste, mais la minceur des os qui forment les parois de la cavité, et l'absence de tissu spongieux dans la plus grande partie de leur étendue rendent peu vraisemblable la production d'une ostéo-myélite primitive, et les altérations osseuses qu'on constate après l'ouverture des collections purulentes paraissent le plus souvent secondaires.

Étiologie. — Parmi les causes locales, l'action du traumatisme (contusions, fractures, coups de feu) est celle qui est le mieux démontrée.

Parfois l'ostéo-périostite résulte de la propagation d'une inflammation développée primitivement dans une des cavités voisines de l'orbite (sinus maxillaire, sinus frontaux, cavité des fosses nasales) ou encore dans le canal nasal à la suite d'un traitement mal dirigé.

Parmi les causes générales on a rangé l'action hypothétique du froid. Il faut surtout tenir compte de l'influence débilitante des maladies aiguës, rougeole, fièvre typhoïde qu'on retrouve fréquemment dans les antécédents. Carron du Villards signale le développement de l'ostéo-périostite chez les lépreux. Enfin la tuberculose et la syphilis sont les deux causes les plus habituelles de l'ostéo-périostite orbitaire.

C'est dans l'enfance et pendant l'adolescence que cette maladie s'observe le plus souvent. Relativement fréquente avant vingt ans, on ne la rencontre plus guère après quarante ans. Elle se présente, d'ailleurs, en proportions égales dans les deux sexes.

Symptômes. — On décrit quelquefois isolément l'ostéo-périostite du rebord orbitaire et celle du fond de l'orbite. Les phénomènes observés diffèrent en effet notablement suivant le siège primitif du mal, mais la marche aiguë ou chronique a une importance plus considérable encore et c'est d'après la marche que nous établirons notre division.

Forme aiguë. — Si le rebord orbitaire est seul atteint, dès le début, on constate l'existence d'une douleur localisée au point malade. La pression l'exaspère. En même temps on note quelques phénomènes généraux, de la céphalalgie ou quelques étourdissements. Par le palper on reconnaît une tuméfaction circonscrite, sur la dureté de laquelle Sichel père a insisté dans un mémoire souvent cité. D'après cet auteur, la tumeur existerait plus souvent sur la moitié supérieure du rebord orbitaire, tandis que Mackenzie indique sa plus grande fréquence à la partie inférieure et externe. La paupière supérieure ou inférieure, suivant le siège de l'ostéo-périostite devient bientôt rouge, luisante et est le siège d'un gonflement notable. La conjonctive est œdémateuse, mais le chémosis ne se forme en général que tardivement.

Si la tuméfaction est un peu considérable, l'œil est refoulé du côté opposé à la lésion et il peut se produire de la diplopie, en même temps que les mouvements sont gênés. Cependant Galezowski nie la diplopie et l'immobilité de l'œil, au moins dans la forme chronique.

Au bout de quelques jours, les phénomènes inflammatoires atteignent leur maximum et aboutissent à la formation d'un abcès. Après l'ouverture de celui-ci, la sonde cannelée reconnaît ordinairement une dénudation de l'os. Le gonflement, la suppuration persistent; une fistule s'établit et après la guérison une cicatrice rétractile et adhérente entraîne le plus souvent la production d'un ectropion.

Si la périostite s'est développée au fond de l'orbite, on ne constate pas, au début de tumeur dure et circonscrite, mais les phénomènes généraux sont plus accentués; il y a une fièvre vive, de l'agitation, quelquefois du délire et des convulsions. Il peut même survenir, si la voûte orbitaire est atteinte, une méningite par propagation et des phénomènes généraux graves.

L'œil est repoussé en avant presque toujours; quelquefois cependant vers l'un des côtés. Les phénomènes locaux sont ceux du phlegmon de l'orbite et c'est vers la fin seulement qu'une tuméfaction se montre en un point et devient fluctuante.

Après l'ouverture de l'abcès, on peut constater une dénudation étendue des os. Lawson a vu la totalité des parois être éliminée et extraite sans accidents à la suite d'une cautérisation avec le chlorure de zinc.

Forme chronique. — Les phénomènes locaux sont les mêmes, mais la marche est beaucoup plus lente. Il s'agit presque toujours en effet, dans cette forme, de l'évolution de gommes périostiques tuberculeuses ou syphilitiques. La tumeur circonscrite se ramollit peu à peu; l'abcès se forme sans réaction notable et lorsqu'il est ouvert, le pus s'écoule en petite quantité; il est grumeleux, souvent fétide. Après l'évacuation du pus, la tumeur ne s'affaisse que très imparfaitement. Le stylet constate l'altération de l'os et une fistule s'établit. Souvent il se fait une élimination insensible des parties altérées; quelquefois cependant, on voit sortir ou on est obligé d'extraire des parcelles osseuses d'un certain volume.

Le pus n'est pas toujours évacué directement au dehors. Il se fait jour dans les fosses nasales, dans les sinus frontaux ou le sinus maxillaire, quelquefois vers la fosse temporale, par la fente sphéno-maxillaire, ou dans l'intérieur du crâne. Cependant, en raison de la marche plus lente des lésions, on voit plus rarement que dans la forme aiguë survenir des accidents cérébraux.

Lorsque la suppuration existe depuis longtemps, le stylet introduit par la fistule reconnaît parfois des ostéophytes plus ou moins saillantes et irrégulières (de Graefe, Hulke, Horner).

Le globe oculaire résiste habituellement aux désordres des parties voisines et la vision n'est pas compromise. Exceptionnellement on a observé des complications oculaires graves, un décollement de la rétine (de Graefe), une hémorrhagie rétinienne (Galezowski). Horner a constaté trois cas de périnévrite optique. De Wecker signale la persistance, dans quelques cas, d'un peu d'exophthalmie. Mais le plus souvent, lorsque la fistule est guérie, outre une cicatrice déprimée, très disgracieuse, on observe un ectropion marqué.

Diagnostic. — Au début, dans la forme aiguë la rougeur, l'aspect luisant de la paupière, peut faire songer à un érysipèle. L'absence d'engorgement ganglionnaire, la douleur localisée au rebord orbitaire permettront de faire le diagnostic.

A la période d'exophthalmie, lorsque la périostite occupe le fond de l'orbite, il sera le plus souvent impossible de distinguer le phlegmon de l'orbite, de l'inflammation du périoste des parois et, par le fait, les deux affections se confondent et coexistent souvent.

L'inflammation de la capsule de Tenon se reconnaîtra à la rougeur faible du chémosis et à ce fait que le gonflement localisé autour du globe oculaire n'atteint pas le rebord de l'orbite.

Dans la forme chronique, les phénomènes peuvent faire songer à un néoplasme de la cavité et la ponction exploratrice ne suffit pas toujours pour lever les doutes.

Pronostic. — Sauf le cas où l'affection est le résultat d'un traumatisme, le pronostic de l'ostéo-périostite de l'orbite a toujours une certaine gravité, en raison de la diathèse qui lui a donné naissance et de la débilitation antérieure de l'organisme.

On peut dire cependant que, toutes choses égales d'ailleurs, le pronostic de l'ostéo-périostite du rebord orbitaire est moins grave que le pronostic de l'ostéo-périostite qui occupe les parois de la cavité et que pour cette dernière, la périostite de la voûte est la plus grave parce qu'elle expose aux complications cérébrales.

Traitement. — Au début de la forme aiguë les émissions sanguines locales (applications de sangsues, ventouses scarifiées à la tempe) diminuent la douleur, sans cependant arrêter l'évolution du mal. Les onctions avec la pommade mercurielle employées quelquefois ont l'inconvénient de déterminer une irritation de la peau si fine des paupières et doivent être rejetées. Pour calmer les douleurs, on aura recours plutôt aux applications continues d'eau glacée, ou aux injections sous-cutanées de morphine.

Le calomel est encore prescrit par quelques chirurgiens, avec l'idée de produire sur le tube digestif une révulsion dont l'effet nous paraît bien hypothétique; nous préférerions avoir recours aux injections sous-cutanées de pilocarpine.

Dans la forme chronique, les préparations mercurielles et spécialement les frictions avec l'onguent napolitain aux membres inférieurs, associées à l'usage de l'iodure de potassium à l'intérieur devront être prescrites sans retard si l'on soupçonne une gomme syphilitique du périoste. Dans le cas plus fréquent où il s'agit de gommes tuberculeuses, l'administration des iodures, de l'iodure de fer en particulier, sera également indiquée.

Mais c'est, en définitive, presque toujours au traitement chirurgical qu'il faut recourir, dès que la suppuration est évidente. La ponction sera faite avec un bistouri étroit, qu'il sera nécessaire d'enfoncer à 3 ou 4 centimètres si la collection est née au fond de l'orbite. On se préoccupera avant tout d'éviter la lésion du globe de l'œil.

S'il est possible, on pratiquera la ponction par le cul-de-sac conjonctival. Dans quelques cas, il y a avantage à débrider préalablement la commissure externe des paupières.

L'ouverture sera maintenue béante par un drain qui servira à pratiquer des injections antiseptiques. Malgré ces précautions on empêche rarement la rétraction de la cicatrice qui succède à la fistule de produire un ectropion. Le conseil donné par Sichel de mobiliser la peau pendant la cicatrisation pour éviter les adhérences est tout à fait illusoire.

Pour prévenir l'ectropion, la suture temporaire des paupières est le seul moyen efficace, mais il faut le faire accepter aux malades pour une durée qui ne doit pas être inférieure à dix-huit mois. Mentionnons aussi l'opération qui consiste à transplanter l'orifice fistuleux. Elle a été imaginée et mise en pratique par Desmarres.

2. — INFLAMMATION DE LA CAPSULE DE TENON. — CAPSULITE. — TENONITE

Cette affection, encore appelée *periophthalmite*, est fort rare et pour quelques auteurs elle ne serait guère qu'un épiphénomène dans le cours du phlegmon ou de la périostite orbitaire.

Elle a été décrite pour la première fois, en 1841, par O'Ferral (*Dublin Journ. of med.*, t. XIX, p. 343). Plus récemment Panas (*Archives d'ophthal.*, 1885) et d'après lui Puéchagut (Thèse de Paris, 1883-1884, *De la tenonite d'origine rhumatismale*) ont repris l'histoire de cette maladie.

Étiologie. — Les causes sont générales ou locales. Parmi les premières, O'Ferral admettait l'influence de la diathèse rhumatismale. Panas reconnaît aussi l'influence de l'arthritisme. Les fièvres graves, la scarlatine et la rougeole (Carron du Villards), l'érysipèle (de Wecker), les oreillons (Panas) peuvent la produire, ainsi que la suppression des règles (de Wecker).

Parmi les causes locales, il faut signaler toutes les opérations sur l'œil, notamment les opérations de strabisme. Cependant de Wecker sur 5000 opérations de ce genre n'a vu qu'une seule fois survenir cette complication. L'emploi d'instruments non aseptiques doit, sans doute, dans ce cas, être incriminé.

Pathogénie. — Si l'on considère le tissu cellulaire lâche qui existe entre la face antérieure de la capsule de Tenon et la face postérieure du globe de l'œil comme une vaste cavité lymphatique, la capsulite ne serait autre chose qu'une lymphangite périoculaire (de Wecker). Mais pour que cette opinion fût définitivement admise il faudrait que les notions anatomiques relatives à la capsule fussent plus précises et l'anatomie pathologique de la capsulite mieux connue. Tous les auteurs n'admettent pas qu'il y ait inflammation véritable; pour beaucoup il n'y a qu'une hydropisie, ce que semble confirmer l'absence habituelle de la suppuration. Or, on sait avec quelle facilité suppurent les lymphangites des autres régions.

Symptômes. — Dès le début, on signale l'existence de douleurs périorbitaires ou temporales vives. Elles sont lancinantes, reviennent souvent par accès comme des névralgies. Il y a en même temps une douleur profonde, plus fixe et plus continue. Cette douleur, exaspérée par une compression localisée en un point de l'œil, serait, au contraire, soulagée par la compression exercée sur une large surface (O'Ferral).

Les mouvements de l'œil sont gênés, douloureux. Il en résulte que l'œil ne peut être que difficilement porté dans les positions extrêmes et qu'il se produit alors de la diplopie. Il existe en même temps un peu d'exophthalmie, mais elle est moindre que dans le phlegmon.

Au bout de deux ou trois jours, on observe un chémosis, débutant par le cul-de-sac conjonctival inférieur. Il est habituellement séreux, d'après Panas, et ne devient rouge et vasculaire que s'il y a étranglement ou par le fait du contact irritant de l'air. Linhardt, Mooren, Carron du Villards, ont décrit aussi le chémosis comme séreux. De Wecker, au contraire, dit qu'il est rouge et vasculaire.

La cornée est transparente, mais il y a un peu de photopsie et Panas a constaté la gêne de la circulation rétinienne avec production du pouls veineux. La pupille reste sensible à la lumière et aux agents mydriatiques.

La durée de l'affection est de deux à trois semaines suivant Panas. Elle irait jusqu'à six à huit semaines pour de Wecker. La terminaison habituelle est la résolution.

Mackenzie admettait la terminaison par suppuration, le pus venant décoller et soulever la conjonctive tout autour de la cornée. La plupart des auteurs s'accordent à considérer l'apparition du pus comme la preuve de l'existence d'un phlegmon orbitaire.

L'absence habituelle de phénomènes généraux concorde avec l'absence de suppuration.

L'existence d'une forme chronique admise par Carron du Villards est généralement rejetée et l'observation citée par cet auteur, comme exemple de cette forme, est trop étrange pour la faire admettre.

De Wecker a rapporté un cas unique qu'il considère comme une capsulite gommeuse.

Le *pronostic* de la capsulite n'est pas grave. Il peut arriver cependant que le nerf optique se trouve comprimé et qu'une névrite rétro-bulbaire se développe avec toutes les conséquences qu'elle entraîne pour la vision.

Traitement. — O'Ferral conseillait l'usage du calomel, de l'opium et de l'iodure de potassium. Panas a reconnu l'action efficace du salicylate de soude. Le salicylate de lithine a aussi été employé à la dose de 2 à 3 grammes.

En même temps on instille l'atropine entre les paupières.

Les scarifications sont utiles pour amener l'affaissement du chémosis qu'accélère encore la compression exercée sur l'œil à l'aide d'ouate et d'un bandage.

3. PHLEGMON DE L'ORBITE

L'inflammation du tissu cellulo-graisseux qui remplit la loge orbitaire et se trouve séparé du globe oculaire par la capsule de Tenon, constitue le phlegmon de l'orbite. Le phlegmon de l'orbite doit être, dans la description, séparé de la périostite orbitaire, mais il a avec la phlébite des branches de la veine ophthalmique des rapports intimes, de telle sorte qu'il est, en clinique, difficile de l'en séparer.

Nous décrirons seulement la *forme aiguë* du phlegmon de l'orbite; l'existence de la forme chronique n'est pas suffisamment démontrée.

Étiologie et pathogénie. — Le phlegmon orbitaire s'observe à tous les âges, mais spécialement à l'âge adulte. Mooren le croit fréquent chez les nouveau-nés, tandis que Arlt le considère comme rare à cette période de la vie.

Nul doute que le phlegmon de l'orbite soit habituellement sinon toujours, d'origine infectieuse. Mais la nature et le mode de pénétration de l'agent infectieux varie. Celui-ci peut pénétrer dans le tissu cellulaire de l'orbite par effraction brutale. C'est ainsi que les plaies contuses de l'orbite, celles surtout qui sont accompagnées de la pénétration ou du séjour d'un corps étranger en sont une cause fréquente. De même pour les fractures des parois orbitaires lorsqu'elles s'accompagnent de plaies.

Les opérations pratiquées sur le globe oculaire, la ténotomie, l'ablation de tumeurs, l'énervation, l'énucléation de l'œil, l'extraction de la cataracte, ont été suivies de phlegmon de l'orbite, à l'époque où les chirurgiens, ne connaissant pas le rôle des microbes, négligeaient les précautions antiseptiques.

Le simple cathétérisme des conduits lacrymaux a pu donner lieu au développement de cette affection (Fulton). Mais le plus souvent, dans les opérations des voies lacrymales, il y a eu fausse route ou passage d'une injection dans le tissu cellulaire voisin.

Toutes les inflammations du globe de l'œil qui s'accompagnent de la production de pus peuvent devenir une cause de phlegmon orbitaire : la panophthalmite, la conjonctivite blennorrhagique (Middlemore), les kératites à hypopyon (Berlin). Nous avons vu le phlegmon survenir chez un malade qui depuis vingt-cinq ans était atteint d'un leucome de la cornée avec adhérence de l'iris. Selon toutes probabilités, les germes infectieux avaient pénétré d'abord dans l'œil lui-même par la portion de l'iris adhérente à la cornée, déterminé une choroïdite suppurative et de là passé dans la loge orbitaire par les veines ciliaires (voy. Despagnet, *De l'irido-choroïdite suppurative dans le leucome adhérent de la cornée.* Thèse de doctorat. Paris, 1887).

Les germes infectieux, dans un autre ordre de faits, pénètrent dans le tissu cellulaire orbitaire, après avoir d'abord envahi les parties voisines. C'est ce qui a lieu lorsque l'affection est précédée d'un érysipèle de la face, d'une suppuration des fosses nasales ou des sinus voisins. Peut-être même, la méningite où l'encéphalite suppurée se propagent-elles par contiguïté jusque dans l'orbite.

D'autres fois enfin, le phlegmon orbitaire s'observe dans le cours d'une maladie générale infectieuse, la fièvre typhoïde, la variole, la fièvre puerpérale, la pyohémie, la morve ou le charbon. Dans ce cas, la suppuration orbitaire doit être considérée comme métastatique.

Anatomie pathologique. — On ne trouve au début qu'une suffusion séreuse du tissu cellulaire orbitaire. Plus tard le pus est infiltré ou bien il forme un foyer plus ou moins considérable, parfois nettement enkysté. L'existence de plusieurs abcès n'est pas rare et, spécialement dans le cas d'inflammation métastatique, on voit de nombreux abcès disséminés dans la loge orbitaire. Berlin, dans les quelques faits qu'il a réunis, signale comme habituelle la phlébite de la veine ophthalmique. Dans le cas que nous avons observé, en arrière de l'abcès, existait une masse indurée de tissu cellulaire entourant le nerf optique et simulant au premier abord une tumeur.

Symptômes. — Des phénomènes généraux, frissons, malaises, anorexie, précèdent le plus ordinairement l'apparition des phénomènes locaux et en démontrent aussi la nature infectieuse. L'orbite est le siège d'une douleur d'abord sourde, profonde, qui s'irradie au front, à la tempe et à la moitié correspondante de la tête.

A ces phénomènes s'ajoute bientôt une fièvre vive, avec insomnie, agitation, quelquefois délire et convulsions.

Au début, les phénomènes locaux consistent dans l'exophthalmie avec gonflement des paupières, effacement du sillon orbito-palpébral, rougeur, vascularisation et aspect luisant de la peau. Autour du globe de l'œil se forme un bourrelet chémosique rougeâtre. L'œil est non seulement saillant, mais plus ou moins immobile; quelquefois la protrusion est latérale.

La pression sur les paupières ne peut être supportée.

En même temps on observe des troubles fonctionnels de l'œil, de la photophobie avec dilatation de la pupille, quelquefois de la diplopie. La cornée perd son aspect brillant et parfois sa vitalité est compromise au point qu'elle se perfore. Il y a alors complication de panophthalmite. Les douleurs à cette période sont devenues pulsatives. Lorsque le pus est sur le point de se faire jour au dehors, elles diminuent d'intensité et un soulagement très marqué suit l'évacuation du pus, qu'elle soit naturelle ou artificielle. C'est en général en bas et en dehors que l'abcès a le plus de tendance à se porter (Galezowski). Très exceptionnellement on a vu le pus se faire jour à travers une perforation osseuse, dans les cavités voisines, le sinus maxillaire, les fosses nasales, la cavité crânienne. Encore, dans ces cas, est-il très probable que le phlegmon orbitaire était consécutif à une périostite des parois.

Complications. — C'est du côté des sinus de la dure-mère et du globe oculaire que le phlegmon de l'orbite peut causer des complications redoutables. Schwendt a établi (Thèse de Bâle, 1882) que le passage du phlegmon d'une orbite à l'autre se fait par l'intermédiaire des sinus et que la terminaison a lieu constamment par la mort, dans ce cas.

La panophthalmite, parfois primitive, est aussi quelquefois secondaire et la perforation de la cornée, l'évacuation des humeurs de l'œil entraînent la perte de la vision. La cécité peut aussi se produire par atrophie du nerf optique. Cette complication s'observe surtout dans le phlegmon conséutif à l'érysipèle (de Graefe, Parinaud). Dans quelques cas pourtant où le nerf optique est atteint d'inflammation, la vision se rétablit. De Wecker pense que la névrite rétro-bulbaire est surtout sous la dépendance des altérations du périoste du fond de l'orbite et particulièrement du trou optique.

Terminaison. — La résolution du phlegmon orbitaire est rare; le plus souvent, il y a suppuration. Mais après que le pus a été évacué au dehors, les parties molles de l'orbite ne reprennent pas toujours leur souplesse normale. On peut observer la terminaison par induration et ce sont, sans doute, les faits de ce genre qui ont été considérés comme des cas de phlegmon chronique. On cite toujours comme exemple le cas du Feld-Maréchal Radetzky pris pour une tumeur maligne par Jaeger et se terminant par l'ouverture d'un abcès.

L'œil peut, consécutivement au phlegmon orbitaire, perdre sa mobilité; d'autres fois la disparition d'une partie du tissu cellulo-graisseux produit seulement l'enfoncement du globe (*enophthalmie*). On aurait observé aussi parfois une modification consécutive dans la forme du globe oculaire qui d'emmétrope serait devenu hypermétrope ou myope.

Le *pronostic* du phlegmon de l'orbite est donc grave. Beer le considérait comme extrêmement grave. Celui du phlegmon bilatéral, résultant de la propagation par l'intermédiaire des sinus serait toujours mortel.

Diagnostic. — Le phlegmon de l'orbite peut être confondu avec la plupart des tumeurs de la cavité, qui s'en distinguent avant tout par une marche plus lente et avec la périadénite lacrymale dont le siège spécial permettra habituellement d'éviter l'erreur. Il est encore quelquefois confondu avec la panophthalmite, ou avec l'inflammation de la capsule de Tenon.

Mais c'est surtout avec la périostite et la phlébite de la veine ophthalmique que la confusion est facile. Dans la périostite cependant, le déplacement de l'œil est surtout latéral; la pression sur le rebord orbitaire est douloureuse; enfin, on signale la coloration plus pâle du chémosis.

Traitement. — Les applications de sangsues à la tempe sont rarement prescrites aujourd'hui; elles soulagent cependant la douleur, au début. La glace en application permanente sur les paupières est un moyen plus certain d'obtenir la diminution des phénomènes inflammatoires. La douleur est également calmée par les injections de morphine. On évitera les applications de cataplasmes malgré le soulagement qu'en éprouvent les malades, parce qu'elles favorisent la multiplication des germes.

Les onctions mercurielles sur les paupières, l'administration du calomel, du sulfate de quinine à l'intérieur, ont été surtout prescrites dans les formes infectieuses de la maladie.

Galezowski préconise les scarifications et même l'excision du chémosis. Dès que le pus est formé, c'est à l'évacuation par la ponction qu'il faut recourir; elle se fera avec un petit bistouri à lame très étroite qui peut être plongé hardiment à une profondeur de plusieurs centimètres, à la condition d'être dirigé parallèlement à la paroi externe et à distance du globe de l'œil. S'il est possible, on fera pénétrer l'instrument par le cul-de-sac conjonctival inférieur pour éviter la cicatrice cutanée. Un drain sera placé ensuite dans l'ouverture pour assurer l'écoulement, dans le cas seulement où l'ouverture aura été faite à la peau.

Si l'œil est perdu par le développement d'une panophthalmite, on n'hésitera pas à en pratiquer l'énucléation pendant la période même de suppuration du phlegmon orbitaire.

Si, consécutivement à une atrophie du nerf optique, la vision est abolie, il pourra être aussi indiqué de recourir plus tard à l'énucléation.

4. — THROMBOSE ET PHLÉBITE DE LA VEINE OPHTHALMIQUE

CASSOU, De la phlébite de la veine ophthalmique. Thèse de Paris, 1857. — GAILLARD, Contribution à l'étude de la phlébite des veines ophthalmiques. Thèse de Paris, 1886-1887.

La thrombose et la phlébite de la veine ophthalmique n'ont guère été, jusqu'ici, décrites avec les affections chirurgicales de l'orbite. Les chirurgiens ont cependant l'occasion d'observer ces affections; mais elles se présentent à eux, le plus souvent, comme complication d'une autre affection née à la face ou dans l'intérieur du crâne. C'est ce qui explique qu'elles n'aient pas été étudiées isolément (voy. thèse de LANCIAL, *De la thrombose des sinus de la dure-mère*. Paris, 1888).

Pathogénie et étiologie. — La phlébite de la veine ophthalmique doit être considérée comme de nature infectieuse, mais la bactériologie n'a pas jusqu'ici fait connaître la nature des microbes qui sont le plus propres à la déterminer. Elle est ordinairement consécutive à une phlébite des veines de la face anastomosées avec les branches de la veine ophthalmique, ou à une inflammation des sinus crâniens transmise au tronc de la veine ophthalmique par le sinus caverneux. Lorsque la phlébite semble avoir pris naissance dans l'orbite même, le plus souvent son origine se trouve dans une phlébite des veines choroïdiennes, en connexion avec une irido-choroïdite ancienne.

Dans quelques cas enfin, la phlébite développée dans une des deux orbites se transmet à l'orbite du côté opposé par l'intermédiaire des sinus caverneux et coronaire. Nous avons observé cette complication toujours mortelle, chez un jeune homme de vingt-quatre ans, à la suite d'un anthrax de la lèvre supérieure.

Les causes occasionnelles de la phlébite de la veine ophthalmique sont : l'érysipèle de la face, l'anthrax de la lèvre supérieure. On l'a vue se développer à la suite d'une injection de morphine pratiquée à la région temporale (de Jaeger), d'un cathétérisme avec rupture du conduit lacrymal (de Graefe).

Mooren pense que le contact des écoulements lochiaux avec les excoriations des paupières chez les nouveau-nés est une cause de phlébite de la veine ophthalmique. Chez les enfants, le développement de l'ostéite tuberculeuse des parois de l'orbite détermine aussi quelquefois cette complication.

En présence d'une phlébite de la veine ophthalmique dont le point de départ n'apparaît pas nettement, il ne faut pas oublier d'explorer les dents et l'oreille moyenne.

Symptômes et diagnostic. — Les symptômes ont avec ceux du phlegmon de l'orbite la plus grande analogie et, dans la description de ce dernier, nous avons dit qu'il est souvent impossible de faire la part de la phlébite.

Mais la thrombose de la veine ophthalmique produit plus rapidement l'exophthalmie et paraît donner lieu à un chémosis œdémateux plus considérable et de coloration moins foncée. En outre, la suppuration n'a, dans bien des cas, pas le temps de se produire dans l'orbite, les sinus étant envahis, et la mort arrivant rapidement.

Le *pronostic* de la phlébite de la veine ophthalmique est plus ou moins grave suivant la nature de l'infection qui lui a donné naissance. Limitée à l'orbite, elle entraîne toutes les conséquences du phlegmon et peut guérir comme lui. La phlébite des deux orbites doit être considérée comme d'un pronostic mortel, lorsque la propagation se fait par le sinus coronaire.

IV

TUMEURS DE L'ORBITE

DEMARQUAY, Des tumeurs de l'orbite. Thèse d'agrég. de Paris, 1853, et Traité de tumeurs de l'orbite. Paris, 1860. — CHAUVEL, art. ORBITE. *Dict. encycl. des sc. méd.*, 2e série, t. XVI. — RIVINGTON, A case of pulsating tumour of the left orbit., etc. *Medico-chirurg. Transact.*, 1875, t. LVIII, p. 184. — SATTLER, *Handbuch der Augenheilkunde von Graefe und Saemisch*, Bd. VI. Leipzig, 1880. — BARBOT, Étude sur le sarcome de l'orbite. Thèse de Paris, 1877. — GACITUA, Essai sur les kystes de l'orbite. Thèse de Paris, 1877. — DUFAIL, Des sarcomes de l'orbite, etc. Thèse de Paris, 1882. — MALPAS, Contribution à l'étude clinique des tumeurs de l'orbite. Thèse de Paris, 1887-1888.

Sous ce titre, nous décrirons : 1° les tumeurs développées aux dépens des parois orbitaires ; 2° celles qui prennent naissance dans la cavité de l'orbite, indépendamment de l'œil et du nerf optique.

1° Tumeurs des parois orbitaires.

Les parois de l'orbite sont quelquefois le siège de tuméfactions ou de tumeurs qui font une saillie plus ou moins marquée vers la cavité dont elles tendent à chasser le contenu en avant. Au début, les tumeurs sont souvent impossibles à reconnaître autrement que par leurs effets sur le globe de l'œil ou ses annexes. Plus tard, elles deviennent appréciables directement ; leur siège et leur forme peuvent être précisés. Mais il est rarement permis d'affirmer, même lorsqu'il s'agit de tumeurs bien limitées, qu'elles ont pris naissance dans les parois de l'orbite plutôt que dans le voisinage.

Nous dirons d'abord quelques mots des tumeurs diffuses des parois, décrites sous les noms de périostose et d'hyperostose. Nous résumerons ensuite ce qu'on sait d'un peu net sur les tumeurs proprement dites désignées sous les noms d'exostoses, de kystes osseux et d'ostéo-sarcomes.

PÉRIOSTOSES. — Leur existence admise par quelques auteurs est contestable. Il est probable, en effet, que les tuméfactions du périoste des parois orbitaires sont toujours des périostites chroniques à marche très lente. La scrofule, la tuberculose et la syphilis sont les causes habituelles de ces tuméfactions. Galezowski a décrit les périostoses syphilitiques. Elles se caractérisent par les douleurs péri-orbitaires quelquefois accompagnées de vomissements, par les paralysies des muscles de l'œil, par la déviation et la saillie du globe. Elles cèdent généralement au traitement antisyphilitique. Mais le diagnostic anatomique ne peut en être établi rigoureusement.

Hyperostose. — L'hypertrophie des parois de l'orbite est mieux connue anatomiquement. Elle résulte d'un épaississement souvent énorme des différents os qui limitent la cavité. Cet épaississement a pour effet de rétrécir concentriquement la cavité orbitaire. L'œil ne tarde pas à souffrir dans sa nutrition, probablement par compression du nerf optique et de l'artère ophthalmique à leur passage dans le trou optique, et, par les progrès de l'hyperostose, le globe oculaire arrive à être complètement détruit.

L'hyperostose orbitaire n'est que la conséquence d'une hypertrophie générale des os de la face et du crâne décrite par Virchow sous le nom de *léontiasis*, et c'est seulement à cause des conséquences qu'elle entraîne pour l'œil qu'elle doit être mentionnée ici.

La syphilis a été considérée comme une cause de l'hyperostose des os du crâne et de la face. Il ne paraît pas cependant, que le traitement antisyphilitique ait donné des résultats.

Exostoses. — Les exostoses des parois de l'orbite naissent souvent du tissu spongieux et méritent mieux le nom d'énostoses. Elles amincissent en général le tissu compact. D'autres fois elles sont tout entières formées de tissu compact et ont une consistance éburnée. Berlin a rencontré 19 fois, sur 30 observations, la forme éburnée.

Les parois supérieure et interne sont le point de départ le plus fréquent de ces tumeurs ; elles naissent surtout du frontal et de l'ethmoïde mais, fréquemment, on les voit pénétrer dans l'orbite après avoir pris naissance dans les régions voisines.

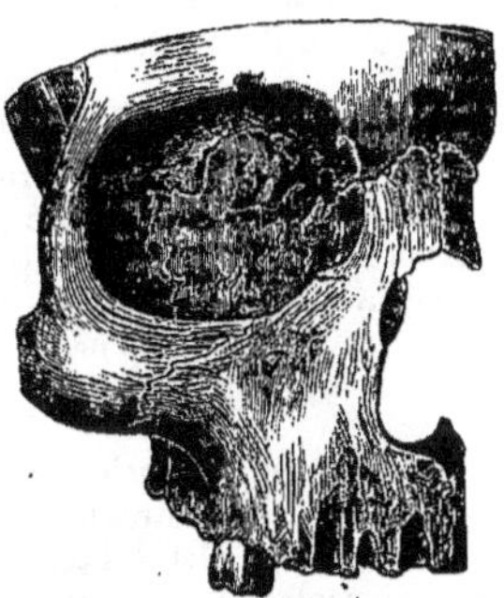

Fig. 250. — Exostose de la paroi interne de l'orbite. (Musée Dupuytren.)

Leur volume varie beaucoup; elles acquièrent parfois le volume d'un petit œuf et atteignent le poids de 40 à 60 grammes. Souvent sessiles, on en observe de pédiculées, avec des formes bizarres comme celles des ostéophytes qu'elles rappellent par d'autres côtés, car elles se développent surtout de dix à vingt-cinq ans. Dolbeau et Duplay ont signalé leur analogie avec les exostoses épiphysaires.

La syphilis et, dans quelques cas, le traumatisme ont été invoqués, sans grande preuve, pour expliquer leur développement.

Dès que ces tumeurs ont acquis un certain volume, l'œil se trouve dévié latéralement et repoussé en avant. Il ne tarde pas à souffrir dans sa nutrition; la vision est altérée, la cornée s'ulcère et la fonte purulente survient. Cependant, comme la marche de ces tumeurs est en général très lente, si l'on intervient à temps, l'intégrité de la vision peut être conservée.

Les parties voisines de l'orbite subissent souvent une déformation marquée par les progrès de la tumeur. Celle-ci envahit en effet facilement les fosses nasales et même la cavité crânienne, déterminant des troubles respiratoires ou cérébraux. Le docteur Haltenhoff, de Genève, a enlevé, sur un jeune garçon de seize ans, une exostose éburnée de l'orbite, du volume d'un marron. L'opéré resta guéri pendant trois ans et succomba plus tard à des accidents épileptiformes. On trouva à l'autopsie des tumeurs osseuses de la base du crâne et des altérations cérébrales (de Wecker, *Traité d'ophthalmol.*, t. IV, p. 859, 1889).

Les douleurs sont fréquentes. Elles seraient plus marquées et se produiraient surtout la nuit, lorsque la syphilis est en cause. Dans la forme éburnée, le développement de la tumeur est extrêmement lent, et tous les phénomènes sont moins marqués.

Lorsque la tumeur est volumineuse et assez rapprochée de la base de l'orbite pour être appréciable au toucher, sa dureté extrême permet d'en reconnaître la nature. Par l'acupuncture, on détermine la consistance éburnée ou spongieuse lorsque la tumeur est profonde.

Le traitement des exostoses de l'orbite est fort embarrassant. Sauf le cas d'exostoses pédiculées ou peu volumineuses, dont l'ablation est facile quand on en reconnaît l'existence au pourtour de la base de l'orbite, l'intervention est souvent impossible. Un certain nombre de chirurgiens ont dû laisser inachevées des opérations tentées pour des exostoses éburnées, et la mort par méningite est survenue dans plus d'un cas. Berlin considère l'ablation des exostoses de l'orbite comme le plus souvent dangereuse et pense qu'on doit se borner à l'énucléation du globe lorsque la vision est abolie et que des douleurs accompagnent la destruction de l'œil.

Kystes osseux. — L'existence des kystes des parois propres de l'orbite admise par un certain nombre d'auteurs est considérée comme douteuse par Berlin. Mac Keate a observé un cas d'hydatides du frontal, souvent cité. Gosselin, Rouge (de Lausanne) ont traité de ces tumeurs ; mais, développées à la partie supéro-antérieure de l'orbite, elles avaient probablement pris naissance dans les sinus frontaux.

Ostéo-sarcome des parois orbitaires. — Les observations anciennes de J.-L. Petit, de Cruveilhier, de Schott, ne peuvent servir à démontrer la réalité de l'ostéo-sarcome des parois orbitaires. Le plus souvent, en effet, les tumeurs malignes qui paraissent s'être développées primitivement dans ces parois, proviennent des sinus frontaux, du sinus maxillaire, ou de la cavité crânienne.

2° Tumeurs de la cavité orbitaire.

Parmi les tumeurs de la cavité orbitaire, celles qui se développent aux dépens des vaisseaux ont une physionomie toute spéciale, et leur description mérite d'être donnée à part. Les autres tumeurs nées dans l'orbite, qu'elles soient solides ou liquides, constituent un groupe naturel, malgré la diversité de leur nature.

Elles diffèrent surtout par leur plus ou moins de tendance à la récidive.

Dans un premier chapitre, nous décrirons les *tumeurs non vasculaires*. Un second chapitre sera consacré aux *tumeurs vasculaires*.

Nous terminerons par quelques considérations sur le *Diagnostic des tumeurs de l'orbite* en général.

a. Tumeurs non vasculaires de l'orbite.

Les *tumeurs non vasculaires de l'orbite* peuvent être divisées en deux groupes principaux : 1° les tumeurs *solides;* 2° les tumeurs *kystiques*.

a. — TUMEURS SOLIDES DE L'ORBITE

Les tumeurs solides comprennent toutes les variétés de néoplasmes, depuis e lipome jusqu'au carcinome. Le type sarcome est celui qu'on y rencontre le plus communément.

1° Lipomes. — Le développement de lipomes vrais, dans la loge orbitaire postérieure, est douteux. On trouve cependant un certain nombre d'observations publiées comme des exemples de lipome, mais tantôt il s'agit de tumeurs de toute autre nature, tantôt d'une simple hypertrophie du tissu graisseux. Le plus souvent enfin, on a confondu avec le lipome vrai de l'orbite, les pelotons graisseux qui se développent quelquefois au-dessous des paupières supérieures et font plus ou moins saillie dans le cul-de-sac conjonctival.

Berlin arrive à nier à peu près l'existence du lipome orbitaire. Il est certain que les observations de Dupuytren, de Cornaz, de Bowmann, se rapportent à des tumeurs différentes comme siège ou comme nature. L'observation de Carron du Villards renferme des détails invraisemblables. Celle de Knapp est un exemple d'angiome lipomateux. Gross (*A System of Surgery*, 5e édit., II, p. 318) mentionne à peine les tumeurs graisseuses de l'orbite et ne rapporte aucun fait précis.

Il faut donc attendre des observations confirmées par l'examen anatomo-pathologique pour tracer l'histoire du lipome de l'orbite.

La mollesse presque fluctuante, la forme arrondie, l'indolence, la marche très lente, tels sont les caractères qu'on peut, *à priori*, assigner au lipome orbitaire. L'exophthalmie résulterait nécessairement du développement un peu notable de la tumeur; mais, sans doute, la vision serait longtemps conservée.

C'est avec un abcès périostique, ou avec un kyste de l'orbite, que le lipome pourrait être confondu. Il devrait être enlevé, en respectant le globe oculaire, s'il déterminait une protrusion notable de l'œil.

2° Fibromes. Le fibrome pur de l'orbite est si rare que Berlin, dans sa monographie, le mentionne à peine. De Wecker le range parmi les sarcomes très denses. Chauvel pense également que les tumeurs appelées fibroïdes, fibro-cystiques ne sont que des sarcomes fasciculés.

Demarquay, cependant, avait cru, d'après quelques observations de Verhæge (de Gand), de Critchett, de Mackenzie, de Hoppe et de Dubrueil, pouvoir assigner des caractères cliniques particuliers aux fibromes, tels que l'adhérence au périoste, la marche lente, l'absence de cavité, la dureté, les dimensions moindres que celles des kystes.

De Wecker, dans les premières éditions de son *Traité*, avait aussi signalé l'existence, autour du fibrome, d'une enveloppe de tissu cellulaire condensé.

Mais tous ces caractères sont surtout théoriques, et lorsque les tumeurs enlevées ont été soumises à l'examen microscopique, elles ont dû généralement être rangées parmi les sarcomes. La nature sarcomateuse de ces prétendus fibromes est encore confirmée par ce fait que les récidives sont fréquentes.

Dans quelques observations, cependant, les tumeurs diagnostiquées fibromes n'étaient peut-être, d'après Chauvel, que des hydrencéphalocèles (observation de Masgana) ou des kystes dermoïdes (observation de Schiess-Gemuseus) à parois très épaisses.

Le périoste, la capsule de Tenon, la gaine du nerf optique, sont les points qui donnent habituellement naissance aux fibro-sarcomes orbitaires.

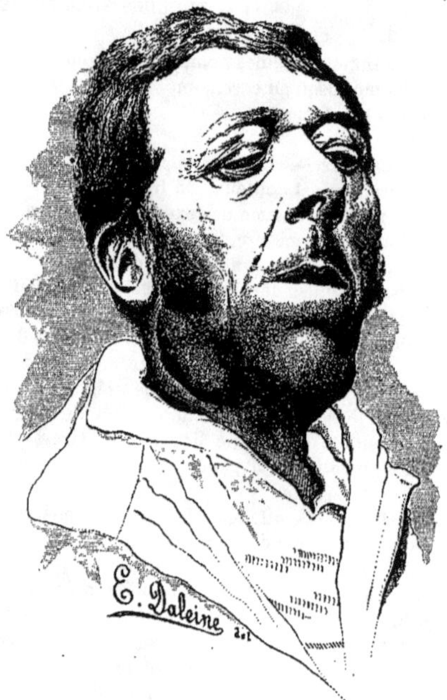

Fig. 231. — Lymphadénomes symétriques des cavités orbitaires, d'après une photographie. (Voy. *Archives d'ophthalmologie*, 1886, t. VI, p. 134.)

3° Lymphadénome. — Lymphangiome. — Le lymphome de l'orbite est très rare. On n'en compte guère que sept observations. La première est due à Arnold et Otto Becker (1872). Leber (1878), Osterwald, de Göttingue (1883), Reymond, de Turin (1884) en ont publié chacun un fait. En 1886, Gayet, de Lyon, qui en avait rencontré un nouveau cas, a attiré l'attention sur ce fait que dans toutes ces observations les deux orbites étaient envahies simultanément.

La symétrie ou la bilatéralité est en effet un caractère important et presque constant de ces tumeurs. Cependant Foerster (*Zur Kenntniss der orbital Geschwülste. Arch. für Ophthalm.*, 1878, Bd. XXIV. Ab. 2, p. 93) a publié une observation de tumeur lymphatique unilatérale (lymphangiome caverneux).

Les lymphadénomes de l'orbite forment des tumeurs multiples arrondies, mobiles. Elles repoussent et dévient latéralement le globe oculaire. Leur développement paraît se rattacher avant tout à la leucémie.

La bilatéralité de ces tumeurs est presque pathognomonique.

Otto Becker et Reymond ont pratiqué avec succès l'ablation des tumeurs qu'ils ont observées. Mais, le plus souvent leur multiplicité, et surtout l'existence d'autres manifestations de la leucémie, arrêteront le chirurgien. Dans un cas dont nous avons donné la relation (*Archives d'ophthalmologie*, 1886, p. 154), les tumeurs qui existaient dans les deux orbites disparurent après une attaque de choléra (voyez fig. 231).

4° Enchondrome. — L'histoire de l'enchondrome de l'orbite, à peine ébauchée, se confond avec celle des ostéomes de cette cavité. Les anciennes observations de Mackenzie et d'Anderson ne suffisent pas pour faire admettre l'existence de l'enchondrome orbitaire et celle de Fano publiée sous le titre de tumeur ostéo-fibro-cartilagineuse, reste unique jusqu'ici et ne peut être considérée comme un exemple d'enchondrome pur.

5° Tubercules. — Gommes syphilitiques. — Il semble bien qu'en dehors des périostites des parois développées sous l'influence de la tuberculose et de la syphilis, il puisse apparaître dans l'orbite des tumeurs dépendant de ces deux diathèses. Mais leur siège précis, aussi bien que leurs caractères cliniques sont encore mal connus. Galezowski en 1879 a décrit les syphilomes de l'orbite comme déterminant l'exophthalmie et la compression des nerfs et des vaisseaux. La capsule de Tenon, dans quelques cas très rares, serait le siège d'une induration qui se présenterait sous la forme d'un anneau ou d'une cupule indurée enchâssant le globe oculaire et l'entourant plus ou moins complètement. Cette induration, dans deux cas, a disparu sous l'influence d'un traitement mercuriel et ioduré.

6° Névromes. — Nous mentionnons seulement pour mémoire l'existence des névromes de l'orbite constatés sur le cadavre par Houel sur les branches de la 3e paire, sur celle de la 5e paire et sur le ganglion ophthalmique. Ces névromes constituaient des tumeurs de dimensions trop minimes pour donner lieu à des signes cliniques. Les tumeurs volumineuses décrites sous le nom de névromes plexiformes rentrent dans la classe des fibro-névromes.

Névrome plexiforme. — Cette variété de névrome qui prend naissance dans les enveloppes des branches nerveuses de la 5e paire a été décrite par Verneuil, par Billroth, par Marchand (*Arch. f. path. Anat.* LXX, p. 36, 1877), par Brüns. C'est une tumeur très rare, ordinairement congénitale, à développement lent. Le rameau lacrymal et le rameau zygomatique en sont le siège ; il y a presque toujours une tumeur intra-orbitaire et une tumeur de la région temporale ou zygomatique. La masse du néoplasme est indolente à la pression et donne au toucher la sensation d'un paquet de ficelle ; le volume de la portion orbitaire est souvent assez considérable pour refouler l'œil en bas et en dedans et pour user les os de la voûte.

Le névrome plexiforme a été à tort considéré comme une variété de sarcome.

Nous renvoyons pour l'anatomie pathologique de ces tumeurs à la note histologique de Darier que nous avons reproduite à propos du cas de névrome plexiforme de la paupière observé par nous. Dans ce fait, la tumeur palpébrale avait un prolongement orbitaire manifeste.

7° Sarcomes. — La grande majorité des tumeurs solides de l'orbite sont des sarcomes. Ce fait, mis en lumière par le travail de Berlin, est aujourd'hui accepté par tous.

Anatomie pathologique. — Le sarcome présente des variétés anatomiques assez nombreuses que nous indiquerons sommairement.

a. *Fibro-sarcome.* — C'est le sarcome à cellules rondes ou fusiformes qui a été longtemps décrit sous le nom de fibrome, de tumeur fibro-plastique et quelquefois même confondu avec le squirrhe et l'encéphaloïde des anciens. Il peut s'ossifier (*Sarcome ossifiant* de Billroth) ou se creuser de cavités kystiques (*fibro-cysto-sarcome*).

Il récidive sur place après ablation et bien que considéré comme d'un pronostic moins grave que les autres formes donne assez souvent lieu à des généralisations.

b. *Myxo-sarcome.* — Cette forme est plus rare que la précédente. Berlin en cite 9 observations, dont 5 chez des enfants de moins de dix ans. Elle est caractérisée par la mollesse plus grande du tissu, par une infiltration plus marquée de liquide et un aspect plus ou moins gélatineux. La consistance de la tumeur est souvent pseudo-fluctuante. Elle paraît se développer surtout chez les enfants et les jeunes sujets. L'accroissement est rapide et s'accompagne de douleurs violentes. Malgré un cas de Quaglino, dans lequel la tumeur enlevée n'avait pas récidivé au bout de quatre ans, c'est une tumeur essentiellement maligne (observation de Letulle, de Horner de Novatk, citées par Chauvel).

c. *Cylindrome.* — La structure du cylindrome est alvéolaire et se rapproche de celle du carcinome (Sattler). Il naît souvent du périoste ou du voisinage de la glande lacrymale, récidive surtout sur place, mais pénètre parfois dans la cavité crânienne. Cependant on cite l'exemple d'un opéré de Billroth qui est resté guéri pendant trois ans.

d. *Sarcome plexiforme.* — C'est une variété extrêmement rare dont Berlin n'a trouvé que deux observations. L'une appartient à Alexander et dans ce fait, la tumeur développée au voisinage de la glande lacrymale était bilatérale, caractère qui appartient comme nous l'avons vu essentiellement au lymphadénome. L'autre observation est de Czerny.

e. *Mélano-sarcome.* — C'est la plus grave des formes du sarcome. Le mélanosarcome est le plus souvent secondaire et succède au développement du sarcome mélanique de l'œil né de la choroïde. Toutefois Berlin en a trouvé deux cas, dans lesquels le développement s'est fait en dehors de l'œil (observation de Giraldès et de Virchow). D'après de Wecker, le mélano-sarcome naîtrait alors du périoste.

Il peut être confondu avec l'angiome caverneux dans l'épaisseur duquel des épanchements sanguins subissent quelquefois une altération particulière qui leur donne l'apparence mélanique.

Le mélano-sarcome récidive sur place et se généralise rapidement. Il présente tous les caractères de la malignité. L'envahissement de l'économie se traduit par la présence du pigment dans les sécrétions bronchiques, dans l'urine, dans le sang.

Étiologie. — Nous avons signalé la grande fréquence du sarcome, comparée à celle des autres tumeurs solides de l'orbite. Il se développe à tous les âges et, si l'on excepte le myxo-sarcome, est plus rare chez l'enfant que chez l'adulte. On signale la plus grande fréquence de ces tumeurs dans le sexe féminin, et l'on sait aujourd'hui que le traumatisme a une influence manifeste sur le développement du sarcome des membres. On devra donc désormais rechercher cette cause dans l'étiologie des sarcomes orbitaires.

Symptômes — Au début, la tumeur, si elle a pris naissance dans la profondeur de l'orbite ne se révèle que par des signes très vagues. Mais bientôt survient la protrusion directe de l'œil ou sa déviation vers un des angles de l'orbite. Enfin dans une troisième phase la tumeur est appréciable extérieurement. Elle refoule la peau des paupières ou les culs-de-sac conjonctivaux. Elle est arrondie, lisse, souvent lobulée, donne au doigt la sensation d'une élasticité molle ou même d'une fausse fluctuation. Certaines formes présentent une consistance plus grande qui peut aller jusqu'à la dureté du fibrome. Dans quelques cas, on a vu la tumeur soulevée par les pulsations artérielles présenter des battements qu'arrêtait la compression de la carotide primitive.

Marche. — Si la tumeur est abandonnée à elle-même, au bout d'un temps variable, on voit la peau ou la conjonctive qu'elle soulève, y adhérer, puis se perforer. Les paupières sont rouges, vascularisées. Bientôt, la tumeur s'ulcère, forme des bourgeons rougeâtres ou d'aspect charnu, fongueux, qui saignent facilement et donnent lieu à un suintement plus ou moins abondant. Les douleurs sont vives. Enfin l'œil, repoussé en avant et latéralement, est bientôt détruit; des hémorrhagies surviennent; la cachexie se prononce et la mort arrive, par épuisement ou par suite d'accidents cérébraux dus à la pénétration du néoplasme dans le crâne.

Diagnostic. — C'est avec les kystes surtout que le sarcome orbitaire peut être confondu et il faut reconnaître qu'à la période où se pose généralement la question du diagnostic, elle est très difficile à résoudre. Certains kystes, en effet, n'ont qu'une fluctuation obscure en raison de l'épaisseur de leurs parois et certains sarcomes, le myxo-sarcome surtout, présentent une mollesse presque fluctuante. L'absence d'engorgement ganglionnaire, ne peut être invoquée comme preuve de la bénignité complète, car l'adénopathie se montre tardivement dans le sarcome, bien que la rareté en ait été, ainsi que le fait remarquer Chauvel, manifestement exagérée.

La distinction des différentes variétés de sarcome est presque impossible à établir avant l'ablation. Le mélano-sarcome seul se reconnaît à sa teinte noirâtre ou bleuâtre, lorsque la peau est amincie ou quand il fait saillie sous la conjonctive. A une période plus avancée, la présence dans les crachats, dans l'urine, dans le sang même de granulations pigmentaires, signalées par Nepveu, ne laisse plus de doutes.

Pronostic. — Il est grave. Sur 22 observations réunies par Chauvel, il y a eu 18 récidives après ablation et la guérison la plus ancienne dans les quatre autres cas ne remontait qu'à deux ans.

Les récidives, il est vrai, se font le plus souvent sur place et de nouvelles ablations sont possibles. Letenneur a opéré un de ses malades sept fois en douze ans. Mais, à un moment ou à l'autre, la propagation à l'intérieur du crâne se fait par la dure-mère ou par la destruction de la voûte orbitaire. D'autres fois, des tumeurs secondaires indépendantes apparaissent dans le cerveau.

Traitement. — En présence d'un sarcome bien limité, l'intervention chirurgicale est légitime. Si la tumeur est entourée d'une atmosphère celluleuse, l'ablation en est facile et peut être complètement effectuée. Mais bien souvent on trouve des prolongements vers le sommet de l'orbite, entre les muscles de l'œil, prolongements que la prudence ne permet pas de poursuivre. Dans ces cas, que malheureusement on ne peut prévoir, l'ablation a bien des chances d'être suivie de récidive rapide. Il est souvent nécessaire de sacrifier l'œil. Lorsque la vision est abolie, ce sacrifice est sans importance. Dans le cas où la vision persiste encore, le chirurgien doit tout tenter avant de se résoudre à enlever le globe oculaire.

Le mélano-sarcome est rarement reconnu assez tôt pour que l'ablation en soit indiquée. Dès que l'infection générale, si fréquente dans cette forme, est reconnue, toute intervention est contre-indiquée.

Épithélioma. — L'existence de l'épithélioma primitif de l'orbite n'est pas démontrée. Knapp, cependant, paraît en avoir observé un cas. Dans presque toutes les observations connues, le néoplasme a débuté par les paupières, par la glande lacrymale ou par les enveloppes de l'œil. Nous l'avons vu, dans un cas consécutif à un épithélioma de la conjonctive, qui, au moment de la première ablation, n'avait pas le volume d'une lentille.

Demarquay admet comme possible la dégénérescence épithéliomateuse d'un kyste dermoïde de l'orbite.

Chauvel rapproche de l'épithélioma un cas de tumeur orbitaire avec prolongements dans l'intérieur du crâne, enlevée en 1854 par Nélaton, et considérée par Ch. Robin comme une tumeur hétéradénique.

Carcinome. — De même que l'épithélioma, le carcinome de l'orbite est presque toujours secondaire, et Berlin nie l'existence du carcinome primitif. Mackenzie décrivait le chloroma, le squirrhe, le fongus hématode et la mélanose. Demarquay admet encore le squirrhe, l'encéphaloïde et la mélanose. Suivant Follin (Follin et Duplay, *Traité de pathologie externe*, IV, p. 602) le carcinome primitif ne serait pas très rare et il aurait trouvé le globe oculaire intact au milieu de tumeurs auxquelles il semblait avoir donné naissance.

Quelques observations ont été publiées comme des exemples de carcinome de l'orbite par Dolbeau et Robin (1855), Guersant (1855), Spencer Watson

(1869), Schwartz (1874), Robertson, Hettleship (1878), Samelsohn (1879). On ne peut donc nier le carcinome de l'orbite.

On a noté dans quelques cas l'influence d'un traumatisme antérieur. Le jeune âge est considéré aussi comme une cause prédisposante. En dehors de cela, on ne sait rien sur l'étiologie du carcinome orbitaire.

Les douleurs profondes et irradiées, les troubles visuels au début, plus tard l'apparition d'une tumeur plus ou moins bosselée et dure, rapidement envahissante, tels sont les signes les plus caractéristiques du cancer de l'orbite. Ils sont loin, comme on voit d'être pathognomoniques. L'adénopathie est plus précoce que dans le sarcome, auquel le carcinome ressemble beaucoup.

Il est difficile de s'expliquer les intermittences signalées par Sichel, Dupuytren et Maisonneuve dans la marche des cancers observés par eux.

Les pulsations, le souffle entendu à l'auscultation par Lenoir (*Bull. de la Soc. de chirurgie*, II, p. 61 et 84) et par Nunneley (*Medico-chir. Trans.*, XLVIII, p. 15) dans leurs observations, montrent que le cancer orbitaire peut présenter les signes des tumeurs pulsatiles et, de fait, la confusion entre les deux sortes de tumeurs a été plus d'une fois commise.

D'après Lebert, la durée du cancer de l'orbite ne dépasse pas un an et demi ou deux ans.

Le *pronostic* est des plus graves. Les récidives ont lieu presque fatalement après l'ablation, soit par reproduction du néoplasme au fond de l'orbite et envahissement des os et des cavités voisines, soit par apparition de tumeurs secondaires dans d'autres régions. La mort survient par les progrès de la cachexie, par hémorrhagie ou par accidents du côté des méninges. Ces derniers cependant sont, dans certains cas, plus lents à se développer qu'on ne pourrait croire, et le cerveau est parfois mis à nu sur une large étendue avant qu'ils éclatent.

Ce qui a été dit pour le *traitement* du sarcome s'applique à celui du carcinome, avec cette restriction que l'intervention chirurgicale a moins de chance encore d'arrêter le mal.

b. — TUMEURS KYSTIQUES DE L'ORBITE

Parmi les tumeurs de l'orbite, les kystes forment un groupe extrêmement variable comme nature et comme origine, mais qu'il est néanmoins nécessaire de conserver, bien qu'une bonne classification n'en puisse encore être donnée.

Nous admettons la division des kystes orbitaires en *kystes congénitaux* ou par malformation, et en kystes acquis ou *accidentels*.

1° KYSTES CONGÉNITAUX

Des tumeurs kystiques de l'orbite de nature variée existent au moment de la naissance et attirent immédiatement l'attention par la difformité qu'elles déterminent. Mais un certain nombre d'entre elles, bien qu'ayant une origine congénitale, restent longtemps latentes, et ne se révèlent que plus tard, spécialement vers l'époque de la puberté. D'après Berlin, sur 100 tumeurs de ce genre, 82 sont observées avant la vingtième année.

Panas a communiqué à l'Académie de médecine en 1886 une observation de kyste congénital de l'orbite, et, analysant ce fait, a cherché à établir l'origine des tumeurs kystiques congénitales de cette cavité. D'après lui, toutes ces tumeurs doivent être rangées en deux classes : les kystes *dermoïdes* résultant d'un enclavement du tégument externe, et les kystes *mucoïdes* produits par l'enclavement de la pituitaire.

Nous décrivons comme kystes congénitaux : 1° les tératomes ; 2° les méningo-encéphalocèles ; 3° les kystes dermoïdes.

Tératomes. — Ce sont les kystes que Wecker décrit sous le nom de kystes *congénitaux avec microphthalmie ou anophthalmie*. Talko en a réuni six cas, mais ce sont en réalité des tumeurs d'une extrême rareté.

Elles coïncident avec des malformations considérables de l'œil et du contenu de la cavité orbitaire ou de ses parois. La tumeur kystique fait habituellement saillie sous la paupière inférieure sous forme de vésicules bleuâtres et s'enfonce plus ou moins dans l'orbite. Elle participe aux mouvements de l'œil, quand celui-ci existe, et son contenu ne présente pas la composition du liquide céphalo-rachidien, mais est analogue à l'humeur aqueuse.

Les auteurs qui ont observé ces kystes congénitaux ont émis des hypothèses très diverses sur leur mode de formation. Talko pense que ce sont des kystes dermoïdes, développés indépendamment de l'œil. Manz leur attribue pour origine la sclérotique, entre les couches dissociées de laquelle ils prendraient naissance. Hoyer, de Varsovie, avait cru pouvoir expliquer leur formation par l'enclavement de la partie supérieure du sac lacrymal dans la fourche lacrymale en voie de soudure. Mais cette hypothèse, en raison des connexions intimes du kyste avec le globe de l'œil, n'est pas acceptable.

De ces kystes congénitaux il faut rapprocher le cas jusqu'ici unique, publié dans les *Archives de Virchow*, 1876, LXVIII. La tumeur kystique à loges multiples renfermait des masses épidermiques, des os, des cartilages et une anse intestinale. C'était un exemple très net d'inclusion fœtale.

Encéphalocèles. — Méningocèles. — Bien que nées en dehors de l'orbite, les tumeurs formées par une hernie des méninges et de l'écorce cérébrale simulent parfois complètement les tumeurs de la cavité elle-même.

L'absence de l'oblitération de la première fente branchiale explique leur fréquence à l'angle supéro-interne de l'orbite et dans la région du canal lacrymo-nasal. Le canal osseux qui livre passage à la tumeur est de dimension extrêmement variable. Il est situé entre le frontal, l'apophyse montante du maxillaire et l'os planum. L'absence de l'os unguis n'est pas rare (Ripoll). Masgana a vu la perforation osseuse siéger à la voûte de l'orbite. Mais souvent la perforation est en grande partie comblée et l'examen cadavérique même peut laisser des doutes sur l'origine intra-crânienne.

La tumeur est formée extérieurement par la dure-mère et les méninges Dans bien des cas toute trace de substance cérébrale a disparu. La cavité, de grandeur très variable, est remplie par un liquide en communication avec le liquide sous-arachnoïdien. Parfois la communication est oblitérée et l'épaisseur des parois assez grande pour que la tumeur semble presque solide.

Le volume de l'encéphalocèle est extrêmement variable, depuis celui d'un pois à celui d'un œuf. Elle est souvent pédiculée, parfois sessile, de forme arrondie, mais non toujours exempte de bosselures. La pression y est indolente et ne réduit qu'exceptionnellement la tumeur. Rarement pour les encéphalocèles orbitaires cette réduction s'accompagne de troubles cérébraux réflexes; rarement aussi on constate l'influence des mouvements de la respiration sur le volume de la tumeur.

Lorsque la tumeur est volumineuse, la peau est amincie; la fluctuation et la transparence peuvent y être constatées. Si la tumeur est petite et située dans la région lacrymo-nasale, elle se présente sous l'apparence d'une hydropisie du sac lacrymal. De Wecker insiste sur cette apparence et cite un fait de Raab (*Wiener med. Wochenschrift*, 1876, n°s 11, 12, 13), dans lequel la ressemblance était frappante.

La peau qui recouvre la tumeur est souvent anormalement vascularisée et on y observe le développement d'un angiome superficiel.

Dans quelques cas on a observé une double tumeur à l'angle interne de chaque orbite et la fluctuation a pu quelquefois, dit-on, être renvoyée de l'une à l'autre (de Wecker).

La coexistence d'encéphalocèles dans d'autres régions du crâne est tout à fait exceptionnelle.

L'encéphalocèle ne détermine de troubles du côté de l'appareil oculaire que si elle atteint un volume suffisant pour refouler l'œil latéralement.

Le *diagnostic* de l'encéphalocèle est toujours des plus délicats. Si la tumeur située à la partie interne de l'orbite est observée chez un jeune sujet, si elle est congénitale, fluctuante, réductible; si elle présente des mouvements synchrones avec les mouvements respiratoires, si la compression détermine des troubles cérébraux, il ne saurait y avoir de doutes. Mais ces signes ne sont presque jamais réunis; ils peuvent même faire pour la plupart complètement défaut. Ceux qui ont le plus de valeur sont la congénitalité de la tumeur et l'existence de déformations osseuses au pourtour de la base ou du pédicule. Ces déformations devront toujours être recherchées avec soin.

L'encéphalocèle peut être confondue surtout avec une tumeur lacrymale, un kyste, un abcès périostique et même avec une tumeur solide telle qu'un sarcome.

Les altérations vasculaires de la peau peuvent aussi induire en erreur et faire diagnostiquer un simple angiome.

De Wecker propose comme moyen de diagnostic la ponction aspiratrice et l'analyse du liquide. Ce moyen doit être considéré comme dangereux, alors même que les précautions antiseptiques ont été observées.

Le *pronostic* de l'encéphalocèle est grave. La mort survient parfois spontanément et d'une manière rapide, mais plus souvent peut-être à la suite d'une intervention intempestive. Cependant quelques sujets ont atteint l'âge adulte, comme on le voit par les observations de Delpech, de Masgana et de Heymann.

Traitement. — Malgré quelques résultats favorables à la suite d'interventions chirurgicales, la règle est de s'abstenir de toute opération lorsque le diagnostic d'encéphalocèle est établi. Sans doute, comme le fait remarquer Chauvel, le danger n'existe pas théoriquement, si la communication est interrompue entre la cavité de la tumeur et l'intérieur du crâne, mais comment être certain d'avance de l'oblitération complète du canal de communication ? Jusqu'à nouvel ordre, malgré la sécurité que donne habituellement la pratique d'une antisepsie rigoureuse, les encéphalocèles doivent donc être protégées, légèrement comprimées au besoin, mais ne doivent être opérées qu'exceptionnellement.

Kystes dermoïdes. — Ces kystes, d'après la théorie de Verneuil, résultent de l'enclavement d'une partie du feuillet externe du blastoderme dans la fente branchiale. Broca, en 1869, a développé de nouveau cette théorie. Ces kystes sont ceux que l'on observe le plus fréquemment dans l'orbite.

Berlin en a réuni 73 observations. Ils siègent souvent aux angles externe ou interne de la partie antérieure de l'orbite. Cusset, les croit plus fréquents en dehors. D'après la statistique de Berlin, ils occuperaient plus souvent l'angle interne.

La poche arrondie, celluleuse, est quelquefois épaisse ; elle forme une seule cavité, le plus ordinairement. Elle adhère rarement à la peau, mais se relie au périoste par un pédicule. Le contenu est très variable ; il consiste en débris d'épithélium, matières grasses, poils, quelquefois matières calcaires. Barnes (*Med. Chirurg. Transactions*, 1813), y a trouvé une dent. On peut supposer que, dans ce cas, il s'agissait de l'ectopie d'un follicule dentaire.

D'autres fois, le contenu est plus liquide, d'apparence jaunâtre, muqueuse. On comprend, d'après la variabilité d'aspect et de consistance du contenu, que ces kystes aient été décrits par les anciens chirurgiens sous les noms d'athéromes, de stéatomes, de méliceris.

Ces kystes perforent quelquefois les parois de l'orbite pour envahir les régions voisines. Dans les cas, il est vrai, où la communication avec le sinus frontal ou la cavité crânienne a été constatée, on a pu se demander si ces kystes n'avaient pas pris naissance en dehors de l'orbite.

D'ordinaire, superficiels au début, ils gagnent la profondeur de l'orbite, repoussent l'œil en avant et sur l'un des côtés. Ils constituent des tumeurs arrondies, d'abord mobiles, plus ou moins fluctuantes et rénitentes; plus tard adhérentes. Leur accroissement est parfois considérable.

C'est au moment ou aux approches de la puberté qu'ils subissent généralement une poussée dans leur développement ou se révèlent même pour la première fois.

Dans un cas de Middlemore, le développement du kyste fut assez considérable pour amener la rupture de la poche. Dans une observation de Schmidt, les douleurs causées par l'accroissement de la tumeur auraient été suffisantes pour déterminer la mort.

Le plus souvent le développement est progressif, mais, à la longue, les parois de l'orbite sont repoussées, déformées et le globe oculaire plus ou moins compromis.

Aux kystes dermoïdes se rattachent très vraisemblablement les kystes décrits par de Wecker sous le nom de *kystes folliculaires*. Ces kystes, d'après cet ophthalmologiste, se développeraient aux dépens des follicules glandulaires de la peau des paupières, et il aurait constaté deux fois l'existence de cordons de tissu connectif reliant le kyste à la peau de l'une ou l'autre commissure des paupières.

Parmi les kystes dermoïdes, il faut encore compter les *kystes huileux prélacrymaux*, dont un certain nombre d'exemples ont été rapportés à la Société de chirurgie, en 1877, par Verneuil, Perrin, Albert (de Vienne), Ledentu, Berger, Desprès. Un autre fait a été publié par Hirschberg. Ces kystes sont de petit volume, situés au grand angle de l'œil, en avant ou au voisinage du sac lacrymal, et ne s'enfoncent pas dans la cavité orbitaire. Leur contenu huileux est caractéristique.

Traitement. — L'accroissement continu des kystes dermoïdes et les désordres qu'ils produisent du côté des parois de l'orbite ou du globe oculaire, lorsqu'ils ont acquis un volume notable, obligent à intervenir. La simple évacuation du contenu par incision de la poche ne peut suffire. La ponction avec injection iodée a quelquefois réussi, mais la réaction inflammatoire provoquée par l'injection peut être dangereuse. D'autre part, l'extirpation complète de la poche, qui représente le traitement curatif parfait, est souvent impossible.

On devra, en général, disséquer la tumeur, en évacuer le contenu et réséquer la plus grande partie des parois. Un drain assurera l'écoulement ultérieur des liquides et l'on tâchera, si la suppuration ne peut être évitée, d'assurer l'antisepsie de la plaie.

A ces ablations incomplètes succède souvent un trajet fistuleux de longue durée et la rétraction cicatricielle détermine quelquefois des adhérences fâcheuses pour le globe de l'œil.

2° KYSTES ACCIDENTELS

Ces kystes sont, les uns le résultat d'extravasation sanguine dans l'orbite, les autres, de simples kystes séreux, d'autres enfin sont d'origine parasitaire.

a. Kystes hématiques. — Ces kystes sont rares, d'après Berlin. Les faits dans lesquels on a admis l'existence d'épanchements sanguins spontanés dans la loge orbitaire postérieure n'ont pas été vérifiés par l'anatomie pathologique. Ces hématomes spontanés détermineraient une exophthalmie subite, avec paralysies des muscles de l'œil et sensation de pesanteur ou de tension dans la profondeur de l'orbite. Ils surviendraient chez des sujets anémiés, hémophiles et tendraient à se résorber spontanément.

Mais la transformation de ces épanchements sanguins en kystes hématiques n'est pas démontrée. Le plus souvent, lorsque l'on a cru observer des kystes hématiques, il n'y avait qu'un kyste dermoïde dans lequel une ponction avait déterminé une hémorrhagie. Dans d'autres cas, il s'agissait d'angiomes caverneux. Un fait de Tavignot et surtout une observation de Fischer, dans laquelle l'examen a été fait par Rokitansky, semblent cependant établir l'enkystement possible d'épanchements sanguins dans l'orbite.

C'est peut-être à des tumeurs de ce genre transformées que se rapportent les faits de Pamard père (*Annales d'oculistique*, t. XXIX, p. 26) et de Mooren. Ces deux chirurgiens ont enlevé des tumeurs de l'orbite contenant une matière noire. Ces deux faits isolés ne suffisent pas à établir l'existence de kystes mélaniques ou pigmentaires.

b. Kystes séreux. — En avant de l'aponévrose de Tenon, dans la cavité virtuelle qui la sépare du globe oculaire, peut se faire un épanchement séreux décrit sous le nom de tenonite ou d'hydropisie de la capsule de Tenon. Mais cet épanchement ne rentre pas dans la classe des kystes.

Les kystes séreux observés dans l'orbite sont situés en arrière de l'aponévrose orbitaire, dans la loge postérieure. Leur pathogénie est encore mal connue. Un certain nombre des kystes dits séreux n'étaient sans doute que des kystes dermoïdes, dont le contenu était particulièrement clair et dont la congénitalité n'a pu être démontrée. Nous avons dit que Panas désigne ces kystes sous le nom de *mucoïdes* et les regarde comme le résultat d'un enclavement de la pituitaire.

Il existe cependant des kystes séreux qu'on peut comparer aux hygromas des autres régions. On leur attribue pour siège les bourses séreuses rudimentaires des muscles de l'œil, admises par Demarquay, Tillaux, de Wecker. C'est surtout au niveau du muscle élévateur de la paupière que ces bourses séreuses ont été signalées. Hyrtl en a décrit une autour du tendon du grand oblique, au point où il se réfléchit.

Enfin des kystes séreux paraissent prendre quelquefois naissance dans le tissu cellulaire de la loge rétro-orbitaire, en dehors du cône musculaire. Le plus souvent la paroi est mince et transparente; la surface interne a l'apparence d'une muqueuse ou mieux d'une séreuse. La surface externe adhère fréquemment à un point de la paroi orbitaire. De Wecker rapporte un cas observé chez un enfant. Le kyste occupait la paroi inférieure; le contenu avait l'apparence caséeuse et était semi-fluide, mais l'examen microscopique fait par Cornil et Ranvier démontra qu'il ne s'agissait pas d'un kyste sébacé.

Ces kystes sont susceptibles de prendre un grand développement et d'amener la perte de l'œil et des déformations de l'orbite. Dans un cas de Gacitua, la tumeur, du volume d'un œuf de pigeon, avait des parois épaisses, comme fibreuses; le contenu était légèrement jaunâtre, renfermait beaucoup de chlorure de sodium, peu d'albumine et pas de crochets.

Valette a donné une observation de kyste séreux né dans le sinus frontal et ayant pénétré dans l'orbite. Gosselin a vu un kyste de la paroi supérieure de l'orbite dont le contenu était un liquide jaune foncé, renfermant des cristaux de cholestérine et rappelant par ces caractères les périostites albumineuses décrites par Ollier et Poncet (de Lyon).

c. Kystes parasitaires. — Ces kystes sont, parmi ceux de l'orbite, les seuls dont la pathogénie ne laisse pas de doutes. Encore faut-il que leurs éléments caractéristiques soient constatés, sans quoi ils peuvent être confondus avec de simples kystes séreux et la confusion a certainement été faite plus d'une fois.

Les parasites donnant lieu à des kystes orbitaires sont les échinocoques et les cysticerques.

Les *kystes à cysticerques* sont beaucoup plus rares que les kystes à échinocoques. Berlin n'a pu en trouver que 5 observations. La tumeur ne dépasse pas ordinairement le volume d'une grosse fève. L'épaisseur de ses parois est considérable. Le cysticerque y est reconnaissable à ses caractères habituels. Autour de la poche, on constate une réaction inflammatoire plus ou moins marquée, et la peau est souvent rouge et sensible. Une observation publiée par de Graefe présente réunis tous ces caractères.

Les *kystes à échinocoques* ou hydatiques ont un volume plus considérable; il peut atteindre celui d'un œuf. Le kyste adventif est blanchâtre, plus ou moins épais; il renferme un liquide clair et souvent des vésicules secondaires de volume et de nombre variables. La présence des crochets caractéristiques n'est pas toujours facile à constater. Les kystes hydatiques siègent dans tous les points de l'orbite, sauf peut être au-dessous du périoste. Ils peuvent cependant dépasser les limites de l'orbite pour envahir les régions voisines (Westphal). Plus souvent, ils pénètrent secondairement dans l'orbite (Verdalle, Petit, Westphal). Ils déterminent tous les signes habituels des tumeurs de l'orbite, et paraissent plus souvent que d'autres tumeurs être la cause de douleurs vives et de névralgies sus-orbitaires ou ciliaires.

Berlin, sur 39 observations, a trouvé que la proportion des kystes développés chez des sujets du sexe masculin atteignait 77 pour 100. La plupart des sujets étaient des jeunes gens.

L'extirpation totale des kystes hydatiques est rarement possible et paraît souvent dangereuse. On doit se borner le plus ordinairement à une excision partielle des parois et l'on maintient l'incision ouverte jusqu'à ce que la suppuration ait éliminé le kyste adventif.

b. **Tumeurs vasculaires de l'orbite.**

Les tumeurs vasculaires de l'orbite se divisent en tumeurs *non pulsatiles* et en tumeurs *pulsatiles*. Cette division toute symptomatique est celle qui répond le mieux aux besoins de la clinique et la seule qui permette de rapprocher et d'étudier dans leur ensemble des faits sur lesquels l'anatomie pathologique n'a pas encore porté toute la lumière désirable.

1° TUMEURS NON PULSATILES

Elles présentent à étudier deux groupes distincts de tumeurs : 1° les *angiomes ;* 2° les *varices* de la veine ophthalmique.

I. — ANGIOMES

Les angiomes dont Berlin avait réuni 54 observations, auxquelles on peut ajouter une douzaine de cas publiés depuis, se divisent en *angiomes simples* ou tumeurs érectiles et en *angiomes caverneux.*

Angiome simple. — Les tumeurs érectiles que l'on étudie sous ce nom ont presque toujours pour origine un nævus des paupières qui en se développant a pénétré dans l'orbite. Elles sont donc congénitales et observées ordinairement chez les enfants ou chez de jeunes sujets.

Dans quelques cas on a noté l'influence du traumatisme sur leur développement.

Elles s'observent surtout à la partie supérieure de l'orbite. Elles forment des masses mal limitées, sans enveloppe distincte, présentant une mollesse marquée. La peau à leur niveau a une coloration sombre, violacée et l'on y voit souvent la trace du nævus primitif. Rarement la tumeur pénètre profondément dans l'orbite et l'œil est habituellement peu déplacé par la tumeur. Celle-ci ne présente ni pulsations, ni souffle, mais elle augmente de volume sous l'influence de l'effort, des cris et lorsque la respiration se suspend.

Le développement de l'angiome simple est parfois assez rapide et l'on a vu la tumeur se rompre et donner lieu à des hémorrhagies (Martin, Lawson).

Le traitement de l'angiome simple présente de sérieuses difficultés. On ne tente guère l'extirpation de la tumeur en raison de ses limites peu précises. On a eu recours à la ligature sous-cutanée ou sous-conjonctivale, aux injections coagulantes, à la cautérisation par le fer rouge et enfin à l'électrolyse. Les injections coagulantes ont donné des succès, mais ne sont pas sans danger. La cautérisation avec le thermo-cautère ou le galvano-cautère, à défaut de l'emploi des procédés électrolytiques, mériterait la préférence.

Angiome caverneux. — Ces tumeurs se distinguent de l'angiome simple par l'existence d'une sorte de capsule périphérique, ou au moins d'une enveloppe celluleuse qui en fait des tumeurs bien limitées. A la coupe elles présentent une grande analogie avec le bulbe de l'urèthre. Broca, en 1856, à propos d'une tumeur de ce genre enlevée par Parise (de Lille), a signalé ce fait à la Société anatomique et cette apparence a été notée dans les observations ultérieures, entre autres dans celle de de Graefe (1861). De Wecker a retrouvé ce caractère dans les trois cas qui lui sont personnels.

L'angiome caverneux siège généralement dans la profondeur de l'orbite, et même dans l'intérieur du cône des muscles de l'œil; son volume varie de celui d'un pois à celui d'une petite noix. On observe à tout âge l'angiome caverneux et souvent dans la seconde moitié de la vie (cinquante et cinquante-huit ans, chez deux des malades de de Wecker).

Le développement de l'angiome caverneux est extrêmement lent; on l'a vu durer plus de vingt ans. Il donne lieu à une exophthalmie graduelle, mais la mobilité de l'œil est le plus souvent assez bien conservée. Lorsque la tumeur est devenue appréciable, elle offre au toucher une élasticité molle; elle est compressible sous le doigt et en partie réductible. Les cris, les efforts ont une action des plus manifestes sur son volume, mais elle ne présente ni pulsations, ni souffle. Du moins les quelques cas dans lesquels on a noté ces signes sont-ils douteux.

Le développement de l'angiome caverneux est habituellement indolore. La tumeur peut être considérée comme bénigne, mais on a observé plusieurs fois des complications oculaires, la diminution de l'acuité visuelle, le rétrécisse ment du champ visuel et même les signes d'une névrite optique avec stase veineuse ou d'une atrophie de la papille (de Wecker).

L'angiome caverneux peut être confondu avec les kystes dermoïdes, les sarcomes et la plupart des tumeurs de l'orbite. La marche très lente, l'absence de douleurs, la dépressibilité de la tumeur, l'augmentation de volume sous l'influence de l'effort, sont les caractères qui permettront en général de le reconnaître.

Le traitement de l'angiome caverneux de l'orbite est l'extirpation que rend possible la limitation de la tumeur. Cette extirpation toutefois nécessite une dissection attentive et présente souvent des difficultés. Ces difficultés sont d'autant plus considérables que la tumeur est plus profondément située et que l'opérateur doit chercher à conserver le globe de l'œil tant que la vue n'est pas abolie par le développement de la tumeur.

II. — VARICES DE L'ORBITE

Aucune autopsie n'a jusqu'ici démontré la réalité des dilatations variqueuses de la veine ophthalmique. Quelques observations bien nettes permettent cependant d'affirmer l'existence des varices de cette veine. Le premier travail publié sur ce sujet est la thèse de Dupont (1865). En 1881 le docteur Yvert a fait connaître une nouvelle observation et repris l'étude de cette intéressante question.

Les varices de la veine ophthalmique se présentent sous deux formes : 1° la dilatation *avec tumeur* variqueuse; 2° la dilatation *sans tumeur* avec exophthalmie intermittente.

1° Tumeurs variqueuses. — La tumeur formée aux dépens de la veine ophthalmique dilatée siège le plus souvent à la partie supéro-interne de l'orbite, au-dessous de la tête du sourcil, dans le point où vient se réunir la branche veineuse frontale à la veine ophthalmique supérieure. Schmidt, cependant, a vu la tumeur à la partie inféro-externe; dans ce cas elle était apparente sous la conjonctive. Mazel suppose que, dans le cas observé par lui, le traumatisme avait déterminé une rupture veineuse et la formation d'une poche, sorte d'anévrysme veineux.

Les observations recueillies jusqu'ici montrent que les enfants et les jeunes gens sont plus exposés que les adultes à ce genre de tumeurs.

Symptômes. — La peau de la paupière, ordinairement la supérieure, est soulevée par une tumeur d'un petit volume, celui d'un pois ou d'une amande. Elle présente à ce niveau une teinte bleuâtre. La tumeur est régulière, arrondie, non douloureuse, remarquablement molle et réductible par la pression. Elle ne présente ni pulsations, ni bruit de souffle. Ce qui la caractérise avant tout, c'est qu'elle augmente de volume lorsque le sujet penche la tête en avant. Elle s'accroît aussi pendant l'effort, lorsque la respiration est suspendue ou lorsqu'on comprime, au cou, le tronc de la jugulaire interne (Nélaton). Lorsque le sujet se couche, la tumeur tend à s'effacer.

Les mouvements de l'œil sont à peine gênés par l'existence de cette tumeur et un léger degré d'exophthalmie a été noté une seule fois par Schmidt. La vision ne paraît pas notablement troublée. Dans l'observation d'Yvert le fond de l'œil examiné à l'ophthalmoscope était normal. Dans l'observation de Foucher, il y avait seulement un peu de fatigue pendant le travail, attribuable à un certain degré de congestion rétinienne. On n'a pas noté de troubles cérébraux.

Diagnostic. — L'absence de pulsations et de souffle ne permet pas de confondre la tumeur variqueuse de la veine ophthalmique avec les tumeurs pulsatiles de l'orbite. La facile et complète réductibilité de la poche veineuse la différencie de la méningocèle à la base de laquelle on constate, en outre, presque toujours une déformation osseuse. Les kystes, non réductibles et les abcès ossifluents également irréductibles et parfois douloureux ne sauraient être non plus confondus avec la tumeur variqueuse.

Pronostic. — Il ne paraît pas grave. Malgré la communication directe de la veine ophthalmique avec le sinus caverneux on n'a pas observé de troubles dans la circulation cérébrale et il ne semble pas que l'affection ait de tendance à progresser.

Traitement. — On ne doit pas songer à l'extirpation d'une tumeur de cette nature, bien qu'à la rigueur, avec la méthode antiseptique, une ligature placée sur le tronc veineux pour exciser la partie dilatée pût être sans danger.

Les injections de perchlorure de fer ont été employées par Nélaton et ont donné un succès. Mais l'impossibilité d'obtenir sûrement l'arrêt complet de la circulation veineuse et la crainte d'une embolie doivent faire rejeter l'emploi de ce moyen. L'électrolyse n'offrirait pas les mêmes inconvénients et pourrait être tentée. Buttler l'a employée dans un cas qui offrait de grandes analogies avec l'affection qui nous occupe.

Le plus souvent on s'abstiendra d'intervenir pour le traitement de ces tumeurs qui constituent une simple difformité.

2° Varices de la veine ophthalmique. — L'existence de varices profondes sans tumeur extérieure est admise comme pour les membres inférieurs d'après les signes cliniques et non d'après la constatation anatomique. Verduc, Carron du Villards ont observé des cas d'exophthalmie intermittente que pouvait seule expliquer la dilatation variqueuse des branches de l'ophthalmique, en raison des conditions où elle se produisait.

Cette affection a été observée rarement, et sur l'homme adulte seulement. Mackenzie, Grüning et Vieusse en ont rapporté chacun un cas.

Au moment où le sujet incline la tête en avant, l'œil devient saillant; l'exophthalmie est quelquefois assez marquée pour que l'œil arrive au contact de la joue (Verduc). En même temps, tout l'appareil oculaire se congestionne. Une douleur sourde est ressentie dans l'orbite et la vue se trouble. Il n'y a pas de tumeur appréciable à la base de l'orbite, et l'on ne constate ni pulsations, ni souffle.

Dès que le malade relève la tête ou se couche, l'exophthalmie diminue et l'œil rentre bientôt dans sa situation normale.

On n'a pas constaté de phénomènes ophthalmoscopiques.

Tous ces signes ne peuvent laisser de doutes sur l'existence d'une réplétion exagérée du système veineux et sur la réalité de dilatations variqueuses.

Vieusse, cependant, a cru pouvoir expliquer la protrusion de l'œil dans la déclivité de la tête par l'accumulation de liquide céphalo-rachidien dans la capsule de Tenon. Mais cette interprétation est difficilement admissible.

Autant qu'on en peut juger par les rares observations connues, le pronostic de l'affection n'est pas grave. Elle ne peut être confondue avec les tumeurs pulsatiles, ni avec le goître exophthalmique, dans lesquels l'exophthalmie est permanente. Dans le cas où existerait un angiome caverneux profond de l'orbite, on pourrait observer une augmentation de la protrusion dans la déclivité de la tête, mais ni la saillie de l'œil, ni sa rentrée dans l'orbite ne s'effectueraient avec la même rapidité.

On peut s'abstenir de tout traitement pour cette affection et se borner à conseiller d'éviter les causes qui ramènent le retour de l'exophthalmie. La compression serait plus gênante qu'utile si elle était pratiquée d'une manière permanente.

2° TUMEURS PULSATILES DE L'ORBITE

Les tumeurs pulsatiles ou anévrysmales constituent une classe importante de tumeurs de l'orbite dont l'étiologie complexe et la symptomatologie spéciale nécessitent une étude à part. Les cas aujourd'hui assez nombreux de ces tumeurs ont été publiés sous les titres les plus divers. En Allemagne, ils sont généralement désignés par l'expression de *pulsirender Exophthalmus*.

Ces tumeurs sont caractérisées par trois phénomènes principaux : 1° la *protrusion* de l'œil ; 2° les *battements* perceptibles à la vue et au toucher ; 3° les *bruits de souffle* perçus à l'auscultation. Par le premier de ces signes elles se rattachent à la grande classe des tumeurs orbitaires, mais par les deux derniers elles s'en distinguent nettement, et se séparent du groupe des tumeurs vasculaires que nous venons d'étudier.

Historique. — Travers (*Medico-chirurg. Transactions*, 1813, t. II, p. 1) a fait connaître le premier cas de tumeur pulsatile de l'orbite sous le nom d'*anévrysme par anastomose* qui pendant longtemps a servi à désigner ces tumeurs. Des observations analogues furent publiées tant en France qu'en Angleterre et en Amérique par divers chirurgiens.

Nous nous contenterons d'indiquer ici les travaux qui ont étudié dans son ensemble la question des tumeurs pulsatiles de l'orbite.

DEMARQUAY, Des tumeurs de l'orbite. Thèse d'agrégation. Paris, 1853 ; et *Gazette hebdom.*, 1859, p. 597. — E. DELENS, De la communication de la carotide interne et du sinus caverneux. Thèse de Paris, 1870. — F. TERRIER, Des tumeurs pulsatiles ou anévrysmoïdes de l'orbite. Revue critique. *Arch. génér. de méd.*, 1871, t. XVIII, 6e série, p. 171. — W. RIVINGTON, A case of pulsating tumour of the Orbit. *Transact. of the Royal Med. and Chir. Society*,

1875, t. LVIII, p. 183. — SATTLER, Ueber pulsirenden Exophthalmus. In GRAEFE und SAEMISCH Handbuch der Augenheilk. Bd. VI. Leipzig, 1880. — CHAUVEL, article ORBITE, *Dictionn. encyclop. des sciences méd.* — JOHN ECKERLIN, Ein Fall von pulsirenden Exophthalmus. Thèse de Kœnigsberg, 1887. — L. LE FORT, De l'exophthalmos pulsatile. *Revue de chirurgie*, mai et juin 1890, p. 369 et 457.

Les monographies de Rivington, de Sattler de Chauvel et de Le Fort devront toujours être consultées pour l'étude détaillée de la question.

Fréquence. — Les tumeurs pulsatiles de l'orbite constituent en réalité une affection rare. Cependant, par suite de l'intérêt qui s'attache à leur étude, presque tous les faits observés ont été publiés et le nombre des observations depuis celle de Travers (1813) est aujourd'hui assez considérable.

Sattler dans sa monographie en a analysé 106. Chauvel donne l'indication de 109 observations. J. Eckerlin, en 1887, a pu ajouter 31 faits à ceux qu'avait relevés Sattler. De Wecker (*Traité complet d'ophthalmologie*, t. IV, p. 918. Paris 1889), en tenant compte des précédentes statistiques, arrive à un total de 145 cas. Ce chiffre se trouve réduit à 110 dans le travail tout récent du professeur Le Fort.

Nous pouvons ajouter à cette liste déjà longue l'indication des faits suivants que nous avons relevés depuis la publication de l'article de Chauvel et que ne mentionne pas la bibliographie de de Wecker.

NOYES, *Archives of Ophthalmology*, X, p. 330, sept. 1881. — W. H. CARMALT, *Transactions of the American ophthalm. Soc.*, 1881, p. 310. — S. D. RISLEY, *id.*, ibid. — ROBERT SATTLER, *New-York Med. Record*, 1885, XXVII, p. 654 et 681. — DEZANNEAU, *Bulletins de la Soc. de méd. d'Angers*, 1885, p. 93 et suiv., *id.*, p. 133; 1886, p. 94. — DEMPSEY, *British Med. Journ.*, 17 sept. 1886, p. 541. — DRAKE-BROCKMAN, *British Med. Journal*, 24 juillet 1886. — PESCHEL, *Soc. italienne d'ophthalm.* Turin, septembre 1887. — RITTER, *Jahresbericht d. Gesselschaft für natur. med. Heilkunde in Dresden*, 1887-1888, p. 61. — A. W. PRICHARD, *Bristol Med.-Chir. Journal*, 1887, V, p. 267. — BULLER (Montréal), *Transact. of the Amer. Ophthalm. Soc.* New-London, 1888. — BRONNER, *Soc. ophthalm. du Royaume-Uni*, 13 déc. 1888. — HIRSCHBERG, Soc. de méd. de Berlin, séance du 18 mars 1889. *Semaine médicale*, 1889, p. 103. — BENSON, *British med. Assoc.* (Section of Ophthalm.). *Ophthalm. Review*, oct. 1889.

Le nombre des observations actuellement connues dépasse donc 150. Toutefois, quelques-unes d'entre elles font certainement double emploi, le même fait ayant été publié sous deux noms différents.

Étiologie. — Les tumeurs pulsatiles de l'orbite sont les unes d'origine spontanée, les autres d'origine traumatique.

Cas spontanés. — Ils ont été observés en grande majorité chez des femmes, et dans la période de vingt à cinquante ans surtout. Les efforts violents et avant tout ceux de l'accouchement en sont la cause occasionnelle; mais, dans certains cas, cette cause occasionnelle fait défaut et l'état de grossesse paraît être la cause prédisposante la mieux démontrée. Les habitudes alcooliques et l'état athéromateux des artères sont aussi notés dans plusieurs observations. On ne trouve parfois signalé dans les antécédents qu'une maladie fébrile grave (Observ. de Noyes, *Arch. of Ophthalmology*, 1881, t. X, p. 330).

Cas traumatiques. — Le développement de la tumeur pulsatile d'origine traumatique se lie intimement à l'existence d'une fracture de la base du crâne. Cette fracture, de cause directe dans quelques cas, résulte, dans la plupart des autres, d'une chute sur la tête ou de coups portés avec un instrument contondant en un point du crâne, de telle sorte qu'il y a lieu d'admettre une irradiation de la fracture aux parois de l'orbite et aux régions voisines du sommet de cette cavité. Enfin la possibilité d'une fracture par contre-coup de la base comme cause de l'exophthalmie pulsatile est démontrée par le

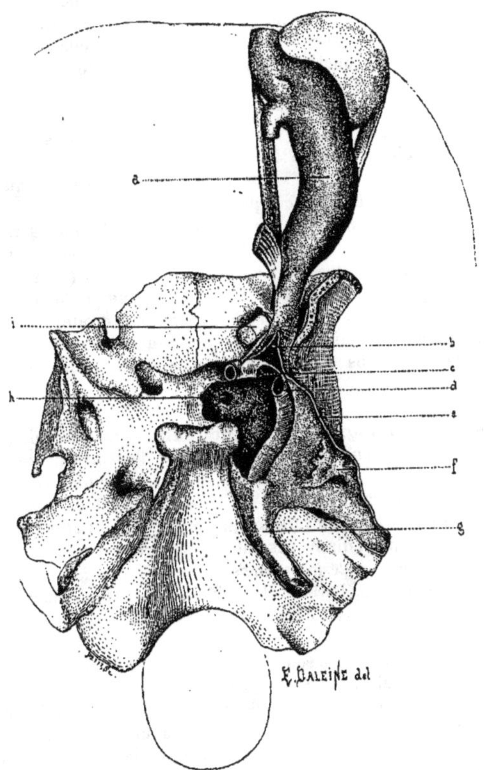

Fig. 232. — Déchirure de la carotide interne dans le sinus caverneux (première observation de Nélaton).

a, veine ophthalmique dilatée et flexueuse. — b, orifice de la veine ophthalmique dans le sinus caverneux. — c, orifice du bout supérieur de la carotide déchirée. — d, orifice du bout inférieur réuni par une languette au supérieur. — e, paroi externe du sinus renversée en dehors. — f, esquille osseuse adhérente à la paroi externe. — g, sinus pétreux inférieur. — h, orifice par lequel le sinus sphénoïdal communique avec le sinus caverneux. — i, nerf optique.

deuxième fait de Nélaton. Sappey ne trouva à l'autopsie d'autre solution de continuité qu'une fracture transversale de l'apophyse basilaire, avec une petite esquille détachée du sommet du rocher.

Exceptionnellement, on a vu des corps de très petit volume, tels que des grains de plomb pénétrer dans l'orbite et déterminer tous les signes d'une tumeur pulsatile sans qu'il y eût certitude d'une fracture. Notons encore que, dans une observation de Nieden (*Archives of ophthalmology*, 1882, t. XI, p. 185), l'étiologie est complexe, car il s'agit d'une femme qui, enceinte, fit une chute sur le crâne et présenta les signes d'une fracture de la base avec bruit de sifflement dans l'oreille gauche. Quatre mois plus tard elle accoucha et, quatorze jours après l'accouchement, se développèrent tous les signes d'une tumeur pulsatile de l'orbite gauche.

Chez une femme observée par Lloyd (*The Lancet*, 1882, t. II, p. 799), on retrouve également une fracture de la base du crâne au cours d'une grossesse. Enfin, dans une observation de J.-R. Wolfe (*The Lancet*, 1881, t. II, p. 945), un coup reçu sur l'œil gauche au début d'une grossesse fut aussi suivi de tous les phénomènes d'une tumeur pulsatile.

Les cas d'origine traumatique sont beaucoup plus fréquents chez l'homme que chez la femme. Dans la statistique de Sattler, sur 60 cas traumatiques, on compte 45 hommes. Plus des deux tiers de ces cas (44 sur 60) ont été observés de vingt à cinquante ans. Il y a aussi une prédominance marquée pour le côté gauche (32 cas à gauche pour 19 à droite). Dans 4 observations, l'exophthalmos était double, et dans une observation ultérieure de Nieden, nous retrouvons signalée l'existence d'une exophthalmie pulsatile bilatérale.

Anatomie pathologique. — Pathogénie. — En raison du petit nombre des autopsies et plus encore de la difficulté de l'examen nécroscopique, on connaît mal l'anatomie pathologique des tumeurs pulsatiles de l'orbite.

Travers et les chirurgiens qui l'ont suivi faisaient de ces tumeurs des tumeurs érectiles ou des anévrysmes par anastomose. Cette opinion n'a pas été vérifiée par l'examen direct des faits, et Laburthe n'est pas parvenu, dans sa thèse (*Des varices artérielles et des tumeurs cirsoïdes*. Paris 1867) à en démontrer la réalité pour l'orbite. Il semble cependant que dans quelques cas l'angiome avec pulsations ait été observé dans l'orbite (Frothingham, Haynes Walton).

Aujourd'hui trois théories sont en présence pour expliquer la production de l'exophthalmie pulsatile. Pour les uns, elle résulterait, dans la majorité des cas, du développement d'un anévrysme de l'artère ophthalmique. Pour d'autres, la simple dilatation de la veine ophthalmique par obstacle au cours du sang dans le sinus caverneux serait capable de la produire. Enfin, la dernière opinion que nous avons soutenue dans notre thèse inaugurale, d'après les deux faits de Nélaton, admet pour cause la formation d'un anévrysme artério-veineux par rupture de la carotide dans le sinus caverneux.

Il est évident qu'une lésion unique ne suffit pas à expliquer tous les cas d'exophthalmie pulsatile, dont l'étiologie et les symptômes présentent d'ailleurs des différences marquées. L'étude attentive de ces différences permettra peut-être un jour de reconnaître sur le vivant la nature de la lésion.

Théorie artérielle. — Carron du Villards dit avoir observé un anévrysme de l'artère ophthalmique du volume d'une noisette. Guthrie rapporte également un cas d'anévrysme de l'ophthalmique dont le sac avait le volume d'une grosse noix et siégeait dans l'orbite. Giraudet (de Tours), Nunneley et quelques autres observateurs ont vu la dilatation de l'ophthalmique siéger à son origine et avant son entrée dans l'orbite. Ce sont ces faits bien incomplets, en général, que Demarquay a utilisés pour établir sa théorie des anévrysmes diffus, primitifs ou consécutifs de l'artère ophthalmique.

Cette interprétation ne s'applique évidemment qu'à un petit nombre de cas. Dans une observation récente, Dempsey (*British med. Journal*, 17 septembre 1886) a trouvé à l'autopsie un énorme anévrysme de l'artère dont la poche communiquait même avec la coque perforée du globe oculaire.

Théorie veineuse. — En 1859, Nunneley, dans un mémoire publié dans les *Medico-chirurg. Transactions*, conclut que les obstacles à la circulation dans la veine ophthalmique siégeant soit au sommet de l'orbite, soit dans le sinus caverneux, peuvent donner lieu à tous les symptômes d'une tumeur anévrysmale de l'orbite. Plusieurs autopsies, dont une rapportée par Hulke, semblaient donner raison à cette interprétation. Mais elles ne sont pas à l'abri de tout reproche et nous ne connaissons qu'une autopsie d'Aubry (de Rennes), dans laquelle la dilatation de la veine ophthalmique a réellement été l'unique lésion constatée, la carotide interne étant indemne.

La première observation de de Wecker laisse des doutes sur l'intégrité de la carotide, qui était athéromateuse dans le sinus.

Dumée, dans sa thèse (*Essai sur quelques tumeurs pulsatiles de l'orbite par dilatation veineuse.* Paris, 1870), a soutenu la théorie qui veut que les pulsations et le souffle puissent résulter d'un simple obstacle à la circulation veineuse au sommet de l'orbite, et Terrier, dans une revue critique (*Archives générales de médecine*, 1871), a prêté l'appui de son autorité à cette opinion. Nous ne pouvons admettre cependant qu'une simple dilatation des veines donne lieu à des pulsations et à un bruit de souffle. Jamais rien de semblable n'est observé dans les autres régions, et nous ne connaissons comme tumeurs veineuses de l'orbite que celles qui ont été décrites par Dupont dans sa thèse. Nous pensons toutefois que dans certaines circonstances un anévrysme de la carotide interne développé dans le sinus caverneux pourrait transmettre ses pulsations dans l'orbite par l'intermédiaire des veines dilatées. Une transmission de ce genre existait, sans doute, chez la malade d'Aubry, car l'absence d'épaississement des parois de la veine ophthalmique dilatée et sinueuse éloigne toute idée d'une communication de la carotide interne avec le sinus caverneux.

Dans une autopsie pratiquée par Coggin (*Archives of ophthalmology*, 1883, t. XII, p. 187), l'existence d'une dilatation anévrysmale de la carotide interne dans le sinus est signalée, mais les parois de l'artère étaient athéromateuses et la veine ophthalmique avait à peine subi une légère dilatation. Ce fait ne nous paraît appuyer ni l'une ni l'autre théorie et rentre dans la catégorie des faits négatifs.

C'est aussi dans cette catégorie que nous rangeons l'observation de Gauran (*Association française pour l'avancement des sciences*, session de Rouen, 1883, p. 789), qui ne trouva à l'autopsie de son malade, deux ans après la guérison de l'affection, ni fracture de la base du crâne, ni lésion des sinus, de la veine ophthalmique ou de la carotide interne. Dans ce cas, d'ailleurs, les symptômes observés pendant la vie différaient de ce qu'ils sont dans les cas types de l'anévrysme de Nélaton. Le souffle était en particulier franchement intermittent.

Théorie artério-veineuse. — La perforation ou la rupture de la carotide interne dans le sinus caverneux, d'où résultent tous les signes d'une tumeur anévrysmale de l'orbite, a été signalée pour la première fois par Baron en 1835. Mais c'est seulement en 1855 que Nélaton la diagnostiqua sur le vivant. Un second cas se présenta à lui en 1865, et l'autopsie vint encore prouver la justesse de son diagnostic.

La perforation de la carotide peut se produire spontanément par suite d'athérome de ses parois, ou par rupture d'un anévrysme de la portion intra-caverneuse. Elle résulte souvent aussi d'une fracture de la base du crâne, de l'action d'une esquille d'un des os voisins, de la déchirure produite par un instrument pointu, ou de la pénétration de grains de plomb.

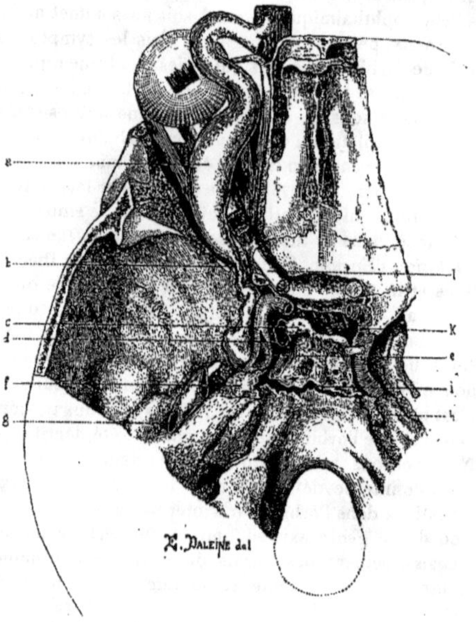

La communication est établie quelquefois par une simple fissure perdue au milieu de caillots et de plaques athéromateuses. D'autres fois, elle se présente sous la forme d'une petite ouverture circulaire (2e fait de Nélaton). Enfin il peut y avoir rupture presque complète de l'artère, dont les deux bouts ne sont plus reliés entre eux que par une mince languette (1er fait de Nélaton).

FIG. 233. — Anévrysme de la carotide interne et du sinus caverneux (deuxième observation de Nélaton).

a, veine ophthalmique. — *b*, fente sphénoïdale. — *c*, apophyse clinoïde postérieure gauche. — *d*, orifice du sinus coronaire. — *e*, perforation de la carotide interne. — *f*, esquille pointue du sommet du rocher gauche. — *g*, sinus pétreux supérieur gauche. — *h*, esquille du sommet du rocher droit. — *i*, fracture transversale du sphénoïde. — *k*, carotide interne du côté droit. — *l*, nerf optique gauche.

La solution de continuité des parois de l'artère est primitive ou consécutive, ce qui explique, sans doute, le plus ou moins de rapidité de développement des symptômes dans les cas d'origine traumatique.

Depuis que Nélaton a fait connaître cette remarquable lésion, plusieurs autopsies sont venues en démontrer la réalité, sinon la fréquence. Celle de Leber, rapportée par Schlaefke, est des plus nettes. Dans d'autres cas, celui de Blessig, par exemple, la lésion était difficile à démontrer au milieu d'altérations multiples du vaisseau.

La recherche de cette lésion présente en effet de nombreuses difficultés, et certainement elle a échappé plus d'une fois aux investigations d'observateurs habiles.

Sans prétendre, avec Schlaefke, que la communication de la carotide interne et du sinus caverneux soit la seule lésion qui puisse donner lieu aux signes des tumeurs pulsatiles de l'orbite, nous la croyons très fréquente. Telle est aussi la conclusion à laquelle est arrivé Sattler.

L'hypertrophie considérable des parois de la veine ophthalmique, en même temps que l'augmentation de son calibre et la flexuosité de son parcours ont une grande importance pour le diagnostic de la lésion, et il a dû arriver plus d'une fois que la transformation des parois de la veine a fait confondre ce vaisseau avec l'artère ophthalmique. La dilatation des sinus caverneux et pétreux supérieur est un phénomène à peu près constant. Signalons aussi l'hypertrophie des os voisins. Cette hypertrophie, analogue à celle qu'on observe aux membres dans les cas d'anévrysme artério-veineux, était très nette chez la malade de Nélaton dont nous avons recueilli l'observation. Cette hypertrophie osseuse suppose une durée déjà longue de l'affection.

La possibilité de la déchirure de l'artère carotide à son passage dans le sinus n'a plus besoin d'être démontrée. Nous l'avons obtenue sur le cadavre par une injection forcée, et elle a été rencontrée à l'autopsie d'individus ayant succombé avant que les signes de la tumeur orbitaire qui en est la conséquence, aient eu le temps de se montrer. Nous pouvons citer, entre autres exemples, une observation publiée par Picqué (*Progrès médical*, 19 mai 1883, p. 383).

Début. — Le mode de début est extrêmement variable, suivant qu'il s'agit d'un cas spontané ou d'un cas traumatique.

Dans les cas *spontanés*, le début est généralement marqué par une sensation brusque et anormale éprouvée dans la moitié correspondante du crâne. Le malade perçoit tout à coup une douleur plus ou moins vive avec craquement dans la tête. A partir de ce moment, il entend un bruit dont le caractère varie beaucoup. Ce bruit est comparé au bourdonnement d'un insecte, à une chute d'eau, au bruit d'une scie, à celui d'une machine à vapeur, au tic-tac d'une horloge.

Les signes orbitaires se montrent rapidement, mais consistent seulement en une gêne de la circulation. Peu à peu ils s'accentuent et, au bout de quelques semaines, se manifestent tous les symptômes d'une tumeur pulsatile.

Lorsque la maladie est le résultat d'une cause *traumatique*, presque toujours les premiers symptômes sont masqués par ceux de la fracture de la base du crâne ou de l'effraction orbitaire qui a permis la pénétration du corps étranger. Lorsque ceux-ci se sont dissipés, le premier signe perçu par le blessé est ordinairement un bruit intra-crânien. Fréquemment aussi, on constate des paralysies de la paupière supérieure, la mydriase, la déviation du globe oculaire, indices de la paralysie d'un des nerfs crâniens qui pénètrent dans l'orbite. Parfois, il y a dès ce moment, amblyopie ou même abolition de la vision; le fait est cependant exceptionnel et l'intégrité de la vision fréquente.

D'ordinaire les signes de la tumeur orbitaire n'apparaissent que lentement, après plusieurs semaines, plusieurs mois, plusieurs années même.

Symptomatologie. — L'*exophthalmie*, ou protrusion du globe oculaire, est le premier signe qui frappe l'observateur. Cette exophthalmie, le plus habituellement unilatérale, faible au début, atteint dans quelques cas un degré extrême. Elle est rarement tout à fait directe. L'œil est porté le plus souvent un peu en bas et en dehors. Il est plus ou moins immobile, tant par suite de la paralysie des muscles que de la gêne mécanique résultant de la distension des tissus. Les paupières ont une teinte sombre ou rougeâtre par le fait de la gêne circulatoire et des veinules se dessinent à leur surface, surtout à la paupière supérieure.

Il existe un *chémosis* rougeâtre souvent considérable. Il est parfois assez prononcé en bas pour produire le renversement de la paupière inférieure qui est débordée et recouverte par le bourrelet conjonctival.

La cornée reste longtemps intacte. A la longue, cependant, elle perd sa transparence, s'ulcère et peut même se nécroser. Mais ces complications sont en général très tardives. La pupille, quelquefois normale et encore contractile à une époque déjà éloignée du début, finit presque toujours par présenter de la mydriase.

Les *pulsations* dont le globe oculaire est animé au moment de chaque systole artérielle sont visibles pour l'observateur, lorsqu'il examine l'œil de profil. Elles sont surtout appréciables au palper. Les doigts appliqués sur les paupières sont soulevés avec une énergie d'autant plus grande que la pression exercée est plus forte. Une pression soutenue sur tout le globe oculaire réduit en partie l'exophthalmie.

En même temps que le doigt perçoit les battements des parties contenues dans l'orbite, il constate fréquemment l'existence au-dessous de l'arcade orbitaire, de bosselures qui soulèvent la paupière supérieure. Ces bosselures molles, réductibles, éminemment pulsatiles, donnent en outre la sensation du *thrill* qui caractérise l'anévrysme artério-veineux aux membres. En général, il existe à la partie supéro-interne de l'orbite, au-dessous de la poulie du muscle grand oblique, une tumeur plus développée que les autres. Elle se continue parfois avec un vaisseau volumineux cylindrique, qui s'élève verticalement, sous la peau du front, et qui donne à un haut degré la sensation du thrill. Ce vaisseau acquiert un volume considérable et ses parois s'hypertrophient. Il a été considéré comme l'artère frontale atteinte de dilatation cirsoïde ou comme la veine préparate hypertrophiée, suivant l'interprétation adoptée par les observateurs.

Dans d'autres cas, on constate des dilatations vasculaires analogues, quoique moins prononcées à la partie externe de la paupière supérieure et vers la région temporale.

L'auscultation pratiquée sur la base de l'orbite avec un stéthoscope fait entendre un *bruit de souffle* qui est, avec l'exophthalmie et les battements, un des signes fondamentaux de ces tumeurs. Les caractères de ce bruit de souffle varient. Ils n'ont pas toujours été indiqués avec assez de soin dans les observations. Ce souffle est quelquefois donné comme franchement intermittent. Plus souvent, il a les caractères d'un *souffle continu avec redoublement*. Nélaton a beaucoup insisté sur l'importance que présente ce dernier caractère et il s'en est servi pour établir le diagnostic de la communication entre la carotide interne et le sinus caverneux observée deux fois par lui.

Dans certains cas, le souffle entendu à l'auscultation est assez fort pour être perçu au niveau de la fosse temporale, à la région frontale et sur toute la surface du crâne ; mais, à mesure qu'on s'éloigne de la région orbitaire, le souffle tend à prendre les caractères du souffle intermittent, alors qu'en auscultant sur l'orbite, il est manifestement continu avec renforcement.

Un autre signe perçu par l'auscultation est le *bruit de piaulement*. Mais ce bruit est rare, non constant, ne se produit que par instants, et n'a pas été signalé dans le plus grand nombre des observations.

L'exophthalmie, les battements, le bruit de souffle, phénomènes cardinaux des tumeurs pulsatiles, sont, les deux derniers surtout, sous la dépendance manifeste de la circulation carotidienne. La compression de la carotide primitive au cou fait en effet cesser les battements et le bruit de souffle et diminue l'exophthalmie. C'est presque toujours la compression de la carotide primitive du côté correspondant à la tumeur qui produit cet effet. Dans quelques cas exceptionnels, et notamment dans une observation célèbre d'exophthalmie double et pulsatile de Velpeau, les effets étaient croisés, la compression d'une des carotides agissant surtout sur l'orbite du côté opposé.

L'examen ophthalmoscopique a permis, dans un certain nombre de cas, de constater des lésions du fond de l'œil. Le plus habituellement, on a trouvé une turgescence de la papille avec congestion veineuse (*Stauungspapille* des Allemands) et quelquefois des hémorrhagies rétiniennes. Mais ces altérations font souvent défaut.

L'état de la vision est variable, et généralement moins compromis que ne le feraient supposer les lésions orbitaires. Sur 77 observations dans lesquelles l'état de la vue a été noté, Sattler a trouvé 19 fois une acuité normale, et 14 fois seulement une amaurose absolue. On a dit que la compression du globe de l'œil donnait lieu à de l'hypermétropie, mais ce trouble fonctionnel n'a été que rarement constaté.

Les *paralysies des muscles de l'œil* se rencontrent fréquemment, et parmi elles celle de la 6e paire est plus souvent observée. On note aussi des névralgies persistantes dans le front, la région temporale, et dans toute la moitié correspondante du crâne. Enfin les individus atteints de tumeurs pulsatiles de l'orbite présentent quelquefois des troubles cérébraux, des vertiges. On note plus souvent peut-être chez eux une certaine torpeur cérébrale. Ce qui les tourmente le plus, c'est le bruit incessant qu'ils entendent, bruit souvent assez fort pour leur enlever le sommeil. La première malade dont de Wecker a rapporté l'observation ne pouvait trouver un peu de repos qu'en voiture.

Au début, il arrive que les patients se font illusion sur l'origine du bruit qu'ils perçoivent. Un malade de Désormeaux avait quitté l'hôpital Necker après un séjour de plusieurs semaines, persuadé qu'une machine à vapeur était installée au-dessous de son lit.

Marche. — Durée. — Ainsi que nous l'avons dit à propos du début de l'affection, il y a de très grandes différences dans la rapidité avec laquelle apparaissent les divers symptômes que nous venons d'énumérer. Ils se montrent en général très rapidement dans les cas spontanés, plus tardivement à la suite des traumatismes, car plusieurs mois s'écoulent souvent avant que l'exophthalmie et le souffle soient appréciables.

Il y a de même de grandes inégalités dans l'époque d'apparition des tumeurs pulsatiles signalées au-dessous de l'arcade orbitaire et vers l'angle interne. Ce n'est qu'au bout d'un temps fort long que se montrent les dilatations vasculaires du front ou de la tempe, et bien souvent elles ne se produisent pas.

On observe parfois une aggravation brusque de certains symptômes et des poussées inflammatoires qui augmentent tout à coup l'exophthalmie et la saillie du chémosis. Ces poussées répondent vraisemblablement à des coagulations dans le tronc ou les branches de la veine ophthalmique, et c'est à leur suite qu'on observe les ulcérations de la cornée et la fonte du globe oculaire.

La durée de la maladie est difficile à préciser. Abandonnée à elle-même, l'affection peut persister pendant des années, mais le plus souvent, un traitement actif intervient, ou bien les malades, refusant toute intervention, cessent de se soumettre à l'observation. On connaît mal l'évolution de l'affection abandonnée à elle-même. Ce que l'on sait cependant aujourd'hui, c'est que, en dehors de tout traitement, elle peut guérir. Une observation de Gayet (*Revue de chirurgie*, 1881, p. 502) est instructive à cet égard. D'autre part, on a vu des malades succomber brusquement à des hémorrhagies. Tel le premier malade de Nélaton, qui mourut subitement à la suite d'une hémorrhagie nasale.

Diagnostic. — Dans l'exposé des symptômes, nous avons suffisamment insisté sur l'importance des trois symptômes caractéristiques des tumeurs pulsatiles de l'orbite : l'exophthalmie, les battements constatés par le toucher et par la vue, le bruit de souffle.

La constatation de ces signes permet d'arriver facilement à poser le diagnostic de *tumeur pulsatile*.

Mais, les difficultés pour établir la nature de la lésion sont encore presque insurmontables. On peut dire que l'anévrysme de l'artère ophthalmique, si tant est qu'il ait été observé, doit se traduire par une exophthalmie et des battements peu marqués, par un bruit de souffle franchement intermittent. Dans le cas, rare selon nous, où, par suite d'un anévrysme de la carotide interne dans le sinus, ou de l'ophthalmique avant son entrée dans l'orbite, il y a obstacle au cours du sang dans le sinus et dans la veine ophthalmique, l'exophthalmie peut être, on le comprend, plus considérable, mais nous pensons que le souffle reste intermittent et les battements peu énergiques.

Lorsque, au contraire, il y a anévrysme artério-veineux par perforation de la carotide interne dans le sinus, on note une exophthalmie qui tend de jour en jour à devenir plus considérable, des battements énergiques et un *bruit de souffle continu avec renforcement*. Le bruit de piaulement nous paraît aussi appartenir en propre à cette lésion.

Les caractères du bruit de souffle ont donc, pour le diagnostic de la lésion, une grande importance.

Le développement de vaisseaux pulsatiles dans la région frontale nous semble enfin ne s'être rencontré que lorsqu'il existait une communication artério-veineuse.

On n'oubliera pas que des tumeurs malignes ont quelquefois présenté des battements et du souffle, et induit en erreur des chirurgiens distingués. L'observation de Lenoir (*Bullet. de la Soc. de chirurgie*, 1852, t. II) et un fait de Nunneley en sont des exemples frappants.

Pronostic. — Ce que nous avons dit de la marche naturelle encore mal connue de l'affection qui nous occupe, rend le pronostic assez difficile à établir. Les tumeurs pulsatiles de l'orbite constituent, à coup sûr, une maladie grave; elles déterminent une difformité des plus apparentes, compromettent plus ou moins la vision, et rendent parfois l'existence insupportable au patient, lorsque le bruit perçu par lui acquiert une certaine intensité. Mais il n'est pas prouvé que, par leur évolution naturelle, elles soient capables d'entraîner la mort. Lorsque celle-ci est survenue, elle a toujours été le résultat d'une complication primitive ou d'un accident dans le cours du traitement.

On n'oubliera pas d'autre part que, dans quelques cas, on a vu se produire la guérison spontanée (observations de Gauran, de Gayet, de Risley, de Higgens et de de Wecker).

Traitement. — L'existence de cas bien constatés de guérison spontanée, explique qu'on ait songé à appliquer le traitement médical aux tumeurs pulsatiles de l'orbite. Le régime diététique de Valsalva, les saignées, la digitale, l'iodure de potassium ont donné des guérisons. Sattler en relève 15 dans sa statistique.

La *compression directe*, les applications de glace ont été aussi utilisées et peuvent sans inconvénient être essayées.

La *compression digitale*, qui produit la suspension du bruit de souffle, des pulsations, et la diminution de l'exophthalmie, se trouve tout naturellement indiquée. Il n'est guère de cas où elle n'ait été essayée. Malheureusement, elle provoque des syncopes, des vertiges ou des douleurs vives chez beaucoup de patients, dès qu'elle est un peu prolongée. Le mieux est d'apprendre au malade à la pratiquer lui-même et à faire des séances répétées. Glascott a publié, en 1883, un cas de guérison par l'emploi de la compression digitale faite par le malade lui-même. La compression instrumentale de la carotide primitive est d'une application encore plus difficile que la compression digitale. Sur 27 cas où la compression digitale a été appliquée, Sattler compte 18 insuccès, 4 améliorations et 5 guérisons. Même dans le cas où cette compression échoue, elle a l'avantage de préparer les voies à l'application du moyen curatif le plus fréquemment employé, la ligature de la carotide primitive.

Les *injections coagulantes* ont donné quelques bons résultats. Brainard, Bourguet, Désormeaux ont eu des succès par l'emploi de ce moyen. On a injecté le lactate de fer et le perchlorure; Sattler propose le tannin. Les injections d'ergotine ne paraissent pas avoir donné de résultats encourageants. C'est, comme l'indique Chauvel, à une solution de perchlorure de fer marquant 18 à 20 degrés, qu'il est préférable de recourir. On injecte 5 à 6 gouttes chaque fois avec une seringue de Pravaz, après avoir ponctionné une des tumeurs pulsatiles qui soulèvent la paupière et constaté qu'elle fournit du sang.

La *galvano-puncture* avait échoué entre les mains de Pétrequin et de Bourguet, sans doute en raison des imperfections de l'appareil instrumental. L'*électrolyse* telle qu'elle est usitée aujourd'hui constitue au contraire un moyen précieux de déterminer la coagulation du sang dans la tumeur. Martin (de Bordeaux) a publié un beau succès dû à l'emploi de ce moyen, et sa conduite peut être imitée sans danger en s'entourant des précautions nécessaires.

La *ligature de la carotide primitive* est le moyen auquel ont dû recourir dans la plupart des cas les chirurgiens. Travers, le premier, la fit en 1805, sur sa malade et obtint la guérison. On constate généralement la cessation immédiate des battements et du souffle à la suite de la ligature, et ils peuvent réapparaître dans les heures qui suivent, sans que le résultat définitif soit compromis. Les accidents immédiats consécutifs à la ligature sont rares. Dans la crainte que la circulation collatérale se rétablisse trop rapidement, on peut lier en même temps la carotide externe à son origine (Nélaton). Quelques chirurgiens ont été amenés à lier successivement les deux carotides, à un intervalle de quelques mois (Busk, Foote). Le professeur Le Fort, dans le cas récent qu'il a publié, a lié les deux carotides avec succès, à un intervalle de moins de deux mois.

On observe parfois la récidive du côté opposé après la ligature de la carotide primitive (observation de Herpin, de Tours).

La ligature de la carotide primitive paraît efficace aussi bien dans les cas spontanés que dans ceux d'origine traumatique, et ce qui légitime son emploi lorsque les autres moyens ont échoué, c'est sa bénignité relative lorsqu'elle est pratiquée pour la cure d'une tumeur pulsatile de l'orbite. En effet, tandis que la mortalité de la ligature de ce vaisseau, en général, est de 41 à 45 pour 100 d'après les statistiques de Pilz et de Wyeth, elle n'est que de 12,7 pour 100, d'après Sattler, pour les tumeurs de l'orbite. L'analyse des faits publiés depuis le travail de Sattler tendrait encore à abaisser ce chiffre. La proportion des succès est, d'après le même auteur, de 60 pour 100, et il n'y a que 27 pour 100 d'insuccès ou de résultats temporaires.

Lorsque la mort est survenue, elle était due soit à l'infection purulente (deuxième malade de Nélaton), soit à la chute prématurée de la ligature (Hulke, Nunneley, Leber, Blessig), ou encore à un ramollissement de l'hémisphère cérébral correspondant (Coggin).

L'*extirpation* de la tumeur anévrysmale a été tentée par quelques chirurgiens, primitivement et de propos délibéré (Noyes), consécutivement à la ligature de la carotide primitive (Knapp), et, dans un cas rapporté par Rübel, par suite d'une erreur de diagnostic. La difficulté et les dangers de l'extirpation empêcheront le plus souvent d'y avoir recours. Noyes et Knapp cependant ont obtenu la guérison de leurs opérés.

En résumé, tant que les phénomènes des tumeurs pulsatiles de l'orbite ne sont pas menaçants, on doit se borner à l'emploi de la compression directe et des moyens médicaux. Si l'intervention chirurgicale devient nécessaire, et s'il existe une tumeur pulsatile bien localisée à la base, on emploiera l'électrolyse. Enfin on n'aura recours à la ligature de la carotide primitive qu'en présence d'une aggravation rapide de la maladie et lorsque les autres moyens auront échoué.

DIAGNOSTIC DES TUMEURS DE L'ORBITE

La question du diagnostic des tumeurs de l'orbite est une des plus complexes qui puissent être soumises à la sagacité du chirurgien. En effet, presque toutes les affections inflammatoires se traduisent, dans l'orbite, par des phénomènes qui sont aussi ceux que déterminent les tumeurs. D'autre part, à un moment de leur évolution, la plupart des tumeurs peuvent se compliquer de phénomènes inflammatoires. Que l'on ajoute à cela l'impossibilité d'explorer les parties profondes de l'orbite, la pénétration assez fréquente dans cette cavité de tumeurs nées dans les cavités voisines, et l'on comprendra toutes les difficultés du problème.

Nous rappellerons d'abord quels sont les phénomènes communs à toutes les tumeurs de l'orbite; nous exposerons ensuite les signes différentiels qui peuvent permettre de les reconnaître aux différentes périodes de leur évolution.

Au *début*, les tumeurs de l'orbite ne déterminent que des douleurs vagues dont le siège est apprécié de manières diverses par les patients. Ces douleurs se font sentir tantôt au front, à la tempe, dans toute la moitié correspondante du crâne; d'autres fois, mieux localisées, elles occupent l'œil ou le fond de l'orbite. Dans certains cas elles font complètement défaut. Un peu plus tard, on voit habituellement survenir quelques troubles dans la vision et une gêne des mouvements de l'œil. C'est là la première période.

La *deuxième période* est caractérisée par l'apparition de l'exophthalmie et des conséquences qu'elle entraîne, conséquences presque toutes mécaniques.

La protusion de l'œil est *directe* lorsque la tumeur occupe le fond de l'orbite ou l'intérieur du cône musculaire. Elle augmente quelquefois à un degré tel que la face antérieure de la cornée dépasse de beaucoup le niveau de l'arcade orbitaire et dans les cas extrêmes les paupières devenant tout à fait insuffisantes pour recouvrir l'œil, celui-ci franchit la fente palpébrale et se luxe au-devant d'elle. C'est là, toutefois, un accident rare. Mais l'absence de la protection habituelle des paupières entraîne fréquemment des inconvénients sérieux pour la cornée dont la vitalité est compromise. Cette membrane s'ulcère et il en résulte pour le globe de l'œil des accidents de suppuration et une fonte définitive.

La compression des différentes paires nerveuses détermine des paralysies musculaires et l'œil cesse de pouvoir se porter en dehors (paralysie de la 6e paire) ou en dedans (paralysie de la 3e paire). Plus souvent peut-être, il est immobilisé mécaniquement par le tiraillement et l'altération des muscles.

La vue est plus ou moins altérée. Le trouble de la vision résulte parfois seulement de la paralysie de l'accommodation qui accompagne la paralysie de la 3e paire et coïncide avec la mydriase. La vision nette des objets rapprochés n'est plus possible. C'est pour cette raison sans doute qu'on a admis la possibilité d'une hypermétropie par aplatissement antéro-postérieur de l'œil dans les cas de tumeur. Cette hypermétropie n'est pas démontrée, non plus que la myopie acquise qui résulterait de l'allongement par compression périphérique du globe dans les régions équatoriales.

Les altérations du nerf optique résultant soit de la distension extrême, soit de la compression produite par la tumeur, déterminent des troubles plus graves de la vision qui aboutissent parfois à l'atrophie complète et à la cécité. Toutefois cette complication est relativement rare; elle ne se produit qu'au bout d'un temps fort long et dans bien des cas, même avec une exophthalmie très prononcée, on est étonné de voir persister une vision satisfaisante.

Lorsqu'au lieu d'occuper les parties profondes de l'orbite ou l'intérieur du cône musculaire, la tumeur est située latéralement, qu'elle ait ou non son point de départ dans l'une des parois de l'orbite, l'œil n'est plus porté directement en avant, il est dévié en même temps vers la paroi opposée. L'exophthalmie devient *oblique* ou latérale. L'existence d'une exophthalmie oblique est un élément souvent précieux de diagnostic. La déviation du globe oculaire a pour conséquence un trouble nouveau de la vision, c'est la *diplopie* qui ne se produit pas dans l'exophthalmie directe.

L'exophthalmie directe ou oblique s'accompagne presque toujours de chémosis, c'est-à-dire d'une infiltration de la conjonctive qui forme un bourrelet épais enchâssant la cornée. Le chémosis est d'abord séreux, mais à la longue, par suite de l'exposition prolongée au contact de l'air, la conjonctive s'enflamme, rougit et s'altère. Le chémosis devient alors plus épais, violacé et des ulcérations se forment parfois à sa surface. L'épaisseur du bourrelet chémosique peut devenir assez considérable pour qu'à la partie inférieure il déborde et recouvre complètement la paupière inférieure, constituant une difformité hideuse. Le chémosis est l'indice d'une gêne de la circulation veineuse. On le voit cependant manquer dans des cas où une tumeur volumineuse remplit l'orbite, lorsque cette tumeur s'est développée très lentement.

La *troisième période* est constituée par l'apparition de la tumeur au dehors, c'est-à-dire à la base de l'orbite. Le plus souvent les tumeurs se montrent en dedans et en haut. Les caractères de la tumeur, son siège, sa consistance sont alors directement appréciées. Le toucher peut reconnaître encore des battements, des irrégularités de la surface. Enfin l'auscultation, dans certains cas, révèle des bruits de souffle.

L'envahissement des cavités voisines (sinus, cavité crânienne, et, exceptionnellement, fosses nasales) pourrait constituer une quatrième période dans l'évolution des tumeurs. Mais il n'y a pas intérêt pour le diagnostic à multiplier les divisions.

Lorsque enfin par le développement d'un néoplasme malin la santé générale est déjà altérée, que des signes de généralisation apparaissent, le diagnostic s'est depuis longtemps imposé.

Suivant en cela l'exemple des auteurs du *Compendium de chirurgie*, nous envisagerons la question du diagnostic aux trois périodes admises par eux.

1° *Avant l'apparition de l'exophthalmie*, le diagnostic est à peu près impossible. Les douleurs profondes, les névralgies des régions voisines, la gêne des mouvements, les paralysies précoces des muscles de l'œil, sont des phénomènes qu'on observe aussi bien au début des affections du globe oculaire et des paires nerveuses qu'au début des affections des parois de l'orbite ou des néoplasmes nés dans sa cavité.

2° *Lorsque l'exophthalmie est apparente*, il y a lieu tout d'abord de s'assurer qu'il y a réellement protrusion du globe de l'œil. Une affection d'ailleurs rare de l'œil, l'*hydrophthalmie*, par l'augmentation de volume du globe peut, en effet, simuler l'exophthalmie. Mais un examen un peu attentif fait reconnaître des altérations des milieux de l'œil, une déformation de la surface de la sclérotique qui présente parfois des bosselures, et une augmentation des dimensions de la chambre antérieure. Les auteurs du *Compendium* ont aussi signalé comme pouvant simuler l'exophthalmie, un état particulier de relâchement des muscles et du nerf optique qui permet au globe de l'œil de se luxer entre les paupières. Dans cet état qu'ils décrivent sous le nom d'*ophthalmoptosis* l'œil est quelquefois comme pendant sur la joue, mais il peut être facilement remis en place.

L'exophthalmie de la maladie de Basedow ou *goître exophthalmique* ne doit pas non plus être confondue avec l'exophthalmie des tumeurs. Elle s'en distingue par ce qu'elle est toujours double, et ne s'accompagne pas ordinairement de chémosis. Enfin elle coexiste avec une augmentation de volume du corps thyroïde et des phénomènes cardiaques formant avec l'exophthalmie ce qu'on a appelé la triade symptomatique.

Dans certains cas d'albuminurie et d'affections cardiaques, on rencontre une infiltration œdémateuse du tissu cellulaire de l'orbite qui produit un certain degré d'exophthalmie. Mais cette exophthalmie est bilatérale et la physionomie du malade ne permet pas généralement de se méprendre sur la cause.

En dehors des néoplasmes, l'exophthalmie vraie peut être causée par l'*emphysème* et par les *phlegmons orbitaires*.

L'emphysème orbitaire pourrait à la rigueur être rangé parmi les tumeurs. Il se reconnaît à la crépitation que détermine la pression des doigts.

Toutes les affections phlegmoneuses de l'orbite, qu'elles siègent dans les parois (périostites, ostéites), dans le tissu cellulaire (phlegmon proprement dit), dans les veines (phlébite de la veine ophthalmique) ou dans la capsule de Tenon (tenonite), ont pour caractère commun de déterminer de l'exophthalmie, mais cette exophthalmie se produit plus rapidement que dans le cas où elle résulte de la présence d'une tumeur ; elle s'accompagne de douleurs plus ou moins vives, souvent de réaction générale.

Enfin, lorsqu'on observe une exophthalmie, il faut songer à la possibilité de la présence d'un épanchement sanguin (traumatique) ou d'un corps étranger. Les commémoratifs, l'existence d'une ecchymose ou d'une plaie des paupières, mettront généralement, dans ces cas sur la voie du diagnostic. L'exploration directe avec le stylet, s'il existe une plaie et un corps étranger, lèvera tous les doutes.

Lorsque toutes les causes d'exophthalmie que nous venons de passer en revue auront été éliminées, on sera en droit d'admettre l'existence d'un néoplasme. On cite cependant des cas où la marche chronique de l'exophthalmie et tous les autres signes éloignaient l'idée d'une affection inflammatoire et devaient faire admettre une tumeur, alors qu'en réalité il s'agissait d'un phlegmon. Tel est le cas souvent cité du maréchal Radetzky, qui, considéré comme atteint d'un néoplasme malin de l'orbite, guérit après ouverture d'un abcès. On cite encore comme exemple des erreurs qui peuvent être commises un cas de Blandin, dans lequel l'agglutination des paupières, et la distension de celles-ci soulevées par un épanchement sanguin, en avaient imposé pour une tumeur de l'orbite.

Lorsque par l'exclusion de ces différentes causes on est arrivé à reconnaître l'existence d'un néoplasme orbitaire, il s'en faut encore que le diagnostic puisse à cette période être précisé. Les tumeurs pulsatiles seules se révèlent déjà par des signes suffisamment certains. Encore ne faut-il pas oublier que quelques tumeurs malignes très vasculaires simulent une tumeur anévrysmale, comme dans le fait déjà cité de Lenoir.

Le *siège* de la tumeur ne peut être toujours reconnu. S'est-elle développée dans l'orbite ou a-t-elle pris naissance dans les cavités voisines? La solution de cette question restera bien souvent sans réponse. Quelques signes pourtant permettent de la résoudre dans certains cas. Nélaton, dans un cas où l'exophthalmie indiquait une tumeur orbitaire, se fonda sur l'existence de douleurs irradiées sur les branches du nerf maxillaire inférieur pour rejeter l'idée d'une tumeur primitivement née dans l'orbite. Il s'agissait, en effet, d'une tumeur qui, développée dans le crâne, avait envahi la région temporale et l'orbite.

3° *La tumeur apparaît à la base de l'orbite.* Le plus souvent on voit les tumeurs de l'orbite venir faire saillie à l'angle supéro-interne de l'orbite. L'exophthalmie, qui jusque-là avait été directe, devient alors oblique, l'œil étant refoulé en bas et en dehors. Certaines tumeurs, néanmoins nées dans l'intérieur du cône musculaire débordent à peu près également le globe oculaire dans tous les sens et deviennent ainsi appréciables sans que l'exophthalmie cesse d'être directe.

D'une manière générale, l'existence d'une exophthalmie oblique doit faire songer plutôt à une tumeur née des parois, ou provenant d'une des cavités voisines. Il faut remarquer toutefois, avec Panas, que la paroi externe de l'orbite n'étant en rapport direct avec aucune cavité, les tumeurs de cette région sont généralement autochthones.

Nous avons vu que d'après Gayet les tumeurs qui se développent simultanément dans les deux orbites seraient toujours des lymphadénomes.

Après avoir constaté le siège de la tumeur, on recherchera s'il existe des battements du globe de l'œil. L'absence bien constatée de ces battements et de bruit de souffle perçu par l'auscultation permettra d'éliminer la grande classe des tumeurs pulsatiles sur les symptômes et le diagnostic différentiel desquelles nous nous sommes suffisamment expliqué.

Après avoir constaté l'absence de pulsations et de bruit de souffle, on devra rechercher si la tumeur est réductible ou non. Parmi les tumeurs réductibles et non pulsatiles, les dilatations veineuses sont celles qui présentent le plus franchement la réductibilité complète. Nous avons insisté sur leurs autres caractères. Les méningocèles sont rarement réductibles, et si elles présentent des mouvements d'expansion, ceux-ci sont en rapport avec l'inspiration et l'expiration, et non avec les pulsations artérielles.

Quelques tumeurs cancéreuses sont à la fois partiellement réductibles et pulsatiles.

Si la tumeur n'est ni pulsatile, ni réductible, on étudiera avec soin sa consistance. Cette consistance varie depuis la fluctuation complète jusqu'à la dureté osseuse. Le plus grand nombre des tumeurs ont une consistance intermédiaire entre ces deux extrêmes. Elles sont molles ou rénitentes, quelquefois franchement solides.

Les *kystes dermoïdes* et les *kystes hydatiques* sont les plus fréquents parmi les tumeurs fluctuantes. Mais on voit des kystes dermoïdes, par suite de l'épaisseur considérable de leurs parois, présenter une consistance presque solide. On a noté aussi l'induration inflammatoire du tissu cellulaire autour des kystes qui renferment des cysticerques. La fluctuation ou la mollesse n'appartiennent donc pas exclusivement aux tumeurs kystiques. Les lipomes, d'ailleurs rares, de l'orbite présentent tout particulièrement ce dernier caractère.

La consistance solide et rénitente appartient aux *fibromes* et aux *sarcomes*. Les tumeurs sarcomateuses sont celles, comme nous l'avons vu, qui se rencontrent le plus fréquemment dans l'orbite. Quant à diagnostiquer avant l'ablation la véritable nature des tumeurs de ce genre, c'est un problème clinique jusqu'ici insoluble. La marche rapide de l'affection, l'altération de la santé générale permettront quelquefois de soupçonner la nature maligne de la tumeur. Le mélano-sarcome se révélera par sa coloration noire. Bien rarement l'engorgement des ganglions sera assez précoce pour faire porter le diagnostic de tumeur maligne avant la période d'ulcération.

La ponction exploratrice devra toujours être pratiquée dans les cas de tumeur de consistance fluctuante ou molle. L'évacuation d'un liquide clair, indiquera l'existence d'un kyste séreux ou hydatique. Un liquide grumeleux caractérisera le kyste dermoïde. Le trocart, dans d'autres cas, ne retirera que du pus ou du sang altéré, s'il s'agit d'abcès ou de kystes hématiques.

Les sarcomes ne donneront que quelques gouttes de sang, ou ne fourniront aucun liquide, selon leur degré de vascularisation.

Les tumeurs de consistance osseuse proviennent le plus habituellement des parois. Ce sont des ostéomes ou des chondromes. La ponction faite avec une aiguille renseignera sur leur véritable consistance et quelquefois sur leur point d'implantation.

Lorsque la nature de la tumeur aura été autant que possible précisée, le chirurgien devra par l'examen des cavités voisines, s'assurer qu'elle est véritablement née dans l'orbite et qu'elle ne provient pas du sinus maxillaire, des sinus frontaux, des fosses nasales, du pharynx ou de la cavité crânienne. L'existence d'une paralysie précoce de l'une des paires nerveuses motrices de l'œil indiquera généralement le début de la tumeur dans les parties profondes et vers le sommet de l'orbite.

OREILLE ET ANNEXES

Par le Dr SIMON DUPLAY

PROFESSEUR A LA FACULTÉ DE MÉDECINE DE PARIS — MEMBRE DE L'ACADÉMIE DE MÉDECINE

CHAPITRE PREMIER

MALADIES DE L'APPAREIL AUDITIF

Historique et bibliographie. — L'étude sérieuse et véritablement scientifique des maladies de l'oreille est de date toute récente; il suffit, pour s'en convaincre, de jeter un rapide coup d'œil sur les différentes phases par lesquelles a passé l'*otologie* ou, comme on dit encore aujourd'hui, l'*otiatrique*, avant de prendre auprès de l'ophthalmologie le rang qu'elle aurait dû occuper depuis longtemps.

Les connaissances, d'ailleurs extrêmement incomplètes, des anciens étaient bornées aux maladies du conduit auditif externe, et l'on oublia bien vite le sage conseil donné jadis par Celse, de soumettre l'organe malade à un examen attentif, afin de déterminer la nature des lésions et de les combattre par une thérapeutique rationnelle. De là ces principes empiriques de traitement qui, depuis Galien, se sont transmis jusque dans ces dernières années. Aujourd'hui même, malgré les perfectionnements apportés aux méthodes d'exploration, on voit encore des praticiens entreprendre le traitement des maladies de l'oreille et prescrire souvent les remèdes les plus énergiques, sans avoir tenté par un examen préalable d'établir un diagnostic.

Il faut arriver jusqu'à Fabrice de Hilden (1646) pour voir l'otologie rentrer dans la voie de l'observation directe. En inventant le *speculum auris*, Fabrice rendit un service signalé à la science; mais son rôle fut en somme assez restreint, et il s'arrêta à l'étude des maladies du conduit auditif externe.

Quelques années plus tard, les recherches anatomiques si remarquables de Duverney sur l'organe de l'ouïe semblèrent devoir inaugurer une ère nouvelle. En effet, non seulement Duverney décrivit avec une exactitude inconnue jusqu'alors l'appareil auditif à l'état normal, mais encore il signala le premier un certain nombre de lésions pathologiques du conduit auditif, de la membrane du tympan, de l'oreille moyenne et même du labyrinthe. Quoique son exemple ait été suivi par quelques médecins anatomistes, tels que Vieussens, Valsalva, Cassebohm, Wepfer, Willis, P Hoffmann, etc., les recherches anatomo-pathologiques furent bientôt délaissées, et leur importance resta méconnue jusque dans ces dernières années.

Au commencement du XVIIIe siècle, une découverte presque entièrement due au hasard vint apporter à la thérapeutique des maladies de l'oreille une impulsion inattendue; je veux parler du cathétérisme de la trompe d'Eustache, imaginé par Guyot, maître de poste à Versailles, et qui devait plus tard constituer l'un des plus précieux moyens de diagnostic et de traitement pour les maladies de l'organe de l'ouïe. Cependant cette découverte demeura longtemps stérile, et l'on vit encore s'écouler une période assez longue avant que l'étude de l'otologie fît de sensibles progrès, malgré quelques travaux publiés en Angleterre et en France par Cleland, Curtis, Saunders, Desmonceaux, Saissy, etc.

Le premier ouvrage traitant d'une manière méthodique des maladies des oreilles est dû à Itard, médecin de l'Institut des sourds-muets, à Paris. Cet auteur a le mérite d'avoir perfectionné les moyens d'exploration, et d'avoir ainsi fourni les éléments d'un diagnostic anatomique; il a de plus contribué, du moins en partie, à faire disparaître tous ces traitements empiriques dont on avait conservé la tradition, et de leur substituer une thérapeutique plus rationnelle. Cependant, malgré les qualités sérieuses de ce livre, on regrette de n'y trouver que des notions très imparfaites sur l'anatomie pathologique et sur le rapport qui existe entre les lésions et les troubles fonctionnels.

La voie tracée par Itard fut bientôt suivie; quelques médecins français et étrangers, spécialement adonnés au traitement des maladies de l'oreille, publièrent des ouvrages sur la matière : tels sont les traités de Triquet et de Bonnafont, en France, de Lincke et de Kramer, en Allemagne. Mais ces divers ouvrages, supérieurs à celui d'Itard par une observation plus rigoureuse des symptômes, pèchent tous par le même défaut, l'absence de base anatomique et physiologique, sans laquelle la précision du diagnostic et des indications thérapeutiques ne saurait exister. Aussi, malgré cette richesse relative de la littérature, l'otologie négligée dans les écoles, et presque complètement passée sous silence dans les livres de chirurgie, semblait devoir rester entre les mains de quelques médecins une spécialité sans avenir scientifique.

Un immense progrès a été accompli dans ces trente dernières années, et, il faut bien l'avouer, les travaux qui ont le plus contribué à relever scientifiquement et moralement l'otologie nous sont venus de l'Angleterre et de l'Allemagne. Wilde, Toynbee, Tröltsch, Politzer, Schwartze, Gruber, Moos, Voltolini doivent être cités au premier rang; car c'est grâce à leurs recherches anatomiques, physiologiques et pathologiques que l'étude des maladies de l'oreille est définitivement entrée dans une phase scientifique et tend chaque jour à accroître ses progrès. L'impulsion donnée dans ces derniers temps à cette branche de l'art, l'importance qu'on y attache, sont telles que plusieurs recueils périodiques spécialement affectés à ce sujet sont publiés en France et à l'étranger(¹).

(¹) Ce sont, pour ne citer que les plus importants : TRÖLTSCH, POLITZER et SCHWARTZE, *Archiv für Ohrenheilkunde*. Wurtzbourg. — KNAPP et MOOS, *Zeitschrift für Ohrenheilkunde* et *Archiv of Otologie*. — GOUGUENHEIM, *Annales des maladies des oreilles, du larynx*. — MOURE, *Revue de laryngologie, d'otologie*, etc.

A une époque antérieure, j'avais cherché à vulgariser parmi nous les plus importants des travaux étrangers, alors complètement ignorés en France, dans l'espoir d'éveiller l'intérêt et de provoquer les recherches. Je suis heureux de constater qu'à l'heure actuelle l'étude des maladies des oreilles est devenue, de la part des chirurgiens instruits, l'objet d'une sérieuse attention.

Duverney, Traité de l'organe de l'ouïe. Paris, 1683. — Valsalva, Tractatus de aure humana. Genève, 1716. — Desmonceaux, Traité des maladies des yeux et des oreilles. Paris, 1786. — Curtis, A Treatise on the Physiology and Diseases of the Ear. London, 1818. — Saissy, Essai sur les maladies de l'oreille. Paris, 1827. — Saunders, The Anatomy and Diseases of the Ear, 3e édit. London, 1829. — Wright, On the Varieties of Deafness and Diseases of the Ear. London, 1829. — Lincke, *Handbuch der Ohrenheilkunde*. Leipsik, 1837. — Itard, Traité des maladies de l'oreille et de l'audition, 2e édit. Paris, 1842. — Kramer, Traité des maladies de l'oreille, trad. franç. par Menière. Paris, 1848. — Wilde, Pratical Observations on Aural Surgery. London, 1853. — Triquet, Traité pratique des maladies de l'oreille. Paris, 1857. — Leçons cliniques. Paris, 1863 et 1866. — Bonnafont, Traité des maladies de l'oreille. Paris, 1860. — Moos, Klinik der Ohrenkrankheiten. Vienne, 1866. — Toynbee, The Diseases of the Ear, 2e édit. London, 1868, trad. franç., Paris, 1874. — Tröltsch, Traité des maladies de l'oreille, trad. franç. Paris, 1870. — Schwartze, Rückblick auf die Leistungen im Gebiete der Otiatrik während der letzten Decennium. *Schmidt's Jahrbücher*, t. CXVI, p. 248, 341, et t. CXVIII, p. 320. — S. Duplay, Examen des travaux récents sur l'anatomie, la physiologie et la pathologie de l'oreille. *Arch. génér. de méd.*, 1863, vol. II, p. 327, 576. — Sur quelques recherches nouvelles en otiatrique. *Archives*, 1866, vol. II, p. 337, 723, et 1867, vol. I, p. 460. — Roosa, Treatise on the Diseases of the Ear. New-York, 1880. — Urbantschitsch, Traité des maladies des oreilles, trad. franç. par Calmettes. Paris, 1881. — De Rossi, Le malattie dell' orrechio. Napoli, 1884. — Miot et Baratoux, Traité théorique et pratique des maladies des oreilles. Paris, 1884. — Politzer, Traité des maladies des oreilles, trad. franç. par A. Joly. Paris, 1884. — Gellé, Précis des maladies des oreilles. Paris, 1885. — Hartmann, Les maladies de l'oreille, trad. franç. par Potiquet. Paris, 1890.

Dans l'étude des maladies des oreilles, nous suivrons l'ordre anatomique généralement adopté par les auteurs qui ont écrit sur la matière, c'est-à-dire que nous décrirons successivement : les maladies de l'oreille externe (pavillon, conduit auditif, membrane du tympan); celles de l'oreille moyenne (caisse du tympan, trompe d'Eustache, apophyse mastoïde); celles de l'oreille interne.

Mais, avant d'aborder cette étude, il est indispensable de décrire une fois pour toutes les divers modes d'exploration que le chirurgien doit mettre en usage pour établir le diagnostic des maladies de l'oreille.

EXPLORATION DE L'OREILLE. — OTOSCOPIE

L'examen complet de l'appareil auditif comprend : I. L'exploration du conduit auditif externe et de la membrane du tympan; II. L'exploration de l'oreille moyenne et de la trompe d'Eustache; III. L'exploration de l'état de la fonction auditive.

I. Exploration du conduit auditif externe et de la membrane du tympan. — Dans cette exploration, le chirurgien doit se proposer, en premier lieu, de redresser et de dilater le conduit; en second lieu, de concentrer dans sa cavité la plus grande quantité de lumière possible.

Chacun sait qu'on parvient à redresser à peu près complètement la courbure du canal en attirant fortement le pavillon de l'oreille en haut et en arrière, et qu'on dilate en même temps le méat en repoussant le tragus en avant.

Lorsque le conduit auditif est naturellement large et ne présente qu'une inflexion légère, il est possible, en l'examinant de la manière qui vient d'être dite et à une vive lumière, de découvrir sa totalité et même d'apercevoir une grande partie de la membrane du tympan. Mais le plus souvent, en raison de l'étroitesse du canal et de sa courbure prononcée, la vue ne peut pénétrer assez profondément, et il est nécessaire d'avoir recours à un instrument spécial.

Depuis Fabrice de Hilden, on se sert dans ce but d'un spéculum connu sous le nom de *speculum auris*. Sans parler des diverses modifications qu'on lui a fait subir, je dirai seulement qu'aujourd'hui on en emploie deux espèces, le spéculum bivalve et le spéculum à tube plein. On a beaucoup débattu, surtout dans ces derniers temps, la question des avantages et des inconvénients propres à chacun de ces instruments. Je crois inutile de rapporter ici ces discussions; car la question est pour moi entièrement jugée, et la supériorité du spéculum plein me paraît incontestable. La forme du tube n'est pas cependant indifférente. A ce titre, le spéculum de Toynbee est celui qui me paraît réunir le plus d'avantages. Cet instrument (fig. 233) consiste en un tube d'argent poli, à parois extrêmement minces, d'une longueur de 4 centimètres, largement évasé à son extrémité externe, et dont l'extrémité interne présente une coupe ovalaire, de manière à s'accommoder à la forme du conduit auditif. Il est nécessaire d'avoir à sa disposition trois ou quatre spéculums de diamètres différents, pour répondre à tous les cas qui peuvent se présenter Pour introduire le spéculum, le chirurgien, assis à côté du malade, attire d'une main en haut et en arrière le pavillon de l'oreille, tandis que de l'autre main il introduit dans le méat la petite extrémité du spéculum, en ayant soin que le grand diamètre de celui-ci soit verticalement placé. Le spéculum est alors poussé doucement, puis, à mesure qu'il pénètre, on l'incline légèrement en arrière, en même temps que, par un quart de rotation, le grand axe de l'instrument devient horizontal, de vertical qu'il était d'abord. On sait, en effet, que le conduit auditif présente la coupe d'une ellipse, dont le grand diamètre est vertical dans la portion cartilagineuse et horizontal dans la portion osseuse.

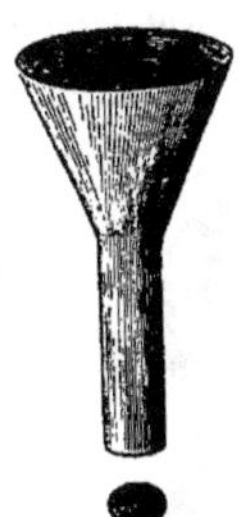

Fig. 233. — Spéculum de Toynbee.

Rien de plus facile que l'application du *speculum auris*, qui, faite avec soin, doit être exempte de toute douleur. Je recommanderai seulement une attention toute particulière de la part du chirurgien dans l'examen du conduit auditif chez les jeunes enfants. L'absence de la portion osseuse du conduit, ou du moins son très faible développement, exposerait à blesser la membrane du tympan avec l'extrémité du spéculum, si celui-ci était introduit sans ménagement.

Divers moyens peuvent être employés pour éclairer les parties profondes du conduit auditif externe. Quelques praticiens se contentent de la lumière solaire; d'autres se servent de la lumière artificielle; les uns font tomber directement les rayons lumineux dans le conduit auditif; les autres font usage de miroirs réflecteurs; enfin on a imaginé, pour éclairer le fond du conduit auditif, quelques appareils plus ou moins compliqués, qui, par analogie, ont été décorés du nom d'*otoscopes;* tels sont les instruments de Bonnafont, de Voltolini, de Garrigou-Desarènes, de Brunton, etc. Ces divers instruments, que je ne puis décrire ici, ont l'inconvénient grave d'être pour la plupart compliqués et d'un prix assez élevé; ils ne me paraissent pas d'ailleurs présenter des avantages bien sérieux ni une grande supériorité sur d'autres procédés d'exploration beaucoup plus simples.

La lumière solaire est assurément le meilleur mode d'éclairage; malheureusement, dans notre climat, il est impossible de toujours y compter. A défaut de rayons solaires, on peut se contenter d'exposer le sujet à la lumière vive du jour; mais ce moyen est souvent insuffisant. Aussi doit-on s'habituer à pratiquer l'examen du conduit auditif et de la membrane du tympan à la lumière artificielle, comme celle d'une bonne lampe modérateur.

D'ailleurs, que l'on ait recours à la lumière diffuse du jour ou à la lumière artificielle, je conseille, plutôt que de faire tomber directement les rayons lumineux dans la cavité du spéculum, de concentrer ces rayons au moyen

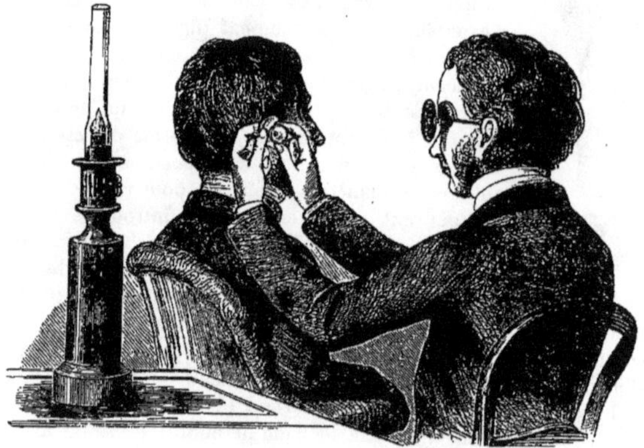

Fig. 234. — Exploration de l'oreille à la lumière réfléchie.

d'un miroir réflecteur légèrement concave, de 12 à 15 centimètres de foyer, percé à son centre, et susceptible d'être porté sur un manche à main ou de se fixer sur une armature que l'on applique au coin d'une table. Mais il y a tout avantage à se servir du miroir à lunette que j'ai recommandé pour la rhinoscopie; car avec un peu d'habitude on parvient très aisément à diriger la lumière en suivant les déplacements de la tête du malade, et de plus on conserve l'usage des deux mains. La figure 234 montre la position respective du malade et du chirurgien dans le procédé d'exploration que je conseille.

J'ajouterai enfin que, par ce procédé, il est très facile de joindre à un éclairage parfait le bénéfice d'un grossissement des parties en interposant une lentille de 4 à 5 centimètres de foyer au niveau de l'ouverture extérieure du spéculum.

Il est inutile d'insister longuement sur l'exploration du conduit auditif proprement dit. A l'état normal, ses parois sont formées par un revêtement cutané, d'une couleur blanchâtre, et légèrement rosée vers les parties profondes. Le plus souvent, elles sont enduites d'une couche de cérumen, de couleur et de consistance variables, mais dont l'abondance gêne quelquefois l'examen. Aussi est-il de règle, même en l'absence de toute sécrétion anormale, de faire, préalablement à l'introduction du spéculum, une grande injection avec de l'eau tiède.

Lorsque le spéculum est parvenu au fond du conduit, la membrane du tympan apparaît. Quelquefois, et surtout lorsque le canal est très étroit et fortement courbé, on ne peut découvrir que la partie antérieure de la membrane; mais, le plus souvent, il est facile d'en explorer la totalité, soit qu'elle se présente directement à l'extrémité du spéculum ou qu'il soit nécessaire d'incliner légèrement l'instrument en différents sens.

L'examen de la membrane du tympan offre une extrême importance, car il permet de reconnaître non seulement les lésions propres à cette membrane, mais encore un certain nombre d'altérations siégeant dans l'intérieur de la caisse. Or, comme pour juger de l'état pathologique d'un organe, il est indispensable d'en connaître exactement l'état normal, je crois utile de décrire avec quelques détails l'aspect sous lequel apparaît la membrane du tympan chez un individu sain (fig. 255).

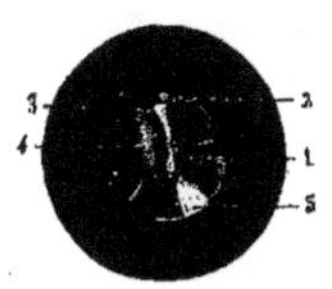

Fig. 255. — Membrane du tympan normale (oreille droite).

La membrane du tympan affecte la forme d'un petit diaphragme, obturant exactement le fond du conduit auditif externe, obliquement dirigé de haut en bas et de dehors en dedans. En vertu de cette obliquité, elle forme avec la paroi inférieure du conduit un angle aigu, avec la paroi supérieure un angle obtus, assez variable, mais qui mesure en moyenne 140 degrés. Outre cette obliquité, la membrane tympanique présente une courbure plus ou moins marquée; elle est concave en dehors et convexe en dedans. Le degré de courbure est marqué par la direction du manche du marteau. Celui-ci (1 et 2) apparaît sous la forme d'une ligne blanc jaunâtre, étendue du pôle supérieur jusqu'au delà du centre du tympan, partageant cette membrane en deux moitiés, l'une antérieure, l'autre postérieure, dont la dernière est un peu plus grande que la première. A l'origine supérieure du manche du marteau, on aperçoit une petite saillie (5) qui regarde du côté du conduit auditif et qui est formée par l'apophyse externe du marteau. Le point le plus concave de la membrane du tympan correspond à l'extrémité du manche du marteau, généralement un peu élargie, et a reçu le nom d'*ombilic du tympan*. En vertu de la courbure de la membrane tympanique, le manche du marteau est normalement dirigé vers l'intérieur de la caisse, et l'on comprend que toutes les fois que la membrane du tympan deviendra plus convexe en dedans, le manche du marteau s'inclinera davantage dans le même sens, et apparaîtra en raccourci, en même temps que l'apophyse externe de cet os formera une saillie plus accusée; l'inverse se produira lorsque la convexité de la membrane diminuera.

La membrane du tympan présente une couleur argentée, claire, brillante, analogue à celle de la perle; elle est translucide, mais non transparente. Aussi peut-on souvent distinguer à son reflet jaunâtre la paroi interne de la caisse, et plus souvent encore la branche verticale de l'enclume (4) qui apparaît en arrière du manche du marteau comme une ligne opaque parallèle à celui-ci.

Cette translucidité de la membrane explique comment les altérations diverses de la caisse peuvent modifier la coloration normale de la membrane, indépendamment des modifications de couleur résultant d'altérations diverses de son tissu propre.

Lorsqu'on examine le tympan à une vive lumière, on aperçoit à sa partie antérieure et inférieure une tache brillante, connue sous le nom de *triangle lumineux* (5). Ce reflet lumineux présente, en effet, la forme d'un triangle équilatéral, dont la base, de 1/2 millimètre, correspond au bord du tympan, et le sommet à l'ombilic, un peu en avant et au-dessous de l'extrémité du manche du marteau. Il importe de connaître exactement les caractères de ce triangle lumineux, car les changements dans son éclat, dans sa forme, dans ses dimensions ou dans sa situation, indiquent des conditions pathologiques de la membrane elle-même ou de la caisse.

Il est, enfin, un dernier point à examiner dans l'exploration de la membrane du tympan, c'est le degré d'élasticité et de mobilité dont elle jouit. Le cathétérisme du tympan à l'aide d'un stylet, préconisé par quelques auteurs, ne peut fournir à cet égard aucun renseignement et doit être absolument proscrit comme inutile et souvent même dangereux. Nous verrons bientôt par quels procédés indirects on peut s'assurer de la mobilité de la membrane tympanique. Nous devons seulement signaler ici un moyen qui peut rendre quelques services pour constater le degré de mobilité de la membrane tympanique. Siegle (de Stuttgard) [1] a conseillé l'emploi du petit appareil suivant, qu'il désigne sous le nom de *spéculum pneumatique*. C'est un spéculum tubulaire dont la surface extérieure est revêtue de caoutchouc vulcanisé, et dont l'extrémité évasée est coupée obliquement et hermétiquement fermée par une plaque de verre. De l'un des côtés du tube part à angle droit un petit appendice sur lequel peut se fixer un tube en caoutchouc. Pendant qu'on éclaire et qu'on examine de la manière accoutumée la membrane du tympan, si l'on vient à exercer une aspiration au moyen de l'extrémité libre du tube en caoutchouc tenue dans la bouche, la pression dans le conduit auditif diminuant, la membrane du tympan bombe à l'extérieur, les osselets tournent sur eux-mêmes et la tache lumineuse s'élargit. Les parties reviennent dans leur état normal, dès qu'on cesse l'aspiration. Vient-on, au contraire, à souffler dans le tube, la pression augmente dans le conduit et la membrane se déprime en dedans.

II. Exploration de l'oreille moyenne et de la trompe d'Eustache. — On a vu que l'examen direct de la membrane du tympan permet de reconnaître un certain nombre de lésions de la caisse. Grâce à la translucidité de cette mem-

(1) *Der pneumatische Ohrtrichter. Deutsche Klinik*, 1864, n° 37.

brane, sa coloration propre est modifiée par celle des parties profondes. Ainsi, quand la muqueuse de la caisse est fortement injectée, le tympan présente une teinte rouge pâle; il devient jaunâtre, grisâtre, lorsqu'il recouvre une collection muco-purulente ou un exsudat en voie de désorganisation. La direction du manche du marteau, la forme, les dimensions du triangle lumineux, l'existence de points lumineux anormaux fournissent des renseignements utiles sur les altérations de la caisse et indiquent le plus souvent, comme nous le verrons plus tard, la présence de dépôts, d'exsudations plastiques, de brides à la face interne du tympan.

On comprend, enfin, que, dans les cas où la membrane tympanique est largement perforée, on peut explorer directement l'intérieur de la caisse à l'aide du spéculum et découvrir la plus grande partie de sa paroi interne.

Après avoir recueilli sur l'état de la caisse les renseignements que peut fournir l'examen direct de la membrane du tympan, il reste encore à employer divers moyens qui s'appliquent plus particulièrement à la trompe d'Eustache.

Parmi ces derniers, il suffit de rappeler la *rhinoscopie*, dont il a été suffisamment question au sujet des maladies des fosses nasales. Ce mode d'exploration peut rendre de grands services pour le diagnostic des maladies de l'oreille, en indiquant l'état de l'ouverture pharyngienne des trompes et des parties avoisinantes. Il peut encore servir à faciliter l'emploi d'autres procédés explorateurs, et, en particulier, du cathétérisme de la trompe.

Un point des plus essentiels dans l'examen de l'appareil auditif est de déterminer si la trompe est perméable à l'air, ce qui constitue, ainsi qu'on le sait, l'état normal et physiologique. Deux séries de moyens doivent être mis en usage pour arriver à ce but : les uns ont pour effet de provoquer l'entrée ou la sortie de l'air à travers la trompe d'Eustache; les autres permettent de constater que l'air circule en réalité dans l'oreille moyenne. Examinons ces deux séries de moyens qui se complètent mutuellement.

A. *Moyens propres à provoquer la circulation de l'air dans l'oreille moyenne.* — On peut provoquer la circulation de l'air dans la trompe d'Eustache à l'aide de divers procédés, comprenant : *a.* le *procédé de Toynbee; b.* le *procédé de Valsalva; c.* le *procédé de Politzer; d.* le *cathétérisme de la trompe d'Eustache.*

a. Le *procédé de Toynbee* est le seul qui détermine le passage de l'air à travers la trompe, de l'intérieur vers l'extérieur. Il consiste à faire exécuter au malade un mouvement de déglutition, la bouche et le nez étant hermétiquement fermés. Dans ces conditions, en effet, au moment où la déglutition s'opère, il se produit une tendance au vide dans la cavité naso-pharyngienne, en même temps que l'orifice pharyngien des trompes s'élargit sous l'influence des muscles élévateurs du voile du palais; l'air contenu dans la caisse s'échappe alors par le conduit tubaire. Ce procédé, que Toynbee a eu le tort de vouloir substituer à tous les autres, est loin d'être rigoureux. Cependant, comme il est d'une exécution très facile, il n'y a aucun inconvénient à l'employer, à la condition que les résultats qu'il fournit soient contrôlés.

b. Le *procédé de Valsalva*, ainsi que ceux qu'il nous reste à décrire, a pour but de déterminer le passage de l'air à travers la trompe de l'extérieur vers l'intérieur. Voici comment on le pratique : après une profonde inspiration, le sujet ferme hermétiquement la bouche et les narines et fait un mouvement expiratoire forcé. L'air comprimé dans la cavité naso-pharyngienne pénètre dans la trompe d'Eustache, et, si celle-ci est libre, vient distendre la cavité tympanique.

Ce procédé, déjà supérieur au précédent, est néanmoins encore très imparfait. Il est souvent inapplicable chez les enfants ou chez les malades peu intelligents qui ne peuvent arriver à l'exécuter d'une manière convenable; il n'est pas rigoureux en ce sens que, même dans certains cas où la trompe est parfaitement libre, l'air ne pénètre pas dans la caisse du tympan; enfin, le procédé de Valsalva détermine toujours une congestion de la tête qui, chez certains individus, n'est pas exempte d'inconvénients.

c. Le *procédé de Politzer* présente sur les précédents une supériorité incontestable. Il s'exécute de la manière suivante : On introduit un tube dans une des narines, à une profondeur de 2 à 3 centimètres, puis les narines étant hermétiquement fermées, on insuffle de l'air dans le tube au moment précis où le malade exécute un mouvement de déglutition. Dans ces conditions, en effet, la cavité naso-pharyngienne se trouve exactement close en avant par la fermeture des narines, en arrière par l'élévation du voile du palais qui se produit dans l'acte de déglutition. L'air qu'on insuffle se trouve donc comprimé dans une cavité close et tend à s'engager dans les trompes d'Eustache dont les orifices sont en outre dilatés au moment de la déglutition.

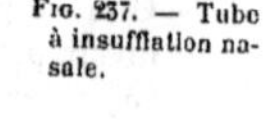

Fig. 237. — Tube à insufflation nasale.

Revenons maintenant sur quelques détails d'exécution du procédé de Politzer. Il y a tout avantage à se servir d'un tube qui remplisse exactement la narine, de manière que la plus légère pression suffise à obturer celle-ci, et que l'air ne puisse pas s'échapper. J'emploie à cet usage un petit tube (fig. 237), en caoutchouc, en corne ou en métal, dont l'extrémité évasée a exactement la forme de la narine. Il est bon d'en avoir à sa disposition de plusieurs grosseurs. Ces mêmes tubes peuvent également servir pour faire des irrigations nasales.

Relativement au mode d'insufflation, on peut se servir d'un ballon en caoutchouc, analogue à celui qu'on emploie pour donner la douche d'air au moyen de la sonde, et que nous décrirons un peu plus loin; mais on obtient un effet beaucoup plus sûr et plus énergique avec la pompe à compression (voy. fig. 241) qui permet d'envoyer une douche d'air d'une grande force.

Avec un malade intelligent, il suffit de lui recommander d'avaler sa salive au moment exact où on le lui dit; mais pour que le mouvement de déglutition s'exécute franchement, il est préférable de faire prendre au malade une gorgée d'eau qu'il garde dans sa bouche et n'avale que sur l'ordre du chirurgien. C'est à ce moment qu'on envoie la douche d'air, et, avec un peu d'habitude, on arrive aisément à faire coïncider les deux temps de l'opération.

J'ai insisté avec intention sur la pratique du procédé de Politzer, qui rend chaque jour de grands services, soit dans le diagnostic, soit dans la thérapeutique des maladies de l'oreille.

Cependant on lui reproche, avec raison, de ne pouvoir être appliqué isolément à une seule oreille, ce qui, dans certains cas, peut offrir des inconvénients plus ou moins graves. D'ailleurs, il faut bien le reconnaître, le procédé de Politzer reste de beaucoup inférieur au cathétérisme de la trompe d'Eustache soit comme moyen de diagnostic, soit comme moyen thérapeutique.

d. Le *cathétérisme de la trompe d'Eustache* constitue, en définitive, le procédé le plus parfait d'exploration de l'oreille moyenne. La première idée en revient à Guyot, maître de poste à Versailles, qui, se trouvant atteint de surdité, et ayant étudié la structure de l'oreille, réussit à se faire des injections dans la trompe d'Eustache et recouvra l'ouïe.

Le procédé employé par Guyot, et communiqué en 1724 à l'Académie des sciences, consistait à introduire une sonde coudée derrière le voile du palais en passant par la bouche. Cette opération obtint en France un accueil peu favorable. Quelques années plus tard, cependant, son manuel opératoire reçut une importante modification, et Cleland proposa d'introduire la sonde en passant à travers les narines. Depuis cette époque, et grâce surtout aux travaux d'Itard et de Deleau, le cathétérisme par la voie nasale fut seul adopté.

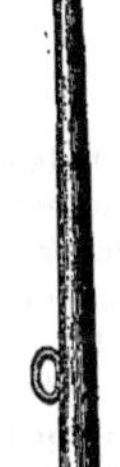
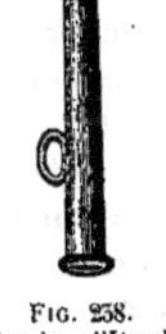
Fig. 238. Sonde d'Itard.

Pour pratiquer cette opération, on se sert le plus habituellement d'une sonde en argent (fig. 238), d'une longueur de 16 centimètres environ, dont le bec recourbé présente un petit renflement mousse, et dont l'extrémité opposée, légèrement évasée, est munie d'un anneau destiné à indiquer la situation du bec de l'instrument. Il est utile d'avoir à sa disposition plusieurs sondes de courbure et de diamètre variables. Celle qui convient dans la majorité des cas présente un diamètre de 2 millimètres 1/2 à 3 millimètres. D'une manière générale, il y a avantage à se servir d'une sonde à diamètre large et à courbure prononcée.

On a aussi employé des sondes flexibles en gomme, que l'on introduit munies d'un petit mandrin à l'intérieur; mais, bien que quelques auristes en aient recommandé l'usage, je les considère comme de beaucoup inférieures aux sondes métalliques. Enfin, dans ces dernières années, on a construit des sondes en caoutchouc durci qui, à une élasticité assez grande, joignent cependant une résistance suffisante pour pouvoir être introduites sans mandrin. Leur fragilité est l'inconvénient le plus sérieux qu'elles présentent.

Un grand nombre de procédés ont été préconisés pour le cathétérisme de la trompe d'Eustache. Ce n'est pas le lieu de les énumérer tous et encore moins de rechercher à quel auteur doit être attribuée l'invention, car chaque médecin auriste pourrait revendiquer un procédé spécial. Je me bornerai à indiquer le suivant, qui me paraît le plus sûr et le plus pratique et qui est, pour ainsi dire, une combinaison des procédés de Triquet et de Kramer (fig. 239).

Le malade étant assis, la tête appuyée contre le dossier d'une chaise ou soutenue par un aide, le chirurgien introduit dans la narine le bec de la sonde, la concavité de la courbure regardant directement en bas A. En même temps qu'il pousse doucement la sonde d'avant en arrière, il élève graduellement la main de manière à donner à l'instrument une direction horizontale A', et, par un mouvement des doigts, il lui fait exécuter un quart de rotation qui porte son bec en dehors. Par suite de cette triple manœuvre, la sonde a traversé la cavité des narines et pénétré dans le méat inférieur des fosses nasales, où elle vient se placer de telle sorte que le bec répond au-dessous du cornet inférieur. C'est là en effet un point de repère important, car il suffit de faire glisser doucement la sonde dans la cannelure formée par le cornet inférieur jusqu'à ce que la sensation d'une résistance vaincue indique que le bec de la sonde a dépassé l'extrémité postérieure du cornet et s'est engagée dans le pavillon de la trompe B qui répond, comme on le sait, à quelques millimètres en arrière de l'extrémité du cornet inférieur. Au moment où le bec de la sonde pénètre dans la trompe, on rapproche de la cloison l'extrémité externe de l'instrument, ce qui tend à enfoncer davantage l'autre extrémité dans le pavillon élargi de la trompe. A ce moment, la direction de l'instrument est telle que l'anneau qui se trouve à l'extrémité externe regarde l'oreille du côté opposé.

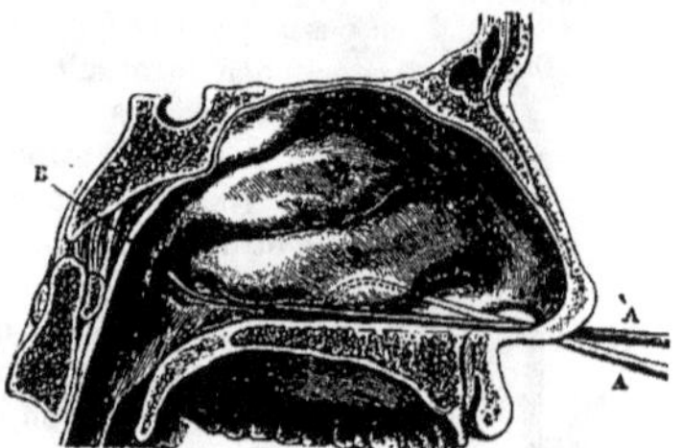

Fig. 259. — Cathétérisme de la trompe d'Eustache.

Il arrivera souvent à ceux qui pratiquent pour la première fois le cathétérisme de la trompe d'Eustache, de dépasser l'ouverture tubaire sans y pénétrer. Le bec de l'instrument vient alors tomber dans la fossette de Rosenmuller, excavation assez profonde qui se trouve en arrière de l'orifice de la trompe. On peut d'autant mieux supposer que l'on a pénétré dans celle-ci que la sonde affecte à peu près exactement la même direction que lorsqu'elle est bien placée. Nous verrons bientôt par quels moyens on peut s'assurer que la sonde est introduite dans la trompe. Mais, en dehors de ces moyens, il est un petit artifice qui permet, dans les cas douteux, de reconnaître si le bec de la sonde est dans la trompe ou dans la fossette de Rosenmuller. Il suffit de dégager l'extrémité de l'instrument par un mouvement d'un quart de cercle qui porte sa concavité en bas, puis de le pousser légèrement en arrière. S'il était réellement placé dans la trompe, il parcourt un trajet de 8 à 15 millimètres avant de rencontrer la paroi postérieure du pharynx (atlas et colonne vertébrale); s'il occupait la fossette de Rosenmuller, il ne peut être enfoncé plus profondément et butte immédiatement contre la paroi. C'est là une indication qui me paraît très utile, même pour les chirurgiens qui ont l'habitude du cathétérisme, et qui peut servir de second point de repère quand on a manqué le premier. Lors donc que le bec de la sonde a rencontré la paroi postérieure du pharynx, on ramène à soi l'instrument dans une étendue de 10 à 15 millimètres, puis, élevant légèrement son extrémité externe, on lui imprime avec les doigts un mouvement de rotation de dedans en dehors qui porte son bec en haut et en dehors et le fait pénétrer dans l'orifice tubaire.

Le cathétérisme de la trompe d'Eustache peut rencontrer divers obstacles ou donner lieu à quelqes accidents qu'il faut connaître.

Les obstacles proviennent tantôt des vices de conformation si fréquents des fosses nasales, tels que : étroitesse du méat inférieur, déviations de la cloison, etc.; tantôt de lésions pathologiques, telles que : épaississement partiel de la pituitaire, polypes, tumeurs, etc. Dans ces cas, il est utile d'explorer les fosses nasales avec le *speculum nasi* et le rhinoscope, afin de se rendre un compte exact de la nature et du siège de l'obstacle. La rhinoscopie pourrait rendre dans ces conditions de très grands services, en permettant de diriger le bec de la sonde et de le faire pénétrer dans l'orifice tubaire. Malheureusement il est extrêmement difficile de combiner ensemble les deux opérations, en raison de l'intolérance des malades.

En général, avec beaucoup de douceur et de patience, on parvient à contourner l'obstacle et à faire pénétrer la sonde. On conçoit, d'ailleurs, qu'il n'y ait pas de règle à établir pour ces cas anormaux dont la grande habitude opératoire peut seule triompher.

Toutefois, il se présente des cas où le passage de la sonde est complètement impossible. On n'a d'autre ressource alors que de l'introduire par l'autre fosse nasale ou d'avoir recours au procédé de Guyot, c'est-à-dire de la faire pénétrer par la bouche. Le cathétérisme de la trompe d'Eustache par la narine opposée est une opération assez difficile. On se sert à cet effet d'une sonde à long bec et à forte courbure, que l'on glisse le long de la cloison jusqu'au bord postérieur du vomer; en tournant d'un quart de cercle le bec de la sonde, on le dirige vers l'orifice de la trompe du côté opposé. Il va sans dire que cette manœuvre serait singulièrement facilitée par l'application du rhinoscope, ou même par l'introduction du doigt derrière le voile du palais. Si le passage du cathéter était reconnu impossible par l'une ou l'autre narine, on en serait réduit à employer le procédé de Guyot, c'est-à-dire à introduire la sonde par la bouche, procédé qui exige un instrument spécial, et qui du reste est extrêmement défectueux.

Le cathétérisme de la trompe d'Eustache doit être à peine douloureux; cependant, chez certains sujets très irritables, il détermine un spasme du pharynx qui gêne l'introduction de la sonde dans l'orifice tubaire ou qui le déplace lorsqu'il y est déjà introduit. Il faut alors engager le malade à ouvrir la bouche et à respirer largement. Si le spasme affecte surtout le voile du palais et soulève le bec de la sonde, il faut, au contraire, faire fermer la bouche et respirer par le nez. On pourrait avec avantage, dans ces cas, faire précéder l'introduction de la sonde d'un badigeonnage des fosses nasales et du pharynx avec un pinceau trempé dans une solution de cocaïne au 1/20.

Je ne parlerai pas du larmoiement, de l'épistaxis, qui souvent succèdent au cathétérisme le mieux fait et qui sont sans importance. Il n'en est pas de même d'un accident dont toute la responsabilité incombe au chirurgien, et qui consiste dans la transmission de la syphilis par un instrument malpropre. Il est probable que depuis que l'on pratique le cathétérisme de la trompe d'Eustache, cet accident est déjà arrivé sans qu'on y ait pris garde. Mais, il y a une vingtaine d'années, l'attention du corps médical a été fréquemment attirée sur ce mode d'inoculation de la syphilis dont un spécialiste semblait s'être réservé le monopole. Aussi ne saurait-on trop recommander d'entretenir dans le plus grand état de propreté les instruments qui servent au cathétérisme.

Le cathétérisme de la trompe d'Eustache, tel qu'il vient d'être décrit, ne fournirait aucune indication pour le diagnostic, s'il n'était complété par une opération ultérieure. En effet, le bec de la sonde ne pénètre pas au delà du pavillon de la trompe et s'engage à peine dans l'ouverture de ce conduit. Il faut donc se servir de la sonde une fois placée pour faire pénétrer dans la trompe des instruments plus petits ou pour y injecter de l'air.

Personne ne met plus en doute aujourd'hui la possibilité d'introduire une bougie très fine à travers la trompe et de la faire glisser jusque dans la caisse. On se sert dans ce but de petites cordes à boyau ou de bougies très fines en gomme ou en baleine, variant depuis 1/2 millimètre jusqu'à 1 millimètre 1/2 de diamètre.

Il est facile de se convaincre que, sur un sujet sain, ces bougies traversent toute l'étendue de la trompe et pénètrent dans la caisse; le malade éprouve une sensation particulière et sait fort bien distinguer l'impression produite par la sonde dans le gosier et dans l'oreille; en outre, l'examen de la membrane du tympan permet souvent de reconnaître l'extrémité de la bougie derrière la membrane. Enfin, en répétant l'expérience sur le cadavre, on voit qu'une bougie filiforme, poussée doucement à travers la trompe, pénètre dans la caisse en passant sous le muscle tenseur du tympan, chemine le long de la face interne de la membrane tympanique, croise le manche du marteau et la longue branche de l'enclume, et pénètre dans les cellules mastoïdiennes près de l'articulation de l'enclume et de l'étrier.

L'introduction de bougies filiformes dans la trompe d'Eustache permet donc de reconnaître si le conduit est libre ou s'il existe quelque obstacle sur son trajet. Néanmoins, comme c'est un mode d'exploration assez délicat, je conseille peu d'y avoir recours d'emblée. D'ailleurs, il constitue plutôt un moyen thérapeutique, et j'aurai à en reparler plus tard, à l'occasion des maladies de la trompe.

Le cathétérisme de la trompe d'Eustache rend surtout de grands services pour le diagnostic, en permettant de faire pénétrer de l'air dans l'oreille moyenne d'une manière beaucoup plus directe que dans aucun des autres procédés décrits précédemment (procédés de Valsalva et de Politzer).

La sonde étant placée et maintenue avec un doigt qui l'applique contre la cloison, le chirurgien peut insuffler de l'air soit avec sa propre bouche, soit avec un ballon, soit avec la pompe à compression.

L'insufflation avec la bouche est gênante pour le chirurgien et peut déplaire au malade. Il ne convient d'y avoir recours qu'à défaut d'autre instrument, et il est préférable d'employer le ballon ou la pompe à compression.

Le ballon dont on se sert habituellement (fig. 240) a la forme d'une poire de caoutchouc, munie d'une armature de métal, de corne ou d'ivoire, qui se termine par un embout conique A, destiné à être introduit dans l'extrémité évasée de la sonde. A la partie diamétralement opposée se trouve un petit orifice B sur lequel on applique le pouce, au moment où l'on comprime le ballon dans la main. Aussitôt la compression faite, il suffit de lever le doigt pour que l'air remplisse de nouveau le ballon. On peut alors envoyer une nouvelle douche, et ainsi de suite.

La pompe à compression, représentée figure 241, se compose d'une pompe foulante A qui comprime l'air dans un vaste récipient B d'où part un tube de dégagement muni d'un robinet C, et terminé par un embout conique qui s'introduit dans l'extrémité de la sonde mise en place.

Afin de faciliter l'administration de la douche d'air, j'ai fait adapter sur l'embout terminal un deuxième robinet qui se manœuvre avec un seul doigt. On comprend que l'embout étant placé dans la sonde, et le robinet C étant ouvert, il suffit d'ouvrir et de fermer alternativement le robinet D pour envoyer de petites colonnes d'air.

Les insufflations d'air dans la caisse, à l'aide du cathétérisme, ont été accu-

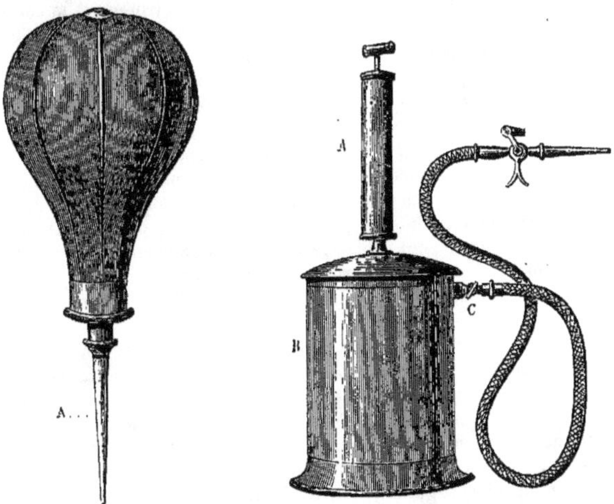

FIG. 240. — Poire à insuffler.

FIG. 241. — Pompe à compression.

sées de produire divers accidents. L'emphysème du cou peut survenir lorsqu'il existe quelque solution de continuité de la muqueuse, soit spontanée, soit causée par le bec de la sonde. L'air insufflé pénètre dans le tissu cellulaire sous-muqueux et envahit le cou. Quoique cet accident effraye beaucoup les malades, en ce qu'il détermine du gonflement, de la gêne dans la déglutition, quelquefois même dans la respiration, il ne présente par lui-même aucune gravité, et ne laisse plus de traces après vingt-quatre heures. Il est inutile de dire qu'il faut cesser immédiatement toute insufflation et retirer le cathéter, aussitôt qu'on a reconnu l'existence de l'emphysème.

Un accident beaucoup plus grave serait la rupture de la membrane du tympan déterminée par une pression trop violente de dedans en dehors. Cet accident qui, dit-on, est arrivé quelquefois, doit être extrêmement rare, et exige, dans tous les cas, pour se produire, une violence excessive de la part du chirurgien, ou un état pathologique antérieur de la membrane. Cependant, il faut tenir compte de cette éventualité, et, pour l'éviter, faire les premières insufflations avec certain ménagement. A ce point de vue, l'emploi du ballon, qui permet de graduer la compression de l'air, doit être préféré à celui de la pompe foulante.

Le cathétérisme de la trompe d'Eustache, combiné avec les insufflations d'air, présente une double utilité, diagnostique et thérapeutique. Je ne dois m'occuper pour le moment que de son importance au point de vue du diagnostic. A ce titre, il est infiniment supérieur aux autres procédés qui ont été décrits précédemment (procédés de Toynbee, de Valsalva, de Politzer), et constitue le moyen d'exploration de la trompe et de la caisse le plus parfait et le plus direct. Il permet, en effet, de reconnaître si la trompe et la caisse sont perméables à l'air, si la membrane du tympan et la chaîne des osselets jouissent de leur mobilité normale, si la trompe et la caisse renferment des produits de sécrétion, etc. Mais, pour obtenir ces renseignements, il ne suffit pas d'insuffler de l'air dans la caisse, il faut encore avoir recours à d'autres moyens complémentaires qu'il nous reste à décrire.

B. *Moyens propres à constater que l'air circule dans l'oreille moyenne.* — L'air qui pénètre dans l'oreille moyenne, ou qui en sort par la voie de la trompe d'Eustache, détermine dans la caisse des changements de pression qui se traduisent par des mouvements de la membrane du tympan et de la chaîne des osselets dont le malade peut avoir conscience ou que le chirurgien peut apprécier directement. De là deux sortes de renseignements, dont les uns sont fournis par les malades et les autres sont recueillis par le chirurgien lui-même.

Lorsque la pression intra-tympanique vient à être brusquement modifiée, soit par la sortie (*procédé de Toynbee*), soit par l'entrée (*procédés de Valsalva, de Politzer, cathétérisme suivi d'insufflation*) d'une certaine quantité d'air, le sujet en expérience éprouve dans l'oreille une sensation de plénitude souvent accompagnée d'un petit craquement particulier. Mais chez beaucoup de malades, et principalement chez les enfants, il est absolument impossible de se fier à ce mode d'investigation, qui, d'ailleurs, indique tout au plus si l'air pénètre ou ne pénètre pas dans l'oreille moyenne. Il faut donc avoir recours à d'autres procédés plus rigoureux et plus parfaits. Ceux-ci comprennent : *a*, l'*exploration de la membrane du tympan; b*, l'*otoscopie manométrique; c*, l'*auscultation de l'oreille.*

a. Exploration de la membrane du tympan. — J'ai déjà dit, en parlant de l'examen de la membrane du tympan, qu'il était possible de distinguer les mouvements de cette membrane, et par suite d'apprécier les changements de pression intra-tympanique. En effet, si, pendant que l'on examine attentivement la membrane du tympan, on vient à augmenter brusquement la pression de l'air contenu dans la caisse, par un des procédés connus, on constate que la membrane tout entière se porte en dehors; le manche du marteau, se déplaçant dans le même sens, paraît plus long; son apophyse externe s'éloigne; enfin, le triangle lumineux s'élargit. Quelquefois, cependant, le déplacement est inégal, la voussure de la membrane est plus forte en avant et en arrière, et l'on voit apparaître vers son bord postérieur un large reflet lumineux mal défini.

Si, au contraire, on produit une raréfaction de l'air contenu dans la caisse (procédé de Toynbee), la membrane du tympan se portant en dedans, le manche du marteau devient plus oblique, sa petite apophyse externe forme au voisinage du pôle supérieur une saillie anormale; enfin, le triangle lumineux s'allonge et se rétrécit.

Il est inutile d'ajouter que ces divers changements dans l'aspect de la membrane ne sont que passagers, et qu'ils se produisent et disparaissent sous les yeux du chirurgien.

L'exploration de la membrane du tympan, faite dans les conditions dont je parle, fournit donc d'utiles renseignements sur le degré de mobilité de la membrane et de la chaîne des osselets.

b. *Otoscopie manométrique.* — Politzer, le premier (1861), a eu l'idée d'étudier à l'aide du manomètre les variations de pression intra-tympanique. Cette méthode, perfectionnée par Lucœ(¹) et P. Allen (²), consiste dans l'emploi d'un tube en U de 1 millimètre 1/2 à 2 millimètres de diamètre, contenant un index de liquide coloré, et dont une branche plus longue que l'autre est recourbée à son extrémité, garnie d'un bouchon conique en liège ou en caoutchouc, afin d'assurer la fermeture hermétique du conduit. Ce petit appareil est fixé sur une planchette qui lui donne de la solidité et en facilite le maniement, et sur laquelle se trouvent marquées des graduations par 1/4 de millimètre permettant d'apprécier les moindres variations de l'index.

La longue extrémité de l'instrument étant introduite dans le conduit auditif, on comprend que tout mouvement imprimé à la membrane du tympan, agissant sur la colonne d'air contenue dans le conduit auditif, doit faire osciller l'index manométrique. Si la membrane est refoulée en dehors (augmentation de pression intra-tympanique) l'index baisse dans la branche auriculaire et monte dans l'autre branche; c'est ce que l'on appelle une oscillation positive. Si, au contraire, la membrane du tympan s'incurve en dedans (diminution de pression intra-tympanique), l'index s'élève dans la branche auriculaire et descend dans la branche externe; c'est ce qu'on appelle une oscillation négative.

Quoique l'otoscopie manométrique puisse assurément fournir des notions importantes sur le degré de mobilité de la membrane tympanique et l'état de perméabilité des trompes, il faut convenir que ce mode d'investigation est délicat et exige une grande attention de la part de l'observateur. Ainsi, si la branche auriculaire n'est pas enfoncée assez profondément, les mouvements du maxillaire inférieur modifient l'état de pression du conduit auditif externe et impriment des oscillations à l'index manométrique. Le moindre mouvement imprimé à l'instrument agit de la même manière.

c. *Auscultation de l'oreille.* — L'auscultation de l'oreille constitue, en définitive, le meilleur moyen de s'assurer de l'état de la trompe et de la caisse. Son importance, déjà pressentie par Laennec (³) a été mise hors de doute par

(¹) *Archiv für Ohrenheilkunde*, 1864, t. II, p. 102.
(²) *The Lancet*, 1869.
(³) *Traité d'auscultation médicale*. Paris, 1837, 4ᵉ édit., t. III, p. 535.

Deleau père, et tout le monde s'accorde aujourd'hui pour reconnaître l'utilité de ce mode d'exploration, qui consiste à ausculter l'oreille du malade au moment où l'air circule dans la trompe et dans la caisse.

Les bruits qui se produisent alors peuvent être perçus par le chirurgien, soit en appliquant sa propre oreille sur celle du malade soit en se servant d'un stéthoscope ordinaire appliqué sur l'apophyse mastoïde ou sur le pavillon, soit enfin en faisant usage d'un instrument spécial auquel Toynbee a donné le nom d'*otoscope*. Ce dernier (fig. 242) se compose d'un tube en caoutchouc de 70 à 80 centimètres de long, terminé à chaque extrémité par un embout olivaire en corne, dont l'un est placé dans l'oreille du malade et l'autre dans l'oreille du chirurgien. L'instrument, une fois placé, doit tenir de lui-même, et il faut

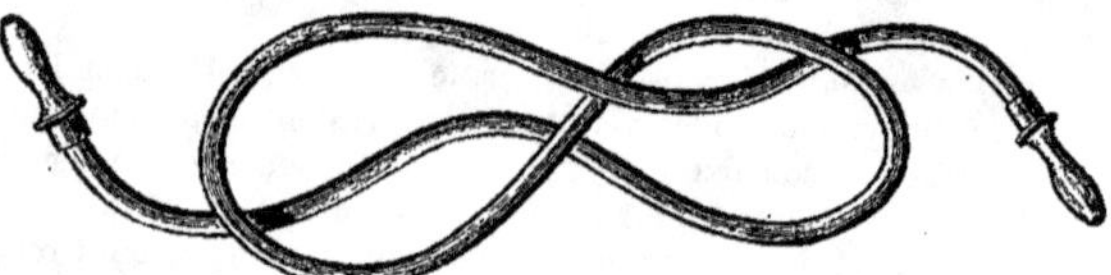

Fig. 242. — Otoscope de Toynbee.

éviter tout contact extérieur avec le tube intermédiaire, ce qui donnerait lieu à des bruits anormaux.

Lorsque, à l'aide de l'otoscope, on ausculte l'oreille d'un individu sain, au moment où il avale sa salive, le nez et la bouche étant fermés (procédé de Toynbee), on perçoit un léger bruit de craquement produit par la membrane du tympan. Cette expérience indique seulement que la trompe est libre et perméable à l'air, et Toynbee a eu le tort de vouloir substituer ce mode d'exploration à d'autres beaucoup plus parfaits. En effet, pour que l'auscultation de l'oreille fournisse des résultats vraiment complets, il faut la pratiquer au moment où l'on fait pénétrer de l'air dans la caisse par l'un des procédés précédemment décrits.

L'insufflation à l'aide du cathétérisme de la trompe est assurément le plus parfait de ces procédés, et doit être préférée à la méthode de Valsalva, souvent mal exécutée par le malade, et à celle de Politzer qui, pour l'objet en question, présente l'inconvénient de déterminer dans le pharynx, au moment de la déglutition, des bruits qui masquent ceux qui se passent dans l'oreille.

On peut donc dire, en résumé, que pour faire l'examen complet de la trompe et de la caisse, on doit avoir recours au cathétérisme de la trompe, suivi d'insufflation d'air par la sonde, et à l'auscultation simultanée de l'oreille. Voici comment on pratiquera cet examen : l'otoscope étant placé, l'une de ses extrémités dans l'oreille du malade, l'autre dans celle du chirurgien, celui-ci introduit la sonde, et, lorsque l'instrument a pénétré dans la trompe, il la fixe solidement dans cette situation, en appliquant avec un doigt son extrémité externe contre la cloison. Puis, l'embout terminal du ballon étant insinué dans la partie évasée de la sonde, il comprime brusquement le ballon, et pousse ainsi une douche d'air qu'il renouvelle aussi souvent qu'il est nécessaire pour établir son diagnostic. La figure 243 montre la situation du chirurgien et du malade pendant cette exploration.

Lorsqu'un jet d'air pénètre ainsi dans l'oreille d'un individu sain, le chirurgien perçoit avec l'otoscope un bruit particulier que Deleau a comparé à celui que produit la pluie en tombant sur le feuillage d'un arbre et qu'il a appelé *bruit de pluie*. Cette comparaison me paraît médiocrement heureuse, car le bruit qu'on entend ressemble plutôt à un *bruit de soupape*, ou, comme Tröltsch le désigne, à un *bruit de souffle*. On pourrait donc le désigner sous l'un ou l'autre de ces deux noms. Ce bruit arrive par l'otoscope jusqu'à l'oreille de l'observateur et semble tout proche.

Tel est l'état normal ; on conçoit que des modifications importantes doivent se produire selon le degré de perméabilité de la trompe, selon l'état de sécheresse ou d'humidité de la muqueuse tubaire et tympanique, selon que la membrane du tympan est intacte ou perforée, épaissie, immobilisée, etc., etc.

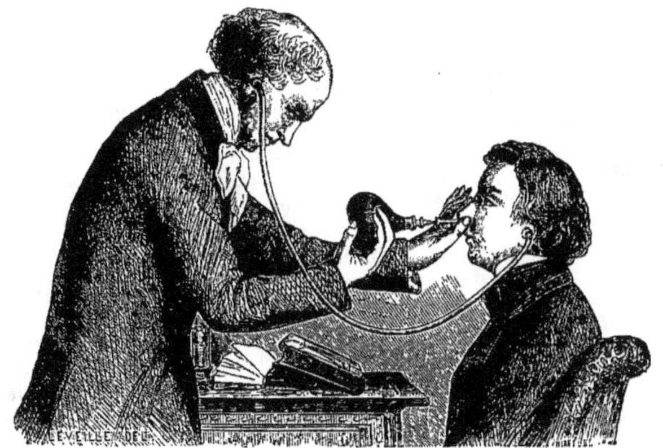

Fig. 243. — Auscultation de l'oreille.

Il n'entre pas dans notre plan d'indiquer ici les modifications que peut subir le bruit normalement perçu par l'auscultation de l'oreille ; c'est à l'occasion des diverses maladies de la trompe et de la caisse du tympan que nous les indiquerons pour en tirer une série de signes diagnostiques.

III. Exploration de l'état de la fonction auditive. — Dans cette exploration, le but qu'on se propose est de déterminer si les ondes sonores se transmettent normalement à travers les différentes parties de l'appareil auditif. Les indications peuvent être fournies par le malade ou recueillies directement par le chirurgien.

On peut apprécier jusqu'à un certain point l'état de la fonction auditive, d'après la distance à laquelle le sujet perçoit le son de la voix, et d'après l'effort nécessaire pour qu'il entende la parole ; mais ce moyen, qu'il est à peu près impossible de régler, convient seulement pour un examen superficiel.

On a imaginé divers instruments destinés à fournir des renseignements plus rigoureux ; tels sont : le *phonomètre* de Lucæ, les *acoumètres* d'Itard, de Kessel, de Politzer, et plus récemment les *audiomètres* ou *sonomètres* de Hartmann, de Hughes, de Boudet de Pâris, de Baratoux, etc. Je me borne à mentionner ces instruments dont on trouvera la description dans les ouvrages spéciaux. Dans la pratique usuelle, on pourra parfaitement se contenter de la *montre* et du *diapason* pour explorer le degré de l'acuité auditive.

La première montre venue peut servir à cet usage ; mais il est bon que celle qu'on emploie ait un tic tac net et métallique ; les montres à cylindre ou à pivot conviennent mieux sous ce rapport que les montre à ancre. Il est nécessaire aussi, pour faire des observations exactes, de déterminer par une série d'expériences préalables à quelle distance la montre dont on se sert cesse d'être perçue.

Ceci établi, pour apprécier le degré de sensibilité auditive chez un malade, la montre étant d'abord tenue éloignée à la distance maximum de la portée auditive, on la rapproche graduellement jusqu'à ce que le malade perçoive distinctement le tic tac. A l'aide d'un ruban métrique, on peut alors évaluer en chiffres la distance de la portée auditive.

Ce procédé est bien préférable à celui qui est généralement adopté et qui consiste à appliquer d'abord la montre contre l'oreille, et à l'éloigner ensuite jusqu'à ce qu'elle cesse d'être entendue. Le malade, en effet, conservant le souvenir de l'impression reçue, accuse presque toujours une sensation auditive prolongée et fournit ainsi des renseignements inexacts. Il est encore une précaution bonne à prendre et qui consiste à faire fermer les yeux au malade pendant la durée de l'observation.

Le diapason peut remplacer la montre dans l'examen de la fonction auditive, et l'on doit même dire que l'usage de cet instrument est, dans certains cas, indispensable pour que l'exploration soit tout à fait complète. Il faut alors avoir à sa disposition des diapasons accordés à des tons différents ; car il ne suffit pas de déterminer à quelle distance le son est perçu, mais il faut encore s'assurer si des sons, correspondant à différentes hauteurs ou à un nombre de vibrations connu, sont également entendus par le malade. Ainsi, on verra que certaines surdités existent seulement pour les sons élevés ou pour les sons bas ; et il est facile de comprendre qu'on ne peut apprécier le degré de ces surdités partielles qu'à l'aide de diapasons de différentes hauteurs.

Du reste, le diapason s'emploie généralement de la même manière que la montre, c'est-à-dire que l'instrument étant mis en vibration, soit en écartant brusquement ses branches, soit en le frappant sur un objet résistant, on évalue à quelle distance maximum de l'oreille le son est perçu.

L'exploration de la sensibilité auditive peut encore se faire, au moyen de la montre et du diapason, par un procédé différent, qui consiste à rechercher jusqu'à quel degré les sons de ces instruments sont transmis à l'oreille interne par l'intermédiaire des os du crâne. Ce mode d'exploration, sur lequel Bonnafont a le premier insisté, a été très étudié dans ces derniers temps et considérablement perfectionné, quoiqu'il n'ait peut-être pas encore donné tout ce qu'on était en droit d'en attendre.

Pour comprendre le parti qu'on peut tirer de l'étude du mode de transmission des ondes sonores à travers les os du crâne, au double point de vue du diagnostic et du pronostic des maladies des oreilles, il est nécessaire de rappeler certaines données physiologiques qui doivent servir de point départ à ce genre de recherches.

Lorsqu'un corps sonore est mis en contact avec les os du crâne, une partie des vibrations est transmise directement à l'épanouissement du nerf auditif par le squelette, mais une autre partie n'arrive à l'oreille interne qu'après avoir passé des os du crâne sur la membrane du tympan et sur des osselets. Ce fait a été démontré expérimentalement par Lucœ (1) et Politzer (2).

Un autre fait, également établi par l'expérience, c'est qu'on entend beaucoup mieux le son d'une montre ou d'un diapason appliqué sur un point du crâne, lorsqu'on se bouche *légèrement* les conduits auditifs. Si l'on ne bouche qu'une seule oreille, c'est de celle-là qu'on entendra le mieux.

Ce fait, en apparence singulier, a été diversement expliqué ; mais on s'accorde assez généralement à attribuer le renforcement du son à ce que les ondes sonores transmises par les os du crâne à la membrane du tympan et aux osselets se dirigeant partie vers l'oreille interne, partie vers l'extérieur, ces dernières rencontrent un obstacle à s'échapper au dehors et se réfléchissent vers l'oreille interne en produisant ainsi un renforcement du son.

La conclusion pratique des deux faits précédents, c'est que toutes les fois que l'appareil conducteur du son se trouve dans un état anormal, et oppose un obstacle à la transmission des ondes sonores aussi bien de dehors en dedans que de dedans en dehors, les vibrations transmises par les os du crâne devront être doublées et produire une impression plus forte sur l'expansion du nerf acoustique. Lors donc que, chez un malade atteint de surdité, le son du diapason appliqué sur le sommet de la tête est beaucoup mieux perçu du côté affecté, si la surdité est unilatérale, et du côté le plus malade, si elle est double, mais d'inégale intensité, il est permis de conclure que le labyrinthe est intact et que l'affection siège dans un des points de l'appareil conducteur du son (conduit auditif, membrane du tympan, caisse). Si, au contraire, le sujet entend mieux le diapason du côté normal ou du côté le moins malade, on peut affirmer, jusqu'à un certain point, que la sensibilité du nerf acoustique est atteinte et qu'il existe une affection labyrinthique soit primitive, soit secondaire. La présomption augmente encore si la fermeture du conduit avec le doigt, loin d'accroître la sensation auditive du côté malade, en diminue l'intensité.

Cette méthode d'exploration offre, ainsi que nous le verrons, une grande importance au point de vue du diagnostic et surtout du pronostic des maladies de la caisse du tympan ; mais elle a l'inconvénient d'exiger le concours intelligent des malades, qui rendent un compte plus ou moins exact de leurs sensations. Aussi a-t-on cherché à lui substituer un autre mode d'examen, qui permît au chirurgien d'apprécier par lui-même le degré de transmission des ondes sonores à travers l'oreille du sujet en expérience. C'est surtout à Politzer (de Vienne) que revient le mérite de cette nouvelle méthode qui a été

(1) *Archiv für Ohrenheilkunde*, t. I, p. 304.
(2) *Archiv für Ohrenheilkunde*, t. I, p. 59 et 318.

pour lui la source de quelques observations intéressantes. On se sert d'un otoscope à trois branches (fig. 244); les extrémités A et B sont placées dans les oreilles du malade et l'extrémité C dans l'oreille du chirurgien. Si alors on applique sur le vertex du malade un diapason qu'on a préalablement fait vibrer, une partie des vibrations transmises par les os du crâne aux oreilles du malade s'échappent à travers les conduits auditifs, puis à travers les branches de l'otoscope, et parviennent par l'intermédiaire de la troisième branche à l'oreille du chirurgien. Il suffit de comprimer alternativement chacune des branches de l'otoscope pour apprécier isolément les sons qui s'écoulent de chaque oreille et juger de la différence qu'ils présentent dans leur intensité et leur clarté.

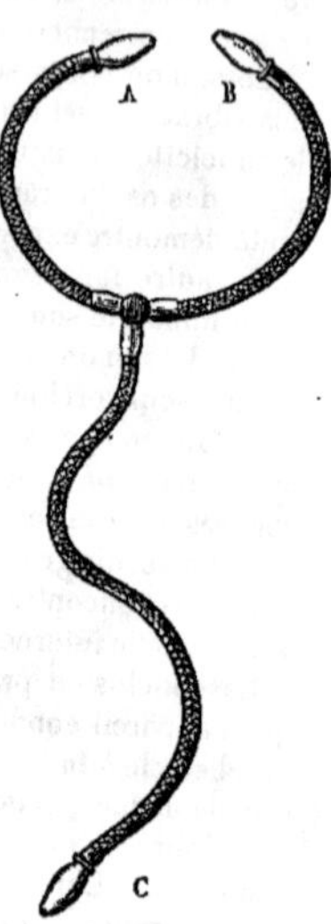

Fig. 244. — Otoscope à trois branches.

Enfin, Lucœ [1] a imaginé plus récemment une autre méthode d'examen basée sur ce fait que les ondes sonores tombant sur une membrane tendue ne la traversent pas entièrement, mais sont en partie réfléchies et que cette réflexion varie selon le degré de tension de la membrane. Cette méthode, qui consiste à rechercher dans quelle mesure les vibrations d'un diapason dirigées dans le conduit auditif sont réfléchies par la membrane du tympan vers l'oreille de l'observateur, exige l'emploi d'un appareil spécial auquel l'auteur donne le nom d'*otoscope interférent.* Nous ne croyons pas nécessaire d'entrer dans le détail de ce procédé d'exploration dont l'utilité pratique ne nous semble pas encore suffisamment démontrée.

I

MALADIES DU PAVILLON DE L'OREILLE

ARTICLE PREMIER

LÉSIONS TRAUMATIQUES DU PAVILLON DE L'OREILLE

1° CONTUSIONS

Les contusions du pavillon de l'oreille ne sont pas rares à la suite de chutes ou de coups appliqués sur le côté de la tête. Dans l'un et l'autre cas, le pavillon se trouve pris entre l'agent contondant et le plan osseux résistant qui lui est fourni par les régions temporale et mastoïdienne.

(1) *Archiv für Ohrenheilkunde*, t. III, p. 186.

Ces contusions s'accompagnent souvent d'ecchymoses et quelquefois d'épanchements sanguins. Dans certains cas exceptionnels, la violence extérieure ne borne pas son action aux parties molles et détermine la rupture du cartilage. Celle-ci a d'autant plus de chance de se produire que la contusion est plus forte et que le cartilage a perdu de son élasticité et est devenu plus cassant soit par suite du progrès de l'âge, soit par suite d'un état pathologique. Dans cette dernière condition, on a vu la rupture du cartilage déterminée par un violent soufflet.

Les contusions du pavillon de l'oreille réclament l'emploi des topiques résolutifs ordinaires. S'il y a rupture du cartilage, on pourrait maintenir le pavillon appliqué sur les parties latérales du crâne avec une simple bande ou un bonnet garni d'ouate. Dans un cas rapporté par Jarjavay [1], les fragments cartilagineux ne se réunirent pas, ou du moins ils restèrent mobiles, de telle sorte qu'ils pouvaient être pliés l'un sur l'autre comme les feuillets d'un livre.

Avant de terminer ce qui a trait aux contusions du pavillon de l'oreille, nous devons signaler une forme particulière de traumatisme qui consiste dans des contusions, des compressions, des tiraillements fréquemment répétés, comme on l'observe chez les athlètes, les lutteurs ou certains aliénés.

La répétition des pressions et des froissements, jointe sans doute à la congestion de toutes les parties de la face pendant les efforts, a pour conséquence d'amener une sorte d'hypertrophie du tissu cellulaire sous-cutané, qui se traduit par le développement exagéré des oreilles, la rougeur et l'épaississement de la peau. Dans ces conditions, il n'est pas rare de voir, sous l'influence d'un traumatisme même léger, la peau se décoller du cartilage sous-jacent et une poche sanguine se former. Nous décrirons plus tard cette affection sous le nom d'*hématome du pavillon*.

2° PLAIES

a. Les *plaies par instruments piquants* n'offrent en général aucune gravité. La mode a même consacré chez les femmes cette coutume de perforer le lobule pour y suspendre des boucles d'oreilles. Cette opération se pratique d'ordinaire à l'aide d'un poinçon très aigu poussé à travers le lobule préalablement appuyé sur un bouchon. Elle est tellement bénigne qu'on l'abandonne généralement aux soins du bijoutier; cependant il faut savoir que, chez certains sujets lymphatiques, à peau fine et délicate, la petite opération dont il s'agit peut être l'origine d'accidents assez sérieux développés sur le pavillon et capables même d'envahir le visage. Triquet a insisté avec raison sur ce fait et a cité des observations d'inflammations érysipélateuses, eczémateuses, survenues à la suite de la perforation du lobule. Le chirurgien consulté sur l'opportunité de cette opération devra donc la proscrire chez les sujets scrofuleux, lymphatiques ou manifestement herpétiques.

b. Les *plaies par instruments tranchants* présentent plusieurs variétés.

Lorsque la solution de continuité n'intéresse pas le bord libre du pavillon,

[1] *Anatomie chirurgicale*, t. I, p. 525.

elle se comporte comme une plaie simple et guérit sans laisser de difformité, pourvu qu'on ait le soin d'affronter ses bords soit avec quelques points de suture, soit avec quelques bandelettes de taffetas gommé.

Dans d'autres circonstances, la solution de continuité, intéressant le bord libre en un ou deux points à la fois, détache un lambeau plus ou moins étendu qui ne tient plus au pavillon que par un pédicule. Dans ces conditions, et quelle que soit la forme du lambeau et du pédicule, on doit tenter de réunir aussi exactement que possible les parties divisées à l'aide d'une suture comprenant la peau et le cartilage; car si la réunion manque quelquefois, et si le lambeau frappé de gangrène se sépare et tombe consécutivement, d'où résulte une difformité plus ou moins considérable, on connaît en revanche un certain nombre de cas dans lesquels les parties remises en place se sont exactement soudées, en sorte que la forme du pavillon a été conservée. Bérenger-Féraud [1] a rassemblé sept cas dans lesquels le pavillon de l'oreille, ne tenant plus que par un mince pédicule, a pu être réuni avec succès.

Enfin il peut se faire qu'une portion plus ou moins considérable du pavillon se trouve entièrement séparée. Les chances de réunion sont extrêmement faibles; cependant, si l'on considère la difformité qui résulte fatalement d'une semblable perte de substance, on doit encore tenter de réappliquer la partie divisée et de l'affronter exactement à l'aide de points de suture. Cette pratique a quelquefois été couronnée de succès, et Bérenger-Féraud en a rapporté 4 cas qui paraissent authentiques.

c. Les *plaies contuses* donnent lieu aux mêmes considérations et réclament les mêmes moyens de traitement. Elles s'accompagnent plus fréquemment que les précédentes de pertes de substance, qu'on peut réparer, lorsqu'elles ne sont pas très considérables, en avivant les bords irréguliers et en les affrontant par la suture. Nélaton a réuni, après la chute des eschares, les deux moitiés d'une oreille divisée par une balle, et le résultat fut tellement parfait que la difformité était à peine sensible.

ARTICLE II

LÉSIONS VITALES ET ORGANIQUES DU PAVILLON DE L'OREILLE

1° INFLAMMATIONS

a. L'*érysipèle* du pavillon de l'oreille n'est pas rare et succède quelquefois aux plaies et aux contusions de cet organe; plus souvent il vient compliquer certaines inflammations chroniques de l'oreille externe, telles que l'érythème, l'eczéma, l'impétigo. Tantôt l'érysipèle reste borné au pavillon, tantôt il envahit consécutivement la face et le cuir chevelu. Dans d'autres cas, au contraire, l'érysipèle primitivement développé à la face ou au cuir chevelu s'étend au pavillon. La maladie se présente avec ses caractères habituels; le gonflement, surtout marqué à la face interne et sur les bords du pavillon, en raison de la

[1] *Gaz. des hôpit.*, 1860, n° 71 et 72.

laxité du tissu cellulaire sous-cutané, acquiert des proportions considérables, ce qui donne lieu à une déformation caractéristique. La peau est rouge, luisante; les douleurs sont tensives, lancinantes. Il existe, en outre, des phénomènes généraux plus ou moins graves, selon que l'érysipèle reste borné au pavillon ou occupe en même temps une partie de la face et du cuir chevelu.

Il est assez rare que l'inflammation devienne phlegmoneuse et qu'il se développe des abcès sous-cutanés. Ph. Boyer [1] rapporte un fait dans lequel un vaste abcès du pavillon avait amené la nécrose de tout le cartilage.

Le traitement ne présente aucune indication particulière.

b. *Érythème.* — L'érythème du pavillon de l'oreille n'est pas rare et s'observe de préférence chez les sujets jeunes, lymphatiques et scrofuleux. Il reconnaît quelquefois pour cause déterminante un léger traumatisme, tel que la perforation du lobule de l'oreille; mais le plus souvent il se développe sous l'influence du froid et de l'humidité; aussi on le voit se montrer principalement en hiver, et, une fois développée, la maladie peut persister très longtemps avec une ténacité opiniâtre et en présentant de temps à autre des périodes d'acuité et de rémission.

Symptomatologie. — Dans sa forme légère, l'érythème de l'oreille consiste en un gonflement superficiel, diffus, avec rougeur légère des diverses parties qui forment le pavillon, et plus particulièrement du lobule, des replis de l'hélix, de l'anthélix et du tragus. Cet état s'accompagne d'un sentiment de prurit qui force les malades à se gratter, surtout lorsqu'ils s'exposent à la chaleur.

Dans une forme plus grave, la rougeur des parties est plus marquée; elle peut même faire place à une teinte violacée, noirâtre. Le gonflement est toujours considérable; les replis et les rainures qui constituent le pavillon sont effacés, et l'oreille prend l'apparence d'une masse informe qu'on a comparée à une tomate. De larges phlyctènes, remplies de sérosité brunâtre ou noirâtre, ne tardent pas à apparaître, et, lorsque le liquide qu'elles contiennent s'est écoulé, il n'est pas rare de trouver le derme ulcéré. Quelquefois même on voit apparaître à côté des vésicules de petites plaques gangréneuses dont la chute devient aussi l'origine d'ulcérations qui, chez les sujets scrofuleux, se montrent extrêmement rebelles, atteignent les parties profondes, et peuvent s'étendre dans le conduit auditif externe et jusqu'au tympan.

Dans ces cas, la suppuration est ichoreuse, fétide; des croûtes, incessamment détachées sous l'influence du grattage, se forment à la surface des ulcérations, et la maladie tend à se perpétuer indéfiniment.

Lorsque l'érythème revêt cette forme grave, les malades accusent un sentiment de chaleur, de cuisson, de démangeaison, une douleur plus ou moins vive, qui quelquefois empêche complètement le sommeil et s'accompagne souvent de battements, de bourdonnements, et même, si la maladie s'étend au conduit auditif, d'une surdité plus ou moins forte.

Il se peut que la maladie disparaisse spontanément, surtout à l'époque de

[1] *Traité des maladies chirurgicales*, dernière édition, t. V, p. 6.

la puberté; mais, dans bien des cas, elle persiste très longtemps et se montre très rebelle au traitement.

Traitement. — Il comprend l'usage de moyens internes et externes.

L'érythème de l'oreille reconnaissant le plus souvent pour cause la diathèse scrofuleuse, il est nécessaire de prescrire un traitement propre à combattre l'état général. L'huile de foie de morue, l'iode, les iodures, la bonne hygiène seront particulièrement indiqués. Chez les jeunes filles, on devra favoriser l'établissement des règles ou régulariser leur retour, car il est fréquent de voir l'état local s'amender considérablement dès que les périodes menstruelles sont bien établies.

Quant au traitement local, il comprend différents moyens. Dans les cas légers, les applications de compresses imbibées d'alcool, les embrocations tièdes avec le baume de Fioraventi, le glycérolé au borate de soude (4 grammes pour 30 grammes) seront particulièrement utiles.

Lorsqu'il existe de violentes douleurs avec un gonflement considérable, il peut être avantageux d'appliquer quelques sangsues derrière l'oreille ou de pratiquer quelques mouchetures à la surface du pavillon. Dans les cas graves où il existe des ulcérations revêtues de croûtes, il est nécessaire d'appliquer pendant quelque temps des cataplasmes de fécule; puis, lorsque les croûtes seront tombées, on touchera les surfaces ulcéreuses avec la teinture de benjoin, d'aloès, ou mieux encore avec le perchlorure de fer. On pratiquera plusieurs fois par jour des lavages avec l'alcool et le vin aromatique, et dans l'intervalle on aura soin de recouvrir les parties avec un petit linge fin enduit de vaseline, de glycérine ou d'une pommade légèrement excitante.

c. *Eczéma.* — L'eczéma du pavillon de l'oreille est extrêmement fréquent. De même que les autres inflammations, elle peut se limiter au pavillon ou s'étendre à la fois soit à la face et au cuir chevelu, soit au conduit auditif externe et à la caisse du tympan.

Je reviendrai plus tard sur l'otite dartreuse proprement dite, et je me bornerai à décrire brièvement l'eczéma limité au pavillon. La maladie peut revêtir la forme aiguë ou chronique; elle est unilatérale ou bilatérale.

La forme aiguë s'observe aussi fréquemment chez les individus des deux sexes et à tous les âges de la vie; la forme chronique est surtout commune chez les enfants scrofuleux, les jeunes filles mal réglées et les femmes à l'époque de la ménopause.

L'eczéma aigu se présente avec les mêmes caractères que sur les autres parties du corps : rougeur et gonflement de la peau, avec production de petites vésicules serrées les unes contre les autres, et laissant échapper par leur rupture un liquide ténu, quelquefois roussâtre, qui souvent se concrète sous forme de croûtes plus ou moins épaisses (*eczéma impétigineux*). Avec ces symptômes locaux, les malades accusent une sensation de chaleur brûlante, de tension douloureuse; quelquefois il existe un mouvement fébrile.

Dans certains cas, la maladie, après une durée de quelques jours et sous l'influence d'un traitement convenable, guérit complètement; mais le plus souvent elle persiste plus ou moins longtemps, en passant à l'état chronique. Elle revêt alors assez souvent la forme impétigineuse, c'est-à-dire que le pavillon, restant gonflé et rouge, est en outre couvert en certains points de croûtes jaunes ou jaunes brunâtres, humides, au-dessous desquelles on trouve le derme exulcéré, légèrement saignant. Dans d'autres cas, on observe une forme squameuse; à côté de plaies suintantes, on rencontre une sécrétion épidermique exagérée. C'est principalement dans cette forme qu'il n'est pas rare de voir des excoriations et des gerçures profondes de la peau qui laissent échapper une suppuration assez abondante. Ces gerçures se montrent surtout à l'angle d'insertion du pavillon.

Quelle que soit la forme de la maladie, elle peut atteindre la totalité du pavillon et coïncide alors le plus habituellement avec des lésions semblables du cuir chevelu; mais il n'est pas rare de voir la maladie localisée à quelque partie du pavillon, comme au point d'insertion de celui-ci sur l'apophyse mastoïde, dans le sillon de l'hélix, au niveau du lobule. Dans ce dernier cas, le point de départ est souvent la perforation du lobule pour les boucles d'oreilles.

L'eczéma chronique du pavillon de l'oreille est une maladie extrêmement tenace, très gênante par les démangeaisons et la sensation de douleur cuisante qu'elle détermine. En outre, lorsqu'elle persiste longtemps, elle entraîne à sa suite une difformité du pavillon résultant de l'épaississement de la peau. Les saillies et les dépressions s'effacent plus ou moins complètement, et le pavillon de l'oreille est transformé en un organe informe, disgracieux. Enfin la maladie peut se propager dans le conduit auditif et déterminer les symptômes de l'otite.

Traitement. — Dans l'eczéma aigu localisé du pavillon de l'oreille, la première indication est de soustraire la peau au contact de l'air. On y parvient en saupoudrant les parties malades avec de la poudre d'amidon ou de riz; des compresses imbibées d'une solution astringente tiède (sulfate de zinc, extrait de saturne dilué, etc.) conviennent plus particulièrement pour calmer la cuisson et la démangeaison. Quelques laxatifs, des boissons délayantes, une nourriture peu excitante complètent le traitement.

Dans la forme chronique, il faut avoir soin de faire tomber toutes les croûtes à l'aide de cataplasmes de fécule, de fumigations émollientes. L'oreille étant débarrassée de ces croûtes, on la lave avec quelque solution astringente, et on la saupoudre exactement avec une substance inerte ou avec une poudre composée et légèrement excitante. Les pommades et les corps gras réussissent assez mal et servent tout au plus à ramollir les produits de sécrétion desséchés. Le glycérolé à l'oxyde de zinc produit souvent de bons effets et calme les démangeaisons. Lorsque l'eczéma résiste à ce traitement simple, il est nécessaire d'avoir recours à quelques topiques substitutifs, tels que le goudron, l'huile de cade, le cinabre, etc., qu'on applique directement ou en les incorporant dans une pommade. Dans les cas rebelles, les douches froides en arrosoir, répétées plusieurs fois par jour, sont quelquefois très utiles. Il faut avoir soin de fermer le conduit auditif avec un petit bourdonnet de coton imbibé d'huile.

Enfin, concurremment avec l'emploi de ces moyens locaux, on ne devra pas négliger l'usage des remèdes généraux, tels que les préparations arsenicales, soufrées, etc., qu'on administrera selon les règles ordinaires.

2° TUMEURS

Les tumeurs du pavillon de l'oreille ne sont pas très communes. Il en est qui ne méritent qu'une simple mention : tels sont les kystes sébacés, qui n'offrent rien de particulier. Nous décrirons seulement les tumeurs sanguines ou othématomes, les tumeurs fibreuses, les tumeurs érectiles, le cancer, les dépôts goutteux.

a. *Tumeurs sanguines. Othématomes.* — On désigne sous les noms d'*othématomes*, d'*hématocèles* ou d'*hématomes* du pavillon de l'oreille, certaines tumeurs liquides constituées par un épanchement de sang entre le périchondre et le cartilage du pavillon de l'oreille. Cette affection, qui n'est connue que depuis quelques années, a été l'objet de travaux nombreux, tant en France qu'à l'étranger. Nous indiquerons seulement les principaux :

MERLAND, Des tumeurs du pavillon de l'oreille chez les aliénés. Thèse inaug. de Paris 1853. — A. FOVILLE, Recherches sur les tumeurs sanguines du pavillon de l'oreille chez les aliénés. *Gaz. hebd.*, 1859, p. 450, 459. — PH. KUHN, De l'hématome du pavillon de l'oreille. Thèse de Strasbourg, 1864. — GUDDEN et WILL, Ueber Othæmatom. *Schmidt's Jahrbücher*, Bd. CXXI, p. 230, 1864. — CASTELAIN, De l'hématome du pavillon de l'oreille. *Bull. méd. du nord de la France*, janvier et février 1870. — CLAVERIE, De l'hématome du pavillon de l'oreille. Thèse de Paris, 1870.

Étiologie. — L'hématome du pavillon de l'oreille se rencontre assez fréquemment chez les aliénés et principalement chez les déments paralytiques. Il est beaucoup plus commun chez l'homme que chez la femme : ainsi, sur 62 cas, Kühn a noté 52 hommes et seulement 10 femmes.

On est encore loin d'être fixé sur la cause véritable de cette singulière affection : les uns pensent que l'épanchement sanguin est toujours déterminé par l'action de violences exercées sur les oreilles soit par le malade lui-même, soit par les personnes qui l'entourent; d'autres n'hésitent pas à admettre que l'épanchement sanguin est spontané et consécutif aux troubles de la circulation de la tête chez les aliénés et à des altérations préexistantes dans la structure du pavillon de l'oreille.

La première opinion repose sur ce fait, qu'on observe parfois de véritables hématomes en tout semblables à ceux qui se rencontrent sur les aliénés, chez des personnes saines d'esprit. Jarjavay [1] a le premier fait connaître, sous le nom d'*hématocèles du pavillon*, des tumeurs sanguines développées à la partie supérieure de la conque chez les lutteurs et les boxeurs de profession. Dans ces cas, il est évident que la tumeur sanguine reconnaît pour cause les contusions et les froissements du pavillon de l'oreille; et j'ai dit ailleurs que la répétition de ces violences, jointe à la congestion habituelle de la face durant les efforts, avait pour effet de déterminer une sorte d'hypertrophie et de congestion chronique du pavillon. On conçoit dès lors que, dans ces conditions, une cause mécanique assez légère puisse produire un épanchement de sang.

En est-il de même pour l'othématome qu'on rencontre chez les aliénés ? Je

[1] *Anatomie chirurgicale*, t. I, p. 521.

pense qu'il existe, en effet, entre les deux variétés de tumeurs, de grandes analogies. De même que, chez les lutteurs, l'othématome exige pour se produire la préexistence d'altérations dans la structure du pavillon, altérations qui reconnaissent pour cause les froissements, les contusions, les tiraillements de l'organe; de même aussi, chez les aliénés, il paraît exister quelque lésion préalable des tissus qui forment le pavillon de l'oreille. Virchow (1) et L. Meyer (2) ont, en effet, constaté un état de ramollissement antérieur, une dégénérescence enchondromateuse et une hyperplasie du pavillon de l'oreille qui diminuent son élasticité et favorisent les déchirures et les extravasations sanguines. De plus, Hartmann (3) a montré qu'il se formait, sous l'influence du ramollissement du cartilage, des cavités kystiques, aplaties, de volume variable, situées dans l'épaisseur même du cartilage ou entre celui-ci et le périchondre, qui très vraisemblablement jouent un rôle dans la pathogénie de l'othématome, puisqu'il suffira d'un traumatisme léger pour amener un épanchement sanguin dans l'intérieur de ces cavités préformées.

Mais si le développement de ces lésions préexistantes s'explique très bien chez les lutteurs et doit être rapporté à la contusion chronique, on peut se demander s'il en est de même pour les aliénés, et si ces lésions sont dues à des violences exercées par eux-mêmes ou par les personnes qui les entourent? Il est assez difficile de résoudre la question, ou du moins elle me paraît susceptible de deux solutions. Dans quelques cas, il est permis de rester dans le doute relativement à l'action de violences extérieures, et l'on peut, à l'exemple de certains auteurs, admettre que l'hématome du pavillon s'est développé à la suite de froissements, de contusions de l'oreille. Mais, d'autre part, on possède des faits assez nombreux dans lesquels le traumatisme doit être absolument écarté. On est forcément amené à conclure que, dans ces derniers cas, les lésions anatomiques qui précèdent constamment la formation de l'hématome du pavillon de l'oreille se sont développées sous l'influence de la maladie cérébrale qui détermine sans doute des troubles dans la circulation et la nutrition du pavillon. Une observation curieuse faite jadis par Brown-Séquard vient à l'appui de cette opinion. Ce physiologiste, en effet, dans une communication à l'Académie de médecine, le 16 mars 1869, a remarqué que, sur deux cobayes porteurs de lésions des corps restiformes, on vit se développer des hémorrhagies sous la peau du pavillon de l'oreille, et je tiens du même auteur que, dans toutes ses expériences, il a constamment obtenu le même résultat. Dans certains cas même, la lésion des corps restiformes aurait déterminé la gangrène de l'oreille. Plus récemment, Mathias Duval, Laborde et Gellé (4) ont constaté, après la section de la partie la plus inférieure du plancher du 4e ventricule, l'apparition de troubles circulatoires et la production d'hémorrhagies non seulement dans le pavillon, mais encore dans l'oreille moyenne et même dans le labyrinthe. A ces lésions hémorrhagiques succédaient plus tard et très rapidement la suppuration et la destruction.

(1) *Traité des tumeurs*, trad. franç., t. I, p. 1521.
(2) *Die patholog. Gewebsveränderung der Ohrknorpels und deren Beziehungen zur Ohrblutgeschwulst. Virchow's Arch.*, 1865, Bd. XXXIII, p. 457.
(3) *Ueber Cystenbildung in der Ohrenmushel. Zeitschrift für Ohrenheilkunde*, t. XIX.
(4) Société de biologie, 1877-1878.

Ces observations intéressantes paraissent démontrer que les lésions de certaines parties des centres nerveux entraînent des troubles considérables dans la circulation et la nutrition du pavillon de l'oreille, et que, chez les individus atteints d'affections cérébrales, on peut voir se développer, en dehors de toute action mécanique, certaines altérations de structure du pavillon qui prédisposent aux extravasations du sang soit spontanément, soit sous l'influence d'une violence extérieure tout à fait insignifiante.

Symptomatologie. — L'hématome du pavillon a pour siège habituel la cavité de l'hélix. Quoique plus fréquent, en général, du côté gauche chez les aliénés, il peut siéger à droite et même occuper à la fois les deux oreilles.

Au début, on observe une tuméfaction générale de l'oreille qui devient en même temps rouge ou bleuâtre, luisante, chaude et douloureuse, ce qui indique un léger degré d'inflammation et explique comment, à une certaine époque, on a pu donner à la maladie le nom d'*érysipèle de l'oreille*.

Dès le premier jour, la tumeur proprement dite peut arriver à son développement complet, combler toute l'excavation de la conque et se mettre de niveau avec la bordure de l'hélix. Dans d'autres cas, la collection liquide, d'abord limitée à la fossette scaphoïdienne de l'anthélix, s'étend peu à peu et envahit la totalité du pavillon. Quel que soit son mode de développement, la tumeur présente une fluctuation manifeste, surtout à son centre; sur les parties périphériques, la fluctuation devient plus douteuse. Il n'est pas rare d'y percevoir quelquefois une légère crépitation.

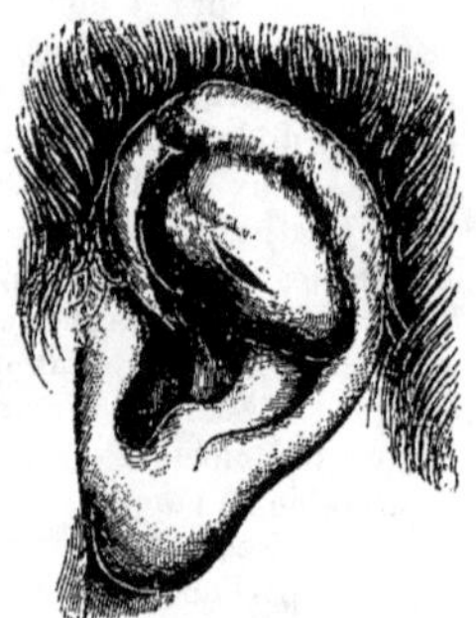

Fig. 245. — Hématome du pavillon de l'oreille.

Si l'on vient à ouvrir une semblable tumeur, on la trouve constituée en partie par une sérosité visqueuse, sanguinolente, inodore, en partie par du sang noir et coagulé. Les parois de la poche sont formées, d'une part, par le périchondre et la peau, d'autre part, par la surface externe du cartilage, qui présente des altérations particulières préexistantes. On y constate des points de ramollissement situés parallèlement à sa surface, et détachant ainsi des fragments cartilagineux qui adhèrent au périchondre.

L'othématome abandonné à lui-même peut suppurer, ce qui est le cas le plus rare. Quelquefois la tumeur s'ouvre spontanément, donne issue à un liquide séro-sanguinolent, puis finit par guérir sans suppuration. Le plus souvent le sang épanché subit un travail de résorption lente, les surfaces se recollent; mais, en raison des altérations de structure du cartilage, la guérison s'accompagne toujours de déformations caractéristiques du pavillon de l'oreille. Les parties molles, le périchondre en particulier, s'épaississent, et, à mesure que le recollement s'effectue, on voit se produire une rétraction de la cicatrice qui entraîne une sorte de ratatinement du pavillon dans sa hauteur et dans sa largeur.

Il peut se faire que l'épanchement ait lieu à la fois sur les deux faces du cartilage de l'oreille; celui-ci, privé de ses moyens du nutrition, se mortifie et s'élimine, et il en résulte une déformation telle que l'oreille devient méconnaissable. On trouvera dans le mémoire de Castelain une observation de cette forme rare d'othématome.

Le **traitement** de l'othématome est des plus simples et doit se borner à faciliter la résorption du sang par l'application de quelques compresses résolutives. Lorsque, cependant, la tumeur est très volumineuse, on peut abréger la durée de la maladie en pratiquant quelques ponctions, de manière à évacuer la plus grande quantité possible de liquide. Nous préférons ce traitement à celui qui consiste à fendre largement la tumeur et à la faire suppurer.

b. *Tumeurs érectiles.* — Quoique rares, les tumeurs érectiles de l'oreille ont été observées quelquefois soit sous forme de *tumeurs veineuses*, soit sous forme de *tumeurs artérielles.*

Les *tumeurs érectiles veineuses* se présentent plutôt comme des taches étendues et assez superficielles, constituant ainsi une difformité le plus souvent irrémédiable, et à laquelle on peut d'ailleurs appliquer les moyens qui ont été indiqués à l'occasion des tumeurs érectiles en général.

Quant aux *tumeurs érectiles artérielles*, tantôt elles sont nettement localisées en un point du pavillon de l'oreille, tantôt elles se compliquent d'une dilatation variqueuse des artères du voisinage, c'est-à-dire de varices artérielles du crâne.

Dans le premier cas, on peut attaquer la tumeur par l'un des procédés qui ont été décrits ailleurs, et, en raison de l'isolement du pavillon, l'ablation est particulièrement indiquée et a été pratiquée avec succès.

Lorsqu'il existe en même temps des varices artérielles du cuir chevelu, le traitement est beaucoup plus difficile, car on sait les incertitudes et les dangers de l'intervention chirurgicale dans ce cas. Cependant Colles, cité par Wilde, a pratiqué la ligature de l'artère auriculaire postérieure pour une tumeur érectile de l'oreille compliquée de varices artérielles, et, dans deux cas très graves, cités par les auteurs du *Compendium*, où il existait une dilatation de outes les artères auriculaires et où la tumeur était le siège d'hémorrhagies, on dut recourir à la ligature de la carotide primitive. Dans l'un de ces faits, dû au docteur Mussey, la ligature de la carotide primitive du côté malade n'ayant pas suffi pour arrêter les hémorrhagies, le chirurgien se décida, au bout de quelques semaines, à lier la carotide primitive de l'autre côté. Le malade guérit.

c. *Tumeurs fibreuses.* — Il est rare de rencontrer des tumeurs fibreuses dans la portion cartilagineuse du pavillon de l'oreille. Triquet (¹) a cependant observé une tumeur de cette nature, du volume d'une moitié d'œuf, implantée sur la paroi postérieure du pavillon qui se trouvait ainsi fortement repoussé en avant (fig. 246). L'ablation fut suivie d'une guérison rapide, et le pavillon reprit sa position normale.

(¹) *Traité pratique des maladies de l'oreille*, p. 147.

Sous le nom de *fibromes* ou de *tumeurs fibreuses du lobule de l'oreille*, on a décrit des excroissances arrondies et dures, quelquefois très volumineuses, qui se développent sur le trajet cicatriciel des boucles d'oreilles. Mais si, parmi ces tumeurs, les unes sont de véritables fibromes, d'autres semblent plutôt se rapporter à des chéloïdes cicatricielles. Dolbeau (1) a présenté à la Société de chirurgie deux observations de tumeurs du lobule de l'oreille, dont la première est un exemple de fibrome, tandis que la seconde se rattache plutôt à une chéloïde cicatricielle.

Les tumeurs fibreuses du lobule de l'oreille seraient très fréquentes chez les négresses, d'après O. Saint-Vel (2), et sembleraient se développer sous l'influence de l'irritation produite par d'énormes et lourdes boucles d'oreilles qui tiraillent et fendent même le lobule.

Ces tumeurs ont une évolution toujours très lente : elles mettent des mois et même des années à acquérir le volume d'un œuf de pigeon, d'une noix. Elles sont souvent multiples et affectent une symétrie parfaite de chaque côté. Leur

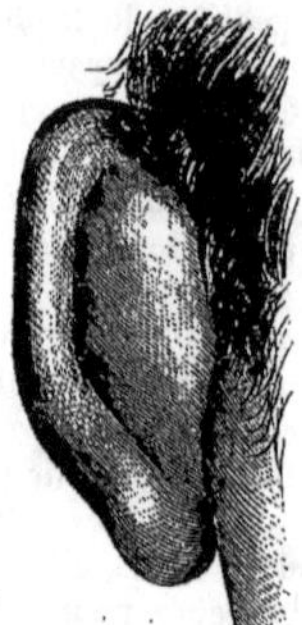

Fig. 246. — Tumeur fibreuse du pavillon de l'oreille. (Triquet.)

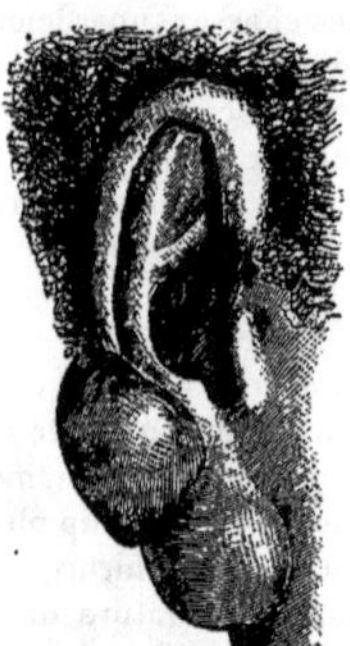

Fig. 247. — Tumeurs fibreuses du lobule de l'oreille.

diagnostic est facile ; toutefois, on a pu les confondre avec un kyste sébacé, affection très rare dont Moos (3), a rapporté une observation. La dureté de la tumeur ne laisserait aucun doute sur ce point, et d'ailleurs l'ablation convient dans les deux cas.

Le traitement consiste, en effet, à pratiquer l'excision de la tumeur, qu'il faut faire aussi complète que possible, dans la crainte des récidives. Celles-ci sont extrêmement fréquentes, et Saint-Vel a toujours vu chez les négresses ces tumeurs repulluler lentement sur place après une première et même une seconde ablation, ce qui laisse supposer qu'il s'agissait de chéloïdes, affection très fréquente de la race nègre.

d. *Tumeurs crétacées.* — On rencontre très souvent chez les goutteux des

(1) Société de chirurgie, 6 janvier et 24 février 1869.
(2) *Maladies des régions intertropicales*, p. 475.
(3) *Klinik der Ohrenkrankheiten*, p. 61.

dépôts d'acide urique dans le pavillon de l'oreille. D'après Garrod, qui a signalé le fait, la formation de ces dépôts serait, de tous les symptômes externes de la goutte, celui qui manquerait le moins souvent.

Ces concrétions, généralement multiples, occupent surtout le bord supérieur de l'hélix. Leur volume peut dépasser celui d'un pois. Habituellement indolentes, elles deviennent quelquefois le siège d'une irritation passagère au moment d'une attaque de goutte.

Si ces petites tumeurs devenaient gênantes par leur volume ou l'irritation qu'elles déterminent, il serait possible d'en débarrasser le malade par une excision.

c. *Cancer*. — Le cancer du pavillon de l'oreille paraît assez rare, si l'on s'en rapporte au silence gardé par les auteurs. Dans ces dernières années, cependant, l'attention a été attirée sur ce sujet par quelques faits publiés par Velpeau (1), Demarquay (2), Bouisson (3) (de Montpellier), Sédillot (4). Treillet (5), dans sa thèse, en a réuni 11 observations. C'est le plus ordinairement le cancroïde qu'on observe au pavillon de l'oreille; tantôt celui-ci est envahi par propagation d'une lésion de même nature siégeant dans le voisinage, comme la région parotidienne; tantôt la maladie se développe primitivement dans un point du pavillon.

Là, comme ailleurs, le cancroïde débute généralement sous forme de petites élevures verruqueuses, dures et résistantes, que le malade irrite avec l'ongle, et qui finissent par se ramollir et s'ulcérer, en détruisant plus ou moins rapidement tous les tissus du pavillon, y compris le fibro-cartilage.

Le professeur Bouisson a vu le cancroïde du pavillon succéder à un eczéma chronique de longue durée, accompagné de fissures nombreuses qui étaient devenues le point de départ d'ulcères à bords indurés et présentant tous les caractères du cancroïde.

La marche de la maladie paraît être quelquefois très rapide. Sédillot a cité un cas dans lequel la totalité du pavillon avait été détruite en moins de trois semaines; le conduit auditif allait être envahi, lorsque le chirurgien se hâta d'arrêter le mal en cautérisant à plusieurs reprises, avec le fer rouge, les parties ulcérées. J'ai observé à l'hôpital Beaujon un malade chez lequel un cancroïde développé sur le lobule avait détruit en quelques mois la totalité de l'oreille externe et les parties avoisinantes, en donnant naissance à un énorme ulcère dont le fond était formé par les os du crâne dénudés et nécrosés. L'articulation temporo-maxillaire était largement ouverte.

Peut-on rencontrer sur le pavillon de l'oreille d'autres variétés du cancer? Il est difficile de se prononcer à cet égard, en raison du petit nombre de faits connus.

La tumeur observée par Velpeau avait le volume d'une aveline; elle était consistante, charnue, ulcérée à la superficie, mobile sur les parties profondes.

(1) *Gaz. des hôp.*, 1864, n° 27.
(2) *Gaz. des hôp.*, 1869, n° 114.
(3) *De l'amputation du pavillon de l'oreille. Montpellier médical*, juillet et août 1869.
(4) Académie des sciences, 25 juillet 1869.
(5) Treillet, Thèse de Paris, 1882.

On l'avait déjà excisée, mais elle s'était rapidement reproduite. Velpeau diagnostiqua une tumeur cancéreuse contenant probablement du tissu fibro-plastique et des éléments de cancer encéphaloïde.

A quelle forme doit-on rapporter les tumeurs observées par le docteur Campbell [1], et qui, assez fréquentes parmi les habitants de la vallée de Nipal, se rencontreraient surtout chez les individus affectés de goitre? Le docteur Campbell a opéré deux de ces tumeurs; elles attiraient fortement le pavillon en bas, recouvraient le méat auditif et gênaient beaucoup l'audition. Elles étaient inégales, charnues, et leur tissu ressemblait à celui du sarcome.

Quelle que soit la nature de ces tumeurs, leur caractère de malignité étant reconnu, le chirurgien doit intervenir rapidement pour prévenir leur extension.

La cautérisation, l'excision, la ligature, peuvent être employées selon les cas. Bouisson a insisté sur le manuel opératoire de l'amputation partielle ou totale du pavillon de l'oreille, qu'il préfère, dans les cas de cancroïde, aux autres procédés de destruction.

ARTICLE III

VICES DE CONFORMATION ET DIFFORMITÉS DU PAVILLON DE L'OREILLE

Les difformités congénitales ou acquises du pavillon de l'oreille ne sont pas extrêmement rares. Les unes sont entièrement au-dessus des ressources de l'art; les autres, au contraire, sont susceptibles d'être corrigées et intéressent plus particulièrement le chirurgien.

a. Les *difformités par excès de développement*, qu'elles soient congénitales ou acquises, affectent tantôt la totalité, tantôt une partie seulement de l'organe.

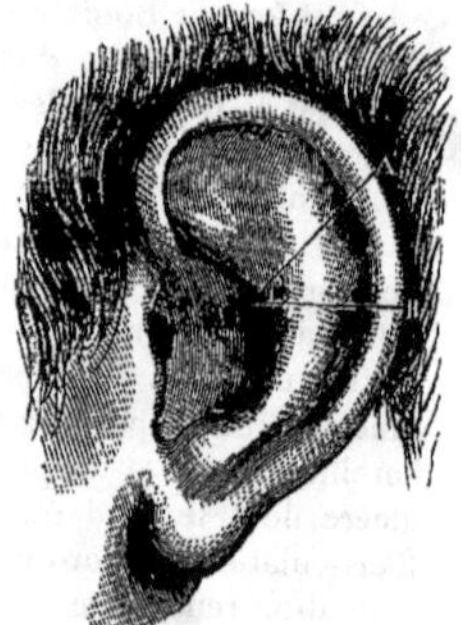

Fig. 248. — Opération dans un cas de difformité par excès de développement du pavillon. (Di Martino.)

On a signalé quelquefois un développement tellement exagéré du pavillon que cette anomalie constituait une difformité des plus choquantes. D'après un fait rapporté par le docteur di Martino [2], il semble que l'art puisse intervenir avec succès. Dans ce cas, en effet (fig. 248), le chirurgien enleva à la partie postérieure du pavillon un lambeau triangulaire, puis réunit par la suture les incisions A et B, et corrigea la difformité.

L'excision conviendrait parfaitement s'il s'agissait du développement excessif d'une partie du pavillon. L'anomalie porte alors plus généralement sur le lobule qui peut offrir une longueur démesurée. Boyer ayant eu à traiter un jeune homme chez qui le lobule, anormalement développé, se portait sur la

[1] Cité par Demarquay (*Gaz. des hôp.*, 1869, n° 114).
[2] Triquet, *Maladies des oreilles*, p. 140.

joue d'une manière désagréable, en fit l'excision avec les ciseaux et détruisit la difformité.

b. Les *difformités par défaut* sont plus communes que les précédentes.

L'absence congénitale du pavillon de l'oreille a été quelquefois observée. Lorsqu'elle ne coïncide pas avec d'autres vices de conformation de l'organe de l'ouïe, il ne paraît pas en résulter une grande gêne dans l'exercice de la fonction auditive. Il en est de même de la destruction totale du pavillon à la suite de brûlures, de plaies, de gangrènes. Dans l'un et l'autre cas, la difformité doit être regardée comme incurable, et peut seulement être masquée par certains appareils prothétiques, qui remplacent le pavillon absent.

Mais si la perte de substance n'atteint qu'une partie du pavillon, quels que soient la cause et le siège de la difformité, on peut espérer quelquefois corriger celle-ci par une opération autoplastique, en empruntant un lambeau de forme et de dimensions convenables, sur la tempe, la région mastoïdienne. Le lambeau disséqué est ensuite fixé au niveau de la perte de substance préalablement avivée; puis, lorsque la réunion est opérée, on sépare le lambeau resté adhérent au crâne. Quoique cette opération ait été conseillée par Dieffenbach, je pense qu'elle est rarement appelée à fournir de bons résultats.

c. *Les difformités par altérations de forme de la conque* sont extrêmement fréquentes. La plupart ne constituent que des variétés individuelles sans importance. Je signalerai une disposition vicieuse du tragus et de l'antitragus qui sont accolés l'un à l'autre et ferment hermétiquement le méat auditif, de manière à gêner l'entrée des ondes sonores. L'excision de l'une ou de l'autre de ces parties, ou même des deux à la fois, a été conseillée par Boyer. A défaut d'opération, on pourrait obvier à la gêne de l'audition en maintenant l'ouverture du méat dilatée par le moyen d'un petit tube introduit dans le conduit.

d. Les *difformités par adhérences vicieuses* du pavillon avec les parties latérales du crâne, que l'on observe quelquefois à la suite de plaies, de brûlures mal soignées, peuvent être corrigées par la division de ces adhérences que l'on empêcherait de se reproduire, soit en surveillant attentivement la cicatrisation, soit en interposant un lambeau autoplastique sur la surface saignante du crâne.

e. Parmi les vices de conformation du pavillon, il faut signaler l'existence de *fistules congénitales* dont Betz [1] (de Heilbronn) a rapporté un exemple. Chez une petite fille de dix ans, il existait sur le lobule de l'oreille gauche une ouverture fistuleuse qui conduisait dans un trajet de 2 millimètres de long, horizontalement dirigé en arrière du cartilage de la conque, entre celui-ci et la peau, et se terminant en cul-de-sac. Les parois étaient indurées, en sorte qu'à travers la peau on sentait un cordon de l'épaisseur d'une aiguille. L'ouverture fistuleuse était habituellement recouverte par une croûte.

Betz considère avec raison cette anomalie comme résultant d'un trouble dans l'occlusion de la première branchie qui se ferme à la partie moyenne et

[1] *Schmidt's Jahrbücher*, 1864, t. CXXI, p. 344.

forme ainsi deux ouvertures, dont la supérieure donne naissance au conduit auditif externe et dont l'inférieure disparaît bientôt. La persistance de cette dernière serait l'origine de la fistule.

II

MALADIES DU CONDUIT AUDITIF EXTERNE

ARTICLE PREMIER

LÉSIONS TRAUMATIQUES DU CONDUIT AUDITIF EXTERNE

1° PLAIES — FRACTURES

Il est rare qu'un corps vulnérant agissant sur la région de l'oreille ou pénétrant dans le conduit auditif externe borne là son action et ne produise pas des lésions complexes, qui s'étendent souvent jusqu'à la base du crâne. Quelquefois, cependant, l'introduction maladroite du spéculum, ou d'instruments divers destinés à l'extraction des corps étrangers, détermine sur la peau du conduit auditif des solutions de continuité qui peuvent donner lieu à un écoulement de sang et devenir l'origine d'une otite externe.

Si l'on veut bien se rappeler les rapports intimes qui existent entre le conduit auditif osseux et le condyle du maxillaire inférieur, on comprendra qu'une violence extérieure agissant de bas en haut sur ce dernier os, comme dans une chute sur le menton, puisse déterminer une fracture de la paroi antérieure du conduit auditif.

L'amincissement considérable de cette paroi qu'il n'est pas très rare d'observer, et qui peut être porté au point qu'elle devienne transparente, constitue une prédisposition à ce genre de lésion dont Morvan [1], Voltolini [2], Sonrier [3], ont rapporté quelques exemples. Dans deux de ces cas, l'autopsie permit de constater que la fracture de la cavité glénoïde se propageait sous forme de fissure à la base du crâne.

La fracture simple du conduit auditif osseux semble avoir été généralement méconnue ou confondue avec la fracture du rocher. On observe, en effet, dans l'un et l'autre cas, une hémorrhagie par l'oreille, et des symptômes de commotion cérébrale. Cependant, il me paraît souvent possible d'établir le diagnostic par l'examen attentif des signes locaux.

La douleur limitée à la partie antérieure du conduit auditif, en avant du tragus, douleur qui augmente considérablement par la pression et par les mouvements de la mâchoire; l'existence d'une déchirure de la peau au niveau de la paroi antérieure du canal, ou comme dans un cas observé par Sonrier, l'apparition d'une tumeur en ce point, l'intégrité de la membrane du tympan;

(1) *Archives génér. de méd.*, décembre 1856.
(2) *Archives de Virchow*, t. XVIII, p. 49.
(3) *Gaz. des hôp.*, 1869, n° 120.

enfin, la conservation de l'ouïe, sont des signes qui appartiennent en propre à la fracture du conduit auditif osseux et qui peuvent servir à la faire reconnaître. Toutefois, comme il n'est pas impossible que cette lésion soit compliquée d'une fissure étendue à la base du crâne, il sera prudent, dans le cas où la violence aura été très considérable et où les phénomènes cérébraux seront très marqués, de réserver le pronostic et de se comporter comme si l'on avait affaire à une fracture de la base du crâne.

2° CORPS ÉTRANGERS

Parmi les corps étrangers de l'oreille, les uns sont introduits accidentellement, les autres se forment sur place et résultent d'un trouble dans la sécrétion normale des glandes du conduit. Il sera bientôt question de ces derniers; pour le moment, nous nous occuperons seulement des corps étrangers venus de l'extérieur.

Ceux-ci sont extrêmement variables dans leur nature, leur forme, leurs dimensions. On peut d'abord les diviser en deux classes, selon qu'il s'agit de corps vivants ou inanimés.

On voit, en effet, quelquefois des insectes pénétrer dans le conduit auditif externe, et déterminer des accidents très graves. Dans le plus grand nombre des cas, cet accident s'observe chez des individus atteints depuis longtemps de suppuration de l'oreille, et le plus souvent il s'agit de larves de mouches qui se sont développées dans l'intérieur du conduit après avoir été déposées à l'état d'œufs, au voisinage de son orifice externe. Dans d'autres cas, on a vu des perce-oreilles, des grillons, des punaises, des puces, etc., s'insinuer, pendant le sommeil, dans le conduit auditif, où ils séjournent, retenus probablement par la viscosité du cérumen.

Les corps étrangers inanimés se rencontrent surtout chez les enfants qui se font un jeu de s'introduire dans l'oreille des cailloux, des perles, des graines, etc. La liste serait beaucoup trop longue s'il fallait énumérer tous les corps étrangers que l'on a pu observer. Toutefois, il est utile d'en établir un certain nombre de classes, au point de vue des accidents qu'ils sont susceptibles de déterminer et des moyens qui conviennent à leur extraction.

Sans parler des liquides qu'il est toujours facile de faire sortir en inclinant la tête et en tirant le pavillon en haut et en arrière, on doit distinguer, parmi les corps étrangers ceux qui sont mous et sans consistance, comme des boulettes de mie de pain, de papier; ceux qui sont durs, comme les cailloux, les grains de plomb, etc.; ceux qui sont susceptibles de se briser, comme les perles de verre; ceux qui, par imbibition, peuvent se gonfler et augmenter de volume, comme les pois, les haricots, etc. Enfin, il faut encore établir une distinction entre les corps à surface lisse et unie et ceux qui offrent des aspérités, des pointes, capables de s'implanter dans les parois du conduit, de déchirer la membrane du tympan et de causer par leur présence une irritation plus ou moins vive; tels sont : les fragments de bois, de verre, les épis de blé, etc.

Symptomatologie. — Les accidents déterminés par la présence d'un corps étranger dans l'oreille sont excessivement variables.

Quelquefois les corps étrangers restent un temps fort long sans produire d'autre trouble qu'une surdité légère, accompagnée ou non de faibles bourdonnements; si bien que, lorsque le malade a perdu le souvenir de l'introduction du corps étranger, on est tenté d'attribuer la surdité et les bourdonnements à une affection spontanée de l'oreille. Cela s'observe assez fréquemment chez les individus qui ont coutume de porter du coton dans les oreilles, et qui oubliant qu'ils ne l'ont pas enlevé, en introduisent une nouvelle quantité par-dessus la première; celle-ci se trouve tassée et refoulée dans la profondeur du conduit, où elle s'imbibe peu à peu de cérumen, et finit par constituer une masse très adhérente et demi-solide.

Mais, il faut bien l'avouer, les corps étrangers introduits accidentellement dans l'oreille déterminent presque constamment des accidents plus ou moins graves, et qui parfois même peuvent devenir mortels.

Les accidents les plus fréquents sont ceux de l'otite aiguë, caractérisée par les douleurs vives, le gonflement et la rougeur du conduit, les écoulements de sang et de pus. Cette otite traumatique peut offrir une intensité variable; mais, comme elle est entretenue par une cause permanente, elle tend à persister et peut donner lieu aux diverses complications que nous mentionnerons plus tard, à l'occasion de l'otite externe.

La membrane du tympan, si elle était restée intacte, ne tarde pas à s'enflammer, à s'ulcérer et à se perforer; la caisse s'enflamme à son tour, suppure, et l'on peut voir survenir tous les accidents cérébraux (méningite, abcès) qui sont parfois la triste conséquence des otorrhées persistantes.

Les corps étrangers peuvent encore déterminer, sous une forme plus chronique, des troubles généraux graves, et qui, dans bien des cas, ont donné lieu à de regrettables méprises.

Certains malades, ignorant la présence d'un corps étranger, et se plaignant de surdité, avec bourdonnements, vertiges, céphalalgie, ont été considérés, faute d'une exploration convenable, comme atteints d'une affection cérébrale, et traités par les sangsues, les vésicatoires, les purgatifs, etc.

Dans d'autres cas, les malades étaient tourmentés par une toux violente, rebelle à tous les traitements, et qui cessa seulement lorsqu'on eut retiré du conduit un corps étranger.

Chez d'autres, également porteurs de corps étrangers, on a observé des vomissements violents, accompagnés ou non d'autres phénomènes nerveux, et qui n'ont cédé qu'à l'extraction de la cause.

Dans un fait rapporté par Itard [1], il y avait une salivation très abondante, s'élevant à 2 pintes 1/2 dans les vingt-quatre heures, et qui disparut rapidement après l'extraction d'un morceau de laine introduit autrefois dans le conduit auditif.

Ces divers accidents, qui appartiennent pour la plupart à l'ordre des phénomènes nerveux réflexes, s'expliquent très facilement par la distribution des nerfs dans l'appareil auditif.

[1] *Loc. cit.*, t. I, p. 344.

Aux troubles d'origine réflexe que peut déterminer la présence d'un corps étranger dans le conduit, il faut joindre encore les convulsions et les paralysies étendues qu'on a quelquefois observées dans ces conditions. Ainsi Boyer mentionne un cas d'épilepsie compliquée d'atrophie d'un bras et d'anesthésie d'une moitié du corps chez une jeune fille, guérie par l'extraction d'une boule de verre dont la présence était restée ignorée pendant huit ans; Wilde [1] rapporte aussi un fait d'épilepsie avec surdité dépendant de la présence dans l'oreille d'un corps étranger et qui guérit par l'extraction.

Ces faits, assurément rares, n'ont rien d'inexplicable; car on admet aujourd'hui sans contestation que l'épilepsie est une maladie convulsive résultant parfois d'une irritation des nerfs sensitifs périphériques.

Quant à d'autres symptômes, tels que les bourdonnements, la céphalalgie, les étourdissements, les vertiges, ils doivent être rapportés, comme Toynbee l'a dit le premier, à la pression exercée par le corps étranger sur la membrane du tympan, pression qui se transmet par l'intermédiaire de celle-ci à toute la chaîne des osselets, produit un enfoncement de la base de l'étrier dans la fenêtre ovale, et détermine en définitive un trouble dans l'équilibre normal du liquide labyrinthique. Or, on sait, depuis les expériences de Flourens, que l'irritation traumatique du labyrinthe donne lieu à des phénomènes singuliers qui se traduisent par l'incoordination des mouvements. Je reviendrai d'ailleurs sur ce sujet en traitant des affections de l'oreille interne.

Diagnostic. — La présence d'un corps étranger ne peut être reconnue que par l'examen de l'oreille, et l'on doit même conclure de l'ensemble des faits précédents que cet examen est de rigueur, dans un grand nombre de cas où il existe des troubles nerveux sans qu'il y ait lieu de supposer qu'un corps a été introduit dans l'oreille.

L'inspection du conduit auditif, pratiquée selon les règles qui ont été indiquées, est encore indispensable à un autre point de vue. Il arrive, en effet, assez souvent que certains malades affirment la présence d'un corps étranger qui n'existe pas ou qui est sorti de lui-même, et, dans ce cas, on serait exposé à faire des manœuvres d'extraction qui n'auraient d'autre effet que de produire des lésions du conduit et de la membrane du tympan ou d'augmenter celles qui existaient déjà. Je me souviens d'avoir vu un chirurgien s'obstinant à chercher à l'aveugle un corps étranger qui était certainement sorti de lui-même, déchirer la membrane du tympan, saisir le promontoire avec une pince et s'efforcer de l'extraire. Avant donc de faire une tentative quelconque, on devra s'assurer, par un examen convenable, de la présence, du siège et de la nature du corps étranger, les renseignements fournis par la vue seront contrôlés par une exploration des plus prudentes avec un stylet que l'on introduira doucement dans le spéculum et que l'œil guidera autant que la main.

Traitement. — On ne saurait trop fortement appeler l'attention des jeunes chirurgiens sur la prudence qu'ils doivent apporter dans les tentatives d'extraction des corps étrangers de l'oreille. Il est fâcheux de dire que, dans bien des cas, l'intervention chirurgicale a été plus nuisible au malade que la présence

(1) *Aural Surgery*, p. 326.

même du corps étranger. Cela tient à ce que les tentatives d'extraction se font, en général, sans prendre la précaution indispensable de découvrir le corps étranger à l'aide du spéculum et d'un éclairage convenable. Il faut aussi accuser l'emploi d'instruments grossiers, tels que curettes ou pinces, qu'on introduit à l'aveugle et qui n'ont ordinairement d'autre résultat que d'enfoncer plus profondément le corps qu'on veut extraire, et de le projeter dans la caisse après déchirure de la membrane du tympan.

Lors donc qu'on suppose la présence d'un corps étranger de l'oreille, la première indication sera de s'assurer du diagnostic par l'examen direct au moyen du spéculum.

Ce premier point acquis, avant de tenter aucune manœuvre avec un instrument, on devra avoir recours à un moyen qui réussit dans l'immense majorité des cas, et qui d'ailleurs présente l'avantage d'être inoffensif, s'il reste impuissant.

Ce moyen consiste en injections d'eau tiède poussées avec force dans le conduit auditif à l'aide d'une grosse seringue. On peut, pour cette injection, laisser le spéculum en place, mais, une fois la présence du corps reconnue, il est préférable d'enlever le spéculum, puis de pratiquer l'injection après avoir redressé la courbure normale du conduit en tirant fortement le pavillon en haut et en arrière. Il est quelquefois nécessaire de renouveler plusieurs fois ces injections pour déterminer la sortie du corps, mais presque toujours ce moyen finit par réussir : le liquide, lancé avec force, pénétrant entre le corps étranger et les parois, parvient à l'ébranler et l'entraîne dans le courant.

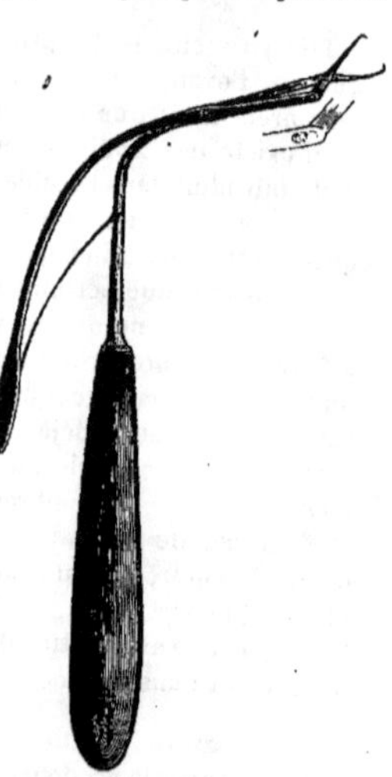
FIG. 249. — Pince à extraire les corps étrangers.

Toutefois, il faut bien savoir que, dans certaines circonstances, les injections restent tout à fait impuissantes. C'est principalement lorsqu'il s'agit de ces corps susceptibles de se gonfler par imbibition, et qui, au bout d'un certain temps, remplissent exactement le conduit et y sont solidement enclavés. Les injections restent souvent encore sans effet dans les cas où le corps étranger, ayant subi des tentatives d'extraction, a été refoulé jusque dans la caisse, après destruction de la membrane du tympan.

La conduite du chirurgien doit alors se régler sur les accidents déterminés par la présence du corps étranger, et sur le plus ou moins de facilités qu'on peut éprouver à l'atteindre. Si les accidents sont presque nuls, et si néanmoins le corps étranger par son siège peu profond, par sa forme, sa consistance, se prête à une extraction facile, enfin si l'on est sûr de ne pas produire, en tentant l'extraction, des désordres plus graves que ceux qui existent déjà, il est évident qu'il faut faire ces tentatives. Le meilleur instrument est une pince délicate, munie de griffes très petites, qu'on introduit dans le spéculum et qu'on dirige avec la vue jusque sur le corps étranger. Je me suis très bien trouvé de l'emploi d'une pince faite sur le modèle de celle qui est représentée figure 249. Quelquefois un crochet très mince permet d'accrocher ce corps, de l'ébranler et de déterminer son déplacement. Une épingle, dont la fine extrémité est légèrement recourbée, et qu'on fixe dans une pince à pression, remplit parfaitement cet office.

Si, les accidents étant nuls, l'extraction du corps étranger à l'aide d'instruments paraît de nature à déterminer des désordres, il est préférable d'attendre et d'insister sur les moyens inoffensifs, et, en particulier, sur les injections. Le plus souvent, en effet, le corps étranger finit par être déplacé et sort avec le liquide.

Les accidents, au contraire, sont-ils très intenses? Il faut à tout prix débarrasser le malade. Dans ces cas, il est quelquefois nécessaire d'avoir recours au chloroforme, surtout s'il s'agit d'un enfant, afin de faciliter l'application des instruments et leur manœuvre.

C'est pour ces cas pressants, dans lesquels la vie du malade est quelquefois en danger, qu'on a proposé une opération jadis conseillée par Paul d'Égine, et qui consiste à pratiquer une incision semi-lunaire derrière le pavillon de l'oreille pour pénétrer dans le conduit auditif derrière le corps étranger. Troltsch propose avec raison, dans le cas où l'on se déciderait à avoir recours à cette opération, de pénétrer dans le conduit auditif, non en arrière, comme par le procédé de Paul d'Égine, mais en haut, où il est très facile, surtout chez les enfants, de détacher le conduit auditif de la portion écailleuse du temporal.

Quoique n'ayant jamais eu l'occasion de pratiquer cette opération, je serais tout disposé à l'accepter en principe, car elle ne mérite pas les reproches dont elle a été l'objet de la part de Malgaigne, et, dans des cas où la vie des malades est en danger, elle peut permettre de faire disparaître la cause des accidents.

ARTICLE II

LÉSIONS VITALES ET ORGANIQUES DU CONDUIT AUDITIF EXTERNE

1° TROUBLES DE LA SÉCRÉTION — CONCRÉTIONS CÉRUMINEUSES

La sécrétion des glandes cérumineuses présente de nombreuses variations individuelles, et, chez le même individu, il n'est pas rare de voir le cérumen offrir de notables différences sans qu'il soit possible d'en découvrir la cause.

La diminution de la sécrétion du cérumen est très souvent liée à l'existence d'une maladie chronique de l'oreille moyenne, et un grand nombre de sujets atteints de surdité signalent, comme un phénomène qui les a frappés, la sécheresse anormale du conduit auditif. On s'est longtemps mépris sur la valeur de ce symptôme, et l'on a cru que le défaut de sécrétion du conduit était la cause de la surdité. Il n'en est rien, et l'on doit admettre que la sécheresse anormale du conduit coexistant avec une diminution de l'ouïe n'est qu'un épiphénomène, une sorte de trouble sympathique reconnaissant pour cause une lésion profonde de l'oreille. On ne saurait nier aujourd'hui les sympathies qui unissent entre elles les différentes parties de l'organe de l'ouïe, et il suffit de rappeler, pour comprendre celle que nous signalons, que le ganglion otique fournit des rameaux aux différentes régions de l'oreille et notamment à la muqueuse de la caisse et à la peau du conduit auditif.

Il est fréquent d'observer un état opposé au précédent : l'accumulation du cérumen qui finit par obstruer le conduit auditif externe. Cet état peut reconnaître pour cause, soit une augmentation de la sécrétion normale, soit une altération des produits sécrétés, soit enfin un obstacle à l'élimination de ces produits. J'ajouterai que ces trois ordres de causes se trouvent souvent réunis chez le même sujet.

Chez certains individus, à peau grasse et luisante, dont les sécrétions cutanées sont très actives, la production du cérumen est aussi très abondante et souvent exagérée. Le défaut des soins de propreté peut alors suffire à expliquer l'accumulation lente du cérumen. Dans d'autres cas, une irritation pathologique, telle que l'hypérémie répétée de la peau, à la suite d'éruptions furonculeuses, d'érythème, d'eczéma du conduit, est cause de l'hypersécrétion du cérumen.

Il faut encore noter, comme susceptible de déterminer une augmentation dans la sécrétion normale du conduit, l'irritation sympathique résultant d'une affection chronique du pharynx, des trompes ou même de l'oreille moyenne. Je ne saurais dire si c'est en augmentant ou en altérant la sécrétion normale que cette action sympathique se manifeste, mais il est certain que très fréquemment l'accumulation du cérumen dans l'oreille s'observe chez des individus atteints d'angine glanduleuse, de catarrhe chronique de la trompe ou de la caisse.

Sous l'influence de causes qu'on ignore encore à peu près complètement, le cérumen peut subir dans sa composition diverses modifications qui, en altérant sa consistance, expliquent jusqu'à un certain point son défaut d'élimination et son accumulation lente dans le conduit auditif. Pétrequin a communiqué à l'Académie des sciences ([1]) le résultat de ses recherches sur la composition du cérumen. Suivant cet auteur, le cérumen renferme : 1° environ un dixième d'eau ; 2° un corps gras formé d'oléine et de stéarine ; 3° un savon de potasse soluble dans l'eau et dans l'alcool, insoluble dans l'éther à froid ; 4° un savon de potasse insoluble dans l'alcool, soluble dans l'eau ; ce dernier savon est formé de deux substances particulières également solubles dans l'eau, et l'une d'elles seulement est soluble dans l'alcool ; 5° une matière insoluble dans l'éther, l'alcool et l'eau, sèche, et renfermant de la potasse, un peu de chaux et des traces de soude.

Or, d'après le même auteur, on observe dans la proportion de ces éléments constituants du cérumen diverses modifications. C'est d'abord la diminution de moitié de la matière soluble dans l'alcool, matière qui a la propriété de conserver presque indéfiniment une certaine viscosité ; c'est ensuite, d'une

([1]) Séances du 19 janvier et du 8 novembre 1867.

part, le chiffre plus élevé de la matière soluble dans l'eau, ce qui rend la matière plus susceptible de se durcir par dessiccation, et, d'autre part, la prédominance de la matière insoluble et sèche, ce qui donne au cérumen une plus grande consistance.

Les conditions que nous venons d'énumérer, à savoir l'abondance ou même l'exagération de la sécrétion normale, et l'altération du produit sécrété, suffisent à expliquer comment il peut se faire, en dépit des soins de propreté, une accumulation lente, aboutissant en définitive à l'oblitération complète du conduit.

Enfin, Wreden [1] a décrit, sous le nom de *kératose obturante*, une affection particulière du conduit auditif externe et de la membrane du tympan caractérisée par une desquamation considérable des couches épidermiques et déterminant la formation de bouchons, plus ou moins volumineux, qui occupent plus particulièrement les parties profondes du canal et qui adhèrent très fortement à ses parois. Hartmann [2] désigne cette même affection sous le nom d'*otite externe desquamative.*

Il n'est pas rare d'observer une dernière condition anatomique qui vient joindre son effet à l'une ou à l'autre des causes précédemment indiquées. Je veux parler d'une étroitesse anormale ou d'une courbure très prononcée du conduit, qui, d'une part, s'oppose à l'écoulement des produits sécrétés et, d'autre part, apporte un obstacle au nettoyage de l'oreille. J'ai constaté l'existence de cette disposition chez un assez grand nombre d'individus atteints de concrétions cérumineuses. Les rétrécisssments pathologiques du conduit agissent, d'ailleurs, de la même façon.

Anatomie pathologique. — La composition des concrétions cérumineuses est variable, et les différences qu'on observe à cet égard dépendent vraisemblablement de la part plus ou moins active que prennent à leur formation les divers organes sécréteurs du conduit auditif. On sait, en effet, que la sécrétion du conduit auditif, connue sous le nom de cérumen, ne se compose pas exclusivement du produit des glandes cérumineuses, mais encore d'un liquide fourni par les glandes sébacées, de l'exfoliation épidermique, et de poils détachés. Or, suivant que l'un ou l'autre de ces éléments prédomine, les bouchons cérumineux offrent des caractères particuliers; tantôt ils présentent une coloration légèrement jaunâtre ou brunâtre, et sont composés de lamelles épidermiques enroulées en spirale, mélangées à quelques poils et à une très faible quantité de matières sébacées et cérumineuses, comme dans l'*otite desquamative;* quelquefois même la surface de ces bouchons offre une couleur blanchâtre, due à la présence entre les lamelles épidermiques d'une grande quantité de cholestérine. Tantôt les bouchons cérumineux sont amorphes, d'un brun foncé, noirâtres, composés essentiellement de matières sébacées et cérumineuses; on constate seulement à leur périphérie quelques lamelles épidermiques. On trouve souvent aussi, mélangés à la masse, de petits corps étrangers venus de l'extérieur.

(1) *Archiv für Augen- und Ohrenheilkunde*, t. III, p. 91.
(2) *Maladies de l'oreille*, p. 109.

Enfin, suivant que l'origine des concrétions cérumineuses remonte à un temps plus ou moins éloigné, ou suivant que leur formation dépend d'une altération dans la composition chimique du produit sécrété, ainsi que cela paraît résulter des recherches de Pétrequin, on observe des différences marquées dans la consistance de ces masses. Les unes peuvent acquérir une dureté extrême et résonnent comme des pierres lorsqu'on les percute avec le stylet; on les rencontre surtout chez les vieillards. Les autres sont mollasses, d'une consistance analogue à celle de la cire, du mastic, ou bien, comme chez les enfants, elles ressemblent à du miel.

La présence de bouchons cérumineux dans le conduit auditif externe est loin d'être inoffensive. Indépendamment des troubles fonctionnels qui en résultent et qui dépendent d'un obstacle mécanique à l'introduction des ondes sonores, les bouchons cérumineux peuvent occasionner des lésions anatomiques graves, non-seulement du côté du conduit auditif, mais encore du côté de la membrane du tympan et de la caisse.

Toynbee le premier a rapporté des cas dans lesquels la pression prolongée de masses cérumineuses endurcies avait déterminé une dilatation considérable du conduit auditif osseux, pouvant aller même jusqu'à la résorption complète de ses parois antérieure, supérieure ou postérieure; sur une de ses pièces, une masse de cérumen était couchée au milieu des cellules mastoïdiennes après avoir passé à travers une perforation de la paroi postérieure du conduit. Quelquefois aussi, les concrétions cérumineuses exercent leur influence fâcheuse sur la membrane du tympan, qu'on trouve épaissie, enflammée, perforée, et dans ce dernier cas, la masse cérumineuse s'avance jusque dans la caisse.

Symptomatologie. — Les malades affectés de concrétions cérumineuses peuvent n'accuser pour tout symptôme qu'une surdité plus ou moins marquée, depuis le simple affaiblissement de l'ouïe jusqu'à une surdité telle que la montre n'est entendue qu'au contact de l'oreille. En général, comme l'accumulation se fait graduellement et lentement, les malades indiquent que la surdité a débuté insidieusement et que ses progrès ont été lents.

Toutefois il n'en est pas toujours ainsi, et l'on peut voir se déclarer brusquement ou presque brusquement une surdité dépendant uniquement de la présence d'un bouchon cérumineux.

Ce fait, en apparence singulier, s'explique très aisément. Les concrétions cérumineuses ne déterminent la surdité que lorsqu'elles ont obstrué complètement la lumière du conduit. Chez un grand nombre d'individus qui ne présentent qu'une diminution de l'ouïe à peine appréciable, on trouve le conduit auditif presque complètement rempli par une accumulation de cérumen, laissant entre la masse et les parois du conduit une légère fente pour le passage des ondes sonores. On comprend que, dans ces conditions, il suffise d'une cause mécanique accidentelle, comme un coup, l'action du cure-oreille, du doigt, pour déplacer le bouchon cérumineux et produire l'oblitération complète du canal. L'introduction d'une petite quantité de liquide ou même l'humidité de l'air peut agir dans le même sens en provoquant le gonflement du bouchon cérumineux.

Indépendamment de la surdité, qui est constante, les bouchons cérumineux déterminent souvent une série de symptômes plus ou moins graves, qui peuvent parfois induire le médecin en erreur et lui faire croire à l'existence d'une affection cérébrale. Les malades se plaignent d'une sensation de plénitude dans l'oreille et dans toute la tête, quelquefois de douleurs vives et intermittentes; souvent ils sont tourmentés par des bourdonnements; enfin il n'est pas rare de les voir atteints d'étourdissements, de vertiges, de vomissements. Nous avons dit, en parlant des corps étrangers, que ces derniers symptômes doivent être attribués à la pression anormale exercée sur la membrane du tympan et se transmettant par la chaîne des osselets au liquide du labyrinthe.

Il est fréquent d'observer, sous l'influence de causes diverses, de notables variations dans l'état des malades affectés de bouchons cérumineux. La surdité, les bourdonnements, les vertiges, s'accusent dans certains mouvements du corps, après l'introduction d'une petite quantité d'eau dans l'oreille ou par les temps humides; ces variations dépendent du déplacement ou du gonflement du bouchon cérumineux.

Diagnostic. — Il est toujours facile, par l'examen direct à l'aide du spéculum, de reconnaître la présence des bouchons cérumineux. On pourrait tout au plus les confondre avec certains amas de pus desséché, ou avec des masses de parasites dont Wreden a signalé la fréquence. Il faut encore savoir que souvent ces concrétions cérumineuses ont pour noyau un petit corps étranger et plus spécialement une boulette de coton.

Si l'on se rappelle les accidents singuliers déterminés parfois par la présence de bouchons cérumineux, tels que : pesanteur de tête, vertiges, étourdissements, vomissements, on comprend que des médecins, frappés de ces symptômes et négligeant l'examen de l'oreille, aient pu croire à une affection cérébrale et instituer un traitement en conséquence. Ces erreurs grossières, qui ont été plusieurs fois commises, seraient évitées par un examen du conduit auditif.

Pronostic. — On est trop souvent tenté, lorsqu'on a constaté la présence d'une concrétion cérumineuse, de porter un pronostic favorable et de promettre la guérison complète aussitôt le corps étranger enlevé. Or, nous avons dit qu'il n'était pas rare que ces concrétions fussent symptomatiques d'une affection plus profonde de l'oreille moyenne, et l'on sait, d'autre part, que la présence prolongée de ces masses peut déterminer des lésions secondaires du conduit auditif osseux, de la membrane du tympan et même de la caisse.

On devra donc, d'une manière générale, se montrer assez réservé sur le pronostic, et cette réserve se trouve justifiée par le résultat des statistiques fournies par Toynbee. Sur 165 cas dans lesquels on a fait l'extraction d'un bouchon cérumineux, la guérison radicale n'a été obtenue que 60 fois; dans 43 cas il y eut une amélioration marquée; dans 62 cas une amélioration légère ou nulle.

Tout en prescrivant cette réserve dans le pronostic, je pense, cependant, qu'il est possible d'acquérir quelques données sur le résultat probable de l'extraction du bouchon cérumineux. On devra s'adresser pour cela à l'exploration à l'aide de la montre ou mieux du diapason appliqué sur les os du crâne. Si le son est mieux perçu du côté bouché, ou si, les deux oreilles étant inégalement bouchées, le son est mieux perçu du côté où l'obstruction est plus complète, on peut supposer que l'ablation du corps étranger sera suivie de guérison ou au moins d'amélioration. Si, au contraire, les vibrations du diapason appliqué sur le milieu du crâne sont mieux perçues par l'oreille saine que par celle qui est bouchée, ou si celle-ci ne perçoit pas mieux que celle qui est saine, on peut affirmer qu'il existe une complication profonde et que l'ablation du bouchon cérumineux ne sera suivie d'aucune amélioration.

Traitement. — De même que pour l'extraction des corps étrangers venus du dehors, je ne saurais trop insister sur les ménagements à apporter dans l'ablation des bouchons cérumineux. On doit proscrire, d'une manière presque complète, l'usage des instruments, et l'on doit avoir uniquement recours aux injections tièdes et poussées avec force contre les parois du conduit. Souvent il est nécessaire, lorsque l'on a affaire à des concrétions dures et comme pierreuses, de les ramollir plusieurs jours à l'avance en faisant pratiquer des instillations d'eau et de glycérine tièdes. Souvent aussi, et malgré l'emploi de ces moyens, il est indispensable de faire plusieurs séances d'injections avant de parvenir à détacher la masse qui sort d'une seule pièce ou par fragments séparés. Quelquefois, principalement lorsqu'il s'agit d'amas épidermiques, il est possible d'aider leur sortie en les saisissant, lorsqu'ils commencent à se détacher, à l'aide de petites pinces que l'on doit introduire avec prudence et en s'aidant de la vue.

Lorsque l'on s'est assuré, par l'examen au spéculum, que toute la masse a été enlevée, on doit recommander au malade de garantir son oreille contre l'action du froid et contre l'impression des bruits extérieurs, qui parfois est des plus pénibles. L'oubli de ce précepte a été quelquefois la cause d'inflammations violentes de l'oreille.

Enfin il est utile de conseiller aux malades l'usage d'injections légèrement astringentes renouvelées de temps en temps pour prévenir le retour de la maladie.

2° INFLAMMATIONS (OTITES EXTERNES)

L'inflammation du conduit auditif est désignée sous le nom d'*otite externe*. Elle se montre avec des formes diverses, suivant sa nature, sa cause, son siège anatomique ; de là les nombreuses divisions admises par les auteurs qui décrivent isolément chacune des variétés.

Il nous semble que l'étude de l'otite externe peut être considérablement simplifiée, et qu'il y a tout avantage, si l'on ne veut s'exposer à de fréquentes répétitions, à réunir dans une description générale les différentes variétés de la maladie. Il est cependant nécessaire de distinguer deux classes d'inflammations du conduit auditif, comprenant : A. Les *inflammations circonscrites* B. Les *inflammations diffuses*.

A. — INFLAMMATIONS CIRCONSCRITES (FURONCLES, HYDROSADÉNITES DU CONDUIT AUDITIF).

L'inflammation circonscrite du conduit auditif externe est relativement assez rare; c'est ce qui explique sans doute comment elle a été passée sous silence par la plupart des auteurs. Wilde a le premier signalé, sous le nom d'*abcès du conduit auditif*, cette forme d'inflammation, qui a été mieux étudiée depuis par Tröltsch et plus récemment par Hagen [1].

Étiologie. — L'inflammation circonscrite du conduit auditif externe paraît plus fréquente dans la période moyenne de la vie, et, quoique affectant à peu près également les deux sexes, elle semble, dans sa forme récidivante, plus commune chez la femme que chez l'homme.

La maladie reconnaît quelquefois une influence générale. Ainsi, les individus qui sont affectés de cette variété d'otite présentent souvent des furoncles sur d'autres points du corps, comme s'il existait chez eux une sorte de diathèse furonculeuse dont nous indiquerons tout à l'heure la cause probable.

Chez les femmes, les troubles de la menstruation et l'époque de la ménopause exercent une influence manifeste sur le développement de la maladie. Enfin, les sujets dartreux y sont plus spécialement exposés que d'autres, et il est très fréquent de voir se développer à diverses reprises des inflammations circonscrites dans le cours d'un eczéma chronique du conduit.

L'otite circonscrite se montre encore à titre de complication dans d'autres affections de l'oreille, et plus particulièrement dans les suppurations de la caisse. On a prétendu que, dans ces cas, l'abus des injections d'alun pouvait devenir la cause de ces inflammations circonscrites [2].

Depuis que Pasteur a attribué le développement du furoncle à la présence d'un microbe, Lœwenberg [3] a constaté l'existence de diverses variétés de staphylococcus dans le pus provenant des furoncles de l'oreille. Ce microbe, tenu en suspension dans l'air et dans l'eau, se fixerait dans les follicules pilo-sébacés et donnerait lieu à l'inflammation. Ce serait aussi au transport de ce même microbe soit d'un point à un autre du conduit, soit d'une région à l'autre sur le même individu, soit enfin d'un sujet à un autre, que seraient dus les faits si communs de reproduction du furoncle chez le même sujet, et certains cas de contagion. Les *Staphylococcus aureus, albus et citreus* seraient les variétés les plus fréquemment observées. D'après Kirchner [4] le *Streptococcus pyogenes albus* serait le microbe de la furonculose de l'oreille.

Symptomatologie. — L'inflammation circonscrite du conduit auditif débute manifestement dans les glandes de la peau, mais il n'est pas aussi aisé qu'on a bien voulu le dire de déterminer exactement si le point de départ de la phlegmasie est dans les glandes sébacées et les follicules pileux ou dans les glandes cérumineuses.

(1) *Die circumscripte Entzündung des äusseren Gehörganges.* Leipzig, 1867.
(2) *Le furoncle de l'oreille. Progrès médical*, t. IX, 1881.
(3) *Monatschrift für Ohrenheilkunde*, 1887.
(4) *Deutsche med. Wochenschrift*, 1888, n° 67.

Les uns, et c'est le plus grand nombre, admettent qu'elle débute dans les glandes sébacées et dans les follicules pileux qui se mortifient et déterminent autour d'eux une inflammation phlegmoneuse du tissu cellulaire; d'autres pensent que la maladie a son siège dans les glandes sudoripares, qui, dans le conduit auditif, portent le nom de glandes cérumineuses.

Pour les premiers, l'otite circonscrite est donc un furoncle de la peau du conduit; pour les seconds, il s'agit d'une hydrosadénite ou mieux d'une hydradénite, suivant l'expression consacrée par Verneuil [1]. Dans notre opinion, ces deux variétés peuvent se rencontrer, quoi qu'il soit très difficile sinon même entièrement impossible de les distinguer au début; mais, à une période plus avancée, il devient facile de déterminer si l'on a affaire à un furoncle ou à un abcès sudoripare.

L'inflammation circonscrite du conduit auditif s'annonce par un sentiment de prurit, bientôt suivi de chaleur, de tension et de douleur. Celle-ci reste très rarement localisée au conduit auditif et irradie aux parties voisines; elle est presque constamment exaspérée par les mouvements de la mâchoire inférieure, pendant la mastication, l'exercice de la parole, etc. Ces phénomènes douloureux peuvent acquérir une intensité extraordinaire, au point d'arracher des cris aux malades, de les priver de tout repos et de tout sommeil, et de déterminer chez eux un mouvement fébrile. Dans ces cas, les malades se plaignent en même temps de bourdonnements, de battements violents dans l'oreille. Ces phénomènes subjectifs s'expliquent fort bien par la propagation de l'inflammation jusqu'au voisinage de la membrane du tympan dont les vaisseaux sont gorgés de sang. On pourrait aussi les considérer comme le résultat d'une action réflexe et les attribuer à l'irritation vive des branches nerveuses qui se répandent dans la peau du conduit.

Il faut encore ajouter, pour clore la liste des symptômes physiologiques, que l'ouïe, d'abord simplement obscurcie, se perd de plus en plus à mesure que le gonflement augmente et remplit la lumière du canal.

En effet, l'inflammation circonscrite du conduit auditif donne lieu à un gonflement, d'abord bien limité à l'une des parois, puis s'étendant graduellement. La couleur de la peau est quelquefois presque normale, plus souvent d'un rouge sombre. Peu à peu le gonflement augmente, donne lieu au développement d'une véritable tumeur qui, marchant à la rencontre de la paroi opposée, ne tarde pas à oblitérer la lumière du conduit.

La maladie peut se terminer par résolution; celle-ci est peut-être plus commune qu'on ne le pense, si l'on songe que, dans bien des cas, les malades ne viennent pas demander conseil au médecin pour une affection qui leur semble légère.

La suppuration est la terminaison la plus habituelle; elle est presque inévitable si, vers le troisième ou le quatrième jour, les phénomènes inflammatoires persistent avec la même intensité. On voit alors la peau s'amincir dans le point le plus saillant de la tumeur, puis se perforer et donner issue à une petite quantité de pus, tantôt franchement phlegmoneux, tantôt composé de

[1] *De l'hydrosadénite phlegmoneuse et des abcès sudoripares. Arch. génér. de méd.*, 1864, t. II, p. 537; 1865, t. I, p. 327 et 437.

détritus floconneux, blanchâtres, que l'on ne peut faire sortir qu'en pressant au pourtour de l'ouverture.

A moins qu'une nouvelle inflammation ne se développe au voisinage de la première, ce qui n'est pas très rare, dès que l'abcès est ouvert, tous les phénomènes douloureux disparaissent comme par enchantement, le gonflement diminue, et avec lui la surdité; il s'écoule encore un peu de pus pendant quelques jours, puis la guérison est complète.

Diagnostic. — Il est très facile par l'inspection directe de reconnaître l'inflammation circonscrite du conduit auditif. Nous verrons comment, même dans les cas où le gonflement est assez considérable pour oblitérer complètement la lumière du conduit, on peut distinguer la maladie d'une inflammation diffuse. Quant au diagnostic différentiel entre le furoncle et l'hydradénite, je pense qu'il est à peu près impossible au début Toutefois les phénomènes inflammatoires me paraissent beaucoup plus intenses dans la première que dans la seconde de ces maladies. La marche est également plus rapide dans le furoncle; enfin, à la période de suppuration, la distinction devient assez aisée, et l'abcès sudoripare se reconnaît à ses limites précises, à sa forme arrondie et non acuminée, et à son peu de sensibilité lorsqu'on vient à le comprimer avec un stylet.

Je ne terminerai pas ce diagnostic sans signaler une variété d'abcès du conduit auditif, siégeant à la paroi supérieure, et que l'on pourrait confondre avec un abcès furonculeux ou sudoripare. Cette variété d'abcès, sorte d'abcès migrateur, a son origine dans une suppuration de la caisse du tympan. On sait, en effet, que les cellules aériennes de la caisse se prolongent dans l'épaisseur de la paroi supérieure du conduit auditif osseux. Il se peut donc que, dans certains cas de suppuration de l'oreille moyenne, des collections de pus se forment sous la peau de la paroi supérieure du conduit auditif osseux. L'existence antérieure d'une otite moyenne, le siège de la collection purulente à la paroi supérieure du conduit, permettront de reconnaître cette variété d'abcès.

Pronostic et traitement. — L'inflammation circonscrite du conduit auditif externe est une affection très pénible mais sans gravité dans ses suites. Toutefois on doit savoir qu'elle est sujette à récidiver, et chez certains individus les récidives sont si fréquentes qu'elles deviennent une source de tourments pour les malades. La nature microbienne de la furonculose nous explique la fréquence de ces récidives qu'un traitement approprié peut prévenir.

Si l'on était appelé au début, on pourrait essayer de faire avorter l'inflammation par des cautérisations énergiques avec le nitrate d'argent, ou par un badigeonnage avec une solution concentrée de sulfate de zinc (2 à 4 grammes sur 30 grammes d'eau). Ce moyen, que je n'ai jamais eu l'occasion d'appliquer, aurait réussi entre les mains de Wilde et de Tröltsch.

Lorsque le gonflement inflammatoire est déjà très marqué, je conseille d'avoir recours d'emblée aux antiphlogistiques. Quelques sangsues appliquées en avant du tragus amènent quelquefois un soulagement presque immédiat. Les instillations souvent répétées de liquides chauds, émollients ou narcotiques, devront être prescrites, concurremment avec les applications de compresses trempées dans un liquide chaud et renouvelées dès que celui-ci se refroidit.

La nature parasitaire de la furonculose de l'oreille étant admise, le traitement devra consister à désinfecter le conduit. Pour cela on fera usage de lavages fréquents avec la solution chaude de sublimé à 1 pour 1000, ou d'acide borique à 4 pour 100. Lœwenberg conseille les instillations fréquentes d'une solution alcoolique saturée d'acide borique.

L'incision prématurée du furoncle, que l'on pratique à l'aide d'un petit bistouri boutonné dans le point le plus saillant et le plus douloureux, constitue aussi un excellent moyen d'abréger la durée de la maladie en permettant de mieux détruire le micrococcus.

B. — INFLAMMATIONS DIFFUSES

C'est principalement au sujet des inflammations diffuses du conduit auditif externe que les auteurs ont multiplié les divisions et les subdivisions, suivant la nature, le siège anatomique, la cause de l'inflammation; de là la distinction des otites externes en *catarrhales* et *purulentes*, en *cutanées* et *périostiques*, en *traumatiques*, *rhumatismales*, *blennorrhagiques*, *parasitaires*, *exanthématiques*, *dartreuses*, etc., etc. Toutes ces variétés, et d'autres encore, existent bien réellement, mais ne sauraient être décrites à part. La division basée sur le siège anatomique de l'inflammation ne peut même pas être conservée, car l'inflammation du périoste du conduit auditif, dont on a voulu faire une variété distincte, est toujours consécutive, ainsi que nous le dirons bientôt.

Nous décrirons donc, sous le titre d'otite externe, l'inflammation diffuse de la peau du conduit auditif, et nous établirons seulement, en raison de la marche de la maladie, une distinction entre l'*otite aiguë* et l'*otite chronique*.

a. — INFLAMMATION AIGUË (OTITE EXTERNE AIGUË)

Étiologie. — L'otite externe aiguë s'observe à tous les âges; elle est très fréquente chez l'enfant et même chez le nouveau-né. Souvent elle paraît se développer sous l'influence de l'évolution dentaire, et il n'est pas extrêmement rare de voir, chez certains enfants, chaque éruption dentaire précédée ou accompagnée par une poussée inflammatoire du côté du conduit auditif externe.

Les causes de l'otite externe aiguë sont très variées. Au premier rang nous devons ranger les traumatismes, tels que les corps étrangers introduits accidentellement dans l'oreille ou même les corps étrangers développés sur place et qui deviennent parfois une cause d'irritation pour les parois du conduit. Bien souvent il faut accuser les tentatives brutales et maladroites faites pour extraire ces corps étrangers, et qui, en augmentant les désordres déjà produits, donnent lieu à une violente inflammation.

L'introduction de substances liquides dans l'oreille est encore une cause fréquente d'otite externe. Les liquides agissent tantôt par leur température trop élevée ou trop basse, tantôt par leurs propriétés chimiques, irritantes ou caustiques. L'action directe sur l'oreille d'un courant d'air froid doit être rapprochée des causes précédentes.

Quelques auteurs ont prétendu que l'otite externe aiguë pouvait se développer par le transport du pus blennorrhagique sur la peau du conduit auditif, et ont admis une *otite blennorrhagique*. Signalée par Hunter et Vigarous, admise par Itard et Triquet qui en ont rapporté quelques exemples assez contestables, l'otite blennorrhagique me paraît encore loin d'être démontrée, et, dans tous les cas, doit être extrêmenent rare.

L'otite externe reconnaît souvent pour cause l'extension au conduit auditif d'une maladie générale. On la voit survenir dans le cours des divers exanthèmes, tels que l'érysipèle, la rougeole, la scarlatine, la variole. Il est rare qu'une affection dartreuse de la face et du pavillon de l'oreille ne se propage pas à la peau du conduit. Cependant j'ai vu l'eczéma du conduit auditif chez certains sujets exempts de toute autre manifestation cutanée.

Enfin on observe quelquefois l'otite externe à la suite des fièvres graves, et Bordier [1] l'a signalée dernièrement dans le cours du choléra. Je n'oserais dire si, dans ces cas, il s'agissait réellement d'otites externes, et non d'otites moyennes.

Symptomatologie. — Le début de la maladie est généralement marqué par une démangeaison, une sensation de sécheresse et de chaleur, qui ne tardent pas à faire place à une douleur d'abord sourde, puis bientôt vive, lancinante, augmentant par le moindre attouchement de l'oreille et par les mouvements de la mâchoire, irradiant au voisinage de l'organe malade, et même à tout le côté correspondant de la tête. Les douleurs sont quelquefois tellement violentes qu'elles empêchent tout sommeil, déterminent une agitation continuelle et même du délire. Il existe alors presque toujours un mouvement fébrile léger.

Les troubles fonctionnels sont variables et en rapport avec l'intensité de l'inflammation et les complications qui peuvent survenir du côté des parties profondes de l'oreille. En général, les malades se plaignent d'une surdité plus ou moins marquée, de pulsations et de bourdonnements continuels.

Si l'on examine à cette période le conduit auditif (ce qu'il faut toujours faire avec de grands ménagements en raison des douleurs provoquées par l'exploration), on constate un rétrécissement marqué produit par le gonflement de la peau qui présente, surtout vers les parties profondes du conduit, une rougeur intense. Celle-ci est quelquefois masquée, principalement dans la portion cartilagineuse du canal, par une exfoliation épidermique abondante; c'est ce qu'on observe en particulier dans l'eczéma du conduit.

Il est de règle que la membrane du tympan participe à l'inflammation diffuse du conduit; aussi peut-on constater les signes objectifs de la myringite qui seront décrits plus tard.

Après une durée moyenne de deux à trois jours, les symptômes s'amendent en même temps qu'il se produit par l'oreille un écoulement séro-purulent, puis

[1] *Épidémie cholérique de 1866. Arch. génér. de méd.*, 1867, t. I, p. 186.

franchement purulent. La quantité de liquide est très variable : quelquefois elle est assez considérable pour constituer une forme d'otorrhée, c'est ce qu'on observe principalement dans les otites de causes externes; dans d'autres cas, et surtout dans la forme eczémateuse, l'écoulement est assez peu abondant pour passer presque inaperçu. Mais si l'on examine à ce moment le conduit, on trouve ses parois tapissées par des lamelles épidermiques, blanchâtres, comme macérées, quelquefois assez abondantes pour obstruer complètement la lumière du canal. Cette accumulation de lamelles épidermiques existe surtout vers les parties profondes, au voisinage de la membrane du tympan qui contribue par l'exfoliation de sa face externe à la production de ces masses.

C'est dans cette variété d'otite externe qu'on a constaté dans quelques cas l'existence de parasites que Mayer (1), Pacini (2), Schwartze (3), Wreden (4), Weber (5), et d'autres (6) ont décrits comme se rapportant au genre *Aspergillus* (*A. penicillatus*, *glaucus*, *flavescens*, *nigricans*, etc); d'où la création d'une variété nouvelle d'otite, désignée sous le nom d'*otite parasitaire*, de *myco-myringite* ou de *myringomycosis*. Ces productions parasitaires préexistent-elles à l'inflammation dont elles pourraient être considérées comme la cause déterminante, ou ne se développent-elles que secondairement, lorsque déjà la sécrétion du conduit est altérée? C'est ce qu'on n'a pu encore déterminer exactement. Mais il est certain que les parasites en se multipliant incessamment doivent, à un moment donné, devenir une cause d'irritation qui entretient la maladie à l'état chronique et est susceptible de la faire passer de temps à autre à l'état aigu.

D'après les recherches expérimentales de Siebenmann (7), l'aspergillus ne se développerait pas sur la peau du conduit normal, ou lorsqu'il existe une sécrétion purulente. Le meilleur terrain de culture serait le sérum ; aussi l'otomycosis s'observe-t-il exclusivement dans les cas d'eczéma du conduit auditif ou d'otorrhée séreuse succédant à l'otite purulente.

La couche parasitaire repose à la surface de la couche de Malpighi; elle forme des taches noirâtres, plus ou moins étendues, tapissant les parois du conduit et la surface de la membrane du tympan. Ces taches ont été comparées comme aspect à du papier de journal mouillé.

L'inflammation du conduit auditif externe peut encore revêtir la forme *croupale* ou *diphthéritique*. Le plus souvent cette otite succède à la propagation d'une diphthérite naso-pharyngienne à l'oreille moyenne et au conduit auditif. Cependant, divers auteurs, tels que Wreden, Moos, Bezold ont observé et décrit des cas dans lesquels la diphthérite était primitivement développée dans le conduit auditif externe.

(1) *Beobachtungen von Cysten und Fadenpilzen aus dem äussern Gehörgange. Müllers Arch.*, 1844, p. 401.

(2) *Supra una muffa parasita (mucedo) dell condotto auditivo externo*. Firenze, 1851.

(3) *Pilswucherung (Aspergillus) im äusseren Gehörgang. Arch. für Ohrenheilkunde*, Bd. II, p. 5.

(4) *Sechs Fälle von Myringomykosis (Aspergillus glaucus). Arch. f. Ohrenheilkunde*, Bd. III, p. 1.

(5) *Ueber Parasiten im äusseren Ohr (Otitis parasitica). Monatschrift für Ohrenheilkunde.*

(6) Voy. *Arch. für Ohrenheilkunde*, t. IV, p. 162, et t. V, p. 164 et p. 197.

(7) Cité par HARTMANN, *Maladies de l'oreille*, p. 111.

Après une durée variable, mais qui ne dépasse pas généralement deux ou trois septénaires, l'écoulement diminue, puis cesse complètement ; la douleur, les bourdonnements, la surdité, déjà considérablement amoindris au moment où la suppuration est survenue, disparaissent entièrement, et l'on constate que la peau du conduit a perdu sa rougeur. Il reste encore, pendant un temps assez long, un léger épaississement de la couche épidermique, principalement dans la forme eczémateuse, avec absence de sécrétion cérumineuse.

La marche de l'otite externe aiguë n'est malheureusement pas toujours aussi simple ni aussi bénigne. Au lieu de cette guérison complète assez commune dans les inflammations, suite de traumatisme léger, ou dans l'inflammation rhumatismale, on voit la maladie se prolonger indéfiniment et passer à l'état chronique. C'est là une terminaison des plus fréquentes. Dans d'autres cas, l'inflammation s'étend aux parties profondes et gagne la membrane du tympan qui se perfore de dehors en dedans, en sorte que l'otite externe se complique de catarrhe purulent de la caisse.

Il se peut aussi que l'inflammation se propage de la peau au périoste et aux couches superficielles de l'os ; d'où la variété décrite par les auteurs sous le nom d'*otite périostique*. Je dois dire que, d'après mon observation personnelle, l'otite périostique est extrêmement rare, du moins comme affection isolée. Presque toujours, sinon même toujours, elle coexiste avec un catarrhe purulent de la caisse, accompagné d'une perforation ou même d'une destruction complète de la membrane du tympan. Enfin l'ostite périostique ne survient jamais primitivement, mais succède toujours à une inflammation de la peau du conduit, persistant déjà depuis un certain temps. Son histoire appartient donc plutôt à celle de l'otite externe chronique, et nous y reviendrons plus loin.

Indépendamment de ces complications, résultant de l'extension de l'inflammation aux parties sous-jacentes, il en est d'autres qui peuvent se montrer dès le début et qui, le plus souvent, reconnaissent la même cause qui a produit l'inflammation du conduit. Il est fréquent de voir la myringite, le catarrhe aigu de l'oreille moyenne, coïncider avec l'otite externe aiguë. Ces complications entraînent nécessairement avec elles une aggravation dans les symptômes et rendent le pronostic plus sérieux.

Diagnostic. — L'inflammation diffuse du conduit auditif pourrait être confondue avec l'otite furonculeuse ou l'hydradénite, lorsque le gonflement est assez considérable pour oblitérer la lumière du conduit. Cependant, la distinction est facile à faire entre les deux affections ; car si l'inflammation diffuse a quelquefois pour effet d'amener l'oblitération du canal, il est aisé de voir que cette oblitération est due au gonflement uniforme de toutes les parois qui y prennent une part à peu près égale, tandis que, dans l'inflammation circonscrite, la tuméfaction n'occupe qu'une paroi et oblitère le canal en marchant à la rencontre de la paroi opposée.

Il serait bien utile de reconnaître dès le début les complications qui peuvent exister du côté de l'oreille moyenne. Ce diagnostic n'est pas impossible si le gonflement des parois du conduit n'est pas assez prononcé pour s'opposer à l'exploration de la membrane du tympan dont les altérations révèlent l'existence du catarrhe aigu de la caisse. Si, au contraire, l'examen de la membrane est impossible, le diagnostic doit être réservé, et c'est seulement d'après la gravité plus grande des phénomènes locaux et généraux, d'après l'intensité des troubles de l'ouïe, qu'on est en droit de présumer quelque complication inflammatoire vers l'oreille moyenne.

Pronostic. — L'otite externe aiguë, dans sa forme légère, guérit le plus souvent sans laisser de traces. Mais pour peu qu'elle revête un certain degré d'intensité, on doit se montrer très réservé dans le pronostic, en raison des complications qui peuvent survenir : quelle que soit d'ailleurs sa gravité primitive, on doit en outre se rappeler que, dans bien des cas, l'inflammation aiguë du conduit auditif passe à l'état chronique.

Traitement. — Le traitement de l'otite externe aiguë doit être franchement antiphlogistique au début. Quelques sangsues, au nombre de cinq ou six, seront appliquées au-devant du tragus et non, comme on le prescrit indifféremment dans toutes les affections de l'oreille, derrière l'apophyse mastoïde. Le lieu d'application des sangsues dans les affections de l'organe auditif n'est pas, en effet, sans importance, et Wilde a le premier fait remarquer que, dans les otites externes, un petit nombre de sangsues placées en avant du tragus soulagent plus les malades qu'un nombre quelquefois double appliqué derrière l'oreille. On doit chercher la raison de ce fait dans le trajet parcouru par les vaisseaux qui se distribuent à la membrane du tympan et à la peau du conduit auditif externe.

Un des meilleurs moyens de calmer la douleur et de modérer l'inflammation à son début consiste dans l'usage fréquemment répété de bains d'oreilles chauds. Le malade ayant la tête inclinée du côté sain, on lui verse dans l'oreille de l'eau chaude ou une décoction chaude et concentrée de têtes de pavots, qu'on laisse en contact pendant cinq à dix minutes.

L'emploi de l'eau chaude est de beaucoup préférable à celui d'une foule de liquides qu'on prescrit par routine dans toutes les affections douloureuses de l'oreille, et dont l'utilité paraît plus que contestable. Les huiles, en particulier, ont l'inconvénient de s'altérer et de devenir irritantes.

Dans certains cas, l'usage d'une solution de cocaïne à 1/25, dont on verse quelques gouttes dans l'oreille, réussit à calmer les douleurs, mais, en général, cette amélioration n'est pas de longue durée.

Dans l'intervalle des instillations chaudes, il est bon d'entretenir une douce température autour de l'oreille; les cataplasmes sont souvent prescrits dans ce but. On les remplacera avantageusement par l'application de compresses imbibées d'un liquide chaud et qu'on renouvellera très fréquemment. A défaut de ce moyen, les malades devront se couvrir l'oreille avec une compresse ou de l'ouate.

Conjointement avec ces moyens locaux, on doit encore, pendant la période initiale, prescrire un léger purgatif, quelques révulsifs sur les membres inférieurs; le malade gardera le repos et observera une diète modérée. Dans le cas où les douleurs sont extrêmement vives, les narcotiques pourront être administrés. Les injections hypodermiques de morphine au pourtour de l'oreille réussissent quelquefois très bien à calmer les douleurs.

Contrairement à ce qu'on observe pour l'otite circonscrite, l'incision des parois gonflées par l'inflammation ne produit que de mauvais résultats.

Lorsque la première période d'acuité est passée et que l'écoulement est survenu, l'indication principale consiste à prévenir l'accumulation du pus et à faciliter son écoulement à l'aide d'injections tièdes. Ces injections devront être faites avec douceur, et en ayant soin de redresser la courbure du conduit, en attirant le pavillon de l'oreille en haut et en arrière. Faute de cette précaution, le liquide injecté ne pénètre pas jusqu'au fond du conduit qui reste baigné par le pus. A la suite de ces lavages qui seront répétés deux ou trois fois par jour, on prescrira des instillations d'un liquide légèrement astringent (solution de sulfate de zinc, de cuivre, de tannin, d'alun). Je me suis bien trouvé principalement dans les formes eczémateuses, de liquides composés à parties égales d'eau et de glycérine.

Lorsqu'on constate la présence de microphytes, on devra, en même temps qu'on traite l'inflammation, s'efforcer de détruire les masses parasitaires. On parvient souvent à les détacher avec le stylet, mais elles se reproduisent rapidement. Les antiseptiques sont généralement inefficaces; pour les détruire, l'agent le plus sûr est l'alcool pur ou additionné de 2 à 4 pour 100 d'acide salicylique (Bezold) qu'on emploie sous forme d'instillations.

b. — INFLAMMATION CHRONIQUE (OTITE EXTERNE CHRONIQUE)

Étiologie. — L'otite externe chronique est une terminaison fréquente de l'otite aiguë. Cependant elle se montre souvent d'emblée et reconnaît alors pour cause habituelle une influence diathésique comme le scrofule, l'herpétisme, la syphilis. Les otites externes scrofuleuses et herpétiques sont celles qu'on observe le plus fréquemment, la première chez les enfants et les jeunes gens, la seconde chez les adultes, les vieillards, et plus particulièrement chez les femmes, à l'époque de la ménopause. De même que pour l'eczéma aigu du conduit, l'otite eczémateuse chronique peut exister en même temps qu'un eczéma chronique de la face, du pavillon de l'oreille, ou bien constituer une affection exactement limitée au conduit.

Quant à l'otite externe syphilitique, elle est assez rare, et coïncide avec l'apparition de plaques muqueuses à l'ouverture du conduit auditif.

Symptomatologie. — Lorsque l'otite externe chronique succède à l'état aigu, on voit persister indéfiniment les symptômes que nous avons décrits dans la seconde période de l'otite aiguë, symptômes qui consistent dans un écoulement plus ou moins abondant accompagné de quelques troubles fonctionnels.

L'otite externe chronique d'emblée se montre avec un ensemble symptomatologique qui diffère de celui qui caractérise l'état aigu par une intensité moindre. La douleur, à peine marquée, est plutôt remplacée par des démangeaisons, une sensation de tension et de plénitude dans l'oreille. Enfin dans certains cas, et surtout chez les enfants, le début est plus insidieux encore et la maladie se traduit seulement par un écoulement de pus.

Quel que soit le mode de début de l'otite chronique, la maladie se présente sous deux formes, suivant qu'il existe un écoulement plus ou moins abondant, ou suivant que celui-ci manque ou est à peu près nul.

Dans la première forme, l'otorrhée est le phénomène principal; c'est elle qui attire l'attention du malade par sa persistance et l'engage à consulter un médecin. La quantité de l'écoulement est extrêmement variable. Je doute fort qu'elle atteigne jamais la mesure donnée par Tröltsch qui l'évalue à 3 ou 4 onces par jour, et je pense qu'elle ne devient aussi abondante que dans les cas où il existe en même temps un catarrhe purulent de la caisse, avec perforation de la membrane du tympan. Le liquide sécrété présente aussi de grandes différences dans ses caractères physiques; tantôt épais, jaunâtre ou verdâtre, semblable au muco-pus sécrété par l'urèthre, ou au pus louable d'une plaie en voie de cicatrisation; tantôt plus liquide, plus clair, comme séreux; quelquefois au contraire d'une odeur repoussante.

Si l'on examine les parties, on trouve le conduit auditif légèrement tuméfié; sa surface interne est recouverte d'une couche purulente et de quelques croûtes brunâtres ou jaunâtres, qui, une fois enlevées, laissent souvent à nu le derme ramolli, comme macéré et ulcéré par places. Vers les parties profondes du canal, on observe une injection plus ou moins marquée, étendue de la peau du conduit à la surface externe de la membrane du tympan qui est en même temps opaque. Quelquefois l'injection de la peau est telle que la surface du conduit paraît uniformément rouge et ressemble à la muqueuse conjonctivale atteinte de granulations.

Dans une autre forme d'otite externe chronique, il existe à peine un léger écoulement séro-purulent. Mais les malades se plaignent de démangeaisons, de chaleur, de cuissons; l'ouïe est légèrement altérée; il y a quelques bourdonnements. L'examen du conduit montre un rétrécissement souvent assez marqué pour rendre l'exploration difficile. La peau est épaissie, et sa surface est recouverte par des lamelles épidermiques, blanchâtres, macérées, mélangées par places à la sécrétion purulente. Dans certains points, le derme, mis à nu, est rouge, injecté, ulcéré à sa surface. Quelquefois les lamelles épidermiques sont peu adhérentes, et en se détachant obstruent en partie la lumière du canal; d'autres fois, elles adhèrent solidement, et leur ablation détermine de la douleur et un léger écoulement sanguin. La membrane du tympan participe aux mêmes lésions : sa surface externe est revêtue par des couches épidermiques épaisses, inégales, qui se soulèvent et se détachent; le derme est épaissi, injecté, surtout au niveau du manche du marteau qui tend de plus en plus à disparaître, et cesse même d'être visible.

Marche. — Durée. — Terminaisons. — L'otite externe chronique est généralement d'une grande ténacité; elle peut même durer toute la vie, en présentant des alternatives d'améliorations et de rechutes provoquées par quelques circonstances occasionnelles, comme l'action du froid et de l'humidité. D'ailleurs, il faut bien reconnaître que souvent la maladie est entretenue par la négligence des malades ou par l'ignorance des médecins qui partagent ce préjugé, répandu dans le public, que la suppression d'un écoulement d'oreille peut être nuisible pour la santé, ou que, s'il s'agit d'un enfant, la maladie guérira d'elle-même par les progrès de l'âge. On ne saurait trop s'élever contre cette opinion; car il est tout à fait faux que la suppression d'une otorrhée par un traitement rationnel puisse être nuisible; et s'il arrive quelquefois que la maladie guérisse spontanément à l'époque de la puberté, on doit reconnaître qu'il est loin d'en être toujours ainsi et qu'en attendant cette heureuse terminaison, on laisse les lésions acquérir une plus grande gravité au point qu'elles peuvent devenir incurables. Enfin, la persistance d'une otite externe chronique, abandonnée à elle-même, peut donner lieu, ainsi que nous allons le voir, à des lésions profondes, capables non-seulement d'altérer les fonctions de l'ouïe, mais encore de mettre en danger les jours du malade.

Complications. — L'inflammation chronique du conduit auditif externe peut se propager à l'oreille moyenne à la suite de l'ulcération graduelle ou de la fonte purulente de la membrane du tympan. Le pus séjournant dans le fond du conduit, s'altère, se décompose; la membrane du tympan, macérée dans ce liquide, finit par se détruire en tout ou en partie, et le pus pénétrant dans la caisse ne tarde pas à déterminer une inflammation de l'oreille moyenne avec toutes ses conséquences.

Lorsque l'otite chronique dure depuis longtemps, il n'est pas très rare de voir se former aux dépens du derme des masses polypeuses, qui remplissent peu à peu le conduit, contribuent à augmenter la sécrétion purulente par suite de l'irritation qu'elles déterminent, deviennent la source d'hémorrhagies, et augmentent la surdité qui existait déjà. Ces polypes prennent quelquefois naissance, comme nous le verrons, à la surface cutanée du tympan. Nous nous bornerons à indiquer ici cette complication de l'otite externe chronique, devant étudier plus tard d'une manière générale les polypes de l'oreille dont l'origine est variable.

La périostite et l'ostéite du conduit que j'ai déjà signalées comme complications de l'otite externe aiguë se rencontrent plus souvent dans l'otite externe chronique. Je répéterai d'ailleurs ici que l'ostéo-périostite du conduit me paraît très rarement exister à l'état de complication isolée, et qu'elle coïncide le plus souvent avec le catarrhe purulent de la caisse, soit que ce dernier ait été consécutif à l'otite externe aiguë ou chronique, ou qu'il se soit développé primitivement et que l'inflammation du conduit ait été secondaire.

Quoi qu'il en soit, l'inflammation du périoste et de l'os sous-jacent s'accuse par un retour des douleurs qui d'abord sourdes et profondes deviennent bientôt très vives, térébrantes, avec exacerbations nocturnes et retentissements dans tout le côté correspondant de la tête. Le gonflement du conduit devient considérable, et souvent tel que les parois opposées arrivent au contact et oblitèrent complètement le canal qui prend la forme d'une fente verticale. L'examen à l'aide du spéculum est alors impossible. Mais les caractères de ce gonflement ne laissent aucun doute sur la nature de la complication. La peau est, en effet, rosée plutôt que rouge, et l'impression fournie par le toucher, à l'aide d'une sonde ou d'un stylet, est celle d'une résistance œdémateuse plutôt que phlegmoneuse. Enfin la pression avec l'instrument, très supportable lorsqu'on agit légèrement, ne devient douloureuse que lorsqu'on appuie avec force.

L'ostéo-périostite du conduit auditif peut persister longtemps à l'état chronique et guérir même sans suppuration, en laissant seulement à sa suite un épaississement considérable des parois et un rétrécissement notable du conduit.

Plus souvent, on voit de temps à autre se développer des poussées inflammatoires et la maladie repasse à l'état aigu. Dans ces cas, il ne tarde pas à se former des abcès, des ulcérations de la peau du conduit, avec production de fongosités qui remplissent le canal ; et si l'on examine les parties malades, on constate l'existence d'un ou plusieurs séquestres, dont la séparation finit par se faire, au bout d'un temps variable mais en général fort long.

L'ostéo-périostite du conduit peut s'étendre aux parties avoisinantes, et se compliquer de périostite des régions mastoïdienne et écailleuse du temporal. Cette dernière complication, qui coïncide le plus souvent avec un catarrhe purulent de la caisse, sera étudiée plus tard.

Au lieu de s'étendre en arrière et en haut, l'ostéo-périostite peut se propager du côté de la paroi antéro-inférieure, et comme l'on sait que cette paroi du conduit auditif constitue en même temps la cavité de réception du condyle de la mâchoire, on comprend comment l'inflammation, se propageant à l'articulation temporo-maxillaire, donne bientôt lieu à tous les symptômes de l'arthrite fongueuse. J'ai déjà signalé ailleurs ce mode de développement de la tumeur blanche temporo-maxillaire.

Enfin il est extrêmement important qu'on sache bien que l'inflammation chronique de la peau du conduit, en se transmettant au périoste et à la paroi osseuse, peut déterminer du côté des méninges et du cerveau des accidents graves et même mortels. On est trop habitué à croire que ces complications encéphaliques sont seulement à craindre dans les inflammations de la caisse. Il suffit de se rappeler que la paroi supérieure du conduit auditif osseux répond à la fosse cérébrale moyenne, et que la lame osseuse qui forme cette paroi ne présente qu'une assez faible épaisseur. On comprend dès lors qu'une inflammation propagée de la peau du conduit au périoste et à l'os sous-jacent puisse se communiquer aux méninges et au cerveau, sans qu'il existe aucune lésion du côté de la membrane ni de la caisse du tympan. C'est, en effet, ce qu'on a pu observer qnelquefois, et je suis tout disposé à accepter l'opinion de Tröltsch qui suppose que cette complication est peut-être beaucoup plus fréquente qu'on ne le pense, chez les enfants, et qu'elle doit être la cause de certaines morts attribuées à des méningites dont la cause reste plus ou moins confuse et ignorée parce qu'on n'a pas l'habitude d'aller la chercher dans une affection, en apparence peu grave, de l'oreille. Toynbee (1) rapporte même un cas de méningite purulente survenue assez rapidement, dans l'espace d'un mois environ, à la suite d'une otite externe avec ostéo-périostite non suppurée.

Un autre danger réside dans le voisinage du sinus transverse qui n'est séparé de la paroi postérieure du conduit que par une mince lame osseuse, et qui, par le même mécanisme, peut devenir le siége de phlébite, de thrombose, suivie de pyohémie, ainsi que Gull (2) en a cité un exemple.

On devra surtout craindre ces complications encéphaliques dans les cas où l'inflammation chronique a amené la nécrose de la paroi supérieure.

(1) *Diseases of the Ear*, p. 63.
(2) *Med. Phir. Transact.*, XXXVIII, p. 157.

Diagnostic. — Le diagnostic de l'otite externe chronique est très facile. Les complications si fréquentes du côté de la caisse se reconnaîtront aux signes que nous indiquerons plus tard.

J'ai suffisamment insisté sur les caractères propres à l'ostéo-périostite pour qu'il soit inutile d'y revenir. Quant aux complications diverses que celle-ci peut entraîner, telles que : abcès de l'apophyse mastoïde, tumeur blanche de l'articulation temporo-maxillaire, méningo-encéphalite, thrombose du sinus transverse et pyohémie ; elles se reconnaîtront aux symptômes qui ont été déjà donnés ailleurs ou qui le seront ultérieurement.

Pronostic. — L'otite externe chronique est une maladie grave. Sa durée est longue, et elle laisse le plus souvent à sa suite diverses lésions, telles que : rétrécissements du conduit, lésions de la membrane du tympan et de la caisse, qui peuvent gêner l'exercice de l'ouïe, et qui seront plus tard l'objet d'une description spéciale. Enfin elle peut donner lieu à des complications plus ou moins sérieuses et même mortelles.

A ces divers points de vue, on voit donc que l'otite chronique est d'un pronostic beaucoup plus grave qu'on n'a coutume de le penser, et que loin de partager l'opinion du vulgaire et même de l'entretenir, le médecin doit faire tous ses efforts pour obtenir la guérison de la maladie, surtout chez les enfants dont le conduit auditif présente des parois extrêmement minces, très poreuses, et traversées par des vaisseaux qui sont en communication directe avec ceux de la dure-mère.

Traitement. — Le traitement général a certainement une grande importance. Chez les lymphatiques et les scrofuleux, les toniques, les amers, l'huile de foie de morue, etc., devront être prescrits. Un traitement spécifique conviendra également dans les cas où l'otite externe se montre chez un sujet en puissance de la diathèse syphilitique. Enfin, dans l'eczéma du conduit, les préparations arsenicales feront partie obligée du traitement, et rendront souvent les plus grands services.

Mais c'est surtout au traitement local, beaucoup trop négligé généralement, qu'il faudra donner tous ses soins, non seulement pour aider à la guérison, mais aussi et surtout pour prévenir le développement des accidents et des complications dont j'ai parlé.

Au premier rang, il faut placer les lavages fréquents à l'eau tiède ou avec des décoctions légèrement astringentes, lavages qu'on devra pratiquer largement, mais sans violence, dans la crainte de blesser le tympan, et avec la précaution de redresser le conduit en tirant le pavillon en haut et en arrière. Ces grandes injections, lorsqu'elles sont convenablement faites, empêchent le pus de séjourner dans les parties profondes, de se décomposer, d'acquérir de la fétidité et de devenir ainsi une cause nouvelle d'irritation. Dans les inflammations accompagnées de productions épidermiques, elles ont pour effet d'en prévenir l'accumulation.

Lorsque par ces lavages, répétés trois ou quatre fois par jour, on a complètement nettoyé le canal, on peut y faire avec profit des instillations de liquides astringents (alun, tannin, sulfate de zinc, de cuivre), dont on augmente graduellement la dose de 50 grammes à 1 ou 2 grammes pour 30 grammes d'eau. Les eaux sulfureuses, l'eau de goudron, conviennent aussi dans certaines otites scrofuleuses.

L'acide borique a été employé avec succès contre l'otite externe chronique, soit sous forme de solution, soit sous forme de poudre qu'on insuffle dans l'oreille. Je suis peu partisan de ce dernier mode d'application, ainsi que j'aurai l'occasion de le dire à propos du traitement de l'otite moyenne purulente.

Les huiles, les pommades sont en général plus nuisibles qu'utiles. Dans l'eczéma chronique du conduit, la glycérine ou les glycérolés rendent cependant d'assez grands services.

Lorsqu'il existe une ostéo-périostite du conduit, on doit, en même temps qu'on emploie les moyens généraux et les soins de propreté, avoir recours à quelques révulsifs énergiques. Les ventouses, les vésicatoires, les frictions irritantes derrière les oreilles, peuvent être utiles au début, mais dès qu'il s'agit d'une véritable ostéite avec carie ou nécrose, il ne faut pas hésiter à appliquer autour de l'oreille deux ou trois larges cautères qu'on entretiendra pendant le temps nécessaire. C'est un moyen de limiter l'inflammation et peut-être de prévenir l'invasion d'accidents terribles.

Il sera question plus tard du traitement des complications diverses qui peuvent survenir.

3° TUMEURS

Il n'est pas rare de rencontrer dans le conduit auditif des *polypes* ou des *excroissances polypiformes* qui remplissent plus ou moins complètement la lumière du canal et viennent même saillir à l'extérieur. Mais comme ces tumeurs, dont quelques-unes prennent, il est vrai, naissance dans les parois du conduit auditif externe, proviennent très souvent aussi de la caisse du tympan, j'ai pensé qu'il était préférable d'en remettre à un autre moment la description générale.

Les seules tumeurs que nous décrirons ici sont : les *tumeurs sébacées* et les *exostoses.*

A. — TUMEURS SÉBACÉES

Toynbee [1] le premier a décrit ce genre de tumeurs dont l'existence réelle a été mise en doute par quelques auteurs, suivant lesquels ces prétendues tumeurs ne seraient autre chose que des amas d'épiderme et de muco-pus. Hinton [2], cependant, a observé quelques cas dans lesquels il existait bien réellement à la surface du conduit de petites tumeurs sébacées, circonscrites par une membrane d'enveloppe distincte. De mon côté je pense avoir rencontré un fait se rapportant à la maladie décrite par Toynbee, et quoique le sujet mérite certainement de nouvelles recherches, il me semble utile de faire connaître les principales observations de Toynbee sur les tumeurs sébacées du conduit.

(1) *Transact. of the Med. Chir. Society*, t. XLI, p. 51, et t. XLVII, p. 203.
(2) *Path. Transact.*, t. XVI, p. 233.

Suivant cet auteur, cette affection offre un grand intérêt pratique, puisque, abandonnée à elle-même, elle peut déterminer la mort. Sur vingt observations rapportées par Toynbee, cette terminaison est survenue cinq fois, et Hinton aurait observé, de son côté, trois cas mortels.

Les tumeurs sébacées du conduit, quoique pouvant se développer dans l'enfance et la jeunesse, sont cependant plus fréquentes dans un âge avancé. On peut les rencontrer dans toutes les parties du conduit auditif externe.

Elles sont composées presque entièrement de cellules épidermiques, larges, formant des couches superposées, et circonscrites par une membrane d'enveloppe distincte, formée de tissu aréolaire.

Une particularité curieuse de leur développement c'est que celui-ci se fait à la fois du côté du conduit, et du côté de leur point d'attache, d'où résulte une absorption des parois osseuses en rapport avec le volume de la tumeur, qui varie depuis celui d'un grain de millet jusqu'à celui d'une grosse noisette. On comprend que, dans ce dernier cas, elles déterminent une énorme dilatation du conduit auditif, qui peut être assez large pour permettre d'introduire un doigt jusqu'au tympan (fig. 250).

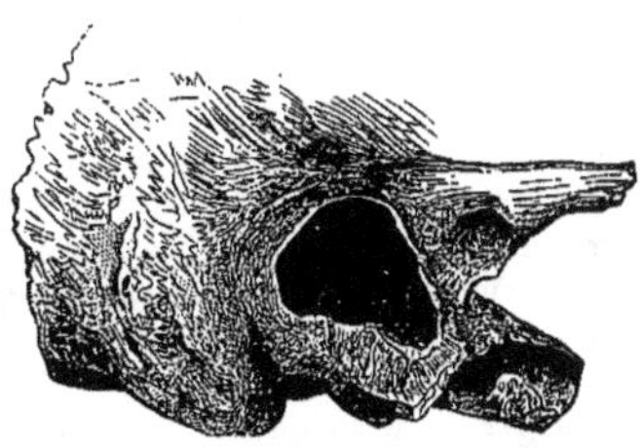

Fig. — 250. Dilatation considérable du conduit auditif osseux produite par une tumeur sébacée. (Toynbee).

Dans leur développement, les tumeurs sébacées peuvent déterminer une absorption complète des parois osseuses et s'étendre vers la cavité du tympan, les cellules mastoïdiennes, et même la cavité crânienne, donnant lieu finalement à des troubles encéphaliques mortels. Il est remarquable que, dans plusieurs cas où la tumeur s'était ainsi propagée au loin par absorption des os, la membrane du tympan était restée intacte.

Les tumeurs sébacées se développent quelquefois sans donner lieu à aucune douleur, et peuvent même acquérir un volume considérable et produire une absorption osseuse, sans que les malades accusent d'autre trouble qu'une diminution de l'ouïe causée par l'obstruction du canal. Le plus souvent, cependant, l'attention du malade et du médecin est attirée par l'existence d'une otorrhée, généralement très fétide. Lorsqu'on examine le conduit auditif à cette époque, on le trouve rempli d'une masse blanchâtre, caséeuse, fortement adhérente.

Si l'on songe à la gravité des complications, on comprend l'importance d'une intervention chirurgicale prompte. Si la tumeur n'est pas encore ouverte, on devra l'inciser largement et, à l'aide de lavages, extraire aussi complètement que possible son contenu. Puis, afin d'éviter une récidive qui ne manquerait pas d'arriver, on s'efforcera de saisir avec une pince la membrane d'enveloppe et de l'arracher en totalité.

Si déjà la tumeur est ulcérée, il suffit d'enlever à l'aide de lavages fréquents toute la masse. Il est utile ensuite de modifier la surface interne de la poche, à l'aide d'instillations astringentes ou légèrement caustiques, et de pratiquer même, de temps à autre, des attouchements avec un petit pinceau imbibé d'un liquide caustique (solution de nitrate d'argent, de chlorure de zinc, etc.).

B. — EXOSTOSES

A peine signalées par quelques auteurs, les exostoses du conduit auditif ont été décrites avec soin par Toynbee, puis par Bonnafont [1] et Welcker [2].

Plus fréquentes chez les hommes que chez les femmes, elles semblent se développer en dehors de toute cause inflammatoire ou diathésique, quoique Toynbee les considère comme étant souvent d'origine rhumatismale ou goutteuse; rien n'autorise à les rattacher à la syphilis. Je serais beaucoup plus porté à croire que ces exostoses sont pour la plupart congénitales et qu'elles sont dues à un trouble survenu dans le développement du conduit auditif osseux. Et ce qui paraît donner quelque poids à cette opinion, c'est que d'après Welcker et Seligmann, certaines peuplades du Nouveau-Monde présenteraient une prédisposition toute particulière pour ce genre de tumeurs.

Quoi qu'il en soit, les exostoses du conduit auditif peuvent occuper tous les points du canal osseux, mais on les trouve le plus souvent vers le tiers moyen. Tantôt, il n'existe qu'une seule tumeur, et elle prend naissance sur l'une quelconque des parois; tantôt, on rencontre deux ou plusieurs tumeurs, qui, nées sur les parois opposées du canal, marchent à la rencontre l'une de l'autre en laissant entre elles une ou plusieurs ouvertures de forme aplatie, arrondie, triangulaire. Dans quelques cas, le canal se trouve complètement oblitéré.

Les exostoses du conduit auditif sont presque toujours constituées par du tissu compact; rarement on a observé des exostoses aréolaires et celluleuses comme Autenrieth [3] a eu l'occasion d'en examiner une.

Le développement de ces tumeurs est, en général, fort lent; il se fait du côté du conduit auditif qui finit par être complètement oblitéré.

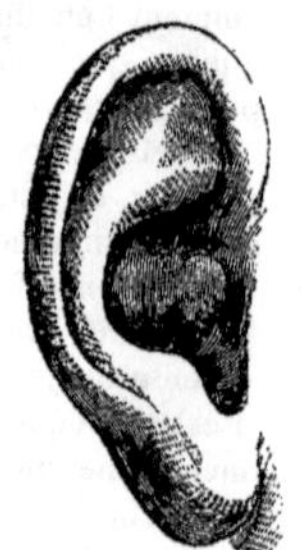

FIG. 251. — Exostose du conduit auditif externe.

Le plus souvent, la diminution graduelle de l'ouïe est le seul symptôme qui attire l'attention du malade. Cette surdité est produite par l'obstruction du canal, soit par le fait seul du développement de l'exostose, soit par suite de l'accumulation du cérumen entre l'exostose et la membrane du tympan.

Chez un jeune homme âgé de vingt ans, que j'ai eu l'occasion d'examiner, et qui portait une exostose oblitérant complètement le conduit auditif, le développement de la tumeur s'était accompagné à diverses reprises de douleurs vives, irradiant à tout le côté de la tête, et revêtant le caractère de véritables accès névralgiques.

Les exostoses du conduit auditif se présentent sous forme de tumeurs

(1) *Surdités produites par des tumeurs osseuses. Union méd.*, nouv. sér., t. XX, p. 247.
(2) *Ueber knocherne Verengerung und Verschliessung des äusseren Gehörganges. Archiv für Ohrenheilkunde*, t. I, p. 163.
(3) REIL, *Arch. für Physiologie*, 1809, t. X, p. 349.

dures, à surface arrondie, unie ou mamelonnée, s'insérant le plus souvent par une large base sur une des parois du canal. La peau qui les recouvre est souvent un peu rosée, et assez sensible au toucher. La consistance de ces tumeurs permettra toujours de les distinguer des tumeurs sébacées, seule affection avec laquelle on pourrait les confondre.

Dans les cas où la lumière du canal n'est pas encore oblitérée, et où il reste une ou plusieurs ouvertures, il faut recommander aux malades d'entretenir la plus grande propreté de l'oreille à l'aide d'injections fréquentes. On parvient quelquefois par ce moyen à améliorer l'ouïe en détachant quelques petits amas de cérumen accumulé en arrière de l'obstacle.

Quant au traitement propre aux exostoses, il varie suivant qu'il existe encore quelque ouverture conduisant jusqu'au tympan ou suivant que le canal est entièrement obstrué. Dans le premier cas, la dilatation à l'aide de tiges de *laminaria digitata* peut amener quelquefois une diminution des exostoses et par suite un élargissement du conduit. Lorsque la tumeur remplit entièrement le canal, et détermine une surdité complète, l'ablation de l'exostose ou sa perforation pourrait seule améliorer l'ouïe.

Dans un cas de cette nature, observé par Bonnafont [1], le chirurgien, après avoir détruit par la cautérisation la peau qui recouvrait l'exostose, traversa peu à peu toute son épaisseur, dilata le trajet nouveau à l'aide de mandrins gradués, et rendit l'ouïe à son malade.

Je ne fais que mentionner, sans y ajouter grande confiance, les applications répétées de teinture d'iode sur la tumeur et les mercuriaux à l'intérieur que Wilde et Toynbee ont conseillés.

L'ablation de l'exostose est, en somme, le seul traitement à mettre en usage, lorsque l'intervention est justifiée par la gravité des troubles fonctionnels. Cette opération assez délicate peut être faite avec une gouge fine et le maillet. Il n'est pas nécessaire d'enlever la totalité de la tumeur; il suffit de créer un passage suffisamment large pour donner accès aux ondes sonores et pour laisser écouler au dehors les produits de sécrétion qui tendent à s'accumuler derrière l'exostose. Dans un cas, j'ai obtenu un excellent résultat de l'emploi d'une petite fraise, mue par un tour à volant, analogue à celui dont se servent les dentistes. J'ai pu ainsi très rapidement détruire une exostose très profondément placée.

ARTICLE III

VICES DE CONFORMATION ET DIFFORMITÉS DU CONDUIT AUDITIF EXTERNE

Le conduit auditif externe présente dans sa forme, sa direction, ses dimensions, de notables variations, dont la plupart sont sans aucune importance. Il est, cependant, un certain nombre de difformités congénitales ou acquises qui méritent d'attirer l'attention du chirurgien, et que l'on peut ranger en deux classes, suivant que les dimensions normales du conduit sont augmentées ou diminuées.

[1] *Union méd.*, 30 mai 1868.

L'*excès de largeur du conduit auditif*, que l'on rencontre chez certains individus conjointement avec une courbure à peine marquée, constitue certainement une prédisposition à l'inflammation des parties profondes de l'oreille. Cette anomalie a été signalée par Itard ([1]) chez quelques sourds. Le doigt auriculaire pouvait pénétrer jusqu'à la membrane du tympan.

Si l'on constatait l'existence de cette déformation spéciale, il y aurait lieu de conseiller aux personnes qui en sont atteintes de porter habituellement du coton dans l'oreille, afin de préserver les parties profondes contre l'action trop directe du froid et des corps étrangers.

Je mentionne seulement pour mémoire l'élargissement pathologique du conduit auditif par suite de bouchons cérumineux, de tumeurs diverses, déformation contre laquelle l'art est impuissant.

Quant aux difformités résultant d'un *défaut de largeur du conduit auditif externe*, elles intéressent plus particulièrement le chirurgien, et comprennent : 1° l'*oblitération complète du conduit; 2° les rétrécissements.*

1° OBLITÉRATION COMPLÈTE

L'*oblitération congénitale* ou l'*imperforation du conduit auditif* est assez rare. Tantôt elle coïncide avec une malformation ou une absence plus ou moins complète du pavillon de l'oreille, et, dans ce cas, ainsi que nous l'avons dit, la malformation s'étend habituellement aux parties profondes de l'organe de l'ouïe ; tantôt, le pavillon étant bien développé, le conduit auditif se trouve fermé par une membrane située au niveau de l'ouverture normale ou plus ou moins profondément.

Le plus souvent, ce vice de conformation, qui résulte d'un trouble survenu dans l'occlusion de la première branchie, n'existe que d'un seul côté. Cependant, on connaît des exemples dans lesquels il y avait imperforation des deux conduits auditifs.

Dans deux observations rapportées par Cooper et Steinmetz ([2]), outre l'absence presque complète des deux pavillons, les conduits auditifs étaient fermés par la peau, et cependant l'ouïe était assez bonne.

Lorsqu'on se trouve en présence d'une semblable anomalie, on doit avant tout s'assurer que le conduit auditif existe réellement, et que la difformité extérieure ne coïncide pas avec un vice de conformation des parties profondes de l'organe auditif. L'exploration de l'ouïe peut fournir à cet égard des données utiles, car, si la faculté auditive est conservée, on peut conclure à l'intrégrité de la caisse et de l'oreille interne.

De plus, on devra rechercher, à l'aide d'un instrument délicat, quelle est l'épaisseur de la membrane qui ferme le conduit. On peut se servir à cet effet d'une fine aiguille à acupuncture. Si celle-ci, après avoir traversé une faible épaisseur de parties molles, rencontre une résistance osseuse, on doit conclure que le conduit auditif n'existe pas ; on arrivera à une conclusion opposée, si

([1]) Tome II, p. 147.
([2]) *Journal de Græfe et de Walter*, Bd. IXX, p. 118, 1833.

l'aiguille trouve un vide derrière l'obstacle. Cette exploration devient très délicate lorsque la membrane qui oblitère le conduit est située à une certaine profondeur, car on pourrait craindre, après l'avoir traversée, de rencontrer immédiatement et de blesser la membrane du tympan. Bonnafont [1] donne le conseil de procéder alors avec une excessive précaution ; l'aiguille est enfoncée lentement, jusqu'à ce que le malade accuse une douleur très vive, ce qui indique presque certainement que la membrane du tympan existe, et a été piquée. Dans un cas très intéressant, ce chirurgien put ainsi apprécier l'épaisseur de la cloison qui interceptait la lumière du conduit.

Lorsqu'on a acquis la certitude que l'ouïe n'existe pas et que l'imperforation du conduit coïncide avec des vices de conformation des parties profondes, on doit s'abstenir de toute intervention. Si, au contraire, on a reconnu que l'imperforation du conduit, qu'elle soit ou non accompagnée de difformités du pavillon, constitue le seul obstacle à l'exercice de la fonction, il est indiqué de le faire disparaître. Je donnerai cependant le conseil de ne pas opérer dans le jeune âge et d'attendre que le sujet ait atteint l'âge de raison, afin qu'il puisse mieux se prêter aux explorations nécessaires pour établir le diagnostic avec certitude.

L'incision et la cautérisation ont été préconisées dans le but de restituer le canal oblitéré. Lorsqu'il s'agit d'une imperforation du méat ou d'une oblitération par une membrane située peu profondément, l'incision cruciale, suivie de l'excision des petits lambeaux, est le meilleur procédé.

La cautérisation a été vantée par Leschevin, Boyer, Itard, qui ont employé le nitrate d'argent. L'annotateur de Saissy [2] cite un cas d'imperforation des deux conduits auditifs, avec surdité incomplète, dans lequel il procura une amélioration très notable de l'ouïe, en appliquant un morceau de potasse caustique au point où devait être l'ouverture normale du conduit.

La cautérisation convient surtout pour les cas où l'obstacle est situé profondément, et avoisine la membrane du tympan. Dans l'observation de Bonnafont, citée plus haut, ce chirurgien combina la perforation simple de la membrane obturatrice avec la cautérisation, c'est-à-dire qu'après avoir traversé environ les deux tiers de l'épaisseur de la membrane avec un petit trocart, il se servit de la canule de l'instrument pour glisser dans la plaie un petit fragment de nitrate d'argent. Puis, par des cautérisations successives, il parvint à compléter la perforation et à lui donner la largeur du reste du conduit. Le résultat fut des plus satisfaisants.

L'*oblitération accidentelle ou pathologique du conduit auditif* s'observe très rarement. Sans parler des cas où une tumeur, un corps étranger, déterminent une obstruction complète du canal, il arrive quelquefois, à la suite d'inflammations répétées, que les parois opposées se soudent et interceptent totalement la lumière du canal. Il est évident que cette oblitération ne peut exister que dans la portion fibro-cartilagineuse ; mais elle peut être plus ou moins étendue.

Itard [3] rapporte le cas d'un militaire qui, à la suite d'une brûlure, avait le

(1) *Loc. cit.*, p. 147.
(2) *Loc. cit.*, p. 19.
(3) *Loc. cit.*, t. II, p. 146.

conduit auditif fermé par nne cicatrice assez mince, qui permettait cependant, en partie, l'exercice de l'ouïe. Sonrier [1] a observé un fait analogue. L'oblitération avait succédé à une violente otite, développée à la suite de l'introduction d'un corps étranger ; elle était complète et produite par une cicatrice qui semblait très épaisse. Quoique l'observation mentionne que le malade était complètement sourd, je me permettrai d'élever quelques doutes à cet égard, et le résultat obtenu par l'opération doit faire admettre que le malade percevait au moins les sons transmis par les os du crâne.

L'opération a consisté dans l'excision d'une partie de la membrane obturatrice, qui présentait une épaisseur de 6 à 7 millimètres et offrait les caractères du tissu inodulaire, puis dans la dilatation à l'aide de l'éponge préparée. La guérison fut complète, et le malade recouvra l'ouïe.

Dans les cas d'oblitération cicatricielle du conduit auditif, de même que dans les cas d'oblitération congénitale, il est nécessaire de s'assurer, avant toute opération, que la fonction auditive est conservée. Car, quel que soit le degré de la surdité, si celle-ci est due uniquement à la présence de la membrane oblitérante, la transmission des sons par les os du crâne doit toujours persister. Lors donc qu'on a reconnu cette condition favorable, on devra se conduire comme dans le cas rapporté précédemment, c'est-à-dire exciser une partie de la membrane, et entretenir les dimensions du nouveau canal à l'aide d'une dilatation longtemps prolongée.

2° RÉTRÉCISSEMENTS

Les rétrécissements du conduit auditif peuvent affecter les portions cartilagineuse ou osseuse, ou les deux portions à la fois. Qu'ils soient d'origine congénitale ou accidentelle, ils se présentent sous deux formes principales : les rétrécissements en forme de fente, et les rétrécissements annulaires.

Les *rétrécissements en forme de fente* affectant la région cartilagineuse seule sont les plus fréquents. Le plus souvent ils dépendent d'un rapprochement des parois antérieure et postérieure qui sont accolées l'une à l'autre, d'où résulte la formation d'une fente allongée au lieu de l'ouverture ovalaire normale du conduit. Cette sorte de rétrécissement, le plus souvent congénital, peut aussi se produire, indépendamment de toute maladie, par suite des progrès de l'âge ; aussi n'est-il pas très rare de l'observer chez les vieillards. Tröltsch, qui a eu l'occasion d'examiner anatomiquement un cas de ce genre, a constaté un relâchement considérable du tissu fibreux qui unit à l'écaille temporale la partie postéro-supérieure du conduit membraneux, en sorte que celle-ci, n'étant plus soutenue, tombe en avant, et s'applique sur la paroi antérieure du canal.

Indépendamment de la surdité qui résulte d'une semblable difformité, le rétrécissement de la portion cartilagineuse a pour effet de gêner l'écoulement des produits de sécrétion et de prédisposer par conséquent à l'accumulation du cérumen. On peut y remédier assez complètement en conseillant aux malades de porter un petit tube métallique qui maintient écartées les parois du conduit.

[1] *Gaz. des hôpit.*, 10 février 1870.

Je me borne à signaler un rétrécissement assez commun, propre à la portion osseuse, et qui consiste dans une voussure anormale de la paroi antérieure tout près de la membrane du tympan. Cette anomalie n'a d'autre inconvénient que de gêner l'exploration du tympan, dont on ne peut découvrir, quelque effort qu'on fasse, la moitié antérieure.

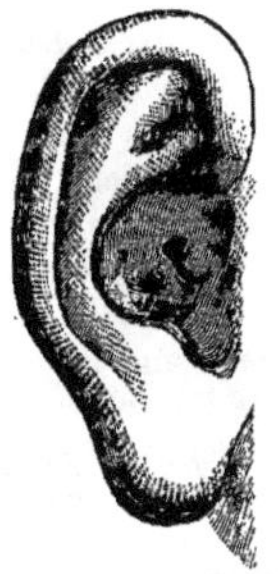

Fig. 252. — Rétrécissement du conduit dû à une hyperostose des parois. (Toynbee.)

Les *rétrécissements annulaires congénitaux*, assez prononcés pour nuire à la fonction auditive, paraissent très rares. Tröltsch en a observé deux cas. Une fois, l'anomalie était unilatérale; dans l'autre cas, elle existait des deux côtés. Le rétrécissement au milieu du méat était tel qu'on pouvait croire à une imperforation. A partir du méat le conduit cartilagineux s'évasait en entonnoir de dehors en dedans. Le malade n'entendait la montre que lorsqu'elle était appliquée sur l'oreille et sur les os du crâne. Triquet cite très brièvement un cas analogue au précédent.

Les rétrécissements annulaires sont bien plus souvent d'origine pathologique, et succèdent à des inflammations de longue durée, et plus particulièrement à l'eczéma chronique. Ils occupent surtout la portion membraneuse, et sont dus à l'épaississement de la peau et peut-être aussi du cartilage sousjacent. Ils peuvent cependant occuper également la portion osseuse, et résultent d'une véritable hyperostose, plus ou moins régulière, qui donne souvent au conduit la forme triangulaire.

Le traitement doit consister dans la dilatation lente et progressive du conduit rétréci au moyen de l'éponge préparée, de la corde à boyau, des tiges de *laminaria digitata*. Ce dernier moyen de dilatation semble, en effet, préférable à tout autre, et a donné dans plusieurs cas d'excellents résultats.

III

MALADIES DE LA MEMBRANE DU TYMPAN

ARTICLE PREMIER

LÉSIONS TRAUMATIQUES DE LA MEMBRANE DU TYMPAN

1° PLAIES — DÉCHIRURES

Les plaies et déchirures de la membrane du tympan ne sont pas rares, et peuvent survenir dans des circonstances variées. Tantôt la solution de continuité est produite par une cause vulnérante, agissant directement sur la membrane, soit de dehors en dedans, soit de dedans en dehors; tantôt la déchirure de la membrane est due à une cause indirecte.

Les blessures de la membrane du tympan par *action directe de dehors en dedans* sont de beaucoup les plus fréquentes, et l'agent vulnérant peut être un corps solide, liquide ou gazeux.

L'introduction brusque et accidentelle dans l'oreille d'un objet pointu, comme un cure-oreille, une aiguille à tricoter, une paille, une petite branche d'arbre, etc., détermine souvent une perforation de la membrane du tympan; celle-ci succède aussi trop fréquemment aux tentatives maladroites faites par le chirurgien, pour extraire les divers corps étrangers du conduit auditif.

Les déchirures de la membrane du tympan peuvent encore être dues à la pression d'un liquide pénétrant avec force dans l'oreille. Cet accident arrive quelquefois chez les baigneurs qui se jettent d'une grande hauteur. On conçoit qu'une injection liquide, poussée avec une grande force dans le conduit, puisse amener un semblable résultat.

Enfin l'air violemment comprimé dans le conduit auditif détermine quelquefois des déchirures étendues de la membrane. C'est ce que l'on observe en diverses circonstances; par exemple, un coup de poing, un soufflet appliqué sur l'oreille, refoulant violemment la colonne d'air renfermée dans le conduit auditif, peut déchirer la membrane. Une violente détonation, se produisant au voisinage de l'oreille, peut agir de la même façon, par suite de l'ébranlement brusque imprimé à la colonne d'air qui avoisine le tympan. Ainsi il n'est pas rare d'observer de semblables perforations chez les artilleurs.

Les blessures de la membrane du tympan *par action directe de dedans en dehors* sont beaucoup moins fréquentes. Elles succèdent presque toujours à une augmentation dans la pression de l'air contenu dans la caisse. Elles pourraient survenir à la suite d'une insufflation artificielle trop violente, à l'aide des procédés de Valsalva, de Politzer ou à l'aide du cathétérisme, mais cet accident est fort rare. Le plus souvent, c'est pendant un effort violent que l'air pénètre par les trompes d'Eustache, et vient distendre la cavité du tympan, dont la membrane se rompt de dedans en dehors. C'est ce que l'on observe assez fréquemment dans les accès de toux violente, et plus spécialement dans la toux de la coqueluche, de l'asthme, dans l'éternument, dans les efforts de vomissements.

La déchirure de la membrane du tympan se produit encore par un mécanisme analogue, sur les individus qui se trouvent rapidement transportés dans un milieu dont l'air est raréfié, comme, par exemple, dans les ascensions en ballon; la pression est diminuée à la surface externe du tympan, et, avant que l'équilibre ait eu le temps de s'établir par l'issue de l'air à travers la trompe d'Eustache, l'expansion du gaz contenu dans la caisse refoule le tympan de dedans en dehors et en détermine la rupture.

Les liquides injectés par la trompe d'Eustache ou épanchés dans la cavité tympanique peuvent aussi déchirer la membrane de dedans en dehors. Ces ruptures de la membrane du tympan, que l'on a signalées chez les pendus ou chez les individus étranglés, sont probablement dues à des épanchements brusques de sang dans la caisse. Je reviendrai plus tard sur ces perforations consécutives aux épanchements de la caisse, et qui sont plutôt organiques que traumatiques.

Quant aux *déchirures indirectes* de la membrane du tympan, elles succèdent à des violences exercées sur le crâne, à une distance plus ou moins éloignée de l'oreille. On connaît la fréquence des déchirures du tympan dans les fractures de la base du crâne, déchirures qui sont constantes lorsque le trait de la fracture traverse la cavité tympanique et intéresse l'os tympanal dans lequel est encadrée la membrane. Ces solutions de continuité s'expliquent très naturellement. Mais il est d'autres déchirures du tympan qui se produisent à la suite de coups ou de chutes sur le crâne, indépendamment de toute fracture du rocher, et dont le mécanisme semble plus difficile à interpréter. Ces déchirures indirectes de la membrane du tympan ne sont pas très rares, quoique à peine mentionnées par les auteurs. J'ai pu en recueillir un assez grand nombre d'observations, et je montrerai bientôt l'importance clinique de ces faits.

Les rapports de la membrane du tympan avec les parois osseuses du crâne, rapports tels que cette membrane, fortement tendue et encadrée dans l'os tympanal, semble faire suite aux parois crâniennes, expliquent jusqu'à un certain point comment des vibrations imprimées au crâne par une violente percussion, et insuffisantes pour déterminer la rupture des fibres osseuses, peuvent cependant suffire à déchirer les fibres plus délicates du tympan.

Symptomatologie. — Les blessures de la membrane du tympan s'accompagnent d'une douleur extrêmement vive, qui peut aller même jusqu'à déterminer la syncope. Mais cette douleur est, en général, de peu de durée, à moins que des phénomènes inflammatoires ne surviennent consécutivement.

L'hémorrhagie par l'oreille, ou l'*otorrhagie*, est un phénomène à peu près constant. La quantité de sang qui s'écoule est très variable; tantôt à peine appréciable, tantôt, au contraire, très considérable, et ne semblant pas en rapport avec une lésion presque insignifiante. J'ai vu, dans un cas, cet écoulement assez abondant pour inspirer quelques craintes. C'était chez une jeune fille à qui l'on avait introduit dans l'oreille, pendant son sommeil, un petit rouleau de papier très pointu. En retournant brusquement la tête, elle ressentit une vive douleur, bientôt accompagnée d'un écoulement de sang, qui persistait depuis trente-six heures, lorsque je vis la malade que son médecin m'avait adressée, dans la crainte qu'il n'existât quelque lésion grave de l'oreille. Après avoir débarrassé le conduit du sang qui l'obstruait, je constatai pour toute lésion une perforation arrondie de la membrane du tympan tout près du manche du marteau.

Les variations que l'on observe dans l'abondance de l'écoulement de sang tiennent évidemment à l'étendue de la déchirure, mais surtout à son siège. On sait, en effet, que la vascularité de la membrane tympanique est loin d'être égale partout, et que les vaisseaux les plus volumineux occupent le voisinage du manche du marteau. C'est, sans doute, à la blessure d'un de ces vaisseaux qu'était due l'hémorrhagie abondante dont il a été question plus haut.

Les plaies de la membrane du tympan s'accompagnent à peu près constamment d'un certain degré de surdité, qui varie selon diverses circonstances. Tantôt elle est à peine sensible, tantôt elle est des plus prononcées. Ces différences tiennent à l'étendue des lésions et plus encore à l'existence de complications du côté du conduit, de la caisse, ou même de l'oreille interne.

La forme, l'étendue, le siège des plaies de la membrane du tympan son extrêmement variables, suivant la nature de l'agent vulnérant et le mécanisme de la déchirure. Lorsque la blessure est produite par un corps introduit dans le conduit auditif, l'étendue, la forme, le siège de la déchirure sont en rapport avec le volume de l'instrument vulnérant, avec la direction suivant laquelle il est introduit, enfin avec la force qui lui est imprimée. Aussi, dans ces circonstances, peut-on rencontrer toutes les variétés de plaies, depuis une simple piqûre jusqu'à une description complète de la membrane.

La fracture du manche du marteau s'observe quelquefois dans ces sortes de blessures par action directe d'un corps poussé dans l'oreille. Ménière [1] rapporte l'histoire d'un jardinier chez lequel cet accident avait été produit par la pénétration d'une branche de poirier dans l'oreille. Le tympan était largement déchiré, et l'on pouvait voir les fragments de l'osselet se mouvoir avec les lambeaux de la membrane. Cette lésion guérit spontanément. Tröltsch [2] a vu un cas analogue, et Hinton [3] en rapporte deux autres exemples.

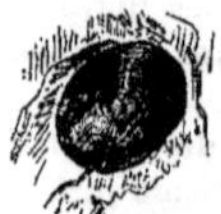
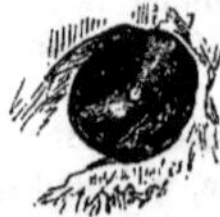
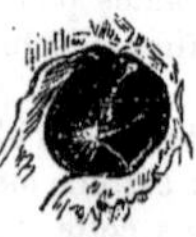
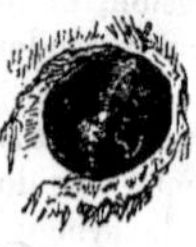

FIG. 253. — Plaies et déchirures de la membrane du tympan.

Lorsque la déchirure de la membrane du tympan est produite par une pression exagérée, agissant sur toute sa surface, soit de dehors en dedans, soit de dedans en dehors, la solution de continuité, variable dans ses dimensions et dans sa forme, présente un siège à peu près constant. Elle occupe, en effet, la partie postérieure de la membrane du tympan en arrière du manche du marteau, là où l'épaisseur de la membrane est la moins grande. Nous reproduisons (fig. 253) quelques-unes des variétés les plus communes des plaies de la membrane du tympan, qui peuvent être linéaires, étoilées, triangulaires, cordiformes.

Diagnostic. — Les blessures de la membrane du tympan sont aisées à reconnaître par l'examen direct, lorsqu'on a pris soin, au moyen de lavages convenables, de débarrasser le conduit du sang ou des corps étrangers qui l'obstruent. On voit distinctement sur la membrane une solution de continuité, souvent bouchée par un petit caillot sanguin, et dont les bords sont légèrement infiltrés. Cette infiltration du sang peut même se propager assez loin entre les lames de la membrane tympanique.

Mais s'il est facile d'établir par l'inspection que la membrane du tympan est atteinte de plaie, il n'en est plus de même lorsqu'il s'agit de déterminer si la blessure est simple ou compliquée de lésions plus profondes, soit du côté de l'oreille moyenne et interne, soit même du côté du crâne et de l'encéphale.

Relativement aux complications qui peuvent exister du côté des parties

(1) *Gaz. méd.*, 1856, n° 50.
(2) *Loc. cit.*, p. 156.
(3) HOLMES, *System of Surgery*, 2e édit., t. III, p. 313.

profondes de l'appareil auditif, on se basera pour les reconnaître sur les circonstances commémoratives et surtout sur la nature du traumatisme; puis, on tiendra compte des symptômes qui caractérisent habituellement les lésions de la caisse et de l'oreille interne, symptômes sur lesquels je reviendrai plus tard.

Je désire seulement appeler l'attention des chirurgiens sur les difficultés du diagnostic dans certains cas de déchirures de la membrane du tympan, produites par une violente contusion du crâne.

Dans ces cas, en effet, on pourrait croire à l'existence d'une fracture du rocher, car on en observe presque tous les symptômes : ce sont, d'une part, la perte de connaissance, du sentiment et du mouvement, durant plus ou moins longtemps, et laissant à sa suite une dépression plus ou moins marquée, phénomène en rapport avec la commotion cérébrale; et, d'autre part, l'écoulement de sang par l'oreille, quelquefois, comme on l'a vu, très abondant, et suivi même, dans quelques cas rares, de l'écoulement d'un liquide séro-sanguinolent. J'ai déjà fait allusion à ces cas difficiles dans l'article consacré aux fractures du crâne du *Traité de pathologie externe* de Follin et Duplay. Depuis lors, j'ai observé un assez grand nombre de faits semblables, et j'ai la conviction que, dans bien des cas de prétendues fractures du rocher qui ont été considérées comme terminées par la guérison, il s'agissait uniquement de violentes commotions cérébrales, accompagnées de déchirures du tympan.

Pronostic. — Les blessures de la membrane du tympan, exemptes de complications, sont généralement sans gravité. Lorsqu'elles consistent dans une simple déchirure, sans perte de substance, elles guérissent spontanément, sans laisser d'autres traces qu'une cicatrice quelquefois à peine visible, et sans aucune altération de l'ouïe.

Mais lorsque la solution de continuité s'accompagne de perte de substance, surtout lorsque celle-ci est un peu étendue, il est rare qu'il ne se développe pas une inflammation, bientôt suivie de suppuration, et qui souvent ne se borne pas à la membrane, mais s'étend à la caisse. La lésion devient alors complexe et se rapproche des perforations pathologiques dont il sera question plus tard, et qui peuvent entraîner des conséquences graves. Indépendamment de ces complications secondaires, il en est de primitives, et qui sont dues à la même cause qui a produit la déchirure du tympan. Sans parler de la fracture de la base du crâne, dans laquelle la déchirure de la membrane du tympan n'offre plus qu'un intérêt secondaire, on comprend qu'une violence extérieure agissant sur la membrane du tympan puisse étendre son action aux osselets, et par l'intermédiaire de ceux-ci exercer une commotion sur les parties délicates de l'oreille interne : aussi n'est-il pas rare de voir, à la suite des blessures de la membrane, en apparence bénignes, les troubles fonctionnels très accusés persister indéfiniment.

Traitement. — Le traitement des blessures de la membrane du tympan est des plus simples. La première indication et la plus importante consiste à désinfecter la plaie, afin de prévenir l'inflammation et la suppuration qui le plus souvent se transmettent à la caisse. On devra donc débarrasser le conduit des caillots sanguins à l'aide d'injections de liquides antiseptiques chauds et poussées avec une grande douceur. Les solutions faibles d'acide phénique, les solutions fortes d'acide borique, seront employées dans ce but. Puis on pourra insuffler dans le canal et jusque sur la membrane tympanique une petite quantité de poudre d'iodoforme ou d'acide borique; enfin, on remplira exactement le conduit auditif avec de la ouate hydrophile ou mieux du coton boriqué ou iodoformé.

Je ne pense pas qu'il soit utile de chercher à obtenir la cicatrisation par aucune application topique, et je ne conseillerais pas d'avoir recours au moyen recommandé par Triquet, et qui consiste à tremper un petit morceau de baudruche dans une goutte de collodion élastique et à l'appliquer sur la perforation.

L'hémorrhagie est rarement assez forte pour nécessiter une intervention; si cependant l'écoulement sanguin ne s'arrêtait pas, on pourrait toucher légèrement le point d'où s'échappe le sang avec un petit pinceau imbibé d'une solution de perchlorure de fer.

Une autre indication importante dans le traitement des plaies de la membrane du tympan, c'est de l'immobiliser autant que possible. Le malade portera du coton dans l'oreille, ainsi que nous l'avons déjà recommandé dans un autre but, afin de diminuer les vibrations de l'extérieur, et il évitera de crier, de chanter, et surtout de se moucher avec force.

ARTICLE II

LÉSIONS VITALES ET ORGANIQUES DE LA MEMBRANE DU TYMPAN

La membrane du tympan, intermédiaire au conduit auditif externe et à la caisse, participe à la fois de la structure de l'un et de l'autre, la peau du conduit se prolongeant sur sa face externe et la muqueuse de la caisse revêtant sa face interne; de là cette conséquence que les maladies du conduit et de la caisse doivent se propager facilement à la membrane tympanique, et que, réciproquement, les maladies primitivement développées sur cette dernière ne doivent pas tarder à envahir le conduit ou la caisse.

En effet, les affections de la membrane du tympan se présentent très rarement à l'état d'isolement complet, et il est presque impossible de séparer leur étude de celle des maladies du conduit auditif et de la caisse. Je décrirai seulement dans cet article : 1° les inflammations; 2° les dégénérescences diverses et particulièrement les dégénérescences calcaires de la membrane. Quant aux perforations pathologiques, leur étude ne saurait être séparée de celle du catarrhe purulent de la caisse. Car, soit qu'elles surviennent de dehors en dedans, à la suite de myringite, soit qu'elles succèdent à une suppuration de la caisse et se produisent de dedans en dehors, ce qui est de beaucoup le cas le plus fréquent, elles s'accompagnent toujours d'un état inflammatoire de l'oreille moyenne, antérieur ou consécutif à la perte de substance de la membrane.

1° INFLAMMATIONS (MYRINGITES)

L'inflammation de la membrane du tympan a été désignée sous le nom de myringite par Lincke et Wilde. La plupart des auteurs, si l'on excepte von Tröltsch, en ont donné une description assez fantaisiste. Quoi qu'on ait dit, cette inflammation existe très rarement à l'état d'isolement; j'ajouterai même que, d'accord avec Tröltsch, je considère comme très peu fréquente l'inflammation primitive de la membrane tympanique, et que, dans mon opinion, cette inflammation se développe soit consécutivement à une phlegmasie du conduit, soit plus souvent encore consécutivement à une phlegmasie de la caisse. Ces réserves faites, j'étudierai successivement la myringite aiguë et la myringite chronique.

a. *Myringite aiguë.* — La myringite aiguë primitive reconnaît presque exclusivement pour cause l'action directe du froid sur la membrane du tympan, et s'observe le plus souvent à la suite des bains de mer ou de rivière. Il existe, en outre, une forme de myringite aiguë, désignée par Wreden sous le nom de *mycomyringite*, et qui serait produite par une prolifération parasitaire à la surface de la membrane du tympan. J'ai déjà parlé de cette forme d'inflammation à l'occasion de l'otite externe.

Symptomatologie. — La myringite aiguë débute généralement d'une manière subite, au milieu de la nuit, par des douleurs extrêmement vives au fond de l'oreille, accompagnées de pulsations et de bourdonnements violents; quelquefois les phénomènes nerveux sont des plus prononcés; il y a de l'agitation, du délire, de la fièvre.

L'examen de l'organe malade montre la membrane du tympan fortement injectée; cette injection est surtout marquée à la périphérie de la membrane et le long du manche du marteau, qui disparaît souvent derrière les vaisseaux hypérémiés. On constate en même temps que l'éclat normal du tympan a disparu; sa surface présente l'aspect mat du verre dépoli.

Le conduit auditif ne tarde pas à s'enflammer, et l'on trouve, dans les parties avoisinant le tympan, la peau rouge et gonflée, en sorte qu'il est difficile de reconnaître une limite précise entre le conduit et la membrane.

La myringite aiguë peut se terminer par résolution, par suppuration, par ulcération. La résolution s'observe assez rarement. Les douleurs s'apaisent au bout de quelques heures ou, au plus, de trois ou quatre jours. Quelquefois une légère otorrhagie marque cette heureuse terminaison.

Plus fréquente est la suppuration. Celle-ci, en général peu abondante, est fournie par la surface du derme mis à nu, à la suite de la chute de l'épiderme qui se détache par petites masses ou par lamelles. Le derme apparaît alors rouge, tuméfié, ramolli et recouvert d'une sécrétion purulente.

Dans d'autres cas, il se forme de petits abcès dans l'épaisseur des lamelles du tympan. Signalés par Wilde et Tröltsch, ils ont été étudiés par Bœck (¹).

(¹) *Ueber Abcesse im Trommelfell. Archiv für Ohrenheilkunde*, t. II, p. 153.

Les abcès interlamellaires de la membrane du tympan se présenteraient sous forme de petites saillies bien limitées, arrondies, donnant lieu à des réflexions variables de la lumière. Bœck a signalé, en outre, un symptôme particulier qui, suivant lui, aurait une grande valeur diagnostique; les malades percevraient mieux le tic-tac d'une montre lorsqu'ils inclinent la tête du côté malade, ce qui s'expliquerait par la pression exercée sur les osselets par la petite collection liquide, pression qui diminue dans l'inclinaison de la tête. Ces abcès peuvent s'ouvrir spontanément dans l'intérieur du conduit en déterminant la perforation du tympan. Dans quelques faits rapportés par Wilde et Bœck, l'ouverture artificielle de ces petites collections purulentes, à l'aide d'une aiguille à cataracte, a été suivie de guérison sans perforation de la membrane.

Quoi qu'en aient dit certains auteurs, et Triquet en particulier, la perforation de la membrane du tympan de dehors en dedans me paraît extrêmement rare à la suite de myringites aiguës. Elle survient cependant quelquefois soit par suite d'une ulcération rapide, soit par suite de l'ouverture d'une collection purulente formée entre les lames de la membrane. Nous étudierons plus tard ces perforations pathologiques qui, presque toujours, sont le résultat d'un catarrhe purulent de la caisse.

Lorsque la myringite, parvenue à la période de suppuration, guérit sans perforation, les douleurs qui ont diminué au moment où l'écoulement s'est montré disparaissent complètement; l'écoulement peu abondant se tarit peu à peu; les bourdonnements cessent, et l'ouïe recouvre son acuité à peu près complète. Cependant, la membrane du tympan conserve longtemps encore les traces de la maladie : quoique la rougeur et l'infiltration aient diminué, le tympan reste terne et sans éclat; on trouve en divers points des opacités qui rappellent l'*albugo* de la cornée; enfin, le manche du marteau cesse d'être nettement visible et disparaît plus ou moins complètement derrière l'épaississement et l'infiltration de la couche cutanée.

Diagnostic. — La localisation à la membrane du tympan des altérations anatomiques permettra de distinguer la myringite aiguë de l'otite externe. Mais on sait combien il est fréquent de voir les deux affections coïncider, ce qu'on reconnaîtra à l'existence simultanée des lésions anatomiques propres à l'une et à l'autre.

On pourrait plus aisément confondre la myringite avec le catarrhe purulent de l'oreille, et cette confusion a été faite par un grand nombre de spécialistes et est commise journellement. Dans mon opinion, les perforations du tympan sont presque toujours dues au catarrhe purulent de la caisse. Si, dans ces cas, on peut dire qu'il existe une myringite, celle-ci n'est qu'accessoire, ou, si l'on veut, consécutive à l'inflammation de la muqueuse de la caisse. Nous verrons, à l'occasion de cette dernière maladie, à quels signes on peut distinguer la myringite proprement dite du catarrhe aigu de l'oreille moyenne.

Pronostic. — La myringite aiguë, exempte de toute complication, est d'un pronostic favorable. Alors même qu'une petite perforation se serait produite, elle se cicatrise rapidement. Dans les cas où la maladie n'a pas été négligée et où le traitement a été rationnel et énergique, la guérison de la myringite aiguë est parfaite, et, malgré les traces légères qu'on constate longtemps encore dans la couche externe de la membrane, l'ouïe se rétablit complètement.

Traitement. — Je ne pourrais que répéter ce que j'ai déjà dit à propos du traitement de l'otite externe aiguë. Outre les moyens antiphlogistiques ordinaires, on pourrait, pour agir plus énergiquement, avoir recours au calomel. Enfin, dans le but de prévenir une perforation, le malade devra s'abstenir de tout effort capable d'agir sur la membrane (toux, éternument, action de se moucher, etc.).

b. *Myringite chronique.* — Celle-ci succède souvent à la myringite aiguë mal soignée, mais elle peut survenir d'emblée. C'est principalement chez les sujets scrofuleux et pendant l'enfance qu'on la voit se développer. Triquet [1], qui a certainement confondu, dans sa description de la *myringite scrofuleuse*, les inflammations primitivement développées sur la membrane du tympan et celles qui ont leur siège dans la caisse, prétend avoir aussi observé la myringite chronique dans le cours de certaines manifestations syphilitiques. L'otite dartreuse, pour peu qu'elle s'étende aux parties profondes du conduit, ne tarde pas à envahir la couche cutanée de la membrane tympanique; mais je n'ai jamais vu celle-ci en être le point de départ.

Symptomatologie. — La myringite chronique est généralement indolente; c'est à peine si de temps à autre les malades éprouvent, sous quelque influence extérieure, de légers élancements dans le fond du conduit; ils accusent plutôt un sentiment de gêne, de tension, et parfois des démangeaisons incommodes; il existe constamment une surdité assez prononcée, accompagnée parfois d'un peu de bourdonnement. Enfin, le symptôme le plus frappant, c'est l'écoulement de pus par l'oreille, écoulement en général peu abondant, assez consistant et d'une odeur repoussante.

A l'inspection, la membrane du tympan présente une rougeur localisée à certains points ou affectant la totalité de la membrane. Triquet a comparé cet état de la membrane au *pannus* de la cornée. Lorsque la rougeur est localisée à certains points, elle occupe plus particulièrement la circonférence, la moitié postéro-supérieure, le voisinage du manche du marteau. Les parties de la membrane qui ne sont pas le siège de cette vascularisation sont ternes, sans brillant, d'une couleur jaunâtre, manifestement épaissies. Dans tous les cas, la couche épidermique a complètement disparu, et le derme mis à nu fournit une suppuration plus ou moins abondante. Parfois le derme chroniquement enflammé devient le siège d'une prolifération cellulaire qui aboutit au développement de granulations ou d'excroissances polypiformes, généralement de petites dimensions, mais qui suffisent à entretenir l'écoulement purulent. Toynbee, Triquet ont signalé cette variété de myringite chronique, que Nasiloff [2] et Kessel [3] ont désignée sous le nom de *myringite villeuse*. Enfin, on

(1) *Clinique*. t. I, o. 50.
(2) *Medic. Centralblatt*, 1867, n° 11, et *Archiv für Ohrenheilkunde*, t. IV, p. 59.
(3) *Archiv für Ohrenheilkunde*, t. V, p. 250.

observe souvent à la surface de la membrane de petites ulcérations, situées à la périphérie ou vers le centre, qui se produisent par une destruction lente du derme mis à nu, ou qui succèdent à l'ouverture de petites pustules. Ces ulcérations peuvent s'étendre en profondeur, gagner la couche moyenne de la membrane et amener finalement une ou plusieurs perforations. La maladie se complique alors de catarrhe purulent de la caisse.

Il faut ajouter, pour compléter ce tableau de la myringite chronique, que, lorsque la maladie dure depuis longtemps, le conduit auditif participe souvent aux mêmes lésions, et qu'on observe les altérations déjà signalées à l'occasion de l'otite externe chronique.

Diagnostic. — La myringite chronique est aisée à reconnaître par l'inspection directe, celle-ci permettant de décider si le conduit auditif est sain ou participe aux mêmes altérations.

La myringite granuleuse ou villeuse pourrait être confondue avec les fongosités de la caisse, et cette erreur est souvent commise. Nous verrons plus tard comment on pourra établir ce diagnostic.

Pronostic. — Il est plus grave que celui de la myringite aiguë, surtout en raison du danger des perforations, qui sont plus fréquentes. Mais, même en l'absence de toute complication, la guérison est plus difficile à obtenir que dans la forme aiguë, et elle est en général moins complète. L'ouïe reste plus ou moins altérée, ce qui résulte de l'épaississement du tympan.

Traitement. — Le traitement général doit tenir une grande place. Il consiste dans l'emploi des médicaments antiscrofuleux (huile de foie de morue, iodure de potassium et de fer, amers) et dans la prescription de moyens hygiéniques propres à lutter contre la disposition constitutionnelle.

Le traitement local est à peu près le même que celui de l'otite externe chronique. L'oreille sera lavée deux ou trois fois par jour avec de l'eau tiède ou un liquide légèrement astringent, tel que l'infusion de thé, la décoction de feuilles de noyer, d'eucalyptus. Ces injections devront être poussées avec précaution, dans la crainte de provoquer une rupture de la membrane. Elles seront suivies d'instillations de liquides modificateurs (solutions de sulfate de cuivre, de zinc, de sous-acétate de plomb, d'alun, d'acide borique, etc.). Le sulfate de cuivre, l'alun, l'acide borique me paraissent mériter la préférence. D'ailleurs il est avantageux, dans le traitement toujours fort long de la myringite chronique, de varier assez souvent la nature des substances astringentes.

Lorsque l'épaississement du derme est considérable, lorsqu'il y a tendance à l'ulcération, et surtout lorsqu'il se produit des granulations à la surface de la membrane du tympan, les injections et les instillations médicamenteuses restent souvent insuffisantes. Il devient nécessaire de modifier la vitalité de la membrane par des attouchements directs avec des substances plus énergiques que celles qu'on peut employer sous forme d'instillations. La membrane étant mise à nu à l'aide du spéculum et convenablement éclairée, on porte directement sur le point malade soit un petit pinceau, soit un petit tampon d'ouate tenu à l'extrémité d'une pince délicate, et imbibé du liquide médicamenteux. Les attouchements ainsi pratiqués avec la teinture d'iode, l'acide acétique, le perchlorure de fer, l'acétate de plomb, rendent souvent les plus grands services.

Dans l'otite granuleuse et ulcéreuse, les attouchements avec le nitrate d'argent sont quelquefois utiles. On peut se servir de solutions concentrées, ou, mieux encore, pour faire des cautérisations superficielles et exactement limitées au point où on le désire, on emploie de petits crayons de nitrate d'argent fondu, ayant 1 millimètre de diamètre, et portés à l'aide d'un instrument délicat. Bonnafont a le premier recommandé l'usage de ces petits crayons; et c'est, en effet, de cette manière seulement qu'il est permis d'employer le nitrate d'argent solide pour des cautérisations dans la profondeur de l'oreille. On ne saurait trop s'élever contre cette pratique aveugle et barbare, malheureusement trop répandue, qui consiste à introduire dans l'oreille un crayon de nitrate d'argent qui remplit presque tout le canal et qu'on ne peut diriger par la vue.

2° DÉGÉNÉRESCENCES DIVERSES — DÉPOTS CALCAIRES

Les dégénérescences de la membrane du tympan sont très fréquentes et se traduisent par un trouble de la transparence normale de la membrane. Elles succèdent presque toujours aux inflammations aiguës ou chroniques. J'ai déjà parlé, à l'occasion de l'otite externe et de la myringite, des épaississements de la couche cutanée. Ceux-ci peuvent affecter la totalité ou seulement quelques parties de la membrane; le tympan paraît alors moins concave, sans éclat, d'une couleur blanchâtre; le manche du marteau, qui se dessine ordinairement sous forme d'une ligne blanc jaunâtre, est devenu presque invisible et se trouve masqué par la peau, très épaisse en ce point.

De même, lorsque la couche muqueuse a été le siège d'une inflammation chronique, elle subit, comme nous le verrons, un épaississement notable qui altère aussi la transparence de la membrane. L'épaississement commence à la périphérie, et y est toujours plus prononcé qu'ailleurs. La membrane paraît d'un gris opaque et présente quelquefois une bordure d'un blanc mat. Souvent, alors, le manche du marteau reste parfaitement visible. En général, lorsque la dégénérescence de la couche muqueuse est très avancée, la couche fibreuse, et surtout le plan de fibres circulaires, y participent, et l'opacité apparaît dans une zone du tympan située entre le bord externe et le centre de la membrane.

La couche fibreuse est quelquefois le siège de la dégénérescence calcaire. Celle-ci succède souvent à l'inflammation chronique et coïncide avec l'otite externe, le catarrhe chronique de la caisse, les perforations du tympan, mais elle peut aussi se montrer en l'absence de tout autre état pathologique, et je l'ai plusieurs fois rencontrée chez les goutteux.

Les dégénérescences calcaires de la membrane du tympan n'existent le plus souvent que d'un seul côté, mais on peut les observer en même temps des deux côtés, et quelquefois même les lésions présentent une symétrie parfaite. Il est rare qu'on constate l'existence de dépôts multiples sur la même membrane.

Tantôt la dégénérescence calcaire affecte une forme circulaire ou en croissant, et occupe une zone intermédiaire entre la périphérie de la membrane et le manche du marteau; son siège est alors dans la couche des fibres annulaires; tantôt elle se présente sous une forme rayonnée, correspondant aux fibres radiées de la membrane. Enfin, il n'est pas rare d'observer des dépôts punctiformes, discoïdes, ensiformes et en forme de fer à cheval. Ces nombreuses variétés ont été décrites et représentées par Moos (¹).

La dégénérescence crétacée de la membrane du tympan est due au dépôt d'une fine poussière de carbonate de chaux, soit entre les fibres propres, soit dans l'épaisseur même des corpuscules de la membrane; quelquefois l'abondance de ce dépôt calcaire est telle que toutes les couches sont envahies et qu'il devient presque impossible de retrouver les éléments propres de la membrane. Quoique le dépôt calcaire se fasse principalement dans l'épaisseur des couches interne et moyenne, il résulte d'un fait observé par Lucæ et Rose (²), qu'il peut siéger dans la couche externe épaissie, et que, au lieu de se présenter comme des masses amorphes, il revêt quelquefois la forme cristalline.

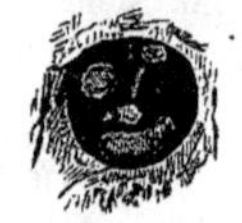

Fig. 254. — Dégénérescence calcaire de la membrane du tympan.

Dans un cas, Politzer a rencontré, à côté de portions calcifiées, une production de tissu osseux. On trouve d'ailleurs fréquemment, en même temps que la dégénérescence calcaire, des opacités, des épaississements partiels, et souvent même des perforations.

Les troubles fonctionnels sont extrêmement variables. Tantôt, avec un dépôt calcaire presque insignifiant, l'ouïe est à peu près perdue; tantôt, au contraire, des lésions occupant la presque totalité de la membrane permettent l'exercice à peu près normal de la fonction auditive. Ces différences dépendent des complications qui existent ou qui ont existé à une période plus ou moins éloignée.

On peut dire, en effet, qu'en l'absence de lésions du côté de la caisse ou de l'oreille interne, les dégénérescences calcaires de la membrane du tympan ne gênent que médiocrement la fonction auditive.

On devra donc chercher avec soin s'il existe quelque complication du côté de l'oreille moyenne ou interne, et diriger le traitement de ce côté; car on ne peut espérer modifier la dégénérescence une fois produite.

ARTICLE III

VICES DE CONFORMATION ET DIFFORMITÉS DE LA MEMBRANE DU TYMPAN

La membrane du tympan présente des anomalies nombreuses et manque quelquefois complètement dans les malformations complexes de l'appareil auditif. Elle peut être aussi exclusivement le siège de vices de conformation, mais ceux-ci sont assez rares.

(¹) *Klinik*, p. 99.

(²) *Aragonitkrystalle in der verdichten Epidermis eines menschlichen Trommelfels. Arch. f. Ohrenheilkunde*, t. III, p. 252.

Le défaut d'occlusion, comparable au coloboma de l'iris, paraît avoir été observé par Tröltsch [1], chez un individu dont les deux tympans présentaient, vers leur bord supérieur, une ouverture de 3 millimètres de diamètre, qui, d'après sa régularité parfaite des deux côtés, et en l'absence de toute trace de lésion, pouvait être considérée comme une difformité congénitale. Il s'agissait probablement aussi de perforations congénitales dans deux cas rapportés par Schwartze [2] et Bochdalek [3], quoique ces auteurs attribuent à une atrophie graduelle les pertes de substances symétriques des deux tympans.

La membrane du typan présente encore de nombreuses variétés individuelles dans son degré d'inclinaison par rapport à l'axe du conduit auditif. On sait que, chez le fœtus, la membrane du tympan fait suite à la paroi supérieure du canal et que peu à peu elle se redresse pour former avec cette paroi un angle obtus qui mesure en moyenne 140 degrés. Cet angle est extrêmement variable et son degré d'ouverture paraît en rapport avec le développement de la base du crâne. Il se peut que l'état fœtal de la membrane du tympan persiste, constituant un véritable vice de conformation. Chez un sourd-muet de trente-cinq ans, désigné comme atteint d'une sorte de crétinisme, Tröltsch a vu la membrane du tympan former avec la paroi supérieure du conduit un angle de 167 degrés, offrant ainsi une direction semblable à celle qu'elle affecte chez les enfants. Il serait intéressant de rechercher si tous les crétins présentent une semblable anomalie dans la direction de la membrane du tympan, anomalie qui paraît, ainsi que je l'ai dit, manifestement liée à un défaut de développement de la base du crâne. La constatation de ce fait viendrait à l'appui des travaux de Virchow sur la relation qu'il prétend exister entre le crétinisme et le développement de la base du crâne.

Je laisse de côté toutes les anomalies accidentelles résultant d'altérations dans la couleur, la forme, la continuité de la membrane, altérations dont les unes nous sont déjà connues, et dont les autres seront étudiées à l'occasion des maladies de l'oreille moyenne.

IV

MALADIES DE LA TROMPE D'EUSTACHE

La trompe d'Eustache, par sa situation profonde, se dérobe à l'action des agents vulnérants. Elle peut, néanmoins, être intéressée dans les fractures de la base du crâne; mais la gravité de ces dernières enlève toute importance aux lésions traumatiques de la trompe.

Je citerai, comme faits exceptionnels, quelques observations de *corps étrangers* de la trompe d'Eustache.

Fleischmann [4] rapporte l'histoire d'un homme qui se plaignait depuis plu-

(1) *Anatomie de l'oreille*, p. 35.
(2) *Archiv für Ohrenheilkunde*, t. II, p. 291.
(3) *Ibid.*, p. 30.
(4) Lincke, t. II, p. 183.

sieurs années de bourdonnements et d'une sensation dans le pharynx analogue à celle que produit la présence d'un cheveu dans la gorge, et chez lequel on trouva, à l'autopsie, une barbe d'orge sortant de l'embouchure pharyngée de la trompe et s'étendant jusque dans la portion osseuse du canal. Dans un autre fait, observé par Urbantschitsch, un épi d'avoine, long de 3 centimètres, pénétra par l'ouverture pharyngienne de la trompe jusque dans la caisse, passa de là dans le conduit auditif externe, après une perforation de la membrane du tympan et fut extrait par le malade.

On a encore signalé la présence d'une plume de corbeau (Heckscher), d'ascarides lombricoïdes (Andry, Reynolds). Enfin, il est arrivé plusieurs fois que, dans la dilatation de la trompe à l'aide de tiges de laminaire, des fragments de ces tiges sont restés dans le canal de la trompe.

Dans les cas où le corps étranger ne serait pas encore complètement inclus dans l'intérieur du conduit tubaire, la rhinoscopie permettrait de reconnaître sa présence et de l'extraire.

ARTICLE PREMIER

LÉSIONS VITALES ET ORGANIQUES DE LA TROMPE

Les affections de la trompe d'Eustache se rencontrent très rarement à l'état d'isolement complet, et je ne crains pas de dire que la plupart des médecins auristes, surtout en France, ont exagéré la fréquence et l'importance des lésions propres à ce conduit. Intermédiaire entre la cavité naso-pharyngienne et la caisse du tympan, revêtue par une membrane muqueuse qui se continue de l'une à l'autre, la trompe doit nécessairement participer aux affections de ces cavités. Je rappellerai, de plus, que ce conduit présente la forme de deux cônes adossés par leur sommet : le cône externe, comprenant la portion osseuse, se continue sans ligne de démarcation avec l'extrémité antérieure de la caisse, dont il fait partie intégrante, en sorte qu'on ne conçoit guère que cette portion de la trompe devienne malade sans que la caisse soit le siège de lésions semblables; le cône interne, qui répond à la partie fibro-cartilagineuse de la trompe, vient s'ouvrir par un orifice élargi sur les côtés du pharynx. Sa longueur ne mesure pas plus de 24 millimètres. Certaines altérations peuvent rester localisées au niveau de l'orifice pharyngien de la trompe; mais pour peu qu'elles présentent de gravité, elles ne tardent pas à se propager de dedans en dehors et à gagner la caisse. De même, une maladie inflammatoire, née dans la caisse, s'étend nécessairement à la portion osseuse de la trompe et envahit bientôt, de dehors en dedans, la totalité du conduit. Nous aurons donc à revenir plus tard, à l'occasion des maladies de la caisse, sur les diverses altérations de la trompe qui peuvent accompagner ces dernières. Mais il nous paraît utile d'étudier, dès à présent, un état pathologique qui, existant quelquefois seul, donne lieu à un appareil symptomatique spécial et réclame une thérapeutique particulière. Nous voulons parler de l'*obstruction de la trompe*.

1° OBSTRUCTIONS

On sait qu'à l'état physiologique, la trompe d'Eustache est perméable et sert au renouvellement de l'air contenu dans la cavité de la caisse. Cette communication entre le pharynx et l'oreille moyenne, indispensable à l'exercice régulier de l'ouïe, peut être interrompue plus ou moins complètement et indépendamment de toute autre lésion de l'appareil auditif; c'est ce qui constitue l'obstruction simple.

Les causes en sont nombreuses; elles siègent le plus souvent à l'orifice pharyngien de la trompe. Les tumeurs nées au voisinage du pavillon peuvent quelquefois, en le comprimant, obturer complètement son ouverture; tels sont : les polypes muqueux, les polypes fibreux naso-pharyngiens et surtout les tumeurs adénoïdes du pharynx. Pendant longtemps, on a pensé que les amygdales hypertrophiées pouvaient agir de la même façon. C'est une erreur dont on a fait justice, et si l'ablation des amygdales hypertrophiées agit souvent d'une manière favorable dans quelques cas de surdité, c'est en contribuant à améliorer le catarrhe naso-pharyngien et le catarrhe de l'oreille moyenne, qui en est la conséquence, et non en faisant disparaître un agent d'obstruction de la trompe. On a vu quelquefois des amas de mucus concret et durci obturer complètement le pavillon de la trompe. Dans ces cas, il existe un catarrhe chronique de la cavité naso-pharyngienne, et ces bouchons muqueux sont le produit de la sécrétion altérée des glandes mucipares qu'on rencontre en si grand nombre au niveau du pavillon. Dauscher [1], Lœwenberg [2], ont rapporté des faits de cette nature.

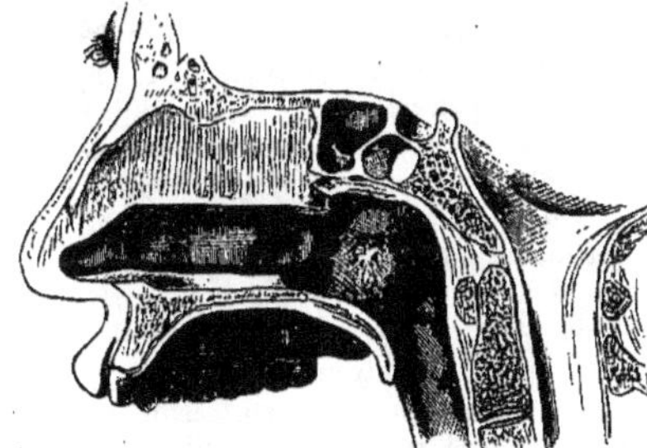

Fig. 255. — Oblitération cicatricielle de l'orifice de la trompe. (Lindenbaum.)

Indépendamment des tumeurs et des corps étrangers, on observe souvent, dans le catarrhe naso-pharyngien, des altérations bornées au pavillon de la trompe, et qui ont pour effet d'obstruer plus ou moins complètement la lumière du conduit; tels sont : les gonflements de la muqueuse, les granulations, les ulcérations. Les cicatrices, siégeant à ce niveau, et le plus souvent consécutives à des ulcérations syphilitiques, ont aussi pour effet de rétrécir l'ouverture de la trompe. Lindenbaum [3] a même observé un cas d'oblitération complète cicatricielle de l'orifice de la trompe chez une femme de quarante-deux ans, sourde depuis plusieurs années (fig. 255).

[1] *Beiträge zur Rhinoscopie. Wiener Zeitschrift*, 1860.
[2] *Archiv für Ohrenheilkunde*, t. II, p. 103.
[3] *Ibid.*, t. I, p. 205.

L'obstruction de l'ouverture pharyngienne de la trompe peut encore être due à une paralysie incomplète des muscles du voile du palais, paralysie qui accompagne assez fréquemment le catarrhe naso-pharyngien et qui entraîne un relâchement de l'ouverture de la trompe dont la dilatation ne peut se faire à chaque mouvement de déglutition.

Je ne m'arrêterai pas sur les causes d'obstruction qui siègent dans la longueur du conduit, car il ne s'agit plus d'obstructions simples; en effet, les rétrécissements causés par le gonflement de la muqueuse, les obstructions dues à des amas de mucosités, se compliquent toujours d'états semblables du côté de la caisse, et le prétendu catarrhe de la trompe décrit par les auteurs est un catarrhe de l'oreille moyenne, affectant à la fois la trompe et la cavité du tympan.

Quoique Bonnafont [1] ait parlé de rétrécissements valvulaires de la trompe, j'avoue que, même après la lecture des observations qu'il rapporte, l'existence de ces rétrécissements, pour ainsi dire indépendants de toute autre affection de l'oreille, me paraît plus que douteuse.

Symptomatologie. — Diagnostic. — L'obstruction de la trompe, quelle qu'en soit la cause, détermine constamment une surdité plus ou moins complète et souvent accompagnée de bourdonnements, d'une sensation de tension et de plénitude dans l'oreille et dans la tête, quelquefois même de vertiges et d'étourdissements. Ces troubles fonctionnels sont dus à un mécanisme qu'il est aisé de concevoir. L'air contenu dans la caisse ne pouvant se renouveler est bientôt résorbé; l'équilibre de pression sur les deux surfaces de la membrane du tympan n'existe plus, et celle-ci est refoulée en dedans par la pression atmosphérique qui s'exerce sur sa face externe. Or, la physiologie nous enseigne que la membrane du tympan ne peut se porter en dedans sans entraîner dans le même sens la chaîne des osselets; il en résulte que la base de l'étrier est enfoncée dans la fenêtre ovale et comprime le liquide labyrinthique. Il faut ajouter que l'excès de tension de la membrane tympanique et l'immobilisation des osselets contribuent puissamment à gêner la transmission des ondes sonores et rendent compte de la surdité.

L'inspection de la membrane du tympan fournit, d'ailleurs, d'utiles renseignements sur l'existence d'une obstruction de la trompe. On constate, en effet, que la membrane est beaucoup plus concave qu'à l'état normal; le manche du marteau est plus oblique et se présente en raccourci; la petite apophyse fait une saillie exagérée; enfin, le triangle lumineux est allongé et rétréci.

Si, comme je le suppose pour l'instant, il s'agit d'une obstruction simple de la trompe, sans autre altération de la caisse, la membrane du tympan présente un éclat et un brillant plus marqués que d'ordinaire, et comme la largeur de la caisse se trouve diminuée par le fait de la projection en dedans de la membrane, on distingue par transparence la couleur rosée de la paroi interne de la caisse, et la longue branche de l'enclume qui apparaît comme une ligne blanchâtre en arrière du manche du marteau.

Tels sont les signes qui permettent de soupçonner l'existence d'une

(1) *Loc. cit.*, p. 414.

obstruction simple de la trompe. Le diagnostic, cependant, ne pourra être rigoureusement établi que par l'exploration directe de la trompe, à l'aide d'un des procédés précédemment décrits (procédés de Toynbee, de Valsalva, de Politzer, cathétérisme suivi d'insufflation).

En effet, il suffit quelquefois de faire usage de l'un de ces procédés, et surtout des deux derniers, pour voir disparaître comme par enchantement les troubles fonctionnels et les signes physiques fournis par l'inspection de la membrane du tympan. On peut affirmer, dans ce cas, que l'obstruction de la trompe constitue toute la maladie et il ne reste plus qu'à en déterminer la cause.

Dans l'immense majorité des cas, celle-ci a son siège au niveau de l'ouverture pharyngienne de la trompe ou à son voisinage, et l'obstruction est due aux lésions diverses qui caractérisent le catarrhe naso-pharyngien. On constatera donc le plus souvent les signes de cette dernière maladie, signes qui ont été suffisamment décrits ailleurs. Mais pour établir rigoureusement le diagnostic et prendre une notion précise de la nature des altérations, il sera nécessaire de soumettre le malade à un examen rhinoscopique, qui permettra de déterminer si l'obstruction est causée par un simple gonflement de la muqueuse, par des granulations, des ulcérations, des cicatrices, etc. Dans d'autres cas, le chirurgien reconnaîtra aux symptômes ordinaires la présence de tumeurs adénoïdes, de polypes remplissant la cavité naso-pharyngienne et comprimant l'ouverture de la trompe.

Il peut se faire que les diverses méthodes d'exploration de la trompe, y compris même le cathétérisme, ne fournissent que des résultats négatifs, et que la perméabilité de la trompe ne puisse être rétablie. L'examen rhinoscopique est alors absolument indispensable pour s'assurer que le pavillon est libre et qu'il n'existe pas de corps étranger ou de cicatrice obstruant l'ouverture de la trompe. C'est par ce moyen qu'on a pu, dans quelques cas, reconnaître la présence de ces bouchons muqueux dont il a été question. Enfin, après avoir acquis la certitude que la cause de l'obstruction ne siège pas au niveau de l'ouverture pharyngienne, il resterait à employer un dernier mode d'exploration pour découvrir l'existence d'un obstacle dans la continuité du canal : je veux parler de l'introduction d'une bougie flexible, qu'on ferait pénétrer dans la trompe à travers la sonde, et qui permettrait de reconnaître le point où le canal est obstrué. Mais, ainsi que je l'ai dit, les rétrécissements de la trompe n'existent jamais isolément et coïncident toujours avec des lésions de la caisse; aussi devrais-je revenir plus tard sur l'emploi des bougies soit comme moyen de diagnostic, soit comme moyen de traitement.

Pronostic. — La gravité de l'obstruction de la trompe est subordonnée à la cause qui la produit. Si l'on excepte les cas dans lesquels la trompe est complètement oblitérée par une cicatrice ou par une tumeur du voisinage, l'obstruction simple de ce conduit ne constitue pas un état grave. Cependant, si elle se prolonge, elle peut déterminer du côté de l'oreille moyenne une série de lésions assez sérieuses pour compromettre ultérieurement la fonction auditive. Ces lésions consistent dans l'ankylose des osselets, l'atrophie de la membrane du tympan et des muscles intrinsèques de l'oreille. On sait, en effet, que, par suite de l'obstruction de la trompe et de la raréfaction de l'air dans la caisse qui en est la conséquence, la membrane du tympan et les osselets sont refoulés en dedans par la pression atmosphérique et immobilisés dans cette position. La persistance de cet état anormal ne tarde pas à déterminer du côté de la membrane du tympan, des muscles, des osselets et des articulations de ces derniers, des troubles de nutrition qui aboutissent à l'atrophie pour la membrane et les muscles, et à l'ankylose pour les articulations des osselets. C'est ce qu'on observe pour toute jointure soumise à une immobilité prolongée.

Il résulte de là que, dans certains cas d'obstruction de la trompe, datant de très longtemps, les troubles fonctionnels persistent dans une certaine mesure, alors même que la perméabilité de la trompe est rétablie.

Traitement. — D'après ce qui précède, on voit combien il est important de ne pas négliger, comme on le fait trop souvent, le traitement des surdités dépendant d'une obstruction simple de la trompe d'Eustache. Ce traitement doit nécessairement varier suivant la nature de la cause.

Il va sans dire que si l'on a reconnu la présence d'une tumeur comprimant l'ouverture de la trompe, la première indication sera d'enlever cette tumeur. Mais comme, dans la majorité des cas, l'obstruction simple est due au catarrhe naso-pharyngien, c'est contre cette dernière maladie qu'il faut diriger le traitement. Sans entrer dans les détails de ce traitement qui est exposé dans une autre partie de cet ouvrage, nous rappellerons seulement qu'outre les moyens généraux (médication antiscrofuleuse, antidartreuse, antisyphilitique), le traitement local consistera principalement dans l'emploi des douches naso-pharyngiennes, et des cautérisations légères appliquées au voisinage des orifices tubaires.

Mais si ces moyens suffisent quelquefois à rétablir la perméabilité du conduit, il est le plus souvent nécessaire d'y joindre l'emploi répété des mêmes moyens qui ont servi à établir le diagnostic, c'est-à-dire qu'il faut recommander au malade de renouveler plusieurs fois par jour l'expérience de Valsalva, ou, si celle-ci est insuffisante, il faut avoir recours au procédé de Politzer; enfin, lorsque ce dernier ne paraît pas assez efficace, et que l'obstruction se reproduit, on doit pratiquer le cathétérisme qui permet, non seulement d'envoyer des douches d'air plus fortes, mais encore de diriger dans la trompe des vapeurs médicamenteuses, d'y faire des insufflations de poudres ou des injections liquides. Nous insisterons sur ces diverses pratiques à l'occasion du traitement des affections de la caisse.

Il resterait à dire un mot des obstructions de la trompe produites par des cicatrices vicieuses. Il serait peut-être possible, dans certains cas, de remédier à cet état par quelque opération, et Lindenbaum, dans le fait d'oblitération cicatricielle que nous avons déjà indiqué, pense qu'on aurait pu détruire l'obstacle par l'instrument tranchant. Je n'oserais conseiller une semblable opération, toute rationnelle qu'elle me paraisse. Le seul traitement qui puisse convenir dans ces cas d'obstruction complète et invincible de la trompe d'Eustache, c'est la perforation artificielle de la membrane du tympan. On trouve dans les auteurs un certain nombre de faits dans lesquels cette opération a procuré une amélioration immédiate de la fonction auditive. Elle serait donc parfaitement indiquée, mais malheureusement elle ne donne presque jamais de résultat durable ; l'ouverture artificielle de la membrane se cicatrise en dépit de tous les efforts, et la surdité reparaît. Je reviendrai plus tard sur cette opération, qui a été conseillée dans d'autres circonstances.

V

MALADIES DE LA CAISSE DU TYMPAN

ARTICLE PREMIER

LÉSIONS TRAUMATIQUES DE LA CAISSE

Les blessures de la caisse, de même que celles de la membrane du tympan, se produisent d'une manière directe ou indirecte.

Un instrument vulnérant introduit avec force dans le conduit auditif, peut, après avoir perforé la membrane du tympan, pénétrer dans la caisse et intéresser ses parois ou léser les organes qui y sont contenus. La solution de continuité des parois du tympan, la fracture, la disjonction des osselets peuvent être la conséquence d'un semblable traumatisme. On a même signalé la blessure de la corde du tympan d'après les sensations de froid ou de chatouillements accusées par le malade dans le côté correspondant de la langue [1].

Ces lésions s'accompagnent toujours d'un écoulement sanguin plus ou moins abondant qui se fait par l'oreille, et quelquefois en même temps par la trompe d'Eustache, c'est-à-dire par le nez ou par la bouche. Elles se compliquent parfois de la présence de corps étrangers. Enfin, lorsque l'agent vulnérant est animé d'une grande puissance, comme lorsqu'il s'agit d'un projectile lancé par la poudre, il détermine des désordres étendus, non seulement à la caisse du tympan, mais encore à l'oreille interne et aux parties avoisinantes du rocher.

Les lésions traumatiques de la caisse, par causes indirectes, sont plus fréquentes. On sait que les fractures du rocher traversent souvent la caisse du tympan, en déterminant une déchirure de la membrane. Les osselets peuvent être également intéressés, et l'on observe des fractures, particulièrement à la base de l'étrier, ou des disjonctions, soit de l'enclume et de l'étrier, soit de l'enclume et du marteau.

Ces lésions consécutives aux fractures du rocher n'ont qu'une importance médiocre eu égard à la gravité de ces dernières. Mais elles rendent compte des troubles fonctionnels qui suivent parfois les fractures de la base du crâne, alors même que le labyrinthe est intact. Souvent aussi l'inflammation suppurative de la caisse, qui ne tarde pas à survenir, achève de détruire les parties constituantes de la caisse et donne lieu à une surdité incurable.

Dans certains cas de fractures du rocher, quoique la solution de continuité traverse la caisse, la membrane du tympan reste intacte. Le diagnostic d'une semblable lésion est fort difficile. L'épanchement sanguin qui se fait dans la

[1] MAGNUS, *Archiv für Ohrenheilkunde*, t. II, p. 43.

caisse pourrait sans doute être reconnu par l'inspection de la membrane du tympan; de plus, on a signalé, dans quelques cas, un écoulement de sang par la trompe d'Eustache.

On a vu encore, à la suite de traumatismes du crâne, les lésions de la caisse bornées aux osselets, sans qu'il existe aucune solution de continuité des parois du tympan. Fedi et Hagen ont rapporté deux cas de fractures isolées de la base de l'étrier, consécutives à des plaies de tête, et ayant simulé des fractures du rocher. Enfin, dans les mêmes circonstances, on peut observer, indépendamment de toute lésion osseuse, des épanchements sanguins traumatiques dans l'intérieur de la caisse. Itard [1] en a rapporté quelques exemples. Ces épanchements, qui donnent lieu à une surdité avec douleur et bourdonnements, peuvent être distingués à travers la membrane du tympan qui a perdu sa transparence. Quelquefois ils déterminent au bout d'un certain temps, et par pression de dedans en dehors, la rupture de la membrane. Dans un certain nombre de cas, le chirurgien a pu intervenir à temps, et, en ponctionnant la membrane, donner issue au liquide épanché et faire disparaître les troubles fonctionnels.

Si l'on excepte cette dernière indication, le rôle du chirurgien, dans les lésions traumatiques de la caisse, doit se borner à prévenir l'inflammation secondaire. Dans ce but, on extraira les corps étrangers, on enlèvera à l'aide d'injections antiseptiques faites avec douceur le sang épanché et coagulé; enfin, on protégera l'oreille contre l'action du froid et l'impression des bruits extérieurs, en remplissant le conduit auditif avec des boulettes d'ouate.

Je crois inutile de revenir sur le traitement des corps étrangers de la caisse, à propos desquels je ne pourrais que répéter ce que j'ai dit pour les corps étrangers du conduit auditif.

ARTICLE II

LÉSIONS VITALES ET ORGANIQUES DE LA CAISSE

1° INFLAMMATIONS (OTITES MOYENNES)

Les lésions inflammatoires de la caisse sont d'une excessive fréquence, et l'on peut avancer hardiment que la plupart des surdités ne reconnaissent pas d'autre origine. J'ai déjà dit que la trompe d'Eustache participait généralement aux phlegmasies de la caisse; j'ajouterai qu'il en est souvent de même des cellules mastoïdiennes, si bien que l'on pourrait décrire, sous le nom d'*otites moyennes*, les inflammations de la caisse, de la trompe et des cellules mastoïdienes; je pense néanmoins que l'on peut, sans inconvénient, étudier à part les affections de l'apophyse mastoïde, et réserver le nom d'otite moyenne à l'inflammation simultanée de la caisse et de la trompe d'Eustache.

Cette inflammation revêt les formes les plus variées : quelques-unes sont connues depuis longtemps et ont été passablement décrites dans les traités

[1] T. II, p. 284 et suivantes.

spéciaux; telles sont les inflammations aiguës et suppuratives; d'autres n'ont été bien étudiées que depuis un petit nombre d'années.

Indépendamment des ouvrages spéciaux sur les maladies des oreilles, on pourra recourir aux travaux suivants :

ALARD, Essai sur le catarrhe de l'oreille. Paris, 1807. — HUBERT-VALLEROUX, Mémoire sur le catarrhe de l'oreille moyenne. Paris, 1845. — SCHWARTZE, Ueber Erkrankungen des Mittelohres im Kindalter. *Journal f. Kinderkrankheiten*, 1864. — LEVEL, Du catarrhe de l'oreille moyenne. Thèse de Strasbourg, 1866. — WREDEN, Die Otitis media neonatorum. *Monatsschrift für Ohrenheilkunde*, 1868, nos 7 et suiv. — PARROT, De l'otite moyenne chez le nouveau-né. *Société méd. des hôp. de Paris*, 9 avril 1869. — BARETY et RENAULT, Otite interne (moyenne) chez les nouveau-nés et les jeunes enfants. *Arch. de phys.*, mai 1869. — ZAUFAL, Ueber das Vorkommen seroser Flüssigkeit in der Paukenhöle (Otitis media serosa). *Arch. für Ohrenheilkunde*, 1869, t. V, p. 38. — PETER-ALLEN, Lectures on Aural Catarrh. London, 1871.

Malgré les variétés nombreuses que l'on observe dans les inflammations de l'oreille moyenne, il est possible de les faire toutes rentrer dans les deux divisions suivantes, comprenant : A. l'inflammation aiguë; B. l'inflammation chronique.

A. — INFLAMMATION AIGUË DE LA CAISSE ET DE LA TROMPE — CATARRHE AIGU DE LA CAISSE ET DE LA TROMPE — OTITE MOYENNE AIGUË

Étiologie. — L'inflammation aiguë de l'oreille moyenne se montre à tous les âges; mais elle est surtout commune dans la jeunesse et l'adolescence. Son excessive fréquence chez les jeunes enfants, et principalement chez les nouveau-nés, quoique déjà signalée par Duverney, n'est bien connue que depuis les recherches de von Tröltsch, de Schwartze, de Wreden, de Parrot, de Barety et Renaut. Cette fréquence est telle que l'otite moyenne se rencontrerait, chez les nouveau-nés, presque deux fois sur trois, d'après Trœltsch, ce qui est un peu exagéré. Sur 80 autopsies faites par Wreden, cet auteur n'a trouvé l'oreille moyenne entièrement saine que dans 14 cas.

On sait que, chez le fœtus, la caisse du tympan, de même que les poumons, ne renferme pas d'air, et qu'elle est remplie par un bourrelet mucoso-gélatineux, formé de tissu conjonctif embryonnaire, et dépendant principalement de la muqueuse épaissie de la paroi interne de la caisse, qui s'étend jusqu'à la membrane du tympan. Ce bourrelet muqueux disparaît par une résorption rapide après la naissance, lorsque l'air pénètre dans la caisse. Suivant Wreden, ce travail régressif s'opère en vingt-quatre heures.

Au moment de la naissance, l'oreille moyenne et principalement la caisse du tympan sont donc le siège d'un mouvement de nutrition et de développement extrêmement actif, et c'est vraisemblablement à ce fait qu'il faut attribuer la fréquence extraordinaire des inflammations de l'oreille moyenne chez les nouveau-nés, inflammations que d'autres causes viennent favoriser, comme on le verra bientôt.

L'otite moyenne aiguë succède à des causes locales ou générales. Tantôt l'inflammation atteint primitivement la muqueuse de la caisse et gagne ensuite les autres parties de l'oreille moyenne; tantôt, et plus souvent, elle est consécutive à une phlegmasie développée d'abord sur la muqueuse naso-pharyngienne et qui s'est rapidement propagée à la trompe, à la caisse et même aux cellules mastoïdiennes.

L'inflammation primitive de la caisse reconnaît quelquefois une cause traumatique et se montre à la suite des plaies de la membrane du tympan, souvent compliquées de l'introduction de corps étrangers dans la caisse, à la suite de fractures des parois tympaniques, à la suite d'épanchements de sang dans la caisse.

L'inflammation peut encore débuter par la caisse du tympan, dans les otites externes et les myringites, lorsque la membrane du tympan, ulcérée et détruite de dehors en dedans, livre passage au pus qui envahit l'oreille moyenne.

Mais, dans l'immense majorité des cas, l'otite moyenne aiguë est consécutive à l'inflammation de l'arrière-gorge et des fosses nasales, et reconnaît pour cause habituelle l'impression du froid qui, d'ailleurs, agit souvent en même temps sur l'oreille. Cette *otite rhumatismale* est d'une extrême fréquence au printemps et à l'automne, à la suite des brusques variations de température.

L'otite moyenne aiguë se rencontre aussi très souvent comme épiphénomène ou comme complication dans une foule de maladies générales, et il est bien démontré que, dans ces cas, elle reconnaît le même mode pathogénique, c'est-à-dire qu'elle se développe consécutivement aux altérations inflammatoires de la muqueuse naso-pharyngienne, propagées à la trompe d'Eustache.

On sait combien l'otite moyenne est fréquente à la suite de la scarlatine, de la rougeole, de la variole et de tous les exanthèmes qui s'accompagnent d'une phlegmasie vive du côté de la muqueuse du nez et de la gorge.

Schwartze (¹), Hoffmann (²) ont montré que les troubles de l'ouïe, si communs dans le cours et à la suite de la fièvre typhoïde, devaient être très souvent rapportés à une inflammation aiguë de l'oreille moyenne, qui reconnaît pour cause une phlegmasie de l'arrière-cavité des fosses nasales, et dont les symptômes échappent pendant la vie au milieu des phénomènes si graves propres à la maladie générale. Il en serait de même, d'après Heller (³), dans certains cas de méningite cérébro-spinale.

J'ajouterai que chez les phtisiques parvenus à une période avancée, on rencontre quelquefois des otites moyennes aiguës dont le développement, favorisé par l'état de la constitution, doit être attribué aux lésions inflammatoires de l'arrière-gorge.

Les affections spécifiques de la cavité naso-pharyngienne peuvent encore devenir la cause d'inflammations aiguës de l'oreille moyenne. Wreden a démontré l'existence d'une véritable *otite moyenne diphthéritique* succédant à la diphthérite des fosses nasales et du pharynx. De même, les affections syphilitiques de l'arrière-gorge sont souvent la cause déterminante d'inflammations aiguës de la trompe et de la caisse.

Quant à l'otite moyenne aiguë des nouveau-nés, j'ai dit que, indépendam-

(¹) *Ueber die Erkrankungen des Gehörorgans beim Typhus. Deutsche Klinik*, 1861, n° 30.

(²) *Ueber die Erkrankungen des Ohres beim Abdominaltyphus. Archiv für Ohrenheilkunde*, t. IV, p. 273.

(³) *Zur anat. Begründung der Gehörstörungen bei Meningitis cerebro-spinaliss. Deutsche Arch. f. klin. Med.*, t. III, p. 482.

ment des conditions anatomo-physiologiques qui prédisposent à l'inflammation de la caisse du tympan, il existait d'autres causes occasionnelles capables de rendre compte du développement de la phlegmasie. Il résulte des recherches de Wreden, de Barety et Renaut que, dans l'immense majorité des cas, l'otite moyenne des nouveau-nés s'accompagne d'affections graves des organes respiratoires, et surtout des poumons, affections qui semblent avoir été la cause de la mort. Ainsi Wreden, sur 52 nouveau-nés morts de pneumonie ou de congestion pulmonaire, n'a pas vu manquer une seule fois l'otite moyenne. Il établit donc une relation entre l'existence de ces maladies pulmonaires et le développement de l'otite moyenne, qu'il attribue au défaut de renouvellement de l'air dans la caisse, d'où résulte un trouble dans le travail de régression du bourrelet muqueux qui remplit la caisse et qui, dans les conditions normales de respiration, doit être résorbé dans les vingt-quatre heures après la naissance. D'accord en cela avec Barety et Renaut, qui considèrent l'otite moyenne des nouveau-nés comme développée primitivement dans la caisse, Wreden diffère de ces auteurs, en ce qu'il admet que la phlegmasie du tympan est quelquefois, de même que chez l'adulte, consécutive à une inflammation de la muqueuse naso-pharyngienne propagée à la trompe.

Pathogénie. — Des recherches bactériologiques récentes, dues principalement à Netter (1) et à Zaufal (2), ont éclairé d'un jour tout nouveau la pathogénie des otites moyennes aiguës. On sait en effet aujourd'hui, grâce à ces recherches, que ces otites sont toujours liées à la présence dans la caisse de micro-organismes qui, sauf peut-être chez les enfants en bas âge, ne se rencontrent jamais dans l'oreille moyenne à l'état normal. On a pu, d'autre part, par l'introduction de ces microbes pathogènes, déterminer chez les animaux des otites aiguës absolument semblables à celles que l'on observe chez l'homme.

Ces microbes pénètrent dans la caisse par la voie de la trompe d'Eustache et proviennent de la cavité bucco-pharyngienne qui, à l'état normal, est fréquemment habitée par divers microbes pathogènes.

Il résulte encore des recherches que je viens de citer que les otites moyennes aiguës ne sont pas provoquées par un seul microbe, mais qu'elles peuvent être causées par plusieurs espèces différentes; c'est ainsi que l'on a rencontré le plus souvent : le *streptocoque*, le *pneumocoque*, les *staphylocoques pyogènes*, le *bacille encapsulé de Friedländer*. Or, il est à remarquer que chaque variété d'otite correspondante à chacune de ces espèces présente quelques caractères particuliers, en ce qui concerne surtout le pronostic, ainsi que nous le dirons plus tard.

Anatomie pathologique. — On ne trouve nulle part une description complète des lésions anatomiques de l'otite moyenne aiguë, si l'on excepte toutefois celle des nouveau-nés. Pour combler cette lacune nous avons dû

(1) *Recherches bactériologiques sur les otites moyennes aiguës. Annales des maladies de l'oreille et du larynx*, 1888.
(2) *Prager medicin. Wochenschrift*, 1887, 1888, 1889.

rassembler de tous côtés les éléments d'une description générale, et consigner un certain nombre d'observations qui nous sont personnelles.

L'otite moyenne aiguë présente des caractères anatomo-pathologiques en rapport avec l'intensité de la phlegmasie, et qui varient sans doute aussi sous l'influence de conditions particulières qui nous sont inconnues.

A un faible degré, les lésions consistent simplement dans l'hypérémie et l'hyperplasie de la muqueuse de l'oreille moyenne.

Dans la trompe d'Eustache, le gonflement de la muqueuse a pour effet de diminuer le calibre du conduit ou même de l'obstruer complètement, et l'on comprend déjà les conséquences qui doivent résulter de cette obstruction, dans le cas où l'oreille moyenne est le siège d'une hypersécrétion dont les produits ne peuvent pas s'écouler au dehors.

Dans la caisse du tympan, l'hypérémie et l'hyperplasie de la muqueuse peuvent être générales ou localisées à certains points. Dans le premier cas, toute la muqueuse tympanique est rouge violacée, comme recouverte d'une couche de sang; elle est épaissie, ramollie, infiltrée d'une manière uniforme, et, par suite de ce gonflement, les dimensions de la caisse se trouvent diminuées.

Dans d'autres cas, outre l'injection générale de la muqueuse, les altérations sont plus accusées en certaines régions de la caisse, au niveau de la voûte du tympan, sur la paroi labyrinthique (base de l'étrier, pyramide), au pourtour de la membrane tympanique. Celle-ci participe d'ailleurs fréquemment à l'inflammation; ses lames s'infiltrent et l'on constate l'existence d'une myringite parenchymateuse. Les osselets eux-mêmes, recouverts par la muqueuse du tympan, sont le siège d'une vascularisation anormale, surtout marquée au niveau de l'articulation de l'enclume et du marteau et dans le voisinage de ces replis que Trœltsch a décrits sous le nom de *bourses du tympan*.

L'inflammation aiguë de l'oreille moyenne s'accompagne presque constamment d'une sécrétion morbide. Mais on se méprend généralement sur la nature des produits sécrétés. Ainsi que Toynbee l'a fait remarquer, la membrane qui tapisse la caisse du tympan se rapproche bien plus d'une séreuse que d'une muqueuse par ses caractères extérieurs et sa structure histologique. On peut ajouter qu'au point de vue pathologique, elle se comporte comme les séreuses, et que lorsqu'elle devient le siège d'inflammations, elle donne naissance à des produits solides ou liquides.

En effet, dans un grand nombre de cas où la phlegmasie est de médiocre intensité, il n'y a, pour ainsi dire, aucune sécrétion liquide; mais la membrane de la caisse présente çà et là des dépôts plastiques qui, sous forme de brides, de tractus, s'étendent d'un point à l'autre de la caisse, réunissant des parties qui, normalement, n'ont aucun lien entre elles; c'est ainsi que l'on trouve la longue branche de l'enclume unie à la paroi labyrinthique, la tête de l'étrier fixée au promontoire par une sorte de pseudo-membrane, etc.

D'autres fois, l'épaisseur de la muqueuse est augmentée non seulement par les produits qui s'infiltrent, mais encore par des dépôts plastiques qui se forment à sa surface, principalement au pourtour de l'anneau tympanal, au niveau des articulations des osselets, ou encore dans ces enfoncements de la paroi labyrinthique qui conduisent à la fenêtre ovale et à la fenêtre ronde.

Je reviendrai plus tard sur ces lésions qui peuvent succéder à l'inflammation aiguë de l'oreille moyenne, mais qui, le plus souvent, ne deviennent très accusées qu'après plusieurs atteintes de phlegmasies subaiguës ou sous l'influence d'un état inflammatoire chronique. Des altérations de même nature peuvent, d'ailleurs, exister dans la trompe, et Toynbee rapporte des autopsies dans lesquelles on trouvait des brides, des bandes pseudo-membraneuses étendues d'une paroi de la trompe à la paroi opposée.

Au lieu de ces produits solides, et quelquefois concurremment avec eux, l'inflammation aiguë de l'oreille moyenne détermine une sécrétion liquide qui, dans les cas de médiocre intensité, peut être séreuse, séro-muqueuse, séro-sanguinolente, et remplir en totalité ou en partie le canal tubaire, la caisse du tympan et les cellules mastoïdiennes.

Il est ordinaire, dans l'otite moyenne aiguë, de trouver la trompe, surtout dans sa portion interne ou pharyngienne, plus ou moins complètement obstruée par du mucus épais, en tout semblable à celui qui est sécrété par la muqueuse naso-pharyngienne enflammée.

Quant au liquide contenu dans la caisse et les cellules mastoïdiennes, quoiqu'il présente quelquefois les caractères d'une sécrétion muqueuse et qu'on le désigne dans plusieurs observations comme constitué par du mucus plus ou moins consistant, il offre souvent une analogie parfaite avec le sérum tantôt limpide, tantôt trouble, louche, floconneux, d'une couleur jaunâtre ou jaune rougeâtre.

A un degré plus avancé de la phlegmasie de l'oreille moyenne on trouve, au lieu de mucus ou de sérosité, un liquide muco-purulent ou même exclusivement formé par du pus. Cette otite purulente aiguë s'accompagne généralement de lésions plus profondes du côté des organes constituants de la caisse.

Quoique la membrane du tympan reste quelquefois intacte, le plus souvent elle est perforée de dedans en dehors, ou même plus ou moins complètement détruite, par suite de son ramollissement et de la pression qu'elle subit de la part du liquide épanché dans la caisse. Lorsque sa destruction est étendue, il n'est pas rare de voir persister seulement sa portion périphérique qui présente une épaisseur plus considérable. Dans ces cas, le manche du marteau, séparé de la tête de l'os, a disparu et a été évacué avec le pus. La chaîne des osselets subit aussi des altérations variables; tantôt elle résiste; tantôt, par suite de la destruction des articulations, les osselets se disjoignent. Il arrive quelquefois qu'ils restent fixés dans une situation anormale; mais le plus souvent ils sont entraînés par la suppuration. C'est ainsi qu'il peut y avoir élimination du marteau, de l'enclume et de l'étrier, et, dans ce cas, le vestibule étant ouvert, l'inflammation se propage généralement à l'oreille interne, par suite de la destruction de la membrane de la fenêtre ovale. Dans d'autres circonstances, peut-être plus fréquentes, le marteau et l'enclume ayant été éliminés, l'étrier reste en place.

Lorsque l'otite moyenne est arrivée à la suppuration, la muqueuse de la caisse se montre quelquefois ramollie, ulcérée par places, se détachant facilement de l'os sous-jacent, qui participe lui-même à l'inflammation et offre la vascularisation propre à l'ostéite. Wreden a même décrit une forme d'otite moyenne qu'il désigne sous le nom d'*otite gangréneuse* et dans laquelle la muqueuse de la caisse était réduite en une sorte de putrilage gangréneux. Il faut noter que, dans ces cas d'otites purulentes très aiguës, les membranes de la fenêtre ovale et de la fenêtre ronde sont souvent ramollies, ulcérées ou détruites, d'où la propagation de l'inflammation au labyrinthe.

J'ai signalé plus haut la participation de l'os sous-jacent à l'inflammation purulente de la muqueuse de l'oreille moyenne. Il existe une forme d'otite moyenne suraiguë dont j'ai observé plusieurs exemples et qu'on pourrait désigner sous le nom d'*otite périostite*, car elle atteint à la fois la caisse et le conduit auditif osseux. Dans cette forme, l'inflammation débute par la caisse et s'étend rapidement au conduit auditif, après destruction complète de la membrane du tympan. Il est même habituel de voir l'inflammation du périoste gagner les parties osseuses qui sont en continuité directe avec le conduit auditif osseux, à savoir la surface de l'apophyse mastoïde et la portion écailleuse du temporal. Dans un cas de cette nature, où j'ai pu faire l'examen nécroscopique de l'oreille, j'ai trouvé le périoste de la caisse, du conduit auditif, de l'apophyse mastoïde, de la fosse temporale, détaché de l'os sous-jacent, qui présentait une vascularisation manifeste. Le marteau avait été éliminé ainsi que l'enclume ; l'étrier restait en place, mais présentait une vive injection. La membrane de la fenêtre ronde était conservée.

Telles sont les lésions anatomiques qu'on peut rencontrer dans les différents degrés de l'otite moyenne aiguë. Les recherches de Wreden, de Parrot, de Barety et Renaut sur l'otite moyenne des nouveau-nés permettent de consigner un certain nombre de faits particuliers.

Indépendamment des caractères généraux de l'inflammation de la muqueuse tympanique, on constate, dans l'otite moyenne des nouveau-nés, la présence d'une sorte de caillot d'aspect muqueux, de consistance de gelée, d'une couleur variant du vert bouteille ou du violacé au jaune verdâtre, qui remplit exactement la cavité tympanique, en se moulant sur ses anfractuosités et en englobant les osselets, et qu'on peut extraire tout d'une seule pièce. A une période plus avancée, le contenu de la caisse est constitué tantôt par une masse de pus verdâtre, épais, consistant, formant aussi un caillot dont l'ablation entraîne la muqueuse avec lui, tantôt par un pus fluide, jaunâtre, jaune verdâtre. Une particularité singulière de l'otite purulente des nouveau-nés, c'est que la membrane du tympan est presque constamment exempte de toute solution de continuité, quoiqu'elle offre à divers degrés les lésions propres de la myringite. Cependant, ce n'est pas là une règle absolue, car Wreden a observé une fois la perforation du tympan.

Barety et Renaut ont suivi avec le plus grand soin, à l'aide du microscope, le processus inflammatoire à la surface de la muqueuse tympanique et ont démontré que ce processus offrait une analogie frappante avec celui du catarrhe de la muqueuse respiratoire. Ils ont constaté, dans leurs intéressantes recherches, la formation du pus par génération endogène et la transformation granulo-graisseuse des produits inflammatoires déposés à la surface de la muqueuse de la caisse.

Une partie non moins intéressante de leurs recherches est celle qui concerne les altérations des muscles des osselets dans l'otite purulente des nouveau-nés. Ces muscles, et principalement le muscle du marteau, ont présenté constamment, et très souvent dès le début de la maladie ou dans les cas les plus légers, des altérations microscopiques qui diffèrent essentiellement de la dégénérescence graisseuse et de la dégénérescence de Zenker, et qui, suivant Barety et Renaut, doivent être rattachées à la myosite. Ces altérations ont été observées, non seulement dans l'otite des nouveau-nés, mais aussi dans l'otite morbilleuse.

En terminant l'anatomie pathologique de l'otite moyenne aiguë, il faut signaler les lésions inflammatoires qu'on rencontre quelquefois du côté de l'oreille interne et de la cavité encéphalique, tels que : congestion, inflammation des méninges et du cerveau, thrombose des sinus, etc.

Symptomatologie. — J'admettrai dans la symptomatologie de l'otite moyenne aiguë trois degrés en rapport avec l'intensité de la phlegmasie, et comprenant : 1° l'*inflammation simple, non suppurative;* 2° l'*inflammation suppurative;* 3° *la périostite aiguë de la caisse.*

Premier degré. — L'*inflammation simple, non suppurative, de l'oreille moyenne*, qu'on trouve décrite dans les auteurs sous le nom de *catarrhe aigu simple*, peut se borner à une simple hypérémie congestive de la muqueuse, ainsi qu'on l'observe dans tout catarrhe naso-pharyngien de médiocre intensité. Les malades se plaignent d'une sensation de plénitude, de tension douloureuse dans les oreilles, d'une diminution légère de l'ouïe et de bourdonnements.

L'inspection de la membrane tympanique révèle un peu de rougeur à la périphérie de la membrane et le long du manche du marteau. Si la transparence n'est pas troublée par une maladie antérieure, on reconnaît à travers la membrane la coloration rougeâtre de la paroi labyrinthique dont la vascularisation est augmentée. Enfin, par les procédés d'exploration de la trompe d'Eustache, on peut se convaincre que le canal tubaire est plus ou moins obstrué soit par des mucosités, soit par le simple gonflement de la muqueuse, et que l'air circule difficilement dans l'oreille moyenne.

Après une durée de quelques jours, cet état disparaît spontanément ou sous l'influence de moyens simples et sans laisser de trace.

Dans d'autres cas, les premiers symptômes, loin de s'amender, augmentent d'intensité, ou revêtent, dès le début, un caractère beaucoup plus sévère.

Une douleur vive, lancinante, survenant tantôt brusquement, tantôt d'une manière rapidement croissante, se fait sentir dans la profondeur de l'oreille. Cette douleur acquiert parfois une acuité extrême et se propage aux parties voisines, à l'apophyse mastoïde, à la tempe, aux mâchoires, à tout le côté correspondant de la tête. Contrairement à ce qu'on observe pour l'otite externe, les mouvements imprimés au pavillon de l'oreille, la pression sur le devant du conduit auditif, n'augmentent pas les douleurs, qui s'exaspèrent dans les mouvements de déglutition, dans la toux, l'éternûment, l'action de se moucher.

L'ouïe se perd très rapidement, et quelquefois, du jour au lendemain, la surdité est telle que le malade cesse d'entendre la parole et perçoit à peine la montre appliquée sur l'oreille.

Les bourdonnements constituent encore un symptôme constant de l'otite moyenne aiguë; ils offrent les caractères les plus variés, mais, en général, ce sont des battements, des pulsations, qui s'étendent à toute la tête.

Enfin, il est très fréquent de voir le début de l'otite moyenne aiguë marqué par l'apparition de phénomènes nerveux, quelquefois très inquiétants; le malade éprouve des étourdissements, des vertiges tels, qu'il lui est impossible de marcher et même de se tenir debout; il y a des vomissements, de l'agitation, de l'insomnie, du délire même, et ces symptômes, qui s'accompagnent souvent d'un appareil fébrile assez intense, peuvent d'autant plus facilement induire le médecin en erreur, et lui faire croire à l'existence d'une affection des méninges et du cerveau, que bien souvent, surtout chez les enfants, l'attention n'est pas attirée du côté des oreilles, dont une seule est généralement affectée.

Dans un certain nombre de cas, il semble qu'en réalité on doive rattacher l'apparition de ces phénomènes nerveux à l'irritation congestive des méninges et du cerveau; car, on sait les relations vasculaires intimes qui unissent la muqueuse de la caisse et la dure-mère au niveau de la voûte du tympan, et, dans plusieurs autopsies, on a signalé une vascularisation anormale des méninges dans ces points.

Il se peut encore que ces phénomènes nerveux soient sous la dépendance d'un trouble survenu dans la pression intra-labyrinthique consécutivement aux lésions inflammatoires de la caisse, ou bien qu'ils soient liés à l'inflammation simultanée du labyrinthe qui, ainsi que nous le dirons, s'accompagne de symptômes capables de simuler la méningite.

Enfin, la présence dans la caisse du tympan d'un riche plexus nerveux, qui se répand surtout sur la paroi labyrinthique de la caisse, dont l'hypérémie est, en général, très marquée, pourrait rendre un compte suffisant des symptômes en question, qui rentreraient ainsi dans la classe des phénomènes réflexes.

Avant d'en finir avec les symptômes nerveux qui peuvent se montrer au début ou dans le cours de l'otite moyenne aiguë, il faut encore signaler la paralysie faciale. Triquet et Toynbee en ont rapporté plusieurs exemples, et j'ai moi-même observé cette complication dans un certain nombre d'otites moyennes aiguës. Le nerf facial, dans son trajet à travers l'aqueduc de Fallope, répond à la paroi interne de la caisse; il est renfermé dans un canal osseux dont l'épaisseur est toujours extrêmement mince, et qui présente très fréquemment des pertuis, au niveau desquels le névrilème est immédiatement en rapport avec la muqueuse tympanique. On comprend donc avec quelle facilité l'inflammation peut se transmettre de l'une à l'autre. Il est même probable que cette transmission a lieu beaucoup plus souvent qu'on ne le pense, et je serais disposé à croire que bon nombre de paralysies faciales, dites rhumatismales, reconnaissent pour cause première une inflammation de la muqueuse tympanique propagée au nerf facial.

L'examen de l'oreille dans l'otite moyenne aiguë montre le conduit auditif normal; cependant, lorsque l'inflammation est vive, le fond du conduit, au pourtour de la membrane du tympan, présente une rougeur marquée. La membrane tympanique offre des altérations constantes, dues à l'injection de ses vaisseaux, à l'infiltration de ses lames. enfin aux lésions même qui ont leur siège dans l'intérieur de la caisse et qu'on peut quelquefois constater par transparence.

L'injection de la membrane se traduit par une rougeur plus ou moins vive, qui quelquefois lui donne, selon Politzer, l'apparence d'une plaque de cuivre poli. Le brillant de sa surface disparaît rapidement et, par suite de l'infiltration plastique de ses lames, elle devient mate et opaque. Le triangle lumineux perd de son étendue et disparaît même complètement. Au début de la maladie, si toutefois il n'y a pas eu d'inflammation antérieure, le manche du marteau reste visible quoique fortement injecté; mais bientôt, lorsque l'infiltration a gagné les couches superficielles du tympan, le manche du marteau cesse d'être visible et sa place est seulement marquée par une ligne rougeâtre, due au développement anormal des vaisseaux qui l'accompagnent.

Enfin, si l'inflammation atteint un haut degré d'intensité et donne lieu à un épanchement rapide dans l'intérieur de la caisse, il n'est pas rare de voir la membrane, principalement dans sa moitié postérieure, refoulée en dehors sous forme d'une vésicule rougeâtre, violacée, saillante dans le conduit auditif.

L'exploration de la trompe d'Eustache ne saurait être pratiquée sans inconvénient dans la période d'acuité de la maladie. Lorsque les symptômes douloureux commencent à se calmer ou lorsqu'ils sont, dès le début, très modérés, les divers procédés d'exploration (procédés de Toynbee, de Valsalva, de Politzer, cathétérisme) permettent de constater que la trompe est obstruée et que la circulation de l'air se trouve entravée. Dans les cas légers, l'emploi de l'un de ces procédés a généralement pour effet d'améliorer momentanément l'ouïe et de procurer du soulagement au malade, et si l'on vient à pratiquer l'auscultation de l'oreille, selon le procédé indiqué, on perçoit à chaque insufflation d'air une sorte de râle muqueux, à grosses bulles, qui, d'abord très éloigné de l'oreille de l'observateur, se rapproche peu à peu et finit par éclater beaucoup plus près, dès que l'air pénètre dans la caisse, après avoir déplacé le liquide qui engouait la trompe et la caisse. A ce moment, le malade accuse une sensation particulière, souvent une douleur légère, puis il éprouve subitement une notable amélioration. Celle-ci, cependant, n'est pas de longue durée; elle peut même ne pas suivre l'insufflation d'air dans la caisse, lorsque l'épanchement est très abondant ou lorsque, en l'absence de tout épanchement, il existe un gonflement considérable de la muqueuse qui empêche la transmission des ondes sonores.

L'inflammation aiguë de l'oreille moyenne, quel que soit son degré d'intensité, se termine souvent par résolution. On voit alors disparaître successivement les phénomènes généraux, puis la douleur et les bourdonnements. L'ouïe reparaît quelquefois tout d'un coup, plus souvent elle s'améliore graduellement, en même temps que se manifestent certains phénomènes qui indiquent que l'air circule de nouveau dans l'oreille moyenne : les malades éprouvent pendant les mouvements de déglutition, pendant qu'ils bâillent ou qu'ils se mouchent, des sensations de gargouillements, de craquements, de sifflements dans l'oreille, à la suite desquelles l'amélioration de l'ouïe se prononce de plus en plus. Enfin, dans les cas les plus heureux et après un temps variable, l'ouïe paraît reprendre toute sa finesse; mais je ne crains pas d'affirmer que chez tout individu qui a été atteint d'une otite moyenne aiguë de médiocre intensité, un observateur attentif découvrira constamment un léger affaiblissement de la fonction auditive.

Dans d'autres cas, l'issue de la maladie est beaucoup plus fâcheuse ; malgré la disparition graduelle des symptômes d'acuité, on voit persister divers troubles fonctionnels, tels que : surdité, bourdonnements, sensation de plénitude et de corps étrangers dans l'oreille, etc., troubles fonctionnels qui indiquent que la maladie a laissé à sa suite des lésions de la trompe et de la caisse, sur lesquelles nous reviendrons à l'occasion de l'otite chronique. Enfin, au lieu de se terminer par résolution ou de passer à l'état chronique, l'inflammation aiguë de l'oreille moyenne parvient souvent à la suppuration, ce qui constitue le second degré de la maladie.

Deuxième degré. — Inflammation suppurative. Catarrhe aigu purulent des auteurs. — Lorsque l'otite moyenne aiguë doit se terminer par suppuration, les symptômes locaux et généraux, loin de s'amender, persistent ou même augmentent graduellement d'intensité. Le pourtour de l'oreille, la région mastoïdienne s'œdématient, rougissent légèrement et deviennent sensibles à la pression. La membrane du tympan, qui présente les caractères indiqués précédemment, se bombe de plus en plus en dehors, puis prend une coloration grisâtre, comparable à celle d'une lame de parchemin macéré dans l'eau. Dans l'immense majorité des cas, elle se perfore soit par suite du ramollissement inflammatoire qui l'envahit, soit par suite de la pression exercée par l'épanchement de pus dans la caisse. Si la trompe est encore perméable à l'air, la déchirure de la membrane se produit souvent au moment où le malade se mouche ou éternue.

Quoi qu'il en soit, la perforation de la membrane est aussitôt suivie de l'écoulement par le conduit auditif externe d'une certaine quantité de pus mêlé de sang, et presque immédiatement le malade accuse un soulagement marqué.

La perforation du tympan ne présente rien de régulier dans son siège, sa forme et ses dimensions. Située tantôt en avant, tantôt en arrière du manche du marteau, elle affecte la forme d'une déchirure longitudinale ou se montre sous l'aspect d'une perte de substance arrondie, ovalaire ou irrégulière, de dimensions variables, pouvant même comprendre la presque totalité de la membrane. Dans ce cas, le manche du marteau reste quelquefois à sa place ; plus souvent il a disparu, entraîné par la suppuration.

La marche ultérieure de la maladie varie suivant une foule de circonstances. J'ai dit qu'après l'évacuation du contenu de la caisse à travers la membrane perforée les symptômes généraux et locaux subissaient une amélioration rapide. Il arrive fréquemment, surtout lorsque le traitement est convenablement dirigé et que les désordres du côté de la caisse et de la membrane du tympan ne sont pas trop étendus, que l'écoulement purulent diminue peu à peu pour cesser enfin complètement, que la perforation du tympan se cicatrise, enfin que la guérison survient avec un retour complet de la fonction auditive.

Contrairement à cette heureuse terminaison, il se peut que, malgré la cicatrisation de la membrane tympanique et la disparition rapide de l'écoulement purulent, le malade reste atteint de surdité et de bourdonnements, comme cela arrive quelquefois à la suite de l'inflammation simple, non suppurative, de l'oreille moyenne. Dans l'un et l'autre cas la persistance des troubles fonctionnels tient aux mêmes causes.

Enfin, il est très fréquent de voir l'écoulement purulent se prolonger indéfiniment et la maladie passer à l'état chronique.

J'ai supposé, jusqu'à présent, que le pus sécrété dans la caisse se faisait jour à l'extérieur à travers une perforation de la membrane du tympan. Mais il n'en est pas toujours ainsi ; la membrane, épaissie par quelque affection antérieure, résiste quelquefois, et le pus s'accumule dans l'oreille moyenne. On pourrait supposer que la trompe d'Eustache serait une voie d'écoulement suffisante ; mais ce conduit est généralement obstrué dans l'otite moyenne aiguë, et je considère comme tout à fait exceptionnelle l'observation rapportée par Itard[1], dans laquelle le tympan ayant résisté, il se fit un écoulement de pus par la trompe.

Lors donc que la membrane du tympan ne se perfore pas, les accidents les plus graves peuvent être la conséquence de la rétention du pus dans l'oreille moyenne, et plusieurs observations prouvent que l'inflammation peut, dans ces conditions, se propager rapidement aux méninges, aux veines de la dure-mère et au cerveau.

On concevra l'intérêt qui s'attache à la connaissance de ce fait, si l'on songe que c'est principalement dans les cas où la membrane du tympan résiste, et où il ne se produit pas d'écoulement purulent par le conduit que l'existence d'un catarrhe purulent de l'oreille peut être méconnue, et je rappellerai que l'un des caractères anatomo-pathologiques du catarrhe purulent des nouveau-nés est précisément l'intégrité de la membrane du tympan.

Troisième degré. — Otite périostique. — Je crois devoir placer ici une forme particulière d'otite moyenne aiguë, que je n'ai trouvé bien décrite nulle part, et qui cependant n'est pas extrêmement rare.

Quoiqu'elle puisse attaquer d'emblée une oreille entièrement saine, je l'ai presque constamment vue survenir chez des sujets qui avaient eu, à une époque plus ou moins éloignée, une inflammation antérieure. Cette forme est donc souvent une complication d'une ancienne otite chronique, mais elle n'en revêt pas moins un caractère d'acuité extrême.

Les malades sont pris de douleurs atroces dans tout le côté correspondant de la tête, avec surdité, bourdonnements, vertiges, agitation, délire, fièvre vive. S'il existait un écoulement par l'oreille, il se supprime à peu près complètement ; en même temps, on voit se développer un gonflement œdémateux, qui occupe tout le conduit auditif, dont les parois opposées arrivent au contact ; ce gonflement s'étend rapidement aux parties qui entourent l'oreille, principalement à la région mastoïdienne et à la fosse temporale ; la peau de ces régions est rouge, tendue, très douloureuse à la pression. Au bout de quelques jours, la fluctuation ne tarde pas à se manifester dans un quelconque de ces points, et, si l'on vient à pratiquer une incision, on donne issue à une quantité de pus assez considérable et le stylet arrive directement sur l'os dénudé de son périoste.

A partir de ce moment, tous les phénomènes généraux s'apaisent, le gonfle-

(1) *Loc. cit.*, t. I, p. 183.

ment, la rougeur des parties disparaissent, l'écoulement purulent par le conduit auditif s'établit, et lorsqu'on pratique une injection par l'oreille, le liquide ressort par l'incision pratiquée aux téguments, et réciproquement ; ce qui prouve bien que la collection purulente formée au pourtour de l'oreille communiquait avec la caisse et était due au soulèvement du périoste de la caisse et du conduit auditif qui, ainsi qu'on le sait, se continue directement avec le périoste de l'apophyse mastoïde et de l'écaille du temporal. Cette continuité est bien plus directe encore chez les jeunes enfants, dont la portion osseuse du conduit auditif existe à peine, en sorte que la circonférence de la caisse est presque de niveau avec l'apophyse mastoïde et l'écaille temporale ; aussi l'otite périostique n'est-elle pas très rare dans les premières années de la vie.

La périostite de la caisse et du conduit auditif, lorsqu'elle est abandonnée à elle-même, peut entraîner la mort, en raison de la rétention du pus dans la caisse, déterminée par le gonflement énorme des parois du conduit. En outre, l'os sous-jacent participe plus ou moins à l'inflammation du périoste ; d'où la facile transmission de l'inflammation aux méninges et au cerveau.

Dans les cas les plus heureux, après que les phénomènes d'acuité ont été apaisés, la maladie passe à l'état chronique, c'est-à-dire qu'il s'établit par le conduit auditif et par les ouvertures pratiquées artificiellement, un écoulement purulent qui peut persister très longtemps et finit quelquefois par se tarir après la sortie de quelques séquestres.

Quoique l'ouïe soit presque toujours sérieusement compromise, j'ai vu cependant un certain nombre de cas dans lesquels elle avait reparu dans une proportion remarquable, après une violente périostite de la caisse et du conduit, étendue même à la fosse temporale et à la région mastoïdienne.

Diagnostic. — L'otite moyenne aiguë, par la gravité de ses symptômes, et surtout en raison des accidents cérébraux dont nous avons parlé, pourrait être confondue avec une méningite. Si l'on songe à l'énorme proportion dans laquelle on rencontre, à l'autopsie des nouveau-nés, les altérations propres à l'otite moyenne purulente, on est porté à admettre que cette confusion n'est pas rare chez les jeunes enfants, incapables d'indiquer la nature et le siège de leur mal, et chez lesquels, ainsi que nous l'avons dit, la perforation de la membrane tympanique n'a lieu que très exceptionnellement. Malheureusement, l'attention des médecins qui s'occupent spécialement des maladies des enfants n'ayant pas encore été attirée sur ce point, nous manquons de signes cliniques suffisants pour établir le diagnostic. Mais un fait ressort des considérations précédentes, c'est que, dans les affections mal déterminées de l'enfance, avec prédominance des phénomènes cérébraux, l'examen des oreilles est absolument indispensable, car il permettra peut-être, dans un certain nombre de cas, de découvrir le point de départ des accidents et d'y porter remède.

Ce précepte trouve encore son application dans d'autres circonstances, où l'otite moyenne aiguë passe journellement inaperçue des médecins ; je veux parler des cas si fréquents où l'inflammation aiguë de la trompe et de la caisse survient comme complication d'une maladie grave, telle que les exanthèmes, la fièvre typhoïde, etc. Dans ces conditions, en effet, l'invasion de l'otite peut être méconnue au milieu du délire et de l'agitation ; la surdité même peut échapper, surtout si elle est unilatérale. Aussi, Edward Blarke [1], de Boston, a-t-il pu dire que l'examen de l'oreille est tellement nécessaire dans le cours des exanthèmes aigus, que le médecin qui néglige de le faire, manque à son devoir.

L'otite moyenne aiguë est très fréquemment confondue avec la myringite primitive ; de là l'opinion répandue que la myringite aiguë est très commune et que c'est à elle que sont dues la plupart des perforations du tympan. Il est vrai que la membrane du tympan participe à peu près constamment à l'inflammation de la caisse ; mais cette myringite n'est que secondaire et l'erreur de diagnostic repose sur ce fait, que l'on tient seulement compte des signes objectifs fournis par l'examen de la membrane du tympan et que l'on méconnaît l'inflammation de la caisse qui constitue la maladie principale.

La myringite s'accompagne presque toujours d'une otite externe, soit que l'inflammation ait primitivement débuté sur la peau du conduit auditif, soit qu'elle l'ait envahie consécutivement après avoir attaqué d'abord la membrane du tympan. Dans l'otite moyenne aiguë, en dehors d'une rougeur qui encadre la membrane, le conduit auditif est normal. Il faut encore rappeler que l'otite moyenne aiguë succède presque toujours au catarrhe naso-pharyngien, dont on pourra constater les signes ordinaires.

L'examen de la membrane du tympan peut, au début, fournir des renseignements importants.

Tandis que, dans la myringite essentielle, les altérations anatomiques de la membrane occupent son feuillet externe ou cutané, d'où résultent l'exfoliation de sa couche épidermique, le gonflement et l'injection du derme, derrière lesquels disparaît le manche du marteau; au début de l'otite moyenne aiguë, au contraire, l'injection occupe le feuillet muqueux de la membrane, dont les couches externes peuvent rester transparentes et conserver quelque temps leur aspect normal.

Mais ces différences ne sont plus appréciables chez un individu qui a déjà été atteint de quelque inflammation de l'oreille et chez lequel le tympan est épaissi. Dans ce cas, la distinction entre la myringite et l'otite moyenne aiguë serait impossible d'après l'examen objectif, et les éléments d'un diagnostic différentiel devront être cherchés dans l'étude des troubles fonctionnels. On peut dire que ces derniers sont beaucoup plus prononcés dans l'otite moyenne aiguë que dans la myringite simple. La surdité n'est jamais complète dans la myringite ; dans l'otite moyenne aiguë, la fonction auditive est souvent complètement perdue. Il y a également une différence considérable dans l'intensité des phénomènes généraux et sympathiques. La douleur, l'anxiété, la fièvre, sont beaucoup plus violentes et plus persistantes dans l'otite moyenne aiguë que dans la myringite : il en est de même des étourdissements, des vertiges, du délire, etc.

Quant à la forme d'otite moyenne aiguë que j'ai décrite sous le nom d'otite périostique, elle ne peut être confondue avec aucune autre variété d'inflammation. On pourrait seulement, lorsque apparaît le gonflement des régions

(1) *On the perforations of tympanum. The American Journal*, january 1858.

temporale et mastoïdienne, se demander s'il s'agit d'une suppuration des cellules mastoïdiennes. Nous examinerons plus tard ce point de diagnostic.

L'existence d'une otite moyenne aiguë étant reconnue, il reste encore un point important à élucider : Un épanchement s'est-il formé dans la caisse? Car de la connaissance exacte de ce fait peut résulter une indication thérapeutique importante.

Dans le cas d'épanchement aigu dans la caisse, que cet épanchement soit formé par un liquide séreux, muqueux, ou, comme cela arrive d'ordinaire, par du pus, la membrane du tympan, au lieu de sa concavité caractéristique, présente une voussure anormale du côté du conduit auditif. En général, ce n'est pas la totalité, mais seulement une partie de la membrane qui bombe ainsi en dehors; tantôt la voussure occupe la moitié postérieure de la membrane, tantôt, mais plus rarement, elle se montre en avant du manche du marteau. Enfin, quelquefois la membrane du tympan, fortement distendue, présente une convexité en dehors divisée en deux saillies inégales, par le manche du marteau, et, dans ce cas, c'est habituellement la saillie postérieure qui proémine davantage.

Il est supposable que si l'on pratiquait chez les jeunes enfants, plus souvent qu'on ne le fait, l'exploration de l'oreille, on pourrait reconnaître la présence d'épanchements intra-tympaniques et peut-être prévenir par une thérapeutique rationnelle les graves conséquences qui peuvent résulter de l'otite moyenne aiguë. La possibilité de ce diagnostic me paraît suffisamment justifiée par les observations de Barety et Renaut, qui, examinant sur le cadavre de nouveau-nés le tympan par sa face externe, ont constaté que la membrane plus ou moins injectée ou violacée laissait apercevoir au travers de ses lames demi-transparentes le pus contenu dans l'intérieur de la caisse. Ce pus, rassemblé dans les parties les plus déclives de la cavité, offrait l'apparence d'un demi-croissant, à concavité supérieure, dont les deux cornes, séparées par le manche du marteau, remontaient de chaque côté le long du cercle tympanal.

Pronostic. — L'inflammation aiguë de l'oreille moyenne est une maladie grave, et nous avons suffisamment indiqué les conséquences sérieuses qu'elle peut entraîner à sa suite relativement à la fonction auditive.

Quoique, dans bon nombre de cas, l'inflammation simple ou suppurative de la caisse puisse guérir complètement, avec retour parfait de l'ouïe, nous avons vu qu'elle pouvait aussi déterminer du premier coup une surdité très prononcée et souvent incurable. Il est peut-être plus fréquent de voir survenir le même résultat par suite de récidives ou par suite du passage de la maladie à l'état chronique.

Le chirurgien devra donc toujours, au début d'une otite moyenne aiguë, se montrer très réservé sur le pronostic relativement au rétablissement plus ou moins complet de la fonction auditive.

L'incertitude, cependant, n'est pas de très longue durée, car, dès que la période d'acuité commence à se calmer, il devient possible de recueillir quelques signes utiles au pronostic. Ainsi, la persistance des troubles fonctionnels, malgré l'amélioration des autres symptômes, est d'un fâcheux augure. Au contraire, le retour graduel de l'ouïe, coïncidant avec la disparition de la douleur, des bourdonnements, etc., permet de concevoir l'espérance que la fonction pourra recouvrer, sinon toute sa finesse, du moins un état très satisfaisant. Enfin, l'exploration du mode de transmission des sons par les os du crâne fournit sur le siège des lésions anatomiques des renseignements importants pour le pronostic. Mais je reviendrai sur ce sujet à l'occasion du diagnostic et du pronostic de l'otite moyenne chronique, où la question se pose dans des conditions identiques.

Je signalerai encore, relativement à la fonction auditive, la gravité excepceptionnelle de l'otite moyenne aiguë chez les nouveau-nés et les jeunes enfants. A cet âge, en effet, la perte de la fonction auditive entraîne, comme conséquence, la surdi-mutité, et les recherches modernes semblent démontrer que la plupart des surdi-mutités congénitales ou acquises sont dues à des inflammations de l'oreille moyenne survenues au moment de la naissance.

L'otite moyenne aiguë n'est pas seulement grave au point de vue de la surdité qu'elle entraîne souvent à sa suite; j'ai dit ailleurs qu'elle pouvait compromettre la vie par suite de complications du côté de la cavité crânienne. Je reviendrai plus tard sur ce sujet dans un article spécial relatif aux diverses complications encéphaliques et nerveuses que l'on peut observer dans le cours des maladies de l'oreille; qu'il me suffise d'indiquer ici sommairement les complications encéphaliques de l'otite moyenne aiguë.

Elles peuvent survenir aussi bien dans l'otite aiguë simple que dans l'otite purulente, quoiqu'elles soient plus communes dans cette dernière, et presque toujours alors la membrane du tympan, probablement épaissie par suite d'altérations antérieures, résiste et ne se perfore pas. La méningite est la complication le plus fréquemment observée; tantôt elle naît simplement par voisinage, et son développement s'explique par les rapports si intimes qui unissent la circulation de la caisse et celle de la dure-mère; on trouvera, dans les ouvrages d'Itard et de Toynbee, des exemples de cette complication de l'otite moyenne aiguë. Tantôt la méningite est due au contact direct du pus sécrété dans l'oreille moyenne et qui fait irruption dans la cavité crânienne. Plusieurs observations prouvent que la voie le plus habituellement suivie par le pus est le labyrinthe, et plus particulièrement le limaçon. La fenêtre ronde étant détruite par ulcération, le pus pénètre dans le limaçon, parvient au trou auditif interne, et vient se mettre en contact avec le prolongement que la dure-mère et l'arachnoïde envoient à ce niveau. Schwartze [1] a rapporté une observation de catarrhe purulent aigu de la caisse du tympan, terminé par une méningite mortelle, et dans laquelle le pus avait manifestement suivi cette voie. Nous verrons que ce même mode de propagation s'observe souvent dans l'otite moyenne chronique.

Enfin les complications du côté des organes intra-crâniens peut se montrer à la suite de la propagation de l'otite moyenne aiguë aux cellules mastoïdiennes. Nous étudierons dans un chapitre à part l'inflammation de l'apophyse mastoïde.

Avant de terminer ces considérations générales sur le pronostic de l'otite moyenne aiguë, je dois rappeler que les recherches bactériologiques modernes,

[1] *Archiv für Ohrenheilkunde*, t. IV, p. 235.

auxquelles j'ai fait allusion précédemment, ont démontré que la nature du microbe pathogène semblait avoir une influence plus ou moins prononcée sur la gravité de l'otite. C'est ainsi que Zaufal [1] et Netter [2] ont montré que l'*otite à streptocoques* expose à de graves complications, telles que : adénites suppurées, suppurations mastoïdiennes, méningite, phlébite des sinus, infection purulente.

L'*otite à pneumocoques*, au contraire, ne serait pas habituellement suivie de complications, ou du moins celles-ci seraient moins fréquentes ; car Netter [3] a rapporté des cas de méningites à pneumocoques consécutives à cette variété d'otite aiguë. De même, Verneuil [4], Netter et Zaufal ont établi qu'elle pouvait se compliquer de suppuration des cellules mastoïdiennes. Mais cette complication n'aurait pas une très grande gravité et l'intervention chirurgicale serait toujours suivie de succès.

Enfin l'*otite à bacille encapsulé de Friedlander*, plus rare d'ailleurs que les autres, présenterait une gravité plus grande. Suivant Zaufal, elle serait souvent hémorrhagique. Dans deux cas elle a été suivie de mort par septicémie et par méningite.

Traitement. — Au début de l'otite moyenne aiguë, la principale indication est de modérer l'nflammation et de prévenir les exsudations ou les épanchements dans l'intérieur de la caisse.

Dans les cas de phlegmasie suraiguë, la saignée générale pourrait être utile ; mais le plus souvent, il suffira d'avoir recours aux saignées locales, sangsues ou ventouses, appliquées au pourtour de l'oreille. En même temps, on prescrira quelques révulsifs sur le tube digestif, on administrera le calomel, à doses fractionnées, jusqu'à salivation.

Comme, dans l'immense majorité des cas, l'otite moyenne aigë est consécutive au catarrhe naso-pharyngien, on devra employer, dès le début, les moyens thérapeutiques généralement mis en usage contre cette dernière affection. Les gargarismes émollients et narcotiques, les fumigations tièdes dans les fosses nasales, sont d'une grande utilité.

On agira également dans le même sens du côté de l'oreille, en faisant diriger dans le conduit auditif des vapeurs tièdes et émollientes, ou en injectant fréquemment et avec douceur un liquide chaud, que le malade conservera dans l'oreille pendant un quart d'heure, en inclinant la tête du côté opposé. Les instillations de glycérine phéniquée (1 gramme d'acide phénique pour 10 grammes de glycérine) constituent également un très bon moyen pour calmer la douleur et parfois juguler l'inflammation, surtout chez les enfants. On pourrait encore lutter contre la douleur par l'administration des diverses préparations opiacées ou par l'injection sous-cutanée de morphine au pourtour de l'oreille.

Il va sans dire que, pendant la période d'acuité, le malade devra garder le repos, observer un régime modéré et éviter l'impression du froid, en maintenant couverts la tête et le cou.

(1) *Prager medicinische Wochenschrift*, 1885.
(2) *Méningites dues au pneumocoque. Arch. génér. de méd.*, 1887.
(3) *Recherches sur les méningites suppurées. France médicale*, 1889.
(4) *Gazette hebdom.*, 1889.

A une période plus avancée de la maladie, d'autres indications peuvent surgir. Lorsque, par exemple, un épanchement s'est fait dans la caisse, il importe de lui donner issue, le plus rapidement possible, soit par la trompe d'Eustache, soit par la membrane du tympan.

La voie de la trompe d'Eustache est le plus souvent interdite, en ce sens que le gonflement de la muqueuse obstrue complètement le canal, et, d'ailleurs, je ne partage pas l'opinion de Tröltsch, qui conseille, même dans la période d'acuité de l'otite moyenne, de pratiquer le cathétérisme ou d'avoir recours au procédé de Politzer.

Ces opérations seront le plus souvent inefficaces, par la raison que j'ai dite plus haut; et si elles réussissaient à faire pénétrer de l'air dans la caisse, elles auraient pour effet d'augmenter les douleurs. Dans mon opinion, les insufflations d'air soit par le cathétérisme, soit par le procédé de Politzer, doivent être réservées pour le moment où les phénomènes aigus commencent à se calmer, et où il importe de rétablir la perméabilité de la trompe.

Dans le cas que je considère ici, l'épanchement de mucosités ou de pus, retenu dans la caisse par suite de l'obstruction de la trompe, tend à se frayer une issue à travers la membrane du tympan, et représente, par conséquent, un abcès ordinaire saillant à l'extérieur.

L'indication est exactement la même, et le meilleur moyen d'éviter une destruction étendue de la membrane du tympan avec toutes ses conséquences, est d'ouvrir une issue à la collection de la caisse, en ponctionnant la membrane dans le point le plus saillant. Quelque rationnelle que soit cette opération, on s'étonne de ne pas la voir pratiquée plus souvent. Dans l'immense majorité des cas, le médecin attend la perforation spontanée de la membrane, et cela au grand détriment du malade. En agissant ainsi, on prolonge inutilement les douleurs, on s'expose à voir une destruction étendue et souvent irrémédiable de la membrane du tympan; enfin, si la membrane épaissie résiste outre mesure, l'inflammation peut se propager au labyrinthe et aux méninges et déterminer la mort.

On sera certainement plus disposé à pratiquer la perforation de la membrane du tympan, dans le cas dont il s'agit, lorsqu'on deviendra plus familiarisé avec l'examen de l'oreille, et lorsqu'on sera bien convaincu de l'extrême facilité, de l'innocuité parfaite de cette petite opération qui guérit vite et rapidement.

Lors donc que, chez un malade atteint d'otite moyenne aiguë, la membrane du tympan apparaît au fond du spéculum avec les caractères propres à l'inflammation et présente une voussure anormale du côté du conduit, on ne doit pas hésiter à ponctionner le point le plus saillant (généralement en arrière du manche du marteau), à l'aide d'une aiguille à cataracte ordinaire, ou mieux, d'une aiguille faite sur le même modèle, mais un peu plus longue. L'aiguille étant plongée à quelques millimètres de profondeur, on la tourne légèrement sur son axe, de manière à écarter les lèvres de l'ouverture. On voit s'écouler quelques gouttes de pus jaunâtre ou de liquide séreux, rougeâtre. Il est alors permis de chercher à provoquer la sortie du liquide, qui trouve ainsi une issue, en poussant de l'air dans la caisse soit par le cathétérisme, soit par le procédé de Politzer. Si même la trompe est suffisamment libre, il sera bon d'injecter dans la caisse, à l'aide de la sonde, quelques gouttes de liquide destiné à faciliter l'écoulement des matières contenues dans la caisse.

Cette pratique, que je ne saurais trop conseiller, a été indiquée depuis longtemps par Triquet, et semble adoptée par la plupart des auteurs, qui rapportent tous un certain nombre d'observations dans lesquelles la perforation artificielle de la membrane du tympan a été suivie d'une amélioration presque immédiate de tous les symptômes et d'une guérison rapide et complète. Dans un cas même où l'opération pratiquée par Tröltsch ne donna issue à aucun liquide, elle fut suivie d'un mieux sensible.

Si, malgré le traitement employé, l'ouverture spontanée de la membrane du tympan n'a pu être prévenue, il faut faire tous ses efforts pour faciliter l'écoulement du pus et, lorsque celui-ci commencera à se tarir, pour favoriser la cicatrisation de la membrane. Afin d'éviter les répétitions, nous renvoyons le lecteur au traitement de l'otite moyenne chronique avec perforation du tympan.

2° INFLAMMATION CHRONIQUE DE LA CAISSE ET DE LA TROMPE CATARRHE CHRONIQUE DE LA CAISSE ET DE LA TROMPE OTTITE MOYENNE CHRONIQUE

Si je n'ai pas cru devoir, à l'occasion de l'otite moyenne aiguë, conserver la division généralement admise entre le catarrhe aigu simple et le catarrhe aigu purulent, parce que la suppuration de la caisse constitue une terminaison fréquente de l'inflammation aiguë, il n'en est pas de même pour l'otite moyenne chronique. Ici, en effet, il existe entre la phlegmasie simple, non suppurative, de l'oreille moyenne, et celle qui s'accompagne d'une sécrétion purulente, des différences tellement tranchées qu'il est indispensable de décrire isolément : a. l'*otite moyenne chronique simple;* b. l'*otite moyenne chronique purulente.*

a. — OTITE MOYENNE CHRONIQUE SIMPLE

Cette affection, malgré son extrême fréquence, est encore incomplètement connue. C'est elle qui cause la plupart de ces surdités qu'on n'hésite pas à qualifier de *surdités nerveuses*, comme autrefois on désignait sous le nom d'*amauroses* toutes les maladies ignorées du fond de l'œil. Les recherches d'anatomie pathologique, les perfectionnements apportés aux procédés d'exploration et de diagnostic ont fait la lumière sur la véritable nature de ces prétendues surdités nerveuses qui ont leur siège dans l'appareil conducteur du son, c'est-à-dire dans l'oreille moyenne, et sont consécutives à un processus inflammatoire chronique qui revêt les formes les plus variées.

Étiologie. — L'inflammation chronique, non suppurative, de l'oreille moyenne se rencontre à tous les âges, quoique certaines formes de la maladie soient plus particulièrement communes à chaque période de la vie. Tantôt elle succède à une otite moyenne aiguë ou subaiguë et reconnaît alors toutes les causes qui peuvent donner naissance à cette dernière; tantôt l'inflammation chronique de l'oreille moyenne apparaît d'emblée sans avoir passé préalablement par une période d'acuité.

La relation pathogénique que nous avons signalée à propos de l'otite moyenne aiguë entre les affections de la cavité naso-pharyngienne et celles de l'oreille moyenne, se retrouve dans l'étiologie de l'otite moyenne chronique, qui, bien souvent, n'est que la propagation d'une inflammation chronique de l'arrière-gorge et des fosses nasales. Celle-ci, comme on le sait, est presque constamment la manifestation d'un état constitutionnel, tel que : la scrofule, la dartre, l'arthritis, la syphilis. Aussi pourrait-on dire que l'otite moyenne chronique reconnaît souvent pour cause l'une de ces diathèses. Il suffit de rappeler l'extrême fréquence du catarrhe naso-pharyngien chez les enfants lymphatiques et scrofuleux pour établir que, chez ces mêmes sujets, l'otite moyenne chronique doit être extrêmement commune. De même, on observe des formes d'inflammations chroniques de la trompe et de la caisse qui coïncident avec les variétées de catarrhe naso-pharyngien propres à la dartre et à l'arthritis. Enfin, on admet sans contestation que les manifestations secondaires ou tertiaires de la syphilis ne sont pas rares au voisinage de l'ouverture des trompes, et quoique ces manifestations n'aient pas encore été étudiées d'une manière suffisante, l'observation enseigne que, chez les syphilitiques, les lésions inflammatoires chroniques de l'oreille moyenne se développent assez fréquemment.

Mais s'il est vrai que, dans bien des cas, la phlegmasie chronique de l'oreille moyenne est consécutive à une maladie de même nature siégeant primitivement dans la cavité naso-pharyngienne, et envahissant de proche en proche la trompe et la caisse du tympan, on est forcé de reconnaître que quelquefois aussi la maladie débute primitivement dans l'oreille moyenne et plus particulièrement dans la caisse, tandis que la trompe reste tout à fait saine. Cette otite chronique primitive est plus commune chez les adultes et les vieillards que chez les enfants, et il faut avouer que son étiologie est très obscure. Quoique, chez certains individus, j'aie cru saisir une influence diathésique assez accusée, je n'oserais, cependant, rien affirmer à cet égard, ne possédant pas de données suffisantes pour rattacher à telle ou telle diathèse la production des diverses lésions pathologiques dont l'oreille moyenne est le siège. L'hérédité paraît néanmoins jouer, dans ces cas, un rôle important, et il n'est pas rare de voir les membres d'une même famille devenir sourds à peu près au même âge, et présenter les signes d'une maladie chronique de la caisse.

Anatomie pathologique. — L'anatomie pathologique de l'otite moyenne chronique date des remarquables recherches de Toynbee, que les auteurs allemands n'ont fait que suivre dans une voie qu'il a le mérite d'avoir tracée le premier. Il s'en faut, cependant, que nos connaissances soient entièrement complètes au sujet des altérations anatomiques de l'otite moyenne chronique. On n'a pas encore suivi, dans toutes ses phases, le processus morbide, et, en présence de lésions extrêmement variées, on se demande si ces lésions ne sont que des degrés d'un même état pathologique, ou si elles constituent des formes entièrement distinctes, nées d'un processus différent. C'est aux travaux ultérieurs qu'il appartient d'élucider ces points encore obscurs.

En s'en tenant à l'anatomie pathologique, on doit admettre plusieurs formes de l'otite moyenne chronique, que je désignerai sous les noms de *catarrhale*, *plastique* ou *exsudative*, et *sclérémateuse*. Les deux premières, qui succèdent souvent à l'état aigu ou subaigu, sont manifestement le résultat d'un processus inflammatoire chronique. Je n'oserais encore me prononcer sur la nature exacte de la troisième.

1° *Dans la forme catarrhale*, les altérations anatomiques se rapprochent de celles que nous avons rencontrées dans l'otite moyenne aiguë, et sont principalement caractérisées par l'hypérémie, la tuméfaction et l'hypersécrétion de la muqueuse.

La vascularisation et l'épaississement de la membrane qui revêt l'oreille moyenne sont moins prononcées que dans l'otite aiguë; il est rare que la muqueuse soit assez tuméfiée pour remplir presque complètement la caisse. Elle présente plutôt une infiltration interstitielle qui en augmente plus ou moins l'épaisseur, et, dans les cas anciens, la muqueuse offre une coloration blanchâtre, blanc jaunâtre ou blanc grisâtre, avec une très fine injection à sa surface. Tantôt ces altérations, de même que dans l'otite aiguë, existent également sur toutes les parois de la caisse et même sur la muqueuse qui entoure les parties contenues, telles que les osselets, les ligaments et les muscles; tantôt ces altérations sont plus particulièrement localisées en certains points.

Quoique la couche muqueuse de la membrane du tympan participe presque constamment aux lésions du reste de la muqueuse tympanique, il se peut, cependant, que cette membrane soit préservée et conserve ses caractères normaux; dans d'autres cas, au contraire, la couche muqueuse de la membrane du tympan est plus particulièrement affectée, tandis que les autres parties de la caisse sont relativement saines. Ces différences dans le degré de participation de la membrane du tympan aux altérations du catarrhe chronique de l'oreille ont une importance très grande en clinique, et expliquent les apparences très diverses sous lesquelles le tympan peut se présenter à l'œil de l'observateur.

La paroi de la caisse dont les lésions offrent le plus d'intérêt est la paroi labyrinthique, où se trouvent les fenêtres ovale et ronde. On sait que ces orifices sont placés au fond d'un canal osseux qu'on désigne souvent sous le nom de *niche*. L'épaississement de la muqueuse qui revêt ces niches a pour effet de les rétrécir et souvent même de les obstruer complètement. La membrane de la fenêtre ronde ou tympan secondaire, dont la face externe est recouverte par la muqueuse tympanique, est souvent épaissie. On rencontre les mêmes lésions du côté de la niche de l'étrier; cet osselet est souvent enseveli, pour ainsi dire, au milieu de la muqueuse hypertrophiée, et son immobilisation est encore rendue plus complète par les altérations de la membrane qui unit sa base au pourtour de la fenêtre ovale et qui est également recouverte par un feuillet muqueux.

Les parties qui traversent la caisse du tympan et qui sont revêtues par la muqueuse se ressentent aussi des lésions de cette dernière. Les articulations des osselets perdent de leur mobilité et, comme cela s'observe dans toutes les jointures condamnées à un repos prolongé, finissent par s'ankyloser. Ce résultat sera d'autant plus vite obtenu que l'inflammation développée dans la muqueuse peut se propager aux ligaments, à la synoviale et aux surfaces articulaires sous-jacentes.

Le ligament suspenseur du marteau, qui attache la tête de cet osselet à la voûte du tympan, s'hypertrophie, subit une rétraction lente, d'où résulte une déviation du marteau dont le manche s'incline du côté de la caisse. Le tendon du muscle tenseur du tympan, qui traverse la caisse de dedans en dehors pour venir se fixer au manche du marteau, et qui est entouré par une gaine fibro-muqueuse, ne tarde pas à se rétracter et à devenir immobile dans sa gaine hypertrophiée. Il en est de même pour le tendon du muscle de l'étrier; quant aux fibres musculaires, on a constaté, dans quelques cas, leur dégénérescence graisseuse.

Enfin, je dois encore signaler une lésion particulière de la chaîne des osselets, sur laquelle Toynbee [1] a appelé l'attention, et qui paraît quelquefois se rattacher à l'inflammation chronique simple; je veux parler de la disjonction de l'enclume et de l'étrier. Cette lésion, véritable luxation spontanée, semble résulter de pressions, de tractions anormales exercées sur la branche de l'enclume, par suite de gonflements et d'hypertrophies partielles de la muqueuse. Quelquefois la disjonction de l'enclume et de l'étrier reconnaît pour cause une sorte d'atrophie ou d'absorption de la longue branche de l'enclume, ainsi que cela existait dans un cas présenté par Hinton [2] à la Société pathologique de Londres.

Dans la forme catarrhale de l'otite moyenne, il y a presque constamment une sécrétion anormale dont le produit est très variable. C'est tantôt un liquide séreux, muqueux, séro ou muco-purulent ou même constitué par du pus. Cette dernière condition ne se rencontre généralement que dans les cas où l'inflammation a passé momentanément à l'état aigu.

La quantité du liquide épanché dans la caisse est quelquefois assez considérable pour repousser la membrane du tympan au dehors. Dans certains cas, sous l'influence de cette pression excentrique, la membrane finit par s'ulcérer et se rompre, et ainsi s'établissent un certain nombre de suppurations de la caisse, qui surviennent silencieusement et sans donner lieu à aucun symptôme douloureux. Suivant Hinton, il serait très fréquent de rencontrer dans la caisse des amas de mucus concret, adhérent aux diverses parois de la cavité ou à la chaîne des osselets. Quoique cet auteur considère cette accumulation de mucus visqueux comme très commune, et qu'il semble avoir nombre de fois vérifié le fait sur le vivant par l'incision de la membrane du tympan, l'absence d'examen nécroscopique ne permet pas d'accepter, comme suffisamment démontrée, l'assertion précédente.

La trompe d'Eustache participe à peu près constamment aux lésions de la caisse, dans l'inflammation catarrhale de l'oreille moyenne. Sans parler des altérations propres au catarrhe naso-pharyngé, signalons l'hypérémie, l'hypertrophie de la muqueuse tubaire, entraînant le rétrécissement du canal ou son

(1) *The Lancet*, 1866, t. I, p. 660.
(2) *Med. Times and Gazette*, 3 mars 1866.

obstruction complète, et de l'hypersécrétion glandulaire dont les produits oblitèrent l'orifice pharyngien de la trompe sous forme de bouchons muqueux

J'ai insisté, à plusieurs reprises, sur les conséquences qu'entraînait constamment l'obstruction de la trompe, conséquences d'autant plus graves dans les cas d'inflammation chronique de la caisse, que la membrane du tympan et les osselets repoussés en dedans par la pression atmosphérique agissant par le conduit, ne tardent pas à être irrévocablement fixés dans cette position anormale, par suite de l'épaississement de la muqueuse qui recouvre les osselets et les tendons des muscles.

2° La *forme plastique ou exsudative* de l'inflammation chronique de l'oreille moyenne peut coexister avec la précédente, mais, en général, elle s'en distingue par l'absence de toute sécrétion anormale. Quelquefois même, quoique le fait soit plus rare, l'hypertrophie de la muqueuse est à peine marquée. Mais la lésion caractéristique consiste dans la production de pseudo-membranes, plus ou moins larges et épaisses, traversant la cavité de la caisse et unissant des parties normalement séparées les unes des autres. Rien de plus variable que la disposition de ces bandes membraneuses, que Toynbee a bien décrites et qu'il a rencontrées 271 fois sur 1149 dissections. On les voit très fréquemment s'étendre entre la membrane du tympan et les différentes parois de la caisse, mais surtout la paroi interne, et en vertu de leur forme réfractile, ces pseudo-membranes attirent en dedans les parties de la membrane du tympan et les différentes parois de la caisse, mais surtout la paroi interne, et en vertu de leur force rétractile, ces pseudo-membranes attirent en dedans les parties de la membrane du tympan auxquelles elles s'insèrent. Souvent aussi les osselets se trouvent unis entre eux; ainsi le col du marteau à la longue apophyse de l'enclume ou à quelque partie voisine de la caisse. Il est très fréquent aussi de voir l'étrier solidement fixé au promontoire par des bandes membraneuses. Enfin, lorsque les pseudo-membranes sont très abondantes et remplissent une partie de la caisse, le tendon du muscle tenseur du tympan, l'articulation de l'enclume et de l'étrier sont comme enclavés dans le tissu de nouvelle formation.

J'ajouterai que, dans quelques cas, on a constaté la présence de bandes membraneuses dans la trompe d'Eustache dont le calibre se trouve plus ou moins rétréci.

La pathogénie de ces bandes membraneuses est encore assez mal connue. On ignore si elles résultent d'une exsudation plastique de la muqueuse tympanique, ayant subi une organisation secondaire, ou si elles sont uniquement constituées par des adhérences de la membrane muqueuse hypertrophiée, adhérences qui se seraient ensuite allongées lors du retour de la membrane à son état primitif. La première explication me paraît beaucoup plus satisfaisante; elle est même seule acceptable pour un certain nombre de cas. Mais, quel que soit le mode de développement de ces bandes membraneuses, il est inutile d'insister longuement pour montrer leur action nuisible, qui peut se résumer dans un mot : l'immobilisation plus ou moins complète de la membrane du tympan et des osselets.

3° La *forme sclérémateuse* de l'otite moyenne chronique est la moins bien connue; du moins, il est encore permis d'hésiter sur la nature et la pathogénie des altérations anatomiques qui la caractérisent, et dont l'origine inflammatoire peut être pour quelques-unes d'entre elles l'objet de certains doutes. Quoi qu'il en soit, et jusqu'à ce qu'on ait démontré qu'il s'agit d'une espèce morbide distincte, nous admettrons une forme de phlegmasie chronique de la caisse, dans laquelle la muqueuse, subissant une transformation interstitielle, devient plus épaisse, plus dure, moins élastique, en même temps que sa couche profonde, périostique est le point de départ de productions calcaires, d'exostoses ou d'hyperostose. L'absence de toute sécrétion est encore un caractère distinctif de cette sorte de sclérose de la muqueuse de la caisse.

Il est possible que cette forme d'otite moyenne chronique succède au catarrhe simple. Cependant il m'a paru qu'elle se développait le plus souvent d'emblée et sans avoir passé par une période catarrhale. Elle coïncide plus souvent avec la forme plastique ou exsudative, et il n'est pas rare de voir des pseudo-membranes exister en même temps que les lésions propres à la sclérose de la caisse.

Ces lésions ne sont pas toujours également réparties; tantôt, et plus souvent, la totalité de la caisse (parois et contenu) est envahie; tantôt certains points sont plus particulièrement le siège des altérations anatomiques; ainsi quelquefois elles se montrent très accusées sur la membrane du tympan et la moitié externe de la chaîne des osselets, tandis que le reste de la chaîne et la paroi labyrinthique sont à peine malades; mais plus souvent le contraire a lieu, c'est-à-dire qu'avec des lésions très marquées du côté de la paroi labyrinthique et du côté de l'étrier, on trouve la membrane tympanique, le marteau et l'enclume presque à l'état normal.

Je ne saurais trop insister sur ce fait déjà signalé à l'occasion de la forme catarrhale, et dont la connaissance permet de comprendre les résultats variables fournis par l'examen objectif de la membrane du tympan, qui parfois ne sont pas en rapport avec le degré de troubles fonctionnels.

Ceci posé, nous étudierons plus spécialement les altérations de l'otite sclérémateuse sur la membrane du tympan, sur les osselets, sur la paroi labyrinthique de la caisse.

La membrane du tympan, qui parfois n'est le siège d'aucune altération, présente souvent une épaisseur et une rigidité considérables, par suite de l'infiltration de ses lames; on y remarque fréquemment des dépôts calcaires, plus ou moins étendus, qui envahissent quelquefois même sa presque totalité.

L'altération de la muqueuse qui entoure les osselets entraîne, du côté des articulations, les mêmes conséquences que nous avons déjà signalées à l'occasion des autres formes d'otites moyennes, c'est-à-dire l'ankylose de ces osselets; cette ankylose est seulement beaucoup plus complète, et j'ai vu l'enclume et le marteau réunis par une sorte de fusion osseuse. Il n'est pas rare non plus de rencontrer une véritable hyperostose affectant un ou plusieurs osselets : le marteau, l'enclume, l'étrier, dont les dimensions sont notablement augmentées.

Mais les altérations les plus intéressantes à étudier sont celles qu'on observe du côté de la paroi labyrinthique, et principalement du côté de la fenêtre ovale et de la fenêtre ronde. Indépendamment de l'épaississement et de la sclérose de la muqueuse qui revêt ces parties, on rencontre fréquemment des incrustations calcaires de la membrane qui entoure la base de l'étrier et de celle qui ferme la fenêtre ronde. Celle-ci est quelquefois obturée par une exostose née des parties voisines. Il en est de même de la fenêtre ovale, dont les lésions sont peut-être plus communes ou, du moins, ont été mieux étudiées. Elles aboutissent toutes au même résultat, l'ankylose de la base de l'étrier dans la fenêtre ovale. Toynbee en a décrit le premier les différentes formes avec un soin minutieux. Je me bornerai à dire que cette ankylose est souvent produite par l'hyperostose de la base de l'étrier, dont la largeur et l'épaisseur sont considérablement augmentées, en même temps que les membranes qui l'unissent au pourtour de la fenêtre ovale sont elles-mêmes épaissies et souvent crétifiées ou ossifiées; dans d'autres cas, ce sont des hyperostoses des parties voisines, qui s'avancent au-dessus de l'étrier et l'immobilisent; ainsi des jetées osseuses s'avancent quelquefois du promontoire vers la niche de l'étrier, qui ne tarde pas à être lui-même englobé dans la masse osseuse.

Les cellules mastoïdiennes participent presque constamment au processus interstitiel de la caisse, et tendent à disparaître par suite d'une sorte d'hyperplasie osseuse ou d'hyperostose de leurs parois; on les trouvera donc plus petites, plus compactes, et, dans les cas anciens, elles pourront même disparaître entièrement et être remplacées par un tissu compact, presque éburné, ainsi que j'ai eu quelquefois l'occasion de l'observer.

Enfin, il est encore à noter que, dans l'otite moyenne sclérémateuse, la trompe est très souvent saine, et présente même quelquefois une largeur inaccoutumée, caractère important qui semble indiquer que le processus morbide a pris son origine dans la caisse même. Cependant il peut se faire que la trompe participe aux altérations de la caisse, et, dans un certain nombre de cas, on la trouve rétrécie par suite de l'épaississement de sa couche muqueuse et parfois même par une sorte d'hyperostose de ses parois.

Si nous voulons résumer en quelques mots cette description des altérations anatomiques de l'otite moyenne chronique, description encore incomplète, malgré sa trop grande longueur, nous dirons que la phlegmasie chronique de la caisse peut être accompagnée d'un épanchement liquide ou, au contraire, être sèche, et que, dans ce dernier cas, les lésions aboutissent presque fatalement à l'immobilisation des parties destinées à vibrer sous l'influence des ondes sonores et à transmettre ces vibrations au labyrinthe.

Il faut ajouter, d'ailleurs, qu'il n'est pas extrêmement rare de rencontrer, dans les cas d'otites moyennes chroniques de longue date, des altérations de l'oreille interne qui constituent un élément important dans la gravité du pronostic.

Symptomatologie. — La diversité des lésions anatomiques qui caractérisent l'otite moyenne chronique rend compte des variétés infinies qu'on rencontre dans la symptomatologie de cette affection. On peut néanmoins, au point de vue clinique, lui reconnaître deux formes principales : 1° une *forme humide, catarrhale*, correspondant au catarrhe chronique proprement dit; 2° une *forme sèche* qui correspond à la fois aux lésions de l'otite exsudative et à celles de l'otite interstitielle ou sclérémateuse.

1° *Forme humide, catarrhale.* — Cette forme est surtout commune chez les jeunes sujets. Tantôt elle succède au catarrhe aigu, non suppuré, de l'oreille moyenne, ou bien elle s'établit définitivement après une série d'attaques plus ou moins éloignées de phlegmasies subaiguës; tantôt elle survient d'emblée, et sans avoir jamais été précédée de phénomènes d'acuité.

La surdité est le symptôme le plus constant, et le premier dont le malade se plaigne lorsque l'affection est chronique d'emblée. Cette surdité varie depuis le simple affaiblissement de l'ouïe jusqu'à la perte absolue de la faculté d'entendre la parole, et même de percevoir les battements d'une montre appliquée sur l'oreille. Cependant il importe de savoir que jamais, à moins d'une complication du côté du labyrinthe, la surdité n'est absolue, en ce sens que le malade peut entendre un bruit un peu fort et percevoir les vibrations transmises par les os du crâne.

La surdité présente encore ce caractère qui lui est propre, qu'elle est susceptible de varier d'intensité suivant diverses circonstances. Quelquefois l'ouïe subit tout à coup une amélioration considérable, à l'occasion d'un brusque mouvement opéré du côté du voile du palais, comme dans un bâillement, un éternument, l'action de se moucher, etc.; puis la surdité reparaît graduellement. La même amélioration momentanée se fait remarquer quelquefois par les temps secs et chauds, à la suite d'un exercice modéré; au contraire, l'humidité, le froid, les fatigues augmentent considérablement la surdité.

Les bourdonnements d'oreille, quoique manquant quelquefois, accompagnent souvent la surdité, et parfois même la précèdent. Tantôt ce sont des pulsations isochrones à celles du cœur; tantôt ce sont des bruits de toutes natures, que les malades comparent à un sifflement, aux tintements d'une cloche, au bruit de la mer, etc., etc. Ces bourdonnements subissent, en général, et sous l'influence des mêmes causes, les alternatives d'amélioration et d'aggravation qui ont été signalées pour la surdité.

Il est très fréquent, surtout chez les enfants, de ne constater, en dehors ces troubles de l'ouïe, aucun autre symptôme physiologique. Dans certains cas, cependant, les malades se plaignent d'une sensation, sinon douloureuse, du moins très gênante dans le fond de l'oreille. Ils croient y sentir un corps étranger dont ils cherchent souvent à se débarrasser en se grattant le conduit auditif ou en tirant le pavillon en différents sens. Parfois les malades ont conscience que le corps étranger se déplace avec les mouvements de la tête. Ce signe, qui s'observe dans certains cas d'épanchements intra-tympaniques, mérite qu'on y prête attention.

Enfin, on peut observer, dans le catarrhe chronique de la caisse, les divers troubles sympathiques dont il a été déjà question, à propos des maladies du conduit auditif et de la membrane du tympan, et que je me borne à rappeler, devant y revenir plus tard; tels sont les névralgies, les douleurs de tête, les vertiges, les étourdissements, l'inaptitude au travail, etc.

La membrane du tympan présente des altérations à peu près constantes, quoique variables. Il est rare qu'elle ne soit pas le siège d'une injection plus ou moins marquée, qui, dans les cas légers, occupe la périphérie de la membrane ou ses parties centrales, dans le voisinage du manche du marteau. Sa couleur normale est également troublée, soit qu'elle ait perdu sa transparence par suite de la dégénérescence de ses lames, soit qu'étant encore translucide, les parties contenues dans la caisse modifient sa coloration. Dans tous les cas où il n'existe pas un épanchement abondant dans l'intérieur de la cavité tympanique, la membrane présente une concavité anormale; le manche du marteau se projette en dedans et apparaît en raccourci; sa petite apophyse est plus saillante; le triangle lumineux est plus étroit, quelquefois même à peine visible et réduit à un point situé entre l'ombilic du tympan et sa circonférence. La projection en dedans de la membrane du tympan est telle que souvent on aperçoit, par transparence, la longue branche de l'enclume et la tête de l'étrier; dans ces cas, la couleur rosée de la muqueuse qui revêt la paroi labyrinthique, et qu'on distingue par transparence, imprime à la membrane du tympan un aspect spécial qui, joint aux symptômes précédents, est, pour ainsi dire, pathognomonique.

Lorsque la caisse renferme un épanchement abondant, il est quelquefois possible de le reconnaître par l'inspection directe de la membrane du tympan. J'ai déjà décrit, à l'occasion de l'otite moyenne aiguë, l'aspect de cette membrane refoulée en dehors par un épanchement intra-tympanique, et je rappellerai qu'on observe alors une voussure en forme de kyste ou de petite vessie distendue, placée le plus souvent en arrière du manche du marteau, mais pouvant aussi occuper la moitié antérieure de la membrane ou même proéminer en avant et en arrière du manche du marteau. Dans d'autres cas où le liquide est moins abondant, il est encore possible de reconnaître sa présence à travers la membrane tympanique. On constate, en effet, une différence de coloration entre la partie supérieure et la partie inférieure qui est plus foncée que la première; la limite entre ces deux parties, de coloration différente, est marquée par une ligne noirâtre, offrant une concavité supérieure et se terminant par deux cornes sur les parties périphériques du tympan. Quelquefois cette ligne noire, qui n'est autre que la limite supérieure de l'épanchement, traverse en ligne droite la membrane. L'apparence que nous venons de décrire se modifie d'ailleurs selon que le malade change la position de sa tête, ou selon qu'on introduit de l'air dans la caisse.

Si après avoir constaté, dans la situation verticale de la tête, l'existence de cette ligne noire horizontale, séparant la membrane du tympan en deux parties, de coloration différente, on vient à faire coucher le malade, on distingue, au bout d'un certain temps, que la partie foncée qui occupait la moitié inférieure occupe maintenant la partie postérieure, et que la ligne noirâtre, marquant le niveau du liquide, n'est plus horizontale, mais oblique de haut en bas et d'arrière en avant. Puis, en replaçant le malade dans la situation verticale, les choses reprennent leur aspect primitif. Enfin, si, pendant qu'on examine la membrane du tympan, on fait pénétrer de l'air dans la caisse, ce qui est presque toujours possible, attendu que, dans ces cas, la trompe reste souvent perméable, on voit instantanément apparaître, derrière la membrane, une foule de petits cercles, à bords foncés, et qui sont dus à des globules d'air emprisonnés dans le liquide.

L'examen de la trompe d'Eustache n'est pas moins nécessaire que l'inspection de la membrane du tympan pour établir le diagnostic du catarrhe chronique de l'oreille moyenne. Le miroir rhinoscopique permettra, dans l'immense majorité des cas, de constater l'existence d'un catarrhe naso-pharyngien, ou, à défaut de ce moyen d'investigation, on trouvera les signes fonctionnels de cette dernière maladie.

Si l'on cherche à faire circuler l'air dans l'oreille moyenne, d'après l'un des procédés connus, on constate presque toujours que cette circulation est difficile et imparfaite, ce qui tient à la participation à peu près constante de la trompe d'Eustache. En général, lorsqu'on a réussi, par l'un des procédés de Valsalva, de Politzer, ou par le cathétérisme suivi d'insufflation, à faire pénétrer de l'air dans la caisse, le malade accuse une amélioration subite et quelquefois très prononcée dans la surdité et les bourdonnements.

Mais, ainsi que nous l'avons dit, le véritable procédé pour s'assurer de l'état de la trompe et de la caisse, et pour tirer de l'examen des signes importants pour le diagnostic du catarrhe chronique de l'oreille, consiste à pratiquer l'auscultation de l'oreille pendant qu'on insuffle de l'air au moyen de la sonde introduite dans la trompe. On constate alors que l'air éprouve une grande difficulté à pénétrer dans la caisse, ou même n'y pénètre pas du tout ; à chaque insufflation, on entend un bruit éloigné, une sorte de gargouillement produit par le déplacement du mucus qui engoue la trompe dans sa portion pharyngienne ; puis, si l'on continue les insufflations, le bruit se rapproche et finit par éclater, pour ainsi dire, dans l'oreille de l'observateur, comme un râle sous-crépitant, à bulles assez petites, et accompagnées chaque fois d'un bruit de soupape dû au mouvement de la membrane tympanique. Si la trompe n'est pas rétrécie par l'inflammation ou engouée par des mucosités, les signes stéthoscopique dont je viens de parler en dernier lieu se montrent dès les premières insufflations.

Le catarrhe chronique de l'oreille moyenne peut persister assez longtemps sans grande aggravation ; le plus souvent, cependant, les symptômes fonctionnels se prononcent davantage, et si l'on n'y porte un prompt remède, la surdité devient presque complète et souvent incurable.

Dans certains cas, le catarrhe chronique de la caisse passe à l'état aigu et se termine par suppuration. Enfin, il n'est pas très rare de voir la suppuration s'établir lentement et sans aucun phénomène douloureux ; la membrane du tympan distendue de dedans en dehors par un liquide muco-purulent s'ulcère, et un écoulement purulent s'établit. Nous reviendrons sur ce sujet à l'occasion de l'otite chronique purulente.

2° *Forme sèche, sclérémateuse.* — Cette forme d'otite moyenne chronique est surtout commune dans l'âge moyen de la vie et chez les vieillards. Elle peut sans doute succéder à la forme précédente, mais le plus souvent elle se montre d'emblée, et rien n'est plus insidieux que son début. Les malades ne ressentent aucune douleur, et comme, en général, une seule oreille est attaquée primitivement, ils ne s'aperçoivent qu'ils sont sourds de cette oreille que par suite d'une circonstance fortuite, ou lorsque l'autre oreille commence à se prendre à son tour, ce qui arrive presque constamment. Aussi beaucoup de malades ne s'inquiètent de leur état et ne cherchent à y remédier que lorsque déjà les lésions sont extrêmement avancées d'un côté.

La surdité est donc l'un des premiers symptômes de la maladie, et l'on peut ajouter le symptôme constant. Elle présente certains caractères qu'il est bon de faire connaître. Rarement on la voit subir les alternatives d'amélioration et d'aggravation que j'ai signalées dans la surdité propre au catarrhe de l'oreille moyenne, ou du moins les variations qui se produisent dans les mêmes conditions sont-elles beaucoup moins accusées. On observe fréquemment, chez le même malade, une différence considérable entre la faculté d'entendre le bruit de la montre et le pouvoir de comprendre la voix articulée et de suivre une conversation. Ainsi le même malade qui perçoit le tic-tac de la montre à une distance relativement grande n'entend la voix que sur un ton très fort, et est presque complètement incapable de suivre une conversation à laquelle se mêlent diverses personnes. Ce caractère de la surdité a une grande importance diagnostique, et semble indiquer *a priori* que la cause réside dans l'appareil destiné à la transmission du son et à l'accommodation de l'ouïe.

Un autre caractère de la surdité propre à l'otite moyenne chronique, c'est que souvent les malades entendent beaucoup mieux au milieu du bruit, pendant qu'ils roulent en voiture, en chemin de fer. Quoiqu'on ait avancé diverses explications de ce phénomène, j'avoue n'en connaître aucune de satisfaisante; mais lorsqu'il a été bien constaté, il est presque pathognomonique.

Les bourdonnements sont presque aussi constants que la surdité, et se montrent en même temps qu'elle. Cependant ils manquent quelquefois, ou ne surviennent qu'à une période plus ou moins avancée de la maladie. On pourrait presque dire, malgré le supplice qu'ils causent au malade, que c'est une circonstance heureuse de les voir survenir dès le début, car, plus que l'affaiblissement progressif de l'ouïe, ils attirent l'attention sur l'oreille malade. Ces bourdonnements offrent d'ailleurs toutes les variétés. Si l'on excepte peut-être les affections labyrinthiques proprement dites, dans aucune affection de l'oreille on ne les voit acquérir une intensité aussi grande que dans l'otite moyenne que nous étudions. Ils constituent un tourment de toutes les heures qui plonge le malade dans un état de profonde tristesse, modifie son caractère et le pousse même quelquefois à des idées de suicide.

Les causes de ces bourdonnements sont multiples et souvent complexes. Dans un certain nombre de cas, ils dépendent d'une altération concomitante du côté du labyrinthe, et constituent dès lors un symptôme d'une gravité pronostique très grande. Dans d'autres cas, ils semblent résulter d'une augmentation de pression dans l'intérieur des cavités labyrinthiques. En effet, l'anatomie pathologique de l'otite moyenne chronique montre de fréquentes lésions qui doivent avoir pour effet de soumettre le liquide du labyrinthe à une pression exagérée; cet excès de pression existe en effet toutes les fois que la base de l'étrier est enfoncée dans la fenêtre ovale. Or, nous avons vu que le processus pathologique de la caisse amenait à peu près constamment ce résultat. Il faut ajouter que les altérations concomitantes du côté de la fenêtre ronde, que l'on rencontre si fréquemment avec celles de la fenêtre ovale, assurent une compression plus énergique du liquide labyrinthique, puisque ce liquide, refoulé par l'enfoncement de l'étrier du vestibule vers la rampe tympanique du limaçon, trouve, du côté de la fenêtre ronde, un obstacle nouveau. On peut donc dire, d'une manière générale, que l'otite moyenne chronique s'accompagne à peu près constamment d'une augmentation de pression intra-labyrinthique, d'où résultent les impressions subjectives qui constituent les bourdonnements.

Enfin, on peut encore admettre, si l'on songe à la richesse du plexus tympanique, que, dans certains cas, les bourdonnements sont d'origine réflexe.

On observe, dans le cours de l'otite moyenne chronique, une foule de phénomènes subjectifs, autres que les bourdonnements, qui peuvent être rapportés aussi bien à l'excès de pression intra-labyrinthique, dont nous venons de parler, qu'à l'irritation des branches nerveuses qui constituent le plexus tympanique.

On voit des malades se plaindre de temps à autre d'étourdissements, de vertiges, accompagnés quelquefois de vomissements; d'autres accusent une lourdeur de tête habituelle, et semblent avoir conscience de la cause de leur mal, en disant qu'il leur paraît que le cerveau est comprimé. Ces divers phénomènes subjectifs, y compris les bourdonnements, augmentent d'intensité le matin au réveil, après les repas, après un exercice physique, après un travail intellectuel. Dans quelques cas, on voit se joindre aux symptômes précédents de véritables névralgies, qui siègent principalement sur le trajet des nerfs de la 5e paire. Enfin, on constate assez fréquemment, chez les individus atteints d'otite moyenne chronique, une irritabilité nerveuse exagérée, une altération des facultés intellectuelles, l'inaptitude au travail, la perte de la mémoire, et fréquemment même une tendance manifeste à l'hypochondrie et à la lypémanie.

Et ce qui prouve bien que ces troubles nerveux sont sous la dépendance de la maladie de l'oreille, c'est que, dans un certain nombre de cas où le traitement local a une heureuse influence sur la maladie de l'oreille, on les voit disparaître ou du moins se modifier notablement. Parmi un assez grand nombre de faits qui démontrent la proposition précédente, je citerai une observation de Orne Green [1], de Boston. Un homme, affecté d'otite moyenne chronique simple, se plaignait en même temps de vertiges intenses accompagnés de vomissements. Tous les remèdes internes avaient échoué. Les accidents disparurent complètement sous l'influence d'un traitement local de l'oreille, qui amena en même temps la guérison de l'otite. Un an plus tard, il y eut une légère rechute coïncidant avec le retour du vertige seul, qui disparut encore sous l'influence du traitement local.

Les symptômes objectifs sont également très variables. Le conduit auditif présente une sécheresse remarquable; la peau est souvent recouverte d'une fine poussière blanchâtre comme dans le pityriasis.

La membrane du tympan présente le plus souvent une opacité générale ou partielle, et qui, dans ce dernier cas, occupe plus particulièrement la circonférence. Cette opacité, qui donne au tympan une couleur grise ou jaunâtre, est quelquefois telle que la membrane paraît comme une lame de parchemin. C'est ce que l'on observe dans les cas très anciens, dans lesquels il n'est pas rare de voir se développer aussi des dégénérescences crétacées. Tantôt on ne constate aucune vascularisation anormale; tantôt il existe quelques petits vaisseaux à la périphérie de la membrane et surtout le long du manche du marteau. Celui-ci reste généralement bien visible, à moins que toute l'épaisseur de la membrane ne soit altérée.

[1] *Boston med. and surg. Journ.*, 21 janv. 1869, cité par Knapp. *Arch. of Ophthalmology and Otology*, vol. II, n° 1, p. 218.

Quoique les modifications précédentes se rencontrent dans l'immense majorité des cas, il est important de savoir que, parfois, les lésions anatomiques siégeant presque exclusivement sur la paroi interne de la caisse, la membrane ne paraît pas altérée dans sa structure et se montre avec sa coloration et sa transparence normales. Elle est très fortement tendue et réfléchit vivement la lumière.

Il est à peu près constant de trouver une modification dans la courbure du tympan, ainsi qu'on peut en juger par la direction du manche du marteau et par la forme du triangle lumineux. Le manche du marteau apparaît en raccourci, sa petite apophyse fait, vers la partie supérieure du tympan, une saillie notable, et semble près de perforer la membrane. Dans quelques cas, le marteau étant ankylosé et ne pouvant suivre le mouvement de rétraction de la membrane, celle-ci se creuse en avant et en arrière du manche du marteau, qui fait alors une saillie particulière, partageant la membrane en deux parties bien distinctes.

Le triangle lumineux, en vertu de la rétraction de la membrane en dedans, est allongé, souvent réduit à une sorte de raie lumineuse, mal délimitée, ou à un point qui occupe le voisinage de l'ombilic. Dans d'autres cas, il existe des points lumineux anormaux qui donnent l'idée de dépressions partielles de la membrane et indiquent l'existence d'adhérences. Ces adhérences sont surtout fréquentes à la partie supérieure du segment postérieur de la membrane, là où se trouvent, à une très petite distance, la longue branche de l'enclume et la tête de l'étrier. Celle-ci apparaît quelquefois derrière la petite apophyse du marteau, sous forme d'un point jaunâtre placé au centre d'une dépression; de même la longue branche de l'enclume se dessine parallèlement au manche du marteau et en arrière sous la forme d'une ligne jaunâtre; enfin, en arrière et en haut, on voit souvent une ligne fine et blanchâtre qui se porte de la petite apophyse du marteau à la circonférence postérieure de la membrane, et qui représente la corde du tympan.

C'est principalement, ainsi que nous allons le voir, par l'exploration de la trompe d'Eustache qu'on peut se rendre compte du degré de mobilité de la membrane du tympan et des osselets. Néanmoins, à défaut de cette exploration, il est possible de juger ce point de diagnostic à l'aide d'un instrument spécial qui a été écrit ailleurs sous le nom de *spéculum pneumatique* (voy. p. 577) et qui permet de diminuer ou d'augmenter la pression atmosphérique à la surface externe de la membrane du tympan. Lors donc qu'on fait agir cet instrument, si le marteau est ankylosé, on le voit rester immobile au lieu d'exécuter les mouvements en dehors et en dedans, qu'on observe dans les mêmes circonstances, toutes les fois que les osselets jouissent de leur mobilité.

La membrane seule, à moins qu'elle ne soit fortement rétractée, exécute quelques légers mouvements en avant et en arrière du manche du marteau, mais ne se déplace pas d'une seule pièce comme à l'état normal.

Le spéculum pneumatique permet encore de reconnaître l'existence de brides, d'adhérences à la surface interne de la membrane du tympan. Dans ce cas, en effet, au moment où l'on raréfie l'air contenu dans le conduit, la membrane du tympan tendant à se porter au dehors, on voit se dessiner à sa surface un nombre variable d'enfoncements marqués par autant de points lumineux qui répondent aux adhérences anormales.

L'exploration de la trompe fournit encore au chirurgien une série de signes indispensables pour établir le diagnostic. Lorsqu'on cherche à faire pénétrer de l'air par un des procédés connus, mais surtout par le cathétérisme, on peut constater deux états différents : tantôt la trompe est libre, et quelquefois même présente une largeur inaccoutumée, en sorte que la douche d'air pénètre avec une force considérable dans l'oreille moyenne; tantôt la trompe est rétrécie, et l'air insufflé entre difficilement dans la caisse. Il est facile de reconnaître ces deux états différents par l'auscultation de l'oreille, qui fournit en outre d'autres renseignements sur le degré de mobilité du tympan, sur l'absence de sécrétion anormale, etc. Si nous supposons, en effet, un malade chez lequel la trompe d'Eustache est largement ouverte, et si nous examinons la membrane du tympan pendant qu'on fait pénétrer une douche d'air par un des procédés connus (procédé de Valsalva, de Politzer, cathétérisme suivi de douche), nous constaterons une diminution considérable dans la mobilité de la membrane, et quelquefois même une immobilité complète. On peut en conclure que les osselets sont ankylosés, et qu'il existe un épaississement notable de la muqueuse. L'ankylose peut d'ailleurs affecter une ou plusieurs articulations; l'immobilité de la membrane indique que le marteau et l'enclume sont soudés ensemble ou du moins immobilisés tous les deux. Il se peut, en effet, que les mouvements de la membrane tympanique sous l'influence de la douche d'air soient conservés, quoiqu'il y ait une ankylose partielle; par exemple, il n'est pas très rare que les mouvements du marteau sur l'enclume persistent, quoique l'étrier soit immobilisé dans la fenêtre ovale, et c'est dans ces cas que la membrane du tympan conserve sa mobilité.

L'auscultation de l'oreille montre en outre une modification du bruit normal : au lieu de ce bruit de soupape, accompagné d'une crépitation fine et sèche, qui caractérise l'état normal, l'oreille du chirurgien perçoit un véritable bruit de souffle rude et qui donne bien l'idée d'une colonne d'air arrivant dans une cavité à parois rigides. Je n'ai jamais entendu ces craquements signalés par Triquet comme pathognomoniques de l'ankylose de l'étrier.

Lorsque, au contraire, la trompe est rétrécie, l'insufflation de l'air dans la caisse produit un sifflement particulier; au lieu d'entrer d'une seule masse, il pénètre par jets successifs, inégaux. Pour compléter ce dernier point de diagnostic, il est souvent utile de faire le cathétérisme complet de la trompe en insinuant dans le calibre de la sonde une petite bougie de 1/2 millimètre de diamètre, qui est arrêtée en un point du canal et indique le siège du rétrécissement. Je reviendrai plus tard sur l'emploi de ces bougies à l'occasion du traitement.

Enfin, un symptôme des plus importants de l'otite sclérémateuse, c'est que, contrairement à ce qu'on observe dans le catarrhe véritable de l'oreille moyenne, la pénétration de l'air dans la caisse ne modifie que très légèrement, ou même n'améliore en aucune façon la surdité et les bourdonnements.

La forme sclérémateuse de l'otite moyenne chronique est extrêmement variable dans sa marche. Indépendamment de son début insidieux dont nous nous avons déjà parlé, elle peut offrir une aggravation lente, ou, au contraire, déterminer assez rapidement des troubles fonctionnels très graves et amener une surdité complète. Dans le premier cas, la maladie peut durer plusieurs années avant d'arriver à ce résultat. Quelquefois même elle semble s'arrêter dans sa marche, et la surdité persiste au même degré.

Mais on peut dire, d'une manière générale, que l'otite moyenne sclérémateuse a une marche graduellement ascendante et conduit presque fatalement à la perte complète de l'ouïe. Il est ordinaire, en outre, de voir la maladie, après avoir débuté d'un côté, et après avoir déjà notablement compromis la fonction auditive, envahir l'autre oreille et présenter de ce côté une marche assez rapide.

Diagnostic. — S'il est généralement assez facile de reconnaître l'existence d'une otite moyenne chronique, les difficultés sont souvent très grandes lorsqu'il s'agit de déterminer exactement le siège et la nature des lésions anatomiques. Aussi le chirurgien, manquant de données suffisantes pour établir un diagnostic précis, se trouve-t-il fréquemment dans la nécessité de réserver le pronostic et de rester dans le doute relativement à l'opportunité ou à l'efficacité probable d'un traitement curatif. C'est là une lacune bien regrettable, que les recherches ultérieures permettront sans doute de combler. Dans l'état actuel de la science, il est cependant possible, pour un assez grand nombre de cas, et par une analyse minutieuse des symptômes, de parvenir à une certaine précision dans le diagnostic de l'otite moyenne chronique.

La surdité causée par cette dernière maladie pourrait être confondue avec une surdité dépendant d'une lésion du labyrinthe ou du nerf auditif. Cette erreur était même constamment commise, il y a quelques années, et c'est à peine si l'on commence aujourd'hui à savoir l'éviter. L'examen physique de l'oreille, à l'aide des différents procédés que nous avons fait connaître, permet ordinairement de constater l'existence de lésions de l'oreille moyenne. Toutefois, on pourrait éprouver quelques hésitations, dans les cas où, les lésions siégeant principalement sur la paroi labyrinthique, la membrane du tympan se présente à l'examen avec des caractères à peu près normaux. Je reviendrai sur ce diagnostic différentiel à l'occasion des maladies du labyrinthe.

D'une manière générale on peut dire que, lorsque le labyrinthe est atteint, on n'observe jamais ces alternatives d'amélioration et d'aggravation propres à l'otite moyenne chronique et surtout à sa forme catarrhale. En effet, tant que le labyrinthe reste intact, les vibrations sonores parviennent au nerf auditif par l'intermédiaire des parois crâniennes, et la surdité n'est pas absolue. On peut donc établir que toutes les fois que la surdité sera complète, non seulement pour les sons transmis par l'air, mais encore pour les sons transmis par les os du crâne, l'appareil nerveux est atteint.

Mais, lorsqu'il s'agit de surdités incomplètes s'accompagnant des lésions manifestes de l'otite moyenne chronique, et surtout de l'otite sclérémateuse, l'hésitation est permise. La surdité est-elle due uniquement aux lésions de la caisse, ou dépend-elle d'altérations concomitantes du labyrinthe? Cette question se présente journellement dans la pratique, et sa solution est extrêmement importante au point de vue du pronostic. L'étude du mode de transmission des vibrations sonores par les os du crâne rend ici les plus grands services. Ce mode d'exploration a été décrit (voy. p. 589), et je me bornerai à indiquer les résultats qu'il est susceptible de fournir. Si le diapason mis en vibration et appliqué sur le sommet de la tête est mieux entendu par le sujet en expérience du côté où la surdité existe, ou les deux oreilles étant inégalement atteintes, du côté où la surdité est la plus prononcée, on peut en conclure que l'appareil nerveux est intact et que les lésions siègent uniquement dans l'appareil de transmission du son, c'est-à-dire dans la caisse et les parties qui y sont contenues. Les résultats de l'expérience sont encore rendus plus sensibles pour le patient, en lui faisant fermer légèrement le méat auditif avec la pulpe du doigt, au moment où le diapason est mis en vibration.

Si donc le malade ne perçoit pas mieux les vibrations transmises par les os du crâne du côté où existe la surdité, si l'application du doigt ne détermine pas un renforcement manifeste dans le son ainsi transmis, si, enfin, à la suite d'expériences plusieurs fois répétées, les vibrations transmises par les os du crâne sont moins bien perçues de l'oreille la plus sourde, on peut en conclure que le labyrinthe est atteint et participe aux lésions de l'oreille moyenne. Voilà pour les renseignements fournis par le malade.

On peut encore, ainsi que nous l'avons dit (voy. p. 591), s'éclairer sur ce point de diagnostic, en auscultant les deux oreilles du malade à l'aide de l'otoscope à trois branches, pendant que le diapason appliqué sur le sommet de la tête vibre fortement. Si, en fermant alternativement les deux branches de l'otoscope, on reconnaît que les vibrations sonores transmises par le côté malade sont beaucoup plus faibles que celles qui s'écoulent par l'oreille saine, on peut en conclure que les lésions de la caisse sont très profondes. Si, au contraire, les vibrations recueillies comparativement par les deux branches de l'otoscope sont aussi fortes des deux côtés, il est probable que les lésions de la caisse sont très légères et que la surdité dépend principalement d'altérations du côté du labyrinthe.

Je dois dire que ce mode d'exploration, d'ailleurs assez délicat, n'est pas aussi rigoureux qu'on pourrait le croire. Les renseignements qu'il fournit, combinés avec ceux que donne le malade, ont cependant une importance réelle, et permettent d'établir, dans un certain nombre de cas, que les altérations de l'oreille moyenne, à peine visibles du côté de la membrane du tympan, sont, au contraire, très graves du côté de la paroi labyrinthique de la caisse, et cette donnée est, comme on le conçoit, d'une extrême importance pour le pronostic.

Pronostic. — La gravité de l'otite moyenne chronique ressort manifestement de l'étude précédente. Il faut qu'on se pénètre bien de cette idée, à savoir que la plupart des surdités sont dues à cette affection méconnue et négligée dans sa période initiale. Lorsque cette notion sera plus répandue, il est permis d'espérer qu'on verra diminuer le nombre des personnes atteintes de surdité.

Il existe, du reste, de notables différences au point de vue du pronostic, entre les formes de l'otite moyenne chronique. La forme humide, catarrhale, est, en général, moins sérieuse, et plus susceptible d'être guérie ou améliorée par le traitement, que la forme sèche, exsudative ou sclérémateuse. Cette dernière surtout présente une extrême gravité, puisqu'elle aboutit le plus souvent à l'ankylose des osselets, à l'oblitération des fenêtres ronde et ovale, et se complique assez fréquemment de lésions labyrinthiques.

J'ai dit combien il était regrettable de ne pouvoir toujours établir, d'une manière positive, la nature et le siège des lésions anatomiques propres à l'otite moyenne chronique. Cette incertitude dans le diagnostic doit nécessairement, dans un grand nombre de cas, rendre hésitant dans le pronostic. En effet, si l'on pouvait reconnaître sûrement l'ankylose complète des osselets et surtout de l'étrier, l'oblitération des fenêtres, la participation du labyrinthe, toute chance de guérison disparaissant, il serait inutile d'entreprendre un traitement local. Si l'on excepte toutefois le cas où la participation du labyrinthe est nettement reconnue, ce qui est quelquefois possible, ainsi que je l'ai dit plus haut, si l'on excepte encore les cas où l'ankylose des osselets est complète, on peut dire, d'une manière générale, que le pronostic de l'otite moyenne doit être réservé, et que, en raison de la marche ordinairement envahissante de la maladie, il est indiqué de tenter un traitement qui, s'il ne réussit pas à amener une guérison complète, a du moins pour effet habituel d'enrayer la marche de la maladie et de rendre la surdité stationnaire. Outre ce résultat important, le traitement bien dirigé de l'otite moyenne chronique fait souvent disparaître les troubles subjectifs, qui sont, pour quelques malades, plus pénibles encore que la surdité.

Traitement. — Le traitement général n'a le plus souvent qu'une action médiocre sur l'otite moyenne chronique. Cependant il ne doit pas être entièrement négligé, et, dans quelques circonstances, il concourt, dans une certaine mesure, à assurer l'effet des moyens locaux. Ce traitement varie nécessairement suivant une foule d'indications; on a vu que, dans l'immense majorité des cas, l'otite moyenne chronique résultait de la propagation à l'oreille moyenne de la phlegmasie de la muqueuse naso-pharyngienne, qui reconnaît elle-même de nombreuses causes. C'est le plus ordinairement en modifiant l'état de la muqueuse naso-pharyngienne que les remèdes généraux exercent une influence favorable sur l'état de l'oreille moyenne.

Les médications anti-scrofuleuses, anti-syphilitiques, anti-dartreuses, devront donc être prescrites selon que la maladie semblera avoir pris naissance chez un sujet manifestement soumis aux diathèses scrofuleuse, syphilitique ou dartreuse. Je ne crois pas utile de développer plus longuement ce point de thérapeutique.

La médication interne peut encore convenir pour combattre plus particulièrement certains symptômes de l'otite moyenne chronique, et en particulier les symptômes subjectifs, tels que les bourdonnements, les vertiges, les troubles encéphaliques, qui parfois semblent liés à un état congestif de l'oreille moyenne et interne. Les purgatifs fréquemment renouvelés, en exerçant une révulsion sur le tube digestif, le bromure de potassium, la digitale, l'aconit, en modifiant la circulation, peuvent amener parfois d'heureux résultats et procurer quelque soulagement aux malades. Les émissions sanguines générales ne me paraissent jamais être indiquées; quelques sangsues appliquées à l'anus pourraient être utiles dans les cas de congestion habituelle de la tête.

Enfin je dois dire quelques mots des eaux minérales, de l'hydrothérapie et des bains d'air comprimés, qui sont quelquefois conseillés dans l'otite moyenne chronique. Relativement aux eaux minérales, elles sont susceptibles de rendre de fréquents services. Indépendamment de leur action locale, elles agissent comme les remèdes généraux sur l'état constitutionnel, qui a présidé au développement de la maladie. Le choix de ces eaux est donc subordonné à une foule de conditions que je ne puis examiner ici.

Si je me crois autorisé à conseiller l'usage des eaux minérales dans un grand nombre de cas d'otite moyenne chronique, il n'en est pas de même de l'hydrothérapie. L'action du froid, sous quelque forme que ce soit (bains, douches, etc.), me paraît avoir une influence manifestement nuisible sur les inflammations chroniques de l'oreille moyenne. J'en dirai autant du séjour au bord de la mer, dont les malades se trouvent généralement fort mal.

Les bains d'air comprimé ont été vantés d'une manière générale contre la surdité, et quelques faits prouvent que leur emploi peut être avantageux. Ils ne sauraient convenir, cependant, que dans la forme catarrhale de l'otite moyenne chronique, dans laquelle ils agissent de deux manières; d'une part, en modifiant l'état général de l'économie ; d'autre part, en désobstruant mécaniquement la trompe, en évacuant les mucosités de la caisse et en régularisant la circulation des muqueuses naso-pharyngiennes chroniquement enflammées. Bertin [1], Pravaz [2] ont attiré l'attention sur ce mode de traitement des catarrhes de l'oreille moyenne qui pourrait rendre des services dans un certain nombre de cas et chez des sujets qui se refuseraient à l'emploi d'autres moyens plus directs et plus sûrs.

Traitement local. — Au risque de me répéter, je rappellerai la fréquence des lésions de la muqueuse naso-pharyngienne comme cause déterminante de l'otite moyenne chronique. On peut même dire que ces lésions sont presque constantes dans la forme humide, catarrhale, de l'otite moyenne chronique, si commune chez les enfants et les adolescents. Toutes les fois que l'existence d'un catarrhe naso-pharyngé est reconnue, le traitement local doit être primitivement dirigé de ce côté. Les insufflations de poudres médicamenteuses, les fumigations, mais surtout les douches naso-pharyngiennes forment la base de ce traitement. Souvent, lorsque l'hypertrophie des amygdales semble être une cause permanente de catarrhe pharyngien, il est utile de commencer par en débarrasser le malade. De même, dans les cas où il existe des tumeurs adénoïdes assez volumineuses, il convient de les faire disparaître par une opération; puis on s'applique à modifier l'état de la muqueuse naso-pharyngienne.

Les moyens locaux appliqués au pourtour de l'oreille malade, et principalement au niveau de l'apophyse mastoïde, sont quelquefois utiles. Tels sont les émissions sanguines (sangsues, ventouses), les rubéfiants, les vésicants, les cautères. On a considérablement abusé de ces moyens, mais comme il

(1) *De l'emploi du bain d'air comprimé dans le traitement de la surdité. Montpellier médic.*, avril 1865.

(2) *Emploi de l'air comprimé dans le traitement du catarrhe de l'oreille. Gaz. des hôpitaux*, 18[illegible]6 n° 85.

arrive souvent, une réaction en sens inverse s'est produite, et l'on a refusé toute action à ces divers agents, que quelques auteurs ont même entièrement proscrits. Il y a exagération de part et d'autre, et je demeure convaincu qu'un agent de révulsion appliqué d'une façon permanente derrière l'oreille peut avoir une heureuse influence sur le processus inflammatoire chronique qui a son siège dans l'oreille moyenne; mais il faut éviter que cet agent devienne une cause d'épuisement et de souffrance pour le malade.

Relativement aux sangsues et aux ventouses appliquées à l'apophyse mastoïde, on doit toujours en user avec modération, en restreindre le nombre, et ne jamais tirer beaucoup de sang. Quant aux révulsifs proprement dits, je crois que l'on doit rejeter, dans le traitement de l'otite moyenne chronique, l'emploi des cautères et des sétons, et se borner aux rubéfiants et aux vésicants; l'usage prolongé de la teinture d'iode, étendue avec un pinceau sur toute la région mastoïdienne, me paraît être le meilleur procédé. On pourrait peut-être tirer quelque avantage d'une méthode révulsive, conseillée par Bonnafont, et qui consiste à pratiquer de temps en temps sur le pourtour de l'oreille des cautérisations ponctuées avec un petit charbon incandescent. On se servirait avec avantage et dans le même but de la pointe fine du thermo-cautère.

Le médecin consulté pour une maladie de l'oreille manque rarement de prescrire des injections ou des instillations dans le conduit auditif externe. Dans l'otite moyenne chronique, cette pratique est pour le moins inutile ; elle peut devenir extrêmement nuisible lorsque les injections ou les instillations, prescrites dans l'ignorance de la nature du mal, sont susceptibles de déterminer une inflammation du conduit auditif et de la membrane du tympan. Je citerai, comme exemple, les instillations d'éther sulfurique, qui ont joui, à une époque rapprochée, d'une certaine vogue, et qui ont eu souvent pour résultat d'aggraver l'état des malades.

Cependant, tout en proscrivant l'emploi de remèdes prétendus curatifs appliqués à la surface externe de la membrane du tympan, je conseille, dans quelques cas où la sécheresse du conduit auditif et de la membrane est excessive, les instillations de glycérine tiède, qui peuvent parfois soulager les malades, sans avoir aucune prétention d'agir sur les lésions de la caisse.

J'arrive enfin au véritable traitement de l'otite moyenne chronique. La seule voie par laquelle on puisse agir directement sur l'oreille moyenne est la trompe d'Eustache ; mais il peut se présenter deux cas, selon que ce canal est resté perméable ou que son calibre est assez rétréci pour gêner ou même empêcher complètement l'accès des remèdes dans la caisse.

Lorsque la trompe est libre, il est facile de faire pénétrer dans la caisse des substances gazeuses ou liquides.

Nous connaissons déjà les divers procédés à l'aide desquels on peut insuffler de l'air ou des substances aériformes dans la trompe et dans la caisse. Cette méthode thérapeutique agit mécaniquement, d'une part, en déplaçant les mucosités qui engouent la trompe et la caisse et en favorisant leur issue à travers la trompe d'Eustache; d'autre part, en imprimant à la membrane du tympan et à la chaîne des osselets des mouvemements qui préviennent les conséquences fâcheuses de leur immobilisation prolongée.

Dans les cas de simple catarrhe de la trompe et de la caisse, il suffit de répéter un certain nombre de fois les insufflations d'air dans l'oreille moyenne pour voir les symptômes diminuer graduellement et la fonction auditive revenir à l'état normal. La méthode de Valsalva est le plus souvent insuffisante, et il faut avoir recours à la méthode de Politzer, qui, chez les enfants, est d'un emploi beaucoup plus facile que le cathétérisme. Si la méthode de Politzer ne donnait pas de résultat satisfaisant, le cathétérisme suivi d'insufflation devrait être pratiqué.

Mais il arrive fréquemment que les insufflations d'air simple demeurent tout à fait insuffisantes, malgré l'emploi simultané d'un traitement général approprié et d'un traitement local dirigé contre le catarrhe naso-pharyngé. A chaque insufflation, une amélioration notable se produit, mais elle est de courte durée, et les symptômes reparaissent bientôt avec leur intensité primitive. C'est dans ces cas qu'il devient nécessaire de joindre à l'action mécanique des douches

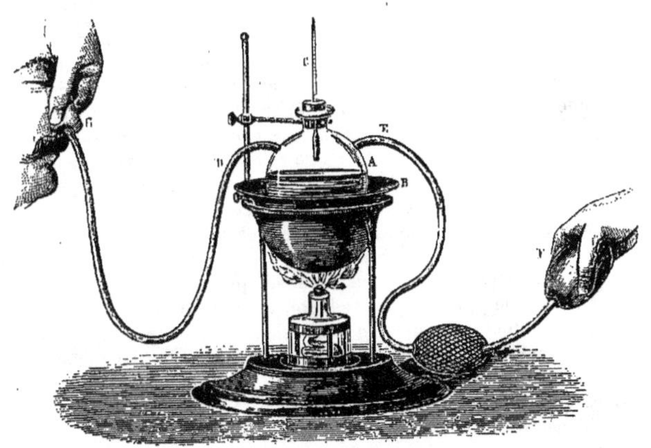

Fig. 256. — Appareil à fumigations.

d'air une action thérapeutique, en insufflant dans l'oreille moyenne des substances gazeuses propres à modifier l'état pathologique de la muqueuse. On a employé à cet usage ces substances volatiles, tantôt seules, tantôt mélangées à de la vapeur d'eau. Je citerai : parmi les balsamiques, les fumigations de benjoin, de myrrhe, de tolu ; parmi les aromatiques et les excitants, celles de genièvre, de lavande, d'acide acétique ; parmi les résolutives, celles d'iode, de chlorhydrate d'ammoniaque, de calomel ; enfin, parmi les narcotiques et les antispasmodiques, celles de jusquiame, d'éther, de chloroforme, de laurier-cerise, etc. Quelle que soit la substance médicamenteuse, il est indispensable d'avoir à sa disposition un appareil particulier qui permette de projeter les vapeurs, soit dans les fosses nasales, si l'on veut faire pénétrer ces vapeurs sans avoir préalablement pratiqué le cathétérisme, soit dans le calibre de la sonde, ce qui assure la pénétration plus directe dans l'oreille moyenne. A défaut d'appareil plus perfectionné, je conseille le suivant (fig. 256), qui rend de véritables services.

Il se compose d'un ballon de verre A renfermant le liquide à volatiliser, et qui est chauffé au bain-marie dans un vase de métal B, afin d'éviter que les vapeurs renfermées dans le ballon n'acquièrent une température trop élevée et ne brûlent le malade. Lorsqu'il s'agit de sublimer une substance, comme le chlorhydrate d'ammoniaque ou le calomel, on enlève le bain-marie et l'on chauffe directement le ballon avec la lampe à esprit-de-vin. Ce ballon présente trois tubulures : une supérieure, fermée par un bouchon, par laquelle on introduit la substance à volatiliser, et à laquelle peut être adapté un thermomètre C ; des deux autres tubulures latérales, l'une E est en communication avec un système de poires de caoutchouc F destiné à comprimer de l'air dans le ballon, l'autre porte un tube D par lequel s'échappent les vapeurs, et dont l'extrémité G est introduite dans la narine ou dans le pavillon de la sonde, préalablement placée dans la trompe.

A l'aide de cet appareil, on peut réaliser jusqu'à un certain point la méthode de Politzer, en ayant soin de fermer les deux narines par-dessus le tube de dégagement, et en exécutant de temps à autre des mouvements de déglutition. Les vapeurs comprimées dans les fosses nasales pénètrent alors dans les trompes. Ces fumigations, que le malade peut répéter plusieurs fois par jour, me paraissent presque aussi utiles que celles que l'on dirige dans la caisse au moyen du cathéter. Car celles-ci, pour avoir une action réelle, devraient être beaucoup trop fréquemment renouvelées, ce qui est souvent matériellement impossible, et n'est pas sans inconvénient en raison de l'introduction répétée du cathéter dans les fosses nasales.

Les fumigations n'ont, il faut l'avouer, qu'une médiocre action curative ; quel que soit le procédé qu'on adopte, on ne peut jamais employer que des substances faibles, sous peine d'impressionner douloureusement la muqueuse naso-pharyngienne et d'aggraver l'état inflammatoire ; leur effet est de plus très passager.

Elles sont surtout indiquées dans les cas légers, concurremment avec l'emploi des insufflations d'air agissant comme moyen mécanique. Dans les cas graves, et principalement dans la forme sèche de l'otite moyenne, les fumigations constituent plutôt un moyen adjuvant, susceptible de procurer un peu de soulagement au malade et de combattre certains symptômes. Le seul moyen véritablement curatif, ou du moins capable de modifier avantageusement l'état morbide de l'oreille moyenne, consiste dans l'emploi des injections liquides, dont l'action est plus prolongée et plus énergique.

On a discuté longuement sur la possibilité de faire pénétrer des liquides dans la caisse par la voie de la trompe d'Eustache. La question est aujourd'hui jugée, et la pénétration des liquides dans l'oreille moyenne ne saurait être contestée. Il est également reconnu que ces injections, loin d'avoir les conséquences graves que redoutaient certains médecins, ne déterminent qu'exceptionnellement l'inflammation aiguë de l'oreille moyenne, pourvu que le liquide injecté ne possède pas des propriétés trop irritantes, et que son emploi ne soit pas trop fréquemment renouvelé.

Relativement au procédé d'injection, Gruber [1], de Vienne, a indiqué une méthode qui permet au malade lui-même de faire pénétrer des liquides médicamenteux dans son oreille. Voici comment on procède : Le malade, inclinant la tête du côté affecté, introduit dans la narine correspondante une seringue de verre contenant environ deux onces de la solution qu'il projette dans le pharynx, puis doucement, et sans faire de mouvement de déglutition, il exécute l'expérience de Valsalva. Lorsque la trompe est libre, ce que nous admettons pour le moment, il est rare qu'avec un peu d'habitude on ne parvienne pas à faire pénétrer une petite quantité de liquide dans l'oreille. Cette méthode peut rendre de grands services ; mais elle est certainement inférieure à l'injection du liquide au moyen du cathéter.

La sonde étant bien placée dans la trompe, ce dont on s'assure par l'auscultation de l'oreille, on y laisse tomber, à l'aide d'un compte-gouttes, une petite quantité du liquide à injecter (de 4 à 10 gouttes) ; puis, recommandant au malade de faire un mouvement de déglutition, on insuffle un fort courant d'air qui entraîne dans la caisse une certaine quantité de liquide. L'auscultation de l'oreille permet de vérifier le résultat. Pour mieux assurer la pénétration des liquides injectés, Weber [2], de Berlin, a proposé d'introduire dans le cathéter ordinaire un petit tube élastique qui arrive jusque dans la cavité du tympan, et à l'aide duquel on pourrait, suivant l'auteur, pulvériser le liquide sur certains points limités. Je crains que Weber ne se soit exagéré les avantages de cette méthode, dont l'application me paraît assez rarement réalisable.

On a employé pour les injections intra-tympaniques un grand nombre de substances médicamenteuses, alcalines, astringentes, altérantes, caustiques, narcotiques, etc. Voici quelques-unes des solutions le plus fréquemment usitées. Pour 30 grammes d'eau distillée : carbonate de soude, 50 centigrammes à 1 gramme ; chlorhydrate d'ammoniaque, 50 centigrammes à 2 grammes ; sulfate de zinc et de cuivre, 5 à 50 centigrammes ; iodure de potassium, 50 centigrammes à 3 grammes ; iode, 5 à 50 centigrammes, dissous dans 1 gramme d'iodure de potassium. Les solutions de nitrate d'argent, quelque faibles qu'elles soient, ont pour conséquence habituelle de déterminer une otite purulente, suivie de perforation de la membrane du tympan.

Quant aux injections de substances narcotiques, et principalement d'atropine, que l'on a surtout conseillées pour combattre les bourdonnements, leur effet peut être considéré comme nul.

Les injections intra-tympaniques semblent avoir une action commune : suivant leur degré de concentration, elles sont plus ou moins irritantes, augmentent momentanément la vascularisation de la muqueuse de l'oreille moyenne, modifient les sécrétions, et amènent en définitive une résorption des tissus hypertrophiés. Leur action doit donc être lente, et l'irritation qu'elles produisent maintenue dans de justes limites. Aussi ne doit-on les pratiquer que tous les deux ou trois jours et en continuer l'usage pendant six semaines ou deux mois. Quel que soit le résultat obtenu, après ce traitement, il est bon de répéter de temps à autre ces injections, soit pour maintenir l'amélioration acquise, soit pour prévenir toute aggravation. Dans un grand nombre des cas

[1] *Gaz. méd. de Paris*, 1869, n° 1.
[2] *Monatsschrift für Ohrenheilkunde*, 1868, n° 5.

se rapportant surtout à l'otite sclérémateuse, on parvient, grâce à ce traitement, à arrêter la marche de la maladie, et ce résultat est encore loin d'être insignifiant.

Jusqu'à présent, j'ai supposé que la trompe était libre et permettait la facile pénétration des substances médicamenteuses à l'état gazeux ou liquide. Mais il peut se faire que, par suite de l'épaississement de ses parois, le canal tubaire soit notablement rétréci, ce dont on s'assure par l'auscultation de l'oreille. Dans ces cas, on devra commencer le traitement par la dilatation mécanique de la trompe. On se sert, à cet effet, de fines bougies, de cordes à boyaux, de baleine, de laminaria digitata (fig. 257). Leur diamètre doit être gradué depuis 1/2 millimètre jusqu'à 2 millimètres, limite extrême qui correspond à la largeur maximum de l'isthme de la trompe ; leur extrémité doit être arrondie, afin de ne pas blesser la muqueuse, enfin, on doit préalablement marquer sur la bougie la longueur du cathéter, à travers lequel on la fait passer, et la longueur moyenne de la trompe qui représente environ 35 millimètres ; de la sorte, on peut se rendre compte du moment où l'extrémité de la bougie, après avoir traversé toute la longueur de la trompe, arrive dans la caisse. D'ailleurs, le malade accuse fort bien la sensation de corps étranger dans l'oreille.

L'introduction des bougies est, en général, facile ; on doit se servir de préférence d'un cathéter fortement recourbé, et insinuer son bec assez profondément dans le pavillon de la trompe ; la bougie est alors insinuée doucement, et, grâce à l'index qu'elle porte, on suit le mouvement de pénétration à travers la trompe. Si la main éprouve quelque résistance, on retire légèrement la bougie ou on lui imprime un mouvement de rotation sur son axe. La dilatation de la trompe s'obtient généralement au bout de quelques séances, et lorsqu'elle est suffisante pour permettre l'emploi des injections gazeuses ou liquides dans la caisse, on complète le traitement selon les règles prescrites plus haut. Je ne crois pas devoir conseiller la cautérisation de la trompe dont quelques spécialistes ont fait grand abus ; elles ont souvent pour effet de déterminer une violente inflammation suppurative de la caisse, suivie de perforation du tympan.

Après avoir exposé les principes généraux qui doivent guider le chirurgien dans le traitement de l'otite moyenne chronique, il me reste à parler de certains moyens qui ont été préconisés dans le but de remplir quelques indications particulières, ou d'une manière tout à fait empirique ; telles sont : la *perforation artificielle de la membrane du tympan*, la *section des adhérences intra-tympaniques*, l'*aspiration mécanique de la membrane du tympan au dehors*, l'*électricité*, enfin la *trépanation de l'apophyse mastoïde*.

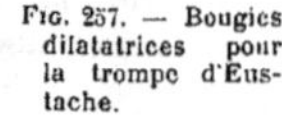

FIG. 257. — Bougies dilatatrices pour la trompe d'Eustache.

La *perforation artificielle* ou *paracentèse de la membrane du tympan*, désignée aussi sous le nom de *myringodectomie*, a été pratiquée pour la première fois à Paris, en 1760, par un charlatan nommé Éli. A la fin du siècle dernier et au commencement de celui-ci, elle fut préconisée par Himly, en Allemagne, et A. Cooper, en Angleterre, mais elle ne tarda pas à être abandonnée comme ne fournissant que des résultats nuls ou passagers. Cependant, depuis que les lésions anatomiques de l'otite moyenne chronique sont mieux connues, la perforation artificielle de la membrane du tympan ne constitue plus un procédé empirique, mais peut répondre à certaines indications positives, c'est ce qui semble ressortir des travaux récents de Gruber (1), de Schwartze (2) et de Hinton (3).

Je n'ai pas à revenir sur la paracentèse de la membrane du tympan dans le cas de catarrhe aigu purulent de la caisse ; cette opération est, comme je l'ai dit, aussi bien indiquée, dans ce cas, que l'incision de la peau dans les abcès.

Il en est de même pour le catarrhe chronique, lorsque, la trompe étant rétrécie ou obstruée, il existe un épanchement dans l'intérieur de la caisse. Suivant Hinton, ces épanchements intra-tympaniques seraient beaucoup plus fréquents qu'on ne le pense, et la paracentèse de la membrane du tympan rendrait dans ces cas les plus grands services. L'opinion du chirurgien anglais me paraît très exagérée, et le plus souvent on parvient, par le traitement qui a été décrit plus haut, à guérir le malade sans être obligé d'avoir recours à la perforation de la membrane. Cette opération me paraît seulement indiquée lorsque l'épanchement est assez abondant pour faire bomber la membrane au dehors. L'indication est encore formelle dans les cas où il existe une obstruction complète et incurable de la trompe.

On a préconisé aussi la paracentèse de la membrane du tympan dans les cas d'adhérences, d'épaississements avec tension considérable de la membrane. Quoique l'opération ait pu réussir quelquefois dans de telles circonstances, le résultat est extrêmement douteux, parce que l'on ne sait jamais si les lésions observées du côté de la membrane constituent la seule cause des troubles fonctionnels.

La myringodectomie est très facile à pratiquer. On a imaginé divers instruments dans ce but, mais il suffit d'avoir à sa disposition une aiguille à cataracte légèrement recourbée. L'instrument conseillé par Schwartze est très convenable, c'est une aiguille de 5 centimètres et recourbée à angle obtus, dont la pointe présente un double tranchant : le manche d'ivoire mesure 10 centimètres. Le corps de l'aiguille doit être assez fort pour ne pas plier au moment où l'on incise la membrane.

Le lieu où l'on pratique l'incision varie selon les cas. Lorsqu'il y a voussure de la membrane, on incise sur le point le plus saillant ; la perforation est généralement faite en arrière du manche du marteau et parallèlement à cet osselet. Il est bon de ne pas se borner à faire une simple ponction, mais une incision

(1) *Die Myringodectomie. Allg. Wiener med. Zeitung*, 1863 et 1864, et *Arch. für Ohrenheilkunde*, t. II, p. 59.

(2) *Studien und Beobachtungen über die künstliche Perforation des Trommelfelles. Arch. für Ohrenheilkunde*, t. II, p. 24, 239, 245, et t. III, p. 281.

(3) HOLMES, *A System of Surgery*, t. III, p. 297 et suiv.

de 2 à 4 millimètres. Quelquefois même, si l'on veut tenter de maintenir ouverte la perforation, il peut être utile d'exciser un lambeau de la membrane. Wreden a même conseillé, pour mieux assurer le maintien de l'ouverture anormale, de réséquer une portion du manche du marteau. J'ai pratiqué plusieurs fois cette opération, à l'aide d'un instrument particulier que j'ai fait construire dans ce but; mais les résultats que j'ai obtenus ne m'ont pas semblé assez satisfaisants pour que je croie utile d'insister davantage sur ce procédé opératoire.

La myringodectomie est quelquefois tout à fait indolente, principalement dans les cas où la membrane est repoussée en dehors par un épanchement intra-tympanique; elle est le plus souvent accompagnée d'une douleur vive, mais de courte durée. Rarement elle est suivie de phénomènes inflammatoires.

La conduite ultérieure du chirurgien varie selon le but qu'il s'est proposé de remplir. Lorsqu'il s'agit de livrer issue à un épanchement intra-tympanique, il est bon, aussitôt l'incision faite, de donner une douche d'air, et même, si le liquide s'écoule difficilement, d'injecter par le cathéter une solution alcaline. L'opération peut être répétée un certain nombre de fois sans inconvénient, et jusqu'à ce que les troubles fonctionnels aient subi une amélioration suffisante.

Lorsqu'on se propose de maintenir l'ouverture, comme par exemple dans le cas d'obstruction complète de la trompe, on se heurte à des difficultés presque insurmontables. Malgré les cautérisations, malgré l'introduction de corps étrangers dans la perforation artificielle, il est impossible de lutter contre la tendance réparatrice de la membrane; la perforation ne tarde pas à se cicatriser, et l'on perd ainsi le bénéfice que l'on avait obtenu.

La *section des adhérences*, dont on peut rapprocher la *ténotomie du muscle tenseur du tympan*, a été proposée par Weber (¹), qui a imaginé un instrument spécial, le *tympano-ténotome*.

Ces opérations qui ont été également pratiquées par Schwartze, Gruber, Miot, Gellé, peuvent fournir, dans certains cas, de très bons résultats, mais malheureusement les indications sont loin d'être toujours très faciles à établir. De plus elles exigent une grande dextérité manuelle et ne peuvent guère être pratiquées que par des chirurgiens qui s'y sont longuement exercés. A plus forte raison cette remarque doit-elle s'appliquer à la *section du muscle de l'étrier*, faite par Kessel et Urbanhchitscht.

Enfin je me borne à signaler les tentatives faites par quelques spécialistes pour *mobiliser l'étrier*, dans les cas d'otite scléreuse, avec ankylose incomplète de cet osselet. Ces tentatives opératoires n'ont pas encore fourni des résultats assez satisfaisants pour qu'il me paraisse utile d'insister davantage sur ce sujet.

C'est également dans le but de lutter contre les adhérences intra-tympaniques et la rétraction du tenseur du tympan que l'on a conseillé diverses manœuvres, destinées à exercer une aspiration, une traction sur la membrane du tympan, et à diminuer la pression intra-labyrinthique et par suite les troubles fonctionnels. Ainsi on a prescrit de faire le vide dans le conduit auditif à l'aide d'un tube de caoutchouc se moulant exactement sur ses

(¹) *Monatsschrift für Ohrenheilkunde*, 1868, n° 12.

parois. Politzer [1] recommande de boucher hermétiquement pendant vingt-quatre heures le conduit auditif avec un peu de coton pétri avec de la graisse ; ce serait un moyen d'améliorer l'ouïe et de diminuer les bourdonnements. Suivant Politzer, outre que la pression atmosphérique sur la membrane tympanique serait éloignée par ce moyen, la petite quantité d'air qui se trouve entre le bouchon et le tympan serait résorbée, et il en résulterait une aspiration de la membrane en dehors.

L'*électricité* a été et est encore employée aujourd'hui d'une manière empirique dans le traitement de toutes les surdités et, par conséquent, la plupart du temps dans celles qui dépendent d'une otite moyenne chronique. On a eu surtout recours à la faradisation de l'oreille et, dans ces derniers temps, aux courants continus. Malgré quelques succès qui paraissent incontestables, c'est un moyen tellement infidèle que je ne crois pas devoir m'y arrêter plus longtemps.

Enfin, je rappelle seulement pour mémoire que la *trépanation de l'apophyse mastoïde*, si utile comme nous le verrons dans le cas de suppuration de l'oreille moyenne, a été conseillée et pratiquée autrefois comme moyen curatif de la surdité et des bourdonnements. Cette opération est formellement contre-indiquée dans l'otite moyenne chronique simple ; indépendamment de ce qu'elle est irrationnelle, elle peut donner lieu au développement d'une inflammation suppurative de l'oreille moyenne, et, vers la fin du siècle dernier, elle a coûté la vie à Berger, médecin du roi de Danemark.

b. — OTITE MOYENNE PURULENTE CHRONIQUE (CATARRHE PURULENT CHRONIQUE DE L'OREILLE MOYENNE)

L'otite moyenne purulente chronique se rencontre très fréquemment dans la pratique et constitue la plupart de ces écoulements d'oreille que l'on désigne indifféremment sous le nom d'*otorrhées*. Il serait bon, toutefois, pour faire cesser toute confusion, de distinguer, parmi les otorrhées, celles qui sont *externes*, c'est-à-dire qui proviennent du conduit auditif et de la surface externe de la membrane du tympan, et celles qui sont *internes*, c'est-à-dire qui prennent leur source dans l'oreille moyenne et supposent par conséquent une perforation de la membrane du tympan.

Étiologie. — Le catarrhe purulent chronique de l'oreille moyenne succède assez souvent à l'inflammation aiguë de la caisse, suivie de la perforation de la membrane. Il peut aussi reconnaître pour point de départ une otite externe, une myringite, ayant déterminé de dehors en dedans la perforation du tympan. La muqueuse de la caisse, mise en contact permanent avec l'air extérieur et les produits altérés de la suppuration du conduit auditif, ne tarde pas à s'enflammer et à sécréter du pus. Dans l'un et l'autre cas, le défaut de soins est la cause la plus habituelle de la persistance de la maladie. Enfin je rappellerai que le catarrhe chronique simple de l'oreille moyenne est quelquefois suivi

[1] *Wiener med. Wochenschrift*, octobre 1867.

d'une perforation du tympan, sans avoir été jamais précédé de phénomènes d'acuité. Cette étiologie est même beaucoup plus commune qu'on ne le pense, et c'est ainsi que surviennent un grand nombre d'otorrhées dont les malades ne peuvent indiquer exactement l'origine.

Anatomie pathologique. — Quoiqu'il y ait dans la science un certain nombre de faits qui démontrent que l'oreille moyenne peut être le siège de suppuration chronique sans que la membrane du tympan soit perforée, il faut avouer que c'est là une exception rare et qui s'observe seulement lorsque la membrane a subi un épaississement considérable par suite de phlegmasies antérieures. Je ne m'arrêterai donc pas sur l'anatomie pathologique de ces faits exceptionnels, car je ne pourrais que répéter ce que j'ai dit à l'occasion du catarrhe purulent aigu et du catarrhe chronique simple, et je m'occuperai seulement des suppurations chroniques de l'oreille moyenne accompagnées de perforation de la membrane du tympan. C'est ici le lieu d'étudier les principales variétés anatomiques de ces perforations.

Elles peuvent occuper tous les points de la membrane, cependant elles siègent le plus souvent soit en avant, soit en arrière du manche du marteau, dans les parties intermédiaires entre cet osselet et la circonférence du tympan,

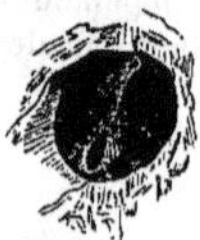
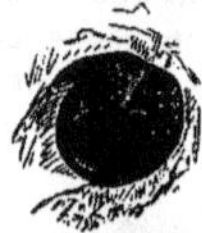
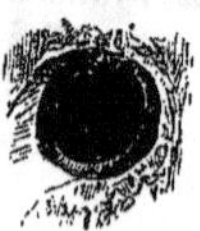

FIG. 258. — Perforations pathologiques de la membrane du tympan.

ce qui tient sans doute à la moindre épaisseur de la membrane en ces points. On observe toutes les variétés dans la largeur de l'ouverture anormale qui peut être aussi petite qu'une tête d'épingle ou comprendre, au contraire, la presque totalité de la membrane réduite alors à une petite zone marginale. La membrane du tympan peut même avoir complètement disparu, et, chez les jeunes enfants, l'os tympanal est quelquefois détruit en même temps que la membrane qu'il supporte. C'est ce que démontre un fait communiqué à la Société pathologique de Londres par Hinton (¹), qui a observé l'élimination de l'os tympanal chez une petite fille de cinq ans. Entre ces deux extrêmes, on rencontre une foule d'intermédiaires. Il est rare de trouver plusieurs perforations; quand elles existent, elles sont le plus souvent situées sur des parties opposées de la membrane, mais rarement près l'une de l'autre. Elles affectent différentes formes; tantôt arrondies ou ovales, tantôt irrégulières, elles présentent souvent, lorsqu'elles sont centrales, l'aspect d'un rein dont le hile regarde le manche du marteau.

Celui-ci peut manquer complètement, ainsi que sa petite apophyse; dans d'autres cas, la partie inférieure du manche du marteau fait défaut; enfin cet osselet peut être entièrement conservé, quoique la membrane du tympan soit largement détruite. Il est rare alors que sa direction reste normale, et on le

(¹) *Med. Times and Gaz.*, 3 mars 1866.

voit s'incliner du côté de la caisse et contracter des adhérences avec quelque partie voisine et plus particulièrement avec le promontoire, auquel il est parfois uni par une véritable soudure osseuse.

Quels que soient la forme, l'étendue, le siège des perforations du tympan, les portions restantes de la membrane présentent des lésions caractéristiques de la myringite chronique; épaississements, opacités, dégénérescences crétacées, adhérences avec les parties voisines de la caisse. Ces lésions ont été suffisamment décrites pour qu'il soit inutile d'y revenir.

On trouve dans la caisse une quantité plus ou moins considérable de muco-pus, liquide ou concret, et, dans ce dernier cas, il n'est pas rare de voir la cavité tympanique remplie d'une masse caséeuse, que certains auteurs ont considérée comme constituée par de la matière tuberculeuse.

Les osselets ont subi des altérations variables. J'ai déjà parlé des différents aspects sous lesquels se présente le manche du marteau dans les perforations pathologiques de la membrane du tympan; il peut se faire que tous les osselets nécrosés et séparés les uns des autres aient été éliminés avec le pus. L'étrier lui-même peut avoir disparu et le labyrinthe participe à l'inflammation suppurative. Plus fréquemment, on retrouve une partie des osselets, la tête et la petite apophyse du marteau, le corps de l'enclume et sa courte apophyse; mais bien souvent la longue branche de l'enclume a disparu par absorption ou par nécrose, et la continuité de la chaîne des osselets se trouve ainsi rompue. Ces particularités anatomiques ont une grande importance au point de vue de la théorie du tympan artificiel dont nous parlerons plus tard.

La muqueuse de l'oreille moyenne, dans le catarrhe purulent chronique, offre les lésions les plus variées. Quelquefois elle paraît presque normale, si l'on excepte un peu de rougeur et d'épaississement. Dans d'autres cas, on peut y constater les altérations qui ont été décrites à propos du catarrhe chronique simple, c'est-à-dire la congestion vive, l'épaississement considérable, l'induration de son tissu, l'hyperostose et les exostoses partielles. Tantôt ces lésions sont uniformément répandues sur toute la surface de l'oreille moyenne; tantôt elles sont plus spécialement localisées en certains points, et en particulier sur la paroi labyrinthique. Par conséquent, dans le catarrhe purulent chronique, on rencontre aussi les différentes formes de l'ankylose de l'étrier, les ossifications de la membrane de la fenêtre ovale et de la fenêtre ronde, etc. La connaissance de ces faits permet d'expliquer les différences considérables qu'on observe relativement aux troubles fonctionnels, dans le catarrhe purulent chronique de l'oreille moyenne.

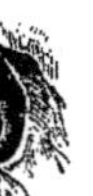
Fig. 259. — Otite granuleuse.

Il existe un autre état anatomique de la muqueuse de l'oreille moyenne qui s'éloigne beaucoup des précédents et qui pourrait à la rigueur être décrit comme une variété particulière sous le nom d'*otite fongueuse* ou *granuleuse*. Dans cette forme (fig. 259), la muqueuse de la caisse, considérablement hypertrophiée, est mamelonnée, inégale; sa surface est revêtue de petites saillies rouges, de volume variable, qui rappellent la surface de la conjonctive enflammée chroniquement et recouverte de granulations. Un grand nombre de polypes de l'oreille reconnaissent pour point de départ ces granulations de la caisse.

On pense généralement que cet état fongueux est l'indice à peu près certain d'une carie ou d'une nécrose des parois de la caisse. C'est là une erreur qu'il importe de dissiper, attendu que, dans l'hypothèse d'une lésion osseuse, on néglige trop souvent de modifier par un traitement local la muqueuse chroniquement enflammée, et qu'on laisse ainsi subsister indéfiniment une maladie qui n'a aucune tendance à guérir spontanément, et qui souvent, au contraire, entraîne comme conséquence l'altération des os.

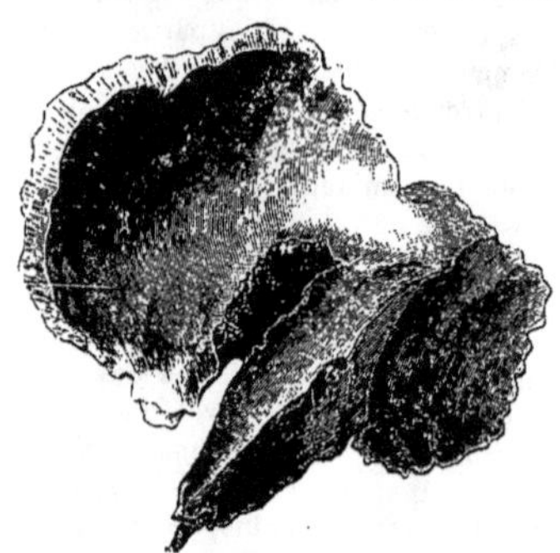

Fig. 260. — Destruction de la paroi supérieure du tympan par la carie.

Les affections des parois osseuses de l'oreille moyenne sont, en effet, très rarement primitives, si tant est même qu'elles le soient jamais. C'est presque toujours, sinon toujours, à la suite d'inflammations suppuratives plus ou moins prolongées qu'on voit la phlegmasie de la muqueuse s'étendre au périoste et aux os sous-jacents et déterminer l'ostéite, la nécrose des parois de la caisse. Ces lésions peuvent se rencontrer en différents points; la voûte du tympan en est très souvent le siège, et l'on comprend toute la gravité de cet accident, puisque la paroi supérieure de la caisse est en rapport immédiat avec les méninges et le lobe moyen du cerveau. La nécrose de la paroi osseuse qui sépare l'oreille moyenne de l'oreille interne n'est pas extrêmement rare, et l'on a quelquefois observé la mortification du canal demi-circulaire horizontal, qui fait une légère saillie dans la caisse, la nécrose du limaçon, enfin la destruction de la paroi osseuse du canal de Fallope, d'où résulte la mise à nu du nerf facial.

Les altérations de la paroi inférieure de la caisse ne sont pas moins graves, en raison du voisinage de la veine jugulaire interne, qui peut être le siège d'ulcérations, d'inflammation; enfin la nécrose de la paroi antérieure de la caisse et de la portion osseuse de la trompe d'Eustache peut avoir pour conséquence l'ulcération et la déchirure de la carotide interne.

Il est inutile d'ajouter qu'on constate souvent, chez les individus qui ont succombé pendant le cours de l'otite moyenne purulente chronique, différentes lésions ayant leur point de départ dans l'oreille; telles sont : la méningo-encéphalite, les ulcérations des vaisseaux, les thromboses, les abcès métastatiques.

Symptomatologie. — Quoique l'otite moyenne purulente chronique puisse exister sans perforation de la membrane du tympan, j'ai dit que, dans l'immense majorité des cas, cette forme d'inflammation de l'oreille était caractérisée par une perforation plus ou moins étendue, soit que cette perforation ait succédé à l'état aigu, ou qu'elle se soit produite lentement, presque à l'insu du malade, à la suite d'une myringite ou d'un catarrhe chronique de la caisse.

L'écoulement de pus par le conduit auditif ou l'otorrhée est un symptôme constant du catarrhe purulent chronique de la caisse. La quantité de liquide qui s'écoule par l'oreille est extrêmement variable; tantôt l'écoulement est si peu abondant qu'il remplit à peine le conduit, et n'apparaît pour ainsi dire pas à l'extérieur; tantôt le liquide coule avec tant d'abondance qu'on est obligé de garnir l'oreille, et que, durant la nuit, les oreillers en sont salis.

La matière de l'écoulement est constituée par du muco-pus jaunâtre, verdâtre, de consistance variable; quelquefois c'est un pus séreux, ichoreux, souvent mêlé de sang. On doit craindre, lorsque l'écoulement présente ces caractères, qu'il n'existe quelque lésion osseuse. Dans quelques cas (1), on a observé, comme dans l'otorrhée externe, la présence de masses abondantes de cryptogames, mêlées au produit de sécrétion de l'oreille moyenne.

Enfin l'otorrhée dépendant d'un catarrhe purulent de la caisse est généralement fétide, et les sujets qui en sont atteints exhalent souvent une odeur repoussante.

Le catarrhe purulent chronique de l'oreille moyenne est indolent; quelquefois, cependant, on voit survenir des douleurs vives, irradiant dans tout le côté correspondant de la tête, douleurs qui coïncident avec quelques poussées inflammatoires et qui indiquent plus particulièrement l'ostéo-périostite de la caisse.

L'état de l'ouïe est extrêmement variable, et il est facile de se rendre compte de ces variations. Souvent il suffit de nettoyer l'oreille, et d'enlever soigneusement le pus épais et desséché qui obstrue le fond du conduit et la caisse pour améliorer l'ouïe qui paraissait presque complètement perdue. Chez certains sujets, dont la sécrétion est peu abondante, on est même surpris quelquefois de trouver la fonction auditive relativement bonne, alors qu'il existe une très large perforation de la membrane du tympan. Chez d'autres, au contraire, qui semblent en apparence dans des conditions identiques, l'ouïe est presque totalement abolie.

A quoi tiennent ces différences? On doit évidemment en rechercher la cause dans la nature et le siège des lésions anatomiques. Tantôt, en effet, la muqueuse est très légèrement épaissie, et la chaîne des osselets conservée; tantôt les altérations de la muqueuse sont considérables, et surtout marquées du côté de la paroi labyrinthique, en même temps que les osselets sont immobilisés, détruits ou disjoints; tantôt, enfin, par suite de la propagation de l'inflammation, le labyrinthe lui-même est envahi. Il suffit de rappeler ces diverses conditions pour comprendre combien l'état de la fonction auditive doit être variable suivant les sujets.

Je ne saurais accepter l'opinion singulière professée par Weber (2) (de Berlin) qui attribue à l'imperméabilité de la trompe d'Eustache une grande influence sur le degré de surdité qu'on observe dans les perforations pathologiques du tympan. L'auteur se fonde sur ce fait parfaitement exact que, dans bien des cas de catarrhe purulent de la caisse avec perforation de la membrane du tympan, il suffit de faire passer de l'air par la trompe pour améliorer l'ouïe. Si le fait est exact, l'interprétation est manifestement erronée, et l'amélioration

(1) Voy. Lucæ, Société de médecine de Berlin. *Arch. gén. de méd.*, mars 1868. — Kramer, *Arch. f. Ohrenheilkunde*, t. IV, p. 307. — Politzer, *Ibid.*, t. V, p. 215.

(2) *The Lancet*, 3 et 17 February 1866.

de l'ouïe qui résulte du passage de l'air à travers la trompe est due au déplacement des mucosités qui obstruaient les fenêtres labyrinthiques ou qui gênaient les mouvements des osselets.

Pour terminer ce qui a trait aux troubles physiologiques qui accompagnent le catarrhe purulent chronique de la caisse, il faut ajouter que les bourdonnements, quoique rares, peuvent cependant exister.

Lorsqu'on procède à l'exploration de l'oreille après l'avoir débarrassée du pus, on trouve le conduit auditif, surtout dans ses parties profondes, rouge, légèrement gonflé, quelquefois même excorié.

La membrane du tympan, plus ou moins largement perforée, apparaît avec les caractères que nous avons indiqués et sur lesquels il est inutile de revenir.

A travers la perforation du tympan, surtout lorsque celle-ci est large, on aperçoit la muqueuse de la caisse, tantôt légèrement rosée ou jaunâtre, tantôt d'un rouge vif. Chez certains sujets, la muqueuse paraît lisse, unie ; chez d'autres, elle est tomenteuse, granuleuse, et saigne au moindre contact (*otite granuleuse*).

La partie de la caisse qui se présente le plus ordinairement à l'œil de l'observateur est le promontoire, situé en face du centre de la membrane ou de son segment antérieur. Il est en général facile de reconnaître la forme de cette saillie, si le gonflement de la muqueuse n'est pas trop considérable. Lorsque la perforation du tympan occupe le segment postérieur ou qu'elle est très étendue, on peut quelquefois découvrir la longue branche de l'enclume, mais cette apophyse est le plus ordinairement détruite, et la tête de l'étrier apparaît sous forme d'une petite éminence recouverte d'une muqueuse rougeâtre, et siégeant vers l'extrémité postérieure et supérieure de la paroi labyrinthique.

L'exploration de la trompe indique si ce canal est libre ou obstrué. Dans le premier cas, l'air poussé dans la caisse à l'aide des procédés de Valsalva ou de Politzer, ou par le moyen de la sonde, s'échappe à l'extérieur en produisant un bruit de sifflement et quelquefois une sorte de gargouillement caractéristique. Lorsque la trompe est obstruée, soit par le gonflement de ses parois, soit par un pus épais et abondant, l'air insufflé par la trompe doit d'abord chasser tout le liquide avant de s'échapper à l'extérieur. On voit alors, si l'on examine à ce moment le fond de l'oreille, le pus sortir goutte à goutte à travers l'ouverture de la perforation.

Marche. — Durée. — Terminaisons. — Le catarrhe purulent chronique de l'oreille moyenne peut se terminer par la guérison après un temps variable, mais le plus souvent fort long. Si la perforation n'est pas très étendue, alors même qu'elle existe depuis plusieurs années, on la voit quelquefois se cicatriser. Ce mode de terminaison est certainement moins rare qu'on ne le pense généralement, et indépendamment de nombreux exemples rapportés par divers auteurs, je pourrais citer un cas que j'ai observé dernièrement chez un confrère, affecté de perforation du tympan depuis plus de dix ans. Lorsqu'on examine la membrane après la guérison, il est même souvent difficile de reconnaître la place occupée par la cicatrice. Cependant elle se montre généralement sous l'apparence d'une plaque grisâtre, nettement délimitée, légèrement déprimée ; lorsqu'on insuffle de l'air dans la caisse, elle fait saillie dans le conduit auditif, ce qui indique que la lame cicatricielle est plus mince que le reste de la membrane. L'examen microscopique a permis, en effet, de constater qu'au niveau de la perforation le feuillet fibreux de la membrane du tympan fait complètement défaut.

La cicatrisation de la membrane du tympan dans le catarrhe purulent chronique de la caisse n'est pas toujours un mode de terminaison heureux. Quelquefois, en effet, à la suite de cette cicatrisation, l'ouïe devient plus mauvaise et le malade accuse des bourdonnements. Relativement à l'aggravation de la surdité, on doit admettre que, dans ces cas, il existe une disjonction de l'enclume et de l'étrier. Les vibrations imprimées à la membrane du tympan ne peuvent se transmettre à la chaîne des osselets dont la continuité est interrompue, tandis que, avant la cicatrisation, les ondes sonores pénétraient à travers la perforation et venaient agir directement sur la platine de l'étrier.

Le catarrhe purulent chronique de l'oreille moyenne peut encore guérir, quoique la perforation du tympan persiste : l'écoulement purulent diminue peu à peu et disparaît même complètement. Si les lésions de la muqueuse sont légères, si surtout la paroi labyrinthique n'est pas le siège d'altérations profondes au niveau des fenêtres ovale et ronde, si enfin l'étrier est mobile, l'ouïe reste suffisamment bonne. On rencontre un nombre considérable d'individus, affectés de perforations du tympan non cicatrisées, qui, sans jouir d'une ouïe extrêmement fine, entendent parfaitement la conversation et ne sont certainement pas considérés comme des sourds.

Quoique cette terminaison du catarrhe purulent chronique de la caisse doive être regardée comme une presque guérison, il faut savoir, cependant, que par suite de la persistance de la perforation, les malades sont exposés à voir la muqueuse de l'oreille moyenne s'enflammer de nouveau et l'écoulement purulent reparaître, sous l'influence de diverses causes, parmi lesquelles il faut citer en première ligne l'action directe du froid.

Enfin, le catarrhe purulent chronique de l'oreille, surtout lorsqu'il est abandonné à lui-même, peut persister indéfiniment et subir même une aggravation continuelle qui aboutit à l'ostéite, à la carie, à la nécrose des parois de la caisse.

L'otite moyenne fongueuse, en particulier, n'a aucune tendance à la guérison, l'écoulement purulent est extrêmement abondant et souvent mêlé de sang ; la surdité est presque toujours prononcée en raison de l'altération profonde et de l'épaississement considérable de la muqueuse, enfin le plus souvent, par suite de la prolifération continuelle du tissu cellulaire, des masses polypeuses ne tardent pas à remplir le conduit auditif et à déborder à l'extérieur. Nous reviendrons sur cette terminaison de l'otite fongueuse de la caisse, lorsque nous traiterons d'une manière générale des polypes des oreilles.

Dans un grand nombre de cas, les fongosités coïncident avec une lésion osseuse des parois de la caisse. Cependant, ainsi que je l'ai dit, l'otite fongueuse existe peut-être plus souvent qu'on ne le pense, indépendemment de toute altération de l'os sous-jacent. De même aussi, il peut y avoir une ostéite, une carie, une nécrose d'une partie plus ou moins étendue de la caisse sans qu'on observe de fongosités.

Les signes indiquant que l'os est malade sont loin d'être pathognomoniques.

La fétidité de l'écoulement, son caractère sanieux séreux constituent des présomptions; l'existence de parcelles osseuses dans le liquide de l'otorrhée aurait plus de valeur. Les douleurs sont vives, continues ou revenant par accès et présentant souvent le caractère névralgique; enfin l'examen de l'oreille permet parfois de constater par la vue la dénudation d'une paroi osseuse, et l'exploration à l'aide du stylet vient confirmer ce diagnostic. Mais il faut, en général, faire cette exploration avec la plus extrême prudence.

L'otite moyenne purulente accompagnée de lésion osseuse, malgré son extrême gravité, peut cependant guérir complètement, et cette guérison a été observée après l'expulsion d'un ou de plusieurs séquestres. Wilde, Toynbee [1], Gruber [2] ont même rapporté des cas dans lesquels le limaçon tout entier, frappé de nécrose, a été éliminé durant la vie.

Diagnostic. — Le diagnostic de l'otite moyenne purulente chronique est généralement facile. Lorsque la membrane est largement perforée, la paroi labyrinthique apparaît avec les caractères qui ont été décrits plus haut, et il faudrait peu d'attention pour la confondre avec la surface de la membrane tympanique hypérémiée, épaissie ou fongueuse. Néanmoins le doute est quelquefois possible pour un observateur novice. On a pour se guider tous les signes indiquant une perforation du tympan, et de plus on peut avoir recours à l'exploration avec le stylet, à condition de faire cette exploration avec les plus grands ménagements et en s'aidant de la vue. Si, en effet, c'est la paroi interne de la caisse qu'on a sous les yeux l'extrémité mousse du stylet donne la sensation d'une résistance osseuse, au lieu de l'élasticité propre à la membrane; en outre le malade n'accuse aucune douleur dans le premier cas, tandis que la surface de la membrane du tympan chroniquement enflammée est très sensible au plus léger attouchement. Mais, je le répète, cette exploration qui peut fournir de précieux renseignements pour le diagnostic, doit être faite avec la plus extrême douceur.

Le diagnostic est quelquefois assez difficile lorsqu'il s'agit d'une perforation très petite. Souvent alors, en poussant de l'air par la trompe, on voit le pus sourdre lentement par la perforation. Dans d'autres cas, le liquide qui remplit le fond du conduit est agité de mouvements pulsatifs, et ces pulsations isochrones aux battements du cœur s'observent encore alors même que la caisse n'est pas remplie de pus; elles sont surtout bien visibles lorsqu'il existe une petite gouttelette de liquide entre les lèvres de l'ouverture. Quoiqu'on ait prétendu avoir constaté des pulsations sur la membrane du tympan non perforée, ce phénomène peut être considéré comme pathognomonique d'une perforation.

Lorsqu'on aura reconnu que l'otorrhée a son point de départ dans l'oreille moyenne, il importe de savoir s'il s'agit d'un simple catarrhe purulent ou si les os sont atteints. J'ai déjà dit que ce diagnostic est souvent très difficile et quelquefois même impossible.

Si l'on excepte les cas rares dans lesquels il est permis de reconnaître directement la carie ou la nécrose d'une partie de la caisse, on devra, pour établir l'existence d'une lésion osseuse, tenir compte de la nature de l'écoulement qui

(1) *Archiv für Ohrenheilkunde*, t. I, p. 112.
(2) *Ibid.*, t. II, p. 3.

est ichoreux, sanieux, fétide, quelquefois teinté de sang ou renfermant des parcelles osseuses, en même temps que des douleurs profondes, térébrantes, irradiant à tout le côté correspondant de la tête, revenant par accès et durant souvent plusieurs jours de suite.

Pronostic. — Le catarrhe purulent chronique de l'oreille moyenne est une affection grave. L'otorrhée qui en résulte peut résister pendant longtemps à tous les traitements et constitue pour les malades un désagrément sérieux dans les relations de la vie. J'ai dit qu'on pouvait, dans un grand nombre de cas, alors même que les surfaces osseuses sont atteintes, espérer la guérison de l'otorrhée, avec ou sans cicatrisation de la membrane tympanique; néanmoins, on doit toujours être extrêmement réservé dans le pronostic, relativement à la durée et à la guérison de l'otorrhée.

Il en est de même de la surdité. On sait à quelle cause il faut rattacher les variétés nombreuses qui s'observent dans le catarrhe purulent chronique, relativement aux troubles fonctionnels, et l'on a vu que ces variétés dépendent principalement des lésions de la muqueuse qui revêt la paroi labyrinthique. Si ces lésions sont profondes et anciennes, il est rare qu'un traitement puisse les modifier ; on doit donc en conclure que l'état de l'ouïe sera très médiocrement amélioré, alors même que l'otorrhée disparaîtra. Je fais abstraction de certains moyens mécaniques qui peuvent, comme nous le verrons, apporter une notable amélioration dans l'état de la fonction auditive.

Mais, indépendamment des inconvénients qui résultent de la persistance d'un écoulement purulent par l'oreille et de l'existence d'une surdité plus ou moins accusée, le catarrhe purulent chronique de la caisse offre une gravité exceptionnelle, en raison des complications et des accidents quelquefois mortels auxquels il expose les malades.

Il suffit de mentionner les bourdonnements, les vertiges dépendant d'une augmentation de pression intra-labyrinthique ou d'une propagation de l'inflammation à l'oreille interne; les douleurs irradiant à tout le côté correspondant de la tête et revêtant quelquefois le caractère névralgique, douleurs qui indiquent souvent la participation de l'os sous-jacent; enfin certains accidents nerveux convulsifs qui ont été parfois observés et qui, manifestement d'origine réflexe, semblent résulter de l'irritation des nerfs du plexus tympanique. Boke (1), Koppe et Schwartze(2), Jackson(3) ont rapporté des faits d'éclampsie, d'épilepsie survenus dans le cours de catarrhes purulents chroniques de la caisse, et qui ont guéri en même temps que la maladie de l'oreille.

J'appelle ici l'attention sur la méningo-encéphalite, l'une des complications les plus fréquentes de l'otite moyenne purulente chronique. La propagation de l'inflammation de la caisse aux méninges et au cerveau ne se fait pas seulement, comme on le croit trop généralement, dans le cas où il existe une carie ou une nécrose. Les communications vasculaires entre la dure-mère et la muqueuse de la caisse, au niveau de la voûte du tympan qui souvent même est percée de trous, expliquent comment l'inflammation peut se transmettre

(1) *Wiener med. Wochenschrift*, 1867, t. XVII.
(2) *Archiv für Ohrenheilkunde*, t. V, p. 382
(3) *Ibid.*, t. V, p. 307.

aux méninges et au cerveau sans qu'il y ait de lésion osseuse. On possède quelques exemples dans lesquels une méningo-encéphalite mortelle s'est ainsi développée dans le cours d'un catarrhe purulent chronique de la caisse, sans carie ni nécrose de la voûte du tympan.

L'inflammation peut encore se transmettre de la caisse aux méninges, lorsque, par suite d'une ulcération des membranes de la fenêtre ronde ou de la fenêtre ovale, le pus envahit le labyrinthe, parvient jusqu'au trou auditif interne, et se met en contact avec le prolongement des méninges qui accompagne les nerfs facial et acoustique. C'est par cette voie que la méningite s'est développée dans un grand nombre d'observations rapportées par divers auteurs, et en particulier, par Itard (1), Tröltsch (2), Lucæ (3).

Je n'insiste pas sur ces accidents encéphaliques, devant y revenir plus tard. Je me borne également à signaler d'autres complications qui peuvent survenir du côté des nerfs et des vaisseaux, et dont quelques-unes peuvent aussi devenir mortelles.

La paralysie faciale n'est pas extrêmement rare dans la suppuration chronique de la caisse, mais cet accident est beaucoup moins grave qu'on ne le croit généralement. Il est loin d'indiquer toujours une altération osseuse profonde, car on sait que le nerf facial n'est séparé de la muqueuse de la caisse par une mince lamelle souvent parsemée de trous; d'où il résulte que l'inflammation de la muqueuse se propage avec une extrême facilité au névrilème et au nerf lui-même. Ces paralysies guérissent souvent avec une grande facilité aussitôt qu'on améliore l'état de l'oreille. On a même observé quelquefois la paralysie double chez des individus atteints d'otorrhée interne des deux côtés. Ehrmann (4), Wright (5), Tröltsch (6) en ont cité des exemples.

Le voisinage des gros vaisseaux artériels et veineux constitue une autre source de dangers dans les suppurations chroniques de l'oreille. La carotide interne, qui répond à la paroi antérieure de la caisse et à la portion osseuse de la trompe d'Eustache, peut devenir le siège d'érosions, d'ulcérations et finalement de perforations, d'où résulte une hémorrhagie le plus souvent très abondante. Dans deux mémoires intéressants, Jolly (7) a rassemblé onze cas de perforations de la carotide interne. Mais on a aussi observé des hémorrhagies provenant de l'ulcération d'autres vaisseaux qui avoisinent l'oreille; ainsi le sang peut venir d'une branche de la méningée moyenne, ou des sinus pétreux supérieur et inférieur, latéral, transverse, ou enfin du golfe de la veine jugulaire.

Les suppurations chroniques de l'oreille moyenne peuvent encore être le point de départ de complications extrêmement graves du côté des veines qui entourent l'organe auditif. Il n'est pas nécessaire pour cela que les os soient malades, ou du moins qu'il existe une carie ou une nécrose; les vaisseaux de la muqueuse de la caisse communiquent largement avec les veines du diploé

(1) *Maladies de l'oreille*, t. I, p. 210.
(2) *Maladies de l'oreille*, p. 420.
(3) *Archiv für Ohrenheilkunde*, t. II, p. 81.
(4) *Schmidt's Jahrbücher*, 1864, t. CXXI, p. 228.
(5) *Brit. med. Journ.*, 27 février 1860.
(6) *Maladies des oreilles*, p. 431.
(7) *Arch. gén. de méd.*, 1866, t. II, et 1870, t. I.

et par l'intermédiaire de celles-ci avec les sinus de la dure-mère. Il en résulte que l'inflammation peut gagner de proche en proche, et donner lieu à des phlébites étendues des veines du diploé et des sinus. Mais si l'inflammation des veines peut survenir sans lésion osseuse, il faut avouer que la carie, la nécrose des parois de la caisse favorisent plus directement la transmission de l'inflammation aux veines.

Quelle que soit l'idée qu'on se forme sur les rapports qui existent entre la phlébite, les thromboses veineuses et l'infection purulente, toujours est-il que les malades atteints d'otorrhée interne succombent quelquefois avec tous les symptômes de la pyohémie, et qu'on trouve chez eux des thromboses des veines du diploé, des sinus de la jugulaire interne, en même temps que des abcès métastatiques dans les différents organes, des épanchements purulents dans la plèvre et dans les articulations. Les auteurs rapportent un assez grand nombre d'observations de cette terrible complication, dont Sentex (1) a fait le sujet de sa thèse inaugurale.

Traitement. — Les suppurations chroniques de l'oreille étant presque toujours liées à un état constitutionnel, le traitement général offre une grande importance. Je renvoie le lecteur à ce que j'ai déjà dit sur ce sujet à propos du traitement de l'otite externe chronique et de la myringite chronique.

Le traitement local consiste, d'une part, à prévenir la stagnation et l'altération du pus dans le fond de l'oreille; d'autre part, à modifier l'état des parties malades, afin d'obtenir la cicatrisation de la membrane du tympan, ou, si celle-ci est impossible, la suppression de l'écoulement purulent.

On préviendra la stagnation du pus et sa décomposition en faisant de fréquentes injections avec de l'eau tiède, avec un liquide légèrement astringent ou désinfectant, si l'odeur est très prononcée. Il ne faut pas craindre de faire passer dans l'oreille 1 litre d'eau tiède trois ou quatre fois par jour; il ne faut pas craindre non plus d'agir avec une certaine force et de se servir à cet effet d'une grosse seringue ou d'un irrigateur puissant. Mais ici comme ailleurs, l'adresse est supérieure à la violence, et lorsqu'on sait faire convenablement ces injections, il est inutile d'y déployer une grande force. Il importe de redresser complètement le conduit auditif en attirant fortement le pavillon en haut et en arrière, puis l'extrémité de la canule de la seringue ou de l'irrigateur étant introduite dans le méat auditif, on la dirige vers la paroi postérieure du conduit, de manière que le jet du liquide ne vienne pas frapper directement la paroi labyrinthique, ce qui peut avoir des inconvénients et déterminer des vertiges, des syncopes, des vomissements.

Si j'insiste sur ces détails, c'est que les injections auriculaires sont très mal données. Il m'est arrivé plusieurs fois de modifier très rapidement et de guérir des suppurations de la caisse d'ancienne date, à l'aide des mêmes injections que les malades employaient sans succès depuis le début de leur écoulement. Il a suffi pour cela de leur indiquer la manière de pratiquer ces injections (2).

Après chaque lavage, on devra prescrire des instillations médicamenteuses

(1) *Écoulements purulents par l'oreille. Phlébite consécutive des sinus.* Thèse in-4°, 1865.
(2) Voy. Simon Duplay, *Technique des principaux moyens de diagnostic et de traitement des maladies des oreilles.* Paris, 1889.

destinées à modifier les surfaces malades. Les substances employées sont extrêmement variables; ce sont des astringents ou de légers caustiques. Le sulfate de zinc et de cuivre, l'alun, le tannin, le sous-acétate de plomb, le nitrate d'argent sont également employés avec succès. Cependant chacun de ces médicaments trouve plus particulièrement son indication suivant les cas. Dans l'otorrhée simple, sans granulations, l'alun, l'acide borique (2 à 6 grammes d'eau) me paraissent surtout réussir. Dans les otites fongueuses, le sulfate de cuivre (1 à 2 grammes pour 100), le nitrate d'argent sont quelquefois plus avantageux.

D'une manière générale on peut dire que, dans les cas où la maladie se montre très rebelle au traitement, on doit varier souvent la nature des substances employées en instillations. J'ai souvent réussi, alors que tous les moyens semblaient définitivement sans effet, en introduisant dans le fond du conduit un petit tampon d'ouate imbibée d'une solution à parties égales de tannin et d'alcool pur que je laissais en place pendant vingt-quatre heures, et que je renouvelais tous les quatre à cinq jours. Ce moyen, qui ne doit être employé que dans l'otite chronique suppurée tout à fait indolente, est lui-même exempt de douleur.

Il faut également prendre certaines précautions indispensables pour que ces instillations médicamenteuses produisent tout l'effet désirable. Le malade doit pencher la tête du côté opposé, pendant qu'on verse le liquide dans l'oreille; puis, afin que celui-ci pénètre à travers la perforation du tympan et arrive au contact avec toutes les parties de la caisse, le malade devra exécuter l'expérience de Valsalva, jusqu'à ce que l'air ait traversé la trompe; le liquide pénètre alors, baigne toute la caisse, et s'insinuant même dans la trompe, coule dans le pharynx.

Quelques médecins auristes préconisent les insufflations de poudres inertes ou médicamenteuses dans le traitement des suppurations chroniques de l'oreille. Le talc, le sous-nitrate de bismuth, l'alun, le sulfate de cuivre, l'acide borique ont été employés, mais ces poudres ont l'inconvénient de former avec le pus des masses solides qu'il est ensuite difficile de détacher. Dans certains cas d'otite fongueuse et granuleuse, il peut être cependant quelquefois utile d'y avoir recours.

Mais on obtiendra de bien meilleurs résultats en touchant directement les parties malades, préalablement mises à nu par le spéculum soit avec un petit crayon de nitrate d'argent, soit avec un pinceau imbibé d'une solution de nitrate d'argent, de chlorure de zinc, de sous-acétate de plomb, de perchlorure de fer. Je reviendrai du reste sur ce point en parlant du traitement des polypes de l'oreille.

A diverses époques, les chirurgiens attribuant les troubles fonctionnels qui accompagnent le catarrhe purulent chronique de l'oreille moyenne à la persistance de la perforation de la membrane tympanique, ont cherché à y remédier en obturant l'ouverture normale. Les premières tentatives remontent à Marcus Bauzer (1640) et à Leschevin (1763), mais c'est principalement depuis les publications de Yearsley [1] et de Toynbee que l'utilité du tympan artificiel a

[1] *The Lancet*, 1er juillet 1848.

été reconnue. Le premier conseilla l'emploi d'une petite boulette de coton humectée, que l'on applique sur la perforation de la membrane du tympan; tandis que Toynbee imagina une véritable membrane artificielle, composée d'une mince lamelle de caoutchouc vulcanisé, au centre de laquelle est fixé un petit fil d'argent qui en facilite l'application et l'extraction. La présence dans le conduit de ce fil métallique rigide n'est pas exempte d'inconvénients, aussi peut-on le remplacer par un petit tube de caoutchouc de 2 à 3 millimètres de diamètre, soudé à la rondelle. Pour l'introduire on se sert d'une sorte de

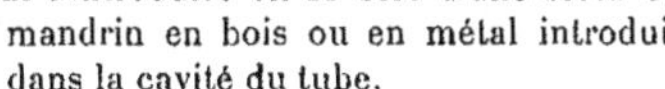

mandrin en bois ou en métal introduit dans la cavité du tube.

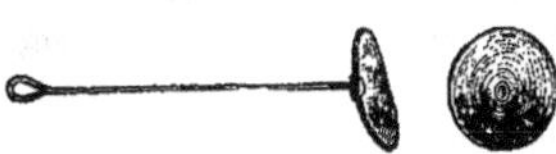

Fig. 261. — Tympan artificiel de Toynbee.

Les résultats fournis par l'application de la boulette de coton de Yearsley ou du tympan artificiel de Toynbee sont quelquefois merveilleux, et peuvent persister pendant plusieurs heures, et même pendant une journée tout entière. Mais le plus souvent le bénéfice obtenu se perd bientôt, et ce fait doit être rapporté au déplacement du corps étranger. En effet, le tympan artificiel améliore l'ouïe seulement lorsqu'il est placé d'une certaine façon, et c'est à la suite de tâtonnements que l'on parvient à trouver la position convenable. Enfin il est des cas dans lesquels il ne produit aucun résultat avantageux, en sorte qu'il est impossible de dire d'avance et sans avoir fait plusieurs essais préalables si le tympan artificiel sera ou non utile et dans quelle mesure il pourra l'être.

Comment agit le tympan artificiel? Je considère comme un fait parfaitement acquis aujourd'hui que, contrairement à l'opinion de Toynbee, la membrane de caoutchouc n'agit nullement en oblitérant la perforation; car, sans entrer dans la démonstration de ce fait, il suffit de rappeler que certains individus jouissent d'une ouïe relativement bonne avec des perforations très étendues de la membrane du tympan. La surdité tient, ainsi que je l'ai dit, aux lésions des osselets et de la muqueuse, et si le tympan artificiel agit favorablement, c'est en modifiant avantageusement certaines conditions défavorables. Or l'anatomie pathologique nous a montré que les disjonctions des osselets, et principalement de l'enclume et de l'étrier, ne sont pas rares dans le catarrhe purulent chronique de la caisse. Je n'hésite pas à croire que, dans les cas où le tympan artificiel produit une amélioration notable de l'ouïe, cet effet est dû à la pression exercée par la plaque de caoutchouc sur les débris de la membrane du tympan, pression qui se transmet au marteau et à l'enclume, et de là à l'étrier, de sorte que la continuité de la chaîne se trouve rétablie et que les vibrations sonores parviennent plus facilement au labyrinthe. Je citerai à l'appui de cette opinion ce fait que, même après la cicatrisation d'une perforation, la pression sur la membrane du tympan à l'aide d'une petite boulette de coton parvient quelquefois à augmenter la portée de l'ouïe. Chez un confrère, atteint de suppuration chronique de la caisse, depuis de longues années, et qui tirait grand avantage de l'emploi d'une sorte de tympan artificiel de son invention, consistant dans une petite lamelle de peau fine et mouillée, la perforation étant venue à se cicatriser, l'ouïe devint plus dure : l'usage du tympan artificiel déterminait cependant la même amélioration qu'avant la cicatrisation. Menière [1] rapporte aussi un fait des plus intéressants : un vieux président de tribunal, atteint de surdité, réussissait depuis près de seize ans à améliorer son ouïe pour une heure en exerçant une pression sur le tympan avec une épingle mousse en or. Menière, qui pendant cette opération examina l'oreille, trouva le tympan intact et constata que la pression avait lieu sur l'extrémité du manche du marteau qui était poussé en dedans. On ignorait alors les lésions propres aux affections de la caisse, aussi Menière ne manque-t-il pas d'attribuer ce résultat à l'excitation passagère du labyrinthe. Nous pouvons aujourd'hui fournir de ce fait remarquable une explication reposant sur des bases plus sérieuses; et il est évident pour nous que la pression agissait dans ce cas de la même manière que le tympan artificiel dans les cas de perforation, c'est-à-dire en rétablissant la continuité interrompue de la chaîne des osselets.

Quelle que soit d'ailleurs la théorie du tympan artificiel, du moment où son efficacité a été constatée, on doit avoir recours à ce moyen simple, exempt de dangers, et capable de rendre dans quelques circonstances des services réels.

On peut l'employer alors même qu'il existe encore de la suppuration, mais il est bon d'en proscrire l'usage tant qu'il y a des symptômes d'irritation et de douleur. La boulette de coton, surtout lorsqu'on la trempe dans une solution astringente, est souvent même préférable au tympan artificiel et agit mieux pour tarir l'écoulement. En général, il est bon de ne pas laisser trop longtemps en place le tympan artificiel, et de l'enlever toujours pendant la nuit. Certains malades, qui savent facilement placer ce petit instrument, n'en font usage que dans les moments où ils ont besoin de mieux entendre.

On ne saurait trop insister sur l'importance du traitement des suppurations chroniques de la caisse, ni s'élever contre le préjugé, quelquefois partagé par les médecins, que ces otorrhées guériront d'elles-mêmes ou que leur suppression peut être cause d'accidents. En effet, c'est presque toujours par suite de la négligence des malades ou des médecins et par suite de la persistance indéfinie de ces otorrhées, que les os finissent par être envahis à leur tour, et, quoique certaines complications puissent survenir en dehors de toute lésion osseuse, il est évident que ces complications sont d'autant plus à craindre qu'il existe une ostéite, une carie, une nécrose des parois de la caisse.

Lorsque ces lésions osseuses sont reconnues ou soupçonnées, l'indication est de prévenir plus que jamais la stagnation du pus à l'aide de lavages fréquents pratiqués sans violence. Les instillations médicamenteuses devront être employées avec une grande circonspection, et suspendues ou modifiées aussitôt qu'elles déterminent de la douleur. Si l'on ne tenait pas un compte suffisant de cette dernière indication, on s'exposerait à faire naître une ostéo-périostite étendue et à augmenter ainsi les dangers. Nous verrons plus tard, à l'occasion des suppurations de l'apophyse mastoïde, que la chirurgie peut intervenir quelquefois plus directement, lorsque les lésions sont étendues à la portion mastoïdienne du temporal.

Enfin, toutes les fois que l'otorrhée semble en rapport avec l'existence d'une altération osseuse, je n'hésite pas à conseiller l'emploi des révulsifs derrière

(1) Traduction de Kramer, p. 526.

l'oreille, tels que vésicatoires, cautères, séton. Leur utilité ne me paraît pas douteuse, et je suis convaincu que, dans bien des cas, ils ont modéré l'extension de la maladie osseuse, et prévenu le développement de graves complications. Les révulsifs sur le tube digestif, renouvelés de temps en temps, ont également pour effet de lutter contre la tendance à la congestion encéphalique.

Nous dirons plus tard quel doit être le rôle du chirurgien lorsque survient quelque complication du côté de l'encéphale, des nerfs ou des vaisseaux.

2° POLYPES DE L'OREILLE

Sous le nom de polypes de l'oreille on a confondu des productions morbides différentes par leur nature et leur point d'origine, et qui présentent comme caractères communs de faire une saillie plus ou moins considérable dans l'intérieur du conduit auditif externe et de s'accompagner d'un écoulement de pus.

Quoique les polypes de l'oreille puissent prendre naissance en différents points de l'appareil auditif (conduit, membrane du tympan, oreille moyenne), j'ai cru devoir placer ici leur étude, parce que, dans l'immense majorité des cas, ces tumeurs proviennent de la caisse, et que, de plus, il est très difficile et souvent même impossible sur le vivant de déterminer leur point d'origine.

Il en est de même de leur nature : on a confondu, en effet, sous la désignation de polypes de l'oreille, des fongosités du tissu conjonctif provenant des parties molles ou des os, et de véritables pseudoplasmes ayant une structure histologique propre. C'est aux recherches microscopiques modernes qu'on doit d'avoir pu établir entre ces deux sortes de tumeurs, une distinction souvent impossible à faire d'après les caractères extérieurs.

On pourra consulter sur ce sujet les travaux suivants :

BONNAFONT, Mémoires sur les polypes de l'oreille et sur une nouvelle méthode opératoire pour leur guérison. Paris, 1851. — DU MÊME, Polypes fibreux de l'oreille. *Union méd.*, 1864, n° 124. — FAURE, Des polypes de l'oreille. Thèse de Paris, 1861. — ROOSA, Remarks on aural Polypi. *American medical Times*, Aug. 1864, vol. IX, n° 6, p. 64. — CLARKE. Observ. on the Nature and Treatment of Polypus in the Ear. Boston, 1867, analysé dans *Archiv für Ohrenheilkunde*, t. IV, p. 230. — KESSEL, Ueber Ohrenpolypen. *Archiv für Ohrenheilkunde*, 1869, t. IV, p. 167, et *Gaz. hebdom.*, 1869, n° 22. — STEUDENER, Beiträge zur pathologischen Anatomie der Ohrenpolypen. *Archiv für Ohrenheilkunde*, 1869, t. IV, p. 199.

Étiologie. — Les polypes de l'oreille se rencontrent assez fréquemment dans la pratique, et comme ils s'accompagnent toujours d'un écoulement purulent par le conduit auditif externe, on s'est demandé quelle relation existait entre le développement des polypes et celui de l'otorrhée. Les uns ont pensé que le polype était la cause de la suppuration, les autres ont soutenu que le développement des polypes était toujours précédé d'une otorrhée plus ou moins ancienne. Il me paraît aujourd'hui démontré que chacune de ces opinions est vraie. Sans pouvoir affirmer laquelle des deux doit prévaloir, je pense néanmoins que les polypes de l'oreille se développent le plus souvent à la suite de longues suppurations affectant l'oreille externe ou moyenne, et reconnaissent par conséquent pour causes l'otite externe purulente, la myringite chronique, le catarrhe purulent de la caisse. J'ajoute même que les polypes qui naissent du conduit auditif ou de la membrane du tympan reconnaissent toujours ce mode pathogénique.

Mais il n'en est pas de même pour ceux qui prennent leur origine dans la caisse. Car, s'il est vrai que, dans le plus grand nombre de cas, les polypes de la caisse succèdent à un catarrhe purulent de l'oreille moyenne, avec perforation de la membrane du tympan, et surtout à cette forme d'otite moyenne purulente que j'ai désignée sous le nom d'otite fongueuse ou granuleuse, on possède aujourd'hui des faits irréfutables qui prouvent que des polypes peuvent se développer dans la caisse, probablement à la suite d'une inflammation chronique de la muqueuse tympanique, et sans perforation du tympan. Je citerai comme exemple une observation très intéressante de Gottstein (¹), qui assista au développement de la tumeur polypeuse dans l'intérieur de la caisse, et la vit apparaître à l'extérieur après avoir perforé la membrane du tympan. Je ne saurais dire quelle est la fréquence de ces polypes primitivement développés dans la caisse, relativement au nombre de ceux qui succèdent au catarrhe purulent de l'oreille moyenne; mais, d'après mes observations personnelles, je serais porté à admettre que les polypes nés primitivement dans la caisse et apparaissant à l'extérieur après avoir perforé la membrane du tympan, ne sont peut-être pas extrêmement rares.

Anatomie pathologique. — Les polypes de l'oreille se présentent sous forme de tumeurs d'un volume variable. Tantôt ils sont réduits aux dimensions d'une tête d'épingle; tantôt ils sont assez développés pour remplir complètement le conduit auditif externe et faire saillie à l'extérieur, sous forme de champignon. Leur surface est tantôt lisse, tantôt inégale, et rappelant l'apparence d'une fraise ou d'une framboise; quelquefois même la tumeur est constituée par un certain nombre de petits grains de la grosseur d'un grain de chènevis, réunis à la masse commune par un mince pédicule, et ressemblant exactement à une grappe de raisin.

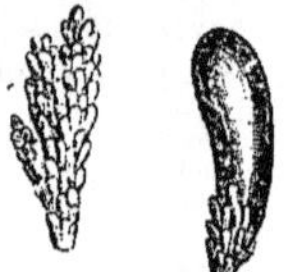

Fig. 262. — Deux polypes de l'oreille.

Leur couleur est tantôt d'un gris jaune rougeâtre, tantôt d'un rouge vif; lorsqu'ils font saillie à l'extérieur, leur surface devient blanchâtre, comme cutanée, à moins qu'elle ne soit le siège d'ulcérations, ce qui n'est pas très rare.

Le plus ordinairement les polypes de l'oreille présentent une consistance faible, comparable à celle des polypes muqueux des fosses nasales. Quelquefois cependant, ils offrent une certaine dureté, mais qui n'égale jamais celle des vrais fibromes.

Les polyles de l'oreille s'insèrent par une large base ou par un mince pédicule. Ceux qui naissent du conduit sont les plus rares et s'implantent généralement près de la membrane tympanique. D'autres proviennent de cette dernière, et suivant Tröltsch, c'est principalement de la partie postérieure et supérieure. Enfin les polypes de la caisse, les plus fréquents de tous, peuvent

(¹) *Klinische und kritische Beiträge zur Ohrenheilkunde. Archiv für Ohrenheilkunde*, t. IV, p. 85.

s'insérer sur tous les points de la cavité tympanique; il n'est pas rare de les voir attachés dans la portion tympanique de la trompe. Tröltsch a observé une tumeur prise pendant la vie pour un polype du conduit auditif, et implantée dans les cavités osseuses de l'oreille moyenne qui siègent au-dessus du conduit auditif osseux. Elle avait perforé l'os immédiatement en avant de la membrane du tympan, et l'on pouvait croire qu'elle était fixée sur la peau de la paroi supérieure du conduit. J'ai rencontré dans ma pratique un fait absolument semblable au précédent. D'après quelques observations anatomiques, un certain nombre de polypes de la caisse auraient leur point de départ dans la couche muqueuse de la membrane tympanique. On peut enfin rencontrer à la fois plusieurs polypes de l'oreille naissant du conduit auditif, de la membrane du tympan et de la caisse.

Relativement à leur structure, on doit distinguer : 1° les vrais polypes; 2° les granulations et les fongosités du tissu conjonctif.

1° Quoique le groupe des polypes vrais ait été déjà nettement établi par les descriptions isolées de Meissner, Billroth, Forster et Tröltsch, c'est principalement aux recherches de Kessel et de Steudener qu'on doit la connaissance exacte des caractères histologiques des polypes de l'oreille. Suivant le dernier de ces auteurs, on peut diviser ces tumeurs en trois groupes, comprenant : *a*, les *polypes muqueux*; *b*, les *polypes fibreux* ou *fibromes*; *c*, les *myxomes*. Les premiers sont de beaucoup les plus communs, puisque sur 33 polypes examinés par Steudener, 27 appartenaient à cette catégorie.

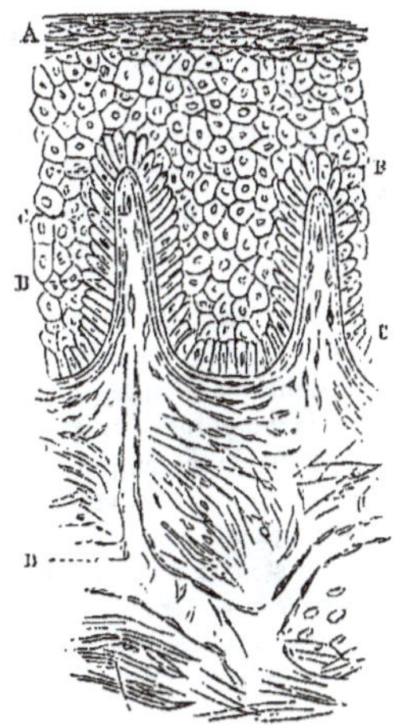

Fig. 263. — Structure d'un polype muqueux.

a. Les *polypes muqueux* (fig. 263) sont constitués par une enveloppe épithéliale, une masse de tissu conjonctif, des vaisseaux, des glandes et des kystes.

La couche épithéliale qui revêt les polypes muqueux est formée tantôt d'épithélium pavimenteux stratifié, tantôt d'une ou de plusieurs couches d'épithélium cylindrique; souvent on trouve de l'épithélium à cils vibratiles. Quelquefois la tumeur présente un épithélium pavimenteux vers son extrémité terminale, et un épithélium cylindrique à sa base. Lorsque la gaine épithéliale est épaisse, les cellules les plus superficielles sont aplaties, analogues à celles de la couche cornée de l'épiderme (fig. 263, A), tandis que les cellules de la couche profonde, en rapport avec le tissu conjonctif, sont plus allongées, plus petites (fig. 263, B).

Le tissu conjonctif de la tumeur rappelle assez exactement le chorion des muqueuses, mais s'en distingue par la présence d'un grand nombre d'éléments jeunes (noyaux embryoplastiques, cellules fusiformes, corps étoilés) et par la présence de la mucine qui infiltre le tissu et lui donne son aspect et sa consistance. A sa surface libre, le chorion muqueux est surmonté de nombreuses papilles hypertrophiées, allongées, qui déterminent l'aspect papillaire (fig. 263, C), d'une partie ou de la totalité de la tumeur. Des vaisseaux assez nombreux (fig. 263, D), quelquefois dilatés, à parois extrêmement minces, se répandent dans l'épaisseur du chorion. On voit souvent des capillaires pénétrer dans les papilles et y former des anses. Enfin les vaisseaux sont quelquefois assez développés pour donner au polype l'aspect d'une tumeur caverneuse, ainsi que Buck [1] (de New-York), en a décrit un bel exemple.

On a observé dans l'intérieur des polypes muqueux des glandules se présentant sous forme d'enfoncement tubuleux de l'épithélium. Steudener ne les a trouvées que dans 7 cas, et il est probable qu'on a souvent pris pour des glandes l'espace compris entre deux papilles.

La présence de cavités kystiques a été signalée par les différents auteurs qui ont étudié la structure des polypes muqueux. Ces kystes, tapissés à leur intérieur d'un épithélium, sont remplis d'un liquide muqueux renfermant des cellules épithéliales détachées et des globules de mucus. On peut les considérer comme des kystes par rétention provenant des glandules, mais il est plus probable qu'ils se développent par suite de l'adhésion des extrémités des papilles, due à la pression exercée par le conduit auditif. Les fentes interpapillaires ne communiquant plus avec la surface libre, et les produits qu'elles sécrètent ne pouvant s'écouler au dehors, les espaces interpapillaires s'élargissent et constituent de véritables kystes. A côté de ces kystes, il existe encore des lacunes de grandes dimensions, sphériques, remplies de mucus et dépourvues de revêtement épithélial; elles contiennent aussi de grandes cellules fusiformes et étoilées.

b. Les *polypes fibreux* ou *fibromes* paraissent rares, puisque Steudener n'en décrit que 5 cas sur 33 polypes. Suivant cet auteur, ils proviendraient de la couche périostique du conduit et de la caisse, et peut-être de la couche fibreuse de la membrane du tympan.

L'enveloppe épithéliale est constituée par plusieurs couches d'un épithélium pavimenteux, qui recouvrent de petites papilles simples ou doubles tout à fait analogues à celles de la peau.

Le stroma est formé de tissu conjonctif avec un grand nombre de cellules fusiformes et étoilées, dont les prolongements s'anastomosent fréquemment et traversent la tumeur par de beaux réseaux cellulaires. La substance intercellulaire est parfois complètement homogène, sans trace de structure fibrillaire, comme dans certains fibromes périostiques; d'autres fois, on y voit de grosses fibres provenant de la réunion des fibrilles en faisceaux.

Les vaisseaux sont peu nombreux et peu développés, d'où la coloration pâle de la tumeur. On n'y trouve ni glandes en tubes, ni kystes. Suivant Klotz, les polypes fibreux pourraient contenir des dépôts osseux ou calcaires.

c. Les *myxomes* ont été admis par Steudener, d'après un fait unique qu'il a observé. Il s'agissait d'un polype de la caisse, d'aspect gélatineux, provenant d'un jeune homme de dix-sept ans. Il était formé de plusieurs couches d'épithélium pavimenteux recouvrant de petites papilles, et d'un stroma constitué par une matière amorphe, complètement homogène, infiltrée de mucus et tra-

[1] *Archives of Ophthalmologie and Otologie*, t. II, n° 1, p. 72.

versée par des anastomoses réticulées de cellules fusiformes et étoilées, et par des fibrilles minces et formant des réseaux à larges mailles. Dans l'épaisseur de la matière amorphe se rencontraient des vacuoles rondes ou ovales, renfermant un liquide lactescent, en même temps qu'on trouvait çà et là à l'état de liberté des cellules arrondies et granulées, ayant l'apparence de leucocytes.

2° Quant aux *granulations* et aux *fongosités* qu'on observe fréquemment dans le conduit auditif et qui sont souvent considérées comme des polypes dont elles présentent les caractères extérieurs, elles en diffèrent histologiquement par l'absence de couche épithéliale, de couche papillaire, de glandes ; elles sont constituées par des fibres lamineuses entrecroisées en tous sens et circonscrivant des mailles assez lâches, qui sont remplies de substance amorphe, transparente, uniformément granuleuse. Les vaisseaux y sont peu abondants.

Symptomatologie et diagnostic. — Il est rare que la présence des polypes de l'oreille ne s'annonce pas par une otorrhée. Cependant, je n'ai pas hésité à admettre que certains polypes de la caisse se développent sans être précédés par une inflammation suppurarive. On pourrait donc, à la rigueur, assister à cette première période de développement de la tumeur avant que le tympan soit perforé. Dans l'observation déjà citée de Gottstein, il s'agissait d'un jeune homme qui présentait depuis quinze jours les symptômes d'une otite moyenne aiguë du côté droit, et chez lequel on vit apparaître au bout de quelque temps, en arrière du manche du marteau, une petite ecchymose, remplacée bientôt, après une semaine, par une tumeur arrondie qu'on prit d'abord pour une granulation de la membrane tympanique, mais qu'on ne tarda pas à reconnaître comme constituée par un polype de la caisse ayant perforé la membrane.

Mais, dans l'immense majorité des cas, les malades atteints de polypes de l'oreille sont affectés, depuis un temps plus ou moins long, d'un écoulement de pus, fétide, souvent mêlé de sang, parfois même compliqué de véritables otorrhagies. Dans un cas rapporté par Rossi(¹), il y avait par l'oreille des hémorrhagies supplémentaires des règles. Les malades accusent une surdité plus ou moins forte, souvent accompagnée de bourdonnements.

Enfin on constate assez fréquemment, dans les cas de polypes de l'oreille, les divers phénomènes nerveux que nous avons déjà mentionnés en parlant des corps étrangers ou des inflammations de l'oreille externe et moyenne : douleurs névralgiques, vertiges, syncopes, vomissements. Ces divers phénomènes nerveux étaient extrêmement développés et se compliquaient même d'une hémiplégie faciale chez une jeune fille que j'ai opérée, il y a plusieurs années, à l'hôpital de la Pitié. L'ablation du polype suffit pour amener la disparition de tous ces symptômes alarmants. Schwartze (²) a aussi rapporté un cas des plus intéressants, où la présence d'un polype dans l'oreille avait déterminé une hémiplégie incomplète avec ptosis.

Ces divers phénomènes trouvent leur explication, d'une part, dans la pres-

(¹) *Gazette des hôpit.*, 19 sept. 1868.
(²) *Archiv für Ohrenheilkunde*, t. I, p. 147.

sion exercée sur les parois du conduit et de la caisse et par l'intermédiaire des fenêtres sur le labyrinthe, et, d'autre part, dans l'existence d'une phlegmasie chronique de la muqueuse de la caisse. L'ablation du polype agit donc comme l'extraction d'un corps étranger qui fait cesser la compression et qui diminue l'inflammation déterminée et entretenue par sa seule présence.

Les polypes de l'oreille peuvent acquérir rapidement un volume considérable, et Tröltsch cite le cas d'un jeune homme chez lequel un polype de la caisse avait rempli tout le conduit auditif dans l'espace de six semaines. Cependant le développement de la tumeur est ordinairement beaucoup plus lent, et ce n'est qu'après plusieurs mois que la tumeur envahit tout le conduit et vient se présenter au méat avec les caractères qui ont été décrits plus haut.

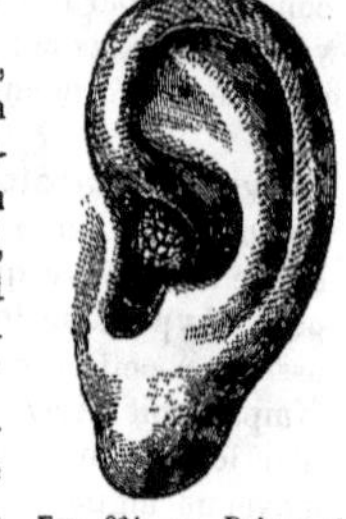

Fig. 264. — Polype de l'oreille saillant à l'extérieur.

Mais bien avant que la tumeur ait acquis ce volume, il est possible d'en découvrir la présence par l'examen du fond de l'oreille, après que celle-ci a été préalablement nettoyée. On aperçoit alors une tumeur plus ou moins volumineuse, de couleur rosée ou d'un rouge vif, de faible consistance, saignant facilement, et présentant en un mot les différents aspects que nous avons énumérés.

Il est souvent impossible d'établir s'il s'agit de granulations et de fongosités ou de vrais polypes, mais cette incertitude est sans importance au point de vue pratique. L'existence nettement reconnue d'une altération osseuse doit faire admettre qu'il s'agit de fongosités, lesquelles peuvent parfois acquérir un volume considérable. On pourrait aussi confondre les polypes et les fongosités de la caisse avec les tumeurs cancéreuses, mais celles-ci sont très rares, et nous verrons bientôt qu'il est possible, lorsqu'on est prévenu, d'éviter l'erreur.

La présence d'un polype étant reconnue, il importerait de déterminer son point d'origine. On peut quelquefois y parvenir en glissant avec douceur un stylet autour de la tumeur afin de rechercher où elle adhère. La plupart des auteurs conseillent cette manœuvre et se flattent d'arriver ainsi au diagnostic du lieu d'implantation. Je ne crains pas d'avancer que, sauf de très rares exceptions, on doit rester dans le doute à ce sujet.

Pronostic. — Les polypes de l'oreille constituent une maladie assez sérieuse. Nés le plus généralement sous l'influence d'une phlegmasie chronique préexistante, ils l'entretiennent indéfiniment et ne tardent pas à l'aggraver et à provoquer son extension; de là des accidents graves et quelquefois mortels.

Relativement à la fonction auditive, il faut bien se pénétrer de cette idée, que si le polype agit à la façon d'un corps étranger en interceptant l'entrée des ondes sonores, l'obstruction du conduit est rarement assez complète pour rendre compte d'une surdité très prononcée. Celle-ci est le plus souvent due aux lésions concomitantes de l'inflammation chronique. Le chirurgien, consulté sur le résultat probable d'une opération destinée à faire disparaître le polype, devra se garder de croire et d'annoncer qu'en enlevant la tumeur, l'ouïe se rétablira. Il s'exposerait en agissant ainsi à de cruels mécomptes, et il est sage de réserver le pronostic sur ce point. La persistance de la perception des vibrations sonores par les os du crâne permet seule d'affirmer que l'ouïe n'est pas définitivement perdue et que l'on peut espérer quelque amélioration.

On cite quelques cas rares [1] dans lesquels les polypes de l'oreille se sont détachés spontanément et sous l'influence d'une injection; j'ai vu aussi deux faits de cette nature, mais il faut considérer cette heureuse terminaison comme tout à fait exceptionnelle.

Traitement. — Les diverses méthodes de traitement proposées contre les polypes de l'oreille ne conviennent pas également dans tous les cas, et il me paraît utile de distinguer, à ce point de vue, les polypes volumineux, c'est-à-dire ceux qui remplissent une partie ou la totalité du conduit auditif externe, et les polypes de petites dimensions, que l'on peut confondre au point de vue thérapeutique avec les granulations, les fongosités de l'oreille.

Dès que les polypes atteignent un volume suffisant pour remplir le conduit auditif externe, on ne doit pas songer à obtenir leur disparition à l'aide des styptiques, des astrigents, ou même des caustiques légers, quel que soit leur mode d'application. Il est absolument indispensable d'enlever la tumeur ou de la détruire sur place par une cautérisation profonde et énergique.

Quoique la cautérisation semble avoir donné de bons résultats entre les mains de quelques spécialistes, même alors qu'il s'agissait de polypes très volumineux, c'est un procédé douloureux, assez lent dans son action, et qui ne laisse pas de présenter des inconvénients et même des dangers. Je le repousse donc comme premier et unique moyen de traitement des polypes volumineux, le réservant pour achever plus tard la guérison.

L'ablation de la tumeur, lorsqu'elle est convenablement pratiquée, est préférable à la cautérisation.

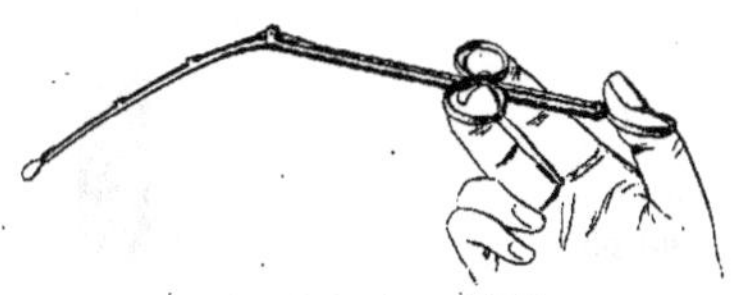

Fig. 265. — Polypotome de Wilde.

L'arrachement doit être proscrit comme dangereux, car on peut, dans cette manœuvre aveugle, produire des désordres graves du côté de la membrane du tympan et de la chaîne des osselets. La section avec un petit bistouri ou avec des ciseaux courbes sur le plat est fort difficile à pratiquer. Aucun procédé n'égale, par la simplicité, la rapidité d'exécution et l'innocuité, celui de la ligature extemporanée, et nul instrument, malgré les modifications diverses qu'on lui a fait subir, n'est supérieur au polypotome de Wilde, représenté (fig. 265).

Cet instrument, construit à peu près comme un serre-nœud, est recourbé à angle obtus. Un fil métallique formant une anse vient se fixer par ses deux

[1] Gottstein, *Klinische und kritische Beiträge zur Ohrenheilkunde. Archiv für Ohrenheilkunde*, t. IV, p. 170.

extrémités sur une sorte de cheville qui glisse dans une rainure creusée à la face supérieure de l'instrument, et qui est munie de deux anneaux pour l'index et le médius ; un troisième anneau termine la tige de l'instrument et reçoit le pouce. On conçoit facilement que par le rapprochement des trois doigts, l'anse métallique se ferme.

Pour se servir de cet instrument, on commence par déterminer aussi exactement que possible les limites de la tumeur en la circonscrivant avec un stylet ou en faisant usage du spéculum si le polype ne remplit qu'une partie du conduit, puis on fait une anse dont la forme et les dimensions soient appropriées à celle du polype, on glisse cette anse aussi loin que possible, et lorsqu'on pense avoir atteint les limites de la tumeur, on opère d'un coup la section en rapprochant les doigts engagés dans les anneaux.

L'hémorrhagie qui suit cette opération est variable, quelquefois assez abondante, mais sans jamais offrir le moindre caractère inquiétant. Il suffit de quelques injections pour arrêter l'écoulement de sang et pour permettre d'examiner les parties avec le spéculum. S'il existe d'autres polypes, si la première excision n'a pas été suffisamment complète, et qu'il reste encore une masse assez considérable, on pratique immédiatement une seconde excision.

Le même instrument peut également convenir pour exciser des polypes beaucoup plus petits, des granulations siégeant au voisinage de la membrane du tympan ou dans la caisse. Mais, dans ces cas, son emploi présente parfois des difficultés. Bonnafont a préconisé une petite pince à deux ou trois branches (fig. 266) dont le rapprochement est déterminé par le glissement d'une canule montée elle-même sur un manche. En pressant sur le bouton qui termine en arrière la canule, les mors de la pince se resserrent et peuvent saisir le polype. Cet instrument permet souvent d'enlever facilement de petits polypes, ou de petites granulations molles, peu adhérentes.

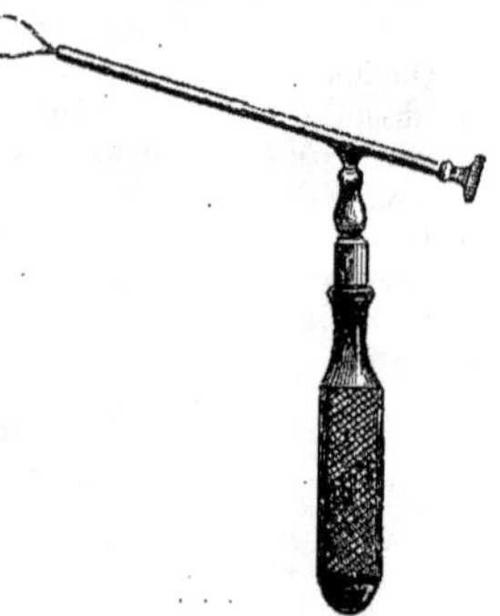

Fig. 266. — Pince à deux branches.

Lorsque l'oreille est débarrassée, en tout ou en partie, et qu'il ne reste plus qu'une petite portion de la tumeur correspondant à son point d'implantation, il importe d'en prévenir la reproduction qui ne tarderait pas à se faire.

Cette indication sera remplie, d'une part, en cautérisant directement le pédicule, d'autre part, en instituant le traitement que nous avons déjà conseillé contre l'otorrhée dépendant d'une otite externe, d'une myringite chronique, ou d'un catarrhe purulent de la caisse, et pour lequel je renvoie le lecteur aux articles consacrés à ces maladies. J'insiste seulement sur l'importance extrême de ce traitement complémentaire qui seul met à l'abri des récidives.

La cautérisation du pédicule exige de grandes précautions ; il faut de toute nécessité faire usage du spéculum et s'aider d'un éclairage parfait, afin de borner aux parties malades l'action du caustique. Relativement à la nature de celui-ci on peut se servir du nitrate d'argent fondu, et, dans ce cas, j'ai déjà dit qu'il était indispensable d'avoir à sa disposition de petits crayons extrêmement fins et montés sur un instrument délicat. Les caustiques liquides, portés sur le point malade à l'aide d'un petit bourdonnet d'ouate, peuvent remplacer avantageusement le nitrate d'argent dont l'action est souvent insuffisante; je recommande tout spécialement les solutions concentrées et presque saturées de chlorure de zinc, dont une seule application suffit souvent pour détruire entièrement le reste du polype.

Avant de terminer, je dois dire un mot du traitement des polypes encore renfermés dans la caisse du tympan et qui pourraient donner lieu à quelque indication particulière. J'ai cité un fait dans lequel le chirurgien a assisté au développement de la tumeur dans l'intérieur de la caisse, et à la perforation de la membrane du tympan. On pourrait se demander si, dans un cas analogue, le diagnostic étant suffisamment établi, il ne serait pas indiqué de pratiquer l'ablation de la tumeur après section préalable de la membrane du tympan. Je ne connais aucune observation dans laquelle cette indication se soit nettement posée. Mais dans une circonstance assez analogue à celle que je suppose, Moos (¹) ayant reconnu l'existence de deux polypes de la caisse dont l'un sortait à travers une perforation de la partie antérieure de la membrane, tandis que l'autre, encore renfermé dans la caisse, repoussait en dehors la moitié postérieure de la membrane, incisa celle-ci, put extraire le second polype, et guérit son malade.

3° TUMEURS DIVERSES

a. CANCER. — Les auteurs d'otologie se bornent à mentionner le cancer de la caisse du tympan, qui paraît être assez rare. J'ai eu l'occasion pour ma part d'en observer deux cas, et comme, dans l'un de ces faits, je suis resté pendant un certain temps dans le doute relativement à la nature de la maladie, il me paraît utile d'en dire quelques mots, afin de prémunir les praticiens contre de fâcheuses erreurs.

Le cancer du tympan peut être primitif ou secondaire, suivant qu'il prend origine dans les parois mêmes de la cavité tympanique ou que, né primitivement dans un autre point, il envahit consécutivement la caisse. Je citerai plus particulièrement les fongus de la dure-mère, qui quelquefois se sont fait jour à l'extérieur par l'oreille.

Relativement au cancer primitif, je ne saurais dire, faute d'observations suffisantes, s'il naît plus fréquemment de la muqueuse ou de l'os sous-jacent. Dans un des faits que j'ai observés, comme dans un cas rapporté par Brunner (²), il s'agissait d'un épithélioma ayant probablement pris naissance dans la muqueuse tympanique; tandis que, chez mon second malade, la tumeur était constituée par un ostéosarcome. Il en était de même dans un cas rapporté par Boke (³).

(¹) *Klinik*, p. 295.
(²) *Archiv für Ohrenheilkunde*, t. V, p. 28.
(³) *Archiv für Ohrenheilkunde*, t. I, p. 356.

Le début du cancer de la caisse est extrêmement insidieux et marqué par des douleurs dans l'oreille et dans tout le côté correspondant de la tête, douleurs quelquefois extrêmement vives et qu'on met le plus souvent sur le compte d'accès névralgiques.

Il existe en même temps de la surdité et des bourdonnements. Puis il survient par l'oreille un écoulement purulent, souvent mêlé de sang, et quelquefois même de véritables otorrhagies.

La maladie est généralement considérée comme un simple catarrhe purulent de l'oreille, et traitée comme telle, jusqu'au moment où l'examen direct permet d'établir le diagnostic.

On trouve alors le fond du conduit auditif rempli par une tumeur plus ou moins volumineuse, offrant l'apparence de fongosités osseuses. Cependant, quoique dans le fait rapporté par Brunner la tumeur épithéliale de l'oreille ait présenté tous les caractères de couleur et de consistance propres aux vrais polypes de l'oreille, je dois dire que, dans les deux cas que j'ai observés, l'aspect de ces fongosités m'a tout de suite inspiré des doutes. Elles offraient une coloration d'un gris jaunâtre, différente de la couleur rosée ou rouge des polypes ordinaires; leur consistance était aussi beaucoup plus ferme; enfin, la matière de l'écoulement mérite d'être notée; elle était constituée par un liquide séro-sanguin et séro-purulent.

Dans tous les cas, d'ailleurs, où l'on concevrait quelques doutes sur la nature des fongosités, il serait indispensable d'en enlever quelques fragments et de les soumettre à l'examen microscopique. Car c'est principalement au début ou dans les premières périodes de la maladie qu'il importe d'être fixé sur le diagnostic.

Le cancer de la caisse suit une marche assez rapide, soit qu'il reste borné à l'oreille et détermine la mort par suite de quelque complication, soit qu'il se propage aux parties avoisinantes, ce qui est le cas le plus fréquent. On voit alors survenir un gonflement qui occupe toute la région mastoïdienne et temporale; l'articulation de la mâchoire ne tarde pas à être envahie; des abcès se forment au pourtour de l'oreille. Mais il est aisé de voir que l'inflammation de l'os et du périoste ne sont que des phénomènes accessoires et que la maladie est constituée par une dégénérescence osseuse.

En même temps que la maladie fait des progrès, les douleurs augmentent d'intensité et ne laissent plus aucun repos au malade, l'ouïe se perd complètement; les bourdonnements cessent parfois ou persistent jusqu'au dernier moment. Enfin on peut voir survenir une hémiplégie faciale.

La mort est le plus souvent causée par quelque complication, telle qu'une méningo-encéphalite, ou une hémorrhagie plus ou moins abondante. C'est ce dernier accident qui a enlevé un de mes malades. L'autre paraît avoir succombé à l'épuisement, sans que j'ose affirmer cependant que quelque complication cérébrale ne soit pas survenue dans les derniers jours de la vie, l'autopsie n'ayant pu être faite.

S'il importe d'établir de bonne heure le diagnostic du cancer de la caisse, c'est presque exclusivement au point de vue du pronostic, car la thérapeutique est entièrement nulle. L'incertitude où l'on se trouve le plus souvent sur les limites du mal interdit de tenter de le détruire par une opération sanglante ou par la cautérisation. Le rôle du médecin doit donc se borner à calmer les douleurs et à combattre les autres accidents qui peuvent survenir.

b. Exostoses. — En faisant l'histoire de l'otite moyenne sclérémateuse, j'ai signalé le développement d'exostoses et d'hyperostoses de la caisse. Mais, en général, ces productions pathologiques n'atteignent pas un développement considérable. Zaufal [1] a observé, sur le cadavre d'un jeune garçon de neuf ans, une tumeur beaucoup plus volumineuse, naissant de la paroi postérieure et interne de la caisse, remplissant une partie de cette cavité et oblitérant la fenêtre ronde. Cette tumeur, formée de tissu compacte et éburné, était probablement congénitale.

c. Cholestéatomes. — On trouve dans les auteurs un certain nombre d'observations où il est question de tumeurs solides de la caisse, sur la nature desquelles il est souvent assez difficile de se prononcer. Itard [2] et Bonnafont [3] regardent ces concrétions solides de la caisse comme de nature crayeuse, et le dernier de ces auteurs rapporte un cas dans lequel l'évacuation de ces matières par le conduit auditif, après perforation de la membrane, fut suivie d'une amélioration notable de l'ouïe.

Gruber [4] a également décrit des néoplasmes prenant leur point de départ dans la muqueuse du tympan, et qu'il considère comme étant de la nature du cholestéatome. Il en rapporte trois exemples, dont un seul a été observé sur le vivant. Enhn Hinton [5] a rencontré une tumeur de la caisse qu'il désigne sous le nom de *tumeur sébacée*.

Il est probable que ces différentes concrétions solides ou demi-solides présentent entre elles de grandes analogies de structure. Elles semblent formées principalement par des amas de cholestérine et de pus desséché ayant subi la transformation graisseuse ou crétacée. Tantôt elles prennent naissance dans les os et font saillie dans la caisse, tantôt elles sont indépendantes du tissu osseux et remplissent plus ou moins complètement les cavités de l'oreille moyenne.

Ces masses peuvent être prises, à un examen superficiel, pour de véritables tubercules et ont été décrites quelquefois sous ce nom.

L'excessive rareté de ces faits, dont je n'ai observé aucun exemple sur le vivant, ne me permet pas d'en donner une description clinique. Si l'on reconnaissait, toutefois, l'existence de ces concrétions dans la caisse, on devrait en faciliter l'expulsion en incisant la membrane tympanique ou en agrandissant son ouverture si elle est déjà perforée, et en pratiquant par la trompe et par le conduit auditif externe des injections liquides. On pourrait espérer par ce moyen procurer une notable amélioration de l'ouïe, ainsi qu'il résulte d'un petit nombre de faits publiés.

(1) *Archiv für Ohrenheilkunde*, t. II, p. 48.
(2) *Traité*, t. I, p. 387.
(3) *Traité*, p. 527.
(4) *Das Cholesteatome im Gehörorgan. Allg. Wiener med. Zeitung*, 1862.
(5) *Guy's Hospital Reports*. 3e série, 1863, t. IX, p. 264.

VI

MALADIES DE L'APOPHYSE MASTOÏDE

Les maladies de l'apophyse mastoïde ne devront pas m'arrêter longuement. Laissant de côté les lésions traumatiques qui se limitent bien rarement à cette région, et les anomalies congénitales ou acquises qui n'offrent aucun intérêt pour le chirurgien, je m'occuperai d'abord des maladies inflammatoires, puis je parlerai brièvement de quelques lésions rares de l'apophyse mastoïde.

ARTICLE PREMIER

LÉSIONS VITALES ET ORGANIQUES DE L'APOPHYSE MASTOÏDE

1° MALADIES INFLAMMATOIRES

Les auteurs d'otologie n'ont pas suffisamment distingué l'ostéo-périostite de l'apophyse mastoïde de l'inflammation des cellules mastoïdiennes. Il en résulte que bien souvent dans la pratique ces deux maladies essentiellement distinctes sont prises l'une pour l'autre.

a. — OSTÉO-PÉRIOSTITE DE L'APOPHYSE MASTOÏDE

J'ai déjà signalé cette complication qu'il n'est pas très rare d'observer lorsqu'une violente inflammation survient dans le cours d'un ancien catarrhe purulent de la caisse. L'inflammation se propage du périoste de la caisse et du conduit auditif au périoste des parties avoisinantes et principalement de l'apophyse mastoïde et de la fosse temporale, ainsi qu'il est facile de le comprendre, si l'on songe que le conduit auditif osseux se continue directement par sa partie postéro-supérieure avec la surface externe de l'apophyse mastoïde et de la fosse temporale. On ne saurait trouver un obstacle à cette propagation dans l'insertion de la portion cartilagineuse du conduit, car elle se fait au moyen des trousseaux fibreux, plus ou moins séparés les uns des autres, mais laissant toujours entre eux des espaces celluleux assez larges. Cette périostite de l'apophyse mastoïde, par propagation d'une périostite de la caisse, est assez fréquente chez les enfants, dont le conduit auditif osseux est à peine développé et dont la caisse du tympan se trouve presque de niveau avec l'os temporal.

D'après ce qui précède, la maladie est donc constamment précédée d'un écoulement purulent par l'oreille de date plus ou moins ancienne, puis, sous l'influence du froid, le malade est pris de douleurs extrêmement violentes dans l'oreille et dans tout le côté correspondant de la tête, souvent accompagnées de fièvre, d'agitation, de délire.

En même temps que l'on constate les signes qui ont été indiqués à l'occasion de la périostite du conduit et de la caisse, on voit apparaître derrière l'oreille un gonflement œdémateux, qui bientôt tend à devenir phlegmoneux et gagne la fosse temporale. Toute la région mastoïdienne est le siège d'un empâtement assez mal circonscrit; le sillon qui sépare la conque de la surface mastoïdienne est effacé; la peau est chaude, rouge. Enfin, après une durée variable, mais qui ne dépasse guère un septénaire, la fluctuation devient évidente, et, soit que la collection purulente s'ouvre spontanément ou que le chirurgien pratique une incision, on peut s'assurer à l'aide du stylet que la surface de l'os est mise à nu dans toute l'étendue de la collection purulente. D'autre part, si l'on fait une injection par la plaie extérieure, le liquide injecté ressort par l'oreille, et réciproquement, ce qui démontre que l'abcès a eu son origine dans les parties profondes de l'oreille.

En général, dès que l'abcès est ouvert, tous les phénomènes locaux et généraux s'amendent; la suppuration diminue de jour en jour; il reste seulement une ou plusieurs fistules qui mettent quelquefois un temps fort long à se fermer et qui, le plus souvent, ne guérissent qu'après l'expulsion de quelques petits séquestres. Je laisse de côté, bien entendu, le catarrhe purulent de la caisse qui peut persister indéfiniment si l'on ne met en usage un traitement approprié.

La périostite de l'apophyse mastoïde et des régions circonvoisines ne constitue pas en général une maladie grave par elle-même. Les accidents que l'on observe quelquefois concurremment avec elle sont dus à la périostite du conduit et de la caisse. A ce point de vue, la maladie diffère essentiellement de l'inflammation des cellules mastoïdiennes, et nous verrons bientôt comment on peut les distinguer l'une de l'autre.

Quant au traitement, il consiste dans l'emploi des moyens antiphlogistiques, au début, sangsues, cataplasmes, etc., et, dès que la suppuration est manifeste, dans l'incision large, suivie de lavages répétés.

b. — INFLAMMATIONS DES CELLULES MASTOÏDIENNES

L'inflammation aiguë ou chronique des cellules mastoïdiennes paraît être toujours consécutive à celle de la muqueuse tympanique, ou du moins, elle coïncide toujours avec cette dernière. J'ai déjà signalé cette coïncidence dans l'histoire de l'otite moyenne.

C'est seulement lorsqu'il y a suppuration que la maladie acquiert une réelle importance. Dans ces conditions, en effet, le pus sécrété dans les cellules mastoïdiennes trouve un écoulement difficile, alors même que la membrane du tympan est largement perforée. A plus forte raison si celle-ci est intacte, si les parois du conduit auditif sont gonflées, ou si le canal est obstrué par des productions polypeuses, la rétention du pus dans la caisse et dans les cellules doit en être la conséquence, et il peut en résulter des accidents graves et quelquefois mortels. Tantôt le pus accumulé dans les cellules se porte vers l'extérieur, et, par suite de la nécrose de la paroi externe de l'apophyse mastoïde, vient se faire jour sous la peau. Tantôt, au lieu de se porter en dehors, l'inflammation des cellules mastoïdiennes étend son action du côté de la paroi interne, et l'on comprend les dangers qui résultent de cette marche, puisque la paroi interne de l'apophyse mastoïde répond au sinus latéral, au cerveau et au cervelet.

Toynbee a fait remarquer avec juste raison que les rapports de l'apophyse mastoïde à sa face interne sont très variables selon l'âge. Rudimentaires chez l'enfant, les cellules mastoïdiennes sont alors réduites à leur portion horizontale, qui répond à la fosse cérébrale postérieure, au-dessus du sinus latéral. Il en résulte que, chez l'enfant, lorsque l'inflammation des cellules mastoïdiennes se porte du côté de leur face interne, elle se transmet surtout au cerveau. Chez l'adulte, au contraire, la portion verticale des cellules, qui constitue l'apophyse mastoïde proprement dite, est surtout en rapport avec le sinus latéral et la fosse cérébelleuse, en sorte que, dans l'âge adulte, l'inflammation des cellules mastoïdiennes se propage plutôt au sinus latéral et au cervelet. Un assez grand nombre de faits viennent témoigner de l'exactitude de cette remarque.

L'inflammation suppurative des cellules mastoïdiednes s'annonce par les signes ordinaires du catarrhe purulent de la caisse, auxquels viennent bientôt se joindre d'autres symptômes objectifs du côté de l'apophyse mastoïde. La région, douloureuse au toucher, devient le siège d'un gonflement œdémateux, assez bien limité au début, mais qui ne tarde pas à s'étendre, surtout à la partie supérieure de l'apophyse mastoïde. La peau est rouge, tendue, puis, au bout d'un temps variable, on peut percevoir une fluctuation obscure qui indique que la lame osseuse qui ferme à l'extérieur les cellules mastoïdiennes a été ramollie ou même détruite et que le pus s'est fait jour au dehors. Il n'est pas rare, dans ces cas, que le pus provenant de l'apophyse mastoïde suive la gaîne du sterno-mastoïdien et fuse assez loin dans la région cervicale.

Dans ces circonstances, il suffit quelquefois de donner issue au pus collecté sous la peau pour que tous les accidents se calment. La maladie passe à l'état chronique et il reste une ou plusieurs fistules dont la guérison ne s'obtient qu'après un temps généralement très long.

Mais, dans d'autres cas plus malheureux, soit que le pus se soit fait jour en même temps vers l'extérieur et vers l'intérieur, soit que l'inflammation ait uniquement suivi cette dernière voie, les symptômes du début, loin de s'amender, subissent une constante aggravation; on voit survenir des vomissements, de l'agitation, du délire, des convulsions, en un mot tous les signes habituels d'une méningo-encéphalite; dans d'autres cas, où la maladie suit une marche plus chronique, les malades sont pris de frissons, de fièvre, de diarrhée, d'ictère, et l'on ne tarde pas à reconnaître les signes évidents de l'infection purulente dont la cause réside dans une phlébite du sinus latéral.

La suppuration des cellules mastoïdiennes est le plus souvent confondue avec la périostite de l'apophyse mastoïde. Il importe cependant d'établir ce diagnostic, qui présente rarement de sérieuses difficultés.

Au début, il est aisé de différencier le gonflement qui appartient à l'une et à l'autre de ces affections. Dans la périostite simple, le gonflement est diffus, le sillon qui existe entre la conque et l'apophyse mastoïde a disparu; dans l'inflammation des cellules mastoïdiennes, le gonflement est plus exactement circonscrit; le sillon qui existe entre la conque et l'apophyse mastoïde persiste.

La douleur à la pression est bien plus marquée et plus superficielle dans la périostite simple que dans l'inflammation des cellules mastoïdiennes.

L'examen du conduit auditif peut aussi fournir de précieux renseignements. La périostite de l'apophyse mastoïde est, comme je l'ai dit, un accident de l'ostéo-périostite de la caisse qui s'accompagne constamment d'une périostite du conduit; on trouvera donc les signes de cette affection que je n'ai pas besoin de rappeler. La suppuration des cellules mastoïdiennes, au contraire, n'est pas forcément liée à une otite périostique. Elle s'accompagne toujours d'un catarrhe purulent de la caisse dont on constatera les signes; la perforation du tympan, l'existence d'une otite granuleuse, de fongosités, de polypes; dans d'autres cas plus rares, en même temps que l'on observe tous les signes d'une otite moyenne, avec douleur, gonflement de la région mastoïdienne, l'examen de l'oreille montre la membrane du tympan injectée, mate, épaissie, infiltrée, quelquefois refoulée en dehors. Enfin, que la membrane soit intacte ou qu'elle soit perforée, il est encore un signe qui indique à peu près certainement la suppuration des cellules mastoïdiennes, c'est l'existence d'une rougeur de la peau, avec gonflement œdémateux, circonscrite à la paroi postérieure du conduit auditif osseux. On sait, en effet, qu'à ce niveau, le conduit répond aux cellules mastoïdiennes.

Si j'ai insisté sur ce diagnostic, c'est qu'il importe au plus haut degré que le chirurgien reconnaisse le plus vite possible la suppuration de l'apophyse mastoïde, afin de prévenir les accidents terribles dont il a été question.

Dès que l'on a acquis la certitude de la présence du pus dans les cellules mastoïdiennes, il est indiqué de lui donner issue par une ouverture artificielle. Cette indication, selon moi, ne souffre aucune exception et ne saurait être négligée par ce fait que la membrane du tympan est largement perforée et qu'il n'existe aucun obstacle dans le conduit auditif à l'écoulement du pus. À plus forte raison, lorsque cette dernière condition se rencontre, l'indication est-elle formelle.

Wilde (¹) a proposé, dans le cas où l'on hésite sur le développement d'une suppuration dans les cellules mastoïdiennes, de faire à 1 centimètre en arrière de la conque une incision longue et profonde allant jusqu'au périoste, et d'attendre vingt-quatre ou quarante-huit heures, puis, si les accidents persistent, de trépaner l'apophyse mastoïde. Cette pratique, adoptée par la plupart des auristes, me paraît sans avantage et fait perdre un temps précieux. S'il y a réellement du pus dans les cellules mastoïdiennes, l'incision extérieure est sans action, et il est certain pour moi qu'elle a seulement réussi à calmer les accidents dans les cas où il ne s'agissait pas d'une inflammation des cellules, mais d'une simple périostite.

La trépanation de l'apophyse mastoïde est d'une exécution facile. Dans les cas où la lamelle externe a été perforée par le pus, on incise sur le point des téguments le plus saillant, puis on reconnaît avec le stylet ou la sonde cannelée l'ouverture osseuse qui conduit dans l'intérieur des cellules mastoïdiennes et il suffit d'agrandir cette ouverture avec la gouge et d'enlever toutes les parties

(¹) *On Aural Diagnostic and Diseases of the Mastoid Process. Medical Times and Gaz.*, May 1862.

malades de l'os. Lorsque la lamelle externe de l'apophyse mastoïde est encore intacte, l'opération exige certaines précautions, si l'on veut arriver avec précision dans la cavité des cellules mastoïdiennes et éviter les accidents qui pourraient survenir. Ces accidents sont : la pénétration dans la cavité crânienne et l'ouverture du sinus latéral. Dans un travail publié dans les *Archives générales de médecine* en 1888, j'ai décrit minutieusement la technique de cette opération et je renvoie le lecteur à ce mémoire ainsi qu'aux traités spéciaux. Je me bornerai à dire que l'incision doit être faite immédiatement en arrière de l'insertion de la conque sur l'apophyse mastoïde, et qu'après avoir repoussé le pavillon en avant on doit procéder à la trépanation de l'os en se servant de préférence d'une petite gouge et du maillet de plomb ordinaire, en creusant peu à peu et à petits coups, jusqu'à ce que l'on soit parvenu dans la cavité de l'antre mastoïdien. On pourrait aussi employer un perforatif ou un petit trépan, mais la gouge est préférable. L'apophyse devra être attaquée au niveau du bord supérieur du conduit auditif externe, et l'instrument sera dirigé parallèlement à la paroi postérieure du conduit, c'est-à-dire horizontalement et légèrement en avant. Il est parfois nécessaire de traverser une couche osseuse assez épaisse, mais on devra s'arrêter lorsqu'on aura pénétré à une profondeur de 14 à 15 millimètres, sans rencontrer les cellules mastoïdiennes. Il serait dangereux d'aller plus loin et on courrait le risque de pénétrer dans l'intérieur du crâne ou dans le sinus latéral. Lorsqu'on est arrivé dans le foyer, on enlève les différentes cloisons avec une pince un peu forte ou une petite curette tranchante, afin de faciliter l'écoulement du pus.

Si la membrane du tympan est perforée et le conduit auditif entièrement libre, il suffira de pratiquer par l'ouverture accidentelle de fréquentes injections détersives et de maintenir la plaie béante pendant quelque temps à l'aide d'un petit tube à drainage.

Mais si la membrane du tympan est intacte, ou si le conduit auditif est obstrué, soit par l'épaississement de ses parois, soit par la présence de polypes ou de fongosités, il importe d'ouvrir aussi de ce côté une large issue. La perforation de la membrane du tympan, les incisions de la peau du conduit, l'excision des polypes et des fongosités, rempliront cette seconde indication, permettront aux injections poussées par l'ouverture de l'apophyse mastoïde d'opérer un lavage complet de l'oreille moyenne, et préviendront toute rétention de pus.

La trépanation de l'apophyse mastoïde a été faite aujourd'hui un très grand nombre de fois, et l'on peut dire que, lorsqu'elle n'a pas été pratiquée trop tard, elle a presque toujours réussi à sauver les jours du malade. Il est bon d'ajouter que, dans un assez grand nombre de cas, les malades ont guéri en conservant un certain degré d'audition.

2° LÉSIONS DIVERSES DE L'APOPHYSE MASTOÏDE

a. On a quelquefois observé, à la suite d'inflammation suppurative des cellules mastoïdiennes, des *fistules* persistantes. Magnus [1] en a rapporté un

[1] *Ein Fall von natürlicher Eröffnung des Antrum mastoideum. Archiv f. Ohrenheilkunde*, t. V, p. 118.

exemple remarquable : l'ouverture accidentelle était remplie par une sorte de bouchon formé principalement de masses de cholestérine et de cryptogames.

Je rappellerai aussi que l'atrophie de la lame externe de l'apophyse mastoïde peut entraîner comme conséquence la formation d'une fistule borgne, suivie bientôt de l'infiltration de l'air au-dessous du périoste et des téguments, d'où résulte le *pneumatocèle du crâne*.

b. On a signalé dans l'épaisseur de l'apophyse mastoïde la présence de productions anormales qui seraient constituées par des masses tuberculeuses suivant les uns, par de la cholestérine et du pus desséché, selon d'autres. On les trouve souvent décrites sous les noms de cholestéatomes, de tumeurs perlées. Il est probable que plusieurs des prétendues tumeurs sébacées de Toynbee appartiennent à cette catégorie.

Ce dernier auteur [1] a rapporté un fait, suivant lui unique dans la science, de poils renfermés dans les cellules mastoïdiennes et entourés par des masses épidermiques.

c. L'hyperostose de l'apophyse mastoïde n'est pas rare et s'observe dans certains cas d'otite moyenne chronique, et principalement dans la forme sclérémateuse de cette maladie. Par suite d'une hyperplasie des lamelles qui circonscrivent les cellules, celles-ci deviennent de plus en plus petites, et finissent même par disparaître. La section de l'apophyse mastoïde représente une masse éburnée sans trace de cellules.

L'apophyse mastoïde sclérosée peut devenir le siège de douleurs névralgiques extrêmement intenses, irradiant parfois à la moitié correspondante de la tête. Lorsque ces douleurs résistent aux moyens ordinaires, la trépanation de l'apophyse mastoïde réussit, en pareil cas, quoique l'apophyse ne renferme pas de pus et que l'opération n'ouvre pas l'antre mastoïdien. J'ai insisté ailleurs sur cette indication toute particulière de l'apophyse mastoïde [2].

VII

MALADIES DE L'OREILLE INTERNE

A une époque encore peu éloignée, on considérait les maladies de l'oreille interne comme extrêmement fréquentes, et on les désignait sous le titre général de *surdités nerveuses*, qui signifiait seulement que l'altération de l'ouïe avait pour cause une lésion inconnue des parties terminale ou centrale du nerf auditif. On sait aujourd'hui que la plupart des prétendues surdités nerveuses sont dues à des affections de l'oreille moyenne entraînant pour conséquence l'immobilisation, l'ankylose des osselets, la sclérose de la muqueuse tympanique et l'obstruction plus ou moins complète des fenêtres ovale et ronde.

Mais si, grâce à ces notions fournies par les recherches anatomo-patholo-

(1) *Med. Times and Gazette*, 3 mars 1869, p. 238.

(2) S. Duplay, *De la trépanation de l'apophyse mastoïde. Arch. génér. de méd.*, mai et juin 1888.

giques, on doit restreindre dans des limites beaucoup plus étroites le cadre des surdités nerveuses ou, pour parler un langage plus scientifique, des surdités dépendant de maladies de l'oreille interne, ce serait tomber dans une exagération fâcheuse que de nier l'existence de ces maladies. Leur étude, il est vrai, n'est encore qu'à l'état d'ébauche; toutefois les travaux modernes permettent, dès à présent, d'établir quelques divisions nosologiques et d'avancer certains faits cliniques importants.

Laissant de côté les vices de conformation de l'oreille interne, qui n'offrent guère qu'un intérêt tératologique, je m'occuperai exclusivement des lésions traumatiques et des lésions organiques. On pourra consulter sur ce sujet les travaux suivants :

PAUL MENIÈRE, Sur les lésions de l'oreille interne donnant lieu à des symptômes de congestion cérébrale apoplectiforme. *Gaz. méd.*, 1861. — VOLTOLINI, Zur acuten Entzündung des hautigen Labyrinthes. *Monatsschrift für Ohrenheilkunde*, octobre 1867, juin 1868, juillet et août 1870. — REICHEL, Otitis intima sive labyrinthica. *Berliner klin. Wochenschrift*, 1870, nos 24 et 25. — KNAPP, A Clinical Analyse of the Inflammatory Affections of the inner Ear. *Archiv of Ophthalmology and Otology*, 1871, t. II, n° 1, p. 204. — S. DUPLAY, Des maladies de l'oreille interne. *Archives génér. de méd.*, 1872, vol. I, p. 711. — VOURY, De la Maladie de Ménière. Thèse de Paris, 1874. — A. ROBIN, Des affections cérébrales consécutives aux lésions non traumatiques du rocher. Paris, 1885.

ARTICLE PREMIER

LÉSIONS TRAUMATIQUES DE L'OREILLE INTERNE

Les causes traumatiques peuvent agir de diverses manières sur l'oreille interne, quoique toujours indirectement. Une fracture de la base du crâne intéressant le rocher peut léser le vestibule et le labyrinthe et causer une surdité complète, accompagnée quelquefois de symptômes particuliers que nous décrirons bientôt à l'occasion de l'otite labyrinthique. C'est sans doute à cette cause que doivent être rapportées un certain nombre de surdités consécutives aux fractures de la base du crâne.

On sait qu'un coup violent appliqué sur l'oreille, en refoulant la membrane du tympan, par suite de la compression de l'air du conduit, peut déterminer la rupture de la membrane, et occasionner une surdité complète et persistante. Cette surdité ne peut être mise sur le compte de la déchirure de la membrane, car il est bien reconnu que ces plaies guérissent facilement, et qu'une perforation simple du tympan ne gêne qu'imparfaitement l'audition. D'ailleurs, dans ces cas, la surdité est absolue et ne peut être causée que par une lésion labyrinthique. Quoique l'autopsie ne soit pas encore venue démontrer le fait, tout porte à penser que le refoulement brusque de la membrane du tympan et de la chaîne des osselets, et l'enfoncement de la base de l'étrier dans la fenêtre ovale, ont déterminé dans le labyrinthe membraneux un ébranlement considérable, suivi de lésions matérielles des extrémités du nerf acoustique.

Un bruit violent produit au voisinage de l'oreille peut être considéré comme agissant sur l'appareil nerveux par un mécanisme analogue. Il n'est pas rare de voir une surdité unilatérale ou bilatérale apparaître subitement chez des individus auprès desquels a eu lieu une forte détonation. On possède même quelques observations curieuses dans lesquelles la commotion traumatique de l'oreille a déterminé la perte subite de l'ouïe pour certains tons. Ainsi Schwartze [1] a rapporté le cas d'un individu qui perdit subitement la faculté d'entendre les sons élevés sous l'influence d'un coup de sifflet de locomotive. Moos [2], au contraire, a observé, à la suite d'un coup sur les deux oreilles, la perte subite de la perception des sons graves.

Ces surdités partielles, qui apparaissent quelquefois spontanément et en dehors de tout traumatisme, ne peuvent s'expliquer que par une lésion labyrinthique, et l'on verra comment on peut les interpréter d'après la théorie physiologique d'Helmholtz.

Enfin, on a souvent observé la perte complète de l'ouïe, à la suite d'un violent ébranlement du crâne, alors même que la cause vulnérante a agi très loin de l'oreille et qu'il n'existe d'ailleurs aucun signe de fracture du rocher.

Si l'examen de l'oreille externe et moyenne a fait constater l'intégrité de ces parties, on est bien forcé de rechercher la cause de la surdité dans l'oreille interne, ce qu'on peut d'ailleurs reconnaître jusqu'à un certain point d'après les signes qui appartiennent à la surdité nerveuse et sur lesquels nous reviendrons bientôt.

Les lésions labyrinthiques produites par ce traumatisme indirect peuvent être variables. On peut admettre, d'abord, une simple commotion des extrémités terminales du nerf acoustique, suivie de la perte des fonctions de ce nerf. Mais, en dehors de cette hypothèse, il faut signaler quelques faits positifs qui démontrent l'existence de lésions matérielles du labyrinthe dans les conditions que nous étudions. Ainsi Toynbee, à l'autopsie d'un individu devenu sourd après un coup reçu sur le crâne, a trouvé le labyrinthe membraneux, et surtout le limaçon, rempli de sang coagulé. Moos [3] rapporte un cas semblable.

Je ne m'arrêterai pas sur la symptomatologie et le diagnostic de ces surdités labyrinthiques succédant au traumatisme, devant revenir sur ce point à l'occasion des lésions vitales et organiques de l'oreille interne.

Quant au pronostic, on peut dire, d'une manière générale, que ces surdités traumatiques sont très graves, et qu'elles s'améliorent bien rarement. Cependant, comme on peut espérer qu'il s'agit d'extravasations sanguines et que le sang se résorbera, il est bon de réserver le pronostic.

Le traitement ne devra donc pas être nul. Indépendamment de ce qu'on pourrait faire en vue de favoriser la résorption de produits épanchés, il importe de prévenir autant que possible, par une thérapeutique énergique, l'inflammation consécutive du labyrinthe, qui peut elle-même être suivie de suppuration et de mort. Politzer [4] et Voltolini [5] ont rapporté deux observations très intéressantes dans lesquelles une fissure du rocher ayant ouvert le labyrinthe, sans aucune solution de continuité de la membrane du tympan, il survint une otite labyrinthique qui ne tarda pas à se communiquer aux méninges et détermina la mort.

(1) *Archiv für Ohrenheilkunde*, t. I, p. 136.
(2) *Virchow's Archiv*, t. XXXI, p. 125.
(3) *Archiv of Ophthalmology and Otology*, 1871, t. II, n° 1, p. 342.
(4) *Archiv für Ohrenheilkunde*, t. II, p. 88.
(5) *Monatsschrift für Ohrenheilkunde*, 1869, p. 109.

ARTICLE II

LÉSIONS VITALES ET ORGANIQUES DE L'OREILLE INTERNE

1° OTITE LABYRINTHIQUE AIGUË

Sous le titre d'otite labyrinthique aiguë, je comprends un certain nombre d'états pathologiques de l'oreille interne dont la nature inflammatoire est loin d'être démontrée, du moins pour tous les cas, mais qui offrent entre eux de nombreuses analogies relativement aux symptômes qu'ils déterminent.

P. Menière, chirurgien de l'Institut des sourds-muets à Paris, a décrit pour la première fois, en 1861, une affection de l'oreille ayant manifestement son siège dans le labyrinthe et apparaissant avec tous les signes habituels de la congestion cérébrale apoplectiforme. Depuis que l'attention a été attirée sur ce sujet, d'autres faits plus ou moins analogues ont été rapportés, et j'en ai pour ma part observé quelques-uns. Je décrirai d'abord cette forme d'otite labyrinthique, qu'il serait peut-être préférable de désigner sous le nom de *maladie de Menière*, puis je dirai quelques mots d'une variété d'otite interne décrite par Voltolini.

a. *Maladie de Menière.* — Il importe avant tout d'établir nettement la physionomie clinique de cette maladie. Aussi commencerons-nous par en décrire la symptomatologie ; nous chercherons ensuite à prouver que cette maladie a bien son siège dans l'oreille interne.

Symptomatologie. — La maladie décrite pour la première fois par P. Menière présente à peu près exactement les mêmes symptômes qu'on a coutume d'attribuer à la congestion cérébrale apoplectiforme.

Le début est soudain : au milieu de la plus parfaite santé et souvent sans cause appréciable, un individu est pris d'étourdissement, de vertige, de tintements d'oreilles, de nausées, de vomissements. La face devient pâle et se couvre de sueur froide, comme à l'approche d'une syncope. Quelquefois l'attaque est tellement violente que le sujet tombe privé de sentiment et de mouvement. Dans d'autres cas, le malade ne perd pas connaissance, mais il ne peut se tenir debout, ni marcher ; dès qu'il se lève, il lui semble que les objets tournent autour de lui, il titube comme si le sol se dérobait sous ses pieds ; quelquefois on a noté une tendance involontaire à tourner constamment du même côté. Jamais on n'observe de contractures, ni de paralysies ; cependant Menière a vu une fois une contracture spasmodique des muscles de la face, suivie d'une hémiplégie incomplète du côté de l'oreille lésée, et qui disparut en quelques jours. La température est normale et il n'existe pas de fièvre.

Ces divers phénomènes durent un temps variable, parfois très court, quelques minutes, un quart d'heure, quelques jours au plus. Puis le malade revient à la santé, ou conserve seulement une tendance au vertige, mais l'ouïe est complètement perdue, ou du moins très affaiblie d'un seul ou des deux côtés à la fois; il est aussi habituel, lorsque la surdité n'est pas complète, de voir les bourdonnements persister avec une grande intensité. La surdité présente parfois ce caractère remarquable et très important au point de vue du diagnostic, qu'elle n'existe que pour certains groupes de tons. Knapp a rapporté plusieurs faits de cette nature.

Les mêmes phénomènes se reproduisent tôt ou tard, tantôt après un mois, tantôt après une ou plusieurs années, et à chaque nouvelle attaque les bourdonnements et la surdité augmentent jusqu'à ce que l'ouïe soit totalement abolie.

Anatomie et physiologie pathologiques. — Il reste à rechercher quels sont la nature et le siège des lésions anatomiques qui correspondent à cet appareil symptomatique.

Malheureusement, on ne possède qu'un très petit nombre d'autopsies capables d'éclairer la question. Dans une observation, d'ailleurs très incomplète, Menière rapporte qu'il trouva à l'ouverture du cadavre d'une jeune fille, ayant succombé avec tous les symptômes de la maladie, une exsudation hémorrhagique dans les canaux demi-circulaires, étendue à un faible degré au vestibule, mais pas du tout au limaçon.

On peut encore invoquer deux faits déjà cités de Politzer et de Voltolini : il s'agissait de fissures du rocher traversant de chaque côté le labyrinthe. Les malades moururent après avoir présenté tous les signes de la maladie de Menière, et l'on trouva à l'autopsie, dans un cas, le labyrinthe droit rempli de sang coagulé et légèrement altéré, avec un ramollissement des parties membraneuses; le labyrinthe gauche rempli d'un liquide sanguin et purulent, avec destruction complète des parties membraneuses; dans le second cas, la cavité tympanique gauche et les canaux demi-circulaires de ce côté étaient remplis de sang. Enfin dans l'un et l'autre cas, il existait une méningite basilaire.

En l'absence de renseignements suffisamment nombreux tirés de l'anatomie pathologique relativement au siège de la maladie de Menière, il devient nécessaire d'analyser avec soin les principaux symptômes de la maladie en se basant sur les résultats fournis par l'expérimentation physiologique. On est ainsi forcément conduit, comme on va le voir, à rattacher ces symptômes à une lésion labyrinthique. Dans cette analyse, je laisserai de côté un certain nombre de symptômes accessoires, tels que la céphalalgie, la pâleur de la face, la faiblesse, les nausées et les vomissements, etc., qui peuvent s'expliquer par l'état syncopal ou par une action réflexe, et j'insisterai seulement sur les phénomènes qui présentent un intérêt direct avec la question, c'est-à-dire avec la localisation de la maladie de Menière dans l'oreille interne. Ces phénomènes sont : le vertige, les troubles de l'équilibre, accompagnés quelquefois de mouvements rotatoires, enfin les bourdonnements et la surdité.

Le *vertige* se rencontre dans un grand nombre d'affections d'oreilles, et l'observation clinique a démontré que ce phénomène se montre toutes les fois qu'il se produit une modification dans la pression intra-auriculaire, mais surtout lorsque cette pression est augmentée. Or, comme dans la maladie de

Menière, il n'existe le plus souvent aucune cause appréciable d'augmentation de pression intra-labyrinthique, on peut admettre *à priori* que celle-ci est due à une exsudation, à un épanchement brusque dans les cavités de l'oreille interne.

Les *troubles d'équilibre*, phénomène constant de la maladie de Menière, pourraient être considérés, au moment de l'attaque, comme résultant de l'état vertigineux et syncopal, mais lorsqu'ils se prolongent et persistent en même temps que la surdité et les bourdonnements, on peut affirmer que le point de départ en est dans l'oreille interne.

La démonstration de ce fait nous est fournie par les expériences bien connues de Flourens (¹), et dont il ne sera pas inutile de rappeler ici les résultats. Si le canal demi-circulaire horizontal est divisé d'un seul ou des deux côtés à la fois, la tête et fréquemment le corps tout entier de l'animal exécutent des mouvements rotatoires de droite à gauche ou inversement de gauche à droite. Si un seul canal vertical de chaque côté est intéressé, l'animal porte sa tête constamment en haut et en bas, et a une tendance à tomber en avant ou en arrière. Si plusieurs canaux demi-circulaires sont divisés, il en résulte une combinaison de mouvements désordonnés, comme si l'animal était atteint de vertige. La division des canaux demi-circulaires osseux, sans lésions des canaux membraneux, ne détermine pas ces mouvements anormaux. Si les canaux demi-circulaires seuls sont détruits, les animaux ne perdent pas l'ouïe, tandis que si les limaçons seuls sont détruits, les animaux perdent entièrement l'ouïe, mais ne présentent aucun trouble de l'équilibre, ni aucun mouvement anormal.

Ces résultats semblent avoir été confirmés par la plupart des physiologistes qui ont répété les expériences de Flourens. Goltz (²) a même cherché à donner une explication théorique de ces curieux phénomènes. Il conclut que les deux faisceaux du nerf auditif ont des fonctions différentes : le faisceau cochléaire est le nerf spécial de l'audition; les canaux demi-circulaires seraient l'organe du sens de l'équilibre de la tête, et par suite de tout le corps. La terminaison des nerfs dans les ampoules et dans les canaux demi-circulaires serait excitée par pression ou par tension comme les nerfs tactiles de la peau. Le liquide contenu dans les canaux demi-circulaires (endolymphe), obéissant aux lois de la pesanteur distendrait davantage les parties déclives. Or, la pression du liquide variant avec les mouvements de la tête, il en résulterait qu'une excitation nerveuse déterminée correspondrait à chaque position de la tête. La perception par le cerveau de cette excitation nerveuse spéciale constitue le sens de l'équilibre qui agit comme un régulateur des mouvements. Si une portion des canaux demi-circulaires est intéressée, le cerveau reçoit une information inexacte de la position de la tête et est incapable de calculer et de diriger correctement ses mouvements, d'où résultent le vertige et le trouble de la motilité.

D'après Goltz, si la lésion des canaux demi-circulaires existe d'un seul côté

(¹) *Recherches expérimentales sur les propriétés et les fonctions du système nerveux.* Paris, 1842, p. 438.
(²) *Pflüger's Arch. für Physiol.*, t. III, p. 172.

seulement, les troubles sont temporaires, mais s'ils existent des deux côtés, ils restent permanents.

Les *mouvements rotatoires* ont été rarement observés; ils existaient, cependant, chez un malade de Knapp, et s'exécutaient de gauche à droite. Or, chez ce malade, l'ouïe était plus altérée du côté gauche.

De même, dans un cas cité par Hillairet ([1]), où tous les symptômes de la maladie de Menière furent déterminés par une otite moyenne purulente avec production d'excroissances polypeuses, il y avait une tendance à tourner du côté opposé à celui qui était le siége de la lésion.

Cependant, il ne faudait pas conclure de ces deux faits que les mouvements rotatoires ont toujours lieu du côté malade vers le côté sain lorsqu'une seule oreille est affectée, ou, lorsque les deux le sont à la fois, du côté le plus sérieusement atteint vers celui qui l'est moins.

En effet, il existe d'autres observations tout à fait contradictoires. Trousseau([2]) a vu une femme atteinte de la maladie de Menière, et dont la surdité était beaucoup plus prononcée du côté droit, présenter une tendance à tourner à droite. Signol et Vulpian([3]) ont rapporté le fait suivant : Sur un coq qui, après un coup reçu sur la tête, tournait de gauche à droite, on trouva à l'autopsie une destruction des canaux demi-circulaires droits.

On peut donc dire que nous manquons de données suffisantes pour établir la relation qui existe entre la lésion des canaux demi-circulaires et le sens des mouvements rotatoires.

D'ailleurs, ces mouvements sont loin d'être constants, ainsi que je l'ai dit, et il est possible de s'en rendre compte d'après la théorie de Goltz. Si les canaux horizontaux seuls sont atteints, les mouvements rotatoires seront bien marqués; si les verticaux ou tous les canaux sont atteints à la fois, les troubles du mouvement sont complexes et se manifestent principalement par l'impossibilité de la station et de la marche.

Les *bourdonnements* reconnaissent une foule de causes qui peuvent toutes se résumer dans une excitation pathologique des extrémités centrales ou terminales des nerfs acoustiques. Un trouble quelconque dans le degré de pression intra-labyrinthique entraîne constamment à sa suite la production de bourdonnements. C'est là un fait qu'il est facile de vérifier, et l'on a vu que, dans certaines affections de l'oreille qui s'accompagnent d'une augmentation de pression intra-labyrinthique (corps étrangers, obstruction de la trompe, tumeurs ou épanchements de la caisse, etc), il suffit de faire disparaître la cause de compression pour voir cesser aussitôt les bourdonnements.

La *surdité* qui accompagne la maladie de Menière pourrait dépendre d'une altération quelconque du nerf auditif ou du centre de l'audition. Mais quelques faits bien observés prouvent indubitablement que la cause de cette surdité réside dans le labyrinthe, ou plus exactement dans le limaçon. Je veux parler de ces cas dans lesquels il existait une surdité pour certains groupes de sons.

([1]) *Bull. de la Soc. de biol.*, 3e série, 1861, t. III, p. 181.
([2]) *Leçons cliniques*, t. III.
([3]) Cités par Trousseau.

Il est, en effet, admis par la plupart des physiologistes que la perception des sons musicaux se fait dans le limaçon, et très probablement par l'intermédiaire des fibres de Corti. Or, Knapp a rapporté trois cas de maladie de Menière dans lesquels la surdité pour certains groupes de sons musicaux était bien accusée, et il compare assez ingénieusement cette lésion de l'audition à la contraction du champ visuel qui s'observe dans le glaucome.

D'après tout ce qui précède, nous pensons donc que l'on doit admettre une maladie particulière de l'oreille interne, caractérisée cliniquement d'une part par les bourdonnements et la surdité, et d'autre part par des symptômes cérébraux tels que la céphalalgie, la pâleur de la face, le vertige, la faiblesse, les nausées, les vomissements et les troubles de l'équilibre. Nous admettrons, en outre, que la maladie caractérisée par cet appareil symptomatique a son siège dans le labyrinthe, et affecte à la fois les canaux demi-circulaires, le vestibule et le limaçon.

Quant à la nature même de la maladie, il est impossible de se prononcer encore complètement sur cette quetion, mais, en tenant compte des rares autopsies qui ont été faites et en se reportant au début soudain, à la marche rapide, au retour des mêmes accidents sous forme d'attaques, il est permis de supposer que la maladie consiste dans une exsudation rapide de sang ou de sérosité, produite sous l'influence d'une congestion simple ou inflammatoire des membranes de l'oreille interne.

L'**étiologie** peut encore nous fournir quelques données intéressantes sur la nature de la maladie de Menière. Nous avons dit qu'elle pouvait être traumatique et se montrer à la suite d'une fracture du rocher traversant le labyrinthe et entraînant à sa suite un épanchement sanguin intra-labyrinthique; on a vu qu'elle pouvait aussi se produire par contre-coup, c'est-à-dire sans fissure osseuse pénétrant jusqu'au labyrinthe. Le plus souvent, la maladie de Menière se développe spontanément, soit comme affection primitive idiopathique, soit comme affection secondaire ou symptomatique.

La maladie de Menière idiopathique survient le plus ordinairement sans cause appréciable et surprend les individus au milieu de la plus parfaite santé. On a noté parfois l'exposition au froid, le coup de soleil, l'accouchement (Knapp). Lorsqu'elle est secondaire, la maladie peut être consécutive à une affection de l'oreille moyenne ou survenir à titre de complication d'une maladie générale.

Il n'est pas rare de voir un malade, affecté depuis longtemps d'une otite moyenne simple ou purulente, être pris subitement de tous les symptômes de la maladie de Menière. Knapp en rapporte un bel exemple dans son mémoire, et j'ai observé de mon côté quelques faits analogues. On sait que l'inflammation chronique de l'oreille moyenne a pour effet à peu près constant d'apporter un trouble dans la pression intra-labyrinthique. Il est probable que ces conditions anormales déterminent du côté du labyrinthe membraneux des modifications de structure qui ont pour effet de favoriser une hémorrhagie ou une exsudation séro-sanguine.

La maladie de Menière peut encore être symptomatique d'une affection générale, ou du moins les auteurs qui se sont occupés de cette question n'ont pas hésité à rapporter à la maladie de Menière les surdités qui surviennent dans le cours du typhus, des fièvres graves, des exanthèmes, de l'érysipèle, etc. Mais dans toutes les observations relatives à ces derniers cas, on ne trouve nullement signalés les symptômes que j'ai considérés comme caractéristiques de la maladie de Menière, à savoir : la surdité et les bourdonnements, d'une part, les troubles cérébraux passagers, d'autre part. On pourrait supposer, il est vrai, que si, dans ces cas, les troubles de la motilité ont fait défaut, cela tient à ce qu'ils ont échappé au milieu des phénomènes propres à la maladie principale, ou bien que les canaux demi-circulaires ont été moins sérieusement atteints que le limaçon. Mais ce sont là des hypothèses que rien ne justifie, et jusqu'à ce que de nouvelles recherches soient venues éclairer ce point de pathologie, je préfère, plutôt que de tout confondre, rejeter dans un autre groupe ces lésions consécutives du labyrinthe, et conserver à cette affection singulière, connue sous le nom de maladie de Menière, une place bien déterminée dans le cadre nosologique.

Il faut enfin signaler l'invasion brusque de la maladie de Menière dans le cours de la syphilis constitutionnelle. Knapp en rapporte une observation intéressante : les symptômes de la maladie de Menière coïncidèrent avec ceux d'une irido-choroïdite aiguë accompagnée d'exsudation séro-albumineuse dans les milieux de l'œil. Quoique l'influence de la diathèse syphilitique sur le développement des affections simultanées de l'oreille et de l'œil ait été manifeste, et quoiqu'on soit en droit de supposer que les lésions de l'oreille interne étaient de même nature que celles de l'œil, il est permis de se demander si le labyrinthe a été d'abord et isolément atteint ou s'il n'a pas été envahi consécutivement à l'inflammation chronique de la caisse, assez commune chez les syphilitiques. Je pencherais vers cette dernière hypothèse, car l'observation de Knapp manque de détails suffisants relativement à l'état de l'oreille moyenne.

Le **pronostic** de la maladie de Menière est extrêmement grave au point de vue de la fonction auditive qui est sérieusement compromise ou même entièrement abolie, soit après une seule attaque, soit après une série d'attaques plus ou moins rapprochées.

Le **traitement** est presque toujours inefficace, ce qui tient sans doute à ce que l'épanchement subit de liquide dans le labyrinthe a détruit en tout ou en partie les organes si délicats qui constituent le labyrinthe membraneux. On a employé sans succès les antiphlogistiques locaux et généraux, les révulsifs, le calomel, l'iodure de potassium. Charcot a préconisé l'emploi du sulfate de quinine à la dose de 1 gramme par jour, et ce traitement paraît avoir procuré un certain nombre de guérisons, en ce qui concerne du moins les troubles de l'équilibre, car la surdité n'est pas plus influencée par ce mode de traitement que par les autres. L'électricité n'a jamais procuré la moindre amélioration.

b. *Otite labyrinthique*. — Voltolini a décrit sous le nom d'*otite interne* ou *labyrinthique* une maladie qu'il a eu le tort de confondre avec la maladie de

Menière, et qu'il considère comme une inflammation primitive de l'oreille interne. Cette affection, qui atteint principalement les enfants, présente cliniquement une grande similitude avec la méningite, et suivant Voltolini, elle serait le plus souvent confondue avec cette dernière. Voici la description qu'il en a donnée :

La maladie débute brusquement; les enfants ont de la fièvre; la tête est chaude et brûlante; ils deviennent difficiles et agités. Quelquefois il y a des vomissements. La connaissance se perd généralement dans les premières vingt-quatre heures; en même temps il y a du délire, de l'agitation, les petits malades poussent des cris aigus; puis le coma survient au bout de deux à quatre jours. Cet état persiste pendant deux, trois, quatre jours, puis la connaissance revient très rapidement; mais lorsque les enfants essaient de marcher, ils sont chancelants et sont atteints de vertige. Enfin, à mesure que ces derniers phénomènes disparaissent, une surdité incurable se développe plus ou moins rapidement.

Je partage entièrement les doutes qui ont été émis par divers auteurs relativement à la spécificité de l'otite labyrinthique de Voltolini. D'abord, dans un certain nombre de cas, cette prétendue otite pourrait bien n'être qu'une méningite localisée ou une inflammation des ventricules, et plus particulièrement du quatrième ventricule.

H. Meyer [1] rapporte deux cas intéressants qui viennent à l'appui de cette supposition. A l'autopsie d'un sourd-muet très intelligent, Meyer trouva les deux appareils auditifs et les deux nerfs acoustiques parfaitement normaux, la membrane des ventricules du cerveau et du cervelet épaissie, le plancher du quatrième ventricule complètement nivelé par l'épaississement uniforme de la membrane; il n'y avait aucune trace des stries auditives. Dans un second cas, Meyer trouva que la profondeur du quatrième ventricule était diminuée, par l'épaississement de la membrane, et que les stries auditives étaient considérablement réduites de volume.

Il est donc loin d'être démontré que la maladie décrite par Voltolini n'est pas une méningite, et que la surdité qui en résulte ne dépend pas d'une lésion des nerfs auditifs. Mais en admettant même, ce qui paraît certain pour le plus grand nombre de cas, que le labyrinthe soit réellement intéressé, ne doit-on pas se demander si l'inflammation de l'oreille interne est primitive, idiopathique, constituant une maladie *sui generis*, ou si elle est consécutive à une affection des centres nerveux? Voltolini, qui adopte entièrement la première hypothèse, s'appuie surtout sur la guérison habituelle de la maladie, tandis que la méningite, suivant lui, se termine presque fatalement par la mort. Or, cette dernière opinion est loin d'être démontrée. Knapp, qui a étudié avec grand soin les altérations secondaires de l'œil dans la méningite simple, dans la méningite cérébro-spinale sporadique et épidémique, a observé de fréquents exemples de guérison de la maladie cérébrale, et principalement chez les enfants, chez lesquels précisément la prétendue otite labyrinthique de Voltolini est très fréquente. D'un autre côté, puisque dans des cas qui offrent cliniquement le même appareil symptomatique, on voit survenir tantôt l'amaurose,

(1) *Virchow's Archiv*, t. XIV, p. 551.

tantôt la surdité, on est fondé à croire que ces deux accidents reconnaissent le même mode d'origine. Or, comment pourrait-on concilier ces deux opinions que, dans un cas, la choroïdite, la névro-rétinite est secondaire et consécutive à la méningite, tandis que, dans l'autre cas, l'inflammation du labyrinthe serait une maladie primitive?

Jusqu'à ce que de nouvelles recherches soient venues démontrer la réalité des assertions de Voltolini, je considère donc comme extrêmement douteuse l'existence d'une otite labyrinthique primitive, idiopathique, se montrant avec l'appareil symptomatique de la méningite, et je pense que la plupart des cas décrits par Voltolini sont des exemples de véritables méningites avec complications du côté de l'oreille interne.

L'existence de ces complications est d'ailleurs parfaitement prouvée par les recherches cadavériques, et en particulier par celles de Heller (1) et de Lucæ (2) qui ont trouvé à l'autopsie d'individus morts de méningites cérébro-spinales une inflammation purulente des cavités labyrinthiques.

Par analogie avec ce qu'on observe du côté des yeux où il se produit dans le cours de la méningite tantôt une iritis, une irido-cyclite exsudative ou plastique, tantôt une irido-choroïdite purulente, on peut supposer que l'otite labyrinthique revêt aussi des formes plus ou moins graves dans la méningite et peut être simplement exsudative ou purulente, ce qui explique les cas dans lesquels l'ouïe se rétablit après avoir été plus ou moins sérieusement atteinte.

Relativement au développement de l'otite labyrinthique dans le cours de la méningite, il est probable que l'inflammation du labyrinthe naît souvent par propagation directe en suivant le prolongement de l'arachnoïde qui accompagne le nerf auditif jusqu'au fond du conduit auditif interne. C'est du moins ce qui semble résulter des observations de Heller. Mais l'inflammation du labyrinthe paraît aussi survenir sous l'influence d'une altération générale du sang et comme une lésion de nature pyémique.

D'ailleurs, l'otite labyrinthique secondaire s'observe encore dans une foule d'autres maladies générales, ou du moins il est probable que les surdités qui succèdent à ces maladies, et qui ne sont pas sous la dépendance d'une lésion de la caisse, sont le résultat d'otites labyrinthiques.

Le fait est probable pour les surdités qui succèdent aux exanthèmes, variole, scarlatine, rougeole, érysipèle, oreillons et à la fièvre puerpérale. On peut dire que le fait est démontré pour un certain nombre de surdités consécutives à la fièvre typhoïde. Schwartze (3), en effet, a trouvé à l'autopsie d'individus ayant succombé à cette dernière maladie, une hypérémie du labyrinthe avec infiltration séreuse et même des ecchymoses.

La surdité, qui survient parfois dans le cours de l'éclampsie des enfants et qui a manifestement son origine dans une lésion labyrinthique, est sans doute due aussi à une exsudation séreuse ou sanguine dans les cavités de l'oreille interne. On ne saurait dire exactement, si, dans ces cas, l'affection labyrinthique est primitive ou si elle est consécutive à l'éclampsie. En effet, on connaît quelques rares observations d'épilepsie réflexe, occasionnée par une maladie

(1) *Archiv für Ohrenheilkunde*, t. IV, p. 55.
(2) *Ibid.*, t. V, p. 188.
(3) *Archiv für Ohrenheilkunde*, t. I, p. 206.

inflammatoire de l'oreille moyenne et interne, de sorte que l'on pourrait supposer qu'une irritation soudaine du labyrinthe chez les jeunes enfants détermine l'éclampsie. Mais, d'autre part, il est permis d'admettre que la maladie primitive est une congestion cérébrale qui, s'étendant aux deux labyrinthes, y détermine une effusion séreuse ou sanguine; d'où résultent l'irritation des nerfs acoustiques et finalement les convulsions par action reflexe sur la moelle. Knapp, qui penche vers cette dernière supposition, tend à considérer ces cas comme des attaques d'épilepsie réflexe avec *aura* commençant dans le labyrinthe.

Si l'existence d'une otite labyrinthique secondaire me paraît devoir être admise, quoique l'on en connaisse à peine les lésions anatomiques, il faut avouer que sa symptomatologie est encore plus obscure. A part la surdité et les bourdonnements qui surviennent en l'absence de toute lésion appréciable de la caisse, on peut dire que l'otite labyrinthique ne se manifeste par aucun autre signe particulier, et diffère par conséquent de la maladie de Menière. Il est permis de supposer que, si les signes propres à cette dernière maladie existent réellement dans l'otite labyrinthique secondaire, ils disparaissent ou passent inaperçus au milieu de l'appareil symptomatique qui accompagne les états généraux dans le cours desquels se développe l'inflammation du labyrinthe. Quoi qu'il en soit, il est possible, ainsi que nous le verrons, de reconnaître jusqu'à un certain point que la surdité développée dans ces conditions a son siège dans l'oreille interne.

Le pronostic de ces surdités labyrinthiques consécutives est d'ailleurs très grave. Il est très rare de les voir s'amender, et lorsqu'elles persistent quelque temps après la guérison de la maladie générale qui leur a donné naissance, on peut à coup sûr les déclarer incurables.

Le traitement est à peu près nul, et consiste dans l'emploi des révulsifs et des altérants dans l'espoir que les exsudats pourront être résorbés.

2° LÉSIONS DIVERSES DU LABYRINTHE ET DU NERF AUDITIF

Je dois signaler ici une série d'altérations pathologiques du labyrinthe observées par divers auteurs, altérations dont la nature est à peu près entièrement inconnue et dont on ignore complétement l'expression symptomatologique. Comme ces lésions anatomiques ont été généralement trouvées sur des individus affectés en même temps d'otite moyenne chronique, on est en droit de supposer qu'elles sont aussi de nature inflammatoire, ou que du moins le processus né dans la caisse s'est propagé à travers les fenêtres ronde et ovale aux parties constituantes du labyrinthe.

Si j'excepte les cas dans lesquels une partie plus ou moins considérable du labyrinthe osseux est atteinte d'ostéite, de nécrose, à la suite de catarrhe purulent de la caisse, on ne signale qu'un petit nombre de lésions propres aux parois osseuses ; ce sont principalement des exostoses siégeant dans le vestibule, et altérant la forme et les dimensions de cette cavité.

Relativement au labyrinthe membraneux, on a trouvé une hypérémie plus ou moins marquée, des épaississements ou des atrophies des parties membraneuses, des pigmentations anormales sur la lame spirale membraneuse du limaçon, des dépôts calcaires, une absence complète ou, au contraire, un excès d'otolithes, des dégénérescences amyloïdes des extrémités nerveuses. Enfin, Voltolini a signalé dans la capsule du limaçon la présence d'une tumeur fibro-musculaire.

J'ajouterai, en terminant, que l'on a parfois constaté chez des sourds la présence de tumeurs du nerf acoustique dans l'intérieur du conduit auditif interne. Fœrster, Voltolini, Virchow, ont rapporté quelques-uns de ces cas, dont la figure ci-contre représente un exemple. Il s'agissait presque toujours de sarcomes.

Les diverses lésions du labyrinthe et du nerf acoustique qui viennent d'être mentionnées s'accompagnent durant la vie d'une surdité plus ou moins complète. Là se borne à peu près ce qu'on peut dire au point de vue symptomatologique, et c'est le plus souvent par exclusion qu'on parvient à localiser dans l'appareil nerveux de l'oreille le siége des lésions anatomiques.

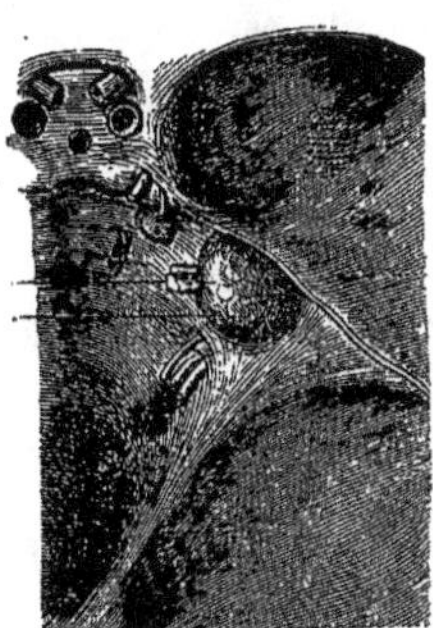

Fig. 267. — Psammome de la dure-mère comprimant les nerfs facial et acoustique. (Virchow.)

Ce diagnostic, néanmoins, peut être établi avec assez de certitude dans un certain nombre de cas. Ainsi, on n'hésitera pas à déclarer que la cause de la surdité réside dans une altération du labyrinthe ou du nerf auditif toutes les fois que l'ouïe sera entièrement abolie et que la perception des ondes sonores par les os du crâne sera complètement perdue. D'après Moos [1], on arrivera à la même conclusion lorsqu'un courant galvanique, assez fort pour déterminer des contractions dans les muscles de la face et des extrémités, est impuissant à développer des sensations subjectives de l'ouïe.

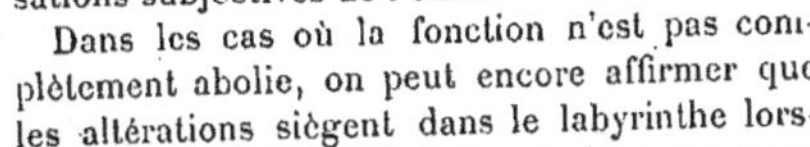
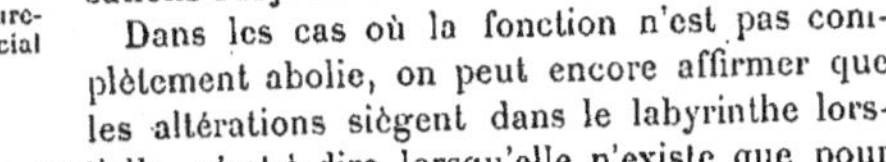

Dans les cas où la fonction n'est pas complètement abolie, on peut encore affirmer que les altérations siègent dans le labyrinthe lorsque la surdité n'est que partielle, c'est-à-dire lorsqu'elle n'existe que pour certains groupes de tons. La raison physiologique en a été déjà donnée.

Mais en dehors de ces conditions, le diagnostic présente souvent de grandes difficultés. Il ne faudrait pas s'empresser de conclure de l'absence de tout symptôme objectif du côté de l'oreille moyenne à l'existence de lésions labyrinthiques, car on sait que parfois les altérations propres à l'otite moyenne chronique, et plus spécialement à la sclérose de la caisse, sont limitées à la paroi labyrinthique au voisinage des fenêtres, et se dérobent par conséquent à la vue. J'ai insisté sur ce fait, d'ailleurs assez rare. Le mode de perception des ondes sonores par les os du crâne peut seul éclairer le diagnostic. Si la surdité dépend d'une lésion labyrinthique, la perception par les os sera diminuée, tandis qu'elle persistera ou sera même augmentée, comparativement au côté

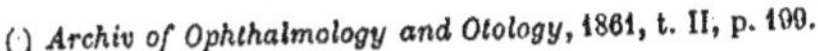

(1) *Archiv of Ophthalmology and Otology*, 1861, t. II, p. 190.

sain, si la cause de la surdité réside dans la caisse. L'explication de ce fait a été donnée ailleurs.

Mais les difficultés sont surtout grandes lorsque les signes de l'otite moyenne existant manifestement, il s'agit de savoir si la surdité dépend exclusivement des lésions de la caisse ou si le labyrinthe est atteint consécutivement. Cette question, qui se soulève surtout à l'occasion du pronostic de l'otite moyenne chronique, a été déjà suffisamment étudiée, et je ne puis y revenir. Je rappellerai seulement qu'elle est parfois et jusqu'à un certain point susceptible d'être résolue en tenant compte des caractères propres de la surdité et du mode de transmission du son par les os du crâne.

On comprend que je n'aie rien à dire du pronostic et du traitement de semblables lésions dont on parvient à grand'peine à déterminer le siège anatomique, mais dont la nature reste inconnue.

Je tiens cependant à faire ressortir l'incurabilité à peu près absolue de ces altérations labyrinthiques, d'où il résulte que, leur existence étant reconnue, il est du devoir du médecin de s'abstenir de tout traitement qui ne pourrait qu'être pénible pour le malade.

VIII

DES DIVERSES COMPLICATIONS QUI PEUVENT SURVENIR DANS LE COURS DES MALADIES DES OREILLES

Quoiqu'il ait été déjà fréquemment question, dans ce chapitre, de divers accidents ou complications qui peuvent se montrer dans le cours des maladies des oreilles, je ne crois pas inutile de revenir sur ce sujet et de l'envisager d'une manière générale, afin de mieux en faire ressortir toute l'importance pratique. Cette étude sommaire sera complétée par la lecture des travaux suivants :

SENTEX, Des écoulements purulents du conduit auditif externe et de la phlébite consécutive des sinus méningiens. Thèse de Paris, 1865. — TOYNBEE, Cerebral Symptoms Occuring in certain Affections of the Ear. *Saint George's Hospital Reports*, 1866, t. I, p. 117. — JOLLY. De l'ulcération de la carotide interne à la suite de la carie du rocher. *Arch. génér. de méd.*, 1866, vol. II, et 1870, vol. I. — BROUARDEL, Lésions du rocher et complications qui en sont la conséquence. *Bull. de la Soc. anat.*, 1867. — BONNAFONT, Sur quelques phénomènes nerveux sympathiques qui se produisent pendant l'inflammation aiguë de la membrane du tympan. Acad. des sciences, 23 août 1860. — PROMPT, Des accidents encéphaliques occasionnés par l'otite. Thèse de Paris, 1870. — BERTIN, Des rapports qui existent entre certaines affections cérébrales et les écoulements purulents de l'oreille. *Journal de méd. de l'Ouest*, 1871.

Il importe d'établir une distinction entre les accidents dont il s'agit, suivant que ces accidents dépendent manifestement de la propagation d'une inflammation aux parties qui avoisinent l'oreille, ou qu'ils consistent simplement en phénomènes nerveux, sympathiques ou réflexes.

§ I. — Accidents et complications dus à la propagation de l'inflammation de l'oreille aux organes environnants.

J'aurai à étudier dans ce paragraphe : 1° la méningite et l'encéphalite ; 2° la paralysie faciale ; 3° la phlébite et la thrombose des sinus méningiens ; 4° l'ulcération des vaisseaux voisins de l'oreille, et plus particulièrement de la carotide interne.

1° INFLAMMATION DES MÉNINGES ET DE L'ENCÉPHALE (MÉNINGO-ENCÉPHALITE — ABCÈS DU CERVEAU)

Cette grave complication peut survenir dans toute phlegmasie de l'oreille, qu'elle soit aiguë ou chronique, et qu'elle occupe l'oreille externe, moyenne ou interne. Il n'est pas nécessaire, comme on le pense généralement, que les os soient atteints de carie ou de nécrose pour que l'inflammation, née dans un point quelconque de l'appareil auditif, se propage aux méninges et au cerveau. Les communications vasculaires qui existent entre la circulation de l'oreille et celle des méninges expliquent comment les inflammations peuvent se transmettre de l'une à l'autre sans que les os soient eux-mêmes affectés. On trouvera dans les auteurs, et spécialement dans Toynbee, un certain nombre de faits qui prouvent la proposition précédente. J'en ai, d'ailleurs, cité quelques-uns. Je rappellerai de plus que, d'après les recherches bactériologiques modernes, certaines formes d'otites purulentes et plus particulièrement l'*otite à streptocoques* offriraient une tendance plus marquée aux complications du côté des méninges et du cerveau.

Toutefois, il faut reconnaître que, dans l'immense majorité des cas, la méningite et l'encéphalite succèdent aux otorrhées purulentes entretenues par une ostéite, une carie, une nécrose de l'os temporal.

A l'autopsie des individus qui succombent aux complications encéphaliques de l'otite, on trouve les lésions propres à la pachyméningite simple ou purulente, lésions qu'il serait inopportun de décrire ici. Il est, en outre, assez fréquent d'observer, concurremment avec les lésions précédentes, la congestion, le ramollissement, la suppuration des parties du cerveau ou du cervelet qui avoisinent l'organe malade. La transmission directe de l'inflammation de l'oreille aux méninges et au cerveau est alors évidente, et ne pourrait être pour personne l'objet d'aucun doute.

Mais il n'en est pas de même dans un certain nombre de cas où l'on trouve à l'autopsie des abcès enkystés du cerveau ou du cervelet et où il existe entre la surface du rocher et le foyer purulent une couche de substance cérébrale saine, relativement assez considérable. Frappés de cette sorte d'indépendance entre les deux lésions, quelques auteurs, et particulièrement Itard, ont émis l'opinion que l'otite purulente ou l'otorrhée est quelquefois consécutive à une encéphalite préexistante. On a même admis que certains écoulements purulents du conduit auditif résultaient de l'ouverture dans l'oreille d'un abcès primitivement développé dans le cerveau. Malgré les efforts tentés par Bertin pour faire revivre cette ancienne doctrine, je me refuse complètement à admettre l'existence de ces otites ou otorrhées de cause cérébrale, que Lallemand avait d'ailleurs si remarquablement discutée et définitivement rejetée. Quoiqu'il soit assurément assez difficile de donner l'explication pathogénique de ces abcès enkystés du cerveau consécutifs à l'otite, il est impossible de ne pas voir une relation de cause à effet entre l'existence primitive d'une otite et le développement de la méningite et des abcès du cerveau. Tous les travaux modernes, et particulièrement ceux de Toynbee, de Gull, de Lebert, viennent confirmer la conclusion à laquelle je suis arrivé.

La transmission de l'inflammation de l'oreille aux méninges et au cerveau peut se faire par diverses voies. Le plus ordinairement, c'est par la paroi supérieure du conduit auditif osseux ou par la voûte du tympan qui correspondent, comme on le sait, au lobe moyen du cerveau. Les communications vasculaires sont à ce niveau très intimes entre les méninges et l'oreille ; de plus, la paroi osseuse est très mince, souvent parsemée de trous au niveau desquels la dure-mère est en contact immédiat avec la muqueuse de la caisse. L'inflammation peut donc se propager très facilement, sans même que la paroi osseuse soit frappée d'ostéite, de carie ou de nécrose, et il existe dans les auteurs un assez grand nombre de faits dans lesquels la phlegmasie de l'oreille a envahi les méninges en suivant cette voie.

De même, dans la suppuration des cellules mastoïdiennes avec ostéite, carie ou nécrose de la paroi interne de l'apophyse mastoïde, l'inflammation peut se propager aux méninges et à l'encéphale, et comme chez l'adulte la paroi interne de l'apophyse mastoïde répond au cervelet, les lésions seront surtout marquées du côté de cet organe.

D'autres voies de transmission sont encore ouvertes à l'inflammation des méninges par l'intermédiaire du trou auditif interne. Dans la plupart des cas, la phlegmasie, née primitivement dans la caisse, gagne le labyrinthe, soit par suite de l'ulcération des membranes des fenêtres ovale ou ronde, soit par suite de la carie, de la nécrose d'une portion de la paroi labyrinthique de la caisse ; dans ces conditions, une fois que le labyrinthe est enflammé et le siège d'une suppuration, il n'existe plus entre le foyer inflammatoire et les méninges qu'une mince barrière, formée par la lame criblée qui ferme le fond du conduit auditif interne, et à travers laquelle se tamisent les filets du nerf acoustique. Si l'on songe que l'arachnoïde envoie à ce niveau un prolongement qui accompagne le nerf auditif, on conçoit avec quelle facilité cette membrane doit ressentir l'influence d'un foyer inflammatoire aussi voisin.

Enfin, la phlegmasie de la caisse peut encore parvenir au trou auditif interne, et de là aux méninges par le canal de Fallope. Celui-ci, comme on le sait, dans le point où il est en rapport direct avec la caisse, présente une paroi extrêmement mince, souvent parsemée de petits trous au niveau desquels la muqueuse tympanique est en contact immédiat avec le névrilème du facial ; la destruction de cette mince paroi par la carie, la nécrose, l'ulcération de la muqueuse, permet à la phlegmasie de la caisse de se transmettre sous forme de périnévrite, de gagner ainsi le trou auditif interne, et de se communiquer comme précédemment au prolongement des méninges qui accompagne à ce niveau les nerfs facial et auditif.

Ce n'est point ici le lieu de décrire la *symptomatologie* de la méningo-encéphalite, et je renverrai sur ce point aux traités de pathologie interne, et à la partie de ce livre dans laquelle se trouve décrite la méningo-encéphalite traumatique. Je dirai seulement que l'inflammation des méninges et du cerveau consécutive à l'otite peut se présenter sous deux formes principales : l'une aiguë, l'autre chronique.

Dans la forme aiguë, on observe des accès fébriles, accompagnés de frissons intenses; des douleurs de tête graduellement croissantes, et bientôt intolérables, s'étendant à la nuque et augmentant par les mouvements. Il y a des vomissements et de la constipation. L'agitation, le délire, la perte de connaissance, les convulsions, les contractures et les paralysies générales ou partielles ne tardent pas à survenir, et le malade succombe rapidement dans un état comateux.

Dans la forme chronique, qui répond surtout aux abcès du cerveau, le malade accuse seulement une céphalalgie violente, localisée, augmentant par la pression, sans trouble de l'intelligence, de la sensibilité ou de la motilité. On ne pourrait soupçonner l'existence d'une lésion cérébrale quelquefois très étendue. Puis la mort survient subitement, et d'une manière tout à fait inattendue, au milieu de symptômes convulsifs et apoplectiformes.

Quoique la mort soit la conséquence à peu près fatale de la méningo-encéphalite consécutive à l'otite, il faut cependant, lorsque cet accident survient, chercher à le combattre par tous les moyens locaux et généraux que je crois inutile d'énumérer ici. Je désire seulement insister sur ce fait dont on comprendra l'importance, c'est qu'il est souvent au pouvoir du chirurgien de prévenir le développement de cet accident terrible de l'otite, et peut-être même de le conjurer tout à fait au début, en appliquant un traitement rationnel du côté de l'oreille malade, traitement qui doit nécessairement varier suivant les conditions locales. L'incision de la membrane du tympan, la trépanation de l'apophyse mastoïde, l'ablation de polypes, de fongosités, de corps étrangers, en permettant le libre écoulement du pus, ou en enlevant une cause permanente d'irritation, ont souvent amené la disparition de phénomènes parfois très graves, et que l'on était en droit de considérer comme annonçant l'invasion d'une complication encéphalique.

2° PARALYSIE FACIALE

Le nerf facial, dans son trajet à travers l'aqueduc de Fallope, longe la paroi interne de la caisse, et n'est séparé, comme nous l'avons dit, de la muqueuse tympanique que par une mince lamelle osseuse, quelquefois parsemée de trous. L'inflammation de ce tronc nerveux, dans le cours de l'otite moyenne, se comprend donc aisément. Quelquefois même, lorsqu'il existe une carie ou une nécrose de la paroi de l'aqueduc de Fallope, le nerf facial peut être comprimé et détruit par suite de l'altération du canal qui le contient.

La paralysie faciale, consécutive à l'otite, est complète ou incomplète. Tröltsch a fait remarquer qu'il est extrêmement fréquent d'observer, chez les individus atteints d'otite moyenne chronique, même non suppurative, une sorte de parésie des muscles de la face du côté correspondant à l'oreille malade, et j'ai souvent confirmé la justesse de cette observation.

Rarement bilatérale, la paralysie faciale n'occupe le plus souvent qu'un seul côté de la face, qui correspond à l'oreille malade. On pourrait cependant observer une hémiplégie faciale siégeant du côté opposé; mais je ne connais pas de fait dans lequel cette particularité se soit présentée; elle indiquerait que la cause de l'hémiplégie a son siège, non sur le tronc même du nerf facial, mais dans les centres nerveux.

D'une manière générale, les paralysies faciales qui surviennent dans le cours des otites, ne sont pas très graves et guérissent assez rapidement, lorsqu'on fait disparaître sa cause en traitant d'une manière rationnelle la maladie de l'oreille. Toutefois, on devra se montrer réservé dans le pronostic, lorsqu'il s'agit d'otites purulentes chroniques avec présomption ou certitude d'altérations osseuses. Il se peut, en effet, que, dans ces cas, le nerf facial soit assez profondément lésé pour que ses fonctions restent à jamais perdues et que la paralysie faciale soit incurable.

3° PHLÉBITE, THROMBOSE DES SINUS MÉNINGIENS (INFECTION PURULENTE)

Si les rapports intimes de l'oreille avec les méninges et le cerveau expliquent facilement la propagation de l'inflammation de l'oreille à ces dernières parties, il est aisé de comprendre que cette propagation peut également se faire du côté des sinus de la dure-mère qui avoisinent le conduit auditif et la caisse du tympan. Le sinus latéral, en effet, répond à la face interne de l'apophyse mastoïde et à la paroi postérieure du conduit auditif osseux; le sinus pétreux supérieur est en rapport immédiat avec la partie supérieure de la caisse, et la jugulaire interne n'est séparée de la paroi inférieure de la même cavité que par une mince lamelle osseuse.

L'inflammation des membranes de l'oreille peut donc se communiquer à ces vaisseaux avec d'autant plus de facilité que la circulation de l'oreille est intimement liée à celle des méninges, et que le sang provenant de la caisse et traversant le réseau vasculaire du diploé va se déverser, en partie du moins, dans les sinus de la dure-mère. On conçoit même qu'une simple phlébite capillaire développée dans la caisse puisse déterminer la formation de caillots fibrineux qui pénètrent dans les sinus, y augmentent de volume et donnent lieu à de véritables thromboses avec toutes leurs conséquences. Ainsi s'expliquent un certain nombre de cas, dans lesquels on a constaté la thrombose du sinus latéral, ou les lésions propres à l'infection purulente sans thrombose du sinus, et sans qu'il existe de carie ou de nécrose des parois osseuses.

Mais il s'agit là de faits assez rares, et le plus souvent la propagation des phlegmasies de l'oreille aux sinus de la dure-mère a lieu d'une manière plus directe, et succède à l'ostéite, à la carie ou à la nécrose des parois du conduit auditif ou de la caisse.

Les lésions occupent plus particulièrement le sinus latéral et la veine jugulaire interne. Tantôt ces vaisseaux n'offrent aucune trace d'inflammation et sont simplement oblitérés par des caillots fibrineux; tantôt on rencontre tous les signes de la phlébite; les parois sont épaissies, indurées, injectées; le calibre de la veine est obstrué par un caillot ramolli, mêlé de pus, et qui quelquefois est limité à une portion du sinus, ou s'étend à une distance plus ou moins éloignée de son point d'origine. Tantôt, enfin, les altérations sont plus profondes encore; les parois veineuses étant ulcérées, par suite de la carie ou de la nécrose de l'os sous-jacent, le sinus communique directement avec le foyer purulent de l'intérieur de l'oreille.

Quoique les parties avoisinantes des méninges et du cerveau puissent être à peu près intactes, il n'est pas rare de constater, en même temps que la phlébite ou la thrombose des sinus latéraux, les diverses lésions caractéristiques de la méningo-encéphalite. Enfin, dans le plus grand nombre des cas, on trouve à l'autopsie des individus chez lesquels l'inflammation de l'oreille a gagné les sinus les signes manifestes de la pyohémie, c'est-à-dire les abcès métastatiques et les collections purulentes des cavités séreuses.

La phlébite des sinus méningiens débute d'une manière assez insidieuse, dans le cours d'une otorrhée chronique, et l'un des premiers phénomènes qu'on constate est la suppression ou du moins la diminution de l'écoulement purulent. Le malade accuse une céphalalgie extrêmement intense, généralement bornée au côté de l'oreille affectée, et s'étendant à la nuque. Il y a en même temps un sentiment de malaise avec anorexie, nausées, quelquefois vomissements.

Ces premiers symptômes peuvent céder, pour reparaître bientôt et se calmer encore. Puis surviennent des frissons, d'abord erratiques, ensuite franchement intermittents, avec accélération du pouls et sueurs profuses. A partir de ce moment, les phénomènes de l'infection purulente deviennent de plus en plus manifestes. Les frissons se succèdent, la fièvre est permanente, la peau prend une teinte terreuse, subictérique, la langue et les dents sont fuligineuses, la diarrhée survient; enfin, il est ordinaire de voir le malade accuser quelques phénomènes thoraciques, tels que : points de côté, toux, dyspnée, indiquant l'invasion d'une pneumonie ou d'une pleurésie dont il est facile de constater l'existence à l'aide de la percussion et de l'auscultation. Des collections purulentes peuvent également apparaître en divers points du corps et particulièrement dans les articulations.

La mort est la terminaison habituelle de cette complication de l'otite. Cependant, on cite quelques rares observations dans lesquelles les malades ont survécu, après avoir offert les symptômes manifestes de l'infection purulente; et ces faits sont parfaitement admissibles, puisqu'il existe des exemples de guérison à la suite de la pyohémie. J'ai pu observer un cas de phlébite manifeste du sinus latéral et de la jugulaire interne qui s'est terminé par la guérison.

Le diagnostic de la phlébite et de la thrombose des sinus méningiens est quelquefois assez difficile. Lorsque l'existence de l'otorrhée est ignorée ou méconnue, on peut supposer qu'il s'agit d'une fièvre typhoïde ou d'accès intermittents. Je n'insiste pas sur ce diagnostic différentiel, et j'ai seulement signalé cette cause d'erreur, dont on possède quelques exemples, pour montrer combien il importe de ne pas négliger en clinique l'exploration des oreilles.

Dans un grand nombre de cas, on se trouvera très embarrassé, en présence d'une complication encéphalique de l'otite, pour déterminer s'il s'agit d'une phlébite des sinus ou d'une méningo-encéphalite: et la difficulté est souvent d'autant plus grande que les deux complications existent simultanément. La prédominance des phénomènes nerveux, de l'agitation, du délire, des convulsions, des paralysies, etc., devra faire admettre qu'il s'agit d'une méningo-encéphalite. D'un autre côté, la phlébite de la jugulaire interne caractérisée par le gonflement, la douleur sur le trajet de cette veine, et quelquefois même par le développement d'abcès cervicaux profonds, ainsi que Sentex en a rapporté une observation, devra faire admettre sans hésiter l'existence d'une phlébite des sinus latéraux.

Relativement au traitement, je n'aurais qu'à répéter ici ce que j'ai dit à l'occasion de la méningo-encéphalite traumatique : prévenir le développement de cette complication par une thérapeutique rationnelle, puis chercher à combattre les accidents une fois développés en employant les remèdes généraux conseillés dans l'infection purulente, et en appliquant aussi promptement que possible du côté de l'oreille le traitement local qui convient aux diverses indications.

4° ULCÉRATION DES VAISSEAUX

On vient de voir comment l'inflammation de l'oreille pouvait déterminer, du côté des veines avoisinantes, des thromboses et des phlébites purulentes. Le voisinage de ces mêmes vaisseaux et de la carotide interne qui répond à la paroi antérieure de la caisse et à la portion osseuse de la trompe d'Eustache, expose encore les malades atteints de carie ou de nécrose du rocher à d'autres dangers résultant de l'érosion, de l'ulcération, et finalement de la perforation des parois vasculaires donnant lieu à une hémorrhagie par l'oreille. C'est le plus souvent la carotide interne qui a été le siège de l'ulcération, et Jolly en a rassemblé onze observations; mais on a également observé la perforation d'une branche de la méningée moyenne, ou des sinus pétreux supérieur et inférieur, du sinus latéral et du golfe de la veine jugulaire interne.

L'hémorrhagie, qui indique l'apparition de cet accident, se montre ordinairement à la suite d'un effort de toux, ou bien spontanément. Tantôt le sang s'écoule lentement, tantôt il s'échappe avec une abondance extrême à la fois par l'oreille, le nez et la bouche; sa quantité a été évaluée dans un cas à un litre et demi.

Quelquefois l'otorrhagie se suspend d'elle-même, mais le plus souvent elle est arrêtée par quelque moyen artificiel. Elle se reproduit généralement au bout de peu de temps, mais il est remarquable que, même dans les cas où il s'agissait de perforations de la carotide interne, la mort n'est survenue qu'au bout d'un temps relativement assez long, après deux jours, treize jours, vingt-six jours, et même quatre semaines, pendant lesquels l'hémorrhagie s'était reproduite un nombre de fois variable.

Il n'est pas aisé de déterminer sur le vivant quel est le vaisseau lésé, et cependant l'importance de ce diagnostic n'échappera à personne, puisque dans le cas d'ulcération de la carotide interne ou de la méningée moyenne, la ligature de la carotide primitive peut sauver les jours du malade, tandis que cette opération est sans action sur une hémorrhagie provenant de l'ouverture d'une veine. Ainsi, dans un cas où ce diagnostic ne put être établi, Syme lia la carotide primitive, pensant avoir affaire à une ulcération de la carotide interne, tandis que l'hémorrhagie provenait du sinus pétreux supérieur.

Le diagnostic pourrait se baser sur les caractères du sang qui, dans le cas de lésion artérielle, est rutilant et s'écoule en bouillonnant ou par saccades isochrones au pouls; mais il doit surtout se fonder sur les résultats fournis par la compression de la carotide primitive, qui, sans action sur l'écoulement sanguin provenant d'une veine, arrête le sang qui s'échappe de la carotide interne ou d'une branche de la méningée moyenne. Il importe, en effet, médiocrement de savoir si c'est l'un ou l'autre de ces vaisseaux qui est lésé, puisque le même traitement convient dans les deux cas.

Les otorrhagies résultant de l'ulcération des gros vaisseaux artériels ou veineux qui avoisinent l'oreille sont le plus souvent au-dessus des ressources de l'art. La mort est même la terminaison constante de l'ulcération des sinus veineux, qui ne tarde pas à se compliquer de phlébite et d'infection purulente. Dans le plus grand nombre de cas, on doit donc se borner à pratiquer le tamponnement de l'oreille. Cependant, lorsque l'on est en droit de soupçonner que l'hémorrhagie provient de l'ulcération de la carotide interne, et l'on a vu que ce diagnostic était jusqu'à un certain point possible, il ne faut pas hésiter à faire la ligature de la carotide primitive. Cette opération, qui a été pratiquée quatre fois dans de semblables circonstances, a permis deux fois de sauver la vie des malades.

§ II. — Phénomènes nerveux sympathiques ou réflexes

Ces phénomènes nerveux, assez fréquents dans le cours des maladies de l'oreille, sont généralement méconnus, ou du moins ne sont pas rapportés à leur véritable cause. Comment, en effet, rechercher du côté de l'oreille la cause d'une toux opiniâtre, d'une salivation exagérée, de nausées et de vomissements persistants, de convulsions générales ou partielles, etc.?

Des faits assez nombreux démontrent, cependant, que ces divers accidents peuvent survenir dans le cours d'affections diverses de l'appareil auditif, et céder immédiatement après que la guérison de la maladie de l'oreille a été obtenue. D'où il faut conclure à la nécessité de l'exploration de l'appareil auditif dans une foule de cas où cette exploration est négligée.

La *toux* s'observe quelquefois comme accident d'une maladie du conduit auditif externe. Cornélius Fox (¹) propose même d'admettre une *toux auricu-*

(¹) *Remarks on the Sympathy between the Auditory Canal and the Larynx. The Lancet*, 1866, t. I, p. 451.

laire. On sait, d'ailleurs, que chez un grand nombre d'individus, la simple irritation de la peau du conduit produite par l'introduction du spéculum suffit pour provoquer des accès de toux. La présence d'un corps étranger, l'existence d'une inflammation aiguë ou chronique, amènent quelquefois le même accident, qui disparaît après l'extraction du corps étranger, ou la guérison de l'otite.

Cette toux sympathique s'explique par la distribution du nerf vague qui envoie un rameau dans la peau du conduit auditif externe. Suivant Fox, l'irritation viendrait plutôt d'un rameau de la 5e paire se distribuant au conduit auditif, et l'action réflexe résulterait des connexions entre les origines profondes du nerf pneumogastrique et du trijumeau au niveau du 4e ventricule.

Les *nausées* et les *vomissements* opiniâtres coïncidant avec une tendance aux *vertiges*, s'observent dans une foule de maladies de l'oreille externe, moyenne et interne.

Dans le plus grand nombre de cas, on sait que ces symptômes résultent d'une augmentation de la pression intra-labyrinthique, mais ils peuvent aussi se montrer sous forme d'accidents nerveux purement sympathiques, et trouver leur explication dans l'irritation des filets nerveux du glosso-pharyngien, et surtout du pneumogastrique, qui se rendent à l'oreille.

La *salivation* a été également observée comme une complication des maladies de l'oreille; il est vraisemblable que cette sécrétion anormale dépendait de l'irritation pathologique de la corde du tympan, ou mieux encore de l'excitation réflexe de la 5e paire.

Les *névralgies de la face*, sans être très communes dans les maladies de l'oreille, ne sont pas, cependant, extrêmement rares. Le plus souvent, elles ne se présentent pas avec les caractères typiques de la névralgie trifaciale; les irradiations douloureuses affectent seulement quelques rameaux de la 5e paire, et surtout ceux du nerf maxillaire inférieur.

Enfin, les *convulsions épileptiformes* ont été observées dans le cours de certaines maladies de l'oreille, et j'en ai cité quelques cas. Je me borne à mentionner cette complication, qui appartient à l'ordre des convulsions réflexes dont personne ne met plus en doute l'existence.

IX

DE QUELQUES SYMPTOMES COMMUNS A UN GRAND NOMBRE DE MALADIES DE L'OREILLE

Il sera question, dans cet article, de quelques symptômes qui sont communs à un grand nombre de maladies de l'oreille, ou qui peuvent exister indépendamment de toute lésion organique appréciable; tels sont: 1° l'otalgie, ou névralgie de l'oreille; 2° les bruits subjectifs de l'oreille, ou bourdonnements; 3° la paracousie double ou diplacousie; 4° la surdité et la surdi-mutité.

1° OTALGIE

L'otalgie, ou névralgie de l'oreille, qu'il faut distinguer de la douleur qui accompagne l'otite, n'est pas extrêmement fréquente. Elle est caractérisée par une douleur vive qui se déclare subitement, pour cesser de même après avoir duré un temps variable. Tantôt elle disparaît définitivement, tantôt elle se montre de nouveau, après un intervalle plus ou moins long, et affecte le type intermittent. Cette douleur irradie souvent le long des branches de la 5e paire; quelquefois elle s'accompagne de tintements d'oreille et de surdité passagère.

L'otalgie est très souvent liée à la carie d'une dent molaire, et il suffit, pour faire cesser les phénomènes douloureux, de guérir la carie dentaire, ou de pratiquer l'avulsion de la dent malade.

Quelquefois l'otalgie est manifestement réflexe et provient de l'irritation du nerf pneumogastrique. Gerhardt [1] a signalé les douleurs d'oreille comme constantes dans les cas d'ulcération de l'épiglotte. C'est aussi par suite d'une irritation réflexe que les douleurs d'oreille se montrent dans l'anévrysme de la crosse de l'aorte.

Le diagnostic de l'otalgie repose sur les résultats négatifs fournis par l'exploration de l'oreille, qui montre l'absence de toute lésion inflammatoire.

Si la névralgie n'est pas sous la dépendance d'une cause qu'on puisse faire aisément disparaître, telle que la carie d'une molaire, on en sera réduit à l'emploi des moyens internes et externes généralement prescrits contre le symptôme douleur. Les opiacés à l'intérieur ou à l'extérieur, les injections sous-cutanées de morphine au pourtour de l'oreille, les instillations chaudes et narcotiques dans le conduit auditif sont particulièrement indiqués.

2° SENSATIONS SUBJECTIVES DE L'OUIE (BOURDONNEMENTS. — TINTEMENTS D'OREILLE)

Les sensations subjectives de l'ouïe accompagnent la plupart des maladies de l'oreille, mais peuvent cependant exister indépendamment de toute lésion appréciable de l'organe auditif. Tantôt, et le plus souvent, ces sensations subjectives dépendent d'une irritation pathologique des nerfs acoustiques, tantôt elles sont l'expression de véritables bruits qui se produisent effectivement dans l'intérieur ou tout près de l'oreille. Les premières constituent les *bourdonnements proprement dits*, les secondes sont plus spécialement désignées sous le nom de *bruits internes*.

a. Les *bourdonnements proprement dits* offrent les caractères les plus variés, et comme on est obligé de s'en rapporter au dire des malades, on ne peut avoir que des notions fort peu rigoureuses sur la nature et les qualités du son

(1) *Virchow's Archiv*, t. XVI, p. 5.

anormal. Le plus ordinairement, les malades comparent les sensations subjectives qu'ils éprouvent à des sons ou à des bruits qui leur sont familiers; c'est ainsi qu'ils croient entendre le bourdonnement d'une mouche, le sifflement du vent, le bruit de la mer, d'une chaudière en ébullition, le son d'une cloche, d'une contrebasse, etc., etc. Ces bourdonnements sont, en général, fatigants et pénibles pour les malades, et deviennent pour eux un tourment continuel qui les empêche de se livrer au travail, trouble leur sommeil et provoque quelquefois chez eux une tendance au suicide.

On constate souvent dans les caractères et l'intensité des bourdonnements de notables différences, généralement liées aux diverses causes qui agissent sur la circulation, soit directement, soit indirectement et par l'intermédiaire du système nerveux. La position horizontale ou penchée de la tête, les efforts, la fatigue, les excès de table, augmentent toujours les bourdonnements. Dans un grand nombre de cas, on modifie le caractère ou l'on diminue l'intensité des bourdonnements en pressant avec le doigt sur un point de l'apophyse mastoïde.

Les bourdonnements, résultat d'une irritation pathologique des nerfs auditifs, se montrent dans une foule d'affections. Le plus souvent, ils reconnaissent pour cause un état morbide appréciable de l'oreille, aussi les observe-t-on communément dans le cours des affections du conduit auditif, de la membrane du tympan, de l'oreille moyenne et du labyrinthe. Dans les affections de l'oreille externe et moyenne, la cause des bourdonnements doit être recherchée dans l'augmentation de pression intra-labyrinthique qui peut être déterminée, comme je l'ai dit, par les corps étrangers du conduit, les obstructions de la trompe, l'otite moyenne aiguë et chronique, etc. Je craindrais de me répéter trop souvent en rappelant le mécanisme suivant lequel la pression intra-labyrinthique est augmentée dans ces diverses circonstances.

A cette cause dépendant de la simple augmentation de pression intra-auriculaire, il faut en joindre une autre non moins importante et qui consiste dans les troubles de nutrition produits sur les extrémités terminales des nerfs acoustiques par la persistance de la pression anormale, troubles de nutrition qui entretiennent ou augmentent encore les sensations subjectives.

On sait que les maladies primitives du labyrinthe (maladie de Ménière) déterminent des bourdonnements extrêmement intenses. C'est sans doute aussi à des troubles de la circulation intra-labyrinthique (anémie ou congestion) qu'il faut rattacher ces bourdonnements qu'on observe dans une foule de cas, indépendamment de toute lésion appréciable du côté de l'oreille; tels sont les bourdonnements qui se montrent dans les affections cérébrales, dans la syncope, les maladies du cœur, l'anémie, la chlorose, les intoxications, et, en particulier, celle produite par le sulfate de quinine, etc.

Enfin, il existe des sensations subjectives de l'ouïe d'origine réflexe. Schulze, Benedick, Politzer, ont montré que l'excitation électrique de la peau de l'apophyse mastoïde ou du conduit auditif, à l'aide d'un courant faible et incapable de parvenir au nerf auditif, détermine cependant chez un sujet sain des phénomènes subjectifs de l'ouïe qui ne peuvent provenir que d'une action réflexe. Ainsi s'expliquent sans doute les bourdonnements qui se montrent dans le cours de certaines otites externes et de certaines myringites, et que l'on ne peut manifestement attribuer à une augmentation de pression intra-labyrinthique.

b. Indépendamment des bourdonnements qui résultent d'une irritation pathologique du nerf acoustique et de ses ramifications, et qui ne correspondent pas à des bruits venus du dehors, il y a une autre classe de sensations subjectives de l'ouïe qui sont le résultat de véritables vibrations sonores produites dans l'intérieur du corps; ce sont les *bruits internes*.

On peut supposer que certains bruits de battements, parfaitement isochrones au pouls, sont dus au retentissement des pulsations des artères voisines, et surtout de la carotide interne, lesquelles se transmettent plus facilement par suite de conditions anormales dépendant de l'état de la circulation, ou plutôt de l'état pathologique de l'oreille. On sait, en effet, que la plupart des maladies chroniques de la caisse entraînent comme résultat la tension de la membrane tympanique et l'immobilisation des osselets; or, ces conditions sont précisément favorables au renforcement des vibrations sonores transmises par les os du crâne.

Dans d'autres cas, les bruits internes sont dus à des troubles circulatoires; ainsi les anévrysmes des artères du crâne et du cerveau, les anévrysmes des artères du cou, les lésions organiques du cœur, s'accompagnent souvent de bruits rhythmés dans les oreilles.

Boudet (de Lyon)[1] regarde les bourdonnements quelquefois si intenses que l'on observe chez les sujets anémiques, comme étant placés sous la dépendance du courant sanguin dans la jugulaire interne. L'explication fournie par Boudet repose, d'une part, sur la disposition ampullaire du golfe de la jugulaire, dans lequel vient se jeter le sinus latéral par un orifice relativement rétréci; d'autre part, sur l'altération dynamique de la circulation. On doit ajouter que la disposition anatomique signalée plus haut présente, d'après Boudet, quelques variétés, soit d'un côté à l'autre, soit chez les différents individus, et que le golfe de la veine jugulaire est plus ou moins dilaté, et l'ouverture du sinus latéral plus ou moins rétrécie; d'où il résulte que certains individus auront des bourdonnements d'un côté seulement, et qu'ils en auront plutôt que certains autres placés dans les mêmes conditions physiologiques.

Enfin, il est une dernière variété de bruits internes, que Leudet[2] a dernièrement étudiés sous le nom de bruits *objectifs* de l'oreille, et qui consistent dans un petit craquement perceptible à la fois par le malade et par le médecin.

Ces bruits que certaines personnes peuvent produire à volonté, et sur lesquels Müller a l'un des premiers attiré l'attention, sont quelquefois involontaires. Ils existaient chez une malade de Leudet, affectée de tic douloureux de la face.

Müller attribuait ces bruits à la contraction du muscle interne du marteau, et dans le fait de Leudet, on pouvait supposer que ce muscle participait au

(1) *Journ. de physiol.*, janvier 1862.
(2) *Gazette médic.*, 1869, p. 423 et 463.

tic des muscles de la face. Quoique l'opinion de Müller, relativement à la cause de ce bruit, semble confirmée par quelques observations, dans lesquelles on a pu constater le plissement de la membrane du tympan, il est certain que dans d'autres cas où ces bruits existaient, la membrane du tympan était immobile et paraissait demeurer tout à fait étrangère à la production du phénomène. Politzer [1] attribue ce dernier à la contraction brusque du tenseur du voile du palais, qui agirait sur la portion membraneuse de la trompe.

Les bruits subjectifs de l'oreille pouvant se rencontrer dans une foule d'affections locales et générales, il n'existe contre eux aucun traitement particulier, et pour les faire disparaître il faut s'adresser à la maladie qui les produit et les entretient.

3° DE LA DIPLACOUSIE OU PARACOUSIE DOUBLE

Ce curieux phénomène, connu depuis Sauvage, consiste dans la perception simultanée de deux sons, soit par une seule oreille, soit par les deux oreilles à la fois. Il se lie le plus souvent à d'autres troubles fonctionnels, tels que l'affaiblissement de l'ouïe et les bourdonnements. La différence entre les deux sons varie, en général, entre une tierce, une quarte, une octave.

Il est fort difficile de se rendre un compte exact du mode de production de ce phénomène. Wittich [2], qui a observé et étudié sur lui-même la diplacousie, en a donné une explication très peu claire. La diplacousie doit avoir son origine dans un trouble fonctionnel de l'organe de Corti, produit vraisemblablement par un changement dans la pression intralabyrinthique, qui entraîne comme conséquence une modification dans l'accord normal de certaines fibres, en sorte qu'une fibre normalement accordée pour un ton déterminé pourrait entrer en vibration en même temps qu'une autre fibre accordée pour un ton différent.

Quoi qu'il en soit, la diplacousie disparaît le plus souvent au bout d'un certain temps, et quelquefois sous l'influence d'un traitement local qui modifie sans doute les conditions anatomiques.

4° SURDITÉ ET SURDI-MUTITÉ

La surdité, ou perte de la faculté d'entendre, peut être complète ou incomplète, et, dans ce dernier cas, on lui donne quelquefois le nom de *dysécée*. Elle peut être unilatérale ou bilatérale, soit que les deux oreilles soient affectées au même degré, ou que l'une soit plus sourde que l'autre.

La surdité est un symptôme d'une foule d'affections ayant leur siège dans l'oreille externe, moyenne ou interne, ou dans les origines des nerfs acoustiques.

(1) *Wiener Medizinalhalle*, 1862, n° 18.
(2) *Königsberger med. Jahrbücher*, t. III, 1863.

Le diagnostic du siège et de la nature des lésions qui causent la surdité repose sur l'exploration méthodique de l'appareil auditif, et il serait nécessaire, pour établir les bases de ce diagnostic, de passer de nouveau en revue toute la pathologie de l'oreille.

Je veux seulement signaler une certaine classe de surdités nerveuses dont le siège exact n'est pas encore fixé; telles sont certaines surdités subites dont Moos([1]) a rapporté plusieurs exemples, et qui, survenues spontanément, sont caractérisées par le résultat négatif de l'examen de l'oreille externe et moyenne, et se distinguent essentiellement de la maladie de Menière par l'absence des phénomènes apoplectiformes. L'incurabilité de ces cas semble donner lieu de croire qu'il s'agit d'une lésion des centres nerveux.

D'autres surdités, évidemment d'origine nerveuse, ont encore été signalées; telle est celle qui survient comme complication d'une affection des dents, et dont Tripier([2]) a rapporté deux exemples, sous le nom de *surdité réflexe*. Telle est encore la surdité métastatique succédant à la disparition brusque d'une affection dartreuse du pavillon de l'oreille, et guérie par le retour de l'éruption (Triquet)([3]). Telles sont enfin les surdités passagères qui succèdent aux intoxications et surtout à l'absorption de la quinine, ou à l'application des sangsues sur le col de la matrice, ainsi que Scanzoni([4]) en a cité des exemples.

Ces surdités, dont la cause anatomique échappe complètement, résultent vraisemblablement d'un trouble circulatoire réflexe, soit du côté des centres nerveux, soit du côté de l'oreille interne.

La surdité existant au moment de la naissance, ou survenant dans les premières années de la vie, entraîne comme conséquence la surdi-mutité. On peut admettre, avec Tröltsch, trois formes de cette infirmité : 1° une surdi-mutité congénitale, l'enfant n'ayant jamais entendu et par conséquent jamais parlé; 2° une surdi-mutité précoce, l'enfant ayant entendu, mais n'ayant pas parlé à l'âge où il devait le faire; 3° enfin, une surdi-mutité tardive, l'enfant ayant entendu et parlé pendant quelque temps, mais ayant graduellement perdu la parole après avoir perdu l'ouïe. Cette dernière forme peut se montrer encore vers l'âge de huit à neuf ans.

La surdi-mutité congénitale reconnaît quelquefois pour cause des vices de conformation de l'appareil auditif ou des anomalies des parties profondes du cerveau, du quatrième ventricule ou du nerf auditif. Mais, le plus souvent, les lésions anatomiques qu'on rencontre chez les sourds-muets ne diffèrent pas sensiblement de celles qu'on a coutume d'observer chez les sourds en général, c'est-à-dire que chez les uns comme chez les autres on trouve des altérations matérielles du labyrinthe, et surtout de l'oreille moyenne, qui résultent d'une phlegmasie antérieure. Cette opinion est confirmée par les recherches les plus modernes, et spécialement par celles de Roosa et Beard([5]).

On sait combien les nouveau-nés et les jeunes enfants sont exposés aux

([1]) *Klinik*, p. 315.
([2]) *Pathogénie d'une classe d'affections douloureuses peu connues. Arch. génér. de médecine*, avril 1869.
([3]) *Traité*, p. 385.
([4]) *Journ. méd. de Wurzbourg*, 1860, t. I.
([5]) *État de la membrane du tympan et de l'arrière-gorge dans 296 cas de surdi-mutités congénitales et acquises. American Journal*, 1867.

phlegmasies de l'oreille et surtout à l'otite moyenne, et nous avons vu que cette dernière amenait fréquemment chez les adultes des altérations suffisantes pour déterminer une surdité complète. Que cette affection survienne au moment de la naissance, ou même pendant la vie intra-utérine, et l'enfant, frappé de surdité presque en venant au monde et ne pouvant apprendre à parler, sera fatalement muet. Que cette même affection se montre plus tard, soit au moment où l'enfant doit parler, soit alors même qu'il a déjà commencé à parler, les conséquences en seront à peu près les mêmes. N'entendant pas la conversation ni même sa propre voix, l'enfant ne peut apprendre à reproduire les mots ni à comprendre leur signification; ou s'il a déjà commencé cette sorte d'éducation, il ne tarde pas à perdre ce qu'il a appris; il cesse de parler distinctement; les mots qu'il prononce deviennent inintelligibles, et finalement il devient complètement muet, si l'on n'a pas le soin d'entretenir ce qu'il a acquis et d'exercer le peu d'ouïe qui peut lui rester.

En somme, la surdité, de même que la surdi-mutité, ne constitue pas, comme on a tendance à le croire, un état spécial, une sorte d'entité morbide. Cette infirmité est la conséquence d'altérations organiques, soit congénitales, soit acquises, de l'appareil conducteur du son ou de l'appareil nerveux destiné à le percevoir; altérations organiques qui ont pour effet de déterminer la perte de la faculté d'entendre, laquelle entraînera à sa suite l'impossibilité d'apprendre à parler chez un enfant qui n'a pas encore parlé, ou la perte graduelle de la faculté de parler distinctement chez un enfant qui a déjà parlé, mais qui n'a pas encore une longue habitude du langage.

L'influence de l'hérédité sur la production de la surdi-mutité n'est pas douteuse. Les statistiques ont montré que cette infirmité est relativement fréquente dans les unions consanguines. J'ignore si ces surdi-mutités sont dues plus particulièrement à des vices de conformation, à des arrêts de développement, ou à des affections organiques de l'oreille développées dans les premiers temps de la vie.

Le traitement de la surdité varie nécessairement suivant la nature de la cause qui l'a produite, et je n'ai pas à m'arrêter sur ce point. Il n'y a pas lieu non plus d'insister sur les moyens prothétiques qu'on peut mettre en usage, alors que tout espoir d'amélioration doit être abandonné et que la surdité est incurable. Ces moyens prothétiques consistent dans l'emploi d'instruments désignés sous le nom de *cornets acoustiques*. On en a imaginé un grand nombre; mais aucun n'offre une supériorité sur les autres. Le plus simple des cornets est le meilleur, et comme cet instrument peut rendre de réels services, en facilitant les relations sociales, il y a tout avantage à en conseiller l'emploi.

Je désire encore appeler un instant l'attention sur les indications particulières que présente la surdité chez les jeunes enfants. Si la surdité est congénitale, complète, il n'y a rien à espérer, et l'on devra, lorsque l'enfant sera suffisamment développé, lui donner l'instruction des sourds-muets. Mais si la surdité, quoique très prononcée, est incomplète, si surtout l'enfant a déjà parlé, le rôle du médecin peut être considérable.

Un examen attentif de l'oreille permettra souvent de reconnaître l'existence d'une affection sinon curable, du moins susceptible d'amélioration; en sorte qu'un traitement rationnel aura pour effet de prévenir les progrès de la surdité ou même de rendre l'ouïe en partie.

D'autre part, afin de développer la faculté du langage et d'entretenir le peu d'ouïe qu'il possède, il importe que l'enfant soit constamment exercé à prononcer distinctement les paroles qu'il entend, à lire pour ainsi dire sur les lèvres de son interlocuteur en imitant ses mouvements, enfin à faire des lectures à haute voix.

C'est avec l'aide de ces deux ordres de moyens destinés, les uns à améliorer l'état anatomique, les autres à développer et à perfectionner la fonction auditive et l'exercice de la parole, qu'on arrivera souvent à prévenir la surdimutité.

NEZ, FOSSES NASALES, PHARYNX NASAL ET SINUS

Par le Dr GÉRARD MARCHANT

CHIRURGIEN DES HÔPITAUX

CONSIDÉRATIONS ANATOMIQUES

L'appareil olfactif se compose : 1° *du nez;* 2° *des fosses nasales et de leur arrière-cavité;* 3° *de cavités accessoires ou sinus,* sinus frontaux, maxillaires et sphénoïdaux.

A. — RÉGION DU NEZ

Le nez a la forme d'une pyramide triangulaire dont la base est en arrière, mais sa conformation générale varie suivant les individus, les familles et les races.

Il suffit de savoir que le nez est séparé du front par une dépression plus ou moins accusée (sillon naso-frontal), de la joue par le sillon naso-génien, utilisé en médecine opératoire, et de la lèvre supérieure par le sillon naso-labial.

Le dos du nez commence à la racine, aboutit au lobule, et se continue avec la sous-cloison; il présente un orifice inférieur, celui des narines.

Le nez est soutenu par une charpente fondamentale ostéo-cartilagineuse. Les os propres du nez et les apophyses montantes du maxillaire supérieur en haut, les cartilages en bas, forment ensemble une véritable voûte dont le sommet correspond au dos du nez. Cette voûte est soutenue par un pilier médian ostéo-cartilagineux, qui n'est autre que la cloison médiane des fosses nasales; que cette cloison vienne à être détruite (traumatisme, lésions syphilitique, tuberculeuse, etc.), le nez s'effondre, s'affaisse : il est cassé.

La portion cartilagineuse est disposée de la façon suivante : les cartilages latéraux font immédiatement suite aux os propres du nez; ils sont symétriquement placés et se réunissent sur la ligne médiane. En bas et en avant sont les cartilages de l'aile du nez qui dessinent le contour de la narine (fig. 268).

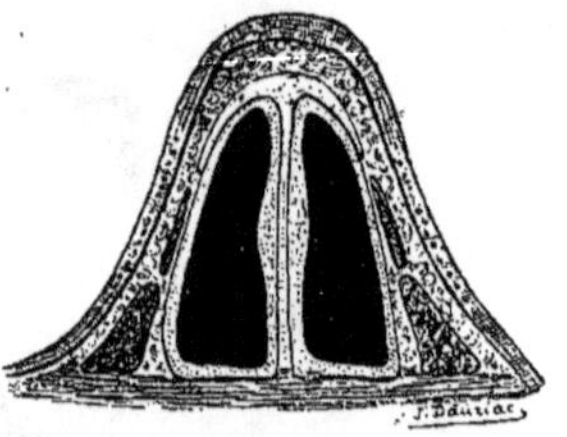

FIG. 268. — Coupe transversale du nez, pratiquée à l'union de la portion cartilagineuse et de la portion osseuse. (Tillaux.)

Peau, couche sous-cutanée, couche fibro-musculaire, couche ostéo-cartilagineuse, couche muqueuse, tels sont les différents plans que l'on rencontre en pénétrant de dehors en dedans.

Les narines mettent en communication l'air extérieur avec les fosses nasales; ce n'est pas une simple ouverture, mais bien une région tapissée par le revêtement cutané (poils ou vibrisses, glandes sébacées) qui s'est réfléchi au niveau du bord libre de la narine.

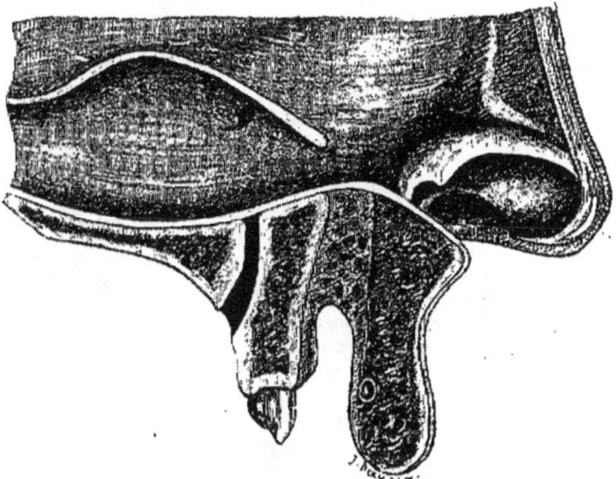

Fig. 269. — Limites de la narine et rapports précis de l'orifice inférieur du canal nasal. (Tillaux.)

Sur la figure 269, empruntée à Tillaux, on peut voir la paroi externe de la narine limitée par deux bords, l'un supérieur, l'autre inférieur, se continuant en avant dans l'intérieur du lobule (fig. 260).

B. — FOSSES NASALES

La coupe (fig. 270) permet de voir les rapports généraux des fosses nasales avec le crâne, les cavités orbitaires et les cellules ethmoïdales en haut, de chaque côté avec les sinus maxillaires, et enfin en bas, avec la voûte palatine.

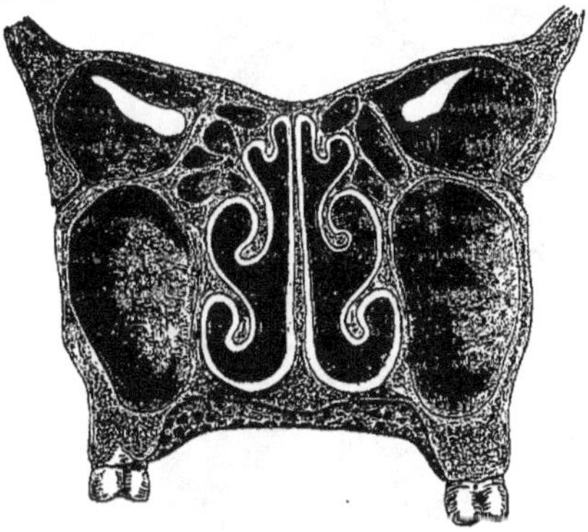

La pyramide triangulaire, représentée par la cavité nasale, est divisée en deux cavités secondaires par une cloison médiane. Chaque fosse nasale présente à considérer : 1° une paroi inférieure; 2° une paroi supérieure; 3° une paroi interne; 4° une paroi externe, et deux orifices, l'un antérieur, l'autre postérieur.

Fig 270. — Coupe transversal des fosses nasales au niveau de l'ethmoïde. (Tillaux.)

1° Paroi inférieure. — Le plancher des fosses nasales est formé en avant par l'apophyse palatine du maxillaire supérieur et en arrière, par la lame horizontale du palatin. Cette paroi inférieure a la forme d'une gouttière, à pente légère d'avant en arrière, longue de 5 centimètres environ et large de 12 à 15 millimètres (fig. 269).

2° Voute des fosses nasales. — Cette paroi supérieure est étroite (2 à 3 millimètres); elle comprend trois parties : la première, oblique en arrière et en haut, est formée par les os propres du nez (*portion nasale*); la deuxième, horizontale, est constituée par la lame criblée de l'ethmoïde (*portion ethmoïdale*); la troisième, ou postérieure, répond au corps du sphénoïde, et renferme le sinus sphénoïdal; elle est d'abord verticale, puis horizontale (fig. 272).

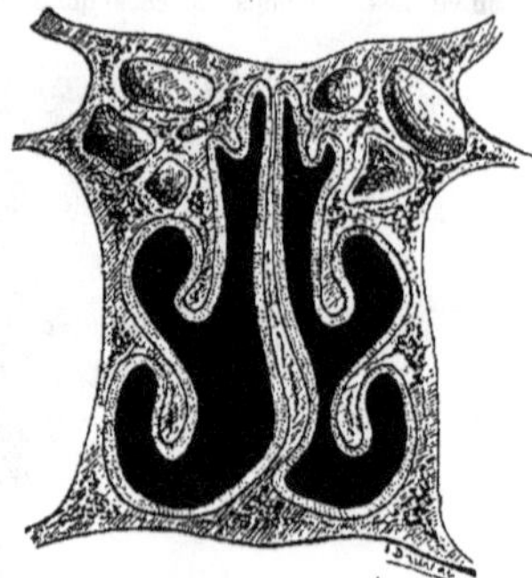

Fig. 271. — Déviation de la cloison des fosses nasales. (Tillaux.)

3° Paroi interne. — Elle est formée par es faces latérales de la cloison des fosses nasales. Cette cloison a un squelette osseux, formé par le vomer en bas, et la lame perpendiculaire de l'ethmoïde en haut; l'espace angulaire que ces os déterminent est comblé par le cartilage de la cloison, appelé encore cartilage triangulaire (fig. 272).

La cloison médiane est rarement verticale; elle est plus souvent déviée, et, dans quelques cas, à ce point que la paroi interne et la paroi externe arrivent à se toucher (fig. 271).

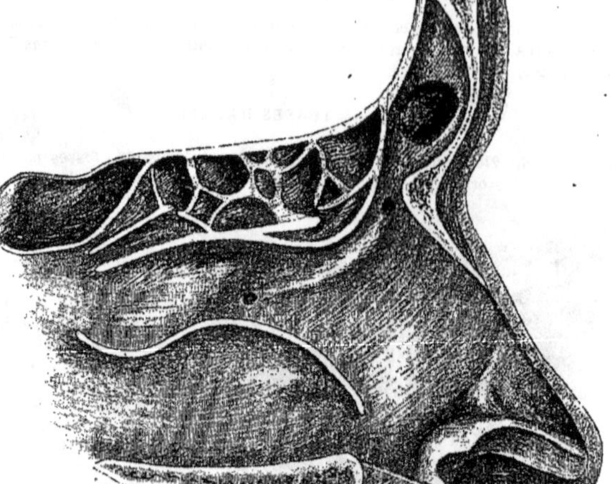

Fig. 272. — Paroi externe des fosses nasales. Direction de la ligne d'insertion des cornets à la paroi. (Tillaux.)

La muqueuse pituitaire tapisse ses deux faces, mais lui adhère faiblement.

4° Paroi externe. — La paroi externe ou latérale, dans la constitution de laquelle entrent le maxillaire supérieur, l'os unguis, le palatin et le sphénoïde, présente des saillies ou cornets, des dépressions ou méats, et des orifices qui en rendent l'étude complexe.

Sur la figure 270, on voit de haut en bas trois saillies faisant relief en dedans, diminuant la capacité de la fosse nasale; elles sont formées par le cornet supérieur, moyen, et inférieur.

En pathologie nasale, le rôle des cornets est si important que nous devons nous arrêter à leur description.

Indépendamment de leur insertion sur la paroi externe, les cornets présentent d'autres caractères communs : ils sont enroulés en volute, de telle façon qu'ils se dirigent d'abord en dedans, puis en bas, formant par l'ensemble de leur courbe une concavité regardant en dehors. Entre chaque cornet et la paroi externe, existe une cavité appelée méat.

Le cornet inférieur, formé par un os spécial, présente un bord libre qui descend plus ou moins bas vers le plancher des fosses nasales (1 centimètre 1/2 environ). Renflé à sa partie moyenne, il se termine en avant et en arrière par une extrémité pointue; son extrémité antérieure se trouve située à 2 centimètres environ en arrière de l'entrée des narines.

M. Tillaux a bien montré la direction de la ligne d'insertion des cornets à la paroi, dans la figure 272 empruntée à son *Traité d'anatomie*. Après avoir coupé le cornet inférieur, on constate que sa ligne d'insertion décrit une courbure à concavité inférieure, à l'opposé du bord libre qui présente une convexité dans le même sens; la partie la plus prononcée de la courbe correspond environ à la partie moyenne du cornet. L'extrémité postérieure se recourbe quelquefois légèrement en haut; l'extrémité antérieure se recourbe toujours en bas, en sorte que cette ligne est sinueuse et représente une sorte d'S italique allongée. C'est au sommet de la courbe antérieure qu'aboutit généralement l'orifice inférieur du canal nasal (Tillaux) (fig. 269, 272).

Le cornet moyen, émanation de l'ethmoïde, a une insertion différente de la précédente; il se dirige presque verticalement en haut, de façon qu'il existe une large surface entre les deux cornets (fig. 272).

Le cornet moyen est beaucoup plus rapproché de la cloison que le cornet inférieur; l'espace qui le sépare de la cloison s'appelle la *fente olfactive* (fig. 270, 271).

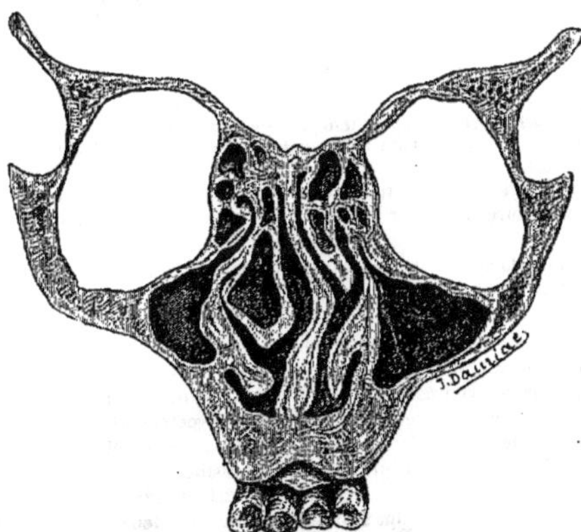

Fig. 273. — Dilatation ampullaire du cornet moyen. Cloison déviée et asymétrique. (Zuckerkandl.)

Le cornet moyen offre des variations de forme et de volume; on y rencontre des sillons, des fissures. Par suite d'une inversion de la concavité, sa face concave regarde la cloison.

Sur la figure 273, empruntée à Moldenhauer, on voit une dilatation ampullaire de l'extrémité antérieure du cornet moyen. Cette disposition « assez fréquente » peut être assez développée pour refouler les parois nasales interne et externe avec lesquelles elle est en contact, et venir comme une énorme tumeur faire saillie jusque dans le voisinage du vestibule; de là sa confusion possible avec un néoplasme.

Le cornet supérieur [1], dépendance, lui aussi, de l'ethmoïde se confond en avant avec le

[1] Il existe chez le nouveau-né un quatrième cornet, émané comme le moyen et le supé-

cornet moyen; sa portion moyenne et postérieure sont seules libres, sa direction est oblique de haut en bas et d'avant en arrière, et il se termine, après un court trajet, en avant du corps du sphénoïde.

Les *méats* sont les espaces qui séparent les cornets; ils sont distingués en supérieur, moyen et inférieur; ils présentent un grand intérêt à cause des orifices qui viennent s'y ouvrir.

Sur la figure 272, on voit l'ouverture du sinus sphénoïdal au-dessus du méat supérieur. Les cellules ethmoïdales s'ouvrent, les postérieures dans le *méat supérieur*, et les *antérieures* dans le méat moyen.

Le méat moyen est celui qui intéresse le plus le chirurgien, puisque le sinus frontal et le sinus maxillaire viennent s'ouvrir à son niveau.

Sur une pièce fraîche, avec conservation de la pituitaire (fig. 274), on aperçoit au-dessous de l'extrémité antérieure du cornet moyen, un canal ou plutôt une gouttière, nommée infundibulum, et qui fait communiquer largement le sinus frontal avec le méat moyen.

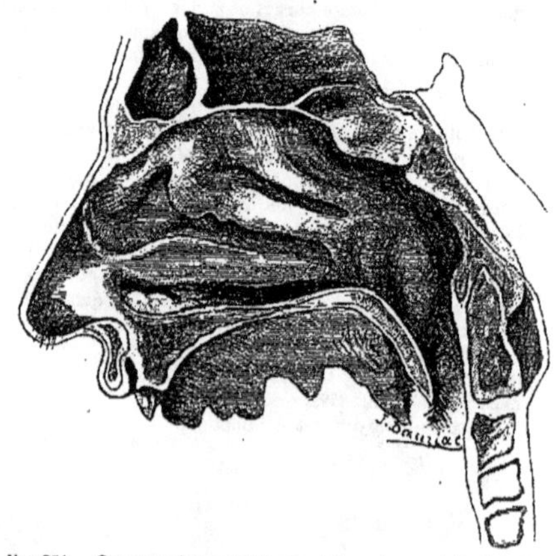

Fig. 274. — Coupe antéro-postérieure médiane du squelette de la face. Les parties molles ont été conservées. (Moldenhauer.)

Le sinus maxillaire communique, d'autre part, avec ce méat moyen par deux orifices: l'un supérieur, situé dans la paroi de l'infundibulum; l'autre, postéro-inférieur, répond au centre de ce méat moyen (fig. 272).

La partie antérieure du méat moyen est très largement évasée par suite de l'écartement du cornet moyen et du cornet inférieur; il en résulte qu'un instrument introduit dans les fosses nasales s'engagera fatalement dans ce méat moyen, si l'on ne prend pas la précaution de le faire cheminer immédiatement au-dessus du plancher des fosses nasales (fig. 272).

Dans le méat inférieur, le plus large des trois s'ouvre le canal nasal, dans un point que nous avons déjà fixé (fig. 269 et 272).

5° Orifices des fosses nasales. — La meilleure comparaison que l'on puisse donner des *orifices antérieurs des narines* est celle d'un cœur de carte à jouer séparé en deux par une cloison médiane. Chaque orifice représente un ovale (fig. 268) dont la petite extrémité est en avant et la grosse extrémité en arrière; ils regardent directement en bas, d'où la nécessité, pour explorer les narines et les fosses nasales, de porter la tête en arrière et de relever autant que possible le lobule du nez (Tillaux). L'orifice antérieur des fosses nasales est représenté par l'orifice supérieur des narines (fig. 269 et 272).

Les *orifices postérieurs* des fosses nasales (fig. 275) ont la forme de deux rectangles dont les angles seraient arrondis. Leurs limites sont en dehors l'aile interne de l'apophyse ptérygoïde, en dedans une cloison commune, médiane, formée par le bord postérieur et tranchant du vomer; son bord inférieur est marqué par l'union du voile du palais et de la voûte palatine; supérieurement, il a pour limite la voûte de l'arrière-cavité des fosses

rieur, des masses latérales de l'ethmoïde. Ce cornet s'efface et disparaît à mesure que les cellules ethmoïdales se développent.

nasales. Le grand diamètre de l'ellipse est vertical et il mesure chez l'adulte 2 à 2 centimètres 1/2, tandis que le diamètre horizontal n'en mesure guère que la moitié; comme on le voit sur cette figure 275 empruntée à Tillaux, le diamètre horizontal est rétréci par la saillie en dedans de la trompe d'Eustache.

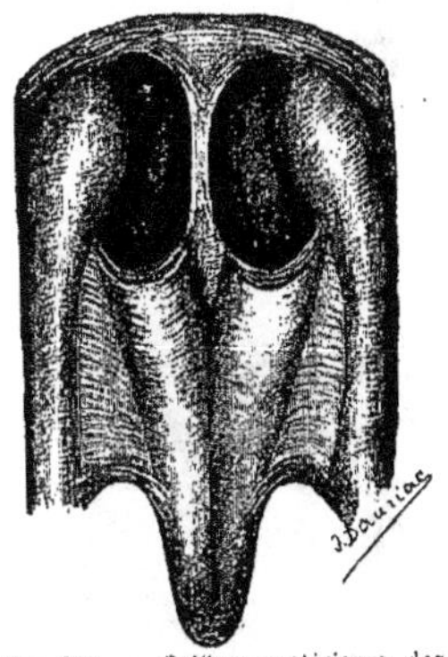

Fig. 275. — Orifices postérieurs des fosses nasales. (Grandeur naturelle. Adulte.)

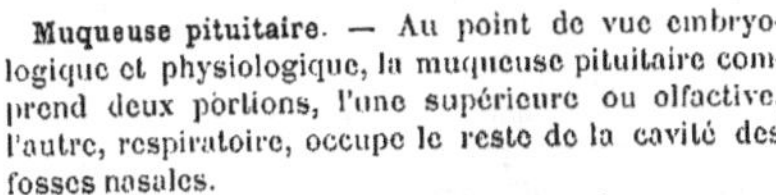

Muqueuse pituitaire. — Au point de vue embryologique et physiologique, la muqueuse pituitaire comprend deux portions, l'une supérieure ou olfactive, l'autre, respiratoire, occupe le reste de la cavité des fosses nasales.

L'anatomie consacre cette division : la muqueuse *olfactive* est mince, peu riche en vaisseaux; elle est tapissée d'un épithélium à cils vibratiles, qui alterne par places avec un épithélium sans cils vibratiles. C'est dans cette région (du méat supérieur) qu'on trouve les expansions terminales des nerfs olfactifs.

La muqueuse respiratoire (méats inférieur et moyen) se distingue par son extrême épaisseur, pouvant atteindre 4 millimètres, par l'existence d'un riche plexus veineux; sur le cornet inférieur la muqueuse prend l'aspect d'un tissu caverneux, tant sa richesse vasculaire est grande.

Il n'existe pas sur la muqueuse de papilles; elle est revêtue d'un épithélium cylindro-

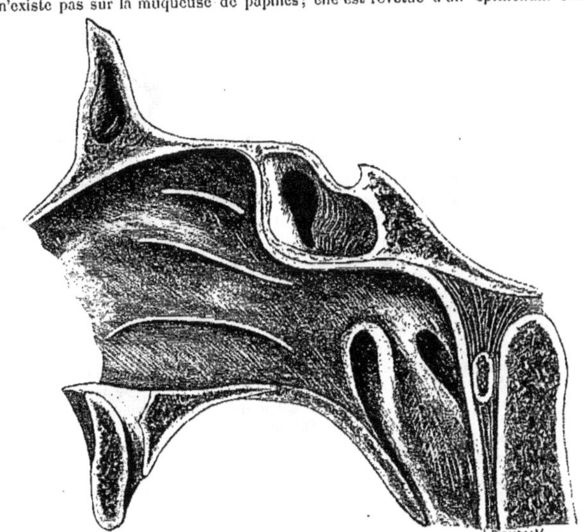

Fig. 276. — Coupe antéro-postérieure destinée à montrer l'arrière-cavité des fosses nasales. (Tillaux.

vibratile qui quelquefois est stratifié; elle renferme un très grand nombre de glandes acineuses.

Cette muqueuse se continue avec le revêtement interne des narines, qui, par ses papilles vasculaires, son épithélium pavimenteux stratifié, a tous les caractères de la peau.

La muqueuse pituitaire envoie des prolongements dans le canal nasal et dans les sinus; elle se continue avec la muqueuse du pharynx nasal (fig. 276).

C. — PHARYNX NASAL

Le pharynx nasal ou arrière-cavité des fosses nasales (fig. 276) est limité en haut et en arrière par l'apophyse basilaire très obliquement inclinée, en bas par le voile du palais, sur les côtés par les ailes internes des apophyses ptérygoïdes et des parties molles (trompe d'Eustache et fossette de Rosenmüller). Cet espace, irrégulièrement cubique, a, dans le sens de la largeur, 35 millimètres, 18 millimètres en hauteur et 2 centimètres d'avant en arrière (Luschka). Aussi une tumeur du volume d'une noix ne pourra se développer sans produire des phénomènes de voisinage.

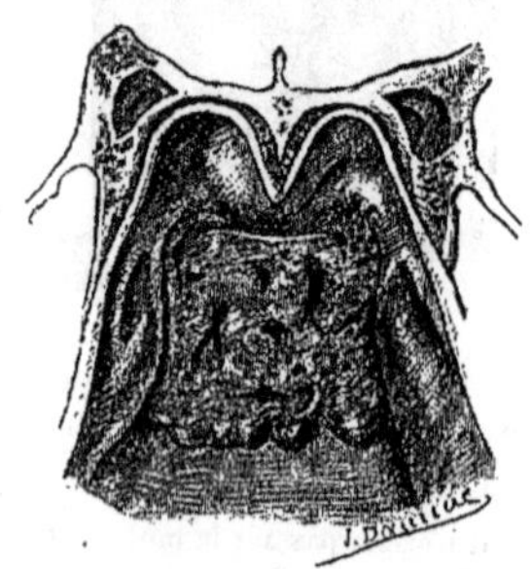

Fig. 277. — Pharynx nasal. (D'après Luschka.)

Nous voyons, dans ce dessin emprunté à Luschka (fig. 277), que la caractéristique de la muqueuse du pharynx nasal est la présence à sa paroi postérieure d'un tissu mou, glandulaire, lymphatique, constitué par la *tonsille pharyngienne* et la *bourse pharyngienne*, qui ne serait pas un organe à part comme le veulent Luschka, Tornwaldt, Megevand, mais un simple enfoncement de la muqueuse (*recessus pharyngien médian* de Ganghofner).

D. — SINUS DE LA FACE OU CAVITÉS ACCESSOIRES DU NEZ

Cathétérisme. — Nous connaissons les rapports généraux des sinus maxillaire, frontal et sphénoïdal, et la situation précise de leur orifice dans les fosses nasales. Les autres détails anatomiques seront rappelés en faisant la pathologie des sinus; nous exposerons seulement ici les recherches de Hansberg (¹), de Dortmund, sur le *sondage des cavités accessoires du nez;* ce travail, basé sur l'examen de 80 crânes, tend à démontrer que le cathétérisme des sinus est plus facile qu'on ne le croit généralement, et que cette exploration indiquée dans un grand nombre de cas, devient un précieux moyen de diagnostic.

Pour le *cathétérisme du sinus maxillaire*, Hansberg conseille l'emploi d'une sonde longue de 15 centimètres, et offrant une épaisseur de 1/2 ou de 1 millimètre.

Son extrémité doit former avec le reste de la tige un angle de 110 degrés sur une longueur de 6 millimètres au plus. A la faveur d'un bon éclairage et après cocaïnisation préalable de la muqueuse, l'instrument est introduit dans le nez, de manière que sa pointe (qui est boutonnée) soit dirigée en haut et conduite, sans la moindre violence, entre le cornet moyen et la paroi nasale externe. Dès que la pointe de la sonde a atteint la partie moyenne du cornet (fig. 272), on la porte en dehors et l'on pénètre généralement sans difficulté dans l'hiatus semi-lunaire.

Sinus frontal. — Dans la moitié des cas, l'extrémité antérieure du cornet moyen marque l'orifice de cette cavité (fig. 274), et devra être préalablement réséqué. Hansberg se sert encore d'une sonde boutonnée ayant de 1/2 à 1 millimètre d'épaisseur, dont l'extrémité, sur une longueur de 3 centimètres, fait un angle de 125 degrés avec le reste de la tige, et

(¹) Hansberg, *Die Sondirung der Nebenhölen der Nase. Monatschr. für Ohrenheilk.*, 1890, p. 3, et *Journ. de laryng. et rhin.*, t. III, n° 4, août 1890).

regarde en avant par sa concavité. La portion coudée et recourbée de la sonde étant dirigée en haut, on la pousse entre la paroi externe de la fosse nasale et l'extrémité antérieure du cornet moyen, en la faisant cheminer obliquement en haut et en avant. En cas d'arrêt, il faut modifier l'obliquité de sa portion terminale. On est averti de la réussite du cathétérisme par la direction de la sonde et sa pénétration dans la fosse nasale au delà de 5 centimètres, à partir de l'orifice de la narine, cet orifice étant généralement distant de cette longueur du plancher au sinus frontal.

Sinus sphénoïdal. — Sonde de 1 millimètre ou 1/2 millimètre d'épaisseur, ayant 15 centimètres de long et recourbée vers son extrémité. La pointe de l'instrument étant dirigée en bas, on devra le pousser obliquement en haut et en arrière entre le cornet moyen et la cloison, jusqu'à ce que l'on vienne buter contre la paroi antérieure du sinus sphénoïdal. Alors la pointe de la sonde, étant légèrement portée en dehors, s'engagera facilement dans l'orifice du sinus. Zuckerkandl conseille pour cette opération de pousser la sonde suivant le prolongement du cornet moyen; mais, comme le remarque Hansberg judicieusement (voy. fig. 276), cette manœuvre est fausse, puisque le plancher du sinus est placé sur un niveau supérieur à celui du cornet.

TECHNIQUE DES PRINCIPAUX MOYENS DE DIAGNOSTIC ET DE TRAITEMENT DES MALADIES DES FOSSES NASALES [1]

I. — MOYENS DE DIAGNOSTIC. — PROCÉDÉS D'EXPLORATION DES FOSSES NASALES

Avant de recourir aux moyens d'exploration, il faudra faire une inspection rapide des fosses nasales. On remarquera tout d'abord si le malade ne présente pas la physionomie caractéristique de la *sténose nasale;* on procédera ensuite à l'examen extérieur du nez, en constatant s'il existe une *affection de la peau,* s'il y a de la *rougeur* et du *gonflement* du bout ou des ailes, si le nez est *pincé* ou *aplati,* s'il est *dévié* en totalité ou en partie; on se rendra compte par la palpation de l'*état* des portions osseuses et cartilagineuses.

Puis, on constatera le *degré de perméabilité* des deux narines (tant pendant l'inspiration que pendant l'expiration), en disant au malade de fermer la bouche et d'aspirer lentement, puis de souffler brusquement, en ayant soin d'obturer complètement avec le doigt, tantôt une narine, tantôt l'autre.

A. Rhinoscopie antérieure. — On a donné le nom de *rhinoscopie* à l'examen des fosses nasales.

Pour être complet, cet examen doit se pratiquer de deux façons : d'abord par les narines d'avant en arrière, c'est la *rhinoscopie antérieure,* ensuite par le pharynx d'arrière en avant, c'est la *pharyngoscopie* ou la *rhinoscopie postérieure.*

Pour bien faire la *rhinoscopie,* il faut avoir à sa disposition une source lumineuse, qui donne une lumière blanche, la plus blanche possible, et se servir d'instruments spéciaux, qui permettent d'obtenir une dilatation suffisante de l'orifice des narines.

Éclairage. — Pour bien voir la cavité des fosses nasales, il faut un éclairage assez puissant et à lumière blanche. La lumière du jour étant insuffisante, celle du soleil faisant souvent défaut, et ayant de plus le désagrément de donner une sensation de chaleur très pénible, pour peu que l'examen se prolonge, nous conseillons de prendre l'habitude d'avoir recours à une lumière artificielle, lampe à électricité, à gaz, à pétrole, et à leur défaut une lampe à huile.

[1] Consulter S. Duplay, *Technique des principaux moyens de diagnostic et de traitement des maladies des oreilles et des fosses nasales.* Paris, 1889.

On peut éclairer les fosses nasales directement, mais il est préférable de se servir de la lumière réfléchie par un *miroir concave*, de 12 à 15 centimètres de foyer et de 4 à 5 centimètres de rayon, percé à son centre d'un trou de 8 à 10 millimètres de diamètre. Ce miroir peut être monté sur une tige destinée à être tenue à la main, ou fixée à une table, mais il vaut mieux se servir du *miroir à lunettes de Duplay* ou du *miroir à bandeau*, qui offrent tous deux de grands avantages : *a* d'abord de laisser libres les deux mains de l'opérateur, *b* ensuite de pouvoir, grâce à leur mode d'articulation, être inclinés dans tous les sens; à cet effet, une petite boule fixée par une courte tige au bord de la face convexe du miroir, vient s'enchâsser dans une matrice assujettie elle-même aux lunettes ou au bandeau, par une plaque de métal; grâce à une vis dont cette matrice est munie, l'articulation se fait à frottement doux, de telle sorte que le miroir reste dans la position qu'on lui a donné.

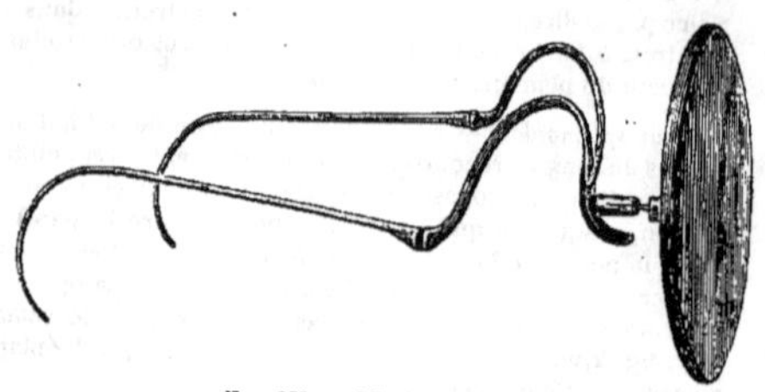

Fig. 278. — Miroir à lunettes.

Spéculums. — Les instruments spéciaux destinés à donner une ouverture convenable de l'orifice antérieur des fosses nasales, ont reçu le nom de *spéculum nasi;* on en trouve trois variétés : *tubulaires*, *univalves* et *bivalves*. Ce sont ces derniers dont l'usage est le plus fréquent, aussi en a-t-on fabriqué plusieurs modèles qui diffèrent entre eux, soit par la forme, soit par le mécanisme; les valves sont d'égale dimension, ou l'une est plus longue que l'autre; elles sont pleines (fig. 279) ou fenêtrées (fig. 280), les pavillons sont plus ou moins larges, etc.

Celui que la majorité des chirurgiens emploie de préférence a été inventé par le professeur Duplay, dont il porte du reste le nom; il a la forme dite bec de canard (fig. 279), et se compose « de deux valves dont l'une, qui doit répondre à la cloison, est légèrement aplatie et fixe, tandis que l'autre valve, destinée à dilater la narine, est mobile et s'écarte à l'aide d'une pression exercée sur une petite pédale. L'écartement produit au degré convenable, est maintenu à l'aide d'une vis » (¹).

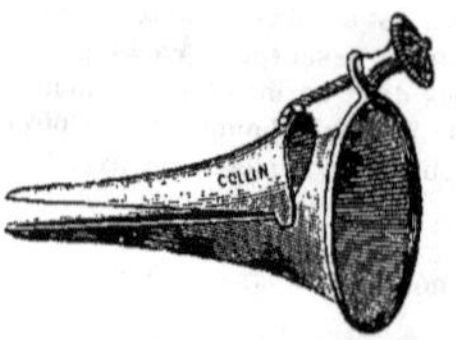

Fig. 279. — Speculum nasi du professeur Duplay.

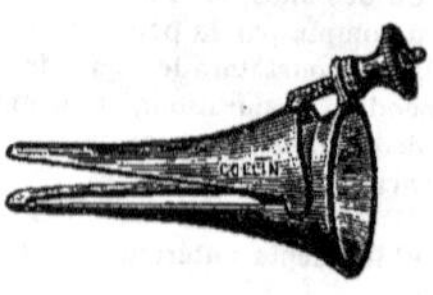

Fig. 280. — Speculum nasi fenêtré de Terrier.

Dans certains cas on est obligé de faire usage de *spéculums pleins, tubulaires* (fig. 281); ceux-ci ont généralement la forme d'un cône tronqué, légèrement aplati, à coupe elliptique.

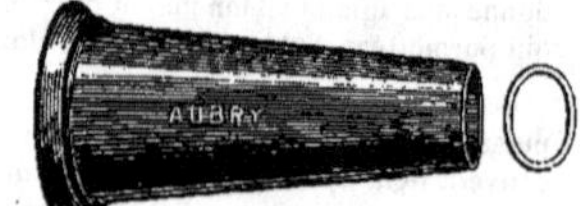

Fig. 281.—Spéculum plein en caoutchouc durci.

(¹) Duplay, *Pathologie externe*, t. III, p. 740.

De plus, il faut avoir sous la main des *sondes* ou des *stylets mousses*, des *pinceaux* et des *pinces*.

Les *sondes ou stylets* doivent toujours être mousses; il en existe plusieurs variétés; nous préférons les stylets coudés (fig. 282), parce que, pendant l'exploration, la main qui tient l'instrument ne se trouve jamais interposée entre le miroir frontal et le spéculum.

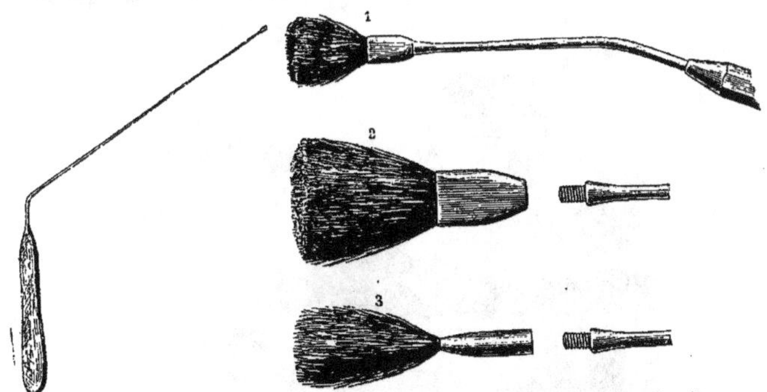

Fig. 282. — Stylet mousse coudé.

Fig 283. — Pinceau nasal du docteur Ruault.

Les *pinceaux* sont en blaireau, la monture est une tige en métal, ou en baleine, droite ou coudée. Le docteur Ruault a imaginé un pinceau très commode : cet instrument se compose du pinceau proprement dit, à monture métallique plate et relié à la tige également métallique par un pas de vis (fig. 283). La mèche, malgré sa forme aplatie, peut être imbibée d'une quantité de liquide assez notable. « Le grand avantage de ce pinceau plat est de pouvoir être aisément introduit dans les fosses nasales étroites entre le cornet inférieur et la cloison... La longueur de la tige permet d'arriver sur la face supérieure du voile, et jusqu'à la paroi postérieure du pharynx nasal... Chaque malade peut avoir son pinceau, tous se montant sur la même tige, etc. (1). »

Il existe des pinces de différents modèles. Nous nous servons avec avantage d'une *pince articulée*, modèle de la pince auriculaire de Duplay, mais ayant au moins 10 centimètres de longueur.

Situation respective du chirurgien et du malade. — Examen par la rhinoscopie antérieure. — Nous supposons que l'examen se fait assis, et que le chirurgien a le miroir frontal placé devant l'œil droit.

Une lampe est posée à une distance convenable, sur un petit guéridon ou une tablette, ou mieux sur un pivot spécial, qui permet de l'élever ou de l'abaisser à volonté. Le chirurgien s'assied, ayant devant lui et un peu à droite la lumière au niveau de ses yeux; après avoir assujetti le miroir sur son front, il place sa main gauche en avant, à peu près à la distance et à la hauteur auxquelles se trouvera tout à l'heure le nez du malade, et cherche par diverses manœuvres (avancer ou reculer la chaise, incliner plus ou moins le miroir, etc.) à obtenir sur la paume de la main un rond lumineux de la dimension d'une pièce de 2 francs environ; avec un peu d'habitude, on arrive très rapidement à ce résultat. Alors, ayant écarté les genoux, il fait asseoir le malade en face de lui, en le priant d'avancer, les jambes rapprochées, jusqu'à ce qu'il touche presque sa chaise; il lui recommande de tenir le corps droit et la tête immobile, sans l'incliner dans aucun sens.

(1) Ruault, *Archives de laryngologie et de rhinologie*, t. III, p. 182.

Relevant avec le pouce le bout du nez du malade, il constate l'état du vestibule, et reconnaît en même temps s'il y a quelques modifications à apporter à l'éclairage.

Il introduit le spéculum, la vis tournée du côté externe du corps, en le poussant horizontalement jusqu'à la rencontre de la partie osseuse, puis d'une main tenant le pavillon entre le pouce et l'index, le médius et l'annulaire appuyés sur le dos du nez, il fait de l'autre main tourner la vis jusqu'à ce qu'il éprouve une certaine résistance (fig. 284); l'ouverture doit être alors suffisante, et continuer la manœuvre serait une faute, attendu

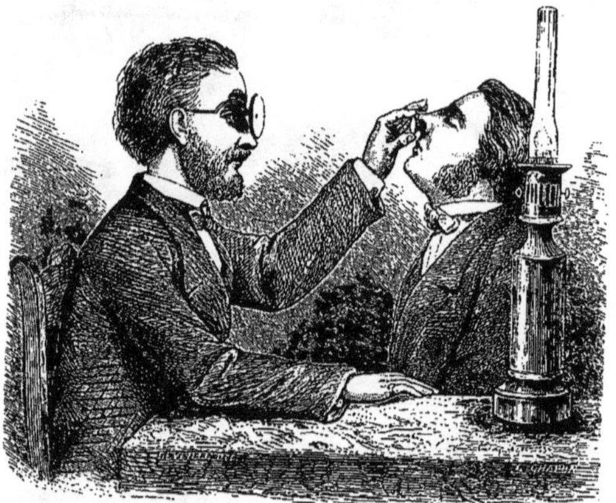

Fig. 284. — Exploration des fosses nasales à l'aide du speculum nasi. (Duplay.)

que, par une dilatation extrême, dont on ne retirerait aucun bénéfice, on ferait éprouver au patient une douleur assez vive.

Regardant alors par le trou qui se trouve au centre du miroir, le rayon visuel suivant la même direction que l'axe de la narine, on pourra (en faisant varier la position du spéculum et exécuter au malade de légers mouvements de tête), examiner environ les deux tiers antérieurs des fosses nasales, et quelquefois la paroi du pharynx.

Après avoir aperçu, dans la position que nous venons de décrire, la *partie antérieure de la cloison, l'extrémité antérieure et la face convexe du cornet inférieur*, on relève le pavillon du spéculum, le malade penche légèrement la tête, et on voit le *plancher* dans presque toute son étendue, le *méat inférieur*, le *bord inférieur* et la *face externe du cornet inférieur*. On dit ensuite au malade de relever la tête, comme s'il voulait regarder au plafond, et on découvre la *partie moyenne de la cloison* jusqu'à la fente olfactive, en haut la *partie antérieure de la voûte*, le bord antérieur, la *face interne du cornet moyen* ainsi que son *angle* et l'entrée du *méat moyen*.

On examine en même temps les sécrétions, la coloration de la muqueuse, qui, légèrement rosacée dans la partie supérieure, devient de plus en plus colorée, en descendant vers le plancher, surtout sur le cornet inférieur; en touchant la muqueuse avec la pointe coudée d'un stylet, on se rendra compte de sa sensibilité, de son élasticité, de sa consistance et de son épaisseur.

Les parties que nous venons d'énumérer sont toujours faciles à voir, lorsque les fosses nasales sont normalement conformées, mais on rencontre assez fréquemment des *obstacles anatomiques* ou *pathologiques*, qui rendent difficile, ou empêchent un examen complet. Parmi les plus fréquents nous indiquerons : les *déviations et les crêtes osseuses de la cloison*, la *tuméfaction du cornet inférieur*, qui est parfois si considérable qu'elle bouche complètement la cavité nasale; les sécrétions qui se présentent quelquefois sous formes de masses jaunes, verdâtres, épaisses, ou de croûtes pouvant atteindre la grosseur d'une noisette, les *tumeurs*, les *corps étrangers*, etc.

Si la *tuméfaction du cornet inférieur* n'est pas bien prononcée, on pourra l'aplatir en introduisant le *spéculum plein* décrit plus haut (fig. 281), et on continuera l'exploration avec ce spéculum. Souvent aussi on s'en rendra maître en touchant le cornet, pendant quatre ou cinq minutes, avec un pinceau imbibé d'une solution forte de chlorhydrate de cocaïne.

Avec la *pince de Duplay*, on enlèvera les croûtes, les concrétions, on abstergera la cavité avec un pinceau, ou du coton hydrophile qu'on poussera dans la cavité, au moyen d'un stylet, et qu'on retirera ensuite avec la pince; enfin, on pourra compléter le nettoyage par une bonne irrigation.

B. **Pharyngoscopie. — Rhinoscopie postérieure.** — L'éclairage est le même que pour la rhinoscopie antérieure, mais c'est surtout ici qu'une lumière intense est utile, et qu'il est presque nécessaire d'adapter à la lampe des appareils condensateurs.

Les instruments nécessaires sont : *un bon abaisse-langue, les miroirs rhinoscopiques, un crochet palatin, des stylets, des sondes et crochets.*

L'*abaisse-langue* doit être construit de façon à pouvoir bien aplatir la langue et à refouler la base en avant, afin d'obtenir le plus d'espace possible entre le voile du palais et la base de la langue. M. Collin a construit, sur les indications du docteur Ruault, un abaisse-langue (fig. 285) qui remplit, croyons-nous, ces conditions. La tige qui relie la cuiller C au manche M forme une courbure concave K en bas, de façon à laisser une place pour l'arcade dentaire inférieure; la cuiller, à son extrémité libre L, est recourbée pour venir s'appliquer sur la base de la langue.

Les *miroirs rhinoscopiques* sont faits sur le modèle des miroirs laryngiens, mais ils sont plus petits, et sont aussi de différentes dimensions : celui dont on peut faire le plus fréquent usage a la dimension d'une pièce de 50 centimes.

Les *crochets palatins* sont destinés à relever la

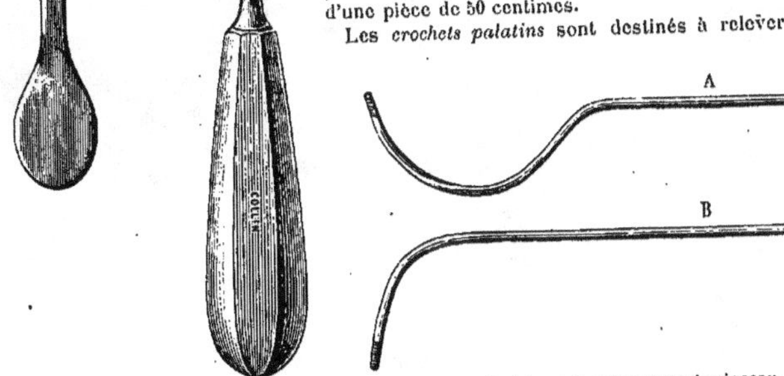

Fig. 285. — Abaisse-langue du docteur Ruault.

Fig. 286. — Stylets porte-coton ou porte-pinceau.

luette et à tirer en avant le voile du palais. Ils se composent d'un manche auquel est fixée une tige ayant environ 15 centimètres de longueur; cette tige, à son extrémité libre, est aplatie en forme de spatule et courbée à angle droit (fig. 289).

Les *stylets* ou *crochets pharyngiens, porte-pinceau* ou *porte-coton* (fig. 286 A, B), sont courbes à leur extrémité, de façon à pouvoir toucher la voûte du pharynx, en passant derrière le voile du palais.

La *rhinoscopie postérieure*, lorsqu'elle est possible, est toujours difficile à pratiquer, et pour obtenir un résultat satisfaisant il faut beaucoup de persévérance et une grande patience, tant de la part du chirurgien que de la part du malade. On est presque toujours obligé d'anesthésier le voile du palais, le pharynx buccal et la base de la langue, en les badigeonnant avec un pinceau imbibé d'une solution forte de cocaïne; on passe le pinceau par les narines, et directement par la cavité buccale.

Avant de faire la *rhinoscopie*, il est utile de regarder la gorge, à l'aide de l'*abaisse-langue*, afin de se rendre compte :

1° De *la situation de la langue;* si on peut l'abaisser sans produire de vomissements, si elle demeure aplatie sur le plancher de la bouche, ou si elle se relève en dos d'âne;

2° De l'*apparence du voile du palais*, s'il peut être maintenu dans le relâchement, quelle est la dimension de l'espace compris entre le voile et la partie postérieure du pharynx;

3° Des *dimensions*, de la *direction*, des *caractères généraux* de la *luette;*

4° De la *forme*, des *dimensions des amygdales*, et de l'*espace* qui existe entre elles et les piliers postérieurs de chaque côté;

5° De l'*état de la face postérieure du pharynx* et des *plis salpingo-pharyngiens*, en voyant s'il y a des granulations de la face postérieure, de la tuméfaction des plis, ou s'il existe des tumeurs faisant saillie derrière le voile, dans le pharynx.

Après avoir recueilli ces renseignements, si on juge la rhinoscopie praticable, voici comment on procède :

Les dispositions générales sont les mêmes que pour la rhinoscopie antérieure.

Le malade ouvre la bouche en évitant de faire des efforts et ayant soin de relever la èvre supérieure; avec l'abaisse-langue, tenu de la main gauche, on déprime la langue et on âche en même temps d'attirer la base en avant, pour augmenter autant que possible, nsi que nous l'avons dit, l'espace compris entre le voile et la base de la langue; de la main droite on tient le miroir comme on tiendrait un porte-plume, et après l'avoir échauffé en le plongeant dans de l'eau très chaude, ou en le présentant à la flamme d'une lampe à alcool (les rayons lumineux réfléchis par le miroir frontal étant concentrés au fond de la gorge), on le porte entre le voile du palais et la paroi postérieure du pharynx, aussi près que possible de cette paroi, en faisant attention de ne toucher ni la luette, ni le voile du palais, ni la langue, ni les parois du pharynx; alors on dit au malade d'émettre par le nez le son *hun*, et on obtiendra très souvent ainsi un relâchement plus complet du voile du palais.

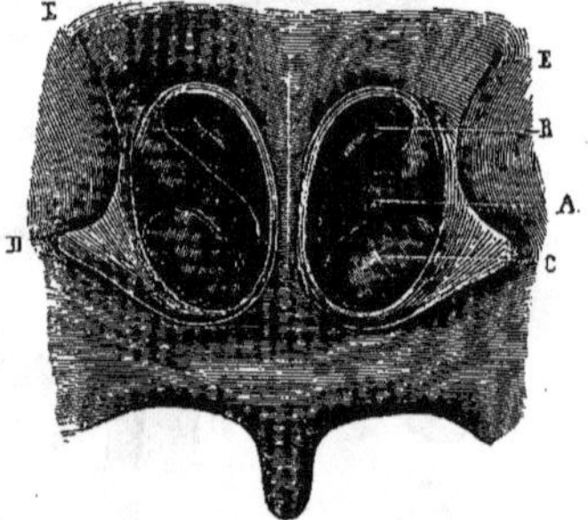

FIG. 287. — Image rhinoscopique de l'arrière-cavité des fosses nasales.

Le miroir rhinoscopique est trop petit pour qu'on puisse en même temps voir la partie postérieure des fosses nasales et toute la voûte, et les parois du pharynx, mais en le manœuvrant de droite à gauche, et inversement en variant son inclinaison, on arrivera à voir tous les détails de ces deux régions et à se faire une idée de leur ensemble (fig. 287).

On examinera 1° la *surface postérieure de la luette*, le *bord postérieur du voile*, le *bourrelet élévateur;* 2° la *cloison :* on verra si la *muqueuse est épaissie de chaque côté;* 3° les *cornets :*

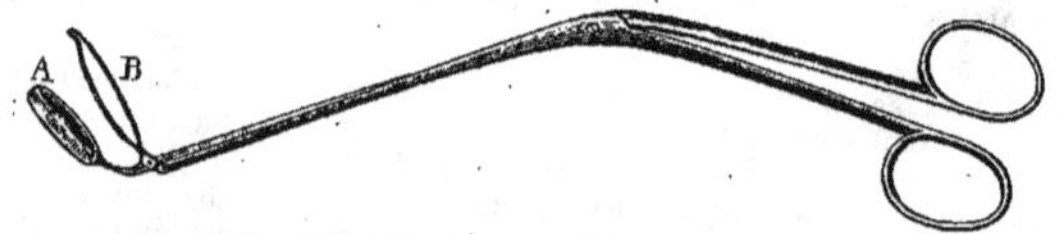

FIG. 288. — Rhinoscope du professeur Duplay.

on constatera si l'*inférieur et le moyen* sont anormalement développés, s'il y a *hypertrophie* et si cette hypertrophie est *lisse* ou *muriforme;* le *supérieur* est-il visible en totalité ou en partie; 4° les *faces latérales du pharynx nasal*, l'*orifice* et le *bourrelet de la trompe*, les plis *salpingo-pharyngiens*, la fossette de *Rosenmüller*; 5° les faces supérieure et postérieure du *pharynx nasal*, l'état de la *tonsille pharyngienne*, de la *bourse pharyngée*, quand elle existe.

Si l'examen est rendu difficile par le développement de la luette ou par les contractions du pharynx et du voile du palais, on aura recours au rhinoscope (fig. 288), ou mieux au crochet palatin (fig. 289).

Pour se servir du crochet palatin, il faut confier l'abaisse-langue à un aide, ou habituer

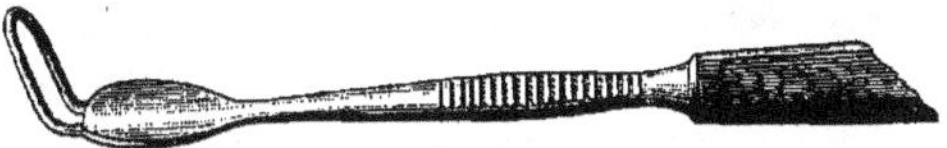

Fig. 289. — Releveur de la luette de Voltolini.

le malade à abaisser lui-même sa langue. En se servant du crochet de Voltolini, introduit derrière la luette pour attirer à soi le voile du palais, on arrive quelquefois en fatiguant le malade à pratiquer la rhinoscopie (fig. 289).

C. **Toucher digital.** — Si la rhinoscopie ne donne pas des renseignements suffisants, ou si elle est impossible (ce qui arrive presque toujours chez les enfants), on pratiquera la palpation pour arriver à un diagnostic précis. Le malade étant assis, le chirurgien placé à sa droite, met son pied gauche sur la chaise, de façon à ce que sa jambe s'applique sur la région dorsale du malade, et que la nuque de ce dernier vienne s'appuyer sur le genou; de la main gauche à l'aide d'un ouvre-bouche, ou à son défaut à l'aide d'un manche d'instrument, placé entre les molaires, maintenant ouverte la bouche du patient, il introduit l'index droit au fond de la bouche et le replie en haut, au moment où il touche la paroi postérieure du pharynx; il explore attentivement la face supérieure et postérieure du pharynx pour y sentir les *tumeurs*, et les choânes pour y rechercher l'hypertrophie des cornets et les polypes nasaux.

On pourra aussi, à l'aide du crochet pharyngien, garni d'ouate et introduit dans le naso-pharynx, ramener des mucosités dont la nature fournira quelques indications sur les affections pathologiques de cette région (catarrhe naso-pharyngien).

Éclairage par transparence de la face *pour le diagnostic des affections du sinus maxillaire.* — Le malade et le médecin doivent être placés dans une chambre où l'obscurité sera complète; ils sont assis l'un en face de l'autre, comme pour l'examen rhinoscopique; le médecin introduit une petite lampe à incandescence dans la bouche du malade; celui-ci ferme la bouche et joint les lèvres sur la monture de la lampe, en ayant soin de tenir autant qu'il le peut les arcades dentaires éloignées, et de faire un effort comme s'il voulait amener la base de la langue en arrière. On fait passer le courant et voici ce que l'on constate : les arcades dentaires et les lèvres sont vivement éclairées en rouge, ainsi que le nez, les pommettes sont plus sombres, et au-dessous des yeux, les régions inférieures des orbites apparaissent sous forme de *croissant* clair.

Voltolini et Heryng conseillent de se servir d'un abaisse-langue particulier auquel la lampe est fixée [1]; Ruault considère cette complication comme inutile; il suffit, en employant le moyen que nous avons indiqué plus haut, d'interrompre le courant, de façon à empêcher la lampe de s'échauffer, et dès que le malade accuse une sensation de brûlure.

Une petite lampe de 6 à 7 volts donnant 4 à 5 bougies d'intensité, si elle est bien construite, suffit largement pour l'examen, sans brûler le malade.

Quelquefois, bien que le sujet soit sain, l'inégalité des os de la face fait qu'un côté peut paraître plus éclairé que l'autre, mais dans le cas d'*empyème du sinus maxillaire*, le côté atteint reste complètement sombre et le croissant lumineux sous-oculaire de ce même côté n'existe pas. Lorsque, à ce signe, viennent s'ajouter la constatation d'un écoulement purulent par le méat moyen et les symptômes d'une suppuration du sinus maxillaire, il acquiert une très grande valeur. Sur 23 personnes atteintes d'empyème du sinus, soignées

[1] Gouguenheim, *Annales des maladies de l'oreille et du larynx*, janvier 1890.

depuis deux ans à la clinique laryngologique des sourds-muets, ce signe n'a pas manqué une seule fois (docteurs Galy et Ruault).

Ce signe peut également servir à diagnostiquer les tumeurs solides. Ruault [1] l'a constaté récemment chez une jeune malade atteinte d'un ostéome du sinus maxillaire, opérée ensuite avec succès par Charles Monod.

En cas de kyste non suppuré du sinus, non seulement le signe manque, mais, si le kyste est volumineux et distend la paroi du sinus, la transparence peut être exagérée.

De même, les polypes muqueux sont parfois tout à fait transparents.

II. — PRINCIPAUX MOYENS DE TRAITEMENT DES MALADIES DES FOSSES NASALES

Nous décrirons dans ce chapitre : 1° les *irrigations ou douches nasales;* 2° le *simple humage*, le *bain nasal et le gargarisme rétro-nasal;* 3° les *pulvérisations;* 4° les *fumigations;* 5° les *insufflations de poudre;* 6° les *attouchements directs* (badigeonnage, cautérisation, etc.); 7° la *galvano-caustique thermique;* 8° l'*électrolyse;* 9° l'*anesthésie locale*, moyens de traitement les plus fréquemment employés, et qui conviennent à un grand nombre d'affections des fosses nasales.

1° Injections. — Irrigations. — Douches nasales. — Le lavage des fosses nasales rend les plus grands services pour le traitement de la majorité des affections du nez, des cavités et des annexes. Il sert à débarrasser la cavité nasale de toutes les sécrétions, à expulser toutes les mucosités plus ou moins concrètes, dont l'accumulation et le séjour dans les anfractuosités où elles subissent des fermentations, sont des plus nuisibles; il a aussi pour but de modifier, par l'emploi des solutions médicamenteuses, l'état pathologique de la pituitaire.

Pour obtenir un bon résultat, il est nécessaire que la surface entière des cavités nasale et naso-pharyngienne soient baignées par un courant liquide, capable d'entraîner toutes les sécrétions. A notre avis, le meilleur moyen d'atteindre ce but consiste à employer le procédé imaginé par Weber (de Halle), c'est-à-dire d'administrer, à l'aide d'un siphon, une douche naso-pharyngienne.

Le *siphon* est plus ou moins perfectionné; en général, il est formé par un tube de caoutchouc ayant une longueur moyenne de 80 centimètres, terminé à l'une de ses extrémités par un embout olivaire en buis, en porcelaine ou en ivoire, assez gros pour boucher exactement l'orifice de la narine; l'autre extrémité est munie d'un tube rigide en verre ou en caoutchouc durci, ayant la forme d'un U renversé, dont la branche libre est destinée à plonger au fond d'un réservoir contenant le liquide de l'injection.

Pour faire fonctionner l'appareil, on suspend le réservoir à 30 centimètres à peu près au-dessus de la tête du malade; celui-ci, au moyen d'une aspiration amorce le siphon, et, après avoir incliné la tête, introduit l'embout dans une narine en ayant soin de *diriger le jet le long du plancher du nez et non du côté de la voûte;* il doit respirer la *bouche ouverte, ne pas parler*, ne *pas faire de mouvement de déglutition*, et presque immédiatement le liquide sortira par l'autre narine.

Si les deux narines sont également perméables, on fera bien de placer l'embout tantôt dans l'une, tantôt dans l'autre; mais si l'une est plus étroite que l'autre, c'est toujours par la plus étroite que l'on fera pénétrer le liquide.

Le liquide employé pour la douche doit toujours être chaud ou tout au moins tiède; la température la mieux supportée va de 30 à 40 degrés. Il ne faut jamais se servir d'eau pure, parce qu'elle irrite la pituitaire et produit une sensation très désagréable, parfois même douloureuse. Si l'on veut faire un simple nettoyage, on prescrira une solution alcaline; voici la formule que nous employons presque toujours :

Bicarbonate de soude.	ãã 100 grammes.
Biborate de soude.	

[1] Communication orale.

deux cuillerées à café, par litre d'eau bouillie, tiède. Les solutions de chlorure de sodium sont dangereuses, car par leur pénétration dans la caisse, elles peuvent donner lieu à des otites graves suppurées.

Il faut aussi recommander au malade de ne jamais se moucher immédiatement après la douche, parce qu'il s'exposerait à faire pénétrer du liquide dans les trompes.

D'une façon générale, deux irrigations suffisent dans les vingt-quatre heures.

Le liquide employé, sera variable suivant les cas : c'est ainsi qu'on emploie des *solutions astringentes* (tannin, alun, acétate de plomb, sulfate de zinc), *des solutions désinfectantes* (acide phénique, naphtol, permanganate de potasse, résorcine, acide borique, etc.), des *eaux thermales* (Saint-Christau, Eaux-Bonnes, Salies-de-Béarn, Mont-Dore, etc.).

2° **Humage. — Aspiration. — Gargarisme rétro-nasal. — Bain nasal** (1). — « Ces divers moyens de traitement, bien inférieurs à la douche naso-pharyngienne, pourront rendre service dans les cas où la douche ne serait pas applicable pour une raison quelconque.

« L'*aspiration* ou le *humage* consiste à aspirer, à renifler le liquide contenu dans un vase ou mieux dans le creux de la main et à le rejeter quand il est arrivé dans la bouche. On comprend que ce moyen est tout à fait insuffisant pour baigner toutes les parties des fosses nasales.

« Le *gargarisme nasal* ou *rétro-nasal*, préconisé par le docteur Guinier, se pratique de la façon suivante : le malade, prenant une gorgée de liquide dans la bouche, renverse la tête en arrière afin de porter le liquide dans la gorge comme pour se gargariser; fermant alors la bouche, il penche brusquement la tête en avant, et avec un peu d'habitude, il arrive assez aisément à faire passer le liquide dans la cavité naso-pharyngienne et les fosses nasales, par un mouvement de relâchement du voile du palais analogue à celui que font les fumeurs de cigarettes pour faire passer la fumée de la bouche dans le nez.

« Le *bain nasal* consiste à renverser fortement la tête du malade en arrière, jusqu'à ce que l'ouverture des narines représentent le point le plus élevé des cavités naso-pharyngiennes; puis, après avoir recommandé au malade de respirer exclusivement par la bouche largement ouverte, ou bien de prononcer la lettre A, on verse du liquide dans l'une des narines jusqu'à ce que ce liquide apparaisse et s'écoule par l'autre narine. De la sorte, les deux fosses nasales et la cavité naso-pharyngienne (par suite de l'élévation du voile du palais) sont complètement baignées par le liquide. Après avoir conservé celui-ci le plus longtemps possible, le malade baisse la tête et, soufflant par les narines laissées ouvertes (sans se moucher), expulse le liquide contenu dans les fosses nasales. Ce bain nasal peut être répété plusieurs fois de suite.

« Ces divers moyens, quoique bien inférieurs à la douche, et incapables de laver aussi complètement les fosses nasales, peuvent être un adjuvant très utile de la grande douche, dans les cas, en particulier, où il existe des croûtes épaisses, adhérentes et plus ou moins sèches. Les *aspirations simples*, le *gargarisme rétro-nasal*, le *bain nasal*, en ramollissant et détachant ces croûtes, permettent à la douche d'agir plus vite et plus efficacement pour déterminer le nettoyage complet des cavités nasales. En outre, on pourra, avec les moyens précédents et surtout avec le bain nasal, employer des substances médicamenteuses un peu plus actives que dans la grande douche naso-pharyngienne, et exercer par conséquent une action thérapeutique plus énergique. »

3° **Fumigations. — Inhalations. — Humage**. — L'emploi de ces procédés de traitement a pour but de modifier l'état pathologique de la pituitaire en dirigeant dans la cavité nasale de la vapeur d'eau (fumigations sèches exceptées), entraînant des substances médicamenteuses fournies par le règne végétal ou minéral (*belladone, pavot, thym, romarin, goudron, benjoin, iode, soufre*, etc.).

Pour pratiquer les *fumigations* d'eau chaude, le moyen le plus simple consiste à coiffer d'un entonnoir en verre, en métal, ou même en papier fort, un récipient rempli d'eau, dans lequel on aura mis les plantes ou les substances médicamenteuses, portée à l'ébullition par la flamme d'une lampe à alcool. La vapeur s'échappant par le sommet de l'entonnoir, est facilement dirigée dans la cavité nasale.

(1) La description de ces différents moyens de traitement est empruntée à M. Duplay (*loc. cit.*, p. 157).

Parmi les appareils destinés à projeter le jet de vapeur, nous citerons ceux de *Baillemont, Charrière, Traube, Mulki, Mandl, de Duplay.*

Celui de *Mandl* est constitué par un ballon de verre muni de deux tubulures dont l'une, en forme d'entonnoir, sert à introduire les liquides; l'autre tubulure se continue par un tube en caoutchouc durci, long de 30 centimètres environ, terminé par un embout destiné à être introduit dans les narines. Le ballon est chauffé par la flamme d'une lampe à alcool.

Les *fumigations sèches* consistent à aspirer par les narines des vapeurs produites par la combustion de quelques substances, telles que le benjoin, la myrrhe, etc.

4° **Pulvérisations.** — Les *pulvérisations*, dans la thérapeutique nasale, ont pour but de faire pénétrer dans les fosses nasales, par les narines ou par le pharynx, des eaux minérales naturelles ou artificielles, des solutions médicamenteuses (alun, tannin, nitrate d'argent, acide phénique, borique, lactique, etc.) réduites en parcelles excessivement fines, au moyen d'appareils appelés pulvérisateurs.

On se sert généralement de pulvérisateurs *système Richardson;* ces appareils sont trop connus pour que nous les décrivions ici; nous indiquerons seulement les modifications apportées à la tubulure par laquelle sort le liquide pulvérisé.

Lorsque la pulvérisation doit être faite par la narine, la canule se termine par un embout olivaire: le malade place l'embout successivement dans chaque narine et fait fonctionner l'appareil. La canule destinée aux pulvérisations rétro-nasales a son extrémité coudée de façon à pouvoir être introduite derrière le voile du palais dans la cavité naso-pharyngienne. On trouvera figurée dans le *Manuel* du docteur Moure (¹) la forme de ces deux canules.

5° **Insufflation.** — L'insufflation consiste à projeter dans les fosses nasales les substances médicamenteuses, réduites en poudre très fine, telles que : alun, borax, calomel, nitrate de bismuth, valérianate de zinc, belladone, iodoforme, salol, etc., etc.

Si l'on n'a pas sous la main un appareil spécial, on pourra introduire dans un tube en verre, dans une plume d'oie ou dans une paille, la poudre prescrite et la faire pénétrer dans le nez, en soufflant avec la bouche.

Les appareils à insufflation sont nombreux. Le plus simple se compose d'une poire en caoutchouc, munie d'un tube en verre; après avoir mis une certaine quantité de poudre dans le tube, on le place à l'entrée du vestibule et on presse brusquement la poire.

Un autre insufflateur est formé d'un tube en métal dont une des extrémités est rétrécie et coudée à angle droit; à l'autre extrémité est adaptée une poire en caoutchouc; du côté de la poire, le tube formant réservoir présente un orifice que vient fermer ou ouvrir un curseur. En pressant la poire, la poudre contenue dans le réservoir sort en poussière très fine.

6° **Attouchements. — Badigeonnages. — Cautérisation.** — Les *attouchements* et les *badigeonnages* se font à l'aide de pinceaux, de stylets ou de pinces, ou de crochets recourbés.

Avec les pinces, on porte dans les narines des bourdonnets d'ouate hydrophile imprégnés de la substance médicamenteuse plus ou moins diluée (nitrate d'argent, chlorure de zinc).

Pour se servir des stylets et des crochets naso-pharyngiens, on enroule à leur extrémité une légère couche d'ouate de façon à lui donner la forme d'un tampon allongé; c'est avec les stylets et les crochets ainsi garnis qu'on fait les badigeonnages à frottement, badigeonnages au naphtol sulfo-riciné, à la solution iodo-iodurée.

Les *attouchements* peuvent se faire directement avec un porte-crayon à nitrate d'argent, avec des crayons de sulfate de cuivre, etc.

Cautérisation. — Pour ramener à un volume à peu près normal la pituitaire hypertrophiée, on est souvent obligé de recourir à des cautérisations chimiques et surtout à la galvano-caustique thermique ou chimique.

Quand on se sert de ce traitement, il faut avant tout éviter de produire des adhérences cicatricielles des cornets à la cloison et des cornets entre eux. Aussi est-il prudent de ne faire chaque fois qu'une cautérisation, de bien limiter cette cautérisation exactement aux points malades, et de surveiller les pansements.

(¹) MOURE, *Manuel pratique des maladies des fosses nasales*, p. 262.

Le caustique chimique généralement employé est l'acide chromique; nous conseillons de l'appliquer selon le procédé du docteur Hering; on prend une parcelle d'acide cristallisé avec l'extrémité d'une sonde nasale qu'on chauffe *peu à peu*, en la présentant au-dessus d'une lampe à alcool, jusqu'à ce qu'on ait obtenu un enduit gluant et adhérent ayant l'aspect brun foncé. Avec la sonde, ainsi transformée en porte-caustique, on applique l'acide sur le point qu'on veut cautériser. L'opération faite, le malade pratique un lavage ou renifle une solution alcaline tiède. Ce procédé a l'avantage de ne pas être douloureux et permet de bien limiter la cautérisation.

7° **Galvano-caustique thermique.** — Nous ne décrirons pas ici les générateurs, piles ou accumulateurs, ni le manche isolant.

Les cautères galvaniques dont on se sert en rhinologie sont coudés à angle obtus de façon à ce que la main de l'opérateur ne se trouve pas interposée entre la lumière et le spéculum. Le fil de platine est rond ou aplati, ou bien porte vers le milieu une petite plaque ou bouton; il est réduit à d'assez petites dimensions, de façon que la partie qui doit agir sur la muqueuse soit seule incandescente. Les cautères nasaux dont on fait généralement usage, ont été construits sur les indications de Lœwenberg; en se servant de ces instruments, on ne s'exposera pas, si on cautérise le cornet inférieur par exemple, à buter contre la cloison dans le cas où le patient ferait un mouvement brusque.

Les cautères doivent être ordinairement chauffés au rouge sombre.

Disons enfin qu'avant de procéder à une cautérisation ignée, il est bon d'anesthésier la muqueuse avec une solution forte de cocaïne.

8° **Électrolyse** (¹). — L'*électrolyse* a pour objet de détruire par l'action chimique de la pile, dite action électrolytique, certains polypes du nez ou de la région naso-pharyngienne, l'hypertrophie des cornets, les obstructions de la cavité nasale dues à la déviation et à l'épaississement de la cloison. M. le docteur Miot a le premier appliqué l'électrolyse au traitement des déviations de la cloison.

La méthode électrolytique consiste à introduire dans les parties qu'on veut détruire ou dans le voisinage immédiat de ces parties, une ou plusieurs aiguilles d'acier, ou de platine, qu'on met en communication avec le pôle négatif, par exemple, d'un appareil de Chardin ou de Gaiffe; le pôle positif peut être placé sur l'apophyse mastoïde, sur l'avant-bras, dans la narine opposée ou, si l'on se sert de plusieurs aiguilles, être introduit dans l'une des narines. Le courant faible au début de l'opération doit augmenter peu à peu d'intensité. Si on ne veut pas produire de vives douleurs, il ne faut pas dépasser 20 milliampères du galvanomètre de Chardin, ou 15 milliampères de celui de Gaiffe. Lorsqu'on a terminé la séance, qui dure en moyenne dix minutes, on doit supprimer graduellement le courant par le collecteur avant de retirer les aiguilles.

Lorsque l'eschare est tombée et que la cicatrisation est faite, on recommence l'opération autant de fois qu'il est nécessaire.

9° **Anesthésie.** — Pour les opérations du nez et du naso-pharynx, on emploie suivant l'importance de ces opérations, l'anesthésie totale ou l'anesthésie localisée.

L'*anesthésie totale*, comme pour toutes les grandes opérations, est obtenue par l'administration du chloroforme. Dans un travail sur l'obstruction nasale, *dans ses rapports avec la chloroformisation* (²) J. Freak W. Silk a insisté sur la nécessité de maintenir la bouche ouverte dès le début de la chloroformisation, pour s'opposer aux phénomènes asphyxiques qui peuvent résulter de l'accumulation des liquides dans l'intérieur de la cavité buccale.

Calmettes et Lubet-Barbon, surtout dans l'opération des végétations adénoïdes, préconisent l'emploi du bromure d'éthyle à la place de la chloroformisation. C'est Moritz Schmidt qui le premier employa tout d'abord ce mode d'anesthésie.

Pour anesthésier la muqueuse des fosses nasales ou du naso-pharynx, on se sert généralement d'une solution de chlorhydrate de cocaïne; mais, pour que la solution remplisse

(¹) Voy. communication de M. Miot à la Société française d'otologie et laryngologie, 1888. Communications de MM. Suarez de Mendoza et Garel au Congrès international d'otologie et laryngologie. Paris, 1889.

(²) *Journal of laryngology*, 1889, n° 7.

le but, il faut qu'elle soit concentrée et mise pendant quatre ou cinq minutes en contact avec la muqueuse; voici la formule dont nous nous servons toujours :

Chlorhydrate de cocaïne	1 gramme.
Glycérine neutre	2 —
Eau distillée	4 —

On badigeonne la muqueuse avec le stylet muni de son bourdonnet de coton, soit avec un pinceau. Nous préférons l'emploi du pinceau qui permet un attouchement plus complet et plus uniforme de la muqueuse. Rosenberg conseille de se servir, à la place de cocaïne, d'une solution *alcoolique de menthol* à 40 ou 50 pour 100.

D'autres ont proposé de faire usage d'une solution composée de 1 *gramme d'antipyrine* pour 10 grammes d'eau.

Nous employons la *cocaïne*, qui nous a donné toujours les meilleurs résultats et n'a jamais, entre nos mains, occasionné le moindre accident.

Nous rappellerons ici que la cocaïne a pour effet de produire une déplétion sanguine du tissu érectile sous-muqueux, et par conséquent une diminution de volume de la muqueuse.

PREMIÈRE PARTIE

MALADIES DU NEZ

CHAPITRE PREMIER

LÉSIONS TRAUMATIQUES DU NEZ

LEGOUEST, Traité de chirurgie d'armée, 1872. — LARREY, Clin. chirurgic. — BÉRENGER-FÉRAUD, *Gaz. des hôpitaux*, 1870. — G. MARTIN, Thèse de doct. Paris, 1873.

I

CONTUSIONS DU NEZ

Par le fait de sa proéminence, le nez est sujet à des contusions fréquentes, résultant de coups directs ou de chutes sur la face. Celles qui portent sur la racine de l'organe s'accompagnent d'une ecchymose, plus rarement d'un épanchement sanguin, qui siège au point contus et qui peut empiéter sur les parties internes des paupières; celles de la partie inférieure donnent rarement lieu à une ecchymose étendue, car la texture serrée des tissus ne permet pas une extravasation sanguine abondante. Par contre, la vascularité et la friabilité de la pituitaire expliquent la constance des épistaxis, peu sérieuses toutefois, que l'on constate dans les contusions.

Lorsque le corps vulnérant a une grande force, on peut observer en même temps des symptômes de commotion cérébrale, car la forme en voûte des os nasaux permet la transmission directe du choc à l'étage antérieur de la base du crâne; c'est dans les mêmes conditions que peut se produire une fracture de la lame criblée de l'ethmoïde; mais dans ces cas la contusion du nez n'a qu'une importance accessoire.

Quant aux hématomes de la cloison qui succèdent à des contusions de la partie inférieure du nez, nous les laissons de côté en ce moment; comme ils sont dus le plus souvent, sinon exclusivement, à une fracture du cartilage, nous les retrouverons quand nous nous occuperons de ces fractures.

II

PLAIES

Comme dans tous les organes, les plaies du nez peuvent être produites par des instruments piquants, tranchants ou contondants. Elles peuvent n'intéresser que les parties molles, ou bien à la fois les parties molles et le squelette, ou bien encore les parties molles, le squelette et la pituitaire : ces dernières constituent les plaies pénétrantes. La pénétration peut même être plus profonde et l'instrument vulnérant produire des lésions variables, sur lesquelles nous n'avons pas à nous arrêter, dans les cavités voisines des fosses nasales : l'orbite, les sinus de la face, la cavité crânienne.

Les plaies par *instruments piquants* présentent, en général, très peu de gravité; nous ferons cependant remarquer que lorsque ces plaies sont pénétrantes, elles donnent lieu plus fréquemment que les autres à de l'emphysème sous-cutané. Cet emphysème ne peut se produire que dans les plaies de la partie supérieure du nez, là où il existe un tissu cellulaire assez lâche; comme dans les fractures, on le voit apparaître de très bonne heure, lorsque le malade se mouche, en même temps qu'il éprouve la sensation d'un sillon de feu au niveau de la racine du nez; il reste, en général, limité à cette partie et aux paupières, et n'atteint qu'exceptionnellement les régions voisines de la face. Il disparaît spontanément et dans un temps assez court; ce n'est donc que dans des cas très rares que l'on sera obligé de diriger contre cette complication une thérapeutique spéciale, des mouchetures par exemple, aidées de la compression.

Les plaies superficielles par *instruments tranchants* offrent peu d'intérêt; une suture fine suffira lorsqu'il y aura un lambeau un peu étendu, suture plus nécessaire encore, si le bord libre des narines se trouve sectionné.

Les *plaies pénétrantes* sont plus importantes : elles peuvent être verticales ou transversales, et parmi ces dernières, il faut distinguer les sections incomplètes ou totales de l'organe. Les plaies verticales du dos du nez se réunissent seules : le moindre agglutinatif maintiendra juxtaposés les bords de la solution de continuité; celles qui intéressent la partie inférieure, les ailes du nez, doivent, au contraire, être suturées soigneusement, car l'élasticité des cartilages tend à en éloigner sans cesse les bords.

La même suture sera suffisante dans les plaies transversales siégeant sur un ou sur les deux côtés du nez, qui retombe alors sur la lèvre, et qui n'est maintenu dans sa position que par la cloison ou la sous-cloison. La section est parfois encore plus complète et l'organe ne se trouve retenu que par un mince pédicule; on n'en doit pas moins essayer la réunion par une suture soignée, et Bérenger-Féraud rapporte 50 observations dans lesquelles cette tentative a été suivie de succès. On connaît, du reste, l'exemple remarquable que rapporte Larrey, dans sa clinique chirurgicale, dans lequel la section intéressait aussi les os sous-jacents : un coup de sabre divise transversalement la moitié inférieure du nez, les deux points correspondants des joues et de la lèvre supérieure et les deux os maxillaires jusqu'au palais; une première suture lâche; Larrey fait alors une suture secondaire des os et des parties molles, et obtient la guérison complète en quarante-cinq jours.

Le nez peut enfin être complètement *sectionné*, et une partie plus ou moins grande de l'organe peut se trouver tout à fait *détachée.* 27 succès rapportés par G. Martin prouvent que, même dans ce cas, on doit tenter la réunion primitive. La réapplication, du reste, n'a pas besoin d'être immédiate, et l'on a vu ces greffes réussir après une heure d'attente (Galin, Hoffacker); d'après ce dernier auteur, ce retard serait même avantageux, car il permettrait d'obtenir une hémostase assez complète pour ne pas être gêné par les caillots. La partie détachée est conservée dans un liquide antiseptique tiède, pendant que l'on nettoie la surface saignante; on fait la suture, soit des parties molles seules (employée dans la plupart des cas), soit la suture des cartilages et de la peau, recommandée par quelques chirurgiens; des tampons de gaze antiseptique, introduits dans la narine, soutiennent la partie détachée et tendent à lui conserver sa forme. Il faut savoir qu'après l'intervention le nez reste froid et pâle, qu'il ne reprend son aspect normal que douze heures (Immisch), ou même deux ou trois jours après (Holmes Coote); il ne faut donc pas se hâter, croyant à un insuccès, d'enlever l'extrémité de l'organe que l'on a *greffée.*

Les plaies par *instruments contondants*, ou *par projectiles de guerre* offrent peu de particularités intéressantes à signaler; les lésions superficielles que ces corps produisent rappellent celles qui succèdent à des plaies par instruments tranchants; quant aux lésions profondes produites, par exemple, par des balles qui perforent le nez, elles s'accompagnent de désordres du côté de l'encéphale ou de l'orbite, qui prennent alors une importance prépondérante. Dans certains cas, lorsque les balles sont de petit calibre, ou lorsqu'elles arrivent au bout de leur course, elles peuvent perforer seulement une des parois des fosses nasales et s'enclaver dans les méats ou dans les sinus, constituant ainsi de véritables corps étrangers.

Les observations de ce genre sont assez nombreuses dans les traités de chirurgie militaire. Legouest rapporte, par exemple, l'histoire d'un officier blessé par une balle qui avait fracturé la paroi interne de l'orbite et s'était logée dans un des sinus supérieurs; pendant dix-huit ans le malade éprouva de violentes céphalalgies et une sensation de déplacement du projectile lorsqu'il renversait la tête ou l'inclinait en avant; un jour il cracha la balle, tombée dans sa bouche. Dans un autre cas, rapporté par le même auteur, c'est un général qui s'éveille pendant la nuit en sentant tomber dans sa bouche une balle qui, treize ans auparavant, lui avait crevé un œil et s'était logée dans un sinus. Lemaître (1) cite aussi l'observation d'un homme qui avait depuis quatre ans un écoulement fétide par le nez et chez lequel on put extraire un corps noirâtre de 3 centimètres de long, à cheval sur la partie supérieure de la cloison; c'était un fragment de chemise d'obus qu'il avait reçu quatre ans avant, et qui n'avait alors donné lieu qu'à une légère épistaxis, sans la moindre plaie.

Ces cas nous amènent à dire quelques mots sur une variété de corps étrangers des fosses nasales, consécutifs à des plaies pénétrantes, produites par des instruments qui se sont cassés dans les téguments et qui y restent inclus. Ce sont presque toujours des lames de couteau, qui peuvent avoir jusqu'à 6 centimètres de long sur 15 millimètres de large; dans le cas de Legouest, c'est un crayon de charpentier, long de 6 centimètres sur 1 centimètre de côté. Bérenger-Féraud (2) a recueilli plusieurs observations de ce genre. Dans toutes, il s'agit d'individus qui ont été frappés en état d'ivresse, et qui n'ont gardé aucun souvenir de leur accident; la plaie produite par l'instrument vulnérant se cicatrise, et ce n'est que longtemps après (six mois (Legouest) (3), quatre ans (Molinier) (4), quarante-deux ans (Rodolfi) (5), que le malade atteint, soit d'un écoulement purulent persistant par une fosse nasale, soit d'une obstruction d'une narine, soit d'une inflammation chronique d'une région lacrymale (Bérenger-Féraud), se présente au chirurgien. L'examen des fosses nasales avec le miroir rhinoscopique et avec le stylet, l'existence d'une cicatrice dans le voisinage du nez, permettent le plus souvent d'établir le diagnostic complet; il faut savoir cependant que ce diagnostic est parfois difficile, car, étant données les circonstances dans lesquelles se passe l'accident, les commémoratifs sont souvent nuls et la cicatrice peut siéger assez loin du nez (région temporale, arcade zygomatique) et même du côté opposé à la fosse nasale malade (cas de Bérenger-Féraud).

Nous n'insistons pas sur le traitement de ces accidents, car les procédés d'extraction varient avec chaque cas particulier; quelquefois une pince suffira pour saisir le corps vulnérant et le dégager; d'autres fois l'extraction par les fosses nasales sera impossible, et il faudra se créer une voie artificielle au point où l'on sentira le corps étranger.

III

FRACTURES DU NEZ

Nous réunirons dans un même chapitre, les *fractures des os propres du nez* et *celles de la cloison ostéo-cartilagineuse des fosses nasales;* si leur symptomato-

(1) Lemaitre, Soc. anat., oct. 1874.
(2) Bérenger-Féraud, *Bull. thérapeutique*, 1888.
(3) Legouest, *Bull. thérapeutique*, t. LXIV.
(4) Molinier, *Mémoires de méd. militaire*, 1854.
(5) Rodolfi, *Bull. thérapeutique*, t. LXVI.

logie, en effet, nécessite une description spéciale, toutes présentent les mêmes indications thérapeutiques et peuvent être justiciables des mêmes appareils.

Fractures des os propres. — MALGAIGNE, Traité des fractures. — HAMILTON, Traité des fractures. — POINSOT, *Dict. de méd. et de chir. pratiques.* — SPILLMANN, *Dict. encyclop. des sciences médicales.*

Fractures de la cloison. — JARJAVAY, *Bull. thérap.*, 1867. — CASABIANCA, Thèse de doct. Paris, 1876. — MOLLIÈRE, *Lyon méd.* août 1888.

Traitement. — CHEVALLET, Thèse de Lyon, 1889, n° 472.

1° FRACTURES DES OS PROPRES

Étiologie. — Les fractures des os nasaux sont relativement rares ; si le nez, par sa proéminence, semble plus exposé aux divers traumatismes, il ne faut pas oublier que les os propres sont protégés par la saillie du front et par celle de la portion cartilagineuse ; leur disposition en voûte accroît encore la résistance qu'ils offrent aux corps vulnérants.

Elles sont plus fréquentes chez l'homme que chez la femme, et n'auraient jamais été observées dans le jeune âge (Malgaigne).

Elles sont toujours le résultat de causes directes, et succèdent à des coups ou des chutes portant directement sur les os ; aussi est-il fréquent de les voir s'accompagner de lésions des téguments plus ou moins étendues.

Anatomie pathologique. — La solution de continuité intéresse presque toujours les deux os propres du nez ; les fractures unilatérales, admises par J.-L. Petit, sont regardées comme très rares par Duverney.

Le trait de fracture, suivant la direction primitive du corps vulnérant, se trouve vertical, transversal ou oblique.

Au point de vue du déplacement, il y a lieu de distinguer les fractures simples et les fractures comminutives. Dans les premières, il arrive parfois qu'il ne se produit aucun déplacement ; les fragments, maintenus par le périoste, les parties molles et la pituitaire, restent en contact immédiat. Lorsque le déplacement se produit et que le trait de fracture est vertical, l'un des fragments glisse sous l'autre, qui chevauche et fait une saillie appréciable au doigt ; lorsque la solution de continuité est transversale ou oblique, le fragment inférieur subit un certain degré d'enfoncement tandis que le supérieur, retenu par son union intime avec le frontal, reste dans sa situation normale (fig. 290). Ces déplacements sont plus fréquents dans les fractures comminutives ; dans ces cas, la multiplicité des fragments est parfois très grande, comme dans l'observation de Marchetti où les os étaient

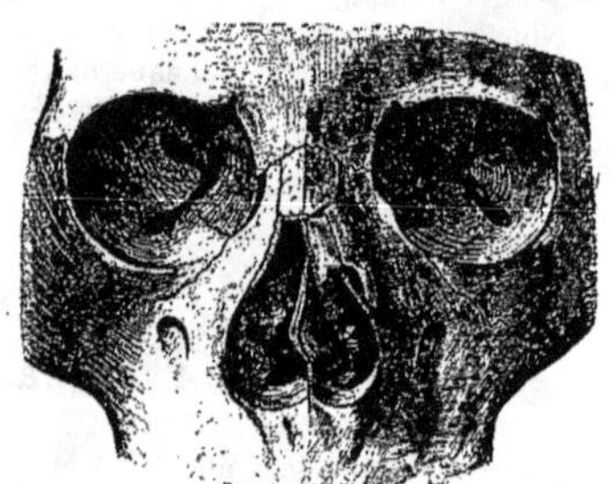

FIG. 290. — Fracture des os du nez avec déplacement. (Kœnig.)

réduits en un nombre considérable d'aiguilles dont quelques-unes étaient grosses comme des grains de millet; dans ces conditions, la racine du nez est absolument aplatie et quoique plusieurs fragments puissent faire saillie en avant, l'ensemble se trouve enfoncé.

Nous ne faisons que signaler : les lésions fréquentes des parties molles et de la pituitaire, qui accompagnent les fractures des os nasaux; la possibilité de plaies profondes ayant pour siège surtout la muqueuse, pouvant communiquer avec le foyer de la fracture, qui se trouve ainsi transformée en fracture compliquée. Il est plus important d'indiquer la coexistence possible (surtout dans les fractures comminutives, toujours dues à des chocs violents), d'une fracture de la lame criblée de l'ethmoïde ; cette complication toujours grave, a été observée deux fois par Nélaton, et donne lieu aux symptômes particuliers que l'on connaît. On peut encore constater parfois la fracture concomitante de l'unguis ou de l'apophyse montante du maxillaire supérieur; dans ces cas, la formation du cal peut amener un rétrécissement du canal nasal, et il en résulte des tumeurs lacrymales ou des dacryocystites très rebelles; Boyer et les auteurs du *Compendium* en rapportent des exemples.

Symptômes. — Nous prendrons, comme type de description, la fracture la plus fréquente, c'est-à-dire celle qui s'accompagne d'une déchirure complète de la pituitaire, la *fracture compliquée*.

L'examen du malade permet de constater tout d'abord la contusion des parties molles, l'existence de plaies superficielles, d'une ecchymose ou d'un épanchement sanguin plus ou moins volumineux, qui n'ont d'autre importance que de rendre l'exploration directe plus difficile.

Deux symptômes fonctionnels sont spéciaux à ces fractures, l'*épistaxis*, l'*emphysème*. L'épistaxis est constante et en général assez abondante; il est rare cependant que par sa persistance elle devienne grave, et ce n'est qu'à titre exceptionnel que l'on peut citer l'épistaxis mortelle rapportée par Mossi.

La rupture complète de la pituitaire permet aussi la production de l'emphysème. Celui-ci apparaît rapidement, et au moment où le malade se mouche. Il reste le plus souvent limité à la racine du nez et à la partie inférieure du front; mais il peut s'étendre encore aux paupières, produire l'occlusion complète des yeux (Duplay), et plus exceptionnellement envahir toute la face et le cou (Poinsot).

Lorsque le gonflement ne sera pas trop considérable, l'examen direct de la région permettra de se rendre compte de la *déformation*. Dans les fractures verticales, on pourra avec l'ongle constater le chevauchement d'un des fragments latéraux: il se traduira par une rainure verticale, plus ou moins régulière, due à la dépression de l'un des fragments, rainure limitée d'un côté par la saillie verticale aussi du fragment soulevé. Dans les fractures transversales, on observera l'enfoncement du fragment inférieur, limité en haut par l'arête vive du fragment supérieur adhérent encore au frontal. L'examen rhinoscopique antérieur, lorsqu'il sera possible, fera constater du côté de la muqueuse des déplacements inverses, c'est-à-dire la saillie verticale ou transversale de l'un des fragments, qui obturera en partie, la fosse nasale correspondante.

Il est inutile d'ajouter que, dans cet examen, on provoquera une *douleur*, dont le maximum répondra à la solution de continuité des os.

Cette palpation sera souvent gênée par l'emphysème sous-cutané, qui donnera lieu à sa crépitation particulière, et qu'il ne faudra pas confondre avec la crépitation osseuse. Celle-ci sera obtenue, soit en saisissant la racine du nez et en lui imprimant des mouvements de latéralité, soit en pressant sur le dos de l'organe comme pour enfoncer les fragments; mais il faut être très prudent dans ces recherches, sous peine de voir augmenter la déformation déjà existante, et les difficultés de la réduction.

Dans les *fractures simples*, les symptômes sont réduits à leur minimum, surtout lorsqu'il n'y a pas de déplacement. On n'observe alors qu'une épistaxis légère due à la déchirure superficielle de la pituitaire ; il n'y a pas d'emphysème, pas de déformation, quelquefois pas de crépitation, et le seul signe précis de la fracture est une douleur vive, exactement localisée sur un point de la voûte des os nasaux. La contusion des parties molles rendra encore le diagnostic plus difficile. Il est vrai que l'erreur aura peu d'importance, vu l'absence de déplacement.

Les *fractures comminutives* se traduisent par les symptômes qui caractérisent la fracture compliquée ; la déformation y sera très manifeste, et la multiplicité des fragments rendra très facile la constatation de la crépitation osseuse. Ajoutons que c'est surtout dans ces écrasements du nez, que l'on a constaté la fracture concomitante de la lame perpendiculaire et même de la lame criblée de l'ethmoïde; dans ces derniers cas, l'épistaxis se modifie et se présente avec les caractères d'abondance, de continuité, et de persistance qu'elle revêt dans les fractures de la base du crâne.

Durée. — Complications. — Le périoste, participant à la vitalité bien connue de tous les tissus de la face, assure la consolidation des fractures des os nasaux en peu de temps: en vingt jours, au plus, cette consolidation est complète. Le pronostic serait donc très favorable, s'il ne pouvait survenir plusieurs complications qui nécessitent quelques réserves.

Les *complications primitives* sont peu nombreuses : nous signalerons la *commotion cérébrale* produite par le traumatisme et qui a sa gravité propre, et la *fracture de la lame criblée de l'ethmoïde*, qui prend, dans ce cas, une importance prépondérante.

L'épistaxis devient rarement, par son abondance, une complication, en dehors du cas exceptionnel de Mossi.

Quant à l'emphysème, il reste généralement limité, et disparaît en quelques jours; même dans les cas où il s'étend beaucoup, il ne constitue pas une cause de gravité et il nécessite rarement une intervention spéciale.

Les *complications tardives* sont plus nombreuses et plus sérieuses. Nous ferons remarquer d'abord la fréquence d'une *déformation persistante* (1); cela tient d'une part aux difficultés que l'on éprouve à réduire exactement la fracture, à celles que l'on a, de savoir, sous le gonflement des parties molles, si la réduction est complète; et d'autre part à la facilité avec laquelle les déplace-

(1) Cette déformation peut simuler celle qu'occasionne la syphilis : c'était le cas d'un malade observé par nous, et dont le nez avait été *écrasé*, vingt ans auparavant, par un coup de sabre.

ments se reproduisent sous des appareils ingénieux, mais trop souvent impuissants.

Nous avons déjà parlé, dans les fractures concomitantes de l'apophyse montante du maxillaire ou de l'unguis, de la possibilité d'un *rétrécissement du canal nasal*, d'où peuvent résulter une tumeur lacrymale ou un larmoiement très rebelles.

On a encore très souvent signalé après la fracture des os du nez *la perte ou la diminution de l'odorat*, que l'on attribue, en général, à un décollement de la muqueuse, et à une déchirure des fibres olfactives produites par le traumatisme.

Enfin, fréquemment, il persiste, après la consolidation, *du nasonnement de la voix*, comme toutes les fois qu'il y a un certain degré d'oblitération des fosses nasales (Duplay).

Nous en aurons fini avec ces complications, lorsque nous aurons indiqué, à propos des fractures compliquées, la possibilité *d'accidents infectieux locaux;* la formation de collections purulentes entre les os et la muqueuse, ou entre la peau et les os, qui peuvent s'accompagner de nécroses étendues (Poinsot) et de difformités consécutives.

2° FRACTURES DE LA CLOISON

Nous savons que la cloison des fosses nasales est composée de trois pièces distinctes : la lame perpendiculaire de l'ethmoïde, le vomer, le cartilage de la cloison. Chacune de ces trois pièces pourrait se fracturer isolément, d'où la nécessité d'établir trois groupes de fractures, dont les deux premiers, il est vrai, sont très peu importants et dont nous ne dirons que quelques mots.

a. *Fracture de la lame perpendiculaire de l'ethmoïde.* — Elle coexiste assez souvent avec la fracture des os propres du nez, et surtout, comme nous l'avons vu, avec les fractures comminutives ; mais elle pourrait aussi, d'après Hamilton, exister isolément et elle siégerait alors le plus souvent au niveau du vomer.

b. Quant à la *fracture du vomer*, elle est très rare ; et comme elle ne s'accompagne d'aucun déplacement, elle ne pourra être que difficilement constatée (Chevallet).

c. *Fracture du cartilage de la cloison.* — Cette variété, beaucoup plus importante que les précédentes, a été surtout l'objet d'étude de Jarjavay et de Mollière.

Elle est presque aussi fréquente que celle des os propres, et comme cette dernière, elle reconnaît toujours pour cause un traumatisme direct.

Le point le plus intéressant de cette lésion est son anatomie pathologique ; il faut, en effet, distinguer, dans son histoire, deux groupes de faits. Dans un premier groupe, on doit ranger les cas dans lesquels la solution de continuité siège à l'union du cartilage et du vomer, et s'accompagne d'un déplacement par glissement : c'est la *fracture simple de Jarjavay*, la fracture du nez proprement dite des auteurs ; pour Mollière, c'est la *luxation du cartilage sur le vomer*. Le second groupe de faits comprend les fractures qui siègent dans la continuité du cartilage de la cloison, et qui s'accompagnent d'hématomes, mais sans déplacements : c'est la *fracture compliquée de Jarjavay*, la *fracture de la cloison, sans déplacements* de Chevallet.

Prenons le premier cas, et étudions-en le mécanisme, d'après Mollière. Lorsque le nez se trouve lésé par un choc antéro-postérieur, il se fait une disjonction de la symphyse du cartilage de la cloison avec le vomer; le cartilage glisse sur une des parois de la cloison osseuse, et produit ainsi la dépression dorsale au-dessus du lobule, qui caractérise cette lésion. « Ce que l'on appelle fracture du nez, dit Mollière, n'est qu'une luxation de la cloison sur le vomer », et il ajoute : « Je m'en suis rendu compte, non seulement dans les autopsies, mais encore en expérimentant sur le cadavre. Il suffit, en effet, pour amener cette disjonction et la déformation absolument caractéristique, de porter sur le nez un coup antéro-postérieur violent. Ce qui prouve encore que cette lésion est la vraie, c'est que cette dépression transversale sus-lobulaire est facilement obtenue, en pénétrant par l'orifice postérieur des fosses nasales, en séparant avec le bistouri le vomer de la cloison, et en opérant sur le cartilage une traction d'avant en arrière; dans ces conditions, le nez se déforme au-dessous des os propres comme dans les fractures produites par un traumatisme. »

Cette *luxation de la cloison* s'accompagne souvent, comme l'a indiqué Jarjavay, de la rupture des adhérences fibreuses qui unissent les cartilages latéraux au bord inférieur des os nasaux ; par le fait de cette disjonction il s'effectue une déviation latérale, en rapport avec le déplacement de ces cartilages ; suivant la direction du coup, la pointe du nez se trouve rejetée latéralement, entraînée un peu en bas et forme un véritable crochet.

En somme, dans ce que l'on est convenu d'appeler fracture de la cloison, il y a une double déformation ; par le fait du glissement en bas et en arrière du cartilage de la cloison sur le vomer, il se produit au-dessous des os propres une dépression dorsale transversale qui peut aller jusqu'à l'aplatissement complet de la pointe du nez. Comme le plus souvent, grâce à la latéralité du choc, il y a aussi disjonction des cartilages latéraux, à la déformation précédente s'ajoute une déviation latérale de la pointe de l'organe qui forme crochet. Il y a donc, en général, pour caractériser ces lésions, une double courbure, l'une à concavité antérieure, l'autre plus aiguë et à concavité latérale.

Telle est la déformation extérieure qui caractérise cliniquement la fracture de la cloison. Le glissement du cartilage a aussi pour effet d'obturer en partie l'une des fosses nasales; l'examen rhinoscopique permettra de constater cette obstruction partielle, tandis qu'un stylet introduit le long de la cloison, du côté opposé, rencontrera parfois la saillie formée par le bord antérieur du vomer.

Nous passerons rapidement sur les autres symptômes, tels que l'épistaxis, les lésions des parties molles, qui n'ont rien de spécial dans ce cas; nous insisterons davantage sur quelques signes particuliers. C'est ainsi que la pression du doigt sur le dos du nez fera constater le *défaut de résistance de la cloison;* qu'en saisissant la pointe de l'organe, on obtiendra une mobilité anormale de la portion cartilagineuse, et parfois une crépitation toute spéciale ressemblant à un craquement (Jarjavay). Quant à la disjonction des cartilages latéraux, elle se traduira par la déformation latérale déjà signalée, et par une douleur fixe, à la pression, au niveau du bord inférieur des os nasaux.

Reste le second groupe de faits, les *fractures du cartilage de la cloison sans déplacements*, les *fractures compliquées de Jarjavay*. Ce serait une fissure du cartilage, et elle s'accompagnerait, comme l'a indiqué Jarjavay, et comme l'a observé plusieurs fois Casabianca, d'*hématomes en bissac*. Comme on le sait, ces hématomes sont constitués par deux tumeurs occupant les deux fosses nasales et communiquant à travers la cloison, de telle sorte que la pression exercée sur l'une se transmet à l'autre qui augmente de volume, et qu'une incison pratiquée d'un seul côté suffit à les vider toutes deux. Ces hématomes peuvent suppurer, s'ouvrir du côté de la muqueuse ou de la peau, s'il y a une plaie, et consécutivement on peut observer une mortification plus ou moins étendue du cartilage (voy. *Hématomes de la cloison des fosses nasales*).

Diagnostic. — Le diagnostic des fractures de la charpente ostéo-cartilagineuse du nez est rendu si difficile par le gonflement, souvent considérable des parties molles, que sur 25 cas la lésion a été méconnue 14 fois (Hamilton); il est cependant très important, car de l'erreur peut résulter une difformité persistante de l'organe. Il faudra donc s'entourer de toute les précautions voulues; palper attentivement avec l'ongle la surface externe de l'organe pour apprécier le déplacement des fragments et pratiquer, si c'est nécessaire, l'examen rhinoscopique, aidé d'un stylet ou d'une sonde métallique, pour reconnaître les déviations internes.

Les fractures simples, sans déplacements, seront les plus difficiles à reconnaître, car le seul symptôme caractéristique peut n'être qu'une douleur, localisée à un point fixe des os du nez, lorsque la crépitation fait défaut, ce qui est fréquent; il est vrai que ces cas sont aussi ceux où l'erreur est la moins préjudiciable, car il ne persiste pas de déformation après la consolidation.

Les fractures avec déplacements se reconnaîtront à l'existence d'arêtes vives, de saillies indiquant soit le chevauchement vertical, soit l'enfoncement transversal de l'un des fragments avec déplacements inverses dans les fosses nasales; on pourra en outre constater, le plus souvent, de la crépitation, laquelle est constante dans les fractures comminutives. Quant aux fractures compliquées, elles se traduiront encore par des épistaxis plus abondantes, et par la production d'un emphysème sous-cutané.

La luxation du cartilage de la cloison se manifestera par une dépression transversale au-dessous des os propres, par une déviation latérale de la pointe du nez, par un défaut de résistance et une mobilité anormale de la portion cartilagineuse, accompagnée parfois d'une crépitation spéciale. Un hématome en bissac indiquera le plus souvent, sinon toujours, une fissure du même cartilage.

Traitement. — En présence d'une fracture du nez, il faut tout d'abord s'occuper des plaies de la peau et de la muqueuse, s'il en existe, et en assurer l'antiseptie par des lavages ou des douches nasales; ce précepte doit être encore plus rigoureux lorsque l'on a affaire à une fracture compliquée; il serait même utile d'obturer légèrement la fosse nasale correspondante avec quelques tampons de gaze antiseptique, qui empêcheraient l'infection du foyer de la fracture. Le gonflement des parties molles est quelquefois tel qu'il est impossible de traiter immédiatement la lésion osseuse : il faut le plus souvent attendre qu'il ait diminué ; mais cette expectation ne doit pas être trop prolongée, car la consolidation est très rapide et un retard trop grand pourrait amener des déformations irréparables. C'est vers le quatrième ou le cinquième jour après l'accident que l'on peut satisfaire aux deux indications de toute fracture : réduire les déplacements, et maintenir cette réduction avec des appareils appropriés.

Pour réduire les déplacements on peut employer une simple sonde de femme avec laquelle on soulève les fragments, tandis qu'un doigt placé à l'extérieur facilite la coaptation. W. Adams se sert d'un forceps à branches parallèles ; Mollière, de tiges mousses en ivoire ; Weber emploie une pince à polypes ordinaire, dont une branche introduite dans la narine, sous le fragment, le relève par un mouvement de levier, tandis que l'autre, extérieure, limite le redressement.

Bien plus difficile est le maintien de la réduction, et le nombre considérable des appareils inventés le prouve surabondamment. Il est nécessaire de les diviser en deux groupes, suivant le but qu'ils se proposent d'atteindre. Dans le premier, on peut ranger ceux qui sont destinés à obvier aux déviations latérales ; dans le second, ceux avec lesquels on propose de s'opposer à l'enfoncement transversal, soit des os propres, soit du cartilage de la cloison.

Parmi les premiers, il faut signaler les gouttières de plomb, moulées sur le nez, de Malgaigne, les moules en gutta d'Hamilton, en papier mâché de Dzondi, les attelles en carton ou en gutta maintenues par du diachylum de Weber, les badigeonnages collodionnés successifs de Dumreicher, enfin les deux appareils de Walsham ; l'un est un masque de cuir moulé sur la face, qui contient des écrous sur les côtés du nez, et dans lesquels entrent des vis avec tampons pour corriger la déviation ; l'autre est une coiffe en feutre à la partie frontale de laquelle se fixe une plaque métallique qui maintient un ressort à spirale avec tampon compresseur et vis à pression variable.

Pour parer à l'enfoncement des os propres, il existe aussi deux catégories d'appareils : les uns n'agissent que par une compression extérieure portant sur les os nasaux ; les autres, introduits dans les fosses nasales, ont pour but de relever les fragments enfoncés. Les premiers se composent essentiellement de plaques frontales qui servent de points d'appui à des ressorts à pression variable, qui portent des tampons compresseurs, comme le second appareil de Walsham : tels sont ceux de W. Adams, de Royère. Ces appareils peuvent rendre des services dans les fractures comminutives ou dans les fractures verticales. Les seconds sont plus nombreux ; le plus simple est le procédé d'Hamilton, qui pratique un tamponnement avec des bourdonnets de charpie, attachés chacun à un fil spécial ; — puis viennent les vessies en caoutchouc de Poinsot, les canules en métal de B. Bell, les grosses sondes en caoutchouc de Packard, soutenues à l'extérieur par un emplâtre adhésif ; enfin, les appareils constitués par des plaques labiales avec ou sans plaques frontales supportant des tiges fixes ou à ressort dont on peut varier la pression : tel est, par exemple, l'appareil de Dubois.

Il faut aussi signaler la méthode qu'emploie Lewis H. Mason, de Brooklyn, dans les fractures avec affaissement de la voûte. Il traverse le nez, au-dessous des fragments, avec des aiguilles nickelées ou dorées, et il réunit les deux extrémités avec du caoutchouc sur le dos du nez ; l'aiguille agit ainsi comme un tirant de voûte et empêche la chute de l'arcade nasale ; il les enlève après sept à huit jours. Le même procédé a réussi à Fifield, de Boston, dans une fracture comminutive avec plaie, chez un jeune garçon.

Restent les appareils destinés à obvier au glissement vertical du cartilage de la cloison sur une des faces du vomer. W. Adams emploie deux lames parallèles qui soutiennent la cloison et qui sont supportées par deux bras extérieurs, s'articulant comme un forceps, et munies de vis que l'on serre suffisamment pour maintenir les lames en contact avec la cloison : après deux à trois jours, il remplace cet appareil par des boules d'ivoire ou de caoutchouc (Walsham), que le malade peut retirer à volonté. Jurasz emploie aussi un instrument composé de deux branches appliquées séparément comme un forceps et maintenues par une vis ; quelques jours après il le remplace par les boules de W. Adams.

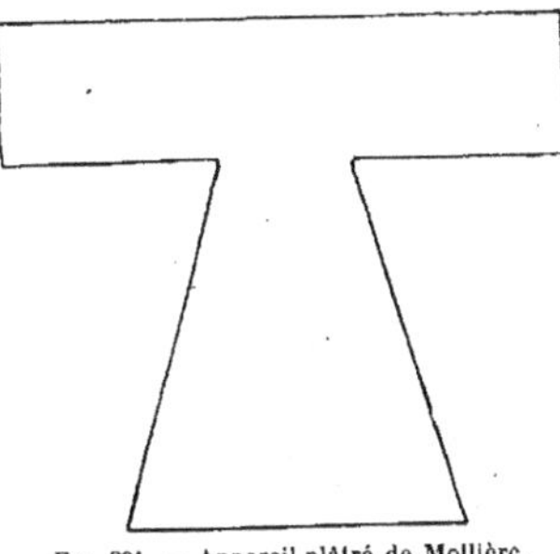
FIG. 291. — Appareil plâtré de Mollière.

Nous n'insistons pas sur ces appareils dont les modèles diffèrent, mais reposent tous sur les mêmes principes, et nous terminerons cette longue liste par la description de l'appareil plâtré recommandé par Mollière et Chandelux.

Il aurait l'avantage de s'appliquer à tous les cas, aussi bien à la fracture des os propres qu'à celle de la cloison, aux déviations latérales aussi bien qu'aux dépressions transversales. Il se compose d'une dizaine de doubles de tarlatane auxquels Mollière donne la forme d'un triangle avec double prolongement frontal (fig. 291) et Chandelux une forme un peu plus complexe (fig. 292). L'application de l'appareil nécessite une réduction complète, qu'un aide fait avec tiges d'ivoire mousses, et qu'il maintient par une traction d'arrière en avant ; il est absolument indispensable que l'aide ne cesse ces tractions que lorsque le plâtre est absolument sec. L'appareil enduit de plâtre est appliqué sur le nez, qui doit être en rectitude absolue ; la languette supérieure de l'appareil est maintenue par son adhérence aux cheveux, qui à ce niveau ne doivent avoir qu'un centimètre de long ; les prolongements frontaux et labiaux qui arrivent jusqu'au bord antérieur des masséters, sont simplement maintenus par du collodion ; quant aux parties latérales, il faut mettre un soin spécial à les accoler sur les faces latérales du nez. Enfin, on peut, si l'on veut, y ajouter à l'intérieur des tubes en caoutchouc avec manchons de gaze iodoformée. Cet appareil est laissé en place quinze jours chez l'enfant, vingt-cinq jours chez l'adulte.

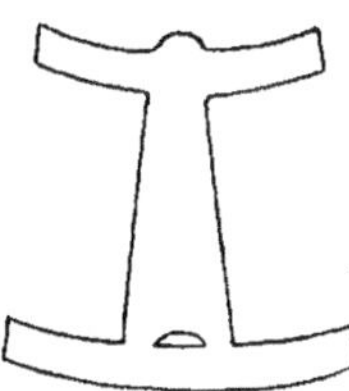
FIG. 292. — Appareil plâtré de Chandelux.

Tels sont les nombreux moyens dont le chirurgien dispose, pour obvier aux déformations qui accompagnent les fractures du nez. Il est difficile de faire un choix au milieu de tous ces appareils, qui peuvent du reste répondre, chacun d'eux, à des indications particulières. Nous ferons seulement remarquer que ceux qui entrent dans les fosses nasales sont le plus souvent mal supportés, et que l'on est obligé de les enlever de très bonne heure. Il sera donc indiqué de choisir, autant que possible, parmi ceux qui n'agissent que par une compression externe; et nous croyons que l'appareil plâtré suffira le plus souvent, à la condition que le gonflement des parties molles ne soit pas trop considérable, que la réduction soit parfaite, et qu'elle soit maintenue jusqu'à la dessiccation complète de l'appareil.

5° LUXATION DES OS PROPRES

BOURGUET, *Rev. médico-chirurg.*, 1851, p. 82. — LONGUET, *Revue de mém. de méd. militaire*, 1881, p. 280. — HAMILTON, Traité des fractures et des luxations.

La luxation des os propres du nez avait été admise par Benj. Bell (1796) et par Heister (1770), mais ils n'en avaient donné aucun exemple; la première observation, publiée par Bourguet d'Aix en 1851, n'avait pas paru concluante aux auteurs du *Compendium*, qui, se basant sur la facilité de la réduction, l'avaient considérée comme une fracture. Depuis, Longuet, en 1881, en a publié une seconde observation à laquelle il a joint une expérience cadavérique; enfin Hamilton prétend avoir plusieurs fois observé cette lésion, qui, d'après lui, serait plus fréquente dans l'enfance.

Nous ne pouvons mieux faire que de rapporter les deux observations de Bourguet et de Longuet qui ont trait l'une à une luxation complète, l'autre à une luxation incomplète des os nasaux; de leur lecture découle la description anatomo-pathologique et clinique de cette affection.

Obs. de Bourguet : « Un homme de vingt-deux ans, dans un accident de voiture, précipité de son siège, vient s'abattre sur un trottoir, la partie latérale gauche du nez portant contre la bordure en pierre de taille. A l'examen, il présente le tiers supérieur du nez dévié vers la droite, la partie inférieure conservant sa direction normale. Le bord inférieur de l'os nasal droit fait saillie au-dessus du cartilage correspondant. A gauche, on aperçoit, en arrière de l'os nasal enfoncé, l'apophyse montante du maxillaire, et en haut une arête saillante, qui est le bord supérieur du nasal séparé par un vide de la surface articulaire du frontal. Le cartilage de la cloison dévié supérieurement est droit en bas. On ne constate ni irrégularité de la surface, ni crépitation, ni mobilité; en un mot, il n'y a pas de fracture. La narine droite est plus libre au doigt que la gauche. Pour opérer la réduction, le doigt auriculaire de la main droite est introduit dans la narine gauche; le pouce de la même main est appliqué sur la saillie du nasal droit, et un mouvement de bascule permet au nasal gauche de reprendre sa place. La saillie du nasal droit s'effaça par une pression directe de dehors en dedans. Après cette manœuvre, on put mouvoir le nez, sans que le déplacement se reproduisît; la guérison se maintint sans difformité. Une légère hémorrhagie nasale ne cessa qu'après la réduction obtenue. »

Obs. de Longuet : — « Le 9 septembre 1880, un spahi recevait dans une rixe un coup violemment assené à l'angle interne de l'œil droit, peut-être avec une pierre, car il existait à ce niveau une plaie linéaire ; une hémorrhagie abondante avait lieu immédiatement par les narines.

« Le lendemain, violente ecchymose de toute la région oculaire droite ; le dos du nez, à la peau rouge et tendue, était le siège d'une vive douleur et d'une déformation assez appréciable, même à distance.

« La voûte osseuse du nez semble s'être transportée tout d'une pièce vers la gauche, la portion cartilagineuse ayant conservé sa forme et sa direction académique. A droite, où a porté le coup, un peu au-dessous de la plaie mentionnée, il existe, au niveau de l'os nasal correspondant, une dépression très circonscrite, qu'on ne peut mieux comparer qu'à l'impression digitale en fossette que la pulpe du doigt détermine sur une peau œdématiée. Au siège de cet enfoncement, la pression détermine de la douleur, et, vingt-quatre heures après, l'œdème une fois diminué, on perçoit très facilement un retrait en sillon très irrégulier, au bord externe de l'os nasal, sur la branche montante du maxillaire. A gauche, le bord externe de l'os nasal fait relief sous la peau et une rainure parfaitement régulière, où l'ongle peut s'engager, le sépare de l'apophyse montante du maxillaire en retrait.

« Le doigt, promené à l'extérieur sur le dos du nez, ne constate aucun signe de fracture. La symphyse naso-frontale est douloureuse, mais ne présente aucun phénomène objectif appréciable, qu'une très légère dépression à droite, sans disjonction très apparente des os.

Si on saisit entre deux doigts la voûte du nez, on peut lui imprimer latéralement un mouvement d'ensemble assez étendu, qui quelquefois s'accompagne d'une sorte de frottement rude, lorsqu'on insiste dans la translation de gauche à droite. La réduction tentée par ces mouvements ne va jamais jusqu'à combler le vide qui existe entre l'os nasal gauche et le maxillaire, et la difformité se reproduit dès que la manœuvre a cessé.

« Il existe une obstruction très grande de la fosse nasale gauche. Le cartilage de la cloison participe légèrement à la déviation du nez et rétrécit la narine gauche. Il y a eu, dans les quelques jours qui ont suivi l'accident de la céphalée, de la somnolence et des étourdissements. Pour la réduction, on donne du chloroforme : le procédé de Bourguet échoue. Une forte pression, exercée et répétée de gauche à droite, n'aboutit qu'à une réduction incomplète. La dépression de droite disparaît presque entièrement, mais non le chevauchement de l'os nasal gauche. On ne juge pas à propos d'aller au delà de cette rectification, assez satisfaisante en somme, de la difformité. »

A ces deux observations nous devons ajouter, en terminant, les résultats de l'expérience cadavérique faite aussi par Longuet, qui a pu reproduire une luxation incomplète comme celle qu'il avait cliniquement constatée. Sur un sujet jeune, en assenant sur le milieu de l'os nasal droit, suivant un plan parallèle à la face, un coup sec et vigoureux, il est arrivé, en effet, à décoller littéralement l'ensemble de la voûte du nez dans les conditions d'une véritable luxation. La luxation était complète du côté des symphyses naso-maxillaires, mais la suture frontale avait en partie résisté; néanmoins, l'amplitude du déplacement latéral dans les deux sens atteignait 2 à 3 millimètres.

Tels sont les seuls faits publiés jusqu'ici; ils nous paraissent cependant suffisants pour démontrer l'existence de la luxation des os propres du nez.

CHAPITRE II

LÉSIONS VITALES ET ORGANIQUES DU NEZ

I

INFLAMMATIONS

1° ÉRYSIPÈLE

L'érysipèle du nez rentre dans l'histoire de *l'érysipèle de la face*, et sa description ne saurait trouver place ici. Il est cependant important de rappeler que le point de *départ nasal de l'érysipèle* reconnaît deux causes : *l'une occasionnelle*, consistant dans une fissure, une gerçure, une plaie, une effraction quelconque de la peau du nez ou du vestibule, ou des fosses nasales (hypertrophie des cornets, G.-W. Major, Congrès de la Soc. am. laryng., 30 mai 1889); l'autre la présence dans les *fosses nasales* du microbe de l'érysipèle. Ce microbe serait *nasicole* [1], (microbisme latent, Verneuil), et il serait l'origine des *érysipèles à répétition.*

Une des principales indications du traitement consistera donc à faire dans les fosses nasales des irrigations avec un liquide antiseptique (acide borique ou mieux sublimé au 2 millième).

2° FURONCLE

Le *furoncle* se montre assez fréquemment au niveau de la face interne de l'aile du nez, plus rarement sur la cloison membraneuse.

Le furoncle du vestibule du nez se développe au niveau des vibrisses, et succède à une inoculation directe, qui a souvent son origine dans l'arrachement des poils du nez, qui bordent et protègent l'entrée des fosses nasales.

Cette affection, toujours douloureuse, s'accompagne d'un gonflement rouge

[1] Plusieurs micro-organismes ont été trouvés dans les fosses nasales des sujets sains : c'est ainsi que Netter y a rencontré et a cultivé le pneumocoque de *Talamon Frænkel* (Soc. anat., 10 février 1888), et que dès 1886 Thost y signalait la présence du pneumocoque de *Friedländer.*

brillant, souvent étendu à la lèvre supérieure, ou à la portion voisine d la joue. Bien que ces furoncles siègent dans la zone cervico-faciale, ils paraissent moins graves que ceux des lèvres ou de la joue (*phlébite ophthalmique*).

Les furoncles du vestibule récidivent fréquemment et le plus souvent au même point, ce qui atteste l'influence d'une même cause septique. Cette inflammation à répétition amène un état hypérémique chronique avec dilatations vasculaires persistantes des ailes du nez [1].

Un furoncle volumineux nécessitera un pansement humide antiseptique. Des lotions répétées du nez avec de l'eau boriquée ou du sublimé au millième, des pulvérisations boriquées intra et extra, avec une solution de même nature, conviennent aux furoncles à répétition.

3° ECZÉMA

L'*eczéma* est une affection fréquente du vestibule des fosses nasales. Il se montre surtout sous la forme de croûtes d'un brun jaunâtre, disséminées, ou en couche continue, qui souvent rétrécissent concentriquement le vestibule et s'étendent sur la lèvre supérieure et la face externe des ailes du nez. Les croûtes enlevées, la peau apparaît épaissie et excoriée superficiellement (Moldenhauer).

Avec cet eczéma coexistent un coryza chronique et des manifestations scrofuleuses.

Il ne faut pas confondre cet eczéma avec l'*érythème inflammatoire*, qui succède au coryza aigu, et qu'amène la sécrétion nasale abondante et très riche en sels.

Le *sycosis* donne lieu à des croûtes semblables à celles de l'eczéma. Mais cette affection est caractérisée par de petites vésicules purulentes, qui ont pour point de départ les follicules pileux [2], et lorsqu'elle passe à l'état chronique, elle s'accompagne d'une infiltration diffuse des téguments.

Ces états inflammatoires seront utilement combattus, localement, par des bains de nez répétés, des lotions avec du coton hydrophile trempé dans du sublimé au millième, et l'application une fois par jour de vaseline soufrée dans la proportion de 4 pour 30.

4° ABCÈS

Ils peuvent succéder à des affections cutanées (l'érythème, l'érysipèle, etc.) ou osseuses, ou bien résulter de lésions traumatiques (plaies, contusions).

[1] Cette cause d'hypérémie du bout du nez n'est pas la seule; qu'il nous suffise de rappeler ici que les abus alcooliques, l'action de la chaleur ou d'un froid intense, les affections des organes génitaux, amènent à la longue sur les ailes du nez des nodosités plus ou moins volumineuses, de coloration violacée, rosacée, avec des rameaux dilatés bien distincts (*acné rosacée, couperose*). Le volume des glandes sébacées et l'hyperplasie avoisinante du tissu conjonctif sont quelquefois tels qu'il en résulte une difformité notable, justiciable d'une opération (excisions cunéiformes ou ovalaires du tissu affecté, avec suture consécutive).

[2] Schmiegelow considère cette affection comme causée par la présence de bactéries dans les glandes sébacées.

Lorsque l'abcès siège à la racine du nez, il a de la tendance à s'étaler, ou à fuser du côté des paupières : aussi est-il nécessaire de lui ouvrir une issue rapide. Au niveau de la portion cartilagineuse, l'abcès proémine tout à la fois sous la peau et dans l'intérieur de la narine. Dans ces conditions il est bon d'ouvrir la collection purulente par l'intérieur de la narine, afin d'éviter la production d'une cicatrice (S. Duplay).

II

ULCÉRATIONS

L'histoire des *ulcérations syphilitiques*, *tuberculeuses* du nez, et de l'aile du nez, ne peut être séparée que par une division artificielle de la syphilis des fosses nasales et du lupus, aussi renvoyons-nous à ces deux chapitres.

III

TUMEURS

Parmi les tumeurs qui peuvent envahir les parties molles du nez, il en est quelques-unes qui ne méritent pas de mention spéciale : telles sont les *productions cornées ou verruqueuses*, les *kystes glandulaires*, résultant de l'hypertrophie d'un follicule sébacé, les *tumeurs érectiles* : nous étudierons l'*éléphantiasis du nez*, le *rhinosclérome*, l'*épithélioma*, et le *kyste colloïde des nasaux*.

1° ÉLÉPHANTIASIS DU NEZ

Cette tumeur est caractérisée par l'hypertrophie totale de la peau du nez, et particulièrement des glandes sébacées nombreuses de la région.

L'hypertrophie *peut être totale*, et le nez est alors augmenté de volume en masse, ou bien elle *est partielle*, et donne lieu à de véritables tumeurs, tantôt solitaires, tantôt multiples. Le nez éléphantiasique a pu atteindre des proportions vraiment énormes : quelques-uns de ces cas sont classiques.

Un malade de *Theulot* (*Mém. de l'Acad. de chir.*) portait à la partie supérieure du nez quatre tumeurs qui lui fermaient les narines, couvraient entièrement la bouche et tombaient jusqu'au bas du menton. Le malade fut guéri par une intervention « et débarrassé de quatre masses monstrueuses dont le poids, au total, se trouva de cinq livres, lorsque l'opération fut faite ».

Nous empruntons à Follin et Duplay la figure 293, qui représente un sujet observé par Civadier (*Mém. de l'Acad. de chir.*, t. III, p. 511). On aperçoit plusieurs petites tumeurs, et au centre, une masse énorme qui transforme le nez en un appendice piriforme descendant au-devant de la bouche et de la lèvre inférieure

Chez un malade d'Alphonse Guérin, le nez, hypertrophié dans son ensemble, mesurait 16 centimètres de longueur, tandis que sa largeur atteignait 32 centimètres. Cette énorme masse retombait au-devant de la lèvre supérieure, et le malade pour boire était obligé de la relever avec la main gauche.

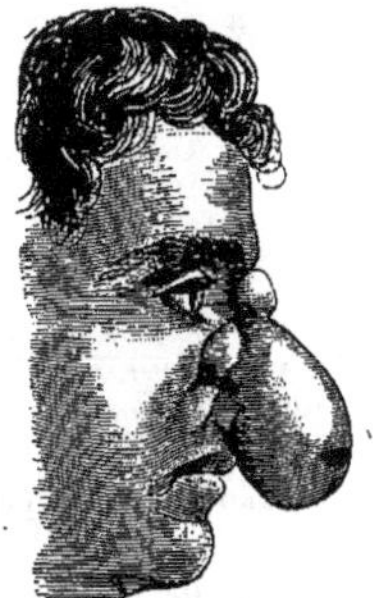

Fig. 293. — Tumeurs éléphantiasiques du nez.

La nature de ces lésions a été diversement interprétée : les *capillaires sanguins* (Devergie), les *glandes* sébacées (Alph. Guérin, Hardy, Gosselin), tous les éléments constituants de l'organe, même le périoste, le périchondre, et le cartilage lui-même (Ollier), ont été considérés comme étant le siège de l'éléphantiasis.

L'examen microscopique d'une pièce enlevée par Kirmisson [1], a montré l'existence d'une hypertrophie considérable des glandes et des vaisseaux sanguins, avec hyperplasie du tissu conjonctif.

Cette affection se montre surtout chez les alcooliques, et chez les hommes, vers l'âge de 50 ans.

L'éléphantiasis du nez diffère de l'*épithélioma du nez* par la rareté ou plutôt l'absence des ulcérations, et du ramollissement de la tumeur par l'intégrité du système lymphatique.

Traitement. — L'ablation simple convient aux *tumeurs isolées;* c'est ainsi qu'ont procédé Delens [2], Terrillon [3], etc.

Dans le cas de *tumeur totale*, les chirurgiens sont d'accord pour employer la décortication totale, par la méthode d'Ollier : cependant Le Dentu a pratiqué *l'abrasion* simple.

Pour éviter l'hémorrhagie, observée dans un cas par Kirmisson, on doit faire usage du thermocautère (Verneuil). Mais dans les lésions étendues, Le Dentu craint que l'action prolongée du cautère n'amène la nécrose des cartilages.

Marc Sée [4] préconise une cautérisation ponctuée; Hardy enfonce les pointes à un centimètre de profondeur. A. Guérin a eu recours aux flèches de Canquoin.

2° RHINOSCLÉROME

Hebra a décrit sous ce nom une affection du nez, des fosses nasales et des parties voisines, comme la lèvre supérieure, caractérisée par l'apparition de tumeurs dures, ou plutôt de nodosités cutanées et muqueuses, aplaties ou saillantes, isolées ou confluentes, tantôt lisses, tantôt colorées en rouge brun et vascularisées. Ces nodosités, séparées par des fissures, sécrétant un liquide jaunâtre qui peut se concréter, offrent une dureté cartilagineuse, comparée encore à celle de l'ivoire. Elles déforment les ailes du nez, oblitèrent les

(1) Kirmisson, *Soc. de chirurgie*, 31 octobre 1888.
(2), (3) Delens, Terrillon, Marc Sée, *Soc. de chirurgie*, 1888.

narines et envahissent la lèvre supérieure, puis inférieure, voire même le maxillaire.

HEBRA, Ueber ein eigenthümliches Neugebildean der Nase, etc.; Rhinoscleroma. In *Wiener med. Wochenschrift*, 1870, n° 1, p. 1. — WEINLECHNER, Ueber sechs Fälle von Rhinosclerom. In *Wiener Krankheit. Gesell. d. Aertze*, 11 février 1879. — KAPOSI, Des rhinosclerom. In *Wirchow's spec. Path. u. Therap.*, Bd. III, t. II, s. 288. — ED. GEZBER Ueber das Wesen des Rhinoscleroms. In *Arch. f. Dermatologie*, 1872, s. 405. — V. TANTURRI, Un casu di Rhinoscleroma Hebrae. In *H. Morgagni*, vol. XIV, p. 27, Napoli, 1872. — F. HEBRA, Rhinosclerome. In *Traité des maladies de la peau*, etc. (trad. A. Doyen), t. II, fasc. 2, p. 381. Paris, 1875. — JOHANN MICKULICZ, Ueber das Rhinosclerom (Hebra). In *Arch. f. kl. Chir.*, Bd. XX, s. 485. Berlin, 1877, et *Arch. gén. de médecine*, vol. II, p. 718, 1877.

Le *rhinosclérome* n'a aucune tendance à s'ulcérer ou à rétrograder; sa marche est lente et envahissante; il finit par déterminer une gêne considérable de la respiration et même de la déglutition, par suite de l'altération des lèvres. Dans un cas, l'orifice buccal était réduit à un trou arrondi, dans lequel le petit doigt avait peine à entrer (Mickulicz).

Cette affection s'observerait chez les adultes, et également dans les deux sexes.

Tandis qu'Hebra et Kaposi ont considéré cette lésion comme le résultat d'une infiltration granuleuse des tissus (*sarcome granuleux*) de nature assez spéciale, Weinlechner, Pitha, Hofmokl pensent qu'il s'agit là d'une syphilide: Tanturri en fait un épithéliome ou un adénome.

Gerber et J. Mickulicz considèrent cette affection comme une *inflammation chronique* naissant au niveau des narines, soit même dans les cavités nasales (face postérieure du voile et muqueuse des choanes), pour s'étendre de là vers le larynx, les lèvres, en déterminant ultérieurement une atrophie des tissus lésés, des rétrécissements et des oblitérations des voies respiratoires et digestives. A l'heure actuelle, après les recherches de Cornil et d'Alvary (*Communications sur les micro-organismes du rhinosclérome*. In *Bulletin de l'Académie de médecine*, 1885, et *Mémoire pour servir à l'histoire du rhinosclérome*, in *Archives de physiologie normale et pathologie*, t. VI, 1885, n° 5), on admet que la lésion anatomique est engendrée par la réaction inflammatoire que provoque, dans les tissus, la pénétration d'un bacille spécifique : on trouve, en effet, dans les infiltrats enlevés, des bacilles en forme de bâtonnets courts, qui se distinguent de la plupart des bacilles semblables par une capsule colloïde dure.

Stepanow, de Moscou (*Monatsschr. f. Ohrenheilk.*, 1889, p. 5), a introduit dans la chambre de l'œil de cobayes, soit des fragments de tissus malades, soit du liquide de culture renfermant le microbe décrit par Fresch; il a réussi à reproduire le tissu caractéristique du rhinoschlérome, et à y retrouver le microbe.

L'ablation de cette tumeur est suivie d'une récidive à brève échéance.

3° ÉPITHÉLIOMA DU NEZ

Le cancer du nez se présente beaucoup plus souvent sous forme d'ulcération que de tumeur. Cependant on observe quelquefois, au niveau de l'aile du nez ou de la sous-cloison, des sortes de fongus cancéreux qui souvent s'étendent à la joue. Dans l'immense majorité des cas, ce sont des cancers épithéliaux peu saillants, à marche peu rapide, s'ulcérant lentement en largeur et en profondeur jusqu'aux cartilages, s'étendant rarement à la joue, à moins qu'ils n'aient pris naissance dans le sillon naso-génien (Duplay).

On ne pourrait guère confondre le cancer du nez qu'avec un *tubercule syphilitique* ou *un lupus*. Mais il diffère du premier en ce que celui-ci est rarement isolé, et qu'on rencontre d'autres tubercules semblables sur divers points du corps ; de plus, le tubercule syphilitique offre une marche beaucoup plus rapide et s'ulcère vite ; enfin l'induration des bords et du fond de l'ulcère est beaucoup plus marquée dans le cancer. Le lupus diffère encore plus du cancer, en ce qu'il s'accompagne d'une induration étendue, d'un gonflement et d'une coloration rouge de la peau ; il s'ulcère assez lentement et surtout s'étend en surface ; enfin, on l'observe à peu près exclusivement chez les enfants ou les sujets jeunes, tandis que le cancer est l'apanage de la vieillesse (Duplay).

L'excision est applicable à un certain nombre de tumeurs cancéreuses du nez, et l'on conçoit que le mode opératoire varie suivant le siège et l'étendue de la maladie. On comprend aussi comment, dans un grand nombre de cas, et surtout dans les cas où le cancer occupe les bords de l'ouverture nasale, il est impossible d'éviter une difformité. Il peut alors devenir nécessaire de pratiquer une opération autoplastique, et l'on sait qu'il vaut mieux la faire tout de suite qu'après la cicatrisation (Duplay).

La cautérisation convient également dans un grand nombre de cas, et principalement lorsqu'il s'agit de tumeurs épithéliales ulcérées. On doit éviter de faire ces cautérisations trop profondes, dans la crainte de déterminer la nécrose des os et des cartilages, d'où résulterait une ouverture des cavités nasales, et par suite une difformité choquante. D'ailleurs la cautérisation, comme l'ablation avec l'instrument tranchant, expose aussi à des difformités qu'il est souvent impossible d'éviter, mais que l'on pourra réparer plus tard, après cicatrisation, par l'un des procédés de rhinoplastie que nous décrirons (Duplay).

IV

LÉSIONS VITALES ET ORGANIQUES DES OS DU NEZ

L'*ostéite*, la *carie*, la *nécrose* des os du nez se rattachent à l'histoire des *traumatismes*, de la *syphilis*, de la *tuberculose nasales*. Nous renvoyons donc à ces différents chapitres.

Les *exostoses* et l'*hyperostose* des os du nez, que l'on a quelquefois observées, ne méritent pas de description spéciale.

Entre les deux lames osseuses des os propres du nez, il peut s'accumuler une matière colloïde, qui donne lieu à une tumeur de la racine du nez décrite par Busch sous le nom de *kyste colloïde des nasaux* : elle peut atteindre le volume d'une petite pomme.

Le traitement consiste à inciser les téguments sur le dos du nez, à mettre la paroi de ce pseudo-kyste à nu, à l'exciser partiellement, enfin à en vider le contenu : on réunit ensuite les téguments (Terrier).

CHAPITRE III

VICES DE CONFORMATION ET DIFFORMITÉS DU NEZ

Nous examinerons successivement les vices de conformation et difformités que l'on observe : 1° *sur le nez proprement dit;* 2° *sur les narines.* Nous étudierons ensuite les procédés de restauration du nez, c'est-à-dire la *rhinoplastie.*

A. — VICES DE CONFORMATION ET DIFFORMITÉS DU NEZ PROPREMENT DIT

Le *nez s'en va*, s'écrie de Saint-Germain, dans une clinique [1] sur les *Malformations du nez*, et *la décadence* du nez, la *déviation du nez aquilin, grec, romain*, etc., s'accusent par une série de déformations, dont les unes sont *congénitales*, les autres *acquises*.

L'*absence du nez*, le *nez double*, le *nez bifide*, entrent dans les malformations congénitales [2].

Le *nez peut manquer absolument* à la naissance : Maisonneuve présenta à l'Académie des Sciences, en 1855, une petite fille âgée de neuf mois, offrant à la place de la saillie naturelle, formée par le nez, deux pertuis ronds, de 1 millimètre à peine de diamètre, et situés à 3 centimètres l'un de l'autre. Maisonneuve tenta, pour ce cas, un procédé spécial de rhinoplastie.

On connaît quelques exemples de *nez double*. L'un des plus classiques est celui du charpentier mentionné par Pierre Borelli, cité par Boyer : « il est à supposer que dans la plupart des faits de ce genre, il ne s'agissait pas d'un véritable nez supplémentaire, mais bien d'une tumeur hypertrophique congénitale, plus ou moins pédiculée » (Saint-Germain, *loc. cit.*, 71).

Verneuil a communiqué en 1873, à la Société de chirurgie, une observation de Thomas, de Tours, concernant un cas de bifidité du nez, chez un enfant bien constitué et issu de parents bien portants.

Certains nez à bec *de corbin, nez à promontoire, à chanfrein, nez à genou*, qui sont des déviations du nez aquilin, peuvent, par leur taille et leur brisure, constituer une véritable difformité : bien entendu qu'aucune opération n'est justifiée dans ces cas [3].

[1] De Saint-Germain, *Chirurgie orthopédique*. Paris, 1883, p. 60.

[2] Terrier (*Path. chir.*) signale aussi l'*aplatissement du nez à la racine*, la *déviation de la pointe* en haut, le *volume trop considérable du nez*.

[3] De Saint-Germain raconte que Blandin intervint dans un cas de ce genre : « l'on ne peut pas dire que ce fut une opération de complaisance, car il y fut contraint littéralement le couteau sur la gorge. Il s'agissait d'un amoureux éconduit à cause de son nez ridiculement busqué, qui menaça Blandin de mort s'il persistait à lui refuser l'opération. Contraint et forcé, l'illustre chirurgien employa l'ingénieux procédé qui suit : il fit une longue incision à la peau depuis la racine du nez jusqu'à la base, mettant ainsi à nu le cartilage de la cloison dans toute sa longueur. Il réséqua toute la partie exubérante, et réunit ensuite les téguments à l'aide de la suture entortillée. L'opération eut un plein succès, et la Belle épousa la Bête, transformée en prince Charmant par l'amour de la chirurgie. »

Parmi les *déformations acquises*, il faut noter : *a*, les *déviations; b*, les *affaissements; c*, les *pertes de substance* ou *perforations*.

A. Les déviations sont *physiologiques*, *traumatiques* ou *cicatricielles*.

La *déviation physiologique* la plus fréquente est à droite : sa cause intime est inconnue, car on ne peut sérieusement invoquer l'action de se moucher de la main droite, ou l'influence du contact prolongé du nez avec le sein de la nourrice.

Les *déviations traumatiques* peuvent consister en déviations latérales, et semblent résulter de fractures des cartilages au niveau de leur continuité avec les os. Ces déviations, qui pourraient, sans doute, être évitées dans le principe, deviennent plus tard difficiles à corriger. Dans un cas de cette nature, rapporté par Dieffenbach, la portion cartilagineuse du nez était si fortement déviée du côté de la joue, que les deux narines étaient placées l'une au-dessus de l'autre.

Dieffenbach sépara par une section sous-cutanée les cartilages de l'aile et du dos du nez, de chaque côté, au niveau de leur insertion sur les os. Le nez ainsi mobilisé fut ramené dans sa direction normale, et maintenu à l'aide de bandelettes de diachylum. L'auteur, qui eut un succès complet, assure avoir réussi par la même opération à corriger une déviation analogue, mais congénitale (Duplay).

Des *cicatrices vicieuses* peuvent dévier le nez du côté de la joue ou de la lèvre supérieure : pour remédier à ces difformités, il faut libérer ces cicatrices, et combler l'écartement qui résulte de l'incision, par des lambeaux autoplastiques.

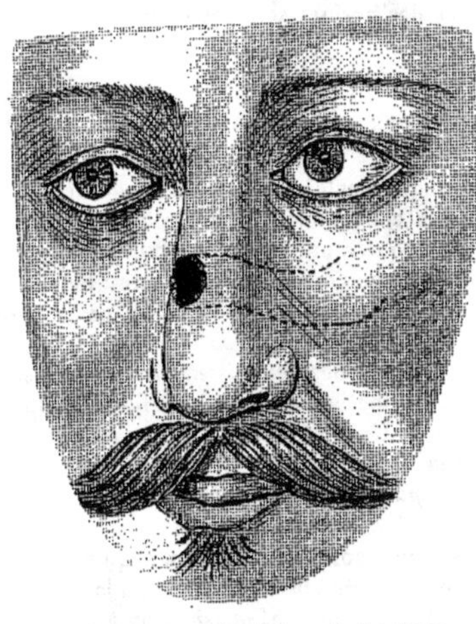

Fig. 294. — Perte de substance du dos du nez. Le pointillé indique le tracé du lambeau.

B. Les *affaissements du nez* (nez *cassé*, *effondré*) succèdent à l'ostéite et à la nécrose des os propres du nez, sous l'influence de la *syphilis* (*acquise* ou *héréditaire*) ou de la *tuberculose*. Ce sont les *déformations diathésiques*. Le traumatisme (fracture avec enfoncement) peut créer ces mêmes apparences, et nous avons observé tout dernièrement un malade qui, à la suite d'un coup de sabre à la racine du nez, présentait une difformité qui rappelait celle qu'engendre la syphilis congénitale.

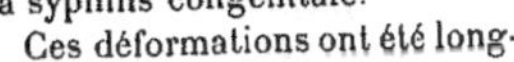

Ces déformations ont été longtemps considérées comme irrémédiables (voy. *Rhinoplastie*).

C. Les difformités par *perte de substance* (traumatiques, spontanées, opératoires) créent au niveau du nez des perforations variables d'étendue et de profondeur, justiciables d'opérations.

Tillaux *recommande* un procédé opératoire qu'il a employé plusieurs fois avec succès.

En se reportant à la figure 294, empruntée à la Chirurgie clinique de Tillaux, on voit en pointillé le tracé du lambeau qu'il convient de tailler pour cette perte de substance du dos du nez. Le lambeau est détaché par sa face profonde, mobilisé, attiré vers la ligne médiane, et suturé au bord opposé, préalablement avivé.

La méthode de Celse peut aussi trouver son application.

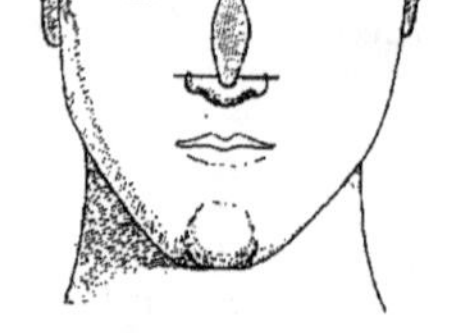

Fig. 295. — Rhinoplastie par la méthode de Celse.

Dans le cas d'orifice très étroit, Tillaux toucha le trajet avec une pointe de thermocautère, et quarante-huit heures après, ayant préalablement gratté les surfaces avec un bistouri très étroit, il passa un fil d'or, et la réunion fut complète.

B. — VICES DE CONFORMATION ET DIFFORMITÉS DES NARINES

Le *rétrécissement* et l'*oblitération* des narines sont les deux difformités qui méritent une description spéciale.

1° RÉTRÉCISSEMENT

Le rétrécissement des narines est quelquefois *congénital :* les narines sont alors contractées, resserrées, rappellent celles de certains rongeurs (de Saint-Germain). Le nez ainsi pincé, ne permet que d'une façon incomplète le passage de l'air, aussi les enfants ont-ils la bouche constamment béante : leur voix se distingue par un timbre spécial, que l'on ne trouve guère que chez les enfants atteints d'hypertrophie tonsillaire.

Les *plaies* ou *ulcérations* sont les causes des *rétrécissements accidentels des narines* : on les observe à la suite de l'impétigo, du lupus, des fièvres éruptives, (variole), des brûlures, des gangrènes. Le revêtement cutanéo-muqueux, qui forme le contour de l'ouverture de la narine, est dans ces cas remplacé par un tissu cicatriciel, variable d'*aspect*, d'*épaisseur* et de *hauteur*.

Traitement. — Que le rétrécissement soit congénital ou acquis, il ne faut intervenir que lorsqu'il en résulte un obstacle à la *respiration* et à la *phonation*, et dans ce cas, on pourra recourir à la *dilatation*, à l'*incision*, ou à l'*autoplastie* par *inflexion ou renversement.*

a. *Dilatation.* — *La dilatation* convient aux rétrécissements légers : elle peut se faire avec des *sondes*, des *canules métalliques*, ou des corps susceptibles de se gonfler par imbibition (éponge préparée, tiges de laminaire, de racine de gentiane).

Comme l'a fait observer Duplay, ce traitement est long; il est douloureux et gênant pour les malades : il a réussi quelquefois, mais le plus souvent le succès n'est que temporaire, et la difformité reparaît, dès que l'on cesse la dilatation.

b. *Incision.* — Une ou plusieurs incisions sur le contour de la narine, permettent de la libérer et d'en rejeter le bord libre en dehors.

Il est habituel de faire suivre ces incisions libératrices d'une dilatation progressive.

Étant donnée la puissance rétractile du tissu cicatriciel, le resserrement ne tarde pas à se reproduire : aussi nous semble-t-il préférable, dans un rétrécissement sérieux, de faire une opération complémentaire, et de suturer la narine avec un lambeau emprunté de la joue.

c. *Autoplastie par inflexion ou renversement.* — C'est pour éviter la rétraction cicatricielle secondaire, que Velpeau et Jobert ont proposé cette opération; elle consiste à enlever la peau en respectant la muqueuse autour de l'ouverture dans une hauteur de 5 à 6 millimètres, puis à renverser la muqueuse en dehors, à la manière d'un ourlet, et à coudre son bord libre avec le bord saignant de la peau.

Mais cette opération n'est pas toujours applicable, puisque souvent peau et muqueuse sont remplacées par du tissu inodulaire, et de plus, elle laisse après elle une difformité notable (longueur disproportionnée de la sous-cloison par rapport à l'aile du nez). (*Compendium de chirurgie.*)

Sur une jeune fille, atteinte d'atrésie de la narine gauche, Kirmisson a opéré en disséquant, la peau, sous forme d'un lambeau rectangulaire; il a excisé le tissu de cicatrice sous-jacent; et a exécuté l'autoplastie par inflexion, ou par bordage, en renversant du côté de la narine le lambeau de peau adhérent à l'aile du nez. En un mot c'est aux dépens de la peau et non aux dépens de la muqueuse que l'inflexion a été exécutée. Le résultat a été très satisfaisant (*Pathologie externe*, p. 521, tome II).

2° OBLITÉRATION DES NARINES

Cette difformité rare peut être engendrée par les mêmes causes que le rétrécissement. Anatomiquement elle est constituée par une adhérence anormale des bords de l'ouverture, ou par la fusion des narines dans une hauteur plus ou moins considérable (Duplay).

Les troubles fonctionnels (impossibilité de la respiration nasale, nasonnement de la voix, perte de l'odorat) sont des plus accusés.

Comme cette oblitération peut entraîner à sa suite une série d'autres inconvénients plus graves (voir *déviations de la cloison, tumeurs adénoïdes*), il faut intervenir.

L'incision simple, l'excision combinée à la dilatation, les procédés autoplastiques, sont applicables dans ces cas.

Quénu nous a rapporté l'histoire d'une fillette qui, dans le cours d'une rougeole, eut une gangrène de la lèvre et de l'aile du nez : il en résulta une occlusion totale de la narine gauche. Quénu libéra la portion restante de l'aile du nez, refit le bord libre de cette aile avec un lambeau emprunté à la joue, lambeau qui eut le double résultat de réparer la brèche et de s'opposer au mouvement de rétraction en dedans, de cette aile du nez.

RHINOPLASTIE

La rhinoplastie peut être *totale* ou *partielle*, suivant qu'il s'agit de restaurer la totalité ou une partie du nez.

La destruction du nez peut être complète, portant sur les parties molles et le squelette osseux et cartilagineux; dans d'autres cas les parties molles sont conservées, mais affaissées, par suite de la disparition du squelette.

Le squelette peut n'être que partiellement détruit : ainsi la racine du nez étant conservée, il y a une disparition de la portion cartilagineuse et des téguments qui la recouvrent.

Dans d'autres cas, enfin, plus fréquents, la perte de substance est localisée et porte sur le *lobule, l'aile ou la sous-cloison du nez.*

Ces difformités mettent non seulement le sujet en dehors des conditions de notre vie sociale, mais elles l'exposent à une série de troubles fonctionnels, surtout accusés lorsqu'il y a destruction de la portion cartilagineuse du squelette, et à plus forte raison de l'organe tout entier : la voix est nasonnée; les fosses nasales, largement ouvertes et exposées à un contact trop direct de l'air atmosphérique, s'enflamment chroniquement; le mucus qu'elles sécrètent se dessèche, s'altère et entretient une fétidité de l'haleine; l'odorat se perd; enfin l'inflammation se propageant à l'arrière-cavité des fosses nasales et au pharynx, entretient dans ces parties une sensibilité pénible (Duplay).

D'une façon générale, il ne faut tenter les opérations que lorsqu'elles sont formellement indiquées par l'ensemble des troubles fonctionnels que nous venons d'exposer; car ces autoplasties laissent toujours après elles une difformité, le chirurgien ne pouvant refaire une charpente destinée à soutenir les parties molles et à donner au nez sa forme; aussi disons-nous avec le professeur Tillaux (*Traité de chirurgie clinique*, tome I, p. 233) : « Tant que le nez existe, si laid, si déformé qu'il soit, du moment où il recouvre les fosses nasales, il s'oppose à l'écoulement incessant des mucosités nasales; tant que c'est une difformité et non une infirmité, je pense que le mieux est de s'abstenir de toute opération. »

La prothèse, qui a réalisé de grands perfectionnements, convient aux cas inopérables.

Nous décrirons successivement les procédés de rhinoplastie totale, et les opérations qui conviennent à la restauration partielle du nez.

A. — RESTAURATION TOTALE OU RHINOPLASTIE DU NEZ

Trois méthodes sont employées pour la réfection totale du nez : la *méthode italienne*, la *méthode indienne*, la *méthode française*; nous nous bornerons ici à une courte description, renvoyant aux traités de médecine opératoire (voy. *Manuel de médecine opératoire* de Malgaigne et L. Le Fort, tome II, p. 155) et Rhinoplastie, par Dolbeau et Felizet, in *Dictionnaire encyclopédique des sciences médicales*).

1° MÉTHODE ITALIENNE

Désignée encore sous le nom de méthode de Tagliacozzi, quoiqu'elle ait été appliquée primitivement par les Branca, qui vivaient en Sicile vers le milieu du xve siècle, elle consiste *à former aux dépens de la partie inférieure et antérieure du bras un lambeau, qu'on laisse adhérent par un de ses côtés, et que l'on applique sur la perte de substance préalablement avivée.*

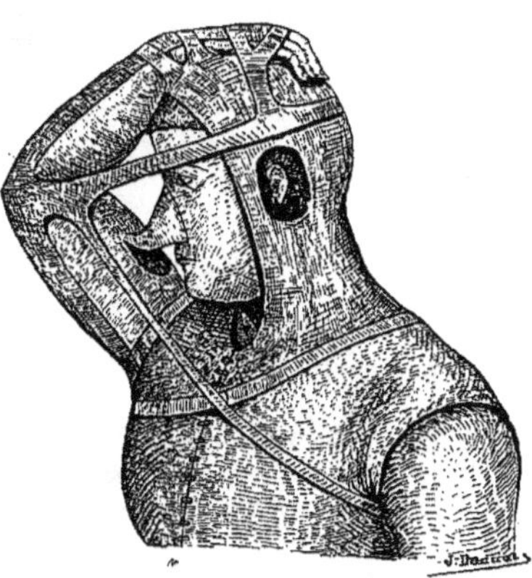

Fig. 295. — Rhinoplastie. (Méthode italienne.)

Jusqu'à ce que l'adhésion soit complète on maintient le bras attaché à la tête, puis on découpe le lambeau dans la forme et l'étendue convenables pour façonner un nez nouveau (voir Duplay, *Pathologie externe*, Berger, *Congrès français de chirurgie*, 1889).

Ce procédé convient aux cas où la destruction s'étend si loin qu'on ne peut prendre un lambeau sur le front (méthode indienne), ou sur la joue (méthode française).

2° MÉTHODE INDIENNE

Cette méthode est caractérisée par la *transposition d'un lambeau emprunté à la peau du front.*

Voici la description du procédé ordinaire, d'après Malgaigne : on fait avec du papier, ou de la cire, un modèle du lambeau nécessaire, que l'on applique sur le front la pointe en bas, et répondant à la racine du nez naturel, et on en trace les contours avec de l'encre. Il faut avoir soin de donner en tous sens, au lambeau, un centimètre au moins de plus que la largeur nécessaire en apparence, afin d'obvier aux effets de la rétraction.

Ces préliminaires accomplis, on avive les bords de l'ouverture du nez, puis on taille, on dissèque avec le bistouri le lambeau du front en le détachant partout, excepté près de la racine du nez.

On le renverse sur la face; et comme le côté saignant se trouverait ainsi extérieur, on fait exécuter au pédicule un mouvement de torsion qui ramène en dehors le côté épidermique; on l'applique alors exactement par ses bords sur les bords rafraîchis de l'ouverture, et on les réunit dans tous les points par la suture, excepté dans le lieu où doivent exister les narines. On introduit par ces orifices de la charpie, pour les maintenir ouverts, et pour soutenir en même temps le nez nouveau.

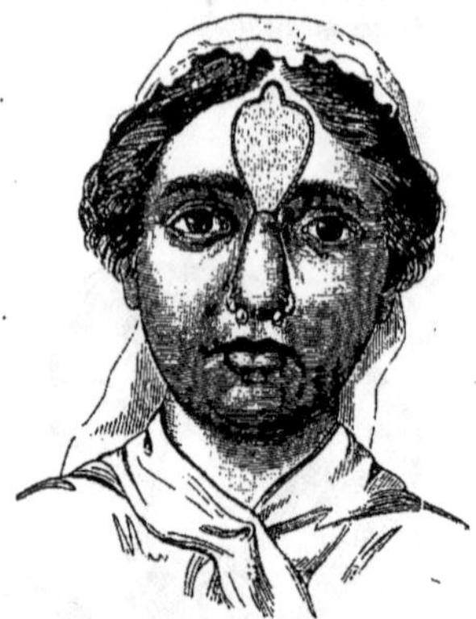

Fig. 297. — Rhinoplastie. (Méthode indienne.

Quand l'agglutination est bien solide, on enlève les points de suture; on passe sous le pédicule du lambeau une sonde cannelée sur laquelle on le divise; il en résulte un petit lambeau qu'on réunit par un point de suture à la racine du nez ancien.

Tel est le procédé primitif, qui n'a pas subi entre les mains des chirurgiens modernes de modifications bien sérieuses : les perfectionnements apportés visent le *pédicule*, la *pointe du lambeau*, ou *son épaisseur*.

Pédicule du lambeau. — Pour éviter une torsion considérable du pédicule, qui est disgracieuse, gêne la circulation et expose à la gangrène, Lisfranc, au lieu de laisser un intervalle entre les extrémités des incisions et la perte de substance, et de faire ces incisions égales des deux côtés, conseille d'allonger une de ces incisions jusqu'à la perte de substance en réparation, ce qui permet d'amener le lambeau plus facilement en place et sans une trop forte torsion de son pédicule (Duplay).

Auvert, Alquié, donnent à leur lambeau et par suite au pédicule une direction oblique.

La figure 298, empruntée à Kœnig (*Pathologie externe*) et modifiée par nous, montre en A et en E la terminaison des incisions recommandées par Langenbeck. Ce chirurgien, au lieu de terminer les incisions de chaque côté de la racine du nez, les fait aboutir toutes deux d'un seul et même côté de la ligne médiane. L'une passe obliquement sur le dos du nez et se termine au niveau du ligament palpébral interne; l'autre, placée au-dessus de la première, s'arrête suivant les cas, *au niveau*, *au-dessus* ou *au-dessous* du sourcil. Le pédicule est ainsi presque horizontal, et le lambeau peut glisser aisément et s'appliquer sans torsion (Duplay).

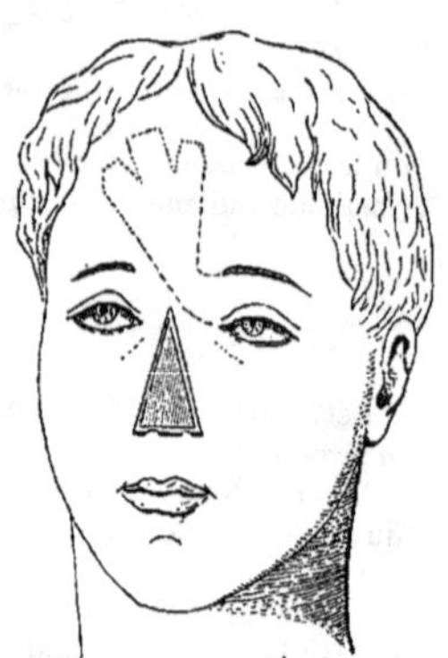

Fig. 298. — Rhinoplastie. (Méthode indienne.) Tracé du lambeau d'après Langenbeck.

Pour éviter la gangrène du lambeau, il faut prendre un pédicule un peu latéralement, afin qu'il contienne une artère frontale interne intacte : il aura une largeur de 1 centimètre à 1 centimètre 1/2.

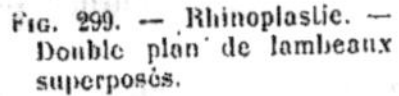

Fig. 299. — Rhinoplastie. — Double plan de lambeaux superposés.

Verneuil a cherché à éviter toute torsion du lambeau en combinant le lambeau frontal avec l'autoplastie à double plan de lambeaux de Nélaton (méthode française). Il taille le lambeau sur le front à l'ordinaire et le rabat directement, la partie cruentée étant extérieure. Pour recouvrir cette surface il taille, à droite et à gauche jusque sur la portion des joues qui avoisinent le nez, deux petits lambeaux quadrilatères que l'on attire l'un vers l'autre, qu'on suture sur la ligne médiane [1] (Malgaigne et L. Le Fort, p. 158).

Pointe du lambeau. — Si Delpech taillait la base du lambeau à trois pointes, pour favoriser la réunion de la plaie frontale, Langenbeck le divise en trois petits lambeaux, dont un médian et deux latéraux. Le médian rectangulaire doit avoir une longueur suffisante pour être fixé par des sutures à la partie correspondante de la lèvre supérieure, et pour donner à la pointe du nez une saillie convenable; il formera la sous-cloison [2]. Les deux lambeaux latéraux, de forme triangulaire à base arrondie, sont destinés à refaire les ailes du nez, par renversement et accolement à la face profonde du lambeau principal.

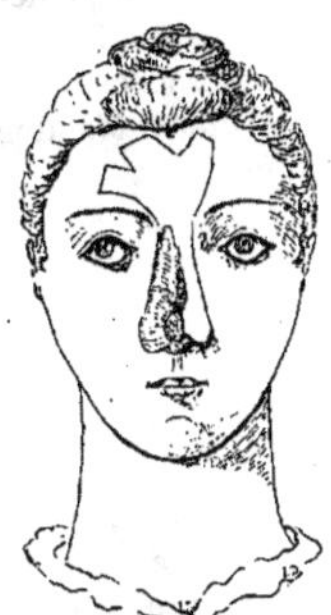

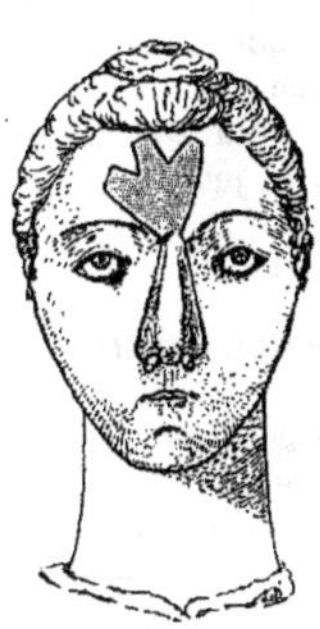

Fig. 300. — Rhinoplastie. — Division de la pointe du lambeau frontal en trois petits lambeaux.

Épaisseur du lambeau. — Langenbeck et Ollier ont préconisé l'*autoplastie périostique*, destinée à remédier à l'affaissement du nez, qui est l'écueil de tous les procédés. Ils ont détaché le périoste de l'os frontal, en même temps que les parties molles qui le recouvrent. Ollier a même été beaucoup plus loin, et a

(1) Ce procédé, ajoute Le Fort, me paraît exposer sûrement à supprimer toute saillie du nez, et à le mettre de niveau avec les joues, grâce à l'existence de lambeaux latéraux.

(2) Dans ces derniers temps, Volkmann a renoncé à utiliser le lambeau médian pour former la sous-cloison, parce qu'il avait été frappé des résultats imparfaits obtenus par ce procédé, au point de vue de la perméabilité des narines. Il laisse simplement pendre ce lambeau sous forme d'appendice, sans le fixer par des sutures. Grâce à la rétraction cicatricielle de la face profonde, il ne tarde pas à s'enrouler et si, par des manipulations, on vient en aide à la nature, le petit lambeau finira par se relever tout à fait sous la pointe du nez qu'il arrondit d'une façon heureuse. Cette partie de l'organe formé ainsi une saillie très agréable. Malgré l'absence d'une sous-cloison, la forme du nez est très satisfaisante, et, d'autre part, l'existence d'un seul orifice nasal est une garantie bien plus grande de perméabilité (Kœnig, *loc. cit.*, p. 303).

proposé de reconstituer le squelette du nez à l'aide de *lambeaux latéraux ostéo-périostiques*, formés par les apophyses montantes des maxillaires supérieurs, que l'on renverserait en dedans, et que l'on recouvrirait ensuite par le lambeau frontal cutanéo-périostique (Duplay).

Ni Le Fort, ni Duplay ne se déclarent partisans de ce procédé.

3° MÉTHODE FRANÇAISE

Cette méthode consiste à disséquer et à décoller la peau du voisinage, afin de la faire glisser et de l'amener à l'aide de tractions jusque sur la ligne médiane : cette *méthode par glissement* est celle conseillée et appliquée par le professeur Tillaux.

Après avoir rappelé que les lambeaux doivent être pris de chaque côté sur la joue, d'après le procédé de Nélaton, Tillaux décrit ainsi l'opération : de chaque côté de la perte de substance, taillez un lambeau dont le pédicule réponde à la racine du nez ; descendez jusqu'à la lèvre supérieure. Tracez la base du lambeau suivant une ligne sinueuse qui permette de reconstituer la narine. Mobilisez les lambeaux et suturez-les sur la ligne médiane. Maintenez un bout de sonde dans chaque narine jusqu'à cicatrisation (fig. 301).

B. — RESTAURATION PARTIELLE DU NEZ

Les opérations de rhinoplastie partielle s'appliquent à la *restauration du lobule* et de l'*aile du nez*, de la *sous-cloison*, et à la *réfection des nez ensellés*.

1° Restauration du lobule. — Dans les cas de destruction du lobule, assez étendue pour qu'il soit impossible, en avivant les bords de la perte de substance, en détachant et en disséquant les ailes du nez, d'obtenir un rapprochement suffisant, Duplay préfère à la méthode indienne (qui expose en raison de l'étroitesse et de la longueur du pédicule à la mortification du lambeau) le procédé de Rouge de Lausanne [1]. Ce procédé consiste à tailler sur le dos du nez un lambeau quadrilatère qu'on laisse adhérent par ses deux extrémités, et qu'on mobilise seulement à sa partie moyenne, à l'aide d'un ténotome introduit entre la peau et le squelette, de manière qu'il devient facile de faire glisser de haut en bas ce pont cutané, et de le fixer aux lèvres de la perte de substance préalablement avivées. La plaie résultant de ce déplacement du lambeau, et qui occupe le dos du nez, serait comblée par le glissement d'un semblable lambeau pris dessus ; de cette manière la cicatrice, reportée sur les deux points, présente une moindre étendue (Duplay).

2° Restauration de l'aile du nez. — Les pertes de substance de l'aile du nez peuvent être réparées par un lambeau pris soit sur la *joue*, soit sur la *lèvre supérieure*.

Le choix entre ces deux méthodes dépend de l'étendue et du siège de la

[1] *Nouveau procédé de rhinoplastie*. Lausanne, 1868.

perte de substance; lorsque celle-ci occupe une grande partie de l'aile du nez, ou qu'elle se rapproche du lobule, le lambeau emprunté à la joue s'applique plus aisément : dans le cas contraire et lorsque la perte de substance intéresse surtout la partie inférieure, le lambeau labial convient mieux (Duplay).

Un très bon procédé, décrit par Malgaigne et L. Le Fort, consiste à prolonger en haut le bord interne de la perte de substance par une incision parallèle au dos du nez; on prolonge de même le bord externe par une incision qui monte obliquement au sommet de la précédente, en circonscrivant un V renversé et l'on enlève les téguments compris entre les deux branches. Cela fait, le côté externe du Λ (¹) devra former le côté interne d'un lambeau quadrilatère pris sur la joue ayant sa base en haut; en sorte qu'une légère inclinaison l'amènera juste sur la brèche à combler.

Mais de cette manière, l'aile du nez nouvellement refaite confine à la cicatrice laissée sur la joue, et risque d'être attirée en dehors par la rétraction du tissu inodulaire. Nélaton a paré à cet inconvénient, d'une façon très ingénieuse, par le procédé suivant.

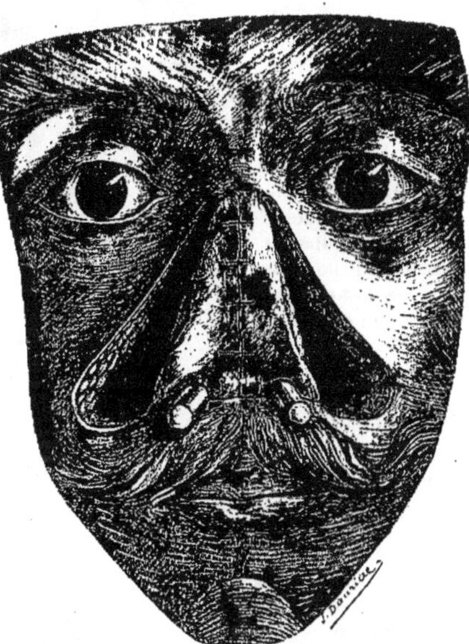

Fig. 501. — Rhinoplastie, après la réparation par le procédé de Nélaton. (Méthode française.) (Tillaux.)

Procédé modifié par Nélaton. (Description empruntée à Malgaigne et L. Le Fort, *loc. cit*, II. p. 150.) — Il décrit le V renversé et enlève les téguments excédants à l'ordinaire. Mais pour tailler le lambeau, il fait partir du sommet du Λ une incision parallèle à sa branche externe, et quelques millimètres en dehors; ce sera là le côté interne du lambeau quadrilatère, qu'il achève de disséquer à l'ordinaire. Il le ramène parallèlement sur le nez par un mouvement d'inclinaison, mais avec cette différence qu'il le loge en dedans de la bandelette de téguments laissée intacte, laquelle le séparera de la cicatrice future de la joue et le défendra ainsi d'une trop forte rétraction en dehors.

(¹) Nous engageons à suivre sur un schéma et la plume à la main la description de ces procédés; la compréhension en est singulièrement facilitée.

Procédé de Denonvilliers. — Il est recommandé et figuré par Tillaux qui l'a employé plusieurs fois avec des résultats satisfaisants. On taille un lambeau sur la face latérale du nez, comme on peut le voir sur cette figure 302 et on le détache suffisamment par sa face profonde, pour qu'il puisse être mobilisé, et attiré en bas, pour le réunir au contour ancien de la narine perdue, préalablement avivée ([1]).

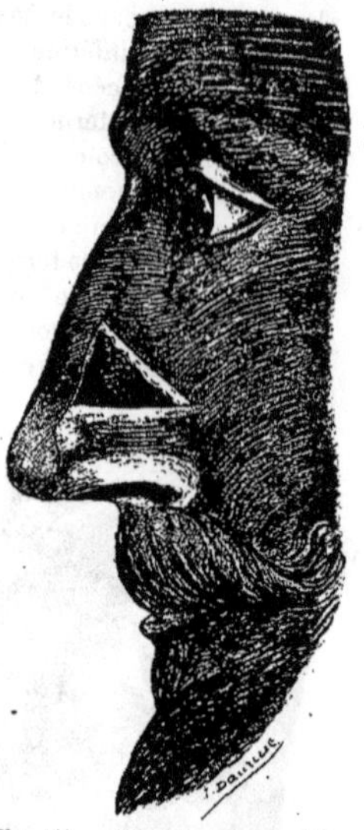

Fig. 302. — Procédé de Denonvilliers pour la restauration de l'aile du nez.

Lorsque le lambeau est emprunté à la lèvre supérieure, on le circonscrit par deux incisions verticales comprenant toute l'épaisseur de la lèvre supérieure, puis on le retourne, et l'on réunit ses bords à ceux de la perte de substance préalablement avivée; quant à la plaie de la lèvre, on la réunit, ensuite comme dans le bec de lièvre (Duplay).

Procédé de Nélaton (*Gazette des hôpitaux*, 1868, p. 277). — Chez une jeune fille qui présentait une déformation considérable du nez, produite par la destruction d'une grande partie de la portion cartilagineuse avec conservation de la cloison, le chirurgien tailla deux lambeaux latéraux représentant chacun la moitié du nez; ces lambeaux comprenaient toutes les parties molles jusqu'au périoste de l'apophyse montante du maxillaire supérieur, avaient leur pédicule à la partie supérieure du nez, et à la région du sac lacrymal.

On put ainsi les mobiliser aisément et les réunir sur la ligne médiane, en laissant de chaque côté du nez une surface saignante. — La précaution prise par le chirurgien, de détacher le périoste de l'apophyse montante du maxillaire en même temps que le lambeau cutané est des plus importantes, puisqu'elle crée en dehors des lambeaux une cicatrice adhérente aux os, et empêche ainsi toute rétraction nuisible de la cicatrice de la joue, sur le nez nouvellement formé.

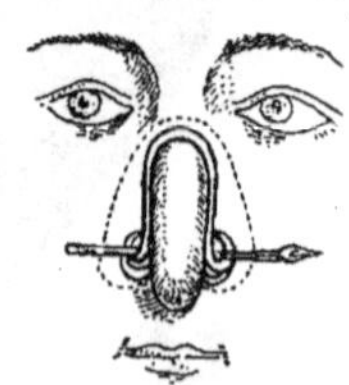

Fig. 303. — Procédé de Nélaton.

Lorsque les lambeaux furent réunis sur la ligne médiane, à l'aide de la suture entrecoupée, Nélaton les traversa par une forte aiguille passant dans les anneaux d'un cercle métallique, en forme de pince-nez (fig. 303), afin de prévenir l'aplatissement du nez et de lui donner une forme convenable (Duplay).

3° Restauration de la sous-cloison. — La difformité qu'entraîne la perte de la sous-cloison est de moindre importance que celle que nous venons d'étudier.

([1]) Nous renvoyons au manuel de Malgaigne et L. Le Fort pour la description du procédé ingénieux de Dieffenbach.

On emprunte le lambeau à la partie médiane de la lèvre supérieure; ce lambeau comprend toute l'épaisseur, ou seulement une partie de l'épaisseur de la lèvre: dans le premier cas, tantôt on le tord sur son pédicule de manière à réunir sa surface muqueuse préalablement avivée avec la cloison et le lobule, tantôt on le relève sans torsion, on avive sa surface cutanée dans les points qui correspondent à la cloison et au lobule, et on laisse libre sa face muqueuse.

Lorsqu'on taille le lambeau seulement aux dépens d'une portion de l'épaisseur de la lèvre, on peut tordre le pédicule et réunir sa surface saignante à la cloison et au lobule, ou simplement relever le lambeau après avoir, bien entendu, avivé la surface cutanée (Duplay).

4° Restauration des nez ensellés. — Les *ensellures du nez* consécutives à la syphilis héréditaire ou acquise, au traumatisme, sont elles-mêmes justiciables d'opérations rhinoplastiques. Voici, entre plusieurs (voir Malgaigne, Le Fort), un procédé opératoire, qui a donné à Kœnig [1] d'excellents résultats : il consiste à emprunter au front une charpente osseuse que l'on recouvre d'un lambeau cutané. En voici la description :

On fait d'abord une incision transversale à la limite inférieure de l'ensellure, de façon à rendre mobiles les parties molles du nez. Si l'on attire en avant ces dernières, on arrive facilement à les amener au point qu'elles occuperaient si le nez avait une hauteur de profil normale: la plaie devient alors largement béante, et c'est cette brèche qu'il s'agit d'abord de pourvoir d'un lambeau de soutènement. On taille, aux dépens du dos du nez et de la partie voisine du front, un lambeau oblong, large d'environ 3, 4 centimètres à grand diamètre dirigé verticalement. Après avoir circonscrit le lambeau jusqu'à l'os, on fait agir l'un des angles de la lame d'un ciseau pour diviser la couche corticale de l'os sur toute la longueur de l'incision; puis, au moyen d'un ciseau dont la lame plate a la même largeur que le lambeau, on détache du diploé toute l'étendue de substance corticale ainsi délimitée et recouverte de son périoste et de la peau sus-jacente. Tout ce lambeau d'os et de parties molles est alors rabattu de haut en bas; à ce moment la couche corticale se brise à l'endroit où elle se continue en bas avec la voûte osseuse du nez. La peau se trouve donc retournée en dedans, tandis que la coque osseuse regarde en dehors. Ce ambeau ainsi rabattu vient combler la brèche produite par la section transversale du nez; son bord libre est alors réuni par des sutures aux parties molles du nez, de telle façon que le bord cutané de ces dernières recouvre la périphérie du lambeau. La couche cutanée du lambeau est destinée à jouer désormais le rôle d'une muqueuse. Enfin, sur la charpente du nez ainsi reconstituée, on fait descendre un lambeau cutané emprunté à la région du front. Par ce procédé, on arrive à donner au nez une hauteur de profil normale qui se maintient grâce au lambeau osseux. Il est vrai que l'on devra apporter encore ultérieurement, quelques corrections à la forme de l'organe.

(1) Kœnig, *loc. cit.*, p. 312.

DEUXIÈME PARTIE

MALADIES DES FOSSES NASALES

La continuité anatomique des fosses nasales et du pharynx nasal explique la propagation des affections de l'une à l'autre de ces cavités : aussi étudierons-nous dans ce chapitre les affections qui siègent dans les cavités nasales proprement dites et leur retentissement sur la muqueuse du pharynx nasal.

CHAPITRE PREMIER

LESIONS TRAUMATIQUES DES FOSSES NASALES

En faisant l'histoire des fractures de l'étage antérieur du crâne, du maxillaire supérieur et des os propres du nez, nous avons décrit la plupart des lésions traumatiques des fosses nasales. Il nous reste cependant à étudier *les contusions, les ecchymoses et les bosses sanguines de la cloison.*

I

CONTUSION, ECCHYMOSE ET BOSSES SANGUINES DE LA CLOISON

A la suite de chocs portés sur le nez, on voit souvent se produire au niveau de la cloison une tuméfaction arrondie, unilatérale ou bilatérale. Cette collection liquide, qui se forme immédiatement après l'accident, ou dans les premières heures qui suivent, constitue la bosse sanguine.

J. Cloquet (1), Flemming (2), Bérard (3), Beaussenat (4), Duplay (5), ont contribué par leurs travaux à nous faire connaître les affections traumatiques de la cloison.

Le mécanisme de ces hématomes réside dans le défaut d'adhérence de la

(1) J. Cloquet, *Mémoire sur quelques points de la physiologie et de la pathologie de la membrane pituitaire. Journal hebd. de méd.*, 1830.

(2) Flemming, *Observations on certain affections of the septum of the note. Dublin Journal*, vol. IV, 1833, et *Gaz. méd.*, 1833.

(3) Bérard, *Mémoire sur quelques tumeurs de la face. Arch. génér. de méd.*, 2e sect., t. XIII, p. 410.

(4) Beaussenat, *Des tumeurs sanguines et purulentes de la cloison des fosses nasales.* Thèse de Paris, 1864.

(5) Duplay, *Pathol. externe*, III, p. 770.

muqueuse pituitaire à la cloison : sous l'influence d'une torsion ou plutôt d'une fracture de cette cloison (voy. *Lésions traumatiques du nez*, p. 782), consécutive au traumatisme ; grâce au décollement de cette muqueuse, il se produit un épanchement sanguin, une bosse sanguine, dans les cas plus légers, une ecchymose, entre le foyer de la fracture cartilagineuse et la face profonde de la pituitaire ; la communication qui s'établit entre les deux côtés de la cloison à travers la fracture nous explique la symétrie et la bilatéralité de la lésion.

Symptômes et diagnostic. — Les hématomes de la cloison se présentent sous la forme de deux bosses rouges, violacées, arrondies, symétriques, proéminant à travers l'orifice antérieur des fosses nasales : leur volume peut être assez considérable pour confiner par un rebord arrondi à la face interne des narines, et obstruer ainsi presque complètement l'orifice antérieur des fosses nasales.

Ces bosses sont tendues, la pression sur l'une fait refluer le liquide du côté opposé, et lorsque avec le pouce et l'index introduit entre les narines on exerce une pression uniforme sur les deux tumeurs, le liquide remonte jusqu'au-dessous des téguments du dos du nez, au niveau de l'union des os propres avec le cartilage. Ce refoulement sanguin d'un côté à l'autre, et jusque sur la partie médiane du nez, ne peut s'expliquer que par une fracture du cartilage de la cloison.

Cette perforation a été admise par Flemming qui, dès le lendemain de l'accident, remarqua la communication entre les deux bosses : nous l'avons nous-même directement constatée quarante-huit heures après l'accident, chez un de nos malades de l'hôpital Laennec[1] : il faut donc se ranger à l'opinion de Jarjavay qui admet une *fracture primitive de la cloison*, et rejeter l'hypothèse d'une perforation consécutive due à *l'ulcération du cartilage privé de vaisseaux*.

Dans les cas légers, il existe un simple boursouflement de la muqueuse avec teinte violacée, décroissante d'intensité sur les bords : il s'agit alors d'une simple *ecchymose de la cloison*.

Le diagnostic d'une telle lésion ne peut souffrir de difficultés. L'apparition brusque de la tumeur après un traumatisme, la teinte violacée de l'hématome, sa bilatéralité symétrique, et la communication des deux poches, rendent évidente la nature de l'affection.

Les hématomes s'enflamment souvent (ouverture spontanée dans les fosses nasales, et communication du foyer hématique avec les voies de l'air) : il faut savoir reconnaître cette transformation (voy. *Abcès de la cloison*).

Traitement. — Dès que l'hématome est constitué, il faut, après des irrigations nasales boriquées, plusieurs fois répétées, faire une ponction au bistouri sur chacune des poches. Le liquide séro-sanguin écoulé, il est nécessaire de désinfecter la poche avec du sublimé au millième : lorsque le liquide introduit avec une petite canule dans une des poches ressort facilement par l'autre, que

[1] Il nous a été possible, dans ce cas, de rendre évidente cette perforation cartilagineuse, en introduisant un stylet à travers la solution de continuité. L'hématome bilatéral était si volumineux que le malade avait une véritable gêne respiratoire et réclamait une intervention ; elle consista à ouvrir antiseptiquement les deux foyers sanguins, à les désinfecter, puis on appliqua un pansement occlusif et compressif (gaze salolée), destiné à favoriser le recollement de la muqueuse à la cloison.

le lavage du foyer de la fracture semble suffisant, on obture les deux narines avec un tampon de gaze salolée ou iodoformée. Ce tampon a pour but de recouvrir la plaie, et surtout de repousser la muqueuse au contact de la cloison et de favoriser son recollement. Ce pansement ne peut rester en place plus de quarante-huit heures, en raison de l'abondance des sécrétions nasales; il doit donc être renouvelé, avec précaution, assez souvent, jusqu'au jour où le chirurgien constate que muqueuse et paroi sont réunies. De cette façon nous avons pu, en dix jours, obtenir chez notre opéré de l'hôpital Laennec le recollement de la muqueuse.

L'ecchymose diffuse de la cloison ne réclame aucun traitement.

II

ÉPISTAXIS

L'épistaxis, ainsi que la définit Grisolle, est l'hémorrhagie qui se produit à la surface de la pituitaire.

Description. — Quand elle est traumatique, l'épistaxis survient brusquement; autrement, elle est précédée le plus souvent de prodromes. Il est rare que ces phénomènes précurseurs soient très accentués et méritent par leur réunion le nom de *molimen hemorrhagicum* : la face est vultueuse, les carotides battent avec force, les conjonctives sont injectées, les extrémités se refroidissent, le malaise est général. Dans la très grande majorité des cas, le malade accuse seulement une sensation de prurit et de chaleur à la racine du nez, d'obstruction dans les fosses nasales; ces phénomènes durent à peine quelques minutes : ils cessent dès que l'hémorrhagie se déclare, survenant soit spontanément, soit provoquée par un effort que le malade a fait pour se moucher.

L'écoulement sanguin se produit dans des conditions tout à fait différentes suivant les cas. Rarement le sang s'échappe par les deux narines à la fois. Cela ne s'observe que dans les cas d'hémorrhagies très abondantes : alors le flux sanguin est continu; bien plus fréquemment, c'est goutte à goutte que le sang s'écoule hors d'une des deux narines. La durée de cet écoulement est très variable; il s'accompagne toujours d'un véritable soulagement et d'une détente dans les phénomènes précurseurs de l'épistaxis. La quantité de sang épanché peut varier de 50 à 300 grammes. Mais les choses ne se passent pas toujours ainsi. Si le vaisseau souvent fort petit, dont la rupture a donné lieu à l'hémorrhagie, est situé très en arrière, si le malade a été surpris dans son sommeil, alors l'écoulement de sang ne se fait plus par les narines, mais par l'orifice postérieur des fosses nasales. Le sang tombe dans le pharynx d'où il est rejeté par expulsion, ou bien pénétrant soit dans les voies aériennes supérieures, soit dans l'œsophage, il sera rendu à la suite de quintes de toux plus ou moins violentes ou d'efforts de vomissement. On comprend alors comment les phénomènes observés peuvent donner le change et en imposer pour une *hématémèse*, ou une *hémoptysie*.

D'ordinaire, l'épistaxis s'arrête spontanément : il se forme un caillot mou, peu adhérent, qui supprime l'écoulement sanguin. Mais l'hémorrhagie n'est très souvent que suspendue, et elle se reproduit quelques minutes ou quelques heures plus tard. Quelquefois c'est en se mouchant que le malade fait tomber le caillot, ou bien celui-ci se détache spontanément, et l'épistaxis reparaît. Ces phénomènes peuvent quelquefois se répéter à quelques heures d'intervalle, et le malade s'épuise à la suite de ces hémorrhagies successives. Ou bien, l'épistaxis ne cesse pas : il ne se forme point de caillot; l'écoulement du sang se prolonge, et cette spoliation excessive amène bien vite du refroidissement des extrémités, des nausées, des vomissements; le pouls devient petit, très rapide, la vue s'obscurcit, il y a tendance à la syncope : celle-ci se déclare quelquefois et le malade succombe. Hâtons-nous de dire que cette terminaison de l'épistaxis est tout à fait exceptionnelle et ne s'observe guère que chez des individus prédisposés (diathèse hémophilique). D'autres fois, les épistaxis apparaissent périodiquement, mais elles ne sont ni assez rapprochées, ni assez abondantes pour que le malade en soit sérieusement incommodé.

Physiologie pathologique. — On divisait autrefois les épistaxis en idiopathiques ou symptomatiques, suivant qu'elles se produisaient avec ou sans intégrité de la muqueuse pituitaire. Aujourd'hui — Jaccoud l'a bien montré — cette distinction ne peut plus être admise : toute hémorrhagie suppose la rupture d'un vaisseau, qu'il s'agisse d'une veine, d'une artère ou d'un capillaire de très petite dimension; la diapédèse des globules rouges peut expliquer l'écoulement d'une sérosité colorée, elle ne suffit pas à rendre compte d'une véritable hémorrhagie. Entre toutes les muqueuses, la pituitaire est vraiment prédisposée aux ruptures vasculaires par la richesse des vaisseaux qui la parcourent et qui constituent, par places, un véritable tissu érectile; il suffit dès lors, soit d'une modification de la pression très légère, soit d'une altération insignifiante des capillaires de la muqueuse, pour donner lieu à l'hémorrhagie. Toujours, il y a une *lésion locale*. Celle-ci est évidente et facile à reconnaître dans les cas de tumeur, de traumatismes ou de corps étrangers des fosses nasales : il a fallu la chercher avec grand soin pour la trouver dans les autres variétés d'épistaxis. Kiesselbach [1] l'a rencontrée dans 98 observations, Baumgarten, 6 fois; Bandler, sur 54 cas examinés, a trouvé 37 fois une altération de la muqueuse siégeant à la partie antérieure de la cloison. Quant aux épistaxis très rebelles, Chiari et Hartmann [2] les expliquent par une ectasie des vaisseaux au moment où ils se détachent du plan osseux sous-jacent, Zuckerkandl par la formation de tout petits anévrysmes. Comme nous le verrons plus loin, la connaissance de ces lésions, parfois si peu marquées de la muqueuse, est fort importante pour le traitement.

Diagnostic. — Le plus souvent, une épistaxis est très facile à reconnaître et le diagnostic s'impose, mais quelquefois les conditions de l'écoulement sanguin ont été telles que l'on peut croire à une hématémèse ou une hémoptysie. Si l'hémorrhagie dure encore, il suffit de faire pencher le malade la tête en avant (signe de Piorry) pour voir aussitôt le sang s'écouler par

(1) KIESSELBACH, *Berl. klin. Wochenschrift*, 1884.
(2) HARTMANN, *Zeitschrift f. Ohrenheilkunde*, 1885.

l'orifice antérieur des fosses nasales; c'est seulement dans les cas d'hématémèses ou d'hémoptysies que le sang s'échapperait à la fois par les narines et par la bouche; aussi l'erreur est-elle presque toujours très facile à éviter. Si l'hémorrhagie a cessé depuis quelque temps, si le malade rejette seulement à la suite de quintes de toux ou d'efforts de vomissement, du sang plus ou moins noir, il faut examiner avec le plus grand soin les fosses nasales et le pharynx pour y apercevoir un caillot noirâtre, indice de l'hémorrhagie nasale; d'autres fois, on ne le décèlera qu'en ordonnant au malade de se moucher.

Bien plus important est le *diagnostic étiologique* d'une hémorrhagie de la pituitaire. Il est indispensable de connaître la nature d'une épistaxis pour y parer d'abord, puis pour essayer d'en prévenir le retour : c'est alors seulement que le chirurgien pourra vraiment faire œuvre utile.

Tout d'abord une grande division s'impose suivant que l'épistaxis est liée ou non à un état pathologique appréciable de la muqueuse, ou du squelette des fosses nasales.

1° *Épistaxis de cause locale.* — Les *traumatismes* peuvent donner lieu à une hémorrhagie nasale. Tantôt ils sont violents : c'est une chute sur la tête, les ischions, la plante des pieds d'un lieu élevé; dans ce cas l'écoulement de sang, quelquefois très abondant, peut être l'indice d'une fracture de la base du crâne; tantôt le traumatisme est de moindre intensité : c'est un coup porté sur la racine du nez, ou un instrument piquant introduit avec plus ou moins de violence dans les fosses nasales; il peut alors y avoir en même temps fracture des os propres du nez, déchirure de la cloison, blessure de l'un des tissus.

En l'absence de traumatismes, l'épistaxis peut être due à toutes les *ulcérations de la pituitaire*, à toutes les causes susceptibles de déterminer une *inflammation de la muqueuse*. Elle est un symptôme fréquent dans l'évolution des *polypes muqueux* : tout d'abord le malade n'accuse qu'une gêne habituelle dans le nez, une sensation de pesanteur, un besoin souvent répété de se moucher, puis au bout de quelque temps, les hémorrhagies surviennent, rarement bien abondantes. Leur gravité est plus grande quand elles accompagnent le développement *des polypes naso-pharyngiens;* il s'agit alors de sujets plus jeunes, présentant des troubles ordinaires de la respiration et de la phonation, et ayant une déformation particulière de la face.

L'examen direct des fosses nasales, pratiqué après la fin de l'hémorrhagie, permettra de remonter à sa cause quand elle sera due à des corps étrangers, à des *rhinolithes*, à l'introduction et même à la pullulation de *parasites* dans le nez, tels que la lucilia hominivora, les larves de certaines mouches, les sangsues.

Enfin le saignement de nez peut encore se faire voir toutes les fois où la muqueuse pituitaire est le siège d'*ulcérations;* qu'il s'agisse des fausses membranes de la diphtérie nasale, ou des pustules rompues de la morve, des ulcérations plus ou moins profondes de la syphilis, ou de la tuberculose, d'un néoplasme ulcéré, dans tous ces cas l'écoulement sanieux, si souvent sécrété, qui se fait par l'orifice antérieur des fosses nasales, est presque toujours strié de sang; quelquefois il y a une véritable hémorrhagie, mais c'est en somme un phénomène assez rare. De même il est tout à fait exceptionnel de voir le coryza aigu s'accompagner d'une fluxion locale assez intense pour provoquer une épistaxis.

2° *Épistaxis sans état pathologique antérieur de la muqueuse.* — Toutes les causes susceptibles de provoquer une congestion active de l'extrémité céphalique peuvent déterminer l'apparition du saignement de nez. C'est ainsi qu'on peut le voir survenir à la suite des excès de table ou de travail, des exercices violents, d'un séjour plus ou moins prolongé à une altitude élevée; encore, depuis les expériences de Paul Bert, tend-on à admettre que dans ces circonstances l'hémorrhagie nasale tient moins à un abaissement brusque de la pression atmosphérique qu'à une diminution de la quantité d'oxygène contenu dans le sang.

Les *épistaxis génitales*, si bien décrites par Joal[1] et qui s'observent à la suite des excès sexuels, s'expliqueraient, suivant cet auteur, par une rhinite hypertrophique : il l'a rencontrée dans tous les cas qu'il a eu à examiner.

Beaucoup plus fréquentes sont les *épistaxis supplémentaires;* il faut toujours y penser quand on se trouve en présence d'une femme dont les règles sont irrégulières, ou d'un hémorrhoïdaire dont le flux habituel est suspendu; elles ont pour caractère de revenir périodiquement, d'être précédées de quelques phénomènes généraux qui disparaissent avec l'écoulement du sang, de se répéter fréquemment : quelquefois on a vu un accouchement ramener à sa suite le flux menstruel et faire cesser des épistaxis supplémentaires.

D'autres fois, la congestion de l'extrémité céphalique est passive : il y a gêne de la circulation en retour et rupture des petits vaisseaux de la pituitaire; ainsi s'expliquent les épistaxis qui surviennent dans le cours des maladies du cœur à la période d'asystolie, dans les affections du foie ou du poumon ayant retenti sur le cœur droit, ou à la suite d'une tumeur du médiastin comprimant la veine cave supérieure.

Restent enfin les épistaxis en rapport avec une *affection viscérale ou une maladie générale;* elles sont fébriles ou apyrétiques. Ces dernières surtout intéressent le chirurgien, moins cependant que celles qui viennent d'être passées en revue. En premier lieu, il faut citer les épistaxis qui sont en rapport avec les *affections du foie et de la rate :* les anciens les avaient déjà observées et Galien insistait sur l'importance des hémorrhagies se faisant par la narine droite pour le diagnostic des maladies du foie : il est de fait que les saignements de nez se produisent fréquemment au début des cirrhoses du foie, avant qu'il y ait une gêne véritable de la circulation; de même les maladies du cœur peuvent en provoquer bien avant la période d'asystolie, de même la maladie de Bright, au début, surtout la néphrite interstitielle. A côté se placent les épistaxis de certaines *intoxications* telles que le *saturnisme* et surtout des états diathésiques, la *goutte*, par exemple. C'est ainsi que des individus d'hérédité goutteuse, sujets à la gravelle, à l'eczéma, aux dermatoses, sont très fréquemment pris de saignements de nez; d'autres ont, d'une façon héréditaire une prédisposition marquée aux hémorrhagies : on voit des familles où tous les enfants — le plus souvent il s'agit de sujets jeunes — ont des épistaxis à répétition parfois fort difficiles à arrêter; et il y a là une sorte de *diathèse hémophilique* assez malaisée à expliquer. Enfin, toutes les *cachexies*, tuberculose avancée, scorbut, la leucémie, le purpura, peuvent s'accompagner d'épis-

(1) Joal, *Revue des maladies du larynx*, février 1888.

taxis; alors, il existe presque toujours en même temps des hémorrhagies d'autres muqueuses.

Les épistaxis *fébriles* s'observent dans presque toutes les *fièvres éruptives*, rougeole, scarlatine, de préférence au début et surtout dans la fièvre typhoïde, où d'ailleurs elles sont rarement assez abondantes pour mettre en danger la vie du malade : elles constituent souvent un des bons signes prémonitoires de la dothiénentérie. On les rencontre aussi dans toutes les *maladies infectieuses* telles que l'ictère grave, la fièvre jaune, l'infection purulente, la septicémie aiguë, la diphtérie, même en l'absence de fausses membranes dans les fosses nasales. Dans tous ces cas, si nombreux, l'interprétation de l'épistaxis est difficile : on les expliquait autrefois par une modification du sang, une diminution de la fibrine qui rendait son extravasation plus facile; aujourd'hui on tend à admettre que du fait de l'infection générale, il se produit un désordre de l'innervation vaso-motrice, amenant la dilatation et la rupture des petits vaisseaux.

Sémiologie. — Ce que nous venons de dire des causes de l'épistaxis suffit à faire voir qu'elle en est quelquefois la valeur sémiologique. Si elle s'accompagne de fièvre et de quelques symptômes généraux, elle peut marquer le début d'une fièvre éruptive ou d'une dothiénenterie; survient-elle dans le cours de l'une quelconque de ces affections, le pronostic en est quelquefois assombri, car elle peut être l'indice d'une tendance hémorrhagique. En présence d'une épistaxis non fébrile, il faudra d'abord rechercher la lésion locale : s'il n'y en a pas, l'hémorrhagie nasale peut être en rapport avec un état diathésique ou bien avec une affection du foie ou de la rate. Toujours, le chirurgien devra s'imposer comme règle générale, de ne jamais quitter sa malade sans avoir fait un diagnostic étiologique.

Traitement. — Quelquefois l'épistaxis est à respecter: chez des femmes mal réglées ou des hémorrhoïdaires, chez des goutteux ou des sujets prédisposés aux congestions cérébrales, cette hémorrhagie supplémentaire devra même être favorisée. Mais ce sont là des cas exceptionnels et le plus souvent il faut arrêter l'écoulement sanguin. S'il est très peu abondant, les *petits moyens* peuvent suffire : on ordonnera au malade de pencher la tête en avant pour prévenir la chute du sang dans le pharynx, on lui fera lever le bras du côté correspondant à l'hémorrhagie, on appliquera des compresses trempées dans l'eau froide sur le nez ou à la nuque. L'hémorrhagie ne s'arrête pas : alors on introduira dans les fosses nasales un tampon hydrophile imbibé d'une solution de cocaïne à 10 ou 20 pour 100 (Ruault), ou d'une solution saturée d'antipyrine, ou bien on fera des insufflations avec une poudre styptique, un mélange d'alun, d'acide borique et de talc. Dans toutes ces tentatives on se propose pour but de favoriser la formation de caillot; les hémostatiques généraux, ergotine en injection sous-cutanée ou à l'intérieur, potion à l'eau de Rabel ou au perchlorure de fer sont rarement efficaces.

Si tous ces moyens ont échoué, on pourra essayer d'agir directement sur l'érosion, soit par un topique (vaseline), après avoir enlevé les croûtes (Ruault), [1]

[1] RUAULT, *Note sur un moyen très simple d'amener la disparition définitive de certaines épistaxis à répétition. Arch. de laryngol. et de rhinologie*, décembre 1889, p. 352.

soit par la cautérisation de la surface saignante. Ce procédé d'hémostase que Voltolini et Kiesselbach recommandent d'autant plus que l'hémorrhagie se fait d'habitude à la partie antérieure de la cloison, n'est pas toujours praticable; alors, dans le cas d'épistaxis abondante, on devra recourir au tamponnement *complet* des fosses nasales. On prépare à l'avance deux bourdonnets de charpie ou de coton hydrophile; l'un, destiné à obturer l'orifice postérieur, doit avoir 3 centimètres de hauteur et 1 centimètre 1/2 de large et porte, noués à sa partie moyenne, deux fils assez forts et doubles. Pour l'introduire on fait usage de la sonde de Belloc, que nous n'avons pas à décrire ici. Jamain recommande de procéder ainsi qu'il suit : « on glisse la sonde de Belloc dans la narine malade. Quand le bec de l'instrument est arrivé sur la face supérieure du voile du palais, ce dont on s'aperçoit par les mouvements de déglutition que fait le malade, on engage le stylet dans la sonde; le ressort se trouve dégagé et passe en raison de son élasticité et de sa courbure dans la cavité buccale en contour-

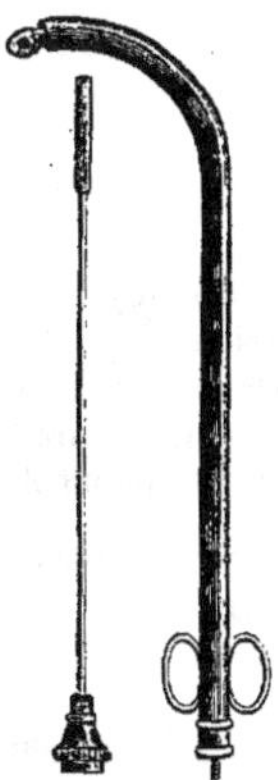

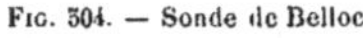

Fig. 304. — Sonde de Belloc

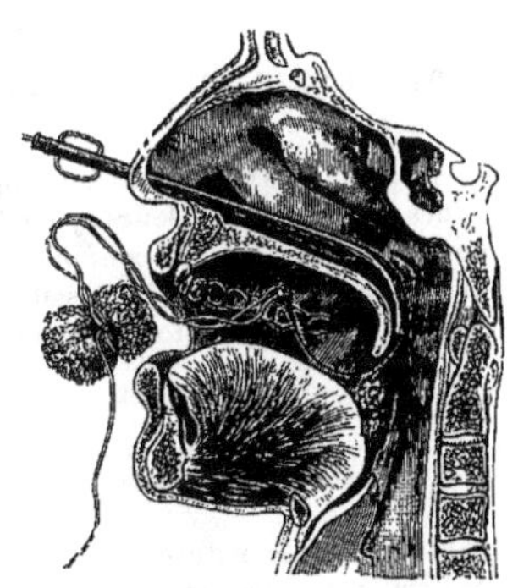

Fig. 305. — Tamponnement des fosses nasales avec la sonde de Belloc.

nant le bord libre du voile du palais; la sonde est maintenue en place, le doigt indicateur gauche ramène le bouton en avant. On y passe les deux extrémités du fil double antérieur du bourdonnet, puis le stylet est retiré, le ressort s'engage dans la sonde et peu à peu le bourdonnet guidé par l'indicateur gauche est arrivé à l'orifice postérieur des fosses nasales. La sonde est alors retirée. Quand l'orifice postérieur est parfaitement fermé, on écarte le fil double antérieur, on en place les deux chefs de chaque côté de la narine, on engage entre eux l'autre bourdonnet, les fils sont portés en avant de celui-ci et noués solidement; l'autre fil double du bourdonnet postérieur qui servira plus tard à le retirer est ramené dans la bouche et fixé sur la joue. » Avec la sonde de Belloc, l'opération est quelquefois un peu compliquée : une simple sonde en gomme ou en caoutchouc qu'on pousse le long du plancher des fosses nasales peut rendre les mêmes services. On peut aussi remplacer le tampon de-

charpie par la pelote à air de Gariel, par la vessie en caoutchouc d'Oray, enfin un simple sac de baudruche, introduit plié dans les fosses nasales et gonflé ensuite, peut faire une hémostase très suffisante.

Quel que soit l'agent de la compression, il ne doit pas être laissé trop longtemps en place, quarante-huit heures au plus sous peine de voir se produire un suintement purulent des fosses nasales, et une fétidité de l'haleine souvent difficile à faire disparaître.

Verneuil [1] en outre, a très bien fait voir qu'il fallait toujours remonter à la cause de l'épistaxis pour essayer de la faire disparaître. Dans certaines circonstances, il recommande l'application d'un large vésicatoire au niveau de la région hépatique : mais c'est surtout dans le cas d'épistaxis dues à l'hémophilie, à l'impaludisme, aux affections du cœur, que les préparations de quinquina, les ferrugineux, la digitale, le seigle ergoté seront utiles, pour prévenir le retour des hémorrhagies.

III

CORPS ÉTRANGERS ET CALCULS DES FOSSES NASALES

Nous présenterons dans le même chapitre, l'étude des *corps étrangers* et des *calculs* des fosses nasales ; leurs symptômes, leur traitement sont identiques et leur étiologie elle-même se confond; les rhinolithes primitives et spontanées dont on admettait autrefois la possibilité, sont, en effet, aujourd'hui considérées comme douteuses ou tout au moins comme très exceptionnelles.

Corps étrangers : Traités de Mackenzie. — MOLDENHAUER. — SPILLMANN, *Dict. encyclop. des sc. méd.*

Rhinolithes : AXMANN, *Arch. de méd.*, 1829. — DEMARQUAY, *Arch. de méd.*, 1845. — CHARAZAC, *Revue méd. de Toulouse*, 1888. — MONNIÉ, Thèse de Bordeaux, 1889.

Étiologie. — La nature des corps étrangers, introduits dans les fosses nasales, est excessivement variable; on y a trouvé des noyaux ou des graines de toute espèce de fruits (noyaux de cerise, fragments de noyaux de pêche, pépins de raisin, pois, haricots, fèves, etc.), des boutons, des perles, des morceaux de liège, des anneaux métalliques, voire même des épingles à cheveux, un bout de biberon, des fragments d'os....

Le mode de pénétration de ces corps étrangers est différent suivant les cas. Le plus souvent l'introduction se fait par les narines : c'est la règle chez les enfants, et tout le monde sait que cet âge représente la presque totalité des cas qu'on observe; les efforts d'extraction et les mouvements inspiratoires violents qu'ils font au moment où le corps étranger a franchi les narines, le font encore pénétrer davantage. Les orifices postérieurs des fosses nasales peuvent encore servir de porte d'entrée, par un mécanisme qu'on conçoit facilement : c'est ainsi que lorsqu'on « avale de travers », des parcelles alimentaires peuvent être projetées *a retro* dans les fosses nasales ; ce mode s'observe

[1] VERNEUIL, *Comptes rendus de l'Acad. de méd.*, 26 avril 1887.

encore assez souvent chez l'enfant, si sujet aux paralysies du voile du palais d'origine diphthérique; dans le vomissement enfin, des fragments d'aliments, d'os (Deschamps), ou des graines de fruits peuvent de la même manière pénétrer par les choanes. Quel que soit le mode d'introduction, il faut savoir que la présence du corps étranger est souvent méconnue; l'enfant, de peur d'être gourmandé, cache son accident, et l'adulte oublie facilement les symptômes passagers d'irritation qu'il éprouve au moment de la pénétration.

Anatomie pathologique. — Le siège qu'occupent les corps étrangers dépend beaucoup de leur porte d'entrée, vu la disposition anatomique des fosses nasales. Introduits par les narines, ils glissent, en général, sur le plancher des fosses nasales, ou dans le méat inférieur, et ils restent cachés sous les replis du cornet inférieur; pénétrant par les choanes, ils sont dirigés vers le méat moyen, et ils y restent logés. Ils ne siègent que très rarement en un point plus élevé. Quelques auteurs, cependant, se basant sur la douleur et la gêne qu'accuse le malade au niveau du front, admettent qu'ils peuvent arriver jusqu'au voisinage du sinus frontal; nous croyons que c'est une fausse interprétation, car le point où le malade rapporte la douleur n'est pas toujours celui où réside sa cause productrice.

Logés dans les fosses nasales, ces corps étrangers, suivant leur structure, y subissent des modifications rapides : ils se gonflent, s'ils peuvent s'imbiber de liquide, comme les fragments d'éponge par exemple; les graines augmentent de volume (Czarda [1] a vu un pois tripler de volume en dix-huit heures), et peuvent même germer (Bérard [2], Smith [3]); c'est ainsi que Boyer rapporte l'histoire d'un pois qui, introduit dans le nez d'un enfant, poussa 10 à 12 racines, dont la plus longue mesurait trois pouces et quatre lignes. Si le corps est composé d'une substance inaltérable, il s'entoure, à la longue, de concrétions calcaires qui le rendent méconnaissable et qui constituent les rhinolithes.

Rhinolithes. — Depuis le premier cas publié par Mathias de Gardi, en 1502, les observations de rhinolithes se sont multipliées et ont fait le sujet de plusieurs monographies (Demarquay, 1845; Charazac, 1888; Monnié, 1889).

Les calculs des fosses nasales sont le plus souvent unilatéraux, et ce n'est que par exception qu'on peut les observer des deux côtés (Clauder) [4]; ils siègent sur le plancher, contre la cloison, ou dans les méats moyens et inférieurs, pouvant même parfois englober un cornet à la manière d'une fourchette (Schmiegelow) [5]. Ils sont, en général, uniques, cependant Kern en a observé trois, et Axmann, Blandin, en ont vu un plus grand nombre encore dans la même cavité nasale. Leur forme est, le plus souvent, irrégulièrement ovoïde, parfois pyramidale (Clay) [6]; elle peut même rappeler une branche de corail (Jacquemart) [7]. Gros comme une lentille, une fève, ils peuvent arriver dans

(1) Czarda (de Prague), *Gaz. méd. de Paris*, déc. 1884.
(2) Bérard, *Dict. méd.*, t. XXI.
(3) Smith, *British med. Journ.*, déc. 1867.
(4) Clauder, Thèse Monnié.
(5) Schmiegelow, *Revue de laryngologie*, nov. 1884.
(6) Clay, *Brit. med. Journ.*, février 1887.
(7) Jacquemart, *Ann. des mal. de l'oreille*, mars 1884.

certains cas à avoir un pouce trois quarts de long et un demi-pouce d'épaisseur (Mackenzie). Leur poids varie de 2 grammes à 13 gr. 65 (Brown) [1].

Les rhinolithes ont une couleur grisâtre ou noirâtre; leur surface, parfois lisse, est le plus souvent irrégulière, anfractueuse, et dans ces dépressions il est commun de trouver une matière caséeuse, fétide, composée de cellules épithéliales et de globules de pus. Leur consistance est, dans la majorité des cas, très friable : elles peuvent cependant avoir une telle dureté qu'on est incapable de les broyer même avec un marteau (Clauder).

Quant à leur composition chimique, Axmann a donné la suivante :

Matières animales	0,35
Phosphate de chaux	0,8
Carbonate de chaux	0,225
Carbonate de magnésie	0,125

Avec des traces de muriate de soude, d'oxyde de fer, auxquelles Creswell Baber [2] a ajouté du carbonate de fer et du phosphate d'ammoniaque.

Lorsqu'on coupe un de ces calculs, on reconnaît qu'il est constitué par une série de couches lamellaires, stratifiées; au centre, le plus souvent, se trouve le corps étranger. Parfois cependant, la partie centrale ne contient que du mucus ou une substance albumino-graisseuse. Ce sont ces cas, qui constitueraient les rhinolithes spontanées, primitives, dont on ne connaît que trois observations, deux de Mackenzie, et une de de Brun. Pour expliquer ces cas insolites on peut admettre, avec plusieurs auteurs, que le corps étranger a été résorbé ou s'est transformé, ce qui n'a rien d'impossible, car on a vu des calculs développés autour d'un caillot sanguin (Stocker) [3]. On a encore invoqué comme cause prédisposante à cette formation spontanée, l'étroitesse congénitale des fosses nasales et le coryza chronique; mais c'est surtout le coryza caséeux qui paraît réaliser les conditions les plus favorables à leur développement : vu la sécrétion très abondante de mucus et la formation de croûtes nombreuses, on conçoit que si ces dernières ne sont pas expulsées, elles puissent devenir le centre de calculs, par le même mécanisme que les corps étrangers (Monnié). La pathogénie des rhinolithes secondaires est beaucoup plus simple. La muqueuse nasale irritée et enflammée par la présence du corps étranger donne lieu à une suppuration abondante; comme dans les cystites, il doit se produire, sous l'influence d'un micro-organisme, une décomposition des liquides contenus dans les fosses nasales, [mucus] (Duplay); [pus] (Jamain et Terrier); [larmes] (Monnié), une précipitation des sels qu'ils renferment, et qui se déposent sur le corps étranger.

Quant à la muqueuse des fosses nasales, elle présente toutes les lésions de l'inflammation chronique; elle est rouge, tuméfiée, boursouflée, parfois au point de recouvrir le corps étranger, saignante et ulcérée par places; ces ulcérations sont parfois même si profondes que les os sous-jacents se trouvent mis à nu et peuvent même se nécroser partiellement (Spillmann). Outre ces lésions destructives, on constate assez souvent, lorsque la rhinolithe est volumineuse, un refoulement soit des cornets, soit de la cloison qui se dévie.

(1) Brown, *Édimb. med. Journal*, 1859.
(2) Creswell Baber, *Brit. med. Journal*, oct. 1885.
(3) Stocker, *Brit. med. Journal*, 1887.

Symptômes. — Les symptômes du début sont peu accusés; au moment de l'introduction du corps étranger, le malade n'éprouve que quelques chatouillements dans les fosses nasales, suivis d'éternuements, et qu'une légère gêne respiratoire, qui se traduit par des mouvements d'inspiration et d'expiration exagérés; parfois, il s'y joint une épistaxis de peu d'importance; mais le calme revient bientôt, si complet, que le malade oublie vite la présence du corps étranger.

A ces symptômes, succède une *période de latence* absolue, dont la durée est très variable, suivant la nature du corps étranger; si ce dernier est peu volumineux, peu mobile, s'il s'encroûte de sels calcaires, on peut voir se passer dix, vingt et trente ans, sans le moindre symptôme; mais peu à peu les troubles réapparaissent. Il se produit tantôt un certain degré d'obstruction d'une fosse nasale, tantôt des douleurs frontales gravatives, et presque constamment une augmentation de la sécrétion d'une fosse nasale; c'est la *période calculeuse*.

Les symptômes fonctionnels les plus importants sont ceux qu'on constate du côté des fosses nasales. Parmi eux, le plus constant, et quelquefois le seul (Hays), est la *modification de la sécrétion nasale*, qui ne porte jamais que sur un côté, fait de la plus grande importance au point de vue du diagnostic. Cette sécrétion, d'abord muqueuse, devient plus abondante; plus tard, elle est muco-purulente ou franchement purulente, parfois aqueuse le jour et purulente la nuit (Creswell Baber); très souvent cet écoulement est strié de sang, et il n'est même pas rare de constater à plusieurs reprises des épistaxis légères. Un des principaux caractères de cette sécrétion, outre son unilatéralité, est son extrême fétidité, qui rappelle si bien l'ozène, que pour Noquet (1), Moldenhauer et Mackensie, il serait absolument impossible de l'en différencier cliniquement. Ajoutons que cet écoulement est très irritant, et que, chez l'enfant, il se produit très souvent des lésions eczémateuses de la lèvre supérieure.

Le second symptôme par sa fréquence et son moment d'apparition est l'*obstruction d'une fosse nasale*. Elle est d'abord incomplète, et le malade n'éprouve qu'une légère gêne respiratoire; mais, grâce au développement progressif de la rhinolithe, et aux lésions croissantes de la muqueuse, elle devient bientôt presque absolue; la gêne respiratoire s'accentue, le malade se trouve obligé de respirer la bouche ouverte, et il lui est impossible de souffler par la narine obstruée. Parfois il se produit des intermittences dans cette obstruction; il n'est pas rare, en effet, de voir de temps en temps les malades rendre par grumeaux épais une accumulation de matière caséeuse qui, momentanément, désobstrue la fosse nasale (Follin) (voy. *Coryza caséeux*).

Les altérations de la muqueuse rendent un compte suffisant de la diminution fréquente de l'odorat, et de l'anosmie parfois complète qu'on observe; mais, comme les troubles précédents, ce symptôme est toujours unilatéral.

Suivant le siège du corps étranger, on peut constater en outre des troubles de voisinage plus ou moins accentués, mais inconstants. Lorsqu'il se trouve en avant et que, par son volume ou par l'inflammation qu'il développe autour de lui, il produit une obstruction du canal nasal, on peut observer de l'épiphora (Noquet, Garel) (2). Lorsqu'il siège à la partie postérieure, on observe un écou-

(1) Noquet, Soc. franç. de laryng. et d'otol., 1890.
(2) Garel, *Ann. des mal. de l'oreille*, 1889.

lement fétide et purulent par les choanes et des troubles du côté du voile du palais; c'est ainsi que, dans l'observation d'Hickmann [1], où il s'agissait d'un anneau d'acier logé en arrière, on avait trouvé une hypertrophie de l'amygdale, du gonflement du voile du palais, et une fistule à la base de la luette; il s'y joignait encore des troubles de la déglutition et de l'ouïe.

Ces *troubles auditifs* s'observent encore assez fréquemment, même dans les cas où la rhinolithe siège en avant dans le méat inférieur; tantôt, c'est une obstruction de la trompe avec bourdonnements plus ou moins pénibles (Noquet, Ruault)[2], tantôt une diminution de l'ouïe, tantôt enfin une surdité complète avec inflammation de l'oreille moyenne (Gruber[3], Deschamps[4], Rohrer)[5]; dans ce dernier cas, la surdité, qui avait été attribuée à une sclérose de l'oreille moyenne avec affection labyrinthique secondaire, disparut complètement après l'extraction du corps étranger.

Les *douleurs* sont aussi, fréquentes à cette période; le plus souvent sourdes, gravatives et profondes, elles siègent dans les sinus et sont en général irrégulières, sans exacerbation nocturne. D'autres fois, elles se présentent sous la forme de migraines ou de névralgies faciales; ces dernières n'ont jamais pour siège le nerf maxillaire inférieur, et elles affectent la forme tenace (Deschamps) ou d'accès intermittents qui n'ont rien de régulier dans leur apparition ou leur durée, comme chez la malade de Verneuil [6] qui avait deux ou trois accès par mois. Ruault, enfin, rapporte un cas de névralgie cervico-occipitale.

Quant aux *troubles réflexes*, aujourd'hui si connus dans les affections du nez, ils sont ici peu fréquents. On a signalé cependant encore assez souvent des accès de toux ou d'éternuements, des vertiges, des vomissements. Ruault cite le cas d'une malade qui avait par intermittences des accès d'éternuements, avec rougeur vive de l'œil gauche et légère exophthalmie. Le malade de Schmiegelow a présenté pendant cinq ans, chaque fois qu'il s'animait, une sudation abondante de la moitié gauche de la tête; ce phénomène a disparu quatre ans avant l'extraction du corps étranger; cet auteur pense que la pression du calcul a fini par détruire et atrophier les éléments nerveux, et a ainsi annihilé cette névrose vaso-dilatatrice réflexe. Du reste, cette opinion est parfaitement en rapport avec le principe qu'a posé Hach [7], savoir que, plus la tumeur capable d'obturer les fosses nasales est volumineuse, et moins on a de chances d'observer des phénomènes réflexes. Quant aux accès épileptiformes et choréiformes, aux troubles urinaires, ils sont extrêmement rares dans l'affection qui nous occupe.

Signes physiques. — Les corps étrangers ou les rhinolithes donnent rarement lieu à des déformations du nez. Ce n'est que lorsqu'ils sont volumineux ou anciens qu'on peut observer une saillie de l'aile du nez. L'examen extérieur ne fournira donc que peu de renseignements, et il faudra avoir toujours recours

(1) Hickmann, *Brit. med. Journ.*, 1867.
(2) Ruault, Soc. franç. de laryng., 1890.
(3) Gruber, *Monatsschrift f. Ohrenheilkunde*, 1882.
(4) Deschamps, Corps étranger ayant séjourné 25 ans dans une fosse nasale. *Dauphiné médical*, juin 1890.
(5) Rohrer, *Wiener klin. Wochenschrift*, 1890.
(6) Verneuil, *Gaz. des hôp.*, 1859.
(7) Hach, Thèse Monnié.

à l'examen rhinoscopique antérieur ou postérieur; il doit toujours être précédé d'un lavage ou de vaporisations alcalines de la narine malade; Bryson Delavan (¹) recommande en outre des badigeonnages préalables avec de la cocaïne à 4 pour 100, qui auraient la propriété, non seulement d'anesthésier, mais encore d'affaisser la muqueuse.

La rhinoscopie antérieure permet de voir la muqueuse rouge, boursouflée, couverte d'excroissances papillomateuses, ulcérée par places, et les cornets parfois déviés ou même atrophiés par refoulement (Czarda); enfin, entouré et plus ou moins caché par un bourrelet muqueux, on peut le plus souvent apercevoir un corps grisâtre ou noirâtre qui est le corps étranger. Un stylet, armé de boulettes de coton, permet d'enlever le pus ou les grumeaux caséeux qui le recouvrent et qui empêchent de le distinguer avec netteté. L'importance de cet examen avec le stylet est énorme : sur le corps étranger, cet instrument donne un son mat et sec; il permet en outre de se rendre compte de sa friabilité, de sa mobilité, de ses dimensions, et même de son existence, lorsque la rhinolithe est complètement cachée sous la muqueuse, grâce à la résistance qu'elle offre. Si cet examen antérieur est négatif ou insuffisant, il faudra avoir recours à la rhinoscopie postérieure, qui pourra démontrer les altérations de la muqueuse à ce niveau et l'existence d'un corps étranger situé à la partie postérieure des fosses nasales ou dans le méat moyen, comme dans le cas d'Hickmann.

Marche. — L'évolution des corps étrangers est assez régulière; à la période de début, en général très courte et caractérisée par des symptômes fugaces, succède une période de latence, dont la durée peut atteindre dix ans et plus; à ce moment apparaissent les signes d'un coryza chronique ulcéreux, unilatéral. Ces accidents ne cessent qu'après l'expulsion spontanée qui est très rare, ou après l'extraction chirurgicale; ils disparaissent même complètement; les excroissances et les ulcérations de la muqueuse guérissent rapidement, et ce n'est que dans les cas exceptionnels d'ulcérations profondes et prolongées, qu'on a observé des nécroses des cornets ou de la cloison.

Diagnostic. — Le diagnostic des corps étrangers, à la période de rhinolithe, est parfois entouré des plus grandes difficultés, comme le prouvent quelques erreurs commises par des chirurgiens éminents. Les commémoratifs serviront peu, car les enfants ne parlent pas souvent de leur imprudence, et les adultes oublient facilement de raconter au chirurgien les accidents légers et passagers qu'ils ont pu éprouver le jour où, dans un vomissement, ils ont senti un corps étranger glisser dans les fosses nasales. Il faut surtout tenir compte de l'unilatéralité du coryza chronique, principalement chez l'enfant, où ce coryza unilatéral, reconnaissant une autre cause, est exceptionnel. Enfin c'est l'examen minutieux, et répété au besoin, qui fournira les renseignements les plus précieux.

La fétidité de la sécrétion pourrait faire songer à de l'*ozène;* mais la rhinite atrophique a une odeur différente, elle est bilatérale, et elle ne s'accompagne

(¹) Bryson Delavan, *Med. Rec.*, 1886.

pas d'un écoulement muco-purulent sanieux et continu, comme dans un cas de rhinolithe.

Les ulcérations de la muqueuse pourraient faire croire à des *lésions syphilitiques* ou *tuberculeuses;* mais leur aspect, leur siège, leur évolution sont différents.

Lorsque la muqueuse est boursouflée, recouverte d'excroissances papillomateuses ou de fongosités saignantes, on peut penser à *une tumeur maligne;* tel est le cas de Jacquemart, qui s'est trouvé en présence d'une tumeur gris sale, en chou-fleur, donnant au stylet la sensation de la chair desséchée et sphacélée, et qui a diagnostiqué un ostéo-sarcome; l'extraction seule lui a permis de rectifier le diagnostic. On trouvera les éléments du diagnostic différentiel dans la lenteur de l'accroissement des calculs, dans l'absence des engorgements ganglionnaires, et dans le maintien d'un bon état général.

La forme ovoïde, l'aspect gélatineux, la surface lisse, et la mobilité, différencient suffisamment les *polypes muqueux* des corps étrangers.

Certaines affections osseuses simulent plus facilement les rhinolithes. Nous laissons de côté les *exostoses éburnées* qui sont très dures, très denses, fixes, et qui reposent sur le plancher sans donner naissance à des troubles sérieux. Nous n'insistons pas non plus sur les *ostéomes* qui peuvent présenter la même mobilité, mais qui ne se laissent pas entamer par le stylet (Legouest). Ce sont surtout les *séquestres* qui prêtent à l'erreur; en effet, ils s'accompagnent d'écoulements sanieux et fétides, le stylet peut les pénétrer et rend à leur contact un son sec; l'erreur est même parfois impossible à éviter, comme dans les cas de Verneuil et de Tillaux [1], où l'on avait cru à une nécrose du cornet inférieur (Verneuil), du bord postérieur du vomer (Tillaux). Pour faire ce diagnostic différentiel, on se basera surtout sur les déformations du nez, qui existent plus fréquemment dans les séquestres, et sur la faible résistance que les lamelles nécrosées offrent au stylet.

Pronostic. — Le pronostic est toujours sérieux, car les lésions de la muqueuse nasale peuvent se propager à la trompe et à l'oreille moyenne; cependant il faut savoir que le plus souvent ces lésions disparaissent intégralement, après l'extraction du corps étranger. Il ne devient grave que lorsqu'il s'est produit des nécroses, car il peut en résulter des difformités consécutives.

Traitement. — On ne peut pas indiquer de méthode générale de traitement, car les procédés d'extraction varient nécessairement avec la nature du corps étranger, avec son volume, sa forme, sa situation. Il faut, avant tout, reconnaître ces caractères, soit en relevant la narine, soit en pratiquant l'examen rhinoscopique; un badigeonnage à la cocaïne rendra les explorations beaucoup plus faciles.

Si le corps étranger est mou, sans être trop friable, comme une graine par exemple, une pince à griffes droite ou coudée pourra le saisir facilement; si l'on craint qu'il se fragmente, on pourra avoir recours à des curettes d'ivoire, droites ou coudées, à la curette de Quire, ou bien tout simplement à un crochet pour strabisme, qu'on glissera entre la muqueuse et le corps étranger, et

[1] TILLAUX, Soc. de chir., 1876.

qu'on ramènera ensuite en avant après lui avoir fait subir une rotation d'un quart de tour. Ces mêmes instruments pourront servir à l'extraction des corps durs, tels que boutons, perles, etc.; pour ces dernières, lorsqu'elles sont perforées, on peut essayer de les charger avec une épingle montée sur une pince et dont l'extrémité coudée à angle droit pourra s'introduire dans l'orifice. Une pince à polypes sera préférable lorsqu'il s'agira d'un corps étranger volumineux, ou lorsqu'il sera nécessaire de le faire basculer ou d'employer une certaine force pour l'attirer au dehors. Enfin, dans certains cas, des pinces à articulation mobile comme un forceps (Durham), pourront rendre de grands services. Toutes ces tentatives d'extraction doivent être faites avec la plus grande douceur, dans la crainte de léser la muqueuse ou les cornets; une certaine force ne doit être employée que lorsque tout a échoué.

Comme moyens d'extraction, on a encore préconisé soit des douches d'air (Dodd) (1), soit des douches d'eau tiède et alcalinisée (douches de Weber); ces deux procédés ont souvent réussi soit à la période de début, soit à celle de rhinolithe (Murisier (2), Menthonney) (3). Recommandées par Koch (4), ces douches d'eau diminueraient l'inflammation de la muqueuse, mobiliseraient le corps étranger et rendraient son extraction plus facile, dans le cas où elle ne se produirait pas sous l'influence seule de la douche. Le grand inconvénient de ces douches est que, si l'obstruction de la fosse nasale est complète, le liquide, s'il a une pression trop forte, passe dans la trompe d'Eustache et provoque des désordres parfois très sérieux dans l'oreille moyenne. L'insufflation de Dodd est encore plus défectueuse, car il est impossible d'en graduer la pression. Il faut ajouter que ces douches sont d'une application difficile chez les enfants; trop indociles ou timorés, ils ne respirent pas avec le calme nécessaire pour l'emploi de ces moyens; ils peuvent même faire des mouvements de déglutition intempestifs, qui rendront encore plus béant l'orifice de la trompe, ce qui permettra au liquide de passer dans l'oreille moyenne. Dans la majorité des cas, ces procédés seront donc impraticables chez les enfants.

Toutes les méthodes précédentes peuvent s'appliquer à de nombreux cas de rhinolithes; ce n'est que lorsque le calcul est trop volumineux qu'il faut avoir recours à des procédés spéciaux. On essayera d'abord la fragmentation de la rhinolithe, soit avec de fortes pinces à polypes, soit avec de petits lithotriteurs; la friabilité de la majorité des calculs rendra cette pratique facile dans la plupart des cas. Mais si le corps étranger est trop dur, s'il est absolument enclavé, si on ne peut le faire ni avancer ni reculer, si on ne peut lui faire subir aucun mouvement de rotation pour mettre son grand axe parallèle à celui des fosses nasales, il faudra se décider à intervenir d'une façon sanglante; on pourra alors inciser, soit sur la ligne médiane du nez, soit, et plutôt, au niveau du sillon naso-génien, car on obtiendra ainsi une cicatrice imperceptible.

Dans les cas où le corps étranger siège en arrière, il faut essayer de le saisir par le pharynx avec des crochets (Hickmann); si c'est impossible et si, d'autre part, il ne peut passer par l'orifice antérieur, il faut, en pénétrant par la narine,

(1) Dodd, *The Lancet*, nov. 1888.
(2) Murisier, *Rev. méd. de la Suisse romande*, 1881.
(3) Menthonney, *Ibidem*.
(4) Koch, *Ann. des mal. de l'oreille*, mars 1885.

le refouler en arrière, en ayant le soin d'introduire son doigt dans le pharynx pour arrêter le corps étranger; celui-ci ne peut guère entrer dans le larynx, mais il peut tomber dans l'œsophage et être avalé (Hering, Heine) [1]; cette déglutition est souvent sans danger; mais, comme par exception, on peut voir survenir des accidents, il vaut mieux essayer de les prévenir.

Quant aux lésions de la muqueuse, elles sont tout à fait accessoires; dès que le corps étranger sera extrait, il suffira de faire des vaporisations ou des irrigations antiseptiques, pour en obtenir la disparition en un très bref délai.

IV

PARASITES DES FOSSES NASALES

Étiologie. — Les parasites, qui s'introduisent dans les fosses nasales, sont le plus souvent des larves d'insectes appartenant à la tribu des mucides; on y a cependant rencontré, par exception, d'autres espèces animales, des oxyures (Hartmann) [2], des scolopendres (Maréchal, Lessona) [3].

Coquerel, Des larves de diptères développées dans les sinus frontaux. *Arch. génér. de médecine*, mai 1858. — Moquin-Tandon, *Éléments de zoologie médicale*, p. 210. — Odriozola, Gusanera de las narices. *Gaz. med. Lima*, 1858. — Pierre, Thèse de Paris, juillet, 1888. — Rankin, Parasites des fosses nasales. *New-York med. Rec.*, sept. 1888.

Dans nos pays, où les cas sont rares et en général bénins, c'est la mouche bleue de la viande (*Callifora vomitoria*) qui dépose ses œufs à l'entrée des narines, d'où ils sont transportés dans les fosses nasales. Dans le Mohilew, Pokrasoff [4] signale aussi les larves du *Sarcophila Wohlfarti*, comme occasionnant des accidents fréquents chez les enfants qui dorment au dehors, couchés sur la terre.

Dans les pays intertropicaux, dans l'Inde, à Cayenne, au Pérou (Ornellas), les cas sont beaucoup plus nombreux et excessivement graves. Ce sont les larves de la *Lucilia hominivorax* (Coquerel), qui, déposées à l'orifice des narines, sont entraînées par les mouvements inspiratoires dans les fosses nasales : y trouvant un milieu chaud et humide elles s'y développent avec la plus grande rapidité. Cette mouche s'attaque de préférence aux individus peu soigneux de leur personne, ou ayant un écoulement nasal purulent ou fétide; quoi qu'elle puisse chercher, même pendant le jour, à s'insinuer dans les fosses nasales (Coquerel), c'est surtout la nuit, pendant le sommeil, que cette mouche dépose ses œufs. C'est du reste, pendant les mois chauds, de juillet à septembre, c'est-à-dire au moment de la ponte, que l'on observe le plus grand nombre de cas.

Aucun âge et aucune race n'en sont indemnes; les nègres, qui ont des narines larges et relevées, y sont plus prédisposés.

(1) Hering et Heine, in Czarda, *loc. cit.*
(2) Hartmann, *Berliner klin. Wochenschrift*, janvier 1890.
(3) Lessona, Acad. de méd. de Torino, juin 1884.
(4) Pokrasoff, *Histoire naturelle des mouches et larves qui causent des maladies chez l'homme et les animaux*. Portchinsky, 1875.

Symptômes. — Les symptômes, qui ne débutent que lorsque les larves se sont développées, prennent alors une marche précipitée que l'on comprend facilement, lorsque l'on connaît l'accroissement si rapide de ces larves, qui doublent de volume en vingt-quatre heures, et qui, en trois jours, pèsent 200 fois plus que le premier jour.

Au début, c'est un chatouillement continu que le malade éprouve dans les fosses nasales et qui est parfois si pénible, qu'il peut s'accompagner de crises hystéro-épileptiformes, comme Legrand du Saulle en rapporte un exemple chez une fille de neuf ans. Très rapidement succèdent à ce chatouillement des douleurs sourdes, profondes, gravatives, siégeant au niveau des sinus frontaux et devenant bientôt pongitives, térébrantes et très violentes; il se produit, en même temps, des épistaxis répétées et abondantes, et il s'établit par les narines un écoulement sanguinolent, sanieux et continu. Dès ce moment, on voit apparaître le plus souvent de l'œdème des paupières et de la partie supérieure de la face; la peau est tendue, lisse, luisante et chaude, comme au début d'un érysipèle. Pendant cette première période, la maladie est absolument apyrétique et l'état général reste bon. L'affection peut en rester là, si une intervention énergique détruit tous les parasites, ou s'il se produit une expulsion spontanée; dans le cas contraire, les accidents se précipitent et on voit apparaître rapidement des phénomènes très graves, qui entraînent le plus souvent la mort. Mais il faut répéter que ces accidents mortels ne s'observent guère que dans les pays chauds et que, chez nous, la *Callifora vomitoria* ne donne lieu qu'aux symptômes de la première période.

Une fièvre intense s'allume, accompagnée de symptômes cérébraux graves, ataxo-adynamiques, de délire violent. Les douleurs deviennent atroces et sont comparées par les malades à celles que produiraient des tarières ou des coups de barre de fer.

La face présente l'aspect d'un phlegmon érysipélateux, le gonflement envahit tout le front, les paupières énormes cachent les globes oculaires, les joues participent à cette tuméfaction, et toutes ces parties sont d'un rouge sombre.

Bientôt, à la racine du nez, apparaît une tumeur violacée, ou un point ecchymotique, qui ne tarde pas à s'ulcérer; par cette ulcération spontanée du frontal, des os nasaux et des parties molles, sort un pus sanieux et fétide qui contient de nombreuses larves; le front présente un aspect gangreneux avec des larves grouillantes, que l'on retrouve encore dans l'écoulement sanguinolent et continu qui s'effectue par les narines. Cette ulcération, une fois produite, s'étend excentriquement et avec une rapidité considérable, détruit le nez tout entier, les paupières, les yeux et gagne toute la face qui prend un aspect hideux et repoussant. L'ulcération s'étend non seulement en surface, mais encore en profondeur; les parasites perforent la base du crâne et une méningite emporte les malades.

Durée. — Terminaison. — L'évolution de cette triste affection est donc très rapide, et la mort survient en six, huit ou quinze jours. L'issue n'est cependant pas toujours fatale; lorsqu'on a pu intervenir assez tôt, l'affection peut s'arrêter en route; mais comme les accidents osseux précèdent les accidents cutanés et sont toujours plus avancés que ces derniers, lorsque l'on peut agir, les os sont déjà frappés de mort; la guérison ne s'obtient donc, le plus souvent, qu'incomplète et, après l'élimination des séquestres, il persiste des difformités parfois considérables.

Un traitement énergique doit être institué le plus tôt possible; il consistera en injections de liquides chlorurés, aluminés ou mercuriaux, que l'on répète plusieurs fois dans la journée et qui ont pour but de détruire les parasites. A Cayenne, l'on emploie surtout une solution de 5 centigrammes de sublimé pour 30 grammes d'eau; dans les Indes, on recommande des injections de tabac ou de térébenthine; au Pérou, on fait priser de la poudre de *veratrum Sabadilla;* enfin, le chloroforme en inspiration a donné un succès.

Mais le plus souvent ces injections sont insuffisantes, car elles ne pénètrent que très difficilement dans les sinus et elles ne peuvent entraîner que les larves contenues dans les méats. Il ne faut donc pas hésiter, si la maladie s'aggrave, à trépaner les sinus frontaux et maxillaires, ce qui permettra de faire de larges irrigations de toutes les cavités nasales. Cette intervention hâtive aura encore l'avantage de prévenir ou de limiter les destructions nécrosiques des os, et, par conséquent, d'empêcher ou de diminuer les difformtiés consécutives

CHAPITRE II

LESIONS VITALES ET ORGANIQUES DES FOSSES NASALES

Nous étudierons dans ce chapitre les *abcès de la cloison*, le *coryza aigu* et ses *variétés*, le *coryza chronique*, l'*ozène*, le *coryza caséeux*.

I

ABCÈS DE LA CLOISON

Nous les diviserons en abcès aigus et abcès chroniques.

Les *abcès aigus* comprennent; *a* les *abcès hématiques* qui succèdent à un traumatisme local, le plus souvent à une transformation purulente d'un hématome de la cloison, et *b* les *abcès lymphangitiques* consécutifs à un furoncle des narines, à la présence d'un corps étranger dans les fosses nasales, à un coryza chronique.

Les *abcès chroniques* se subdivisent en : *a abcès ossifluents*, symptomatiques d'une nécrose des os du nez, traumatique, syphilitique ou tuberculeuse, et en *b abcès métastatiques, ou infectieux*, qui surviennent dans le cours de la morve, et de toutes les grandes pyrexies (variole, rougeole, fièvre typhoïde).

A. — ABCÈS AIGUS

Les *abcès hématiques* sont les plus fréquents des abcès aigus : lorsque l'hématome de la cloison doit aboutir à la suppuration, les malades accusent, après une période d'accalmie de quelques jours, une sensation de sécheresse dans les fosses nasales; ils éprouvent une douleur locale spontanée, que la moindre pression, l'acte de se moucher exaspère; il n'est pas rare d'observer de la fièvre.

Les symptômes objectifs nous sont déjà connus : on aperçoit au-dessus de l'orifice des narines une tumeur bilatérale, symétrique, placée de chaque côté de la cloison : cette tumeur est chaude, fluctuante et la communication entre les deux poches est rendue évidente par une exploration bidigitale : le pus reflue jusque sur le dos du nez.

On a beaucoup discuté sur la cause de la perforation de la cloison qui préside à ces symptômes, sur son siège près du vomer; pour nous il ne s'agit pas d'un travail ulcératif, mais d'une perforation primitive, contemporaine du traumatisme, et les variétés anatomiques qu'elle peut présenter sont en rapport avec la variation de siège, d'intensité du traumatisme.

Les symptômes fonctionnels sont ceux d'une obstruction nasale portée à son maximum.

Il serait intéressant de rechercher l'origine de la transformation purulente de l'hématome : est-elle possible sans solution de continuité de la muqueuse, mettant le foyer traumatique en communication avec l'air et surtout les sécrétions nasales? Nous l'ignorons encore; il est certain que, dans la plupart des cas, sinon dans tous, l'hématome s'ouvre spontanément dans un point élevé des fosses nasales : l'orifice d'écoulement mal placé ne permet pas au sang de s'écouler, mais est la porte d'entrée d'une infection qui provoque la purulence de l'hématome.

Les abcès hématiques ne présentent pas de difficultés, au point de vue de leur diagnostic; ils ont, il est vrai, les mêmes caractères que les hématomes, et il serait quelquefois malaisé de reconnaître la nature hématique ou purulente de la collection fluctuante, si l'on ne tenait pas grand compte de l'époque d'apparition de la tumeur, par rapport au traumatisme qui lui a donné naissance. Tandis que les collections sanguines suivent de quelques heures la contusion du nez, les abcès surviennent plus tard, généralement au bout de deux ou trois semaines (S. Duplay).

Les *abcès lymphangitiques* développés autour d'un furoncle, d'un corps étranger, sont unilatéraux, et ils empruntent à leur étiologie tous leurs caractères symptomatiques.

B. — ABCÈS CHRONIQUES

Ces abcès s'accusent par la gêne *progressive* qu'ils apportent à la respiration; et lorsque le chirurgien examine la région nasale, il est surpris de rencontrer une tuméfaction fluctuante, unilatérale ou bilatérale, sans réaction inflammatoire : la muqueuse ne présente aucune altération visible : elle est normale, c'est-à-dire rosée, semi-transparente, parfois sillonnée par des capillaires variqueux.

Le diagnostic de ces abcès froids peut donner lieu à des erreurs. Cloquet a parlé de la confusion possible avec des *polypes* : la fluctuation, la forme arrondie, l'absence de pédicule, sont des caractères qui, joints au siège (il n'y a pas d'exemple de polype inséré sur la cloison), permettent de reconnaître l'existence d'un abcès.

Le diagnostic avec un *cancer de la cloison nasale* est plus difficile. Dans un cas communiqué à Duplay par H. Rendu, une tumeur existait des deux côtés de la cloison du nez : elle était molle, rénitente, d'une couleur blanc rosé. La pression donnait au doigt, dans la narine opposée, une sensation de fluctuation manifeste; cependant l'incision ne fit sortir aucun liquide : il s'agissait d'une tumeur encéphaloïde, qui, en peu de temps, envahit la totalité des fosses nasales et emporta le malade (Duplay).

Puisque ces suppurations chroniques sont le plus souvent symptomatiques, il est indispensable de rechercher le point de départ de la nécrose, jusque dans les sinus [1] (examen rhinoscopique, exploration avec le stylet), et de déterminer la cause tuberculeuse ou syphilitique.

Pronostic. — Si les abcès hématiques ou lymphangitiques n'ont aucune gravité, il n'en est pas de même des abcès chroniques liés à la tuberculose ou à la syphilis.

Traitement. — Il faut ouvrir les abcès aigus et les traiter antiseptiquement par l'ouverture, le lavage et un pansement compressif. Contre les abcès chroniques, l'incision ne suffit plus; il faut rechercher le point de départ de l'abcès, suivre les trajets fistuleux avec un stylet, et, le foyer découvert, le traiter par un raclage, l'extraction des esquilles, etc.

II

CORYZA AIGU

Nous décrirons sous ce nom l'inflammation aiguë de la muqueuse pituitaire.

Historique. — C'est une des affections le plus anciennement connues, puisqu'il en est fait mention jusque dans les livres hippocratiques. Pendant fort longtemps on a cru que le liquide qui s'écoulait par les narines provenait des ventricules du cerveau. Schneider le premier a montré l'indépendance de la muqueuse à laquelle il a donné son nom ; en même temps, il faisait voir que le *rhume de cerveau* intéressait seulement les fosses nasales. Depuis cette époque, le coryza a été l'objet d'études fort nombreuses parmi lesquelles nous citerons celles de Rayer [2] et de Billard, sur le coryza des nouveau-nés et des jeunes enfants. Plus récemment enfin, on a cherché à élucider la pathogénie du coryza, et surtout à établir les relations qui l'unissent à de nombreuses

(1) Dans une observation de Maisonneuve (*Gaz. des hôpit.*, 1841, p. 59), l'origine du mal était dans le sinus frontal. Chez une malade de Quénu (Soc. de chir., octobre 1890) le trajet fistuleux allait du sinus sphénoïdal jusque sur le dos du nez, en suivant la cloison des fosses nasales.

(2) RAYER, *Note sur le coryza des enfants à la mamelle.* Paris, 1820.

névroses dont la plus intéressante, à coup sûr, est l'*asthme d'été* ou *hay-fever*.

DESNOS, art. CORYZA. *Dict. de Jaccoud.* — BROCHIN, art. CORYZA. *Dict. encyclop.* — MOREL-MACKENZIE, Maladie du pharynx et du nez. Trad. franç., 1885. — MOLDENHAUER, Maladie des fosses nasales. Traduit de l'allemand par Potiquet. Paris, 1888. — EICHHORST, Path. Jut. Trad. franç., 1890. — L. LICHTWITZ, Névroses d'origine nasale et pharyngée. *Annales des malad. de l'oreille et du nez*, 1889. — LEFLAIVE, De la rhino-bronchite annuelle. Thèse de Paris, 1887. — NATTIER, Nature et traitement de l'asthme des foins. Thèse de Paris, 1888.

Étiologie. — Les *causes occasionnelles* du coryza aigu sont nombreuses. En première ligne il faut citer le froid dont l'influence est manifeste : l'exposition prolongée à une basse température, le froid humide, le refroidissement d'une partie du corps, des pieds surtout, peuvent provoquer l'apparition d'un coryza : c'est ce qui le rend plus fréquent aux changements de saison et de préférence à l'automne. Par contre il peut aussi être déterminé par l'action des rayons solaires, soit que ceux-ci agissent sur la muqueuse pituitaire, soit qu'ils irritent primitivement la rétine qui devient le point de départ du réflexe.

D'autres fois, la membrane de Schneider est influencée directement par des gaz irritants, par des vapeurs, telles que celles du brome, de l'iode, par des poussières soit animales soit végétales, le pollen, et surtout l'odeur de certaines fleurs : mais, dans ces derniers cas, il faut tenir grand compte des idiosyncrasies particulières. De même, les corps étrangers des fosses nasales, les tumeurs, surtout les polypes muqueux, les ulcérations traumatiques ou autres, l'eczéma localisé, sont susceptibles de provoquer une rhinite plus ou moins violente. Cette rhinite est quelquefois encore due à la propagation d'une inflammation de voisinage : périostite suppurée d'une des incisives, furoncle de la lèvre supérieure, catarrhe lacrymal s'étendant aux fosses nasales. Enfin le coryza peut encore se montrer au début ou dans le cours des maladies générales ; en première ligne, il faut placer la rougeole, dont la période d'invasion est marquée par l'apparition d'un catarrhe oculo-nasal ; citons encore la coqueluche, la scarlatine, l'érysipèle, surtout la grippe, la syphilis, la diphtérie et la morve dont les localisations dans les fosses nasales sont si fréquentes. Le coryza peut encore se montrer dans le cours de l'asthme, ou coïncider avec lui. Trousseau a le premier fait voir la parenté de ces deux affections en montrant comment elles pouvaient ou coexister ou se remplacer l'une l'autre.

Des causes prédisposantes il y a peu de choses à dire ; le coryza s'observe à toutes les époques de la vie, mais il affecte de préférence les enfants et parmi ceux-ci les jeunes sujets à tempérament scrofuleux ; plus tard, dans quelques-unes de ces formes, surtout dans ses formes larvées, il sera l'apanage des individus nerveux ou de souche arthritique.

Description. — Les symptômes du coryza aigu diffèrent sensiblement suivant la cause qui l'a produit et suivant les variétés ; comme type nous devons décrire le coryza *à frigore*, que l'on peut appeler *catarrhe nasal aigu*.

Son début est presque toujours assez brusque ; il est marqué le plus souvent par un mouvement fébrile peu accentué, quelques petits frissons, un malaise général, un peu de courbature ; plus rarement les signes généraux font tout à fait défaut, et ce sont les signes locaux qui signalent l'*invasion* du rhume de cerveau. Il s'annonce par une sensation de plénitude et de tension dans le nez, une chaleur gravative au-devant du front, et presque en même temps de la sécheresse dans les fosses nasales, accompagnée de picotements et de chatouillement, qui provoquent bientôt le besoin d'éternuer. Ces éternuements, d'abord secs, plus tard humides, ont une fréquence très variable; quelquefois ils sont insupportables par leur répétition, constituant presque, à eux seuls, tout le coryza. C'est ainsi que Bobone (1) a signalé une observation de catarrhe aigu des fosses nasales, avec spasmes sternutatoires si violents, qu'il mit en danger les jours de la malade. Ces éternuements, que la cause la plus légère suffit à provoquer, deviennent un peu moins fréquents quand la sécheresse des fosses nasales disparaît, pour faire place à l'écoulement du liquide par les narines. Tout d'abord ce liquide est ténu, aqueux, tout à fait transparent, d'une âcreté telle que le pourtour des narines et la lèvre supérieure, constamment irrités par cet écoulement de sérosité quelquefois presque continu, rougissent et s'ulcèrent superficiellement. Plus tard, au bout de seize à quarante-huit heures, ces caractères se modifient, et en même temps les douleurs du malade diminuent; il commence à se moucher et ses efforts, au début assez pénibles, amènent l'expulsion de mucosités d'abord filantes, puis plus épaisses, verdâtres, quelquefois tout à fait purulentes et striées de sang. Le rhume a atteint alors sa période de maturité ou *de coction*.

Il est rare que les choses en arrivent là, sans que l'inflammation de la pituitaire ne soit plus ou moins propagée aux régions voisines. De tous ces modes de propagation le plus fréquent est celui qui se produit du côté des voies lacrymales; les yeux, au bout de quelques heures sont rouges, injectés; la conjonctive a une sensibilité extrême, quelquefois il y a de la photophobie. Ce qui frappe surtout, c'est un larmoiement continuel : les larmes secrétées en abondance, s'écoulent le long des joues qu'elles irritent ou, s'engageant dans le canal lacrymal, vont encore augmenter le flux nasal, parfois si abondant au début. Il peut arriver que ces symptômes du côté des voies lacrymales aient tant d'importance qu'ils masquent l'évolution du coryza, simulant une conjonctivite simple.

Quand le coryza se propage vers les sinus frontal ou maxillaire, on observe surtout des signes de compression. Vers le sinus frontal, l'inflammation se traduit par une céphalalgie souvent très vive, au niveau du front, de la lourdeur de tête, et de l'inaptitude au travail. Elle tient à ce que la muqueuse gonflée, obstruant les orifices d'écoulement du sinus, les produits de sécrétion s'y accumulent et compriment les nerfs sensitifs situés à ce niveau. C'est par compression douloureuse des nerfs superficiels, qu'il faut expliquer les névralgies à distance, signalées dans le territoire du maxillaire supérieur et de la branche ophthalmique.

Du pharynx nasal qui est toujours envahi, l'inflammation gagne le pharynx buccal : la pharyngite, qui succède au coryza aigu, n'a pas de caractères bien tranchés; on trouve à la gorge une rougeur diffuse; il y a peu de gonflement

(1) BOBONE, *Un cas de spasme sternutatoire. Bulletin des maladies de l'oreille*, anno IV, n° 4, p. 76.

mais une douleur assez vive à la déglutition ; cette angine est le plus souvent bilatérale.

Quelquefois la trompe d'Eustache est obstruée, soit d'un côté soit des deux à la fois ; il y a un peu de surdité, de la douleur de l'oreille : il est tout à fait exceptionnel de rencontrer du côté de l'oreille moyenne une inflammation purulente. Une fois on a signalé un abcès des cellules mastoïdiennes. Dans les formes les plus intenses, l'inflammation catarrhale s'étend des fosses nasales, au larynx et à la trachée, le *rhume de cerveau* devient *rhume de poitrine*. Nous retrouverons dans cette rhino-laryngo-trachéite, un complexus symptomatique habituel de la grippe.

La durée du coryza aigu est variable ; d'ordinaire il évolue en six ou huit jours, rarement plus : quelquefois, longtemps après que l'inflammation aiguë a disparu, on voit persister un certain degré d'enchifrènement avec obstruction partielle des fosses nasales ; l'odorat reste aboli ou diminué. Quand le coryza se termine brusquement, sa disparition peut être marquée par une poussée d'herpès labial. Chez les sujets prédisposés, il se répète avec une fréquence extrême ; il est rare, dans ces cas, que les signes aient tous l'importance que nous venons de signaler.

Variétés. — Le coryza aigu présente de nombreuses variétés suivant l'âge des sujets qu'il frappe, suivant aussi les causes qui provoquent son apparition.

Chez les *nouveau-nés*, il a une symptomatologie un peu spéciale, bien signalée par Billard et Rayer ; elle tient à l'étroitesse [1] particulière des méats pendant les premières années de la vie. Dans ces conditions, il suffit d'une fluxion très légère de la muqueuse pour rendre très difficile, quelquefois même impossible, la respiration par le nez. D'abord l'enfant fait entendre un ronflement inspiratoire caractéristique, pendant le sommeil surtout, puis il ne respire plus que par la bouche. Alors il peut arriver que son sommeil soit brusquement interrompu par un accès de suffocation simulant tantôt un spasme de la glotte, tantôt une attaque de laryngite striduleuse. Mais ce qui est plus dangereux encore c'est la gêne apportée à la succion ; l'enfant ne respirant plus par le nez, suffoque dès qu'il prend le sein ; bientôt il s'y refuse : l'allaitement devient impossible, et si les phénomènes ne s'amendent pas, si l'on ne soupçonne pas sa nature pour y porter remède, un coryza aigu peut devenir dans certains cas une cause prochaine d'inanition. Chez le nouveau-né il faut encore signaler, mais pour mémoire seulement, le coryza dû à la localisation sur les fosses nasales des accidents de syphilis héréditaire : c'est d'abord un peu d'enchifrènement et on assiste bientôt à l'écoulement d'un liquide clair au début, ensuite séro-purulent, par ulcération des os et des cartilages. Les deux narines sont presque toujours intéressées (Voy. *Syphilis héréditaire*, p. 855).

A un âge plus avancé, le coryza peut prendre des caractères un peu particuliers. Il s'agit alors d'enfants strumeux, à amygdales très grosses, remarquables, au point de vue anatomique, par un développement excessif du tissu adénoïde du pharynx, et qui font des coryzas subaigus à répétition, caractérisés par le peu de réaction générale, et quelquefois la bénignité des symptômes.

[1] Kohts et Lorentz, *Handb. der Kinderkrankheiten*, 1878.

Dans la rougeole, le début de cette fièvre éruptive est marqué dans l'immense majorité des cas par l'éclosion du coryza aigu, à forme de catarrhe oculo-nasal absolument banal. C'est seulement par la coexistence de la fièvre, le milieu épidémique, le développement rapide de la laryngite qu'il sera possible de prévoir l'invasion de la rougeole ; l'éruption se montre sur le voile du palais sous forme d'un pointillé caractéristique avant de se montrer sur le reste du corps.

Chez l'adulte, à côté du catarrhe nasal *a frigore* que nous avons décrit, viennent prendre place des formes nombreuses de coryza, depuis les crises à éternuement plus ou moins fréquentes jusqu'au catarrhe intense ; ces formes, si différentes au premier abord, ont pour caractères communs d'être provoquées par une irritation quelquefois très légère de la muqueuse nasale ; c'est ainsi que certaines odeurs peuvent déterminer l'apparition d'un coryza (rose-cold des auteurs anglais). Ce *coryza des roses* peut même survenir à la vue d'une rose artificielle [1]. Mais quelquefois le retour de ces variétés de coryza est périodique ; il revient au printemps, au mois de mai surtout, c'est le *hay fever* ou *asthme des foins*.

Cette affection, signalée par G. de Mussy [2], est fréquente surtout en Angleterre et en Amérique ; elle a été bien étudiée en France par Leflaive et par Hallier. Le plus souvent elle débute par un catarrhe oculo-nasal très tenace, remarquable surtout par la grande fréquence des éternuements ; au bout de quelques jours, de deux ou trois semaines parfois, les phénomènes de bronchite s'établissent : d'où le nom donné à cette maladie de *rhino-bronchite annuelle*.

La bronchite a pour caractères d'être accompagnée de dyspnée, à type asthmatique, parfois très net ; les accès d'oppression surviennent de préférence dans la soirée, à l'inverse du catarrhe nasal et des crises d'éternuement qui se produisent surtout à l'occasion de marches au soleil ou au grand air ; ils sont souvent très pénibles, mais ne mettent jamais en danger la vie du malade, et n'ont aucun retentissement sur le cœur droit.

La durée de la maladie est variable, cinq à six semaines environ ; elle cesse complètement pour reparaître l'année suivante à la même date.

Ce retour périodique, à l'époque de la floraison, fait comprendre comment certains auteurs (Saller Blackley) [3], expliquent la maladie par l'irritation de la muqueuse nasale, due au pollen des fleurs.

Cette *théorie du pollen* a été combattue en France. Leflaive refuse de l'accepter ; pour lui, comme pour G. de Mussy, l'asthme des foins serait une manifestation de la diathèse arthritique, comprenant sous cette dénomination les tempéraments prédisposés à la goutte, à l'eczéma, aux dermatoses, et surtout à l'asthme ; à côté de ces deux théories se place la *théorie nasale*. Elle date des travaux de Hack (de Fribourg) [4], qui, le premier, a montré comment cette altération de la muqueuse pourrait être le point de départ de réflexes nombreux.

(1) MACKENZIE (J.-N.), *Rose-Cold. Amer. Journ. of med. sc.*, 1886.
(2) GUÉNEAU DE MUSSY, *Asthme des foins, Gaz. hebd.*, 1872, et *Gaz. des hôp.*, 1868.
(3) BLACKLEY, *Exp. rech. The Lancet*, 1881, p. 371.
(4) HACK, *Ueber die operative Behandlung bestimmter Formen von Migräne.* Wiesbaden, 1884.

C'est à une excitation de la muqueuse, et plus particulièrement des nerfs sensitifs du trijumeau qui la parcourent, que serait due la crise d'asthme des foins, dont la note dominante est le coryza (Ruault) (1). Ajoutons enfin que la démonstration d'un tissu érectile dans les fosses nasales (Isch-Wall) (2), et les observations récentes de guérison d'asthme des foins par une cautérisation de la muqueuse (Roe) (3), viennent appuyer cette théorie.

Dans toutes les variétés que nous venons de passer en revue, l'inflammation catarrhale est primitive; il en est d'autres où l'on observe un catarrhe purulent d'emblée.

Certains auteurs admettent que le *pus blennorrhagique* peut provoquer une inflammation de la muqueuse pituitaire; c'est là l'opinion de Boerhave et d'Edwards. Mais chez les enfants, Crédé n'a jamais observé de rhinite par propagation d'une conjonctivite blennorrhagique, et chez l'adulte Zeiss nie absolument la blennorrhagie des fosses nasales. Ajoutons enfin que Sigmund (4) a fait une tentative d'inoculation directe qui a échoué. En somme, rien n'est moins démontré aujourd'hui que l'existence d'un coryza blennorrhagique.

Par contre, la propagation de la *diphthérie* aux fosses nasales donne lieu à des symptômes bien connus : c'est le *coryza diphthérique*. Rarement, cette localisation est primitive, sauf peut-être dans les cas de diphthérie consécutive à une fièvre éruptive. Le plus souvent l'angine existe déjà, grave ou bénigne, quand on voit se montrer un peu de rougeur au niveau des narines, et un écoulement abondant d'un liquide presque clair. Au bout de quelques heures d'enchifrènement, ce liquide se transforme, il devient sanieux, ichoreux, d'une odeur fétide particulière, qui n'est ni celle de la gangrène, ni celle de l'ozène; quelquefois, il est mêlé de sang. Ce « *jetage* » qui se fait d'abord par une seule narine, puis par les deux, amène l'excoriation de la lèvre supérieure; souvent le malade, dans les efforts qu'il fait pour se moucher, expulse une fausse membrane; à ce moment l'examen des narines y décèle presque toujours la présence de fausses membranes; tantôt, elles tapissent l'ouverture des narines, et sont facilement accessibles à l'œil; tantôt, au contraire, elles sont plus discrètes et l'on a peine à les apercevoir dans le fond des fosses nasales, ou sur un cornet. Dans quelques cas où le jetage existait seul, sans qu'il y ait eu de fausses membranes, on a pu établir la nature diphthéritique de l'affection, en isolant du liquide de jetage, le bacille de Loffler. Ce coryza est une des manifestations les plus graves de la diphthérie; il coïncide, le plus souvent, avec les autres localisations diphthéritiques sur la peau ou sur les muqueuses : son apparition est donc de très mauvais augure.

Dans la *morve*, le malade se plaint au début d'enchifrènement; il respire difficilement la bouche fermée, mais les douleurs sont peu vives, pendant les premiers jours au moins; il mouche du sang quelquefois mêlé à des croûtes brunâtres. Bientôt il s'écoule par les narines un mucus puriforme, d'une couleur grisâtre, ayant peu d'odeur, en quantité parfois très abondante, c'est le

(1) Ruault, *Asthme des foins*. Paris, Chamerot, 1887.

(2) Isch-Wall, *Tissu érectile des fosses nasales*. *Progrès médical*, 18 sept. 1887.

(3) Roe, *Relations entre la fièvre des foins et les maladies des fosses nasales*. *Medical Record*, 25 août 1888, rés. in *Ann. mal. laryng.*, 1889.

(4) Sigmund, *Wiener med. Wochenschrift*, 1852.

jetage, analogue à celui du cheval. Alors, en examinant les narines, on y trouve de petites pustules, dont la dimension varie d'un grain de millet à une tête d'épingle; elles peuvent crever et laissent alors à leur place des ulcérations superficielles : l'examen avec le stylet montre quelquefois des os dénudés. En même temps apparaissent les abcès sous-cutanés et musculaires, et l'éruption pustuleuse discrète de la morve; la fièvre est intense et le malade succombe dans l'adynamie.

A côté du coryza morveux, nous devons encore signaler le catarrhe aigu de la *variole*, qui est dû au développement des pustules dans les fosses nasales.

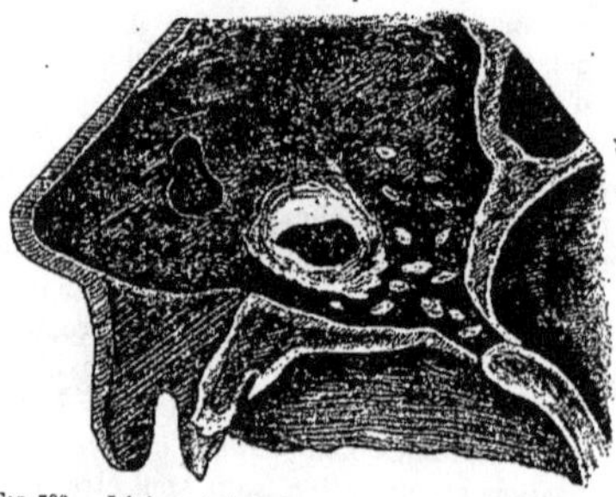

Fig. 506. — Lésions de la morve chez l'homme sur la cloison médiane des fosses nasales. (Laboulbène c.

Anatomie pathologique et pathogénie. — C'est seulement par l'examen rhinoscopique que l'on a pu déterminer les lésions qui accompagnent le coryza catarrhal aigu. On a constaté que la muqueuse est épaissie, boursouflée, villeuse; sa couleur est d'un rouge diffus sur lequel tranchent parfois assez nettement de petits vaisseaux injectés; on peut encore apercevoir quelques taches brunes, ecchymotiques, et des érosions superficielles. Les lésions histologiques, étudiées une fois par Mackenzie (1), sont celles de l'inflammation banale.

Le mucus contient de la mucine, des sels minéraux; il est très riche surtout en chlorure de sodium; Ranvier (2) l'a examiné au point de vue histologique; il y a trouvé des cellules à cils vibratiles avec ou sans plateau, des cellules épithéliales et des globules blancs.

Qu'est-ce que le coryza aigu? Quelle est sa nature? Cette question est jusqu'à présent encore mal élucidée, et il semble que laissant de côté les cas où l'inflammation de la muqueuse est due à une infection bien déterminée (diphthérie, morve), il faille faire une distinction suivant la cause même du coryza.

1° Quelquefois *son origine nerveuse* est indiscutable. Ainsi quand les rayons du soleil, le parfum d'une fleur, sa vue seule, peuvent amener la chaleur dans les fosses nasales, l'écoulement du liquide et les accès d'éternûment, le coryza n'est évidemment qu'un phénomène réflexe dû à l'irritation de la muqueuse. Quant au point de départ exact, J.-N. Mackenzie le localisait à la partie postérieure du cornet inférieur, Héring, à la portion la plus reculée de la cloison. Ruault pense qu'il peut se trouver sur toute l'étendue de la muqueuse, qu'elle soit innervée par la branche nasale de l'ophthalmique, ou les vaisseaux nasaux du ganglion sphéno-palatin. Dans d'autres cas enfin, l'irritation de la muqueuse

(1) Mackenzie (J.-N.), *A contribution to the pathological histology of acute and chronic coryza. New-York med. Journal*, 1885.
(2) Ranvier, Société de biologie. Paris, 1874.

pituitaire n'est qu'un phénomène secondaire; tels sont les cas *de coryza des roses* provoqués par la vue d'une rose artificielle; tel est encore *le coryza des dilatés*, signalé par Bouchard, qui se montre seulement à la fin des repas. Dans toutes ces formes, il faut regarder le catarrhe, la congestion, et surtout l'hypersécrétion, comme des phénomènes dus à un trouble du centre vaso-moteur et trophique. Cette variété de coryza à laquelle on peut donner le nom de coryza nerveux, de rhinite vaso-motrice, de rhinite *sympathica* (Mackenzie), est une névrose d'origine centrale, à manifestations nasales très prononcées.

2° A ce coryza nerveux, véritable réflexe, évoluant sans fièvre, sans aucun malaise général, apparaissant brusquement et cessant de même, il faut opposer le coryza dit *à frigore*. Son début est marqué par quelques symptômes généraux; sa propagation fréquente au pharynx ou au larynx, son apparition simultanée chez un grand nombre de sujets, tous ces caractères le font ressembler à une maladie infectieuse. Ce rapprochement a été tenté (Fraenkel, Baginsky). Pour ces auteurs, le coryza serait contagieux; mais rien n'est moins démontré. Il n'est pas non plus permis de dire que le coryza soit épidémique; on peut toujours admettre que les individus qui en sont atteints ont été soumis à des conditions climatériques analogues. Ajoutons enfin, que les tentatives faites pour reproduire le coryza, par l'inoculation du mucus provenant d'un catarrhe aigu ont tout à fait échoué (Friedreich) [1].

C'est dans ces cas de coryza, à forme de maladie infectieuse légère, que la recherche des microbes a été faite. Sans parler des expériences déjà anciennes d'Éphraïm Cutter et Salisbury [2] qui décrivit un parasite dans le coryza, il nous faut signaler les travaux plus récents de Thost, de Cardone et de Hajek. A l'état sain, d'abord, Thost [3] a trouvé dans le mucus nasal le pneumocoque de Friedlander bien reconnaissable à ses caractères morphologiques et aux résultats de l'inoculation. Reimann [4] l'a aussi cherché, sans pouvoir trouver autre chose que des bacilles ou des cocci sans caractères bien nets. Cardone [5] a rencontré dans le mucus du coryza le staphylococcus aureus, le streptococcus pyogenes, le diplocoque de Fraenkel-Talamon, et le pneumocoque de Friedlander. Cette multiplicité des microbes observés n'est pas pour surprendre : il suffit de se rappeler qu'ils sont les commensaux ordinaires de la bouche et du pharynx (Hettes); leur présence dans les fosses nasales est donc naturelle. Mais quelle est la valeur de ces agents infectieux dans le coryza? L'un d'eux reprend-il sa virulence pour devenir l'agent producteur de l'inflammation catarrhale? De nouvelles recherches sont indispensables sur ce point. Cardone qui croit à l'identité du coryza aigu dit *à frigore* et de la pneumonie, n'a pu y démontrer le rôle spécifique du pneumocoque. Enfin Hajek [6] a observé dans le cours du coryza aigu, à côté d'un diplocoque et de bacilles, quatre ou cinq espèces de bactéries atmosphériques, sans pouvoir dire si parmi ces organismes il y en avait un qui fût réellement pathogène.

(1) FRIEDREICH, *Virchow's Handbuch der Pathologie und Thérapie*, 1865, Bd. V, p. 398.
(2) SALISBURY, *Haller's Zeitschrift*. Jena, janvier 1873.
(3) THOST, *Schmidt's Jahrbuch*, 1888.
(4) REIMANN, *Journal of laryngology*, janvier 1888.
(5) CARDONE, *Archivii ital. di laryngol.*, juillet 1888. Rés. in *Ann. mal. laryng.*, 1889.
(6) HAJEK, *Berl. klin. Wochenschrift*, 1888, n° 33.

Diagnostic. — Le diagnostic du coryza aigu est des plus simples : il est toujours facile de le reconnaître; mais il est plus important de remonter à sa cause et de déterminer sa nature. Avec de la fièvre, le coryza est dû soit à la grippe, soit à la rougéole; d'autres fois il faudra incriminer les lésions locales de la diphthérie ou de la morve. Enfin certaines variétés de coryza nerveux ne sont, ainsi que Trousseau l'a bien montré, que des formes larvées de l'asthme.

Traitement. — Le coryza aigu guérit spontanément, mais il est très malaisé d'abréger sa durée : au surplus, c'est ce que montre la multiplicité des traitements qui ont été proposés contre lui. Tout à fait au début, on peut recommander l'usage de dérivatifs, bains de pieds chauds, boissons sudorifiques, bains de vapeur; ces moyens ont rarement réussi à faire avorter un rhume de cerveau, même quand ils sont employés de bonne heure. Dans ce but, on fait usage en Amérique du mélange suivant: acide phénique pur et ammoniaque, 5 grammes; alcool, 15 grammes; eau, 10 grammes : quelques gouttes sur un papier buvard, en inhalation toutes les demi-heures. De même la poudre de Moure, chlorhydrate de cocaïne et de morphine, 25 centigrammes; camphre, 50 centigrammes; sous-nitrate de bismuth, 15 grammes : une pincée toutes les heures, est très recommandée au début, pour modifier la muqueuse. Plus tard, quand le coryza existe, on peut se proposer de calmer les douleurs, et de tarir, ou tout au moins de diminuer l'écoulement. On y réussit souvent, en faisant prendre au malade pendant une journée et demie, 1/4 de milligramme d'atropine toutes les heures. Les sudorifiques rendent des services, et en particulier la poudre de Dower. La morphine a encore une action locale très manifeste, surtout associée à la cocaïne. Le badigeonnage avec une solution de nitrate d'argent au 1/25, convient dans les formes de longue durée, avec écoulement purulent abondant; mais de tous, les plus recommandables sont les badigeonnages avec une solution de chlorhydrate de cocaïne au 1/20. Cette dernière substance, outre ses propriétés anesthésiques, a encore pour effet de décongestionner la muqueuse, d'une façon très rapide. Dans les formes nerveuses de coryza à répétition, l'examen direct des fosses nasales sera quelquefois suivi de la cautérisation des cornets, qui amènera presque aussitôt la guérison des accidents. Enfin, on ne saurait trop recommander, dans le catarrhe nasal *à frigore*, une antisepsie rigoureuse de la bouche et du pharynx, pour prévenir la propagation de l'inflammation aux voies aériennes supérieures.

III

CORYZA CHRONIQUE

Synonymie. — *Rhinite chronique hypertrophique. — Catarrhe nasal chronique. — Épaississement de la pituitaire.*

Deux faits caractérisent cette affection : l'un anatomique réside dans le gonflement inflammatoire de la muqueuse, aboutissant à une hypertrophie des tissus; l'autre, d'ordre fonctionnel, se traduit par une augmentation de la sécrétion.

La scrofule est, parmi les causes générales, la seule dont l'influence soit bien établie; aussi, la rhinite chronique est-elle fréquente chez les enfants.

Les causes locales sont nombreuses : l'action irritante des substances respirées par les menuisiers, les tailleurs de pierre, les ouvriers des manufactures de tabac, etc., a été souvent incriminée. Les déviations de la cloison créent une prédisposition indiscutable, et suffisent à elles seules pour engendrer un épaississement chronique de la pituitaire. Les végétations adénoïdes se traduisent souvent par un catarrhe chronique, soit qu'elles agissent indirectement en s'opposant à la déplétion des veines des fosses nasales et en favorisant la stase sanguine, comme le veut Trautmann, soit que la gêne au passage de l'air entraîne le ramollissement de la muqueuse et l'augmentation de la sécrétion (Bregsen).

Anatomie pathologique. — Au début de l'affection (période congestive), il n'y a qu'un simple engorgement sans hyperplasie de tissu, caractérisé par du gonflement, de la rougeur et du ramollissement. Les lésions sont diffuses à cette première période, bien qu'elles siègent surtout sur les cornets inférieurs et sur la portion de la muqueuse située au-dessous et en arrière de ces cornets.

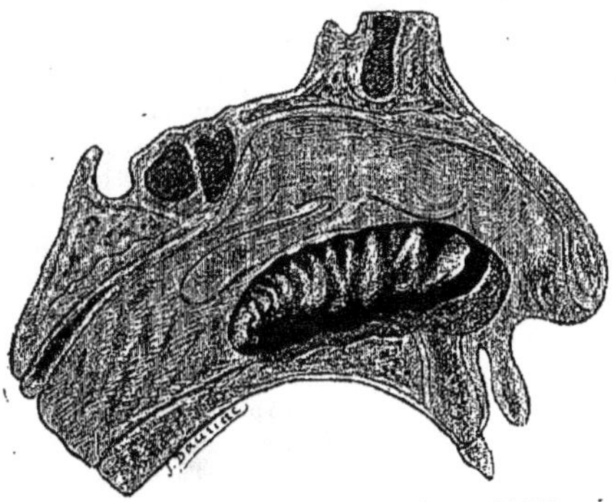

Fig. 307. — Hypertrophie de la muqueuse du cornet inférieur. (Moldenhauer.)

A cette réplétion sanguine chronique de la pituitaire, succède une hypertrophie de son tissu (période hyperplasique), « la muqueuse offre alors une surface irrégulière, granuleuse et oppose à la pression du stylet une certaine résistance. C'est surtout sur les cornets inférieurs que le développement de ces altérations est le plus frappant. Dans les cas très avancés, l'épaississement porte sur cette face du cornet qui regarde la cloison; la muqueuse du cornet se présente, à ce niveau, sous l'aspect d'une tumeur d'un gris rougeâtre, mamelonnée, ou à surface coupée de dépressions parallèles, remplissant plus ou moins le méat inférieur » (1) (fig. 307 et 319).

Cet état hypertrophique peut porter sur l'extrémité postérieure du cornet inférieur et rétrécir l'ouverture de la choane, sur le cornet moyen, sur la cloison, et même s'étendre exceptionnellement aux muqueuses voisines (pharynx nasal, trompe d'Eustache, oreille moyenne, pharynx, larynx et ramifications bronchiques). L'examen histologique a montré un développement exagéré du sys-

(1) Moldenhauer, *loc. cit.*, p. 87.

tème glandulaire, et de l'épithélium vibratile, recouvrant à ce niveau le derme de la muqueuse, lui-même hypertrophié (Rendu).

L'hypertrophie partielle de la muqueuse pituitaire ne se produit qu'à la longue, et exige des années; aussi, suivant la remarque de Moldenhauer, ne faut-il pas s'attendre à rencontrer la forme hyperplasique chez les enfants.

Des troubles nutritifs consistant en ulcération, exfoliation des cartilages et des os (ramollissement velvétique), sont la conséquence de cette congestion chronique avec hyperplasie.

Elle peut créer aussi de véritables tumeurs polypeuses (fig. 519, p. 864).

Symptômes. — Les malades atteints de cette affection se plaignent d'une obstruction des fosses nasales; mais s'ils sont encore à la *période* congestive, leur fosse nasale n'est pas *bouchée d'une façon permanente;* il se produit même des variations individuelles curieuses, causées par des influences nerveuses, mécaniques, thermiques, etc., explicables par la propriété congestive de la pituitaire altérée.

L'enchiffrènement, le nasonnement, la gêne de la respiration, la perte de l'odorat, de l'ouïe, à des degrés divers, sont la conséquence de cette obstruction des voies respiratoires.

Les malades accusent encore un écoulement abondant par les fosses nasales; le liquide sécrété est de nature variable; rarement il est aqueux, plus souvent il est muqueux, muco-purulent (inodore), ou purulent (à odeur fade), surtout chez les enfants [1].

Par la rhinoscopie antérieure ou postérieure, il est facile de constater les saillies rougeâtres, qui flottent sur les cornets inférieurs, comme « un vêtement trop large »; ces épaississements partiels peuvent être recouverts de croûtes, dont le décollement amène une légère hémorrhagie.

Diagnostic. — Il faut éviter de confondre l'hyperplasie partielle de la pituitaire avec un *polype.* Elle en diffère par le siège, au niveau du cornet inférieur, par une coloration beaucoup plus rouge, et par l'absence d'un pédicule circonscrit; avec un stylet glissé entre le plancher des fosses nasales et la tumeur qu'on soulève, on peut s'assurer qu'elle repose par une large base sur la surface convexe du cornet inférieur.

L'inflammation chronique de la pituitaire est quelquefois symptomatique de la présence d'un corps étranger, de l'existence d'un néoplasme, ou d'un processus destructif; il faudra, dans ces cas, rapporter à sa véritable cause, le catarrhe nasal chronique.

Le diagnostic de la propagation du coryza chronique au pharynx nasal, est facile en se basant sur l'*abondance de la sécrétion et sa nature.* Derrière le voile du palais, on aperçoit un gros peloton de mucus grisâtre, tantôt visqueux et formant une couche grisâtre mince, tantôt purulent avec des croûtes.

Tornwaldt [2] qui a attribué le catarrhe chronique du pharynx à des lésions

[1] Ce ne seraient pas les seuls troubles fonctionnels : des *maux de tête,* de *l'inaptitude au travail,* de la *diminution de la mémoire,* un *sommeil troublé par des cauchemars* (Ottokar Chiari) ont été attribués encore au coryza chronique hypertrophique.

[2] TORNWALDT, *Ueber die Bedeutung der Bursa pharyngea.* Wiesbaden, 1885.

de la bourse pharyngienne, considère comme caractéristique de l'hypersécrétion de cette glande, la disposition du mucus en traînée, adhérant à la paroi postérieure du pharynx, la partie antérieure de la voûte restant nette de toute sécrétion (¹).

Des troubles auditifs (insuffisance de la ventilation de l'oreille moyenne) accompagnent ordinairement le catarrhe rétro-nasal chronique.

Traitement. — La première condition du traitement est de débarrasser les fosses nasales de toutes leurs sécrétions, par des irrigations répétées plusieurs fois par jour; on se servira d'eau tiède (25 à 30 degrés centigrades) additionnée de bicarbonate de soude, de sel gris, ou d'acide borique.

Les caustiques peuvent, à la longue, modifier l'état de la muqueuse. Bregsen a recommandé le nitrate d'argent en poudre, mélangé à de la poudre d'amidon; on commence par le mélange le plus faible (0,05 : 10), pour s'élever ensuite graduellement jusqu'à la dose la plus forte (1 : 10).

Le chlorure de zinc, l'acide chromique ont une action plus énergique.

De tous les modificateurs locaux, le plus actif est le galvano-cautère (²); il faut tracer lentement un ou plusieurs sillons, en ayant soin de dépasser en avant et en arrière les limites du cornet inférieur « parce que sans cela, il se produit facilement, juste en ce point, des récidives » (Moldenhauer, *loc. cit.*, p. 91).

Les hypertrophies partielles qui constituent de véritables tumeurs, sont justiciables de l'ablation par le serre-nœud galvano-caustique; c'est par fragments qu'on enlève les portions épaissies, en procédant d'avant en arrière.

L'extrémité postérieure hypertrophiée du cornet inférieur est difficilement accessible; pour la détruire, plusieurs cautérisations sont nécessaires.

Si pendant ces manœuvres opératoires une hémorrhagie se produit, on pratique le tamponnement des fosses nasales, avec de la gaze ou de l'ouate antiseptiques.

Le même traitement est applicable au catarrhe du pharynx nasal. Moldenhauer conseille de badigeonner l'arrière-cavité des fosses nasales avec l'acéto-tartrate d'alumine, avec de la glycérine iodée (iode métallique, iodure de

(¹) Tornwaldt admet deux sortes de lésions : la suppuration de la bourse, la transformation kystique de ce diverticule. Cet auteur insiste sur une série d'états morbides locaux ou à distance, réflexes (gonflement de la muqueuse nasale, pharyngite granuleuse, gastrite catarrhale chronique, catarrhe laryngé et bronchique, asthme, sensation douloureuse de pression au niveau du sternum, à la hauteur de la 2ᵉ et 3ᵉ côte, maux de tête dans les régions frontale, temporale, occipitale ou vers la nuque), qu'il considère comme liés à l'inflammation de la bourse pharyngienne. Le seul moyen de guérir ces états réflexes est de cautériser au nitrate d'argent, ou au galvano-cautère, la paroi enflammée, ou kystique de la bourse. Ces idées ne sont pas encore définitivement acceptées, elles ont été combattues dans une publication récente de Pœlchen (*De l'anatomie de la cavité naso-pharyngienne. Archives de Virchow*, t. CIXX, p. 118, et *Arch. de laryng. et de rhinol.*, 1ᵉʳ oct. 1890), pour lequel la bourse pharyngée n'est pas un organe à part, mais une simple fossette, qu'il appelle fossette naviculaire, sorte de *foramen cæcum*, plus ou moins profond, qui se continue parfois dans l'épaisseur de l'apophyse basilaire.

(²) Cette opération amène à sa suite quelques troubles généraux (fièvre, maux de tête) et locaux (gonflement énorme de la muqueuse, eschares, qui s'éliminent avec des amas de mucus). Pour éviter les complications (érysipèle, décomposition des produits sécrétés), il est indispensable de faire des irrigations des fosses nasales avec une solution boriquée. L'opéré doit garder le repos à la chambre, pendant les deux ou trois jours qui suivent les interventions.

potassium 50 centigrammes à 1 gramme; glycérine 25 grammes). Faites dissoudre, pour usage externe.

Il ne faut pas négliger le traitement général. Une cure thermale peut produire des résultats heureux : c'est dans une atmosphère très humide que les malades éprouvent le plus de soulagement; ainsi le séjour sur les bords de la mer ou dans le voisinage de salines, amène-t-il une action bienfaisante : « sous l'influence de l'action irritante des eaux de Salies-de-Béarn, on voit l'hyperhémie et l'infiltration de la muqueuse diminuer et se résoudre.

« Dans un stade plus avancé du coryza hypertrophique, les mêmes irrigations donnent des résultats moins apparents quoique très réels; elles joignent leur action à celles des caustiques, dont elles sont un utile adjuvant; elles facilitent l'élimination des eschares, hâtent la cicatrisation de la plaie et calment les phénomènes inflammatoires. Par leurs propriétés sédatives, elles font disparaître, et permettent d'éviter les troubles réflexes, qui accompagnent trop souvent le processus hypertrophique [1]. »

IV

DE L'OZÈNE

Synonymie. — Rhinite *chronique fétide*, rhinite *atrophiante*, *ozène simple*.

Historique. — Les anciens ne pouvaient ignorer l'existence de l'ozène et ils l'attribuaient à une *humeur âcre et putrescible et à la corruption des os*.

Pendant tout le siècle passé et même au commencement de celui-ci, le mot ozène est demeuré synonyme de *coryza ulcéreux*; la fétidité particulière de l'haleine, la punaisie, étaient considérées comme symptomatiques, et il y avait un ozène vénérien, un ozène syphilitique, scrofuleux, nerveux, carcinomateux, sarcomateux.

Mais un examen plus attentif vint démontrer qu'*ozène* et *ulcération nasale* n'étaient pas synonymes, que l'un existait sans l'autre; d'autres théories s'imposaient et c'est alors « que l'ulcère fut le bouc émissaire immolé sur l'autel de la science [2] ». Trousseau compare la fétidité des sécrétions nasales chez les ozéneux, à la fétidité de la sueur des pieds et des aisselles, à la fétidité des sécrétions vaginales.

Les études rhinoscopiques, en faveur depuis bon nombre d'années déjà, devaient placer la question sur son véritable terrain, et permettre de distinguer l'ozène vrai, essentiel, de l'ozène ou plutôt de la fétidité nasale, symptomatique de l'altération des os et de la muqueuse [3].

(1) LACOARRET (de Salies de Béarn), *Traitement du catarrhe chronique des fosses nasales*. Thèse de Bordeaux, 1888.

(2) S. MARANO (de Naples), *Recherches historiques et bactériologiques sur la nature de l'ozène*. *Arch. de laryngol. et de rhinol. de Ruault et Luc*, t. III, n° 2, p. 59, avril 1890. — Ce travail des plus intéressants, nous a fourni beaucoup de matériaux, pour la rédaction de cet article; il contient une bibliographie des plus complètes, à laquelle nous renvoyons.

(3) Un spécialiste distingué, le docteur Ruault, soutient que l'ozène et la rhinite atrophique peuvent être observés indépendamment l'un de l'autre, et définit ainsi l'ozène : « La mauvaise odeur spéciale des sécrétions nasales qu'on rencontre très souvent dans la

A l'heure actuelle on discute encore sur la nature vraie de l'ozène essentiel, mais grâce à une série de constatations anatomiques, de recherches histo-chimiques ou bactériologiques qui caractérisent la période contemporaine, la vérité ne tardera pas à luire.

Pathogénie. — Nous passerons rapidement certaines théories contemporaines : Michel (*Die Krankheiten der Nasenhöhle.* Berlin, 1876) affirme que *l'ozène est une maladie des cavités et surtout des cellules ethmoïdales*, et Rouge, en acceptant cette théorie, y ajouta l'idée d'une participation *des cavités annexées aux fosses nasales ;* cavités frontales, sphénoïdales, maxillaires.

Frankel, Ziemssen, Bresgen, Moure, Struempfell, sont d'avis que l'ozène est *un catarrhe chronique, atrophique* (pour Moure).

Une théorie répondant mieux à la réalité des faits, est celle de Zaufal (de Prague) qui attribue l'ozène à une *disposition particulière primitive et congénitale des fosses nasales :* l'atrophie des cornets produisant un élargissement des fosses nasales cause un ralentissement du courant d'air, d'où le dessèchement et la stagnation des croûtes dans ces cavités.

Cette malformation particulière, l'atrophie de la muqueuse et des os, sont indiscutables, et constituent un des caractères anatomiques de l'ozène simple, sur lesquels tous les auteurs sont d'accord.

Mais comment expliquer l'odeur extrêmement pénétrante, la fétidité douceâtre, *sui generis*, de l'ozène simple ? Trois théories sont en présence.

Dans la *théorie anatomique* de Gottstein (*Breslauer ärztl. Zeitschrift*, 1879, n°s 17 et 18), la manifestation constante de l'ozène est une rhinite chronique, poussée jusqu'à l'atrophie de la muqueuse ; consécutivement à la diminution des follicules glandulaires, la sécrétion est diminuée et altérée, et par son séjour dans les fosses nasales devient fétide. Gottstein a pu faire un examen anatomique chez un ozéneux, et il trouva dans la muqueuse des tractus fibreux, avec atrophie des glandes correspondantes. Krause a rencontré aussi une atrophie, uniforme de la muqueuse.

Les théories *histo-chimiques* de l'ozène remplacèrent la théorie anatomique de Gottstein.

Krause, Habernam (*Berliner klinische Wochenschrift*, n° 48, 1886), ayant trouvé une forte proportion de granulations graisseuses, dans les épithéliums glandulaires de la muqueuse et dans la sécrétion de l'ozène, on pensa que leur décomposition pouvait donner lieu à des exhalations fétides.

Volkmann, à son tour, observa que dans l'ozène l'épithélium normal est changé en épithélium pavimenteux. De plus, Volkmann guidé par les études de Zeller, sur les transformations de l'épithélium cylindrique de la muqueuse utérine en épithélium plat, et sur la production consécutive de la mauvaise odeur de l'écoulement vaginal, crut que de même la fétidité de l'ozène pouvait provenir de ce chargement morphologique, d'autant plus qu'on a observé que, dans les points du corps où se développent des émanations

rhinite atrophique mais qui peut se montrer en dehors de l'atrophie ». (Voy. DEUNIER, *De la rhinite atrophique et de l'ozène.* Thèse de Paris, 1880.)

Le docteur Marano est arrivé à des conclusions à peu près identiques, et dit « qu'au point de vue bactériologique l'ozène diffère de la rhinite atrophique et de la rhinite fétide ».

putrides, comme aux pieds et aux aisselles, l'épithélium se change précisément en pavimenteux. Schuchard (de Stettin) (XVIIIe Congrès de chirurgie, Berlin, 24, 27 avril 1889) a conclu comme Habernam et Volkmann, que la fétidité de l'ozène était due à une *transformation dè l'épithélium plat* (Marano, *loc. cit.*).

Les recherches bactériologiques devaient enfin élucider l'origine de l'ozène, et la *théorie microbienne* remplacer toutes les hypothèses que nous venons d'examiner.

« Depuis longtemps Baginski, Fraenkel et Massei, recherchaient l'élément spécifique, qui siégeant sur la muqueuse produisait avec la fétidité de l'ozène, les altérations anatomiques.

En 1883, Lœwenberg découvrit dans le mucus d'individus ozéneux un micrococcus propre à être cultivé, et l'année suivante, à Bâle, au Congrès international d'otologie, fit observer que ce micrococcus se présentait souvent sous forme de diplococcus, tantôt sphéroïdal, tantôt ellipsoïdal, souvent en chaîne, rarement en amas. Le micrococcus présente quelquefois de petites bandes transversales de couleur blanchâtre. *Les cultures reproduisaient la mauvaise odeur.*

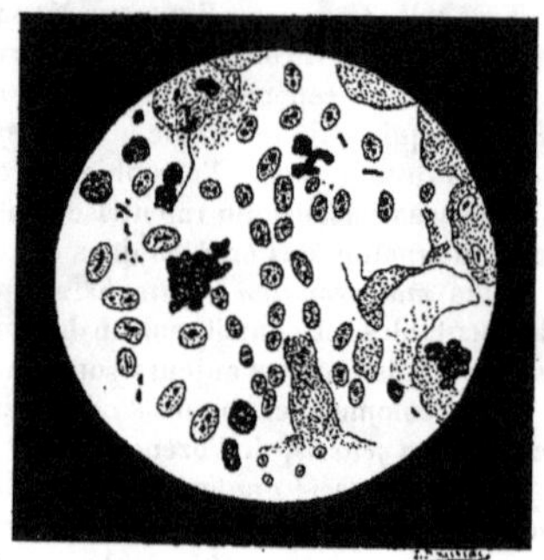

Fig. 308. — Mucus ozénateux.

En 1885, Klamann trouva, dans les croûtes et dans les sécrétions épaisses, des amas de micrococcus capsulés, qui, isolés, donnaient lieu à des cultures typiques, mais que Klamann n'a pas décrits.

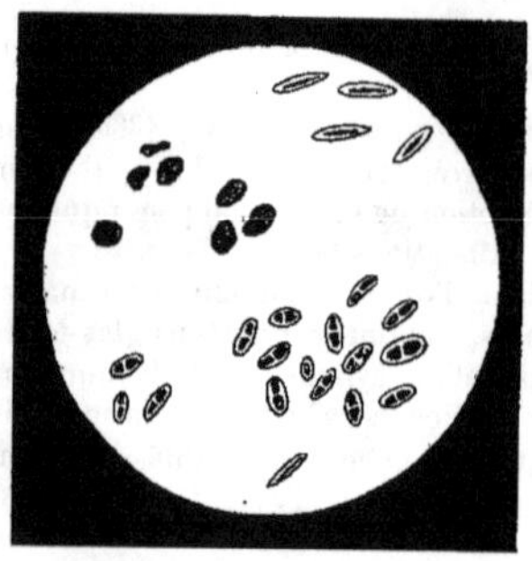

Fig. 309. — Mucus ozénat

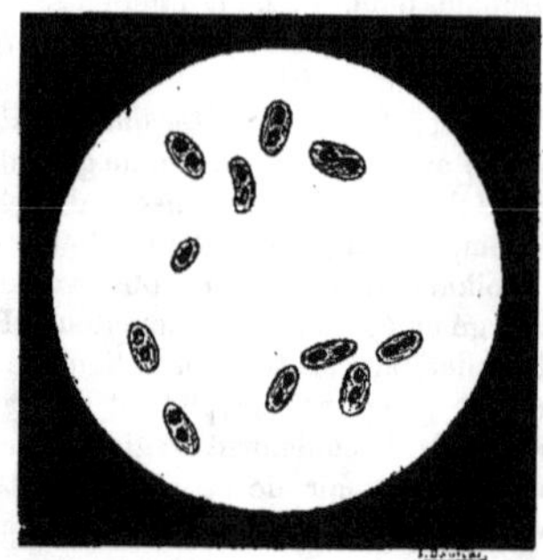

Fig. 310. — Bacille de l'ozène (Rhino-bacillus) de culture pure en gélatine.

Hayek, en 1887, au milieu de plusieurs formes de micro-organismes, de coccus et de bactéries (staphilococcus, streptococcus, micrococcus, capsulés, etc.), observa un bacille analogue au bacille fluorescent de l'eau et qui, selon lui, colore en vert la sécrétion nasale, et un autre bacille court, en diplococcus ou en chaînette, qui était capable de décomposer les matières organiques, en développant une odeur fétide et pénétrante.

Baratoux, trouve toujours le micrococcus décrit par Lœwenberg, et Cornil affirma que les cultures reproduisaient la fétidité caractéristique.

En 1888, Hayek, reprenant cet argument, confirma l'existence du petit bacille, en fit des inoculations sur des lapins, des rats et des cobayes avec des résultats négatifs; il ne le considéra point comme la cause de l'atrophie de la muqueuse, mais il le déclara l'agent de la mauvaise odeur.

Friedlander enfin, en 1889, dans une revue de l'ouvrage de Hayek, fit observer que le bacille de l'ozène, décrit par ce dernier, se trouvait aussi dans d'autres putréfactions, notamment dans celles de la viande » (Marano, *loc. cit.*).

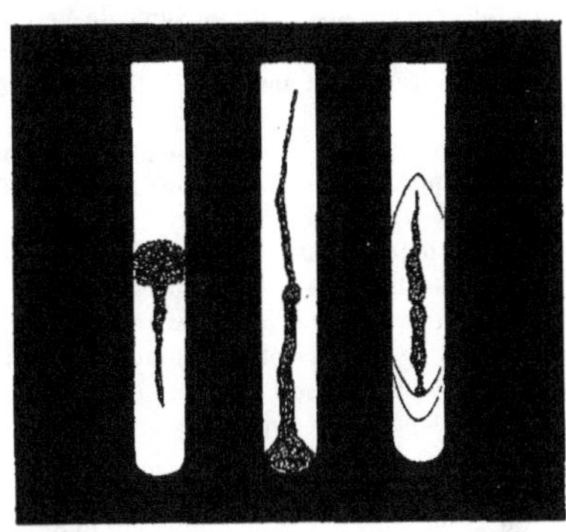

Fig. 311. — A gauche, colonie de sept jours, en gélatine. — Au milieu, colonie de seize jours, en gélatine. — A droite, colonie de six jours, en agar-agar.

Le docteur Marano a entrepris à son tour une série patiente de recherches microbiologiques, consignées dans son travail, qui lui ont permis de tirer les conclusions suivantes : « Dans l'ozène, il est une forme constante de microbes (rhino-bacillus) qu'on ne rencontre ni dans les autres formes d'inflammation du nez, ni, que je sache, dans d'autres affections. Le microbe est capsulé (fig. 310), mais parfaitement distinct des autres micro-organismes capsulés qui ont été l'objet des études de Dittrich, Paltauf, Friedlander, Babès, Mibelli, Mello, Pellizzari et Zagard.

« Ce microbe, abondant chez les personnes qui n'ont pas été soumises à des soins locaux, disparaît à mesure qu'on pratique le traitement antiseptique, accepté aujourd'hui par la plupart des médecins; ce fait est d'une grande importance, quoiqu'il n'ait pas la valeur d'une inoculation réussie.

« Même au point de vue bactériologique, l'ozène diffère de la rhinite atrophique et de la rhinite fétide.

« Enfin ce bacille que j'ai décrit est parfaitement le micrococcus de Lœwenberg, et si cet auteur ne l'a pas trouvé capsulé, comme il l'est en effet, c'est par suite d'une technique défectueuse. D'autre part, Hayek a dû se méprendre en étudiant une de ces formes de bacille qu'on rencontre dans certaines putréfactions, surtout dans celles de la viande, bacilles qui, comme j'ai déjà dit, se trouvent aussi dans le mucus ozénateux (fig. 308 et 309).

Au reste, malgré tous ces résultats, tant qu'on n'aura pas obtenu des formes pathologiques expérimentales, le problème étiologique de l'ozène restera irrésolu. »

Pour résumer ce long chapitre, nous conclurons :

1° Que l'ozène, c'est-à-dire *la mauvaise odeur spéciale*, est engendré par un microbe, le rhino-bacillus de Lœwenberg et de Marano (fig. 310 et 311);

2° Que ce microbe se rencontre surtout dans la rhinite atrophique, mais qu'il peut se montrer dans d'autres affections des fosses nasales, et que par conséquent rhinite atrophiante et ozène ne sauraient être synonymes;

3° *Que ce microbe spécial* à odeur particulière diffère absolument des microbes qu'on constate dans les rhinites ulcéreuses ou purulentes causées par des corps étrangers, des abcès du sinus, des tumeurs.

Étiologie. — Il règne encore une grande obscurité au sujet de l'étiologie intime de l'ozène : cette affection appartient à l'enfance et à l'adolescence; c'est à partir de huit à dix ans, et de seize à vingt ans, que l'affection s'établit insensiblement.

Le terrain scrofuleux favorise l'apparition de l'ozène, mais il se montre aussi chez des sujets à santé florissante, qui n'ont aucune tare scrofulo-tuberculeuse.

De même, syphilis et ozène n'ont aucune parenté, comme nous l'avons déjà établi. Les ulcérations, les nécroses cartilagineuses et osseuses, qui se montrent dans la période tertiaire de la syphilis donnent lieu à une odeur fétide, qui rappelle celle de l'ozène essentiel, mais ne doit pas être confondu avec lui [1] : car, comme l'a dit Moldenhauer, ce qui caractérise l'ozène, ce n'est pas seulement l'odeur fétide, mais bien l'aspect particulier que présentent les fosses nasales à l'examen rhinoscopique.

L'ozène est plus fréquent dans le sexe féminin, et comme il apparaît vers la puberté, époque de l'anémie et de la chlorose, on a incriminé ces deux états, comme favorisant l'éclosion de l'ozène.

L'ozène ne semble pas contagieux. L'hérédité n'est pas douteuse, et on rencontre assez souvent plusieurs sœurs atteintes de rhinite fétide.

Symptômes. — *L'examen des fosses nasales, l'état de la muqueuse, la nature des sécrétions, l'odeur exhalée par le malade*, fournissent au clinicien des renseignements utiles.

Les fosses nasales ont une largeur anormale, dépendante de la conformation originelle du nez et du stade de la maladie. La muqueuse est ratatinée, collée sur le squelette. Muqueuse et squelette sous-jacent ont subi une atrophie des plus notables; les cornets, surtout le cornet inférieur, disparaissent presque complètement sous l'influence du travail régressif (fig. 312). La béance des fosses nasales est telle qu'elle permet d'apercevoir dans une étendue beaucoup plus considérable que d'habitude la cloison et le plancher des fosses nasales. On distingue aussi les contours de l'hiatus semi-lunaire, et même les orifices des sinus frontaux, et des sinus sphénoïdaux. Consécutivement à ce processus pathologique atrophiant, qui n'épargne pas la paroi externe des fosses nasales,

[1] De Composalles, *Ozènes et rhinites fétides*. Paris, 1886.

au niveau des os propres du nez, le nez prend une forme *ensellée et épatée* (Potiquet).

Sur les parois des fosses nasales s'accumulent du pus, des croûtes brunes, lamelleuses, visqueuses, et fortement adhérentes. La muqueuse est saine au-

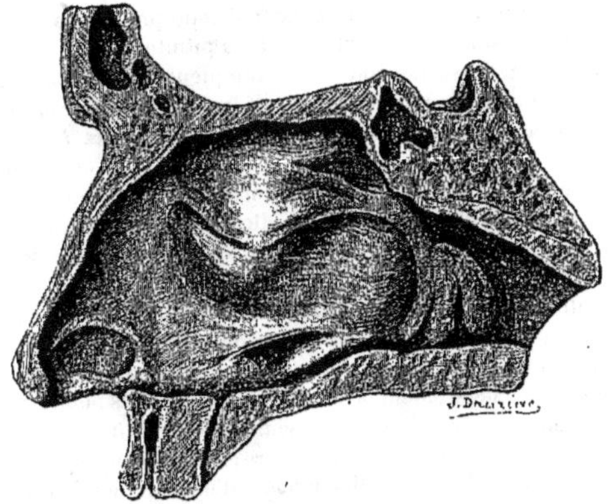

FIG. 512. — Atrophie de la muqueuse et des os dans l'ozène simple. (Zuckerkandl.)

dessous des croûtes, à moins que leur détachement ne laisse des excavations superficielles, mais rouges et saignantes.

L'odeur est caractéristique, c'est une fétidité douceâtre *sui generis*, bien différente de cette odeur de carie dentaire qu'exhale le pus qui provient de l'antre d'Higmore.

Les malades ont leur puissance olfactive diminuée, mais ils NE SE SENTENT PAS EUX-MÊMES, et ne sont que trop instruits de leur repoussante infirmité par leur entourage.

L'existence de croûtes dans l'arrière-gorge, et même dans la trachée jusque sur les cordes vocales (*ozène trachéal*), entraînent à leur suite un *râclement constant, des troubles de l'ouïe*, et même un *enrouement* notable.

Le **diagnostic** de l'ozène n'offre aucune difficulté ; il sera toujours facile de séparer l'ozène essentiel des rhinites fétides dues à la *syphilis*, à un corps *étranger*, à un *néoplasme*. La persistance de la mauvaise odeur après un lavage des fosses nasales, l'examen trachéoscopique montrant les parois trachéales tapissées de croûtes adhérentes, feront admettre l'existence de l'*ozène trachéal* (Luc).

Le **pronostic** est des plus sérieux : c'est une infirmité rebelle qui condamne ceux qui en sont atteints à une existence morale des plus pénibles ; cependant, grâce à un traitement attentif, on peut pallier les effets de cette horrible affection.

Traitement. — Ruault, dans un excellent mémoire sur le traitement de la rhinite atrophique et de l'ozène (*Archives de laryngologie*, avril 1889), a bien posé les indications du traitement, en se basant sur la nature du mal :

1° Débarrasser complètement les fosses nasales des croûtes qui y sont accumulées;

2° Agir sur cette muqueuse avec un antiseptique puissant produisant à la fois l'antisepsie et une légère irritation de la pituitaire;

3° Empêcher le dessèchement de la muqueuse, et les sécrétions, tout en conservant au malade la possibilité de respirer par les deux narines

Pour expulser les mucosités concrètes, on a recours à l'irrigation naso-pharyngienne. Le liquide se compose d'eau tiède additionnée de bicarbonate de soude (Ruault), d'eau salée, d'eau chloratée (4 à 5 grammes pour 100), additionnée de 10 pour 100 de glycérine (Sidlo, Société de médecine militaire de Vienne. In *Semaine médic.*, 1889, p. 48), d'acide borique, de permanganate de potasse (1 : 3000 Moldenhauer).

Si l'irrigation ne suffit pas à détacher les croûtes, il faut les enlever complètement avec un tampon, ou une pince, ou un stylet.

Pour l'antiseptie de la muqueuse, Ruault recommande le naphtol camphré [1]; on badigeonne très légèrement, avec un pinceau, tous les points de la muqueuse. Cette opération est suivie d'une forte sensation de piqûre avec irradiation nerveuse dans la région sous-orbitaire, et vers les dents correspondantes. On peut d'ailleurs faire précéder ce badigeonnage d'une application anesthésique de cocaïne. D'autres ont employé l'acide phénique, la résorcine, le thymol, le sublimé en solution très faible (1 : 10 000, Lowenberg).

Des insufflations d'acide borique finement pulvérisé, l'acéto-tartrate d'alumine (Schœffer, Lange), ont été préconisés.

Pour empêcher le *dessèchement de la muqueuse et des sécrétions*, Ruault s'est servi de l'huile de vaseline, corps gras, inoxydable, qui soustrait la muqueuse à l'action du courant d'air extérieur; on peut associer la vaseline à un antiseptique, comme le naphtol, le salol camphré, dans la proportion de 10 centigrammes pour 1000. L'huile de vaseline est projetée sur la muqueuse avec un petit pulvérisateur spécial.

Le traitement doit s'appliquer au pharynx nasal, à la trachée (*Ozène trachéal* de Luc. *Arch. de rhinol.*, 15 février 1888) et s'il coexiste de la laryngite sèche, les inhalations de benjoin, faites matin et soir, rendent de grands services.

Gottstein, pour s'opposer à la dessiccation et à la décomposition rapide des produits de sécrétion, introduit un tampon dans la partie supérieure de chaque fosse nasale : « le tampon a une double action : il s'oppose à l'accès de l'air, et provoque une irritation substitutive légère de la muqueuse. Ce tampon est formé d'ouate hydrophile, dont les dimensions (petit doigt) sont en rapport avec celles des fosses nasales. Il doit être repoussé avec une pince jusque dans la partie supérieure de la fosse nasale, afin que l'air puisse circuler librement au-

(1) Voici la formule de Ruault :

Naphtol α (moins irritant pour la muqueuse que le naphtol β)	1 partie.
Camphre	2 parties.
Huile de vaseline	Proportion variable suivant la tolérance des malades.

dessous pour les besoins de la respiration. » Cette opération, dont le malade apprend vite le maniement, est renouvelée matin et soir [1].

Traitement chirurgical. — Les cautérisations au galvano-cautère ne réussissent pas dans le traitement de l'ozène, et la muqueuse atrophiée se répare difficilement après la chute des eschares.

Les cautérisations chimiques avec la teinture d'iode pure, répétées 8 à 10 fois, à quelques jours d'intervalle, ont été préconisées par Tillaux.

Les procédés chirurgicaux conseillés par Volkmann et par Rouge, créent des *mutilations* inutiles dans le traitement de l'ozène, et tous les rhinologistes sont unanimes à les repousser.

Max Berliner (de Breslau) (*Deutsche medic. Wochenschrift*, 19 décembre 1889, p. 1045) a cru trouver la cause de la ténacité de l'ozène, *dans un contact du cornet moyen et de la cloison. De là un arrêt de sécrétion, et plus tard une cause d'atrophie des muqueuses en contact*, etc., etc. Il suffirait, d'après Berliner, de supprimer le contact en question, par une opération qu'il décrit, pour voir cesser l'accumulation des croûtes fétides, dans les fosses nasales. Cette théorie ne repose pas sur une observation attentive.

Il ne faut pas négliger l'état général des ozéneux. Le bon air, le séjour sur les bords de la mer, les bains chlorurés sodiques (Salies de Béarn), une nourriture réparatrice, l'huile de foie de morue, etc., seront très utilement prescrits.

V

CORYZA CASÉEUX

Sous le nom de *coryza caséeux*, M. Duplay a décrit, le premier, une affection caractérisée par l'accumulation dans l'intérieur des fosses nasales d'une matière caséeuse, analogue au contenu de certains kystes sébacés, et qui peut former des dépôts assez considérables pour déformer le visage et amener la perte de l'odorat [2].

(1) Ruault fait à cette pratique le reproche d'être la plupart du temps illusoire; le tampon tombe s'il n'est pas appliqué avec une force suffisante; s'il a été repoussé avec énergie, il donne lieu à des douleurs qui empêchent le malade de le conserver.

(2) Le coryza caséeux n'est pas considéré par tous les pathologistes comme une entité morbide parfaitement définie; c'est ainsi qu'on chercherait en vain la description de cette affection, dans les traités anglais ou allemands. Dans une étude critique sur le coryza caséeux, le docteur Potiquet (*Gaz. des hôpit.*, 2 févr. 1889, n° 14) a repris une à une, les observations enregistrées comme coryza caséeux, et a essayé de démontrer qu'elles ne répondaient pas *à une espèce morbide définie*. Ces observations concernent des malades atteints, soit de kystes folliculaires (variété butyreuse) de la mâchoire supérieure rompus dans une des fosses nasales, soit des cas de corps étrangers d'une fosse nasale, avec production ultérieure de cellules épithéliales desquamées et de globules de pus, soit des gommes syphilitiques de ces cavités en voie d'élimination, soit des cas de suppuration chronique du sinus maxillaire.

Les produits d'apparence caséeuse qui accompagnent ces affections en deviennent un des symptômes, mais ne peuvent à eux seuls constituer une maladie déterminée.

C'est ainsi qu'Hartmann envisage, lui aussi, les produits caséeux; ils sont le résultat de toutes les causes qui *s'opposent à l'élimination de la sécrétion nasale*, c'est-à-dire : les corps étrangers (cas les plus fréquents), les polypes, les destructions étendues à l'intérieur des cavités nasales (syphilis), avec impossibilité d'expulsion des sécrétions et accumulation de

Il s'agit d'une affection rare, qui a presque toujours été méconnue. Les premières observations ont été publiées par Maisonneuve [1], sous le nom de *kyste butyreux de la face*. MM. Verneuil, Reverdin, Guyon, Terrier, en ont observé des exemples. En 1879, M. Périer en a communiqué un cas intéressant à la Société de chirurgie. Bournonville (de Gothenburg) [2], d'Azambuja [3], Cozzolino [4], Wagnier (de Lille) [5], ont publié de nouveaux faits.

La rhinite caséeuse, au lieu d'être totale, pourrait n'occuper qu'une région de la pituitaire, et être *localisée* à un des sinus; c'est ainsi que Quénu nous a rapporté l'histoire d'une malade dont le sinus maxillaire était absolument rempli par des amas épithéliaux, ressemblant à du *mastic de vitrier*.

Schelch [6] pense que, le plus souvent, le sinus maxillaire est atteint en même temps que la fosse nasale, et que les masses caséeuses proviennent plutôt du sinus.

Étiologie. — Les causes déterminantes de cette affection nous sont encore inconnues. L'influence de l'âge est nulle, puisque les malades de Maisonneuve avaient l'un treize ans (garçon), l'autre vingt et un ans (fille), et le sujet observé par Reverdin avait dépassé soixante ans.

Assez fréquemment, un érysipèle [7] a précédé le coryza caséeux, et dans ces cas, pour Duplay, la cause de la maladie doit être recherchée dans l'exfoliation épithéliale qui a lieu consécutivement à l'érysipèle, et dont les produits ne peuvent être évacués grâce aux anfractuosités des fosses nasales. Toute cause d'irritation agit dans le même sens. Dans le cas de Verneuil, il existait au milieu de la matière caséeuse un corps étranger; le malade de Périer avait eu une bronchite suivie d'un coryza très intense. Terrier est porté à admettre un mode particulier d'inflammation de la pituitaire et de ses annexes, déterminant une hypersécrétion de l'épithélium, et sa desquamation anormale. La présence même de ces amas épithéliaux, constituant une source d'irritation pour la muqueuse, active la sécrétion de l'épithélium, et devient l'occasion de nouveaux dépôts qui s'ajoutent aux premiers (Duplay).

Symptomatologie. — « Les symptômes de cette affection sont assez obscurs. Elle débute généralement par les signes d'une inflammation franche, qui aboutissent au bout d'un certain temps à la formation d'un abcès.... L'existence d'un ozène (rhinite fétide) a toujours été signalée, et les malades sont tourmentés par une sécrétion séro-purulente abondante et fétide, mêlée sou-

produits caséiformes. Hartmann admet encore que les masses caséeuses trouvées dans les fosses nasales peuvent provenir d'une région voisine de ces cavités (sinus maxillaire).

En résumé, si pour Duplay le *coryza caséeux* est une entité morbide bien définie, pour d'autres observateurs, l'apparition de produits caséeux n'est que le symptôme d'une entrave à l'expulsion des sécrétions nasales; pour les uns c'est une espèce morbide, pour les autres un simple signe.

(1) MAISONNEUVE, *Moniteur des hôpit.*, 1855.

(2) BOURNONVILLE, *Centralbl. f. Chir.*, 1885.

(3) AZAMBUJA, *De l'ozène et de son traitement*. Thèse de Paris, 1874.

(4) COZZOLINO, *Bolletino delle malattie dell' orecchio, della gola, del nasol.*, 1884.

(5) WAGNIER, de Lile, *Revue de laryngologie*, 1890.

(6) SCHELCH, *Die Krankheiten der Mundhöle, des Rachens und der Nase*, 2e éd., 1888.

(7) L'existence de cet érysipèle antérieur n'est pas démontrée : il s'agirait plutôt d'un gonflement inflammatoire, *une sorte d'érysipèle* (obs. de Maisonneuve), symptomatique d'un kyste butyreux, d'un corps étranger, etc. (POTIQUET, *loc. cit.*).

vent à des grumeaux caséeux. L'expulsion de ces grumeaux calme parfois momentanément les symptômes.

A une seconde phase de la maladie, les signes d'obstruction des fosses nasales augmentent; une perte de l'odorat plus ou moins complète survient; la joue commence à se déformer du côté de l'aile du nez, et surtout au voisinage du grand angle de l'œil. Plus tard, cette déformation des traits peut devenir aussi considérable que dans les tumeurs de la plus mauvaise nature : l'œil est projeté en dehors et en haut; il y a de la diplopie, du strabisme; la joue est refoulée en avant, le nez dévié du côté sain, sa cloison plus ou moins déjetée complètement. La peau participe à l'inflammation des parties profondes; elle est rouge, luisante, épaissie, mollasse et fluctuante sur certains points. Dans le cas de Maisonneuve, la tumeur avait été regardée comme fluctuante par un autre chirurgien, et l'on avait plongé un bistouri qui n'avait amené que du sang. Presque toujours, à un certain moment, il se fait de véritables poussées aiguës phlegmoneuses, pendant lesquelles la tumeur grossit très rapidement, devient le siège de douleurs intolérables, d'élancements et de battements profonds dans la région orbitaire, et souvent se perfore en plusieurs points qui deviennent fistuleux. En même temps, il existe toujours des signes généraux graves, de la fièvre, de l'anorexie, bref tous les caractères des tumeurs malignes.

« Les symptômes physiques sont souvent obscurs. Il est des cas, en effet, où l'examen des fosses nasales ne fait rien découvrir d'anormal, mais on aperçoit habituellement une masse volumineuse, empiétant sur la cavité des narines, et l'obstruant plus ou moins complètement. Elle est d'apparence blanchâtre, charnue, simulant parfois un polype, mais plutôt un encéphaloïde, par sa consistance lardacée et mollasse. Si l'on vient à introduire un stylet par l'orifice des fistules, on n'arrive pas sur des os nécrosés comme on pourrait s'y attendre, mais on traverse une matière molle comme butyreuse, ne donnant pas ou presque pas de sang à l'exploration. C'est là un signe important, car le cancer, qui donne presque la même sensation, saigne toujours abondamment. Lorsque la tumeur fait saillie presque sous la peau, comme dans le cas de Maisonneuve, la palpation directe fournit des renseignements précieux. En effet, il est possible, en exerçant une pression un peu brusque, de refouler la matière caséeuse, et de la sentir s'écraser sous le doigt, en même temps qu'on la voit s'échapper par l'orifice des fistules. C'est là un signe presque pathognomonique, car dans aucune tumeur maligne, on n'observe rien d'analogue(¹). » (Duplay, loc. cit., p. 807 et 808.)

Diagnostic. — Il peut être fort difficile, au début; tant qu'il n'y a pas eu élimination spontanée ou provoquée de masses caséeuses, on peut attribuer les accidents observés à une *périostite du maxillaire*, à *une ostéite syphilitique* ou *tuberculeuse*, *à un polype*, à *une tumeur maligne*, surtout, si des fistules se sont formées.

(¹) Nous avons tenu à citer exactement la description symptomatique de Duplay; les points indécis, obscurs ne sont-ils pas singulièrement éclairés par la conception nouvelle que nous avons donnée du coryza caséeux, un signe indéniable, l'issue de produits caséeux, engendré par des processus divers (corps étrangers, syphilis, polype, kystes butyreux du sinus)?

Il faut tenir grand compte du rejet des masses caséeuses, au début de l'affection : un examen attentif des fosses nasales permettra de ramener avec un stylet ou la curette des débris de matière caséeuse, et alors l'intégrité des os, déplacés mais non altérés, l'absence d'écoulement sanguin, l'état normal des ganglions, éclaireront le diagnostic. Il restera au chirurgien à rechercher la cause de l'accumulation de ces produits caséeux et à déceler le corps étranger, le polype, la lésion du sinus, etc., origine des accidents.

Traitement. — Une telle affection ne réclame pas d'opération chirurgicale sérieuse. Débarrasser les fosses nasales des produits caséeux, s'opposer à leur reproduction et à leur rétention, telles sont les deux données du problème thérapeutique. De larges irrigations, souvent répétées, à plein courant, au besoin le grattage du sinus maxillaire ouvert ou des fosses nasales avec une curette, ou l'ablation directe des parties visibles de la tumeur, au moyen d'une pince à polypes, sont les seuls procédés auxquels il faille avoir recours. Lorsque le corps étranger, le polype, le corps du délit, en un mot, a été enlevé, la voie nasale est de nouveau ouverte, et la guérison ne tarde pas à se faire : on est toujours étonné, cependant, de la quantité des dépôts caséeux expulsés.

CHAPITRE III

INFLAMMATIONS INFECTIEUSES DES FOSSES NASALES

Nous décrirons dans ce chapitre la *syphilis du nez et des fosses nasales*, la *tuberculose nasale*, et l'*ulcère perforant de la cloison*. Toutes ces affections doivent être rapprochées, car une *origine infectieuse* leur est commune.

I

SYPHILIS DU NEZ ET DES FOSSES NASALES

On rencontre dans le cours de la syphilis des lésions des différentes parties de la région nasale (peau, muqueuse, os et cartilages) qui apparaissent à toutes *les périodes de l'infection*, et peuvent même constituer une manifestation de *la syphilis héréditaire*.

DUPOND, Manifestations primitives et secondaires de la syphilis. Thèse de Bordeaux, 1887. — JULLIEN, Maladies vénériennes, dernière édition. — MAURIAC, Syphilis tertiaire, 1887. — MOREL MACKENSIE, Maladies des fosses nasales. Traduction de Moure et Charazac. — FOURNIER, Syphilis héréditaire tardive. — MARFAN, Chancre de la fosse nasale. *Ann. de dermat.*, 1890.

Chancre du nez et de la muqueuse nasale. — Les *accidents primitifs* sont extrêmement rares. D'après les statistiques de Bassereau, Clerc, Fournier, et Le Fort, sur 1775 chancres chez l'homme, on n'en rencontre *qu'un* du nez et de la pituitaire, pour 1666 du prépuce, du gland ou de l'urèthre, et 8 de la langue. On a cependant réuni un certain nombre de cas, dans lesquels le chancre initial occupait la région nasale, siégeant tantôt sur le tégument externe près de la narine, dans le sillon naso-labial (Aimé Martin, Fournier), tantôt au niveau même de la muqueuse (Mac-Carthy, Rollet, Fournier). Dans ce cas, on l'a vu siéger soit sur la paroi externe, soit sur la cloison (Moure), mais toujours sur un point rapproché de l'orifice antérieur des fosses nasales, et jamais dans la partie moyenne. Enfin, on a signalé (Lailler, Gubler, Hillairet, Lancereaux) des chancres de l'orifice postérieur, succédant toujours à un cathétérisme de la trompe d'Eustache, fait avec des instruments malpropres. En dehors de ce mode de contagion spécial, le chancre du nez s'explique facilement par les attouchements auxquels cet organe est sans cesse exposé et les érosions qu'il présente souvent à sa suface. Weil, dans un cas de chancre nasal chez un nouveau-né, admit que la contagion s'était faite au contact des organes génitaux de la mère pendant l'accouchement.

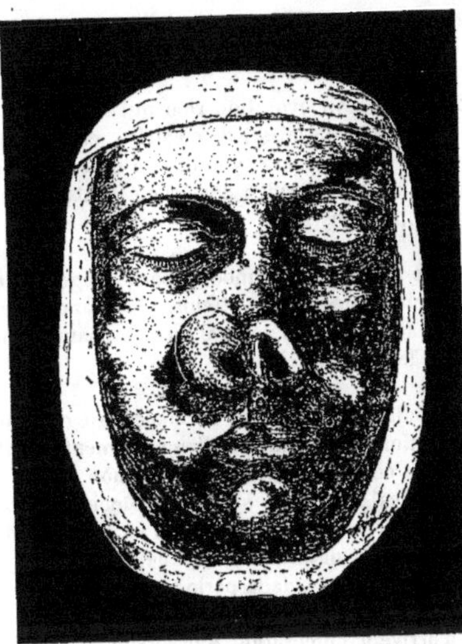

FIG. 515. — Chancre de l'aile du nez. (Musée Saint-Louis, 286. Hillairet.)

Le *chancre du nez*, quand il siège sur le dos de l'organe, est de forme plate et de dimensions moyennes. Quand il siège au niveau des ailes du nez, au contraire, il a tous les caractères de l'*ulcum elevatum* et présente un volume considérable amenant une déformation plus ou moins complète de la région (fig. 515).

Le *chancre de la muqueuse nasale* se révèle tout d'abord par des signes fonctionnels. Le malade éprouve une sensation de cuisson, de démangeaison, la voix est nasonnée, et il se fait par la narine un écoulement sanieux dont l'odeur est plutôt fade que fétide. Le nez est rouge, et présente une légère enflure qui se propage quelquefois à la face. Dans l'intérieur de la narine, on trouve une masse fongueuse, de couleur rougeâtre, ayant l'aspect d'un champignon, et recouverte d'un mucus pultacé. Elle adhère par un large pédicule, tantôt à la face externe des narines, tantôt à la cloison (Moure), et saigne au moindre contact. Au toucher, cette tumeur donne le plus souvent la sensation d'une *boule de cartilage*, tandis que d'autres fois, à côté de points durs on en trouve de ramollis. La partie avoisinante de la muqueuse participe à l'inflammation et présente une coloration rougeâtre assez accentuée. La narine est obstruée d'une façon plus ou moins complète, mais jamais on ne constate de déviation de la cloison, et la narine du côté opposé est absolument saine.

En même temps que ces signes du côté des fosses nasales, on observe toujours l'engorgement des ganglions sous-maxillaires, qui apparaît en même temps que le chancre, et persiste après sa disparition.

Le *chancre de la région postérieure* ne donne pas lieu à des symptômes particuliers, et est généralement méconnu. On ne l'observe habituellement qu'à sa période de décroissance, lorsque les accidents secondaires ont déjà apparu, et ont déterminé l'examen rhinoscopique, pour rechercher le siège de l'accident primitif.

Les signes généraux sont ceux de la syphilis; il existe de la céphalée, de l'anémie, et finalement on voit apparaître les éruptions caractéristiques de la période secondaire.

Le *chancre nasal* ne présente dans son évolution rien qui le distingue du chancre des autres régions. Il disparaît sans laisser de cicatrice, et c'est à tort, probablement, que Jullien attribue à un chancre syphilitique un cas de perforation de la cloison. Seul, le chancre de l'orifice postérieur peut déterminer des lésions persistantes de la trompe d'Eustache.

Le **pronostic** de la syphilis ne paraît pas être modifié par le siège de l'accident initial, et la mort observée chez une malade atteinte de chancre du nez s'explique par l'âge (soixante-dix ans), et l'état général du sujet, sans qu'on ait à faire entrer en ligne de compte le siège du chancre.

Le **diagnostic** est toujours facile surtout quand le chancre siège au tégument externe. La rapidité d'évolution de la tumeur, l'engorgement ganglionnaire précoce, ne permettent pas la confusion avec une ulcération cancéreuse, d'autant que l'apparition des autres signes de syphilis, coïncidant avec la régression du chancre, viendrait lever tous les doutes. Mais en présence d'une ulcération du nez, avant d'admettre sa nature syphilitique, il faut attendre l'apparition de la roséole et des autres signes de la période secondaire.

Le chancre de la muqueuse ne saurait être confondu avec une tumeur maligne ulcérée. Le sarcome n'arrive à l'ulcération que lorsqu'il a acquis un volume très considérable, que n'atteint jamais le chancre; aussi le sarcome ulcéré s'accompagne-t-il de déformation des fosses nasales, de déviation de la cloison, qui n'existent jamais avec le chancre.

Période secondaire. — La muqueuse nasale, comme toutes les muqueuses exposées à l'air, peut être le siège de *plaques muqueuses;* mais tandis que Mauriac et Lancereaux regardent les plaques des fosses nasales comme rares, Jullien admet qu'elles se produisent très habituellement dans le cours de la période secondaire. Davaine et Deville, sur 186 femmes, ont trouvé 8 fois des plaques dans les fosses nasales, et 18 fois sur les amygdales; Bassereau, sur 110 hommes, en a trouvé 2 fois dans cette région, et 100 fois sur les amygdales. Il faut dire que les plaques des fosses nasales existent rarement seules, et qu'elles coïncident, le plus souvent, avec des plaques des organes génitaux.

Elles n'occupent pas indistinctement toutes les parties de la région; dans la presque totalité des cas, elles siègent près de l'orifice antérieur, à cheval sur la muqueuse et la peau, et empiétant souvent sur cette dernière; quelquefois on en a observé à l'orifice postérieur, mais jamais on n'en rencontre dans les parties moyennes, et c'est exceptionnellement que Moure en a vu une fois sur les cornets. Jullien explique cette localisation, par la nature de l'épithélium de revêtement, qui au lieu d'être cylindrique, à cils vibratiles, est pavimenteux, comme celui de la peau, près de l'orifice antérieur des fosses nasales.

Les *syphilides du sillon naso-labial* sont petites comme une tête d'épingle, au nombre de une ou deux, et ont une coloration assez tranchée; elles occupent souvent le fond du sillon, et laissent quelquefois à leur suite des cicatrices qui, d'après Davaine et Deville pourraient devenir un élément de diagnostic rétrospectif.

Dans les *narines*, les *plaques muqueuses* ont l'aspect de petites érosions, à fond rouge, qui ne tardent pas à se recouvrir de croûtes jaunâtres; plus rarement, elles se montrent sous forme de petites plaques opalines. Quand les syphilides sont nombreuses, comme elles siègent toutes, près de l'orifice antérieur des fosses nasales, les croûtes qui les recouvrent forment un véritable bourrelet, qui rétrécit cet orifice, et gêne le passage de l'air. Il existe en même temps un léger degré d'enchifrènement, avec diminution du goût et de l'odorat, et on a tous les signes d'un coryza ordinaire, moins l'éternuement. L'haleine a une odeur fade; mais l'écoulement par les narines n'est pas très abondant, et les symptômes sont plutôt ceux d'un coryza sec.

La durée des accidents est variable. Elle est quelquefois assez longue. Les croûtes qui recouvrent les ulcérations sont enlevées par le malade, celles-ci sont mises à nu et la cicatrisation se trouve retardée; mais la lésion reste superficielle et n'a aucune tendance à se propager aux parties profondes, de sorte qu'on n'observe jamais de destruction osseuse.

Le diagnostic est facile. L'examen au spéculum permettra de reconnaître l'existence et le siège des ulcérations, mais pour affirmer leur nature, il faudra rechercher les autres symptômes de syphilis, voir s'il n'existe pas de plaques ailleurs, aux organes génitaux par exemple, rechercher la roséole, l'engorgement des ganglions cervicaux.

Période tertiaire. — Les accidents tertiaires sont beaucoup plus fréquents que ceux de la période secondaire (2,8 pour 100, d'après Wilky), et sont aussi beaucoup plus redoutables, à cause des désordres considérables qu'ils laissent souvent à leur suite. C'est en pleine période tertiaire, cinq à huit ans après l'infection, qu'on voit apparaître les accidents; mais ils peuvent se montrer beaucoup plus tôt, surtout dans les pays où la syphilis n'ayant jamais été bien soignée a conservé une virulence plus grande qu'en Europe. C'est ainsi qu'en Afrique, il n'est pas rare de constater, un ou deux ans après le chancre, des gommes du nez, amenant une déformation rapide de l'organe, qui détermine seule les Arabes à venir consulter.

Dans leur forme la plus bénigne, les *syphilides tertiaires* attaquent uniquement la muqueuse et appartiennent au type des syphilides ulcéreuses. Ce sont de petites ulcérations, transversalement dirigées, occupant différents points des fosses nasales et déterminant du coryza avec un très léger degré de fétidité. Généralement, en quelques semaines, les ulcérations disparaissent complètement, et il est rare de constater à leur suite des lésions osseuses.

Mais cette forme ulcéreuse est de beaucoup la moins fréquente, et le plus souvent la syphilis tertiaire des fosses nasales se traduit par des lésions qui débutent par le squelette, et n'atteignent la muqueuse que plus tard. Ces *gommes* siègent de préférence sur la cloison, le vomer, les os propres; mais on peut les rencontrer sur l'ethmoïde, l'unguis, et la branche montante du maxillaire. D'après Mauriac, les lésions d'ostéite raréfiante seraient plus fréquentes que la nécrose, mais les deux coexistent souvent et amènent rapidement la destruction complète de l'os.

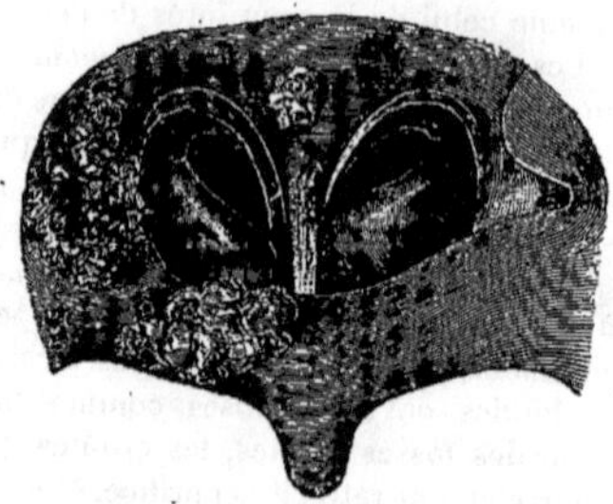

Fig. 314. — Ulcérations syphilitiques de l'arrière-cavité des fosses nasales. (Semeleder.)

Les *symptômes* du début sont habituellement très obscurs, mais il est exceptionnel de les voir manquer complètement. Le plus souvent il existe de la céphalée, des douleurs faciales névralgiformes, bientôt suivies de phénomènes, qui attirent l'attention du côté des fosses nasales. Le malade est enchifrené, il a du catarrhe nasal, l'odorat est diminué, et l'air passe difficilement dans les narines. Quand les lésions siègent près de l'orifice postérieur, on constatera en plus une certaine gêne dans la déglutition. Plus tard, la sécrétion nasale prend une odeur infecte, devient purulente et sanguinolente, ce qui doit éveiller l'idée de syphilis, surtout si au milieu du pus, on constate la présence de petites esquilles osseuses.

Dans ces conditions, l'examen attentif du nez s'impose. Si la lésion siège dans la partie supérieure, on peut noter, par la vue seule, un épaississement des os propres du nez avec tuméfaction vague de l'organe à sa racine. Mais le plus souvent, on doit avoir recours à une exploration plus complète, à l'aide du spéculum et du miroir, qui permettent seuls d'examiner les parties moyennes et postérieures des fosses nasales (fig. 314). On constatera alors, en dehors d'une hypérémie générale de la muqueuse, l'existence, en différents points, d'ulcérations larges et profondes, à bords déchirés, de coloration gris sale à leur base, qui sont souvent masquées par des croûtes. Si la lésion est plus avancée, on pourra apercevoir sous la muqueuse les os nécrosés, qui ont un aspect noirâtre. On doit également avoir recours à l'examen avec un stylet, qui arrivera facilement sur l'os dénudé, en reconnaîtra les aspérités, et permettra quelquefois de constater sa mobilité. L'examen direct est négatif dans les cas où les lésions siègent trop haut et sont inaccessibles.

Les gommes, quand elles sont soignées à temps, se résorbent dans la grande majorité des cas sans laisser de trace; mais elles peuvent, dans le cas contraire, aboutir à des destructions osseuses plus ou moins complètes. Tantôt c'est la paroi seule qui est perforée. et si la perforation est petite, elle n'enn'entraîne ni déformation, ni trouble fonctionnel, puisqu'il n'y a même pas du nasonnement. La perforation de la voûte palatine osseuse, au contraire, cause des troubles profonds de la déglutition et de la phonation; mais une des conséquences les plus sérieuses de la syphilis tertiaire du nez est la déformation caractéristique résultant de l'affaissement de l'organe, par suite de la destruction de la charpente osseuse (fig. 515 et 516).

« Quand [1] les os propres du nez seuls sont détruits, le nez s'affaisse à sa

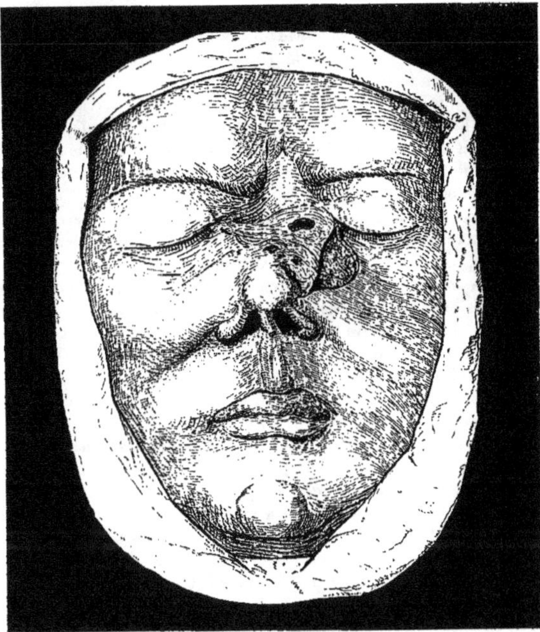

Fig. 515. — Syphilides gommeuses — Nécrose du nez. (Musée Saint-Louis, pièce 575.)

racine, de sorte que, immédiatement au-dessous de l'épine du frontal, au lieu de la saillie habituelle de la racine du nez, on trouve un méplat. Cet effondrement réagit sur le segment inférieur du nez qui bascule et forme avec le segment supérieur un angle obtus ouvert en avant, de sorte que la pointe se retrousse et les narines regardent en haut et en avant. Si le cartilage de la cloison est détruit, la déformation est un peu différente. Non seulement le segment inférieur s'affaisse, mais il subit un véritable recul, de telle sorte qu'il

[1] Fournier, *Syphilis héréditaire tardive*.

rentre dans le segment supérieur à peu près de la même façon qu'un cylindre de lorgnette rentre dans le cylindre destiné à le contenir, et on trouve à ce niveau un bourrelet cutané plus ou moins saillant. » C'est le *nez en lorgnette* de Fournier.

Quand les os de la paroi supérieure des fosses nasales sont atteints, on comprend que l'inflammation puisse se propager aux méninges, et amener la mort. Graves et Brodies en rapportent un exemple, à la suite de nécrose de l'ethmoïde.

Les os nécrosés sont généralement éliminés en plusieurs fois par petites esquilles, mais ils peuvent exceptionnellement être éliminés en entier en une seule fois, et Langenbeck rapporte un cas de ce genre, dans lequel on observa même des phénomènes d'asphyxie.

La syphilis des os du nez se manifeste quelquefois par des *exostoses et des hyperostoses* qui peuvent déterminer des accidents divers. Quand la lésion siège sur la branche montante du maxillaire ou sur l'unguis, elle amènera un *rétrécissement du canal nasal* qui se traduira par du larmoiement, et par l'apparition d'une tumeur lacrymale. Lagneau fils a pu réunir 10 observations de dacryocystite chronique liée à la syphilis.

Les gommes des fosses nasales ont habituellement une marche chronique et ont une grande tendance à guérir sous l'influence du traitement; mais, dans certains cas, on les voit évoluer avec une rapidité extrême. En quelques semaines, la muqueuse disparaît, les os sont détruits, et comme dans ces cas graves les lésions sont diffuses et ne se limitent pas aux fosses nasales, on voit les cavités de la bouche, du nez, du pharynx, communiquer et former un vaste cloaque, comme chez une malade de Besnier (Musée Saint-Louis, cat. 259). C'est surtout dans ces cas, qu'on voit les gommes amener l'ulcération de la peau, et déterminer des pertes de substance, plus ou moins considérables, qui viennent encore augmenter la difformité.

A côté de ces manifestations ulcéreuses et gommeuses des fosses nasales, il nous faut parler d'une lésion un peu spéciale que John Moland Mackensie signalée en 1889 dans le *Journal of laryngologie*.

Il s'agit d'un processus analogue à celui déjà mentionné par Whistler pour le larynx. On voit apparaître chez les vieux alcooliques, au niveau des cornets inférieurs, de petits polypes fibreux, de consistance dure et d'aspect jaunâtre, qui peuvent devenir le siège d'ulcérations. Au microscope, ces polypes sont formés d'un tissu fibreux mou; on ne trouve trace ni des éléments glandulaires ni de l'épithélium. Les mêmes lésions peuvent s'observer sur les amygdales ou les piliers du voile du palais.

Ces lésions, qu'on pourrait comparer aux gommes, s'en distinguent par leur consistance plus ferme, et par l'inefficacité du traitement spécifique.

Syphilis héréditaire. — La syphilis héréditaire a une prédisposition marquée pour les fosses nasales, et peut se montrer à deux moments de la vie : tantôt au *moment de la naissance*, dans la première ou deuxième semaine, rarement après le deuxième mois, ou plus tard, *pendant l'adolescence*.

Chez le jeune enfant, le *coryza* est souvent le premier signe de la syphilis héréditaire, et précède quelquefois l'éruption cutanée. Il serait, d'après Diday, l'indice d'apparition de plaques muqueuses dans les fosses nasales, tandis que

Parrot regarde les ulcérations comme très rares. Les narines sont rouges et fendillées, et laissent écouler un liquide qui, d'abord séreux, ne tarde pas à devenir purulent. Il se forme dans l'intérieur des narines des croûtes qui les obstruent, de sorte que la respiration est gênée, surtout pendant le sommeil, et que, quelquefois même, l'allaitement est difficile. Ce coryza n'a aucune tendance à guérir seul et, s'il n'est pas soigné, les lésions, d'abord muqueuses, peuvent atteindre l'os ou bien, l'inflammation se propageant vers les parties supérieures, amène des symptômes méningitiques qui emportent le malade. Souvent, d'après Weber, l'apparition de la méningite serait précédée par l'arrêt subit de la sécrétion nasale.

Dans les cas de *syphilis héréditaire tardive*, c'est également le coryza qui est le premier symptôme de la syphilis nasale. Le malade est enchifrené, les narines sont le siège d'un écoulement muco-purulent, la respiration se fait par la bouche, qui reste ouverte pendant le sommeil. Les symptômes peuvent conserver pendant plusieurs semaines cette bénignité trompeuse, qui fait penser à un simple rhume de cerveau, sans importance; mais la maladie non soignée suit une marche progressive, et les os ne tardent pas à être atteints. L'écoulement devient d'une fétidité extrême, il est sanguinolent, et quand le médecin est enfin consulté, il constate des nécroses plus ou moins profondes. Il en résulte des troubles divers, suivant le siège et l'étendue des lésions. La perforation de la cloison, si elle est petite, la destruction partielle des cornets, n'entraînent généralement pas de déformation bien nette du nez, et ne sont reconnues que par l'examen direct des fosses nasales. La perforation palatine, au contraire, se révélera toujours par des troubles de la déglutition et de la phonation qu'elle détermine; mais c'est la destruction des os qui, comme le vomer et les os propres, constituent la charpente du nez, qui détermine les déformations les plus caractéristiques de la région, en amenant un affaissement de l'organe (fig. 516).

Nous avons assez insisté sur les caractères du *nez syphilitique* pour ne plus y revenir. Disons seulement que, en dehors des difformités grossières, telles que le *nez en lorgnette*, Fournier rattache à la syphilis héréditaire des difformités plus minimes, qui consistent plutôt en une malformation légère, telle que le nez camard, dans lequel la base est simplement un peu élargie et déprimée.

Le diagnostic de la syphilis tertiaire du nez est d'une importance extrême, car un diagnostic précoce permet d'instituer à temps un traitement, grâce auquel on pourra prévenir la plupart des complications. Aussi, en présence d'un coryza chronique persistant, doit-on toujours, même en l'absence de fétidité de l'écoulement, songer à la syphilis et examiner les fosses nasales.

L'aspect seul des ulcérations ne permet pas d'affirmer leur nature, et ce n'est qu'en tenant compte des signes concomitants et des antécédents qu'on fera le diagnostic.

Dans les cas de syphilis héréditaire, s'il s'agit d'un nouveau-né, on recherchera les syphilides cutanées ou muqueuses, surtout au niveau des fesses et de l'anus, où elles manquent rarement. S'il s'agit d'un sujet plus âgé, on examinera le voile du palais et les dents pour y rechercher les lésions décrites par Hutchinson. On s'informera avec le plus grand soin si, dans son enfance, le malade n'a pas été sujet à des maux d'yeux ou d'oreilles qui, avec les lésions dentaires, constituent la triade d'Hutchinson sur laquelle se fonde le diagnostic de syphilis héréditaire tardive. Enfin, dans les cas douteux, l'emploi du traitement spécifique sera d'un précieux secours.

Il y a du reste peu d'affections qui puissent être confondues avec la syphilis tertiaire des fosses nasales. *L'ozène vrai* s'en distingue facilement dans la plupart des cas, et le *lupus* seul, dans les cas très rares où il siège uniquement sur la muqueuse nasale, pourrait donner le change. Mais les lésions du lupus occupent surtout les parties antérieures de la région, tandis que les lésions syphilitiques peuvent se montrer partout; l'ulcération du lupus présente un caractère important : elle se cicatrise à une extrémité, tandis qu'elle s'étend par l'autre. L'existence du lupus en d'autres régions devra être recherchée avec le plus grand soin; enfin, ici comme pour toutes les lésions syphilitiques, on essayera le traitement spécifique qui seul quelquefois permet de faire le diagnostic dans les cas difficiles.

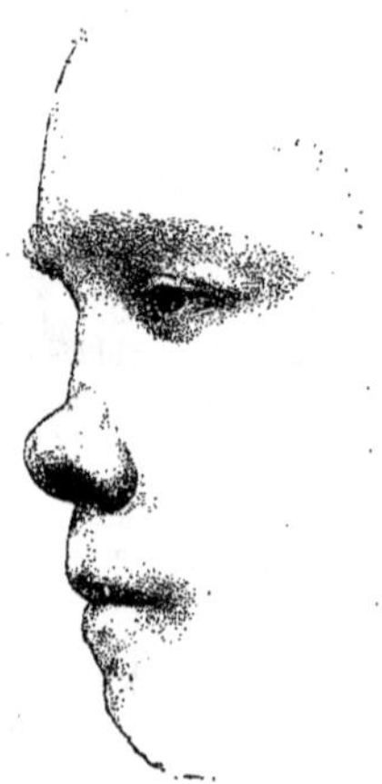

Fig. 516. — Variété de déformation nasale.

La syphilis nasale n'est pas reconnaissable uniquement pendant sa période d'activité. La *déformation du nez* qu'elle laisse à sa suite, dans les cas graves, est tellement caractéristique qu'elle ne saurait être confondue avec aucune autre, et qu'elle permet, à elle seule, de faire le diagnostic rétrospectif de syphilis. Le lupus détruit toute la partie inférieure du nez jusqu'au niveau des os propres, de sorte que le nez semble tronqué, largement ouvert en avant, et a été justement comparé à un *nez de tête de mort*. Ses parois sont minces, racornies, parcheminées, et donnent au toucher, suivant Hébra, la sensation d'un nez de carton. Dans la syphilis, on peut noter également des destructions plus ou moins complètes de l'organe; mais elles sont plus diffuses, siègent sans ordre dans tous les points de la région, portent surtout sur le squelette, entraînant un affaissement de la base du nez, dû à l'effondrement de la charpente osseuse. Les lésions osseuses sont au contraire exceptionnelles dans la *scrofule* et n'entraînent pour ainsi dire jamais un semblable aplatissement du nez. Même dans ce cas, les commémoratifs, l'existence d'autres stigmates de la syphilis, perforation de la cloison ou de la voûte palatine, cicatrices de gommes (pour la syphilis acquise), malformations dentaires et palatines (pour la syphilis héréditaire), permettront de distinguer, même après la guérison, le lupus de la syphilis.

Traitement. — Le traitement diffère suivant la nature des lésions. Sur le chancre on fera des applications de poudre d'iodoforme; contre le coryza, on emploiera les injections au permanganate de potasse, et, s'il existe des ulcérations, on les touchera avec le crayon de nitrate d'argent. On prescrira en même temps des pilules de protoiodure de mercure. Dans les cas de syphilis tertiaire, Mauriac recommande l'iodure de potassium à haute dose, 6 à 10 grammes par jour, auquel on peut joindre le mercure. Mackensie conseille d'employer alternativement les deux traitements, mercuriel et ioduré. Quand il existe des os nécrosés, il faut les enlever, ce que Schuster conseille de faire avec la curette de Volkmann (voy. *Rhinoplastie*).

II

DE LA TUBERCULOSE NASALE

Les observations de tuberculose de la muqueuse nasale sont peu nombreuses, puisque, dans un mémoire concis sur le sujet, Cartaz [1] n'a pu réunir que 18 faits, dont un personnel et les autres empruntés à Willigk [2], à Laveran [3], Spillmann [4], à Riedel [5], à Millard [6], à Volkmann [7], à Weichselbaum [8], Berthold senior [9], Sokolowski [10], Tornwaldt [11], Max Schieffer et Dietrich Nasse [12], à Ruault, à Riehl [13]. Dans un mémoire récent Plicque [14] arrive au chiffre de quarante observations : cet auteur admet avec raison deux grandes formes de tuberculose nasale : la *tuberculose proprement dite*, et le *lupus*.

Willigk n'a rencontré cette localisation de la tuberculose, qu'une fois sur 476 autopsies et Weichselbaum, 2 fois sur 164 nécropsies, également de tuberculeux.

Il s'agit, la plupart du temps, de sujets ayant une tare héréditaire tuberculeuse, et atteints eux-mêmes de tuberculose avancée.

La tuberculose nasale se présente sous deux formes principales.

1° *La forme ulcéreuse;*

2° *La forme végétante, gommeuse, ou granulome tuberculeux.*

Dans la *tuberculose ulcéreuse*, dit Cartaz, l'*ulcération* généralement unique, plus ou moins arrondie, variable comme étendue et pouvant atteindre le diamètre d'une pièce de 1 franc, siège sur la cloison, à peu de distance de l'ouverture nasale, 1 centimètre à 1 centimètre 1/2; parfois, elle est tout à fait à l'entrée des narines, mais elle se continue sur la lèvre, formant alors une ulcération cutanéo-muqueuse; elle s'étend de la cloison sur la muqueuse du plancher des fosses nasales, et il semble que ce soit dans le sillon formé par

(1) CARTAZ, *De la tuberculose nasale*, Delahaye et Lecrosnier. Paris, 1887.
(2) WILLIGK, *Prager Vierteljahrschrift*, XXXVIII, p. 4.
(3) LAVERAN, *Société méd. des hôp.*, 1876, t. XIII, p. 594.
(4) SPILLMANN, Thèse d'agrég., 1878.
(5) RIEDEL, *Deut. Zeit. f. Chir.*, p. 56, 1878.
(6) MILLARD, *Bull. de la Soc. méd. des hôp.*, 1881.
(7) VOLKMANN, *Sammlung klin. Vorträge*, n° 168.
(8) WEICHSELBAUM, *Allg. Würtemb. med. Zeit.*, n° 27, 1881, et *Cent. f. Chir.*, 1882.
(9) BERTHOLD SENIOR, *Berl. klin. Wochenschrift*, n° 40, 1884.
(10) SOKOLOWSKI, *Gazeta Lekarska*, n° 15, 1885.
(11) TORNWALDT, *Deut. Arch. f. klin. Med.* XXVII, 1880, p. 586.
(12) MAX SCHIEFFER et DIETRICH NASSE, *Tuber Kelgeschwulste der Nase. Deut. med. Wochens.*, 14 avril 1887.
(13) RIEHL, *Wiener med. Wochenschrift*, n° 44, 1881, et *Ann. de derm.*, 1882.
(14) PLICQUE, *De la tuberculose des fosses nasales. Archives des maladies de l'oreille, du larynx, etc.*, décembre 1890.

l'union de ces deux parois, horizontale et verticale, que se forme la première effraction de la muqueuse. Luc a observé un cas d'infiltration tuberculeuse limitée aux cornets.

Le *fond de l'ulcère* est d'un gris rougeâtre, pâle, recouvert par un peu de muco-pus plus ou moins visqueux et coloré; des amas caséeux sont fixés sur certaines anfractuosités de l'ulcère, tandis que sur d'autres se voient en relief de fines granulations grisâtres, représentant des tubercules non encore ramollis (Riedel). D'autres fois le fond est plat, peu excavé, blanchâtre, et comme gélatineux, et de ce fond émergent de petites saillies arrondies, brillantes, plus colorées (Besnier, in *Thèse Spillmann*). Ces ulcérations ont de la tendance à gagner en profondeur et à détruire le cartilage (Weichselbaum).

Les bords de l'ulcération sont déchiquetés, excavés, dentelés, comme dans le chancre mou : à la périphérie, caractère diagnostique très important, on peut voir un semis de petits points, gris, jaunâtres, tubercules, en voie d'évolution, qui s'exulcèrent et donnent naissance à de petites ulcérations minuscules.

La coloration de la muqueuse à la périphérie, la nature des croûtes sur l'ulcère, de la sécrétion muco-purulente, ne présentent rien de particulier.

Dans la forme végétante de la tuberculose nasale, il existe une véritable tumeur, qui, par son volume, peut finir par obstruer partiellement la cavité nasale (Cartaz).

La tumeur prend naissance à la partie antérieure de la *cloison cartilagineuse*, pour s'étendre ensuite en arrière : elle offre une surface irrégulière, granuleuse, bosselée, rappelant la framboise; ses dimensions dans le cas de Schieffer étaient de 5 centimètres sur 2 millimètres. Cette tumeur, est souvent ulcérée à son centre, et cette ulcération creuse jusqu'au cartilage.

La nature histologique de ces tumeurs a donné lieu à des avis différents; c'est ainsi que Kœnig admet : *a*, l'ozène tuberculeux de Volkmann, et *b*, une autre variété, le fibrome tuberculeux, qui ressemble à un polype muqueux, et qui est constitué par du tissu lamineux fibreux, parsemé de tubercules.

L'élément spécifique de la lésion, le bacille de Koch, a été retrouvé au milieu de tubercules miliaires, par Dietrich Nasse, mais les observations ne mentionnent pas le résultat d'inoculations.

Diagnostic. — Il serait difficile, si la coexistence de lésions laryngo-pulmonaires avancées ne venait éclairer la nature de l'ulcération. La présence à son pourtour d'un semis jaunâtre est caractéristique.

Dans les cas où le clinicien hésite entre une lésion tuberculeuse et une ulcération syphilitique, il devra recourir au traitement spécifique, à l'examen bactériologique, ou aux inoculations, qui trancheront la question.

Le **traitement** consiste à modifier l'ulcération par la cautérisation, et à la panser, ensuite, avec de l'iodoforme. Dans la *forme végétante*, il faut enlever la tumeur.

Malheureusement, il s'agit, comme nous l'avons déjà dit, de tuberculeux avérés, chez lesquels le résultat de ces interventions est nul.

III

ULCÈRE PERFORANT DE LA CLOISON NASALE

Sous le titre d'*ulcère perforant de la cloison nasale*, Hajek (¹) (de Vienne) décrit un processus ulcératif, se développant au niveau de la région cartilagineuse de la cloison, tendant à sa perforation et offrant des caractères anatomiques et cliniques nets, qui en font une entité morbide complètement indépendante de la syphilis, de la tuberculose et du lupus : aussi avons-nous donné à cette affection une place à part. Voltolini avait déjà parlé de l'*ulcus perforans*, ainsi que Zuckerkandl et Schmiegelow.

Sur les 58 cas réunis par Hajek, le siège exclusif du processus était au niveau de la région cartilagineuse de la cloison ; il s'agit d'un ulcère rond, exceptionnellement ovale, et à grand diamètre antéro-postérieur, occupant *un* ou les *deux côtés* de la cloison.

L'évolution de la lésion se fait de la superficie vers la profondeur ; la muqueuse d'abord grisâtre, recouverte d'une couenne, reste superficiellement ulcérée, après la chute de cette couenne (1er stade) ; cet ulcère s'étend au cartilage (2ᵉ et 3ᵉ stade) ; le cartilage est perforé progressivement, dans toute son épaisseur (4ᵉ et 5ᵉ stade) ; dans la période ultime, on assiste à la cicatrisation de la muqueuse, autour de la perforation (6ᵉ stade).

Après cicatrisation des bords de l'ulcère, le contour en est si net et si uni, qu'on a pu prendre ces perforations pour des lésions congénitales.

Dans le cas d'*ulcère perforant bilatéral*, le processus ne marche pas parallèlement des deux côtés, et si à droite, l'ulcère est à son 5ᵉ stade, il peut à gauche n'intéresser que la partie superficielle de la muqueuse.

Cet ulcère ne mériterait pas toujours le nom de *perforant*, et la cicatrisation de la dénudation cartilagineuse pourrait se faire avant que la perforation totale ne soit produite. Hajek cite à l'appui de cette terminaison problématique deux sujets, chez lesquels il rencontra, d'un côté de la cloison, deux surfaces cicatricielles déprimées.

Cet ulcère perforant coïnciderait assez souvent avec des lésions tuberculeuses, soit locales (Weichselbaum), soit éloignées, sans qu'on puisse incriminer la tuberculose dans le processus perforant.

Nous possédons quelques données relatives à la fréquence de l'ulcère perforant. Weichselbaum l'a rencontré dans la proportion de 4/100ᵉ, Zuckerkandl dans la proportion de 5,5/100ᵉ ; la fréquence serait moindre d'après Hajek, qui admet 1,4/100ᵉ.

L'âge est sans grande influence sur cette affection puisque le plus jeune des malades avait quinze ans, le plus âgé soixante et onze ans ; les hommes sont le plus souvent atteints.

(¹) *Das perforirende Geschwür der Nasenscheidewand* par HAJEK (de Vienne), in *Arch. de Virchow*, Bd., 120, H. 3, S. 497. L'analyse de ce travail important a été faite par Luc (*Arch. de laryng. et de rhinol.*, août 1890, p. 237), et nous a servi pour la rédaction de cet article.

Anatomie pathologique. — L'étude histologique des lésions offre un grand intérêt. Le processus ulcératif est le résultat d'une mortification, qui, débutant en un point de la muqueuse, s'étend ensuite, à la fois en largeur et en profondeur, de façon à former un cône tronqué à base superficielle.

Le microscope révèle, au niveau des points en voie de mortification, des *cellules épithéliales gonflées*, tandis que *leurs noyaux* cessent d'être colorables.

« Bientôt, apparaît entre elles une substance fibrillaire non colorable, qui peu à peu se substitue à elle, et au milieu de laquelle on observe parfois des points pigmentés qui seraient, peut-être, la trace d'hémorrhagies, ayant servi de point de départ à l'ulcération. La même succession de lésions se produit dans le tissu sous-épithélial, notamment au niveau des cellules glandulaires, au fur et à mesure que l'eschare gagne en profondeur, mais à la limite de celle-ci, s'observent des lésions différentes, caractéristiques d'une inflammation réactionnelle, et consistant en accumulation de cellules embryonnaires, particulièrement autour des vaisseaux, qui se montrent distendus. Toutes les parties mortifiées, et surtout celles qui sont en voie de mortification, se montrent infiltrées de bactéries, parmi lesquelles prédominent des cocci disposés en amas ou en chaînettes. On sait que le périchondre de la cloison n'est séparé de la couche glandulaire de la muqueuse, que par une très mince couche de tissu, aussi l'inflammation produite au-dessous de l'eschare de la muqueuse ne tarde-t-elle pas à déterminer une périchondrite, qui s'étend au delà des limites de la mortification de la muqueuse, et prépare la nécrose du cartilage. L'extension de la mortification au cartilage est caractérisée histologiquement par l'apparition, dans la substance intermédiaire aux capsules, de petites lacunes remplies de bactéries.

« A la limite de la partie mortifiée, les capsules cartilagineuses prolifèrent, et se transforment en cellules jeunes, qui préparent le processus de cicatrisation.

« Ce dernier s'opère par la formation d'un tissu conjonctif qui détermine la réunion des portions décollées de la muqueuse. Celle-ci se recouvre ensuite d'épithélium pavimenteux stratifié. »

Tous ces détails histologiques étaient indispensables pour comprendre la pathogénie de l'ulcère.

Pathogénie de l'ulcère. — L'ulcère perforant simple est bien une entité morbide définie : il ne peut être rattaché ni à la *syphilis acquise* ou *héréditaire*, ni à la *tuberculose*, ni à une *lésion nerveuse* admise par Rosenfeld.

Il se sépare de la syphilis par sa marche chronique, sa limitation exacte à une région de la cloison, sa tendance naturelle à la cicatrisation, dès que la perforation est produite. L'ulcération tuberculeuse est remarquable par son processus extensif, destructeur, et se caractérise par une infiltration, dans laquelle on retrouve le bacille de Koch. L'absence de modifications de la sensibilité, qu'Hajek a recherchées sans les rencontrer, lui ont fait repousser l'hypothèse d'une origine névropathique de l'affection.

Pour Hajek, comme pour Weichselbaum, il s'agit d'une *affection nécrosante diphtéritique*. Ce dernier terme prêterait à confusion, si nous ne savions que les Allemands entendent par affection diphtéritique, toutes les affections déterminant des couennes, par la mortification successive des tissus, de la surface vers la profondeur, par l'intermédiaire de bactéries [1]. Ici la bactérie spécifique est un coccus disposé soit par petits groupes, soit en chaînettes ; dans le premier cas il s'agirait du *staphylococcus pyogenes*, et dans le second du *streptocoque pyogène*.

Ces cocci, qui existent à l'état normal dans les fosses nasales (E. Frankel, Netter, Besser, Hajek), pénétreraient par les orifices glandulaires, ou plutôt par les érosions hémorrhagiques, si fréquentes dans cette région (Hajek, Voltolini). Si ces érosions ne s'accompagnent pas toujours d'ulcère perforant, c'est qu'il faut une cause prédisposante, et ce serait la tuberculose dans bien des cas.

CHAPITRE IV

TUMEURS DES FOSSES NASALES

Nous décrirons dans ce chapitre les *polypes muqueux*, les *exostoses*, les *ostéomes*, les *tumeurs télangiectasiques*, les *adénomes*, les *enchondromes*, les *papillomes* et enfin les *tumeurs malignes des fosses nasales*. Les *polypes fibreux* ou *naso-pharyngiens* rentrent dans les affections du pharynx nasal.

I

POLYPES MUQUEUX

Les *polypes muqueux* sont les plus fréquentes des tumeurs des fosses nasales. Ils furent longtemps confondus avec les autres polypes et néoplasmes de diverse nature. Levret le premier commença leur classification, en divisant les polypes, en polypes mous et polypes durs ; Gerdy multiplia les types cliniques dans sa thèse de concours. En réalité, ce furent les premières recherches histologiques qui mirent les polypes muqueux à leur place. Actuellement leur étude clinique et thérapeutique est très complètement faite : leur structure a été élucidée par plusieurs travaux récents.

GERDY, Des polypes. Thèse de concours, 1833. — W. COLLAS, Observ. on polype of the nose. *Dublin quaterly Journal*, febr., may, august and november 1848. — BRYANT, On some diseases of the nose which bare been mistaken for a polypen. *Lancet*, febr. and august 1867. — THUDICHUM, On some new methods for treatment of the diseases of the nose. *Lancet*, august and september 1868. — FOLLIN et DUPLAY, t. III, 4e éd., 1880. — JOAL, Rapports de l'asthme et des polypes muqueux du nez. *Arch. de méd.*, 1882, p. 440. — CHATELLIER, Sur l'hypertrophie chronique de la muqueuse nasale au point de vue histologique. Société de biologie, 21 janvier 1888. — WAGNIER (de Lille), Sur une modification de l'anse galvanique pour le traitement des polypes muqueux insérés à la partie postérieure des fosses nasales. Soc. franç. d'otol. et de laryngol., 11 mai 1889. — SCHIFFERS (de Liège), Transformations anatomo-pathologiques des myxomes du nez. Congrès internat. d'otol. et de laryngol. de Paris, 20 septembre 1889. — BOTTEY (de Barcelone), Structure des polypes muqueux du nez. Ibidem.

[1] Nous entendons, en France, sous le nom de diphtérie, l'affection caractérisée par le bacille Klebs-Loffler.

Anatomie pathologique. — Les polypes muqueux constituent des tumeurs mollasses, de consistance gélatinoïde, d'une couleur blanc grisâtre. Leur nom indique leur forme générale; ils possèdent un pédicule qui peut, dans certains cas, être assez long pour leur permettre de flotter dans les cavités nasales. Quelquefois cependant le pédicule n'existe pas et le polype est presque sessile. On conçoit que leur forme varie avec leur nombre, leur siège d'implantation, leur évolution. Ils peuvent présenter des lobes, se grouper en grappes, se développer librement ou être comprimés par les polypes voisins. Leur volume est aussi variable que leur forme : tel myxome est aussi gros qu'un œuf; d'autres fois, ils sont de la grosseur de grains de millet; ils sont alors ordinairement multiples. Ils peuvent occuper une seule fosse nasale ou les deux à la fois.

Leur siège d'insertion est surtout la paroi supérieure et antérieure des fosses nasales, s'ils sont nombreux. Dans le cas contraire, c'est au niveau du cornet moyen qu'ils s'implantent (fig. 317). On n'en a jamais signalé sur la cloison. On les trouve dans certains cas, vers l'orifice postérieur des fosses nasales,

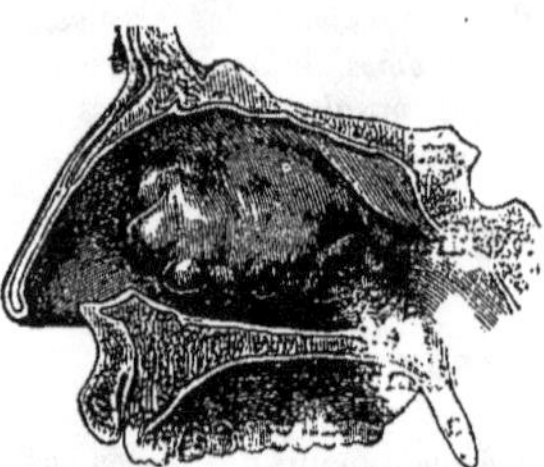

Fig. 317. — Polype muqueux, inséré par une large base sur le cornet moyen.

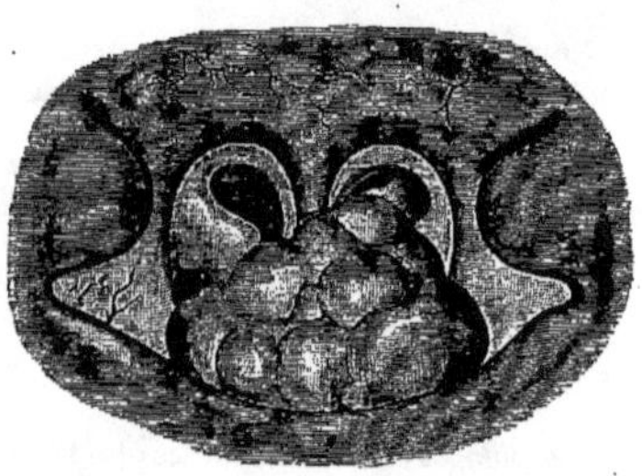

Fig. 318. — Polype muqueux développé sur la partie postérieure des cornets du côté droit et faisant saillie dans la cavité naso-pharyngienne. (Semeleder.)

tendant à proéminer vers le pharynx, formant un groupe histologique et clinique spécial : ils s'insèrent souvent alors sur l'extrémité postérieure des cornets (fig. 318 et 319). Enfin, ils peuvent provenir des cavités voisines, des sinus maxillaires et sphénoïdaux, comme Fergusson et Péan en ont rapporté des exemples.

A la coupe, ils donnent une sorte de suc gommeux. Au point de vue histologique, ce sont des myxomes, souvent presque purs, à substance fondamentale gélatineuse, cellules de tissu muqueux et fibrilles conjonctives. Chatellier, en étudiant le tissu de l'hypertrophie chronique de la muqueuse nasale, siégeant surtout sur les cornets inférieurs, affection bien connue cliniquement, le rapproche de celui des polypes muqueux. Il décrit dans ce tissu deux sortes d'éléments cellulaires : des cellules migratrices sans grand intérêt, puis des corpuscules les uns fusiformes, à noyau simple, d'autres étoilés, à noyaux multiples, plus volumineux. Entre les cellules très espacées, existent des fibrilles particulières, grêles, entrecroisées, disposées sans ordre, non fasciculées, se distinguant des fibrilles conjonctives par l'absence de coloration par le carmin, ne se gonflant pas par les acides, et n'ayant pas de rapports directs avec les cellules. Ces fibrilles, d'une nature difficile à établir, ont une grande affinité pour l'hématoxyline et beaucoup de couleurs d'aniline.

La structure des polypes muqueux peut présenter de nombreuses particularités : on a observé dans quelques cas, au milieu du tissu myxomateux pur, de petits kystes à contenu filant, sans paroi propre, creusés dans la substance fondamentale, ou développés aux dépens des culs-de-sac glandulaires (*épithélioma kystique à cellules cylindriques* (Jalaguier et Ruault, *Archives de rhin.*, 15 décembre, 1887). D'autres fois, on y a décrit de véritables glandes hypertrophiées, donnant ainsi des adéno-myxomes. Ici, comme pour toutes les tumeurs bénignes ou malignes, on peut trouver des éléments de toute nature, formant des néoplasmes mixtes. Enfin, à la partie postérieure des fosses nasales, on a signalé des polypes fibro-muqueux. Ce sont des *myxofibromes naso-pharyngiens :* mais ils ne doivent pas être confondus avec les polypes naso-pharyngiens, car leur structure est mixte, il y a toujours une partie myxomateuse. Ils naissent en effet de la muqueuse nasale, où l'élément fibreux augmente à mesure qu'elle se rapproche du pharynx.

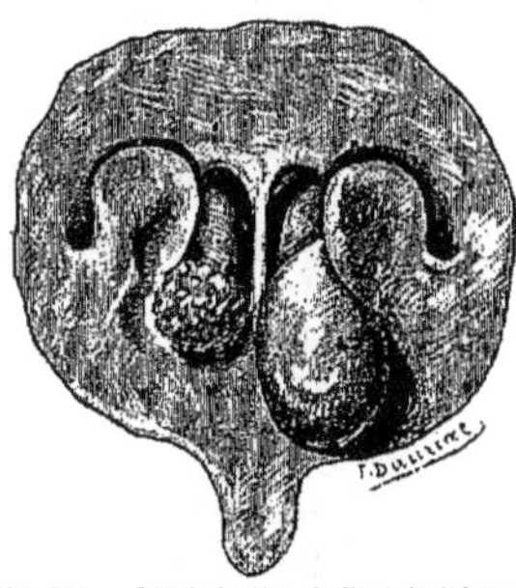

FIG. 319. — Dégénération de l'extrémité postérieure du cornet inférieur gauche. — Polype muqueux faisant issue par la choane droite. (Moldenhauer.)

Les *myxomes du nez* ont presque toujours un revêtement épithélial complet, qui n'est autre que l'épithélium vibratile de la pituitaire. Cet épithélium devient stratifié, sur les parties du polype, qui proéminent quelquefois au dehors. Leur pédicule part du tissu cellulaire de la muqueuse ou de la sous-muqueuse : les vaisseaux y sont très peu abondants, d'où l'absence d'hémorrhagies notables, à la suite de leur ablation. Pas de nerfs, d'où insensibilité complète de la masse du polype. Pas d'adhérence notable à l'os, si ce n'est pour les fibro-muqueux.

L'évolution anatomo-pathologique des polypes muqueux présente plusieurs points intéressants. Si leur accroissement est rapide, ils peuvent ou bien subir des troubles de désorganisation, ou provoquer des troubles de voisinage, déjeter la portion cartilagineuse du nez, repousser la cloison. Le squelette osseux résiste presque toujours très bien à leur action, si différente en cela de celle des fibromes naso-pharyngiens.

Un point encore controversé est celui de leurs transformations histologiques (1). Schiffers (de Liège) en a cité des exemples ; chez des sujets ayant dépassé la cinquantaine, des polypes démontrés muqueux par l'examen histo-

(1) Nous avons observé à la Charité, dans le service du professeur Trélat, un homme d trente ans, opéré quatre ans auparavant par le professeur Richet, de polypes muqueux des fosses nasales. Leur nombre était tel que le chirurgien de l'Hôtel Dieu dut pratiquer l'opération de Desprez (de Saint-Quentin). Le malade entra à la Charité avec une récidive Même opération. L'examen histologique démontra à M. Latteux qu'il s'agissait de sarcomes et en moins de dix-huit mois, le malade succombait à une généralisation.

logique, auraient fini par prendre la structure et la marche des néoplasmes les plus malins.

Étiologie — La cause des polypes muqueux est fort obscure. Ils se rencontrent surtout dans l'âge adulte, et plus souvent chez l'homme que chez la femme. On a incriminé le traumatisme, mais il est rare : le froid humide, les coryzas chroniques, qui doivent être plus souvent concomitants que préexistants. On a aussi parlé d'influences diathésiques. En réalité, on ne sait rien de précis sur ce sujet.

Symptômes. — Il y a, au début, peu de signes spéciaux. La maladie s'établit en général avec des troubles de coryza chronique. Le malade est enchifrené, il a des éternuments fréquents, une sécheresse particulière, et une sensation de tension dans le nez. Peu à peu une sécrétion se produit, d'abord muqueuse, tendant quelquefois à être purulente. Elle peut être mêlée de sang et, en se mouchant, le malade provoque souvent des épistaxis.

Ces phénomènes durent fort longtemps, tout en prenant de l'importance. La sécrétion est abondante. Le malade éprouve de vives douleurs, venant non des polypes eux-mêmes, mais de la pituitaire irritée par voisinage. La sensation de gêne nasale s'accentue et se localise. Le malade sent nettement l'obstruction de ses fosses nasales, généralement limitée à une seule, par où il ne peut respirer ni souffler. Les symptômes augmentent et diminuent avec les variations de l'humidité de l'air, les polypes muqueux étant fort hygrométriques. Le malade, en aspirant et soufflant, peut sentir remuer la tumeur qui ballotte. Pour certains auteurs, on percevrait même *un bruit de drapeau* au passage de l'air. Tous ces phénomènes varient naturellement avec la forme, le volume et le nombre des polypes.

A cette période, il y a déjà des troubles fonctionnels marqués, du côté des organes des sens. L'odorat diminue et disparaît, l'œil est le siège d'un larmoiement, soit par obstruction du canal nasal, soit purement réflexe. L'ouïe peut être abolie, à la suite du catarrhe de la trompe d'Eustache, résultant du passage continuel de l'air par la bouche, et de la pharyngite concomitante. Le malade dort, la bouche ouverte, et avec un ronflement particulier. Les amygdales sont presque toujours engorgées, hypertrophiées et provoquent des angines continuelles. Le malade est comme hébété, et présente un facies caractéristique.

L'examen direct des fosses nasales donne alors la cause de tous les troubles éprouvés. Dans certains cas, sans instrument spécial, on aperçoit, en écartant légèrement les ailes du nez, une masse charnue, grisâtre, un peu mobile, plus apparente à l'expiration ou si l'on fait souffler le malade. Mais il faudra en venir le plus souvent à la rhinoscopie, antérieure et postérieure. Elle permet de se rendre un compte exact de l'état des fosses nasales, et montre, en même temps que les lésions de la pituitaire, le nombre et le siège d'implantation des polypes. Dans le cas de polypes insérés à l'orifice postérieur, le doigt introduit en arrière du voile du palais, et recourbé en haut, donnera des renseignements importants : il permettra, dans des cas difficiles, de localiser le point d'implantation et établira la consistance des polypes, en cette région souvent fibro-muqueux. Il sera encore utile de s'aider d'une sonde molle, qui, introduite dans les fosses nasales, servira à contourner et à délimiter la tumeur.

L'évolution des polypes muqueux est essentiellement chronique. Si un traitement chirurgical n'est pas institué, l'état général et l'état local s'aggravent, et des complications surviennent. Les angines deviennent permanentes. Du côté de l'appareil bronchique, des troubles graves se produisent. En plus des lésions de bronchite chronique, on voit souvent survenir des accès d'*asthme*, sur lesquels il nous faut insister. D'abord signalé par Duplay en France, par Voltolini en Allemagne, l'asthme en rapport avec les myxomes du nez a été longuement étudié de nouveau par Joal. Il résulte de ses observations que l'asthme vrai coexiste très fréquemment avec les polypes muqueux, cessent avec leur ablation, pour reprendre avec leur récidive. C'est de l'asthme nerveux, avec ses crises d'étouffements nocturnes caractéristiques, survenant sur un terrain arthritique ; il peut s'accompagner aussi de longues crises d'éternuments. Tous ces phénomènes ont pour point de départ la pituitaire enflammée, et auraient comme pathogénie une action réflexe, s'exerçant par les filets centripètes du pneumogastrique.

Cet asthme entraîne à la longue des troubles emphysémateux graves, avec lésions du cœur droit. On voit, par cet exposé, combien il peut être important d'examiner les fosses nasales de certains asthmatiques.

Dans quelques cas assez rares, on observe des complications locales : par leur accroissement, les polypes peuvent déformer les ailes du nez et la cloison, abaisser le voile du palais. Le canal nasal est comprimé, et il y a un épiphora permanent. Les troubles de compression sont cependant, en somme, peu accentués et peu fréquents. Pour les polypes fibro-muqueux, on peut observer quelquefois, comme Legouest, Panas, Trélat, des troubles qui ressemblent absolument à ceux que provoquent les fibromes naso-pharyngiens.

Terminaison. — L'expulsion spontanée des polypes est fort rare, quelquefois la tumeur s'ulcère et se désagrège. Certains auteurs déclarent avoir observé la régression pure et simple. Enfin on a pu voir survenir des phénomènes de transformations dans ces tumeurs, qui prennent alors des caractères de malignité.

Diagnostic. — La couleur, la consistance spéciale, l'aspect gélatineux, l'absence d'hémorrhagies sérieuses, le manque de compressions locales, la chronicité, et la conservation relative de l'état général, tels sont les signes principaux sur lesquels se fonde le diagnostic des polypes muqueux.

On pratiquera toujours la rhinoscopie, dans les cas de *coryza chronique* suspect. Bien faite, elle évitera des erreurs grossières. On a pu prendre pour des polypes muqueux une *bosse sanguine*, *un abcès*, si différents par le siège, les caractères et l'évolution. On a confondu avec eux la *déviation de la cloison*. Il faut se rappeler qu'ici, à une convexité d'un côté, correspond une concavité de l'autre, et une sonde introduite dans les fosses nasales permet de le constater assez facilement ; on a en plus les commémoratifs d'une lésion, qui date de l'enfance, ou qui est consécutive à un traumatisme.

L'hypertrophie chronique de la pituitaire n'oblitère jamais entièrement une des fosses nasales. L'air passe toujours, quand on fait souffler alternativement le malade de chaque côté. A l'examen rhinoscopique, la muqueuse, dans les deux fosses nasales et surtout au niveau des cornets inférieurs, est beaucoup plus rouge et plus vascularisée qu'une masse polypeuse, et son contour se continue directement avec les parties avoisinantes.

Les commémoratifs, la consistance, le bruit du choc causé par un stylet, empêcheront, dans la majorité des cas, de confondre les myxomes avec des *corps étrangers* des fosses nasales. Quelquefois cependant le diagnostic est difficile, quand les antécédents précis manquent, quand les corps étrangers sont enkystés dans des replis muqueux, quand ces corps étrangers sont mous (éponge, haricot, etc.).

Les tumeurs développées dans les cavités voisines, sinus frontaux, sphénoïdaux, maxillaires, peuvent en imposer dans certains cas. (Voir *Abcès du sinus maxillaire* et *polypes symptomatiques*). En général, l'état de la pituitaire et les signes physiques sont différents, ainsi que l'évolution.

Un diagnostic plus délicat et plus intéressant, au point de vue clinique et thérapeutique, se pose avec les *tumeurs malignes* des fosses nasales et avec les polypes *fibreux naso-pharyngiens.*

Les *tumeurs malignes* ont pour elles leur couleur, leur opacité, leur consistance, l'absence de pédicule, l'insertion fréquente sur la cloison, les ulcérations d'odeur particulière, les hémorrhagies abondantes au moindre contact, la marche rapide, l'envahissement ganglionnaire et la cachexie. Il faut cependant remarquer que certaines tumeurs malignes des fosses nasales, constituées par des *épithéliomas cylindriques*, présentent longtemps les caractères physiques des polypes, pour avoir ensuite une marche et une évolution plus rapides. L'examen histologique d'un fragment enlevé pourra donner d'utiles renseignements. Les autres tumeurs, *ostéomes, exostoses* et *enchondromes*, se diagnostiqueront par leur consistance.

Les polypes *fibreux naso-pharyngiens* peuvent s'insérer, comme nous l'avons vu, près des orifices postérieurs, et rentrer comme structure mixte dans le groupe des polypes muqueux. Pour ce qui est des polypes naso-pharyngiens francs, l'âge et le sexe les écartent dans un bon nombre de cas. Il faut encore se rappeler que polypes muqueux et polypes fibreux peuvent coexister.

Le plus souvent, la présence d'un seul fibrome vasculaire, à large base, implantée nettement en arrière des fosses nasales, empêchera l'erreur. A une période plus avancée, les hémorrhagies abondantes, les compressions caractéristiques si marquées, formeront un tableau clinique que l'examen objectif confirmera, en montrant les masses charnues, volumineuses, rougeâtres, résistantes, mamelonnées, sessiles, émettant des prolongements multiples, conservant une direction générale oblique en bas et en arrière, comme la voûte dont ils proviennent. Tout cela se percevra surtout par le toucher digital. La consistance tendra à les différencier des fibro-muqueux.

Il faudra établir avec soin le diagnostic du *siège d'implantation* des polypes, et se rappeler qu'un polype volumineux empêche souvent d'en voir une multitude d'autres ; d'où la règle de la rhinoscopie antérieure et postérieure.

Pronostic. — Les polypes muqueux ne constituent pas une affection grave par elle-même. Mais si on n'applique un traitement énergique et répété, les troubles fonctionnels, les complications et les récidives fréquentes peuvent aggraver singulièrement le pronostic.

Traitement. — On a employé de nombreux procédés de destruction de ces tumeurs. Une bonne partie d'entre eux sont tombés en désuétude.

Parmi les moyens abandonnés, nous citerons : l'*exsiccation*, le *séton*, la *compression*, autant de procédés interminables, fastidieux, insuffisants.

La *ligature lente*, agissant par escharification, a pu donner quelques succès.

La *cautérisation*, employée par les chirurgiens de l'antiquité, avec le fer rouge ou les caustiques potentiels, est souvent dangereuse et rarement praticable. Elle est, par contre, un précieux adjuvant, au cours des opérations dont nous allons parler.

Les méthodes de choix pour la destruction des myxomes du nez sont au nombre de trois : l'excision, la ligature extemporanée, l'arrachement.

L'*excision* est de date fort ancienne : on la pratique avec des ciseaux ou avec le bistouri, en tirant sur les polypes avec des érignes spéciales. Il faut du reste user avec elle de tous les moyens d'investigation nasale dont on dispose, sous peine de dégâts importants.

La *ligature extemporanée* peut se pratiquer de plusieurs façons : on peut se servir d'un serre-nœud, mais il est souvent difficile de bien placer l'anse métallique. Un instrument, fort recommandé par Duplay, est le polypotome de Wilde, déjà employé pour les polypes du conduit auditif.

Le chirurgien, après avoir examiné à fond le siège et le volume du polype, engage son anse métallique, et commande au malade un fort mouvement d'expiration, qui place souvent le polype dans l'anse. La tumeur est ordinairement divisée dans sa masse et non dans son pédicule, ce qui oblige en général à de nouvelles applications. On peut aussi se servir utilement de l'anse galvanique. Wagnier (de Lille), qui l'a employée, la préconise pour les polypes postérieurs, et recommande d'établir d'abord quelques adhérences, en faisant passer le courant, alors que le fil a saisi partiellement la masse. La tumeur ainsi prise, on peut la détacher par un mouvement de traction d'ensemble.

L'arrachement était pratiqué par Fabrice d'Acquapendente, qui inventa la pince à polypes. Sans moyens d'éclairage suffisants, l'opération était brutale

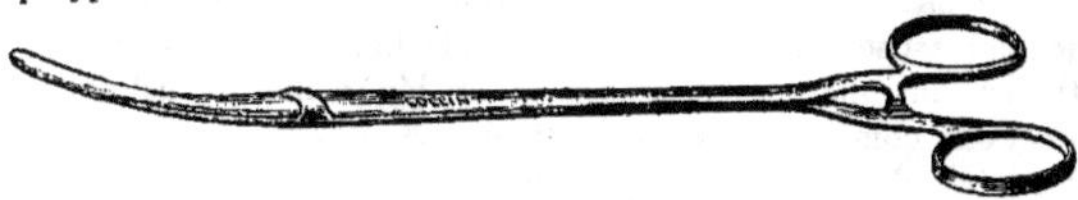

Fig. 320. — Pince du professeur Duplay pour les polypes des fosses nasales.

et on a pu déterminer ainsi des fractures, des arrachements de cornets, des hémorrhagies graves. L'emploi des accessoires nécessaires a régularisé les temps de l'opération : Duplay a donné, à ce sujet, de très utiles conseils.

Au lieu d'introduire au hasard l'instrument, il faut le diriger par la vue, grâce au spéculum nasi et à l'éclairage du miroir frontal. Le spéculum empêche l'emploi de la pince ordinaire, trop volumineuse. Duplay lui a substitué une pince plus petite (fig. 320), légèrement courbe, dont l'articulation est située très près des mors et qui s'insinue fort bien dans le spéculum. Ainsi pratiqué avec la pince de Duplay ou la pince coudée de Ruault (fig. 321), par un léger mouvement de torsion, l'arrachement devient une excellente opération, pour la majorité des polypes.

En somme, la ligature extemporanée au polypotome peut rendre des services pour les polypes petits et nombreux, car elle donne peu d'hémorrhagie. L'anse galvanique convient dans un bon nombre de cas, et dans les polypes postérieurs.

L'arrachement donne d'excellents résultats, chez la majorité des malades.

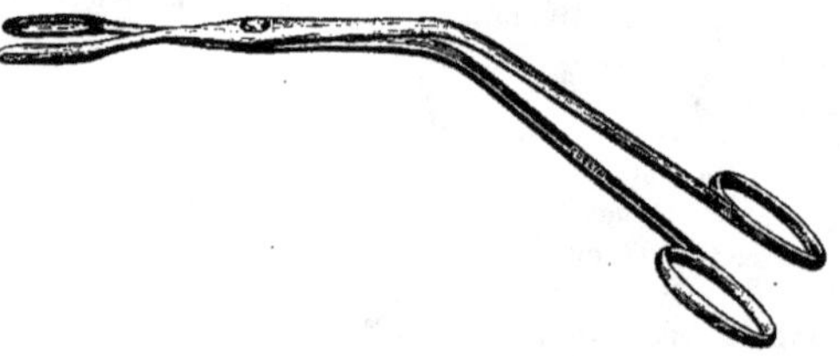

Fig. 321. — Pince coudée de Ruault pour les polypes des fosses nasales

L'hémorrhagie, qui survient assez vite après l'arrachement des premiers polypes, oblige à faire le nettoyage des fosses nasales en plusieurs séances.

Enfin l'excision sera réservée pour les cas simples, de polypes très peu nombreux, peu volumineux.

Toutes ces manœuvres peuvent se pratiquer, en général, sans avoir recours à des opérations préliminaires destinées à donner du jour, comme pour le traitement opératoire des fibromes naso-pharyngiens. On est néanmoins quelquefois obligé de les employer. L'opération de Desprez, de Saint-Quentin, consistant à détacher le nez sur les parties latérales, et à le rabattre temporairement en dedans, est, dans ces cas, très recommandable.

Après ces diverses manœuvres, après avoir arraché, excisé, ruginé le point d'implantation, on ne négligera pas d'y pratiquer une légère cautérisation ignée, ou même avec le chlorure de zinc ou le bichromate de potasse. Ici le traitement consécutif présente une grande importance : douches nasales antiseptiques, insufflations astringentes et légèrement caustiques, traitement médical des complications ; ce n'est que par des moyens redoublés que l'on peut espérer d'enrayer ou de prévenir les récidives si fréquentes des polypes muqueux.

II

EXOSTOSES

Les fosses nasales peuvent être le siège d'*exostoses simples* prenant naissance sur la cloison ou le plancher des fosses nasales : ordinairement elles ne dépassent pas le volume d'un haricot, et elles n'occasionnent aucun trouble, aussi est-ce accidentellement que leur existence est constatée. Les exostoses ne présentent d'ailleurs aucune particularité, ni au point de vue de leur origine syphilitique, ni sous le rapport de l'anatomie pathologique.

III

OSTÉOMES DES FOSSES NASALES ET DES SINUS

Les fosses nasales et le sinus peuvent être le siège de productions osseuses spéciales, apparaissant spontanément à l'époque de l'ostéogénèse (de 15 à 20 ans), et ayant avec le squelette des connexions variant depuis l'indépendance la plus absolue, jusqu'à l'adhérence la plus intime.

Les *ostéomes des fosses nasales* sont des tumeurs rares ; elles siègent dans les fosses nasales, ou dans les cavités annexes (sinus), ou voisines (orbite).

Le sinus frontal est plus souvent atteint, puisque nous avons recueilli 40 observations de tumeurs de cette région (1), contre un petit nombre, dérivées des fosses nasales, des sinus maxillaire ou sphénoïdal (7 cas) (2).

Que leur siège soit nasal, frontal, sphénoïdal, maxillaire, ou même orbitaire (3), ces tumeurs ont toujours les mêmes caractères anatomo-pathologiques, voilà pourquoi nous n'avons pas cru devoir scinder cette étude et séparer l'histoire des ostéomes des fosses nasales de celle des exostoses des sinus.

Ces tumeurs sont solitaires : lorsqu'elles ont un début nasal, elles siègent sur le plancher des fosses nasales, au voisinage du point de séparation des narines et de la cavité nasale proprement dite ; mais elles peuvent prendre leur origine sur la paroi latérale, dans le voisinage de la voûte (unguis) (4).

Leur forme, généralement ovoïde ou arrondie, s'accommode à celle de la cavité qui les renferme ; mais dès que les ostéomes ont franchi les limites de leur enceinte et perforé la paroi osseuse, ils éprouvent une gêne à leur partie moyenne, et cet étranglement au niveau du squelette nasal leur donne la forme d'*un sablier*.

Leur volume est variable ; ils peuvent atteindre la grosseur d'un œuf de

(1) MARTIN, *Contribution à l'étude des tumeurs du sinus frontal*. Paris, 1888, p. 23 et suiv.
(2) BERGER, *La chirurgie du sinus sphénoïdal*. Paris, 1890, p. 37 et suiv.
(3) ANDREWS, *New-York med. Record*, 1887, 3 sept., *Ostéomes des cavités voisines du nez*.
(4) MONTAZ, *Note sur un cas d'ostéome des fosses nasales*. In *Gazette des hôpitaux*, 6 et 11 déc. 1888.

poule : un ostéome enlevé par Michon mesurait près de 7 centimètres de diamètre.

La surface de ces tumeurs n'est jamais régulière, elle présente des bosselures, des mamelons, des anfractuosités séparant des éminences tuberculeuses.

D'Olivier (¹) a divisé ces tumeurs, au point de vue de la consistance, en *ostéomes durs* et *ostéomes mous*, les premiers formés de tissu compact, les seconds de tissu spongieux.

Les ostéomes *durs* sont les plus fréquents. Leur dureté est supérieure à celle de l'ivoire, dit Duplay (²), et l'on a vu plus d'une fois les instruments s'émousser à leur surface sans les entamer. Ils sont formés de lamelles très minces superposées les unes aux autres et disposées en couches concentriques, de sorte que leur section rappelle exactement la coupe de certains calculs urinaires. Seulement le noyau manque et est formé de la même substance que les parties périphériques ; parfois on trouve au centre un peu de tissu spongieux (Montaz).

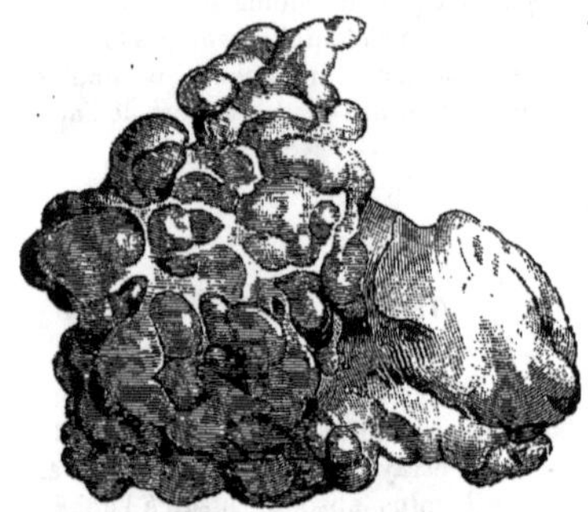

Fig. 322. — Exostose éburnée des fosses nasales extraite par les voies naturelles. (D'après une pièce du docteur Pamard.)

Dans l'exostose molle ou spongieuse, au contraire, la coque seule a la consistance des lamelles osseuses compactes : elle a, en général, une épaisseur médiocre. De sa face interne irradient, en convergeant vers le centre, une série d'aiguilles osseuses qui circonscrivent des espaces réguliers, occupés par un véritable tissu médullaire.

Quelle que soit la variété à laquelle il appartienne, l'ostéome est recouvert d'une membrane fibro-muqueuse, prolongement manifeste de la membrane pituitaire, et qui paraît jouer, par rapport à lui, le rôle de véritable périoste. Sa structure montre, à sa face profonde, un tissu de jeunes cellules susceptibles de rénovation active (Duplay).

La structure de ces tumeurs est celle du tissu osseux normal, avec ses ostéoplastes et ses canaux de Havers.

Quels sont les rapports de ces tumeurs avec le squelette ? — Follin (³) et les premiers observateurs avaient remarqué le peu d'adhérence de ces tumeurs au squelette : cette disposition anatomique était pour eux le caractère le plus saillant de ces tumeurs.

Dolbeau (⁴) pensait que l'exostose est libre dans la cavité des sinus, qu'elle

(¹) D'Olivier, *Sur les tumeurs osseuses des fosses nasales et des sinus de la face.* Thèse de Paris, 1860.

(²) *Pathologie externe*, t. III, p. 840.

(³) Follin, *Des tumeurs osseuses sans connexion avec les os*, Société de biologie, 1850-1851.

(⁴) Dolbeau, *Mémoire sur les exostoses du sinus frontal.* In *Bulletin de l'Académie de médecine*, 1866.

est là comme une noisette dans sa coque, et qu'il suffit d'une fenêtre assez large pour l'énucléer ([1]).

Cette variété d'*ostéomes non adhérents* (*ostéomes morts* des Allemands), existe certainement; dans ce cas la tumeur, complètement indépendante, occupe une cavité spéciale tapissée par une sorte de muqueuse. Mais il faut être prévenu que, dans un très grand nombre de cas, la tumeur adhère au squelette.

Le *pédicule* peut être insignifiant, formé par du tissu éburné, plus souvent ostéo-fibreux, parfois traversé par une ou deux artérioles : il n'a ni la dureté, ni la résistance de la masse principale de la tumeur.

Mais souvent aussi il y a une fusion intime de l'ostéome et de la paroi osseuse ; pour enlever la tumeur, il faut la morceler (cas personnel), ou l'enlever couche par couche, avec la cisaille de Liston (Panas ([2])).

L'opérateur peut donc rencontrer trois catégories d'ostéomes : a, *libres ou mobiles;* b, *adhérents par un pédicule grêle;* c, *fusionnés à l'os.*

La cause de ces différences nous échappe ; cependant Montaz pense qu'il existe un rapport non douteux entre l'adhérence de l'ostéome au squelette, et l'époque de la vie à laquelle il a débuté : *début pendant la jeunesse et adhérence, début à l'âge mûr et mobilité.*

Pathogénie et étiologie. — La pathogénie des ostéomes est encore bien obscure.

Cloquet regardait ces tumeurs comme des polypes ossifiés, mais cette opinion n'est plus soutenable, car on n'a jamais vu l'*ossification* véritable des polypes, tandis qu'ils se *crétifient*, ce qui est tout différent.

L'idée de Rokitansky, qui considérait les ostéomes comme des *enchondromes ossifiés*, est plus séduisante. Mais comme jamais, à aucun moment de l'évolution de ces tumeurs, on n'a pu déceler dans leur texture une cellule de cartilage, cette opinion doit être abandonnée.

Si, à l'heure actuelle, les chirurgiens sont d'accord pour placer dans la paroi nasale l'origine des ostéomes, ils discutent pour savoir s'ils sont une émanation *de l'os, ou du périoste, ou de la membrane de Schneider*.

Origine osseuse. — La théorie *de l'exostose* compte de sérieux partisans, et cependant il ne s'agit pas d'exostoses ordinaires ; l'absence d'une large surface d'implantation, la nature du tissu éburné, toute différente de celle du squelette, l'existence des couches concentriques, constituent autant de caractères spéciaux et à part (Duplay).

Pour Virchow, il s'agit *d'énostoses*, c'est-à-dire d'exostoses particulières ayant pris naissance dans le diploé, et perforant la table externe de l'os pour devenir libres au dehors.

Si cette origine squelettique ne nous donne pas la clef des ostéomes indépendants, elle répond à certains faits bien observés, dans lesquels l'*ostéome s'est*

([1]) Richet, dans son rapport à l'Académie sur le mémoire de Dolbeau, fait justement remarquer que l'observation de ce dernier ne vient guère à l'appui de sa théorie. On dut déployer, en effet, dans ce cas, une telle force pour ébranler la tumeur que celle-ci se divisa en deux parties.

([2]) Panas, *Revue de chirurgie*, 1885.

substitué à l'os de la paroi, et a refoulé en dedans la pituitaire sans la détruire (Montaz).

Origine périostée [1] *ou fibro-muqueuse.* — Les auteurs du *Compendium de chirurgie* avaient déjà émis l'hypothèse du développement de la tumeur aux dépens *de ces concrétions, sortes de stalactites* rencontrées quelquefois par eux sur les parois des sinus. Dolbeau a accepté cette manière de voir, qui repose aujourd'hui sur des vérifications pathologiques et anatomiques. En 1855, Verneuil a présenté à la Société de biologie le sinus maxillaire d'un jeune homme de vingt-cinq ans, sur la muqueuse duquel on voyait de petites concrétions osseuses, très adhérentes.

D'autre part, Sappey admet (*Anat.*, t. III, p. 693, 3e édition, 1877) « que ce périoste possède une très grande aptitude à s'imprégner de sels calcaires, et il a pu constater deux fois la présence d'une simple lamelle osseuse dans son épaisseur,.... qui peut s'ossifier, et en s'ossifiant continue à rester indépendante de la paroi sous-jacente ».

Si la théorie de Virchow convient aux ostéomes adhérents ou fusionnés à l'os, il faut accepter l'hypothèse de l'origine périostée de ces tumeurs, pour les cas où elles sont absolument libres et indépendantes.

La cause intime du développement des ostéomes échappe absolument, et l'influence de la scrofule, de la syphilis, du traumatisme n'est nullement établie.

Une notion étiologique certaine, mais non absolue [2], est celle de l'âge : il s'agit d'une *affection ostéogénique* particulière à l'enfance et à l'adolescence, c'est en effet de quinze à vingt ans qu'on rencontre ces tumeurs.

Symptômes. — *Les ostéomes des fosses nasales* restent obscurs pendant une longue période, ne déterminant que l'enchifrènement, de la tendance aux épistaxis.

Deuxième période. — Après plusieurs mois d'évolution, la tumeur des fosses nasales a acquis un développement suffisant pour produire trois ordres de symptômes : a, *des phénomènes compressifs;* b, *des troubles d'obstruction, et* c, *des déformations.*

Les phénomènes compressifs sont caractérisés par des douleurs diffuses, un sentiment de pesanteur dans les narines, de la céphalalgie, des névralgies parfois opiniâtres.

L'entrave au passage de l'air par l'une des narines, la gêne de la respiration, la perte de l'odorat, constituent les troubles d'obstruction.

Les déformations portent sur l'aile du nez qui est soulevée, et sur le sillon naso-génien qui est effacé : la joue ne tarde pas elle-même à être repoussée au dehors.

Lorsque l'ostéome nasal est arrivé à produire de tels troubles fonctionnels, il est facile de constater, par la rhinoscopie antérieure, l'existence de la tumeur osseuse. On aperçoit, remplissant une des fosses nasales, un corps dur, noi-

(1) L'hypothèse d'une périostite chronique aboutissant à une production osseuse a été abandonnée, car jamais aucun observateur n'a pu saisir sur l'os sous-jacent trace de ce travail inflammatoire.

(2) Le malade observé par Montaz avait cinquante-deux ans !

râtre, résonnant sous le stylet comme un séquestre osseux, d'autre part la cloison est déjetée du côté opposée à la tumeur.

Le doigt, introduit derrière le voile du palais, permet en outre de sentir et de toucher la partie postérieure de l'exostose, et de déterminer ainsi son diamètre. Enfin l'exploration au moyen de l'acupuncture, en montrant souvent l'aiguille tordue ou émoussée, donne la notion de la dureté excessive de la tumeur, et achève de fixer le diagnostic (Duplay).

La muqueuse pituitaire en rapport avec l'ostéome, se sphacèle, et il en résulte une ulcération qui est le point de départ d'une rhinite fétide.

Dans une dernière période, la tumeur peut franchir l'enceinte nasale (épiphora, tumeur lacrymale), repousser l'œil, en produisant de l'exophtalmie, de la conjonctivite, de l'œdème des paupières.

Les ostéomes des sinus demeurent, eux aussi, latents pendant toute la première période de leur évolution intra-cavitaire; mais, dès que par leur volume ils exercent une compression pariétale, ils deviennent douloureux, et le siège de cette douleur, ses irridations suivant les divers branches du trijumeau (au front, à la tempe, dans l'orbite, dans les dents), sont en rapport avec le point de départ frontal, sphénoïdal, ethmoïdal, maxillaire, des exostoses.

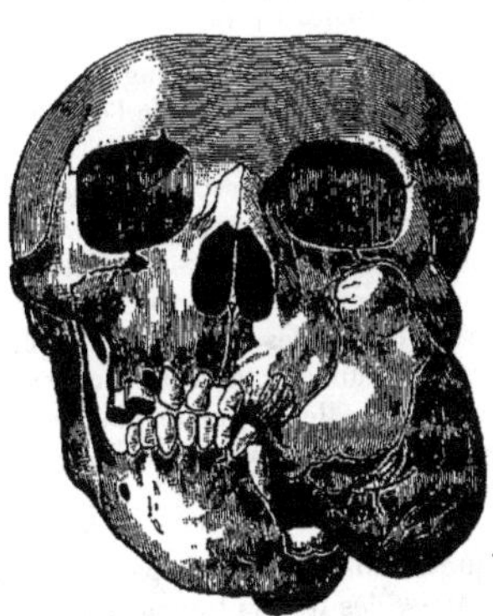

Fig. 323. — Exostose du sinus maxillaire gauche.

Les tumeurs osseuses restent généralement limitées à la cavité qui leur a donné naissance; mais, franchissant leur enceinte, elles peuvent s'étendre aux fosses nasales, ou venir faire saillie à travers une des parois du sinus.

La région dans laquelle les ostéomes se répandent, au sortir de leur cavité, fait varier leur allure symptomatique, leur gravité pronostique ou opératoire.

Les ostéomes du sinus maxillaire, remarquables par leur volume (1), viennent souvent faire saillie au dehors, repoussant la partie externe de la joue (2) (fig. 323).

Les ostéomes du sinus frontal, après avoir déterminé de violentes douleurs par compression des nerfs frontaux, refoulent l'œil en avant et en bas, provoquent de l'exophtalmie, de l'œdème de la conjonctive et des paupières, et même la perte de la vision (3). A une période avancée, la paroi du sinus peut être usée, détruite en plusieurs points, comme dans le cas de Jobert, cité par Duplay (fig. 324), et l'on sent alors une

(1) Fergusson a vu un ostéome atteignant un poids de 300 à 400 grammes; la tumeur enlevée par Michon, en 1850, pesait 120 grammes.

(2) Lambl décrit une préparation du musée de Florence, consistant en une énorme tumeur osseuse, intérieurement éburnée, extérieurement en partie épineuse, en partie spongieuse, faisant hernie hors du sinus maxillaire sous forme d'une forte massue (Virchow, *Traité des tumeurs*, t. II, 17e leçon, in Duplay, *loc. cit.*).

(3) Une malade de Panas était atteinte d'une atrophie papillaire complète : elle percevait encore la lumière, mais c'était tout (Panas, *Revue de chirurgie*, 1885).

tumeur, dure, régulière ou mamelonnée, lisse ou rugueuse, complètement immobile, faisant saillie *sous la peau*, ou dans la cavité orbitaire (¹).

Les *phénomènes orbitaires* que nous venons d'esquisser sont communs aux ostéomes orbitaires et aux ostéomes du sinus frontal : il est souvent difficile de déterminer si le point de départ de la tumeur est bien dans le sinus, ou si elle n'y a pénétré que secondairement.

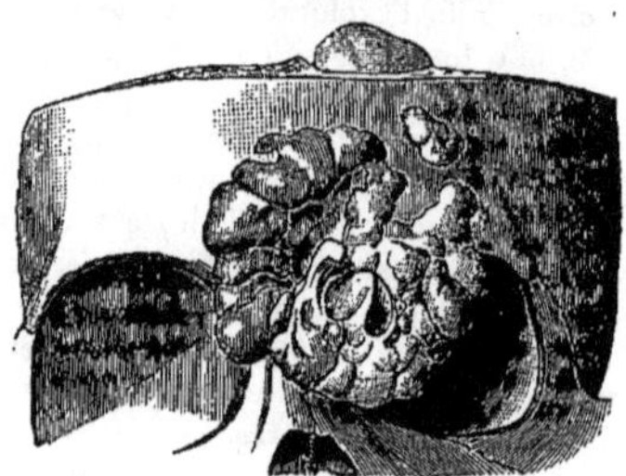

Fig. 324. — Ostéome du sinus frontal. (Musée Dupuytren.)

Cette similitude symptomatique ne doit pas surprendre, car ostéomes du sinus frontal ou ostéomes orbitaires sont de la même famille, et ils évoluent tous les deux dans la même région.

Plus graves, *surtout au point de vue opératoire*, sont les cas où l'ostéome fait saillie du côté de la cavité crânienne. Panas a opéré une femme dont l'ostéome frontal pénétrait jusque sous les méninges, et il a cité le cas de Badal, qui, après avoir enlevé la portion orbitaire de l'exostose, aurait vu le cerveau paraître dans la plaie.

Outre ces prolongements orbitaires et crâniens, l'ostéome peut envahir les cellules ethmoïdales. Berger et Tyrman (²) en ont cité dix observations.

Les ostéomes du sinus sphénoïdal produiraient d'abord des compressions des nerfs optiques, et dans une période plus avancée, après avoir perforé les parois du sinus sphénoïdal, ils se propageraient vers les cavités voisines (naso-pharynx, nasale, cellules ethmoïdales et orbites). Ces tumeurs, à croissance lente, pourraient pénétrer la cavité crânienne sans donner lieu à aucun phénomène subjectif : mais on pourrait observer une céphalalgie très violente (Lucke et Berger).

Diagnostic. — Il reste obscur tant que la tumeur ne fait pas saillie à l'extérieur, ou plutôt n'est pas accessible. Mais, dès que la tumeur est assez visible pour qu'on puisse apprécier tous ses caractères, sa dureté et sa consistance (stylet), son point d'attache, sa marche lente, la distinguent suffisamment des *polypes fibreux*, qui sont mous, saignants, implantés dans le nasopharynx, et des *exostoses spécifiques* qui sont multiples, ne dépassent jamais les dimensions d'un haricot, n'occasionnent aucun trouble, et coexistent avec des lésions similaires sur d'autres points du corps.

Un *calcul des fosses nasales*, entouré de sels calcaires, donne au stylet les mêmes sensations que l'*ostéome des fosses nasales*. Les antécédents, la dureté moindre du corps étranger qui se laisse entamer par une aiguille exploratrice, alors qu'elle s'émousse sur la tumeur osseuse, la composition des parcelles

(¹) Les ostéomes du sinus frontal occupent, dans quelques cas, les deux sinus et font saillie dans les deux orbites (Obs. de Baillie, d'Evans, in thèse de Martin, *loc. cit.*).

(²) Berger et Tyrman, *Die Krankheiten der Keinbeinhohle und des Siebbeim labyrinthes*, Wiesbaden, 1886. Voy. Thèse de Martin, *loc. cit.*

enlevées, *crétacées* dans le cas de calcul, *osseuses* dans les ostéomes permettront, dans les cas douteux, d'approcher du diagnostic (voy. *Éclairage des cavités de la face pour le diagnostic des ostéomes du sinus maxillaire*, p. 771).

Marche. — Durée. — Terminaison. — Il s'agit d'une affection lentement progressive, qui demande des mois et des années pour se produire à l'extérieur : le fait de Hilton, d'élimination spontanée de la tumeur, à travers une lame osseuse nécrosée, est tout à fait exceptionnel.

Pronostic. — Une tumeur qui s'accroît constamment, qui ne rétrograde jamais, qui dans son développement produit des compressions et des déformations graves, qui pousse des prolongements dans les cavités voisines, et jusque dans le crâne, qui nécessite toujours, à un moment donné, une intervention chirurgicale difficile, aléatoire et dangereuse, est une tumeur entachée d'un pronostic sévère.

Traitement. — L'extirpation est la seule opération qui convienne aux ostéomes nasaux et maxillaires : mais, comme l'a dit Dolbeau, on doit intervenir sans retard, dès qu'on a la certitude de l'existence d'un ostéome : dans de pareilles conditions, grâce à une large fenêtre qu'il faut savoir se ménager (par le sillon naso-génien ou la fosse canine), il sera possible d'arracher la tumeur d'un seul bloc. Vouloir fragmenter une tumeur d'une dureté d'ivoire, c'est s'exposer à briser les instruments, à fracturer les os voisins, en prenant point d'appui sur eux.

Dès que la brèche osseuse est jugée suffisante pour permettre l'issue de l'ostéome, il faut le saisir avec un davier, le mobiliser et l'amener au dehors.

Malheureusement, ces considérations opératoires ne sont pas applicables aux ostéomes des *sinus frontal et sphénoïdal :* ces tumeurs sont si adhérentes, qu'il faut de grands efforts pour les ébranler : leur ablation peut, dans les cas de prolongement crânien, ouvrir la cavité du crâne, et mettre à nu les méninges (Panas) et le cerveau (Badal) : il n'est donc pas étonnant que la mortalité opératoire soit très grande : elle est de 30 pour 100 dans la statistique de Berlin, pour les cas opérés.

Aussi Panas, justement impressionné par ces cas malheureux, appréciant, d'autre part, que la marche des exostoses est lente, souvent stationnaire, conseille-t-il d'*attendre le plus possible avant d'intervenir*. L'ostéome menace-t-il la vision? Il faut faire la résection partielle. L'œil est-il perdu? Il faut l'énucléer.

Il n'y a donc pas de règle de conduite uniforme en face d'un ostéome : s'il est intra-nasal, maxillaire, on agira comme le conseille Dolbeau, mais s'il s'agit d'un ostéome frontal ou sphénoïdal, si surtout on soupçonne un prolongement intra-crânien, il faudra savoir s'abstenir, ou procéder économiquement au fur et à mesure des nécessités pathologiques, pour ne pas s'exposer à des complications mortelles.

IV

ANGIOMES DES FOSSES NASALES

Les *angiomes vrais* des fosses nasales sont des tumeurs rares, si on a le soin de ne pas les confondre avec les *ectasies veineuses de la cloison* (Villedary, th. Bordeaux, 1887), ou avec les *fibromes vasculaires*, primitivement développés dans le pharynx nasal, et ayant envahi les fosses nasales.

Roe ([1]), de Rochester, Jarvis ([2]), Luc ([3]) ont successivement étudié cette variété de tumeurs vasculaires. Dans un mémoire qui nous a beaucoup servi pour la rédaction de cet article, Luc a eu le mérite de séparer les angiomes vrais, des fibromes naso-pharyngiens vasculaires : il a pu réunir ainsi *neuf cas d'angiomes vrais*, sur lesquels il a basé un « essai » de description nosologique.

Étiologie. — Les renseignements tirés du sexe, de l'âge, ne fournissent rien de saillant : nous ignorons aussi absolument les causes occasionnelles de cette affection : le malade observé par Verneuil avait, indépendamment de son angiome nasal, une série de nævi (face, muqueuse buccale).

Anatomie pathologique. — Une seule fosse nasale est atteinte, le plus souvent la gauche (7 fois sur 9). Le point d'implantation a lieu par une large base, sur la partie supérieure de la cloison, et parfois aussi sur la voûte et les cornets supérieurs ([4]).

Dans les seuls faits où il existe une description histologique (Clinton Wagner, Delavan, Roe, Luc), on trouve associés les tissus *myxomateux et caverneux* : la tumeur observée par Clinton Wagner n'était pas homogène ; on y trouvait des parties myxomateuses, fibro-myxomateuses et caverneuses : dans le fait de Roe, il y eut une dégénérescence *angio-myxo-sarcomateuse*.

Symptômes. — L'obstruction d'une fosse nasale, des épistaxis graves, à répétition, et toujours par la même narine, constituent souvent les seuls phénomènes du début.

La tumeur qui se présente dans la fosse nasale est arrondie, irrégulière, à

([1]) Roe, *New-York med. Journ.*, 15 janvier 1886 (Travail renfermant une observation personnelle, et un résumé des faits observés et publiés par *Verneuil* (1875), par *Clinton Wagner* (1884), par *Seiler*, *Delavan* (voy. l'indication bibliographique dans Luc).

([2]) Win. C. Jarvis, *Vasculars Tumors of the nasal passages, and their treatment by crushing with the cold snare, with the history of a successful case. Internat. Journ. of surgery and antisept.*, vol. I, n° 1 (janvier 1888), analysé par Lefferts, in *Centralbl. of laryng.*, 1888 (1889, p. 378).

([3]) Luc, *Contribution à l'étude des angiomes des fosses nasales*, in *Arch. de laryngol.*, n° 6, et Soc. clinique de Paris (1890). Cet important travail contient deux observations personnelles. — *Cons. encore* H. Burkhardt, *Angiome der Nasenscheidewand. Bericht über den Betrieb des Ludwigs Spitals Charlottenhilfe*, in Stuggard, II, 1884-1886.

([4]) Roe (*loc. cit.*) fait remarquer, à ce propos, que ces tumeurs caverneuses ne s'insèrent pas sur les points des fosses nasales, où existe du tissu caverneux (muqueuse du cornet inférieur et partie inférieure de la cloison).

surface lisse, de couleur rouge ou bleu foncé, élastique, rénitente : elle s'attache, par une large base, à la partie supérieure des fosses nasales.

Des battements et des mouvements d'expansion, synchrones à la systole cardiaque, peuvent exister (Verneuil, Roe). La piqûre la plus fine, faite à la tumeur, occasionne un écoulement sanguin qui n'a aucune tendance à s'arrêter spontanément (Jarvis, Luc).

Diagnostic. — La confusion avec un polype muqueux serait à craindre, si on négligeait de tenir compte de la couleur violacée de la tumeur, des épistaxis à répétition, du peu de mobilité de la tumeur, et de sa large insertion sur la cloison. Cette méprise serait fâcheuse, car toute intervention se compliquerait d'une hémorrhagie grave (Luc).

Pronostic. — Il est sérieux, en raison des hémorrhagies spontanées et opératoires, des récidives, de la transformation possible de la tumeur en sarcome.

Traitement. — Les procédés les plus divers (fer rouge, serre-nœud, anse galvano-caustique, bistouri, curette et acide chromique comme hémostatique), ont été employés pour la destruction ou l'ablation des angiomes vrais : l'hémorrhagie étant ici l'accident à redouter, il faut tout mettre en œuvre pour l'éviter (section lente, anse portée au rouge sombre, destruction de la base de la tumeur, nécessité d'un jour suffisant pour cautériser le pédicule, etc.).

L'électrolyse pourrait, peut-être, trouver dans ces cas une utile application.

V

ADÉNOMES CYLINDRIQUES

Il existe dans les cavités nasales des tumeurs constituées entièrement par l'élément glandulaire : ce sont les *adénomes cylindriques* des fosses nasales.

L'existence de ces tumeurs a été signalée par C. Robin. Verneuil en a rapporté une observation qui a été le point de départ de la thèse de Puglièse [1].

Dans les deux cas de Robin et de Verneuil l'implantation de la tumeur était large, et siégeait dans les parties supérieures des fosses nasales. Ces tumeurs diffèrent des polypes muqueux par leur consistance plus ferme et par leurs prolongements dans les cavités voisines (sinus maxillaire, orbite) : l'examen microscopique d'une parcelle de la tumeur pourra trancher le diagnostic hésitant.

Grâce à une opération large (résection partielle du maxillaire supérieur), Verneuil, put, dans son cas, se mettre à l'abri d'une récidive : mais le malade de Robin, qui avait subi plusieurs fois l'arrachement de son polype (Roux, Gosselin), succomba à une méningite.

[1] PUGLIÈSE, *Essai sur les adénomes des fosses nasales*. Paris, 1862.

VI

ENCHONDROMES DES FOSSES NASALES

Ces tumeurs sont fort rares, et les deux observations que nous avons sous les yeux ne suffisent pas pour tracer un tableau clinique de cette affection.

Moldenhauer (*loc. cit.*, p. 166) a observé une fois et opéré un enchondrome des fosses nasales. Son point de départ était *sur la portion cartilagineuse;* il s'était accru des deux côtés, gagnant le plancher des fosses nasales, et formait une tumeur considérable. Il s'agissait d'un garçon de café, de vingt-cinq ans, qui avait remarqué que l'aile gauche de son nez et la partie avoisinante de la lèvre supérieure grossissaient peu à peu; il respirait difficilement par le nez, et cette grosseur le gênait beaucoup pour son métier, parce qu'elle le défigurait. La tumeur reposait, par sa base à limites plutôt diffuses, sur le plancher de la fosse nasale gauche, et sur la partie antérieure et inférieure de la cloison : elle était dure, insensible, bosselée. Pour l'enlever, Moldenhauer dut fendre la lèvre supérieure, et élargir l'orifice nasal gauche en détachant l'aile gauche du nez par une incision dans le pli naso-labial. Avec les ciseaux et le bistouri il détacha la tumeur, qui se laissa séparer difficilement de la couche sous-jacente. L'hémorrhagie fut abondante. La tumeur *était formée dans sa totalité par du tissu cartilagineux.*

Récidive six mois après, du côté de la fosse nasale droite. Moldenhauer en pratiqua l'ablation de la même façon.

Morestin a communiqué à la Société de chirurgie, dans sa séance du 13 juillet 1888, un fait intéressant d'*enchondrome des fosses nasales.* Une jeune fille de quinze ans entre à la Pitié le 15 juillet 1888, dans le service de Verneuil, pour une tumeur de la région du sinus maxillaire gauche, grosse comme le poing d'un adulte, et s'étendant de la crête nasale jusqu'à 5 centimètres au-devant du conduit auditif externe, et dans le sens vertical, depuis la racine du nez jusqu'à l'arcade dentaire, qu'elle déprime. En haut, l'orbite est comblé, l'œil gauche est repoussé en haut, en dehors et en avant; il y a de l'exorbitisme. La vision est peu troublée.

La fosse nasale gauche est complètement obstruée. La peau est saine; la sensibilité normale.

Pas de douleurs, pas d'hémorrhagies, pas de vertiges, ni de céphalalgie.

L'ablation de la tumeur fut pratiquée le 23 juillet : les suites en furent très simples : la tumeur *s'implante sur la lame criblée de l'ethmoïde.* Histologiquement c'est *du chondrome pur dont les cellules sont en voie de prolifération extrêmement active.* Il faut également remarquer ici la persistance de la vision malgré l'élongation du nerf optique, et la persistance de la sensibilité des téguments au niveau de la tumeur, malgré la disparition du nerf sous-orbitaire, ce que l'auteur attribue *à la sensibilité récurrente?*

VII

PAPILLOMES DES FOSSES NASALES (HYPERTROPHIE PAPILLOMATEUSE).

On éprouve un grand embarras à grouper tous les faits de papillomes des fosses nasales. Faut-il les décrire comme de véritables tumeurs, des papillomes vrais, et les considérer comme des *fibromes* avec Virchow, ou ne voir dans cette lésion qu'une *hypertrophie*, qu'une *végétation papillaire* banale, et le résultat d'une *irritation* de la muqueuse, *survenant pendant la croissance, ou dans la période des altérations séniles* (Thost, *Deuts. med. Woch.*, n° 21, 1890).

Cette manière de voir, que nous adoptons, est conforme aux conceptions actuelles de l'histologie [1], et concorde avec les résultats des examens microscopiques pratiqués par Moure, Ruault et Chatellier [2].

Ainsi s'expliquent les aspects divers de ces productions, leur siège variable, leur disparition spontanée, ou leur repullulation, leur bénignité, puisqu'elles ne se généralisent jamais.

Les hypertrophies papillomateuses assez comparables aux papillomes en chou-fleur (crête de coq) des organes génitaux, sont isolés, le plus souvent multiples ; elles ont un autre siège que les polypes muqueux : on les rencontre surtout sur la muqueuse *qui tapisse le méat inférieur* ; on les voit aussi soit isolés, soit en groupe sur la *face inférieure du cornet inférieur*, là où son enroulement commence : en s'accroissant, ils s'étalent dans le méat inférieur. La portion opposée de la cloison, le cornet moyen dans sa portion antérieure (Ruault) ou postérieure (Moldenhauer), peuvent également être le siège d'un nid de végétations papillaires.

Leur localisation dans *une des fosses nasales* est assez fréquente, contrairement à ce qui existe pour les polypes muqueux.

Ces végétations sont petites, et leur volume n'égale pas celui des polypes muqueux ; cependant elles peuvent être *de très belle taille* (Moldenhauer), avoir le volume d'un œuf de poule (Gompez [de Vienne], in *Monatschr. f. Ohrenheilk*, 1889, n° 2, p. 25), avoir les dimensions d'une grosse mûre (Noquet [de Lille], Société française d'otologie et de laryngologie. Session annuelle, 10 mai 1889), etc.

Ces hypertrophies papillomateuses donnent lieu à trois sortes d'*accidents :* des *hémorrhagies*, du *suintement séro-purulent*, des *phénomènes de gêne et d'obstruction des fosses nasales*, pour lesquels les malades viennent réclamer les soins du chirurgien. A l'examen, on constate que l'une des fosses nasales

(1) Quénu dans son remarquable article sur les *tumeurs* (voy. t. I, p. 352) ne range pas les *papillomes* parmi les néoplasmes. L'hypertrophie papillaire n'est qu'une lésion banale occasionnée par une irritation du derme, tantôt simple, tantôt de nature septique, virulente, parasitaire ou non... ; ce qui a pu donner le change sur leur nature véritable, c'est que parfois sur un papillome il se développe un épithélioma, mais la même transformation ne s'opère-t-elle pas au niveau des cicatrices, et de tous les points de la peau qui sont irrités chroniquement?

(2) Ces auteurs rattachent ces masses papillomateuses à des *rhinites hypertrophiques* circonscrites, à des *hypertrophies myxomateuses* (Société française d'otologie et de laryngologie, session annuelle, 10 mai 1889).

contient une tumeur solitaire, ou plusieurs petites masses, en choux-fleurs, framboisées, plissées, lobulées. Le moindre attouchement avec le stylet provoque un suintement sanguin. Les phénomènes d'obstruction sont, en général, peu accusés.

Cependant, E. Fletcher Ingals a rapporté (au 11e Congrès de la Société américaine de laryngologie, tenu à Washington les 30, 31 mai et 1er juin 1889), l'histoire d'un homme de quarante-six ans sujet à des crises de laryngo-trachéite, qui parurent être sous la dépendance d'un défaut de perméabilité de la fosse nasale gauche, causée elle-même par la présence à l'entrée de cette cavité de petits papillomes (tumeurs véruqueuses) qui, d'abord implantées sur la cloison, récidivèrent opiniâtrément à plusieurs reprises, malgré les cautérisations les plus énergiques, se montrant successivement sur la cloison, sur le plancher et sur l'extrémité antérieure du cornet inférieur.

Traitement. — Lorsque ces tumeurs ont un développement considérable, le serre-nœud ou l'anse galvano-caustique conviennent à leur ablation. Un procédé plus simple, et qui nous a servi dans les cas de petites végétations que nous avons eu à traiter, est l'*ablation à la curette tranchante, et la cautérisation du point d'implantation avec la pointe d'un thermocautère*. Il est curieux de voir avec quelle facilité ces végétations cèdent à la curette. L'anesthésie locale avec la cocaïne suffit dans le cas de tumeurs solitaires et bien accessibles; on réservera le chloroforme pour les hypertrophies papillomateuses profondes et agminées. Le traitement anté-opératoire consistera en irrigations boriquées, et après l'ablation, il sera bon de maintenir pendant quelques jours un pansement intra-nasal à la gaze au salol.

VIII

TUMEURS MALIGNES DES FOSSES NASALES (ÉPITHÉLIOMA, SARCOME, TUMEURS MIXTES).

Ces tumeurs, qui sont décrites sous le nom de cancer des fosses nasales, sont constituées anatomiquement par des *épithéliomas*, des *sarcomes*, plus souvent par des *tumeurs mixtes* (*épithélio-sarcome*). Il n'existe pas d'exemple authentique de carcinome primitif des fosses nasales (Terrier, Cornil et Ranvier).

Il ne faut pas confondre ces tumeurs malignes primitives, avec celles qui naissent des os voisins et envahissent consécutivement les cavités nasales.

Suivant qu'il siège à l'entrée des fosses nasales (revêtement interne de la narine), ou sur la muqueuse pituitaire, l'épithélioma est *pavimenteux* ou à *cellules cylindriques*.

Cette forme se distingue par sa marche lente, mais envahissante et récidivante; nous avons observé un malade atteint d'épithélioma de la face interne de la narine : en quatorze ans, malgré trois opérations successives faites par des chirurgiens expérimentés, l'épithélioma amena la destruction de tout le nez, de la voûte palatine, d'une partie des maxillaires supérieurs, des deux globes oculaires et des parties molles correspondantes (paupières, lèvre inférieure). Ce malheureux offrait un aspect repoussant, hideux, si ces expressions conviennent en parlant d'un malade. A la place du nez, de la cloison, de la voûte palatine, existait un énorme hiatus à travers lequel on apercevait la face antérieure du pharynx et la face dorsale de la langue : cette perte de substance était bordée par des ulcérations épithéliomateuses, et surmontée de deux petites masses ovoïdes, racornies, dernier vestige des globes oculaires [1].

Les *sarcomes* des fosses nasales sont rares : ils peuvent se développer sur tous les points de ces cavités : on les a rencontrés notamment sur la cloison (fibro-sarcomes); tantôt ils prennent leur origine aux dépens de la muqueuse seule, tantôt aux dépens des os, sous forme d'ostéosarcomes.

Duplay a cité un bel exemple de sarcome fibro-plastique de la muqueuse pituitaire, et O. Weber [2] rapporte une observation de *glio-sarcome*. Durante [3] a publié un fait de tumeur mixte (*épithélio-sarcome*) observé par le docteur Luc et par nous-même.

Ces tumeurs, qui se développent généralement chez des gens âgés, se font remarquer par leur accroissement rapide et les phénomènes d'obstruction nasale qu'elles produisent. Des épistaxis répétées, une rhinite fétide, due à la décomposition de certaines parties de la tumeur, de l'anosmie, sont d'autres symptômes importants qui caractérisent ces tumeurs malignes.

Elles se présentent dans les fosses nasales sous des aspects variables; ce sont des tumeurs adhérentes, tantôt d'un blanc grisâtre, de consistance fibreuse, non ulcérées; tantôt il s'agit de proliférations polypeuses, irrégulières de forme et de volume, occupant toute une fosse nasale. Lorsque la tumeur est ulcérée, elle est formée d'une masse grisâtre, d'aspect fongueux, saignant facilement.

Ces néoplasmes ont une grande tendance à gagner les parties voisines, qu'elles repoussent quelquefois (obs. de Duplay), qu'elles envahissent le plus souvent : leur extension peut se faire à travers le squelette du nez, ou dans la cavité crânienne à travers l'ethmoïde.

Dans deux cas, dont l'un appartient à Lang [4] et l'autre nous est personnel, la tumeur vint faire saillie sur le dos du nez, sous forme d'une masse rouge, élastique, d'apparence fluctuante, simulant à s'y méprendre un abcès, une gomme. Lang fut averti de l'origine intra-nasale de la tumeur par l'existence de proliférations polypeuses intra-nasales; chez notre malade, l'obstruction de la fosse nasale, l'anosmie permirent, mais après plusieurs jours d'hésitation, d'établir le diagnostic.

L'extension cérébrale peut ne se révéler par aucun symptôme appréciable; chez le malade atteint d'épithélio-sarcome des fosses nasales (obs. Durante), et qui mourut subitement dans notre service, il existait une destruction de la paroi supérieure de ces cavités, un envahissement des lobes frontaux avec un énorme abcès cérébral. Or, aucun symptôme n'avait pu permettre même de soupçonner, ni à Luc ni à moi, cet envahissement cérébral.

(1) SCHMIEGELOW, *Tumeurs malignes primitives du nez*. Paris, 1885.

(2) O. WEBER, *Pitha et Billroth, Handb. der allg. und spec. Chirurg.*, t. III, p. 201.

(3) DURANTE, *Tumeur mixte des fosses nasales, envahissement des lobes frontaux, abcès latent du cerveau, mort subite, autopsie*. In *Arch. de laryng. et de rhinol.*, p. 150, t. III, 1890.

(4) LANG, *Tumeur maligne du nez*, Soc. imp. des médecins de Vienne, 1880. In *Arch. de rhinol. et de laryng.*, p. 309, t. II, n° 5, oct. 1885.

Le *pronostic* de ces tumeurs est des plus graves. L'accroissement rapide de ces néoplasmes, leur tendance récidivante et destructive, leurs prolongements intra-crâniens les rendent redoutables à bref délai, sans compter encore les hémorrhagies dont ils s'accompagnent. Leur généralisation est possible, et M. Bouilly nous en a cité un exemple indiscutable.

Le *traitement* opératoire offre toujours de l'incertitude; en effet, la tolérance du cerveau peut être telle que le chirurgien ignore l'existence de prolongements intra-crâniens. De plus, il est à craindre qu'étant donnée la disposition anfractueuse et difficilement accessible des fosses nasales, les tentatives d'ablation soient incomplètes. Si l'on intervient, il faut le faire d'une façon radicale à l'aide de larges opérations préliminaires, portant sur le squelette de la face et du nez (voy. Phicque, *Annales des maladies de l'oreille*, etc., 1890, p. 141).

CHAPITRE V

VICES DE CONFORMATION ET DIFFORMITÉS DES FOSSES NASALES

Les arrêts de développement des fosses nasales caractérisés par l'*absence complète du nez*, son *dédoublement*, *la non-formation des os propres du nez*, *des cornets inférieurs*, *de l'ethmoïde*, *de la cloison*, etc., n'offrent pas d'intérêt pratique.

Nous envisagerons seulement les vices de conformation qui, entravant le libre passage de l'air à travers les fosses nasales, amènent une gêne dans les fonctions de la respiration, de l'olfaction, de la phonation, et entraînent, au point de vue local, un défaut d'élimination des sécrétions et une rhinite consécutive.

Nous étudierons : I. L'*occlusion congénitale ou acquise des orifices* soit *antérieurs*, soit *postérieurs* des *fosses nasales*, et II. *les sténoses des fosses nasales*.

I. — OCCLUSION CONGÉNITALE OU ACQUISE DES ORIFICES ANTÉRIEURS OU POSTÉRIEURS DES FOSSES NASALES

Les anomalies congénitales sont très rares, et Moldenhauer, Hoppmann (Congrès allemand, 22 septembre 1887), n'en ont observé que quelques cas.

L'occlusion congénitale des orifices antérieurs est due à une *cloison membraneuse*, d'épaisseur variable : chez le nouveau-né, la respiration et l'allaitement seraient rapidement compromis si, par une opération hâtivement faite, on ne détruisait pas cette imperméabilité nasale.

L'*occlusion congénitale des orifices* postérieurs est, au contraire, *de nature osseuse*, et peut porter sur l'un ou les deux orifices. Schrötter en a relevé dix cas auxquels il faut ajouter ceux d'Hoppmann, d'Obertuschen, de Keimer, de Gottstein.

Ces mêmes oblitérations peuvent être *acquises;* en effet, des adhérences vicieuses obstruant complètement les fosses nasales succèdent parfois à une plaie, à une brûlure, à des cautérisations, à un lupus, à la syphilis, à des gangrènes locales dans le cours d'une fièvre éruptive (rougeole, variole). Les *occlusions acquises postérieures* (*membraneuses*) compliqueraient souvent (29 fois sur 33 cas, Hoppmann) les tumeurs adénoïdes.

Le traitement chirurgical varie suivant les cas particuliers; mais ce qui est difficile ce n'est pas tant de lever l'obstacle que de s'opposer à son retour.

II. — STÉNOSES DES FOSSES NASALES

ANOMALIES DE LA CHARPENTE OSSEUSE OU CARTILAGINEUSE

Le rétrécissement des fosses nasales peut être engendré :

1° *Par une étroitesse uniforme et générale de l'ensemble des diamètres et le peu de développement des parties qui constituent la charpente du nez.* — Ces exiguïtés de construction (microrhinie) doivent être signalées, elles ne créent par elles-mêmes aucun inconvénient sérieux.

2° *Par une hypertrophie ou une malformation de la charpente osseuse des cornets.* — La figure 273, page 760, représente une dilatation ampullaire de l'extrémité antérieure du cornet moyen. Cette malformation, qui serait assez fréquente (Moldenhauer), se caractérise par une tumeur arrondie qui vient au contact de la cloison, remplit le méat moyen et fait saillie jusque dans le vestibule.

Le stylet donne l'impression d'une tumeur osseuse et immobile, caractères qui la différencient d'un néoplasme. L'ouverture de cette bulle osseuse s'impose : la minceur de ses parois rend l'opération facile.

3° *Par une anomalie de la cloison.* — La fréquence de cette anomalie nous est révélée par la statistique de Loewenberg, qui n'a trouvé qu'une fois sur sept la cloison droite dans toutes ces parties.

L'asymétrie porte ordinairement sur les deux tiers antérieurs : c'est, le plus souvent, une *saillie convexe* de la cloison (fig. 271, p. 759), avec dépression correspondante du côté opposé[1].

Dans un travail sérieux, basé sur de nombreuses recherches anatomiques, Rosenthal (*Des déformations de la cloison du nez et de leur traitement chirurgical*, Paris 1888) décrit six genres de déformation de la cloison :

1° *Courbures simples sans épaississements ;*

2° *Courbures accompagnées d'épaississements*, faisant saillie du côté convexe de la cloison déviée ;

3° *Déviations sigmoïdes*, dans le sens vertical ou dans le sens antéro-postérieur ;

4° *Déviations sigmoïdes* de l'une ou l'autre espèce accompagnées d'épaississement;

5° *Éperons sans déviations de la cloison ;*

6° *Déviations en zigzag.*

Des éperons osseux peuvent se développer aussi aux dépens d'une des faces

[1] La convexité gauche serait la plus fréquente d'après Semeleder, mais la statistique de Zuckerkandl a donné un résultat inverse : sur 140 crânes à cloison asymétrique, 57 fois la déviation était dirigée à droite, 51 fois à gauche et 32 fois elle était en forme d'S.

externes du vomer; Rosenthal a très justement fait ressortir la fréquence de cette malformation.

Depuis les travaux de Chatellier (*Structures des saillies anguleuses de la cloison des fosses nasales*. Société anatomique, 8 juin 1888), il n'y a aucun doute sur la nature de ces saillies : ce ne sont pas des *néoplasmes*, comme l'a avancé Miot (*Remarques sur certaines obstructions nasales dépendant d'un épaississement du cartilage quadrangulaire de la cloison*. Société française d'otologie et de laryngologie, séance du 27 avril 1888); elles sont formées par du tissu cartilagineux normal, et recouvertes par la muqueuse.

La cause de ces déviations est inconnue. Jusqu'à sept ans la cloison est médiane et perpendiculaire (Zuckerkandl, *loc. cit.*, p. 45) : ni la syphilis, ni la scrofule (Trélat, Verneuil), ne semblent intervenir; l'âge et le traumatisme (?) puis l'état général (?) prédisposeraient singulièrement à cet état pathologique (Miot, *loc. cit.*). Il est incontestable que des violences extérieures, des coups, des chocs, des chutes peuvent être l'origine de certaines de ces déviations.

Ziem (*Monatsschrift f. Ohrenheilkunde*, 1879, n° 1 et suivants) a pu produire artificiellement des asymétries considérables du squelette de la face et du crâne, en bouchant chez des jeunes animaux une des fosses nasales (Moldenhauer).

Il n'est pas invraisemblable que le fait de dormir toujours du même côté puisse amener une courbure du nez à concavité dirigée du côté opposé (Moldenhauer). Il nous semblerait plausible de rattacher ces déviations dans l'évolution du cartilage à un phénomène de croissance (exostose sous-unguéale, exostose de développement).

Les déviations de la cloison, avec productions osseuses ou cartilagineuses, coïncideraient toujours, ou presque toujours, avec des *végétations adénoïdes* [1].

Symptômes. — Chez de nombreux sujets ces déviations n'occasionnent aucun trouble; si elles ne sont pas saillantes, elles restent ignorées jusqu'au jour où, à l'occasion d'un coryza (qui amène de l'obstruction nasale par gonflement de la muqueuse) d'un trouble réflexe (accès d'asthme), etc., l'examen des fosses nasales est pratiqué. Quelquefois encore, c'est dans ce cathétérisme de la trompe d'Eustache que le stylet est arrêté par une de ces déviations.

Si les phénomènes d'obstruction se répètent, il en résulte une rhinite chronique.

Le diagnostic est toujours simple; il ne réclame que de l'attention. Si la muqueuse qui recouvre la portion saillante de la déviation est très gonflée, si surtout il existe un éperon sous-jacent, la confusion avec un polype est possible, et nous nous rappelons avoir vu commettre cette méprise. Mais la dépression de la cloison qui existe toujours à l'opposite de la convexité doit éclairer sur la nature de l'affection.

Le *pronostic* est bénin; car il s'agit d'une lésion curable par différents procédés.

Fredk W. Silk de Londres (*Journal of laryng.*, 1889, n° 7) a insisté, avec

[1] Dans deux cas seulement sur dix, Baratoux n'a pu constater la présence de végétations adénoïdes; les malades (de 8 à 52 ans) présentaient toutes les déformations habituelles des tumeurs adénoïdes. (Société d'otologie et de laryngologie, 27 avril 1888.)

exemples à l'appui, sur les rapports de l'obstruction nasale avec l'administration des anesthésiques : la chloroformisation nécessite une sollicitude toute spéciale chez les sujets dont les fosses nasales sont plus ou moins imperméables; la pénétration de l'air dans la poitrine se trouve alors sous la dépendance de l'état de la cavité buccale qui peut cesser de se prêter à cette fonction, soit par l'accumulation de sang, de salive, de mucosités, ou encore de matières dans son intérieur, par le gonflement ou une mauvaise position de la langue, enfin par le spasme des muscles élévateurs de la mâchoire inférieure. Il sera donc prudent, chez ces sujets, d'assurer, dès le début de la chloroformisation, le maintien de l'ouverture de la bouche au moyen d'un bâillon.

Traitement. — L'intervention n'est justifiée que s'il existe des troubles accusés du côté de la respiration, de la voix, de l'olfaction, si en un mot la déviation occasionne un accident sérieux.

La correction des déviations s'obtient au moyen d'*appareils redresseurs*, ou *par des opérations*.

Appareils redresseurs. — Ces appareils peuvent être *temporaires* ou *permanents*.

Le *redressement temporaire* se pratique avec des tampons, des tiges de laminaire placées du côté de la déviation, pour en opérer le relèvement. Ces moyens sont peu efficaces d'après Roberts (*Traitement des déviations et autres anomalies du nez*, par M. J. Roberts, *The times and register*, p. 194, juin 1889).

Les appareils à plaques de Jurasz et Delstanche sont des redresseurs permanents. Ces appareils consistent en deux plaques : chacune d'elles est introduite dans une fosse nasale et appliquée sur la partie déviée ; on les rapproche ensuite l'une de l'autre, au moyen de pinces spéciales, jusqu'à ce que le redressement ait lieu. Puis on enlève les pinces, et on laisse les plaques en place aussi longtemps qu'il est nécessaire.

Les opérations instituées pour remédier à ces déviations consistent en *fractures*, *résection de la cloison*, destruction par l'*électrolyse*.

Les fractures et les résections peuvent s'obtenir avec des pinces (forceps d'Adam), dont les branches, munies de bords acérés ou tranchants, font éclater la cloison, ou sont destinées à enlever une rondelle. Ce sont des procédés aveugles, brutaux dans leur application, entraînant souvent à leur suite des hémorrhagies et des fractures étendues ; ils doivent être abandonnés.

La *résection* d'un morceau de la cloison, après incision de la muqueuse et décollement du périchondre ou du périoste (Chassaignac), nous semble le procédé de choix : Moldenhauer (*loc. cit.*, p. 62), pour pratiquer « une opération plus complète et avec un résultat meilleur », divise par en bas l'orifice nasal, prolonge l'incision dans le pli naso-labial et rabat l'aile du nez.

L'opération décrite et préconisée par Roberts est aussi acceptable, sauf quelques modifications de technique : il fait une longue incision sur la partie la plus saillante de la déviation, et fait ensuite sauter à l'emporte-pièce étoile un morceau de la cloison.

Pour maintenir en place la cloison après section, il se sert d'épingles dont la tête et la pointe se trouvent du côté de la fosse nasale la plus large, tandis que l'anse vient redresser la partie de la cloison déviée et est rendue flexible par l'amincissement qu'on lui a fait subir : avec ce procédé les tampons, d'un emploi toujours désagréable, deviennent inutiles.

Pour enlever les *crêtes* qui existent dans les fosses nasales, les tumeurs cartilagineuses qui doublent les déviations, on se sert de la scie, du bistouri, après incision de la muqueuse. Roberts transfixe les masses cartilagineuses avec une aiguille appropriée. Le docteur Seeler a conseillé l'usage d'une espèce de sonde cannelée sur laquelle on fait glisser un couteau triangulaire, ce qui opère une section très nette.

L'ablation de ces tumeurs du septum est absolument indiquée, dans le cas où elles coexistent avec des tumeurs adénoïdes; cette opération suffirait même pour que l'état local et l'état général en obtiennent un grand bénéfice (Baratoux, *loc. cit.*).

L'électrolyse est un moyen précieux qui a été recommandé par Miot (*loc. cit.*) et par Garel, Noquet, Moure, etc., au congrès international d'otologie et de laryngologie (Paris, 1889, séance du 20 septembre). Le docteur Garel, de Lyon, a essayé cette méthode dans trente cas, et conclut qu'elle est simple, pratique et bien préférable à tous les autres procédés de traitement.

Voici le procédé du docteur Garel : il emploie des aiguilles formées de 3 à 4 centimètres de platine, effilées en pointes et reliées aux fils de la batterie ; il place jusqu'à 3 aiguilles à la fois reliées au pôle négatif, tandis que le pôle positif est placé à l'avant-bras. Pile de 24 éléments. Chaque séance dure environ 15 minutes et l'on doit attendre, pour une nouvelle séance, la chute des eschares.

D'après Miot, trois séances de galvano-puncture suffiraient pour obtenir la guérison; après élimination de l'eschare, il y aurait, d'après le même auteur, une cicatrisation sans bourgeons charnus, si on emploie la galvano-puncture ; au contraire, avec la galvano-caustique chimique ordinaire, il se formerait des bourgeons charnus et un tissu cicatriciel.

TROISIÈME PARTIE

MALADIES DE L'ARRIÈRE-CAVITÉ DES FOSSES NASALES OU PHARYNX NASAL

A l'exemple de Terrier, de Kirmisson, nous consacrerons un chapitre spécial aux affections du *pharynx nasal*. Le *catarrhe naso-pharyngien* ayant été déjà étudié avec le *coryza chronique des fosses nasales*, il nous reste à décrire les *lésions traumatiques*, les *tumeurs*, les *vices de conformation et les difformités* de cette région.

CHAPITRE PREMIER

LÉSIONS TRAUMATIQUES

Les plaies du pharynx nasal sont rares et succèdent à des traumatismes intra-nasaux ou intra-buccaux : des *piqûres*, des *perforations par balles* du voile, ont été observées.

C'est également par cette voie nasale ou buccale que pénètrent les corps étrangers qui peuvent séjourner et rester cachés, pendant de longues années, dans cette arrière-cavité. L'*épi d'avoine d'Urbantschitsch* traversant les fosses nasales pour se fixer dans la trompe, l'*anneau d'acier d'Hickmann*, qui pendant treize ans et demi resta oublié dans le pharynx nasal, sont des exemples classiques de corps étrangers.

C'est par la *rhinoscopie*, le *toucher digital rétro-palatin* qu'on pourra déceler ces corps étrangers qui donnent lieu à du *catarrhe naso-pharyngien*, à des abcès, à des troubles *auditifs*, de la *phonation* et de la *respiration*.

CHAPITRE II

TUMEURS

L'étude des *tumeurs* constitue le chapitre le plus intéressant et le plus important des maladies du pharynx nasal; aussi avons-nous décrit, avec quelque développement, les *tumeurs adénoïdes* et les *fibromes naso-pharyngiens;* c'est au chapitre *diagnostic des fibromes* que nous dirons un mot des *myxomes* et des *sarcomes* qu'on observe aussi dans l'arrière-cavité des fosses nasales.

1° DES TUMEURS ADÉNOIDES DU PHARYNX NASAL

Le tissu adénoïde est réparti dans le pharynx nasal, au niveau de la voûte (*amygdale de Luschka*), sur la face supérieure du voile palatin, et dans les trompes (*amygdale tubaire*); enfin, il peut s'étendre dans l'épaisseur de la muqueuse du cornet inférieur (voy. fig. 277, p. 763).

L'anatomie normale du pharynx nasal était connue depuis les descriptions de Lacauchie (1853), de Ch. Robin et surtout de Luschka en 1868.

A. *Wilhem Meyer* [1] (de Copenhague) revient le mérite d'avoir reconnu la fréquence extrême de cette affection et de l'avoir étudiée d'une manière complète. En 1879, *Lœwenberg* publiait, à Paris, une excellente monographie sur les *tumeurs adénoïdes*.

(1) Meyer, *Adenoïde vegetationen in der Nasen-Rachenhöle*. In *Arch. für Ohrenheilkunde*, vol. 7 et 8, 1873-1874.

Dans deux travaux successifs, H. Chatellier (1) a étudié avec détail ce point de la pathologie du pharynx nasal; nous emprunterons beaucoup à la dernière publication de cet auteur.

Anatomie pathologique. — L'*hypertrophie du tissu adénoïde* revêt plusieurs formes macroscopiques qu'il est utile de distinguer; il faut distinguer avec Chatellier :

1° L'*infiltration hypertrophique*, portant sur tous les points du pharynx nasal;

2° Les *végétations adénoïdes* qui se présentent : *a*, tantôt en masse dans l'arrière-cavité des fosses nasales; *b*, tantôt en *excroissances polypiformes*, appendues à la voûte; *c*, tantôt en tumeurs arrondies, sessiles, implantées par une large base; leur siège est *médian* (paroi postérieure), ou *latéral*.

Cornil, Chatellier, ont étudié l'*histologie de ces tumeurs :* elles présentent un revêtement épithélial à cellules vibratiles, interrompu, sauf au niveau du pédicule. La tumeur elle-même est formée par un *tissu très dense;* à son centre, cheminent de *nombreux vaisseaux*, et à la périphérie existent des *follicules clos*, rangés en couche régulière, voisins les uns des autres, et donnant à la surface un aspect mamelonné.

Sur une coupe fine, à un faible grossissement, on voit très nettement le tissu qui forme la masse de la tumeur s'insinuer entre les follicules clos et entourer chacun d'eux en les séparant de ceux qui l'avoisinent, et de la couche épithéliale.

Ce tissu adénoïde, bien différent du chorion de la muqueuse, possède en outre de très nombreux *vaisseaux centraux* et des *éléments ronds* qui comblent toutes les mailles du réseau de fibrilles (2).

Ces masses adénoïdes subissent *avec l'âge* certaines transformations : volumineuses et molles chez l'enfant, elles s'affaissent chez l'adulte, et prennent une consistance plus grande; il se produit une résorption des éléments ronds infiltrés et un tissu fibreux adulte se substitue au réticulum primitif; elles méritent donc chez l'adulte le nom de tumeurs *fibro-adénoïdes* (3).

Des recherches bactériologiques entreprises par Chatellier, il résulte *qu'il n'y a pas de micro-organisme spécial à cette affection*, et *qu'il s'agit probablement d'une inflammation vulgaire* et *sans agent spécifique*.

Étiologie. — Cette affection est particulière à l'enfance; c'est entre cinq et vingt ans (Meyer) qu'on observe le plus grand nombre de cas de végétations adénoïdes; passé vingt-cinq ans, soit qu'il y ait régression de l'hypertrophie, comme nous l'avons déjà établi, soit que, par suite de l'accroissement des dimensions du pharynx nasal, les phénomènes de sténose passent au second

(1) Chatellier, 1° Thèse inaugurale, 1886; et 2° Maladies du pharynx nasal. Paris, 1890.

(2) Cette structure justifie le nom de *tumeurs adénoïdes;* ces productions n'ont aucun des caractères *de la végétation* (Chatellier).

(3) D'après *Luc et Dubief* (Les *tumeurs adénoïdes du pharynx nasal aux différents âges*, Congrès de Berlin, août 1890), cette régression des tumeurs adénoïdes ne se ferait que beaucoup plus tard, dans la seconde moitié de la vie, et serait caractérisée anatomiquement par des *lésions artério-scléreuses.*

Des *adultes jeunes* pourraient avoir des tumeurs adénoïdes, absolument semblables à celles de l'enfance; pour la *première fois, vers trente ans*, elles pourraient occasionner des troubles auditifs.

plan et en imposent pour une guérison apparente (Moldenhauer), les cas de tumeurs adénoïdes sont tout à fait isolés.

Lœwenberg (*loc. cit.*) a *invoqué les influences climatériques*, les *rudes climats*, comme cause de développement des tumeurs adénoïdes, mais « depuis qu'on a appris à les mieux connaître, de nombreuses monographies ont surgi de tous les pays, France, Espagne, Italie, etc., preuve évidente qu'aucune latitude n'en est à l'abri. »

La *transmission héréditaire* des parents aux enfants a été établie [1] dans quelques cas, par Lœwenberg, par Chatellier; Trautmann considère les enfants des tuberculeux comme y étant particulièrement prédisposés.

Lœwenberg voit dans la présence de ces tumeurs l'indice presque évident d'*un tempérament lymphatique*, de la *scrofule*.

Il est certain que l'hypertrophie des amygdales, l'engorgement ganglionnaire du cou, de la nuque, le gonflement notable de la muqueuse nasale, témoignage irrécusable de la scrofule, s'associent fréquemment avec les tumeurs adénoïdes. Mais-là s'arrêtent nos constatations.

Symptômes. — Cette affection n'étant nullement douloureuse, peut rester *latente*, c'est-à-dire méconnue pendant une *longue période;* aussi est-il indispensable de connaître les modalités cliniques que les tumeurs adénoïdes peuvent revêtir au début! [2] Les enfants sont adressés au chirurgien, tantôt pour un *écoulement auriculaire purulent* ancien et rebelle, tantôt pour un *coryza chronique*, tantôt pour des accès de *pseudo-asthme* avec toux quinteuse, persistante, et céphalée intense.

Chez l'*enfant à la mamelle*, la gêne respiratoire qui résulte de la présence des tumeurs adénoïdes [*congénitales* (?)] l'empêche de téter; il lâche le sein brusquement, pour le reprendre après avoir respiré.

Le plus souvent cependant, les tumeurs adénoïdes se présentent avec un cortège symptomatique qui ne laisse aucun doute sur leur présence; la *respiration*, la *phonation* sont troublées et l'*exploration digitale*, aidée de la rhinoscopie postérieure, donne la clef de ces symptômes fonctionnels.

Symptômes fonctionnels. — *Troubles de la respiration.* — Par suite de l'obstruction adénoïde du pharynx nasal, la respiration nasale est à peu près abolie; l'enfant respire par *la bouche*, il *ronfle pendant le sommeil*, qui est interrompu par de la *dyspnée*, parfois de véritables *accès de suffocation*, compliqués de *sueurs profuses*.

Troubles de la phonation. — Le timbre de la voix est modifié [3] : « quand des tumeurs adénoïdes remplissent la voûte du pharynx, les ondes sonores ne peuvent aller résonner dans le diverticule nasal, et y produire des harmoniques

(1) TRAUTMANN, *Anatomische, pathogische und klinische Studien über die Hyperplasie der Rachentonsille.* Berlin, 1886.

(2) CALMETTES, voy. *Gazette médicale*, 1883, n° 26.

(3) Les sons prennent leur origine dans la vibration des cordes vocales inférieures; ainsi formés, ils subissent des modifications profondes par suite de l'adjonction des *harmoniques*, au son fondamental, modifications qui lui donnent le timbre; or, nous savons que les harmoniques se forment dans les cavités de résonnance (bouche, nez, pharynx), que parcourent les vibrations sonores avant de franchir les lèvres et de frapper notre oreille » (Chatellier, *loc. cit.*).

qui donnent au son le timbre nasal. » Les sons (voyelles nasales) AN, EN, IN, ON, UN, sont modifiés, indistincts; AN devient A, *maman* devient *mama* (¹).

Les *M*, les *N* sont transformés en *b;* le petit malade dit *baba* pour *maman*, *dez* pour *nez*. La voix perd de son intensité, elle est *morte* (Meyer), a perdu son *métal* (Michel de Cologne) (²).

Signes physiques. — *Exploration digitale.* — Voici comment Zaufal (de Prague) pratique l'*exploration digitale* de la cavité rétro-pharyngienne (³) : l'index ayant été soigneusement lavé au moyen d'une solution de sublimé au millième, est trempé dans la poudre d'iodoforme, de telle sorte que cette poudre pénètre sous l'ongle.

L'opérateur se place à côté du malade, qui est assis sur une chaise, puis introduit l'index en arrière du voile palatin, et le porte vivement vers la cloison dont le bord postérieur est facile à reconnaître, et sert de point de repère. Il porte alors rapidement la pulpe vers les deux choanes, et reconnaît l'état de l'extrémité pharyngienne des cornets, puis il explore les pavillons tubaires et les plis salpingo palatins situés plus latéralement; enfin portant le doigt en arrière et en haut, il explore la région postérieure, c'est-à-dire celle de l'amygdale de Luschka.

La sensation qu'on éprouve a été comparée assez exactement à celle que donne un *amas de vers de terre pelotonnés.*

Cette exploration est bien précieuse, et renseigne sur le *volume*, le *siège*, le *point d'implantation* des *excroissances adénoïdes;* quelle que soit la douceur de cet examen digital, il n'est pas rare de ramener sur l'index du sang et des débris de tissu.

Ce procédé de recherche et d'examen est le seul *possible*, chez les jeunes sujets : mais à partir de quatorze ou quinze ans, on peut le combiner avec la *rhinoscopie postérieure* qui permet de constater, *de visu*, l'existence de tumeurs mamelonnées ou pédiculées dans la cavité naso-pharyngienne, leur aspect, leur point d'implantation.

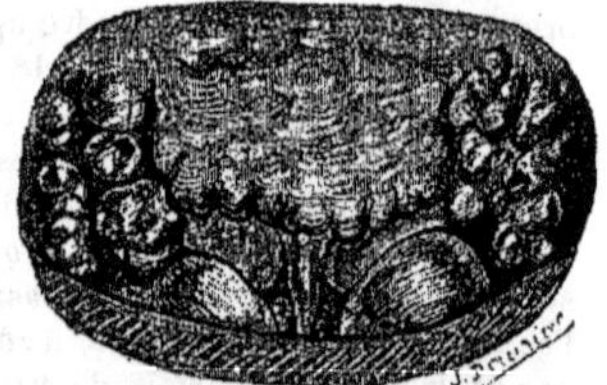

Fig. 525. — Aspect du pharynx nasal à l'examen rhinoscopique lorsqu'il existe des végétations adénoïdes. (Meyer.)

Par l'examen du pharynx buccal on constate, outre l'existence de granulations isolées sur la paroi postérieure et l'épaississement des piliers postérieurs, deux signes de grande valeur : a, l'*immobilité du voile du palais*, et b, l'*intervalle assez grand qui le sépare de la paroi postérieure du pharynx*, « deux signes qui, en dehors des paralysies, ne s'observent que dans le cas de tumeurs du pharynx nasal. »

La *rhinoscopie antérieure* peut, chez certains sujets, permettre de plonger le

(¹) C'est l'opposé de ce qui se produit dans la paralysie du voile du palais, où tous les sons buccaux deviennent nasaux : A est changé en AN, *papa* devient *panpan; parole, panrole*, etc. (Chatellier).

(²) Lichwitz, *Revue de laryngologie*, janvier 1883.

(³) Communication orale. In Thèse Chatellier.

regard jusque dans le pharynx nasal, et d'apercevoir la paroi postérieure du pharynx, manifestement rapprochée des choanes, irrégulière, mamelonnée, parsemée de reflets nombreux. Cette tumeur devient mobile dans les mouvements de phonation, de déglutition, ou d'expiration : *un stylet*, pénétrant par la même voie, peut être arrêté par quelque chose de mou et de mobile qui n'est autre que la tumeur adénoïde.

Les sujets atteints de tumeurs adénoïdes ont *un facies si particulier*, qu'il suffit au diagnostic : « le malade se présente avec la bouche ouverte, le regard atone, l'œil à demi voilé et comme à moitié endormi.

« La lèvre supérieure, trop courte, ne recouvre que très incomplètement les incisives supérieures, dont on aperçoit une partie plus ou moins considérable, à travers l'orifice buccal entr'ouvert.

« L'abaissement du maxillaire inférieur entraîne en bas les tissus qui recouvrent les os, les plis naso-labiaux et naso-malaires sont tirés en bas, se rapprochent de la direction verticale ; mais de plus ils sont très atténués et presque effacés chez certains malades, de telle sorte que le masque facial ne *présente plus aucune expression*.

« Presque toujours les *pommettes* sont comme aplaties, ne faisant aucun relief au-dessous des orbites ; de sorte que le plan de la paupière inférieure se continue avec celui de la pommette, sans aucune transition. Les yeux se trouvent ainsi à fleur de tête, le regard perd l'expression si remarquablement pénétrante et mobile, que l'on rencontre chez les personnes au contour orbitaire saillant.

« Ordinairement le facies a perdu tout relief et toute expression : le malade a l'air idiot » (Chatellier, *loc. cit.*).

Signalons aussi le *développement exagéré du maxillaire inférieur*, par rapport au massif maxillaire supérieur, arrêté dans sa croissance.

Le nez, par défaut de fonctionnement, s'est transformé en *une lame aplatie* transversalement[1].

La voûte palatine devient *fortement ogivale* et les *arcades dentaires supérieures* sont très *rapprochées* ; il n'est pas rare d'observer une *implantation vicieuse des dents* (David, Congrès de Rouen 1883).

Le maxillaire inférieur, qui est au contraire très développé, fait saillie en avant : « le *profil de la face rappelle alors celui du bull-dog*. »

En résumé, par suite de l'obstruction du pharynx nasal et du défaut de circulation de l'air à travers les fosses nasales, il se *produit un arrêt de développement des massifs maxillaire supérieur*, *des sinus* (frontaux, sphénoïdaux, ethmoïdaux), cavités en relation physiologique étroite avec les fosses nasales : au contraire, le maxillaire inférieur parcourt les différentes phases de son accroissement, et ses dimensions contrastent avec celles du maxillaire supérieur.

Ces déformations ne sont pas bornées aux os de la face, et dès 1853, Alphonse Robert, dans un excellent mémoire sur le *Gonflement chronique des amygdales chez les enfants*, décrivait ainsi la configuration spéciale du thorax : « La poitrine, au lieu d'offrir sur ses parties latérales une surface régulière et arrondie, est au contraire déprimée, plane et même quelquefois concave,

[1] C'est donc à tort que Trautmann a admis que la gêne de la circulation en retour créait une stase sanguine dans la muqueuse nasale, et assez souvent le gonflement du nez.

comme si à l'époque où les côtes étaient mobiles et flexibles, on les avait comprimées d'un côté vers l'autre. Cette dépression est plus prononcée vers le milieu de la hauteur du thorax, près de son sommet ou de sa base. Elle est également plus marquée vers le milieu de la longueur des côtes que près de leurs extrémités. La colonne vertébrale est peu altérée, les cartilages costaux forment un angle saillant au point de leur insertion costale. Le sternum, dans les cas extrêmes, présente à son tiers inférieur un enfoncement très remarquable. »

Redart a signalé encore des *déviations de la colonne vertébrale* qui accompagnent les déformations thoraciques.

Il a décrit : 1° *une cyphose dorsale prononcée*, 2° une *scoliose dorsale*, principalement du côté droit, chez les jeunes filles : il ajoute que ces scolioses, d'origine nasale, sont généralement peu prononcées, qu'elles ont une évolution lente, qu'elles se modifient avec l'état général du sujet, et après la période de croissance.

Ziem (de Dantzig) (1) a étudié, à son tour, l'incurvation de la colonne vertébrale, consécutive aux obstructions nasales.

Grancher(2) a analysé le *murmure vésiculaire* chez *ces sujets;* s'ils respirent la bouche ouverte, on trouve à l'auscultation le murmure vésiculaire doux, ample, normal en un mot; mais, dès qu'ils ferment la bouche, le murmure devient obscur, voilé.

Ces enfants, dont la respiration est insuffisante, ont une hématose imparfaite, une nutrition défectueuse. « Chez tous, dit Alphonse Robert, l'état constant de la gêne de la respiration et de la nutrition empêche le développement des forces et produit un état de pâleur, de maigreur et de faiblesse qui dénote le peu d'activité de l'hématose et l'atteinte portée aux sources mêmes de le vie. »

Des *sueurs profuses*, un *sommeil* souvent interrompu par des *réveils en sursaut*, *des cauchemars*, *des terreurs*, épuisent lentement leurs forces.

Ce tableau si triste, mais exact, se modifie complètement et heureusement, si on soumet ces enfants au traitement approprié.

Complications. — Les *troubles du côté de l'oreille moyenne* constituent la complication des plus sérieuses des tumeurs adénoïdes : c'est aussi la plus fréquente, puisque, sur 175 cas de tumeurs adénoïdes, Meyer a vu l'ouïe prise 157 fois. Pour E. Woakes, c'est à peine si 5 pour 100 des sujets affectés de tumeurs adénoïdes échappent aux complications auriculaires (3).

(1) L'occlusion artificielle de l'une des narines par la suture de ses bords, amena chez un lapin une scoliose de la colonne cervicale et une incurvation compensatrice des autres parties de la colonne vertébrale.

Ziem rapproche de ce fait expérimental le cas d'une jeune fille chez laquelle se montrèrent des incurvations vertébrales et thoraciques, plusieurs années après un traumatisme du nez, qui avait occasionné une forte déviation de la cloison nasale.

Pour expliquer ces faits, Ziem rappelle les expériences de Lesshaff (de Pétersbourg) consistant à créer artificiellement des scolioses chez des poules et des lapins, en maintenant de petits poids sur un des côtés de la tête de ces animaux. L'oblitération de l'une des fosses nasales aboutirait au même résultat en contrariant le développement de la moitié correspondante de la face et en laissant, par conséquent, au côté opposé une prépondérance de poids (*Monatsschr. f. Ohrenheilk.*, 1890, n° 5, et analysé par Luc, août 1890, p. 245).

(2) GRANCHER, *Annales des maladies de l'oreille*, n° 5, 1886.

(3) Presque toutes les affections de l'oreille moyenne, chez l'enfant, reconnaissent cette cause (Chatellier).

Les tumeurs adénoïdes retentissent, sur *l'oreille moyenne* : 1° par *propagation inflammatoire* du pharynx à l'oreille moyenne; 2° par *obstruction de la trompe d'Eustache*; enfin il n'est que trop fréquent de voir le médecin, consulté pour un coryza chronique chez un enfant, méconnaître les tumeurs adénoïdes, ordonner des douches nasales et, par des injections forcées, aboutir à une otite moyenne avec perforation de la membrane du tympan!

Diagnostic. — Le diagnostic de ces tumeurs ne semble pas offrir de difficultés sérieuses, et il se fait à première vue du malade. Comme l'a dit Cartaz, cette physionomie spéciale, un peu ahurie, l'air parfois hébété, la bouche demi-ouverte, la respiration exclusivement buccale, surtout la nuit; le ronflement pendant le sommeil, le nasonnement, la voix couverte, et le défaut d'articulation, tous ces signes indiquent l'obstruction de la cavité du pharynx nasal et la probabilité de l'existence de ces tumeurs. Un examen local lève d'ailleurs tous les doutes.

Ni *l'hypertrophie des amygdales*, souvent associée aux tumeurs adénoïdes, ni l'*oblitération des fosses nasales* (étroitesse congénitale, déviation de la cloison, coryza chronique) ne sauraient donner le change.

Les *polypes muqueux*, avec leurs caractères objectifs si nets, les *polypes naso-pharyngiens*, avec leurs *prolongements, leurs hémorrhagies abondantes*, se distinguent aussi des tumeurs adénoïdes.

Pronostic. — Une affection qui défigure, arrête dans leur accroissement le massif facial supérieur, le thorax, infléchit la colonne vertébrale, une affection qui produit la surdité, qui rétrécit le champ de l'hématose, prédispose à l'asthme et aux bronchites à répétition, qui arrête en un mot, l'enfant dans son essor physique et même intellectuel, est une affection grave, toujours *sérieuse*.

Il faut donc savoir la soupçonner à son début et la combattre par une opération appropriée, avant qu'elle ait engendré des lésions irréparables du côté des différents appareils.

Traitement. — Il ne faut pas compter sur le traitement général pour faire disparaître les tumeurs adénoïdes : leur ablation est la seule thérapeutique qui convienne.

Le procédé le plus généralement employé est celui qui consiste à introduire

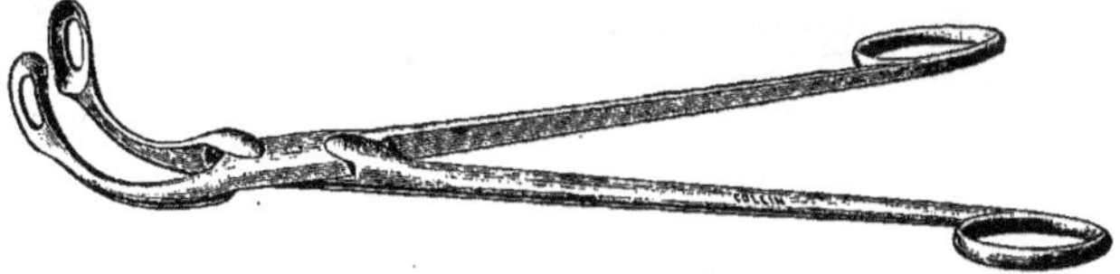

FIG. 326. — Pince latérale du docteur Ruault pour végétations adénoïdes.

une pince en arrière du voile palatin et à saisir avec les mors les masses adénoïdes. — La pince est introduite fermée jusqu'en arrière du voile, puis on ouvre les mors de l'instrument en le portant aussi haut que possible; on ferme alors les mors en rapprochant les branches, et la portion de tissu saisie est détachée par un mouvement de torsion.

Tous les modèles de pinces sont basés sur la courbure du conduit bucco-pharyngo-nasal, et leur articulation est très voisine des mors.

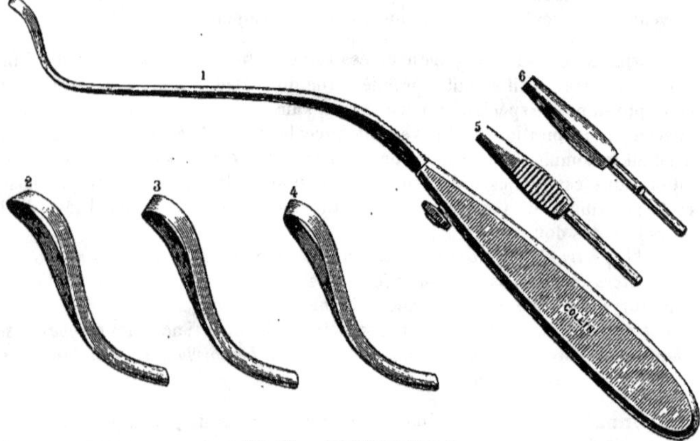

Fig. 327. — Curettes de Ruault.

Des curettes établies, toujours d'après la même courbure, ont été utilisées.

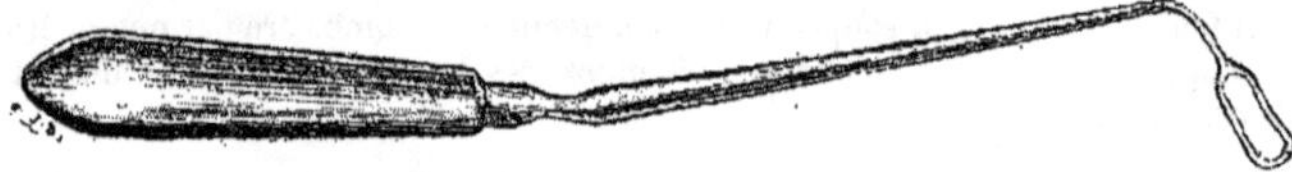

Fig. 328. — Curette (couteau annulaire) de Lange.

Nous figurons la curette de Ruault, la curette annulaire de Lange, la curette tranchante de Trautmann.

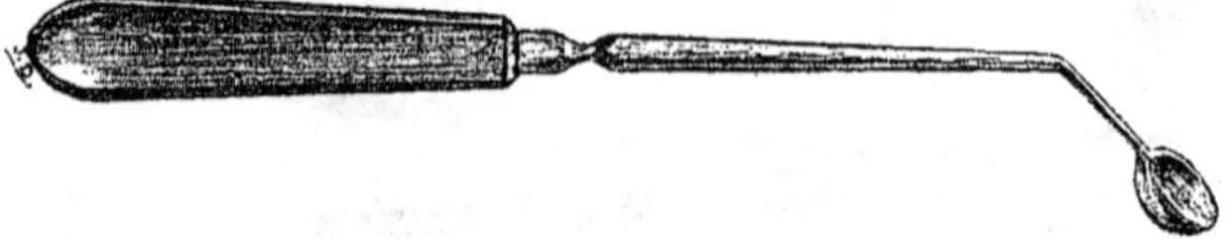

Fig. 329. — Curette tranchante de Trautmann.

Chacun de ces instruments peut trouver une indication particulière : la curette conviendra aux infiltrations hypertrophiques, portant sur les points du pharynx nasal, la pince aux excroissances polypiformes, à toutes les masses saisissables : on réservera l'anse galvanique pour les masses volumineuses, pédiculées, dont l'ablation peut s'accompagner d'hémorrhagie.

L'ablation des masses adénoïdes n'est pas une opération aussi simple que nous venons de la concevoir, et les chirurgiens lui ont fait subir une série de perfectionnements qu'il est nécessaire de connaître.

L'impossibilité de détruire les masses adénoïdes *sans faire de 15 à 20 séances*, l'*intolérance des enfants*, la *nécessité de faire une opération radicale*, sous peine de voir les accidents persister, ont fait accepter le chloroforme par la plupart des opérateurs [1].

Le maniement des instruments est singulièrement gêné par la présence du voile du palais : aussi Hoppmann (de Cologne) a eu l'idée de le relever et de l'immobiliser au moyen d'un tube de caoutchouc, comme cela se pratiquait depuis longtemps pour l'ablation de certains polypes des choanes.

Voici comment Chatellier décrit l'opération ainsi perfectionnée (*loc. cit.*, p. 113) : « Tous les instruments sont plongés dans une solution phéniquée au 20e.

« Le malade, à jeun, est endormi sur un lit dur et dépourvu de têtière.

« Un tube en caoutchouc, ou mieux, un faisceau de deux tubes liés ensemble par leurs extrémités seulement, est introduit par le nez jusque dans le pharynx nasal, conduit par une bougie uréthrale, ordinaire, en gomme.

« On reconnaît que la bougie est arrivée dans le pharynx quand le malade fait des efforts de vomissement.

« Un aide maintient la tête du malade. L'opérateur, abaissant la langue fortement, va saisir la bougie conductrice au moyen d'une pince longue (l'ancienne pince à polype du nez convient très bien à cet usage) et la retire par la bouche, en entraînant le faisceau de tubes de caoutchouc, qui s'engage dans la fosse nasale.

« Les deux extrémités du faisceau de tubes sortent alors, l'une par la bouche, et l'autre par une narine ; elles sont toutes deux fortement tendues et nouées par un nœud *simple*, sur la lèvre supérieure. La tension du caoutchouc suffit pour relever fortement le voile palatin.

« A ce moment, on enlève le traversin ou les oreillers, de telle sorte que la tête du malade soit dans une position légèrement déclive, afin que le sang n'ait pas de tendance à couler dans les voies aériennes. La tête est fixée par un aide, un peu inclinée de côté, afin que l'opérateur ait moins à se pencher sur le lit pour voir le fond de la gorge; ce même aide maintient la bouche ouverte au moyen d'un corps dur introduit entre les dents (bouchon de caoutchouc, bobine à fil, etc).

« L'opérateur, réfléchissant dans le pharynx, au moyen du miroir frontal, la lumière d'une forte lampe convenablement placée, abaisse la langue au moyen d'un abaisse-langue, puis introduit la pince dans la cavité pharyngo-nasale; il en ouvre les mors autant que cela se peut, et la porte jusqu'au haut de la voûte, puis saisit tout ce qui est entre les mors et l'entraîne au dehors.

« Il explore ensuite la cavité avec le doigt, afin de savoir s'il reste encore des

[1] Moritz Schmidt, Calmettes et Lubet-Barbon, préconisent l'emploi du bromure d'éthyle, les effets passagers de cet agent le rendant particulièrement propre aux opérations de courte durée, et son usage n'exposant pas à la production de syncopes. (*Gaz. hebd.*, 29 août, 1890)

masses adénoïdes, et où elles sont situées; il renouvelle les coups de pince, jusqu'à ce qu'il ne sente plus rien avec le doigt.

« L'opération, en elle-même, est alors terminée. On passe aussitôt successivement dans le pharynx nasal quatre ou cinq tampons d'ouate imbibés de solution phéniquée, au 20e, puis exprimés fortement, tampons portés sur des pinces à pression, de courbure convenable. »

Complications de l'opération. — Deux complications sont possibles (¹), quoique exceptionnelles : ce sont :

1° *L'hémorrhagie;*

2° *Les accidents infectieux ou inflammatoires (pharyngites, amygdalites, otites suppurées).*

1° *Hémorrhagie.* — La perte du sang est constante après toute opération, en raison de l'extrême vascularité des masses adénoïdes, mais cette hémorrhagie *primitive, en nappe*, n'a *en général rien d'excessif :* il n'en est pas de même des *hémorrhagies consécutives ou secondaires*, signalées par Bryson Delavan (²).

Cartaz a pu réunir une dizaine de cas, dans lesquels une hémorrhagie inquiétante, tenace, a suivi, à quelques heures, ou à quelques jours (huit jours), une opération, faite dans les conditions les plus régulières.

Hooper(³) pense que la blessure de la paroi postérieure, du voile, ou une autre partie de la muqueuse saine, peut entraîner une hémorrhagie tenace et gênante : Cartaz admet encore que l'*hémophilie*, la *consistance fibroïde des tumeurs*, la *coïncidence fâcheuse de l'opération* avec la *période menstruelle*, une *inflammation récente de l'arrière-gorge* favorisent l'hémorrhagie et y prédisposent.

Calmettes pense que ces hémorrhagies sont surtout à craindre lorsque l'*opération est incomplète*, lorsque les masses adénoïdes ont *été fragmentées*, et *non complètement enlevées.*

Pour arrêter l'*écoulement sanguin*, on aura recours aux irrigations des fosses nasales, avec de l'eau très chaude, ou au contraire glacée. Cette eau pourra être chargée d'un astringent (alun, tannin, acide gallique). L'eau de Pagliari est un des meilleurs liquides à employer dans ce cas.

Si ce moyen ne suffit pas, on introduira directement *dans l'arrière-cavité des fosses nasales*, avec une pince pharyngée, un tampon d'ouate antiseptique, chargé d'une solution forte de cocaïne, d'extrait soluble de ratanhia ou de tout autre styptique, non caustique. Ces différents moyens d'hémostase ont suffi, jusqu'à ce jour.

2° *Accidents infectieux et inflammatoires.*

L'*érysipèle* (Wendt, Michel), la *fièvre traumatique* (Moldenhauer), l'*otite moyenne*, l'*angine*(⁴), ont été observés après les opérations sur le pharynx nasal : il s'agit le plus souvent d'*accidents infectieux*, dont on se préservera par une antisepsie *pré-opératoire* (gargarisme et pulvérisations nasales), *opératoire* (*surveillance des instruments*) et *post-opératoire.*

(¹) CARTAZ, *De quelques complications de l'opération des tumeurs adénoïdes du pharynx nasal.* Paris, 1890.

(²) *Enlargement of adenoid tissue in the pharynx. New-York med. Journ.*, 12 octobre 1889.

(³) *Adenoid vegetations in Children. Boston med. Journ.*, 15 mars 1888.

(⁴) RUAULT, *Des angines infectieuses consécutives aux opérations intra-nasales.* In *Arch. de laryngol.*, 1889.

Les *otites consécutives* à l'ablation des tumeurs adénoïdes peuvent être dues *au refroidissement* (¹), *à la projection dans l'oreille par l'insufflation d'air*, immédiatement après l'opération, de *sang*, de *débris de tumeurs adénoïdes*.

Pour éviter cette complication auriculaire, il faut faire suivre chaque opération d'une *irrigation d'eau chaude* dans les fosses nasales.

L'ablation des tumeurs adénoïdes est suivie des résultats les plus avantageux, dans la plupart des cas. Cartaz a cependant appelé l'*attention sur la persistance des troubles phonétiques* (Paris 1887), après cette opération. Il l'attribue à un défaut d'*accomodation du voile du palais* (parésie musculaire), et il conseille l'*éducation du voile*, par la parfaite articulation des syllabes, la lecture posée, à haute voix, par le solfège.

L'électrisation du voile du palais serait nettement indiquée en cas d'insuccès de la mobilisation physiologique.

2° FIBROMES NASO-PHARYNGIENS

Définition. — On désigne sous le nom de *polypes naso-pharyngiens* les *fibromes* de l'arrière-cavité des fosses nasales.

Pour les anciens toutes les excroissances charnues, celles des fosses nasales en particulier, ayant quelque ressemblance avec le poulpe marin étaient désignées sous le nom de polypes.

Depuis les travaux de Levret, au siècle dernier, on réserve le nom de polypes à des productions organiques, se détachant par un pédicule plus ou moins large d'une surface muqueuse.

Or les polypes naso-pharyngiens, à de rares exceptions près, ne méritent pas ce nom.

Ils ne sont pas pédiculés, leur base d'implantation est large, et pour éviter toute erreur, on devrait les désigner sous le nom de fibromes.

Nous n'entreprendrons pas de faire l'historique de ces néoplasmes, ils ont été l'objet de travaux innombrables. On trouve en tête de ce chapitre les indications bibliographiques les plus importantes, chemin faisant nous en citerons d'autres.

Nous rappellerons simplement que les fibromes naso-pharyngiens ne sont bien connus cliniquement et anatomiquement que depuis les recherches de Nélaton et de ses élèves. Depuis cette époque, presque tous les chirurgiens se sont occupés de cette redoutable affection, tant au point de vue de sa marche, que des méthodes de traitement qu'elle réclame; les noms de Legouest, Gosselin, Verneuil, Michaux (de Louvain) doivent être inscrits à côté de celui de Nélaton.

MANNE, Obs. de chirurgie au sujet d'un polype extraordinaire. Avignon, 1717. — LEVRET, Obs. sur la cure radicale de plusieurs polypes, etc. Paris, in 8°, 1747. — GERDY, Des polypes et de leur traitement. Th. d'agrég. Paris, 1833. — FLAUBERT, Obs. d'ablation de l'os maxil-

(¹) Moldenhauer dit qu'il n'observe plus d'*otites secondaires* depuis qu'il fait garder le lit aux malades, et qu'il ne permet plus à ceux qui viennent du dehors, de voyager le lendemain de l'opération.

laire supérieur en totalité pour une affection indépendante de cet os, in *Arch. gén. de méd.* 3e série, t. VIII, p. 436, 1840. — ROBERT, Des tumeurs fibreuses des fosses nasales et du pharynx (*Clin. chirurg. de l'Hôtel-Dieu.* Paris, 1860). — GOSSELIN, Du traitement chirurgical des polypes des fosses nasales et du pharynx. Paris, th. concours, 1850. — HUGUIER, in *Bull. de la Soc. de chir.*, 3 mars 1852 et 8 novembre 1854. — MICHAUX (de Louvain), Considérations sur les polypes naso-pharyngiens, in *Gaz. des hôp.*, 2 juin 1854. Quelques mots sur les polypes naso-pharyngiens. Bruxelles, 1847. — D'ORNELLAS, Anat. path. et traitement des polypes fibreux. Th. de Paris, 1854. — ROBIN-MASSÉ. Th. de Paris, 1864. — BEUF, Des polypes fibreux de la base du crâne. Th. de Paris, 1857. — LANGENBECK, *Deutsche Klinik*, 1859, n° 48, et *Écho médical suisse*, n° 7, 1860. — VERNEUIL (*Gaz. heb.*, 1859), Documents inédits tirés des Archives de l'ancienne Académie royale de chirurgie. Des polypes nasaux et naso-pharyngiens. Paris, 1860. — TRÉLAT, GUYON, PANAS, VERNEUIL, OLLIER, BOECKEL, CHASSAIGNAC, DUMÉNIL, LABBÉ, DOLBEAU, LANNELONGUE, in *Bull. de la Soc. de chir.*, 1873. — SPILMANN, art. NEZ, in *Dict. Dech.*, 1879. — PÉAN, *Clin. chirurg. de l'hôpital Saint-Louis*, t. I. Paris, 1879. — PLUYETTE (de Marseille), Des polypes naso-pharyngiens chez la femme, in *Rev. de chirurg.*, 1887. — OLLIER, *Acad. des sc.* — *Soc. de chir.*, 1889.

Anatomie pathologique. — Les polypes naso-pharygiens présentent une structure un peu spéciale. — « Ce sont des fibromes, mais des fibromes en voie d'évolution, c'est-à-dire se rapprochant des sarcomes; leur tissu est jaunâtre, peu élastique » (Jamain et Terrier). — « Il est formé de fibres parallèles entre elles, fortement serrées les unes contre les autres, et perpendiculaires au point d'insertion : le plus souvent elles continuent cette direction dans toute l'étendue de la traversée.

Quelquefois les fibres sont enroulées sur elles-mêmes, ce qui donne à la tumeur un aspect lobulé, mais même dans ces cas elles redeviennent parallèles et perpendiculaires à l'os au niveau de l'insertion de la tumeur. On trouve cependant dans l'*Anatomie pathologique* de Cruveilhier un exemple de polype fibreux composé de fibres enroulées, même au niveau du pédicule » (Spilmann, in *Dech.*, art. NEZ). Au milieu de ces faisceaux de fibres, on trouve des éléments cellulaires jeunes, cellules embryonnaires, corps fibro-plastiques, ce qui, comme nous le disions en commençant, rapproche les polypes naso-pharyngiens des sarcomes.

C'est là un fait sur lequel insistait M. Lannelongue, en 1873, à la *Société de chirurgie* (séance du 25 juin). En présentant un polype naso-pharyngien qu'il venait d'enlever, il s'exprimait ainsi : « La tumeur renferme, à côté d'un tissu fibreux très abondant, de nombreuses cellules les unes plus petites, embryonnaires, les autres plus volumineuses, plus âgées; d'autres enfin déformées avec prolongement unique ou double, constituant, en un mot, des éléments fibro-plastiques ». M. Lannelongue ajoutait : « Telle est d'ailleurs, si j'en juge par les faits qui me sont personnels, la constitution anatomique que l'on rencontre le plus fréquemment dans les polypes naso-pharyngiens. Quatre fois, dans quatre opérations que j'ai pratiquées, j'ai rencontré la même disposition et cela explique la tendance si marquée de ces tumeurs à la récidive, tendance qui est l'exception dans le fibrome et que l'on peut considérer comme une règle dans le sarcome ». M. Lannelongue insistait aussi sur la grande vascularité de la tumeur qu'il présentait. Les vaisseaux sanguins contenus dans les polypes sont en général peu apparents, mais ils sont très nombreux. Muron nous dit qu'ils présentent beaucoup de vaisseaux artériels et veineux n'offrant que des tuniques incomplètement développées. Voilà un fait de la plus haute importance, et qui explique bien les hémorrhagies toujours très abondantes, parfois mortelles, qui se produisent lors de l'ablation des tumeurs qui nous occupent quand on entame leur masse.

Les fibromes de l'arrière-cavité des fosses nasales peuvent subir diverses transformations. Boyer affirmait à tort qu'ils peuvent devenir cancéreux. D'après O. Weber, ils pourraient se transformer en sarcomes, mais seulement après les tentatives opératoires. Ils peuvent s'infiltrer de sérosité (Broca), subir une dégénérescence graisseuse partielle, l'incrustation calcaire (J. Cloquet), une dégénérescence kystique qu'on trouve soit au centre de la tumeur (Cruveilhier), soit dans un de ses prolongements (Maisonneuve).

Le tissu propre du polype naso-pharyngien est toujours recouvert par la muqueuse sous laquelle il s'est développé. Cette muqueuse est tantôt amincie, ulcérée, tantôt épaissie, tomenteuse, en tous cas très vasculaire.

Le fibrome naso-pharyngien, en général unique, offre le plus souvent une large base d'implantation.

Pour Nélaton, ces polypes s'insèrent toujours à la base du crâne; cette opinion a été soutenue par deux de ses élèves : d'Ornellas (th. de Paris, 1854), Robin-Massé (th. de Paris, 1864). D'après ces auteurs, l'implantation se ferait exclusivement dans l'espace compris entre l'insertion du muscle grand droit antérieur et l'articulation sphénoïdale du vomer dans le sens antéro-postérieur, et, transversalement, d'une fosse ptérygoïdienne à l'autre.

L'insertion des polypes en ce point s'expliquerait par la présence du périoste si épais qui recouvre l'apophyse basilaire. Il adhère à la muqueuse du pharynx dans une étendue de 1 centimètre carré environ, dans un point qui répond immédiatement à la terminaison de la cloison des fosses nasales. Ces faits ont été signalés par Lorain (Soc. anat. 1860). Le professeur Tillaux (*Traité d'anat. topographique*) écrit : « La face inférieure de l'apophyse basilaire est recouverte par un trousseau fibreux qui offre une épaisseur considérable. Sa forme est triangulaire ; le sommet s'engage entre l'apophyse basilaire et l'apophyse odontoïde, la base regarde la cavité pharyngienne. Son épaisseur sur l'adulte est de 18 millimètres et sa hauteur de 27 millimètres. L'importance de ce tissu fibreux vient de ce qu'il est presque toujours le point de départ des polypes naso-pharyngiens, de ces singulières tumeurs qui ont une prédilection si marquée pour le sexe masculin et pour l'adolescence » (voir fig. 276, page 762).

M. Spilmann (*Dict. Dech.*), résumant la pensée de Gosselin écrit que, pour cet auteur, les polypes naso-pharyngiens peuvent s'implanter : 1° sur les fosses nasales, et en particulier sur la partie la plus reculée de la lame de l'ethmoïde et des cornets; 2° à la limite du pharynx et des fosses nasales, c'est-à-dire sur l'aile interne de l'apophyse ptérygoïde, sur le bord postérieur de la cloison et sur la face inférieure du sphénoïde; 3° dans le pharynx même, sur l'apophyse basilaire, les premières vertèbres cervicales et les environs de la trompe d'Eustache. Cette opinion est celle de Michaux (de Louvain), de Robert; ils admettent non seulement que les polypes peuvent s'insérer primitivement sur les fosses nasales, mais aussi sur les premières vertèbres cervicales; ils ont l'un et l'autre cité des faits indéniables de ce dernier mode d'insertion. Nélaton a fait remarquer que lorsqu'on examine un malade la bouche ouverte et la tête renversée en arrière, le doigt explorateur porté directement en arrière, atteint l'atlas et l'apophyse odontoïde; et que, porté un peu plus haut, derrière le voile du palais, il tombe sur l'apophyse basilaire. Il se fonde sur ce fait pour affirmer que beaucoup de polypes que l'on croit implantés sur les premières vertèbres cervicales le sont en réalité sur l'apophyse basilaire. La remarque du grand chirurgien est exacte, mais elle ne saurait infirmer les faits cités plus haut, de Michaux et de Robert.

Les fibromes naso-pharyngiens qui, comme nous l'avons dit, ont une large base d'implantation, peuvent du reste présenter des insertions multiples. Ces faits ne sont pas niés par Nélaton et ses élèves; mais, pour eux, il n'y a qu'une *insertion vraie*, celle qui se fait à la base du crâne dans la région qu'ils ont indiquée, s'il existe d'autres insertions, elles ne sont pas primitives. Il s'agit d'*adhérences secondaires ou fausses*, qui se sont produites pendant l'évolution du polype. Leur mécanisme est des plus simples. La muqueuse qui recouvre le polype s'enflamme, s'ulcère et s'accolle à une autre muqueuse également ulcérée; le travail de cicatrisation des ulcérations amène une adhérence qui peut d'ailleurs être très solide et très large. Toutefois, pour Nélaton et son école, ces adhérences secondaires sont moins solides que l'adhérence primitive. C'est là une assertion inexacte, pour Michaux, qui a cité des cas où cette adhérence dite fausse, puisqu'elle ne se fait pas à l'apophyse basilaire, est au contraire plus solide que l'insertion à la base du crâne, considérée comme primitive.

Quoi qu'il en soit, nous adoptons pleinement les conclusions des modernes, à savoir que si, dans l'immense majorité des cas, les fibromes naso-pharyngiens s'insèrent sur la surface basilaire, ils peuvent aussi prendre naissance sur l'orifice postérieur des fosses nasales, l'aile interne de l'apophyse ptérygoïde. Leur insertion primitive sur la colonne vertébrale a été vue, nous le savons, par Robert, par Michaux; il s'agit là de cas extrêmement rares, mais qu'on ne saurait nier. Cruveilhier et Wirchow n'ont-ils pas rencontré des fibromes implantés sur les vertèbres dorsales? Pourquoi n'en serait-il pas de même au niveau des vertèbres cervicales?

Les polypes naso-pharyngiens arrivés à un certain développement, se montrent sous la forme de masses lobulées. Ils sont durs, résistants, peu élastiques, crient sous le scalpel, et donnent à la coupe une surface lisse, terne, jaunâtre, quelquefois inégale et mamelonnée.

Sur le vivant, ils offrent une coloration rougeâtre plus ou moins foncée, due à la vascularisation de la tumeur qui les recouvre.

Leur volume est très variable; il n'est pas rare de voir dans le pharynx des masses ayant le volume d'un œuf, du poing.

En s'accroissant, les fibromes naso-pharyngiens déplacent, usent, perforent, détruisent les os; ils poussent des prolongements, plus ou moins nombreux, qui envahissent les parties voisines du point primitif d'implantation.

« Les prolongements se font : soit du côté des fosses nasales, soit vers le pharynx buccal, soit dans les fosses zygomatique et temporale, soit dans l'orbite, soit enfin dans le crâne » (Jamain et Terrier).

La présence de l'orifice postérieur des fosses nasales sur les bords duquel le néoplasme peut d'ailleurs s'insérer primitivement, explique l'envahissement de ces cavités : l'abaissement facile du voile du palais, la destruction quelquefois observée de la voûte osseuse palatine nous rendent compte de la présence des lobes de la tumeur dans le pharynx buccal et dans la bouche elle-même.

La communication des sinus frontaux, sphénoïdaux, maxillaires, des cellules ethmoïdales avec les fosses nasales, nous permet de comprendre l'envahissement de ces cavités par le néoplasme dès qu'il a poussé un prolongement dans les fosses nasales.

Les prolongements du polype peuvent arriver dans la cavité orbitaire, de deux façons différentes : soit par destruction de sa paroi interne, et en particulier de l'unguis, soit par la fente sphéno-maxillaire.

« L'envahissement des fosses zygomatiques, d'ordinaire unilatéral, se fait par la fente ptérygo-maxillaire ; le prolongement temporal résulte du prolongement zygomatique arrêté par la branche montante du maxillaire inférieur et dévié en haut » (Jamain et Terrier). Le prolongement, pour arriver à la fosse temporale, passe sous l'arcade zygomatique, après avoir contourné l'articulation temporo-maxillaire qui peut être luxée (cas de Flaubert, in th. Postel. Paris, 1867).

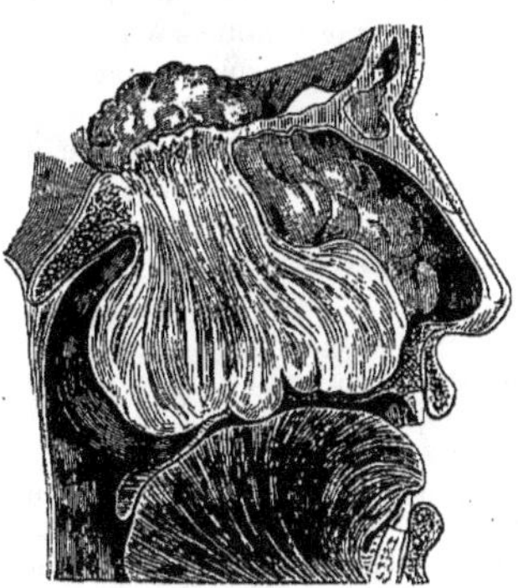

Fig. 550. — Polype fibreux naso-pharyngien avec perforation du crâne. (O. Weber.)

Les prolongements crâniens résultent soit de la destruction des parois des sinus frontaux envahis par le fibrome, soit de la destruction des cellules ethmoïdales (fig. 550).

Étiologie et pathogénie. — L'étiologie des polypes naso-pharyngiens est des plus obscures. Les traumatismes antérieurs, les mauvaises conditions hygiéniques, la scrofule ont été invoqués, sans preuves, comme causes de leur développement.

Les deux seules conditions étiologiques qu'il importe de bien préciser sont relatives à *l'âge* et au *sexe* du malade.

Les fibromes naso-pharyngiens s'observent presque exclusivement dans le sexe masculin. Cependant il existe des faits indiscutables de polypes naso-pharyngiens chez la femme. M. le docteur Pluyette (de Marseille) a pu en réunir 22 cas ; mais il n'en retient, faute de renseignements précis, que 9, qu'il considère comme absolument authentiques. Dans ces 9 cas se trouvent ceux bien connus, et cités partout, de A. Richard et de Verneuil.

C'est de quinze à vingt-deux ans que les fibromes naso-pharyngiens se rencontrent dans le sexe masculin ; on n'en verrait plus après trente ans. Des cas ont été observés chez des sujets de cinq, et même de deux ans. Verneuil a trouvé, dans les *Mémoires de l'ancienne Académie de chirurgie*, un fait de Voisin, chirurgien de l'Infirmerie royale de Versailles, où il est question d'une tumeur ayant l'apparence et le siège d'un polype naso-pharyngien chez un nouveau-né (le sexe n'est pas désigné). Un point qui mérite d'être signalé, c'est que le polype fibreux se verrait à tout âge chez la femme. Des deux malades de Verneuil, l'une avait soixante-deux, l'autre soixante-quatre ans. M. Pluyette nous montre que c'est surtout dans l'âge adulte que ces tumeurs existent chez la femme. Sur les 9 cas qu'il rapporte, 6 fois les malades avaient dépassé l'âge de vingt ans. « Au point de vue de la pathogénie de ces productions morbides, nous savons qu'on doit tenir grand compte de l'évolution du squelette. Cette évolution entraîne avec elle une sorte d'irritation physiologique des couches périostiques, irritation qui peut en quelque sorte se dévier et donner lieu à des tumeurs. Il y aurait aberration et exubérance nutritives, comme le dit le professeur Gosselin, qui d'ailleurs fait remarquer la valeur un peu hypothétique de cette assertion » (Jamain et Terrier).

Rappelons enfin la structure spéciale du périoste de l'apophyse basilaire.

M. Pluyette écrit : « partant de ce principe que l'aptitude à produire du tissu fibreux est spéciale à l'individu, nous admettons que la menstruation joue le rôle d'une révulsion continuelle qui détourne la production de l'apophyse basilaire pour la reporter dans les parois utérines; d'où il résulte que le fibrome utérin est chez la femme l'analogue du fibrome naso-pharyngien chez l'homme ». D'où, si nous comprenons bien l'auteur, la rareté du polype du nez chez la femme, sa fréquence chez l'homme. Nous laissons à M. Pluyette la responsabilité de cette opinion.

Symptômes. — Le début des fibromes naso-pharyngiens est souvent inconnu. Le malade se plaint d'une gêne respiratoire légère, d'un enchifrènement plus ou moins prononcé, il est sujet à de légères épistaxis. En même temps, un écoulement séreux se fait par les narines. On note dans la plupart des cas une céphalalgie sourde, gravative. On croit avoir affaire à un coryza chronique. Malgré un traitement approprié, les symptômes du début s'accusent. L'individu atteint se plaint bientôt de la sensation d'un corps étranger dans les fosses nasales; le goût, l'odorat sont émoussés, l'ouïe est souvent affaiblie, soit qu'il y ait des phénomènes congestifs du côté de la trompe d'Eustache, soit que son ouverture pharyngienne soit plus ou moins obstruée par la tumeur naso-pharyngienne.

Ces troubles fonctionnels amènent l'observateur à un examen plus attentif du malade.

Souvent alors, en examinant les fosses nasales directement ou à l'aide du spéculum, on trouve dans une narine, ou dans les deux, une tumeur rosée ou rouge, dure, non élastique, peu mobile. Si on examine la bouche du malade, on voit assez souvent le voile du palais abaissé soit en totalité, soit d'un seul côté.

La tumeur a-t-elle atteint un certain volume, elle fait saillie dans le pharynx buccal; on l'aperçoit mamelonnée, rosée ou rouge, selon que la muqueuse qui la recouvre est plus ou moins congestionnée. Le doigt introduit dans la bouche et recourbé en crochet derrière le voile du palais, le malade, ayant la tête renversée en arrière, permet de reconnaître le volume du fibrome, sa consistance, son point d'implantation. Il n'est pas rare que le toucher pharyngien, pratiqué même avec de grandes précautions, amène des hémorrhagies parfois très abondantes.

Les troubles fonctionnels peuvent ne pas s'exagérer si la tumeur reste stationnaire; mais, le plus souvent, elle augmente de volume et le fibrome naso-pharyngien pousse des prolongements dans différents sens. Alors de nouveaux troubles fonctionnels s'ajoutent aux premiers qui s'exagèrent, et bientôt apparaissent des déformations caractéristiques.

La respiration est souvent très gênée par l'accroissement de la tumeur; les accès de suffocation ne sont pas rares; le goût, l'odorat, l'ouïe s'affaiblissent de plus en plus et peuvent disparaître. Le fibrome remplissant de plus en plus les fosses nasales peut faire saillie au dehors des narines, le nez est déformé, paraît aplati. La compression du canal nasal, son envahissement par le néoplasme, donnent naissance à de l'épiphora, à une tumeur lacrymale. Quand le néoplasme envahit les fosses zygomatique et temporale, il n'est pas rare d'observer de la gêne de la mastication, un empâtement général de tout un côté du visage, l'effacement du creux parotidien. La tumeur pénétrant dans le sinus maxillaire déforme la joue en repoussant la paroi antérieure de cette cavité, efface la concavité du palais dur, qu'elle détruit et perfore quelquefois. Si le néoplasme pénètre dans l'orbite et s'y développe, il donne lieu à de l'exophthalmie; souvent alors le malade se plaint de diplopie. Les paupières ne peuvent plus se fermer, la conjonctive et la cornée s'enflamment. La tumeur peut comprimer le nerf optique et amener la cécité.

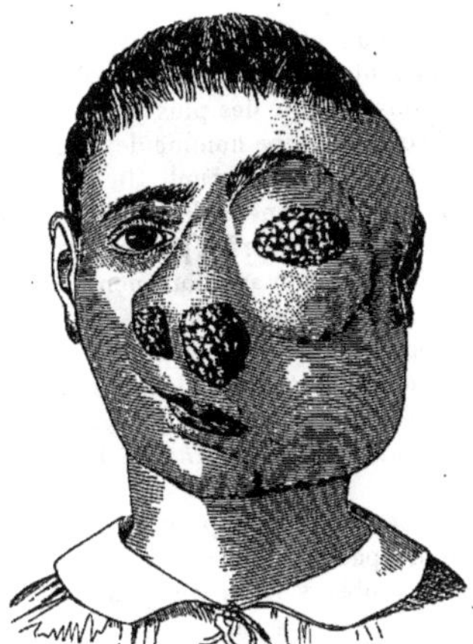
FIG. 331. — Polype naso-pharyngien arrivé à la dernière période de déformation. (Musée Dupuytren.)

Le fibrome naso-pharyngien peut enfin envahir la cavité crânienne; le plus souvent les prolongements crâniens ne sont reconnus qu'à l'autopsie, le cerveau tolérant bien une compression lente; dans quelques cas cependant on a noté une céphalalgie intense, dans d'autres des phénomènes nerveux graves, des vertiges, de la somnolence, du coma.

L'état général du malade reste bon, pendant un certain temps, mais avec les progrès de la tumeur il s'altère. La respiration, la déglutition se faisant d'une manière imparfaite, les hémorrhagies aidant, le malade tombe bientôt dans un état anémique que traduit la pâleur de la face déformée; il maigrit, devient apathique.

Marche. — Durée. — Terminaisons. — Les polypes naso-pharyngiens présentent en somme trois stades dans leur évolution, une période de début: marquée surtout par le coryza chronique. Une période d'état, caractérisée par des troubles fonctionnels divers qui témoignent du développement de la tumeur, enfin une troisième période d'envahissement, caractérisée par les déformations de la face.

Il n'est guère possible de fixer la durée de chacune de ces périodes. La tumeur marche d'ailleurs d'autant plus vite que le sujet est plus jeune. Dans un cas de Richard, un enfant meurt six mois après le début de l'affection. Les troubles fonctionnels graves ne se montrent en général que un à deux ans après les premiers symptômes.

La guérison est possible par gangrène spontanée et élimination consécutive du fibrome, on en possède quelques exemples authentiques. (Cas personnel.)

Mais un fait de la plus haute importance et qui a été bien mis en lumière par Legouest, à la Société de chirurgie (séance du 31 janvier 1866), c'est l'arrêt d'accroissement d'un polype naso-pharyngien et sa disparition possible quand le patient atteint l'âge adulte.

Velpeau, à cette occasion, faisait remarquer qu'il n'y a là rien d'extraordinaire, puisqu'on observe la régression des fibromes utérins au moment de la ménopause. Gosselin a publié à ce sujet, une observation des plus intéressantes, dont voici les conclusions : « En résumé, voilà un jeune homme de vingt-deux ans, qui a failli mourir d'un fibrome naso-pharyngien suffocant. Un traitement palliatif a empêché la mort et ensuite a empêché la tumeur de redevenir suffocante ; à l'âge de vingt-quatre ans et demi et alors qu'on ne fait plus aucun traitement chirurgical, les restes de la tumeur disparaissent spontanément. Ils sont résorbés et non éliminés. Une réparation, dont nous ne connaissons pas exactement les moyens, se fait du côté de la paroi orbitaire et de la paroi naso-crânienne. Les symptômes de compression du côté de l'œil et du côté du cerveau disparaissent et bref le malade paraît guéri. »

Un autre fait de régression rapporté par M. Lafont (*Gaz. hebd.*, 1875) n'est pas moins probant.

Du reste Velpeau, Guyon ont cité des cas où le polype opéré, quoique incomplètement, au début de l'âge adulte, n'a pas récidivé.

On comprend toute l'importance de ces observations au point de vue thérapeutique.

S'il est certain que les fibromes naso-pharyngiens peuvent guérir spontanément, il n'en est pas moins vrai qu'ils amènent trop souvent la mort des malades. Elle résulte soit de l'asphyxie lente et de la dysphagie progressive, soit, ce qui est plus rare, d'accidents cérébraux, du coma qui termine la scène, soit encore de septicémie résultant de la déglutition des produits morbides qui viennent du néoplasme ulcéré, soit enfin et surtout des hémorrhagies fréquentes et abondantes qui peuvent d'ailleurs se produire à toutes les périodes de l'évolution du néoplasme.

Diagnostic. — Si la pratique de l'examen rhinoscopique était plus répandue, les fibromes naso-pharyngiens seraient moins souvent méconnus, à leur début.

On croit en effet à un coryza chronique qu'on traite d'une façon banale, et, ce n'est que quand les troubles fonctionnels apparaissent, qu'on songe à examiner les fosses nasales et le pharynx, alors que la tumeur a déjà acquis un certain volume : ou bien le chirurgien consulté pense à l'existence de végétations adénoïdes, de polypes muqueux, il pratique la rhinoscopie et reconnaît son erreur.

Les polypes muqueux en effet quand ils s'insèrent vers l'orifice postérieur des fosses nasales, voire même sur les parois du pharynx ne sauraient être confondus avec un polype fibreux. Leur multiplicité, leur mollesse, leur couleur d'un blanc grisâtre, permettent d'affirmer leur nature. Cependant Duplay insiste sur la coexistence possible des polypes muqueux et des fibromes naso-pharyngiens.

Les tumeurs du voile du palais, dont le toucher et la rhinoscopie postérieure permettront de reconnaître le siège et le point d'implantation ne sauraient guère prêter à confusion.

Nous ne citons que pour mémoire : le fait de Duplay, où, chez un enfant de quatre ans, un abcès froid, venu des premières vertèbres cervicales, simulait un polype naso-pharyngien ; l'erreur fut d'ailleurs vite reconnue par la constatation d'une fluctuation évidente; le fait de Cruveilher (*Anat. path.*), où une hernie du cerveau et de ses membranes à travers l'ethmoïde en imposa pour un polype.

Les tumeurs de mauvaise nature de la cavité naso-pharyngienne, ont pu être prises pour des fibromes. Quelques signes cependant permettent de faire le diagnostic différentiel. Le fibrome naso-pharyngien est une affection de l'adolescence (le plus souvent du moins), il a en général une marche lente, il ne s'accompagne pas d'engorgement ganglionnaire. Les caractères des tumeurs malignes sont opposés ; on les observe surtout dans l'âge adulte, leur marche est rapide, les ganglions sont vite envahis. Les signes locaux diffèrent un peu, le polype fibreux est en général dur, peu élastique, bien limité, le cancer est plus mou, plus friable, plus diffus.

Sous le nom de polypes naso-pharyngiens, nous n'avons entendu parler que des fibromes purs. Mais il est arrivé bien souvent que des tumeurs considérées comme telles, examinées au microscope étaient en réalité des fibro-sarcomes, des sarcomes vrais. Comme le faisait remarquer Trélat (Soc. de chir., 1875), il n'y a entre les fibromes, les fibro-sarcomes et les sarcomes vrais que des transitions insensibles et leur diagnostic différentiel, sur le vivant, est impossible.

Le diagnostic de polype naso-pharyngien étant porté, il faut encore chercher à connaître le volume, le point d'implantation, les adhérences, les prolongements de la tumeur.

On peut se rendre compte, d'une façon très approximative du reste, du volume du fibrome, en introduisant le doigt dans le pharynx et une sonde dans la narine. La même manœuvre permet d'acquérir quelques notions sur la mobilité du néoplasme. La largeur de la base d'implantation, les adhérences de la masse en différents points ne peuvent être reconnues que par le toucher digital. La rhinoscopie postérieure quand elle est praticable, et, elle ne l'est qu'au début de l'affection, a fourni dans quelques cas des renseignements sur le volume du fibrome, sur son pédicule. Quant aux prolongements orbitaires, maxillaires, zygomatiques, ce sont les déformations caractéristiques, décrites plus haut, qui permettent seules de les affirmer. Est-il possible de diagnostiquer les prolongements crâniens? Non. La céphalalgie persistante, les troubles visuels, la somnolence, les vertiges devront les faire craindre, mais ne permettent pas de les affirmer. D'après Gaudt, l'atrophie de la papille indiquerait toujours un prolongement crânien puisqu'elle serait la preuve de la compression des nerfs, d'une bandelette ou des couches optiques. Michaux, n'accorde à ce fait qu'une valeur minime. Les parois crâniennes amincies peuvent se laisser soulever au point d'aller comprimer bandelettes et ganglions centraux, sans que pour cela la tumeur ait réellement envahi la cavité crânienne après avoir perforé, détruit ses parois.

Pronostic. — Le pronostic des fibromes naso-pharyngiens est très grave.

L'âge du sujet doit être pris en sérieuse considération dans les éléments du pronostic. Avons-nous besoin de répéter que plus le sujet est jeune, plus l'affection marche rapidement, que plus il approche de l'âge adulte, plus il a de chances de voir la tumeur s'arrêter dans sa marche, disparaître même, après des opérations simplement palliatives, ayant pour but de lasser le polype.

Les menaces d'asphyxie, de septicémie, les hémorrhagies fréquentes, abondantes assombrissent encore le pronostic. Celui-ci est grave encore à cause des opérations laborieuses que nécessite l'ablation des fibromes. L'acte opératoire, en effet, n'est jamais sans difficultés, il exige des précautions nombreuses et une main habile pour être mené à bonne fin.

Traitement. — Les méthodes employées pour la cure des polypes naso-pharyngiens sont nombreuses. On les divise en méthodes simples, méthodes composées.

Les méthodes simples se proposent d'atteindre le polype par les seules voies naturelles.

Les méthodes composées nécessitent au contraire des opérations préliminaires, qui permettent d'aborder le polype par une voie large.

Ces opérations préliminaires font partie, comme le dit Verneuil, du premier combat qu'on livre au polype.

On peut s'ouvrir une voie vers la cavité naso-pharyngienne :

1° En faisant une large fenêtre à la voûte du palais (méthode palatine);

2° En ouvrant les fosses nasales (méthode nasale);

3° En réséquant tout ou partie du maxillaire supérieur (méthode faciale).

Méthodes simples. — L'exsiccation, le séton, moyens insuffisants; le broiement, imaginé par Velpeau, et qui peut déterminer des accidents septiques, des hémorrhagies; l'excision, qui expose de même aux hémorrhagies et qui, lorsqu'elle est praticable, est toujours incomplète, sont des procédés que nous ne citons que pour mémoire.

L'*arrachement* se fait à l'aide de pinces de modèles divers introduites soit par les narines, soit par la bouche. Le polype saisi, ce qui n'est pas toujours facile, on cherche à l'arracher par la torsion et la traction combinées. Ce procédé ne peut guère être employé que dans les cas où le pédicule est petit, où la tumeur est mobile, sans prolongements. Il est insuffisant parce qu'il laisse toujours subsister quelques parcelles de la tumeur, il est aveugle parce qu'il est impossible de savoir ce qu'on saisit, parce qu'on peut arracher les points osseux d'implantation du pédicule, l'ethmoïde en particulier, d'où l'ouverture de la cavité crânienne.

La *rugination* est souvent employée comme complément des méthodes composées; en tant que méthode simple elle a été préconisée par Borelli (de

Turin) et par A. Guérin, en France. Il s'agit de pousser, par les narines, une rugine, guidée par un doigt introduit dans le pharynx. Ce procédé n'est applicable qu'à des polypes de petit volume et sans prolongements.

C'est à un chirurgien du XIIIe siècle, Guillaume de Salicet, qu'on attribue l'idée de la *ligature du pédicule du polype* pour amener la mortification de la masse morbide. Toute la difficulté, et, elle est grande, consiste à placer le lien constricteur sur le point d'implantation de la tumeur. Des instruments nombreux ont été inventés pour y parvenir, tels ceux de Rigaut, Hatin, Leroy d'Étiolles, etc. La ligature n'est pas sans dangers, il y a suppuration du pédicule, à la chute du polype, d'où, souvent, des accidents septicémiques et dès lors des hémorrhagies secondaires. La masse mortifiée peut en tombant obturer la glotte et déterminer des accidents asphyxiques; enfin l'opération ici encore est toujours incomplète.

La *ligature* peut être *extemporanée*. L'écraseur de Chassaignac, le serre-nœud de Maisonneuve, la pince-scie de Péan sont les instruments qui permettent de l'exécuter. C'est un progrès sur la ligature lente, mais la ligature extemporanée expose aux mêmes inconvénients que la ligature lente.

De la ligature on peut rapprocher la *compression* par des pinces à demeure, mises en pratique pour la première fois par Maliverni, qui en avait emprunté l'idée à Ch. Bell, et par Letenneur (de Nantes) (*Gazette médicale* de Paris, 1860).

La *cautérisation*, comme la rugination, n'est le plus souvent qu'un procédé complémentaire d'une méthode composée, en particulier, de la méthode palatine. Le polype a été enlevé, l'ouverture palatine permet de surveiller le pédicule végétant, on le cautérise avec le thermo-cautère, le galvano-cautère, avec l'acide chromique (Verneuil), l'amadou caustique (amadou trempé dans une solution de chlorure de zinc) (Després), etc.

Mais on a songé aussi à la cautérisation, en temps que méthode simple. Une des premières applications de ce procédé est due à Bourienne, qui sans opération préliminaire, parvint à détruire un polype, par des cautérisations réitérées au beurre d'antimoine.

La *galvano-caustique thermique* (anse, couteau du galvano-cautère) a été employée avec succès par Verneuil. Elle ne présente du reste pas d'avantages sur la ligature extemporanée au point de vue de la destruction totale du polype.

La *galvano-caustique chimique ou électrolyse* amène la destruction du tissu morbide de deux façons : par décomposition, par cautérisation. Nélaton a le premier appliqué l'électrolyse au traitement des polypes naso-pharyngiens. Dolbeau et Guyon l'ont employée avec succès. Les séances doivent être de dix minutes chacune et doivent être répétées un assez grand nombre de fois (40 séances chez un malade de Guyon).

Méthodes composées. — Elles nécessitent, nous le savons, des opérations préliminaires. On pourrait écrire à ce sujet un long chapitre de médecine opératoire, il sortirait du cadre que nous nous sommes tracé; nous renvoyons aux traités spéciaux, et à l'excellent article de Spilmann dans le Dictionnaire Dechambre (art. NEZ).

Méthode palatine. — L'idée en revient à Manne (d'Avignon), qui le premier, en 1717, incisa le voile du palais sur la ligne médiane, pour arriver sur le point d'implantation d'un fibrome naso-pharyngien.

Dieffenbach en 1834, et Maisonneuve en 1859, firent une simple boutonnière palatine; leur opération n'est autre que celle de Manne, mais ils respectent le bord libre du voile du palais.

Eugène Bœckel (de Strasbourg) a conseillé d'inciser transversalement le voile du palais; la boutonnière ainsi faite donnerait plus de jour, elle pourrait se cicatriser spontanément, et, en tout cas, se prêterait plus facilement que l'incision longitudinale à une opération réparatrice.

L'incision de la portion molle du palais est une excellente opération, mais elle est insuffisante quand le polype est volumineux et présente des insertions multiples. Nélaton (1848), pour créer une voie plus large, ajouta à la fente palatine une résection partielle de la lame palatine des deux maxillaires supérieurs.

Après avoir fendu longitudinalement le voile du palais, il incise la fibro-muqueuse palatine sur le prolongement de cette section et s'arrête à 2 centimètres en arrière des incisives. Il fait ensuite, au point où s'arrête l'incision antéro-postérieure, une deuxième incision transversale de 3 centimètres de largeur, dont le milieu correspond à l'extrémité antérieure de l'incision antéro-postérieure. Après avoir décollé les deux lambeaux ainsi obtenus, il résèque, avec une pince de Liston, la voûte osseuse, dans l'étendue de 30 millimètres en longueur et de 25 millimètres en largeur.

Adelmann en 1843 avait enlevé un polype naso-pharyngien par le même procédé, mais il avait été servi par les circonstances, la tumeur ayant détruit la portion dure du palais. Il ne saurait donc partager avec Nélaton l'idée de la résection de la voûte palatine osseuse appliquée à la cure des fibromes naso-pharyngiens.

Méthode nasale. — Elle est des plus anciennes. Hippocrate, Celse incisaient les parties molles du nez pour mieux aborder les fosses nasales. Gurmann, Guillaume de Salicet dilataient les narines.

L'incision des parties molles du nez a été remise en honneur par Dupuytren. On la pratique soit sur la ligne médiane, procédé que préconise Verneuil, et l'on y joint souvent l'écartement des os propres du nez, soit dans le sillon naso-génien (Heister, Garengeot). Par là on découvre facilement la tumeur naso-pharyngienne, et on laisse la plaie ouverte tant que le néoplasme n'a pas été complètement détruit; il s'agit là en définitive d'un procédé de cure lente qu'on retrouve dans la méthode palatine. Le malade conserve pendant longtemps une plaie hideuse, et, malgré une restauration consécutive, une déformation souvent très accusée.

Les mêmes incisions médianes du nez, du sillon naso-génien peuvent être appliquées à la cure extemporanée des polypes. Le fibrome enlevé, la restauration est immédiatement pratiquée, mais ces incisions sont souvent insuffisantes. Chassaignac (1854) eut le premier l'idée de détacher le nez d'un côté pour le rabattre sur la joue du côté opposé. Personne avant lui, n'avait ouvert la voie nasale aussi hardiment (Verneuil).

Il se proposait, dans le cas où la voie ainsi obtenue eût été insuffisante, de réséquer les os propres du nez. « Malgaigne, nous dit M. Péan, en décrivant l'opération de Chassaignac, se demanda si, au lieu d'enlever les os du nez, il ne serait point préférable de les détacher de manière à les replacer à la fin de l'opération. »

On trouve ainsi nettement exprimée l'idée de la résection temporaire des os propres du nez. Bœckel, nous dit encore Péan, fit sur le cadavre des essais répondant à cette indication; Von Burns, Hurpinski, Fergusson la mirent en pratique sur le vivant. Ollier surtout a perfectionné la méthode et c'est son procédé que nous indiquons : il pratique l'*ostéotomie verticale et latérale du nez et son renversement de haut en bas*. Ollier a décrit son opération pour la première fois en 1875, il l'a depuis mise en pratique une centaine de fois dans les cas de polypes naso-pharyngiens. Il a rappelé sur elle l'attention de la Société de chirurgie en 1889 (séance du 15 mai). Cette méthode comprend trois temps :

Premier temps. — Les parties molles sont incisées du premier coup, à fond, jusqu'à l'os. L'incision part du bord postérieur d'une des ailes du nez, remonte jusqu'au niveau de la dépression naso-frontale qu'elle traverse pour redescendre jusqu'au bord postérieur de l'aile du côté opposé. Avec une petite scie, on coupe la charpente osseuse du nez, en suivant l'incision extérieure. Le nez est alors renversé en bas à l'aide de quelques coups de ciseau donnés sur la cloison et les cartilages des ailes du nez.

Deuxième temps. — La cloison est mobilisée sur le côté, par l'introduction du doigt dans l'une des fosses nasales.

Troisième temps. — On extrait le polype en l'arrachant à l'aide de fortes pinces. S'il est implanté sur l'apophyse basilaire, on la rugine en guidant l'instrument à l'aide d'un doigt introduit dans le pharynx nasal.

Le nez est ensuite suturé par des points multiples qui traversent toutes les parties molles y compris le périoste. Si l'affrontement est fait avec soin, la réunion par première intention s'obtient au bout de quelques jours.

Méthode faciale. — Elle est de date relativement récente.

La résection du maxillaire supérieur a été faite pour la première fois, afin d'extraire un polype naso-pharyngien, par Syme (d'Édimbourg) en 1832.

Flaubert (de Rouen) répéta cette opération en 1840. Michaux, Maisonneuve, Robert, Nélaton, Verneuil et un grand nombre d'autres chirurgiens ont depuis pratiqué cette opération. Il ne nous appartient pas de la décrire. Ollier a conseillé la résection sous-cutanée du maxillaire supérieur. C'est un progrès sur les anciens procédés.

Mais nous devons dire que, malgré l'excellence de la méthode qui permet de bien découvrir la tumeur et son point d'implantation, de surveiller par la brèche palatine le pédicule du fibrome, on n'a pas tardé à rejeter ces grands délabrements de la face, et que la résection partielle du maxillaire supérieur a été souvent employée au lieu et place de la résection totale.

Chassaignac avait déjà conseillé de toujours respecter le plancher de l'orbite.

Michaux (de Louvain) a eu le premier l'idée de cette résection partielle. Bérard, Huguier, Demarquay, Vallet (d'Orléans), Péan ont décrit des procédés spéciaux dans le détail desquels nous ne saurions entrer. Ces procédés méritent d'être conservés, mais on peut leur faire un reproche, c'est de donner trop souvent un jour insuffisant.

Les résections du maxillaire supérieur totales ou partielles laissent subsister des difformités et des troubles du côté de la phonation, de la mastication. L'idée de remettre en place le maxillaire réséqué en totalité ou en partie, en un mot l'*idée de la résection temporaire*, appartient à un chirurgien français.

Les Allemands revendiquent pour Langenbeck la priorité de cette conception. Verneuil, à la Société de chirurgie (séance du 23 juillet 1873), a fait justice des prétentions allemandes en rappelant que « l'idée théorique du déplacement des os et de leur réintégration en leur lieu primitif, après l'ablation du polype, appartient entièrement et absolument à Huguier.

S'il est vrai que Langenbeck ait pratiqué la résection temporaire et partielle du maxillaire supérieur en 1859, et qu'il ait modifié avantageusement en 1861 le procédé de Huguier pour la résection temporaire de cet os, il n'en reste pas moins démontré que le chirurgien français avait émis l'idée de cette résection temporaire en 1852 et 1854. Il avait d'ailleurs pratiqué cette opération pour la première fois en 1860.

Les différents procédés de résection temporaire du maxillaire supérieur appartiennent à Huguier, Langenbeck, Bœckel. La récidive possible, après ces résections, a fait abandonner à Verneuil et Trélat ces opérations sanglantes.

Nous ne voulons point terminer ce chapitre sans dire un mot de la méthode orbitaire ou lacrymale décrite par Rampolla (de Palerme) en 1860. « Son auteur proposait de perforer l'unguis pour aller sectionner le pédicule du polype au moyen de l'écraseur linéaire ou de la ligature extemporanée. Verneuil, dans son rapport à ce sujet, a parfaitement prouvé que ce procédé n'était qu'un nouveau mode de ligature ingénieux, fondé sur des relations anatomiques exactes, mais qui, comme tous les procédés de ligature, ne garantissait nullement de la récidive. D'ailleurs la seule fois que ce procédé a été employé sur le vivant, il a été suivi d'insuccès » (Duplay, *Path. externe*, t. III, p. 837).

Nous avons à plusieurs reprises, en parlant des méthodes composées, employé les expressions de cure extemporanée, cure lente des polypes naso-pharyngiens.

Dans la cure extemporanée, le polype une fois enlevé, l'opération est considérée comme complète, définitive, le malade comme guéri.

Dans la cure lente, au contraire, après l'ablation, on se propose de surveiller le pédicule et de traiter les récidives par des moyens divers (rugination, cautérisation thermique ou chimique).

Il est bien évident que les résections temporaires ne peuvent s'appliquer qu'aux procédés de cure dite extemporanée. Quant aux procédés de cure lente, ils peuvent être employés dans les trois méthodes, faciale, palatine, nasale. Cette dernière cependant, qui laisse longtemps ouverte une plaie hideuse, est abandonnée aujourd'hui.

La méthode faciale, mais surtout la méthode palatine, qui l'une et l'autre laissent une ouverture buccale qui permet de surveiller le néoplasme, se prêtent admirablement au procédé de cure lente, aussi sont-elles le plus souvent employées.

Tous ceux qui ont écrit sur les polypes naso-pharyngiens terminent leur étude par un parallèle entre les diverses méthodes proposées pour les guérir, et arrivent à cette conclusion qu'aucun procédé ne doit être rejeté, chaque cas présentant une indication spéciale. C'est aussi notre opinion, et nous dirons avec Kirmisson (*Manuel de path. externe*) :

« Rarement les méthodes simples conviennent au traitement des polypes naso-pharyngiens.

« Le malade approche-t-il de l'âge adulte, la tumeur a-t-elle un volume modéré, n'entraîne-t-elle pas de péril imminent, on peut tenter la cure lente par l'arrachement, les cautérisations, l'électrolyse; la voie palatine se prête très bien à ce traitement.

« Au contraire, s'agit-il d'un jeune enfant, d'un polype volumineux, à prolongements multiples, menaçant à bref délai l'existence s'il n'est enlevé en totalité, il faut avoir recours à la cure rapide au moyen d'une large opération préliminaire.

« Suivant les cas, ce sera la méthode nasale ou la voie faciale qui devra être conseillée. »

CHAPITRE III

VICES DE CONFORMATIONS ET DIFFORMITÉS DU PHARYNX NASAL

Les *anomalies congénitales* du pharynx nasal sont rares : elles consistent : 1° en *oblitération de l'orifice postérieur des fosses nasales* (choanes); 2° en *adhérence du voile du palais à la paroi postérieure du pharynx* (rare); 3° en *divisions médianes du voile du palais;* le voile *bifide* est assez souvent esquissé, par une encoche, qu'on observe à la pointe de la luette; 4° *en perforation*, au niveau du pilier.

Les *anomalies acquises*, sont le résultat *d'ulcérations graves du voile* (syphilis, lupus), *et des cicatrices consécutives*.

Dans une thèse étudiée, Georges Homolle [1] a décrit : I, les *pertes de substances du voile* et II, ses *adhérences vicieuses*.

I. *Les pertes de substance du voile* peuvent se présenter sous trois formes, que Fournier a heureusement caractérisées :

1° *Échancrures marginales;*

2° *Ulcère perforant;*

3° *Division en rideaux;*

1° *Échancrures marginales.* — La lésion occupe le bord libre soit de l'un des piliers, soit du voile : la courbe normale que dessinent ces parties, est brusquement interrompue par l'intersection d'une courbe de rayon différent,

[1] GEORGES HOMOLLE, *Des scrofulides graves de la muqueuse bucco-pharyngienne*. Paris, 1875,

ou par une incisure plus ou moins profonde, et plus ou moins régulière. — Cette portion est amincie, et donne lieu à une cicatrice marginale, linéaire, sous forme d'une bandelette nacrée.

2° *Ulcère perforant.* — Il occupe fréquemment la ligne médiane : il peut alors affecter le voile ou la voûte ; dans quelques cas rares, il siège au-dessus de l'un des piliers : le contour de la perte de substance est formé par un bord mince et nacré.

La perte de substance forme quelquefois une sorte de canal creusé à travers toute l'épaisseur des parties molles et du squelette osseux, comme si une portion de la voûte avait été détachée à *l'emporte-pièce.*

3° *Division en rideaux.* — Quand une perforation s'est produite au voisinage du bord libre du voile, ou d'un pilier, et que, par ses progrès, elle s'étend jusqu'à ce bord même et en interrompt la continuité, ou bien lorsqu'une incisure profonde du bord libre va se continuer avec une perforation, le voile du palais se trouve partagé en deux lambeaux flottants, qui tendent à s'écarter l'un de l'autre, à la manière de deux rideaux.

Le voile, partagé par cette division profonde, n'est plus susceptible de reprendre ses caractères de l'état normal : l'écartement que les muscles tendent à produire, ici, comme dans les divisions congénitales, s'exagère sous l'influence du retrait cicatriciel, et l'isthme du gosier présente, au lieu du cintre régulier, qu'on lui connaît, une ogive très aiguë : tout le contour est marqué par une ligne fibreuse, et très souvent des cicatrices plus ou moins profondes couvrent les parties voisines du voile.

II. *Adhérences vicieuses.* — Les adhérences du pilier ou du voile avec la paroi postérieure du pharynx s'observent fréquemment (lupus, syphilis).

Le pilier adhérent est le plus souvent porté en dedans, étalant ainsi la loge amygdalienne : mais il peut être, au contraire, caché derrière le pilier antérieur : l'excavation est alors complètement masquée.

Dans le cas de fusionnement du voile avec la paroi postérieure du pharynx, le voile forme un rideau transversalement tendu d'avant en arrière : il ne reste, entre lui et la paroi postérieure, qu'un orifice, dont le diamètre peut ne pas dépasser celui d'une plume d'oie, d'une aiguille à tricoter, ou s'effacer même complètement ; les fosses nasales n'ont plus alors de communication avec la gorge. (H. Paul de Breslau, *Arch. f. klin. Chir.*, t. VII, p. 119, et *Arch. gén. de méd.*, 1865. — Isambert, *Soc. méd. des hôp.*, 1871, *Mém.* p. 107. — Fougères, Thèse de Paris, 1871, n° 37. — G. Homolle, *loc. cit.*).

Nous n'avons pas à insister sur l'influence fâcheuse que des adhérences aussi étendues exercent sur l'*audition*, *l'olfaction*, *la voix* et la *respiration.*

La *staphylorraphie* peut remédier à certaines de ces infirmités, de même qu'il sera quelquefois possible de libérer les adhérences du voile à la paroi postérieure du pharynx ; mais, malgré ces tentatives opératoires, le timbre de la voix est à jamais perdu.

Ces opérations ne doivent jamais être tentées, avant la cicatrisation complète des ulcérations.

QUATRIÈME PARTIE

MALADIES DES SINUS

Elles comprennent la description des affections DU SINUS FRONTAL, DU SINUS SPHÉNOÏDAL, et du SINUS MAXILLAIRE.

CHAPITRE PREMIER

MALADIES DES SINUS FRONTAUX

Il s'agit d'affections rares : Dezeimeris ([1]), Bouyer ([2]), Duplay ([3]), E. Berger ([4]), P. Martin ([5]), ont contribué par leurs travaux, à établir la pathologie du sinus frontal. Il faut étudier les *lésions traumatiques*, *les collections liquides*, *les fistules*, et *les tumeurs du sinus frontal*.

I

LÉSIONS TRAUMATIQUES DES SINUS FRONTAUX

PLAIES — CONTUSIONS — FRACTURES

Nous empruntons à Duplay la description de ces lésions traumatiques : « Les plaies des sinus frontaux peuvent être produites par des *instruments piquants*, *tranchants* ou *contondants*. Rarement une chute sur le front détermine une fracture bornée aux parois du sinus.

Les *plaies par instruments piquants* ou *tranchants*, qui n'intéressent que la paroi antérieure des sinus frontaux, ne présentent le plus souvent aucune gravité ; la réunion des bords se fait rapidement et sans laisser de traces. Cependant il peut arriver qne l'air contenu dans les fosses nasales s'échappe à travers l'ouverture osseuse, au moment d'un effort, et gêne la cicatrisation, soit en déterminant un emphysème plus ou moins étendu, si la plaie des téguments est étroite, oblique ou sinueuse, soit en entretenant la suppuration, d'où résulte la production d'une fistule.

Enfin, l'agent vulnérant peut, après avoir perforé la paroi antérieure du sinus, intéresser la paroi postérieure et pénétrer dans la cavité crânienne.

([1]) DEZEIMERIS, *Obs. sur les mal. des sinus frontaux*. In *L'Expérience*, t. I, p. 567, 573, et t. IV, p. 401, 413.
([2]) BOUYER, *Essais sur la pathologie des sinus frontaux*. Thèse de Paris, 1859.
([3]) DUPLAY, *Path. externe*, t. III, p. 877.
([4]) E. BERGER, *loc. cit.*
([5]) P. MARTIN, *Contribution à l'étude des tumeurs des sinus frontaux*. Paris, 1888.

Cette lésion rentre dans l'histoire des fractures du crâne et des plaies de l'encéphale.

Les *instruments contondants* produisent sur les sinus frontaux des lésions variées. Quelquefois, la peau restant intacte, la paroi antérieure du sinus est fracturée, comme dans un cas rapporté par Dupuytren ([1]). Suivant Boyer, il se pourrait que, les téguments étant déchirés et la paroi antérieure du sinus fracturée, la muqueuse reste intacte. Mais, le plus souvent, celle-ci est également lésée et le sinus communique plus ou moins largement avec l'extérieur.

Dans ce dernier cas, l'air sort à travers la plaie à chaque effort d'expiration, et si le trajet est sinueux, il n'est pas rare de voir se produire un emphysème de la face. D'autres fois les produits de sécrétion de la muqueuse nasale, s'altérant sous l'influence de l'air extérieur, donnent lieu à un écoulement plus ou moins abondant de liquide muco-purulent. Quelquefois même, d'après Quesnay ([2]), ce liquide, par sa couleur et sa consistance, a pu être pris pour de la substance cérébrale. Enfin on a vu la muqueuse épaissie, boursouflée, faire hernie à l'extérieur ([3]).

Le diagnostic de *la fracture du sinus frontal* n'est pas difficile, lorsque les téguments sont lésés; dans le cas contraire, le signe pathognomonique est fourni par la production d'une pneumatocèle qui augmente lorsque le malade se mouche, et que l'on reconnaît facilement à la crépitation caractéristique de l'emphysème. Quant à savoir si la paroi postérieure du sinus est intéressée, on doit le plus souvent s'abstenir de toute recherche à cet égard, et se comporter comme nous l'avons dit au sujet des fractures et des plaies pénétrantes du crâne.

Les plaies et les fractures de la paroi antérieure du sinus frontal sont presque toujours peu graves. L'emphysème qui survient quelquefois est rarement assez étendu pour donner lieu à des accidents sérieux; cependant la guérison peut être retardée par la production d'une fistule. Enfin, ces lésions se compliquent quelquefois de la présence de corps étrangers.

Dans la plupart des cas, le rôle du chirurgien doit se borner à retirer les esquilles et les corps étrangers, s'il en existe, puis à rapprocher mollement les lèvres de la plaie, en exerçant autour de celle-ci une compression légère, afin d'éviter l'emphysème ou de le limiter, s'il s'est déjà produit. Lorsqu'il existe un enfoncement de la paroi antérieure, on peut essayer de relever les fragments avec un élévatoire ou une spatule. On ne devrait avoir recours à l'application d'une couronne de trépan que dans les cas d'enfoncement considérable ayant résisté à des moyens plus simples » (Duplay, *Pathologie externe*, p. 878 et 879).

II

CORPS ÉTRANGERS

« Les corps étrangers des sinus frontaux peuvent venir de l'extérieur ou se développer sur place. On cite, en effet, quelques observations de calculs des

([1]) *Leçons de clinique chirurgicale*, t. II, p. 216.
([2]) *Mémoire sur les plaies du cerveau*. In *Mém. de l'Acad. de chir.*, t. I.
([3]) Rizet, *Recueil de mém. de méd. militaire*, novembre 1867, p. 409.

sinus frontaux, mais trop rares et trop incomplètes pour qu'on puisse faire l'histoire de cette variété de corps étrangers.

Parmi ceux qui viennent de l'extérieur, les uns sont des corps inertes, les autres sont des insectes, des vers, qui ont pénétré à travers les fosses nasales jusque dans les sinus frontaux. J'ai suffisamment décrit (p. 815) les accidents causés par ces sortes de corps étrangers, pour qu'il soit inutile d'y revenir.

Les corps étrangers inertes pénètrent le plus souvent dans les sinus frontaux à travers une plaie ou une fracture de leur paroi antérieure; quelquefois ils entrent par la paroi qui correspond à l'orbite, comme dans le cas cité par Mackenzie (¹) d'un général français atteint à Waterloo par une balle qui, après avoir déchiré l'œil, traversa la partie supérieure et interne de l'orbite et vint se loger dans le sinus frontal.

Les corps étrangers introduits accidentellement dans les sinus frontaux sont de nature variable : le plus souvent ce sont des pointes d'épée, de fleuret, de couteau, etc., ou bien des projectiles lancés par la poudre. Il n'est pas très rare que ces corps restent solidement fixés dans l'une ou l'autre paroi du sinus, sans déterminer d'accidents graves. Une jeune fille, citée par Haller (²), aurait gardé pendant neuf mois l'extrémité d'un fuseau fixé dans un des sinus frontaux, et Larrey (³) a rapporté un cas dans lequel une pointe de flèche resta dans le sinus pendant quatorze ans.

Dans d'autres cas le corps étranger, après avoir perforé la paroi antérieure du sinus, tombe dans la cavité de celui-ci, où il reste libre d'adhérence : on trouvera dans les divers traités de plaies par armes à feu plusieurs exemples semblables. Enfin, il peut arriver que le corps étranger, primitivement enclavé dans l'une ou l'autre paroi, se détache consécutivement et devienne libre dans la cavité du sinus. J'ai rapporté, dans les *Bulletins de la Société anatomique* pour l'année 1862, un fait observé dans le service du professeur Gosselin, et dans lequel une balle primitivement enclavée dans la paroi postérieure du sinus frontal, s'était ensuite détachée sous l'influence de la suppuration, était venue se loger à la partie la plus déclive du sinus, d'où on put l'extraire.

L'introduction d'un corps étranger dans le sinus frontal est presque toujours suivie d'inflammation suppurative qui amène souvent à sa suite l'expulsion de ce corps, soit à travers la paroi antérieure, soit par une autre voie. Quelquefois même l'élimination peut se faire spontanément sans manifestation inflammatoire, le corps étranger déterminant une absorption du tissu osseux. Par exemple, dans le cas cité plus haut d'après Mackenzie, la balle était restée douze ans dans le sinus sans produire aucun accident, lorsque le blessé se réveilla une nuit avec la sensation d'un corps qui tombait dans la gorge, et rejeta aussitôt la balle par la bouche.

Diagnostic. — Lorsque la plaie est récente, il suffit de l'explorer avec une sonde ou un stylet pour reconnaître la présence d'un corps étranger. Cependant, comme on ne peut être assuré d'avance que la paroi postérieure du

(¹) *Traité pratique des maladies de l'œil.* Trad. franç. par Warlomont et Testelin, 4ᵉ édit., t. I, p. 27.
(²) *Opuscules pathol.* Observation III.
(³) *Mémoires et campagnes*, t. IV, p. 89.

sinus n'est pas en même temps lésée, il faut procéder à cette exploration avec le plus grand soin. Si la lésion est ancienne, le diagnostic devient beaucoup plus difficile. Quoique les plaies simples puissent être suivies de fistule, cependant la persistance de celle-ci, jointe aux commémoratifs, devra faire soupçonner et rechercher la présence d'un corps étranger.

Pronostic. — Les corps étrangers fixés dans la paroi antérieure, ou libres dans la cavité du sinus, constituent toujours un accident sérieux, bien que nous ayons cité des cas où ils ont été tolérés pendant fort longtemps. Il est inutile de faire remarquer que le pronostic devient extrêmement grave lorsque le corps étranger est enclavé dans l'épaisseur de la paroi postérieure. On peut voir survenir alors les accidents ordinaires des plaies du crâne.

Traitement. — Toutes les fois que l'on pourra reconnaître la présence d'un corps étranger, on devra procéder à son extraction en agrandissant, s'il y a lieu, l'ouverture extérieure à l'aide d'une couronne de trépan. Une fois cette extraction opérée, la lésion se réduit à une plaie simple et doit être traitée comme telle. Dans les cas, au contraire, où le diagnostic est incertain, il faut, à moins d'accidents graves, s'abstenir de toutes interventions chirurgicales, et attendre pour agir de nouvelles indications, le corps étranger pouvant se déplacer consécutivement et devenir accessible » (Duplay, *Pathologie externe*, p. 879 et 880).

III

COLLECTIONS LIQUIDES DU SINUS FRONTAL

Sous ce titre nous comprendrons : L'EMPYÈME OU L'ABCÈS, ET L'HYDROPISIE DU SINUS FRONTAL.

1° EMPYÈME DES SINUS FRONTAUX

La suppuration du sinus frontal peut tenir : 1° *à une lésion osseuse*, ou 2° *à une modification de la muqueuse du sinus.*

Les *lésions osseuses* surviennent à la suite d'une cause locale (traumatisme), ou générale (tuberculose, syphilis). Sur 42 observations de suppuration du sinus frontal, réunies par Martin, dans sa thèse, 11 fois seulement la cause de l'affection est indiquée, et reconnaît pour origine 6 fois un traumatisme, 5 fois la syphilis.

L'*inflammation de la muqueuse* du sinus est toujours *secondaire;* tantôt elle résulte d'une propagation inflammatoire de la portion nasale de la pituitaire, tantôt elle est occasionnée par la présence *irritante d'une tumeur* (polype, ostéome, etc.). Le produit normal de la sécrétion de la muqueuse, peut être retenu dans le sinus frontal, et aboutir secondairement à la suppuration : c'est l'*hydropisie du sinus frontal*, terminée *par empyème :* nous ignorons le plus souvent les causes de cette transformation.

Les phénomènes de suppuration du sinus frontal peuvent revêtir une marche *aiguë* ou *chronique* : ces *abcès chroniques* dépendent pour une grande part de la syphilis, et peut être aussi de la tuberculose.

Symptômes. — Pendant toute une première période on n'observe que des troubles fonctionnels : le malade accuse des *douleurs sourdes, gravatives,* à *la racine du nez, puis au front* : cette douleur se réveille dans les efforts (action de se moucher, etc.), elle peut simuler des accès névralgiques.

Ces troubles douloureux s'accompagnent d'un écoulement nasal muqueux, muco-sanguinolent ou purulent; mais cette excrétion anormale n'est possible que lorsque la perméabilité du canal fronto-nasal persiste. *Douleur à siège spécial* et *écoulement muco-purulent* peuvent constituer les deux seuls symptômes de l'abcès frontal.

Mais le plus souvent le canal du sinus frontal s'oblitère : le pus s'accumule dans l'intérieur du sinus et le dilate progressivement : alors apparaît *une déformation, une tuméfaction,* qui constitue la caractéristique de ce second stade de l'évolution de l'abcès.

Cette tuméfaction a un *siège particulier* : elle répond généralement à l'*angle interne de l'orbite,* et devient une gêne pour les mouvements de l'œil. Dans un cas rapporté par Sœlberg Wells, et cité par Duplay, « il y avait une exophthalmie très prononcée, sans accident du côté de la vue. L'œil était dévié en bas et en dehors; le bord supérieur de la cornée répondait au niveau du bord libre de la paupière inférieure du côté sain, de sorte qu'il en résultait une difformité très apparente de la figure, dont le dessin ci-contre peut donner une idée. »

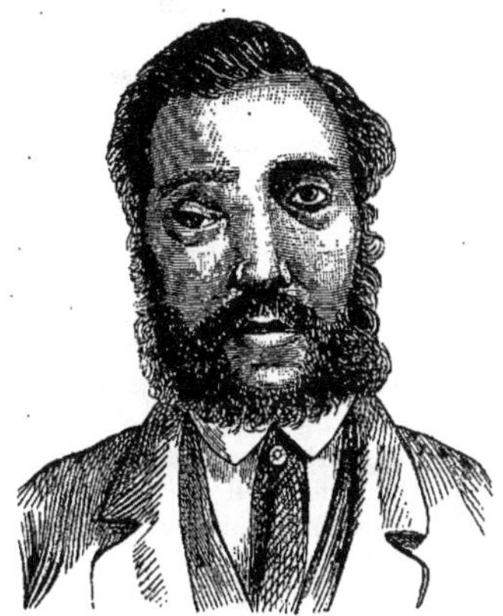

Fig. 332. — Abcès du sinus frontal, déformation. (Sœlberg Wells.)

La compression du globe oculaire peut aboutir à la perte totale de la vue (Richet in Duplay).

La tuméfaction du sinus donne, *au début,* une sensation de dureté : plus tard la coque osseuse s'amincit, et le doigt peut, après avoir déprimé la paroi antérieure du sinus (*crépitation parcheminée*), percevoir une fluctuation sourde.

Enfin, après une période variant entre plusieurs mois et des années, le pus perfore la paroi et s'écoule dans des directions différentes. Le plus souvent il se répand dans les fosses nasales et est expulsé dans l'éternuement, dans l'acte de se moucher.

Mais il peut pointer dans la région *sourcilière,* sur la ligne médiane, au niveau de l'*angle interne de l'orbite,* et même au niveau de l'*angle supéro-externe* de l'orbite, à cause des variétés de développement du sinus, suivant les sujets

(Panas) ([1]). L'abcès simule, dans ces cas, une affection inflammatoire de l'orbite.

La migration du pus peut se faire dans le *tissu cellulaire de l'orbite*, dans le *crâne*, à travers la paroi postérieure du sinus. Dezeimeris a cité quelques observations relatives à cette complication des plus graves.

2° KYSTES DES SINUS FRONTAUX. — HYDROPISIE ENKYSTÉE

Sous ce nom, il faut entendre une *accumulation de liquide non purulent*, dans l'intérieur de la cavité du sinus.

Ce liquide est tantôt le produit de la sécrétion glandulaire, parfois il est constitué *par du sang;* dans des cas exceptionnels, c'est du *liquide hydatique;* aussi pourrait-on distinger *des kystes glandulaires, des kystes hématiques et des kystes hydatiques.*

La collection liquide glandulaire, se forme dans deux conditions différentes : tantôt il y a *amoncellement de mucosités*, comme disent les Allemands, par suite du produit de sécrétion : il suffit pour cela que le conduit du sinus frontal soit bouché par une sécrétion visqueuse (*coryza, ozène, néoplasme*) ou oblitéré par un tissu de cicatrice (plaie, guérison d'un abcès); tantôt il s'agit d'un véritable *kyste*, développé aux dépens d'une des nombreuses glandes du sinus, dont le conduit d'excrétion est oblitéré.

Les *kystes glandulaires* ne sont pas fréquents, et Martin, dans sa thèse, n'a pu en réunir que 10 observations.

Les *hématomes du sinus* ou *kystes hématiques*, succèdent à des traumatismes. Steiner, Larrey en ont cité des exemples incontestables.

Les *kystes hydatiques* observés par Langenbeck, Robert Keate, etc., ont déjà été étudiés avec les tumeurs crâniennes (voy. vol. III, p. 592); nous n'y reviendrons pas.

Les différentes variétés de tumeurs liquides ont une *symptomatologie à peu près identique*, et qui ne diffère de celle de l'empyème que par l'*absence des phénomènes inflammatoires*, au début, par *la moindre intensité de la douleur*, *par la marche plus lente*.

Il nous semble impossible de pousser le diagnostic plus loin; tout au plus pourrait-on rappeler que, dans les *kystes par rétention*, il y a au début d'une issue par le nez une assez grande quantité de mucus; rappelons aussi que les *kystes hématiques* connus ont succédé à *un traumatisme.*

La ponction exploratrice est ici autorisée pour arriver au diagnostic.

Traitement des collections liquides. — Qu'il s'agisse d'un *empyème du sinus* ou d'une *hydropisie enkystée*, le traitement est le même : il faut donner issue à la collection liquide.

L'ouverture du sinus peut se faire : a. *par les voies naturelles;* b. *par la région frontale, médiane.*

Nous avons déjà exposé le cathétérisme du sinus frontal et, par un stylet

([1]) Panas, *Considérations cliniques sur les abcès des sinus frontaux, pouvant simuler des lésions indépendantes de la cavité orbitaire* (Soc. opth., 8 mai 1890).

pointu, suffisamment résistant, il sera possible, en s'aidant de la rhinoscopie, de perforer le sinus frontal. Cette *voie nasale* convient aux hydropisies du sinus, aux collections suppurées diagnostiquées dès le début, et qui ne s'accompagnent encore que d'une légère dilatation du sinus frontal (voy. p. 765).

L'*ouverture du sinus par la voie frontale médiane*, avec le trépan ou le bistouri, convient aux cas où sa cavité *est dilatée, perforée, et l'abcès extérieur :* l'ouverture doit être large, pour permettre l'accès, dans la cavité, d'une curette destinée à modifier la surface, et l'introduction facile de mèches qui seront utilisées jusqu'à la guérison, car rien n'est aussi fréquent que la récidive.

Les cas particuliers doivent dicter la conduite opératoire : c'est ainsi que Sœlberg Wels, après l'ouverture de l'abcès, introduisit un doigt dans le sinus, un autre dans la narine correspondante, et constata qu'ils n'étaient séparés que par une mince lamelle osseuse. Celle-ci fut ponctionnée à sa partie la plus déclive avec un trocart; un tube à drainage put être conduit à travers la fosse nasale correspondante, et servit à pousser des injections détersives, qui ne tardèrent pas à amener une guérison complète (Duplay).

Duplay nous apprend encore que Riberi, pour faciliter l'écoulement d'un abcès orbitaire, enfonça la lame carrée de l'ethmoïde dans sa partie la plus éclive, de manière à donner issue dans les fosses nasales au liquide de l'abcès.

M. Panas, dans un cas d'empyème du sinus frontal qu'une ouverture orbitaire ne guérissait pas, a trépané la paroi antérieure frontale du sinus, et cathétérisé le sinus par l'infundibulum, par un cathétérisme de *haut en bas, rétrograde*, dans les fosses nasales, avec un cathéter recourbé spécial de Collin. Drain par l'orifice frontal et la narine (¹).

IV

FISTULES DU SINUS FRONTAL

Elles sont distinguées en *fistules traumatiques* et *fistules spontanées*.

Les *fistules traumatiques* peuvent succéder aux *plaies, fractures, corps étrangers* de la région frontale.

Les *fistules spontanées* se développent à la suite d'une lésion osseuse, d'origine *tuberculeuse* ou *syphilitique;* elles peuvent aussi être symptomatiques d'*une tumeur*, primitivement développée dans le sinus et qui, après avoir perforé une de ses parois, apparaît à l'extérieur.

Une variété très rare de fistule est celle qui succède à *la déchirure spontanée du sinus*, et peut accompagner la variété frontale *de pneumatocèle du crâne* [cas de Jarjavay], (voy. t. III, p. 598).

Le siège de ces fistules est *médian* ou *latéral*, répondant dans ce dernier cas à la paroi *interne* ou au *rebord supérieur de l'orbite*. Ce siège, au niveau de l'*angle supéro-externe de l'orbite*, différencie les fistules du sinus, des fistules dues à une affection de l'orbite, qui sont *orbito-malaires* (Panas).

(¹) A. GUILLEMAIN, *Arch. d'ophth.*, janvier 1891 (en cours de publication) : *Abcès des sinus frontaux* etc.

Symptômes. — La plaie qui représente l'orifice extérieur de la fistule est déprimée en cul de poule, adhère à l'os par ses bords et laisse écouler un liquide muco-purulent plus ou moins abondant.

L'*échappement de gaz* par la fistule en est le signe pathognomonique; cette issue de l'air atteste, en effet, la communication de la plaie avec les fosses nasales. Si la communication est large, l'air sort à chaque mouvement d'expiration forcée, et surtout lorsque le malade se mouche; dans d'autres cas où l'air ne s'échappe pas facilement, on voit sortir de la fistule un liquide mélangé de bulles d'air.

Mais il ne faut pas compter absolument sur ce signe, car l'*étroitesse* du trajet fistuleux, son *parcours tortueux*, et enfin l'*oblitération* de l'infundibulum, peuvent s'opposer à l'issue de l'air nasal.

Dans ces cas, le *siège régional* de la fistule, son *cathétérisme avec un stylet* qui conduit dans le sinus, permettent d'arriver au diagnostic.

Toute fistule étant symptomatique, il faut toujours en rechercher la cause première; ce que nous avons déjà dit de l'origine de ces fistules nous dispense de plus longs détails.

Traitement. — M. Duplay a bien posé toutes les indications du traitement : « On préviendra, dit-il, la formation d'une fistule traumatique du sinus frontal en enlevant les corps étrangers, les esquilles, puis en pressant avec soin la plaie, dont on rapprochera les bords en les comprimant. Si, malgré ces moyens, il s'établissait une fistule, il n'y aurait pas d'autre moyen que de pratiquer une opération autoplastique pour en amener l'oblitération.

« *Pour les fistules spontanées*, le traitement comporte plusieurs indications. Il faut d'abord obtenir la guérison de la maladie qui a déterminé la fistule. S'agit-il d'une perforation résultant de la nécrose syphilitique de la paroi du sinus, un traitement spécifique devra être prescrit, et il suffira quelquefois de l'emploi de ce moyen, joint à l'usage répété d'injections nasales, pour amener la guérison : c'est ainsi que j'ai pu l'obtenir dans un cas de fistule du sinus frontal d'origine syphilitique.

« Si la persistance de l'ouverture anormale est entretenue par l'oblitération de l'orifice qui fait communiquer le sinus frontal avec les fosses nasales, on devra ne pas hésiter à créer une voie artificielle aux produits accumulés dans le sinus et leur donner issue dans le nez en perforant la lame criblée de l'ethmoïde. Ce moyen suffira souvent encore pour amener graduellement le resserrement et la cicatrisation de la fistule extérieure.

« Enfin, après avoir constaté que la persistance de cette dernière ne tient ni à une altération de l'os, ni à la présence d'un corps étranger, ni à une rétention du liquide par suite du défaut de communication avec les cavités nasales, le chirurgien n'aura plus d'autre moyen, pour oblitérer la fistule, que de pratiquer l'avivement de ses bords pour les réunir ensuite, ou, si elle est trop large, de combler la perte de substance avec un lambeau autoplastique » [1].

[1] Duplay, *Pathologie externe*, t. III, p. 885 et 886.

V

TUMEURS DU SINUS FRONTAL

Il ne saurait être question ici des *tumeurs secondaires*, qui, nées dans les fosses nasales ou les régions avoisinant le sinus, envoient un prolongement dans sa cavité : nous n'envisagerons que les *tumeurs primitives* du sinus.

Les auteurs classiques rangent dans cette catégorie de tumeurs et décrivent les *tumeurs hydatiques, les polypes, les ostéomes.*

Les kystes hydatiques (voy. *Crâne*, t. III, p. 592), les *ostéomes* (voy. *Ostéomes des fosses nasales et des sinus*) ayant déjà été étudiés, il nous reste à faire l'histoire des *polypes.*

POLYPES (SARCOMES OU FIBRO-SARCOMES) DU SINUS FRONTAL

La description des polypes du sinus frontal est basée sur un petit nombre d'observations, puisque *Duplay* n'en admet que sept *plus ou moins authentiques* et *Martin*, dans sa thèse de 1888, n'a pu en recueillir que 10 cas.

Or tous ces faits sont *anciens* (1), *dénués d'examen histologique.* Leur description clinique est toujours la même ; il s'agit de tumeurs *multiples, perforantes du sinus*, qui poussent des *prolongements dans les fosses nasales, dans l'orbite, dans le crâne*, produisant de l'*exophthalmie*, des *accidents cérébraux* terminés par la mort. Est-il logique de ranger ces néoplasmes dans la catégorie des *polypes*, c'est-à-dire des *tumeurs bénignes?* Comme, d'autre part, nous possédons, un ou deux examens histologiques de *fibro-sarcomes du sinus* (2), que leur évolution clinique peut être rapprochée de celle qui est attribuée aux polypes, on est autorisé, par une sorte d'induction, à penser que la plupart des tumeurs décrites sous le nom de *polypes fibreux ou muqueux, primitifs* du sinus frontal, ne sont autre chose que des *sarcomes ou des fibro sarcomes* (3).

On ignore absolument l'*étiologie* de ces tumeurs ; l'*influence du traumatisme*, paraît cependant bien établie, dans l'observation de Meyer.

(1) La première de ces observations appartient à Levret (1725), et la plus récente a été publiée en 1858 par Caron du Villard ; dans ce dernier cas, il s'agit d'un nègre de Cuba !

(2) L'observation de la thèse de Martin (p. 32) se rapporte à un *fibro-sarcome du sinus frontal* (à *cellules fusiformes*), enlevé par Meyer, et dont l'examen histologique a été fait par Berger. La tumeur pyriforme, de la grosseur d'un œuf de poule, était formée par un grand nombre de saillies séparées par des dépressions ; elle s'était vraisemblablement développée aux dépens du périoste de la paroi inférieure du sinus. Dans ce fibrome, qui par places commençait à se transformer en un sarcome à cellules fusiformes, on trouvait des *parties osseuses* (vestiges de la cloison osseuse de l'orbite, complètement disparue), du *tissu graisseux* (de l'orbite), et du *tissu musculaire*, ne faisant pas partie de la tumeur, mais venu avec elle au moment de l'opération.

(3) Birch Hirschfeld dit que dans les cavités accessoires des fosses nasales, les *fibromes*, les *enchondromes* et les *sarcomes*, sont plus souvent observés que les polypes muqueux. Kœnig parle de *carcinome* des sinus frontaux, mais aucun de ces auteurs, dit Martin, ne renvoie aux observations sur lesquelles il s'appuie.

Symptômes. — Les *trois périodes* assignées à l'évolution des tumeurs du sinus frontal se retrouvent ici. L'affection ne se révèle, le plus souvent, qu'au moment où la production morbide commence à *dilater le sinus*. A la distension du sinus, succède assez rapidement sa *perforation;* mais, tandis que les *collections liquides*, les *ostéomes*, repoussent les parois osseuses, les usent, les perforent, sans faire corps avec elles, le fibro-sarcome *envahit l'os, se substitue à lui.* Dans cette troisième période, on constate une tumeur de consistance fibreuse, de surface lisse, immobile dans sa profondeur, adhérente ou non à la peau, suivant qu'on l'examine à une époque plus ou moins avancée de son évolution. A quelque moment, que l'on palpe cette tumeur, on *n'y détermine pas de crépitation parcheminée* (Martin, p. 29).

Les symptômes varient, du reste, suivant la direction que prend la tumeur; si elle se développe du *côté de l'orbite*, elle produit de l'*exophthalmie*, un *refoulement de l'œil*, en bas et en dehors. La *tuméfaction est antérieure et médiane* lorsque la tumeur proémine *en avant*. Des troubles de *compression cérébrale* apparaissent lorsque la tumeur *perfore la paroi postérieure* du sinus et pousse un *prolongement* dans la cavité crânienne.

Diagnostic. — Le diagnostic de la tumeur primitive est toujours fort difficile.

La compression, la dilatation et la perforation du sinus frontal, sont en effet les trois étapes anatomo-pathologiques et cliniques de toutes les productions *liquides, solides et même gazeuses* de cette cavité.

L'appréciation de certains détails, permet cependant de distinguer ces tumeurs des *kystes et des ostéomes*.

Les *kystes et les ostéomes* repoussent la paroi du sinus, l'amincissent, l'usent jusqu'à perforation, mais il est toujours possible de retrouver la crépitation parcheminée; les tumeurs que nous étudions, détruisent la paroi, se substituent à elle, et, celle-ci effondrée, ne peut plus donner au doigt ce craquement particulier qui caractérise la crépitation parcheminée.

Tandis que les collections liquides sont *fluctuantes*, les ostéomes d'une *dureté caractéristique*, les fibro-sarcomes ont une *consistance fibreuse;* leur *marche plus rapide* est, enfin, un dernier caractère, qu'il ne faudra jamais négliger.

Pronostic. — Le pronostic est sérieux, à cause de la récidive de ces tumeurs.

Traitement. — Il consiste dans l'ablation de la tumeur : il faudra intervenir sans tarder, l'extirpation étant d'autant plus facile qu'on la pratique plus tôt.

Il faut ouvrir largement le sinus par la paroi antérieure, de manière à enlever la tumeur dans sa totalité.

CHAPITRE II

MALADIES DU SINUS SPHÉNOÏDAL

Émile Berger, dans deux publications successives ([1]), a eu le mérite de faire connaître les symptômes des maladies du sinus sphénoïdal : cette partie de la rhinologie restait complètement inexplorée, et certains auteurs pensaient même qu'il ne serait jamais possible de faire le diagnostic d'une maladie du sinus sphénoïdal.

Les symptômes des affections du sinus sphénoïdal étant basés sur ses rapports anatomiques avec le *canal optique* ([2]), avec le *sinus caverneux*, avec la *base du crâne*, etc., il est indispensable de rappeler quelques détails anatomiques de ce sinus.

Anatomie. — Le sinus sphénoïdal, dit Berger, est limité en avant, par le méat nasal supérieur et moyen, en outre, les parties latérales de sa paroi antérieure sont limitrophes des cellules ethmoïdales postérieures. En bas du sinus sphénoïdal, se trouve la cavité naso-pharyngienne. La selle turcique indique la partie de la base du crâne qui forme la paroi supérieure du sinus sphénoïdal, c'est, en outre, la paroi latérale du sinus qui limite la cavité moyenne du crâne. La paroi latérale montre une gouttière qui se porte en haut, en avant et en dedans ; c'est la gouttière caverneuse pour le sinus caverneux. La partie antéro-supérieure de la paroi latérale sépare le sinus sphénoïdal du canal du nerf optique. La paroi postérieure du sinus est formée par le corps de l'occipital.

La paroi antérieure (osselets de Bertin) est toujours très mince. Si le sinus sphénoïdal est bien développé, on observe des procès pneumatiques se propageant dans les grandes et les petites ailes, dans les apophyses clinoïdes antérieures et postérieures, dans le corps de l'occipital et dans les apophyses ptérygoïdes. Une cloison divise le sinus sphénoïdal en deux parties.

Nous étudierons : 1° *les lésions traumatiques du corps du sphénoïde;* 2° *la carie et la nécrose du corps du sphénoïde;* 3° *l'empyème* de cette cavité et les *fistules* 4° *les tumeurs*.

LÉSIONS TRAUMATIQUES DU CORPS DU SPHÉNOÏDE

Ces blessures du corps du sphénoïde peuvent produire les symptômes suivants, d'après Berger (*loc. cit.*, p. 57) :

1° Dans les fissures de la paroi supérieure du sinus sphénoïdal on observe *l'écoulement continu du liquide cérébro-spinal ;*

2° La rupture d'un morceau du corps du sphénoïde, peut entraîner une

([1]) BERGER und TYRMAN, *Die Krankheiten der Keilbeinhöle und des Siebbeinlabyrinthes, etc.*, Wiesbaden, 1886.

([2]) EM. BERGER, *La chirurgie du sinus sphénoïdal.* Thèse de doct. Paris, 1890.

blessure de la carotide interne, en dedans du *sinus caverneux* et causer de l'exophthalmie pulsatile [1];

3° La continuation de la fissure dans le canal du nerf optique, cause la *compression ou la déchirure du nerf optique* dans ce canal, et, par suite, l'amaurose;

4° Si la fissure se continue par le trou ovale ou rond, elle produit l'*anesthésie* de la *deuxième et de la troisième branche du trijumeau*. Simultanément une déchirure ou une blessure d'autres nerfs cérébraux peut se présenter.

CARIE ET NÉCROSE DU CORPS DU SPHÉNOÏDE

Dans la plupart des cas, ces altérations sont causées par la *syphilis*, moins fréquemment par la *tuberculose*.

La carie et la nécrose du corps du sphénoïde peuvent produire les symptômes suivants, d'après Berger [2] (*loc. cit.*, p. 35):

1° Cécité subite mono-latérale avec le phlegmon ordinaire. Les autopsies ont prouvé que la cause de la cécité était la *compression du nerf optique dans le canal optique*, compression produite par le gonflement des gaines (*périnévrite*). Mentionnons encore les observations intéressantes de MM. Horner, Panas, Post, Reinhardt et Braun. Dans tous ces cas, excepté celui de M. Post, la maladie s'est terminé par une méningite;

2° Le détachement lent de quelques parties du corps du sphénoïde, sans qu'il se trouve jamais de troubles oculaires.

Dans ce cas comme dans le précédent, la mort est produite par la méningite.

3° Le détachement subit d'une grande partie du corps du sphénoïde par le nez (Baratoux);

4° Hémorrhagie mortelle après la perforation de la paroi osseuse, qui sépare le sinus caverneux du sinus sphénoïdal (Scholz);

5° L'abcès rétro-pharyngien;

6° La thrombose du sinus caverneux avec la thrombose de l'artère ophthalmique, causée par la thrombose du sinus circulaire de la selle turcique (Blachez, Lloyd);

7° La perforation de la base du corps du sphénoïde sans aucun autre symptôme (Störk).

EMPYÈME DU SINUS SPHÉNOÏDAL. — FISTULES

La première observation de trépanation (*par la voie nasale*) du sinus sphénoïdal, pour un empyème appartient à Schaeffer (de Dantzig); Ruault [3], en

(1) Nous renvoyons à l'excellente thèse de Delens (*De l'anévrysme de l'artère carotide externe et du sinus caverneux*. Paris, 1870).

(2) Berger (Émile), *Les symptômes des maladies du sinus sphénoïdal* (Société française d'otologie et de laryngologie, 27 avril 1887).

(3) Ruault, *Sur un cas d'empyème du sinus sphénoïdal*. In *Archives de laryngologie et de rhinologie*, juin 1890, p. 137).

1887 (un cas), Heryng (1) (5 cas), Rolland (2) (de Montréal), Quénu (3), Trousseau et Moure (4) ont observé des cas analogues.

Étiologie. — Les causes de cette suppuration sont encores obscures : il s'agit, selon toute probabilité, d'*une infection*, résultat d'*un coryza aigu ou chronique*, *d'une intervention septique*, comme une *ablation de polypes* (cas de Ruault).

Les *infections générales*, comme la *fièvre typhoïde* (voy. Berger), la *morve*, la *diphthérie*, pourraient encore être le point de départ d'une altération de la membrane muqueuse du sinus sphénoïdal et d'une suppuration.

Dans tous ces cas, l'infection occupe d'abord la fosse nasale, pour se propager ensuite vers la cavité pneumatique.

Une influence mieux établie est celle de *la carie* et de *la nécrose du corps du sphénoïde* (observation de Quénu).

Enfin l'*hydropisie du sinus sphénoïdal* pourrait aboutir à la suppuration.

Symptômes. — Ils ont été bien étudiés par Berger (5).

1° La *céphalalgie* se montre avec des caractères variables, elle affecte tantôt une des branches du trijumeau (sus ou sous-orbitraire) (6), tantôt c'est une *céphalalgie diffuse*, sourde, profonde, gravative : chez le malade de Ruault, elle était accompagnée de *battements*, de *bruits subjectifs*, de *sifflements*, que le malade disait entendre, des deux oreilles, *dans sa tête;*

2° *Larmoiement*. — C'est un fait très fréquent, qui accompagne l'état d'irritation de la membrane muqueuse du nez et de sa propagation aux cavités voisines. Il suffit d'arracher un poil du nez, pour produire le larmoiement du même côté. Si une moitié du sinus sphénoïdal est affectée, le larmoiement se trouve du même côté;

3° *La photophobie;*

4° *Le resserrement de la fente palpébrale ou blépharospasme*, du côté affecté, sont les phénomènes réflexes que Berger a rencontrés dans certains cas;

5° *Troubles oculaires*. — Ils consistent en *périnévrite ou névrite optique*. Berger les explique par la présence de *déhiscences* dans la paroi, qui existent entre le sinus sphénoïdal et le canal optique.

Le malade de Ruault se plaignait de *scotomes passagers; lorsqu'il était debout ou en marche, il lui arrivait fréquemment de voir devant lui des points noirs mobiles, surtout devant l'œil droit*, disait-il, *et d'en être gêné au point de perdre l'équilibre, et de chercher un appui.*

Un signe de grande valeur, est l'*existence d'un écoulement purulent ou séreux* par le sinus sphénoïdal. Ce liquide peut s'écouler par la gorge, en s'accompa-

(1) Heryng, Congrès international d'otologie et de laryngologie. Paris, 1889.
(2) Rolland (de Montréal), Congrès international d'otologie et de laryng. Paris, 1889.
(3) Quénu, Société de chirurgie, octobre 1890.
(4) Communication à Berger (voy. in travail de Ruault, p. 149).
(5) *La chirurgie du sinus sphénoïdal*. Thèse de Paris, 1890, p. 23.
(6) La localisation au nerf sous-orbitaire peut faire croire à un abcès du sinus maxillaire; cette méprise est arrivée à Roux, qui reconnut, à l'autopsie, le siège sphénoïdal de l'abcès, de même encore la névralgie sous-orbitaire simule un *accès de paludisme* que l'on traite sans succès par tous les moyens appropriés (Berger).

gnant d'une sensation de fétidité. Par la *rhinoscopie postérieure*, répétée à plusieurs reprises, à des moments différents de la journée, on peut surprendre le siège du pus. — C'est par ce procédé d'examen, et en s'aidant du crochet de Voltolini, que Ruault pût voir d'un des côtés (à droite) *le cornet supérieur recouvert de pus crémeux, jaunâtre*, et l'*hiatus, ouvert au-dessus de lui, rempli de liquide pathologique, lequel s'était répandu sur les régions sous-jacentes.*

Ces signes objectifs, rapprochés des troubles fonctionnels déjà énumérés, permettent, après s'être assuré de l'*intégrité* du sinus frontal et du sinus maxillaire (*par l'éclairage des cavités de la face*), de soupçonner, puis d'admettre une suppuration du sinus sphénoïdal.

A la *période des fistules*, après l'ouverture spontanée de l'abcès, l'exploration du trajet, peut mener jusqu'au niveau du sinus sphénoïdal malade. C'était le cas de Quénu.

Les altérations osseuses, le pus peuvent se propager aux méninges, d'autant plus qu'il existe aussi des déhiscences dans la paroi supérieure du sinus sphénoïdal, sur lesquelles Zuckerkandl a appelé l'attention. C'est ainsi que mourut un malade observé par Demarquay.

Traitement. — Dès que le diagnostic est établi, il faut évacuer le pus, *par la trépanation du sinus sphénoïdal.*

Trois voies ont été proposées pour pratiquer l'ouverture du sinus ; la voie *naso-pharyngienne, la voie orbitaire et la voie nasale.*

La voie naso-pharyngienne, indiquée par Shech (de Munich), est d'un accès difficile, exige l'usage d'instruments angulairement brisés, peu maniables ; elle expose enfin, à la perforation du crâne : elle est si peu pratique, que personne jusqu'ici, n'a eu l'idée de la suivre.

La voie orbitaire peut être franchie : *a*, à *travers les petites ailes du sphénoïde*, ou *b*, à *travers les cellules ethmoïdales.*

Dans le cas de carie de la paroi interne de l'orbite, de trajet fistuleux s'ouvrant à ce niveau, il sera quelquefois possible, avec un stylet, de pénétrer à travers les os jusqu'au sinus sphénoïdal (cas de Post in Berger).

L'*opération à travers les cellules ethmoïdales*, qui a été pratiquée par John Bergh [1] (de Stockholm), nécessita comme temps préliminaire, l'*énucléation du globe de l'œil :* après dénudation de la partie postérieure de la lame papyracée, Bergh excisa un morceau d'un centimètre carré de cette lame : puis, à travers les cellules ethmoïdales postérieures, ainsi ouvertes, il introduisit un ciseau étroit, en arrière, en dedans et un peu en bas, et après quelques coups de maillet très légers, la paroi antérieure du sinus sphénoïdal était ouverte : il s'écoula immédiatement une grande quantité de pus.

Une telle opération ne convient qu'aux cas extrêmes où la vision est irrémédiablement perdue, et dans lesquels la conservation du globe oculaire présente des dangers : il faut, de plus, qu'il existe une carie et une nécrose évidentes de la paroi interne de l'orbite.

La *voie nasale* est la méthode de choix :

Nous avons déjà établi (voy. *Sondage des cavités nasales accessoires*, p. 765),

[1] John Bergh, *Trépanation von cavitas ossis sphenoïdes durch orbita nach enucleatio bulbi Centralblatt*, 1886, p. 589.

qu'il était possible d'atteindre la paroi antérieure du sinus sphénoïdal, à travers le méat moyen des fosses nasales. L'examen rhinoscopique, permet même, quelquefois, de reconnaître dans le méat supérieur le conduit du sinus sphénoïdal.

La trépanation du sinus, *à travers la paroi antérieure*, est le plus souvent facilitée par l'altération osseuse (ostéite) dont elle est le siège.

Cette méthode que Zuckerkandl a le premier préconisé, a été appliquée un certain nombre de fois, avec succès, par Schaeffer, Ruault, Heryng, Rolland, etc.

Certains obstacles, pour voir ou atteindre le sinus, peuvent provenir de la présence de *polypes*, de l'*hypertrophie de la muqueuse*, de la *saillie antérieure du cornet moyen* : c'est ainsi que Ruault, dut pratiquer une série d'opérations préliminaires (destruction de la muqueuse au galvano-cautère, ablation avec le conchotome (fig. 333) de la partie antérieure du cornet moyen), avant de rendre abordable la partie antérieure du sinus sphénoïdal.

La trépanation a été exécutée avec des instruments variables. Ruault a d'abord essayé de pénétrer dans le sinus avec *un cautère galvanique*, sans y réussir; il s'est alors servi d'*un stylet d'acier*, taillé en pointe, à son extrémité. Rolland fit son ouverture, au moyen *des fraises, mises en mouvement par un moteur électrique*.

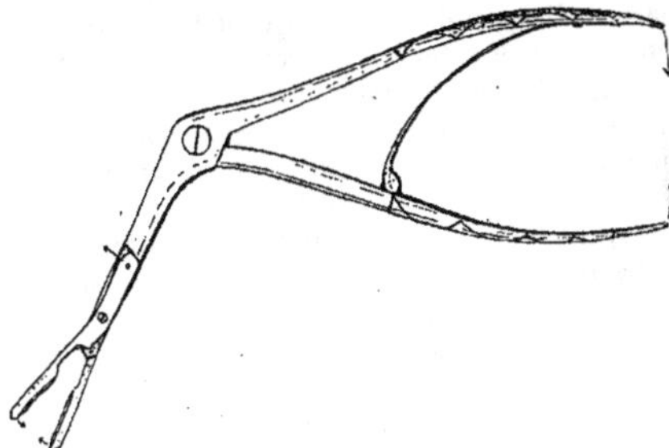

FIG. 333. — Conchotome de Ruault pour enlever des portions de cartilage.

Heryng pratiqua le grattage du sinus avec une curette.

Un procédé dérivé de la méthode nasale est celui qu'a suivi Quénu ([1]). Au lieu d'atteindre le sinus par la voie antérieure naturelle, ce chirurgien distingué a profité d'une *fistule, qui était venu s'ouvrir, en suivant la cloison nasale, au milieu du lobule du nez*), pour arriver jusqu'au sinus. Il décrit ainsi le plan opératoire qu'il a suivi : « je fis une incision partant des parties latérales du nez, et suivant l'aile du nez, jusqu'à la sous-cloison : je rabattis le nez et incisai la pituitaire sur la cloison : en me guidant sur un stylet introduit par l'orifice fistulaire, j'arrivai avec le doigt jusqu'à la lésion osseuse elle-même, qui siégeait au bout de la lame perpendiculaire, par conséquent à la partie interne du sinus sphénoïdal : je ramenai avec la curette quelques parcelles osseuses cariées, et plaçai un drain à travers l'incision pituitaire, débouchant dans la narine ; l'orifice du lobule fut gratté et suturé. Il s'ensuivit pendant quelque temps un écoulement par la narine gauche; puis, peu à peu, cet écoulement se tarit, et je pus retirer le drain : il n'est resté qu'une légère atrésie nullement gênante de l'orifice de la narine. »

([1]) QUÉNU, *Bull. de la Soc. de chir.*, séance du 15 octobre 1890.

Le traitement post-opératoire qui doit toujours être prolongé consiste en lavages des fosses nasales avec diverses solutions antiseptiques : on peut y adjoindre l'usage des topiques, des insufflations de poudres, etc.

TUMEURS DU SINUS SPHÉNOÏDAL

Dans les *tumeurs* du sinus sphénoïdal, rassemblées par Berger, il se trouvait un cas congénital (*enchondrome*, Lawson), les autres s'étaient développées pendant la vie extra-utérine.

Dans cette dernière catégorie sont notés : *quelques cas de tumeurs polypeuses*, *sept cas d'ostéomes* (en outre un certain nombre de cas d'*ostéome de la paroi du sinus*), un cas *de sarcome* (Behring-Wicherkiewicz) et un *cas de carcinome* (Albert).

A côté de ces *tumeurs primitives*, Berger range les *tumeurs secondaires* qui, parties du pourtour du sinus sphénoïdal, s'étaient propagées dans la cavité du sinus. Des *tumeurs polypeuses* de la *cavité naso-pharyngienne* peuvent entraîner l'usure de la paroi inférieure du sinus, et pénétrer dans sa cavité (Michaux, Carling, Simon), la tumeur peut se développer dans les *cellules ethmoïdales* (Chiari), et se propager dans le sinus sphénoïdal, etc.

Quant aux symptômes cliniques, on peut, avec Berger (*loc. cit.*, p. 37), distinguer dans les tumeurs du sinus sphénoïdal les périodes suivantes :

« *Première période.* — La tumeur est limitée en dedans des parois du sinus sphénoïdal. Il n'y a pas de symptômes subjectifs ou de céphalalgie.

« *Deuxième période.* — La tumeur élargit par sa croissance le sinus sphénoïdal, et cause l'atrophie de ses parois et la compression des organes voisins. La compression peut atteindre l'un ou les deux *nerfs optiques*, et entraîne l'*atrophie du nerf optique* d'un ou de deux côtés. Dans quelques cas, on n'observe pas l'amaurose, pendant l'évolution de la tumeur. Ces différences sont causées par une épaisseur très variable de la paroi située entre le canal optique et le sinus sphénoïdal. Si cette paroi est très épaisse d'un ou des deux côtés, la tumeur est arrêtée, et ne peut se propager dans cette direction.

Dans un seul cas, la compression avait même attaqué la carotide externe, et avait entraîné le développement de thromboses, dans son parcours.

« *Troisième période.* — La tumeur a perforé les parois du sinus sphénoïdal, et elle se propage vers les cavités voisines. La tumeur pénètre dans la *cavité naso-pharyngienne*, *dans les fosses nasales*, *dans les cellules ethmoïdales* et dans l'*orbite*. L'époque à laquelle la tumeur se propage dans la cavité crânienne est très variable. La pénétration dans la cavité crânienne peut se produire, sans être accompagnée d'aucuns symptômes subjectifs, ainsi qu'on l'a observé surtout dans les tumeurs à croissance très lente, ou bien on observe de la céphalalgie très violente (Lucke). Dans la marche ultérieure on rencontre généralement des accès épileptiformes. Si la croissance de la tumeur est rapide, la mort suit bientôt, produite par la méningite ou par un abcès cérébral.

« *Quatrième période.* — Dans des tumeurs malignes, on observe, avant l'apparition de la méningite, le développement *des métastases*, dans les divers organes.

« Cette division de la marche d'une tumeur du sinus sphénoïdal, en quatre périodes, a une certaine valeur pratique, seulement ces périodes ne sont pas en réalité si bien limitées. »

Dans son relevé des observations des tumeurs du sinus, Berger a trouvé 23 cas où les *altérations du corps du sphénoïde avaient entraîné la cécité.*

Dans l'examen du fond de l'œil, on avait constaté la *névrite optique* ou l'*atrophie du nerf optique.*

« Dans un certain nombre de cas, la tumeur s'était propagée dans le canal du nerf optique, avait entraîné d'abord le resserrement de ce canal, et ensuite la tumeur avait envahi le canal, de façon à ce que ce nerf optique fût séparé en deux parties; une partie intra-orbitaire et une partie intra-crânienne. De même la tumeur peut se propager vers la fente sphénoïdale et produire la paralysie des muscles de l'œil.

CHAPITRE III

MALADIES DU SINUS MAXILLAIRE

Nous parcourrons successivement l'histoire des lésions traumatiques du sinus maxillaire, de ses lésions vitales et organiques.

I

LÉSIONS TRAUMATIQUES DU SINUS MAXILLAIRE

1° PLAIES — CONTUSIONS — FRACTURES

Des instruments piquants, tranchants ou contondants, des projectiles d'armes à feu, peuvent produire une plaie pénétrante du sinus maxillaire. Celle-ci s'accompagne d'une solution de continuité des téguments, d'une fracture de la paroi, et d'un épanchement de sang dans la cavité du sinus.

La lésion peut rester limitée au sinus (tel est le cas cité par Béclard, dans lequel l'extrémité ferrée d'un parapluie avait pénétré directement dans l'antre d'Highmore), ou bien, intéresser encore les parties voisines du sinus.

Les fractures de la paroi antérieure du sinus sont généralement comminutives et s'accompagnent d'un enfoncement des fragments : un épanchement sanguin, l'existence de corps étrangers, la suppuration, la nécrose des parois, une fistule, constituent les complications immédiates ou lointaines des fractures.

L'emphysème est un bon signe de ces fractures, mais il n'est pas constant (1).

Un gonflement notable de la face masque la déformation et l'enfoncement qu'il faudra rechercher par une exploration digitale, à travers le vestibule de la bouche.

Évacuer le sang épanché dans le sinus, extraire les corps étrangers qu'il peut contenir, redresser les fragments enfoncés au moyen d'une pince, d'une spatule, telles sont les différentes indications du traitement.

2° ÉPANCHEMENTS SANGUINS

Le sang contenu dans le sinus maxillaire peut provenir de ses parois ou des fosses nasales. Dans le premier cas, une contusion de la joue, une fracture sont l'origine de l'hématome. Les épanchements sanguins consécutifs à l'épistaxis succèdent à la pénétration du sang dans l'antre d'Highmore : c'est surtout après le tamponnement des fosses nasales, que le sang peut forcer l'orifice naturel du sinus, et refluer dans sa cavité.

Les *hématomes traumatiques* sont rares : ils ont même été contestés. Cependant Giraldès, Duplay acceptent comme authentiques les observations de Knorz, Jourdain, Dupuytren, Velpeau.

Mais il y a des faits problématiques, et les observations de Bermond (2), de Boissarie (3), rentrent dans les cas douteux.

Le malade de Bermond avait reçu, 20 ans auparavant, un coup violent sur la face, et présentait une tuméfaction considérable de la joue et de la voûte palatine; une incision faite dans ce dernier point avait donné issue à 1000 grammes de sang presque liquide.

Le sujet observé par Boissarie présentait tous les signes d'une tumeur du sinus maxillaire, mais il n'avait pas subi de traumatisme. L'incision donna issue à une très grande quantité de sang, et l'hémorrhagie se reproduisit pendant plusieurs jours.

Quelle interprétation faut-il donner de ces faits anormaux? Doit-on admettre que, dans le cas de Bermond, une hémorrhagie se produisit au moment de l'incision? Boissarie pensa que son malade était atteint d'un kyste du sinus, dont les parois très vasculaires avaient donné naissance à l'hémorrhagie.

Un fait personnel nous oblige à admettre, dans quelques cas, une troisième interprétation : une femme de soixante-douze ans présentait un kyste sanguin du sinus maxillaire : fluctuation évidente, teinte livide de la paroi, poche bombant dans le vestibule de la bouche, etc. L'incision donna issue à une grande quantité de sang et à une petite quantité de matière cérébriforme. Une hémorrhagie grave, qui ne céda qu'au tamponnement, suivit cette inter-

(1) Desprès attribue une grande valeur à l'*emphysème qui débute par le milieu de la paupière inférieure*, après un traumatisme de la face; l'air proviendrait, dans ces cas, du sinus maxillaire, à travers une fracture de la paroi supérieure (voy. *Gaz. des hôp.*, 1880, p. 585).
(2) BERMOND, *Bullet. méd. de Bordeaux*, nov. 1840. In *Gaz. méd.*,1841, p. 253, t. IX.
(3) BOISSARIE, Soc. de chirurg., 1879.

vention. Mais, ainsi que le démontre la suite de l'observation, il s'agissait d'une tumeur maligne, télangiectasique de la paroi du sinus.

Chez une malade de Dupuytren n'existait-il pas une tumeur de la face et une saillie du globe oculaire en dehors de l'orbite? Les classiques ne parlent-ils pas de douleurs dans la mâchoire, de développement d'une tumeur, ou de l'accroissement de celle qui s'était manifestée dès le début? — Ce sont là des allures cliniques très opposées à celles de l'hématome.

Aussi nous semble-t-il prudent d'attendre des faits bien observés, avant d'écrire l'histoire des hématomes non traumatiques du sinus maxillaire.

Le traitement est le même que celui qui convient aux *abcès du sinus maxillaire*.

3° CORPS ÉTRANGERS

Les *corps étrangers*, les plus divers, ont été signalés dans le sinus maxillaire. *Une balle* (Desprès), *un clou lancé par une arme à feu* (Bordenave), des *esquilles nécrosées*, *des matières alimentaires*, *un bourdonnet de charpie*, *un drain* (observation personnelle), *un bout ferré de parapluie* (Béclard), ont été trouvés dans cette cavité : *une dent* qu'on cherchait à extraire, *une canule* engagée dans le trajet alvéolaire, ont pu s'enfoncer dans le sinus : on y a vu *des vers lombrics*, et Laugoui parle encore *de calculs*, formés spontanément dans l'intérieur du sinus maxillaire.

La voie de pénétration de ces corps étrangers est variable : les uns, ceux qui accompagnent un traumatisme, pénètrent, par une voie accidentelle, *à travers la face malaire du sinus*.

Par la voie dentaire (ablation de la deuxième molaire) ont pénétré *les dents*, *les matières alimentaires* et *les pièces à pansement*. Le malade que nous avons observé, à la Charité, alors que nous étions chef de clinique de Trélat, portait depuis plus de vingt-cinq ans, un drain, oublié dans la cavité de son sinus.

Par *les voies naturelles* s'étaient introduits *les vers*, *les lombrics*, trouvés à l'autopsie par plusieurs auteurs, et qui pendant la vie n'avaient donné lieu à aucun phénomène réactionnel.

Les corps étrangers du sinus peuvent être longtemps tolérés sans amener aucun trouble, comme nous venons de le voir : mais, dans la grande majorité des cas, ils occasionnent une suppuration du sinus maxillaire, et s'accompagnent d'une fistule persistante.

Il faudra donc pratiquer l'exploration des fistules du sinus maxillaire, avec le stylet, rechercher les commémoratifs, et, si on ne trouve aucune des causes habituelles, *soupçonner un corps étranger*. L'exploration, par *l'éclairage des cavités de la face*, pourra être très précieuse, pour arriver au diagnostic.

Le traitement consiste à extraire le corps étranger par une voie large, c'est-à-dire par la voie malaire, et, celui-ci extrait avec un instrument approprié, il restera peu de chose à faire, pour obtenir la guérison de la fistule (voy. *Traitement des abcès du sinus maxillaire.*)

II

LÉSIONS VITALES ET ORGANIQUES DU SINUS MAXILLAIRE

1° INFLAMMATION ET ABCÈS DU SINUS MAXILLAIRE

La connaissance de ces abcès est de date ancienne, puisque en 1765, à l'Académie royale de chirurgie, *Allouel* revendiquait pour son père, qui l'aurait mis en pratique dès 1739, le traitement de ces abcès, au moyen d'injections, pratiquées par l'ouverture du sinus dans les fosses nasales.

Depuis dix ans la pathologie du sinus maxillaire a été mieux étudiée. Les nombreux travaux, publiés sur ce sujet, ont été analysés, dans une excellente revue critique du docteur Luc, parue sur ce sujet dans les *Archives de laryngologie et de rhinologie* (tome II, n° 3, p. 145, et n° 4, p. 204) [1].

Considérations anatomiques. — S'il est vrai de dire qu'il y a entre les différents sinus maxillaires « *les écarts les plus considérables, qu'il est impossible d'énoncer à priori, dans un cas déterminé,* quelle est la capacité d'un sinus, *et jusqu'où il s'étend dans les diverses diversions* » (Luc, *loc. cit.*), il est utile de mettre en relief quelques *dispositions anatomiques*, qui règlent la pathogénie et la modalité clinique, et commandent les interventions, dans le *cas de suppuration de cette cavité.*

L'épaisseur des parois est parfois tellement considérable que la cavité du sinus est réduite au minimum, et que les racines des deux premières molaires, qui entre toutes les dents avoisinent le plus la cavité du sinus, en restent séparées par une couche de tissus spongieux.

Cette même disposition diminue la longueur des *prolongements apophysaires* du sinus [2].

Les variétés de sinus *spacieux, à parois minces*, nous intéressent autrement que les sinus *réduits, à parois épaisses*. Dans ces cas en effet, les prolongements et surtout le *prolongement alvéolaire*, prennent un développement con-

(1) Consulter encore : Zuckerkandl, *Normale und pathologische Anatomia der Nasenhöhle und ihrer pneumatischen Anhänge.* Vienne, 1882. — Ziem (de Dantzig), *Ueber Bedeutung und Behandlung der Naseneiterungen*, 1886. *Monatschrift für Ohrenheilkunde*, n° 2 et 3. — Ziem, *Ueber die Bezichnuzwischen Nasen und Zalenkenngrankheiten.* In *Monatschrift für Ohrenheilkunde*, 1885, p. 372. — Killian (de Worms), *Beitrag zur Lehre zum Empyem der Highmorshoh.* In *Monatschrift für Ohrenheilkunde*, 1887, p. 277 et 321. — B. Frankel, *Berliner klinische Wochenschrift*, 1887, p. 273. — Bayer (de Bruxelles), *Deutsche med. Wochenschrift*, 1889, n° 10. — Hartmann, *Deutsche med. Wochenschrift*, 1889, n° 10. — Duplay, *Pathologie externe*, t. III. p. 836. — Moldenhauer, *loc. cit.*, p. 204.

(2) Zuckerkandl (*loc. cit.*) décrit cinq prolongements. L'*inférieur* ou *alvéolaire*, creusé dans le bord inférieur de l'os; le *palatin* résultant de la pénétration de la cavité de l'antre, dans l'intervalle de deux lames de l'apophyse palatine du maxillaire; le *sous-orbitaire* correspondant à l'apophyse montante; le *zygomatique* résultant du prolongement du sinus dans l'apophyse de ce nom, et séparé du précédent par une crête qui correspond au canal osseux du nerf sous-orbitaire; enfin, le *prolongement postérieur*, creusé dans l'épaisseur de l'apophyse orbitaire de l'os palatin.

sidérable. « Le sinus n'a alors d'autres parois, vers le bord alvéolaire, que celle des alvéoles d'un certain nombre de dents, depuis les grosses molaires, jusqu'à la canine inclusivement, et, quand on a l'occasion d'étudier un sinus réalisant cette disposition, on voit les alvéoles en question faire saillie à l'intérieur de l'antre, comme autant de petits mamelons ; parfois même la paroi alvéolaire de certaines racines fait défaut, et celles-ci plongent directement dans la cavité du sinus » (Luc, *loc. cit.*).

Les troncs nerveux destinés aux racines des dents sont logés dans des canaux qui soulèvent la surface interne du sinus, sous forme de crête ; leur paroi très voisine de la cavité de l'antre peut même manquer, ce qui met en contiguïté le tronc nerveux, et la membrane fibro-muqueuse du sinus (Zuckerkandl).

L'orifice de communication du sinus maxillaire avec les fosses nasales est important à déterminer, au point de vue de son siège exact, et de ses dimensions, de sa facilité d'exploration (voy. *Anatomie*, p. 761, fig. 272).

Zuckerkandl a mesuré les dimensions de l'ostium maxillaire. Le *plus petit* qu'il a rencontré dans ses dissections était arrondi, et mesurait seulement 3 *millimètres de diamètre*, le *plus grand* mesurait 19 *millimètres de long*, et 5 *millimètres de large*. Dans la majorité des cas, la longueur varie entre 7 et 11 millimètres, et la largeur entre 2 et 6 millimètres.

Deux conditions défavorables s'offrent à l'écoulement naturel, spontané, des liquides accumulés dans le sinus : c'est d'abord la position de l'orifice de communication situé très près de la voûte du sinus, et en second lieu sa situation au fond d'un sillon étroit formé d'une muqueuse tuméfiable, et dont la lèvre inférieure se relève fortement, en dépassant souvent le niveau de la paroi supérieure du sinus.

L'orifice n'est accessible que de haut en bas, et d'arrière en avant ; il se dérobe ainsi à notre vue, et le cornet moyen forme un obstacle au cathétérisme (fig. 274).

Le second orifice, ou ostium accessoire de Giraldès, est plus petit (grain de millet, lentille), mais il est situé plus favorablement pour l'écoulement des liquides : malheureusement, son existence est inconstante, et semble le résultat d'une atrophie raréfiante chez les gens âgés (Giraldès). Mais si cet orifice fait défaut, la muqueuse de la région correspondante présente une minceur extrême : aussi Zuckerkandl propose d'utiliser cette particularité, en faisant de cette région le point d'élection de l'ouverture artificielle du sinus par le méat moyen.

Anatomie pathologique. — L'incertitude la plus grande existe au *sujet des véritables lésions de la muqueuse*, dans les abcès du sinus maxillaire, — la rareté des pièces anatomo-pathologiques, l'absence de constatation directe, expliquent cette lacune : théoriquement on peut admettre un état catarrhal de la muqueuse, une infiltration œdémateuse de cette membrane, sa suppuration, son ramollissement par places (Zuckerkandl). Mais lorsqu'il s'agit d'expliquer la chronicité du mal, sa résistance à la thérapeutique, les données certaines font défaut. — Le docteur Aguilhon admet dans ces cas rebelles une *altération de la couche périostique*, et *la production de séquestres* : mais comme le remarque Luc (*loc. cit.*, p. 211), ces lésions n'ont pas été retrouvées par d'autres observateurs.

Étiologie et pathogénie. — Les *inflammations nasales* et *les affections dentaires* interviennent dans la pathogénie des abcès du sinus : exceptionnellement, les *ostéites* du maxillaire se transmettent au sinus.

L'inflammation du sinus, d'origine dentaire, est consécutive à *une périostite alvéolo-dentaire*, résultant d'un travail profond de carie (Cruet, Luc). C'est la première grosse molaire et moins souvent la deuxième, dont la carie retentit sur le sinus. *Une ostéite suppurée du maxillaire*, consécutive à un traumatisme (avec fracture des deux incisives moyennes), a pu, *dans un cas* de Cruet, s'étendre jusqu'au sinus. — Le retentissement des deux premières molaires cariées, sur le sinus, sera d'autant plus à craindre qu'une moindre distance séparera les racines de ces dents de l'antre d'Highmore.

Les *infections nasales* peuvent en raison de la *continuité de tissu*, des muqueuses des fosses nasales et du sinus, se transmettre à cette cavité. Un *coryza aigu, simple*, ou symptomatique de *la grippe* (1), peut provoquer une suppuration fétide du sinus. — *Une dégénérescence polypeuse* de la muqueuse *du méat moyen* (2) vient attester souvent [6 fois sur 25 (Bayer), dans 1/3 des cas (Hartmann)], et refléter (3) la propagation inflammatoire de l'une à l'autre de ces cavités (*Bayer* de Bruxelles), *loc. cit.* — *Hartmann*, *Krieg* (*Wurtemb. med. Correspondenzblatt*, n° 34, 1888, Luc, *loc. cit.*).

Parmi les causes rares de suppuration secondaire de l'antre d'Highmore il faut citer *la syphilis* (Hermet, *Journal de médecine*, 17 février 1889), *les opérations sur la face* (Langenbeck, deux cas de résection du nerf orbitaire), *les traumatismes de la région* (Bayer [de Prague], *Centralblatt für Laryngol.*, 1887, p. 253).

Symptômes. — Pendant de longues années, il a été classique de dire que les abcès du sinus maxillaire se traduisaient par une *douleur malaire*, avec irradiations diverses, *par un gonflement de la joue*, suivi d'*amincissement parcheminé* de la paroi osseuse, et de *son ouverture fistuleuse*, par un *écoulement fétide et intermittent*, par l'orifice antérieur de la fosse nasale correspondante, se produisant plus volontiers lorsque le malade incline la tête en bas, ou en avant, ou se couche sur le côté opposé du corps.

A l'heure actuelle (grâce aux recherches rhinologiques nouvelles), cette conception clinique de l'affection doit être modifiée, et Luc, dans son important travail, a eu le mérite de montrer qu'il fallait transformer cette symptomatologie, *faire rentrer dans son cadre certaines affections, considérées jusque-là*

(1) C'était le cas d'un malade de province que nous avons opéré.

(2) Chez une de nos malades des hôpitaux, opérée à Lariboisière par le docteur Gougheneim, le diagnostic d'abcès du sinus fut facilité par la présence de ces petits polypes du méat moyen, groupés autour de l'orifice de l'antre d'Highmore.

(3) Ces productions inflammatoires seraient de deux ordres : elles consisteraient tantôt en *granulations simples*, et pourraient accompagner alors les inflammations du sinus d'origine dentaire (les granulations n'étant dans ce cas que le produit de l'irritation de la muqueuse pituitaire, au voisinage de l'orifice du sinus). Tantôt il s'agirait de véritables polypes, qui par leur développement amèneraient l'oblitération du sinus maxillaire, et secondairement la suppuration du sinus. Cette interprétation ingénieuse appartient à Luc.

comme distinctes d'elle, et en éliminer, au contraire, certains accidents décrits à tort comme des faits de suppuration simple du sinus.

Reprenons avec Luc, en les analysant, les symptômes, dits classiques, des abcès du sinus maxillaire.

a. *Douleur.* — La *douleur malaire* est exceptionnelle (¹). Luc ne l'a notée que 3 fois, sur un total de 11 malades; Ziem, 2 fois sur un total de 20 malades. La douleur frontale et sus-orbitaire serait plus fréquente.

Un de nos opérés, vu par Ruault, se plaignait d'une névralgie sous-orbitaire, et d'élancements pénibles dans la lèvre supérieure du même côté.

b. *Gonflement de la joue.* — Ce symptôme est des moins certains, puisque Luc, Ziem, ne l'ont pas rencontré. Hartmann a bien noté, dans la moitié de ses 32 faits, *une certaine voussure du sinus*, mais elle portait, non sur la paroi antérieure, mais *sur la paroi interne ou nasale du sinus*. Aussi Luc est-il disposé « à reporter à *des kystes dentaires* secondairement enflammés les faits de suppuration du sinus suivis de projection et d'amincissement de la paroi osseuse antérieure ». Plus loin, se plaçant au point de vue pratique, ce même auteur fait remarquer « que, si l'on attend la production d'une voussure douloureuse de la région malade, pour se voir autorisé à diagnostiquer l'existence d'un abcès du sinus maxillaire, on risquera fort de laisser passer bon nombre de faits inaperçus ».

c. *Écoulement fétide par la narine correspondante.* — C'est là le symptôme de grande importance, révélateur du mal. L'écoulement se produit, *lorsque le malade se mouche*, ou lorsqu'*il penche la tête en bas et en avant*. Il est formé par un liquide verdâtre ou jaunâtre, séreux ou purulent, et souvent mêlé de petites masses jaunâtres, caséeuses (²) qui, pour Luc, sont caractéristiques de l'affection.

Exceptionnellement, l'écoulement peut se faire par l'orifice postérieur des fosses nasales, à la faveur de l'inclinaison normale du plancher de ces cavités, en bas et en arrière, et de la position couchée, pendant le sommeil (Killian).

Les malades sont *incommodés*, d'une façon intermittente, par une odeur, dont *la fétidité* leur rappelle celle d'*un égout*, celle du *poisson pourri*.

L'affection peut ne pas rester cantonnée au sinus maxillaire, et se propager au sinus frontal et aux cellules ethmoïdales.

Le retentissement sur le *sinus frontal* peut se faire par deux mécanismes : 1° par *propagation directe*, l'infection suivant l'infundibulum pour pénétrer dans le sinus frontal ou 2° par *rétention de liquide dans ce même sinus*; la voussure de la paroi interne de l'antre d'Highmore, due au liquide épanché dans le sinus maxillaire, compliquée de gonflement de la muqueuse nasale, déterminerait fréquemment, d'après Hartmann (*loc. cit.*), l'obstruction de l'infundibulum, et s'opposerait ainsi à l'écoulement du liquide du sinus frontal.

Krieg a insisté sur l'extension de l'inflammation aux *cellules ethmoïdales*. Sur 23 cas de suppuration du sinus maxillaire, il a noté 4 fois la propagation

(¹) Pour Killian, la douleur malaire n'existerait que dans les cas où la dent cariée, qui est le point de départ des accidents, serait encore douloureuse.

(²) Le coryza, dit *caséeux*, est pour Luc, caractéristique de l'abcès du sinus; il ne l'a observé que dans des cas semblables, ou chez des malades atteints de processus destructifs étendus, d'origine syphilitique (voy. *Coryza caséeux*, p. 846).

directe de l'infection aux cellules ethmoïdales. Quant aux propagations éloignées, sur lesquelles Ziem a appelé l'attention[1], telles que *phlegmon périamygdalien, orbitaire, iritis, kératite ulcéreuse, otite moyenne, suppurée, périchondrite laryngée*, nous les considérerons comme l'expression du mauvais état général qui a engendré la carie dentaire.

Diagnostic. — Les symptômes précédents sont suffisamment caractérisés pour ne pas confondre une *suppuration du sinus maxillaire* avec l'*ozène (fétidité inconsciente, cavités nasales anormalement spacieuses, atrophie des cornets inférieurs, croûtes verdâtres*, etc.), ni avec des *lésions syphilitiques tertiaires*, (*inflammations gommeuses, ulcération, perforation de la cloison, séquestres plongés au milieu d'amas caséeux*).

Mais lorsque le tableau symptomatique est fruste, qu'il se réduit à un catarrhe nasal, à une simple névralgie, il faut savoir dépister l'*abcès du sinus*. C'est alors que l'examen *attentif des dents*, et surtout de *la première et de la deuxième molaire*, l'existence d'*une traînée de pus*[2] *sur la cloison* ou *sur la convexité du cornet inférieur*, la *coïncidence de granulations polypeuses dans le méat moyen*, permettront d'admettre, avec quelque certitude, une collection dans le sinus maxillaire.

Le *cathétérisme du sinus par son orifice naturel*, avec un stylet chargé d'ouate et ramené souillé de pus, ne laissera aucun doute sur l'existence de la collection purulente.

Un précieux moyen de diagnostic est l'*éclairage des cavités de la face par la lampe électrique*; il rend saisissantes, par la comparaison avec le côté sain, les différences dans l'épaisseur de la paroi du sinus, et dans son contenu.

Ainsi sont rendues inutiles les *ponctions exploratrices* pratiquées, soit dans la région de l'hiatus naturel (Bresgen, de Francfort-sur-Mein), soit dans le méat inférieur (Schmidt), soit dans l'intervalle des deux petites molaires (en respectant les dents), par le procédé de Ziem.

Pronostic. — Les cas aigus, récents, engendrés par un coryza, guérissent spontanément, ou cèdent au traitement approprié; mais, si la muqueuse du sinus a subi, sous l'influence de la longue évolution de l'affection, des modifications de texture, la cure redevient lente, difficile, accidentée : un lavage négligé, un engorgement de l'orifice de la canule à demeure, exposent à des douleurs locales, à de la fièvre, à de la suppuration nasale.

Traitement. — Il faut donner issue au pus, d'une *façon permanente*, *empêcher sa reproduction*, telles sont les deux *indications du traitement*[3].

Pour pénétrer dans le sinus maxillaire, l'opérateur peut s'adresser à deux voies : la *voie nasale* et la *voie bucco-dentaire*.

(1) ZIEM, *Zur Entfernung der Peritonsillitis*. In *Monatschr. für Ohrenheilkunde*, 1888, p. 233.

(2) L'apparition du pus pourra être favorisée par certaines attitudes de la tête, des efforts pour se moucher, et l'usage de l'iodure de potassium (Ziem), qui exagère momentanément la sécrétion nasale, et celle de la muqueuse du sinus.

(3) Le lavage de la *cavité du sinus*, grâce *à des artifices de position* et sous l'*influence de la pesanteur*, (sans aucune opération préalable), suivant le procédé de Jelenffy (de Buda-Pest), nous semble théorique, et par conséquent bien insuffisant; ce moyen est d'ailleurs inapplicable dans les cas d'orifices rétrécis, ou oblitérés par le gonflement de la muqueuse.

Voie nasale. — Storck, Hartmann proposent de pénétrer dans le sinus par son orifice naturel, et, si cet orifice est trop étroit, Schiffers n'hésite pas à l'élargir par une incision. Cette *voie nasale anatomique* présente le grand inconvénient d'atteindre le sinus au niveau de son plafond, loin des parties déclives.

Aussi Mikulicz (de Cracovie), pour éviter la situation élevée de l'orifice de dégorgement, pratique l'ouverture du sinus, par perforation de la paroi du méat inférieur, au moyen d'un trocart spécial, légèrement courbé à son extrémité. Weinlechner, Schmiegelow (*Kopenhagen*, 1888), ont adopté cette pratique.

Ce procédé n'est pas toujours applicable, dans les cas, par exemple, où le cornet inférieur remplit le méat moyen. Ziem lui reproche aussi d'exposer à de sérieuses hémorrhagies.

La *voie bucco-dentaire*(¹), proposée par Cooper, présente des avantages réels : *déclivité absolue de l'orifice*, *possibilité d'un lavage étendu à toute la cavité du sinus* (puisque le liquide pénétrant par la canule placée à demeure ressort par l'orifice naturel et la fosse nasale), *facilité pour le sujet* de se traiter lui-même.

Aucune des objections faites à cette méthode ne résiste à l'examen. Le sacrifice d'une dent importe peu, lorsqu'il s'agit de guérir une affection sérieuse ; d'ailleurs 23 fois sur 24 (Krieg), cette dent est cariée et a été le point de départ de l'affection.

La *réinfection du sinus* par la bouche serait à redouter, si toute la thérapeutique de cette affection ne reposait sur des lavages antiseptiques, répétés plusieurs fois par jour.

C'est donc cette méthode de traitement que nous préconisons dans la généralité des cas, réservant le *curettage* du sinus, aux cas chroniques et rebelles.

L'opération par la voie dentaire comprend plusieurs temps :

a. *Extraction de la première ou de la deuxième molaire;* b. *Perforation du sinus à travers une des cavités alvéolaires* ; c. *Introduction d'une canule en métal et lavages de la cavité.*

Le chloroforme n'est pas indispensable pour ces différents temps opératoires; on ne l'emploiera qu'exceptionnellement, lorsqu'il sera imposé par le malade. Et, en effet, grâce à la cocaïne, appliquée *en injection*, avant l'extraction, *en solution* avec un petit tampon d'ouate introduit dans la cavité alvéolaire, après l'extraction, on rendra très supportable l'*avulsion dentaire* et la *térébration du sinus*.

La perforation du sinus se fait en pénétrant à travers une des cavités alvéolaires les plus externes : le foret sera dirigé *obliquement*, *en haut et en arrière*, on agira par *pesées*, lentement, avec un foret simple ou un *trocart* à manivelle. Une fois la pénétration effectuée(²), et on est averti par une *sensation de résistance vaincue*, de *mobilité du foret*, on introduit un foret d'un diamètre supérieur, de façon à pouvoir placer une *grosse canule*. C'est en effet un point de pratique sur lequel on ne saurait trop insister, la nécessité d'avoir un orifice de communication large.

(¹) Desault ouvrait le sinus par la *fosse canine*; ce procédé, auquel Ziem reproche d'exposer à des accidents de commotion céphalique, est aujourd'hui généralement abandonné; il convient cependant à des cas rares et déterminés (*Coryza caséeux*).

(²) Suivant certaines dispositions anatomiques sur lesquelles nous n'avons pas à revenir, la térébration est des plus faciles, ou exige plus de temps, lorsque alvéole et sinus sont séparés par une assez grande épaisseur de tissu osseux.

Cette canule sera fixée à demeure, et permettra de faire des injections plusieurs fois par jour avec des liquides antiseptiques.

La canule devra être gardée longtemps, c'est-à-dire jusqu'à la disparition complète des douleurs, et la cessation de la suppuration et de la fétidité.

2° FISTULES

Les auteurs du *Compendium* divisent les fistules du sinus maxillaire, en A. *fistules cutanées*, B. *fistules buccales*, subdivisées elles-mêmes en *fistules alvéolaires et gingivales, et fistules palatines.*

Les *fistules cutanées* s'ouvrent du côté des téguments de la face, plus ou moins haut sur la joue, quelquefois au niveau de la paupière inférieure.

La fistule peut être unique, mais il n'est pas rare de voir des fistules multiples, de siège *cutané*, *alvéolaire* ou *palatin*. Maigrot, cité par Bordenave, donna des soins à un malade, chez lequel un abcès s'était ouvert en même temps à la joue par des orifices multiples et sur le bord alvéolaire, entre deux dents, par une petite ouverture, d'où s'écoulait du pus, depuis trois mois.

La *lumière* de la fistule, est en rapport avec sa cause : celles qui succèdent à l'élimination de séquestres, à des interventions opératoires, ou qui sont consécutives à des plaies par armes à feu, offrent des dimensions étendues.

Etiologie. — On peut diviser les fistules au point de vue étiologique, en *fistules traumatiques* (*fractures, plaies par armes à feu, corps étrangers, avulsion d'une dent*), *fistules spontanées* (*abcès, nécrose des parois*), et *fistules chirurgicales*, ou de *cure opératoire*.

Symptômes. — Les deux signes importants de ces fistules sont : a, *le passage de l'air*, par le trajet fistuleux, lorsque le malade se mouche, éternue, etc., et b, *le reflux par les fosses nasales*, des liquides injectés à travers le trajet fistuleux.

Le siège de ces fistules, alvéolaire, au niveau de la fosse canine, au niveau de la voûte *palatine, dans la région du sinus*, en un mot, plaide en faveur de leur origine.

La fétidité du pus, son abondance, constituent des caractères incertains de ces fistules.

A côté des *fistules évidentes* du sinus maxillaire, se rangent les fistules d'un *diagnostic douteux*. Lorsque la fistule vient s'ouvrir en dehors de la *zone du sinus*, lorsque l'oblitération de l'orifice nasal du sinus empêche la pénétration de l'air et le reflux des liquides, lorsque le trajet de la fistule est irrégulier, sinueux, il devient difficile de reconnaître le point de départ de la suppuration : une périostite alvéolo-dentaire, consécutive à la carie dentaire, une tuberculose osseuse du maxillaire supérieur, peuvent donner le change ; c'est alors que l'exploration attentive, avec un stylet, des trajets fistuleux, leur débridement, la recherche des points douloureux ou tuméfiés, l'intégrité du système dentaire, l'éclairage des cavités de la face, permettront d'arriver à rapporter à sa véritable cause la suppuration.

Marche. — Pronostic. — Ces fistules persistent, tant que le traitement n'a pas supprimé leur cause ; des guérisons apparentes peuvent se produire et c'est avec raison que les classiques font remarquer que les fistules situées dans un point déclive, celles qui se vident bien, *ont de la tendance à se fermer ;* mais cette occlusion n'est que temporaire, et prépare l'éclosion de nouveaux accidents de rétention. (Desprès, Soc. chir., avril 1888).

Les *fistules chirurgicales* se font remarquer par leur facilité à se boucher rapidement ; aussi faut-il toujours les établir étendues, non seulement pour s'opposer à cette fermeture spontanée, et aux accidents consécutifs, mais surtout pour pouvoir agir par une voie large et d'un accès facile, sur la cause première des accidents.

Est-il utile de faire remarquer qu'un trajet fistuleux cutané constitue une difformité, susceptible de laisser des traces très appréciables et c'est une des raisons qui nous feront toujours préférer la *voie buccale,* à la *voie faciale,* dans la cure des *abcès du sinus maxillaire.*

Traitement. — *Ouvrir la cavité du sinus, enlever la cause du mal,* puis secondairement profiter de la voie ainsi créée pour *modifier la muqueuse* du sinus, constituent les indications fondamentales du *traitement.*

Nous avons longuement insisté, à propos du traitement des abcès du sinus maxillaire sur l'ouverture de cette cavité par l'alvéole, ou la paroi antérieure pour n'avoir pas à y revenir.

L'écoulement du pus, largement assuré par l'ouverture du sinus, les trajets fistuleux se ferment spontanément, ou sous l'influence d'injections détersives, ou de cautérisations (nitrate d'argent) [Astier] ; il sera quelquefois utile de gratter à la curette le trajet fistuleux, d'établir dans un point déclive de la cavité buccale une contre-ouverture pour assurer l'écoulement du pus.

Les procédés employés avec succès par Bertrandi, par Bérard, satisfaisaient à toutes ces conditions.

Bertrandi [1], chez une malade qui portait une fistule sur le bord orbitaire de l'os maxillaire, introduisit, par le trajet fistuleux, un perforatif long et étroit, qu'il porta perpendiculairement jusque sur la surface palatine de cet os, contre laquelle il avait fortement appliqué deux doigts de la main gauche et qu'il perfora ainsi entre les deux dents molaires postérieures. La malade guérit.

A. Bérard, pour convertir une fistule de la joue en fistule buccale, fit passer une sonde cannelée de la joue dans le sinus et tournant en bas la cannelure, il pratiqua en dedans de la bouche une incision en plongeant un bistouri dans la cannelure de la sonde ; par là il fit passer un gros fil de plomb, dont une extrémité, recourbée en crochet, pénétra profondément dans le sinus et dont l'autre, laissée dans la bouche, fut fixée à une dent molaire.

Lorsque le traitement a eu pour résultat d'assurer l'écoulement facile du pus, de supprimer la cause première des accidents, la fistule guérit en général très rapidement ; il faut même surveiller le trajet artificiel et retarder autant qu'il est nécessaire son oblitération.

[1] BORDENAVE, *loc. cit.*, 18e observation.

Mais il est des cas cependant où les fistules devenues sèches, soit buccales, soit cutanées, n'ont plus de tendance à se fermer; il faut alors recourir à des opérations autoplastiques, à des obturations : elles sont d'autant plus indiquées que la pénétration des aliments dans la cavité du sinus, ou la difformité, constituent deux graves inconvénients.

Dans 2 cas de fistules, Quénu a fait avec succès une opération autoplastique au moyen de deux lambeaux l'un *gingivo-palatin*, l'autre *labial*, adossés par leur surface cruentée, et maintenus tendus comme un voile, par un fil noué autour de deux dents bordant l'orifice fistuleux (Soc. chir., 1888, p. 266).

3° KYSTES MUQUEUX DU SINUS MAXILLAIRE

Il se forme dans le sinus maxillaire des collections de liquide, qui par leurs qualités physiques et chimiques rappellent le *mucus*.

Deux théories sont en présence, pour expliquer ces accumulations de mucus dans l'antre d'Highmore.

Pour Jourdain, Deleschamps, il s'agit d'une véritable *hydropisie du sinus* par suite de l'oblitération de son orifice normal. Certains faits semblent donner raison à cette pathogénie; c'est ainsi que, dans un cas de Verneuil (Soc. de chirurgie, 1852), le sinus maxillaire était complètement rempli par un liquide visqueux, filant, très dense, très adhérent à la muqueuse, sans trace de paroi kystique; c'était une rétention de mucus, dans la cavité même du sinus ([1]).

D'après une opinion généralement adoptée depuis les recherches de Giraldès ([2]), de Marchant ([3]), ces collections liquides sont dues à la dilatation kystique d'une des glandes du sinus, par suite de l'oblitération de son canal excréteur. Cette conception pathogénique s'appuie *sur l'anatomie*, qui démontre l'existence, dans la muqueuse du sinus, de nombreuses glandes en grappe, sur les *vérifications nécroscopiques*, qui ont permis à Giraldès de prouver la fréquence des dilatations kystiques de ces glandes.

Anatomie pathologique. — Nous distinguerons avec Giraldès *deux variétés de kystes : les kystes miliaires*, formés par la dilatation d'une partie périphérique du canal excréteur; ils sont transparents, du volume d'un grain de millet et remplis d'une matière épaisse ressemblant à la substance du cristallin; 2° les autres, plus considérables, sont constitués par la dilatation de tout le corps folliculaire; leur nombre, leur volume et leur coloration n'ont rien de constant. Tantôt on trouve un kyste volumineux, tantôt on en trouve plusieurs, jusqu'à vingt et au delà. Les uns sont transparents, les autres plus ou moins opaques et ces différences tiennent à la nature très variable du liquide qu'ils contiennent. Leurs parois sont généralement minces, vasculaires

([1]) Il n'y avait pas, dans le cas de Verneuil, d'oblitération de l'orifice normal du sinus; l'hypersécrétion de la muqueuse du sinus lui sembla devoir être rapportée à une irritation causée par l'évolution d'une dent de sagesse.

([2]) Giraldès, *Recherches sur les kystes muqueux du sinus maxillaire*. Paris, 1860.

([3]) Marchant, *Sur les kystes du sinus maxillaire*. Strasbourg, 1868.

ou non, recouvertes par la muqueuse quelquefois altérée et fongueuse. Le contenu du kyste est ordinairement visqueux, filant, transparent, assez semblable au mucus normalement sécrété par la muqueuse; parfois aussi il est plus épais, opaque et diversement coloré. Des globules sanguins altérés, des globules graisseux, quelques cellules granuleuses, des débris d'épithélium, mais surtout une grande quantité de cristaux de cholestérine, tels sont les éléments que le microscope a permis d'y reconnaître (Duplay, t. III, p. 864).

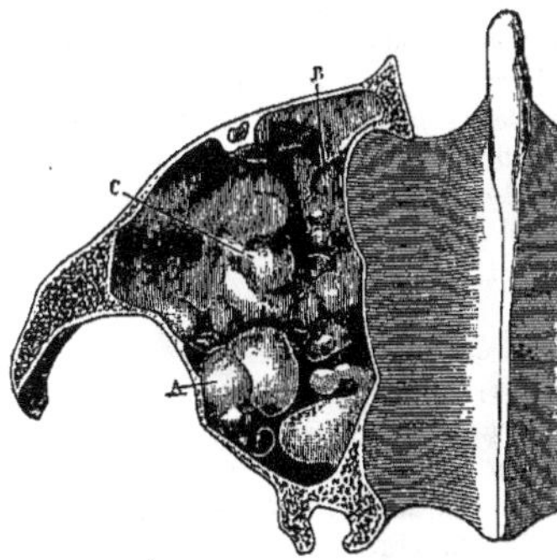

Fig. 351. — Coupe transversale du sinus maxillaire. A, B, C, kystes glandulaires. (Giraldès.)

Par leur accroissement excentrique, ces kystes finissent par remplir le sinus maxillaire et le distendre; la multiplicité de ces kystes facilitera toujours leur diagnostic anatomique.

Symptômes. — Ils ne deviennent appréciables que lorsque la collection liquide est suffisante pour dilater le sinus, car, dans la période prémonitoire, les douleurs irradiées du côté des dents ou du nerf sous-orbitaire ne peuvent permettre d'établir aucun diagnostic.

A la période de *distension* du sinus, le kyste peut refouler une *paroi* (cas le plus fréquent) ou écarter simultanément toutes les parties limitantes du squelette du sinus. Si la paroi antérieure cède, une tumeur apparaît au niveau de la joue; le soulèvement du plancher de l'orbite et l'exophthalmie traduisent le refoulement de la paroi supérieure : lorsque le kyste affaisse la paroi inférieure, on constate l'abaissement de la voûte palatine, l'élargissement de l'arcade dentaire et la chute des dents; enfin la projection en dedans de la paroi interne s'accompagne de la déviation du nez et de l'obstruction de la narine.

Tous ces symptômes, toutes ces déformations coexisteront avec des variantes, lorsque l'effort excentrique du kyste portera sur l'ensemble, ou sur plusieurs des parois.

La distension du sinus n'est possible que par suite de l'amincissement, de la transformation en feuille osseuse sans résistance, de l'*une* ou de *ses* parois ; aussi la tumeur arrondie, lisse, d'abord dure, devient élastique, dépressible ; c'est à ce moment qu'il est possible de percevoir la *sensation parcheminée*.

Enfin dans une dernière période, la tumeur a résorbé la paroi osseuse ; elle devient sous-cutanée, ou sous-muqueuse sans intéresser en rien les téguments, et s'accompagne d'une *fluctuation* évidente.

Comme le fait remarquer Duplay, on n'a jamais signalé dans la symptomatologie de cette affection ni larmoiement, ni tumeur lacrymale, contrairement à ce qu'on observe dans les tumeurs solides du sinus, où ces accidents surviennent fréquemment, par suite de compression sur le canal nasal.

Diagnostic. — Le kyste du sinus maxillaire ne peut être diagnostiqué que lorsque la dépressibilité, la fluctuation le rendent évident.

La marche des *abcès du sinus* est bien différente (voy. *Abcès du sinus*), et au besoin une ponction exploratrice lèverait les doutes.

Le diagnostic avec un *néoplasme* en voie de ramollissement est plus difficile, et nous avons vu commettre cette erreur; mais si on tient compte de l'*âge* (les kystes apparaissent dans la jeunesse, tandis que les néoplasmes se montrent de préférence chez les gens âgés), de l'*accroissement rapide de la tumeur*, de la *coloration violacée des téguments*, de la *mollesse des os*, envahis par le néoplasme, mais non repoussés et amincis, on fait le diagnostic : après l'incision, l'*issue de la matière cérébriforme*, l'*hémorrhagie abondante*, sont des caractères non douteux.

L'éclairage des cavités de la face est appelé à rendre dans ce cas encore des services diagnostiques précieux.

Traitement. — Il consiste : 1° à ouvrir largement le sinus maxillaire dans le point où ses parois proéminent, de préférence par la fosse canine, en respectant les téguments, ou par l'alvéole ; 2° à évacuer le contenu du kyste et à racler la paroi avec une petite curette, de façon à ouvrir les collections kystiques en voie de développement; 3° à faire dans l'intérieur de la cavité des injections antiseptiques jusqu'à réparation de la muqueuse; il est temps, alors, de laisser se fermer spontanément l'orifice du sinus maxillaire, ou d'aider à sa réparation par un des moyens que nous avons indiqués (voy. *Fistules du sinus maxillaire*).

4° TUMEURS DU SINUS MAXILLAIRE

Les tumeurs qui se développent *primitivement* dans le sinus maxillaire aux dépens de ses parties constituantes (os, muqueuse) doivent seuls fixer notre attention : les *ostéomes* étant déjà connus, il nous reste à décrire les *polypes muqueux*, les *fibromes*, les *enchondromes*, les *épithéliomes*, les *sarcomes* et les *tumeurs malignes* du sinus maxillaire. Présenter une description clinique de chacune de ces variétés serait s'exposer à des répétitions sans intérêt : aussi, à l'exemple de Duplay, ferons-nous une symptomatologie générale *des tumeurs solides du sinus maxillaire*.

Polypes muqueux. — Luschka a signalé la présence dans le sinus maxillaire de polypes, en tout semblables aux myxomes des fosses nasales. Ils peuvent refouler la paroi antérieure du sinus, déformer la joue, mais le plus souvent, ils apparaissent dans la fosse nasale, en s'insinuant à travers l'ouverture normale du sinus : il ne faut pas confondre ces myxomes avec les petites masses polypeuses qui siègent autour de ce même orifice, et que nous savons être symptomatiques d'une suppuration de l'antre d'Highmore.

Polypes fibreux. — Il n'existe qu'un petit nombre d'exemples authentiques de fibromes [1] : ce sont des tumeurs lisses, arrondies ou lobulées, dont la trame

[1] Cette affection s'observerait fréquemment dans les Indes, O'Shaughnessy, in *Duplay*.

fibreuse présente parfois une vascularisation considérable, une véritable texture caverneuse. Dans un fait de Demarquay, examiné par Ranvier, le fibrome avait subi une véritable calcification à son centre.

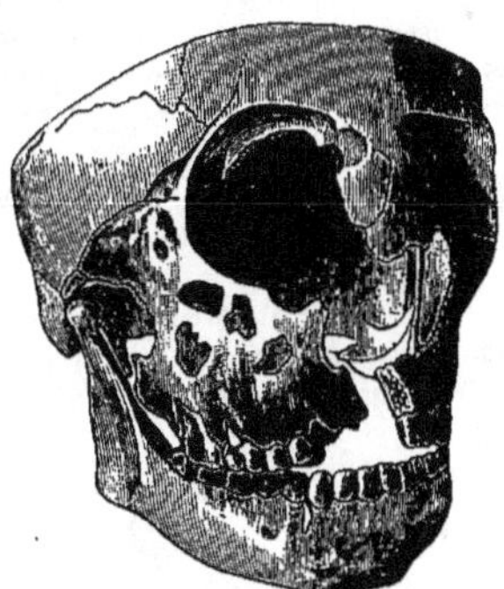

Fig. 535 — Dilatation énorme du sinus maxillaire par un fibrome calcifié. (Musée Dupuytren.)

Ces tumeurs, qui appartiennent à l'âge adulte, ont une grande tendance à faire saillie dans la fosse nasale et même à détruire les parois du sinus.

Enchondromes. — Ils sont exceptionnels. Au point de vue histologique, on a observé l'*enchondrome pur* (un seul cas connu), des *tumeurs mixtes*, comme l'*ostéochondrome* (Dolbeau, Trélat), le *fibrochondrome* (Giraldès).

Les tumeurs cartilagineuses s'observent chez des jeunes sujets : leur marche est lente, leur volume moyen, quoique par leur accroissement ils puissent atteindre des dimensions considérables : ainsi une tumeur enlevée par Gensoul mesurait 7 pouces de diamètre.

Épithéliomes. — Ils prennent naissance dans l'épaisseur de la muqueuse du sinus : ce sont des tumeurs d'aspect papillaire, très vasculaires, qui distendent le sinus, perforent le plus souvent le bord alvéolaire, au niveau duquel elles viennent faire saillie, après avoir déterminé la chute des dents.

Les épithéliomes *primitifs* sont très rares, si on les compare aux *épithéliomes secondaires*, qui, partis du voisinage, envahissent consécutivement le sinus maxillaire : dans un mémoire intéressant sur les *kystes des mâchoires* (*Revue de chirurgie*, juin-juillet 1888), Albarran a étudié toutes les variétés d'épithéliome secondaire (*Epith. kystique adamantin*), et montré les difficultés qu'il y a à les discerner des tumeurs primitivement développées dans l'antre d'Highmore.

Sarcomes. — Bien que beaucoup de ces tumeurs appartiennent à l'histoire des *tumeurs du maxillaire supérieur*, il n'en est pas moins vrai qu'elles peuvent avoir pour origine la muqueuse ou le périoste qui tapisse la cavité du sinus : ces sarcomes peuvent revêtir toutes les formes histologiques connues.

Tumeurs malignes. — Sous ce nom, nous entendons les tumeurs caractérisées cliniquement par leur *marche rapide*, la *destruction du tissu osseux*, l'*ulcération* et l'*envahissement des téguments*, le *retentissement ganglionnaire* et l'*infection viscérale* : elles répondent à la classe des cancers encéphaloïdes ou colloïdes : elles apparaissent surtout chez les personnes âgées.

La *douleur*, l'*ébranlement* et la *chute des dents* sont des signes fréquents, mais non constants, et nous observons, en ce moment, une femme de soixante-douze ans, qui a vu se développer, en deux mois, une tumeur encéphaloïde du sinus maxillaire gauche, grosse comme un œuf, sans avoir éprouvé d'autre gêne que celle résultant de la saillie de la tumeur dans la fosse nasale gauche (obstruction nasale), et sur la voûte palatine : elle bombe dans la cavité buccale et au niveau du bord alvéolaire, sous forme d'une tumeur kystique violacée, mais le ramollissement de la voûte palatine est tel, qu'elle se laisse mobiliser comme une paroi en carton souple. — L'incision de cette tumeur a donné issue à de la matière encéphaloïde, et s'est accompagnée d'une hémorrhagie buccale et nasale des plus sérieuses : les parois limitantes de l'antre étaient en partie détruites.

Symptomatologie générale des tumeurs solides du sinus maxillaire. — A l'exemple de M. Duplay, nous diviserons en trois périodes la marche des tumeurs du sinus maxillaire.

Dans la première période dite *latente*, aucun symptôme n'avertit du développement de la tumeur : car nous ne pouvons attribuer aucune valeur à la douleur, qui coïncide aussi bien avec certaines tumeurs malignes, qu'avec de simples abcès du sinus, ainsi qu'il nous a été permis de le constater.

Après une durée variable de cette première étape, la production morbide remplit la cavité du sinus, et détermine des phénomènes de voisinage qui caractérisent la seconde période : c'est tout d'abord une sensation de gêne, de pesanteur, persistantes dans la région du sinus : des déformations du côté de la joue, de l'œil, l'obstruction des fosses nasales, la compression du canal lacrymo-nasal et le larmoiement ne tardent pas à se montrer : en inspectant la bouche on constate l'ébranlement ou la chute des dents répondant au bord alvéolaire du sinus (fig. 336).

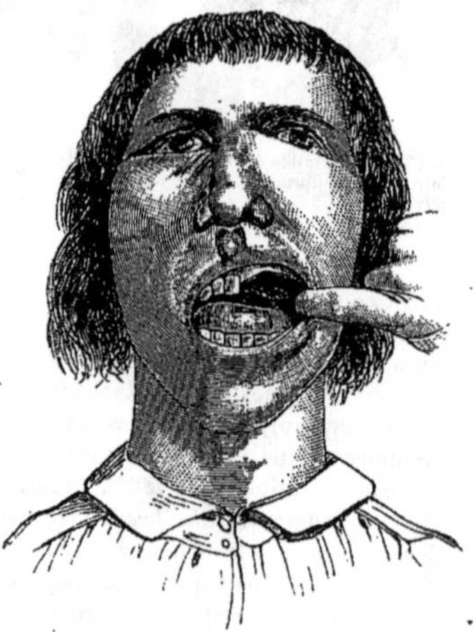

Fig. 336. — Déformation de la joue dans un cas de tumeur du sinus maxillaire. (Duplay.)

Dans la troisième période, la tumeur après avoir écarté ou refoulé, ou détruit les parois de l'enceinte osseuse, envahit les cavités voisines et fait saillie en dehors du sinus.

La tumeur occasionne alors, suivant sa migration, soit une tuméfaction de la fosse canine, soit de l'exophthalmie ou plutôt une propulsion de l'œil en avant avec compression du nerf optique, soit une obstruction des narines avec épistaxis, soit un abaissement ou une perforation de la voûte palatine. Les dents tombent, et le fond de l'alvéole livre passage à la tumeur : à ce moment la tumeur peut s'étendre assez loin en arrière pour comprimer la trompe et altérer l'audition. Elle peut même perforer la base du crâne, comme on le voit sur cette pièce (fig. 335), et déterminer une méningo-encéphalite mortelle.

Arrivées à leur période ultime, les tumeurs du sinus ulcérées, saignantes, donnent lieu à un écoulement sanieux, fétide, d'une odeur repoussante : les fonctions du nez et de la bouche sont entravées. Du côté de la joue les veines se dilatent et deviennent variqueuses; la commissure labiale est portée en haut et en dehors; une partie plus ou moins étendue de la face a perdu sa sensibilité et ses mouvements (destruction des filets des nerfs sous-orbitaire et facial) : enfin les téguments rouges, luisants, finissent par s'ulcérer.

Diagnostic. — Longtemps, on a professé qu'il était impossible de reconnaître une tumeur du sinus maxillaire, au début : aujourd'hui, grâce à l'*éclairage des cavités de la face*, il sera permis, comme l'a d'ailleurs fait Ruault[1], pour un ostéome (opéré ensuite par Monod) de déceler à leur origine les productions néoplasiques de l'antre d'Highmore.

Mis en présence d'une tumeur de la région du sinus maxillaire, le clinicien a à résoudre trois questions : 1° la tumeur a-t-elle réellement son siège dans le sinus ; 2° est-elle liquide ou solide ; 3° dans ce dernier cas quelle est sa nature.

Nous empruntons à Duplay la solution de ce problème clinique :

« 1° La tumeur a-t-elle réellement son siège dans le sinus? 2° est-elle liquide ou solide ? 3° dans ce dernier cas, quelle est sa nature?

« 1° Il existe dans la science des exemples de tumeurs du pharynx, des fosses nasales, etc., pénétrant dans l'antre d'Highmore, qui ont été prises pour des tumeurs du sinus [2]. Réciproquement on a vu des fibromes pédiculés du sinus s'avancer dans la cavité nasale et simuler un polype du nez; de même encore, dans un cas de Warren, une tumeur de la paupière inférieure, en apparence indépendante, était un prolongement d'un fibrome du sinus [3].

« Pour éviter ces erreurs, on s'aidera des commémoratifs et surtout de l'exploration minutieuse, à l'aide de la vue et du toucher, des cavités voisines du sinus : les fosses nasales, la bouche, le pharynx. En outre, la tumeur elle-même sera examinée avec soin, au point de vue de sa mobilité, de son volume, de ses limites ; en un mot, on s'efforcera par des recherches attentives et répétées, de reconnaître exactement le point d'implantation.

« 2° Les tumeurs liquides du sinus, kystes ou abcès, seront, dans la majorité des cas, faciles à distinguer des tumeurs solides : il existe, pour les premières, un signe véritablement pathognomonique, c'est la fluctuation nette et franche, qu'on aura soin de ne pas confondre avec cette fausse fluctuation que donnent certaines tumeurs encéphaloïdes ramollies et recouvertes seulement d'une coque osseuse mince et dépressible. La fluctuation devra être recherchée en différents points de la tumeur, du côté de la joue, de la gencive, de la voûte palatine, car, son existence bien constatée, a plus d'une fois fait éviter de graves erreurs de diagnostic ou des opérations inutiles, au moment où le chirurgien, croyant avoir affaire à une tumeur solide, allait enlever le maxillaire supérieur. Mais la fluctuation n'existe pas toujours, alors les antécédents, la marche de la maladie, la douleur du début, l'écoulement du pus par une ouverture accidentelle ou par l'orifice normal du sinus, enfin, en cas de doute, l'éclairage de la cavité du sinus, une ponction exploratrice éclaireront le diagnostic

(1) Ruault, Communication orale.

(2) Nous avons nous-même observé un *kyste dentifere du sinus maxillaire;* l'examen histologique pratiqué par Albarran révéla qu'il s'agissait d'un kyste à épithélium pavimenteux, qui s'était développé dans la cavité du sinus, en repoussant excentriquement ses parois et en poussant des prolongements nasaux (Soc. anat., 25 janvier 1889).

(3) Giraldès, *Maladies du sinus maxillaire*, p. 45.

« 3° La distinction des tumeurs solides, entre elles, présente des difficultés plus sérieuses, et ce n'est qu'en s'entourant de précautions de toutes sortes, et en tenant compte de toutes les circonstances capables de le guider, que le chirurgien arrivera à reconnaître la nature du mal, sinon avec une certitude complète, au moins avec de grandes probabilités.

« Les caractères physiques de la tumeur présentent une importance capitale : la dureté de l'exostose ne permettra pas de la confondre avec les fibromes et les enchondromes, qui possèdent une élasticité propre, et encore moins avec le lipome, d'ailleurs extrêmement rare, si tant est même que l'on doive admettre un lipome du sinus lui-même. Quant aux sarcomes et au cancer, c'est surtout à la marche envahissante qu'on les distinguera d'autres tumeurs qui peuvent, à une certaine époque, leur ressembler, et qui, dans leur développement même excessif, respectent davantage les parties avoisinantes.

« L'âge du malade n'est pas non plus inutile à considérer, nous avons vu que les tumeurs cartilagineuses et osseuses sont des maladies spéciales aux jeunes gens. Enfin on ne négligera pas d'observer l'état général qui ne tarde pas à s'altérer, en cas de cancer, tandis qu'il reste longtemps intact, s'il s'agit d'une tumeur d'une autre nature.

« Malgré cela, nous le répétons, ce diagnostic des tumeurs du sinus n'est pas facile, le doute sera possible dans bien des circonstances, et c'est pour des faits de ce genre que certains chirurgiens conseillent de ponctionner la tumeur avec le trocart explorateur de Küss et de soumettre à l'examen microscopique la substance ainsi obtenue. »

Pronostic. — « Les tumeurs solides du sinus maxillaire sont toujours d'un pronostic grave, parce qu'elles ne peuvent, le plus ordinairement, guérir sans l'intervention chirurgicale et sans une opération plus ou moins sérieuse. Mais le degré de gravité varie suivant la nature de la tumeur, et il est inutile de revenir ici sur la distinction entre les tumeurs bénignes et malignes. »

Traitement. — Le traitement est exclusivement chirurgical et diffère suivant la nature des tumeurs solides du sinus maxillaire. Mais avant d'entrer dans plus de détails, il nous semble bon d'indiquer tout d'abord, d'une manière générale, quand et à quel moment il faut agir, et aussi quand il faut s'abstenir, en un mot, de poser les indications et contre-indications de toute opération.

S'il s'agit d'une tumeur bénigne dont le développement est, comme on sait, très lent, une intervention hâtive sera rarement utile ; et tant que la tumeur ne sera pas susceptible, par son volume, de gêner le malade ou de déterminer sur les organes voisins quelques-uns des accidents signalés plus haut, il sera préférable d'attendre, sans toutefois prolonger trop longtemps cette expectation, qui n'aurait d'autre résultat que de créer au chirurgien des difficultés plus grandes, et d'exposer le malade à des dangers plus sérieux. Ceci s'applique en particulier aux tumeurs osseuses développées dans la muqueuse du sinus, dont l'énucléation sera d'autant moins laborieuse qu'elles n'auront pas eu le temps de s'enclaver dans la cavité où elles ont pris naissance.

Que s'il s'agit, au contraire, d'une tumeur maligne, et surtout d'un cancer à marche rapide et envahissante, il y aura tout avantage à l'attaquer dès le début, avant qu'elle ait pris un développement trop considérable et altéré les parties environnantes. Toutefois, même dans ces cas, le volume de la tumeur ne serait pas une contre-indication absolue de l'opération, si la santé générale du malade n'était pas déjà gravement compromise. Nous pensons que le chirurgien doit s'abstenir seulement dans les circonstances où il existe des signes non douteux de cachexie cancéreuse et de l'engorgement des ganglions sous-maxillaires et cervicaux, dans les cas enfin où le mal a une extension telle qu'il ne reste aucun espoir d'atteindre avec certitude jusqu'à ces dernières limites (Duplay).

Les divers procédés opératoires applicables aux tumeurs solides du sinus maxillaire comprennent : la *cautérisation*, l'*excision* et l'*arrachement*, la *résection partielle et totale du maxillaire supérieur*.

FIN DU TOME IV

TABLE DES MATIÈRES

du tome IV.

TROISIÈME PARTIE

MALADIES DES RÉGIONS *(SUITE)*

L'ŒIL ET SES ANNEXES

(M. E. Delens.)

OREILLE ET ANNEXES

(M. Simon Duplay.)

NEZ. — FOSSES NASALES. — PHARYNX NASAL ET SINUS

(M. Gérard-Marchant.)

21712. — Imprimerie LAHURE, 9, rue de Fleurus, à Paris.

www.ingramcontent.com/pod-product-compliance
Lightning Source LLC
Chambersburg PA
CBHW052006230326
41598CB00078B/2065

* 9 7 8 2 0 1 2 9 5 3 7 4 1 *